母乳喂养与人类泌乳学
Breastfeeding and Human Lactation

第 6 版

主　编　Karen Wambach　Becky Spencer

主　译　高雪莲　孙　瑜　张美华

译　者　（按姓氏笔画排序）

白爱娟　朱毓纯　孙　瑜

李雪迎　肖　云　张美华

张馨月　柳先丽　高雪莲

人民卫生出版社

·北京·

ORIGINAL ENGLISH LANGUAGE EDITION PUBLISHED BY

Jones & Bartlett Learning, LLC

5 Wall Street

Burlington, MA 01803 USA

Breastfeeding and Human Lactation, Karen Wambach, Becky Spencer, @2019 JONES & BARTLETT LEARNING, LLC. ALL RIGHTS RESERVED

图书在版编目（CIP）数据

母乳喂养与人类泌乳学 /（美）卡伦·万巴赫
（Karen Wambach）主编；高雪莲，孙瑜，张美华主译
. —北京：人民卫生出版社，2021.3（2024.2 重印）
ISBN 978-7-117-31252-3

I. ①母… Ⅱ. ①卡…②高…③孙…④张… Ⅲ.
①母乳喂养②泌乳 Ⅳ. ①R174 ②Q492.7

中国版本图书馆 CIP 数据核字（2021）第 029264 号

| 人卫智网 | www.ipmph.com | 医学教育、学术、考试、健康，购书智慧智能综合服务平台 |
| 人卫官网 | www.pmph.com | 人卫官方资讯发布平台 |

图字：01-2020-0327 号

母乳喂养与人类泌乳学
Muru Weiyang yu Renlei Miruxue

主　　译：高雪莲　孙　瑜　张美华
出版发行：人民卫生出版社（中继线 010-59780011）
地　　址：北京市朝阳区潘家园南里 19 号
邮　　编：100021
E - mail：pmph @ pmph.com
购书热线：010-59787592　010-59787584　010-65264830
印　　刷：北京中科印刷有限公司
经　　销：新华书店
开　　本：889 × 1194　1/16　　印张：40
字　　数：1183 千字
版　　次：2021 年 3 月第 1 版
印　　次：2024 年 2 月第 4 次印刷
标准书号：ISBN 978-7-117-31252-3
定　　价：239.00 元

打击盗版举报电话：010-59787491　E-mail：WQ @ pmph.com
质量问题联系电话：010-59787234　E-mail：zhiliang @ pmph.com

前 言

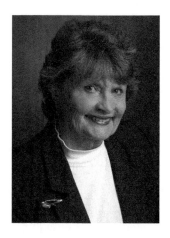

谨以此书献给 Janice Riordan 博士——《母乳喂养与人类泌乳学》第 1 版的主编，她是人类泌乳学及泌乳顾问领域的先行者。Janice 于 2018年 9 月 17 日去世，和许多人一样，我非常怀念她，并永远感谢她曾长时间以来对本书编写的指导并担任作者和主编。

Janice 是一位出色的学者，为国内外泌乳和母乳喂养领域的临床、教育和科研做出了巨大贡献。Janice 是一名护士，国际认证泌乳顾问（international board-certified lactation consultant, IBCLC），护理教育者及专门从事母乳喂养仪器开发和测试的研究人员。同时她还是一名多产的作者，出版了许多书籍并在一些优秀的学术期刊上发表了很多文章，包括《妇产科与新生儿护理杂志》（*Journal of Obstetric，Gynecologic and Neonatal Nursing*，JOGNN）和《人类泌乳学杂志》（*Journal of Human Lactation*）。Janice 是母乳喂养的大力倡导者和专家，在国际母乳会（La Leche League）中积极贡献了自己的力量。她在卫奇塔州立大学护理学院任教 23 年，并设立了 Janice M.Riordan 孕产妇儿童健康杰出教授奖项；她是国际泌乳顾问协会科研委员会的领头人，并在协会董事会任职；她还是国际泌乳顾问认证这一重要认证组织国际委员会的创始成员。她对于母乳喂养和泌乳的信念和价值观都是基于她的护理背景，以及作为 6 个孩子母亲的个人经历。Janice，我们缅怀您，您对泌乳和母乳喂养学科的热爱将永存于《母乳喂养和人类泌乳学》一书中，并延续下去，这本书是具有循证依据的泌乳和母乳喂养领域的圣经。

很高兴邀请到 Becky Spencer 担任《母乳喂养和人类泌乳学》第 6 版的联合主编。Becky 就职于得克萨斯女子大学护理学院，刚刚晋升为副教授，在硕士和博士学位课程中任教，并进行母乳喂养研究，研究重点是母乳喂养差异，特别是针对非洲裔美国女性之间的差异。Becky 将以她定性研究领域的专长及优秀的写作和编辑能力（在最近出版的《跨学科泌乳护理核心课程》中有介绍）在本书编写中出色地履行了她的职责。欢迎你，Becky！

本书第 6 版依旧在原来基础上做了很多改动，希望对读者有益。全书共有 24 章，增加了 1 章由 Alicia Simpson 撰写的哺乳期母体营养和母乳喂养的章节。有部分章节相对改动较多。但我们感到高兴的是，有关母乳喂养和哺乳的研究证据在不断增多，我们希望并尽量把现有相关证据纳入到了各章内容中。我们欢迎几位新作者，他们中有许多续写了 Riordan 博士及一些退休或已成为资深作者之前撰写的章节。我们的目的是集中知识渊博的专家来完成本书，相信这一点已经做到了。

自上一版出版以来，美国在促进和支持母乳喂养方面取得了许多进展。在"最佳喂养开始计划"（Best Fed Beginnings）之后，EMPower 基于医院的质量改进计划于 2014 年 9 月 ~2018 年 9 月间实施，旨在改善孕产妇护理实践，增加有资质的爱婴医院的数量。该计划在美国爱婴基金会的指导下，由卡罗来纳州全球母乳喂养研究所和人口健康改善联盟联合实施，并得到了美国疾病预防与控制中心（Centers for Disease Control and Prevention，CDC）的资助，涉及了 23 个州的 91 家医院，新通过了 66 家爱婴医院的认证。作为泌乳护理人员、教育者和研究员,我们有责任做好自己的本职工作,为母乳喂养的母亲提供更好的帮助。我们希望本书能够提供能够实际应用和支持母乳喂养母亲的相关证据和信息。

分娩实践会影响哺乳。因此这一版中,我们仍然包括了许多产科问题相关的内容,尤其是强调母婴皮肤接触护理和分娩住院期间母婴24小时全天同室的重要性。影响母乳喂养的产科实践和产科干预依旧受到专业医疗机构的高度重视。这对于支持启动和持续母乳喂养来说是个好消息。这其中就包括美国妇产科学会发布的第756号意见:为把母乳喂养融入产科实践提供最大支持,以及美国妇女健康、产科和新生儿护士学会发布的第4号实践简报:针对药物辅助治疗阿片类药物使用障碍女性的母乳喂养建议。

第6版与早期版本一样,注重临床实践,几乎每一章都有临床相关的专门章节。每一章中涉及的重要概念都在章末进行了总结,易于学习。整本书增加了很多新的参考文献,这算作者在大量研究和临床文献遴选的认为最重要的部分。部分旧的参考文献已被删掉,因为当时引入的新观点如今已变成被广泛接受的常识,这样才可以更好地引入新文献。

本书第一部分比较了母乳喂养及国际认证泌乳顾问(International Board Certified Lactation Consultant,IBCLC)的过去和现在。第一章是关于当前倡导、支持泌乳和母乳喂养的IBCLC和专业医护人员的工作日常,以及解决与泌乳咨询工作相关问题的内容,如人员配备等。第二章将标题更新为母乳喂养与泌乳:起源与发展,通过历史上大量的婴儿喂养实践介绍了母乳喂养的历史背景。作为本章的新作者,Paige Hall Smith和Ellen Chetwynd生动地叙述了母乳喂养的国际热点、过去和现在的社会文化背景和未来愿景。

本书第二部分是泌乳的基本解剖学和生物学相关内容。一种技术想要应用于临床,前提是必须能清楚理解其形式、功能和生物学结构之间的关系。研究人员不断发现并验证了人乳中的一些具有强大功能的物质,比如第四章"母乳的成分和特异性"所述的内容。

第三部分仍是本书中与临床相关的核心内容,围绕"做什么、何时做、怎样做"阐述了在帮助母亲哺乳时应处理的基本内容。因此,第三部分包括了围产期住院期间及回家后的产后阶段临床关心的问题,特别是乳房、新生儿黄疸和婴儿体重增加等相关问题。这一部分还涉及了早产儿、疾病患儿及其母亲的特殊需求,并对母乳喂养器具进行了客观评估,给出了如何最合理、适时地使用这些工具的建议。最后对人乳库的发展及目前的使用情况进行了回顾总结。

第四部分的开始,关注的是母亲,包括母亲的健康及重返工作岗位等问题。之后关注的是婴儿健康及其特殊健康需求,并采用图文并茂的方式解释和展示了婴儿评估技术。

第五部分内容是关于科学研究,包括如何实施和为什么需要科学研究、科学研究的结果如何应用于临床,还有与泌乳实践的相关理论。其后探讨了临床实践的基石——教育的原则。全书以文化对母乳喂养的影响及母乳喂养家庭功能的社会学背景结束。

尽管我们了解所有医疗保健行业都有男性医务人员,为了避免表述混乱,本书中护士、哺乳顾问和其他医护人员统一用女性代词表示,以避免产生歧义。

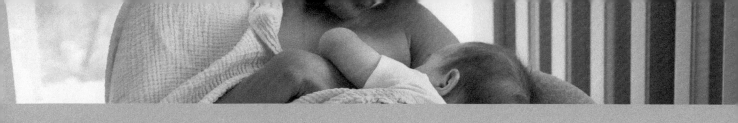

致　谢

我们衷心感谢所有现在和过去的研究者及临床医师为本书提供了母乳喂养的知识依据,感谢多年来一直支持和鼓励我们编撰此书的机构:堪萨斯大学护理学院、Jan Riordan 担任主编时期威奇托州立大学护理学院的支持及目前位于得克萨斯州丹顿市的得克萨斯女子大学。

同时,我们还要感谢多年来我们家人的鼓励及帮助。

Wambach 一家:Bill,Jackie,Brian,Bri-anne,Nathan,Sugar,Logan 和 Samantha。

Spencer 一家:Phil,Erin,Owen 和 Nathan。

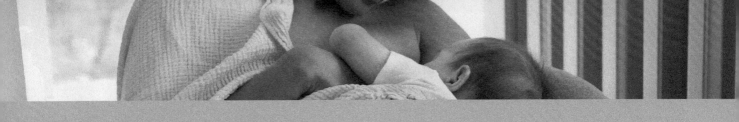

参与撰写的作者

Teresa E.Baker

Suzanne Bentley

Elizabeth C.Brooks

Caroline J.Chantry

Ellen Chetwynd

Eva Chevreux

Jabina Coleman

Jolynn Dowling

Valerie J.Flaherman

Jimi Francis

Catherine Watson Genna

Thomas W.Hale

Kay Hoover

Frances Jones

Laura R.Kair

Mary Koehn

Rebecca Mannel

Barbara Morrison

Sallie Page-Goertz

Wilaiporn Rojjanasrirat

Hilary Rowe

Elizabeth P.Schlaudecker

Alicia Simpson

Paige Hall Smith

Linda J.Smith

Diane L.Spatz

Becky Spencer

Marsha Walker

Jenny Walters

Karen Wambach

Alice Li Ching Wang

Elaine Webber

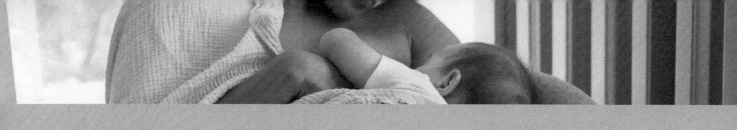

目 录

第一部分
从历史和工作的角度认识泌乳顾问

第一章　国际认证泌乳顾问®（IBCLC®）
　　　　　和护理团队 ················ 3
一、历史 ································· 4
二、IBCLC 真的有用吗 ··············· 4
三、成为认证 IBCLC 的路径 ·········· 5
四、IBCLC 和泌乳支持服务提供者的正规
　　教育和继续教育 ················ 6
五、实践指导文件 ···················· 6
六、伦理 ······························ 7
七、法律问题 ························· 7
八、避免民事诉讼 ···················· 7
九、保密原则 ························· 7
十、医院内泌乳项目 ················· 8
十一、医院泌乳服务管理 ············· 11
十二、情况说明及记录 ··············· 11
十三、教育、倡导与合作 ············· 12
十四、专业泌乳护理和志愿者或付酬同伴
　　　咨询师 ······················· 12
十五、社区内的母乳喂养支持 ········· 13
十六、小结 ··························· 13
十七、关键知识点 ···················· 13

第二章　母乳喂养和哺乳：起源与发展 ··· 17
一、概述 ····························· 17
二、人类进化：共享抚育和哺乳 ······· 18
三、美国的政策 ······················ 26
四、母乳喂养的兴起 ················· 28
五、未来的挑战：母乳喂养难题 ······· 30
六、小结 ····························· 34
七、关键知识点 ······················ 35

第二部分
解剖学和生理学

第三章　乳房解剖学与泌乳生理学 ······· 41
一、概述 ····························· 41
二、乳腺发育期 ······················ 41
三、乳房结构 ························· 42
四、妊娠期 ··························· 45
五、对母亲的临床意义 ··············· 52
六、新生儿口腔发育 ················· 54
七、吸吮 ····························· 55
八、哺乳频率 ························· 59
九、小结 ····························· 60
十、关键知识点 ······················ 61
十一、附录 ··························· 66
附录 3-A　母乳喂养的吸吮训练 ······· 66

第四章　母乳的成分及特异性 ··········· 70
一、乳汁合成及成熟变化 ············· 71
二、母乳能量、母乳量与婴儿生长 ····· 72
三、母乳的营养价值 ················· 75
四、母乳中的生物活性成分 ··········· 81
五、免疫系统 ························· 85
六、早产母乳 ························· 88
七、抗感染成分 ······················ 88
八、临床实践意义 ···················· 92
九、小结 ····························· 92
十、关键知识点 ······················ 93
十一、致谢 ··························· 93

第五章　药物治疗与母乳喂养 ·········· 104
一、概述 ···························· 104
二、腺泡亚单位 ····················· 104
三、药物到乳汁中的转运 ············· 105

四、计算婴儿的药物暴露情况…………107
五、药物对泌乳量的影响…………109
六、不同类别药物的安全性…………112
七、违禁药物…………120
八、放射性药物…………120
九、小结…………121
十、关键知识点…………121

第六章　病毒感染与母乳喂养…………129
一、概述…………129
二、人类免疫缺陷病毒…………129
三、单纯疱疹病毒…………131
四、水痘 - 带状疱疹病毒…………133
五、巨细胞病毒…………133
六、风疹病毒…………134
七、乙型肝炎病毒…………135
八、丙型肝炎病毒…………135
九、人 T 淋巴细胞病毒…………136
十、虫媒病毒…………136
十一、埃博拉病毒…………137
十二、临床实践意义…………137
十三、致谢…………138
十四、小结…………138
十五、关键知识点…………138

第三部分
产前、围产期及产后

第七章　围产期和产时护理…………143
一、母乳喂养的准备…………143
二、早期喂养…………144
三、分娩压力和某些不当做法…………147
四、新生儿出生后的护理…………147
五、正常新生儿睡眠及饮食的方式…………148
六、镇痛药…………150
七、哺乳姿势…………150
八、不能含接的婴儿…………153
九、晚期早产儿…………156
十、喂养方法…………157
十一、低血糖…………160
十二、剖宫产分娩…………161
十三、乳房胀痛（乳胀）…………162
十四、乳房水肿…………162
十五、手挤…………163

十六、临床意义…………163
十七、爱婴医院行动…………166
十八、致谢…………167
十九、小结…………167
二十、关键知识点…………167
二十一、附录…………173
附录 7-A　文献：新生儿对妈妈乳汁和乳晕
　　　　　蒙氏结节分泌物味道的反应………173
附录 7-B　文献：为什么可待因不能用于
　　　　　哺乳妇女…………173

第八章　新生儿评估…………175
一、概述…………175
二、围产期病史…………175
三、胎龄评估…………177
四、母乳喂养有效性的标志和评估表…………180
五、体格检查…………185
六、行为评估…………193
七、新生儿戒断综合征…………197
八、小结…………197
九、关键知识点…………197
十、附录…………199
附录 8-A　婴儿母乳喂养评估量表（IBFAT）*…199
附录 8-B　LATCH 评分表 *…………199
附录 8-C　母婴评估量表（MBA）…………200

第九章　产后护理…………201
一、产后即刻事件…………201
二、最初的几周：原则和期望…………201
三、出生后早期常见的问题…………203
四、补充喂养的指南和注意事项…………205
五、乳头疼痛…………205
六、乳胀 + 乳汁淤积 = 乳腺退化…………208
七、乳汁供应 / 乳汁产生…………209
八、乳房按摩…………212
九、喷乳反射时的恶心等不适感…………212
十、衣服、漏奶、文胸和乳垫…………212
十一、婴儿相关问题…………212
十二、多胞胎婴儿…………215
十三、睡眠、婴儿猝死综合征和同床…………217
十四、临床意义…………220
十五、小结…………220
十六、关键知识点…………220

第十章　乳房相关问题…………227
一、概述…………227

二、乳头异常 227
三、乳导管堵塞 228
四、乳腺炎 229
五、乳腺脓肿 232
六、乳房皮肤病 233
七、念珠菌感染(鹅口疮) 234
八、其他乳房疼痛 237
九、乳疱 238
十、乳房整形 238
十一、乳房肿块和手术 242
十二、积乳囊肿 243
十三、乳腺纤维囊性改变 243
十四、乳房出血 243
十五、乳腺癌 244
十六、临床意义 247
十七、致谢 247
十八、小结 247
十九、关键知识点 247

第十一章 母乳喂养婴儿摄入量低的母婴因素 253
一、概述 253
二、合理生长发育的全球标准:世界卫生组织
　　(WHO)儿童生长曲线 254
三、新生儿体重丢失与泌乳Ⅱ期启动及
　　其他围分娩期高危因素的关系 257
四、新生儿初始体重丢失和早期体重增加 259
五、低摄入量与低泌乳量:定义、发生率;
　　易混淆的术语,有限数据及非标准化
　　研究 260
六、基本健康婴儿的生长异常 261
七、患病婴儿的生长发育异常 270
八、健康母亲的喂养问题 270
九、母体问题:明显疾病状态时 274
十、病史、体检与鉴别诊断 274
十一、临床管理 274
十二、针对摄入量或泌乳量低的特殊技巧 276
十三、致谢 279
十四、小结 279
十五、关键知识点 279

第十二章 黄疸与母乳喂养婴儿 285
一、黄疸的病因和流行病学概述 285
二、黄疸婴儿的医学诊断 287
三、黄疸评估 288

四、黄疸的管理 289
五、致谢 290
六、小结 290
七、关键知识点 290

第十三章 吸乳器与其他辅助技术 293
一、哺乳妈妈们的关注点 294
二、吸乳器 295
三、吸乳器比较 296
四、双侧同时或单侧交替吸乳 300
五、吸乳护罩 300
六、吸乳器与吸出乳汁的污染问题 301
七、吸乳器的清洁 301
八、妈妈们的顾虑、情感和宣教要求 301
九、当吸乳器出现问题时 302
十、吸乳器使用指导模板 303
十一、常见的吸乳问题 303
十二、乳盾 305
十三、乳房保护罩 308
十四、乳旁加奶/喂管 309
十五、小结 310
十六、关键知识点 311

第十四章 母乳使用和新生儿重症监护病房的母乳喂养 316
一、概述 316
二、知情选择:母乳是一种医疗干预方式 316
三、早产儿母亲 318
四、母乳喂养启动率和持续时间 318
五、基于循证的泌乳支持系统 319
六、泌乳的启动和维持 320
七、维持泌乳 323
八、母乳管理 324
九、优化喂养母乳 326
十、母乳哺喂方法 328
十一、乳房上的非营养性吸吮 329
十二、乳汁流速测定 332
十三、出院后喂养计划 337
十四、出院后的亲喂管理 338
十五、致谢 338
十六、小结 338
十七、关键知识点 339
十八、附录 348
附录14-A　早产儿母乳喂养行为量表
　　　　　(PIBBS) 348

第十五章　捐赠人乳库………………349

一、概述…………………………………349

二、捐赠人乳的应用……………………349

三、人乳库历史…………………………350

四、捐赠人乳的现状……………………352

五、安全性………………………………353

六、可获得性……………………………353

七、人乳库操作流程……………………353

八、知情决定……………………………356

九、乳母及非正规途径的母乳分享和销售…356

十、营利与非营利性人乳库……………357

十一、捐赠人乳的研究结果……………358

十二、部分案例研究……………………359

十三、向 Mary Rose Tully 致敬………361

十四、小结………………………………361

十五、关键知识点………………………361

十六、附录………………………………364

附录 15-A　人乳的收集、储存和处理…364

**第四部分
产褥期后**

第十六章　母体营养和母乳喂养………369

一、概述…………………………………369

二、泌乳期母亲一般营养评估…………369

三、泌乳期总体饮食指南………………369

四、热量控制和运动……………………372

五、可能影响泌乳期饮食需求的特殊情况…372

六、泌乳期营养素与药物的相互作用…373

七、关键知识点…………………………374

第十七章　女性健康和母乳喂养………376

一、产后健康与护理……………………376

二、泌乳、生育、性行为和避孕………377

三、生育…………………………………378

四、产后健康与性健康…………………383

五、女性育龄期的健康…………………386

六、急性疾病和感染……………………396

七、慢性病………………………………399

八、哺乳期情绪失调……………………405

九、自身免疫疾病………………………408

十、身体运动有障碍的母亲……………412

十一、感官障碍的母亲…………………413

十二、癫痫（惊厥）……………………414

十三、手术………………………………414

十四、移植………………………………415

十五、献血………………………………415

十六、母亲疾病和住院的影响…………415

十七、致谢………………………………416

十八、小结………………………………416

十九、关键知识点………………………416

第十八章　哺乳期女性就业和母乳喂养………427

一、概述…………………………………427

二、哺乳期女性就业的历史及相关数据………427

三、工作对母乳喂养的影响……………428

四、工作环境中母乳喂养的有利及不利因素…428

五、母乳喂养和工作兼顾的个人策略…429

六、返回工作岗位的特殊问题…………432

七、工作场所兼顾工作与母乳喂养的
　　支持策略……………………………436

八、兼顾工作与母乳喂养的社区支持策略…439

九、促进和支持母乳喂养的国家及全球策略…440

十、临床意义……………………………442

十一、小结………………………………443

十二、关键知识点………………………444

第十九章　儿童保健……………………449

一、生长发育结局与儿童喂养…………449

二、催产素与母乳喂养…………………452

三、生长与发育…………………………452

四、发育相关理论………………………456

五、临床意义……………………………464

六、免疫接种……………………………464

七、汽车座椅安全性……………………467

八、维生素 D 与佝偻病…………………467

九、牙科健康与口腔发育………………468

十、固体食物……………………………470

十一、肥胖………………………………473

十二、长期母乳喂养……………………474

十三、离乳………………………………474

十四、临床意义…………………………475

十五、致谢………………………………475

十六、小结………………………………475

十七、关键知识点………………………475

第二十章　患病婴儿的母乳喂养………483

一、母乳喂养困难婴儿的团队护理……483

二、患病婴儿的喂养行为………………483

三、体重增长不足时应如何处理………484

四、婴儿疼痛管理 …………………………… 488
五、住院患儿的母乳喂养支持 ……………… 488
六、母乳喂养婴儿的围术期护理 …………… 490
七、急诊室 …………………………………… 490
八、特定疾病婴儿的护理 …………………… 490
九、神经功能改变 …………………………… 495
十、先天性心脏病 …………………………… 499
十一、口面部异常 …………………………… 500
十二、胃肠道异常或功能障碍 ……………… 504
十三、代谢异常 ……………………………… 508
十四、过敏 …………………………………… 512
十五、食物不耐受 …………………………… 513
十六、新生儿戒断综合征 …………………… 514
十七、心理社会问题 ………………………… 515
十八、致谢 …………………………………… 517
十九、小结 …………………………………… 517
二十、关键知识点 …………………………… 517

第五部分
社会文化与研究相关问题

第二十一章　研究、理论和泌乳 …………… 529
一、概述 ……………………………………… 529
二、泌乳实践的相关理论 …………………… 529
三、研究方法学的起源 ……………………… 532
四、研究方法的类型 ………………………… 532
五、研究要素 ………………………………… 537
六、定性研究中的方法应用 ………………… 541
七、定量研究方法的应用 …………………… 542
八、数据分析 ………………………………… 545
九、评价研究在实践中的应用 ……………… 548
十、临床实践中的科学研究 ………………… 550
十一、小结 …………………………………… 550
十二、关键知识点 …………………………… 551

第二十二章　母乳喂养教育 ………………… 556
一、概述 ……………………………………… 556
二、母乳喂养和泌乳教育需求的启动因素 … 556

三、母乳喂养教育的变迁 …………………… 556
四、医疗保健专业人员的母乳喂养项目 …… 559
五、母乳喂养团队 …………………………… 561
六、父母教育 ………………………………… 562
七、成人的学习原则和教育 ………………… 565
八、课程体系开发 …………………………… 567
九、教学策略 ………………………………… 568
十、教育材料 ………………………………… 569
十一、小结 …………………………………… 570
十二、关键知识点 …………………………… 571

第二十三章　母乳喂养的文化背景 ………… 575
一、概述 ……………………………………… 575
二、主流文化 ………………………………… 575
三、民族中心主义与相对主义及文化敏感性 … 576
四、文化能力 ………………………………… 577
五、评估文化习俗 …………………………… 578
六、语言障碍 ………………………………… 578
七、文化对母乳喂养的影响 ………………… 579
八、丢弃初乳、泌乳前喂养和及时启动
　　母乳喂养 ………………………………… 581
九、母亲的饮食 ……………………………… 584
十、离乳 ……………………………………… 585
十一、对实践的启示 ………………………… 586
十二、小结 …………………………………… 586
十三、关键知识点 …………………………… 587

第二十四章　母乳喂养的家庭和社会背景 … 590
一、家庭形式和功能 ………………………… 590
二、家庭理论体系 …………………………… 591
三、影响母乳喂养的社会因素 ……………… 591
四、父亲 ……………………………………… 594
五、未成年母亲 ……………………………… 596
六、养母和领养家庭 ………………………… 598
七、低收入家庭 ……………………………… 599
八、孕期哺乳和手足哺乳 …………………… 603
九、家庭生活中的负面影响 ………………… 604
十、小结 ……………………………………… 607
十一、关键知识点 …………………………… 607

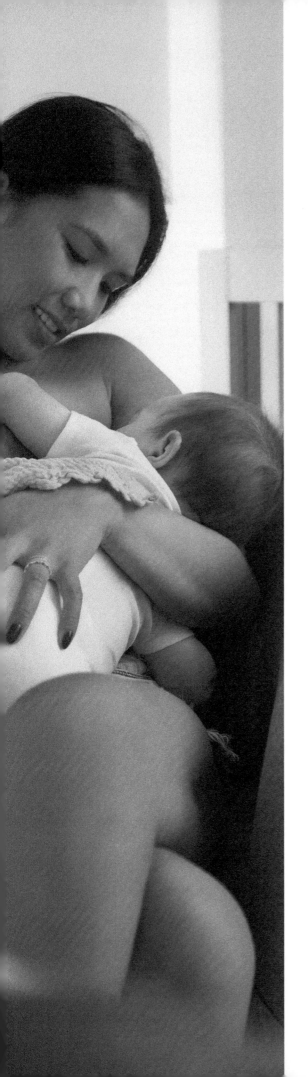

第一部分
从历史和工作的角度认识泌乳顾问

第一章　国际认证泌乳顾问®(IBCLC®)
　　　　和护理团队 ··3
第二章　母乳喂养和哺乳：起源与发展 ··············17

　　有史以来,母乳喂养实践与家庭和社区的文化紧密相连。同样,母乳喂养的成功也取决于母乳喂养的母婴身边的各个方面的支持和帮助。这种支持应该是针对个人的,其中有形支持可来自于家庭成员、朋友、宗教社区、雇主和卫生保健提供者,而无形支持是有形支持能够发生的基础,因而也是需要的。无形支持包括机构内保护在公共场合母乳喂养权利的政策和法律、给家庭成员提供带薪假期以建立和维持母乳喂养,以及确保护理服务和泌乳支持的可及性。当有形支持和无形支持不理想时,家庭在达成母乳喂养目标的过程中就会遇到困难。

　　很多研究结果一直表明,泌乳咨询的服务可以延长母乳喂养时间,促进母儿健康。泌乳咨询与医疗护理有交叉,但又相互结合,其逐渐进入人们的视野并得到认可,在医院、社区、私人诊所和公共卫生实践中,提供了很多的服务机会。

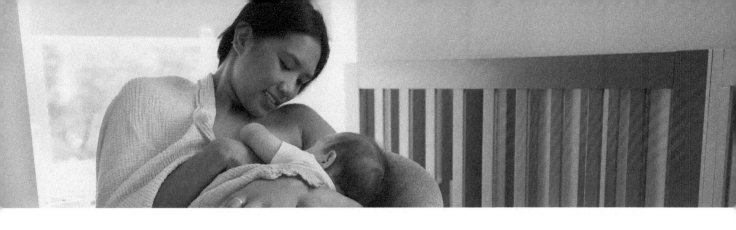

第一章
国际认证泌乳顾问®（IBCLC®）和护理团队

国际认证泌乳顾问（International Board Certified Lactation Consultant®, IBCLC）及其缩写 IBCLC® 是经过认证的标识（商标的一种），由国际泌乳顾问认证委员会（International Board of Lactation Consultant Examiners®, IBLCE®）拥有。IBLCE 有权给达到所有认证要求（包括制订的课程和临床培训，每年 2 次通过国际进行的 IBCLC 认证考试）的个人授予 IBCLC 证书。为了阅读方便，本章节及后续内容中的商标符号（"®"）将略去。

母乳喂养和泌乳支持一直是人类生活经验的一部分。数个世纪以来，母乳喂养（交互或分享喂养的陪伴行为或人乳的收集和使用）一直是喂养和养育后代的可靠方式，社区的人们也会齐心合力确保在父母亲没有能力的时候，婴儿得到喂养和照顾。人们也会指导教会他人如何母乳喂养，就像分享如何狩猎、成长和为群体其他人搜集食物的智慧一样。人与人之间的支持与鼓励与生俱来。母乳喂养和人乳的使用是生物学中哺乳动物的日常习惯。

在当代社会中，泌乳支持仍在家庭和社区中延续，但也常被认为在医疗系统中具有更为模式化的作用。国际认证泌乳顾问（International Board Certified Lactation Consultant, IBCLC）也是医疗卫生服务提供者：他们是经过临床训练并专注于母乳喂养亲子的需求和顾虑的专家，其作用是预防、发现和解决泌乳和母乳喂养中的困难。对于初级保健服务提供者（有资质的保育员或注册的保育员，有些国家还指定一些人群，如医生、

助产士和护士等），尽管泌乳支持可能只是其护理工作的一部分，但在照顾患者时，可以进行额外的培训，以增加泌乳方面的知识。其他泌乳支持提供者接受了母乳喂养的一般咨询培训和教育，通常在社区的非诊所环境中工作，为在产科机构出院后的母婴提供服务。当妈妈开始因工作必须定期离开孩子的时候，这种各种支持和照顾互相夹杂的情形就会出现（一部分由家庭/社区负责，一部分由护理服务负责），因而使得孩子们不能像他们的祖辈一样，吃母乳持续数月甚至数年。

由于母乳启动率和持续母乳率的降低，母乳喂养管理的常识也逐渐被遗忘，因此，无论对于非专业人员，还是有经验的临床护理人员来说，都显然需要能够提供志愿者和专业人员的组织来帮助弥补这一空缺。目前，并非每个家庭都需要 IBCLC 能够提供的专业服务，很多家庭会寻求简单的家长之间的建议或者受过母乳喂养支持培训的咨询人员的帮助。但现代社会的慢性成年疾病发生率逐渐增加，同时过早或过低体重的婴儿出生后存活率得到改善，使母乳喂养和人乳的应用成为必需的公共健康问题。现代的卫生保健系统应保证 IBCLC 服务的可及性和获得服务的平等性，以使家庭能够达成孩子喂养的目标（和全球使人类更健康的公共卫生目标）。

本章特别探讨了 IBCLC 如何与卫生系统的团队合作的问题，还阐述了 IBCLC 为医院产前保健和分娩机构及与婴儿一起出院后的家庭提供服务中的角色。同时，对于所有可以提供母乳喂养

和泌乳支持的人员,无论是同伴或专业人员,是否有报酬,也进行了讨论。尽管泌乳顾问常用于指代有 IBCLC 认证的专业人员,但通常也常用这一词语代表任何能够提供相关服务的人员。但对于 IBCLC 来说,应该重视用全称或完整的缩写来介绍自己及其能够提供的服务,而且只有已经注册过的 IBCLC 可以使用这一称号。

▶ 一、历史

目前一个家庭可以有很多选择获得母乳喂养帮助,如通过人际间交往或在线咨询等。泌乳顾问或母乳喂养支持教育课程的需求也各不相同且不断变化,没有一个可靠一致的标准进行比较。有些其他服务的提供者可能包括了母乳喂养(如营养师、分娩教育者、导乐师等),而认证或注册的初级卫生保健提供者(如医生、护士、助产士等)负责提供全面的保健,但可能没有在学校或所在机构接受过任何母乳喂养的特殊培训或教育。所有这些保健服务提供者都可以通过数小时或数年的准备,获得合法提供泌乳服务的资格。此外,并非所有类型的服务提供者在每个社区都能找到。而对于新手父母来说,如何选择真正具备相应知识的支持人员会让他们倍感困惑,尤其是在产后早期,他们需要为婴儿提供 24 小时的哺乳和照顾,以保障未来长期的母乳喂养。

IBCLC 认证始于 1985 年国际泌乳顾问认证委员会(International Board of Lactation Consultant Examiners,IBLCE)的创建,后者是 IBCLC 的认证组织,国际泌乳顾问协会(International Lactation Consultant Association,ILCA)是专业的学术组织。2008 年,泌乳教育许可和认证委员会(Lactation Education Approval and Accreditation Review Committee,LEAARC)从之前的 IBLCE 和 ILCA 中脱离出来,成为一个独立的组织,负责在全球范围内建立泌乳相关的标准和资质认证。

IBLCE 的任务是举办 IBCLC 认证考试,给通过考试者颁发 IBCLC 证书,借助多方途径,保护 IBCLC 的公共卫生、安全和福利。获得 IBCLC 认证有 3 种途径。2018 年,在全球 108 个国家已经有 3 万名 IBCLC。

ILCA 是由全球成员自发成立的专业协会,尽管其成员目前大多是 IBCLC,但其本身是向全球任何支持和促进母乳喂养的人员开放的。ILCA 提供继续教育和职业发展机会,向公众推广泌乳咨询服务,参与非政府组织(nongovernmental organization,NGO,在 World Health Organization 是得到认可的)国际策略的制定,编辑出版同行评议学术期刊《人类泌乳学杂志》(*Journal of Human Lactation*)。LEAARC 的主要工作是对教育和培训进修评估,提供以下服务:

1. 对母乳喂养咨询的个人短期课程和培训班(40~89 小时)认证;认证临床导师,这些导师为希望成为 IBCLC 的学生提供至少 100 小时临床实践的督导。

2. 对希望成为 IBCLC 的学生进行指导的泌乳管理课程(90 小时以上)采取允许制。同时对临床见习项目进行认证,这些项目给希望成为 IBCLC 的学生提供不少于 500 小时督导下的临床实践。

3. 给认证和联合卫生教育项目委员会(Commission on Accreditation of Allied Health Education Programs,CAAHEP)在高等教育机构内的泌乳相关学术项目的认证提供建议,而这些是提供第二个 IBCLC 认证途径的机构。由于 IBCLC 认证工作开展时间不长,由独立认证的高等教育机构提供、经过准许的泌乳学术课程尚不能普及。截至 2018 年,共有 6 个 CAAHEP 认证的项目课程,提供机构都在美国。

▶ 二、IBCLC 真的有用吗

IBCLC 服务促进了其他医疗卫生工作者的服务。IBCLC 是卫生保健服务提供者(healthcare provider,HCP)的成员之一,是初级 HCP 补充,并与之紧密合作,共同提供临床保健服务。IBCLC 的工作可以在很多场合展开,如医院、分娩中心、门诊、私人诊所、社区 / 公共卫生办公地、家庭医疗服务机构及科研机构。IBCLC 服务对母乳喂养结局有积极的影响。2015 年的一项 Meta 分析纳入了 30 项研究,结论认为经专业人员(IBCLC 和泌乳顾问)进行的母乳喂养支持干预可增加母乳喂养启动的人数,提高任何定义的母乳喂养率,增加纯母乳喂养率。母乳喂养达到推荐的启动率、持续率和纯母乳喂养率后,挽救了很多母婴的生命,节约了数亿美元的卫生开支。

IBCLC 除了为母乳喂养家庭提供直接的服务外,还是多学科的倡导者、专家,与其他人员合作,共同改善母乳喂养结局,降低医疗花费,提高患者或客户的满意度,改善卫生状况。

IBCLC 有以下 9 个角色担当:

1. 宣传倡导者（为母乳喂养家庭）。
2. 临床专家（在泌乳管理方面）。
3. 协作者（IBCLC 有义务作为医疗服务团队中的一员与其他人员协作为患者提供全面的服务）。
4. 教育者（给家庭赋能；教育卫生服务提供者和机构）。
5. 协助人员（帮助家庭达成婴儿喂养目标）。
6. 调查员（进行研究）。
7. 政策咨询（母乳喂养和母乳的使用是公共卫生的责任）。
8. 职业者（是母乳喂养一般支持和联合卫生保健的跨界 HCP）。
9. 促进者（促进家庭母乳喂养支持的循证实践；倡导保护家庭母乳喂养的公共卫生政策）。

▶ 三、成为认证 IBCLC 的路径

IBLCE 是志愿者家庭或父母的支持组织与为儿童和家庭提供服务的现存医疗体系结合的产物，目前 IBLCE 认证有 3 个路径。任何人可以通过任何一个路径获得 IBCLC 认证，但必须满足以下条件：相当于大学水平的一般医疗机构 2 年的课程学习；针对母乳喂养和泌乳 90 小时的学习。最后，IBLCE 还要求有针对母乳喂养母儿的临床实际服务，而且有小时时长限制：路径 1 需要"正确监督下"的 1 000 临床小时（已经注册的卫生专业人员和专业的母乳喂养同伴支持机构一般采用这种路径）；经路径 2 学术项目（提供同一资源所有的教学和临床培训内容，督导员必须是认证期内的 IBCLC）认可的"直接督导"下 300 小时；在路径 3 个体和事前允许的导师安排前提下，由认证期内的 IBCLC "直接督导"的 500 临床小时。

初次了解 IBCLC 认证者对于不同路径的选择有些茫然。现分别假设几种不同背景的人员，在想要成为 IBCLC 时，应如何考虑？

1. 已经是注册的医疗工作者（如医生、注册护士等），服务对象包括新的家庭等，想要成为认证的 IBCLC，拓展自己提供母乳喂养精准服务的能力，路径 1 是最佳选择。此类人员在早期教育中已经包括医学相关教育，因此只需要在过去的 5 年内获得 90 小时的泌乳相关教育，通常是通过参加学术会议或 LEAARC 认可的课程获得。在考试申请之前，需要提供不少于 1 000 小时泌乳

临床实践的证明。在妇儿医疗机构工作的 HCP 有足够的可能获得临床小时数的实践。

2. 父母同伴母乳喂养咨询师，已经是 IBLCE 许可的母乳喂养支持咨询组织成员，想要成为认证 IBCLC，提高自身母乳喂养支持服务的能力。路径 1 是最佳选择。申请人需要证明自己已经接受过相关医学教育的学术培训，其早期教育经历可能已经包括这一内容，或者可能需要上课培训。还需要在最近 5 年内获得 90 小时的泌乳专业教育，可以从专业学术会议或 LEAARC 准许的课程获得。在考试申请之前，需要提供不少于 1 000 小时泌乳临床实践的证明。在相关支持组织（作为志愿者或按劳付酬的员工）工作的咨询人员有足够的可能获得相应临床小时数的实践。

3. 社区内的母乳喂养倡导者没有医学相关专业的学历，如果想成为 IBCLC 或进行私人实践提供循证的临床保健，同时在社区内为母乳喂养家庭举办一些课程或非正式的会面交流机会。此类人群可采用路径 2 在当地的大学申请 CAAHEP 认证的泌乳教育课程。"这些全面的泌乳专业课程是在大学或学院中进行的，包括授课和临床部分，在完成课程之前，需要同时或之前已经取得相关医学教育"。全部 300 个临床实践小时都是在 IBCLE 的直接监督下完成的，可以直接从路径 2 的课程中获得。同时还需要 90 小时的泌乳专业教育（可以由路径 2 的课程提供或从其他渠道获得）。课程结束时，申请人需要满足所有条件，方可参加 IBLCE 的考试。

4. 初为人父母者，挣扎于早期泌乳的困境，但母乳喂养的同伴支持和 IBCLC 给了很大帮助，IBCLC 帮助他们评估乳房喂养的效果并制订了减缓体重增长的详细计划。这一人群会希望加入专业的组织，帮助他人。路径 3 为这一人群提供了个人导师引导的教学和培训机会。"路径 3 的导师制是必须经过事先允许的，且在申请者和 IBCLC 之间有严格关系定义"，这一关系的确定是在 IBLCE 任何临床小时培训开始之前。医学教育背景是必须的，同时还需要 500 小时临床实践和 90 小时泌乳专业教育，方可参与 IBCLC 考试。临床培训必须由 IBCLC 直接督导，但可以有几个导师共同完成（在确定路径 3 的计划批准前确定）。路径 3 的申请人如果不在医疗系统工作，也不是医疗系统的雇员，则很难找到进行临床培

训的机构。2018 年,LEAARC 开始了路径 3 见习项目和临床导师的认证,导师可以给想要成为 IBCLC 的学生提供至少 100 小时监督下的临床培训。路径 3 的任何一位导师都可以帮助申请人在不同机构寻找临床泌乳实践的机会。

关于获取 IBLCE 路径资质的特殊标准,可参考 IBLCE 的网站和申请人信息指导。

▶ 四、IBCLC 和泌乳支持服务提供者的正规教育和继续教育

泌乳教育课程全球普及。尽管要求 LEAARC 针对泌乳 / 母乳喂养课程及临床实习的指导和行业标准进行评估是自愿行为,但 LEAARC 的认可已经成为一个公认的标准,确保学生能够接受到针对 IBCLC 考试 IBLCE 详细大纲中涉及的所有内容的培训和指导。

因为 IBCLC 认证是一个新生事物,由独立的高等教育机构提供而且经过认证的正式泌乳培训课程还不普及。如前所述,LEAARC 对这些教育课程提供了一个重要的审查程序,例如对 40~89 小时课程的认证、临床导师至少提供 100 小时监督下的临床实践;准许 90 小时以上的泌乳管理课程(带有课堂教学和 / 或临床部分)及实习课程中 500 小时的临床培训;推荐 CAAHEP 把泌乳教育课程认证作为学术机构认证的一部分(学生可以充分做好 IBCLC 认证考试的准备)。2018 年,在美国 CAAHEP 共有 6 个认证课程。所有 LEAARC 认可和认证可在其网站查询到。经过 IBLCE 的最初认证后,IBCLC 需要每 5 年一次提供其能够持续进行专业和临床服务技能的证明。当然,可以通过再次考试维持认证状态,但很多人选择获取 75 个继续教育学分(Continuing Education Recognition Points,CERPs),意味着每年 15 小时的继续教育。有 CERPs 教学资格的机构很多,通常 HCPs 可以通过参加现场的学术会议或网络直播学习签到获取。同行评议的学术期刊也会提供 CERPs 学分获取的途径。在宣教或职业会议上讲授母乳喂养内容、为 IBCLC 提供将来考试时可能用到的问题或图片、完成工作场所的医务教育培训(如 CPR 培训、患者 / 客户隐私和保密性等)等,都可以获取 CERPs。IBLCE 负责给长期或短期培训机构授予 CEPRs。IBLCE 给经过 LEAARC 背书和审核过的教育课程授予 CERPs,也给任何满足提供继续教育要求的人员

授予 CERPs。

▶ 五、实践指导文件

IBLCE 颁布了一些职业行为的标准和建议,要求所有 IBCLC 遵守。所有相关文件可通过相关网站下载。

1. IBLCE 制定的《IBCLC 职业行为准则》(*Code of Professional Conduct for IBCLCs*)。

2. IBLCE 的国际泌乳顾问认证委员会针对《IBCLC 职业行为准则》(*Code of Professional Conduct for IBCLCs*)的奖惩规则。

3. IBLCE 的 IBCLC 认证员职业范围。

4. IBLCE 关于国际认证泌乳顾问(IBCLC)实践中临床能力的规定。

5. IBLCE 文档指南。

6.《母乳代用品国际销售守则》(*International Code of Marketing of Breast-milk Substitutes*)(国际准则)和后续相关的世界卫生大会(World Health Assembly,WHA)决议。国际准则是 1981 年世界卫生组织(World Health Organization,WHO)的决策机构 WHA 在进行促进母乳喂养行动时的国际卫生政策框架。如果任何有 IBCLC 执业的国家把国际准则的内容纳入法律,或者 IBCLC 在 WHO/UNICEF 制订的爱婴机构工作,则国际准则是必须执行的文件。除此之外,国际准则可以因地制宜作为最佳实践或文件范本,尽管也是法律要求,但任何 IBCLC 和医务人员可以选择接受。此外,IBLCE 有 3 个咨询意见,分别为舌系带切开术;新媒体时代的职业操守;评估、诊断和转诊。

针对雇员所在的工作场所的政策和实施步骤对于实践者来说是重要的指导性文件。一般来说工作场所确定必要的政策和流程对其内的雇员来说是强制要求的,是雇佣关系的前提条件。如果职业实践指南文件的内容与雇主的政策发生冲突,雇主的政策有绝对权威性,除非雇主政策改变而更好的配合 IBCLC 和其他泌乳服务提供者的临床工作。

ILCA 发表了一些立场声明、临床指南和工具等,可以用于支持 IBCLC 的临床实践:这些文件可以在相关网站购买和下载。

1. ILCA 的 IBCLC 实践标准。

2. ILCA 关于 IBCLC 的作用和影响的立场声明。

▶ 六、伦理

伦理决策是泌乳实践中常规的、内在的部分。IBLCE 执业行为准则是一种伦理准则，基于对 IBCLC 的职业利益的保护和对公众卫生、福利和安全的保护，规定了最低的可接受行为的标准。IBCLC 认证官须同意遵守这些原则，而且一旦违反甘愿接受惩戒。

不同的性格、道德义务和价值观都可能影响 IBCLC 的执业，使判断变得复杂或不能保持中立。有很多时候在解决伦理困境时，没有绝对的对与错。道德困境和伦理问题可能很微妙而复杂，有时互相交织。常常可能就是一种持续存在的"这种情况有点不太对劲"的感觉。有时，IBCLC 并不能改变当时的境况，但可以通过了解相关政策和程序，为未来的家庭或同事们提供更好的选择。大多数医院和大型的诊疗中心都具备伦理和风险评估委员会，可以帮助解决这些问题。

▶ 七、法律问题

IBCLC 作为经认证的专业卫生保健服务提供者，将应用最佳临床实践，恪守专业的伦理准则，不逾越泌乳专业人员的临床实践范围，遵守所在工作机构的法律要求。尽管没有任何保健人员能够幸免诉讼问题（即使很优秀的临床医师也可能被卷入一些似是而非的诉讼中），但在专业实践中努力做到最好，是减少法律风险的最佳方式。

任何人在提供泌乳服务时，无论是志愿服务还是按劳付酬，都有以法律和伦理的职业操守为基础的要求规范。衡量是否是专业人员不是取决于是否从提供的帮助中获取报酬，而是取决于在提供泌乳帮助时的角色定位，尤其应包括以下几项。

1. 规范泌乳支持人员的伦理或职业行为准则。

2. 对其实践和临床能力的范畴的描述，以明确为其提供特定领域的培训以便提供专业的技术服务。

3. 有法律和规章规范工作场所的行为（包括国家、省或州政府制定的广泛覆盖法律，也包括特定工作场所的政策和流程）。

很多 IBCLC 是在获得了其他医疗行业的执照或注册之后获得的认证，如医生、护士、助产士、营养师等，因此有其他职业范围的规定。大多数医疗行业都有关于最佳职业实践的相关准则。IBCLC 如果具有多个执照或认证，其中可能有交叉，但在伦理、法律职责上也会有不同。有较少执照的 IBCLC（如注册护士、IBCLC），以及在仅提供母乳喂养和泌乳服务的机构工作的 IBCLC，应谨慎不要进行所持执照范畴之外的临床实践，因为一旦实施，意味着就要承担相应的法律责任。

▶ 八、避免民事诉讼

医疗卫生保健服务提供者对医疗行为不当诉讼的恐惧甚于对事故本身，并且这种误解会改变医护人员的行为。泌乳服务提供者可以利用一些常识避免以下风险。

1. 在所有涉及的执业机构，购买职业（医疗事故）保险。一旦有法律需求，这些保险可为你提供法律咨询和建议。

2. 及时了解最新的研究和临床实践。阅读最新的相关文献，联系业内知名专家，参加现场或在线的学术会议。

3. 对于所有患者或客户，应以父母为中心，满足每个人的需要，在向该家庭说明基于循证的信息和咨询后，支持他们的决定。人们在感觉没有受到尊重或自尊受到伤害时，或者在做出决定前没有收到足够的信息时，倾向于起诉医务人员。

4. 尽可能及时记录各项干预／评估，全面的记录是工作优秀的良好证明。记录护理方案的制订、建议的干预措施及实践理由。在随访时（通常是通过电话方式），有条不紊地记录护理方案的更新及修改。IBLCE 为 IBCLC 提供了工作时基本需要的表格指南。

5. 如果处理当时的情况超出了 IBCLC 的职业范畴，应转介寻求相关专家进行诊断或处方处理。IBLCE 提供了一些指南性文件，明确 IBCLC 的临床范畴、实践范畴，以及如何和其他初级卫生保健服务提供者合作，以满足患者的需求。

▶ 九、保密原则

保守和保护家长、婴儿及其家庭的隐私是医务人员的重要责任，也是 IBCLC 的伦理准则（在职业行为过程中的准则）、临床能力和执业范畴，还是专业学会最佳执业标准。保护隐私对于医务执业者来说，在各个区域都有法律约束强制执行，如美国 1996 年的健康保险流通与责任法案（Health Insurance Portability and Accountability Act，HIPAA）

和后来 2009 年的经济和临床健康信息技术(Health Information Technology for Economic and Clinical Health,HITECH)法。其条款非常清晰,即保护患者/客户的隐私和安全。

其他领域的法律责任适用于泌乳服务提供者(比如尊重知识产权法,如版权等),但每天的日常工作总是交织着对隐私的保护和保密等,以及如何采用最佳实践规避诉讼问题,因此,熟练掌握这一领域的技能和专业知识是根本。

▶ 十、医院内泌乳项目

包括世界卫生组织、美国健康和人类服务部、欧盟(欧盟母乳喂养促进项目)和澳大利亚卫生部长会议等都已经意识到,需要为对于围产期或任何其他原因住院的处于母乳喂养阶段的母婴提供专业泌乳支持。

20 世纪 90 年代初,美国仅有少数几家医院有泌乳项目,但在过去的 30 年间,泌乳项目迅猛发展。目前,70% 以上的医院和分娩中心都有 IBCLC 员工提供的泌乳服务,数量也在不断增多(图 1-1)。虽然在某些助产士为主导的国家,助产士在很长时间一直承担着某些泌乳支持工作,但目前很多国家都有 IBCLC,包括澳大利亚(澳大利亚和新西兰泌乳顾问),欧盟国家(欧洲泌乳咨询联盟),韩国,日本,中国(上海)和墨西哥。

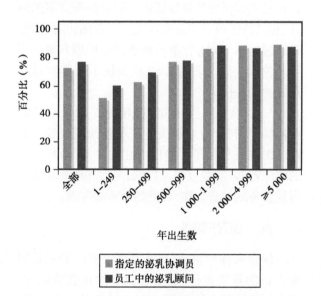

图 1-1 CDC 2015 年 mPINC 调查结果:泌乳项目
[图片来源:Centers for Disease Control and Prevention.CDC national survey of maternity practices in infant nutrition and care(mPINC).2015]

(一)发展医院内的泌乳服务

提供高质量的泌乳和母乳喂养服务是医院母婴服务的重要部分。爱婴医院行动给出了基于循证的医院护理质量指南,在各种不同种族和信仰的群体,爱婴医院的建立都能够改善母乳喂养结局。欧盟母乳喂养行动蓝图期望所有妇产儿童医院都成为爱婴医院,所有妈妈都能享受有资质的泌乳顾问的服务。英国国家优生优育研究所的产后指南在 2015 年的更新中推荐医院推行爱婴措施,确保从新生儿的第一次喂养开始就有专业的泌乳支持。

美国卫生部的支持母乳喂养的呼吁行动,强制所有卫生保健系统确保母婴护理实践对母乳喂养的有力支持,并且要求提供 IBCLC 服务。美国医院联合会(The Joint Commission,TJC)是美国国内的国家评审机构,该机构制定了出院时新生儿纯母乳喂养的质量核心指标;所有医院都需要上报这一指标的数据。现在,ILCA 和 IBLCE 给予雇有 IBCLC 并向其他医护人员提供母乳喂养培训的医院和社区服务机构进行表彰和奖励。曾经获得过 IBCLC 护理奖励的机构清单和其他更多信息可从相关网站查询。

医院能够提供高质量的泌乳服务的关键是制订适宜的政策,并进行员工培训。最好是 IBCLC 和医院领导团队一起,共同研究制订基于护士循证的相关政策和教育,包括临床能力等。目前,有很多的资源可以指导医院制订循证的政策,管理母婴护理和母乳喂养相关事宜,包括成功母乳喂养十步法在内的爱婴医院措施,都是婴儿喂养政策的基础,随后在整合这些基础政策后,又开发了其他的相关策略,因而母乳喂养护理不再是孤立的,而是与其他基础护理相互融合交织。例如,在一家医院内可以有政策确保通过皮肤接触等初级干预措施护理好新生儿的体温,或者相关政策确保哺乳期女性有造影剂暴露时的安全性及准确的信息和指导。其他相关的政策还有母婴病房中新生儿低血糖或高胆红素血症的处理应优先于母乳喂养,可以使用挤出乳汁或安全地捐献人乳作为有医学指征时的替代喂养方式。

医院尤其要关注患者的安全和风险管理问题,在泌乳服务不充分的情况下,两种风险都可能增加,特别是存在泌乳高危需求的情况下(表 1-1)。及时发现母婴可能存在的母乳喂养问题,能够让医院及时地合理配置资源。无论是在母婴病房或是成人病房还是儿科病房，只要认为有泌乳困难的高危情况，则可转诊给 IBCLC，她们是这方面的专家。在确保泌乳项目的执行方面，医院的管理者尤其重要，其中包括产科病房的护士长（可能统管产房、爱婴区甚至重症病房），儿科和 / 或新生儿重症监护病房主任，产科主任，儿科医生及家庭医生等。如果机构中有助产士服务，则助产士的领导也应参与其中。

表 1-1　确定泌乳资源分配的泌乳分级评估表	
Ⅰ级	泌乳支持需求Ⅰ级的患者可以由具有基本母乳喂养知识和技能的护士提供护理
母体特征	基本母乳喂养教育，常规管理 含接 / 乳汁移出正常 妈妈决定常规补充母乳之外的食物 妈妈决定吸乳后哺喂吸出的母乳（expressed breast milk，EBM） 妈妈未决定是否母乳喂养 妈妈只需很少帮助就能让婴儿含接好 经产妇，婴儿足月健康且既往有母乳喂养经验
Ⅱ级	泌乳支持需求Ⅱ级的患者应尽早由 IBCLC 进行指导护理，或者转诊到社区 IBCLC。出院后早期随访很关键
母体特征	因早产风险增加而产前入院 剖宫产 母乳喂养启动延迟（常规阴道分娩 1 小时后 / 常规剖宫产 2 小时后） 母体急症（如子痫前期、心肌炎、产后抑郁、产后出血） 母亲年龄（<18 岁或 >35 岁） 母体慢性病（如类风湿关节炎、系统性红斑狼疮、高血压、癌症、胃旁路手术史、肥胖） 母体认知障碍（如智力缺陷、唐氏综合征、自闭症） 母体内分泌病（多囊卵巢综合征、不孕不育、甲状腺疾病、糖尿病） 母体用药 母体身体残疾（如偏瘫、脑瘫、视力障碍、精神疾病） 妈妈再入院（已经建立母乳喂养 / 非严重问题） 妈妈需求 有既往母乳喂养困难史的经产妇 初产妇或初次母乳喂养的妈妈，且为足月健康婴儿 社会 / 文化问题（如沟通障碍、家庭 / 性暴力）
婴儿特征	出院当天 LATCH 评分持续 <6 分 母乳喂养评价评分≤ 5 分 含接困难（如疼痛） 婴儿再入院（已经建立母乳喂养 / 非严重问题） 新生儿产伤（如头颅血肿、肩难产） 喂养不当 / 摄入量不足导致医生建议需额外补充喂养
Ⅲ级	泌乳支持需求Ⅲ级的患者在住院期间需要有 IBCLC 员工指导护理。这些患者可能需要深度评估和持续干预。出院后的早期随访很重要
母体特征	脓肿 / 乳腺炎 妈妈高度焦虑 诱导泌乳 母体乳腺异常（如乳房 / 乳头异常、腺体发育不良、乳腺手术史） 母体疾病 / 手术 妈妈再入院（已经建立母乳喂养和 / 或严重问题） 乳腺病理性肿大

续表

婴儿特征	母婴病房中的高危婴儿(如晚期早产儿、小于或大于胎龄儿、多胎妊娠)
	高胆红素血症
	低血糖
	收入新生儿重症监护病房的婴儿
	婴儿先天异常
	婴儿疾病 / 手术
	婴儿口腔 / 运动功能异常(如舌系带短、肌张力低下或肌张力增高)
	婴儿再入院(母乳喂养尚未建立和 / 或严重问题)
	出院前婴儿体重丢失 >7% 的出生体重

注:泌乳支持需求可根据 IBCLC 或其他医护人员评估而有所调整

(引自:Mannel R.Defining lactation acuity to improve patient safety and outcomes.J Hum Lact.2011;27:163lact)

对母乳喂养的家长和婴儿的护理是多学科团队合作的一个很好的实例。没有其他医疗团队的协助,IBCLC 不可能提供最佳的护理;而没有专业和数量的泌乳护理团队,医疗团队的人员也不可能提供高质量的母乳喂养服务。为确保对母婴的全面护理,各方面协作非常必要,只有这样才能维持尽可能做到并维持成功母乳喂养。护士和医生如果接受过足够的培训,则可结成强有力的联盟,互相支持,达成其母乳喂养目标。一项针对美国医学院内 900 名儿科实习生的研究观察了个人母乳喂养的经验的正面和负面的影响,其中 1/3 没有达到自己纯母乳喂养的目标,则在给患者进行母乳喂养咨询时,造成消极影响。另外一项研究显示,对儿科住院医有目的地进行母乳喂养课程教学,则可以增加其相关知识储备和改进临床实践,提高其管理的患者的纯母乳喂养率。2010 年,在美国几家医院针对护理人员的研究显示,进行循证的培训之后,其对母乳喂养的知识和态度都有了明显的改进。

如果医疗机构内有员工健康服务或女性健康门诊,则应把母乳喂养支持项目告知负责人,并向他们寻求帮助,给他们提供新项目的书面方案或文件,使他们了解这些新项目如何能够帮助和支持既往的项目,有助于提高他们的接受程度。例如,员工健康部门的领导可能特别关注泌乳项目的服务是否包括针对员工的内容,如是否包括在员工产后上班时,要在工作时间为其提供专门的场所挤奶或喂奶。在美国一家大型儿童医院进行的员工全面泌乳项目显示,其员工的母乳喂养启动率和持续率均高于全国平均水平。很多国家现在都要求雇主为母乳喂养的女性员工提供母乳喂养支持,大多数国家都有强制性的带薪产假。

(二)资源

做到一定质量的泌乳服务需要哪些资源取决于医院在其他领域能够提供的服务水平,以及泌乳服务的目标。例如,医院是否有新生儿重症监护病房? 能否提供高危产前保健服务? 是否有儿科病房? 医院是否需要包括电话随访、门诊保健和围产期教育在内的泌乳服务(图 1-2)。在决定需要何种资源时,上述各种情况都需要考虑。

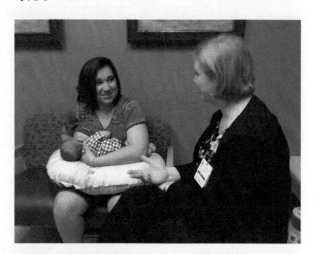

图 1-2 母乳喂养门诊
(由美国俄克拉荷马州母乳喂养资料中心提供)

Mannel 和 Mannel 利用某家三级教学医院(年分娩量 4 200 人次)泌乳项目报告中的数据,计算了 2 年内 IBCLC 的实际工作时间,再把总时间分配到各项不同工作中,得出 IBCLC 人员提供的每项服务的最佳时间比例。这些数据在美国泌乳顾问协会和妇女健康、产科和儿科护士协会的推荐中已经被采纳(专栏 1-1)。

专栏 1-1　美国泌乳顾问协会 IBCLC 人员配置指南

有Ⅰ级新生儿服务的医院

院内每年 1 000 例分娩需要 1.3 个全职当量（FTE）工作小时。纳入母乳喂养率时，用 FTE 乘以机构内的母乳喂养妈妈的百分比

有Ⅱ级新生儿服务的医院

院内每年 1 000 个分娩需要 1.6 个 FTE。纳入母乳喂养率时，用 FTE 乘以机构内的母乳喂养妈妈的百分比

有Ⅲ级新生儿服务的医院

基于标准的 20% 的早产率，院内每年 1 000 个分娩需要 1.9 个 FTE。纳入母乳喂养率时，用 FTE 乘以机构内的母乳喂养妈妈的百分比

［引自：U.S.Lactation Consultant Association（USLCA）.International Board Certified Lactation Consultant staffing recommendations for the inpatient setting.2010］

十一、医院泌乳服务管理

高质量的泌乳服务需要专职的泌乳顾问，确保能够及时提供服务。有些医院只聘任是注册护士的 IBCLC，并让她们承担护理工作；在产房不忙的时候，这些 IBCLC/RN 可以做泌乳支持工作。但遗憾的是，这种形式可能导致患者不能得到持续一致的泌乳支持服务，而增加管理风险问题。当患者需求较多，而又没有泌乳顾问时，则妈妈们出院时可能没有足够的母乳喂养知识，甚至不知道如何辨别孩子是否吃饱。

而在一些有泌乳咨询专职岗位的医院，护理人员可能不参与基础的母乳喂养支持服务，因为她们相信这些都有 IBCLC 负责了。这种母乳喂养支持环境也不理想。正如 Spatz 所说："受过相关教育的护士应该是所有母乳喂养母婴的初级医疗支持者，如果所有机构都能做到这一点，则 IBCLC 的负担就会减轻，可以集中精力于复杂的母乳喂养案例。受过相关教育的护士能够改变机构内和社区内母乳喂养的氛围。"

2010 年，Mannel 介绍了一个有效的泌乳服务机制，即 IBCLC 每天早晨查房，找出处于泌乳需求高危群体，使用每天的泌乳调查表，表上列出查房时的常见问题。泌乳支持需求较低（Ⅰ级）的母乳喂养母婴，由接受过基本母乳喂养培训的护士管理，这也是爱婴医院的要求（15 个学时和 5 个临床技能学时）。IBCLC 则可以集中精力，更有效地管理泌乳支持需求高危（Ⅱ级和Ⅲ级）的母乳喂养母婴或患者。这一机制改变了大多数医院之

前的方式，即依赖于医生、护士或患者出现问题后转诊到 IBCLC 的方式。提高查房和泌乳支持分级，可以改进服务质量、提高泌乳顾问等的产出和员工满意度。正如一位 IBCLC 所说："查房让我们的效率更高了……我知道应该从哪里开始了。"这种模式现在已经被很多医院的泌乳项目采用。

对于已经接受过基础母乳喂养培训的护士来说，IBCLC 和她们的合作是院内泌乳项目有效性的关键元素。最近 Mannel 分析了同一家医院在爱婴医院认证前后的数据。2013 年的年分娩数量增加了 5%，护士都完成了最少 20 小时的培训，医院增加了一个全职的泌乳顾问，将泌乳团队的员工增加了 33%。在使用同一个泌乳分级评估系统后，泌乳服务解决了 61% 以上的泌乳咨询，增加了患者人均咨询次数，而且 87% 的工作时间用于有泌乳困难高危人群的咨询，咨询效率明显提高。任何形式的母乳喂养率提高了 19%（母乳喂养启动率从 74% 提高至 88%），出院时的纯母乳喂养率提高了 121%（从 24% 提高至 53%）。

有关 NICU 内母乳喂养服务的文献较少。2006 年，Mannel 报道了一些 NICU 内泌乳咨询的资料和估计的员工数量。在 2018 年美国泌乳顾问协会的大区会议上报告的 2013 年的数据，提供了更多常见 NICU 咨询的细节内容。所有 NICU 中，每个 NICU 内的平均咨询时间是 34 分钟，与 2006 年文献报道基本一致。按不同类型和原因分层后，则所需的时间有很大差异。产后 7 天的早期随访咨询一般耗时 27 分钟，而晚些时候帮助婴儿从胃管喂养过渡到直接母乳喂养的咨询则平均需要 56 分钟，出院前最后一次教学式咨询平均需要 44 分钟。这些资料将有助于为所有 NICU 内的泌乳咨询员工提供更准确的推荐意见。

十二、情况说明及记录

与其他医院员工同样，IBCLC 也需要通过每年必须的培训和泌乳相关继续教育对临床能力进行认证。IBLCE 的临床能力是临床认证的客观工具。有些医院的泌乳项目在泌乳咨询过程中每年对 IBCLC 进行同行评议，即由其他 IBCLC 在一旁监督完成。还有些医院的员工（注册护士、临床医师等）也需要进行基础和继续的泌乳专业教育，则 IBCLC 通常在团队中作为这方面的专业人员提供相关培训。

泌乳护理记录是病例记录的重要部分。因

为 IBCLC 的工作与护士等的工作内容有所区别，所以通常是分开记录。IBLCE 有关于如何记录的指南。母乳喂养相关记录的难点在于缺少标准化的专业用语、缺少经过一致认同的缩略语，以及缺少对真实母乳喂养评估的记录方法。Labbok 与 Krasovec 在 1990 年确定了一些母乳喂养相关的定义，但至今也没有在医院的病历记录中广泛使用。有些医院可能还会记录是纯母乳喂养还是任何形式的母乳喂养。而如果提供的奶制品类型没有记录的话，即使是奶瓶喂养也不清楚婴儿究竟吃的是什么(挤出的母乳、巴氏消毒后的捐赠乳或配方奶)。很多 NICU 出院的婴儿被认为是"母乳喂养的婴儿"，但实际上从未真正在乳房上吃过奶，而是用奶瓶喂的人乳。这样的病历记录并不能反映临床的真实情况。记录每个婴儿的喂养是床旁护士应尽的职责，而且对于母乳喂养的客观评估有一些标准化的工具可以使用。IBCLC 需要记录评估结果和护理计划，此外，如果母婴均在住院，则在妈妈和婴儿的病历中都要记录，因为这是泌乳护理的独有的一部分。

▶ 十三、教育、倡导与合作

在妇婴领域工作的医务人员需要母乳喂养的基本教育，至少了解母乳喂养对健康的影响、如何找到有经验的泌乳支持，以及如何找到泌乳期女性用药安全的相关信息。IBCLC 则足以胜任相关的教育培训，同时可以进行基本临床技能的培训。爱婴医院的认证要求母婴机构的护理人员有 20 小时的相关培训，与分娩事件相关的医务人员应有 3 小时的培训。除员工培训外，IBCLC 还会参与爱婴医院的申请和认定及其他母乳喂养相关的质量改进工作。尽管在改进母乳喂养结局方面，IBCLC 是有力的倡导者，但如果没有其他医务人员和团队的协助，也很难达到爱婴医院认证及其他实践改进的目的。在循证为基础的护理实践中，合作和团队协作是任何可持续改进的基础，尤其是如果医院历史较长，有较多过时且非循证的实践需要改进时，更是如此。

在医院外的社区和工作场所，母乳喂养的呼吁和协作同样重要。为达到最佳的母乳喂养持续时间，每个家庭都需要持续的支持，可能每个孩子都需要几年的时间。IBCLC 应倡导公共场合母乳喂养的保护、在儿童看护机构中支持母乳喂养的儿童、保护工作场所母乳喂养的员工，以及特殊状况下的母乳喂养支持，如吸毒或被囚禁的妈妈等。这种呼吁需要对公众和政策制订者进行教育，告知母乳喂养对社会或特定人群的健康的重要性。泌乳和母乳喂养护理涉及多学科的协作，这一点则需要对社会中广泛的人群进行教育，以有助于形成强有力的伙伴和合作关系。IBCLC 的知识和临床经验是促进母乳喂养回归到自然文化状态的推进剂。

▶ 十四、专业泌乳护理和志愿者或付酬同伴咨询师

母乳喂养支持并非一定需要专业的泌乳服务。IBCLC、社区内的咨询员(无论是志愿者还是按劳付酬的职位)和其他医护人员共同提供支持时，新生儿家庭才能最大程度受益。

母乳喂养咨询员和 IBCLC 都可以给母乳喂养 / 泌乳的家庭提供一般性的支持，而 IBCLC 的工作范围和临床技能还包括对母婴相关的泌乳问题的评估技能，以及保护母乳喂养的道德责任。志愿者和按劳付酬的同伴咨询员是妈妈们一般性支持的良好资源，他们可以提供与母乳喂养和泌乳相关的卫生保健预防方面的信息，同时，他们可能在孩子成长过程中付出更多的时间提供帮助，而 IBCLC 只能在某一特定时间接触患者或客户。家长们在整个泌乳阶段大多会持续得到志愿者或按劳付酬的同伴咨询员的帮助和照护，少数情况下，IBCLC 能在整个泌乳阶段定期和客户见面。此外，客户或患者与 IBCLC 的见面是不定时的，通常出现问题或担心某些问题，需要特别的临床评估技能或解决出现的问题时，才会找到 IBCLC。

母乳喂养志愿者或按劳付酬的同伴咨询员及职业的泌乳专家可以互相帮助。同行支持者可能上门探视某位妈妈，进而联系自己在泌乳课程中所学，提醒在医院、医生诊所或门诊的 IBCLC 有关这个家庭的生活细节。同时，IBCLC 则可以作为复杂问题的转诊中心。如果 IBCLC 在医疗中心工作且参与研究，则还可能有助于产生新的科研思路。同行支持者和 IBCLC 都可以对患者宣教资料进行审核。同行支持者可能对母婴出院后陆续出现的问题比较敏感，包括家庭可能不愿意告知保健医生的某些问题等。

IBCLC则可能更关注医疗系统内影响母乳喂养的因素。

▶ 十五、社区内的母乳喂养支持

母乳喂养在公共卫生领域一直备受重视。尽管母乳喂养的启动率、纯母乳喂养率和母乳喂养持续时间都在增加，但IBCLC专业母乳喂养支持的可及性不能满足，且母乳喂养状况各地区有很大差异，尤其是在条件欠佳的社区。近些年来，医院内的母乳喂养启动率有所增加，很大程度上得益于爱婴医院行动的努力和促进母乳喂养成功的十项措施。但对于一个家庭来说，在医院内分娩一个婴儿只需要几天，而她们生活中的大多数时间是在家庭、社区、工作场所、娱乐场所和宗教场所，因此，社区内的产前和产后教育及帮助就成为对家庭帮助的主要来源。"促进母乳喂养成功的十项措施"中的第3条（告知所有孕妇关于母乳喂养的益处和做法），以及第10条（"鼓励建立母乳喂养支持组织，妈妈们从医院或分娩中心出院时应转介给这些组织"），都鼓励进行社区内的母乳喂养持续支持，以帮助家庭达成母乳喂养婴儿的目标。

尽管母乳喂养启动率在持续增加，一旦母婴出院回到社区，则纯母乳喂养率和母乳喂养持续时间通常会下降或缩短。"整个社会（包括家庭、朋友、医院、卫生系统的官员/职业人员、儿童看护机构、社区组织、工作场所）都有义务通过支持母乳喂养促进家庭和人民的健康。为达到母乳喂养的目标，妈妈们需要持续的支持和照护，这需要有一贯的、多方协作的、高质量的母乳喂养服务和支持"。因此，每个家庭无论在医院内，还是出院后，得到恰当的符合民族习惯的母乳喂养支持很重要，而IBCLC应意识到不同社区的文化背景的不同，为妈妈们、婴儿和家庭提供最佳的服务和资源。针对美国卫生部"支持母乳喂养行动倡议"中提及的一些措施，CDC出台的"支持母乳喂养母婴的策略指南"提供了很多干预信息和方案，包括了增加母乳喂养率的新目标，以及改进工作场所和母婴护理方面的结局指标的措施。这些目标有力推动了CDC希望实现的目标，即减少母乳喂养率的差异，增加联邦政府、州、社区级的合作，共同应对母乳喂养的挑战。

出院后能否持续母乳喂养受社区中的很多因素影响。IBCLC必须考虑到文化背景、家庭、宗教的因素，在孩子还只有几周大的时候，妈妈需要返回工作岗位，是否能够找到可靠的婴儿看护机构，都会影响母乳喂养的持续。在21世纪，家庭主要依赖社交媒体和在线资源以寻求如何为人父母、母乳喂养支持及亲情维系。社区的支持可能各有不同，但无论这种支持是来自IBCLC，还是认证的泌乳顾问，都会增加母乳喂养启动率、纯母乳喂养率和延长母乳喂养持续时间。同伴间的支持常以小组形式展开，可以作为家庭支持的一部分，可以通过社交媒体和在线联络。社团及社区的网络对于女性在母乳喂养方面的决定有很大影响，可以成为母乳喂养的障碍，也可以是很大的鼓舞。

种族主义、边缘化社区平等照护的可及性、早期对于家庭帮助的预防措施等，都直接影响妈妈的母乳喂养意愿和母乳喂养关系。意识到这些系统中的问题，可以帮助减少母乳喂养的差异化和障碍，更好地进行母乳喂养护理和泌乳实践。

▶ 十六、小结

泌乳领域的发展已经进入了第4个10年，它是一个多学科联合的卫生保健专业。很多医院现在能够由IBCLC或拥有其他执业资质和IBCLC认证的保健提供者（如护士）提供泌乳服务，有些医生也在开始提供私人的母乳喂养专业服务。专业泌乳服务使专业人员有机会介入家庭，参与育儿，促进早期育儿及母婴健康关系的行程，这使得这一职业越加盛行且满意度高。

▶ 十七、关键知识点

1. 国际认证的泌乳顾问（IBCLC）是经过专业培训，在医院、门诊、私人诊所、卫生部门、家庭健康机构和私人执业场所，关注母婴母乳喂养的需求和问题的专家。IBCLC通常具有卫生领域有教育或临床背景。

2. 随机临床试验均显示，卫生保健工作者的干预对母乳喂养有积极影响。从卫生经济学角度考虑，这些研究显示IBCLC服务可以通过减少母婴的疾病，为卫生医疗系统节约巨大开支。

3. 很多医院都有泌乳服务，通常包括住院患者的咨询,也可以包括电话热线和产后电话咨询、产前母乳喂养培训班、产后院外咨询和员工继续教育。

4. 需要一位在机构内有影响力的人(如护理主任、管理人员或医生)作为倡议者,推动泌乳项目的建立,获得有财务分配决定权的管理人员的广泛支持。

5. 伦理道德是人们行为导向的基本原则,道德品行是基于信仰的行为。当一个人被迫在合理和道义上对 2 个或多个行为做出选择时,或者证据或论据不充分时,称为伦理两难境地。

(高雪莲 译 张美华 校)

参考文献

ACCLAM. Asociacion de Consultores Certificados in Lactancia Materna Mexico. n.d. Available at: http://www.acclam.org.mx. Accessed October 11, 2018.

Adamkin DH, AAP Committee on Fetus and Newborn. Postnatal glucose homeostasis in late-preterm and term infants. *Pediatrics*. 2011;127(3):575–579.

Agency for Healthcare Research and Quality. Comparative Effectiveness Review: No. 210. Breastfeeding programs and policies, breastfeeding uptake, and maternal health outcomes in developed countries (Report No. 18-EHC014-EF). July 2018.Available at: https://effectivehealthcare.ahrq.gov/sites /default/files/pdf/cer-210-breastfeeding-report_1.pdf. Accessed October 11, 2018.

American Academy of Pediatrics, Section on Breastfeeding. Sample hospital breastfeeding policy for newborns. 2009. Available at: https://www.aap.org/en-us/advocacy-and-policy/aap-health -initiatives/Breastfeeding/Documents/Hospital_Breastfeeding _Policy.pdf. Accessed October 11, 2018.

American College of Radiology. ACR manual on contrast media: administration of contrast media to women who are breast-feeding. 2018. Available at: https://www.acr.org/-/media /ACR/Files/Clinical-Resources/Contrast_Media.pdf. Accessed October 11, 2018.

Anstey EH, Chen J, Elam-Evans LD, Perrine CG. Racial and geographic differences in breastfeeding—United States, 2011–2015. *MMWR Morb Mortal Wkly Rep*. 2017; 66(27):723–727.

Anstey E, MacGowan C, Allen J. Five-year progress update on the surgeon general's call to action to support breastfeeding, 2011. *J Womens Health*. 2016;25(8):768–776.

Association of Women's Health, Obstetric and Neonatal Nurses (AWHONN) Staffing Taskforce. Guidelines for professional registered nurse staffing for perinatal units. 2010. Available at: https://www.awhonn.org/store/download .aspx?id=9ABCC780-6FCD-4F7A-A324-421EC990F250. Accessed October 11, 2018.

Australian Health Ministers' Conference. The Australian national breastfeeding strategy 2010–2015. Canberra, Australia: Australian Government Department of Health and Ageing; 2009. Available at: https://www.health.gov.au/internet/main/publishing.nsf /Content/6FD59347DD67ED8FCA257BF0001CFD1E/$File /Breastfeeding_strat1015.pdf. Accessed October 17, 2018.

Awano M, Shimada K. Development and evaluation of a self care program on breastfeeding in Japan: a quasi-experimental study. *Int Breastfeed J*. 2010;5(1):9. doi:10.1186/1746-4358-5-9

Baby-Friendly USA. The ten steps to successful breastfeeding. 2012.

Available at: https://www.babyfriendlyusa.org/for-facilities /practice-guidelines/10-steps-and-international-code. Accessed October 17, 2018.

Bartick M, Jegier B, Green B, Schwarz EB, Reinhold A, Stuebe A. Disparities in breastfeeding: impact on maternal and child health outcomes and costs. *J Pediatr*. 2017;181:49–55.

Bartick M, Reinhold A. The burden of suboptimal breastfeeding in the United States: a pediatric cost analysis. *Pediatrics*. 2010;125(5):1048–1056.

Bartick M, Schwarz EB, Green B, et al. Suboptimal breastfeeding in the United States: maternal and pediatric health outcomes and costs. *Matern Child Nutr*. 2017;13:e12366–e12379.

Bartick M, Stuebe A, Schwarz EB, Luongo C, Reinhold A, Foster EM. Cost analysis of maternal disease associated with suboptimal breastfeeding. *Obstet Gynecol*. 2013;122(1):111–119.

Bernaix LW, Beaman ML, Schmidt CA, Harris JK, Miller LM. Success of an educational intervention on maternal/newborn nurses' breastfeeding knowledge and attitudes. *J Obstet Gynecol Neonatal Nurs*. 2010;39(6):658–666.

Briere CE, Lucas R, McGrath JM, Lussier M, Brownell E. Establishing breastfeeding with the late preterm infant in the NICU. *J Obstet Gynecol Neonatal Nurs*. 2015;44(1):102–113.

Brooks E. *Legal and ethical issues for the IBCLC*. Burlington, MA: Jones & Bartlett Learning; 2013.

Carrier E, Reschovsky J, Mello M, Mayrell R, Katz D. Physicians' fears of malpractice lawsuits are not assuaged by tort reforms. *Heath Aff*. 2010;29(9). doi:10.1377/hlthaff.2010.0135

Centers for Disease Control and Prevention (CDC). The CDC guide to strategies to support breastfeeding mothers and babies. 2013. Available at: http://www.cdc.gov/breastfeeding/pdf/BF -Guide-508.PDF. Accessed October 7, 2018.

Centers for Disease Control and Prevention (CDC). CDC national survey of maternity practices in infant nutrition and care (mPINC). 2015. Available at: https://www.cdc.gov /breastfeeding/data/mpinc/pdf/mPINC-2015_survey.pdf. Accessed October 11, 2018.

Centers for Disease Control and Prevention (CDC). Breastfeeding report card: United States, 2018. August 20, 2018. Available at: http://www.cdc.gov/breastfeeding/data/reportcard.htm. Accessed October 7, 2018.

Chung SH, Kim HR, Choi YS, Bae CW. Trends of breastfeeding rate in Korea (1994–2012): comparison with OECD and other countries. *J Korean Med Sci*. 2013;28(11):1573–1580.

Commission on Accreditation of Allied Health Education Programs (CAAHEP). Find a program. n.d. Available at: https://caahep .org/Students/Find-a-Program.aspx. Accessed October 17, 2018.

Denison BA, Nguyen TQ, Gregg DJ, Fan W, Xu C. The impact of hospital resources and availability of professional lactation support on maternity care: results of breastfeeding surveys 2009–2014. *Breastfeed Med*. 2016;11(9):479–486.

DiGirolamo AM, Grummer-Strawn LM, Fein SB. Effect of maternity-care practices on breastfeeding. *Pediatrics*. 2008;122 (suppl 2):S43–S49.

Dixit A, Feldman-Winter L, Szucs K. "Frustrated," "depressed," and "devastated" pediatric trainees: U.S. academic medical centers fail to provide workplace breastfeeding support. *J Hum Lact*. 2015;31(2):240–248.

EU Project on Promotion of Breastfeeding in Europe. Protection, promotion and support of breastfeeding in Europe: a blueprint for action (revised). 2008. Available at: https://www.aeped.es /sites/default/files/6-newblueprintprinter.pdf. Accessed July 19, 2019.

European Lactation Consultants Alliance (ELACTA). Mission & vision. 2017. Available at: https://www.elacta.eu/mission-vision. Accessed October 7, 2018.

Feldman-Winter L, Barone L, Milcarek BN, et al. Residency

curriculum improves breastfeeding care. *Pediatrics*. 2010;126 (2):289–297.

Griswold MK, Crawford SL, Perry DJ, et al. Experiences of racism and breastfeeding initiation and duration among first-time mothers of the Black Women's Health Study. *J Racial Ethn Health Disparities*. 2018;5(6):1180–1191.

Health Insurance Portability and Accountability Act (HIPAA) of 1996, 45 C.F.R. § 160, 162, 164. Summary of the HIPAA Privacy Rule. Updated May 2003. Available at: https://www.hhs.gov/sites/default/files/privacysummary.pdf. Accessed October 7, 2018.

Henderson S. Position paper on the role and impact of the IBCLC. International Lactation Consultant Association. 2011. Available at: https://higherlogicdownload.s3.amazonaws.com/ILCA/e3ee2b6e-c389-43de-83ea-f32482f20da5/UploadedImages/WHY%20IBCLC/Role%20of%20IBCLC/Role%20%20Impact%20of%20the%20IBCLC.pdf. Accessed October 17, 2018.

Hernández-Aguilar MT, Bartick M, Schreck P, Harrel C, Academy of Breastfeeding Medicine. ABM Clinical Protocol #7: model maternity policy supportive of breastfeeding. *Breastfeed Med*. 2018;13(9):559–574.

International Board of Lactation Consultant Examiners (IBLCE). Clinical competencies for the practice of international board certified lactation consultants (IBCLCs). September 15, 2012a. Available at: https://iblce.org/wp-content/uploads/2017/05/clinical-competencies.pdf. Accessed October 17, 2018.

International Board of Lactation Consultant Examiners (IBLCE). IBLCE documentation guidelines. 2012b. Available at: https://iblce.org/wp-content/uploads/2017/05/documentation-guidelines.pdf. Accessed October 17, 2018.

International Board of Lactation Consultant Examiners (IBLCE). Scope of practice for international board certified lactation consultant (IBCLC) certificants. September 15, 2012c. Available at: https://iblce.org/wp-content/uploads/2018/12/scope-of-practice-2018.pdf. Accessed October 17, 2018.

International Board of Lactation Consultant Examiners (IBLCE). Advisory opinion: frenulotomy. February 2013. Available at: https://iblce.org/wp-content/uploads/2017/05/advisory-opinion-frenulotomy-english.pdf. Accessed October 17, 2018.

International Board of Lactation Consultant Examiners (IBLCE). Code of professional conduct for IBCLCs. September 2015a. Available at: https://iblce.org/wp-content/uploads/2017/05/scope-of-practice.pdf. Accessed October 17, 2018.

International Board of Lactation Consultant Examiners (IBLCE). Advisory opinion: professionalism in the social media age. September 2015b. Available at: https://iblce.org/wp-content/uploads/2017/11/Advisory-Opinion-Social-Media-Professionalism.pdf. Accessed October 17, 2018.

International Board of Lactation Consultant Examiners (IBLCE). Disciplinary procedures for the code of professional conduct for IBCLCs for the International Board of Lactation Consultant Examiners (IBLCE). November 3, 2016. Available at: https://iblce.org/wp-content/uploads/2017/05/disciplinary-procedures.pdf. Accessed October 17, 2018.

International Board of Lactation Consultant Examiners (IBLCE). Advisory opinion: assessment, diagnosis, and referral. March 22, 2017. Available at: https://iblce.org/wp-content/uploads/2017/05/advisory-opinion-assessment-diagnosis-referral-english.pdf. Accessed September 13, 2017.

International Board of Lactation Consultant Examiners (IBLCE). Candidate information guide. 2018a. Available at: https://www.iblce.org/wp-content/uploads/2018/08/candidate-information-guide-english.pdf. Accessed October 7, 2018.

International Board of Lactation Consultant Examiners (IBLCE). Current statistics on worldwide IBCLCs. February 2, 2018b. Available at: https://iblce.org/about-iblce/current-statistics-on-worldwide-ibclcs. Accessed October 17, 2018.

International Board of Lactation Consultant Examiners (IBLCE). History. 2018c. Available at: https://iblce.org/about-iblce/history. Accessed October 17, 2018.

International Board of Lactation Consultant Examiners (IBLCE). Step 1: prepare for IBCLC certification. 2018d. Available at: https://iblce.org/step-1-prepare-for-ibclc-certification. Accessed October 17, 2018.

International Board of Lactation Consultant Examiners (IBLCE). What is an IBCLC? 2018e. Available at: https://iblce.org/about-iblce. Accessed October 17, 2018.

International Board of Lactation Consultant Examiners (IBLCE). Continuing Education Recognition Points (CERPs) providers. 2018f. Available at: http://iblce.org/resources/cerp-providers. Accessed October 17, 2018.

International Labour Office. Maternity at work: a review of national legislation. 2010. Available at: www.ilo.org/wcmsp5/groups/public/@dgreports/@dcomm/@publ/documents/publication/wcms_124442.pdf. Accessed October 17, 2018.

International Lactation Consultant Association (ILCA). Standards of practice for International Board Certified Lactation Consultants. 2013. Available at: https://higherlogicdownload.s3.amazonaws.com/ILCA/e3ee2b6e-c389-43de-83ea-f32482f20da5/UploadedImages/Learning/Resources/Standards%20of%20Practice%20for%20International%20Board%20Certified%20Lactation%20Consultants%20(newlogo).pdf. Accessed October 17, 2018.

Joint Commission. Specifications manual for national Joint Commission quality core measures. 2013. Available at: http://manual.jointcommission.org/releases/TJC2013B. Accessed July 13, 2013.

Jones KM, Power ML, Queenan JT, Schulkin J. Racial and ethnic disparities in breastfeeding. *Breastfeed Med*. 2015;10(4):186–196.

Kellams A, Harrel C, Omage S, Gregory C, Rosen-Carole C, Academy of Breastfeeding Medicine. ABM Clinical Protocol #3: supplementary feedings in the healthy term breastfed neonate, revised 2017. *Breastfeed Med*. 2017;12(4):188–198.

Labbok M, Krasovec K. Toward consistency in breastfeeding definitions. *Stud Fam Plann*. 1990;21(4):226–230.

Lactation Education Accreditation and Approval Review Committee (LEAARC). Home. 2018. Available at: http://leaarc.org. Accessed October 17, 2018.

Lactation Consultants of Australia and New Zealand (LCANZ). International Board Certified Lactation Consultants. Updated 2018. Available at: https://www.lcanz.org/about/ibclcs. Accessed October 6, 2018.

Lauwers J, ed. *Lactation consulting: the first twenty years a history—ILCA: 1985-2005; the birth of a profession and an association*. Raleigh, NC: International Lactation Consultant Association; 2005.

Maisels MJ, Bhutani VK, Bogen D, Newman TB, Stark AR, Watchko JF. Hyperbilirubinemia in the newborn infant 35 weeks' gestation: an update with clarifications. *Pediatrics*. 2009;124(4):193–198.

Mannel R. Lactation rounds: a system to improve hospital productivity. *J Hum Lact*. 2010;26:393–398.

Mannel R. Defining lactation acuity to improve patient safety and outcomes. *J Hum Lact*. 2011;27:163–170.

Mannel R. Developing and managing a hospital lactation service. In: Mannel R, Marten PJ, Walker M, eds. *Core curriculum for lactation consultant practice*. 3rd ed. Burlington, MA: Jones & Bartlett Learning; 2013:243–255.

Mannel R. Utilizing lactation acuity to improve hospital lactation services. Oral presentation at: United States Lactation Consultant Association Regional Workshop; June 2018; Oklahoma City, OK.

Mannel R, Campbell SH, Stehel EK. *Interdisciplinary lactation services.* In: Campbell SH, Lauwers J, Mannel R, Spencer B, eds. *Core curriculum for interdisciplinary lactation care.* Burlington, MA: Jones & Bartlett Learning; 2019:505– 518.

Mannel R, Mannel RS. Staffing for hospital lactation programs: recommendations from a tertiary care teaching hospital. *J Hum Lact.* 2006;22(4):409–417.

Miller RD. Civil liability. In: Miller RD, ed. *Problems in health care law.* 9th ed. Burlington, MA: Jones & Bartlett Learning; 2006:587–681.

National Institute for Health and Care Excellence. Postnatal care up to 8 weeks after birth. NICE guideline 37. Updated 2015. Available at: http://www.nice.org.uk/CG37. Accessed August 26, 2018.

Papastavrou M, Genitsaridi SM, Komodiki E, Paliatsou S, Kontogeorgou A, Iacovidou N. Breastfeeding in the course of history. *J Pediatr Neonatal Care.* 2015;2(6):1–9.

Patel S, Patel S. The effectiveness of lactation consultants and lactation counselors on breastfeeding outcomes. *J Hum Lact.* 2015;32(3):530–541.

Pérez-Escamilla R, Martinez JL, Segura-Pérez S. Impact of the Baby-Friendly Hospital Initiative on breastfeeding and child health outcomes: a systematic review. *Mat Child Nutr.* 2016; 12(3):402–417.

Shanghai Yuren Breastfeeding Promotion Center. Lactation matters. January 25, 2016. Available at: https://lactationmatters.org/2016/01/25/ilca-announces-15th-national-regional-partner-agreement-shanghai-yuren-breastfeeding-promotion. Accessed October 11, 2018.

Spatz D. The critical role of nurses in lactation support. *J Obstet Gynecol Neonatal Nurs.* 2010;39(5):499–500.

Spatz D, Kim GS, Froh EB. Outcomes of a hospital-based employee lactation program. *Breastfeed Med.* 2014;9(10):510–514.

Thorley V. Complementary and competing roles of volunteers and professionals in the breastfeeding field. *Int J Help and Self Care.* 2000;1(2):171–180.

U.S. Department of Health and Human Services. The Surgeon General's call to action to support breastfeeding. 2011. Washington, DC: U.S. Department of Health and Human Services, Office of the Surgeon General. Available at: https://www.ncbi.nlm.nih.gov/books/NBK52682. Accessed August 20, 2019.

U.S. Department of Health and Human Services. Omnibus Final Rule, Including Health Information Technology for Economic and Clinical Health Act (HITECH), 78 Fed. Reg. 5566. January 25, 2013. Available at: https://www.gpo.gov/fdsys/pkg/FR-2013-01-25/pdf/2013-01073.pdf. Accessed August 26, 2018.

U.S. Department of Labor. Fact Sheet #73: break time for nursing mothers under the FLSA. Updated April 2018. Available at: https://www.dol.gov/whd/regs/compliance/whdfs73.htm. Accessed August 20, 2019.

U.S. Lactation Consultant Association (USLCA). International Board Certified Lactation Consultant staffing recommendations for the inpatient setting. 2010. Available at: http://uslca.org/wp-content/uploads/2013/02/IBCLC_Staffing_Recommendations_July_2010.pdf. Accessed July 13, 2013.

Venancio SI, Saldiva SR, Escuder MM, et al. The Baby-Friendly Hospital Initiative shows positive effects on breastfeeding indicators in Brazil. *J Epidemiol Community Health.* 2012;66 (10):914–918.

Victora CG, Bahl R, Barros AJ, et al. Breastfeeding in the 21st century: epidemiology, mechanisms, and lifelong effect. *Lancet.* 2016;387(10017):475–490.

World Bank Group. *Women, business and the law 2016: getting to equal.* Washington, DC: World Bank; 2016.

World Health Organization (WHO). International code of marketing of breast-milk substitutes. 1981. Available at: http://www.who.int/nutrition/publications/code_english.pdf. Accessed October 17, 2018.

World Health Organization (WHO). Evidence for the ten steps to successful breastfeeding. 1998. Available at: http://whqlibdoc.who.int/publications/2004/9241591544_eng.pdf. Accessed October 7, 2018.

World Health Organization (WHO). Global strategy for infant and young child feeding. 2003. Available at: http://apps.who.int/iris/bitstream/handle/10665/42590/9241562218.pdf?sequence=1. Accessed October 7, 2018.

World Health Organization (WHO). *Baby-Friendly Hospital Initiative: revised, updated and expanded for integrated care.* Available at: https://www.ncbi.nlm.nih.gov/books/NBK153471/. Accessed August 20, 2019.

World Health Organization (WHO). Ten steps to successful breastfeeding. 2018. Available at: https://www.who.int/nutrition/bfhi/ten-steps/en. Accessed October 17, 2018.

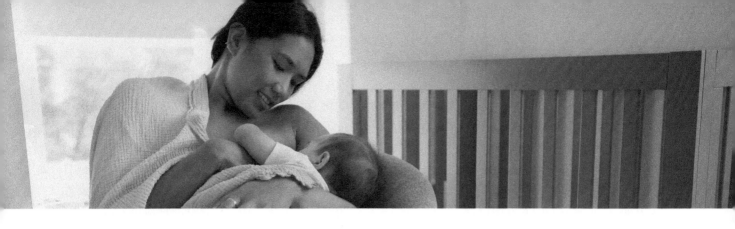

第二章
母乳喂养和哺乳：起源与发展

▶ **一、概述**

同所有哺乳动物一样，人类天生就对自身分泌的乳汁具有生物学上的适应性，并将其作为全部的营养摄入来源。但是，哺乳不只是营养补充，也是联结、培育和照护亲子关系的一种手段。无论是引发喷乳反射（催产素）或合成（催乳素）的激素都会增强父母亲育儿的本能。无论男性，还是女性，在育儿行为中都会分泌催产素和催乳素，但通常只是女性保留了泌乳的生物特性，这种能力从青春期开始一直延续到成年。

我们认为的人类母亲的早期形象应该是始终和她哺乳的孩子在一起的，或放在身边或抱在怀中，意味着看护婴儿的角色常常只由父母中的母亲担任。这确实反映了我们当前的文化常态。特别是在工业化国家，孤立的核心家庭很普遍，这些家庭中，通常由父母双方抚育孩子，有些家庭是单亲抚养。从历史发展的角度看，这是一个相当大的发展。与许多灵长类动物和其他哺乳动物一样，人类养育过程中传统上是在较大的家族中，其中的很多人都参与并承担责任。这种共同承担儿童看护责任的情况在人类和其他物种中都曾经存在，其中还包括共同哺乳。许多哺乳动物（如猫鼬和狼）都有共同哺乳的行为，但是在全球典型觅食文化的人种学记载中，被研究的64种文化中87%有共同哺乳行为。例如，印度洋沿岸广泛分布的Ongee觅食者，太平洋的特罗布里恩岛岛民和非洲的Efe等许多地区都有不同形式的共同哺乳行为。

进化论提示我们，人类文明绝非是单一、固定的，而是复杂且高度适应性的，从而导致了育儿和风俗习惯中婴儿喂养和看护风格的多样性。当前文化中，人们围绕母亲和父母的价值观、生物学抚育、儿童的社会价值，职工的权利及国家对家庭支持的作用等方面，对一如既往地陪伴孩子是母亲的权利和能力的观点争论不断。讨论的潜在层面是不断变化的家庭模式。这种文化灵活性取决于婴儿对人乳的适应性、部分或完全使用母乳代用品的能力，以及对母乳喂养作为抚育的一种具体形式的适应性、对喂养的重视程度及母亲和看护者的文化期望和需求。

母乳喂养将育儿与其他角色及岗位责任联系起来，这份责任通常基于性别角色和期望交由女性承担。因此，女性就面临一种文化挑战，她们一面要努力适应抚育者的角色，同时还要将这一角色与在适应过程中可能需要的更多自由之间取得平衡，如分享养育经验以分享包括人乳和其他乳品在内的喂养资源的社会能力。我们还重新审视了我们的预期、语言、实践和政策，进一步强化了母乳喂养及由此延伸出的养育和看护的责任应由一部分人承担，但依据不应是性别或性取向。在共同承担抚养责任、孩子对亲母喂养获取营养的需求及现代社会中婴儿看护的挑战之间寻求平衡，能够让我们更深入地了解母乳喂养，因为它一直存在于我们的历史和当前的社会结构中。

本章我们将通过从多个角度了解这项复杂的

养育实践的形成方式。首先,我们先关注母乳喂养作为人类育儿行为是如何反映我们的生物学习性和文化期望的。本章从辅食的使用、喂养母乳代用品婴儿的生长及存活能力、母乳代用品的成本中体现的看护行为到婴儿健康及母乳喂养的相关方面等,对营养和喂养方面进行了回顾;探讨了知识、经济、女性地位和技术的变化对婴儿喂养实践和母乳喂养趋势的影响;报告了影响了公共卫生领域内母乳喂养和婴儿喂养趋势变化的全球和美国国内的各种政策;最后对母乳喂养作为表象化、性别化的看护和喂养实践进行了讨论以及对当下正在经历的"母乳喂养难题"提出了解决的建议。

本章开篇将探索随着时间推移产生的多种形式的辅食和喂养方式,我们不断接触到的资源和科学信息,让喂养方式经历了从喂养母乳到牛奶、配方奶,再回到有吸乳器和母乳分享的母乳喂养方式的变化(专栏 2-1)。

专栏 2-1　关于人乳

人乳是人类生长发育最佳的营养来源,但它的作用不仅仅是营养供应。早期母乳喂养中,母婴体内的微生物群彼此传递交换,并不断变化以适应体内的环境,生物信息从母体转移给孩子,新生儿胃肠道中的微生物群定植并得到滋养,通过母体提供的营养物质和免疫因子建立自身免疫系统。喂养婴儿的乳汁会根据不同的环境或条件而变化。例如,如果是男婴,母亲乳汁的脂肪含量就会较高;机体储存物质较少的母亲则皮质醇水平较高,进而使其母乳喂养婴儿日后会优先发育注意力和体重;夜间哺乳时的乳汁则含有较高水平的褪黑激素、较低水平的皮质醇和可的松。母亲的微生物群直接通过母乳喂养传递给婴儿,并会随着婴儿的年龄和母亲的健康状态产生变化。甚至有的研究表明,母乳喂养会将多能性、自我更新的干细胞传递给婴儿。当母婴分开,不能直接在乳房上母乳喂养时,则这些母婴间特定的营养传递的形式就会被打乱,因而说明父母对孩子的哺乳和抚育及其两者之间,是一种相互依存且相互关联的生物进程。

▶ 二、人类进化:共享抚育和哺乳

共享抚育子女,或者说由家人和社会共享养育我们的下一代,一直是人类天性的一部分,这一点是其他哺乳动物甚至灵长类动物所没有的。共享抚育中一个很少被讨论和可能不被接受的方面是共享哺乳。共享哺乳一直存在,尽管随着社会观念、我们与自己身体、乳房及喂养的关系发生了变化,共享哺乳不断经历着被文化接受和排斥的过程。尽管在更广泛的文化背景下,纵观整个历史,各个时期的国家对共享哺乳的接受程度在不断变化,它可能是一股隐藏的暗流,一种商品或日常生活中的一部分,但它始终是适当时机下女性间的互助之路。莎拉·布拉弗·赫迪(Sarah Blaffer Hrdy)在《母亲与旁人》(*Mothers and Others*)一书中指出,在狩猎采集社会中,女性负责为群体的生存寻找食物,大量的社会资本用于维护群体内部的平等性。在这些社会,哺乳期的母亲们会共同喂养孩子们,家庭间像共享其他资源一样共享母乳,对于女性来说并不罕见。

随着人类文化发展成为人口密度更高、人口压力更大的集群,等级文化也随之出现。这种结构下,资源分配主要集中于社会上层而不是底层。在这些社会体系中的共享抚育行为,使上层阶级的母亲比底层阶级的母亲有更好的生育能力和灵活性。哺乳方面,则导致了较高社会阶层的女性让正在哺乳的仆人、奴隶或乳母来哺育子女,或雇用乳母在家哺乳,因此这些富有的母亲能够重返以前的社会角色,并缩短了下次妊娠的间隔。这可以从 17 世纪后期英格兰的出生记录中了解到,当时的贵族女性每年都会分娩,而工人阶级女性近 3 年才生育一次。

不过,这种其他来源母乳的使用不仅仅限于贵族。随着城市化进程的发展,职业女性也迫切需要寻找外部乳汁资源。在工业革命期间,越来越多的欧洲家庭搬到城市中心,生活成本的升高,使女性在婴儿出生不久就要重新工作,进而使工薪阶层间的共享抚育和使用其他来源的母乳成为必然。目前的城市化将更多家庭吸引到城市,我们从中可见相同的趋势。出于经济上的需要,父母双方都要外出工作,因此孩子就需要请他人照顾和喂养。

(一)乳母喂养

乳母喂养主要存在于无法获得新鲜动物奶或无法保存动物奶的文化中。最典型的乳母是欧洲的农村女性,受雇于富有的或正在工作的城市女性,她们不想或者没有时间在获得新鲜乳制品之前喂养自己的孩子。在现代欧洲和美洲早期,这种乳母喂养很普遍,在 18 世纪达到顶峰。但这并不是唯一一个将乳母喂养作为婴儿喂养方式的时期。一些现存最古老的文本中提到了雇用乳母,这意味着即使在古代,乳母喂养的实践操作也已经很成熟了。巴比伦的《汉谟拉比法典》(*The Code of Hammurabi*)（约公元前 1700 年）禁止乳母用其他孩子替换死亡的婴儿。《旧约：出埃及记》(*The Old Testament Book of Exodus*)中记载了为弃儿摩西雇用乳母的事件（乳母就是摩西的生母仅是偶然事件）。公元前 900 年左右写成的《荷马史诗》(*The epic poems of Homer*)中也提到了乳母。在公元 2 世纪的一篇印度儿科护理的论文中提及，当生母无法泌乳时，怎样挑选一名合格乳母。公元 500 年的《古兰经》(*The Quran*)里，允许父母"将孩子送出去喂养"（而且，吃同一个乳母乳汁的孩子间将来禁止结婚）。

从远古到今天，关于乳母的历史几乎没有中断。最近的关于母乳喂养的文献表明，乳母喂养尽管慎用，但在紧急情况下，也是一种选择，如产妇死亡或疾病，或者领养的情况下。乳母喂养作为喂养方式时，对婴儿存在一定风险。如果乳母有传染病（历史上的梅毒，近年的 HIV），则可能传染给婴儿；同时对乳母自己的孩子也有风险，因为他们的食物来源减少或被剥夺。

历史记录中，乳母喂养的孩子，无论是亲生的，还是喂养的，死亡率都很高。如果喂养的婴儿寄住在乳母家中，死亡率高达 80%。历史记录中充斥着类似林肯伯爵夫人的故事，她在 17 世纪交由乳母"抚养"的 18 个孩子中，只有一个幸存到成年。当伯爵夫人的儿媳妇选择亲自喂养自己的孩子，伯爵夫人不但没有因此责骂她，而且还写了一篇文章呼吁更多的母亲亲自哺乳自己的孩子，而不是采用乳母喂养的服务。文章结尾呼吁："……不要违反自然法则，把自己的孩子从身边推开；不要那么鲁莽地冒险把一个娇弱的宝贝放在一个没有那么柔软的乳房上；不要助推贫穷女人为取悦富有女人的孩子而放任不管自己的孩子，因为那就是让她不要爱自己的孩子而去爱你的孩子。"

如果乳母把自己的孩子送走，让被喂养的婴儿住在自己家中，则被喂养的婴儿存活机会增大，但乳母自己的孩子可能就没那么幸运，他们通常寄养在亲戚家，通过其他方式喂养。1886 年，Fanny B.Workman 写给一本女性杂志的信中提到了这种放弃自己孩子的抚育而喂养他人孩子以获取报酬的行为。当乳母带着自己的婴儿进行面试时，Workman 问："你不知道你要离开自己的孩子吗？"这个女人立刻同意把她的孩子送走并接受

了工作。两周后，这位新来的乳母从一封电报中得知她的孩子死了，她悲痛欲绝，想要参加自己孩子的葬礼。Workman 很生气地抱怨说："我不可能让她去……经过一两个小时的争论后，我说服了她不去参加葬礼。"

各国都为保护乳母的孩子和乳母喂养的孩子做出了各种努力。法国通过乳母管理机构（1769—1876 年）来规范相应的行为；同一时期德国医学界联合抵制乳母喂养，许多医生也拒绝协助提供乳母信息。1916 年，美国马里兰州通过了一项法律，禁止婴儿生后 6 个月内将母婴分开，来抵制乳母喂养。

奴隶制文化最能体现乳母喂养内在的权力结构，奴隶主掌控一切，而奴隶则一无所有，他们甚至不能支配自己的生育或身体。在还存有奴隶制的美国南部，女奴隶进行乳母喂养相对普遍，从这些历史记载中，我们对这种在世界许多地方实行的剥削式的乳母喂养能够有所了解。在 19 世纪，尽管城市地区开始越来越多地使用动物奶喂养婴儿，但对于拥有奴隶的农村家庭来说，让一名奴隶来喂养主人的孩子比用奶瓶喂养要容易得多。在奴隶制期间，奴隶孩子的存活是有经济价值的，因此奴隶主通常是让奴隶同时喂养自己的孩子和奴隶的孩子，而不是冒着损害奴隶孩子健康的风险过早让其断奶。此外，还可能让母亲尽快回田地里干活，而将其婴儿交给其他正在哺乳的奴隶，以便最大程度地提高奴隶人口的劳动力和生育率。在这个人乳商业化的极端案例中，育儿和喂养被认为是微不足道的，而喂养本身也被剥夺到仅仅是提供最基本的能量而已。甚至在这种极端情况下，共享哺乳也是出于人性，奴隶和女主人或奴隶之间，当一方忙于家中其他的事情时，比如做饭，另一方会同时照料两个人的孩子。"我的母亲曾经是一名厨师，当她忙着做饭时，女主人会同时给比我大 4 周的孩子以及我哺乳。情况相反时，我母亲则会给我们俩哺乳"。

（二）动物奶

共享或购买母乳都需要消耗社会资本，无论是货币或者社会关系。在这种框架下，使用动物奶可以看作是社会自由的一种形式，因为与乳母喂养相比消耗的社会资本更少。但是使用动物奶必须要克服一些困难。第一，牛奶必须保持新鲜，而且从源头到喂给婴儿都要保证质量。第二，用于喂养婴儿的装奶容器必须能够让婴儿吮吸，同

时也方便清洗。第三,也是最难克服的一点,就是要保证给婴儿提供良好的营养:动物奶可能很难消化,并且不能提供人乳能够提供给婴儿的所有营养素,当然也不具有免疫特性。历史发展到今天,喂养婴儿动物乳的结果中也充斥了大量的副作用,从产品改进创新以及意在使销售利润最大化的商业实践中,我们不难看到这一点。但是我们不是一直把动物奶作为一种独立产品的,最开始我们只是把动物当作乳母去喂养婴儿,而不是使用从动物身上挤出的奶装进容器去喂养婴儿。

历史上最早将动物当作乳母的时间较难考证,但《古兰经》(*The Quran*)中有提到不鼓励使用动物奶的记载,而在《塔木德》(*The Talmud*)中则提及,当孩子健康出现危急的时候,允许将动物作为乳母喂养孩子。希腊神话中有很多描述人类被多种动物所哺育的故事,其中最著名的是罗马神话的创始人罗穆卢斯和雷穆斯,里面经常有描述他们被狼喂养的情景。农业社会让农民与家畜间建立了亲密关系,最近的记录追溯到19世纪,把山羊或驴等当作乳母在某些文化中都是被接受的,甚至成为了一种习俗。在容纳弃婴的医院或其他场所,动物就在身边饲养,看护人员会把婴儿带到动物的圈里,直接吮吸动物的奶头(图2-1)。在没有冷藏设备、不易获得清洁用水、带有鼻子的婴儿喂食容器较难保持清洁的情况下,这种做法可能比其他方法更卫生。被当作乳母使用的动物有很多种,但是山羊和驴的乳汁被认为是最接近母乳的,因为所产生的凝乳较小。

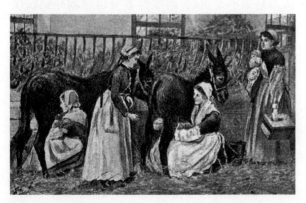

图2-1　弃婴医院里的婴儿正在接受动物乳母喂养
(由 SH Sadler 提供)

与把动物当作乳母比较,使用动物乳汁喂养婴儿不需要婴儿靠近动物身体,而使用购买的动物乳或手工喂养的非乳制品只需拿到产品即可。

无论是用人还是动物作为乳母,都相对较为复杂且需耗费一定成本,因而用乳制品替代人乳也就不足为奇了,特别是随着城市化的不断发展后,这一情况就更为普遍。在工业化进程中,无论是历史还是当今,农村的家庭都被吸引转移到城市,这种情况下,女性需要走出家庭去工作,以保证家庭的经济稳定,因此需要共享育儿、儿童保育及在婴儿早期准备其他替代营养,如牛奶或其他辅食。共享育儿完全属于人类共享行为的范畴。实际上,存在于世界上许多文化的泌乳前期喂养,或出生后初期初乳外的辅食喂养,都经历自身的调整,以最大程度地发挥人类的这种潜力。

(三)泌乳前期喂养

从生物学上讲,人类进食时机体会产生催产素,使我们与一起用餐的人建立社会联系。对于家庭的定义,从最早的人类祖先到现代,始终包括共同进餐的含义。母乳是最适合婴儿的观点,最早在出现婴儿喂养方式选择时就已经存在。但是,母亲和其他人也一直在努力在婴儿出生后早期喂养其他食物。

泌乳前期喂养的例子无处不在,所以很难说是非典型的,但是采取的方式可能有所不同。在120个被记载过新生儿喂养方式的传统社会中(由此推断,还有很多是没有文字记载的古老社会),有50个社会会推迟首次母乳喂养2天以上,其他50个中有一些会推迟1~2天。在印度,多达88%的女性会进行泌乳前期喂养,因为他们认为初乳是有害的或营养价值不高。从早期东部地中海地区(希腊、罗马、小亚细亚和阿拉伯)的医学作家,到后来的欧洲学者,从索拉努斯(译者注:Soranus of Ephesus,古罗马妇产科学家)到17世纪的作家,都不鼓励喂养初乳。这些作者建议延迟哺乳期1天至3周。通常,为了利于排出胎粪,会先给新生儿喂一些"润肠"的食物,如蜂蜜、甜味油(如杏仁)或糖水和葡萄酒。

在西方(或西式)医院婴儿室和新生儿重症监护病房(neonatal intensive care units,NICU)所常见的哺乳前的奶瓶喂养是泌乳前期喂养的现代形式。从表面上看,这些做法便于看护人员检查婴儿的食管是否通畅,并预防低血糖。尽管这些做法缺乏循证依据,却依然很常见,并且迄今仍存在于部分医院中。泌乳前期喂养的原因各不相同,而且缺少循证依据。但实际上可能存在其他目的,例如,当母婴还处于重要结合激素(催产素、催乳素、β-内啡肽）水平较高的情况下，通过增加接触他人的机会，扩大照顾儿童的人员范围。当从共享育儿的角度观察早期的泌乳前期喂养时，也就不奇怪为什么在此期间许多文化中优先用母乳外食物喂养婴儿了。同样，配方奶公司将市场目标对准处于联结建立初期的母亲也就不足为奇了。

但是，共享育儿产生的社会利益和婴儿获取替代营养资源的成本间存在某种平衡。母乳喂养每推迟一天，都会增加新生儿因感染而死亡的风险，而且任何进入婴儿尚未成熟的胃肠道的食物，都可能会改变其脆弱的微生物群的完整性，而如果仅接触母乳，微生物群就会受到保护。对于母亲而言，减少对乳房的刺激会降低后期分泌足够乳汁的能力，也会削弱自己养育孩子的信心。

泌乳前期喂养不是除母乳外喂养婴儿的唯一形式。所有婴儿的饮食都会逐渐过渡到成人饮食，但一直争议的问题是添加辅食的时机。目前有科学证据的观点是纯母乳喂养 6 个月可降低婴儿发病和死亡的风险，但在其他方面并非都有充分的证据支持。早期喂养或"人工喂养"的食品在远远早于 6 个月前就喂给婴儿，包括茶汤、水果泥和各种淀粉糊或糊状物。早期在欧洲用于喂养的半流质食物有不新鲜的面包、肉汤、牛奶甚至啤酒和烈酒混合而成。但是，世界各国，尤其是工业化国家的母乳喂养水平降到历史最低点，是从乳制品行业的兴起及配方奶市场的迅猛发展出现的。

（四）配方奶的发展

随着对稳定的乳制品喂养婴儿的依赖性增加，配方奶使用量增多，其后则遵循了和乳母喂养类似的发展轨迹。具体来说，这种母乳喂养的替代方式，是从那些想要摆脱育儿负担而获得自由的富裕女性人群开始的。配方牛奶的使用开始与财富挂钩，也成为低收入家庭寻求向上层流动或对外显示财富的行为。随着各国不断发展，城市中心得到更多支持，女性的社会影响力也随着更多家庭迁往城市中心有所提高。女性通常在孩子还小的时候就需要或希望外出工作。女性工作诉求的选择自由和期望的增加，超过了养育后代的期望，因此对母乳喂养的需要或欲望变成次要或被忽略。高资源的育儿弥补了不良的喂养方式，负面结果就被掩盖了。但是，弃用母乳的普遍行为导致了整个人群中婴儿的发病率和死亡率激增，尤其是当使用配方奶常态化而且并非出于必要或便捷的目的时。婴儿死亡率和发病率的上升

受到了国家、专业和民间组织的重视，为了改善婴幼儿喂养方式，这些组织进行公共卫生信息宣传、为宣传活动提供资金支持并进行相关科学调查。但是我们可以看到，无论是在历史上还是在全球范围内，在各个国家逐渐摆脱贫困的过程中，从乳母喂养、乳制品到配方奶，所有这些母乳喂养替代方案的出现模式都是一样的，首先的使用人群是富人，然后是在职业女性中逐渐常态化，继而因为喂养替代方案的普及，最终导致婴儿死亡率上升。

从历史上看，配方奶的发展与 19 世纪末 20 世纪初社会技术、通讯和医疗系统的快速变化有着千丝万缕的联系。这些变化包括媒体影响力的扩大、西方基于医院的对抗医疗体系的兴起、对人类营养学的科学探索及生产、运输和婴儿喂养相关的技术发展。在此期间，冷藏运输车、家用冰箱相继发明出来，乳制品和其他易腐货物的运输和存储更加便利。带有橡胶奶嘴的立式奶瓶比以前的鼻壶更易于清洁，更容易给婴儿喂养液体，也更安全。吸奶器最开始是由奶牛吸奶器进行复杂改良后的产品，但经过多年的变革，已经变得轻柔而易于使用。此外还出现了炼乳和奶粉产品。最初乳制品是用来直接食用的，或作为母亲制作婴儿食品的食谱的一部分，后来被用来生产配方奶，使牛奶制品更利于婴儿吸收（图 2-2）。印刷机的出现还要更早些，但正是在这一时期，机械化的印刷工艺让大量廉价期刊得以销售，其中就包括育儿相关的广告和书籍。

从母乳喂养过渡到配方奶喂养期间最有影响力的变化，是人们逐渐接受了在医疗管理下进行分娩和育儿。19 至 20 世纪，在发达国家分娩和产后即刻护理的实施开始由女性治疗师、助产士和以家庭为中心的医疗保健向男性医生和医院转变。在美国，这种趋势始于 1900 年，那时所有女性都是在家分娩。但到 1950 年，88% 的分娩都在医院进行了；到了 1960 年，几乎没有人在家分娩了。随着世界各国的发展和城市化，相同的变化开始普及。

我们可以透过权威知识的概念来理解这种医疗保健实践的转变。该理论框架提出"在任何特定领域中，都存在多个知识体系，其中有一些被公认为在所有体系中占主导地位，其原因是该知识体系解释世界现状的方式能更好地满足当下的目标（功效），或与更强大的权力基础（结构优势）有关，而通常是两方面因素都存在。这种权威

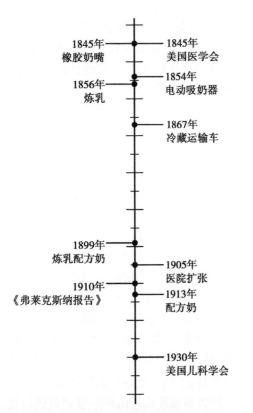

图 2-2 可能在配方奶喂养发展中起到作用的一些重要发明和医学事件的历史时间表

知识出现的结果,是其他形式知识的贬值或被忽视。这种社会历程会围绕着社会权力关系和社会实践而发展。1910 年发表的《弗莱克斯纳报告》(Flexner Report)巩固了当前西方医疗体系的力量基础,是由美国医学会和卡内基基金会主导的,审查和废除了当时存在的许多美国医学院。当时的权威知识包括定时、不频繁的"科学"喂食方法、使用牛奶和配方奶等乳制品及向以医院为基础的医疗干预下分娩过渡。尽管在 20 世纪初期,由传统母乳喂养向科学的配方奶喂养的转变主要在美国尤为明显,但随着人们逐渐认为医学科学比本地的医疗手段更先进,这种转变开始不同程度地出现在全球的各个发达国家和发展中国家。

在美国,儿科学和产科学的发展见证了这一过程。当时助产士受到了强烈的抵制,资格认证使助产士难以进行临床实践,媒体运动也大肆诋毁助产士这一职业。随着现代的、科学驱动的医疗服务的开展,助产士逐渐减少,而母乳喂养也如此。科学可以提供答案及"奶牛加上人类的智慧"可以创造一种等同于人乳的食物信念,推动了当时的喂养实践。这种对科学高于自然的信心使母乳喂养率下降,也伴随着医生把配方奶作为医疗

干预的常规。例如,儿科医生 Thomas Rotch 发明了一套复杂的系统对牛乳进行改良,使其能"更接近人乳"。Rotch 观察到不同的人乳成分有所不同,正如婴儿的消化能力各有不同一样。他设计了数学公式来计算婴儿在特定年龄需要的脂肪、糖和蛋白质的比例。但这是一个非常复杂的喂养系统,需要医生每周变换"公式"进行持续干预。婴儿喂养管理随即成为当时儿科新兴专业的主要热点,并与牛奶的科学调整、定时和限量的喂养方案及增多的配方奶使用密不可分。

20 世纪的美国和其他西方国家,医院分娩已成为常态,保育员用奶瓶喂养婴儿也很普遍。到 20 世纪 30~40 年代,美国的常规产后住院时间延长达 2 周之久,目的是帮助母亲从大量用药的分娩过程中恢复过来。在这些机构中,分娩由医护人员陪护,与家人和朋友分开(部分原因是害怕感染)。限制分娩室的探访权利,让产妇和婴儿分离,且与家人分离,因此母儿的状态和信息只有医疗系统工作人员才了解。在生后早期高催产素和需要母婴紧密联结的时期,母亲身旁只有医院的医务人员,而不是她的孩子或家人。这意味着母亲回家时要面对泌乳不足的问题和已习惯于奶嘴喂养的婴儿,脱离了医院和医疗系统的喂养支持,使有效母乳喂养启动为时已晚。早在 20 世纪 40 年代中期,医生 Bain 就注意到,出院时日龄大于 8 天的婴儿比小于 8 天的婴儿更难适应母乳喂养。

(五)定时喂养

医院分娩的女性母乳喂养自我效能较低且泌乳不足是必然的。但是,即使在医院分娩普及之前,女性对能够分泌足够的乳汁喂养婴儿的信心也在下降,因为那些富裕的女性及城区的女性开始趋于通过医学咨询和最新的科学发现来指导婴儿喂养。定时定量喂养并不是新的观念,即使是早期强烈支持母乳喂养的医学作者们,也建议定时喂养,这种想法可能早在 16 世纪的欧洲就已经出现了。当时人们认为"过度喂食"是导致婴儿胃肠道不适、腹泻和死亡的主要原因,因此提倡控制或减少婴儿喂养。17 世纪中叶的作家 Ettmuller 说过:"频繁吃奶很容易造成孩子的胃肠系统紊乱,因为大量的奶滞留在胃里,无法消化……特别是上一次喂食的奶还没有消化就又吃进新的乳汁时。"Ettmuller 是母乳喂养的坚决拥护者,他高调提倡并促进许多英国特权阶层女性母乳喂养,但建议白天只喂食四次,且时间间隔要

均等,夜间无须喂食。

虽然医务工作者一直鼓励少次喂养,但直到19世纪末和20世纪初之前,这些建议通常处于一种并行护理模式中。Rotch 曾表示对于婴儿喂养"医生要受控于妈妈和护士"这一事实表示遗憾。但是,随着婴儿看护的医疗模式成为了当时的权威知识,母亲们不得不进行定时喂养,而且是优先根据喂养计划喂养,而不是依据婴儿的饥饿暗示进行按需喂养。Wolf 提出,正是定时喂养让泌乳量减少或者产生了泌乳量减少的感觉,因为母亲喂养是看钟表,而不是婴儿需要吃奶的信号。在狩猎社会的生理常态是 1 小时喂养多次,但这种生物学上泌乳的现实情况,让喂养计划无法执行,因为母亲总试图同时满足婴儿和医师的需要,最终导致了母乳喂养"失败",转而依靠乳制品和配方奶来弥补不足。

(六)乳制品存在的问题

尽管当今的配方奶对婴儿的近远期健康都有所影响,但与最初用于喂养婴儿的乳制品相比,口感已经好很多。乳汁一旦脱离动物的身体便成为商品,这是古今乳制品喂养的难题之一。在喂给婴儿之前,和任何其他商品一样,这类产品也要经历生产、运输和销售过程。尽管这样的产品更方便使用,尤其是在城市中心,但也会使牛奶暴露于很多环节中。尽管一部分婴儿食用未变质的乳制品存活下来,尤其是富裕的家庭,有能力承担额外的防护成本,但从乳制品源头到购买者,最终喂给婴儿,其间的疏忽、无知和市场经济都可能影响乳制品的质量,这导致在 19 世纪中后期,在普遍用乳制品喂养取代母乳喂养时,婴儿的死亡率急剧升高。例如,1897 年芝加哥因卫生质量不合格的牛奶导致了 5 年婴儿的高死亡率:18% 的婴儿在出生后 1 年内死亡,其中 54% 是由腹泻引起的。

每个生产步骤都有可能降低牛奶质量。奶牛经常以啤酒厂的副产品为食,因此产出的牛奶中会含有酒精。这种牛奶被称为"泔水奶",价格远低于"乡村牛奶",也就是常规谷物喂养奶牛产的牛奶。运送牛奶时,乳牛场主用水稀释牛奶早已不是秘密,之后再添加白垩使其看起来更加绵密。这种现象当时在伦敦非常普遍,以至于农民出售比牛奶贵得多的驴奶时,需要把驴带到买者家门口现场挤奶,以保证其不被污染。1867 年,冷藏运输车被首次申请专利,使牛奶变为乳制品运输

过程中更为安全。而在此之前,牛奶通常用敞篷火车车皮运输,导致到达目的地时牛奶已被细菌或其他污染物污染(特别是夏季)。为清理和规范乳制品行业,以"公共卫生牛奶十字军"为名的公共卫生宣传活动发起了。在 20 世纪初期的美国,这些宣传运动是报纸故事和传单的主题。

十字军使用的都是煽情性的宣传语,如芝加哥卫生部海报上的这首押韵词:

> "睡吧睡吧小宝贝,
> 医疗卫士去打猎,
> 打倒黑心牛奶工,
> 守卫宝宝生命权。
> 牛奶工人好或坏?
> 卫生部门来解答。"
>
> 　　　　(芝加哥卫生指导学院公告)

尽管媒体一再努力宣传,乳品行业的卫生条件差,等同于导致婴儿死亡,但依旧花了数十年让农民采取措施,进行奶牛结核病筛查、牛奶的装瓶、密封、巴氏消毒及冷藏运输等的常规流程。

(七)医学使用配方奶的兴起

不幸的是,乳品行业安全性让乳制品和配方奶使用进一步增加。喂养配方奶的婴儿存活下来,普遍增长了人们对配方奶的信心,甚至相比母乳更推荐使用配方奶。配方奶作为医学干预手段已常态化,并且被视为与人乳的营养价值相当。医学上对配方奶的大力推荐一直持续到 20 世纪 70 年代。即使在今天,依赖配方奶仍是社会文化或医学宣传的一部分。在此期间的母乳喂养统计数据显示出这种转变速度之快。1917 年,在美国 82%~92% 的女性在婴儿 1 个月时进行完全母乳喂养。1948 年,出院时该比率下降到 38%,1957 年,下降至 21%。社会各方面都在努力证明配方奶等同于人乳。在医学领域,因喂养配方奶导致婴儿死亡变得不再常见,因此刚刚进入医疗领域的年轻医师也没有年长医师曾经支持母乳喂养的动力。当时科研领域都是旨在证明不同喂养方式是等效的,著名医学期刊发表的研究显示,对婴儿健康产生积极影响的,是医护的监管或社会地位,而不是婴儿的喂养方式。作为母乳喂养的"安全"替代品,配方奶更易于评估和控制,可在母乳喂养出现任何问题时使用。有关母乳喂养及如何支持母乳喂养女性的相关知识已从医学院和护理学校的课程中淡出,取而代之的是用于管理配方奶喂养的可见、可控的计算方法。

(八) 配方奶的市场营销

上一小节中所述的配方奶发展伴随着配方奶公司以医生为市场目标采取的迅猛的营销手段，其中包括销售代表伪装成喂养领域的医学专家、讨好医生，大肆购买礼物，以换取医护人员对其推广的产品的时间和关注。医学院的婴儿喂养课程甚至由配方奶粉公司讲授，这些公司在学生教育期间可能会在每个学生身上花费高达 1 万美元。

如今，尽管赠送礼物的价值变少，但这些手段仍在被配方奶公司使用。20 世纪 30 年代，在美国配方奶罐上使用说明被换为使用前咨询医生，证明了配方奶公司与医生之间的共生关系。喂养婴儿前咨询儿科医生成为了必行之事，很好地促进了儿科医学的发展。此外，配方奶制造商还在医学期刊上刊登了以下广告：

"当美国的母亲们根据非专业性建议喂养婴儿时，作为医生，就失去了对儿科病例的控制权。我们很关注医疗经济学这个重要阶段，不是出于利他、慈善或家长式管理，而是出于开明的利己主义和合作精神，因为（我们的）婴儿食品不是面对公众而只向医生做宣传。"

随着西方市场趋于饱和，配方奶公司积极将目标对准发展中国家以维持市场的增长，这对无法持续安全使用脱水配方奶地区婴儿的生活造成了毁灭性影响。在发达国家，医院环境脱离母乳喂养，意味着女性会购买更多的奶粉。在发展中国家，失去母乳喂养关系的女性回到家中后，要面临无法继续负担配方奶的家庭，或者所在地区饮水安全问题导致无法冲制配方奶的问题，因此导致了这些资源贫乏国家的婴儿死亡率急剧上升。

1974 年，Mike Muller 和一个英国组织 War on Want 出版的《婴儿杀手》（*The Baby Killer*）一书中，描述了婴儿配方奶在发展中国家销售和宣传对婴儿健康和生存产生的危害。尽管这种"商业性营养不良"不是第一次出现，但《婴儿杀手》（*The Baby Killer*）却让全球关注到这样一个事实：

"第三世界的婴儿正面临死亡的威胁，因为他们的母亲们正在用西方式的奶瓶喂养。许多存活下来的婴儿陷入营养不良和疾病的恶性循环中，且因此一生都会受到身体和智力发育迟缓的影响。然而可怕的事实是这种不幸本是可以避免的。除少数无法哺乳的母亲外，其他的母亲都可以避免。因为母乳对于所有 6 个月以内的婴儿来说都是最佳食物。但即使婴儿食品行业都认同这一观点，第三世界仍有越来越多的母亲在婴儿出生后最初几个月选择人工食品。在非洲、亚洲和拉丁美洲新城市的一些经济不发达地区，这一决定往往是致命的。婴儿食品行业被指责向无法恰当使用婴儿乳制品的人群推广其产品，如广告宣传；女售货员穿着护士服销售；赠送样品和免费礼物给母亲来说服其放弃母乳喂养。"

(九) 公共卫生领域的母乳喂养方案：行动框架

正是在这种环境下，最新的公共卫生领域的努力于 20 世纪 70 年代早期初见成效。本章不再赘述公共卫生领域保护、促进和支持母乳喂养方案的全部近期历史，但会重点讲述为应对全球婴儿配方奶使用的上升和母乳喂养率下降，全球和美国采取的一些关键行动。

(十) 国际层面的政策

1974 年，在 WHO 决策机构"世界卫生大会"（World Health Assembly）上，194 个成员国代表通过了一项关于婴儿营养和母乳喂养的决议。该决议重申了"母乳喂养已被证实是最合适、最成功的婴儿营养解决方案"，指出"母乳喂养率的普遍下降与社会文化和环境因素有关，包括误导性销售的宣传让人们误以为母乳喂养比人工母乳代用品差"；观察到"母乳喂养率下降是导致婴儿死亡率和营养不良的原因之一，尤其是在发展中国家"；呼吁"各国有必要为哺乳期外出工作的母亲采取适当的社会措施"；敦促各国"审查婴儿食品的促销活动"；并呼吁联合国总干事"加强举办促进母乳喂养相关活动，要引起医药职业和卫生行政人员的高度重视，并强调需要对医疗卫生人员、产妇和社会大众进行宣传教育。"

随着人们对婴儿配方奶危害意识的增强，导致从 1977 年消费者开始抵制某品牌公司在发展中国家销售和分销婴儿配方奶，并获得了全球的支持。随着抵制活动的蔓延，越来越多的人为婴儿配方奶取代母乳喂养对世界各地儿童造成的危害而担忧，这种影响已超出了母乳喂养群体，延伸到了消费者的日常生活中。1978 年，时任康奈尔大学营养学教授的 Michael Latham 向全国教堂理事会所有理事致词，鼓励他们支持抵制活动。他在谈话中说道："谈到这个问题，我可能听起来有些激动，但我并不想掩饰自己的情绪。我之所以会这样，是因为我经常看到因人工喂养导致婴儿不必要的死亡，如果这些婴儿被母乳喂养，他们本可以成长为有用的世界公民。我为他们母亲的悲伤感到悲伤,对无法采取更多措施预防不必要的疾病和死亡感到极大的悲痛。"

美国全国教会理事会于 1978 年 11 月投票支持抵制活动。正如当时《华盛顿邮报》(*Washington Post*)报道的那样:"教会领袖坚持认为,配方奶制造商的销售做法是企图说服第三世界的母亲如果用母乳代用品取代母乳喂养,对孩子更好。被抵制品牌公司副总裁向美国全国教会理事会的理事申诉,'本公司在全球任何地方都没有参与婴儿配方奶的积极宣传。'教会团体则列出了几项在第三世界国家销售婴儿配方奶的不利证据:较差的原始卫生和储存条件;母亲没有能力阅读和遵循配方奶配制的说明;低收入家庭通常认为这些营养品的成本低于母乳。"

抵制活动后,世界卫生大会紧接着举办了一场关于婴幼儿喂养的国际会议,各国私营企业和政府部门的领导以及科学家共近 150 人出席。1979 年的这次会议讨论的重点是"鼓励和支持母乳喂养;促进和支持各地区利用当地食品资源适当和及时地添加辅食(断奶);加强有关婴幼儿喂养的教育、培训和宣传;提高女性在婴幼儿健康和喂养方面的卫生和社会地位;以及合理销售和分销母乳代用品"。这次会议的主要成果是 1981 年世界卫生大会通过的《国际母乳代用品销售守则》(*International Code of Marketing of Breast Milk Substitutes*)(专栏 2-2)。该守则旨在"为婴儿提供安全而充足的营养作贡献,其办法是保护并促进母乳喂养,并在需要使用母乳代用品时,根据充足的资料并通过适宜销售和散发,保证正确地使用这些母乳代用品。"该法规以 118∶1 的投票结果(美国投了唯一的反对票)通过,允许生产商生产销售婴儿配方乳制品,但禁止广告宣传或直接向消费者免费分发此类产品。

1990 年,WHO 和联合国儿童基金会(United Nations International Children's Emergency Fund, UNICEF)推动制订了"保护、促进和支持母乳喂养的伊诺森蒂宣言",该宣言重申了母乳喂养对孕产妇和儿童健康的重要性。它提出了 1995 年要实现的 4 个目标:①设立国家母乳喂养协调员和国家母乳喂养委员会;②通过产科保健实施"促进母乳喂养成功的十项措施"(专栏 2-3);③实施 WHO《国际母乳代用品销售守则》(*International Code of Marketing of Breast Milk Substitutes*);④颁布保护就业女性母乳喂养权利的可执行法律。包括美国在内的 30 个国家签署了该宣言。WHO 和 UNICEF 于 1991 年启动了"爱婴医院行动"(Baby-Friendly Hospital Initiative, BFHI),鼓励所有国家中的分娩中心促进纯母乳喂养的实践。为取得爱婴医院的资格认证,卫生机构必须向外部审查委员会证明其实施了"伊诺森蒂宣言"中所述的"促进母乳喂养成功的十项措施"。

专栏 2-2 WHO 国际母乳代用品销售守则

1. 禁止对公众进行代乳品产品的广告宣传。
2. 禁止向母亲免费提供代乳品样品。
3. 禁止在卫生保健机构中推销这些产品。
4. 禁止由代乳品公司雇用的育儿指导向母亲提供建议。
5. 禁止向卫生保健工作者赠送礼品或样品。
6. 禁止以文字或图画等形式宣传人工喂养,包括产品标签上印有婴儿的图片。
7. 向卫生保健工作者提供的资料必须具有科学性和真实性。
8. 有关人工喂养的所有资料(包括产品标签)都应该说明母乳喂养的优点及人工喂养的代价及危害。
9. 不适当的产品,如加入炼乳,不应推销给婴儿。
10. 所有的食品必须是高质量的,同时要考虑使用这些食品的国家的气候条件及储存条件。

(引自:World Health Organization. International code of marketing of breast-milk substitutes. 1981)

专栏 2-3 促进母乳喂养成功的 10 项措施

关键的管理规程:
1a. 完全遵守国际母乳代用品销售守则和世界卫生大会相关决议。
1b. 制订书面的婴儿喂养政策,并定期与员工及家长沟通。
1c. 建立持续的监控和数据管理系统。
2. 培训所有卫生保健人员,确保其有必要的知识、能力和技能以支持母乳喂养。

重要的临床实践:
3. 与孕妇及其家庭谈话,使其了解母乳喂养的重要性及相关措施。
4. 帮助母亲在婴儿出生后即可进行不间断的皮肤接触,并协助母亲尽早启动母乳喂养。
5. 帮助母亲启动和维持母乳喂养,并处理常见的困难。
6. 除母乳外,不要给新生儿任何食物或液体,除非有医学指征。
7. 实行母婴同室——让母亲和婴儿 24 小时在一起。
8. 帮助母亲识别婴儿需要喂养的表现,并做出反应。
9. 告知母亲奶瓶、奶嘴或安抚奶嘴的使用及利弊。
10. 出院时做好协调工作,使母婴出院后能够及时得到持续的支持和保健。

(引自:World Health Organization. Baby-Friendly Hospital Initiative: ten steps to successful breastfeeding revised. 2018)

在接下来的 10 年中,WHO 和 UNICEF 共同制订了"全球婴幼儿喂养战略",以"让全球再次认识到喂养方式对婴儿和儿童的营养状况、生长发育、健康以至于生存的重要影响"。该战略通过了 2 年的参与式过程的制订,再次要求全球遵守"国际母乳代用品销售守则""伊诺森蒂宣言"和"爱婴医院行动"。全球的战略旨在寻求提供一个框架——"联合多领域合作,包括营养、儿童健康和成长及孕产妇和生殖健康"。值得注意的是,该全球战略呼吁采取行动解决艾滋病及紧急情况下儿童和家庭的需求。其中的关键行动包括:

1. 所有国家政府都应在营养、儿童和生殖健康及减少贫困的国家政策框架下,制定和实施有关婴幼儿喂养的综合政策。

2. 所有母亲都应有获得经验丰富母乳喂养技术人员支持的渠道,启动和持续纯母乳喂养 6 个月,并在确保持续母乳喂养 2 年或以上情况下,及时添加适当和安全的辅食。

3. 应当授予卫生工作者提供有效喂养咨询的权利,并通过培训非专业或同伴咨询员将该服务扩展到社区。

4. 各国政府应审查《国际母乳代用品销售守则》(International Code of Marketing of Breast Milk Substitutes)在全国的实施进展,并根据国情考虑制定其他法规或采取其他措施,避免家庭受到不利的商业影响。

5. 各国政府应制定新型法律保护职业女性的母乳喂养权利,并根据国际劳工标准确立执行手段。

如今,母乳喂养在全球范围内为解决贫困、不平等和气候变化做出的贡献得到了认可,并因此带来的新的动力,因为上述问题都包含在"联合国千年发展目标"(Millennium Development Goals,MDG)和"可持续发展目标"(Sustainable Development Goals,SDG)中。联合国制定的"千年发展目标"旨在 2015 年解决以下几方面问题:①消除极端贫困和饥饿;②普及初等教育;③促进性别平等和增加女性权益;④降低儿童死亡率;⑤改善孕产妇健康;⑥防治艾滋病、疟疾和其他疾病;⑦确保环境的可持续性;⑧建立全球发展伙伴关系。此后,在 2012 年,UNICEF 与埃塞俄比亚、印度和美国政府共同规划了实现目标④和⑤的战略途径。为此,将近"180 个国家政府以及数百个社会团体和信仰组织,为实现这一儿童生存新目标而团结起来,共同承诺加快预防孕产妇和儿童死于可避免因素的步伐。""结束可避免孕产妇、新生儿和儿童死亡"文件中概述了这一问题,重申了母乳喂养是产后"干预措施",可以帮助降低新生儿发病率和死亡率。文中指出,科学证据表明早期母乳喂养对降低婴儿死亡率具有重要意义,能够防止婴儿体温过低,并通过初乳(出生后最初几天分泌的母乳)增强婴儿的免疫系统,还有助于建立母子之间的情感联结。促进母乳喂养还有更多必要的工作。世界上大多数地区,只有不到一半的新生儿在出生后 1 小时内进行母乳喂养。

2015 年,在千年发展目标的推动下,联合国制定了《改变我们的世界:2030 年可持续发展议程》(Transforming Our World:The 2030 Agenda for Sustainable Development),文中说道:

"这是一项为人类、地球与繁荣制订的行动计划……所有国家和所有利益相关者都将联结起来成为行动伙伴执行该计划。我们决心使人类摆脱贫穷和贫困的暴政,并治愈和保护我们的星球。我们决心采取大胆和变革性的措施,这是将世界转向可持续和有复原力的发展道路所迫切需要的。"

尽管"可持续发展目标"本身并未强调母乳喂养,但 WHO 和 UNICEF 为 2016 年的世界母乳喂养周(World Breastfeeding Week,WBW)联合发布了信息,明确了母乳喂养与每个可持续发展目标的联系。在这之后,世界母乳喂养行动联盟(World Alliance for Breastfeeding Action)发起了一项长期运动,将以后每年的世界母乳喂养周都与不同的"可持续发展目标"联系起来。一方面,母乳喂养有助于实现其中一些目标(如改善健康状况,减少气候变化),比如母乳喂养有助于保护地球,因为与婴儿配方奶相比,母乳喂养更环保,减少了水、能源、纸张和金属的使用。另一方面,可持续发展目标的推进,比如减少性别、收入不平和贫困等问题,会为女性母乳喂养提供便利。这些潜在的协同作用为母乳喂养团体提供了令人鼓舞的政策、活动和研究合作的机会。

▶ **三、美国的政策**

1984 年,即《国际母乳代用品销售守则》(International Code of Marketing of Breast Milk Substitutes)通过 3 年后,第一届美国卫生部母乳喂养和人类泌乳研讨会召开了。正如时任美国卫生部部长 C.Everett Koop 总结的那样，该研讨会确定了"持续母婴保健促进母乳喂养"的公共卫生行动框架（以下简称行动框架）。"行动框架"中包括以母乳喂养为准则；推广母乳喂养普及教育（医务人员和公众）；解决职场母乳喂养的问题；通过将母乳喂养作为公共卫生机构中的常规流程，保证产后护理的连续性。但是，研讨会强调的关键问题是，要进一步改善医疗机构中母婴护理的连续性，包括初级保健、产前保健、院内护理和产后门诊护理。

由于美国未签署《国际母乳代用品销售守则》（International Code of Marketing of Breast Milk Substitutes），因此该研讨会中未提出任何有关监测或解决婴儿配方奶营销的建议。1981 年 11 月，美国卫生部部长 Koop 专门为应对《国际母乳代用品销售守则》International Code of Marketing of Breast Milk Substitutes）的相关争议成立了两个工作组。其中一个是公共卫生服务工作组，组长为时任美国疾病控制与预防中心主任 William Foege 博士，主要负责评估国内外与婴儿喂养相关的科学证据。1984 年 10 月，该工作组的研究发现作为《儿科》（Pediatrics）杂志的增刊发表。Koop 博士担任了另一个国内活动工作组的组长，并在日内瓦召开的世界卫生大会上报告了调查结果。《儿科》（Pediatrics）杂志上发表的文章指出，尚无明确证据证明母乳喂养能够对美国婴儿的健康产生巨大的积极影响；并且与母乳喂养时间长短和完全母乳喂养程度有关因素的证据很有限；低收入女性母乳喂养可能性低；母乳中缺乏维生素 K、维生素 D 和铁。特别针对维生素 K，作者认为："由于母乳中维生素 K 的含量少于强化配方奶，而且母乳喂养的婴儿出生后最初几天摄入乳量相对较少，因此母乳喂养婴儿新生儿期维生素 K 缺乏症发生率高于配方奶喂养婴儿。因此，对于母乳喂养的婴儿，最好在出生后不久注射水溶性维生素 K。"

第 2 年，即 1985 年，美国卫生部母乳喂养和人类泌乳研讨会的一份后续报告中记载了研讨会采取的相关措施，阐述了在全国实施的由公共卫生领域发起的促进母乳喂养的有力措施。该报告以前一年的"行动框架"为纲领，总结了公共卫生行动实施的 5 个关键领域的建议，包括医务人员和公共的宣传教育；加强对医疗保健行业的支持；在相关领域提供广泛的支持服务；加强职业

女性的母乳喂养支持工作；以及不断扩大人类泌乳和母乳喂养的研究。尽管时间过去了许久，但后续美国卫生部又采取了进一步行动。2000 年，在 David Satcher 博士的领导下，美国女性健康办公室与其他联邦机构和医疗卫生组织共同制定了"美国卫生与公共服务部母乳喂养行动蓝图"（以下简称行动蓝图）；2011 年，美国卫生部部长 Regina Benjamin 颁布了《美国卫生局母乳喂养支持行动倡议书》（The Surgeon General's Call to Action to Support Breastfeeding）（以下简称行动倡议书）。

在 1984 年的"行动框架"基础上，上述报告中所概述的公共卫生领域促进母乳喂养的措施，在过去的 35 年间逐渐建立起来。2000 年的"行动蓝图"还将注意力转向了另外两个问题。首先，提出了解决母乳喂养种族差异的重要性。该文件指出："必须采取有力措施来提高美国母乳喂养率，并缩小不同种族间母乳喂养的巨大差距。只有加强家庭、社区、职场、卫生保健行业和社会对母乳喂养的支持，才能实现这一目标。"但是，除了承认"本行动蓝图"面向所有女性，并涵盖所有种族和人口、社会经济阶层、教育团体和就业安排"以外，没有采取具体行动解决这些不平等。关于研究重点的某些建议提出，应优先在非裔美国人和其他少数民族中收集更多有关母乳喂养实践的数据。其次，简短地提出了销售婴儿配方奶会对母乳喂养产生负面影响。但是，与之前研讨会一样，这些行动都没有涉及婴儿配方奶销售的问题。但是，"行动蓝图"中关于母乳喂养对婴儿健康益处的观点很明显与 1984 年《儿科》（Pediatrics）杂志文章中所概述的观点有所不同："与母乳喂养相关的人乳生物学和健康结局的广泛研究表明，母乳喂养比配方奶喂养更有益。""行动蓝图"还认可研究结果所表明的，母乳喂养不仅对母亲有利，而且为家庭带来经济和社会利益。

2011 年"行动倡议书"中概述的 20 个行动步骤也遵循了 1984 年的"行动框架"，其中包括两个补充内容：①一项（第 6 号）涉及婴儿配方奶销售的行动；②一项是加强公共卫生基础设施行动（第 20 号）。与其他文件相比，"行动倡议书"中列出了社区可以采取的一些解决母乳喂养问题的具体行动，并且进一步确定了可以作为干预目标的特定人群和组织。和 2000 年"行动蓝图"一样，"行动倡议书"也指出母乳喂养对母婴健康都有益处，

对家庭有经济益处。"行动倡议书"的新增内容是提及了母乳喂养对母亲的社会心理益处(如降低产后抑郁症)和对全球环境的益处,比如"尽管母乳喂养会让母亲消耗少量额外的热量,但通常不需要容器、纸张及准备燃料和运输,并且通过节约宝贵的地球资源和能源来减少碳排放。"

2010年《平价法案》(*Patient Acceptability and Affordable Care Act*,ACA)是促进和支持母乳喂养政策变化的重要转折点。该法案要求单位需为女性雇员提供吸奶的时间和空间,还要求覆盖女性预防保健服务,包括"母乳喂养支持、物品和咨询",进一步定义为:"由受过训练的专业人员在孕期和/或产后阶段提供全面的哺乳支持和咨询,并提供租用母乳喂养设备的资金"。

全球和美国行动方案的力度

几十年来,全球和美国关于保护、促进和支持母乳喂养的行动方案已变得更广泛深入。我们可以看到人们对喂养方式态度的转变,从以母乳喂养作为喂养常规,需要防止其受到全球日益增长的婴儿配方奶不道德营销手段的威胁,转变为以配方奶喂养为常规,又最终转化为通过消除在医疗保健系统、职场和社区中的障碍来积极宣传母乳喂养的好处并提供支持。如今,全球和美国的最新文件和趋势表明,公共卫生方案反映了促进母乳喂养的社会生态方案。这些措施提醒我们,由于影响婴儿喂养的许多因素都超出了父母及家人的控制范围,因此需要采取干预措施来改善各个层面的影响,包括个人(内心自我)、社会关系(人际交往)、社区、组织、社会文化和政策层面。我们还看到各方不断广泛宣传关于母乳喂养的好处,不仅限于婴儿,还包括母亲、社区和全球环境的健康和福祉。把母乳喂养与每个可持续发展目标联系起来有重要意义,我们面临的挑战是在通常领域(卫生保健、职场)之外,如何在其他方面进一步促进和支持母乳喂养,并与那些为世界带来和平与繁荣的努力相联结。

▶ 四、母乳喂养的兴起

经过上述的努力和社会的发展,全球母乳喂养率有所提高。影响美国母乳喂养复苏的一个重要因素是19世纪60年代和70年代的自然分娩运动。这一运动虽不仅针对母乳喂养,但确实导致了20世纪初和中期分娩方式的变化,从而影响到了母乳喂养的开始。这种与女性运动相关的社会变革对女性身体和经历的医疗化(包括分娩)提出了质疑。分娩是自然的而非医学的观点,导致了后来无痛分娩、分娩课程、更多的家人参与分娩、母婴同室和鼓励早期母乳喂养的出现。这些做法成为后来爱婴医院的母乳喂养运动中促进措施的原型。

自19世纪70年代以来,谁在母乳喂养或不母乳喂养及母乳喂养的持续时间发生了显著变化。正如前文所述,母乳代用品的使用,包括乳母喂养和配方奶喂养,是从富裕阶级开始,然后才普及到大众。在此期间,教育普及和解放运动导致女性倾向于停止母乳喂养,这一现象受到了广泛关注。意义深远的是,这些人口变化,尤其是城市化进程的加快和女性教育程度的提高,推进了同期其他公共卫生目标。尤其是女性地位的提高与生育率降低、生育间隔延长以及母婴健康的改善密不可分。2003年,国际粮食政策研究所发表的一份报告中,对发展中国家女性的地位对儿童营养的重要性进行了调查,并非常明确地指出:"研究结果毫无疑问地证实,较高的女性地位对这3个研究地区的儿童营养状况均有显著的积极影响。此外,他们还证实了其中的原因是地位较高的女性本身具有更好的营养状况,受到更好的护理,也为子女提供了更高质量的照顾……而地位低下的女性往往对家庭资源的控制力较弱、时间受限、获得信息和保健服务的机会较少、心理健康状况较差、较为自卑。这些因素与女性自身的营养状况和她们所接受的看护质量密切相关,因此会影响子代的出生体重和看护质量。"

国际粮食政策研究所还提醒,女性地位的提高可能会降低母乳喂养率,从而导致儿童营养不良。尽管他们的数据存在不一致性,但他们总结得出:"在3个研究地区,女性的相对决策权对母乳喂养的持续时间具有显著影响和负面作用……而在拉丁美洲和加勒比地区,社区层面的性别平等也会对母乳喂养的持续时间产生负面影响。显然,女性地位的提高导致了母乳喂养的减少。"

当今的女性正面对越来越多的证据、社会信息以及母乳喂养支持政策,并需要做出选择。但是,首先实行母乳喂养重建的社会阶层与历史上废弃母乳喂养时期的相同,即具有较高社会地位的女性更有能力坚持遵循那些母乳喂养成功的必要条件。因此,我们看到了一种与之前相反的情况:具有较高经济和社会地位的女性,她们通常已婚、受教育程度更高、拥有更多收入并多数来自发达国家，更有可能进行母乳喂养。弱势群体中的女性启动母乳喂养的可能性较小，很可能更早喂养配方奶。这种情况也引起了人们的关注，因为它正在全球范围内发生。

2003 年，Rafael Pérez-Escamilla 进行了一项调查研究，以"人口与健康调查"19 世纪 80 年代中期至 90 年代中期的数据作为参考，对 23 个发展中国家进行了调查。Pérez-Escamilla 试图探究母乳喂养流行病学中一个看似矛盾的问题。他观察到，10 年前的母乳喂养数据表明，城市化和女性教育程度的发展会降低母乳喂养率，然而，研究数据却表明，情况恰恰相反。没有正规教育背景女性中的母乳喂养率正在下降，而中等教育程度及以上女性的母乳喂养率正在增加。研究人员表明，预期会减少的母乳喂养时间事实上有所增加："拉丁美洲正处于流行病学和人口上的巨大转变中，以城市化水平、孕产妇教育程度和外出就业率的提高为特征，而这些都与发展中国家母乳喂养结果呈反比关系……在巴西和其他研究国家中引人关注的问题是，最弱势群体（如受教育程度低的女性）的母乳喂养时间可能正在下降，如果这一群体放弃母乳喂养，母婴健康的损失是最大的。"

值得注意的是，在 Pérez-Escamilla 的一项研究中，这一转变期的总母乳喂养率有所增加。因此，孕产妇教育程度对母乳喂养所产生的相对变化是受教育程度低女性人数的减少，以及受教育程度较高女性人数的增加共同导致的结果。美国最近的一项研究调查了女性地位与母乳喂养率之间的关系，发现州内较高的母乳喂养率与较高的经济地位（评估标准包括年收入中位数和劳动力中女性的比例），较高水平的社会和经济自主权（标准包括拥有大学学历女性的百分比和生活在贫困线以上女性的百分比），以及较好的生育权利氛围有关。例如，在州长、州参议院和州议会中支持堕胎合法的人数较高，提供人工流产机构的城市比例，以及赋予女性紧急避孕措施的法律较高的州，其母乳喂养率也较高。同样，如果一个州有各种反对自由选择的法律，包括强制咨询和延期的法律，限制低收入和年轻女性堕胎权利的法律，则这个州的母乳喂养率也较低。

多种因素造成了高社会地位和高母乳喂养率之间的关系。例如，自然分娩运动，"运动发起者通常是中产阶级、受过良好教育的白种人女性，与最早母乳喂养率上升的人群相同"。Pérez-Escamilla 写道，受过高等教育和收入较高女性的母乳喂养率上升可能是因为较好执行了母乳喂养促进工作，这些行为改变了观念和态度，从而鼓励母亲和其他人产生了赞同母乳喂养的想法。值得注意的是，重返工作岗位的产妇母乳喂养启动率比以往任何时候都要高。但恢复全职工作仍会导致女性提前停止母乳喂养，而兼职工作的母亲受到的负面影响较小。

尽管母乳喂养可能是最佳的婴儿喂养方式，并且社会地位较高女性的总体住院期间母乳喂养率和持续时间可能有所提高，但由于缺乏在公共区域、工作场所和社区的哺乳支持，多人难以坚持纯母乳喂养或延长母乳喂养时间。良好的母乳喂养宣传与薄弱的母乳喂养支持并存，意味着那些对工作场所、时间、个人所处环境和资源有更多控制权的人（即社会地位较高的人），与那些控制权较弱、资源较少的人相比，更有长时间母乳喂养和纯母乳喂养的可能。不过，美国非裔女性的母乳喂养率还是有所提高的。美国疾病控制与预防中心 2013 年发布的一份"病率和死亡率周报"中显示，2000—2008 年，黑种人和白种人间母乳喂养启动和 6 个月持续母乳喂养时间的差距显著缩小。但当今我们生存和居住的环境，在母乳喂养方面存在着巨大差异，这与孕产妇的年龄、种族、收入、教育、婚姻状况和肥胖等都相关。总体而言，数据表明即使母乳喂养越来越被人们认可和接受，许多父母仍无法实施。全球只有不到一半（40%）的 6 个月以下婴儿是纯母乳喂养的。

但是，当我们将处于 19 世纪和 20 世纪工业时代的母乳喂养情况与当前的城市化和工业化社会环境相比较时，会发现女性进入劳动市场的方式存在较大的差异。首先，许多国家已经实行了产假与育婴假，以便怀孕的父母，甚至是非怀孕的父母（如收养）有更多的时间陪伴他们年幼的婴儿。例如，印度刚刚将产假政策从 12 周延长至 26 周，而加拿大则在 15 周产假基础上增加了 35 周育婴假，假期可由父母双方分配。其次，更多的证据证实了配方奶喂养的风险，让父母会优先考虑母乳喂养。最后，便携式吸奶器则为持续母乳喂养提供了便利，甚至恢复工作后也可以纯母乳喂养。尽管在过去的几十年中，这些因素都是促进母乳喂养启动和持续的重要因素，但吸乳器的作用仍值得关注。

和过去共享喂养技术(包括共享哺乳、乳母喂养、动物奶和配方奶喂养)一样,吸奶器再次提供了一种工具,通过共享资源实现喂养平等。电动吸奶器让女性的生物需求可以独立于社会环境。这样做不仅能提高灵活性延长母乳喂养的时间,而且这种乳汁存储方式再次为共享母乳提供了可能,减少了母乳喂养父母与孩子间身体联结的依赖性。吸奶器的普及率很难用常规的母乳喂养调查问题来确定,这些调查会问及喂养人乳还是配方奶,而不是乳汁的来源或分娩方式。《婴儿喂养实践研究 Ⅱ》(the Infant Feeding Practices Study Ⅱ)是美国一项全国性调查,收集了 2005—2007 年的数据,探讨女性的吸乳情况。Labiner-Wolfe 及其同事发现,大多数女性有挤出乳汁的经历,但大约 1/4 的女性会定期挤出母乳,且随着婴儿年龄的增长,这一人群数量在减少。由此很容易会得出吸奶可以增加职场女性的母乳喂养时间,但实际上,唯一一项对此进行探究的研究表明,吸奶对职场女性母乳喂养时间没有影响。但是,这项研究使用的"婴儿喂养实践调查"数据是在 2010 年的《平价法案》(Patient Acceptability and Affordable Care Act,ACA)之前收集的。ACA 规定,保险公司应向所有女性提供吸奶器,女性所在工作单位应提供专门吸奶场所和时间,将吸奶常规化,并进一步增加单位内外的吸奶器使用率。

而今天,共享母乳流行率的确定变得更加困难。目前已记载的 3 种共享母乳的方式为:①将母乳捐赠给人乳库,人乳库统一进行检测、汇集、巴氏消毒和分配,主要是供应重症监护病房的患儿或早产儿;②认识的朋友、家人间或陌生人间的私人分享母乳;③向公司或个人出售自己的母乳。全球许多国家都有人乳库,其中一些国家如巴西,拥有集培训、收集和分配为一体的成熟的人乳库组织系统。然而,并非所有国家都有或允许经营人乳库。例如,在伊斯兰传统中被同一人乳汁喂养的婴儿不能结婚,也就使需要汇聚多人乳汁的人乳库无法执行。私人母乳分享行为在增加,至少有 50 个国家或地区都建立了基于互联网的母乳免费共享网站,并由医疗护理人员在捐赠和接受人间进行协调,以及在朋友、家人和熟人的社交网络中,通过吸奶和交叉喂养的方式共享人乳。与人乳库不同,私人母乳分享不可控,因为没有对捐赠母亲进行正式的筛查检测,也没有验证乳汁是否污染的方法,只能靠捐赠者和接受者自行确认交换的安全性。

以营利为目的的人乳销售引发了极大的关注,因为与从人乳库或熟人捐赠者所获得的人乳不同,来自非正规渠道的人乳存在着很大的安全风险。与乳制品一样,人乳商品化会使卖方为了增加利润而稀释或改变人乳成分,导致质量降低,或者剥削那些佣金低廉或弱势群体的女性来"生产"产品。同乳母喂养一样,母乳商品化的风险是让人乳资源集中在上层阶级,而那些选择权较少的人只能出售母乳或获得不健康捐赠者的人乳。虽然独立化的人乳打开了商品化大门,它也让女性回归工作或恢复独立社交活动的同时可以继续母乳喂养。正如 Kate Boyer 所说:"如果我们一开始就断言运输母乳是喂养看护的基础,那么又如何解释由吸奶器和移动母乳开拓的新护理领域? 首先,它体现了跨越地域和社交领域的延伸,也就是我们通常所理解的亲密接触互动的范围,所能延伸达到的广度。"在包括专业育儿机构、双收入家庭和作为主要监护人的非孕父母的护理框架中,文化灵活性再次深入其中。对配方奶喂养风险的日益了解及通过社交媒体分享个人信息成为常态时,让我们重拾类似狩猎采集者时期实践的想法,在这一时期,因信任建立起的小群体,克服传统社会障碍和公共卫生问题,建立共享母乳的伙伴关系。

▶ 五、未来的挑战:母乳喂养难题

在积极努力促进和支持母乳喂养的过程中,我们有时却无法为照护者提供支持。确实,很多人争论,我们更多地在宣传母乳喂养对婴儿健康的好处上,让产妇及他人产生哺乳的想法,却很少提供真实、可操作的方法帮助照护者克服面临的困难,以便能将纯母乳喂养持续至几个月以后。例如,很少对不提供吸奶场所的单位进行处罚,也就意味职工权利有限的单位实施有利于母乳喂养政策的可能性很低。这种不对等可能是为什么不同种族、收入和其他状态指标下的母乳喂养率存在着显著差异的原因。一篇关于母乳喂养女性生活和经验的报纸专栏中总结到,许多女性的困难源于在工作和母亲角色间的平衡,以及将保证家人健康和看护的大部分责任归于女性的性别不平等问题。

2016 年,《柳叶刀》(The Lancet)杂志发表的一项研究也指出,女性不应为母乳喂养的成功或失败承担全部责任，因为"她的母乳喂养能力在很大程度上取决于所在地区的环境和支持力度。政府和社会有更大的责任制定社区政策和计划来支持女性"。同样，最近一篇叙述性文献综述确定了与创造母乳喂养有利环境相关因素的主题，并揭示了在个人层面以外的整个社会生态环境中开展干预措施的持续性需要。

一项关于母乳喂养女性生活和经验的调查揭示了两个重要却矛盾的现实，可以帮助改变这种模式的母乳喂养率，且体现出由种族、收入和教育程度产生的差异。首先，要使母乳喂养成功，母婴必须在一起；其次，母亲必须与婴儿在一起通常会加剧性别不平等，从而破坏女性的经济保障以及政治社会地位。尽管美国和世界范围内母乳喂养的促进工作都取得了进展，但仍有一个一直存在的重要问题：我们提供的社会解决方案很难协调好哺乳的生物学要求和那些仍在工作且社会活动活跃的母乳喂养父母的生活。对于经济和社会资源较少的女性和家庭来说，应对这两个现实的挑战会更难。

社会普遍对母乳喂养好处的认同，但同时又缺乏对工作中的父母和公共场所母乳喂养的社会支持，这两者之间的矛盾构成了母乳喂养的难题。当大多数人了解并相信母乳喂养更健康想要尝试，却发现哺乳或具体喂养非常困难时，这个难题就爆发了，因此他们放弃直接哺乳或过早地将母乳挤出或喂养配方奶。实际上，吸奶器已成为这种母乳喂养难题的一种解决方法。英国学者Johnson及其同事的研究表明，女性使用吸奶器是因为可以有助于克服来自不同的文化压力和在成为一名好母乳喂养的母亲、工人和伴侣时所经历的矛盾。他们总结道："许多女性喂养婴儿是一个平衡不同需求、寻找解决方案并在困难的环境中做出选择的问题。"就像历史上人乳补充剂的使用一样，吸奶器让母亲和其他哺乳者更容易与孩子独立开，而且扩大了婴儿喂养人员的圈子，促进了共享育儿。与过去的乳母喂养一样，吸奶器让母亲可以恢复工作和利用各种机会来优化自身和家庭的资源。一项对《美国婴儿喂养习惯调查Ⅱ》（*Infant Feeding Practices Survey Ⅱ*）的数据进行分析的研究发现，使用吸奶器最常见的原因是可以让他人帮忙喂养（该调查中不含有"工作原因"的选项）；第二个常见原因是可以在紧急情况下提供母乳补给。

Hrdy曾提醒我们，在人类存在的大多数时间里，人类和非人类的母亲都在致力于将生产和生育的责任相结合，工作与母性的结合始终需要权衡取舍。母亲要么随时看护婴儿，以高精力的付出和低效率为代价……或者找一位看护者来照顾宝宝。但是，对于现代母亲而言，新形式是将工作和生育生活分离开。与远古美洲虎出没的森林、跨越沙漠去坚果树林采集相比，后工业社会母亲工作的工厂、实验室和办公室与育儿的兼容性可能更低。

尽管公共卫生在促进、保护和支持母乳喂养方面做出了努力，但职工父母的照护难题及公共场所母乳喂养所带来的困难，正持续导致母乳喂养率的下降，特别是低收入的女性。保护、促进和支持母乳喂养的下一步工作就是必须解决这一难题。

看护和有偿劳动：解决难题

过多关注母乳的营养成分会分散我们的注意力，而忽略了母乳喂养是一种养育方式。Van Esterik和O'Connor写道："二元思维的倾向让我们经常会把生物学与文化区分开。"我们在学术和实践上都产生了分裂主义，并且将整体分割成碎片。作者叙述了一个四步还原理论过程，即将"养育（灵活的社会关系）转化为营养物（固定的物理事实）"（专栏2-4）。这个简化的过程让我们的视线聚集在把母乳视为婴儿的最佳营养品，而不是专注于把母乳喂养作为一种养育方式。

专栏2-4　　分割整体：婴儿需要的不只是食物，还有养育
步骤1：将更宽泛的真理（养育）分割为更容易研究且看似最重要的东西（喂养）。
步骤2：将既是社交也是身体行为的喂养，分割为物理组成部分（食物）。
步骤3：将这种食物分割为通用性的乳汁，忘记了这种物质是因人而异的，以及在喂养过程是不断变化的。
步骤4：将通用下的乳汁分割为各种营养成分，不要把它视为活性抗菌、抗炎和免疫调节的"神奇汤药"。

（引自：Van Esterik P，O'Connor RA.The dance of nurture：negotiating infant feeding.New York，NY：Berghahn Books；2017）

喂养作为养育的一方面具有某些特征，是看护具体形式的一部分，是有性别差异的，是真实的劳动，并且没有报酬。这些特征相互影响，并且共同影响母亲和其他养育者的实践和经验。

Mann曾提醒我们，看护他人本身就存在价值，不仅因为它可以改善健康结局："具体看护是一种社会伦理,将个人和社会道德理解为看护关系与人类社会的紧密联结。看护也是个人承担照料他人身体工作的一套实践……藉由自己的身体……最后,看护……是一种值得选择的美德,因为在它使我们成为了最完整的人类。"

她还认为,母乳喂养就像友情一样,为我们提供了:"必要的环境,以学习如何通过他人做好事情。看护关系,特别是在抚育子女和分娩时期建立起的关系,是最有价值的,因为这种关系形成了一个重要的结构,我们通过这一结构学习以他人为中心的思想和行为,同时也成为我们自己行动和过好生活的有利条件。"

这种对于母乳喂养父母的益处通常在一些促进母乳喂养的著作或活动中被忽略。

讽刺的是,看护这种积极向上的活动,在社会上存在性别差异。也就是说,无论历史或是现在,如母亲、女儿、姐妹等女性角色,通常被要求负责大多数看护活动,甚至并非是生物性必需的活动。这种社会性别差异的看护产生了几个重要的后果:①因为看护工作通常是无偿的并由女性承担,因此相比有偿工作,看护工作获得的社会资源较少,社会地位也较低;②社会地位和资源的失衡掩盖了看护对于个人、家庭和社会的价值;③当履行这一无偿职责导致或要求女性以失去事业或就业机会为代价时,女性安全的保障会可能受到影响;④性别歧视有可能使父母为女同性恋、男同性恋、双性恋、跨性别者、双性人的群体,特别是男性或变性人,在谁来看护和喂养婴儿的问题上产生疑惑(专栏 2-5)。

专栏 2-5　变性人的母乳喂养

《变性人健康》(*Transgender Health*)杂志 2018 年发表的一篇病例报道中记录了一例 30 岁变性女性"纯母乳喂养 6 周"的过程。期间随访时,该婴儿的儿科医生表示孩子的生长、进食和排便习惯都发育正常。由于担心乳量不足,母亲在第 6 周开始在母乳喂养基础上每天添加 4~8 盎司(116~232ml)配方奶。本文投稿时,婴儿近 6 月龄。母亲在配方奶喂养基础上继续补充母乳,同时还在继续沿用"她"的药物治疗方案。这个案例颠覆了我们的一些传统观念,包括哪些人有生物能力进行母乳喂养和有意愿母乳喂养,以及家庭如何安排看护角色和责任。

　　(引自:Reisman T, Goldstein Z. Case report: induced lactation in a transgender woman. Transgender Health. 2018;3(1):24-26)

Mulford 实际上想要说明,母乳喂养这一种

"极度看护"是项真正的劳动,需要体力和情感上的输出。与 Mann 所述相似,Mulford 指出母乳喂养是一项看护工作,一部分是因为母亲用自己的身体给婴儿提供保护和食物,并由此产生的亲密关系:

"婴儿吸吮母亲乳房的这种看护的身体接触是非常隐私的,母亲和孩子之间活动、放松、供应和睡眠的时间节奏也彼此相连的。哺乳的生理功能吸收了看护者的营养储备,改变了她的荷尔蒙特征和身体形态,影响了她的生育能力和精神状态,并对她的近远期健康产生了积极的影响。"

但是,我们常常忽视劳动力对社会福祉所作的贡献。无偿看护在全世界各地都普遍存在。截至 2015 年,美国 40% 的 1 岁以下婴儿的母亲没有进入劳动力市场。此外,根据家庭看护者联盟报告的数据,每年有超过 4 000 万人为成人或儿童提供看护,协助其日常生活或医疗保健,且看护者中约 2/3 是女性。作为主要看护提供人群,女性看护者的看护时间高于男性看护者(21.5 小时/周 *vs.*17.4 小时/周)。这个问题是全球性的。经济合作与发展组织(Organization for Economic Co-operation and Development,OECD)(以下简称"经合组织")认为,无偿看护中的性别不平等反映了有偿劳动及其福利的性别不平等。

"时间是有限资源,可以分配给劳动和休闲,生产和生育活动,有偿和无偿工作。女性无偿看护的时间增加 1 分钟就意味着她在劳动市场或教育、职业技能上投资的时间少 1 分钟。"

在低收入国家,看护中的性别不平等情况更严重,因此与高收入国家的女性相比,低收入、中低收入和中高收入国家女性的看护工作时间高于男性,主要是因为在高收入国家,看护工作中男性的角色越来越重要。女性进行无偿看护的时间越多,受雇的可能性就越小,即使被雇用,也更可能被安排兼职、低收入或不安全的职位。最终,无偿看护都会降低工作和退休期间的收入。OECD 的报告表明,大多数女性无法负担看护工作外包的高额费用,歧视性政策和社会规范都助长了无偿看护中的性别不平等。

看护和母乳喂养的经济价值在很大程度上仍是无法衡量和不可见的。家庭看护者联盟估算,看护工作在美国市场中的货币价值为 4 700 亿美元。普华永道(Price Waterhouse)进行了一项研究,对澳大利亚经济中无偿照料的价值进行了评估,

结论为无偿育儿的真实经济价值为3 450亿美元,成为了澳大利亚最大的产业。作者认为,"计算"看护的价值很重要,原因有以下几个:①强调了这项工作对社会的重要性;②有助于深入了解女性的劳动价值和社会劳动分工;③为政策和社会投资决策提供数据。他们总结道:"问题在于如何确保在政策和投资决策中平衡这种无偿经济的要求及其为社会创造的价值。"

在发达国家和发展中国家进行的几项研究,对人乳生产的经济价值进行了估算。澳大利亚的经济研究学者Julie Smith认为,这项重要的评估可以:"①强调母乳喂养范围及其价值;②承认女性对社会的特殊贡献;③突出其对经济利益的重要性;④有助于进行更准确的公共政策分析和制定更健全的经济与卫生政策"。她以北美人乳库出售的人乳价格为基础,对澳大利亚、挪威和美国的人乳价值进行了分析,据估计,挪威的人乳生产价值为10亿美元,美国为450亿美元,澳大利亚为36亿美元。但该预估值远低于母乳的实际生物生产潜能,因为研究是基于母乳喂养率计算的,Smith估计,美国和澳大利亚损失了约60%的潜在人乳产出,挪威损失了40%。

看护对社会经济和社会价值,表明了看护者持续完成这项工作的重要性,即使他们同时从事有偿劳动力,其看护工作也依然重要。但是,大多数社会和社区却在能同时做到这两者上设置了障碍。例如,美国大多数员工在生育后不久就要恢复工作,并且无法在职场获得带薪,甚至无薪的育儿假。母亲及其他看护者进行看护、喂养和有偿工作时,必须要将工作的公共世界与家庭和看护的私人世界从概念上和空间上分开。这样无疑会使母亲和其他看护者的生活复杂化,因为要将公众和私人领域完全分开并不容易。身为父母的看护者在工作期间,孩子和泌乳仍会存在。生活在社会为我们制定的规则框架里是很难的,总会有问题从框架中渗透出来。

自从克林顿政府于1993年通过家庭和医疗休假法以来,除了ACA(2010)规定了拥有50名以上员工的单位要为哺乳员工提供时间和空间外,美国尚未通过任何帮助满足员工家庭和工作需求的重大联邦决议。此外,只有"公平劳动标准法案"(fair labor standards act,FLSA)中的非豁免员工,即每周工作40小时且合法加班者,才受到ACA的保护。FLSA未覆盖的女性可能会受到州法律的保护。相关政策和措施的缺乏,让许多父母更难应对职场和家庭间相互竞争的需求和责任,并削弱了个人和家庭的经济保障。

对人乳生产价值的整体核算可能会影响政府对食品、配方奶和护理资金投入政策的制定。Smith指出,美国在减少低收入家庭婴儿配方奶使用成本的项目上花费了大量公共资源,这些资金是可见的。但是人乳的价值和成本却不可见。Smith写道:

"如果母乳的价值在诸如GDP之类的经济统计数据中更为明显,则更多的资金就可能被优先用于更具成本效益的母乳喂养项目,进而增加母乳喂养率,扩大人乳产量。此类项目可能包括实施通过医院限制不道德营销的'爱婴医院倡议',为同伴咨询或专业医疗哺乳支持提供资金或实行带薪产假,并要求单位提供母乳喂养场所。"

支持在职父母和看护人员的政策、常规和规范是解决难题的关键,因为对女性的经济安全至关重要的是工作,而不是婚姻。一项关于美国1960—1990年30年间女性贫困原因变化的研究显示,女性贫困原因发生了显著的变化。在美国,女性摆脱贫困的方式,从前是婚姻,而今天则是有偿工作。作者总结道,数据清楚地表明"用婚姻解决女性贫困的方法已经过时,这是20世纪50年代的方法,而在当今不能解决问题。其次,它并非是种族中立的策略,因为从统计上看,它对有色人种的女性可能不太有利。但是,工作本身并不能消除贫困。相反,此类工作必须提供体面的工资和福利……抚养子女的女性面临最大的贫困风险,部分原因是无法兼顾家务与带薪工作。"这一新现实突出了对相关支持政策的需求,即需要将生育和生产角色及抚育儿童,并且在经济上取得成功更好地融合。这些策略不仅是好政策,而且"对人类生活至关重要……同时也是一种利用公共资金减少贫困的更有效的方式"。

围绕女性财富和贫穷处境的这种变化不仅仅发生在美国,可能同样存在于许多国家。Leib和Thistle的研究分析表明,从婚姻转向工作的变迁来源于女性就业机会的改善,包括体面的工资和福利以及就业歧视的减少。这些情况并非美国独有,而是值得全世界支持的情况。以实际经济安全为代价选择母乳喂养是"苏菲的选择",或是在两个不相容选项之间的选择。

这个难题很棘手,因为对于一个健全的社会,看护和有偿工作都至关重要,因为需要有人关爱孩子,帮助养育聪明、健康、品行端正的下一代;需要人来照顾患者或弱势群体;也需要人们从事有偿工作来维持生活和社会的正常发展。为了解决这一难题,我们必须努力达成一致的社会观念,认同母乳喂养是一项具有社会价值的活动,从自己和人类健康的角度考虑都值得进行母乳喂养,让婴儿父母参与职场工作也是有价值的,且社会有共同抚养孩子的责任。为母乳喂养付出的劳动及获得的乐趣及其经济和社会价值,都呼吁相关政策和投资,以认可和支持这种价值和参与母乳喂养的人群。Oakley 和 O'Connor 提出从看护的道德伦理方面制定社会政策,即承认所有人从生命的开始到结束及人生的某个时刻都会需要被照顾,因此看护是有社会价值的,社会应分担个人的看护责任。社会政策应着眼于确保看护工作的进行和对看护者的报酬方面。但是,制定看护奖励政策和做法时,需考虑到母乳喂养是一种养育形式,父母双方在养育时间分配中可能是不平等的。

▶ 六、小结

婴儿喂养实践的这段简短历史中揭示了 7 个重要主题,包括在实际生活中人们在不同文化、时间和地点下如何喂养和护理婴儿的方式。这些主题表明,人类的文化终究是不能被排斥的。我们具有生物上的复杂性和社会适应力,并且我们围绕婴儿喂养和护理,已经创建了多种形式的育儿方式和文化习俗。被社会文化接受的喂养方式会随着时间而改变,今天,大多数人都会对直接用奶牛的乳房喂养婴儿感到震惊。取而代之,大众接受的是用机器从女性乳房吸出乳汁并装进瓶子后来喂养婴儿。如今,以互联网为基础的非官方母乳共享在一些社区中越来越受欢迎,但许多公共卫生部门仍未予以推荐。不过,正如我们在本章中所探讨的,几千年来,母乳共享一直是我们喂养实践的一部分。

如今,配方奶、母乳共享和吸奶器都是不同的喂养方式,可以使除了父母之外的人也可以喂养婴儿,让母亲和其他看护者能够与婴儿分离,同时扩大了喂养参与者的圈子,也让人回想起历史上某些地方曾出现过,至今仍在世界广泛进行的泌乳前期喂养的文化价值。尽管我们不断讨论母乳外的食物对婴儿的危害,但母亲和其他看护者必须在替代喂养策略的风险与扩大儿童看护人员

的范围以及能够离家上班的社会利益之间取得平衡。从这个角度来看,配方奶既有健康风险又有社会价值,而母乳喂养则是既有健康益处又有社会风险。从看护价值的角度看,母乳喂养具有真正的社会价值。在这个方程式中,添加的变量越多,风险收益的计算也就越复杂。

我们经常只看到人乳的营养价值,因此低估了其总体价值,这使得我们在推进母乳喂养工作时,只是将母乳作为最佳和最营养的食物进行宣传。人乳商品化既有积极影响,也有消极影响。积极的一面是,提高了母乳对人类健康价值的认知,以及母亲和其他看护者对母乳喂养或哺乳的意愿,这一意愿促使了吸奶器和母乳共享的产生,并可能增加母乳喂养婴儿的比例。不利的一面是,只看到母乳的营养价值会导致在评估配方奶的风险和母乳喂养的益处时,只从健康角度来衡量,而忽略了前文所述的社会风险收益计算。人乳的商品化也会导致人乳提供者的商品化,就像历史上的奴隶喂养、有偿的乳母喂养及现今专门收购女性母乳的公司一样。这些做法是不纯粹的母乳喂养,它掩盖了母乳喂养具体看护工作的现实,仍然是无偿的、被社会低估的主要看护人群,给女性带来了挑战、制约和不良后果。

具体看护中的母乳喂养具有性别特性和社会风险,忽视这些会导致两个不良后果。首先,许多想要母乳喂养的人,特别是想要将看护与工作相结合的母亲和其他看护者,仍没有获得顺利完成母乳喂养所需的体制和规范的支持。历史告诉我们,母亲一直没有从职场退出,决定她们的喂养和育儿方式的是包括母乳喂养替代方式在内的相关支持和资源,例如今天的吸奶器、混合喂养和过早断奶和历史早期的乳母喂养及各种形式的乳制品喂养。工作的需要让我们的关注点重新回到扩大婴儿看护人员范围及支持安全喂养的策略上。

社会阶级则是一个一直令人困扰的主题,它将资源集中在顶层,并且让只有顶层社会的女性或家庭才能按最理想的喂养方式喂养婴儿,而对于底层的人则很难采用当时社会认为的"最佳"喂养方式。当富裕的女性雇用乳母时,乳母自己的婴儿有时会因缺少母乳而死亡,则这一问题就会突显。在富裕女性的地位开始提高,而母乳喂养成为"贫穷女性"所做的事情时,就会出现类似情况。今天,地位较高女性的母乳喂养率开始上

升，她们能够负担得起吸奶器的费用，可以在私人办公室工作因而吸奶更容易，可以从事一份稳定的工作，还可以享受产假。

尽管时空一直在变化，但有一点会越来越清晰，那就是婴儿必须喂养，但不一定要在乳房上哺乳。从古到今，甚至将来，人乳代用品将持续被人群广泛地使用。母乳喂养实际上不是一种"不可撼动的力量"，也不能阻碍历史发展的车轮，经济、社会、人口和政治变革对个人、家庭和社区喂养婴儿的方式产生了巨大影响。但是，母乳喂养最终幸存下来了，尽管比率不断起伏变化，但即使不是最有价值的，也仍然是一种有价值的儿童喂养和抚育的方式。仅就这一点，我们就应该问"为什么"。是什么使这种具体的抚育形式得以留存？是母乳的营养价值吗？是因为母乳喂养可以挽救生命并改善人类健康吗？是因为抚育和护理是人性的一部分吗？是因为养育婴儿为母亲和其他看护者提供了精神上的满足吗？是有生物学的渴望吗？是保护、促进和支持母乳喂养政策的作用吗？另外，如何进一步优化？看护人员经验的质量如何？纯母乳喂养程度或持续时间？乳汁供应？如何回答这些问题来推进相关政策、项目和倡导工作，对未来的母乳喂养及母乳喂养方式会产生重要影响。

▶ 七、关键知识点

1. 被社会文化所接受的婴儿喂养方式会随着时间而改变。

2. 父母们一直致力于扩大抚育婴儿的圈子，寻求更多关爱、照顾和喂养孩子的人。

3. 我们一直致力于人乳商品化的实践，主要评估人乳的能量和营养价值，过分强调健康益处，但可能是以牺牲喂养的其他潜在价值为代价的。

4. 泌乳和母乳喂养与性别相关，这种相关性对我们期望哪些人群来承担看护工作，以及看护他人对看护者自身的影响有负面效应。

5. 女性一直有外出工作帮助维持家庭经济状况的需求，通过对家庭的贡献影响家庭的温饱情况及如何养育子女。

6. 等级社会结构将资源集中在社会顶部，让只有顶层社会的女性或家庭才能按最理想的喂养方式喂养婴儿，而对于底端阶层的人则很难采用当时社会认为的"最佳"喂养方式。

（张馨月　译　高雪莲　校）

参考文献

Akre JE, Gribble KD, Minchin M. Milk sharing: from private practice to public pursuit. *Int Breastfeed J*. 2011;6(1):8–10.

American Academy of Pediatrics. Report of the task force on the scientific evidence relating to infant-feeding practices and infant health: executive summary. *Pediatrics*. 1984;74(4):579–583.

Apple RD. *Mothers and medicine: a social history of infant feeding, 1890–1950*. Madison: University of Wisconsin Press; 1987.

Bain K. The incidence of breast feeding in hospitals in the United States. *Pediatrics*. 1948;2(3):313–320.

Boyer K. Of care and commodities: breast milk and the new politics of mobile biosubstances. *Prog Hum Geogr*. 2010;34(1):5–20.

Brown A. Breastfeeding as a public health responsibility: a review of the evidence. *J Hum Nutr Diet*. 2017;30(6):759–770.

Campbell L. Wet-nurses in early modern England: some evidence from the Townshend archive. *Med Hist*. 1989;33(3):360–370.

Centers for Disease Control and Prevention. Progress in increasing breastfeeding and reducing racial/ethnic differences—United States, 2000–2008 births. *MMWR Morb Mortal Wkly Rep*. 2013;62(5):77–80.

Devitt N. The statistical case for elimination of the midwife: fact versus prejudice, 1890–1935 (part 1). *Women Health*. 1979;4(1):81–96.

Duranti S, Lugli GA, Mancabelli L, et al. Maternal inheritance of bifidobacterial communities and bifidophages in infants through vertical transmission. *Microbiome*. 2017;5(1):66–79.

Edmond KM, Kirkwood BR, Amenga-Etego S, et al. Effect of early infant feeding practices on infection-specific neonatal mortality: an investigation of the causal links with observational data from rural Ghana. *Am J Clin Nutr*. 2007;86(4):1126–1131.

Ferrant G, Pesando LM, Nowacka K. Unpaid care work: the missing link in the analysis of gender gaps in labour outcomes [Issues paper]. 2014. OECD Development Centre. Available at: https://www.oecd.org/dev/development-gender/Unpaid_care_work.pdf. Accessed March 1, 2018.

Fortin J. *Formula for Disaster: UNICEF Documentary*. 2007. Available at: https://www.youtube.com/watch?v=3PBtb-UDhEc. Accessed March 1, 2018.

Garland J, Rich MB. Duration of breast feeding: a comparative study. *N Engl J Med*. 1930;203(26):1279–1282.

Gerrard JW. Breast-feeding: second thoughts. *Pediatrics*. 1974;54(6):757–764.

Ghaly M. Human milk-based industry in the Muslim world: religioethical challenges. *Breastfeed Med*. 2018;13(S1):S28–S29.

Glazier MM. Comparing the breast-fed and the bottle-fed infant. *N Engl J Med*. 1930;203(13):626–631.

Greer FR, Apple RD. Physicians, formula companies, and advertising: a historical perspective. *Am J Dis Child*. 1991;145(3):282–286.

Hassiotou F, Beltran A, Chetwynd E, et al. Breastmilk is a novel source of stem cells with multilineage differentiation potential. *Stem Cells*. 2012;30(10):2164–2174.

Hendershot GE. Trends in breast-feeding. *Pediatrics*. 1984;74(4):591–602.

Hewlett BS. Diverse contexts of human infancy cross cultural TOC. In: Ember CEM, ed. *Cross-cultural research: The journal of comparative social science*. Upper Saddle River, NJ: Prentice Hall;1996:1–30.

Hinde K, Skibiel AL, Foster AB, et al. Cortisol in mother's milk across lactation reflects maternal life history and predicts infant temperament. *Behav Ecol*. 2015;26(1):269–281.

Hrdy SB. *Mother nature: maternal instincts and how they shape the human species*. New York, NY: Ballantine Books; 2000.

Hrdy SB. *Mothers and others: the evolutionary origins of mutual understanding.* Cambridge, MA: Harvard University Press; 2009.

Hyer M. Church council backs boycott of Nestle Company. *Washington Post.* November 10, 1978.

Jelliffe DB. Commerciogenic malnutrition? Time for a dialogue. *Food Technol.* 1971;25(2):199–205.

Johnson S, Leeming D, Lyttle S, et al. Empowerment or regulation? Exploring the implications of women's perspectives on pumping and expressing breast milk. In: *5th Breastfeeding and Feminism Symposium: Informing Public Health Approaches.* Greensboro, NC; 2010. Available at: http://eprints.hud.ac.uk/id/eprint/31363/. Accessed March 1, 2018.

Jordan B. Authoritative knowledge and its constuction. In: Davis-Floyd RE, Sargent C, eds. *Childbirth and authoritative knowledge: cross-cultural perspectives.* Oakland, CA: University of California Press; 1997.

Jordan B. Technology and social interaction: notes on the achievement of authoritative knowledge in complex settings. *Talent Dev Excell.* 2014;6(1):96–132.

Katzer D, Pauli L, Mueller A, et al. Melatonin concentrations and antioxidative capacity of human breast milk according to gestational age and the time of day. *J Hum Lact.* 2016;32(4): NP105–NP110.

Konner M. Hunter-gatherer infancy and childhood: the !Kung and others. In: Hewlett BS, Lamb ME, eds. *Hunter-gatherer childhoods: evolutionary, developmental, and cultural perspectives.* New Brunswick, NJ: Aldine Transaction; 2005:19–64.

Labiner-Wolfe J, Fein SB, Shealy KR, et al. Prevalence of breast milk expression and associated factors. *Pediatrics.* 2008;122(suppl 2):S63–S68.

Latham M. The case against Nestle: statement before the Governing Board National Council of Churches in New York on 3 November, 1978. In: Menon L, Fazal A, Amin S, Siew S, eds. *The breastfeeding movement: a sourcebook.* Penang, Malaysia: World Alliance for Breastfeeding Action; 2003:51–54.

Lieb H, Thistle S. The changing impact of marriage, motherhood and work on women's poverty. *J Women Polit Policy.* 2006;27(3–4):5–22.

Mann HS. Breastfeeding as embodied care: on its goodness, awfulness, and irreducible pleasure. In: Hall Smith P, Labbok M, eds. *Breastfeeding, social justice, and equity.* Amarillo, TX: Praeclarus Press; 2017:19–26.

Mead Johnson [Advertisement]. *JAMA.* 1930;95:22.

Miller SA, Chopra JG. Problems with human milk and infant formulas. *Pediatrics.* 1984;74(4):639–647.

Mirkovic KR, Perrine CG, Scanlon KS, et al. Maternity leave duration and full-time/part-time work status are associated with U.S. mothers' ability to meet breastfeeding intentions. *J Hum Lact.* 2014;30(4):416–419.

Mulford C. "Are we there yet?" Breastfeeding as a gauge of carework by mothers. In: Hall Smith P, Hausman BL, Labbok M, eds. *Beyond health, beyond choice: breastfeeding constraints and realities.* New Brunswick, NJ: Rutgers University Press; 2012:123–132.

Muller M. *The baby killer: a war on want investigation into the promotion and sale of powdered baby milks in the Third World.* London, UK: War on Want; 1974. Available at: https://waronwant.org/resources/baby-killer. Accessed March 1, 2018.

Oakley K, O'Connor J. *The Routledge companion to the cultural industries.* New York, NY: Routledge; 2015.

O'Sullivan EJ, Geraghty SR, Rasmussen KM. Informal human milk sharing: a qualitative exploration of the attitudes and experiences of mothers. *J Hum Lact.* 2016;32(3):416–424.

Palmquist AE, Doehler K. Human milk sharing practices in the US. *Matern Child Nutr.* 2016;12(2):278–290.

Pérez-Escamilla R. Breastfeeding and the nutritional transition in the Latin American and Caribbean region: a success story? *Cadernos de Saude Publica.* 2003;19:S119–S127.

Powe CE, Knott CD, Conklin-Brittain N. Infant sex predicts breast milk energy content. *Am J Human Biol.* 2010;22(1):50–54.

Raina SK, Mengi V, Singh G. Determinants of prelacteal feeding among infants of RS Pura block of Jammu and Kashmir, India. *J Fam Med Prim Care.* 2012;1(1):27–29.

Rawick GP, ed. *The American slave: a composite autobiography.* Series 2, Vol. 1. Westport, CT: Greenwood Press; 1979: 285–289.

Reisman T, Goldstein Z. Case report: induced lactation in a transgender woman. *Transgender Health.* 2018;3(1):24–26.

Reyes-Foster BM, Carter SK, Hinojosa MS. Milk sharing in practice: a descriptive analysis of peer breastmilk sharing. *Breastfeed Med.* 2015;10(5):263–269.

Rollins NC, Bhandari N, Hajeebhoy N, et al. Why invest, and what it will take to improve breastfeeding practices? *Lancet.* 2016;387(10017):491–504.

Rotch TM. An historical sketch of the development of percentage feeding. *New York Med J.* 1907;85:532–537.

Satcher DS. From the Surgeon General: DHHS blueprint for action on breastfeeding. *Public Health Rep.* 2001;116:72–73.

Simopoulos AP, Grave GD. Factors associated with the choice and duration of infant-feeding practice. *Pediatrics.* 1984; 74(4):603–614.

Smith JP. "Lost milk?" Counting the economic value of breast milk in gross domestic product. *J Hum Lact.* 2013;29(4):537–546.

Smith LC, Ramakrishnan U, Ndiaye A, Haddad LJ, Martorell R. *The importance of women's status for child nutrition in developing countries* [Abstract number 131]. Washington DC: International Food Policy Research Institute; 2003. Available at: http://www.ifpri.org/publication/importance-womens-status-child-nutrition-developing-countries. Accessed March 1, 2018.

Smith P. Breastfeeding and the status of women. In: Hall Smith P, Labbok M, eds. *It takes a village: the role of the greater community in inspiring and empowering women to breastfeed.* Amarillo, TX: Praeclarus Press; 2015:36–43.

Smith P, Hausman BL, Labbok M. Breastfeeding promotion through gender equity: a theoretical perspective for public health practice. In: Hall Smith P, Hausman BL, Labbok M, eds. *Beyond health, beyond choice: breastfeeding constraints and realities.* New Brunswick, NJ: Rutgers University Press; 2012:25–35.

Starr P. *The social transformation of American medicine: the rise of a sovereign profession and the making of a vast industry.* New York, NY: Basic Books; 1982.

Tanovic D. *Tigers* [Film]. India/France/United Kingdom. Cinemorphic Pvt Ltd, Sikhya Entertainment Pvt Ltd, A.S.A.P. Films; 2014.

Thorpe J, Tyson R, Neilsen N. Understanding the unpaid economy. 2017. Available at: https://www.pwc.com.au/australia-in-transition/publications/understanding-the-unpaid-economy-mar17.pdf. Accessed March 1, 2018.

United Nations. Millennium development goals. 2015a. Available at: http://www.un.org/millenniumgoals/. Accessed March 1, 2018.

United Nations. Transforming our world: the 2030 agenda for sustainable development. 2015b. Available at: https://sustainabledevelopment.un.org/post2015/transformingourworld#. Accessed March 1, 2018.

United Nations International Children's Emergency Fund. Innocenti Declaration on the Protection, Promotion and Support of Breastfeeding. 1990. Available at: https://www.unicef.org/programme/breastfeeding/innocenti.htm. Accessed March 1, 2018.

United Nations International Children's Emergency Fund. Committing to child survival: a promise renewed. Progress report 2012. Available at: https://www.unicef.org/eapro/A_Promise_Renewed_Report_2012.pdf. Accessed March 1, 2018.

United States Breastfeeding Committee. Statement on infant/young child feeding in emergencies. 2011. Available at: http://www.usbreastfeeding.org/publications. Accessed March 1, 2018.

United States Congress. Patient Protection and Affordable Care Act Health-Related portions of the Health Care and Education Reconciliation Act of 2010. Amended 2010. Available at: http://housedocs.house.gov/energycommerce/ppacacon.pdf. Accessed March 1, 2018.

United States Department of Health and Human Services. The Surgeon General's workshop on breastfeeding and human lactation. Publication No HRS-D-MC 84-2. 1984. Available at: https://profiles.nlm.nih.gov/NN/B/C/G/F/. Accessed March 1, 2018.

United States Department of Health and Human Services. Followup report: The Surgeon General's workshop on breastfeeding and human lactation. Publication No HRS-D-MC 85-2. 1985. Available at: https://profiles.nlm.nih.gov/ps/access/NNBCTH.pdf. Accessed March 1, 2018.

United States Department of Health and Human Services. *Surgeon General's call to action to support breastfeeding and human lactation*. Washington DC: U.S. Department of Health and Human Services, Office of the Surgeon General; 2011.

United States Department of Health and Human Services. Women's preventative services; required health plan coverage guidelines. 2018. Available at: https://www.hrsa.gov/womens-guidelines/index.html. Accessed December 1, 2018.

Valenze D. *Milk: a local and global history*. New Haven, CT: Yale University Press; 2011.

Van Esterik P, O'Connor RA. *The dance of nurture: negotiating infant feeding*. New York, NY: Berghahn Books; 2017.

Walker M. *Still selling out mothers & babies: marketing of breast milk substitutes in the USA*. Bethesda, MD: National Alliance of Breastfeeding Advocacy; 2007.

Weinberg FR. Infant feeding through the ages. *Can Fam Physician*. 1993;39:2016–2020.

West E, Knight RJ. Mothers' milk: slavery, wet-nursing, and black and white women in the Antebellum South. *J South Hist*. 2017;83(1):37–68.

Wickes IG. A history of infant feeding: part I: primitive peoples; ancient works; Renaissance writers. *Arch Dis Child*. 1953a;28(138):151–158.

Wickes IG. A history of infant feeding: part II: seventeenth and eighteenth centuries. *Arch Dis Child*. 1953b;28(139):232–240.

Wickes IG. A history of infant feeding: part III: eighteenth and nineteenth century writers. *Arch Dis Child*. 1953c;28(140):332–340.

Wilson E, Perrin MT, Fogelman A, et al. The intricacies of induced lactation for same sex mothers of an adopted child. *J Hum Lact*. 2015;31(1):64–67.

Witkowska-Zimny M, Kaminska-El-Hassan E. Cells of human breast milk. *Cell Mol Biol Lett*. 2017;22(1):11.

Wolf JH. *Don't kill your baby: public health and the decline of breastfeeding in the nineteenth and twentieth centuries*. Columbus, OH: Ohio State University Press; 2001.

World Alliance for Breastfeeding Action. Breastfeeding: a key to sustainable development: UNICEF and WHO joint message for World Breastfeeding Week. 2016. Available at: http://waba.org.my/archive/breastfeeding-a-key-to-sustainable-development-unicef-world-breastfeeding-week-2016-message/. Accessed August 12, 2019.

World Breastfeeding Week. Breastfeeding: a key to sustainable development. August 1, 2016. Available at: http://worldbreastfeedingweek.org/2016/. Accessed March 1, 2018.

World Health Assembly. Infant nutrition and breast-feeding. 1974. Available at: http://apps.who.int/iris/handle/10665/92534. Accessed March 1, 2018.

World Health Organization. International code of marketing of breast-milk substitutes. 1981. Available at: http://www.who.int/nutrition/publications/infantfeeding/9241541601/en/. Accessed March 1, 2018.

World Health Organization. Global strategy on infant and young child feeding. 2003. Available at: http://apps.who.int/iris/bitstream/10665/42590/1/9241562218.pdf?ua=1&ua=1. Accessed March 1, 2018.

World Health Organization. Guiding principles for feeding infants and young children during emergencies. 2004. Available at:http://www.searo.who.int/entity/emergencies/documents/guiding_principles_for_feeding_infants_and_young_children_during_emergencies.pdf?ua=1. Accessed March 1, 2018.

World Health Organization. Baby-Friendly Hospital Initiative: ten steps to successful breastfeeding revised. 2018. Available at: http://www.who.int/nutrition/bfhi/ten-steps/en/. Accessed October 1, 2018.

World Health Organization, United Nations International Children's Emergency Fund. Tracking progress for breastfeeding policies and programmes: global breastfeeding scorecard. 2017. Available at: http://www.who.int/nutrition/publications/infant-feeding/global-bf-scorecard-2017/en/. Accessed March 1, 2018.

Wright AL, Schanler RJ. The resurgence of breastfeeding at the end of the second millennium. *J Nutr*. 2001;131(2):421S–425S.

Yourkavitch J, Rasmussen KM, Pence BW, et al. Early, regular breast-milk pumping may lead to early breast-milk feeding cessation. *Public Health Nutr*. 2018;21(9):1726–1736.

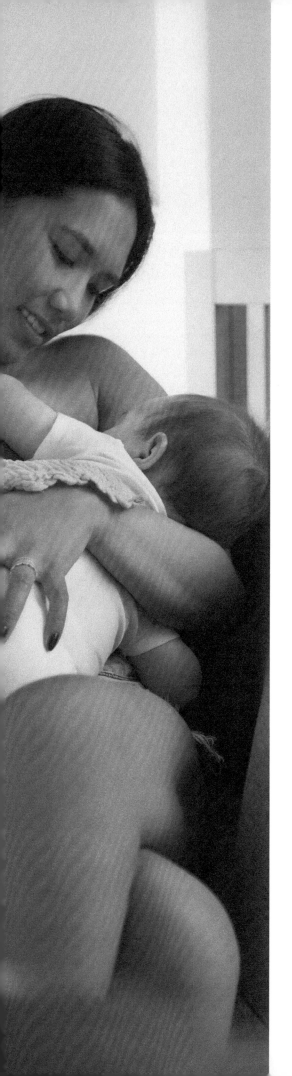

第二部分
解剖学和生理学

第三章　乳房解剖学与泌乳生理学⋯⋯⋯⋯⋯ 41
第四章　母乳的成分及特异性⋯⋯⋯⋯⋯⋯ 70
第五章　药物治疗与母乳喂养⋯⋯⋯⋯⋯⋯ 104
第六章　病毒感染与母乳喂养⋯⋯⋯⋯⋯⋯ 129

　　妊娠结束后,妈妈们会通过乳汁继续为婴儿提供营养、促进发育。这段时期能量、营养因子、免疫因子、细胞会在乳房聚集、合成并储存。母乳,作为一种对母婴及社会都有益的流动的液体,在整个哺乳期中不断变化,以满足婴儿的营养、发育和免疫需求。没有任何一种人工营养替代物能够像母乳一样,为婴儿提供如此全面丰富的营养和保护。哪些药物或病毒感染可能对母乳喂养的婴儿有风险?本部分内容将进行阐明,大多数药物在哺乳期可以使用。大多数病毒和细菌(HIV 除外)能够刺激母体生成抗体并通过乳汁传递给婴儿,起到保护作用。科学家还在试图通过对母乳细胞的研究,找到 HIV 病毒的相关线索,以解开艾滋病悲剧的神秘面纱。

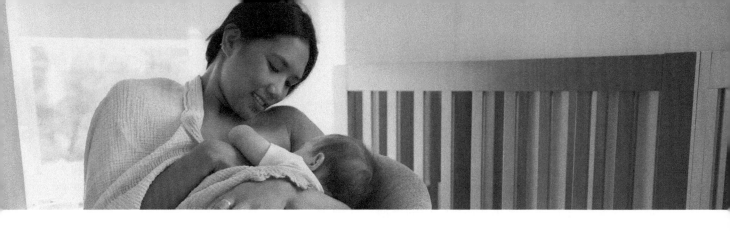

第三章
乳房解剖学与泌乳生理学

▶ 一、概述

医护人员应当了解女性乳房的解剖结构及乳汁生成的生理学机制,同时也需要了解婴儿口腔独特的解剖结构及吸吮的生理机制。虽然解剖结构应该是固定不变的,但高分辨率的超声检测方法的应用使乳房内部结构清晰可见,极大地改变了我们之前对解剖结构的认知理念。

本章分为两部分,分别聚焦母亲和婴儿。与人体其他系统一样,泌乳也存在着解剖学(形态)和生理学(功能)之间的相关性。虽然泌乳功能会因乳腺形态学的改变而改变,但乳腺的形态改变并不能完全阐释其功能。比如,乳房的大小并不能预测泌乳潜能,实际上,泌乳量的决定因素是婴儿的胃口(乳汁排出情况),而不是妈妈的泌乳能力。超声技术是一种简便的非侵入技术,能够让我们更好地观察和评估哺乳期乳房的结构与功能。乳腺发育周期可分为4个阶段:乳腺发育期,泌乳启动期[泌乳 I 期(乳腺分化期)、泌乳 II 期(乳腺活化期)],乳汁生成期和乳腺退化期。

▶ 二、乳腺发育期

与其他器官系统不同,乳腺系统从出生到青春期、妊娠期、哺乳期表现出显著的大小、形状和功能的变化。拉丁语中乳房一词"mamae"就是指婴儿饥饿时呼唤"mamma"而命名的。在各种不同文化中,女性乳房都不只有一个功能,它们兼

具了吸引成年异性及喂养婴儿的作用。本章的第一部分将聚焦哺乳期妈妈,描述乳房从胚胎到成年期的发育过程,乳腺的解剖结构、孕期和哺乳期乳房变化及影响泌乳启动过程的激素。

乳腺发育期(mammogenesis)始于胚胎早期,在妊娠第4~5周,在胚胎腹面从腋下到腹股沟形成两条平行的原始乳基,这两条原始乳基在胚胎第5周左右形成乳腺嵴或乳线。乳线嵴或乳线实际上是胚胎腹外侧局部的上皮细胞增厚(乳脊阶段),持续到胚胎期7~8周,同时向内生长进入胸壁。在12~16周,这些细胞进一步分化形成乳头和乳晕的平滑肌。与此同时,上皮细胞继续发育形成乳腺芽孢,然后增殖分化形成树状结构的上皮分支,最终成为腺泡结构。

胎盘性激素进入胎儿血液循环,刺激分支的上皮组织形成管道,这一过程持续到胎儿32周左右。在胎儿的32~40周,含有初乳的小叶 - 腺泡结构开始发育。在此期间,胎儿乳腺组织的体积增加到之前的4倍,乳头和乳晕进一步发育并开始色素沉着。新生儿出生后,乳腺组织可能会分泌初乳类液体(所谓的巫师奶,"Witch's milk"),最长可持续3~4周。早产儿不会出现乳腺结节或分泌初乳的事实,这表明宫内环境对乳房发育至关重要。

出生后,婴儿乳房继续发育、导管结构成熟和退化,直到大约2岁时乳房停止活动。儿童期的乳腺发育非常有限。而在青春期,即10~12岁的

女孩,在雌激素、催乳素、黄体激素、FSH(卵泡刺激素)和生长激素的作用下乳腺进一步发育。初级和次级导管生长和分支,形成棒状的终末端芽孢,这与下丘脑 - 垂体 - 卵巢轴的初始功能形成有关。这些芽孢继续发育成新的分支及腺泡芽中间的小导管,之后成为成年女性乳房中的腺泡,也被称为终末端导管腺泡组织(terminal ductule lobular units,TDLU)。每个月经周期中的卵泡期和排卵期,导管组织会增殖和快速生长,并在黄体末期达到峰值,之后退化。每个排卵周期时卵巢类固醇激素(主要是孕酮)的峰值都能够刺激乳腺的进一步快速发育,但乳腺结构的这种发育在周期结束后不会恢复到之前的状态。青春期前的乳房外伤、切口或放射性治疗,会影响乳腺芽孢结构的生长发育,导致乳腺组织发育不良,并可能对未来的泌乳产生影响,如儿童期的放射治疗可能导致成年后的泌乳不足问题。

只有在妊娠期,乳腺功能才发育完善,孕期乳房增大、乳头色素沉着加深。在孕期和哺乳期,除子宫外,没有其他任何器官像乳房一样出现如此巨大变化。女性乳腺能继续生成新的芽孢结构直至 35 岁左右。除了孕酮,催乳素和人胎盘催乳素也对于乳腺的最终发育和分化非常重要。

▶ 三、乳房结构

成熟乳腺组织的基本单位是腺泡,由导管末端的分泌型腺泡单位构成。每个腺泡上的分泌细胞外都有肌上皮细胞包围,肌上皮细胞的收缩形成喷乳反射,将乳汁挤入导管中。导管自外胚层向内生长,并在妊娠32周左右形成管道。各分支导管逐渐合并形成大导管,但分支导管之间没有直接连接(图 3-1)。图 3-2 显示了哺乳期乳房的超声影像,其中乳导管中的乳汁清晰可见。这些导管像树根一样不规律地缠绕在一起,很难通过手术分离。

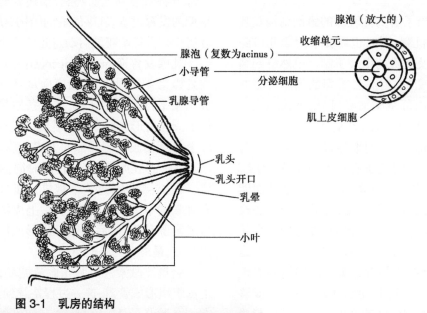

图 3-1 乳房的结构

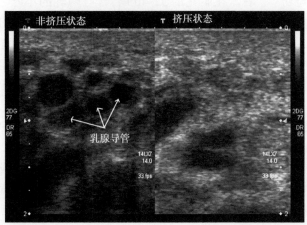

图 3-2 超声影像下显示了充满乳汁的乳腺导管(哺乳 10 个月)

(引自:Geddes DT.Ultrasound imaging of the lactating breast:methodology and application.Int Breastfeed J.2009;4:4)

每侧乳房具有多个导管开口,有时也称乳孔。导管靠近乳头附近是由复层鳞状上皮细胞组成的,而远端由柱状上皮细胞和富含血管的结缔组织组成。

腺泡或泌乳组织由单层上皮细胞组成,周围有很多支持结构,包括引起喷乳反射的肌上皮细胞及结缔组织。乳汁由分泌细胞持续分泌并储存在腺泡腔内,直到肌上皮细胞收缩引发喷乳反射,将乳汁喷出。

乳腺导管不会在乳头和乳晕下方膨大形成乳窦(旧观点)。图 3-3 显示了单根乳导管的对比浊化造影,确认主乳管在分支进入乳腺导管前并没有膨大形成乳窦结构。但在喷乳反射过程中,乳腺管会扩张以便让乳汁流向乳头开口。每侧乳房有 15~25 个互相交织分布的乳腺叶,每个乳腺叶包含 10~100 个腺泡。

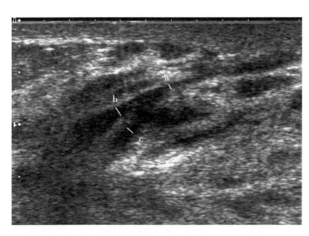

图 3-3　单个乳腺导管及其分支网络(即一个乳腺叶)的对比浊化造影

(引自:Geddes DT.The use of ultrasound to identify milk ejection in women-tips and pitfalls.Int Breastfeed J. 2009 ;4 :5)

乳腺小叶间及周围围绕着一层厚厚的脂肪。这些脂肪组织的含量在不同女性之间,差异巨大,某些人的脂肪组织高达乳房的一半。但脂肪组织的多少,并不影响乳房的储存容积和乳汁合成能力。

皮下深层组织与皮肤真皮层之间由乳房悬韧带(或称为库珀韧带)连接(图 3-4)。乳房的结构很大程度上是乳腺周围及穿越其间的纤维组织构成的。乳腺组织沿胸大肌外侧向腋下延伸的部分,被称为腋尾(图 3-5)。成年女性每侧乳房的平均重量为 150~200g,哺乳期重量翻倍达到 400~500g(约重 1 磅)。哺乳期开始后 6~9 个月,乳房大小

稍有缩小,但泌乳量保持不变,尚不确定是由于脂肪组织动员,还是由于乳腺组织的泌乳效率提升所致。

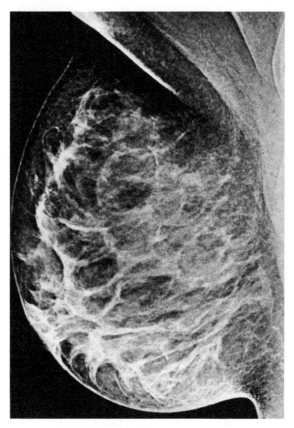

图 3-4　以密度曲线显示的乳房悬韧带

(引自:Kopans DB.Breast imaging.Philadelphia,PA:Lippincott;1989)

乳房具有丰富的血管,血液供应主要源于乳腺内侧的胸廓内动脉(60%)和胸外侧动脉(30%)。乳房也具有大量的淋巴管,大多数流向腋窝淋巴结,肋间后动脉为乳腺提供其余的血液供应。乳房静脉跟随动脉走向,并向腋下引流。乳腺淋巴管较多,多数淋巴管沿乳导管的方向并在乳头附近汇合,在乳晕下方形成乳晕下丛。

乳房的神经分布,来自于第 2~6 肋间神经。其中,第 4 肋间神经穿透乳腺后侧(左乳在 4 点钟方向,右乳在 8 点钟方向),是乳头和乳晕区域的主要感觉支配神经。乳房的知觉能力分布不均衡,乳晕区域最为敏感,而乳晕周围皮肤的敏感度则降低,乳头本身最不敏感。乳房较大的女性与乳房小的女性比较,局部敏感度较低。乳房较小或中等大小的女性中,未有妊娠史者的乳头乳晕区更为敏感。第 4 肋间神经在到达乳头和乳晕区之

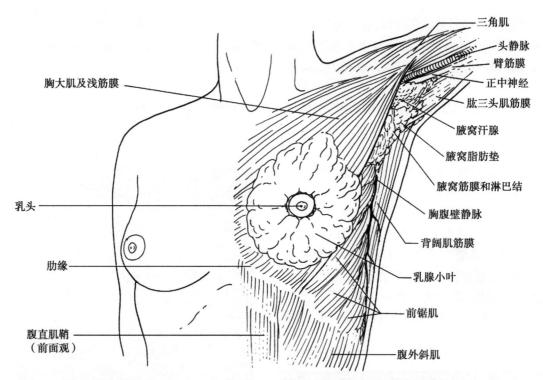

胸大肌及浅筋膜

三角肌
头静脉
臂筋膜
正中神经
肱三头肌筋膜
腋窝汗腺
腋窝脂肪垫
腋窝筋膜和淋巴结
胸腹壁静脉
背阔肌筋膜
乳腺小叶
前锯肌
腹外斜肌

乳头

肋缘

腹直肌鞘
（前面观）

图 3-5　前胸解剖图，显示乳腺小叶位于胸大肌前，向腋窝方向延伸。包括腋窝浅表淋巴结和汗腺
（引自：Clemente CD.Anatomy：a regional atlas of the human body.Philadelphia，PA：Lea & Febiger；1978）

前，开始上行至皮肤浅表位置。达到乳晕区后，分为 5 个分支，1 支向中央区，2 支向上，2 支向下。最下方的分支左侧在 5 点钟方向、右侧在 7 点钟方向进入乳晕区。这根神经的任何损伤都可能导致乳房的部分感觉缺失。如果最下方的分支被切断，则乳母将丧失乳头和乳晕的全部知觉。

乳房中央的平滑皮肤区域分化形成乳头，乳腺导管就在此开口。某些乳导管在开口处汇合，因此从乳头表面可以看到约 9 个开口，但不清楚是否所有乳导管都是开放的，或是盲端，即不与外界联通。例如，Cooper 在哺乳期女性尸体上发现了 7~12 个明显的乳导管开口，而通过插管能够发现多达 22 个导管。

乳导管细小、位置浅表，容易受压变形，在喷乳反射时导管直径增加。乳头突出呈小圆柱体，表皮有色素沉着，皮肤微皱，位于第 4 肋间、乳房中央略低的位置。乳头周围是乳晕，乳头和乳晕都含有勃起型平滑肌。乳头乳晕外周有毛囊，但在乳头乳晕区内没有毛囊分布。乳头和乳晕内的平滑肌收缩可导致乳头变硬突起见彩图 1~3。

（一）乳头大小

哺乳期女性乳晕的平均直径为 6.4cm，产后最初几天显著增加，第 3 天泌乳启动时尤其明显。

乳头突出部分平均直径为 1.6cm，长度 0.7cm。孕期乳头直径从 9.5 mm 增加至 11.5mm，当然由于乳头突出程度的不同，难以准确测量。但现有的研究显示，哺乳期女性乳头尺寸相对恒定，Ziemer 的结果为平均直径 16mm，Ramsay 与 Kent 等测量为 16mm，Hoover 测量结果为 17.5mm。Wilson-Clay 和 Hoover 发现，乳头特别大的女性母乳喂养时会有更多问题，特别是泌乳不足，可能是由于产后早期含接问题，影响了足量泌乳的建立。

（二）乳晕腺体

乳晕区内有蒙氏结节，其中含有乳腺腺体和皮脂腺，统称为乳晕腺体（areolar glands，AG）。部分乳晕腺体（图 3-6）是真正的乳腺腺体，其导管和分泌实体组织与开口于乳头尖端的乳腺腺体是完全一样的，因此，乳晕腺体应当属于乳腺组织和乳房组织整体的一部分，但此观点在解剖学上一直有争议。而从进化论角度看，有趣的是，恒河猴并不具备乳晕腺体。

不同女性的乳晕腺体数量差异显著，Schaal 等的研究中（n=29）除 1 人外，其他人都有乳晕腺体，而 Doucet 等的研究中（n=121）有 4 位女性无乳晕腺体。关于每个乳房的乳晕腺体的平均数量，Schaal 的研究结果为 8.9 个（范围为 0~38 个），而

Doucet 的结果为 10.39 个(范围为 0~48.5 个)。但上述两项研究一致认为,乳晕腺体的数量与乳晕大小无关,且两侧乳房乳晕腺体数量相当。乳晕腺体在乳晕的上外侧分布更多,这也是婴儿鼻子最常接触的方向。在 Schaal 等的研究中,1/5 的哺乳期女性描述曾目睹乳晕腺体中有分泌液体流出,Doucet 的研究的 121 例中有 34 例收集到乳晕腺体分泌的液体(图 3-6)。

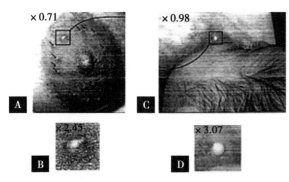

图 3-6 乳晕腺体
A. 乳晕照片(左乳,产后 3 天),箭头显示的皮肤结构就是乳晕腺体(相对突起,颜色与周围皮肤色素不同);B. 乳晕腺体放大 2.5 倍;C. 哺乳时,乳晕腺体产生乳汁样液体;D. 放大 3 倍视图显示乳晕腺体上的分泌液滴
[引自:Schaal et al.Human breast areolae as scent organs:morphological data and possibel involvement in maternal-neonatal coadaptation. Dev Psychobiol.2006 ;48(2):100-110. 经 John Wiley & Sons,Inc. 许可重印]

乳晕腺体的存在及数量对于母乳喂养的重要性,可能超过了我们的想象。乳晕腺体较多的母亲,其新生儿在出生后最初几天体重增长更多,能更快地含接并更有效地吸吮。此外,泌乳启动更快;而且母亲的产次也有影响:即乳晕腺体较少的初产妇,其新生儿在出生后前 3 天的体重丢失最多。因此,可以推断乳晕腺体是气味形成器官,乳晕腺体的分泌液体能对新生儿产生感官刺激,帮助其寻找乳头,这对于初产妇更有意义,因为初产妇没有经产妇的经验,不会帮助婴儿含接;同时,乳晕腺体还能帮助婴儿有效刺激乳头,增加初乳摄入量,最终增加新生儿的存活机会。

(三)个体差异

受遗传学影响,不同女性乳房的颜色、大小、形状及在胸壁的位置都有差异。乳腺小叶在一个乳房内、同一个体的两侧乳房及不同女性之间,也存在大小的区别。不仅如此,两侧乳房的不对称也是常见现象,通常左侧乳房比右侧大。乳晕和

乳头颜色因肤色不同,也有差异,白皮肤女性的乳头呈粉红色,肤色浅黑的女性乳头呈棕色,而深色皮肤的女性乳头乳晕呈黑色。

多乳症(polymastia)在人群中的发生率为 0.22%~6%,女性更常见。一般副乳组织沿着胚胎乳腺嵴(从腋窝到腹股沟)发育,退化不完整时会残留乳腺组织,包括多余乳头(多乳头症)和 / 或多乳腺症,偶尔可伴随肾脏或尿道异常。总体来说,完整的乳腺组织残留很罕见,但在腋窝或胸壁位置的副乳头最常见(彩图 21)。

乳头挤压试验中,乳头无法完全突出的情况(图 3-12,将在本章后文中详述)在初产妇中很见。初次妊娠期间,乳头突出情况不佳的比例达 10%~35%。随着妊娠期的进展,乳头会逐渐突出,到产褥期,大多数产妇乳头突出程度较好。每次妊娠和哺乳后,乳头突出情况都会较之前改善。但乳头是否突出与母乳喂养困难的相关性不大。因为,哺乳时婴儿会同时将乳头连同周围的乳腺组织一起拉长形成“奶嘴”,而不仅仅是含住乳头,因此乳头的实际形状不是首要因素。

乳头内陷的发生率为 1.7%~3%,通常是双侧凹陷(87%)。Park 及其同事的研究发现,乳头凹陷的女性中,96% 是脐型凹陷(中心凹陷),仅 4% 是内陷(真性凹陷)。虽然真性凹陷并不常见,但其治疗相对困难。最新的系统综述显示,采取保护乳导管的非手术方法或导管损伤性的治疗方法处理乳头凹陷的证据质量级别较低,但如果母亲有母乳喂养意愿,建议选择非手术性方法。如果是单侧凹陷,母亲可使用另一侧乳房哺乳,乳头内陷的一侧乳房可以佩戴硅胶乳盾后喂奶,乳盾有利于婴儿含接和有效吸吮。孕期(37 周起)到哺乳期阶段,还可使用 Supple Cups,通过持续轻柔地牵拉,逐渐改善乳头凹陷或扁平的情况。有时,严重的乳头凹陷会降低乳汁的有效移出,则可能需要给婴儿补充喂养。乳头内陷时,初次哺乳可能相对困难,但婴儿频繁的吸吮能改善乳头凹陷情况,使后续哺乳更加容易。关于乳头异常详见第十章“乳房相关问题”。

▶ 四、妊娠期

妊娠期乳房逐渐变大,皮肤显得较薄,静脉更为明显。乳头乳晕复合体也增加,根据泰国一项 56 例女性的队列研究,乳头平均长度从(9.3 ± 1.5)mm 增长至(11.2 ± 1.8)mm,直径从(13.6 ± 1.8)mm 增

加至(15.9±2.3)mm(*P*<0.001);乳晕直径从(37.9±8.9)mm 增加至(50.1±10.9)mm,平均增幅分别为(1.9±1.2)mm、(2.4±1.2)mm、(12.3±6.1)mm。乳晕色素沉着更加明显,蒙氏腺增大。

孕期血清激素会刺激乳房发育:乳头发育与血清催乳素水平相关,乳晕发育与胎盘生乳素相关。雌激素和孕酮也会影响孕期的乳腺发育,雌激素促进导管系统的增殖分化,而孕酮促进乳腺叶、乳腺小叶和腺泡的体积增大。促肾上腺皮质激素(ACTH)和生长激素与催乳素和孕酮协同作用,共同促进乳腺发育。

孕期乳房的增长个体差异较大。有研究纳入了 8 位妊娠期女性,结果发现大多数女性在孕期乳房是逐渐增大的,但其中 1 位在孕 10~15 周出现快速增长,之后就基本没有变化;而另一位在孕期没有明显的乳房增大。一项较新的研究,使用 3D 乳房表面成像方法检测了孕期乳房体积变化,结果显示无论乳房初始体积大小如何,孕期的乳房体积平均增幅为 96ml。

(一) 泌乳启动期

从孕期到哺乳期的过渡阶段称为泌乳启动期(lactogenesis)。妊娠前半段,主要是乳导管系统的生长增殖及乳腺小叶进一步形成;而妊娠后半段,乳腺小叶和腺泡的分泌活动增加,且由于初乳的累积,腺泡体积增大膨胀。即使在孕 16 周时妊娠终止,也能启动泌乳,如果存在副乳,副乳也可能出现肿胀。分娩前后,会出现新一波有丝分裂,乳腺总 DNA 水平上升。

从妊娠中期到晚期,乳腺开始具有分泌乳汁能力,这一阶段称为泌乳启动 I 期(表 3-1)。在泌乳启动 I 期[又称乳腺分化期(secretory differentiation)]乳房体积增大,乳腺腺泡的上皮细胞分化成为乳汁生成的分泌细胞。脂肪滴在分泌细胞中累积,血液中的乳糖和 α- 乳清蛋白水平增加。小乳滴穿过细胞膜进入乳导管(图 3-7)。

表 3-1　泌乳的不同阶段	
乳腺发育期(mammogenesis)	■ 乳腺增长;体积和重量增加 ■ 雌激素和孕酮作用下,乳腺导管和腺体组织分化
泌乳启动 I 期(lactogenesis I)(孕中期到产后第 2 天)	■ 孕中期到孕晚期开始乳汁合成 ■ 乳腺上皮细胞分化为分泌细胞 ■ 催乳素刺激乳腺分泌细胞合成乳汁
泌乳启动 II 期(lactogenesis II)(产后第 3~8 天)	■ 乳腺细胞细胞旁路关闭(图 3-8) ■ 母体孕酮水平迅速下降,触发泌乳启动 II 期 ■ 乳汁大量合成和分泌 ■ 乳房充盈、温度升高 ■ 泌乳从内分泌控制转为自分泌控制
乳汁生成期(galactopoiesis)(产后第 9 天至乳腺退化期开始)	■ 泌乳建立后的维持 ■ 自分泌控制(供需平衡) ■ 产后 6~9 个月乳房体积缩小
乳腺退化期(involution)(末次哺乳后 40 天左右)	■ 常规辅食添加 ■ 泌乳抑制肽积聚并抑制泌乳 ■ 乳汁钠离子水平升高

续表

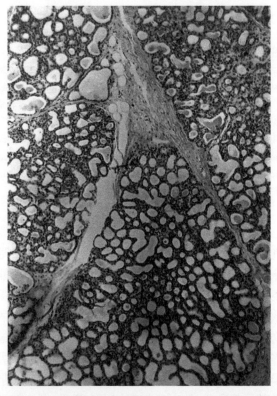

图 3-7 腺泡分泌细胞分泌乳汁,乳汁呈小液滴状,穿过细胞膜进入腺泡的乳导管(经 Victor B.Eichler,PhD. 授权)

大量泌乳的启动发生在产后的泌乳启动 II 期(产后第 2 或 3 天至第 8 天)。泌乳启动 II 期[又称乳腺活化期(secretory activation)]内,一般在产后 38~98 小时乳汁生成量急速增加,然后又突然转为相对稳定。泌乳启动 II 期因母亲胎盘娩出后血清孕酮(可能还包括雌激素)水平的急速下降而触发。泌乳启动 II 期时,腺泡中分泌细胞间的致密联接关闭,引起一系列细胞代谢的变化,使乳汁中的钠、氯、蛋白质水平迅速下降,而乳糖和乳汁脂肪水平上升。在泌乳启动前(产后最初第 3~4 天),乳腺分泌细胞的间隙较大;而在哺乳期,乳腺

分泌细胞间出现楔形蛋白质,称为致密联接或桥粒,关闭了细胞旁路,使各种生化物质无法通过(图 3-8)。

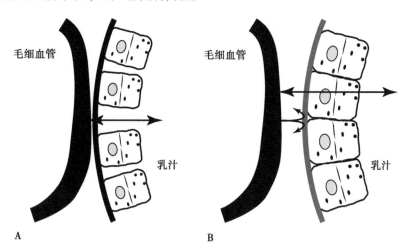

图 3-8 乳腺分泌细胞间的细胞旁路
A. 产后最初 4 天泌乳启动前,乳腺分泌细胞间的细胞旁路处于开放状态;
B. 产后 14 天后泌乳启动后,细胞旁路关闭
(引自:Hale TW. Medications and mother's milk. 9th ed. Amarillo, TX:Pharmasoft;2000)

这些细胞致密联接的形成发生于大量泌乳生成的启动过程之前。乳腺活化期(完全泌乳)启动时,会发生以下必要的激素变化:

(1)孕酮水平下降。

(2)垂体前叶释放催乳素以促进泌乳启动和乳汁生成。

(3)婴儿或吸乳器帮助排空乳房中的乳汁。

(4)垂体后叶释放催产素(至少在产后 3 天时)。

乳腺退化期是在断奶阶段乳房逐渐清除过多的分泌型上皮细胞的过程,包含两个步骤:首先是分泌型上皮细胞死亡,然后是被脂肪细胞代替。乳腺的泌乳功能与细胞凋亡机制相类似,细胞凋亡是一种程序化死亡的机制。

(二)泌乳启动Ⅱ期 / 乳腺活化期的延迟

并非所有人都能够在产后第 3~4 天经历泌乳启动,某些情况下常会出现泌乳延迟或失败(表 3-2),因此,我们需要更好地探索引起乳腺活化过程延迟的相关生物化学或内分泌机制。有研究认为,产后 3 天或 3 天内乳汁中的高钠水平与可能出现的母乳喂养问题和泌乳退化等明显相关。泌乳Ⅱ期延迟与母亲肥胖及母婴分离有关。在产后持续进行母婴皮肤接触的机构中,产妇乳腺活化的启动显著早于美国大多数普通的产后病房。详见第十一章母乳喂养婴儿摄入量低的母婴因素。

表 3-2	泌乳启动延迟或失败的母体因素
影响因素	证据
初产妇	Chapman & Perez-Escamilla,1999,2000;Chen et al.,1998;Dewey et al,2003;Hilson et al.,2004
母亲年龄 >30 岁	Nommsen-Rivers et al.,2010
剖宫产	Chapman & Perez-Escamilla,1999;Dewey et al.,2003;Grajeda & Perez-Escamilla,2002;Sozmen,1992
第二产程过长	Chapman & Perez-Escamilla,1999;Chen et al.,1998;Dewey et al.,2003,Neville,2001
产程中体液负荷	Chantry et al.,2011
1 型或 2 型糖尿病	Hartmann & Cregan,2001;Matias et al.,2014;Neubauer et al.,1993;Oliveiraet al.,2008
分娩镇痛	Hildebrandt,1999;Riordan et al.,2000
肥胖 /BMI	Chapman & Perez-Escamilla,1999;Dewey et al.,2003;Hilson et al.,2004;Nommsen-Rivers et al.,2010;Rasmussen et al.,2001;Rasmussen & Kjolhede,2004

续表

影响因素	证据
多囊卵巢综合征（PCOS）	Marasco et al.,2000；Vanky et al.,2008
妊娠期卵巢黄素囊肿	Betzold et al.,2004；Hoover et al.,2002
胎盘残留	Anderson,2001；Neifert et al.,1981
希恩综合征/产后出血导致的垂体缺血性坏死	Dökmeta et al.,2006；Sert et al.,2003
压力应激（以皮质醇测量值确定）	Chen et al.,1998；Grajeda & Perez-Escamilla,2002
单纯性催乳素缺乏	Iwama et al.,2013
乳房手术,特别是缩乳术	详见第十章"乳房相关问题"；Thibaudeau et al.,2010

（三）激素的影响

胎盘娩出后孕酮水平下降及催乳素持续处于较高水平,触发泌乳启动Ⅱ期。研究者利用放射免疫测定技术,对这些激素在哺乳期的功能进行了研究和阐述。

由一系列激素级联变化介导,乳腺上皮细胞发生程序化改变,导致产后4天左右乳汁快速生成。产后激素变化的特点包括:孕酮下降,催乳素升高,同时与皮质醇、促甲状腺激素、催乳素抑制因子、催产素协同作用,促进泌乳的启动和维持。如果这些激素相互协作受到干扰,如女性因妊娠期卵巢黄素囊肿或多囊卵巢综合征等因素导致睾酮水平过高,泌乳Ⅱ期可能被延迟甚至受抑。

1. 孕酮 孕酮(progesterone)是维持妊娠所必需的激素,在整个孕期都处于较高水平。这种高水平的孕酮会干扰催乳素与腺泡细胞受体水平的功能,使泌乳受到抑制。孕酮对泌乳有强烈抑制作用,即使在产后胎盘碎片残留时,也会使乳腺活化的启动延迟。分娩后,在4天内孕酮水平即下降10倍,这种快速撤退,伴随较高的催乳素水平,则触发泌乳。一旦泌乳启动开始,则由催乳素

维持后续的乳汁合成。

2. 催乳素 催乳素(prolactin)是泌乳启动和维持的必要激素。虽然催产素与喷乳反射更相关,但没有催乳素,则乳汁无法生成。孕期的催乳素由垂体前叶分泌,对于乳腺组织的增殖和细胞分化有重要作用。一系列多肽,包括血管紧张素Ⅱ、促性腺激素释放激素(GnRH)、抗利尿激素等,都能刺激催乳素的释放。在催乳素从非妊娠状态的基线水平(10~20ng/ml)逐渐上升至足月时峰值水平(200~400ng/ml)的过程中,乳腺导管和腺泡逐渐成熟、增殖。

分娩后,孕酮和雌激素水平快速下降,则垂体前叶不再受这两种激素的抑制,因此24小时内的脉冲式释放催乳素7~20次,睡眠时释放得更多,因此如需准确检测催乳素水平,应当一天内连续多次取样。催乳素在保持持续稳定的分泌水平基础上,又有周期性的峰值。由于人胎盘生乳素(HPL)与催乳素竞争性结合乳腺上的受体,产后胎盘娩出后HPL的下降无疑促进了催乳素的作用。图3-9描述了孕期与哺乳期各种激素的变化趋势。

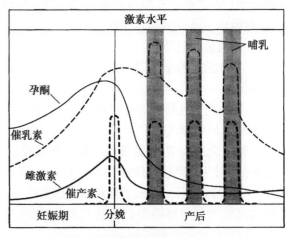

图3-9 孕期和哺乳期激素水平变化
(引自:Love S. Dr. Susan Love's breast book. Boston,MA:Addison-Wesley;1990)

泌乳启动Ⅱ期之后,乳汁分泌由内分泌转为自分泌控制,催乳素分泌仍然受到下丘脑的控制,这主要是一种抑制性控制,即一旦下丘脑与垂体的信号传导被打断,则催乳素水平就会升高。在之后的乳汁生成期,下丘脑根据乳汁排空情况而维持泌乳。当乳头受到刺激、乳汁从乳房中排空,则下丘脑会抑制多巴胺(是一种催乳素抑制因子)的释放,进而刺激催乳素释放,促进乳汁生成。

血浆催乳素水平在产后初期上升速度最快，之后会因乳头刺激的频率、强度、持续时间等因素而波动。血液中的催乳素水平在吸吮刺激下可翻倍，而在哺乳开始后 45 分钟左右可达峰值。如果给乳头涂抹利多卡因阻断其感觉，则催乳素水平不会升高。

产后最初 6 个月内，如果保持规律的母乳喂养，则催乳素可始终维持在高水平。产后 6 个月时，婴儿吸吮仍然能使血浆催乳素水平翻倍。如果母亲产后不进行母乳喂养，催乳素水平会在产后 7 天左右回到非妊娠期水平。

在哺乳期，母体催乳素水平的变化情况如下：

（1）呈现昼夜节律，夜间（睡眠状态下）的水平高于白天。

（2）在整个哺乳期缓慢下降，但只要妈妈继续哺乳，即使持续哺乳数年，催乳素水平也仍然处于较高水平。

（3）婴儿吸吮时催乳素水平上升：哺乳越频繁，血清催乳素水平越高。每 24 小时内哺乳 8 次以上，可避免下次哺乳前催乳素水平的降低。

（4）催乳素水平的高低与泌乳量并不相关，特别是泌乳建立以后，但双胎同时哺乳可使催乳素峰值翻倍。

（5）催乳素能抑制卵巢对促卵泡激素（FSH）的反应，因此可延迟排卵。产后第 1 年无月经的女性与月经规律的女性比较，催乳素水平更高。

（6）催乳素水平与产后乳胀程度无关。

（7）吸烟可使催乳素水平降低，喝啤酒可使催乳素水平升高。

（8）焦虑和精神压力状态下，催乳素水平会上升，而直接哺乳和喷乳反射会因为催产素释放而使妈妈放松。

（9）抑郁的母亲血清催乳素水平较低。

非妊娠期或非哺乳期女性的正常催乳素水平 <20ng/ml。哺乳期女性在产后 10 天时的催乳素平均基线水平为 90ng/ml，之后逐渐下降，在 180 天左右仍维持升高的水平（44.3ng/ml）。产后 180 天内持续无月经的母亲催乳素基线水平（110.0ng/ml）高于 180 天内恢复月经的母亲（70.1ng/ml）。图 3-10 为孕期和哺乳期催乳素水平的变化情况。

乳汁中也有催乳素。催乳素释放到腺泡腔中，对泌乳建立和维持有重要意义。乳汁中的催乳素浓度低于血清浓度，早期过渡乳中浓度最高（约为 43ng/ml），前奶高于后奶。催乳素在早期水性的前奶中浓度较高，可能有利于新生儿小肠液体和电解质的交换。两侧乳房的乳汁催乳素水平相同，而且早晨的乳汁中含量最高。成熟乳中催乳素浓度逐渐降低，但直到产后 40 周断奶时，仍可检测到（约为 11ng/ml）。

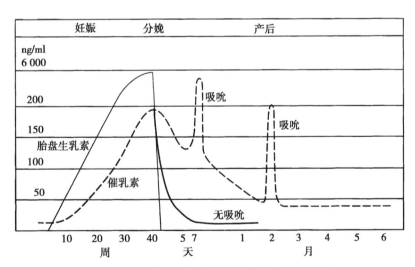

图 3-10　孕期和哺乳期血清人胎盘生乳素与催乳素水平的变化

（引自：Battin D，Marrs RP，Fleiss PM，Mishell DR Jr.Effect of suckling on serum prolactin，luteinizing hormone，follicle-stimulating hormone，and estradiol during prolonged lactation. Obstet Gynecol.1985；65：785-788；Speroff L，Glass RH，Kase NG.Clinical gynecology，endocrinology and infertility.4th ed.Baltimore，MD：Williams & Wilkins；1989；Tyson JE，Hwang P，Guyda H，Friesen HG.Studies of prolactin in human pregnancy.Am J Obstet Gynecol.1972；113：14-20）

De Carvalho 等提出了早期频繁哺乳能更快地增加泌乳量,是由于频繁吸吮刺激了乳腺催乳素受体的增加。因此,每个细胞内的催乳素受体在泌乳初期增加,随后维持不变。

关于早期母乳喂养对催乳素受体的影响,主要基于 Zuppa 等的研究。该研究发现,虽然产后最初 4 天,经产妇的催乳素水平略低于初产妇,但婴儿的母乳摄入量却显著高于初产妇。研究者认为是因为经产妇乳腺的催乳素受体数量更多。这意味着控制泌乳量的关键因素是催乳素受体的数量,而不是血清催乳素的水平。即使催乳素水平较低,但只要有更多的催乳素受体,也能生成足够的乳汁。这一发现也说明了为什么经产妇的新生儿在产后体重增加更快。

3. 皮质醇　皮质醇(cortisol)是体内最主要的一种糖皮质激素,与催乳素协同作用于乳腺。成熟乳中的乳腺上皮细胞只有先暴露于皮质醇和胰岛素之后,才能在催乳素作用下完成最终分化。糖皮质激素由肾上腺分泌,能够在哺乳期调控水分子的跨膜转运。皮质醇水平较高时会出现泌乳延迟。

4. 促甲状腺激素　促甲状腺激素(thyroid-stimulating hormone,TSH)可促进乳腺发育和泌乳,这是一种允许机制,而非调控作用。Dawood 等研究发现产后第 3~5 天血浆 TSH 水平显著上升。

5. 催乳素抑制因子　催乳素抑制因子(prolactin-inhibiting factor,PIF)是一种下丘脑物质,可能就是多巴胺或由多巴胺介导的物质,能刺激多巴胺的释放,因而可抑制催乳素的分泌(多巴胺激动剂)。溴隐亭,是一种抑制泌乳的药物,是典型的多巴胺受体激动剂。而多巴胺拮抗剂则具有相反作用。乳头刺激和乳汁排空能抑制 PIF 和多巴胺的作用,引起催乳素水平上升和乳汁生成。多潘立酮、甲氧氯普胺、吩噻嗪及利血平类药物,能够通过抑制 PIF 增加乳汁生成。

6. 催产素　吸吮刺激能促使垂体后叶释放催产素(oxytocin),引发喷乳反射,喷乳反射是腺泡周围肌上皮细胞的收缩反应,是乳汁排空的必需过程。催产素的释放呈脉冲式,经血液循环输送到乳房后,与肌上皮细胞内的受体结合引起肌上皮细胞收缩,将乳汁从腺泡挤压进入导管,便于婴儿从乳头开口吸出乳汁。喷乳反射发生时,许

多女性能感觉到乳房压力、刺痛或热感,此时的超声扫描可见乳腺导管直径显著增加。泌乳建立后,许多女性在一次哺乳过程中会经历多次喷乳反射。一项纳入了 45 位澳大利亚女性的研究中,88% 能感到首次喷乳反射,但没人能感到后续的喷乳反射。

催产素对泌乳维持有重要作用。在婴儿吸吮或刺激乳房时,催产素以连续脉冲式释放,在乳头接受到刺激后的 1 分钟内,血液中的催产素水平就会上升,在刺激停止后的 6 分钟内,再恢复到基线水平。即使母亲母乳喂养很长时间,在每次哺乳过程中,催产素水平也都如此波动。垂体后叶储存了大量的催产素(3 000~9 000mU),远高于引发泌乳反射的需要量(50~100mU)。

催产素还有一个重要的功能,是促进母体子宫收缩,以控制产后出血并有助于子宫复旧。子宫不仅在哺乳时收缩,在哺乳结束后 20 分钟内仍然会有节律性的收缩,而且产后最初几天的子宫收缩可产生疼痛感,子宫复旧完成后,这种规律性的收缩感可能给母亲带来愉悦。值得注意的是,催产素还有显著外周效应,能扩张外周血液容量,增加血流量,但不升高全身动脉压。因此哺乳时母亲的体温会升高,类似于更年期的潮热。初为人母者经常主诉哺乳时容易口渴,可能与血清催产素水平升高有关。紧急剖宫产或处于应激状态下的母亲在哺乳时,催产素脉冲明显减少。乳房按摩能增加血清催产素水平。

通过催产素的介导,这种神经传入通路一旦建立,母亲仅仅是想到婴儿时,也可能引发喷乳反射。甚至有个别报道,母亲断奶后仍然有自发性泌乳。乳汁合成是下丘脑 - 垂体 - 性腺轴(图 3-11)之间相互作用的结果,过程复杂,也容易受情绪影响而抑制喷乳反射。

妈妈们在哺乳过程中能感受到的放松安宁,部分也是催产素的作用。给大鼠注射催产素能够导致镇静、血压降低、糖皮质激素降低。Groer 和 Davis 的研究发现,哺乳时妈妈对于疼痛和应激的反应性降低。与配方奶喂养的母亲比较,母乳喂养的妈妈感受到的应激值较低。在面对压力时,哺乳与非哺乳的母亲相比,前者促肾上腺皮质激素(ACTH)、皮质醇、血糖水平和去甲肾上腺素水平较低。

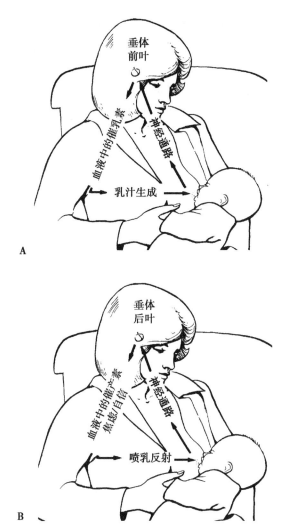

图 3-11　哺乳与催乳素、催产素的相互作用
A. 催乳素释放及其对喷乳反射的影响；B. 催产素的释放与作用

在 Johnstone 和 Amico 检测了补充喂养对催乳素和催产素峰值的影响。结果显示，纯母乳喂养的母亲在整个哺乳期的催产素水平高于给婴儿补充喂养的母亲。纯母乳喂养母亲的催产素水平不仅维持较高水平，而且还会随着母乳喂养的持续进行，继续上升，因此产后 15~24 周时的催产素水平高于产后早期（产后第 2~4 周和第 5~14 周）。恰恰相反，给婴儿添加配方奶的母亲的催产素水平始终较低，不会随喂养时间延长出现峰值。两组产妇的催乳素水平均随着时间延续而逐渐下降。而纯母乳喂养的母亲，在整个研究过程中，各个时间点的催乳素水平都略高。以上研究数据提示，在整个哺乳期，催乳素水平会逐渐下降，而催产素水平持续上升。但如果添加配方奶，则催乳素水平下降会更为显著，而催产素水平将持续较低状态且不能上升。

（四）乳汁生成

随着腺泡细胞间的致密联接关闭（图 3-8）和下丘脑的介导，乳腺细胞在基底面生成乳汁成分，形成小液滴，穿过细胞膜，进入乳腺导管储存（图 3-7）。每次哺乳时的乳汁合成速度不同，从 17~33ml/h。乳汁生成速度与乳房充盈度有关。例如，与每 90 分钟哺乳一次比较，持续 6 小时不哺乳者，乳汁合成速度将显著降低。

血供丰富的分泌细胞从母体血液循环中获取水分、乳糖、氨基酸、脂肪、维生素、矿物质和许多其他物质，用于合成乳汁。孕期储存的脂肪组织，在哺乳期间降解作为乳汁合成的底物。产后第 3~4 天泌乳启动或乳量快速增长时，乳腺腺泡细胞之间的致密联接关闭，则细胞外间隙与腺泡腔不再相通。于是，乳汁中的钠、氯、乳糖的浓度发生变化。此后，肌上皮细胞收缩，促使乳汁喷出时，母亲会感觉乳房紧绷（彩图 3），这种生理反应称为喷乳反射或"奶阵"。

1. 自分泌控制与内分泌控制　此时，泌乳由内分泌控制（激素水平驱动）转为自分泌控制（乳汁排空驱动）。此时，哺乳或不哺乳母亲的初乳分泌量是相似的，但这种情况在产后最初几天之后则完全改变。因此，哺乳并非泌乳启动的主要因素，但对于持续泌乳是必不可少的。从临床的角度看，产后大量泌乳的启动是激素调控的，因而与哺乳与否无关。

2. 泌乳反馈抑制　自分泌调控机制中，泌乳反馈抑制（feedback inhibitor of lactation, FIL）似乎可局部抑制乳汁合成，但其作用机制还不明确，但似乎与乳汁中的某种成分有关，而非依靠乳腺膨胀减缓乳汁的合成和储存。有研究者认为，局部控制乳汁合成可能与腺泡的充盈和排空周期有关。对此机制的深入了解，将有助于临床人员解决泌乳过多或泌乳不足问题。

（五）乳汁生成期

乳汁生成期（galactopoiesis）是泌乳建立后的维持阶段（表 3-1）。乳房不是一个被动的乳汁储存容器，而是由婴儿控制（而非激素控制）的乳汁主动生成器官。乳房中乳汁的排出会促进后续乳汁生成，换言之，乳汁不能充分排空或在乳房中淤积，则会抑制乳汁合成。因此，是婴儿吸吮的有效性和摄入的乳汁量，决定了乳汁生成。乳汁生成能力反映的是婴儿的食欲，而非母亲的泌乳能力，实际上乳房生成乳汁的能力通常是婴儿吸出量的数倍。只要有规律地吸出乳汁，乳腺腺泡细胞则会持续分泌无限量的乳汁。

这种供需平衡现象,是确保泌乳量符合婴儿摄入量需求的一种反馈调节机制。因而,我们经常会说"妈妈哺乳越多,则乳汁就会越多"。但由于泌乳是一个高能耗过程,因此既要避免乳汁生成过量,还要确保在婴儿需要的时候能快速,满足婴儿需求。

有一个病例能够支持这种自分泌控制的理论。该病例在垂体切除后 3 个月时妊娠,在分娩一个健康婴儿后,产妇仍能保证充足的泌乳量,无须为婴儿额外添加配方奶。这种特殊情况的发生,是因为该产妇在第一个孩子断奶后,因合并垂体脓肿使乳汁在孕期仍然继续分泌,因此此例产后泌乳不仅仅是激素的作用,也是由于自分泌控制——乳汁排空的作用。

(六)溢乳

溢乳(galactorrhea)是指在非生理状态下乳汁自发性分泌流出的现象。有既往妊娠或哺乳史的女性,乳头常会出现少量乳汁或浆液性液体流出,并可持续数周、数月甚至数年。

多数溢乳与高催乳素血症有关,可根据对因或对症治疗进行分类。最常见的溢乳原因见专栏 3-1。除自发泌乳外,这些女性还可能主诉闭经、受孕困难、性欲低下等。持续溢乳的女性应就诊进行全身体检和相关生化检测。

专栏 3-1　最常见的溢乳原因

1. 高泌乳素血症性溢乳
　(1)生理性:乳头或乳房刺激、妊娠
　(2)病理性:
　　1)下丘脑或漏斗部病变:
　　　肿瘤:颅咽管瘤、生殖细胞瘤、脑膜瘤
　　　浸润性疾病:组织细胞病、结节病
　　　其他:Rathke 裂囊肿
　　2)垂体病变:泌乳素瘤、肢端肥大症、其他
　　3)胸壁病变:乳腺手术、烧伤、带状疱疹、脊髓损伤、创伤
　　4)系统性疾病:甲状腺功能减退性疾病、肾功能不全
　　5)药物性高泌乳素血症
　(3)特发性高泌乳素血症
2. 正常泌乳素时的溢乳

[引自:Huang W,Molitch ME.Evaluation and management of galactorrhea.Am Fam Physician.2012;85(11):1073-1080]

▶ 五、对母亲的临床意义

(一)乳房评估

产前对乳房、乳头筛查评估是识别泌乳异常高危人群的重要措施。医生、护士、助产士、泌乳顾问等初级保健服务提供者是进行产前评估的理想人选。

乳房及乳头评估时也是进行宣教及数据收集的理想时机,评估包括视诊和触诊。评估时应当观察和注意以下内容。

1. 检查　乳房大小、对称性、形状对泌乳的影响不大。因此,可借此机会让孕妇安心,乳房小也可以母乳喂养,而且并不会影响泌乳量。乳房不对称通常也是正常的,但显著不对称可能提示乳腺组织不足(insufficient glandular tissue,IGT)或一小部分女性有原发性乳腺组织发育不良(彩图 27)。乳腺组织发育不良(乳腺组织缺乏)表现为乳房间距大、乳房短而下垂(乳房下皱襞较高)、单薄或管状乳房等,这些乳房结构的异常都可能提示会出现泌乳不足。如果发现产妇可能存在乳腺发育不良,应密切评估新生儿的乳汁摄入量是否充足。乳腺组织的缺陷可能导致产妇无法纯母乳喂养,但可在添加部分配方奶的基础上,继续坚持母乳喂养。

对于乳房较大的母亲,应当指导其选择尺寸合适的哺乳文胸,甚至告知去哪里购买。对巨乳的母亲来说,哺乳姿势可能与正常大小乳房的母亲不一样。哺乳时不只是简单托起乳房,而是需要将乳房抬高并将乳房组织向胸壁方向推,婴儿才能含住乳头并保证顺畅呼吸。采用半躺卧式哺乳可让乳房远离腹部,让婴儿靠近乳头自然垂落的位置,而无须托起沉重的乳房,是一种很好的方法。产前咨询时,母亲可能会表达她对巨乳的内心感受和母乳喂养的意愿(详见第十章"乳房相关问题")。

乳房的皮肤也需要检查。轻轻挤压皮肤,了解皮肤是否肿胀及其弹性,不过皮肤弹性对泌乳是否有影响还有争议:经产妇前次妊娠时,皮肤经过拉伸,因此弹性较好;而初产妇的皮肤相对更紧致。

隆胸或缩乳手术中,一般侧面的皮肤切口位于第 4 肋间神经经皮分支的附近,故可能切断支配乳头和乳晕的神经。乳房手术,特别是涉及乳晕边缘的切口时,可能会在一定程度上干扰泌乳。但即便如此,绝大多数妈妈仍能母乳喂养。缩乳术很大可能需要切除乳头组织,可能比隆胸手术更容易影响后续的泌乳。此外,最近的研究证据表明,手术后乳房小叶和乳孔都减少,因此手术对

泌乳能力的破坏可能比以前认为的严重。乳房外伤后的瘢痕组织也应进行评估,以了解其对皮肤弹性与神经敏感度的影响(详见第十章"乳房相关问题")。

还应当注意乳房或乳头区域的皮肤是否增厚或凹陷。这种情况可能是肿瘤的早期表现,尽管在育龄妇女中较为罕见,但一旦发现,应及时转诊给专科医生。

乳房检查时,护士或泌乳顾问也可询问孕妇"乳房在孕期有没有变大?""有哪里感觉到不适/疼痛?"孕期乳房体积变大,出现水肿或轻微疼痛,通常说明乳房对激素有正常反应。

之后,还应当对乳头进行仔细检查(为了叙述方便,此处的乳头包括乳晕、乳头的圆柱体本身和乳孔)。如果乳头较小,应当向她们解释,女性乳头最重要的是功能,然后才是形状和大小。同样,如果发现乳头有结构异常,比如乳头凹陷等,也应从功能性角度进行评估。

乳房的外观并不代表其功能。这方面有一个典型的例子,即一位女性烧伤后遗留了永久性严重瘢痕(彩图25)。不过,即使是在成年后发生的损伤,Ⅱ度或Ⅲ度烧伤也很少破坏到乳腺实质,但表皮和真皮层的严重瘢痕可能导致:①婴儿吸吮时的感觉减弱;②组织弹性差,可能需要改变婴儿吃奶的姿势;③如果乳头经过重塑,则难以引发喷乳反射。但是需要强调,乳房或乳头的瘢痕组织本身并不妨碍母乳喂养。

2. 触诊 在彻底洗净双手后,护士或泌乳顾问可用拇指和示指挤压触碰乳晕的乳头基部(挤压测试),评估乳头情况。这个动作模仿了婴儿直接哺乳时的挤压作用。由于乳头与皮下结缔组织粘连,在放松状态下突出的乳头,在含接刺激时可能会内陷;或者原来扁平或凹陷的乳头在刺激后变得突出。因此在做乳头评估时,应注意区分其外观和功能上的差异。

表3-3运用标准术语将乳头功能进行了分类。必须强调的是,虽然许多初产妇在孕期时乳头呈回缩状态,但大多数会在孕晚期逐渐突出,不会影响母乳喂养。因此,应当在孕期定期进行乳头评估,以观察其变化,也让孕妇体会到自身身体在为母乳喂养所做的准备。

(二)乳头功能分类

根据乳头挤压测试的结果,可以将乳头的反应分为图3-12中的几类,这也是乳头功能的体现。

表3-3 乳头功能的分类	
乳头突出	乳头前伸凸起;为正常功能性反馈,无须特别干预
乳头回缩	乳头不是外凸,而是向内回缩
轻度	吸吮力强的婴儿可通过足够负压拉出乳头,吸吮力弱的婴儿或早产儿起初可能略有困难
中至重度	乳头回缩至与周围乳晕平齐或更低于乳晕,需要采取措施牵拉乳头使之前凸
乳头凹陷	视诊可见部分或全部乳头陷入乳晕褶皱中
轻度	手挤或遇冷刺激时,乳头向前突出(假性凹陷)
完全	由于乳头内部组织粘连,挤压刺激时乳头不能突出,或为罕见的乳头先天性缺失

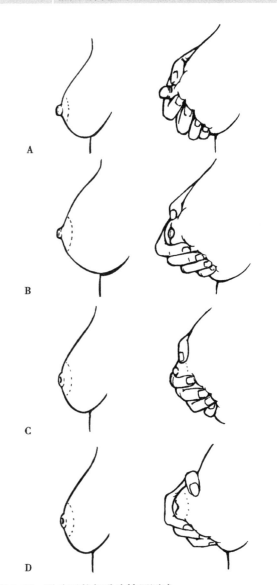

图3-12 乳头形状与乳头挤压测试

A. 正常突出的乳头;B. 中至重度乳头回缩;C. 外观凹陷乳头,挤压测试时可能进一步凹陷或向外突出;D. 真性凹陷,挤压时进一步回缩

乳头扁平或回缩可在孕期纠正。乳头功能不良，可单侧或双侧同时存在。乳头回缩/内陷会影响婴儿从乳晕下的导管有效吸出乳汁。孕早期发现的乳头回缩或轻微内陷，并不预示将来会有母乳喂养困难。婴儿在含接时，不仅能含住乳头，还会将周围乳晕组织共同拉长形成"奶嘴"状。如果孕早期存在乳头凹陷，不必着急。随着孕期的进展，激素的改变使乳头增大，也有助于乳头突出，而且孕妇也有足够时间采取措施预防产后的喂养问题（详见第十章"乳房相关问题"）。

（三）从理论到实践

鼓励产后尽早、频繁哺乳是简单、低成本的母乳喂养启动措施。如果婴儿在产后能立即有效吸吮，则后续的泌乳量与此时吸吮的频次和强度直接相关。产后早期存在所谓的"机会窗"，即婴儿在此时间内频繁吸吮能刺激催乳素受体表达，从而增加泌乳量（详见本章前文所述）。泌乳顾问或护士可以将解剖学和生理学的基础知识，转化为通俗易懂的宣教材料，并运用于临床实践。如果了解到压力环境可能暂时抑制喷乳反射，妈妈们就可能能够采取措施，力所能及缓解压力。如果妈妈们知道母乳喂养时会感觉"潮热"，则会在哺乳时让自己保持凉爽。类似的将母乳喂养的基本原理运用于实践的案例很多，也是后续各章节内容的基础。

▶ 六、新生儿口腔发育

新生儿在哺乳时需要通过一系列复杂的口腔运动，来获得足够乳汁，满足日常营养及生长的需要，特别是产后最初几个月。婴儿吸吮动作的意义远不止是为了获得食物。婴儿早期的自主行为主要集中在口和咽部。嘴巴主导着新生儿的意识，也是新生儿与周围环境互动的部位。

在胚胎期神经管闭合时，神经嵴细胞发育出面部和咽部区域。进一步发育包括内胚层组织分化形成消化道。妊娠期的胎儿最早能在 11 周开始吞咽羊水，24 周出现吸吮反射。既往研究认为，寻乳反射及吸吮和吞咽关联性是在 32 周以后出现的，37 周之后才能协调进行吸吮-吞咽-呼吸。但瑞典的一项早产儿的研究显示，在 28 周时就能够观察到在母亲的乳房上的有效寻乳反射和含接动作，远远早于以前的报道。

刚刚出生时，婴儿的口腔与成人比较，垂直方向上较短。因此当新生儿口腔闭合时，空间很

小，舌的侧面与牙龈接触，上方与上腭接触，有助于硬腭形成宽而平的结构。另外婴幼儿和成人的颅骨在大小和形状的比例方面也有差异（图 3-13，图 3-14）。但新生儿的下颌较小且略回缩。

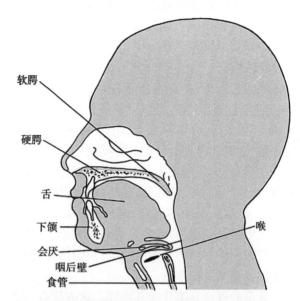

图 3-13 成人吞咽时的头颅与口腔正中矢状面解剖

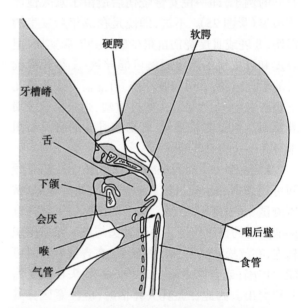

图 3-14 婴儿吞咽时的头颅与口腔正中矢状面解剖

1. 上颌 成人的硬腭弓较深，且处于相对与颅底较高的位置，而新生儿的硬腭短而宽，出生时仅轻微拱起。硬腭上的横纹在新生儿直接哺乳时有助于维持含接状态。硬腭与舌配合，共同挤压乳头并维持乳头位置，而软腭是一个肌皮瓣结构，在婴儿吸吮时软腭的作用是封闭舌后腔维持口腔负压，在婴儿吞咽时的作用是封闭鼻腔。

硬腭的结构受舌运动的影响。婴儿硬腭高而

窄,可能提示舌系带短或肌张力低下。另一种可能出现的问题是"泡状腭"。Marmet 和 Shell 将其描述为硬腭上的凹槽。哺乳时,如果乳头被拉入凹槽,而不是出于正常状态下靠近软硬腭交界处,就可能导致乳头疼痛或损伤。为帮助新生儿哺乳时舌头前伸,母亲可采用仰卧位,背后使用枕头进行支撑,婴儿趴在胸前即可。在 Catherine Watson Genna 撰写的《哺乳婴儿的吸吮支持技巧》(*Supporting Sucking Skills in Breastfeeding Infants*)一书的"母乳喂养的治疗性体位"章节中,有相关哺乳姿势的照片。

2. 舌与唇　由于新生儿口腔较小,舌占据了整个口腔的主要空间,舌头运动时受到其他口腔结构的有效支撑。舌上的味蕾(主要分布在舌尖)在出生时就存在,新生儿对甜味食物会加快吸吮。

整个舌面位于口腔内,舌尖位于下牙龈上方。Elad 及其同事提出舌的前部为"僵硬体",被动随下颌运动,而舌的后部为波浪式蠕动。舌与下颌向下运动时,产生口腔负压,而喷乳反射时乳汁受到乳房内部的正压作用,因此两者协同使乳汁从乳房流出。舌后部的波浪式蠕动可能是吞咽的关键作用力,提供正压推动乳汁流入咽部。三维超声影像显示,舌的波浪式蠕动只能在正中矢状切面才能观察到,轻微偏移中线时,看上去仅是上下运动。

一旦婴儿的舌含住乳房,将其拉入口腔,舌就将其包裹拉长并固定在口腔内;嘴唇封住乳晕。婴儿的嘴唇与舌协同在乳房形成一个密闭空间。婴儿嘴唇内表面轻微的隆起有助于把乳头和乳晕固定在口腔内。下唇通常全部外翻,使口腔黏膜部分贴紧乳房,而上唇通常中度或轻度外翻。

3. 会厌　新生儿的会厌就在软腭下方,与成人的位置不同(图 3-14)。这种结构使乳汁从两侧流入而不是直接下降进入食管,减少了误吸的可能。吞咽时会厌软骨会轻微倾斜而覆盖在气道上,引导乳汁从气管两侧进入食管,保护住气道,避免吸入肺部。

4. 喉　与成人比较,新生儿的喉在口腔较高位置,占据较大空间。新生儿的喉较短,呈漏斗状。液体从口腔流入时,喉部升高至舌根部,便于液体流入咽部。由于喉位置较高且吞咽时进一步抬高,因此婴儿吞咽时不必完全依赖会厌软骨的运动封闭声带以保护气道。随着婴儿长大,咽的外形逐渐改变。出生时,咽部缓慢下降连接口腔,阻碍发音。喉部和会厌的逐渐下降及中枢神经系统的成熟,也改善了发声和语音的清晰度。当然语言的清晰度同样也需要中枢神经系统的控制。到青春期时,鼻腔与口腔后壁则形成近 90° 直角状态。

5. 面颊　婴儿的两颊有脂肪垫,可以帮助吸吮。脂肪垫由一层脂肪及其外包的纤维结缔组织构成,位于颊肌和咬肌之间。吸吮时,脂肪垫使舌头形成的凹槽保持稳定,并支撑面颊避免塌陷。而在婴儿吸吮自己舌头时,口腔负压则使两颊塌陷形成特征性的"酒窝"。早产儿更容易在吃奶时出现面颊塌陷,因为缺少脂肪层(包括两颊),因此不会出现健康足月儿肉嘟嘟的面颊特征。

人一生中颅面部生长最快的时期是 4 岁之前。出生第 1 年,下颌向下生长,使口腔空间逐渐扩大。积极母乳喂养能促进面部和颞下颌发育,增强下颌肌肉力量。不仅如此,舌也逐渐向下。4~5 岁时,舌根部与咽部的会厌软骨相连。舌系带是位于舌下表面中线的一层黏膜,在舌运动时,系带可以牵拉唾液腺开口,促进唾液分泌。如果舌系带过紧会影响舌头的自由运动,而如果舌系带固定位置太靠前,则可能影响舌头前伸或上抬,而影响婴儿的吸吮能力。

乳房在婴儿的吸吮下,可以变形,因而其形状和柔软度有助于婴儿的硬腭形成一个宽平的"U"形。而如果使用奶瓶喂养,婴儿的硬腭容易形成"V"形。母乳喂养儿的宽平的硬腭结构更符合生理需要,因为有助于扩展漏斗状的气道,且有利于牙齿的正常排列。

▶ 七、吸吮

婴儿的吸吮行为在妊娠的前期就开始了,胎儿在 16~18 周就有吞咽和吸吮动作,到 28 周时能够持续协调的进行。早产儿 28 周就能在乳房上协调地进行吸吮/吞咽/呼吸动作;到 32 周时,婴儿能够一组连续吸吮超过 10 次,最大吸吮脉冲可连续吸吮 30 次。

婴儿直接哺乳时面部和口腔肌肉运动的准确信息,对于医护人员来说非常重要,因为有一些母乳喂养婴儿难以含住乳房,少数婴儿甚至持续存在吸吮功能障碍。在一项婴儿自发性喂养行为研究中发现,将产程中没有用过任何药物产妇娩出的初生婴儿,以俯卧位置于妈妈两个乳房之间,15 分钟左右婴儿开始舔、吸、寻乳,34 分钟左右手开始靠向嘴巴,55 分钟左右自发吸吮乳房。在警醒的新生儿中,舔、手移到嘴边或乳房边的动作在寻乳反射前后都有。如果产程中用过药物,包括硬膜外麻醉等,则婴儿在连续不被打扰的皮肤接触情况下,需要双倍时间才能完成寻乳、含接和吸吮(最多需要 2 小时)。产后最初 2 小时内,特别是在出生后完成第一次母乳喂养之前,如果持续皮肤接触被打断,则对母婴关系及母乳喂养有长期深远的不良影响。如需了解更多分娩时的干预对母乳喂养的影响,可见 Linda Smith 和 Mary Kroeger 撰写的《分娩措施对母乳喂养的影响》(*The Impact of Birthing Practices on Breastfeeding*)一书。

芝加哥伊利诺伊大学医疗中心的"Gene Cranston Anderson"开展了首个关于新生儿吸吮发育的研究,研究跟踪了出生后最初 4 小时婴儿的吸吮情况。研究起因是新生儿出生后多久应该开始喂养的争议。研究发生在 20 世纪 70 年代早期,医院出生的新生儿在出生后常规与母亲分离并禁食,有时会持续 12 小时。Anderson 使用吸吮测量仪 "suckometer" 测量婴儿口腔负压,发现婴儿在出生后最初几个小时就有很强的吸吮能力,因此建议应当尽快开始喂养。

而实际上,新生儿吸吮力最强的时间可能在分娩后不久。新生儿口腔动力评估量表(neonatal oral motor assessment scale,NOMAS)是评价新生儿口腔运动和吸吮能力的数字化量表,评估结果发现,刚出生的新生儿吸吮能力比出生较长时间的新生儿更好。

新生儿舌的位置,对于有效吸吮来说非常重要。在寻乳反射刺激下,新生儿嘴巴张大,把舌头置于口腔底部,这一姿势让婴儿能够"抓住"母亲的乳房,把乳头及乳晕含到口中。婴儿哭泣时,舌上抬至硬腭,这是一个保护性反射,在吸气时可以防止气管堵塞。因此强迫一个正在哭泣的婴儿哺乳,则婴儿的舌可能上抬至硬腭,这种防护性反射使婴儿不能吸吮,影响了寻乳 - 舌反射系统。

在乳汁流速较快时,婴儿的吸吮 - 吞咽频率大约是每秒 1 次,与其他灵长类动物相似。如果乳汁流速减慢或停止,则婴儿吸吮速度加快,达到每秒 2 次。换句话说,乳汁流速增加,则吸吮频率减慢;而乳汁流速减慢时,则吸吮频率增加。非营养性吸吮(吸吮安抚奶嘴、手指或哺乳时乳汁尚未流出前),吸吮速度相对固定,这是由脑干的中枢发生器决定的。健康的母乳喂养婴儿能始终根据乳汁流速改变吸吮速度。除了获得乳汁和热量,

吸吮还能带来放松镇定的感觉、减慢心率和代谢速率,提高母婴双方疼痛(包括在取血等疼痛性操作时)阈值。

非营养性吸吮对于婴儿发育非常重要,特别是早产儿等特殊情况。早产儿非营养性吸吮能够促进肠蠕动、增加消化液分泌、减少哭闹。袋鼠式护理和在乳房上的非营养性吸吮是符合婴儿发育原则的。通常非营养性吸吮前"排空"乳房并非必需,因为早产儿在能够安全协调地进行吞咽前,无法吸出乳汁。吞咽少量乳汁能够促进早产儿尽快转为全量直接哺乳。对于有心肺疾病的婴儿,改变母乳喂养姿势可以改善其吞咽和呼吸的协调性。

直接在乳房上吸吮方面,已经有了很深入的研究。随着超声影像等技术的应用,我们能对吸吮模式开展准确的定量研究,而之前只能根据观察到的现象进行推断式描述。当婴儿在两侧乳房交替哺乳时,即使两侧吸吮时的口腔负压相近,第二侧也较第一侧的乳汁排出量减少 58%。Ardran,Burton,Elad,Geddes,Jacobs,Mizuno 和 Ueda,Ratnovsky,Smith,Woolridge 等的研究都描述了亲喂时的吸吮机制。下面关于吸吮功能的描述均基于以上相关研究。

1. 哺乳时乳头、乳晕及其皮下的乳腺组织均被拉入婴儿口腔,婴儿的舌、唇、脸颊形成密封,婴儿的下唇外翻,上唇略突出。

2. 婴儿舌尖覆盖在下牙龈表面,舌前段形成槽状包裹乳晕。舌的两侧边缘与腭接触,舌中央形成凹槽。

3. 哺乳时,乳头乳晕拉长形成奶嘴状,伸至舌中段,靠近但未接触到软硬腭连接处。

4. 下颌下降,将舌前段向下拉,同时保持对乳头的含接。舌向下的运动从前到后进行,上颚和舌头之间的空间增加,使口腔负压下降,乳头的长度和直径增加,乳孔打开。乳房中乳汁(喷乳反射下的正压)与口腔负压的压差增大,导致乳汁流入杯状的舌后端。舌下肌在此阶段最活跃。

5. 咬肌和颞肌激活,抬高下颌使口腔闭合,让舌前段和乳房贴合到上腭。舌中段从前到后呈波浪状上升,在正压下将母乳挤压到咽部,以保证安全吞咽。

6. 吞咽前,气道立即从下到上全部关闭。声带并拢,但不一定完全闭合;喉部通过与舌骨的连接被拉到舌根下;会厌稍微向后倾斜,以引导乳汁绕过气道;软腭升高,封住鼻咽部,防止乳汁进入

鼻腔。咽肌收缩,使咽部变短。最后,舌头在正压下把乳汁推入咽。一旦母乳安全地绕过气道进入食管,软腭就会回到靠舌后部的静止位置,气道重新打开。

7. 婴儿下颌向下,开始新一轮吸吮循环。这种下颌的上下运动与舌头"蠕动"运动相结合产生的吸吮节奏,引起舌后端的凹陷和抬高,而舌前段保持着与乳房、下颌上牙槽嵴的贴合。舌的波浪状运动始于舌前段,舌前段作为一个整体运动,并继续向舌后端波动(图 3-15)。

表 3-4 中总结了奶瓶喂养与直接哺乳的差异。总体来说,与奶瓶喂养比较,直接哺乳的婴儿每天的吸吮次数更多,血氧饱和度(TcPO₂)更高,体表温度更高。这种差异在早产儿会更大,存在心脏异常的婴儿也是如此。

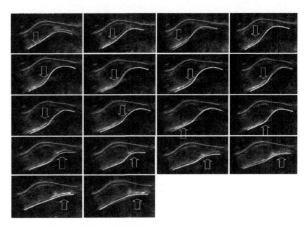

图 3-15　正常母乳喂养过程中的舌运动

舌前段随下颌下移,然后波浪状运动沿着舌头向后移动。随着舌向下运动,口腔空间增大而负压增加,乳汁从乳头流出。然后,舌前段随下颌上移,波浪状运动继续沿舌头向后移动,将乳汁推入咽以便安全、有控制的吞咽。图中用线条标出舌和上颚的轮廓,舌头上可见乳汁。箭头指出每帧图像中波浪状移动的位置(由 Catherine Watson Genna 提供)

表 3-4　足月儿母乳喂养与奶瓶喂养的区别		
母乳喂养	**奶瓶喂养**	**参考文献**
每分钟吸吮次数更多	每分钟吸吮次数较少	Drewett & Woolridge,1979;
营养性吸吮:每秒 1 次		Mathew,1988;Wolff,1968
非营养性吸吮:每秒 2 次		
呼吸模式	呼吸模式	Mathew,1988;
呼气缩短	呼气延长	
吸气延长	吸气缩短	
血氧饱和度 <90%	血氧饱和度 <90%	Mathew,1988;
10 个婴儿中有 2 个	10 个婴儿中有 5 个	
心动过缓	心动过缓	Hammerman & Kaplan,1995;Mathew,1988
10 个婴儿中有 0 个	10 个婴儿中有 2 个	
嘴巴张大以含接乳头	含奶嘴无须将嘴巴张开很大	Marmet & Shell,1984
唇外翻、放松、靠在乳房上,维持与乳房的密封状态	唇紧闭撅起,以维持与橡皮奶嘴的贴合	McBride & Danner,1987
下颌运动幅度大	下颌运动幅度小	Palmer,1998
舌呈凹槽状包裹乳头;整个哺乳过程舌一直在乳头下方;舌呈波浪式从前到后的蠕动	舌上抬前突,抵住奶嘴口,"活塞状运动"以控制奶液流速	Marmet & Shell,1984;Weber et al.,1986;Woolridge,1986
哺乳过程安静,除了吞咽的声音或者(较大婴儿)的"嘟囔"声或"歌唱"声	在下一次吸吮前,奶瓶有尖锐的进气声音	
哺乳时间可长(30 分钟或以上)可短(几分钟)	哺喂时间通常在 5~10 分钟	Ardran et al.,1958
包括营养性吸吮和非营养性吸吮,差异并不十分明显	基本是营养性吸吮	Ardran et al.,1958;Hornell,1999;Woolridge,1986
吞咽非随机地发生在呼吸间隙中,不干扰正常呼吸	不同的奶瓶奶嘴类型则吞咽模式不同	Goldfield,2006

呼吸、吸吮和暂停

在一个正常协调的营养性吸吮过程中,呼吸贯穿始终;但吞咽开始时,乳汁进入咽部,气道暂时性关闭,随后迅速重新开放。吞咽时的呼吸暂停持续大约 0.6 秒。在一次完整协调的吸吮、吞咽、呼吸过程中三者所占时间的比例约为 1:1:1。直接哺乳时,最初的 1~2 分钟至喷乳反射发生之前,婴儿的吸吮速度较快,随着乳汁流速增加,吸吮速率减慢。在一次哺乳过程中,每次喷乳反射前都会出现这一过程。随着哺乳的进行,吸吮脉冲缩短,出现较多且较长时间的呼吸暂停,则说明婴儿开始疲劳,需要维持氧合水平,同时在第一次喷乳反射后,再次喷乳反射时的乳汁流速也减慢。

吸吮模式随着婴儿发育程度而改变。最初吸吮是一种反射性动作,但随着婴儿锻炼的增加,感官信号输入及神经系统发育的成熟,婴儿快速学习,最终把喂养和吞咽从一种反射行为,变为由意志控制的呼吸吞咽协调模式。我们应当牢记这种变化过程,并告知有喂养困难的父母,让他们了解到,随着婴儿的发育和不断的哺乳,情况会不断改善。

虽然对婴儿来说,吸吮吞咽呼吸的协调性一般已经发育很好,但轻微发绀也是一种相对常见的现象,尤其是新生儿,但通常都能自动恢复,并继续吸吮和吞咽。喂养过程中婴儿的血氧饱和度一般会下降,母乳喂养婴儿的平均水平可从哺乳时的 96% 降低到哺乳后的 93%,奶瓶喂养婴儿可从喂养时的 95% 降至喂养后的 92%。足月儿使用奶瓶分别哺喂母乳、配方奶或无菌水时,则喂母乳的婴儿吞咽呼吸协调性更佳,因而有助于预防亚临床吸入问题。

除缺氧外,新生儿通常用鼻子呼吸,部分原因是由于软腭的位置及口腔空间狭窄,空气无法有效通过。虽然婴儿鼻塞时可能出现呼吸问题,但婴儿也能在必要时用口呼吸。刚开始直接哺乳时,婴儿通常会容易发生疲劳,特别是低出生体重儿。因此应观察婴儿的行为暗示,了解是否需要休息。调整喂养的节奏包括在看到婴儿吸吮或吞咽不协调时,尽早移开乳头,让婴儿暂停、呼吸和休息。支持性体位(半斜侧卧式,婴儿头部高于臀部)能够帮助奶瓶喂养的婴儿协调吞咽和呼吸节奏。母乳喂养时,母亲半躺式坐姿,婴儿可采用俯卧位趴在母亲身上,对乳房有一定的压力,在乳汁快速流出时,能压迫导管,减慢乳汁流速,有助于控制喂养节奏。关于神经系统障碍婴儿的喂养节奏控制的更多信息,可详见本文的后续章节。

吸吮和吞咽是婴儿神经功能的敏感指标,产伤、先天性缺陷、神经功能障碍,都可能影响正常吸吮行为。对于上述婴儿,在能够直接哺乳前,可能需要使用奶瓶喂养。因此有必要了解哺乳和奶瓶喂养时,吸吮和吞咽相关的神经控制机制。仅仅吞咽动作,就涉及超过 25 对肌肉及 5 条脑神经的协调运作,涉及的脑神经包括三叉神经(Ⅴ)、面神经(Ⅶ),舌咽神经(Ⅸ)、迷走神经(Ⅹ)和舌下神经(Ⅻ)(图 3-16)。

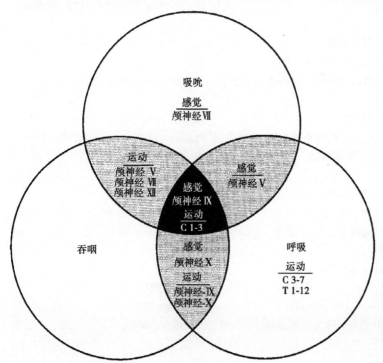

图 3-16　脑神经对吸吮 - 吞咽 - 呼吸运动的调控

(引自:Wolf LS,Glass RP.Feeding and swallowing disorders in infancy:assessment and management. San Antonio,TX:Therapy Skill Builders;1992. 经 Hammill Institute on Disabilities 许可)

Wolf 与 Glass 对神经调控的复杂性和相互交叉作用进行了描述。因此如果母乳喂养婴儿存在难以解释的吸吮吞咽问题时，有必要进行神经功能评估，以明确喂养障碍的具体原因。

Wolf 与 Glass 阐述了奶瓶喂养模式，见图 3-17。

（1）如图 3-17A 所示的正常吸吮 - 吞咽 - 呼吸协作构成了一系列吸吮脉冲和暂停。

（2）吸吮引起呼吸暂停时（图 3-17B），婴儿无法自行调节吸吮节奏，吸吮的脉冲时段较长，没有适当的间歇可以呼吸。吸吮可能停止，婴儿会进行补偿性急促呼吸。这容易导致疲劳或吞咽不协调，出现喷奶或咳嗽，并增加婴儿误吸的风险。

（3）在吸吮脉冲较短时（图 3-17C），婴儿只能吸吮 1~5 次，并在暂停吸吮前完成吞咽。这种模式常见于氧合水平较低的婴儿，如早产儿或存在呼吸系统、心脏疾病的患儿。如果婴儿不急于吃奶，且能保证频繁哺乳，则这种模式也可以有效吸吮，但应监测乳汁摄入量和进行相关医疗评估。

（4）严重的吸吮紊乱（图 3-17D）可能提示婴儿存在神经功能缺陷、呼吸系统问题或乳汁流速过快等问题。

▶ 八、哺乳频率

纯母乳喂养儿每天应当喂几次？ Hornell 等记录了 506 例瑞典婴儿出生后最初 6 个月内每天的喂养次数。在瑞典，母乳喂养是常规。研究中的每个妈妈都有母乳喂养经历，曾经坚持给至少

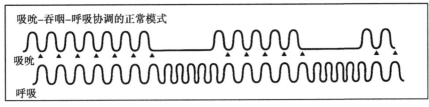

吸吮-吞咽-呼吸协调的正常模式

吸吮

呼吸

A

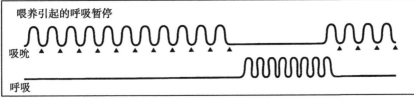

喂养引起的呼吸暂停

吸吮

呼吸

B

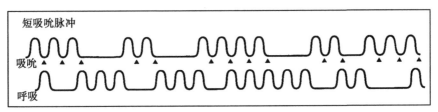

短吸吮脉冲

吸吮

呼吸

C

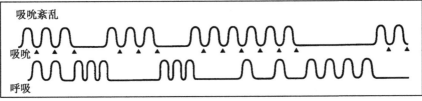

吸吮紊乱

吸吮

呼吸

D

图 3-17 吸吮 - 吞咽 - 呼吸协调的正常与异常模式。每个三角形代表一次吞咽

（引自：Wolf LS, Glass RP. Feeding and swallowing disorders in infancy: assessment and management. San Antonio, TX: Therapy Skill Builders; 1992. 经 Hammill Institute on Disabilities 许可）

一个孩子母乳喂养 4 个月以上，本次研究中所有妈妈都是按需哺乳。

结果显示，6 个月内每天的中位哺乳频率是 8 次，这与 Howie 和 Quandt 的数据吻合；但与 Butte 和 de Carvalho 等的数据不同，后两位作者的研究发现，在最初的几个月中哺乳频率逐渐下降。而另一项国际母乳会的母亲的研究数据显示，平均每天哺乳 15 次。

在 Hornell 等的研究中，纯母乳喂养婴儿在出生后最初 26 周白天的中位哺乳次数略少于 6 次，夜间从产后 2 周的 2.2 次，降到 12 周的 1.3 次，在 20 周左右又上升至 1.8 次（图 3-18）。不同母亲白天哺乳的次数和持续时间差异较大，例如，产后 2 周时白天的哺乳次数范围为 2.9~10.8 次，夜间为 1.0~5.1 次。白天母乳喂养的持续时间为 20 分钟至 4 小时以上，夜间为 0~2 小时 8 分钟。研究中并未发现喂养频率增加或所谓的"猛长期"现象。

澳大利亚哺乳期女性的哺乳频率与此类似，但纯母乳喂养婴儿 24 小时内平均哺乳 11 次（范围为 6~18 次）。

新生儿直接哺乳时的有效吸吮能力的形成，需要时间和不断练习。在最初的几次喂养中，即使是足月儿，吸吮也可能并不很协调。分娩过程中母亲使用的药物可能会影响产后早期吸吮。通常经过几次尝试后，婴儿才能含接乳房，并有力而高效地吸吮。最初几次哺乳给婴儿形成了吸吮模式的印记，在之后的哺乳时不断重复，因而非常重要。产程中妈妈如果没有接受分娩镇痛或麻醉药物，娩出的健康婴儿，则可以等待其出现饥饿征兆后开始哺乳。泌乳顾问们都知道，婴儿处于深睡眠状态时，给婴儿哺乳虽然有可能，但会很困难。直接把婴儿"压在乳房上"可能会干扰其觅食反射，影响舌的正确位置。保持皮肤接触能够刺激婴儿的正常含接行为，矫正泌乳量。

我们需要持续进行母乳喂养评估，及早发现问题以便尽快解决，避免情况恶化。目前有多种母乳喂养的评估工具。在第八章"新生儿评估"章节中对常用的母乳喂养评估工具有详细介绍。在第十四章"母乳使用和新生儿重症监护病房的母乳喂养"章节的附录中，列举了 PIBBS 评估表，这是一个专门用于早产儿母乳喂养评估的工具。

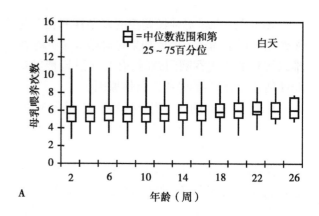

A

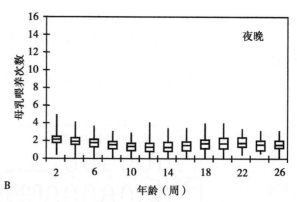

B

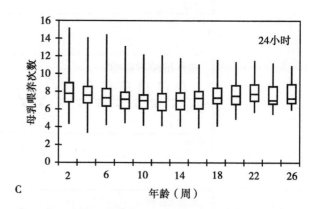

C

图 3-18　不同年龄段喂养次数的中位数、第 25th 和 75th 百分位及范围

A. 白天；B. 晚上；C. 24 小时

（引自：Hornell A, Aarts C, Kylberg E, et al. Breastfeeding patterns in exclusively breastfed infants: a longitudinal prospective study in Uppsala, Sweden. Acta Paediatr. 1999; 88: 203-211）

▶ 九、小结

了解关于乳房解剖学和泌乳生理学的知识，是开展实践的必要前提。本章提到的泌乳学基本生理学原理，在哺乳相关的所有临床工作下有意或无意地都会用到。正常乳房解剖学和婴儿吸吮相关的结构与功能，有助于临床评估和发现异常情况，并提出最佳临床干预措施。确保自然的生理机制正常运行,就是保证母乳喂养的顺利进行,反之,对这些生理机制的干扰,可能会导致母乳喂养困难。例如,关于早产儿哺乳的限制性措施,通常是基于奶瓶喂养的研究,而不是从直接哺乳的早产儿吸吮能力发育的相关认识出发。

同时,乳房解剖学和生理学是关于母乳喂养与泌乳学认识的基础组成部分。绝大多数女性在生理学上具备分泌足够母乳的能力,但从全世界范围来说,母乳喂养中最主要的干扰因素是妈妈自感母乳不足。在这方面,社会和文化因素有重要影响。后续章节中基于泌乳的解剖和生理学,对临床实践措施及社会和文化的影响有更深入的探讨。

▶ 十、关键知识点

1. 早期的乳汁排空有助于调整乳汁生成量。产后的最初 2 小时内开始哺乳,以及产后第 2~3 天增加哺喂次数,有助于增加泌乳量。如果产后前 3 天乳汁未排空,则乳腺将开始进入退化期。

2. 泌乳的三大必需因素有:①垂体后叶分泌催产素;②婴儿吸吮、手挤或吸乳器将乳汁排空;③垂体前叶分泌催乳素,刺激泌乳启动期并开始乳汁分泌。

3. 长时间母婴分离、乳汁排空延迟或母体代谢异常可延迟泌乳启动(乳腺活化期)。

4. 在乳房内乳汁基本被排空时,乳汁的短时合成速率最高。频繁排空乳汁,可刺激乳房泌乳细胞(乳汁合成细胞)发育,上调细胞中的激素受体表达。

5. 哺乳频率差异巨大,但在普遍母乳喂养的地区,纯母乳喂养婴儿的中位哺乳次数是每日 8 次(日间 6 次,夜间 2 次)。

6. 乳头基底部的乳腺导管不会扩张形成乳窦,但在喷乳反射发生时,乳导管会因充满乳汁而扩张。

7. 发挥乳房支撑作用的悬韧带称为乳房悬韧带。

8. 成年女性每侧乳房重量平均 150~200g,哺乳期乳房重量翻倍达 400~500g。

9. 乳房的神经支配来自第 2~6 肋间神经。第 4 肋间神经,在左侧乳房从 4~5 点钟方向和右侧乳房的 7~8 点钟方向进入乳房,是主要的支配乳头和乳晕的神经。

10. 如果第 4 肋间神经最下分支受损,则乳头和乳晕的感觉缺失。

11. 乳房不对称是常见的,左侧乳房通常比右侧大。

12. 显著的两侧乳房不对称或者乳腺发育不良者,可能会有泌乳问题。

13. 乳晕和乳头的颜色根据肤色不同而不同:肤色较浅的女性乳头颜色较浅(粉红色到棕褐色),肤色深的女性,乳头颜色较暗(棕色到黑色)。

14. 副乳在人群中的发生率为 1%~5%,可能出现在从腋窝到腹股沟的乳脊线的任何位置。

15. 乳头突出程度不佳在初产妇中的发生率为 10%~35%。

16. 乳头凹陷的发生率约为 3%,其中 87% 为双侧同时凹陷,仅有 4% 是真性凹陷。

17. 乳头的生长发育与血清催乳素水平相关,乳晕的生长及乳房大小与血清胎盘生乳素相关。导管系统的增生和分化与雌激素相关,而孕酮能够促进乳腺叶、乳腺小叶和腺泡的增长。

18. 泌乳 I 期(乳腺分化期)发生在孕中期至孕晚期,此时乳房体积增大,乳腺上皮细胞分化成为生成乳汁的乳腺分泌细胞。

19. 泌乳 II 期(乳腺活化期,产后 2~8 天),是产后大量泌乳启动的阶段,乳汁生成量急速增加,之后突然开始维持稳定水平。

20. 泌乳 II 期启动前,乳腺上皮细胞存在较大细胞间隙。随着活化的乳腺细胞进一步生长,细胞间生成的致密联接,称为桥粒,导致细胞间隙关闭。这些致密联接能够更好地控制成熟乳中离子成分的转运。一旦致密联接形成,绝大多数药物向乳汁的转运则极大减少。乳腺炎时,由于乳腺细胞萎缩,细胞旁路重新开放,患侧乳房的泌乳量会减少。如果乳腺炎期间保证持续的乳汁排空和吸吮,这种情况是可以纠正的。

21. 可能延迟或干扰泌乳启动的母体因素包括:初产妇、剖宫产、1 型糖尿病、分娩镇痛和体液平衡、肥胖、多囊卵巢综合征、妊娠期卵巢黄素囊肿、胎盘残留、席汉综合征、严重压力应激、单纯性催乳素缺乏症和乳腺手术等。

22. 乳腺发育包括 4 个阶段:①乳腺发育期;②泌乳启动期;③乳汁生成期;④退化期。

23. 产后孕酮水平下降、催乳素水平上升;孕酮和催乳素与皮质醇、促甲状腺激素、胰岛素、催产素协同作用以建立和维持泌乳。

24. 泌乳 II 期启动(乳腺活化期)后,乳汁生成从以内分泌控制为主转为自分泌控制为主。当乳头受到刺激、乳汁排空后，下丘脑抑制多巴胺释放，进而刺激催乳素的释放，促进乳汁生成。

25. 乳腺的基本单位是腺泡，腺泡由肌上皮细胞包围，后者在喷乳反射时能够收缩，将乳汁挤入乳导管。每根分支导管逐渐合并形成大导管，导管内腔为上皮细胞和血管分布丰富的结缔组织。

26. 乳汁分泌后储存在腺泡腔内，垂体后叶分泌催产素引发喷乳反射，即腺泡周围的肌上皮细胞的收缩反应。

27. 催产素在泌乳过程中有重要作用。吸吮后1分钟内，血中的催产素水平就会上升，在哺乳过程中维持较高水平，并在6分钟内回到基线水平。血液中的催产素也能够刺激垂体分泌催乳素。

28. 催产素可刺激子宫收缩，有助于控制产后出血，促进子宫复旧。

29. 供需平衡是一种反馈调节机制，使乳汁分泌与婴儿摄入量相匹配。

30. 溢乳是一种非自然情况下乳汁自发流出的现象。通常是垂体腺瘤或使用多巴胺抑制类药物导致的催乳素过高引起的。

31 乳汁合成是整个哺乳期的内分泌控制和自分泌控制动态平衡的结果。

32. 如果舌系带（位于舌下表面中线的一层黏膜结构）过短或固着位置太靠舌前部，可能影响婴儿吸吮能力。

33. 婴儿吸吮反射在胎龄24周左右出现。28周的早产儿能够协调进行吸吮/吞咽/呼吸动作，到32周时能够持续进行多个吸吮脉冲。

34. 强迫哭泣的婴儿进行哺乳，可能导致婴儿防御性反射（舌上抬抵住硬腭），因而不能含接与吸吮，影响寻乳-舌反射系统。

35. 乳汁快速流出时婴儿采取营养性吸吮，通常营养性吸吮较慢（每秒1次）；而乳汁流速较慢或不流时，婴儿会采用节奏更快的非营养性吸吮。

36. 与奶瓶喂养比较，母乳喂养婴儿每天哺乳次数更多，血氧饱和度和体表温度更高。

吸吮训练是泌乳支持中的一个前沿领域，包括对喂养困难婴儿的口腔刺激和手法按摩。详见附录3-A。

（张美华 译 高雪莲 校）

参考文献

Alexander JM, Grant AM, Campbell MJ. Randomized controlled trial of breast shells and Hoffman's exercises for inverted and non-protractile nipples. *Br Med J.* 1992;304:1030–1032.

Altemus J, Deuster PA, Galliven E, et al. Suppression hypothalamic–pituitary–adrenal axis responses to stress in lactating women. *J Clin Endocrinol Metab.* 1996;80:2954–2959.

Amiel-Tison C. Neurological evaluation of the maturity of newborn infants. *Arch Dis Child.* 1968;43(227):89–93.

Anderson AM. Disruption of lactogenesis by retained placental fragments. *J Hum Lact.* 2001;17:142–144.

Anderson GC, McBride MR, Dahm J, et al. Development of sucking in term infants from birth to four hours post-birth. *Res Nurs Health.* 1982;5:21–27.

Ardran GM, Kemp MB, Lind J. A cineradiographic study of breast feeding. *Br J Radiol.* 1958;31:156–162.

Arthur PG, Jones TJ, Spruce J, Hartmann PE. Measuring short-term rates of milk synthesis in breast-feeding mothers. *Q J Exp Physiol.* 1989;74:419–428.

Asztalos EV, Campbell-Yeo M, daSilva OP, et al. Enhancing breast milk production with domperidone in mothers of preterm neonates (EMPOWER trial). *BMC Pregnancy Childbirth.* 2012;12:87. doi:10.1186/1471-2393-12-87

Barlow SM, Estep M. Central pattern generation and the motor infrastructure for suck, respiration, and speech. *J Commun Disord.* 2006;39:366–380.

Baron JA, Bulbrook RD, Wang DY, Kwa HG. Cigarette smoking and prolactin in women. *Br Med J.* 1986;293:482–483.

Battin D, Marrs RP, Fleiss PM, Mishell DR Jr. Effect of suckling on serum prolactin, luteinizing hormone, follicle-stimulating hormone, and estradiol during prolonged lactation. *Obstet Gynecol.* 1985;65:785–788.

Bayer CM, Bani MR, Schneider M, et al. Assessment of breast volume changes during human pregnancy using a three-dimensional surface assessment technique in the prospective CGATE study. *Eur J Cancer Prev.* 2014;23(3):151–157. doi:10.1097/CEJ.0b013e3283651ccb

Berman MA, Davis GD. Lactation from axillary breast tissue in the absence of a supernumerary nipple: a case report. *J Reprod Med.* 1994;39:657–659.

Betzold CM, Hoover KL, Snyder CL. Delayed lactogenesis II: a comparison of four cases. *J Midwifery Womens Health.* 2004;49:132–137.

Blaikeley J, Clarke S, Mackeith R, Ogden KM. Breastfeeding: factors affecting success. *J Obstet Gynaecol Br Emp.* 1953;60: 657–669.

Blass EM. Behavioral and physiological consequences of suckling in rat and human newborns. *Acta Paediatr Suppl.* 1994;397:71–76.

Bohnet HG, Kato K. Prolactin secretion during pregnancy and puerperium: response to metoclopramide and interactions with placental hormones. *Obstet Gynecol.* 1985;65:789–792.

Bosma JF, Hepburn LG, Josell SD, Baker K. Ultrasound demonstration of tongue motions during suckle feeding. *Dev Med Child Neurol.* 1990;32(3):223–229.

Bronwen KN, Huckabee ML, Jones RD, Frampton CM. The first year of human life: coordinating respiration and nutritive swallowing. *Dysphagia.* 2007;23:37–43.

Bu'Lock F, Woolridge MW, Baum JD. Development of coordination of sucking, swallowing and breathing: ultrasound study of term and preterm infants. *Dev Med Child Neurol.* 1990;32:669–778.

Burton P, Deng J, McDonald D, Fewtrell MS. Real-time 3D ultrasound imaging of infant tongue movements during breast-feeding. *Early Hum Dev.* 2013;89:635–641.

doi:10.1016/j.earlhumdev.2013.04.009

Butte NF, Wills C, Jean CA, et al. Feeding patterns of exclusively breast-fed infants during the first four months of life. *Early Hum Dev.* 1985;12:291–300.

Bystrova K, Ivanova V, Edhborg M, et al. Early contact versus separation: effects on mother-infant interaction one year later. *Birth.* 2009;36:97–109.

Cable TA, Rothenberger LA. Breast-feeding behavioral patterns among La Leche League mothers: a descriptive survey. *Pediatrics.* 1984;73:830–835.

Chantry CJ, Nommsen-Rivers LA, Peerson JM, et al. Excess weight loss in first-born breastfed newborns relates to maternal intrapartum fluid balance. *Pediatrics.* 2011;127:171–179.

Chao S. The effect of lactation on ovulation and fertility. *Clin Perinatol.* 1987;14:39–49.

Chapman DJ, Perez-Escamilla R. Identification of risk factors for delayed onset of lactation. *J Am Diet Assoc.* 1999;99:450–455.

Chapman DJ, Perez-Escamilla R. Maternal perception of the onset of lactation is a valid, public health indicator of lactogenesis stage II. *J Nutr.* 2000;130:2972–2980.

Chen CH, Wang TM, Chang HM, Chi CS. The effect of breast- and bottle-feeding on oxygen saturation and body temperature in preterm infants. *J Hum Lact.* 2000;16:21–27.

Chen DC, Nommsen-Rivers L, Dewey KG, Lonnerdal B. Stress during labor and delivery and early lactation performance. *Am J Clin Nutr.* 1998;68:335–344.

Clemente CD. *Anatomy: a regional atlas of the human body.* Philadelphia, PA: Lea & Febiger; 1978.

Combs VL, Marino BL. A comparison of growth patterns in breast and bottle-fed infants with congenital heart disease. *Pediatr Nurs.* 1992;19(2):175–179.

Cooper AP. *Anatomy of the breast.* London, UK: Longman, Orme, Green, Browne and Longmans; 1840.

Courtiss EH, Goldwyn RM. breast sensation before and after plastic surgery. *Plast Reconstr Surg.* 1976;58:1–12.

Cox DB, Owens RA, Hartmann PE. Blood and milk prolactin and the rate of milk synthesis in women. *Exp Physiol.* 1996;81:1007–1020.

Cregan M, Hartmann PE. Computerized breast measurement from conception to weaning: clinical implications. *J Hum Lact.* 1999;15:89–95.

Cregan MD, Mitoulas LR, Hartmann PE. Milk prolactin, feed volume, and duration between feeds in women breastfeeding their full-term infants over a 24-hour period. *Exp Physiol.* 2002;87:207–214.

Daly SEJ, Hartmann PE. Infant demand and milk supply. Part 1: infant demand and milk production in lactating women. *J Hum Lact.* 1995;11:21–23.

Dawood MY, Khan-Dawood FS, Wahi RS, Fuchs F. Oxytocin release and plasma anterior pituitary and gonadal hormones in women during lactation. *J Clin Endocrinol Metab.* 1981;52:678–683.

Dawson EK. A histological study of the normal mamma in relation to tumour growth: 1. Early development to maturity. *Edinb Med J.* 1934;41:653–682.

de Carvalho M, Robertson S, Friedman A, Klaus M. Effect of frequent breast-feeding on early milk production and infant weight gain. *Pediatrics.* 1983;72:307–311.

de Carvalho M, Robertson S, Merkatz R, Klaus M. Milk intake and frequency of feeding in breast-fed infants. *Early Hum Dev.* 1982;7:155–163.

de Castro Martinelli RL, Marchesan IQ, Gusmão RJ, et al. Histological characteristics of altered human lingual frenulum. *Int J Pediatr Child Health.* 2014:2:5–9.

de Coopman J. Breastfeeding after pituitary resection: support for a theory of autocrine control of milk supply? *J Hum Lact.* 1993;9:35–40.

Dewey KG, Nommsen-Rivers LA, Heinig J, Cohen RJ. Risk factors for suboptimal infant breastfeeding behavior, delayed onset of lactation, and excess neonatal weight loss. *Pediatrics.* 2003;112:607–619.

Dökmeta HS, Kilicli F, Korkmaz S, Yonem O. Characteristic features of 20 patients with Sheehan's syndrome. *Gynecol Endocrinol.* 2006;22(5):279–283.

Donovan TJ, Buchanan K. Medications for increasing milk supply in mothers expressing breastmilk for their preterm hospitalised infants. *Cochrane Database Syst Rev.* 2012;3:CD005544. doi:10.1002/14651858.CD005544.pub2

Doucet S, Soussignan R, Sagot P, Schaal B. An overlooked aspect of the human breast: areolar glands in relation with breastfeeding pattern, neonatal weight gain, and the dynamics of lactation. *Early Hum Dev.* 2012;88(2):119–128. doi:10.1016/j.earlhumdev.2011.07.020

Drewett RF, Woolridge M. Sucking patterns of human babies on the breast. *Early Hum Dev.* 1979;315:315–321.

Elad D, Kozlovsky P, Blum O, et al. Biomechanics of milk extraction during breastfeeding. *Proc Natl Acad Sci USA.* 2014;111(14):5230–5235. doi:10.1073/pnas.1319798111

Farina MA, Newby BG, Alani HM. Innervation to the nipple-areola complex. *Plast Reconstr Surg.* 1980;66:497–501.

Geddes DT. Inside the lactating breast: the latest anatomy research. *J Midwifery Womens Health.* 2007;52:556–563.

Geddes DT, Kent JC, Mitoulas LB, et al. Tongue movement and intra-oral vacuum in breastfed infants. *Early Hum Dev.* 2008;84(7):471–477.

Goldfield EC, Richardson MJ, Lee KG, Margetts S. Coordination of sucking, swallowing, and breathing and oxygen saturation during early infant breast-feeding and bottle-feeding. *Pediatr Res.* 2006;60:450–455.

Gomes CF, Trezza EM, Murade EC, Padovani CR. Surface electromyography of facial muscles during natural and artificial feeding of infants. *J Pediatr.* 2006;82:103–109.

Grajeda R, Perez-Escamilla R. Stress during labor and delivery is associated with delayed onset of lactation among urban Guatemalan women. *J Nutr.* 2002;132:3055–3060.

Gray L, Miller LW, Philipp BL, Blass EM. Breastfeeding is analgesic in healthy newborns. *Pediatrics.* 2002;109:590–593.

Groer M. Differences between exclusive breastfeeding, formula-feeders and controls: a study of stress, mood, and endocrine variables. *Biol Res Nurs.* 2005a;7:106–117.

Groer M. Neuroendocrine and immune relationships in postpartum fatigue. *Am J Matern Child Nurs.* 2005b;30:133–138.

Groer M, Davis MW. Postpartum stress: current concepts and the possible protective role of breastfeeding. *J Obstet Gynecol Neonatal Nurs.* 2002;31:411–417.

Grossl NA. Supernumerary tissue: historical perspectives and clinical features. *South Med J.* 2000;93:29–32.

Gusterson BA, Stein T. Human breast development. *Semin Cell Dev Biol.* 2012;23(5):567–573. doi:10.1016/j.semcdb.2012.03.013

Hale TW. *Medications and mother's milk.* 9th ed. Amarillo, TX: Pharmasoft; 2000.

Hammerman C, Kaplan M. Oxygen saturation during and after feeding in healthy term infants. *Biol Neonate.* 1995;67:94–99.

Hartmann P, Cregan M. Lactogenesis and the effects of insulin-dependent diabetes mellitus and prematurity. *J Nutr.* 2001;131:3016S–3020S.

Hartmann PE, Sherriff JL, Kent JC. Maternal nutrition and milk synthesis. *Proc Nutr Soc.* 1995;54:379–389.

Herbst JJ. Development of suck and swallowing. In: Lebenthal E, ed. *Textbook of gastroenterology and nutrition in infancy.* Vol. 1. New York, NY: Plenum; 1981:97–107.

Hernandez Yenty QM, Jurgens WJ, van Zuijlen PP, et al. Treatment of the benign inverted nipple: a systematic review and recommendations for future therapy. *Breast*. 2016;29:82–89. doi:10.1016/j.breast.2016.07.011

Hildebrandt HM. Maternal perception of lactogenesis time: a clinical report. *J Hum Lact*. 1999;15:317–323.

Hill PD, Chatterton RT, Aldag AC. Serum prolactin in breastfeeding: state of the science. *Biol Res Nurs*. 1999;1:65–75.

Hill PD, Humenick SS. Insufficient milk supply. *Image*. 1989;21: 145–148.

Hilson JA, Rasmussen KM, Kjolhede CL. High prepregnant body mass index is associated with poor lactation outcomes among white, rural women independent of psychosocial and demographic correlates. *J Hum Lact*. 2004;20(1):18–29.

Hinds LA, Tyndale-Biscoe CH. Prolactin in the marsupial *Macropus engenii* during the estrous cycle, pregnancy, and lactation. *Biol Reprod*. 1982;26:391–398.

Hoover K, Barbalinardo L, Pia Platia M. Delayed lactogenesis 2 secondary to gestational ovarian theca lutein cysts in two normal singleton pregnancies. *J Hum Lact*. 2002;18: 264–268.

Hornell A, Aarts C, Kylberg E, et al. Breastfeeding patterns in exclusively breastfed infants: a longitudinal prospective study in Uppsala, Sweden. *Acta Paediatr*. 1999;88:203–211.

Howie PW, McNeilly AS, Houston MJ, et al. Effect of supplementary food on suckling patterns and ovarian activity during lactation. *Br Med J*. 1981;283:757–759.

Huang W, Molitch ME. Evaluation and management of galactorrhea. *Am Fam Physician*. 2012;85(11):1073–1080.

Huggins K, Petok E, Mireles O. Markers of lactation insufficiency: a study of 34 mothers. In: Auerbach K, ed. *Current issues in clinical lactation*. Sudbury, MA: Jones and Bartlett; 2000:25–35.

Humenick SS, Hill PD, Thompson J, Hart AM. Breast-milk sodium as a predictor of breastfeeding patterns. *Can J Nurs Res*. 1998;30:67–81.

Hurst N. Lactation after augmentation mammoplasty. *Obstet Gynecol*. 1996;87:30–34.

Hytten FE, Baird D. The development of the nipple in pregnancy. *Lancet*. 1958;1:1201–1204.

Iwama S, Welt CK, Romero CJ, et al. Isolated prolactin deficiency associated with serum autoantibodies against prolactin-secreting cells. *J Clin Endocrinol Metab*. 2013;98(10):3920–3925. doi:10.1210/jc.2013-2411

Jacobs LA, Dickinson JE, Hart PD, et al. Normal nipple position in term infants measured on breastfeeding ultrasound. *J Hum Lact*. 2007;23:52–59.

James RJA, Irons DW, Holmes C, et al. Thirst induced by a suckling episode during breast feeding and its relation with plasma vasopressin, oxytocin and osmoregulation. *Clin Endocrinol*. 1995;43:277–282.

Javed A, Lteif A. Development of the human breast. *Semin Plast Surg*. 2013;27:5–12.

Johnstone JM, Amico JA. A prospective longitudinal study of the release of oxytocin and prolactin in response to infant suckling in long-term lactation. *J Clin Endocrinol Metab*. 1986;62:653–657.

Jütte J, Hohoff A, Sauerland C, et al. In vivo assessment of number of milk duct orifices in lactating women and association with parameters in the mother and the infant. *BMC Pregnancy Childbirth*. 2014;14(1):124. doi:10.1186/1471-2393-14-124

Kent JC, Mitoulas LR, Cregan MD, et al. Volume and frequency of breastfeeding and fat content of breast milk throughout the day. *Pediatrics*. 2005;117:e387–e395.

Kopans DB. *Breast imaging*. Philadelphia, PA: Lippincott; 1989.

Kulski JK, Hartmann PE. Changes in human milk composition during the initiation of lactation. *Aust J Exp Biol Med Sci*. 1981;59:101–114.

La Leche League International. *The womanly art of breastfeeding*. 6th ed. Schaumberg, IL: La Leche League; 1997.

Lau C, Smith EO. Interventions to improve the oral feeding performance of preterm infants. *Acta Paediatr*. 2012;101: e269–e274.

Leake R, Waters CB, Rubin RT, et al. Oxytocin and prolactin responses in long-term breast-feeding. *Obstet Gynecol*. 1983;62:565–568.

Lincoln DW, Paisley AC. Neuroendocrine control of milk ejection. *J Reprod Fertil*. 1982;65:571–586.

Loukas M, Clarke P, Tubbs RS. Accessory breasts: a historical and current perspective. *Am Surg*. 2007;73(5):525–528.

Love S. *Dr. Susan Love's breast book*. Boston, MA: Addison-Wesley; 1990.

Love SM, Barsky SH. Anatomy of the nipple and breast ducts revisited. *Cancer*. 2004;101(9):1947–1957.

MacMullen NJ, Kulski LA. Factors related to suckling ability in healthy newborns. *J Obstet Gynecol Neonatal Nurs*. 2000;29:390–396.

MacPherson EE, Montagna W. The mammary glands of rhesus monkeys. *J Invest Derm*. 1974;63:17–18.

Madden JD, Boyar RM, MacDonald PC, Porter JC. Analysis of secretory patterns of prolactin and gonadotropins during twenty-four hours in a lactating woman before and after resumption of menses. *Am J Obstet Gynecol*. 1978;132:436–441.

Marasco L, Marmet C, Shell E. Polycystic ovary syndrome: a connection to insufficient milk supply? *J Hum Lact*. 2000;16:143–148.

Marino BL, O'Brien P, LoRe H. Oxygen saturations during breast and bottle feedings in infants with congenital heart disease. *J Pediatr Nurs*. 1995;10(6):360–364.

Marmet C, Shell E. Training neonates to suck correctly. *MCN Am J Matern Child Nurs*. 1984;9:401–407.

Marmet C, Shell E. Therapeutic positioning for breastfeeding. In: Genna CW, ed. *Supporting sucking skills in breastfeeding infants*. 3rd ed. Burlington, MA: Jones & Bartlett Learning; 2017:399–415.

Marshall WM, Cumming DC, Fitzsimmons GW. Hot flushes during breast feeding? *Fertil Steril*. 1992;57:1349–1350.

Mathew OP. Regulation of breathing patterns during feeding. In: Mathew OP, Sant Ambrogio G, eds. *Respiratory Function of the Upper Airway*. New York, NY: Marcel Dekker; 1988:535–560.

Matias SL, Dewey KG, Queensberry CP, Gunderson EP. Maternal prepregnancy obesity and insulin treatment during pregnancy are independently associated with delayed lactogenesis in women with recent gestational diabetes mellitus. *Am J Clin Nutr*. 2014;99(1):115–121.

McBride MC, Danner SC. Sucking disorders in neurologically impaired infants: assessment and facilitation of breastfeeding. *Clin Perinatol*. 1987;14:109–130.

Measel CP, Anderson GC. Nonnutritive suckling during tube feedings: effect on clinical course in premature infants. *J Obstet Gynecol Neonatal Nurs*. 1979;8:265–272.

Meier P, Anderson GC. Responses of small preterm infants to bottle- and breast-feeding. *MCN Am J Matern Child Nurs*. 1987;12:97–105.

Meier P, Pugh EJ. Breastfeeding behavior in small preterm infants. *MCN Am J Matern Child Nurs*. 1985;10:396–401.

Mennella JA, Beauchamp GK. Beer, breastfeeding, and folklore. *Dev Psychobiol*. 1993;26:459–466.

Miller AJ. Deglutition. *Physiol Rev*. 1982;62:129–183.

Miller JL, Sonies BC, Macedonia C. Emergence of oropharyngeal, laryngeal and swallowing activity in the developing fetal upper aerodigestive tract: an ultrasound evaluation. *Early Hum Dev*. 2003;71(1):61–87.

Mizuno K, Ueda A. Changes in sucking performance from non-nutritive sucking to nutritive sucking during breast- and bottle-feeding. *Pediatr Res*. 2006;59(5):728–731.

Mizuno K, Ueda A, Takeuchi T. Effects of different fluids on the relationship between swallowing and breathing during nutritive sucking in neonates. *Biol Neonate*. 2002;81:45–50.

Montagna W, MacPherson EE. Proceedings: some neglected aspects of the anatomy of human breasts. *J Invest Dermatol*. 1974;63(1):10–16.

Morton JA. The clinical usefulness of breast milk sodium in the assessment of lactogenesis. *Pediatrics*. 1994;93:802–806.

Neifert M, DeMarzo S, Seacat J, et al. The influence of breast surgery, breast appearance, and pregnancy-induced breast changes on lactation sufficiency as measured by infant weight gain. *Birth*. 1990;17(1):31–38.

Neifert MR, McDonough SL, Neville MC. Failure of lactogenesis associated with placental retention. *Am J Obstet Gynecol*. 1981;140:477–478.

Neifert MR, Seacat JM, Jobe WE. Lactation failure due to insufficient glandular development of the breast. *Pediatrics*. 1985;76(5):823–828.

Neubauer SH, Ferris AM, Chase CG, et al. Delayed lactogenesis in women with insulin-dependent diabetes mellitus. *Am J Clin Nutr*. 1993;58:54–60.

Neville, MC. Anatomy and physiology of lactation. In: Schanler RJ, ed. Breastfeeding 2001, part 1: the evidence for breastfeeding. *Pediatr Clin North Am*. 2001;48:13–34.

Neville MC, Berga SE. Cellular and molecular aspects of the hormonal control of mammary function. In: Neville MC, Neifert MR, eds. *Lactation: physiology, nutrition, and breast-feeding*. New York, NY: Plenum; 1983:141–177.

Nissen E, Uvnäs-Moberg K, Svensson K, et al. Different patterns of oxytocin, prolactin but not cortisol release during breast-feeding in women delivered by cesarean section or by the vaginal route. *Early Hum Dev*. 1996;45:103–108.

Noel GL, Suh HK, Frantz AG. Prolactin release during nursing and breast stimulation in postpartum and non-postpartum subjects. *J Clin Endocrinol Metab*. 1974;38:413–423.

Nommsen-Rivers LA, Chantry CJ, Peerson JM, et al. Delayed onset of lactogenesis among first-time mothers is related to maternal obesity and factors associated with ineffective breastfeeding. *Am J Clin Nutr*. 2010;92:574–584.

Notestine GE. The importance of the identification of ankyloglossia (short lingual frenulum) as a cause of breastfeeding problems. *J Hum Lact*. 1990;6:113–115.

Nyqvist KH. Lack of knowledge persists about early breastfeeding competence in preterm infants. *J Hum Lact*. 2013;29:296–299.

Nyqvist K, Sjoden PO, Ewald U. The development of preterm infants' breastfeeding behavior. *Early Hum Dev*. 1999;55:247–264.

Oliveira AM, Cunha CC, Phenha-Silva N, et al. Interference of the blood glucose control in the transition between phases I and II of lactogenesis in patients with type 1 diabetes mellitus. *Braz Arch Endocrinol Metab*. 2008;52:473–481.

Oxford English Dictionary. Vol. 10. Oxford, UK: Clarendon Press; 1961.

Palmer B. The influence of breastfeeding on the development of the oral cavity: a commentary. *J Hum Lact*. 1998;14:93–99.

Pandya S, Moore RG. Breast development and anatomy. *Clin Obstet Gynecol*. 2011;54(1):91–95.

Park HS, Yoon CH, Kim HJ. The prevalence of congenital inverted nipple. *Aesthetic Plast Surg*. 1999;23:144–146.

Prentice A, Addey CVP, Wilde CJ. Evidence for local feedback control of human milk secretion. *Biochem Soc Trans*. 1989;17:489–492.

Prieto CR, Cardenas H, Salvatierra AM, et al. Sucking pressure and its relationship to milk transfer during breastfeeding in humans. *J Reprod Fertil*. 1996;108:69–74.

Quandt SA. Patterns of variation in breast-feeding behaviors. *Soc Sci Med*. 1986;23:445–453.

Ramsay DT, Kent JC, Hartmann RA, Hartmann PE. Anatomy of the lactating human breast redefined with ultrasound imaging. *J Anat*. 2005;206:525–534.

Ramsay DT, Kent JC, Owens RA, et al. Ultrasound imaging of milk ejection in the breast of lactating women. *Pediatrics*. 2004;113(2):361–367.

Ramsay DT, Mitoulas LR, Kent JC, et al. The use of ultrasound to characterize milk ejection in women using an electric breast pump. *J Hum Lact*. 2005;21:421–428.

Rasmussen KM, Hilson JA, Kjolhede CL. Obesity may impair lactogenesis 2. *J Nutr*. 2001;131:3009S–3011S.

Rasmussen KM, Kjolhede CL. Prepregnant overweight and obesity diminish the prolactin response to suckling in the first week postpartum. *Pediatrics*. 2004;113:465–471.

Ratnovsky A, Carmeli YN, Elad D, Zaretsky U, Dollberg S, Mandel D. Analysis of facial and inspiratory muscles performance during breastfeeding. *Technol Health Care*. 2013; 21(5):511–520. doi:10.3233/THC-130749

Riordan J, Gross A, Angeron J, et al. The effect of labor pain relief on neonatal suckling and breastfeeding duration. *J Hum Lact*. 2000;16:7–12.

Rodenstein DO, Perlmutter N, Stanescu DC. Infants are not obligatory nose breathers. *Am Rev Respir Dis*. 1985;131:343–347.

Russo J, Russo IH. Development of the human mammary gland. In: Neville MD, Daniel CW, eds. *The mammary gland: development, regulation, and function*. New York, NY: Plenum; 1987:67–93.

Russo J, Russo IH. Development of the human breast. *Maturitas*. 2004;49(1):2–15.

Salazar H, Tobon H. Morphologic changes of the mammary gland during development, pregnancy, and lactation. In: Josimovich J, ed. *Lactogenic hormones, fetal nutrition and lactation*. New York, NY: Academic Press; 1974:1–18.

Schaal B, Doucet S, Sagot P, et al. Human breast areolae as scent organs: morphological data and possible involvement in maternal-neonatal coadaptation. *Dev Psychobiol*. 2006;48(2):100–110.

Sernia C, Tyndale-Biscoe CH. Prolactin receptors in the mammary gland, corpus luteum and other tissues of the Tammar wallaby, *Macropus engenii*. *J Endocrinol*. 1979;26:391–398.

Sert M, Tetiker T, Kirim S, Kocak M. Clinical report of 28 patients with Sheehan's syndrome. *Endocr J*. 2003;50(3):297–301.

Shah PS, Herbozo C, Aliwalas LL, Shah VS. Breastfeeding or breast milk for procedural pain in neonates. *Cochrane Database Syst Rev*. 2012;12:CD004950. doi:10.1002/14651858.CD004950.pub3

Smith DM. Montgomery's areolar tubercle: a light microscopic study. *Arch Pathol Lab Med*. 1982;106:60–63.

Smith L, Kroeger M. *The impact of birthing practices on breastfeeding*. 2nd ed. Sudbury, MA: Jones and Bartlett; 2010.

Smith WL, Erenberg A, Nowak A, Franken EA Jr. Physiology of sucking in the normal term infant using real-time ultrasound. *Radiology*. 1985;156:379–381.

Snyder JB. Bubble palate and failure-to-thrive: a case report. *J Hum Lact*. 1997;13:139–143.

Sozmen M. Effects of early suckling of cesarean-born babies on lactation. *Biol Neonate*. 1992;62:67–68.

Speroff L, Glass RH, Kase NG. *Clinical gynecology, endocrinology and infertility*. 4th ed. Baltimore, MD: Williams & Wilkins; 1989.

Stallings JF, Worthman CM, Panter-Brick C, Coates RJ. Prolactin response to suckling and maintenance of postpartum amenorrhea among intensively breastfeeding Nepali women. *Endocrinol Res*. 1996;22:1–28.

Sternlicht MD, Kouros-Mehr H, Lu P, Werb Z. Hormonal and local control of mammary branching morphogenesis. *Differentiation*. 2006;74:365–381.

Stone K, Wheeler A. A review of anatomy, physiology, and benign pathology of the nipple. *Ann Surg Oncol.* 2015;22(10):3236–3240.

Tay CCK, Glasier AF, McNeil AS. Twenty-four hour patterns of prolactin secretion during lactation and the relationship to suckling and the resumption of fertility in breast-feeding women. *Hum Reprod.* 1996;11:950–955.

Thanaboonyawat I, Chanprapaph P, Lattalapkul J, et al. Pilot study of normal development of nipples during pregnancy. *J Hum Lact.* 2013;29(4):480–483. doi:10.1177/0890334413493350

Thibaudeau S, Sinno H, Williams B. The effects of breast reduction on successful breastfeeding: a systematic review. *J Plast Reconstr Aesthet Surg.* 2010;63:1688e–1693e.

Tyson JE, Hwang P, Guyda H, Friesen HG. Studies of prolactin in human pregnancy. *Am J Obstet Gynecol.* 1972;113:14–20.

Ueda T, Yokoyama Y, Irahara M, et al. Influence of psychological stress on suckling-induced pulsatile oxytocin release. *Obstet Gynecol.* 1994;84:259–262.

Uvnäs-Moberg K. Oxytocin linked antistress effects: the relaxation and growth response. *Acta Physiol Scand Suppl.* 1997;640:38–42.

Vanky E, Isaksen H, Moen MH, Carlsen SM. Breastfeeding in polycystic ovary syndrome. *Acta Obstet Gynecol Scand.* 2008;87:531–535. doi:10.1080/00016340802007676

Vorherr H. Development of the female breast. In: Vorherr H, ed. *The breast.* New York, NY: Academic Press; 1974:1–18.

Waller H. The early failure of breastfeeding. *Arch Dis Child.* 1946;21:1–12.

Watson CJ. Involution: apoptosis and tissue remodeling that convert the mammary gland from milk factory to quiescent organ. *Breast Cancer Res.* 2006;8(2):203.

Weber F, Woolridge MW, Baum JD. An ultrasonographic study of the organization of sucking and swallowing by newborn infants. *Dev Med Child Neurol.* 1986;28:19–24.

West CP. Hormonal profiles in lactating and non-lactating women immediately after delivery and their relationship to breast engorgement. *Am J Obstet Gynecol.* 1979;86:501–506.

Widstrom AM, Lilja G, Aaltomaa-Michalias P, et al. Newborn behaviour to locate the breast when skin-to-skin: a possible method for enabling early self-regulation. *Acta Paediatr.* 2011;100:79–85.

Widstrom AM, Ransjö-Arvidson AB, Christensson K, et al. Gastric suction in healthy newborn infants: effects on circulation and developing feeding behaviour. *Acta Paediatr Scand.* 1987;76:566–572.

Widstrom AM, Thingstrom-Paulsson J. The position of the tongue during rooting reflexes elicited in newborn infants before the first suckle. *Acta Paediatr.* 1993;82:281–283.

Wilson-Clay B, Hoover K. *The breastfeeding atlas.* 5th ed. Manchaca, TX: LactNews Press; 2013.

Wolf LS, Glass RP. *Feeding and swallowing disorders in infancy: assessment and management.* San Antonio, TX: Therapy Skill Builders; 1992.

Wolff PH. The serial organization of sucking in the young infant. *Pediatrics.* 1968;42:943–956.

Woolridge MW. The "anatomy" of infant sucking. *Midwifery.* 1986;2:164–171.

Woolridge M. The mechanisms of breastfeeding revised—new insights into how babies feed provided by fresh ultrasound studies of breastfeeding. *Evidence-Based Child Health*, 2011;6 (suppl 1):46.

Yokoyama Y, Ueda T, Irahara M, Aono T. Releases of oxytocin and prolactin during breast massage and suckling in puerperal women. *Eur J Obstet Gynecol Reprod Biol.* 1994;53:17–20.

Yuen BH. Prolactin in human milk: the influence of nursing and duration of postpartum lactation. *Am J Obstet Gynecol.* 1988;158:583–586.

Ziemer M. Nipple skin changes and pain during the first week of lactation. *J Obstet Gynecol Neonatal Nurs.* 1993;22:247–256.

Zuppa AA, Tornesello A, Papacci P, et al. Relationship between maternal parity, basal prolactin levels and neonatal breast milk intake. *Biol Neonate.* 1988;53:144–147.

▶ 十一、附录

附录 3-A　母乳喂养的吸吮训练

（一）母乳喂养吸吮训练

吸吮训练或手指吸吮练习是泌乳实践中的新兴领域，用于解决吸吮不成熟或异常相关的母乳喂养问题。吸吮问题可能是低出生体重儿等个体发育不完善所致，也可能是神经发育障碍的早期表现。吸吮训练非常简单，比如将手指放在吸吮能力不佳的新生儿的嘴里，进行口腔刺激让他学会如何含接，这种训练可以让婴儿学会如何含住母亲乳头。家长在抱孩子时，有时会把手指塞到婴儿嘴里，实际就是无意状态下进行的吸吮训练。

我们也将手指喂奶视为一种吸吮训练。例如，早产儿完全成熟之前，母亲经常会首先直接哺乳，然后通过手指喂奶的方式补充母乳或配方奶。从本质上讲，吸吮训练是一种口腔刺激和操作方法，教婴儿如何有效地吸吮奶瓶或乳房；是用来纠正婴儿吸吮问题的任何疗法的总称。

通过促进婴儿有效含接，能够避免或纠正绝大多数喂养问题。但由于各种各样的原因，许多婴儿即使能够有效含接，也仍然可能存在吸吮问题。

吸吮训练的具体操作者多为语言治疗师、职业治疗师或其他具有神经发育训练背景且了解乳房和婴儿口腔结构及功能的专业人士。这些专业人士多接受过培训，了解如何帮助婴儿奶瓶喂养，但很少有人在母乳喂养的吸吮问题方面有专业的了解。如果专业人士无法为母乳喂养母亲提供帮助，则泌乳顾问可以通过继续教育、自学或临床实践，了解更多相关知识，填补这一空白。

还有一系列吸吮训练通常在新生儿重症监护病房使用，以改善低出生体重儿的吸吮能力。比如，当低出生体重儿开始第一次经口喂养时，护士或泌乳顾问需要将手指置于婴儿口中，并缓慢滴入 1~2 滴挤出的母乳或配方奶，注意婴儿的反应，观察婴儿的吞咽能力，评估伸舌反射与呕吐反射。

美国的医疗保险系统为减少开支，要求婴儿（包括低出生体重儿）尽早出院，因此引发了对吸吮训练的极大兴趣。如果吸吮训练有效，则可加快婴儿出院速度，但相关研究证据极少。

关于吸吮训练技术有效性评估的研究较少，而且主要局限于奶瓶喂养，但现有研究结果确实证明吸吮训练是有益的。Gaebler 与 Hanzlik 的研究显示，早产儿在奶瓶喂养开始前，如果接受口周和口腔内刺激，则婴儿标准喂养评估量表 NOMAS(详见第八章"新生儿评估")的得分更高，体重增长更好，住院时间更短。Fucile 等也验证了接受口腔刺激训练的早产儿，开始经口喂养的时间明显提早。目前，尚没有针对母乳喂养婴儿的口腔训练的相关研究，因此相关知识只能来自临床实践经验和专家意见。

一些专业人士认为吸吮训练技术有用，另一些人则认为这些技术具有侵入性、控制性，因此绝对不应使用。关于接受插管治疗的早产儿的研究显示，口腔的刺激会导致其不愿接受任何放到嘴里的东西，包括乳房。因此，对于仍愿意尝试吸吮训练的临床工作人员，应当轻柔操作并密切观察婴儿的行为暗示，如果婴儿不喜欢你的手指伸入嘴里，就赶紧拿出来！

治疗师可以使用一系列吸吮训练技巧帮助直接哺乳，婴儿有多少吸吮问题，几乎就有多少吸吮训练方法。在本书写成的时候，除了 Marmet 和 Shell 的基本吸吮训练技术外，尚没有哺乳吸吮训练的标准方法，但确有几项技巧是针对某些特殊吸吮功能障碍的。而且绝大多数吸吮训练方法源于奶瓶喂养训练，经调整后用于直接哺乳的训练，这些方法通常包括口腔刺激(对婴儿的口腔、舌、下颌、硬腭等进行按摩)，调整哺乳姿势，以及加强对面颊和下颌的支撑等。

(二)基础吸吮训练技术

最著名的母乳喂养婴儿吸吮训练方法是由 Chele Marmet 和 Ellen Shell 提出，并发表在 1984 年的《母婴护理》(*Maternal Child Nursing*)杂志上。该文章已成为母乳喂养领域吸吮训练的经典专著。Marmet 和 Shell 接触了很多前来母乳喂养门诊的母婴，帮助婴儿有效含接和吸吮，在此基础上，提出了经典的基础吸吮训练技术和交替吸吮训练技术。该技术的基本理念就是将手指置于婴儿口中，可以让婴儿了解含接时乳头的正确位置。这一动作让婴儿舌前伸，覆盖牙槽嵴，停在下唇上，并形成凹槽状(图 3-A1)。

技术要点：

1. 向嘴唇方向轻拍两颊。

2. 轻抚婴儿嘴唇直至其放松。

3. 使用指腹按摩下牙龈外侧、顶部和上牙龈外侧和顶部。

4. 手指伸入婴儿口腔，指甲面向下，指腹向上。手指轻轻划入软硬腭连接处(S 点)。女性通常用示指，男性通常使用小指。压力要小，大多数婴儿会喜欢吸吮，立即含住手指并向后拉到 S 点，S 点即为乳头伸长后通常停留的位置。

5. 在婴儿吸吮时，手指指甲随着婴儿的吸吮，轻轻向下向前施压，则可交替按摩婴儿硬腭。婴儿动作正确时应给予表扬和鼓励。

6. 如果婴儿舌后端鼓起，在可间断使用指甲向下按压鼓起部位并持续数秒，然后放松指甲回到 S 点轻压。反复数次后可使舌头放松。

(三)国际母乳会的技术

继 Marmet 和 Shell 的研究发表之后，其他的基础吸吮训练技术也陆续出现。国际母乳会领队采用的是一种口腔运动技术，该技术基于舌从前至后的波浪状蠕动理论。

技术要点：

1. 用 1 根手指触摸婴儿面颊并逐渐移向唇边。然后用清洁的示指轻触嘴唇数次，鼓励婴儿张开嘴巴。

2. 使用示指按摩婴儿牙龈外侧，每次按摩从上牙龈或下牙龈的中央开始，逐渐向两侧移动。

3. 使用时示指指尖用力向下压住婴儿舌头，慢慢数到"3"，然后松开。

4. 放松压力时示指仍然置于婴儿口腔内，沿着舌面向后移动少许，再次按压，慢慢数到"3"，然后松开。

5. 再沿着舌面往后移动，重复 2~3 次。

6. 如果婴儿出现呕吐反射，手指回缩少许。

7. 每次哺乳前重复上述操作 3~4 次。

(四)吸吮障碍婴儿的口腔感官刺激

口腔感官刺激技术是针对高危婴儿的喂养方案，旨在避免由于经口胃管喂养、插管等操作引起的院内并发症。

技术要点：

1. 使用五指指尖，轻轻触碰婴儿嘴唇和面颊，观察觅食反射情况。

2. 环状按摩嘴唇及牙龈前面 5 分钟。

3. 继续按摩两侧的牙龈及脸颊内侧 3 分钟。

4. 对下唇轻微施压进行触觉刺激。

5. 按压吸吮点(位于上牙龈后的硬腭中央区域)。

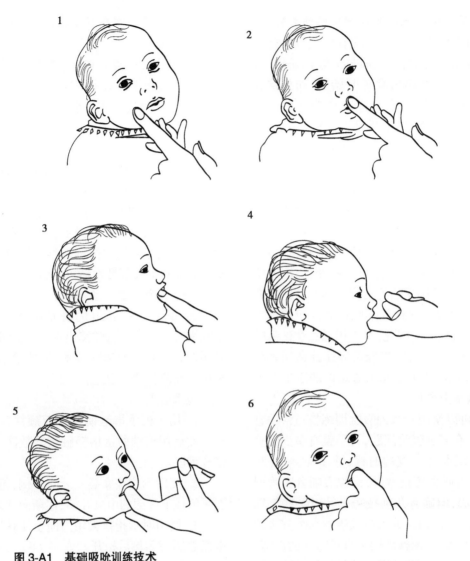

图 3-A1 基础吸吮训练技术

（引自：Marmet C，Shell E.Training neonates to suck correctly.MCN Am J Matern Child Nurs.1984；9：401-407）

Rendon-Macias 等进行了一项盲法研究，针对 14 例接受了口腔感官刺激后的婴儿，评估了其吸吮的临床效果及生理学改变。其中 5 位接受亲母母乳，记录为直接哺乳，但不清楚直接哺乳和其他喂养方式的比例。研究结果认为，此方法可以增加母乳摄入量并显著改善婴儿吸吮能力。

（五）特殊功能障碍婴儿的吸吮训练方法

下列方法是由 Catherine Watson Genna 和 Lisa Sandora 提出，用于有特定问题婴儿的训练。

1. 舌尖上抬

如果婴儿在尝试含接时舌尖上抬，舌头将阻碍乳头正常进入口腔。舌可能隆起或鼓起，因而除舌头抬高外，还可能回缩。

（1）安抚婴儿。

（2）哺乳含接前用手指轻挠舌尖。

（3）使用手指喂奶方式让婴儿领会乳汁是来自舌上方的。

2. 舌鼓起（舌后段上抬）

当舌后段鼓起时会堵塞口腔。在使用该技术时，应环状按摩舌后段，向外运动时可适当夸张，或者用手指喂奶方式按压舌头凸起部分。

3. 舌回缩

这种异常状态表现为舌缩短且位于口腔后部，而舌尖位于牙槽嵴之后。舌回缩使婴儿不能含住乳头并将其拉入口腔，因为舌与乳房接触是刺激含接的重要因素。即使婴儿勉强做到含接，也难以维持乳房在口腔的位置，回缩的舌因位置异常，也难以产生足够的吸吮负压。而且由于舌未能覆盖下牙龈，下牙龈与乳房的直接接触还会触发咬反射。

为了纠正舌回缩,可用手指尖按摩舌头前端,直到舌头放松伸出到下牙龈外。如果婴儿无法维持舌头前伸的状态,可使用手指喂奶 1~2 次,同时向前按摩舌头,可能有所帮助。对于舌回缩明显或系带过短导致舌突起的婴儿,应当进行评估。

(六) 神经功能障碍婴儿的吸吮训练方法

神经功能障碍的婴儿可能存在神经发育不成熟、神经损伤或发育异常等,可导致吸吮和吞咽功能异常。吸吮异常通常表现为吸吮反射缺失、吸吮吞咽协调性差或不协调,或多种问题并存。McBride 和 Danner 研究了神经功能障碍婴儿中吸吮训练的效果,并推荐以下方法。

技术要点:

1. 将婴儿的头和身体至于屈曲位。

2. 轻轻敲打和按压婴儿面颊,鼓励吸吮。

3. 使用手指或其他长条形状的柔软物体在婴儿口腔内各方向轻轻移动,触碰舌及颊黏膜。手指指腹轻轻按压硬腭、指尖轻触软腭。

4. 如上述操作未引起吸吮动作,用指尖围绕婴儿口周按摩数次,然后轻而均匀的按压口周。

按顺序重复上述操作数次。

5. 还可用指尖从下巴沿着喉部两侧到胸骨上切际,轻敲咽喉部肌肉也可有所帮助。

神经障碍婴儿的其他训练详见第二十章"患病婴儿的母乳喂养"。

参考文献

Fucile S, Gisel EG, Lau C. Oral stimulation accelerates the transition from tube to oral feeding in preterm infants. *J Pediatr.* 2002;141:230–236.

Gaebler CP, Hanzlik JR. The effects of a prefeeding stimulation program on preterm infants. *Am J Occup Ther.* 1996;50:184–192.

Genna CW, Sandora L. Breastfeeding: normal sucking and swallowing. In: Genna CW, ed. *Supporting sucking skills in breastfeeding infants.* 3rd ed. Burlington, MA: Jones & Bartlett Learning; 2017:1–48.

Marmet C, Shell E. Training neonates to suck correctly. *MCN Am J Matern Child Nurs.* 1984;9:401–407.

McBride MC, Danner SC. Sucking disorders in neurologically impaired infants: assessment and facilitation of breastfeeding. *Clin Perinatol.* 1987;14:109–130.

Mohrbacher N. *Breastfeeding answers made simple.* Amarillo, TX: Hale; 2010.

Rendon-Macias ME, Perez LA, Mosco-Peralta MR, et al. Assessment of sensorial oral stimulation in infants with suck feeding disabilities. *Indian J Pediatr.* 1999;66:319–329.

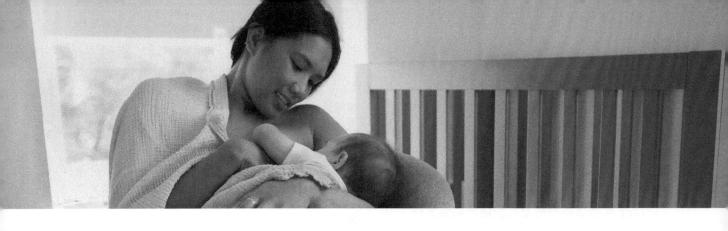

第四章
母乳的成分及特异性

母乳为绝大多数婴儿提供最佳的营养,满足他们的生物潜能。在发育的特定关键阶段,摄入足够的营养尤其重要,因为它会对从出生到生命周期各阶段的代谢、发育和病理过程产生影响。比较生物学告诉我们,哺乳动物不同于其他生物,因为每一种哺乳动物都为了适应环境压力而分泌特别设计的乳汁,以促进其幼崽在出生环境中的生长和健康。

如同胎盘供血之于胎儿一样,母乳是另一种无固定结构的活组织,具有营养转运、影响生化系统、增强免疫力、消灭致病菌的作用,还会影响昼夜节律、调控表观遗传学表达。随着实验室先进技术的发展,许多科研人员的研究在不断证实母乳在生物学、发育和生命维持方面的特性。近年的母乳特性研究还发现母乳干细胞和祖细胞的存在及母乳益生菌、透明质酸、脂联素、母乳寡聚糖、母乳微小 RNA。

母乳为人类婴儿量身定制,如人类婴儿积累了大量体脂,这与其他大型哺乳动物不同,尤其是灵长类动物。出生时,健康的足月儿体脂约 500g,占体重的 14%,其中一半在妊娠 40 周的最后 5 周内积累。出生后婴儿体脂含量继续增长,1 个月时平均脂肪比例增加到约 16.7%,3 个月时增加到22.8%,6 个月时增加到 23.8%,脂肪含量在生命的第 1 年中增加了 4 倍,而且在 2~3 岁之内仍然显著增加。为了满足婴儿的这些需要,母乳具有特殊的组成,以适应人类生存,满足营养和抗感染需求,以确保最佳的生长、发育和存活。母乳成分在每次喂养及哺乳期的不同阶段都是变化的,以满足成长发育过程中的婴儿需要。

母乳还是免疫系统发育所必需的。出生时婴儿免疫系统不成熟。母乳含有各种成分能够刺激婴儿先天免疫和适应性免疫的发育,如含有各种活性细胞,包括淋巴细胞、巨噬细胞、T 细胞、B 细胞和造血干细胞,以及免疫因子如免疫球蛋白、乳铁蛋白、溶酶体、母乳寡聚糖、益生菌、细胞因子等。12 个月内的婴儿能够通过母乳获得最大的营养和免疫益处,但世界卫生组织建议母乳喂养至 2 岁或 2 岁以上。Victora 等报道称母乳喂养到 2 岁能够防止每年 82.3 万 5 岁以下儿童死亡。

除了保证最佳生长和免疫系统发育外,母乳还能促进大脑发育:研究认为母乳喂养与认知评分提升有因果关系。一项 Meta 回归分析对 17 项评估母乳喂养与认知表现的研究进行汇总,结果表明母乳喂养婴儿的认知发育平均得分高 3.44 分,而且这种优势很早就表现出来,智商平均差值4.12,并一直持续到青春期(智商平均差值 1.92)。Deoni 等对母乳喂养时间与脑白质关系的研究表明,母乳喂养持续时间较长儿童的脑白质发育更好,脑白质微结构与母乳喂养时间呈显著正相关。Belfort 等研究了母乳喂养时间与 3 岁和 7 岁儿童认知之间的关系,发现在控制社会人口统计学变量、母亲智力和家庭环境等因素后,母乳喂养时间越长,测试分数越高。

本章将详细论述母乳中不同成分的特性,描

述其所携带的物种特异"生化信息"对母婴健康的特殊益处。本章还将阐述这些"生物信息"的"营养程序化"概念,即在发育的关键暴露期或敏感期引发的早期刺激或损害,可能对远期的健康或疾病带来深远的影响。对于医护人员来说,了解泌乳的生理学基础知识是开展有效临床实践的基础。

▶ 一、乳汁合成及成熟变化

母乳的宏量营养成分(蛋白质、脂肪、乳糖)由乳腺分泌上皮细胞合成与分泌。Cregan 和 Hartmann 将这些细胞称为"泌乳细胞(lactocyte)"。孕期,泌乳细胞在催乳素作用下进一步发育。母乳合成必需的 5 个途径中,有 4 个是在泌乳细胞中同步进行的。第 5 个途径为细胞旁路途径(paracellular pathway),各种成分直接通过泌乳细胞间的间隙进入乳汁,而无须横穿泌乳细胞内部。

影响乳汁成分的因素包括所处的哺乳阶段、婴儿胎龄、每次哺乳所处的阶段(开始/结束)、婴儿要求的哺乳频率和乳房排空程度等。泌乳启动包括两个阶段,第一阶段是泌乳启动 I 期,即乳腺分化期,是孕晚期乳腺上皮细胞分化为泌乳细胞、使乳腺具有合成乳汁成分的发育阶段;第二阶段是泌乳启动 II 期,即分泌活化期,通常指产后伴随孕酮下降而大量泌乳启动的阶段。胰岛素、催乳素和皮质醇也是泌乳启动所必需的,同时伴随着母乳主要成分的浓度变化和泌乳量的增加,此时母亲有"下奶"的感觉。在第三章"乳房解剖学与泌乳生理学"中讨论了泌乳启动,母亲描述的泌乳启动时间差异很大,从产后 38~98 小时,平均为 50~59 小时。

Arthur 和 Humenick 等提出了两种客观衡量母乳成熟度的生物标志物。一方面,Arthur 等认为泌乳启动 I 期时乳糖、枸橼酸盐和葡萄糖含量低,产后 24~48 小时上述成分水平的突然快速升高,提示由泌乳启动 I 期转为 II 期。胰岛素依赖型糖尿病产妇则还另外需要 24 小时才能使启动 II 期的标志物(乳糖、枸橼酸盐、总氮)达到与正常产妇相同的水平。另一方面,Humenick 等将初乳/母乳成熟度指数(Maturation Index of Colostrum and Milk,MICAM),即"(甾醇 + 磷脂)/ 乳脂"的比例,视为乳汁成熟度的生物学标志(图 4-1)。

上述两种方法似乎都是有效的,因为研究显示泌乳成熟度与泌乳量增多、婴儿体重增加及经皮胆红素水平降低呈正相关。研究还显示,在泌乳启动阶段,母乳成分向成熟乳的转变速度存在个体化差异,且与泌乳启动并不完全同步。Neville 等还认为用"初乳""过渡乳"描述产后早期的乳汁成分变化并不恰当,因为这一描述不是对乳汁成分的清晰定义,她认为视为产后初期乳汁成分快速连续变化过程中的一部分,此后乳汁的变化会相对缓慢。母乳中某些成分的浓度在整个哺乳期不断改变,在泌乳早期(产后 9~24 天)的乳糖、胆碱、丙氨酸、谷氨酸、谷氨酰胺和枸橼酸盐等的含量低于产后 31~87 天。

与成熟乳比较,初乳富含蛋白质和矿物质,而糖类、脂肪和维生素含量较低。Yang 等发现了初

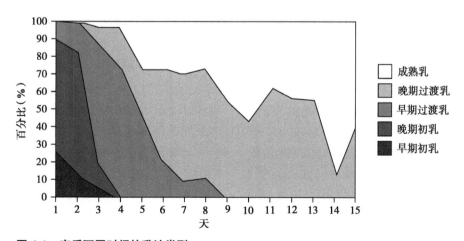

图 4-1　产后不同时间的乳汁类型

（引自：Humenick SS.The clinical significance of breastmilk maturation rates.Birth.1987；14：174-179）

乳中 297 种表达上调的蛋白质,都参与免疫系统发育和免疫过程的主要蛋白质。初乳和早期乳汁中较高浓度的总蛋白质、总灰质(矿物质)和乳清蛋白逐渐变化,适应婴儿出生后 2~3 周内的生长需求。初乳中的分泌性免疫球蛋白和生长因子(包括表皮生长因子 TGF-β 和集落刺激因子)也高于成熟乳。

▶ 二、母乳能量、母乳量与婴儿生长

母乳富含蛋白质、非蛋白氮成分、脂肪、寡聚糖、维生素、某些矿物质,以及激素、酶类、生长因子和其他保护成分。母乳中的实体物质占 12% 左右,满足能力和生长发育所需,其余 88% 为水,满足婴儿的水分需要。早期初乳的 pH 为 7.45,随后在产后第 2 周降至 7.0,并维持在此水平,逐渐升高,到 10 个月左右时上升至 7.4,这种变化的意义尚不明确。婴儿对母乳的消化比配方奶更快,母乳的平均胃半排空时间为 48 分钟,远远短于配方奶的 78 分钟。Van Den Driessche 等的研究结果类似,母乳喂养的胃半排空时间为 47 分钟,而配方奶为 65 分钟。

健康新生儿,甚至是早产儿,只要摄入满足能量需要的足量母乳,即使在炎热干燥的环境中,也能满足其水分需要,也能保证。健康婴儿持续的纯母乳喂养能促进其产后最初 3 个月的快速生长发育,也不影响产后第 1 年的正常生长发育。

(一) 能量密度

一般认为,母乳的热量或能量密度为 65~70kcal/dl,不同哺乳期女性间及同一女性不同哺乳阶段的乳汁的能量也有很大差异。而且婴儿性别不同,能量也有差异,男婴母亲的母乳热量比女婴母亲的乳汁高 25%。

Gidrewicz 和 Fenton 对早产、足月母乳的营养成分相关研究进行了 Meta 分析,纳入 41 项研究,发现出生后前 10 周的早产母乳能量为 39~94kcal/dl,而足月母乳的能量为 44~86kcal/dl。作者认为,由于样品的差异较大,最好对母乳的能量和宏量营养素进行个体评估。Stellwagen 等的结论是将 24 小时内吸出的母乳混合储存,则能够降低营养和热量的差异。美国儿科学会以母乳为"金标准",建议配方奶的热量标准应为 67kcal/dl。

大自然厌恶浪费,因此母乳得到了高效利用。在出生后最初的 4 个月内,纯母乳喂养婴儿保证适宜生长发育的营养摄入需求,远低于现行饮食营养推荐量。具体说,母乳喂养儿的能量需求比推荐水平大约低 20%。持续哺乳超过 1 年后,母乳中的脂肪和能量则明显高于哺乳期较短的母乳。婴儿的生长发育需要母乳成分变化以适应其需要。哺乳期超过 18 个月的女性,其母乳中的脂质和蛋白质浓度升高,而糖类的浓度降低。添加辅食后,婴儿的热量摄入量并不增加,因此也强烈说明了在母乳喂养过程中母乳能够满足婴儿的能量需求。生命最初数月内,纯母乳喂养儿每千克体重摄入的母乳能量明显降低,见表 4-1。

表 4-1 不同年龄婴儿每千克体重摄入的母乳热量

产后时间	母乳热量 /kcal·kg^{-1}
14 天	128
3 个月	70~75
5 个月	62.5

(引自:Garza C,Stuff J,Butte N.Growth of the breast-fed infant. In:Goldman AS,Atkinson SA,Hanson LA,eds.Human lactation: the effects of human milk on the recipient infant.New York,NY: Plenum;1986:109-121;Wood et al.,1988)

母乳喂养与配方奶喂养婴儿的能量摄入差异非常显著,因为其能量消耗不同。母乳喂养婴儿的每日能耗总量、最低能耗率、睡眠期间代谢率、直肠温度及心率水平都更低。4 月龄的母乳喂养婴儿,全身水分和去脂体重更低,体脂水平更高。到 8 月龄时,母乳喂养婴儿消耗的总能量比配方奶喂养婴儿少 30 000kcal。后奶中的脂肪含量是前奶的 2~3 倍。后奶脂肪含量的增加是由于随着乳腺小叶被排空而导致乳球数量分泌增加。

上述能量消耗的差异,从理论上可导致约 2.7kg 的体重差,但实际上并非如此。为解释这种现象,Garza 等提出:①普通群体的摄入量差异没有婴儿群体的差异大;②母乳喂养与配方奶喂养婴儿的能量消耗差异较大;③两组婴儿新生成组织的体成分存在差异。另一种可能的解释,是婴儿在 4 月龄时摄入的母乳的能量密度,高于同一婴儿在 3 个月前的水平。4 月龄宝宝的吸吮能力更强,因此摄入的母乳量超出了其需要量,但母乳会被完全利用,与人工喂养相比,浪费更少,最终导致体重增加的差异。

（二）母乳量

泌乳量必须确保为婴儿正常生长发育提供所需的全部能量。产后最初的 24 小时，只能分泌少量初乳，平均为 37ml（范围为 7~123ml）；婴儿每次哺乳摄入 7~14ml。产后最初的 36 小时，泌乳量是逐渐增加的，但随后的 49~96 小时，泌乳量会急速增加。产后第 5 天左右，泌乳量达到 500ml/d。如果一直纯母乳喂养，到 6 个月时泌乳量缓慢升高至 800ml/d（550~1 150ml）。一般来说，婴儿直接哺乳时摄入量为总泌乳量的 67%。这些研究结果与称重法获得的结果一致，称重法是通过测量哺乳前后婴儿的体重差获得婴儿的摄入量数据。生长发育正常的 1~4 月龄婴儿的摄入量差异极小。1 月龄婴儿平均摄入量为 750~800ml/d，开始添加辅食后母乳摄入量逐渐下降。

即使产妇在第一胎哺乳时有母乳不足的经历，医护人员仍应让她确信再次尝试哺乳是值得的。研究证明，经产妇产后 1 周的泌乳量一般高于初产妇（约 140ml）。未成年产妇的泌乳量与成年女性没有差异，但有研究显示，未成年女性的每天哺乳次数较少。对于未成年母亲，需要由外祖母和社区人员提供额外支持，帮助她们实现母乳喂养目标。

众所周知，泌乳量与摄入量取决于婴儿的需求，婴儿能够自行调节自己的母乳摄入量，这方面有充分的研究证据。澳大利亚的研究者使用计算机系统，通过有源三角测量技术，把摄像机中的动态影像传输给计算机，以此生成胸廓的模型，进而测定短时间内的泌乳合成速度。还有学者利用超声影像技术研究泌乳期乳房的解剖结构；用哺乳前后称重法确定 24 小时泌乳量；通过乳脂测量法（creamatocrit）分析乳房储存容积，以确定乳房排空程度——这些都进一步证明了婴儿食欲决定了泌乳量。这些研究结果及实际应用见专栏 4-1。

（三）母乳喂养方式与乳汁生成

第一次哺乳时，婴儿在母乳摄入量和哺乳方式上有很大差异。比如，婴儿哺乳可以有很多形式，可能只吃一侧乳房、30 分钟内吃两侧乳房，或者轮流交替吃两侧乳房（30 分钟内吃完第二侧重新回到第一侧乳房）等。任何一次哺乳过程中，很少有两侧泌乳量完全一致的情形，如果两侧有差异，通常右侧乳房的泌乳量更高，与妈妈是左利手还是右利手无关。

专栏 4-1　生理学原理的应用	
生理学研究的原理	**实践应用**
乳房可以根据婴儿需求调节泌乳量	观察婴儿饥饿的征象
乳汁生成速度在每次哺乳时可显著不同	当母亲感觉"没有奶"时应给予鼓励
乳房有能力合成超过婴儿常规需求量的母乳	同上
两侧乳房的奶量很少完全一样。对每个乳房 24 小时总泌乳量的研究结果显示，通常一侧多于另一侧	母亲也通常认为一侧乳汁量更多，或婴儿更喜欢吃某一侧的乳房
泌乳量与腺体组织数量、导管数量或导管平均直径之间没有相关性。腺体组织数量与乳汁储存能力也没有相关性。因此，泌乳量是由婴儿食欲控制的	鼓励母亲按需哺乳
乳房储存容积与 24 小时总泌乳量没有相关性	乳房大小不同的母亲泌乳量相当，但乳房小时需要更频繁的哺乳
乳房排空度越高，哺乳后乳汁生成的速度越快	建议哺乳时吃空一侧后再换另一侧，不要过早交替
两次哺乳的间隔（不超过 6 小时）并不会减少乳汁生成	一旦泌乳建立，哺乳间隔可灵活掌握

（四）两侧乳房的泌乳量差异

虽然右利手的女性本能地会用右手来调整婴儿体位和托起乳房，因此用左侧乳房哺乳更为便利，但正如前文所述，很多研究发现右侧乳房的泌乳量反而高于左侧。另外，在所有文化背景中，母亲都倾向于用左手抱着婴儿，也应该是用左侧乳房哺乳更方便。因此，研究者认为导致这一现象的可能原因是右侧乳房的血供更为丰富。

Daly，Owens 和 Hartmann 测定了乳汁生成速度。图 4-2A 显示了一位妈妈的乳汁生成速度，其右侧乳房储存容积为 111ml，左侧为 81ml。如图 4-2A 所示，乳房最大储存容积，大约是婴儿 24 小时摄入量的 20%。从图中不同时间的乳房容积变化看，婴儿能够通过频繁哺乳满足摄入量需求。相反，图 4-2B 显示了另一位泌乳量相近的妈妈，但其乳房储存容积较大，右侧 600ml，左侧 180ml，因而其乳房储存容积几乎达到婴儿 24 小时摄入量的 90%。此外，乳房储存容积与 24 小时泌乳量之间并不相关。因此，我们认为乳房大小不会限

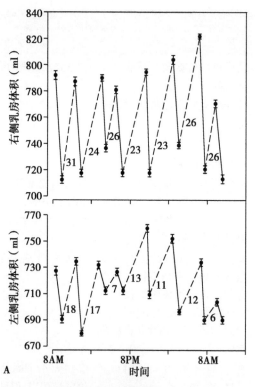

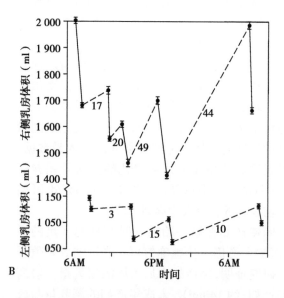

图 4-2 乳汁生成速度测试研究

A. 一位受试者 24 小时内左右两侧乳房体积的变化;B. 乳房体积变化。一位受试者 28 小时内两侧乳房体积的变化。每个点代表多次乳房体积测量值的均值 ± 标准误。哺乳前后的乳房体积用实线连接;一次哺乳后到下次哺乳前的乳房体积用虚线连接。斜率代表两次哺乳间的乳汁生成速度,并同时在虚线旁用数字标出,单位为 ml/h

(引自:Daly SE,Owens RA,Hartmann PE.The short-term synthesis and infant-regulated removal of milk in lactating women. Exp Physiol.1993;78:209-220)

制女性的泌乳能力。相比而言,乳房储存容积较大的女性,其哺乳的模式可以更灵活,两次哺乳间隔时间可以更长而不会感到严重乳胀。

不同女性在哺乳期的乳汁生成速度个体差异非常大,有些人可能是其他人的 2~3 倍。两侧乳房的泌乳量也有很大差异,很少人两侧乳房泌乳量一样,意味着一侧乳房的乳汁合成速度与另一侧乳房无关。

乳房的泌乳量并不是婴儿摄入量的重要决定因素。婴儿的摄入量同样个体差异很大,例如,5 月大婴儿的母乳摄入量可以从混合喂养状态下的 200ml,到由母乳(奶妈)喂养时的 3 500ml。这些差异可能与文化背景有关。例如,研究发现澳大利亚女性的泌乳量比美国女性高。一个营养均衡的澳大利亚母亲,在哺乳期的最初 6 个月中,日均奶量可超过 1 100ml,另一篇研究的结果也在 535~1 078ml 之间。

Khan 等测量了 15 位女性的 24 小时内的婴儿母乳摄入量,结果显示婴儿从两侧乳房摄入的奶量没有显著差异,左侧平均值为 400g(标准差为 128g),右侧为 402g(标准差为 104g),左右两侧乳房单次喂养的摄入量也没有显著差异,左侧[64(16)g]和右侧[62(18)g]。另外,24 小时内两侧哺乳间隔时间也没有显著差异。

健康足月儿出生后的第 1 个 24 小时平均母乳喂养 4.3 次(范围为 0~11 次),第 2 个 24 小时平均 7.4 次(范围为 1~22 次),之后平均每天喂养次数中位数为 8 次。母乳摄入量通常与母体因素的相关性不大,如体重别身高、孕期增重、哺乳频率、母亲年龄和产次等。虽然婴儿出生体重不是母乳摄入量的高效预测因子,但 1 月龄时的婴儿体重与母乳摄入量相关。因此,产后最初 4 周的泌乳能力能高度预测整个哺乳期的泌乳量。

(五)婴儿生长发育

婴儿期是人类正常生长发育最快的阶段。在出生后的最初 4 周,婴儿平均每天体重增长为 10g/(kg·d)(译者注:每周 5~7 盎司,为 150~210g),此后生长速度逐渐下降到 1 岁时的

1g/（kg·d）（译者注：每周 3 盎司，约 90g）。

　　母乳喂养与配方奶喂养婴儿的生长发育有所不同。纯母乳喂养儿出生后 3~4 个月的体重增加与配方奶或混合喂养婴儿相同或更多，但此后则配方奶或混合喂养儿的体重更重，差异最大的阶段为 6~20 个月，此时母乳喂养婴儿的体重相对轻。母乳喂养量和婴儿体重增加有剂量效应关系。在 6 个月内 80% 以上为母乳喂养的婴儿，比 6 个月内母乳喂养占比不足 20% 的婴儿体重过度增加的可能性小，而后者在出生后的第 1 年体重过度增加的可能性是母乳喂养婴儿的 2 倍，但两组婴儿的身长和头围增长情况相近。身长是评估婴儿发育的可靠指标，如果两组间身长没有显著差异，则意味着配方奶组的婴儿存在过度喂养。研究显示，小于胎龄儿母乳喂养时产后生长更快，与标准足月儿配方奶喂养的对照组比较，追赶性生长更明显，因为 SGA 婴儿母亲的母乳中脂肪酸组成有所不同。

　　世界卫生组织于 2006 年公布了根据多中心生长参考标准研究（multicenter growth reference study，MGRS）更新的全球生长标准，该研究的计划、方法及结果都在 WHO 网站上公布。该标准的制定基于一项大型、详细的前瞻性研究，该研究有巴西、加纳、印度、挪威、阿曼、美国 6 个国家参与，获得了母乳喂养状况良好的健康婴儿生长发育的阶段性数据（$n \approx 8\,000$）。这些标准包含了发达和发展中国家的相关数据，代表了世界上接近 75% 的 5 岁以下儿童群体。Grummer-Strawn 等提议，这个生长曲线应用于全世界所有婴儿，无论是何种喂养方式（关于生长曲线的具体应用详见第十一章"母乳喂养婴儿摄入量低的母婴因素"）。

（六）母乳颜色

　　母乳可以呈现多种颜色，初乳常为黄色而成熟乳为白色/蓝色（前奶）或乳白色（后奶）。如果母亲进食了大量绿色蔬菜或服用硝苯地平等药物时，母乳可呈现绿色；如果母亲摄入黄色蔬菜，如胡萝卜、红薯等，乳汁可能呈现黄色。如果大量摄入颜色鲜艳的食物，如甜菜，会使母乳变色。"锈管综合征"即乳汁略带粉红色或红色，提示乳导管有陈旧出血。不同颜色的乳汁详见《母乳喂养图谱》（*The Breastfeeding Atlas*）中的彩图。药物和食品添加剂也可以使母乳变色。氯法齐明（Lamprene）、利福霉素（Rifadin）和黏质沙雷菌

（*Serratia marcescens*）能使母乳呈现粉红色到红色。据报道，异丙酚、蓝藻和铁补充剂可使母乳呈绿色，而米诺环素能使母乳变黑。

三、母乳的营养价值

　　总体来说，全球女性的乳汁宏量元素成分相对稳定，只在很小的范围内波动。哺乳期女性的营养状况，通常不会影响母乳成分，除非母亲处于营养不良状态。图 4-3 说明了哺乳期最初 3 个月的乳糖、蛋白质和脂肪浓度的变化。母乳中的部分成分受膳食的影响，如水溶性维生素 B、维生素 C、

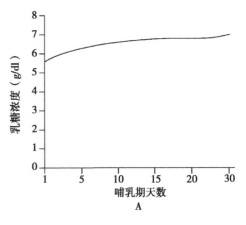

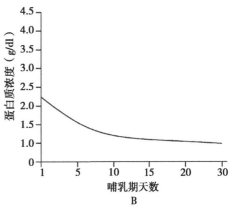

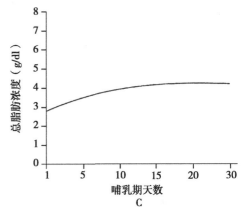

图 4-3　母乳中乳糖、蛋白质和总脂肪含量

钙和铜。为了更好地理解母亲膳食对母乳营养成分的影响及婴儿生长发育的影响，需要做更多的研究。

母乳喂养是母婴互动的过程，婴儿同样能够改变乳汁成分。如在离乳期（乳腺退化期），乳汁中的钠离子、蛋白质含量逐渐升高，乳汁变咸，同时钾离子、葡萄糖、乳糖浓度逐渐降低。婴儿唾液与母乳的交互作用，同样有助于婴儿出生后最初几个月通过生化协同作用，形成健康的口腔微生物群，从而改善婴儿的非特异性免疫。

（一）脂肪

脂肪提供了乳汁一半以上的能量，是母乳中含量波动最大的成分。脂肪含量存在很大的个体差异，泌乳阶段的前期和后期也有很大不同，母乳中的脂肪含量很大程度上反映了母亲的饮食。足月儿母乳的总脂肪含量范围在 0.4~5.2g/dl，而早产儿范围在 0.5~6.5g/dl，与哺乳频率无关。母乳中后奶的脂肪含量至少是前奶的 2 倍。三酰甘油是母乳脂肪的主要成分（98%~99%），能在脂肪酶作用下降解为游离脂肪酸和甘油，这种脂肪酶不仅在婴儿肠道存在，也存在于母乳中。磷脂占母乳的 0.8%，胆固醇占 0.5%。母乳中的脂质有助于脂溶性维生素 A、D、E 和 K 的运输。

4 个不同时间段的乳汁脂肪含量分析显示，白天的脂肪浓度高，而夜晚的脂肪浓度低，这与之前的报道一致。母乳中的平均脂肪浓度与哺乳间隔时间、白天哺乳次数、每次摄入量及 24 小时摄入量均无关。平均 24 小时摄入的脂肪量约为 34.8（8.4）g/L，与每次哺乳持续时间或哺乳频率无关。无论采用何种喂养方式，婴儿每天从母乳中摄入的能量基本一致，而脂肪提供其中约一半的能量。影响母乳脂质含量的因素包括母亲年龄、地理位置、产次、胎龄、母亲体重指数（BMI）、母亲饮食、哺乳期所处阶段、每天母乳喂养的次数和持续时间。

母乳中的脂肪提供了必需脂肪酸，脂肪酸的摄入促进婴儿的大脑发育。大脑发育速度最快的时期是孕晚期到出生后的第 1 年。母乳喂养与配方奶喂养婴儿的血液脂肪酸组成上有显著区别。乳汁中还含有长链多不饱和脂肪酸（long-chain polyunsaturated fatty acids，LCPUFAs），占乳汁中脂肪含量的 88%，也是乳汁中波动最大的一类成分。LCPUFA 对认知发育、神经髓鞘化和视觉发育来说至关重要。有趣的是，哺乳期女性体内的脂肪酸水平很低，因此母亲是动用了自身的贮备向母乳中输送脂肪酸。母体应注意保证 LCPUFAs 在哺乳期的摄入，因为母乳中大约 30% 的脂肪酸是由母亲的饮食提供。母乳的脂质组成影响婴儿的脂质分布，并呈剂量相关性。纯母乳喂养和婴儿配方奶喂养的婴儿有不同的脂质组成，而这种差异可能与成年期心血管健康有关。

LCPUFAs 包括二十二碳六烯酸（docosa-hexanoic acid，DHA）和花生四烯酸（arachidonic acid，AA），与婴儿的视觉发育和神经认知功能有关。DHA 和 AA 共占大脑脂肪酸含量的 20%，通过促进神经系统的生长发育、修复和髓鞘化，参与早期神经发育。母亲补充 DHA 能够增加母乳中的 DHA 水平。在一项比较母乳、添加或不添加 DHA 配方奶的研究中发现，DHA 能促进视敏性。一项 Meta 分析纳入了 38 项 2 岁以下婴儿的母亲补充 ω-3 多不饱和脂肪酸的临床试验，评估子代 18 岁以内的认知或视觉发育，结论认为"补充 ω-3 多不饱和脂肪酸可改善儿童期的精神运动能力和视觉发育"。另一项研究评估了初乳与 5~6 岁时的儿童智商的关系，发现如果初乳高亚油酸和低 DHA，则婴儿智商低于初乳 DHA 含量高的婴儿。其他研究则显示，孕妇或哺乳期女性添加 DHA 对婴儿发育或视觉功能都没有影响。AA 在乳汁中的含量较稳定，在全球女性中的差异不大。但乳汁中的 DHA 水平会受到饮食的影响，因此额外补充 DHA 并不一定对所有人群都有益。如沿海地区人群食用海产品较多，而婴儿已经从乳汁中获得了较多的 DHA，因此额外补充 DHA 的意义不大，或者没有意义。

并非所有母乳喂养婴儿的认知发育更好或智商更高，一个原因可能是与基因 *RADS2* 的两种不同类型有关。携带 C 型基因的婴儿，可通过母乳喂养提高智商，因为母乳中产生的某种脂肪酶有助于乳汁中的脂肪酸转变为促进神经元产生连接的成分，从而提高智商、记忆力和创造力，但 10% 的婴儿不携带 C 型基因，因而缺乏该酶，故不能从母乳中获得对认知发育的益处。其他研究者认为 *FADS2* 基因可能与脂肪酸代谢过程及 IQ 有关。

DHA 是一种增强人类视觉系统发育的必需脂肪酸，在光感受器和视觉皮质中含量非常高，可能减轻视神经发育障碍，如早产儿视网膜病变等。母乳喂养儿可在大脑皮质不断累积 DHA，而配方奶喂养婴儿仅能维持初生时的 DHA 水平,因此,年龄匹配的母乳喂养婴儿与配方奶喂养婴儿比较,则前者 DHA 含量更高。

大家普遍共识是,母乳喂养婴儿与配方奶喂养儿比较,母乳喂养婴儿 IQ 测试的得分更高,认知功能更佳。而针对青少年期大脑影像学的研究结果也佐证了这一观点,研究显示,母乳喂养组的脑白质总量、脑灰质、大脑皮质厚度都高于配方奶喂养组,而且母乳喂养的持续时间也与 IQ 相关。

母乳喂养婴儿与配方奶喂养婴儿比较,短链脂肪酸中的乙酸含量更高;乙酸与母乳脂肪酶降解产生的单甘油酯共同作用,可抵御膜病毒、细菌、真菌的侵害。母乳喂养婴儿的大便颜色较浅,质地柔软及气味不太臭,是由于大量脂肪酸皂化的结果。与健康婴儿的母亲母乳比较,出生后 1 年内出现特应性皮炎婴儿的母亲乳汁中脂肪酸组成有所不同,具体来说,α- 亚麻酸水平和 ω-3 LC-PUFA 在过敏母亲,特别是特应性皮炎婴儿母亲的成熟乳中,含量较低,提示该类脂肪酸水平较低与婴儿过敏性疾病的发生有关。

虽然母亲膳食脂肪摄入不影响乳汁中的总脂肪含量,但膳食中摄入的脂肪种类会影响乳汁中的脂肪成分。例如,南非黑种人女性一般是传统玉米饮食,与城市中摄入动物脂肪较多的人群比较,母乳中的单不饱和脂肪酸含量更高。如果哺乳期母亲摄入糖类、高能饮食,则乳汁中的中链脂肪酸三酰甘油的比例增加。

母乳喂养效果的显现,与喂养对象的年龄段有关,胆固醇即为一个经典例子。母乳中的胆固醇含量(10~20mg/dl)显著高于牛奶配方粉,因此,大家可能会认为,母乳喂养儿成年后胆固醇水平应当高于配方奶喂养婴儿,但实际结果与之相反。母乳中的胆固醇可能对心血管健康有长期的保护作用。接受过母乳喂养的个体,在 20 岁时以内的冠状动脉疾病发生率更低。血清总胆固醇和低密度脂蛋白(low-density lipoprotein,LDL)的水平有以下几个特点:①母乳喂养儿高于非母乳喂养儿;②在 18 月龄和儿童期,两组没有显著区别;③成年后,母乳喂养组的水平低与人工喂养组。人工喂养组的个体成年后除胆固醇水平较高外,血浆葡萄糖浓度更高,糖耐量受损比例也高。

在一次哺乳过程中,乳汁中的脂肪含量不断变化,一般是随着摄入量的增多而急剧增加,而且脂肪含量的增加与哺乳时乳房的排空度相关,排空度越高,脂肪含量就越高。两次哺乳间隔时间越长,婴儿能排空乳房的可能性越低,因此后续哺乳时乳汁中的脂肪含量就会较低。虽然 Daly,Owens 和 Hartmann 等的研究认为,婴儿喂养方式可以决定婴儿的脂肪摄入量,但实际上未必如此。Woolridge 等研究了两种母乳喂养方式,即每次哺乳时吃一侧或吃双侧乳房。结果显示,婴儿能够调控脂肪摄入量,在不同喂养方式条件下,确保相对恒定的脂肪摄入。这些结果恰恰支持了我们呼吁的观点,即母乳喂养应由"婴儿主导",灵活地开展。

(二)碳水化合物

1. 乳糖 母乳中的糖类由复杂多糖、寡聚糖和单糖组成,也存在半乳糖和果糖。乳糖是一种双糖,由 2 个单糖(葡萄糖和半乳糖通过 1 个共价键构成),占母乳中糖类的绝大部分。人乳中的乳糖水平高于其他哺乳动物乳汁。虽然成熟乳中的乳糖含量相对恒定(7.0g/dl),但受母亲膳食的影响,进食越频繁,则乳汁中的乳糖含量越高。乳糖能够促进钙的吸收,同时容易被降解成半乳糖和葡萄糖,为婴儿快速发育的大脑提供能量。

乳糖酶能够将乳糖转化为婴儿容易吸收的单糖(葡萄糖、半乳糖)。刚出生的婴儿小肠黏膜上就存在乳糖酶。先天性或原发性乳糖酶缺乏症非常罕见。但在许多哺乳动物中,随着年龄的增长,乳糖不耐受很常见,可能是断奶后肠道乳糖酶活性消失所致。在人类中,亚裔和非裔成人的乳糖不耐受更为常见。

2. 母乳寡聚糖 母乳中含有 200 多种低聚糖。这些母乳低聚糖(HMO)不能被婴儿胃肠道消化。HMO 的水平每天都有变化,但有许多共性。母乳低聚糖可作为益生菌的食物,称为益生元。益生元促进婴儿肠道中益生菌的生长,并对婴儿免疫发育产生积极影响。

尽管肠道中的细菌能够消化 HMO,但少量 HMO 会被完整吸收进入婴儿血液循环,通过尿液排出,因此血清和尿液中 HMO 的浓度与母亲的乳汁浓度相关。这些少量的 HMO 具有生物活性。研究表明,配方奶中添加某些 HMO 后与纯母乳喂养的婴儿具有类似的炎症因子水平,但尚未有随机对照试验来证实这一点。

一些低聚糖能够促进益生菌(如双歧乳杆菌)的生长,从而增加肠道酸度并阻止病原体的生长。另一种母乳喂养婴儿肠道常见菌是婴儿双歧杆菌,可保护婴儿避免发生腹泻和呼吸道感染。HMO 还与上皮细胞表面聚糖结构相似,从而竞争性与病原体黏附,包括诸如病毒、轮状病毒、空肠弯曲菌和大肠埃希菌。当这些病原体与 HMO 结合时,而不与上皮细胞结合时,便会从粪便中排出,而不会在肠道内增殖而引起疾病。

3. 糖复合物 母乳糖类的另一个重要成分是糖复合物,如与蛋白质结合的糖肽、糖蛋白,以及与脂质结合的糖脂。这些复杂的糖类具有多种功能,在婴儿早期对先天免疫反应至关重要。研究认为,不同女性的乳汁糖复合物是不同的,并且在哺乳过程中可以根据婴儿的需要而变化。乳铁蛋白是我们了解最多的母乳中的一种糖蛋白。

(三)益生菌

人体微生物不仅包括细菌,还有真菌、原生动物、噬菌体和病毒。微生物群中的益生菌,是指对健康有益的微生物。最近的研究将肠道微生物群与免疫系统和整体健康联系起来。母体微生物群能够传给婴儿,对婴儿健康产生重大影响。母乳中除了含有宏 / 微量营养素、细胞因子、免疫球蛋白、生长因子、激素和抗体外,还含有大量细菌。母乳中常见的细菌包括葡萄球菌、链球菌、乳酸杆菌、假单胞菌、爱德华氏菌和双歧杆菌。这些益生菌是有利于健康的活菌。例如,含乳酸杆菌株的益生菌,通过竞争性抢夺其他细菌的营养素而减少潜在致病微生物的数量。某些乳酸杆菌菌株可以减轻轮状病毒感染的症状。与配方奶喂养婴儿比较,乳酸杆菌更容易在母乳喂养婴儿口腔中定植。优势乳酸杆菌是加氏乳杆菌(*L.gasseri*)。

母乳喂养的婴儿肠道菌群以革兰氏阳性乳酸杆菌为主,尤其是双歧乳杆菌。Gyorgy 首次发现母乳中有双歧因子,能够促进这些益生菌的生长。母乳中双歧杆菌浓度各不相同,乳汁中较高浓度的双歧杆菌与妊娠前体重指数有关。

母乳(双歧因子)的缓冲能力,加上较低的蛋白和磷酸盐水平,可使婴儿粪便的 pH 较低(5~6)。这种酸性环境,即使在母乳喂养婴儿出生的头几天也存在,可阻碍志贺菌、沙门菌和一些大肠埃希菌菌株等肠道病原体的增殖,但这种保护作用并不完善。尽管母乳能抑制细菌与肠上皮细胞的黏附作用(这只是感染过程的开始),但并不能阻止上皮细胞屏障功能的丧失。但这项研究中未提及母乳喂养婴儿是否还喂养了其他液体和食物。

母乳喂养与配方奶喂养的婴儿的微生物群组成不同。母乳喂养婴儿肠道细菌数量较高而多样性相对较低,而配方奶喂养婴儿肠道细菌数量较低而多样性较高。目前的观点认为,母乳喂养会导致肠道微生物群平衡,从而促进免疫系统的发展,而配方奶喂养会导致微生物群不平衡,导致免疫系统较弱,无法减轻婴儿的疾病和过敏状态,并可能是日后肥胖的原因之一。

影响母乳微生物群的因素包括分娩方式、哺乳阶段、孕龄、使用药物和抗生素、遗传学、母亲饮食和生活方式、地理位置和整体健康状况等。研究人员报道,母亲在妊娠和母乳喂养期间摄入益生菌,可调节母乳微生物群并促进婴儿肠道中双歧杆菌的定植。有学者假设,人类细菌种类的差异可能决定免疫状态。西方发达国家中人类自身免疫性疾病的发病率显著上升,其中一种假设理论就是早期微生物暴露的变化,可能影响了免疫功能的发育。有关母体微生物群、母乳及对婴儿健康影响相关性的研究正在进行。

(四)蛋白质

营养状态良好的母亲,其成熟乳中的蛋白质含量为 0.8~0.9g/dl。婴儿平均 24 小时总蛋白摄入量约为 10.9g,与哺乳持续时间或哺乳间隔时间无关。母乳中的某些蛋白质可能并非满足婴儿的结构或能量需要。许多蛋白质具有生物活性,母乳中的蛋白质功能各异,从增进肠道营养成分的生物利用度到抵御感染等。诸如乳铁蛋白和 α-乳清蛋白等具有免疫功能。乳铁蛋白具有抗菌、抗病毒和抗真菌的特性,并能够减少炎症反应。α- 乳清蛋白与油酸形成复合物,称为能够杀死肿瘤的人类 α- 乳清蛋白(human alpha-lactalbumin made lethal to tumors,HAMLET,也称哈姆雷特),在婴儿肠道可诱发肿瘤和细菌细胞死亡。

1. 酪蛋白和乳清蛋白 母乳中含有酪蛋白和乳清蛋白,其浓度随着哺乳期的进展而逐渐变化,以满足婴儿不同阶段的营养需求。在哺乳期的最初阶段,酪蛋白水平较低,随后迅速上升,而乳清蛋白在哺乳期早期水平最高,然后逐渐下降。因此,乳清蛋白 / 酪蛋白比率从哺乳期最初阶段的 90∶10,成熟乳阶段的 60∶40,最终到哺乳期末期为 50∶50。乳清蛋白在胃内被酸化,形成柔软的絮状凝乳,以便于婴儿消化吸收,为婴儿提供持续的营养。与之相比,酪蛋白(未经处理的牛奶的主要成分)会形成坚硬不易消化的凝乳,需要消耗更多的能量,也难以完全消化。

乳清蛋白由 5 种成分组成:① α- 乳白蛋白;②血清白蛋白;③乳铁蛋白;④免疫球蛋白;⑤溶菌酶。后 3 项有重要的免疫保护作用。与营养状态正常的母亲相比,铁缺乏女性乳汁中的乳铁蛋白含量更高,因此母乳中的乳铁蛋白能够保护婴儿不易发生缺铁问题。

2. 乳铁蛋白　乳铁蛋白是一种铁结合蛋白,在母乳中含量丰富(1~6mg/ml),在牛乳中也存在。随着泌乳时间的推移,其浓度下降了 7 倍。早产儿母乳中的乳铁蛋白在总蛋白量中的占比更高。乳铁蛋白通过加热降解,62.5℃巴氏杀菌 30 分钟后,仅余 39%。乳铁蛋白能够抑制大肠埃希菌与细胞的黏附,有助于预防腹泻。在存在 IgA 抗体和碳酸氢盐的情况下,乳铁蛋白吸收肠道铁的能力较强,能够抢夺微生物生存所需的铁,从而抑制病原微生物,特别是大肠埃希菌和白色念珠菌。由于补充外源铁可能会干扰乳铁蛋白的保护作用,因此是否应给健康母乳喂养婴儿补铁必须仔细权衡利弊。与营养良好的母亲相比,缺铁妇女乳汁中的乳铁蛋白浓度更高;因此,母乳中的乳铁蛋白也可能保护婴儿避免缺铁。乳铁蛋白也是人类 B 细胞和 T 淋巴细胞所必需的一种生长因子,可以抑制真菌生长,并且是炎性疾病(如癌症、过敏和关节炎等)的关键免疫调节剂。

3. 溶菌酶　溶菌酶是母乳乳清蛋白中的一种主要成分,具有杀菌和抗炎作用。溶菌酶与过氧化物和抗坏血酸作用,杀伤大肠埃希菌和某些沙门菌菌株。人乳中的溶菌酶水平(400μg/ml)远高于牛乳。随着哺乳期进展,溶菌酶的活性不仅没有下降,反而从 6 个月开始逐渐增加。溶菌酶的这种变化与其他保护成分不同,因为婴儿在 6 个月左右开始添加辅食后,病原体感染和腹泻疾病的风险增加,而高水平的溶菌酶可能发挥有效的保护作用。溶菌酶可能与乳铁蛋白协同作用,杀死革兰氏阳性菌或选择性抑制特定细菌,让其他细菌得以繁衍生息。例如,婴儿双歧杆菌能够耐受高浓度溶菌酶。

4. 免疫球蛋白　抗体是能够识别特定抗原并与之作用的免疫球蛋白,免疫球蛋白是指由血浆细胞生成的针对某种特定免疫原的蛋白质,共有 5 种免疫球蛋白:IgG、IgA、IgM、IgE、IgD。母乳中的 IgA 和 IgE 对于婴儿有非常重要的生物学意义。

分泌型 IgA(sIgA)是人体分泌的最主要的免疫球蛋白。除了胎儿期经胎盘获得的免疫球蛋白之外,sIgA 是婴儿出生后最先获得的免疫补充物质。sIgA 是医学文献中提及最多的、对于新生儿免疫力具有最重要意义的免疫球蛋白。sIgA 在乳腺中合成和储存,初乳中的浓度可达到 4mg/ml,在成熟乳中浓度逐渐下降为 1mg/ml,在产后最初 4 个月中持续存在。母乳中的 IL-6 可能参与乳腺中 IgA、IgM 生成细胞的发生。当母亲分泌更多乳汁时,婴儿会摄入更多 sIgA,因此在整个哺乳期婴儿摄入的 IgA 总量恒定或有所增加(受母乳摄入量的影响)。婴儿存在全身性感染或吸吮力弱时,母乳中的 IgA 浓度更高,低收入母亲的母乳中 IgA 含量是高收入群体的 3 倍。

sIgA 通过分泌型免疫系统合成,合成过程依赖于两个精细的淋巴转运途径,即肠道相关淋巴组织(gut-associated lymphoid tissue,GALT)或者支气管相关淋巴组织(bronchus-associated lymphoid tissue,BALT)。这两个途径能够促进乳腺中淋巴细胞的发育,从而在肠道或呼吸道黏膜暴露于某种病原体和环境中的抗原时,生成 IgA 抗体。免疫反应从 BALT、GALT 迁移至乳腺,支持了特有的黏膜免疫系统的概念。

由于婴儿自身 IgA 不足,而且仅在生后初期增长缓慢,因此母乳中的 sIgA 为新生儿的消化道提供了重要的被动免疫保护。sIgA 能够保护新生儿的整个消化道。新生儿的消化道仅吸收少量 sIgA,因为 sIgA 与母乳脂肪球膜结合,能够通过整个新生儿的消化道,可以在新生儿粪便中检测到完整的 sIgA。

母乳中的许多 IgA 抗体能够对抗各种引发呼吸道和消化道感染的病毒和细菌,包括大肠埃希菌、霍乱弧菌、艰难梭菌、沙门菌、兰伯氏贾第虫、痢疾阿米巴、弯曲杆菌、轮状病毒和脊髓灰质炎病毒。如前所述,接种过脊髓灰质炎病毒或风疹病毒的母亲,其乳汁中会有相应的 IgA 抗体。IgA4 可能在黏膜表面发挥宿主防御功能,某些女性的乳腺可局部分泌 IgA4。

除 IgA 外,其他的免疫球蛋白包括 IgD 可能参与乳腺局部免疫保护。有几项研究显示乳腺和乳汁中局部可生成较高水平的 IgD。另一种免疫信使——sCD14,在母乳中的水平(25 100ng/ml)显著高于配方奶(0.6ng/ml)。sCD14 在促进肠道上皮细胞预防消化道革兰氏阴性菌感染、活化新生儿免疫系统中发挥重要作用。

如图 4-4 所示,在哺乳的不同阶段,保护性因子呈现明显的上升或下降的生物节奏。这种起伏变化的原因尚不能明确,但可能是为了适应婴儿不同阶段的需要。

5. 乳过氧化物酶 乳过氧化物酶是人乳血红素蛋白,具有抗菌生物活性,对单纯疱疹具有抗病毒活性。乳过氧化物酶在高温巴氏杀菌时会受到影响,而高压保存的初乳不受影响。虽然新生儿中的乳过氧化物酶水平较低,但新生儿唾液中存在大量的酶。研究认为母乳中的 IgA 能够增加乳过氧化物酶杀灭链球菌的能力。

6. 细胞因子与趋化因子

细胞因子是由淋巴细胞、单核细胞、巨噬细胞和其他细胞分泌的蛋白质信号分子。机体的水肿、疼痛和发热等是促炎细胞因子的反应所致。趋化因子是在免疫系统传导信号的促炎因子,可使免疫系统把更多的吞噬细胞聚集到感染或炎症部位。趋化因子也称为免疫调节因子,因为它们可促使淋巴细胞转移到母乳并穿过新生儿肠壁,并

通过网络协作并协调免疫功能的活性。

近年来,母乳中发现了许多细胞因子和趋化因子,而且数量还在快速增加。这些具有生物活性的分子不仅能够活化免疫系统保护新生儿免于感染,还能促进乳腺的发育和分化。Groer 和 Shelton 测定了哺乳和人工喂养母亲的压力水平与细胞因子的相关性,发现体育锻炼能够提高母乳中促炎因子的水平,而人工喂养母亲的细胞因子水平较低,提示母乳喂养可以降低母亲的压力。当然,对细胞因子还需更多研究。

7. 非蛋白氮

母乳中的蛋白质由源自血液循环中的氨基酸合成。非蛋白氮包含各种游离氨基酸,其中包括谷氨酸、甘氨酸、丙氨酸、缬氨酸、亮氨酸、天冬氨酸、丝氨酸、苏氨酸、脯氨酸及牛磺酸。当氨基酸单独存在或以游离形式存在时,被称为游离氨基酸。其中的亮氨酸、缬氨酸、苏氨酸是必需氨基酸,即只能通过营养膳食摄入,人体不能合成。

初乳中的蛋白质含量高于成熟乳,因为初乳时还没有涌入大量的乳糖和水,所以初乳中含有

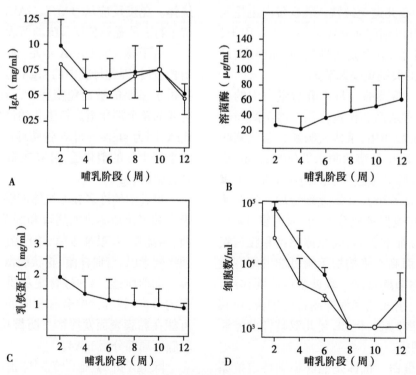

图 4-4 母乳中某些防御因子的纵向研究结果

A. 总 IgA 和分泌型 IgA;B. 溶菌酶;C. 乳铁蛋白;D. 巨噬细胞 - 中性粒细胞及淋巴细胞

(引自:Goldman AS,Garza C,Nichols BL,Goldblum RM.Immunologic factors in human milk during the first year of lactation.J Pediatr.1982;100:563-567)

很多氨基酸和抗体类蛋白质,特别是分泌型 IgA 及乳铁蛋白。所有 10 种必需氨基酸在初乳中都存在,而且占初乳总氮含量中的 45%。

8. 核苷酸

核苷酸是含有氮碱基的小分子化合物,对于能量代谢、酶促反应、促进胃肠道发育与成熟都是必需的,同时还有多种免疫方面的功能,包括淋巴细胞增殖、刺激淋巴细胞产生免疫球蛋白,以及增强自然杀伤细胞活性等。配方奶生产商都在致力于把母乳中的各种核苷酸加入到配方奶中。

对婴儿来说,保证氮的获取极其重要。Atkinson 等发现早产妈妈母乳中的含氮量比足月儿妈妈高 20%。早产母乳中的蛋白质和脂肪含量高,意味着应当优先使用早产母亲的母乳,而非其他哺乳阶段的混合捐赠人乳喂养(表 4-2)。捐赠人乳(非早产母乳)可以经其他母乳成分修饰后,配制成早产儿人乳配方奶,从而避免牛源性配方奶的风险。

表 4-2　哺乳期最初 3 个月的足月和早产母乳成分比较

营养成分	第1周		第2周		3~4周		10~12周	
	足月	早产	足月	早产	足月	早产	足月	早产
能量(kcal/dl)	60	60	67	71	66	77	68	66
脂肪(g/dl)	2.2	2.6	3.0	3.5	3.3	3.5	3.4	3.7
蛋白质(g/dl)	1.8	2.2	1.3	1.5	1.2	1.4	0.09	1.0
乳糖(g/dl)	6.0	6.3	6.2	5.7	6.7	6.0	6.7	6.8

(引自:Gidrewicz DA,Fenton TR.A systematic review and meta-analysis of the nutrient content of preterm and term breast milk.BMC Pediatr. 2014,14:216-229)

▶ 四、母乳中的生物活性成分

母乳中还存在大量其他低浓度蛋白质(包括酶、生长调节剂和激素)。Hamosh 将母乳中的这类特殊物质称为生物活性成分。这些物质在婴儿摄入母乳后继续发挥作用,促进新生儿的生长发育,但其中许多成分在配方奶中不存在。针对生物活性成分的研究在不断开展,这些生物活性成分可能对儿童健康发挥重要作用。

(一)酶

哺乳动物的乳汁中含有大量的酶,其中一些酶对新生儿发育有益。母乳和牛乳中的酶含量差别很大。例如,母乳中的溶菌酶活性是牛奶的几千倍。人类婴儿胃的碱性 pH 对母乳抗胰蛋白酶活性的影响有限,从而保护 α_1- 抗胰蛋白酶缺乏的儿童免受严重肝病和早期死亡的影响。大多数哺乳动物的乳汁中含有许多酶,这些酶因其在不同物种中的活性水平不同而具有物种特异性。接下来讨论几种酶具有消化功能或对新生儿的发育很重要。

1. 脂肪酶
婴儿消化脂肪需要足够的脂肪酶和胆盐。母乳中含有胆盐刺激脂酶和脂蛋白脂酶,能够代偿新生儿胰脏功能的不成熟及淀粉酶缺失,对于早产儿来说尤其重要。当母乳被冰冻或冷藏时,脂肪酶不受影响,但加热母乳会极大降低脂肪酶活性。体外研究显示,一些原生动物如鞭毛虫、阿米巴、滴虫,暴露于胆盐刺激脂肪酶时会迅速死亡,而此现象只存在于人乳和大猩猩的乳汁中。

2. 淀粉酶
淀粉酶是婴儿消化淀粉所必需的,在新生儿的胰腺合成和储存,但通常在 6 个月后才能分泌到十二指肠。母乳中 α- 淀粉酶含量是正常人血清水平的 10~60 倍,因此是淀粉消化物质的补充来源。牛奶、羊奶、猪奶中都不含 α- 淀粉酶,提示在生物进化过程中这种酶出现得比较晚。与人工喂养比较,母乳喂养婴儿在消化固体食物时不易出现问题,即使较早添加了辅食也是如此,就是因为母乳能够提供 α- 淀粉酶。淀粉酶在冷藏条件下活性稳定,在 15~25℃条件下储存 24 小时后,活性仍能保持 95%~100%。

(二)生长因子和激素
母乳包含促进生长发育的成分,通常称为生长因子或生长调节因子。和母乳中的抗感染成分一样,初乳中的生长因子含量也高于成熟乳。母乳生长因子的生物学意义和作用机制还不明确,但生长因子确实能够与其他成分协同作用。生长因子来源于乳腺中的上皮细胞、基质细胞和巨噬细胞。生长因子可促进新生儿肠道的生长发育和免疫保护,而配方奶不含有这些生长因子。不同的生长因子的作用可能有交叉,但都能促进细胞生长,也能够间接影响婴儿对疾病的防御机制。

1. 表皮生长因子 表皮生长因子(EGF)是一种细胞因子,是母乳中主要的一种生长促进因子,能够刺激肠道黏膜、上皮细胞的增殖,强化肠道黏膜的屏障功能。EGF 是一个 53 个氨基酸组成的多肽,产后最初阶段含量最高,随后迅速降低。母乳中的 EGF 没有昼夜变化,早产儿和足月儿之间也不存在差异。EGF 在血浆、唾液和羊水中存在,但母乳中含量更高。这种生长因子也可能参与 LDL 受体的发育和胆固醇代谢过程。

2. 母乳生长因子 Ⅰ、Ⅱ、Ⅲ Shing 和 Klagsburn 在母乳中分离出 3 种多肽,即人乳生长因子(human milk growth factors,HMGF) Ⅰ、Ⅱ、Ⅲ。HMGF Ⅲ 能够刺激 DNA 合成和细胞增殖,提示是一种表皮生长因子。对动物乳汁的体内研究显示,乳汁中的生长因子能够显著增加小肠黏膜的总量。人乳生长因子通过激活内源激素反应,影响母乳喂养婴儿靶器官的生长,这与配方奶喂养婴儿的机制截然不同,可能是一种营养程序化刺激。

3. 胰岛素样生长因子 母乳中的胰岛素样生长因子(IGF-1)具有生长促进作用,初乳中 IGF-1 浓度是人血浆水平的 30 倍,也显著高于牛奶中的浓度,而配方奶中几乎不存在。初乳向过渡乳时,IGF-1 含量从 4.1nmol/L 迅速下降到 1.3nmol/L,其后基本不再下降。但 Corps 等发现母乳中的 IGF 浓度在产后 6 周时上升(至 2.5nmol/L)。

4. 甲状腺素和促甲状腺激素释放激素 母乳中含有少量的甲状腺素,但配方奶中不含。初乳中的甲状腺素含量较低,产后最初 1 周上升,之后又逐渐下降。研究认为甲状腺素可促进婴儿小肠成熟。

在 1~2 月龄时,母乳喂养婴儿的甲状腺素水平高于配方奶喂养婴儿,但还不能确定母乳喂养是否预防婴儿的临床甲状腺功能减退症。研究显示一些婴儿可从母乳中获得足够甲状腺素,因此其甲状腺功能减退可能在出生后数月内都不会有临床表现。尽管并非所有婴儿都如此,但对产后 1 周之后的母乳喂养婴儿甲状腺检测结果分析时,应慎重解读,且应同时检测甲状腺素和促甲状腺激素(TSH)。

5. 皮质醇 皮质醇在初乳中含量较高,但产后第 2 天开始快速下降,之后维持较低水平。皮质醇对婴儿的生理功能尚不清楚,目前有 3 种理论:第一,皮质醇能调控婴儿肠道的液体、盐分的转运;第二,皮质醇可促进婴儿胰脏的发育;第三,皮质醇可能是长期压力下释放的激素,对母乳喂养高度满意的妈妈,则乳汁中的皮质醇水平较低。母乳中的皮质醇水平与 sIgA 水平负相关,提示皮质醇可能抑制母乳中免疫球蛋白生成细胞的功能。

6. 瘦素 瘦素是一个调控食欲、食物摄入量和能量代谢的激素,只在母乳中存在,在配方奶中没有。瘦素主要由脂肪组织生成,含量个体差异较大。随着哺乳期进展,乳汁中的瘦素水平逐渐降低,与其他母体激素存在相关性。例如,Miralles 等研究发现,母乳中的瘦素可能对婴儿期体重增长具有调节作用,母乳中的瘦素水平越高,婴儿的 BMI 越低,所以配方奶喂养的婴儿比母乳喂养儿容易发生肥胖,至少在一定程度上与瘦素有关。

7. 缩胆囊素 缩胆囊素(CCK)是一种胃肠激素,有助于增强消化、镇静并产生满足幸福感。婴儿吸吮时,迷走神经刺激并引起母婴双方的 CCK 释放,产生昏昏欲睡的感觉。哺乳后婴儿体内的 CCK 水平翻倍,哺乳后的第 1 个峰值发生在刚刚结束哺乳时,哺乳后 30~60 分钟出现第 2 个高峰。第 1 个高峰可能是吸吮引发的,而第 2 个高峰则可能是乳汁进入胃肠道后引发的。

(三) β- 内啡肽

早产、阴道分娩且未经硬膜外麻醉的人群的初乳中,β- 内啡肽浓度较高。有假说认为初乳中高水平的 β- 内啡肽能够帮助胎儿适应宫外环境,抵御自然分娩过程中的压力应激,同时促进新生儿生长过程中的几项相关生理功能的发育。

(四) 前列腺素

前列腺素是一类特殊的脂肪,在绝大多数哺乳动物的乳汁、组织中都存在,几乎作用于所有的生物系统。前列腺素可以由身体的很多组织产生,对很多生理功能都有影响,包括局部血液循环、胃黏液分泌、电解质平衡、锌吸收和小肠刷状缘酶的释放。乳脂之所以有保护活性,是因为在初乳和成熟乳中存在的 2 种前列腺素,PGE_2 和 PGF_{2a},其在母乳中的浓度是成人血浆浓度的 100 倍。特别是 PGE_2,能够通过促进新生儿胃中磷脂的积累,发挥对胃黏膜的细胞保护作用(避免炎症反应和细胞坏死)。由此可见,母乳中前列腺素的有益作用还有待深入探讨。

(五)牛磺酸

牛磺酸是人乳中含量排名第2的氨基酸,但在牛奶中并不存在。这种非常见氨基酸的功能类似于神经递质,在大脑的早期发育中有重要作用。1983年以前,学者们认为牛磺酸只是参与胆酸的结合,婴儿膳食中如果没有牛磺酸,胆酸会与甘氨酸结合使膳食中的脂肪吸收效果略差。虽然牛磺酸含量过低对人类的危害并不清楚,但在猫和猴子的动物研究中发现,牛磺酸不足可导致视网膜问题。由于配方奶喂养婴儿的血浆牛磺酸水平仅为母乳喂养婴儿的一半左右,因此目前绝大多数配方奶中都添加了牛磺酸。

(六)维生素和微量元素

母乳中的维生素和微量元素受膳食和遗传因素的影响,存在较大个体差异。但一般来说,母乳能够满足健康足月儿对微量营养素的需求,因此母乳被视作为婴儿营养膳食推荐的"金标准"或参考值。随着哺乳期进展,乳汁中的水溶性维生素水平上升,而脂溶性维生素水平逐渐下降。母乳中的脂溶性维生素(维生素A、维生素D、维生素K、维生素E)受母亲近期膳食的影响较小,因为这些维生素都可以从母体自身储存中摄取。

1. 维生素A 母乳中富含维生素A(200U/dl),主要存在形式为视黄醇(40~53ng/dl)。维生素A是视觉功能及维持上皮细胞结构必需的元素,在产后最初1周的母乳中含量最高,随后逐渐降低。维生素A缺乏是许多发展中国家儿童的严重健康问题,由于角膜上皮损伤(干眼症)可导致失明,还可能增加感染性疾病的病率。对于发展中国家的婴儿,即使是持续进行部分母乳喂养,也能够获得必要的维生素A。

2. 维生素D 母乳中脂溶性维生素D的含量较低,因此母乳喂养婴儿可能出现佝偻病,但发生率非常低。通常认为母乳中微量元素的水平不会受母体缺乏的影响,但维生素D可能是唯一的例外。Wagner等提出,不应将维生素D仅仅看作是一种儿童期重要的"维生素",而应将其看作是一种复杂的激素前体和一种与炎症或长潜伏期疾病相关的免疫系统介导因子。

证据表明,给予维生素D 400U/d能够确保几乎所有婴儿的血清25-(OH)D水平达到11ng/ml

以上,但高危人群可能需要更高剂量。美国儿科学会推荐所有母乳喂养的婴儿出生后即开始每日补充400U维生素D。

3. 维生素E 人初乳中富含维生素E(生育酚)。早产和足月儿母亲母乳中的维生素E(3U/100kcal)、类胡萝卜素含量相似,均高于牛乳和配方奶。婴儿期维生素E缺乏可导致溶血性贫血,尤其是早产儿。维生素E是一种抗氧化剂,能够保护视网膜及肺细胞膜免受氧化损伤。随着摄入母乳中的多不饱和脂肪酸摄入量的增加,婴儿对维生素E的需求也增加。而妈妈进食较多含多不饱和脂肪酸和快餐食品时,会增加氧化应激的风险。较新的研究证实,母乳是具有抗氧化作用的维生素的重要来源,这类维生素的水平随着哺乳期的进展逐渐降低,但总抗氧化活性逐渐增加,提示母乳中还有其他的抗氧化系统起作用。此外,哺乳期的不同阶段并不影响母乳脂质氧化损伤程度。

4. 维生素K 维生素K是凝血因子合成所必需的元素,在母乳中含量较低。在出生后数天,婴儿一般就能够通过肠道菌群生成足量维生素K。但新生儿易发维生素K缺乏症,直到可以摄入大量母乳、肠道菌群得以定植后,才能提高维生素K水平。母亲可以通过补充维生素K可以增加乳汁以及婴儿血清中的维生素K水平。

新生儿维生素K不足可导致维生素K相关性出血疾病。为了预防出血,提高凝血酶原水平,出生后常规肌内注射1mg维生素K,或者在出生时、出生后1~2周、4~6周时分别口服1mg维生素K,通过肠道吸收,既可以预防出血,也可以免于肌内注射引起的疼痛和可能的神经损伤。配方奶喂养的婴儿无须常规注射维生素K,因为配方奶(除大豆来源)都含有维生素K。

水溶性维生素包括抗坏血酸、烟酸、维生素B_{12}、核黄素、维生素B_6等,都容易受母亲膳食的影响。如果母亲补充某种维生素,则母乳中的相应维生素的水平也会增加,并到达平台水平。对于营养不良的女性,额外补充维生素可能有益,但营养均衡正常进食的母亲没有必要额外补充。

5. 维生素B_{12} 维生素B_{12}是婴儿中枢神经系统早期发育所需的元素。素食的母亲(不吃肉类和奶制品)分泌的乳汁可能缺乏维生素B_{12}。孕期缺乏B族维生素叶酸与神经管发育缺陷有关。美国出生缺陷基金会(March of Dimes)发起了一场对女性的运动,普及女性在孕前和孕期补充叶酸重要性,减少了神经管畸形的发生。

叶酸(与叶酸结合蛋白结合)与其他许多微量元素不同,其水平在整个哺乳期的不同阶段保持恒定,而母亲体内的叶酸储备在产后 3~6 个月会有轻微降低,以维持乳汁中的叶酸水平。

6. 维生素 B₆ 有文献报道,应用大剂量维生素 B6 抑制催乳素水平,进而抑制泌乳。但作为一般营养成分的低剂量维生素 B_6,对血浆催乳素水平或泌乳能力都没有影响。复合 B 族维生素中维生素 B_6 的剂量不超过 4.0mg,则对哺乳期女性和婴儿都是安全的。

(七)矿物质

母乳中的总矿物质含量相对恒定。除了镁以外,其他矿物质含量都在产后最初几天达峰值,然后在整个哺乳期持续稳定的缓慢下降,昼夜之间和每次哺乳之间也没有明显波动。乳汁中的总矿物质含量可能只与母体的储存状态有关,几乎不受母亲年龄、产次或者额外补充剂的影响。

1. 钠 初乳中的钠含量较高,产后 3 天左右急剧下降,并在随后的 6 个月里持续缓慢下降。乳汁中的钠含量在断奶阶段、乳腺炎期间及妊娠期的最初几个月时含量较高。另外研究发现,婴儿出现营养不良、脱水及高钠血症时,母亲乳汁中的钠浓度则较高。乳汁中钠含量持续处于高水平,可能意味着泌乳功能受损。

2. 锌 锌元素通过主动转运方式进入乳腺组织。乳汁中的锌含量在产后第 2 天达到峰值,然后在整个哺乳期间逐渐下降。初乳中的锌含量是成熟乳的 8 倍。小婴儿对锌的需求最高,随着年龄的增长,需求逐渐下降。对于全母乳喂养儿,由于锌的高吸收率及肠道内源性锌的有效储存,适量锌摄入即能满足婴儿生长发育所需。哺乳期女性体内锌水平正常时,额外补充锌不会影响婴儿的生长发育、发病率或运动能力发育。

肠病性肢端皮炎是一种罕见但严重的先天性代谢紊乱疾病,表现为严重的皮炎,锌可以显著改善其临床表现。患此病的婴儿如果持续母乳喂养,则不会有任何症状。母乳中锌的生物利用度高,因为母乳中存在一种低分子量锌结合配体,能够促进锌的吸收。母乳中锌缺乏的发生率非常低,偶尔见于低出生体重儿或有遗传性疾病的母亲。纯母乳喂养儿如果出现体重增长缓慢或持续性口周/肛周皮疹(伴有或不伴有腹泻),可能由于锌耗竭,这些婴儿应继续母乳喂养,但可能需要额外补充锌元素。

母亲膳食不影响乳汁中的锌含量。母乳乳汁锌含量低很罕见,此时妈妈们很可能是因为早产所致。

3. 铁 虽然母乳中仅含少量铁(0.5~1.0mg/L),但母乳喂养儿很少发生铁缺乏。由于胎儿在宫内有足够的铁储备,母乳中高水平的乳糖和维生素 C 也有利于铁元素吸收,母乳中的铁吸收率是牛奶的 5 倍,所以,在出生后 9 个月内,母乳喂养儿体内的铁水平与强化铁配方奶喂养儿的水平相当。母乳喂养的婴儿依靠宫内储存的铁即可保证自身需求,母乳中乳糖和维生素 C 含量高,也有助于铁的吸收。母乳中铁的吸收率是牛奶的 5 倍。

在出生后最初数月内,健康足月儿主要利用出生时体内储存的大量铁元素。因此,正常情况下,新生儿刚出生时血红蛋白水平较高(16~22g/dl),之后为适应宫外生活,血红蛋白水平迅速下降。到 4 个月时,正常的血红蛋白水平为 10.2~15g/dl。较大婴儿可以很好地吸收铁,不受辅食或素食中矿物质摄入的影响。只有在母亲处于严重贫血状态时,母乳中铁元素的水平才会受到母亲膳食的影响,而轻度或中度贫血时则均不受影响。

如婴儿无贫血,则正常情况下出生 6 个月内无须额外补充铁元素,否则可能对母乳喂养儿有害。额外的铁元素可能导致乳铁蛋白饱和,而丧失抗感染活性。一项在瑞典和洪都拉斯进行的随机双盲对照试验显示,血红蛋白水平正常的母乳喂养婴儿常规补充铁剂,可增加腹泻风险。

4. 钙 与铁元素相似,母乳中的钙含量也较低(20~34mg/dl),但婴儿能够吸收母乳中 67% 的钙,而牛奶中的钙吸收率仅为 25%。配方奶喂养的新生儿更常发生低钙血症和手足抽搐,因为牛奶中磷含量较高,钙磷比为 1.2∶1.0,而母乳中为 2∶1,因此导致配方奶中的钙吸收减少而排泄增加。某些低出生体重儿母乳喂养时需要补充钙和磷,但需监测以防出现高钙血症(钙 >11mg/dl)。

5. 镁 母乳中的镁元素含量较低,在产后 3~6 个月的成熟乳中含量逐渐下降。母亲因子痫前期使用硫酸镁治疗后,产后第 1 天母乳中的镁含量较高,之后可降至正常水平。

6. 其他矿物质 铜元素在产后最初几天的母乳中含量最高,5~6 个月内逐渐下降,之后保持稳定水平。母亲血清铜水平不影响母乳中的铜含量。母乳的硒浓度通常高于配方奶。母乳中还有少量的铝、碘、铬、氟。

人工喂养婴儿的锰摄入量比母乳喂养婴儿高出至少 80 倍。但与成人大脑比较，锰元素进入新生儿大脑速度较快，因此新生儿更容易因锰过量引发神经毒性。有研究认为，配方奶中高含量的锰元素可能与神经认知功能损伤有关。

对微量元素进入母乳的分泌或调控机制，目前还知之甚少。

▶ 五、免疫系统

人体体表可视为免疫系统的一个独立部分，发挥疾病抵御作用，这个观念相对较新，是在 20 世纪中期提出的。虽然长期以来母乳喂养能够提高婴儿免疫力的观念众所周知，但对其因果关系的科学基础了解甚少，后来才开始越来越多地认识到人体除了血液循环系统外，还存在其他的免疫系统。人类的婴儿出生时，免疫系统发育尚不完全，因此特别容易出现感染和消化系统疾病。母乳能够促进婴儿的免疫系统发育，并发挥部分代偿作用。

人体整体的免疫系统称为全身性免疫系统，此外还有分泌免疫系统，参与身体表面（如乳腺）的局部保护作用。分泌免疫系统中的淋巴细胞与其他部位的淋巴细胞不同，被消化道或呼吸道抗原的致敏后，可通过黏膜淋巴组织（如乳腺、唾液腺、支气管、肠道和生殖泌尿道等）分泌抗体。

母亲在接触抗原时能刺激淋巴细胞转运至乳腺，淋巴细胞在乳腺分泌免疫球蛋白进入乳汁，这就是分泌型 sIgA，本章内容有对免疫球蛋白的详细探讨。Lawrence 和 Pane 曾经发表了一篇关于母乳免疫学的详细综述。

（一）主动与被动免疫

免疫功能可分为主动免疫和被动免疫。孕期母亲体内的抗体通过胎盘传递给婴儿，这是一种典型的被动免疫，被动免疫保护是暂时的，因为婴儿的免疫系统无法自行反应。

母乳喂养能够通过激活婴儿的主动免疫反应而产生长期保护效果，主动免疫是一种特异性免疫，免疫系统能够对接触的某种特定抗原形成长期记忆。当未来再次接触同一抗原时，即触发免疫反应。母亲接种脊髓灰质炎病毒、麻疹病毒和其他减毒疫苗时，能够为婴儿提供主动免疫效应，因为母乳中很可能同样出现该病毒，因而使婴儿获得免疫能力。有研究证实母乳喂养儿疫苗接种时的反应性优于人工喂养婴儿。在接种麻疹、腮腺炎、风疹（MMR）三联减毒活疫苗后，仅在母乳喂养婴儿才能发现干扰素 γ 的生成增加。另一个主动免疫的例子是母乳喂养儿会对母乳中 CMV 病毒产生免疫反应。

（二）细胞

母乳中包含两类白细胞：吞噬细胞和淋巴细胞（图 4-5，图 4-6）。虽然吞噬细胞（主要是巨噬细胞）占母乳中白细胞的绝大多数（90%），但母乳中

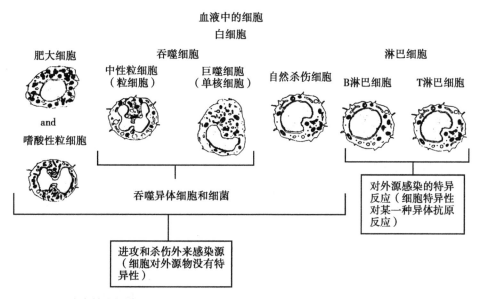

图 4-5　血液中的白细胞

（引自：Fan H，Conner R，Villareal L.The biology of AIDS.Boston，MA：Jones and Bartlett；1989）

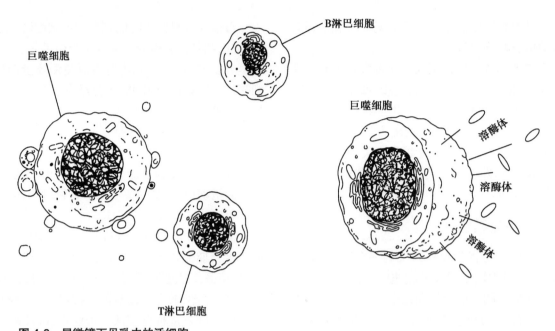

图 4-6　显微镜下母乳中的活细胞
母乳中每立方厘米的 4 000 个细胞中,主要由巨噬细胞、T 淋巴细胞和 B 淋巴细胞组成。巨噬细胞分泌溶菌酶,能够破坏细菌的细胞壁

的淋巴细胞(10%)仍然发挥重要的保护作用。不同哺乳阶段母乳中的细胞类型和数量比重不同,刚刚出生时母乳中这些细胞数量最高,其后细胞数量逐渐下降。

1. 吞噬细胞　巨噬细胞是一类白细胞,是母乳中含量最多的吞噬细胞,可吞噬并吸收病原体。巨噬细胞能够释放 IgA,但不能合成 IgA。巨噬细胞可以是多形核(polymorphonuclear,PMN)或是单核。PMN 细胞在乳腺炎症过程中数量显著增加,因此其主要作用可能是保护乳腺,而非保护婴儿。巨噬细胞还能生成补体、乳铁蛋白和溶菌酶(在本章的前文中将进行详细讨论)。

中性粒细胞是另一种有吞噬功能的白细胞,寿命较短但非常有效,在乳腺炎等炎症发生时,是最先到达炎症部位的白细胞。

2. 淋巴细胞　淋巴细胞也是一类白细胞,包括 T 细胞、B 细胞和各种 T 细胞亚群。在哺乳期早期,淋巴细胞约占白细胞总数的 4%;淋巴细胞中约 83% 是 T 细胞,可通过母乳传输给婴儿。淋巴细胞参与识别并破坏抗原的各种途径,统称为细胞介导免疫。这种免疫方法对病毒杀伤非常重要,因为病毒寄生的细胞能保护病毒免受抗体攻击。配方奶喂养和母乳喂养婴儿的淋巴细胞亚群类型不同。

出生后最初 1 周内,白细胞数量快速下降,之后持续稳定下降。T 细胞是一类特殊且独立的免疫成分,能够活化并生成记忆 T 细胞。这些记忆细胞是主动免疫的关键。抗体只能在体内存活数周,之后即被降解,而记忆 T 细胞可以在体内存活数年,提供长久的保护效果。目前尚不清楚 T 细胞活化是发生在乳汁中,还是存在某种特殊机制使活化 T 细胞和记忆 T 细胞主动聚集到乳房。

B 细胞功能与 T 细胞类似。B 细胞成熟后形成血浆样细胞,转运至乳腺上皮组织,并针对周围环境内接触的病原体产生抗体。例如,生活在尼日利亚、接触疟疾的母亲与居住在华盛顿居的母亲比较,则前者乳汁中的抗疟疾 IgA 抗体含量显著更高。

3. 干细胞　澳大利亚的一位分子生物学家 Mark Cregan 在研究母乳中的细胞成分的过程中,首先发现了母乳中的干细胞。Cregan 的研究团队将母乳中的细胞进行培养,发现了其中的一些细胞内含有巢蛋白(nestin),巢蛋白是用于鉴别和分离干细胞的生物标志。众所周知,羊水、脐带中含有胚胎干细胞,但母乳中干细胞的发现是人类第 1 次在成人体内发现干细胞(图 4-7)。

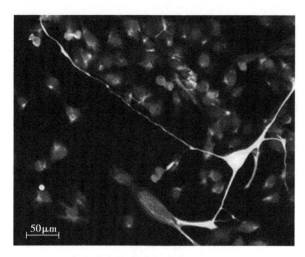

图 4-7　母乳中分离的乳腺干细胞
（由 Mark Cregan 提供）

自 Cregan 的重要发现之后,科学家们已经能够从母乳中收获了大量胚胎干细胞,总量达母乳中细胞总数的 2%。乳腺干细胞处于静止状态,但在孕期和哺乳期时可被激活,经历一个由激素控制的增殖、分化、细胞凋亡(死亡)等的程序化过程。

2012 年,研究者 Foteini Hassiotou 在《干细胞》(*Stem Cell*)杂志上发表了一篇论文,表明母乳干细胞是可以分化为胚胎 3 个胚层(内胚层、中胚层和外胚层)的细胞。这些基础细胞能分化成专门细胞,如胰腺细胞,能自己分泌胰岛素。这是一个令人兴奋的科学发现,无疑这一发现开发了非胎儿来源的干细胞,可以在细胞再生医学领域发挥作用,对糖尿病、帕金森病和脊髓损伤等进行治疗,且这种非胎儿来源的干细胞在应用中不会有太多争议。母乳干细胞的获取,无须采取侵入性操作,非常容易获得,可用于治疗多种疾病。

Cregan 关于母乳干细胞的发现提示,母乳的功能绝不仅仅是给婴儿提供营养。正如研究显示,母乳中的免疫细胞可以在婴儿的消化道生存,因此,需要进一步研究,以揭示婴儿出生后,母亲的乳腺如何接替胎盘的作用,通过母乳干细胞引导婴儿生长发育和抵御宫外的疾病。

母乳中干细胞数量为 10 000~13 000 000/ml,因此每次哺乳时婴儿可能摄入数以百万计的活的母乳干细胞。但不同研究和不同个体中的母乳干细胞数量差异显著。初乳和早期乳中的母乳干细胞水平较成熟乳高。母乳中干细胞的存在意味着细胞能够在培养环境中扩增并形成集落。

母乳干细胞在被婴儿摄入时是活的,意味着其意义可能远超我们现在的认知。进一步的研究可能会给泌乳和泌乳生理学带来革命性改变,为从生物系统学的角度深入了解母乳喂养的重要性打开一个新的窗口,而不是仅仅将母乳看作一种食物。

表 4-3 汇总了本章出版前涉及的母乳中的各种成分及其功能。

表 4-3　母乳的主要成分及其功能	
主要成分	**功能**
细胞	
吞噬细胞(巨噬细胞)	吞噬和吸收病原体;释放 IgA;多形核和单核细胞
淋巴细胞	T 细胞和 B 细胞;对细胞介导的免疫很重要;抗病毒活性;记忆 T 细胞可提供长期保护
抗炎因子	
前列腺素 PGE1,PGE2	细胞保护作用
细胞因子 / 趋化因子	与特定的细胞受体结合的免疫调节物质,能够激活免疫系统,促进乳腺发育,将淋巴细胞转运进入母乳并跨越新生儿肠壁 TGF-β 是初乳中最主要的细胞因子
生长因子	促进肠道成熟、上皮细胞生长。EGF 是一类细胞因子
酶类	
淀粉酶	帮助婴儿消化多糖
脂肪酶	在婴儿肠道内水解脂肪;有杀菌作用
生长因子 / 激素	
人生长因子	能够刺激肠道黏膜和上皮细胞增殖的多肽;加强肠道黏膜对抗原的屏障功能
皮质醇、胰岛素、甲状腺素、胆囊收缩素(CCK)	促进新生儿肠道和肠道宿主防御功能的成熟甲状腺素预防甲状腺功能减退;CCK 增强消化功能
催乳素	促进 B 淋巴细胞和 T 淋巴细胞发育
脂质(脂肪)	母乳能量的主要来源
长链多不饱和脂肪酸(LCPUFA)	DHA 和 AA 促进视敏度和认知能力发育;母乳中的含量与母亲膳食有关
游离脂肪酸(FFA)	抗感染作用

续表

主要成分	功能
三酰甘油	给婴儿提供最多的热量;脂肪酶作用下分解为游离脂肪酸和甘油;脂肪类型受母亲膳食影响
碳水化合物	
乳糖	碳水化合物是主要能量来源;可分解成半乳糖和葡萄糖;能够促进钙、镁和锰的吸收
寡聚糖	微生物和病毒的配体
复合糖	微生物和病毒的配体
矿物质	调节正常的机体功能;受母亲膳食的影响很小
蛋白质	
乳清蛋白	包含乳铁蛋白、溶菌酶、免疫球蛋白、α-乳白蛋白
免疫球蛋白(sIgA、IgM、IgG)	针对环境中的特异抗原产生免疫反应;sIgA 转运至乳腺的途径被称为肠相关淋巴组织(gut-associated lymphoid tissue,GALT)和支气管相关淋巴组织(bronchus associated lymphoid tissue,BALT)途径
乳铁蛋白	有抗菌作用,尤其是抗大肠埃希菌;铁的载体
溶菌酶	杀菌和抗炎作用;产后 6 个月活性逐渐增加
牛磺酸	含量丰富的氨基酸;与早期大脑成熟和视网膜发育有关
酪蛋白	抑制微生物在肠黏膜的黏附
维生素 A、维生素 C、维生素 E	抗炎作用;清除氧自由基
水	占母乳体积的 87.5%;为婴儿提供足够的水分

▶ 六、早产母乳

　　早产儿母乳与足月儿母乳不同,可能是为了更好满足低出生体重新生儿的特殊需求。与足月儿母乳比较,早产母乳含有更高水平的能量、脂肪、蛋白质、氮、脂肪酸、部分维生素和矿物质,见表4-2。另外,早产儿母乳还含有更高水平的免疫因子,包括细胞、免疫球蛋白和抗炎因子。第十四章"母乳使用和新生儿重症监护病房的母乳喂养"中将就早产儿的母乳成分有更详细地讨论。

▶ 七、抗感染成分

　　不断有研究证实母乳具有预防感染的重要意义。这些研究及最新的研究都证明了母乳喂养可减少婴儿的中耳炎、呼吸道感染、毛细支气管炎、特应性疾病、胃肠炎和婴儿猝死综合征的发生。而且有证据证明纯母乳喂养对耳炎、呼吸系统疾病、胃肠炎、过敏性疾病、婴儿猝死综合征(sudden infant death syndrome,SIDS)和认知发育等有保护作用,其中细菌感染、胃肠炎、坏死性小肠结肠炎的证据强度最高,而呼吸道感染的证据力度较弱。

　　(一)胃肠炎与腹泻疾病

　　来自婴儿疾病和死亡率较高地区的很多证据都表明,纯母乳喂养可预防婴儿腹泻和肠道感染性疾病。母乳喂养降低婴儿腹泻发生的机制,一方面是母乳中的保护性成分,另一方面是避免婴儿接触其他可能污染致病菌的食物和水。随着抗生素耐药性日益成为一个全球性问题,对母乳保护性机制的研究也显得越来越重要。

　　当然,母乳的保护性作用存在剂量效应关系。孟加拉国的一篇报道综述了母乳喂养对儿童期腹泻的保护作用的现场研究,结果发现部分母乳喂养儿童腹泻的发生风险高于纯母乳喂养儿童。虽然母乳的保护性作用最容易体现在贫困和营养不良的地区,而实际上全球范围的研究证据是一致的。中国的 Chen 等的研究显示,与母乳喂养婴儿比较,人工喂养的婴儿更容易因为肠胃炎和其他疾病住院。在菲律宾宿务岛地区,给母乳喂养婴儿喂食水、茶和其他液体可导致婴儿腹泻风险增加到 2~3 倍。尼加拉瓜在出生早期感染轮状病毒的幼儿,能够通过母乳 IgA 抗体获得部分保护作用,这些婴儿粪便样本中的轮状病毒数量与初乳中抗轮状病毒 IgA 抗体浓度显著相关。加拿大出生前 2 个月纯母乳喂养的婴儿比配方奶喂养婴儿的腹泻发生率显著减少。缅甸母乳喂养婴儿与未经母乳喂养的婴儿比较,在早期急性期腹泻需要口服补液量更少,恢复更快。

　　关于母乳与疾病的研究中重要的方法学问题就是母乳的剂量效应关系的研究,即如何证明母乳的摄入量越高对疾病的保护效果越好;母乳喂养持续时间越长,保护作用越好。由于喂养操作的多样化、母亲对是否给婴儿添加其他食物可能存在的误报,所以许多关于母乳喂养的研究缺乏清晰一致的母乳喂养定义。此外，将研究对象随机分配为母乳喂养或配方奶喂养组，既不可行，也不符合伦理学要求。

Kramer 等则采用其他方式绕开了这一难题，对白俄罗斯开展和未开展爱婴医院措施的医院与诊所进行婴儿健康结局比较，结果显示，在实施爱婴医院措施的医院中，母乳喂养持续 12 个月及纯母乳喂养 3 个月和 6 个月比例都高于未开展的医院，婴儿胃肠道感染和特异性湿疹发生率显著降低，但并未发现呼吸道疾病发生风险的降低。在随后 2002—2005 年的随访研究中，爱婴医院组的婴儿韦氏智商测试评分得分更高。

流行病学证据表明，即使添加辅食，母乳仍能够发挥保护性作用。事实上，即使是部分母乳喂养，也优于人工喂养。这种母乳的保护作用只是针对母婴周围环境中的特定病原体，婴儿得到的是针对其最可能接触到的病原体的保护。表 4-4 总结了母乳的保护作用。这个表设定母乳喂养是常态，而人工喂养是非常态、可能给婴儿健康带来危害的操作。

表 4-4　母乳对婴幼儿疾病的保护作用

婴幼儿疾病	母乳的保护性作用
肠病性肢端皮炎	促进锌的吸收
阑尾炎	抗炎作用
哮喘	最初 4 个月内给予非人乳制品是儿童 6 岁时发生哮喘的高危因素；每增加 1 个月的纯母乳喂养，可以降低 4% 的哮喘风险；有特应性家族史的婴儿，母乳喂养可预防哮喘，特别是暴露于烟草环境中的婴儿
动脉粥样硬化	母乳喂养经历与颈动脉内膜中膜厚度、颈动脉 / 股动脉斑块的形成呈负相关
细菌感染和新生儿败血症	白细胞、乳铁蛋白、免疫因子
心血管疾病	婴儿期膳食胆固醇能提升血浆总胆固醇水平，这种直接作用持续至断奶。与母乳喂养比较，人工喂养婴儿成年后的红细胞沉降率高——冠心病的中等危险因素
乳糜泻	纯母乳喂养并持续较长时间能延迟乳糜泻发生。母乳喂养可以预防小肠黏膜处的绒毛萎缩。母乳喂养婴儿可更晚添加麸质食物
儿童期癌症（淋巴瘤、白血病、神经母细胞瘤）	母乳喂养能促进婴儿免疫系统长期发育，调节和增强对癌症的抵御能力；癌细胞能在母乳中凋亡（解构）
结肠炎	减少牛奶蛋白的暴露
克罗恩病	保护机制不确定
1 型糖尿病（IDDM）	缺少抗原肽有助于预防自身免疫性疾病；降低风险 2%~26%；母乳喂养持续时间短，可诱导胰岛 B 细胞自身抗体形成
龋齿	母乳喂养儿的龋齿发生率更低
胃 - 食管反流	母乳喂养时胃排空速度更快；食管 pH 更低
胃肠道感染 / 腹泻疾病	体液与细胞抗感染因子
高血压	持续母乳喂养 6 个月以上的婴儿，收缩压低于母乳喂养较短者
肥厚性幽门狭窄	保护机制不明确；母乳喂养可以防止幽门痉挛和水肿
腹股沟疝	母乳中的激素能刺激新生儿睾丸功能，关闭腹股沟管，促进睾丸下降；发生率为非母乳喂养儿的 1/4
幼年型类风湿关节炎	母乳的抗炎作用能预防自身免疫性疾病
肝脏疾病	蛋白酶抑制剂（包括抗胰蛋白酶），对存在 α- 抗胰蛋白酶不足的婴儿有保护作用
下呼吸道病	Meta 分析纳入 33 项发达国家健康婴儿的研究。人工喂养婴儿因严重呼吸系统疾病住院率是纯母乳喂养 4 个月婴儿的 3 倍

续表

婴幼儿疾病	母乳的保护性作用
咬合不齐	母乳喂养的生理性吸吮作用
多发性硬化	防止自身免疫性疾病
坏死性小肠结肠炎	免疫因子,巨噬细胞,母乳渗透压,高水平的血小板活化乙酰水解酶;抑制 IL-8
口腔发育	减少咬合不齐和口腔矫正的需求,因为母乳喂养儿能够形成自然的 U 形牙弓。成年期打鼾和睡眠呼吸暂停等问题较少
中耳炎	抗体、T 细胞 B 细胞保护作用;避免牛奶蛋白刺激;直立哺乳体位
呼吸道合胞体病毒	通过肠道相关淋巴组织(GALT)和支气管相关淋巴组织(BALT)将 IgA、IgG 抗体转运至母乳传递给婴儿。乳凝集素是一种糖蛋白,能够与轮状病毒结合并抑制其活性
早产儿视网膜病变	抗氧化剂(肌醇、维生素 E、β- 胡萝卜素)和 DHA 有助于预防早产儿视网膜病变的发生
新生儿猝死综合征	机制不明;可能源于抗感染、抗过敏作用
尿路感染	抗菌因子(sIgA)与细菌结合,阻止致病菌达到尿道。对女婴的保护作用更显著

两个最容易受到缺乏母乳喂养影响的婴儿健康问题是呼吸系统疾病和中耳炎,后续将详细探讨。其他相关疾病问题也在文中有阐述。纯母乳喂养的经济学效益令人震惊,如果美国 90% 的家庭能够按建议产后纯母乳喂养 6 个月,则每年可节约 13 亿美元,并避免 911 例婴儿死亡。如果婴儿不能坚持母乳喂养 1 年或更长时间,则与婴儿 4 种主要疾病相关的医疗费用会超过 10 亿美元。

(二)呼吸系统疾病

针对母乳喂养对呼吸系统感染的保护作用方面的研究,结果相互矛盾,因为婴儿家长的报告可能存在误差,还可能存在其他与喂养无关的影响因素。一些研究显示母乳喂养能够预防呼吸道疾病,而另一些研究则认为对呼吸道疾病的保护作用并不明显。但有明确证据表明母乳能够预防呼吸道合胞病毒(RSV)感染。Downham 等比较了 115 名年龄小于 12 个月的 RSV 住院患儿与 162 名正常同龄对照组婴儿,发现住院患儿中仅仅 7% 为母乳喂养,而对照组为 27.5%,差异具有显著的统计学意义。在由链球菌引起的肺炎病例中,研究者发现了一种 α- 乳清蛋白的新型折叠变体,这是母乳中一种天然存在的抗菌活性成分。

Chen 等在对上海住院婴儿与喂养方式相关性的研究中发现,人工喂养婴儿在 18 个月内因呼吸系统感染的住院率高于母乳喂养婴儿。在英国,如果呼吸道感染的住院患儿都能够接受母乳喂养,则其中 1/4 可能免于入院。巴西人工喂养的婴儿因肺炎的住院率是纯母乳喂养婴儿的 17 倍。母乳在流感嗜血杆菌菌血症和脑膜炎方面也有类似的保护性作用证据。

(三)中耳炎

母乳喂养能够抵御耳部感染(中耳炎),但原因尚不完全明确,可能与母乳中的免疫因子、哺乳姿势及避免了牛源性蛋白的刺激等有关。Saarinen 等对健康足月儿随访了 3 年,在 6 月龄内纯母乳喂养的婴儿没有发生中耳炎,而接触牛奶制品的婴儿中耳炎发生率为 10%。这种显著差异持续至 3 岁。其他研究也支持母乳喂养与耳部感染之间存在负相关。

(四)慢性疾病的保护作用

母乳的保护作用能够从婴幼儿延续至儿童及成年期,母乳喂养能够降低乳糜泻、糖尿病、多发性硬化症、新生儿猝死综合征、儿童期癌症及许多其他健康问题。母乳喂养时间越长,越接近纯母乳喂养,其保护作用越大。

1. 儿童期癌症　母乳喂养是否能够通过调节婴儿免疫系统发育与感染因素的相互作用,来保护婴儿免受癌症的侵袭?目前,这方面的证据是相互矛盾的。Davis 回顾了 9 个针对婴儿喂养与儿童期癌症关系的病例对照研究,认为与母乳喂养持续超过 6 个月的婴儿比较,未经母乳喂养或母乳喂养持续时间短的婴儿患霍奇金淋巴瘤的风险更高。研究发现,母乳中的人 α- 乳清蛋白可能降低儿童患癌症的风险。这种 α- 乳清蛋白是一种蛋白质 - 脂肪复合物,称为 HAMLET,能够引起癌症细胞的凋亡,但对完全分化的细胞没有影响。

一项 Meta 分析的结果认为,母乳喂养可以降低儿童急性淋巴细胞白血病（ALL）、儿童急性髓细胞白血病（AML）的发病风险，但从公共卫生的角度来看，这一作用可能影响很小。如果母乳喂养率从 50% 增加至 100%，也最多仅能预防 5% 的儿童急性白血病或淋巴瘤。在另一项 Meta 分析中，Kwan 等发现长期母乳喂养能够使 ALL 风险降低 24%。母乳喂养 6 个月左右能够降低 ALL 的风险 12%。第 2 年 Kwan 又发表文献，认为母乳喂养与儿童期 ALL 发生无关。目前关于母乳喂养对儿童期癌症预防的证据并不一致。

2. 过敏和特应性疾病　儿童中食物引起的过敏性疾病发生率为 0.3%~7.5%。即使母亲在孕晚期和哺乳期回避乳制品膳食，遗传仍然是过敏性疾病的重要预测指标。母亲在婴儿出生后的 1 年内采取回避式膳食，仍会有 60% 的婴儿出现特异性湿疹；如果母亲在出生后 5 年内采取回避膳食，仍有 90% 婴儿出现湿疹表现。在 6~9 个月之前，婴儿肠道黏膜对于蛋白质的渗透性较高，sIgA 尽管在此后可以覆盖肠道黏膜与致敏的蛋白质结合，但此时还未能发挥作用。Saarinen 和 Kajosaari 对 150 例婴儿从出生开始随访直至 17 岁，结果认为母乳喂养能够预防儿童期和青少年期的过敏疾病，包括湿疹、食物过敏及呼吸道过敏等。

牛奶是引起婴儿过敏的最常见的单一过敏原。牛奶中的很多蛋白质都是过敏原，如乳球蛋白、酪蛋白、牛血清蛋白。配方奶的现代热处理过程已经极大减少了牛奶中这些蛋白的致敏活性，但不能完全消灭；其主要问题是存在的过敏原量大而且婴儿的摄入量太高。在 2~4 月龄，婴儿通常每周摄入配方奶量与其体重相仿，相当于一个成人每天喝进接近 7L 的牛奶，这无疑是巨量的。

过敏的症状包括呕吐、腹泻、绞痛、隐性出血等。过敏也会影响呼吸道（流鼻涕、咳嗽、哮喘）和皮肤（皮炎、荨麻疹）。因为过敏表现多样且非特异，因而常被漏诊或误诊。

出生时，过敏高危婴儿的 IgE 系统尚未确立，一旦接触过敏原，则开始出现过敏症状。但如果到 4~6 个月后再开始给婴儿食用异源蛋白，则婴儿的 IgA 系统能够发挥完全作用，可减少或完全避免过敏反应的发生。纯母乳喂养有助于促进婴儿肠道屏障的早期发育，作为被动屏障，避免接触可能的致敏原，直至婴儿自身免疫屏障形成。

有过敏疾病的女性乳汁中，白介素（interl-eukin, IL）-8 和 IL-4 等趋化因子含量较高，后者是 IgE 生成必需的趋化因子。婴儿血液中 IgE 浓度较高，预示未来可能出现特异性皮炎症状。母乳喂养与配方奶喂养婴儿 1 月龄时粪便的 IgE 水平（反应血清 IgE 水平的可靠指标）比较发现，后者显著高于前者。

很少一部分母乳喂养婴儿会发生特应性湿疹，少数发生者也多是因为母亲摄入了相关致敏原，特别是牛奶。许多研究在母乳中检测到牛奶抗原。生命早期、偶尔暴露的牛奶蛋白，会使新生儿致敏，以致在后期母乳中含有的极少量牛源性蛋白质会成为过敏增强剂，而引发过敏反应。纯母乳喂养持续时间过长，或出生后 8 周内偶尔接触少量牛奶，均可诱导 IgE 介导的牛奶蛋白过敏。Chandra 报道，过敏高危母亲的膳食中，如果完全回避牛奶、其他乳制品、蛋、鱼、牛肉、花生后，则其母乳喂养婴儿的特应性湿疹的发生会减少，一旦发生，程度也会减轻。

"卫生假说"认为，早期接触微生物能够帮助预防儿童过敏。Larsson 等认为，肠道正常菌群对于婴儿免疫系统的成熟非常重要，这些菌群能够让免疫系统学习如何正确应对外来微生物和自体组织。早期接触菌群的婴儿，能够对食物、花粉、螨虫或其他过敏原形成免疫耐受，而不会发生过敏反应。因此，养猫、狗等宠物，接触或吸入含内毒素的物质，似乎有助于预防过敏。

虽然有很多流行病学研究探讨了母乳喂养与儿童特异性湿疹的相关性，但没有一致结论，可能与研究设计缺陷相关，比如研究中没有对家族过敏史进行匹配或进行对照。当婴儿确认为"母乳喂养"时，是否意味着不接触其他营养？果真如此的话，那么母乳喂养需持续多久时间？在对 22 篇婴儿喂养与特异性湿疹的原始研究进行 Meta 分析后，Kramer 提出，这些研究中存在的方法失误，常常导致了相互矛盾的结果，以及严重的研究设计缺陷。

3. 哮喘　母乳喂养与哮喘的流行病学和临床研究的结论并不一致，甚至母乳喂养能否预防或减少哮喘的问题也仍然有争议。为此，Gdalevich 等在母乳喂养对支气管哮喘的作用方面进行了 Meta 分析，结果发现有 41 项研究认为有保护性作用，5 项研究认为无关，2 项研究发现两者间呈正相关。其中 12 项为前瞻性研究，符合 Kramer 的研究方法学要求，针对这 12 项研究的

Meta 分析显示,出生后最初几个月纯母乳喂养能降低儿童期的哮喘发生率(OR 0.70 ;95% CI 0.60-0.81)。Oddy 和 Oddy 及其同事在西澳也进行了相关研究,结果发现非纯母乳喂养与哮喘的发生存在相关性。

关于母乳喂养对慢性疾病的保护作用,Palmer 提供了一个有说服力的案例。作者认为人工喂养极大改变了早期口腔的正常发育,因而增加了远期的相关问题,如打鼾、睡眠呼吸暂停和咬合不齐等,而对于母亲本身,母乳喂养同样具有健康益处,因为母乳喂养可以预防乳腺癌和卵巢癌的发生(详见第十七章"女性健康和母乳喂养")。

▶ 八、临床实践意义

母乳是一种具有种属特异性的体液,包含各种营养性和非营养性成分,所有这些成分对婴儿都有保护作用。虽然母乳成分对小婴儿的作用已经广为人知,但母乳的营养程序化作用对婴儿远期健康的影响,仍然是一个相对较新的领域,每天都有新发现。

向母婴提供泌乳支持的医护人员,需要深入了解母乳、牛奶、配方奶的生物成分。在产前交流和孕妇学校教育时,让家长了解这些免疫保护成分在母乳中存在,而配方奶中不存在,则家长能更好做出知情选择,选择喂养婴儿的方式。

本章客观地探讨了各种母乳成分,但母亲们对母乳的认知如何呢? Bottorff 和 Morse 发现,母亲们能够清晰地区分初乳和成熟乳。由于初乳相对黏稠,很多母亲认为初乳是最"强效"的乳汁,因为初乳富含抗体而不是营养成分。人们在描述母乳时使用的词汇,也常常与脂肪相关(如稀薄、柔滑、浓厚等),对母乳进行评价时也常常会与牛奶或配方奶做比较。

对泌乳生理学和母乳成分的研究,让我们更好地开展泌乳临床实践,为妈妈们提供适当建议。实际上,婴儿的需求波动较大,但婴儿对营养摄入量的调节能力令人吃惊。因此我们鼓励妈妈们灵活哺乳,应遵循婴儿的行为暗示判断是否需要继续或结束哺乳。

母乳喂养与人工喂养婴儿的生长发育模式不同,因此医护人员需要采用基于母乳喂养的标准婴儿生长曲线评估婴儿的生长发育。否则母乳喂养母亲很可能被告知"孩子生长速度过慢,原因只能是母亲的泌乳量不足",但实际上这些母乳喂养的婴儿从各方面来说都是健康的(详见第十一章"母乳喂养婴儿摄入量低的母婴因素",以详细了解相关信息)。

婴儿 CCK 水平在哺乳后 10 分钟左右下降,意味着在这个"时间窗"能够唤醒婴儿开始第二侧的哺乳,或重新回到第一侧乳房以获得脂肪含量高的后奶。妈妈们也可以充分利用 CCK 的第 2 个高峰,在哺乳后等待 30 分钟再把婴儿放下,以免打扰婴儿睡眠。

本章所涉及的研究,均支持尽可能使用新鲜母乳,加热或冰冻都可使母乳中的活细胞死亡。巴氏消毒能够显著地降低 IgM、IgA、IgG 和溶菌酶的浓度。同时,由于胆盐刺激脂酶的作用,新鲜母乳中的脂肪比巴氏消毒母乳的脂肪更容易吸收。如果需要,可以将母乳与配方奶混合使用,特别是早产儿群体,因为早产儿缺乏消化酶,母乳与配方奶混合后,可以促进配方奶的脂肪吸收。理想状态下,应保证早产儿大剂量亲母母乳喂养,或者添加了人乳源性强化剂的母乳,以保证早产儿良好的生长发育,而避免牛源性蛋白的相关风险。

与母乳喂养的家庭一起进行评估时,医护人员应询问是否有过敏家族史,如果是,应当鼓励妈妈们母乳喂养至少 12 个月,并延迟固体食物的添加,直至婴儿确定能平稳过渡。因为婴儿可能被产生过敏原的蛋白质致敏,特别有家族过敏史的婴儿,即使偶尔添加配方奶也可能引发过敏反应,因此需尽可能避免。另外,除了过敏,婴儿还可能存在吸收不良问题,如乳糜泻等,母乳喂养并延迟固体食物添加,也可以减少这些问题的发生。通常在婴儿 6 个月时开始添加辅食,此时婴儿肠道的消化酶分泌相对成熟,能够代谢复杂的蛋白质和淀粉类物质。

▶ 九、小结

母乳中的营养成分以及免疫保护、抗过敏特性,使其成为保障婴儿健康的理想基石。母乳的免疫保护和抗过敏作用是显而易见的,但对于母乳的抗炎作用和对生命远期免疫相关疾病的保护作用尚难证实。母乳的被动免疫作用可能存在与婴儿母乳摄入量的量效关系,而且有一个阈值,即在纯母乳喂养婴儿中的作用,远远大于摄入极少量母乳的婴儿。Geddes 和 Prescott 提醒我们,当今慢性非感染性疾病(noncommunicable diseases,NCD)的发生急剧增加,因 NCD 的死亡人数已经占全球死亡人数的 60% 以上。母乳喂养(或缺少母乳喂养)对肥胖、心血管疾病、癌症、过敏和其他免疫疾病的作用如何,需要我们关注。

让母婴按需哺乳,婴儿能够自行调控母乳摄入量,满足自身能量需求,并维持正常的生长发育。实践经验充分证明了母乳喂养的益处。近年来世界各地的相关科学研究结果,充分验证了临床工作者长期以来的观察认识。

▶ 十、关键知识点

1. 母乳是婴儿营养的"金标准",能量为 57~65kcal/dl。

2. 母乳喂养儿摄入量低于配方奶喂养儿,因为母乳的能源利用效率更高。

3. 在一次喂养过程中,婴儿通常不会吸空整个乳房,排空度约为 2/3。

4. 产后第 1~2 天母亲分泌少量初乳,产后第 5 天左右泌乳量可迅速上升至 500ml 左右。

5. 左右两侧乳房泌乳量不同,这是常见现象。

6. 乳房储存容积的个体化差异较大,大乳房的妈妈乳房储存容积较大,因此每天哺乳次数可能较少,而小乳房妈妈可能需要更频繁地哺乳。除此之外,乳房大小并不影响母乳喂养的能力。

7. 不同乳房的乳汁合成和储存能力不同。

8. 与初产妇相比,经产妇通常能够生成更多乳汁,因此在生育第 2 个孩子时,母亲通常能够生产更多乳汁。

9. 在产后最初 3~4 个月,母乳喂养婴儿和人工喂养婴儿生长速率基本相当。

10. 乳汁中的脂肪含量与乳房的排空程度相关,乳房充盈时乳汁脂肪含量较低;在一次哺乳过程中,脂肪含量逐渐上升。

11. 母乳喂养应当尽早开始并频繁进行,哺乳间隔时间越长,乳汁脂肪含量越低。

12. 母亲膳食中的脂肪类型可以影响乳汁中脂肪酸类型。

13. 原发或先天乳糖缺乏症和乳糖不耐受在婴儿中非常罕见。

14. 母乳中的乳糖为婴儿快速发育的大脑迅速提供能量。

15. 母乳中含有两类主要蛋白质:酪蛋白和乳清蛋白,酪蛋白能够形成坚硬不易消化的凝乳,而乳清蛋白是柔软絮状结构,可迅速被消化。

16. 初乳中的蛋白质含量远高于成熟乳,因为初乳中含有大量的免疫因子(IgA、乳铁蛋白等)。

17. 与非早产儿母乳相比,早产儿母乳含有更高水平的蛋白质和脂肪,因此对于早产儿来说亲母母乳是最佳选择。

18. 总体来说,母乳中含有充足的维生素和矿物质,以满足健康足月儿的需求。但是早产儿和维生素 D 补充是例外。

19. 母乳中矿物质比较稳定,通常在产后即刻浓度最高,随着哺乳期进展浓度逐渐下降。

20. 健康婴儿,如能够摄入足够的母乳,满足自身能量需求,则即使在干热的环境中,体内也能够有足够的水分。

21. 产后最初的第 1~2 天,婴儿每次摄入非常少量的初乳,为 7~14ml。在产后最初的 36 小时乳汁生成逐渐增加,然后则迅速增加。在产后第 5 天左右,泌乳量能达到每天 500ml,在 1~6 个月期间全母乳喂养时,泌乳量可以达到 800ml/d(范围为 550~1 150ml)。

22. 母乳提供的免疫保护作用可分为主动免疫和被动免疫。初乳富含抗体和免疫球蛋白。

23. 母乳中包含两类白细胞:巨噬细胞和淋巴细胞。巨噬细胞能够吞噬和吸收病原体,并释放 IgA。淋巴细胞(其中 83% 是 T 细胞)通过细胞介导免疫反应破坏病毒等的细胞壁,从而发挥免疫保护作用。

24. 抗体是作用于特定抗原或病原体的免疫球蛋白,sIgA 是主要的免疫球蛋白,在整个哺乳期 sIgA 总量维持恒定。

25. sIgA 能够跨越母亲的黏膜组织(肠道、呼吸道),通过淋巴转运途径(GALT 和 BALT)进入乳腺和乳汁。

26. 免疫保护作用呈现剂量相关性,即婴儿摄入乳汁量越多,免疫保护效果越好。

▶ 十一、致谢

Jan Riordan 是本书第 1 版的主编和本章的作者。在第 6 版中,我们对本章节进行更新,介绍了关于母乳重要生物化学的最新和后续的研究成果。我们感激 Jan Riordan 博士在母乳喂养方面的开创性工作,以及她激励人们探索人类泌乳学领域的能力。我们希望读者在这一章中仍能感受到她对母乳喂养家庭的热情。

(张美华 译　高雪莲 校)

参考文献

Aarts E, Kylberg A, Hornell A, et al. How exclusive is breastfeeding? A comparison of data since birth with current status data. *Int J Epidemiol.* 2000;29:1041–1046.

Abdulmoneim I, Al-Gamdi SA. Relationship between breastfeeding duration and acute respiratory infections in infants. *Saudi Med J.* 2001;22:347–350.

Abrams SA, Wen H, Stuff JE. Absorption of calcium, zinc, and iron from breast milk by five- to seven-month-old infants. *Pediatr Res.* 1996;39:384–390.

Akisu M, Kultursay N, Ozkayin N, et al. Platelet-activating factor levels in term and pre-term milk. *Biol Neonate.* 1998;74:289–283.

Albenzio M, Santillo A, Stolfi I, et al. Lactoferrin levels in human milk after preterm and term delivery. *Am J Perinatol.* 2016; 33(11):1085–1089.

Aljazaf KMNH. *Ultrasound imaging in the analysis of the blood supply and blood flow in the human lactating breast* [dissertation]. Perth, Australia: Medical Imaging Science, Curtin University of Technology; 2004.

Allen LH, Hampel D. Water-soluble vitamins in human milk factors affecting their concentration and their physiological significance. *Nestle Nutr Inst Workshop Ser.* 2019;90:69–81.

Almroth S, Bidinger PD. No need for water supplementation for exclusively breast-fed infants under hot and arid conditions. *Trans Roy Soc Trop Med Hyg.* 1990;84:602–604.

Almroth SG, Latham MC. Breast feeding practices in rural Jamaica. *J Trop Pediatr.* 1982;28:103–109.

Al-Shehri SS, Knox CL, Liley HG, et al. Breastmilk-saliva interactions boost innate immunity by regulating the oral microbiome in early infancy. *PLoS One.* 2015;10(9):e0135047. doi:10.1371/journal.pone.0135047

Amabebe E, Robert F, Obika L. Osmoregulatory adaptations during lactation: thirst, arginine vasopressin and plasma osmolality responses. *Niger J Physiol Sci.* 2017;32(2):109–116.

Anderson PO. Unusual milk colors. *Breastfeed Med.* 2018;13(3): 172–173.

Andon MB, Howard MP, Moser PB, Reynolds RD. Nutritionally relevant supplementation of vitamin B_6 in lactating women: effect on plasma prolactin. *Pediatrics.* 1985;76:769–773.

Andreas NJ, Kampmann B, Mehring Le-Doare K. Human breast milk: a review on its composition and bioactivity. *Early Hum Dev.* 2015;91(11):629–635.

Aniansson G, Alm B, Andersson B, et al. A prospective cohort study on breast-feeding and otitis media in Swedish infants. *Pediatr Infect Dis J.* 1994;13:183–188.

Anveden-Hertzberg L. Proctocolitis in exclusively breast-fed infants. *Eur J Pediatr.* 1996;155:464–467.

Arthur PG, Jones TJ, Spruce J, Hartmann PE. Measuring short-term rates of milk synthesis in breast-feeding mothers. *Q J Exp Physiol.* 1989;47:419–428.

Arthur PG, Smith M, Hartmann PE. Milk lactose, citrate, and glucose as markers of lactogenesis in normal and diabetic women. *J Pediatr Gastroenterol Nutr.* 1989;9:488–496.

Ascher H, Krantz I, Rydberg L, et al. Influence of infant feeding and gluten intake on celiac disease. *Arch Dis Child.* 1997;76(2):113–117.

Ashraf RN, Jalil F, Aperia A, Lindblad BS. Additional water is not needed for healthy breast-fed babies in a hot climate. *Acta Paediatr Scan.* 1993;82:1007–1011.

Atkinson SA, Anderson G, Bryan MH. Human milk: comparison of the nitrogen composition of milk from mothers of premature infants. *Am J Clin Nutr.* 1980;33:811–815.

Atkinson SA, Whelan D, Whyte RK, Lönnerdal B. Abnormal zinc content in human milk: risk for development of nutritional zinc deficiency in infants. *Am J Dis Child.* 1989;143:608–611.

Aumeistere L, Ciproviča I, Zavadska D, Andersons J, Volkovs V, Ceļmalniece K. Impact of maternal diet on human milk composition among lactating women in Latvia. *Medicina (Kaunas).* 2019;55(5). doi:10.3390/medicina55050173

Auricchio S, Follow D, de Ritis G, et al. Does breast feeding protect against the development of clinical symptoms of celiac disease in children? *J Pediatr Gastroenterol Nutr.* 1983;2:428–433.

Axelsson I, Jakobsson I, Lindberg T, Benediktsson B. Bovine beta-lactoglobulin in the human milk. *Acta Pediatr Scand.* 1986;75(5):702–707.

Ayechu-Muruzabal V, van Stigt AH, Mank M, et al. Diversity of human milk oligosaccharides and effects on early life immune development. *Front Pediatr.* 2018;6:239. doi:10.3389/fped.2018.00239

Bachrach VR, Schwarz E, Bachrach LR. Breastfeeding and the risk of hospitalization for respiratory disease in infancy: a meta-analysis. *Arch Pediatr Adolesc Med.* 2003;157:237–243.

Ballard O, Morrow AL. Human milk composition: nutrients and bioactive factors. *Pediatr Clin North Am.* 2013;60:49–74.

Bartick M, Reinhold A. The burden of suboptimal breastfeeding in the United States: a pediatric cost analysis. *Pediatrics.* 2010;125(5):e1048–e1056.

Bates CJ, Prentice A. Breast milk as a source of vitamins, essential minerals and trace elements. *Pharmacol Ther.* 1994;62:193–220.

Baur LA, O'Connor J, Pan DA, et al. Relationships between the fatty acid composition of muscle and erythrocyte membrane phospholipid in young children and the effect of type of infant feeding. *Lipids.* 2000;35:77–82.

Belfort MB, Rifas-Shiman SL, Kleinman KP, et al. Infant feeding and childhood cognition at ages 3 and 7 years: effects of breastfeeding duration and exclusivity. *JAMA Pediatrics.* 2013;167(9):836–844.

Bell LM, Clark HF, Offit PA, et al. Rotavirus serotype-specific neutralizing activity in human milk. *Am J Dis Child.* 1988;142: 275–278.

Bellig LL. Immunization and the prevention of childhood diseases. *J Obstet Gynecol Neonatal Nurs.* 1995;24:469–477.

Bener A, Denic S, Galadari S. Longer breast-feeding and protection against childhood leukaemia and lymphomas. *Eur J Cancer.* 2001;37:234–238.

Bergstrand O, Hellers G. Breast-feeding during infancy in patients who develop Crohn's disease. *Scand J Gastroenterol.* 1983;18: 903–906.

Bergstrom O, Hernell O, Persson LA, Vessby B. Serum lipid values in adolescents are related to family history, infant feeding, and physical growth. *Atherosclerosis.* 1995;17:1–13.

Bernard JY, Armand M, Peyre H, et al. Breastfeeding, polyunsaturated fatty acid levels in colostrum and child intelligence quotient at age 5–6 years. *J Pediatr.* 2017;183:43–50.

Bernie K. The factors influencing young mothers' infant feeding decisions: the views of healthcare professionals and voluntary workers on the role of the baby's maternal grandmother. *Breastfeed Med.* 2014;9(3):161–165.

Bernt K, Walker WA. Human milk and the response of intestinal epithelium to infection. *Adv Exp Med Biol.* 2001;501:11–30.

Blackberg LD, Hernell O, Olivecrona T, et al. The bile salt–stimulated lipase in human milk is an evolutionary newcomer derived from a non-milk protein. *FEBS Lett.* 1980;112(1):51–54.

Blais DR, Harrold J, Altosaar I. Killing the messenger in the nick of time: persistence of breastmilk sCD14 in the neonatal gastrointestinal tract. *Pediatr Res.* 2006;59:371–376.

Bobiński R, Mikulska M, Mojska H, Simon M. Comparison of the fatty acid composition of transitional and mature milk of mothers who delivered healthy full-term babies, preterm babies and full-term small for gestational age infants. *Eur J Clin Nutr.* 2013;67(9):966–971.

Bode L. Human milk oligosaccharides: prebiotics and beyond. *Nutr Rev.* 2009;67(suppl 2):S183–S191.

Bode L. Human milk oligosaccharides: every baby needs a sugar mama. *Glycobiology.* 2012;22(9):1147–1162.

Bode L. The functional biology of human milk oligosaccharides. *Early Hum Dev*. 2015;91(11):619–622.

Borch-Johnson K, Joner G, Mandrup-Poulsen T, et al. Relation between breast-feeding and incidence rates of insulin-dependent diabetes mellitus. *Lancet*. 1984;2(8411):1083–1086.

Borgnolo G, Barbone F, Scornavacca G, et al. A case-control study of *Salmonella* gastrointestinal infection in Italian children. *Acta Paediatr*. 1996;85:804–808.

Bottorff JL, Morse JM. Mothers' perceptions of breast milk. *J Obstet Gynecol Neonatal Nurs*. 1990;19:518–527.

Bouguerra F, Haijem S, Guilloud-Bataille M, et al. Effect of breast-feeding relative to the age at onset of celiac disease. *Arch Pediatr*. 1998;5(6):621–626.

Breij LM, Abrahamse-Berkeveld M, Acton D, et al. Impact of early infant growth, duration of breastfeeding and maternal factors on total body fat mass and visceral fat at 3 and 6 months of age. *Ann Nutr Metab*. 2017;71(3–4):203–210.

Brenna JT, Varamini B, Jensen RG, et al. Docosahexaenoic and arachidonic acid concentrations in human breastmilk worldwide. *Am J Clin Nutr*. 2007;85:1457–1464.

Brown KH, Akhtar NA, Robertson AD, Ahmed MG. Lactational capacity of marginally nourished mothers: relationships between maternal nutritional status and quantity and proximate composition of milk. *Pediatrics*. 1986;78:909–919.

Brown KH, Black RE, Lopez de Romaña G, Creed de Kanashiro H. Infant-feeding practices and their relationship with diarrheal and other diseases in Huascar (Lima), Peru. *Pediatrics*. 1989;83:31–40.

Brown KH, Creed de Kanashiro H, del Aguila R, et al. Milk consumption and hydration status of exclusively breast-fed infants in a warm climate. *J Pediatr*. 1986;108:677–680.

Buescher ES, Pickering LK. Polymorphonuclear leukocytes in human colostrum and milk. In: Howell RR, Morriss FH, Pickering LK, eds. *Human milk in infant nutrition and health*. Springfield, IL: Thomas; 1986:160–173.

Butte NF, Garza C, Smith EO, et al. Macro- and trace-mineral intakes of exclusively breast-fed infants. *Am J Clin Nutr*. 1987;45:42–47.

Butte NF, Smith EO, Garza C. Energy utilization of breast-fed and formula-fed infants. *Am J Clin Nutr*. 1990;51:350–358.

Butte NF, Wong WW, Fiorotto M, et al. Influence of early feeding mode on body composition of infants. *Biol Neonate*. 1995;67:414–424.

Butte NF, Wong WW, Hopkinson JM, et al. Energy requirements derived from total energy expenditure and energy deposition during the first 2 years of life. *Am J Clin Nutr*. 2000;72:1558–1569.

Butts C, Hedderley D, Herath T, et al. Human milk composition and dietary intakes of breastfeeding women of different ethnicity from the Manawatu-Wanganui region of New Zealand. *Nutrients*. 2018;10(9):1231–1246.

Carpenter G. Epidermal growth factor is a major growth-promoting agent in human milk. *Science*. 1980;210:198–199.

Casey CE, Hambidge KM, Neville MC. Studies in human lactation: zinc, copper, manganese and chromium in human milk in the first month of lactation. *Am J Clin Nutr*. 1985;41:1193–1200.

Casey CE, Neville MC, Hambidge KM. Studies in human lactation: secretion of zinc, copper, and manganese in human milk. *Am J Clin Nutr*. 1989;49:773–785.

Caspi A, Williams B, Kim-Cohen J. Moderation of breastfeeding effect on the IQ by genetic variation in fatty acid metabolism. *Proc Natl Acad Sci USA*. 2007;104(47):188860–188865.

Castellote C, Casillas R, Ramirez-Santana C, et al. Premature delivery influences the immunological composition of colostrum and transitional and mature human milk. *J Nutr*. 2011;141(6):1181–1187.

Cavagni G, Paganelli R, Caffarelli C, et al. Passage of food antigens into circulation of breast-fed infants with atopic dermatitis.

Ann Allergy. 1988;61:361–365.

Cavell B. Gastric emptying in infants fed human or infant formula. *Acta Paediatr Scand*. 1981;70:639–641.

Cesar JA, Victoria CG, Barros FC. Impact of breastfeeding on admission for pneumonia during postneonatal period in Brazil: nested case-control study. *Br Med J*. 1999;318:1316–1320.

Chandra RK. Prospective studies of the effect of breastfeeding on incidence of infection and allergy. *Acta Paediatr Scand*. 1979;68:691–694.

Chandra RK, Puri S, Suraiya C, Cheema PS. Influence of maternal food antigen avoidance during pregnancy and lactation on incidence of atopic eczema in infants. *Clin Allergy*. 1986;16:563–569.

Chen Y, Yu SZ, Li WX. Artificial feeding and hospitalization in the first 18 months of life. *Pediatrics*. 1988;81(1):58–62.

Chhonker D, Faridi MM, Narang M, Sharma SB. Does type of feeding in infancy influence lipid profile in later life? *Indian J Pediatr*. 2015;82(4):345–348.

Chowanadisai W, Lönnerdal B, Kelleher SL. Identification of a mutation in SLC30A2 (ZnT-2) in women with low milk zinc concentration that results in transient neonatal zinc deficiency. *J Biol Chem*. 2006;281:39699–39707.

Chulada PC, Arbes SJ, Dunson D, Zeldin DC. Breast-feeding and the prevalence of asthma and wheeze in children: analyses from the third national health and nutrition examination survey, 1988-1994. *J Allergy Clin Immunol*. 2003;111:328–336.

Clavano NR. Mode of feeding and its effect on infant mortality and morbidity. *J Trop Pediatr*. 1982;28:287–293.

Cochi SL, Fleming DW, Hightower AW, et al. Primary invasive *Haemophilus influenzae* type b disease: a population-based assessment of risk factors. *J Pediatr*. 1986;108:87–96.

Cohen RJ, Brown KH, Rivera LL, Dewey KG. Exclusively breast-fed, low birth weight term infants do not need supplemental water. *Acta Paediatr*. 2000;89:550–552.

Collado MC, Delgado S, Maldonado A, Rodríguez JM. Assessment of the bacterial diversity of breast milk of healthy women by quantitative real-time PCR. *Lett Appl Microbiol*. 2009;48(5):523–528.

Coppa GV, Pierani P, Zampini L, Carloni I, Carlucci A, Gabrielli O. Oligosaccharides in human milk during different phases of lactation. *Acta Paediatr*. 1999;88(s430):89–94.

Corps AN, Brown KD, Rees LH, Carr J, Prosser CG. The insulin-like growth factor I content in human milk increases between early and full lactation. *J Clin Endocrinol Metab*. 1988;67:25–29.

Cosgrove M. Perinatal and infant nutrition: nucleotides. *Nutrition*. 1998;14(10):748–751.

Cox DB, Owens RA, Hartmann PE. Blood and milk prolactin and the rate of milk synthesis in women. *Exp Physiol*. 1996;81:1007–1020.

Cregan MD, Fan Y, Appelbee A, et al. Identification of nestin-positive putative mammary stem cells in human breastmilk. *Cell Tissue Res*. 2007;329:129–136.

Cregan MD, Hartmann PE. Computerized breast measurement from conception to weaning: clinical implications. *J Hum Lact*. 1999;15:89–95.

Cregan MD, Mitoulas LR, Hartmann PE. Milk prolactin, feed volume, and duration between feeds in women breastfeeding their full-term infants over a 24-hour period. *Exp Physiol*. 2002;87:207–214.

Cushing AH, Samet JM, Lambert WE, et al. Breastfeeding reduces the risk of respiratory illness in infants. *Am J Epidemiol*. 1998;147:863–870.

Da Cunha J, Macedo Da Costa TH, Ito MK. Influences of maternal dietary intake and suckling on breast milk lipid and fatty acid composition in low-income women from Brasilia, Brazil. *Early Hum Dev*. 2005;81:303–311.

Dai D, Nanthkumar NN, Newburg DS, Walker WA. Role of oligosaccharides and glycoconjugates in intestinal host defense. *J Pediatr Gastroenterol Nutr*. 2000;30(suppl 2):S23–S33.

Daly SE, Di Rosso A, Owens RA, Hartmann PE. Degree of breast emptying explains changes in the fat content, but not fatty acid composition of human milk. *Exp Physiol.* 1993;78:741–755.

Daly SE, Hartmann PE. Infant demand and milk supply. Part 1: infant demand and milk production in lactating women. *J Hum Lact.* 1995a;11:21–26.

Daly SE, Hartmann PE. Infant demand and milk supply. Part 2: the short-term control of milk synthesis in lactating women. *J Hum Lact.* 1995b;11:27–36.

Daly SE, Kent JC, Huynh DQ, et al. The determination of short-term breast volume changes and the rate of synthesis of human milk using computerized breast measurement. *Exp Physiol.* 1992;77:79–87.

Daly SE, Owens RA, Hartmann PE. The short-term synthesis and infant-regulated removal of milk in lactating women. *Exp Physiol.* 1993;78:209–220.

Daniels L, Gibson RS, Diana A, et al. Micronutrient intakes of lactating mothers and their association with breast milk concentrations and micronutrient adequacy of exclusively breastfed Indonesian infants. *Am J Clin Nutr.* 2019;110(2):391–400.

Daniels JL, Olshan AF, Pollock BH, et al. Breast-feeding and neuroblastoma, USA and Canada. *Cancer Causes Control.* 2002;13:401–405.

Davis MK. Review of the evidence for an association between infant feeding and childhood cancer. *Int J Cancer.* 1998;78(s11):29–33.

Davis MK, Savitz DA, Graubard B. Infant feeding and childhood cancer. *Lancet.* 1988;2(8607):365–368.

de Araujo AN, Giugliano LG. Lactoferrin and free secretory component of human milk inhibits the adhesion of enteropathic *Escherichia coli* to HeLa cells. *BMC Microbiol.* 2001;1:25. doi:10.1186/1471-2180-1-25

de Ferrer PA, Baroni A, Sambucetti ME, et al. Lactoferrin levels in term and preterm milk. *J Am Coll Nutr.* 2000;19:370–373.

Dell S, To T. Breastfeeding and asthma in young children: findings from a population-based study. *Arch Pediatr Adolesc Med.* 2001;155:1261–1265.

Demmers TA, Jones PJ, Wang Y, et al. Effects of early cholesterol intake on cholesterol biosynthesis and plasma lipids among infants until 28 months of age. *Pediatrics.* 2005;115:1594–1601.

Deng J, Li X, Ding Z, Wu Y, Chen X, Xie L. Effect of DHA supplements during pregnancy on the concentration of PUFA in breast milk of Chinese lactating mothers. *J Perinat Med.* 2017;45(4):437–441.

Deoni S, Dean DC, Pityatinsky I, O'Muircheartaigh J. Breastfeeding and early white matter development: a cross-sectional study. *Neuroimage.* 2013;82:77–86.

de Onis M, Onyango A, Borghi E, et al. Worldwide implementation of the WHO child growth standards. *Public Health Nutr.* 2012;15(9):1603–1610.

Dewey KG, Domellöf M, Cohen RJ, et al. Iron supplementation affects growth and morbidity of breast-fed infants: results of a randomized trial in Sweden and Honduras. *J Nutr.* 2002;132:3249–3255.

Dewey KG, Heinig J, Nommsen-Rivers LA. Differences in morbidity between breast-fed and formula-fed infants. *J Pediatr.* 1995;126:697–702.

Dewey KG, Heinig MJ, Nommsen LA, et al. Breast-fed infants are leaner than formula-fed infants at 1 year of age: the DARLING study. *Am J Clin Nutr.* 1993;57:140–145.

Dewey KG, Lönnerdal B. Milk and nutrient intake of breastfed infants from 1 to 6 months: relation to growth and fatness. *J Pediatr Gastroenterol Nutr.* 1983;2:497–506.

Dewey KG, Peerson JM, Brown KH, et al. Growth of breast-fed infants deviates from current reference data: a pooled analysis of U.S., Canadian, and European data sets. *Pediatrics.* 1995;96:495–503.

Donovan SM, Comstock SS. Human milk oligosaccharides influence neonatal mucosal and systemic immunity. *Ann Nutr Metab.* 2016;69(suppl 2):42–51.

Dorea JG. Iron and copper in human milk. *Nutrition.* 2000;16:209–220.

Downham MA, Scott R, Sims DG, et al. Breast-feeding protects against respiratory syncytial virus infection. *Br Med J.* 1976;2:274–276.

Drago-Serrano ME, Campos-Rodríguez R, Carrero JC, De la Garza M. Lactoferrin: balancing ups and downs of inflammation due to microbial infections. *Int J Mol Sci.* 2017;18(3):501. doi:10.3390/ijms18030501

Duchen K, Yu G, Björkstén B. Polyunsaturated fatty acids in breast milk in relation to atopy in the mother and her child. *Int Arch Allergy Immunol.* 1999;118:321–323.

Duffy LC, Byers TE, Riepenhoff-Talty M, et al. The effects of infant feeding on rotavirus-induced gastroenteritis: a prospective study. *Am J Public Health.* 1986;76:259–263.

Duncan B, Schifman RB, Corrigan JJ Jr, Schaefer C. Iron and the exclusively breast-fed infant from birth to six months. *J Pediatr Gastroenterol Nutr.* 1985;4:412–425.

Duncan J, Ey J, Holberg CJ, et al. Exclusive breast-feeding for at least 4 months protects against otitis media. *Pediatrics.* 1993;91:867–872.

Dunlop AL, Mulle JG, Ferranti EP, Edwards S, Dunn AB, Corwin EJ. Maternal microbiome and pregnancy outcomes that impact infant health: a review. *Adv Neonatal Care.* 2015;15(6):377–385.

Eidelman AI, Schanler RJ, American Academy of Pediatrics (AAP), Section on Breastfeeding Executive Committee. Breastfeeding and the use of human milk. *Pediatrics.* 2012;129(3):e827–e841.

El-Fakharany EM, Uversky VN, Redwan EM. Comparative analysis of the antiviral activity of camel, bovine, and human lactoperoxidases against herpes simplex virus type 1. *Appl Biochem Biotechnol.* 2017;182(1):294–310.

Ellison RT III, Giehl TJ. Killing of gram-negative bacteria by lactoferrin and lysozyme. *J Clin Invest.* 1991;88(4):1080–1091.

Engstrom JL, Meier PP, Jegier B, et al. Comparison of milk output from the right and left breasts during simultaneous pumping in mothers of very low birth weight infants. *Breastfeed Med.* 2007;2:83–91.

Erickson PR, Mazhari E. Investigation of the role of human breast milk in caries development. *Pediatr Dent.* 1999;21:86–90.

Espinoza E, Paniagua M, Hallander H, et al. Rotavirus infections in young Nicaraguan children. *Pediatr Infect Dis.* 1997;16:564–571.

Evans GS, Johnson PE. Characterization and quantitation of a zinc-binding ligand and human milk. *Pediatr Res.* 1980;14:876–880.

Fallot MB, Boyd JL, Oak FA. Breast-feeding reduces incidence of hospital admissions for infections in infants. *Pediatrics.* 1980;65:1121–1124.

Fawzi WW, Forman MR, Levy A, et al. Maternal anthropometry and infant feeding practices in Israel in relation to growth in infancy: the North African Infant Feeding Study. *Am J Clin Nutr.* 1997;65:1731–1737.

Feist N, Berger D, Speer CP. Anti-endotoxin antibodies in human milk: correlation with infection of the newborn. *Acta Paediatr.* 2000;89:1087–1092.

Flidel-Rimon O, Roth P. Effects of milk-borne colony stimulating factor-1 on circulating growth factor levels in the newborn infant. *J Pediatr.* 1997;131(5):748–750.

Ford RPK, Taylor BJ, Mitchell EA, et al. Breastfeeding and the risk of sudden infant death syndrome. *Int J Epidemiol.* 1993;22:885–890.

Forman MR, Guptill KS, Chang DN, et al. Undernutrition among Bedouin Arab infants: the Bedouin Infant Feeding Study. *Am J Clin Nutr.* 1990;51:339–343.

Frank AL, Taber LH, Glezen WP, et al. Breast-feeding and respiratory virus infection. *Pediatrics.* 1982;70:239–245.

Franke AA, Custer LJ, Tanaka Y. Isoflavones in human breast milk and other biological fluids. *Am J Clin Nutr.* 1998;68(6 suppl): 1466S–1473S.

Froehlich JW, Dodds ED, Barboza M, et al. Glycoprotein expression in human milk during lactation. *J Agric Food Chem.* 2010;58(10):6440–6448.

Galante L, Milan AM, Reynolds CM, Cameron-Smith D, Vickers MH, Pundir S. Sex-specific human milk composition: the role of infant sex in determining early life nutrition. *Nutrients.* 2018;10(9):1194. doi:10.3390/nu10091194

Garofalo RP, Goldman AS. Cytokines, chemokines, and colony-stimulating factors in human milk. *Biol Neonate.* 1998;74: 134–142.

Garza C, Schanler RJ, Butte NF, Motil KJ. Special properties of human milk. *Clin Perinatol.* 1987;14:11–31.

Garza C, Stuff J, Butte N. Growth of the breast-fed infant. In: Goldman AS, Atkinson SA, Hanson LA, eds. *Human lactation: the effects of human milk on the recipient infant.* New York, NY: Plenum; 1986:109–121.

Gaull GE, Wright CE, Isaacs CE. Significance of growth modulators in human milk. *Pediatrics.* 1985;75(1):142–145.

Gdalevich M, Mimouni D, Mimouni M. Breast-feeding and the risk of bronchial asthma in childhood: a systematic review with meta-analysis of prospective studies. *J Pediatr.* 2001;139:261–266.

Geddes DT, Prescott SL. Developmental origins of health and disease: the role of human milk in preventing disease in the 21st century. *J Hum Lact.* 2013;29(2):123–127.

Gidrewicz DA, Fenton TR. A systematic review and meta-analysis of the nutrient content of preterm and term breast milk. *BMC Pediatr.* 2014;14:216–229.

Gigli I, Maizon DO. MicroRNAs and the mammary gland: a new understanding of gene expression. *Genet Mol Biol.* 2013;36(4): 465–474.

Gilbert RE, Wigfield RE, Fleming PJ, et al. Bottle-feeding and the sudden infant death syndrome. *BMJ.* 1995;310:88–90.

Gimeno SGA, de Suza JMP. IDDM and milk consumption. *Diabetes Care.* 1997;20:1256–1260.

Glass RI, Stoll BJ. The protective effect of human milk against diarrhea: a review of studies from Bangladesh. *Acta Paediatr Scand.* 1989;351(s351):131–136.

Goldman AS, Garza C, Nichols BL, Goldblum RM. Immunologic factors in human milk during the first year of lactation. *J Pediatr.* 1982;100:563–567.

Goldman AS, Goldblum RM, Garza C, Nichols BL, Smith EO. Immunologic components in human milk during gradual weaning. *Acta Paediatr Scand.* 1983;72:133–134.

Goldman AS, Thorpe LW, Goldblum RM, Hanson LA. Cytokines in human milk: properties and potential effects upon the mammary gland and the neonate. *J Mammary Gland Biol Neoplasia.* 1996;1:251–258.

Gomez de Agüero M, Ganal-Vonarburg SC, Fuhrer T, et al. The maternal microbiota drives early postnatal innate immune development. *Science.* 2016;351(6279):1296–1302.

Gomez-Gallego C, Garcia-Mantrana I, Salminen S, Collado MC. The human milk microbiome and factors influencing its composition and activity. *Semin Fetal Neonatal Med.* 2016;21(6):400–405.

Grantham-McGregor SM, Back EH. Breast feeding in Kingston, Jamaica. *Arch Dis Child.* 1972;45:404–409.

Greco L, Auricchio S, Mayer M, Grimaldi M. Case control study on nutritional risk factors in celiac disease. *J Pediatr Gastroenterol Nutr.* 1988;7:395–399.

Greer FR. Vitamin K status of lactating mothers and their infants. *Acta Paediatr Suppl.* 1999;88(430):95–103.

Groer M, Davis M, Steele K. Associations between human milk SIgA and maternal immune, infections, endocrine, and stress variables. *J Hum Lact.* 2004;20:153–158.

Groer MW, Humenick S, Hill P. Characterizations and psychoneuroimmunologic implications of secretory immunoglobulin A and cortisol in preterm and term breast milk. *J Perinat Neonatal Nurs.* 1994;7:42–51.

Groer MW, Shelton MM. Exercise is associated with elevated proinflammatory cytokines in human milk. *J Obstet Gynecol Neonatal Nurs.* 2009;36:35–41.

Grummer-Strawn LM, Reinold C, Krebs NF. Use of World Health Organization and CDC growth charts for children aged 0–59 months in the United States. *MMWR Recomm Rep.* 2010;59(RR-9):1–15. Available at: http://www.cdc.gov/mmwr /preview/mmwrhtml/rr5909a1.htm. Accessed March 10, 2019.

Gueimonde M, Sakata S, Kalliomäki M, Isolauri E, Benno Y, Salminen S. Effect of maternal consumption of *Lactobacillus GG* on transfer and establishment of fecal bifidobacterial microbiota in neonates. *J Pediatr Gastroenterol Nutr.* 2006;42(2): 166–170.

Guesnet P, Alessandri JM. Docosahexaenoic acid (DHA) and the developing central nervous system (CNS): implications for dietary recommendations. *Biochimie.* 2011;93:7–12.

Gunnarsdottir I, Aspelund T, Birgidsdottir BE, et al. Infant feeding patterns and midlife erythrocyte sedimentation rate. *Acta Paediatrica.* 2007;96:852–856.

Guthrie HA, Picciano MF, Sheehe D. Fatty acid patterns of human milk. *J Pediatr.* 1977;90:39–41.

Gyorgy P. A hitherto unrecognized biochemical difference between human milk and cow's milk. *Pediatrics.* 1953;11:98–104.

Habbick BF, Kahnna C, To T. Infantile hypertropic pyloric stenosis: a study of feeding practices and other possible causes. *Can Med Assoc J.* 1989;140:401–404.

Habicht JP, DaVanso J, Butz WP. Mother's milk and sewage: their interactive effects on infant mortality. *Pediatrics.* 1988;81: 456–460.

Hakansson AP, Roche-Hakansson H, Mossberg AK, Svanborg C. Apoptosis-like death in bacteria induced by HAMLET, a human milk lipid-protein complex. *PLoS ONE.* 2011;6(3):e17717. doi:10.1371/journal.pone.0017717

Hakansson A, Svensson M, Mossberg A-K, et al. A folding variant of α-lactalbumin with bactericidal activity against *Streptococcus pneumoniae. Mol Microbiol.* 2000;35:589–600.

Hakansson A, Zhivotovsky B, Orrenius S, et al. Apoptosis induced by a human protein. *Proc Natl Acad Sci.* 1995;92:8064–8068.

Hallowell SG, Spatz DL. The relationship of brain development and breastfeeding in the late-preterm infant. *J Pediatr Nurs.* 2012;27(2): 154–162.

Hamosh M. Digestion in the newborn. *Clin Perinatol.* 1996;23(2): 191–209.

Hamosh M. Bioactive factors in human milk. *Pediatr Clin North Am.* 2001;48:69–86.

Hamosh M, Henderson TR, Ellis LA, et al. Digestive enzymes in human milk: stability at suboptimal storage temperatures. *J Pediatr Gastroenterol Nutr.* 1997;24:38–43.

Harit D, Faridi MM, Aggarwal A, Sharma SB. Lipid profile of term infants on exclusive breastfeeding and mixed feeding: a comparative study. *Eur J Clin Nutr.* 2008;62(2):203–209.

Hartmann PE. Lactation and reproduction in Western Australian women. *J Reprod Med.* 1987;32:543–557.

Hartmann PE, Cregan M. Lactogenesis and the effects of insulin-dependent diabetes mellitus and prematurity. *J Nutrition.* 2001; 131:3016S–3020S.

Hartmann PE, Prosser CG. Physiological basis of longitudinal changes in human milk yield and composition. *Fed Proc.* 1984; 43:2448–2453.

Hartwig FP, Davies NM, Horta BL, et al. Effect modification of FADS2 polymorphisms on the association between breastfeeding and intelligence: results from a collaborative meta-analysis. *Int J Epidemiol.* 2019;48(1):45–57.

Hashizume S, Kuroda K, Murakami H. Identification of lactoferrin as an essential growth factor for human lymphocytic cell lines in serum-free medium. *Biochim Biophys Acta.* 1983;763:377–382.

Hassiotou F, Beltran A, Chetwynd E, et al. Breastmilk is a novel source of stem cells with multilineage differentiation potential. *Stem Cells.* 2012;30(10):2164–2174. doi:10.1002/stem.1188

Hassiotou F, Geddes DT. Immune cell–mediated protection of the mammary gland and the infant during breastfeeding. *Adv Nutr.* 2015;6(3):267–275.

Hawkes JS, Gibson RA. Lymphocyte subpopulations in breast-fed and formula-fed infants at six months of age. *Adv Exp Med Biol.* 2001;501:497–504.

He Z, Zhang R, Jiang F, et al. FADS1-FADS2 genetic polymorphisms are associated with fatty acid metabolism through changes in DNA methylation and gene expression. *Clin Epigenetics.* 2018;10(1):113. doi:10.1186/s13148-018-0545-5

Heacock H, Jeffrey HE, Baker JL, Page M. Influence of breast versus formula milk on physiological gastroesophageal reflux in healthy, newborn infants. *J Pediatr Gastroenterol.* 1992;14:41–46.

Heinig J, Brown KH, Lönnerdal B, Dewey KG. Zinc supplementation does not affect growth, morbidity, or motor development of U.S. term breastfed infants at 4–10 mo of age. *Am J Clin Nutr.* 2006;84:594–601.

Heird WC, Schwarz SM, Hansen IH. Colostrum-induced enteric mucosal growth in beagle puppies. *Pediatr Res.* 1984;18(6):512–515.

Hildebrandt HM. Maternal perception of lactogenesis time: a clinical report. *J Hum Lact.* 1999;15:317–323.

Holberg CJ, Wright AL, Martinez FD, et al. Risk factors for respiratory syncytial virus-associated lower respiratory illnesses in the first year of life. *Am J Epidemiol.* 1991;133:1135–1151.

Hornell A, Aarts C, Kylberg E, et al. Breastfeeding patterns in exclusively breastfed infants: a longitudinal prospective study in Uppsala, Sweden. *Acta Paediatr.* 1999;88:203–211.

Horta BL, Loret de Mola C, Victora CG. Breastfeeding and intelligence: a systematic review and meta-analysis. *Acta Paediatr.* 2015;104(467):14–19.

Host A, Husby S, Osterballe O. A prospective study of cow's milk allergy in exclusively breast-fed infants. *Acta Paediatr Scand.* 1988;77:663–670.

Houston MJ, Howie PW, McNeilly AS. Factors affecting the duration of breast feeding: 1. Measurement of breast milk intake in the first week of life. *Early Hum Dev.* 1983;8:49–54.

Howie PW, Forsyth JS, Ogston SA, et al. Protective effect of breast feeding against infection. *Br Med J.* 1990;300:11–16.

Humenick SS. The clinical significance of breastmilk maturation rates. *Birth.* 1987;14:174–179.

Humenick SS, Mederios D, Wreschner TB, et al. The Maturation Index of Colostrum and Milk (MICAM): a measurement of breast milk maturation. *J Nurs Meas.* 1994;2(2):169–186.

Hylander MA, Strobino DM, Pezzullo JC, Dhanireddy R. Association of human milk feedings with a reduction in retinopathy of prematurity among very low birth weight infants. *J Perinatol.* 2001;21:356–362.

Ingram JC, Woolridge MS, Greenwood RJ. Breastfeeding: it is worth trying with the second baby. *Lancet.* 2001;358(9286):986–987.

Ip S, Chung M, Raman G. *Breastfeeding and maternal and infant health outcomes in developed countries.* Evidence Report/Technology Assessment No. 153 (Prepared by Tufts-New England Medical Center Evidence-Based Practice Center, under Contract No. 290-02-0022). AHRQ Publication No. 07-E007. Rockville, MD: Agency for Healthcare Research and Quality; 2007.

Issac C, Sivakumar A, Kumar C. Lead levels in breast milk, blood plasma and intelligence quotient: a health hazard for women and infants. *Bull Environ Contam Toxicol.* 2012;88:145–149. doi:10.1007/s00128-011-0475-9

Istre GR, Conner JS, Broome CV, et al. Risk factors for primary *Haemophilus influenzae* disease: increased risk from day care attendance and school-aged household members. *J Pediatr.* 1985;106:190–195.

Ivarsson A, Persson LA, Nyström L, et al. Epidemic of coeliac disease in Swedish children. *Acta Pediatr.* 2000;89(2):165–171.

Jason JM, Niebury P, Marks JS. Mortality and infectious disease associated with infant-feeding practices in developing countries. *Pediatrics.* 1984;74(4 pt 2):702–727.

Jenkins HR, Pincott JR, Soothill JF, et al. Food allergy: the major cause of infantile colitis. *Arch Dis Child.* 1984;59:326–329.

Jensen RG. Lipids in human milk. *Lipids.* 1999;34(12):1243–1271.

Jensen RG, Ferris AM, Lammi-Keefe CJ, Henderson RA. Human milk as a carrier of messages to the nursing infant. *Nutr Today.* 1988;23:20–25.

Juex G, Díaz S, Casado ME, et al. Growth pattern of selected urban Chilean infants during exclusive breast feeding. *Am J Clin Nutr.* 1983;38:462–468.

Kafouri S, Kramer M, Leonard G, et al. Breastfeeding and brain structure in adolescence. *Int J Epidemiol.* 2013;42(1):150–159.

Kassim OO, Ako-Anai KA, Torimiro SE, et al. Inhibitory factors in breast milk, maternal and infant sera against in vitro growth of *Plasmodium falciparum* malaria parasite. *J Trop Pediatr.* 2000;46:92–96.

Keller MA, Gendreau-Reid L, Heiner DC, et al. IgAG$_4$ in human colostrum and human milk: continued local production or selective transport from serum. *Acta Paediatr Scand.* 1988;77(1):24–29.

Kelly DW, Phillips AD, Elliot EJ, et al. Rise and fall of coeliac disease 1960–1985. *Arch Dis Child.* 1989;64:1157–1160.

Kent JC, Mitoulas L, Cox DB, et al. Breast volume and milk production during extended lactation in women. *Exp Physiol.* 1999;82:435–447.

Kent JC, Mitoulas LR, Cregan MD, et al. Volume and frequency of breastfeedings and fat content of breastmilk throughout the day. *Pediatrics.* 2006;117:387–395.

Khan S, Hepworth AR, Prime DK, et al. Variation in fat, lactose, and protein composition in breast milk over 24 hours: association with infant feeding patterns. *J Hum Lact.* 2013;29:81–89.

Khin MU, Nyunt-Nyunt-Wai, Myo-Khin, et al. Effect of clinical outcome of breastfeeding during acute diarrhea. *Br Med J.* 1985;290:587–589.

Kirkpatrick CH, Green I, Rich RR, Schade AL. Inhibition of growth of *Candida albicans* by iron-unsaturated lactoferrin: relation to host defense mechanisms in chronic mucocutaneous candidiasis. *J Infect Dis.* 1971;124(6):539–544.

Kobata R, Tsukahara H, Ohshima Y, et al. High levels of growth factors in human breast milk. *Early Hum Dev.* 2008;84:67–69.

Koenig A, de Albuquerque Diniz EM, Barbosa SF, Vaz FA. Immunologic factors in human milk: the effects of gestational age and pasteurization. *J Hum Lact.* 2005;21(4):439–443.

Koerber A. From folklore to fact: the rhetorical history of breastfeeding immunity, 1950–1997. *J Med Humanit.* 2006;27:151–166.

Kohler H, Donarski S, Stocks B, et al. Antibacterial characteristics in the feces of breast-fed and formula-fed infants during the first year of life. *J Pediatr Gastroenterol Nutr.* 2002;34:188–193.

Koletzko B, Lien E, Agostoni C, et al. The roles of long-chain polyunsaturated fatty acids in pregnancy, lactation and infancy: review of current knowledge and consensus recommendations. *J Perinat Med.* 2008;36(1):5–14.

Koletzko B, Rodriquez-Palmero M. Polyunsaturated fatty acids in human milk and their role in early infant development. *J Mammary Gland Biol Neoplasia.* 1999;4(3):269–284.

Koletzko B, Rodriguez-Palmero M, Demmelmair H, Fidler N, Jensen R, Sauerwald T. Physiological aspects of human milk lipids. *Early Hum Dev.* 2001;6(5):3–18.

Koletzko S, Sherman P, Corey M, et al. Role of infant feeding practices in development of Crohn's disease in childhood. *Br Med J.* 1989;298:1617–1618.

Koopman JS, Turkish VJ, Monto AS. Infant formulas and gastrointestinal illness. *Am J Public Health.* 1985;75:477–480.

Kostraba JN, Cruickshanks KJ, Lawler-Heavner J, et al. Early exposure to cow's milk and solid foods in infancy, genetic predisposition and risk of IDDM. *Diabetes.* 1993;42:288–295.

Kovar MG, Serdula MK, Marks JS, Fraser DW. Review of the epidemiologic evidence for an association between infant feeding and infant health. *Pediatrics.* 1984;74(4 pt 2):615–638.

Krachler M, Rossipal SE, Irgolic KJ. Changes in the concentrations of trace elements in human milk during lactation. *J Trace Elem Med Biol.* 1998;12:159–176.

Kramer MS. Infant feeding, infection, and public health. *Pediatrics.* 1988;81:164–166.

Kramer MS, Aboud F, Mironova E, et al. Breastfeeding and child cognitive development: new evidence from a large randomized trial. *Arch Gen Psychiatry.* 2008;65:578–584.

Kramer MS, Chalmers B, Hodnett ED, et al. Promotion of Breastfeeding Intervention Trial (PROBIT): a randomized trial in the Republic of Belarus. *JAMA.* 2001;285:413–420.

Kramer MS, Guo T, Platt RW, et al. Breastfeeding and infant growth: biology or bias? *Pediatrics.* 2002;110:343–347.

Kramer MS, Guo T, Platt RW, et al. Infant growth and health outcomes associated with 3 compared with 6 mo of exclusive breastfeeding. *Am J Clin Nutr.* 2003;78(2):291–295.

Kramer MS, Kakuma R. The optimal duration of exclusive breastfeeding: a systematic review. *Adv Exp Med Biol.* 2004;554:63–77.

Krebs NF, Hambidge KM. Zinc requirements and zinc intakes of breast-fed infants. *Am J Clin Nutr.* 1986;43:288–292.

Krebs NF, Reidinger CJ, Miller LV, Hambidge KM. Zinc homeostasis in breast-fed infants. *Pediatr Res.* 1996;39:661–665.

Kulski JK, Hartmann PE. Changes in the concentration of cortisol in milk during different stages of human lactation. *Aust J Exp Biol Med Sci.* 1981;59:769–778.

Kum-Nji P, Mangrem CL, Wells PJ. Reducing the incidence of sudden infant death syndrome in the delta region of Mississippi: a three-pronged approach. *South Med J.* 2001;94:704–710.

Kumar A, Rai AK, Basu S, et al. Cord blood and breast milk iron status in maternal anemia. *Pediatrics.* 2008;121:e673–e677.

Kumpulainen J, Salmenperä L, Siimes MA, et al. Formula feeding results in lower selenium status than breastfeeding or selenium-supplemented formula feeding: a longitudinal study. *Am J Clin Nutr.* 1987;45:49–53.

Kunz C, Lönnerdal B. Re-evaluation of the whey protein/casein ratio of human milk. *Acta Paediatr.* 1992;81:107–112.

Kwan ML, Buffler PA, Abrams B, Kiley VA. Breastfeeding and the risk of childhood leukemia: a meta-analysis. *Public Health Rep.* 2004;119:521–535.

Kwan ML, Buffler PA, Wiemels JL, et al. Breastfeeding patterns and risk of childhood acute lymphoblastic leukaemia. *Br J Cancer.* 2005;93:379–384.

Labbok M, Hendershot GE. Does breast-feeding protect against malocclusion? An analysis of the 1981 Child Health Supplement to the National Health Interview survey. *Am J Priv Med.* 1987;3:227–232.

Lai CT, Hale TW, Simmer K, Hartmann PE. Measuring milk synthesis in breastfeeding mothers. *Breastfeed Med.* 2010;5(3):103–107.

Larsson LA. *Immunobiology of human milk.* Amarillo, TX: Pharmasoft; 2004.

Latarte J, Guyda H, Dussault JH, Glorieux J. Lack of protective effect of breast-feeding in congenital hypothyroidism: report of 12 cases. *Pediatrics.* 1980;65:703–705.

Lawlor DA, Najman JM, Sterne J, et al. Associations of parental, birth, and early life characteristics with systolic blood pressure at 5 years of age. *Circulation.* 2004;110:2417–2423.

Lawrence RM, Pane CA. Human breast milk: current concepts of immunology and infectious diseases. *Curr Probl Pediatr Adolesc Health Care.* 2007;37:7–36.

Leach JL, Baxter JH, Molitor BE, et al. Total potentially available nucleotides of human milk by stage of lactation. *Am J Clin Nutr.* 1995;61:1224–1230.

Legrand D, Pierce A, Elass E, et al. Lactoferrin structure and functions. *Adv Exp Med Biol.* 2008;606:163–194.

Lessen R, Kavanagh K. Position of the academy of nutrition and dietetics: promoting and supporting breastfeeding. *J Acad Nutr Diet.* 2015;115(3):444–449.

Leventhal JM, Shapiro ED, Aten CB, et al. Does breastfeeding protect against infection in infants less than 3 months of age? *Pediatrics.* 1986;78:896–903.

Li R, Fein SB, Grummer-Strawn LM. Association of breastfeeding intensity and bottle-emptying behaviors at early infancy with infants' risk for excess weight at late infancy. *Pediatrics.* 2008;122(suppl 2):S77–S84.

Lis-Kuberka J, Orczyk-Pawiłowicz M. Sialylated oligosaccharides and glycoconjugates of human milk. The impact on infant and newborn protection, development and well-being. *Nutrients.* 2019;11(2):306. doi:10.3390/nu11020306

Litwin SD, Zehr BD, Insel RA. Selective concentration of IgD class-specific antibodies in human milk. *Clin Exp Immunol.* 1990;80:262–267.

Logan RF. Coeliac disease. *Lancet.* 1990;336(8715):633.

Long K, Vasquez-Garibay E, Mathewson J, et al. The impact of infant feeding patterns on infection and diarrheal disease due to entero-toxigenic *Escherichia coli. Salud Publica Mex.* 1999;41:263–270.

Lönnerdal B. Regulation of mineral and trace elements in human milk: exogenous and endogenous factors. *Nutr Rev.* 2000;58:223–229.

Lönnerdal B. Bioactive proteins in breast milk. *J Paediatr Child Health.* 2013;49(suppl 1):1–7.

Lopez-Alarcon M, Villalpando S, Fajardo A. Breast-feeding lowers the frequency and duration of acute respiratory infection and diarrhea in infants under six months of age. *J Nutr.* 1997;127:436–443.

Lovegrove JA, Hampton SM, Morgan JB. The immunological and long-term atopic outcome of infants born to women following a milk-free diet during late pregnancy and lactation: a pilot study. *Br J Nutr.* 1994;71:223–238.

Lucas A. Programming by early nutrition: an experimental approach. *J Nutr.* 1998;128:401S–406S.

Lucas A, Cole TJ. Breast milk and neonatal necrotizing enterocolitis. *Lancet.* 1990;336:1519–1523.

Lucas A, Fewtrell MS, Davies PS, et al. Breastfeeding and catch-up growth in infants born small for gestational age. *Acta Paediatr.* 1997;86(8730):564–569.

Lucas A, Mitchell MD. Prostaglandins in human milk. *Arch Dis Child.* 1980;55(12):950–952.

Mackey AD, Picciano MF. Maternal folate status during extended lactation and the effect of supplemental folic acid. *Am J Clin Nutr.* 1999;69(2):285–292.

Malcolm CA, McCulloch DL, Montgomery C, et al. Maternal docosahexaenoic acid supplementation during pregnancy and visual evoked potential development in term infants: a double blind, prospective, randomised trial. *Arch Dis Child Fetal Neonatal Ed.* 2003;88(5):F383–F390.

Mandel D, Lubetzky R, Dollberg S, et al. Fat and energy contents of expressed human breast milk in prolonged lactation. *Pediatrics.* 2005;116:e432–e435.

Manson WG, Weaver LT. Fat digestion in the neonate. *Arch Dis Child Fetal Neonatal Ed.* 1997;76(3):F206–F211.

Marchini G, Linden A. Cholecystokinin, a satiety signal in newborn infants? *J Dev Physiol.* 1992;17:215–219.

Marild S, Hansson S, Jodal U, et al. Protective effect of breastfeeding against urinary tract infection. *Acta Paediatr.* 2004;93:164–167.

Martin RM, Ebrahim S, Griffin M, et al. Breastfeeding and atherosclerosis: intima-media thickness and plaques at 65-year follow-up of the Boyd Orr cohort. *Arterioscler Thromb Vasc Biol*. 2005;25(7):1482–1488.

Martin RM, Gunnell D, Owen CG, Smith GD. Breast-feeding and childhood cancer: a systematic review with meta-analysis. *Int J Cancer*. 2005;117:1020–1031.

Maru M, Birhanu T, Tessema DA. Calcium, magnesium, iron, zinc and copper, compositions of human milk from populations with cereal and "enset" based diets. *Ethiop J Health Sci*. 2013;23(2):90–97.

Mason T, Rabinovich CE, Fredrickson DD, et al. Breast feeding and the development of juvenile rheumatoid arthritis. *J Rheumatol*. 1995;22:1166–1170.

Mathur GP, Gupta N, Mathur S, et al. Breastfeeding and childhood cancer. *Indian Pediatr*. 1993;30:651–657.

Matsuoka Y, Idota T. The concentration of epidermal growth factor in Japanese mother's milk. *J Nutr Sci Vitaminol*. 1995;41:24–51.

Mayer EJ, Hamman RF, Gay EC, et al. Reduced risk of IDDM among breast-fed children. *Diabetes*. 1988;37:1625–1632.

Medves JM. Three infant care interventions: reconsidering the evidence. *J Obstet Gynecol Neonatal Nurs*. 2002;31:563–569.

Melnik BC, Schmitz G. Milk's role as an epigenetic regulator in health and disease. *Diseases*. 2017;5(1):E12. doi:10.3390/diseases5010012

Metcalfe DD. Food hypersensitivity. *J Allergy Clin Immunol*. 1984;73:749–762.

Michie CA, Tantscher E, Schall T, Rot A. Physiological secretion of chemokines in human breast milk. *Eur Cytokine Netw*. 1998;9(2):123–129.

Minami J, Odamaki T, Hashikura N, Abe F, Xiao JZ. Lysozyme in breast milk is a selection factor for bifidobacterial colonisation in the infant intestine. *Benef Microbes*. 2016;7(1):53–60.

Minekawa R, Takeda T, Sakata M, et al. Human breast milk suppresses the transcriptional regulation of IL-1(beta)-induced NF-(kappa)B signaling in human intestinal cells. *Am J Physiol*. 2004;287:C1404–C1411.

Miralles O, Sánchez J, Palou A, Picó C. A physiological role of breast milk leptin in body weight control in developing infants. *Obesity*. 2006;14:1371–1377.

Mitra AK, Rabbani F. The importance of breastfeeding in minimizing mortality and morbidity from diarrhoeal diseases: the Bangladesh perspective. *J Diarrhoeal Dis Res*. 1995;13:1–7.

Mizuno K, Nishida Y, Taki M, et al. Is increased fat content of hindmilk due to the size or the number of milk fat globules? *Int Breastfeed J*. 2009;4(7). https://doi.org/10.1186/1746-4358-4-7.

Montgomery RK, Büller HA, Rings EH, Grand RJ. Lactose intolerance and the genetic regulation of intestinal lactose-phlorizin hydrolase. *Fed Am Soc Exp Biol J*. 1991;5:2824–2832.

Morrill JF, Pappagianis D, Heinig MJ, Lönnerdal B, Dewey KG. Detecting *Candida albicans* in human milk. *J Clin Microbiol*. 2003;41(1):475–478.

Morriss FH. Method for investigating the presence and physiologic role of growth factors in milk. In: Jensen RG, Neville MC, eds. *Human lactation: milk components and methodologies*. New York, NY: Plenum; 1985:193–200.

Morriss FH, Brewer ED, Spedale SB, et al. Relationship of human milk pH during course of lactation to concentrations of citrate and fatty acids. *Pediatrics*. 1986;78:458–464.

Morrisset J, Jolicoeur L. Effect of hydrocortisone on pancreatic growth in rats. *Am J Physiol*. 1980;239(2):G95–G98.

Morton JA. The clinical usefulness of breast milk sodium in the assessment of lactogenesis. *Pediatrics*. 1994;93:802–806.

Motil KJ, Sheng HP, Montandon CM, Wong WW. Human milk protein does not limit growth of breast-fed infants. *J Pediatr Gastroenterol Nutr*. 1997;24:10–17.

Murphy K, Curley D, O'Callaghan TF, et al. The composition of human milk and infant faecal microbiota over the first three months of life: a pilot study. *Sci Rep*. 2017;7:40597. doi:10.1038/srep40597

Naficy AB, Abu-Elyazeed R, Holmes JL, et al. Epidemiology of rotavirus diarrhea in Egyptian children and implications for disease control. *Am J Epidemiol*. 1999;150:770–777.

Neville MC, Keller R, Seacat J, et al. Studies in human lactation: milk volumes in lactating women during the onset of lactation and full lactation. *Am J Clin Nutr*. 1988;48:1375–1386.

Neville MC, Morton J, Umemora S. Lactogenesis: transition from pregnancy to lactation. *Ped Clin North Am*. 2001;48:35–52.

Neville MC, Oliva-Rasbach J. Is maternal milk production limiting for infant growth during the first year of life in breast-fed infants? In: Goldman AS, Atkinson SA, Hanson LA, eds. *Human lactation*. Vol. 3. New York, NY: Plenum; 1987:123–133.

Newburg DS, Peterson JA, Ruiz-Palacios GM, et al. Role of human-milk lactadherin in protection against symptomatic rotavirus infection. *Lancet*. 1998;351(9110):1160–1164.

Newman J. How breast milk protects newborns. *Sci Am*. 1995;273(6):76–79.

Niñonuevo MR, Perkins PD, Francis J, et al. Daily variations in oligosaccharides of human milk determined by microfluidic chips and mass spectrometry. *J Agric Food Chem*. 2008;56(2):618–626.

Oddy WH. Breastfeeding and asthma in children: findings from a West Australian study. *Breastfeed Rev*. 2000;8:5–11.

Oddy WH, Sherriff JL, de Klerk NH, et al. The relation of breastfeeding and body mass index to asthma and atopy in children: a prospective cohort study to age 6 years. *Am J Public Health*. 2004;94:1531–1537.

Odze RD, Wershil BK, Leichtner AM, Antonioli DA. Allergic colitis in infants. *J Pediatr*. 1995;126:163–170.

Okada M, Ohmura E, Kamiya Y, et al. Transforming growth factor (TGF)-alpha in human milk. *Life Sci*. 1991;48(12):1151–1156.

Okamoto Y, Ogra P. Antiviral factors in human milk: implications in respiratory syncytial virus infection. *Acta Paediatr Scand*. 1989;351:137–143.

Orczyk-Pawiłowicz M, Hirnle L, Berghausen-Mazur M, Kątnik-Prastowska IM. Lactation stage-related expression of sialylated and fucosylated glycotopes of human milk α-1-acid glycoprotein. *Breastfeed Med*. 2014;9(6):313–319.

Ostrea EM, Balun JE, Winkler R, Porter T. Influence of breastfeeding on the restoration of the low serum concentration of vitamin E and beta-carotene in the newborn infant. *Am J Obstet Gynecol*. 1986;154:1014–1017.

Owen CD, Whincup PH, Odoki K, et al. Infant feeding and blood cholesterol: a study in adolescents and a systematic review. *Pediatrics*. 2002;110:597–608.

Pabst HE, Spady DW, Pilarski LM, et al. Differential modulation of the immune response to breast- or formula-feeding of infants. *Acta Paediatr*. 1997;86:1291–1297.

Paganelli R, Cavagni G, Pallone F. The role of antigenic absorption and circulating immune complexes in food allergy. *Ann Allergy*. 1986;57:330–336.

Palmer B. The influence of breastfeeding on the development of the oral cavity: a commentary. *J Hum Lact*. 1998;14:93–99.

Pang WW, Hartmann PE. Initiation of human lactation: secretory differentiation and secretory activation. *J Mammary Gland Biol Neoplasia*. 2007;12(4):211–221.

Patro-Gołąb B, Zalewski BM, Kołodziej M, et al. Nutritional interventions or exposures in infants and children aged up to 3 years and their effects on subsequent risk of overweight, obesity and body fat: a systematic review of systematic reviews. *Obes Rev*. 2016;17(12):1245–1257. doi:10.1111/obr.12476

Perera BJ, Ganesan S, Jayarasa J, Ranaweera S. The impact of breastfeeding practices on respiratory and diarrhoeal disease in infants: a study from Sri Lanka. *J Trop Pediatr*. 1999;45:115–118.

Perez-Bravolt F, Carrasco E, Guiterrez-Lopez MD, et al. Genetic predisposition and environmental factors leading to the development of insulin-dependent diabetes mellitus in Chilean children. *J Mol Med*. 1996;74:105–109.

Petschow B, Carter DL, Hutton GD. Influence of orally administered epidermal growth factor on normal and damaged intestinal mucosa in rats. *J Pediatr Gastroenterol Nutr*. 1993;17:49–57.

Picciano MF. Nutrient composition of human milk. *Ped Clin North Am*. 2001;48:53–67.

Pickering LK, Kohl S. Human milk humoral immunity and infant defense mechanisms. In: Howell RR, Morriss FH, Pickering LK, eds. *Human milk in infant nutrition and health*. Springfield, IL: Thomas; 1986:123–140.

Pisacane A, de Luca U, Impagliazzo N, et al. Breast feeding and acute appendicitis. *BMJ*. 1995;310:836–837.

Pisacane A, de Luca U, Vaccaro F, et al. Breast-feeding and inguinal hernia. *J Pediatr*. 1995;127:109–111.

Pisacane A, Graziano L, Mazzarella G, et al. Breast feeding and urinary tract infection. *J Pediatr*. 1992;120(1):87–89.

Pisacane A, Impagliazzo N, Russo M, et al. Breast feeding and multiple sclerosis. *Br Med J*. 1994;308:1411–1412.

Pohlabeln H, Nuhlenbruch K, Jacobs S, et al. Frequency of allergic diseases in 2-year old children in relationship to prenatal history of allergy and breastfeeding. *J Investig Allergol Clin Immunol*. 2010;20(3):195–200.

Popkin BM, Adair L, Akin JS, et al. Breast-feeding and diarrheal morbidity. *Pediatrics*. 1990;86:874–882.

Powe CE, Knott CD, Conklin-Brittain N. Infant sex predicts breast milk energy content. *Am J Hum Biol*. 2010;22(1):50–54.

Praticò G, Capuani G, Tomassini A, Baldassarre ME, Delfini M, Miccheli A. Exploring human breast milk composition by NMR-based metabolomics. *Nat Prod Res*. 2014;28(2):95–101.

Prentice A, Prentice AM, Cole TJ, et al. Breast-milk antimicrobial factors of rural Gambian mothers. I. Influence of stage of lactation and maternal plane of nutrition. *Acta Paediatr Scand*. 1984;73(6):796–812.

Prosser CG, Saint L, Hartmann PE. Mammary gland function during gradual weaning and early gestation in women. *Aust J Exp Biol Med Sci*. 1984;62:215–228.

Pullan CR, Toms GL, Martin AJ, et al. Breast-feeding and respiratory syncytial virus infection. *Br Med J*. 1980;281(6247):1034–1036.

Qian L, Song H, Cai W. Determination of *Bifidobacterium* and *Lactobacillus* in breast milk of healthy women by digital PCR. *Benef Microbes*. 2016;7(4):559–569.

Quigley MA, Kelly YJ, Sacker A. Breastfeeding and hospitalization for diarrheal and respiratory infection in the United Kingdom Millennium Cohort Study. *Pediatrics*. 2007;119:e837–e842.

Quinlan PT, Lockton S, Irwin J, Lucas AL. The relationship between stool hardness and stool composition in breast- and formula-fed infants. *J Pediatr Gastroenterol Nutr*. 1995;20:81–90.

Rahman MM, Yamauchi M, Hanada N, et al. Local production of rotavirus specific IgA in breast tissue and transfer to neonates. *Arch Dis Child*. 1987;62:401–405.

Ragland SA, Criss AK. From bacterial killing to immune modulation: recent insights into the functions of lysozyme. *PLoS Pathog*. 2017;13(9):e1006512. doi:10.1371/journal.ppat.1006512

Raiha NCR. Nutritional proteins in milk and the protein requirement of normal infants. *Pediatrics*. 1985;75(1 pt 2):136–141.

Raisler J, Alexander C, Campo P. Breastfeeding and infant illness: a dose-response relationship? *Am J Public Health*. 1999;89:25–30.

Ramsay DT, Kent JC, Hartmann RA, Hartmann PE. Anatomy of the lactating human breast redefined with ultrasound imaging. *J Anat*. 2005;206:525–534.

Ravelli A, van der Meulen JH, Osmond C, et al. Infant feeding and adult glucose tolerance, lipid profile, blood pressure, and obesity. *Arch Dis Child*. 2000;82:248–252.

Ravelomanana N, Razafindrakoto O, Rakotoarimanana DR, et al. Risk factors for fatal diarrhoea among dehydrated malnourished children in a Madagascar hospital. *Eur J Clin Nutr*. 1995;49:91–97.

Read L, Upton FM, Francis GL, et al. Changes in the growth-promoting activity of human milk during lactation. *Pediatr Res*. 1984;18:133–138.

Reid B, Smith H, Friedman Z. Prostaglandins in human milk. *Pediatrics*. 1980;66:870–872.

Rigas A, Rigas B, Glassman M, et al. Breast-feeding and maternal smoking in the etiology of Crohn's disease and ulcerative colitis in childhood. *Ann Epidemiol*. 1993;3:387–392.

Riordan JM. The cost of not breastfeeding: a commentary. *J Hum Lact*. 1997;13(2):93–97.

Rosenbauer J, Herzig P, Giani G. Early infant feeding and risk of type 1 diabetes mellitus—a nationwide population-based case-control study in pre-school children. *Diabetes Metab Res Rev*. 2008;24:211–222.

Rosenberg M. Breast-feeding and infant mortality in Norway 1860–1930. *J Biosoc Sci*. 1989;21:335–348.

Rovet JF. Does breast-feeding protect the hypothyroid infant whose condition is diagnosed by newborn screening? *Am J Dis Child*. 1990;144:319–323.

Rubaltelli FR, Biadaioli R, Pecile P, Nicoletti P. Intestinal flora in breast- and bottle-fed infants. *J Perinat Med*. 1998;26:186–191.

Rudloff EH, Schmalstieg FC Jr, Palkowetz KH, et al. Interleukin-6 in human milk. *J Reprod Immunol*. 1993;23:13–20.

Ruiz-Palacios GM, Calva JJ, Pickering LK, et al. Protection of breast-fed infants against *Campylobacter* diarrhea by antibodies in human milk. *J Pediatr*. 1990;116:707–713.

Ruuska R. Occurrence of acute diarrhea in atopic and non-atopic infants: the role of prolonged breast-feeding. *J Pediatr Gastroenterol Nutr*. 1992;14(1):27–33.

Saarela AT, Kokkonen J, Koivisto M. Macronutrient and energy contents of human milk fractions during the first six months of lactation. *Acta Paediatrica*. 2005;94:1176–1181.

Saarinen KM, Juntunen-Backman K, Järvenpää AL, et al. Breast-feeding and the development of cow's milk protein allergy. *Adv Exp Med Biol*. 2000;478:121–130.

Saarinen UM. Prolonged breast feeding as prophylaxis for recurrent otitis media. *Acta Paediatr Scand*. 1982;71:567–571.

Saarinen UM, Kajosaari M. Breastfeeding as prophylaxis against atopic disease: prospective follow-up study until 17 years old. *Lancet*. 1995;346(8982):1065–1069.

Sachdev HP, Krishna J, Puri RK, et al. Water supplementation in exclusively breastfed infants during summer in the tropics. *Lancet*. 1991;337(8747):929–933.

Saint L, Smith M, Hartmann PE. The yield and nutrient content of colostrum and milk of women giving birth to 1 month postpartum. *Br J Nutr*. 1984;52:87–95.

Saito S, Yoshida M, Ichijo M, Ishizaka S, Tsujii T. Transforming growth factor-beta (TGF-beta) in human milk. *Clin Exp Immunol*. 1993;94(1):220–224.

Salmenpera L, Perheentupa J, Siimes MA. Folate nutrition is optimal in exclusively breast-fed infants but inadequate in some of their mothers and in formula-fed infants. *J Pediatr Gastroenterol Nutr*. 1986;5:283–289.

SanGiovanni JP, Parra-Cabrera S, Colditz GA, et al. Meta-analysis of dietary essential acuity in healthy preterm infants. *Pediatrics*. 2000;105:1292–1298.

Sarr D, Tóth E, Gingerich A, Rada B. Antimicrobial actions of dual oxidases and lactoperoxidase. *J Microbiol*. 2018;56(6):373–386.

Sasai K, Furukawa S, Kaneko K, et al. Fecal IgE in infants at 1 month of age as indicator of atopic disease. *Allergy*. 1994;49:791–794.

Sassen ML, Brand R, Grote JJ. Breast-feeding and acute otitis media. *Am J Otolaryngol*. 1994;15:351–357.

Savino F, Sorrenti M, Risistin and leptin in breastmilk and infants in early life. *Early Hum Dev*. 2012;888:779–782.

Schneider N, Mutungi G, Cubero J. Diet and nutrients in the modulation of infant sleep: a review of the literature. *Nutr Neurosci*. 2018;21(3):151–161.

Schroten H, Bosch M, Nobis-Bosch R, et al. Secretory immuno-globulin A is a component of the human milk fat globule membrane. *Pediatr Res*. 1999;45:82–86.

Shehadeh N, Gelertner L, Blazer S, et al. Importance of insulin content in infant diet: suggestion for a new infant formula. *Acta Paediatr*. 2001;90:93–95.

Shing YW, Klagsburn M. Human and bovine milk contain different sets of growth factors. *Endocrinology*. 1984;115(1):273–282.

Shu XO, Clemens J, Zheng, et al. Infant breastfeeding and the risk of childhood lymphoma and leukaemia. *Int J Epidemiol*. 1995; 24:27–34.

Shulkin M, Pimpin L, Bellinger D, et al. n-3 fatty acid supplementation in mothers, preterm infants, and term infants and childhood psychomotor and visual development: a systematic review and meta-analysis. *J Nutr*. 2018;148(3):409–418.

Siigur U, Ormission A, Tamm A. Faecal short-chain fatty acids in breast-fed and bottle-fed infants. *Acta Paediatr*. 1993;82:536–538.

Siimes MA, Salmenperä L, Perheentupa J. Exclusive breastfeeding for nine months: risk of iron deficiency. *J Pediatr*. 1984;104:196–199.

Sinanoglou VJ, Cavouras D, Boutsikou T, et al. Factors affecting human colostrum fatty acid profile: a case study. *PLoS ONE*. 2017; 12(4). doi:10.1371/journal.pone.0175817

Singhal A. Early nutrition and long-term cardiovascular health. *Nutr Rev*. 2006;64(5 pt 2):S44–S49.

Smith AM, Picciano MF, Milner JA. Selenium intakes and status of human milk and formula fed infants. *Am J Clin Nutr*. 1982; 35(3):521–526.

Smulevich VB, Solionova LG, Belyakova SV. Parental occupation and other factors and cancer risk in children: I. Study methodology and non-occupational factors. *Int J Cancer*. 1999; 83(6):712–717.

Sommerburg O, Meissner K, Nelle M, et al. Carotenoid supply in breast-fed and formula-fed neonates. *Eur J Pediatr*. 2000;159: 86–90.

Sousa SG, Delgadillo I, Saraiva JA. Effect of thermal pasteurisation and high-pressure processing on immunoglobulin content and lysozyme and lactoperoxidase activity in human colostrum. *Food Chem*. 2014;151:79–85.

Steel MG, Leslie GA. Immunoglobulin D in rat serum, saliva and milk. *Immunology*. 1985;55:571–577.

Steichen JJ, Krug-Wispe SK, Tsang RC. Breastfeeding the low birth weight preterm infant. *Clin Perinatol*. 1987;14:131–171.

Stellwagen LM, Vaucher YE, Chan CS, Montminy TD, Kim JH. Pooling expressed breastmilk to provide a consistent feeding composition for premature infants. *Breastfeed Med*. 2013;8(2): 205–209.

Stuff JE, Nichols GL. Nutrient intake and growth performance of older infants fed human milk. *J Pediatr*. 1989;115:959–968.

Svanborg C, Agerstam H, Aronson A, et al. HAMLET fills tumor cells by an apoptosis-like mechanism—cellular, molecular, and therapeutic aspects. *Adv Cancer Res*. 2003;8:1–29.

Svensson M, Düringer C, Hallgren O, et al. HAMLET—a complex from human milk that induces apoptosis in tumor cells but spares healthy cells. *Adv Exp Med Biol*. 2002;503:125–132.

Swartzbaum JA, George SL, Pratt CB, Davis B. An exploratory study of environmental and medical factors potentially related to childhood cancer. *Med Pediatr Oncol*. 1991;19:115–121.

Takala AK, Eskola J, Palmgren J, et al. Risk factors of invasive *Haemophilus influenzae* type b disease among children in Finland. *J Pediatr*. 1989;115:694–701.

Tran TT, Chowanadisai W, Lönnerdal B, et al. Effects of neonatal dietary manganese exposure on brain dopamine levels and neurocognitive functions. *Neurotoxicology*. 2002;145:1–7.

Udall JN, Dixon M, Newman AP, et al. Liver disease in α_1-antitrypsin deficiency. *JAMA*. 1985;253:2679–2682.

Uvnas-Moberg K, Marchini G, Windberg J. Plasma cholecystokinin concentrations after breastfeeding in healthy 4 day old infants. *Arch Dis Child*. 1993;68:46–48.

Van Den Driessche M, Peeters K, Marien P, Ghoos Y, Devlieger H, Veereman-Wauters G. Gastric emptying in formula-fed and breast-fed infants measured with the 13C-octanoic acid breath test. *J Pediatr Gastroenterol Nutr*. 1999;29(1):46–51.

Van Derslice J, Popkin B, Briscoe J. Drinking-water quality, sanitation, and breast-feeding: their interactive effects on infant health. *Bull WHO*. 1994;72:589–601.

van der Westhuyzen J, Chetty M, Atkinson PM. Fatty acid composition of human milk from South African black mothers consuming a traditional maize diet. *Eur J Clin Nutr*. 1988;42:213–220.

Vatanen T, Kostic AD, d'Hennezel E, et al. Variation in microbiome LPS immunogenicity contributes to autoimmunity in humans [published correction appears in *Cell*. 2016;165(6):1551]. *Cell*. 2016;165(4):842–853.

Verge CF, Howard NJ, Irwig L, et al. Environmental factors in childhood IDDM: a population-based case-control study. *Diabetes Care*. 1994;17(12):1381–1389.

Vestman NR, Timby N, Holgerson PL, et al. Characterization and in vitro properties of oral lactobacilli in breastfed infants. *BMC Microbiol*. 2013;13(1):193. doi:10.1186/1471-2180-13-193

Victora CG, Bahl R, Barros AJ, et al. Breastfeeding in the 21st century: epidemiology, mechanisms, and lifelong effect. *Lancet*. 2016;387(10017):475–490.

Villavicencio A, Rueda MS, Turin CG, Ochoa TJ. Factors affecting lactoferrin concentration in human milk: how much do we know? *Biochem Cell Biol*. 2017;95(1):12–21.

Virtanen SM, Räsänen L, Aro A, et al. Feeding in infancy and the risk of type 1 diabetes mellitus in Finnish children. The "Childhood Diabetes in Finland" Study Group. *Diabet Med*. 1992; 9(9):815–819.

Wagner CL, Greer FR, American Academy of Pediatrics (AAP), Section on Breastfeeding, AAP Committee on Nutrition. Prevention of rickets and vitamin D deficiency in infants, children and adolescents. *Pediatrics*. 2008;122:1142–1152.

Wagner CL, Taylor TS, Holis BW. Does vitamin D make the world go round? *Breastfeed Med*. 2008;3:239–250.

Wagner CL, Taylor SN, Johnson DD, Hollis BW. The role of vitamin D in pregnancy and lactation: emerging concepts. *Women Health*. 2012;8(3):323–340.

Wagner V, Stockhausen JG. The effect of feeding human milk and adapted milk formulae on serum lipid and lipoprotein levels in young infants. *Eur J Pediatr*. 1988;147:292–295.

Wahlberg J, Vaarala O, Ludvigsson J. Dietary risk factors of the emergence of type 1 diabetes-related autoantibodies in 2 1/2 year-old Swedish children. *Br J Nutr*. 2006;95:603–608.

Wallace JM, Ferguson SJ, Loane P, et al. Cytokines in human milk. *Br J Biomed Sci*. 1997;54:85–87.

Wasmuth HE, Kolb H. Cow's milk and immune-mediated diabetes. *Proc Nutr Soc*. 2000;59:573–579.

Wells JC, Jonsdottir OH, Hibberd PL, et al. Randomized controlled trial of 4 compared with 6 mo of exclusive breastfeeding in Iceland: differences in breast-milk intake by stable-isotope probe. *Am J Clin Nutr*. 2012;96(1):73–79. doi:10.3945/ajcn.111 .030403

Widdowson EM, Colombo VE, Artavanis CA. Changes in the organs of pigs in response to feeding for the first 24 hours after birth: II. The digestive tract. *Biol Neonate*. 1976;28:272–281.

Wilson-Clay B, Hoover K. *The breastfeeding atlas*. 5th ed. Manchaca, TX: LactNews Press; 2013.

Wirt DP, Adkins LT, Palkowetz KH, et al. Activated and memory T lymphocytes in human milk. *Cytometry*. 1992;13:282–290.

Witkowska-Zimny M, Kaminska-El-Hassan E. Cells of human breast milk. *Cell Mol Biol Lett*. 2017;22(1):11–21.

Woo JG, Guerrero ML, Altaye M, et al. Human milk adiponectin is associated with infant growth in two independent cohorts. *Breastfeed Med*. 2009;4(2):101–109.

Woolridge MW, Ingram JC, Baum JD. Do changes in pattern of breast usage alter the baby's nutrient intake? *Lancet*. 1990;336 (8712):395–397.

World Health Organization (WHO). Child growth standards: the WHO child growth standards. 2019a. Available at: https://www .who.int/childgrowth/en/. Accessed August 27, 2019.

World Health Organization (WHO). Nutrition: breastfeeding. 2019b. Available at: https://www.who.int/nutrition/topics/exclusive _breastfeeding/en. Accessed May 21, 2019.

Wu J, Domellöf M, Zivkovic AM, et al. NMR-based metabolite profiling of human milk: a pilot study of methods for investigating compositional changes during lactation. *Biochem Biophys Res Commun*. 2016;469(3):626–632.

Yamauchi Y, Yamanouchi I. Breast-feeding frequency during the first 24 hours after birth in full-term neonates. *Pediatrics*. 1990;86:171–175.

Yang M, Cao X, Wu R, et al. Comparative proteomic exploration of whey proteins in human and bovine colostrum and mature milk using iTRAQ-coupled LC-MS/MS. *Int J Food Sci Nutr*. 2017;68(6):671–681.

Yoneyama K, Nagata H, Asano H. Growth of Japanese breastfed and bottle-fed infants from birth to 20 months. *Ann Hum Biol*. 1994;21:597–608.

Yuan H, Amin R, Ye X, de la Motte CA, Cowman MK. Determination of hyaluronan molecular mass distribution in human breast milk. *Anal Biochem*. 2015;474:78–88.

Zalewski BM, Patro B, Veldhorst M, et al. Nutrition of infants and young children (one to three years) and its effect on later health: a systematic review of current recommendations (EarlyNutrition project). *Crit Rev Food Sci Nutr*. 2017;57(3):489–500.

Zaman K, Sack DA, Chakraborty J, et al. Children's fluid intake during diarrhoea: a comparison of questionnaire responses with data from observations. *Acta Paediatr*. 2002;91:376–382.

Zanardo V, Nicolussi S, Carlo G, et al. Beta endorphin concentrations in human milk. *J Pediatr Gastroenterol Nutr*. 2001;33: 160–164.

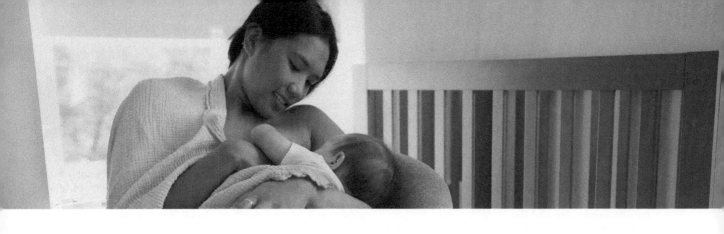

第五章
药物治疗与母乳喂养

▶ 一、概述

得益于国家和国际组织的呼吁和支持,母乳喂养率持续升高。CDC 2016 年的母乳喂养报告卡显示,曾经接受过母乳喂养的婴儿占 81.1%,而这一数据在 2007 年仅为 73.8%。母乳是保护婴儿在生后 1 年内免受感染性疾病侵袭的最佳选择。母乳不仅完美的适合婴儿的胃肠道,同时还含有多种生长因子,可以促进尚有一定通透性的胃肠道的生长和成熟。对婴儿的主要益处包括提供最佳的营养、促进神经认知发育、增强免疫功能、降低婴儿猝死综合征的发生风险,明显降低感染性疾病发生,如上呼吸道感染、中耳炎、坏死性小肠结肠炎等。母乳在营养和免疫方面的益处是无与伦比的,很多国家和国际组织都强烈推荐所有婴儿都应进行母乳喂养。美国儿科学会 2012年针对母乳喂养的声明中推荐,所有婴儿生后应纯母乳喂养至少 6 个月,然后和其他辅食一起,再继续母乳喂养直至 12 个月大,如果需要的话,母乳喂养时间还可以延长。尽管如前所述母乳喂养的启动率有所上升,但非纯母乳喂养或婴儿满 6个月前终止母乳喂养的女性数量仍然较高,其中原因很多,包括常见的对乳汁中药物成分的认识误区。西方国家的调查显示,90%~99% 母乳喂养的女性在产后 1 周内服用至少 1 种药物,来自荷兰的一项调查则显示,很多女性对哺乳期间用药都表示有顾虑。在应答者中,11.5% 的女性因为需要用药而停止哺乳,36.4% 的母乳喂养者因为

担心安全问题而犹豫是否用药还是停药,16.9%因为需要继续母乳喂养而拒绝用药。

医务工作人员在不确定乳汁中的药物成分是否适合母乳喂养时,也通常建议女性停止母乳喂养,而且在他们求助于药物说明书以便进行临床决策时,常常更加担心。很多药厂的说明书都不建议服药时母乳喂养,以避免可能的法律纠纷。有些即使已经有大量研究明确说明了产品的安全性,厂商也依旧说没有相关资料。不过,有些时候对于接受母乳喂养的婴儿,产品的安全性的确并不知晓,尤其是新药,在刚上市时是缺乏母乳喂养相关数据的。

某些药代动力学参数可以用于帮助区别药物安全与否。当然,最有效的数据是已经发表文献,而文献中说明了进入到乳汁中的药物含量。不过,如前所述,任何新药是不具备这些信息的。因此,医务人员此时必须应用现有的动力学工具,评价对婴儿的整体风险。

本章主要是帮助读者对母乳喂养的母亲用药进行评价,阐明目前的观点。泌乳顾问和其他医务人员可以使用一些药代动力学信息和最新的文献,评价母亲对药物治疗的需求,确定该药物对婴儿的可能风险。

▶ 二、腺泡亚单位

乳腺的实质部分由 8~12 个导管区组成,每个导管最终通向乳头(图 5-1)。妊娠期随着孕激素、雌激素和胎盘催乳激素水平的升高,导管通过乳

腺的脂肪组织移行。在妊娠早期和中期,逐渐形成的导管在脂肪垫部位形成管道,最终形成繁茂的乳腺小叶腺泡簇,由生成乳汁的腺泡上皮细胞排列而成。

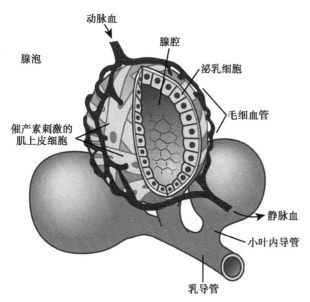

图 5-1　腺泡亚单位的结构、血液供应及其他结构
(引自:Hale TW,Hartmann PE.Textbook of human lactation.Amarillo,
TX:Hale Publishing,2007)

腺泡亚单位被覆的特殊上皮细胞称为泌乳细胞。所有腺泡单位都充满了毛细血管和淋巴管,有末端神经分布。紧邻腺泡基底膜部位的是大量毛细血管,提供了合成乳汁所需的免疫球蛋白、脂肪和其他很多成分(包括药物)(图 5-2)。妊娠期,来自母体的雌激素、孕激素、胎盘催乳激素、催乳素、催产素等都直接作用于乳腺腺体,促进其生长变化,腺泡复合体的大小和数量都会明显增加。但此时期,由于孕酮水平较高,泌乳受到抑制。胎盘娩出后,孕酮和雌激素从母体血浆中迅速消失,泌乳细胞也迅速从静止状态转变到完全活跃的分泌状态(泌乳活化期)。

在泌乳早期(初乳阶段),泌乳细胞体积较小,细胞间空隙较大,母体内的物质,如药物、淋巴细胞、免疫球蛋白、蛋白质和其他血浆中的物质可以很容易通过,并进入到乳汁中。经过一段时间,随着孕酮水平下降,泌乳细胞体积增大,细胞间隙逐渐缩小,直至绝大多数关闭。

从临床上我们可以看到从初乳到成熟乳的过渡,这种变化源于泌乳细胞的快速生长,最终细胞间的紧密连接关闭。乳汁成分在分娩后 36 小时开始发生重要改变,直至产后 5 天完成。随着细

胞间隙的关闭,母体药物和其他母体蛋白质向乳汁的转运极大减少。

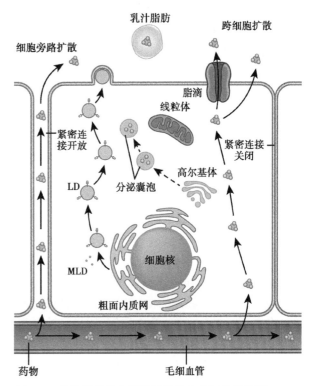

图 5-2　药物及其他物质通过腺泡上皮细胞的转运
(引自:Hale TW,Hartmann PE.Textbook of human lactation.Amarillo,
TX:Hale Publishing;2007)

▶ 三、药物到乳汁中的转运

药物在乳汁中的转运很大程度上取决于其生物化学特性,如分子量、脂溶性、蛋白结合力和 pK_a 值。影响药物转运速率的母体因素包括口服药物后的相对吸收情况、药物的血浆浓度。在以上众多因素中,以下几项影响较大。

(1)药物在母体血浆的浓度。

(2)药物的分子量。

(3)母婴对药物的口服生物利用度。

(4)药物的蛋白结合力。

(一)药物向乳汁的被动扩散

药物向乳汁转运通常会沿着半透膜两侧的非离子游离药物的浓度梯度进行被动扩散。正常情况下,药物是从高浓度区域向低浓度区域转运(即被动扩散)。如前所述,总体的转运速率和程度在开始阶段受腺泡发育情况和已有泌乳细胞间紧密连接的影响。

在泌乳的最初 2~3 天,仅有少量初乳,乳房的腺泡上皮结构开放呈多孔状。因此,很多母体

的蛋白质、脂质、免疫球蛋白和药物可以很容易进入乳汁。通常乳汁和血浆的药物浓度可以达到平衡状态（乳汁／血浆浓度比值=1）。产后几天，泌乳细胞开始肿胀，细胞间连接变得狭窄，进而会导致产后第1周之后，乳汁中的药物浓度极大降低。虽然在早期泌乳的初始阶段，药物或任何其他物质进入乳汁较多，但因为初乳的绝对量非常少（产后第1和第2天为50~60ml/d），所以这一时期实际进入婴儿体内的药物剂量非常低。

乳汁和母体血浆应被看作是两个不同且相互分离的空间。乳汁中绝大多数药物的转入和转出是依靠被动扩散，有些物质依靠主动转运，如免疫球蛋白、电解质（尤其是碘）等，但协助扩散较少。实际上，我们已知的能够主动转运到乳汁中的药物不到10种。转运系统一般是指有较高乳汁／血浆比例的药物，而很多药物是受离子吸附作用进入乳汁的，因为乳汁的低pH和药物较高的pK_a值（将在下一节讨论）。无论如何，如果药物的乳汁／血浆浓度比较高，则说明药物或者通过离子吸附，或是通过转运泵以便在乳汁中形成高浓度（如碘）。

药物进出乳汁很大程度取决于其生理化学特性。有文献报道药物从乳汁向血浆的逆行扩散，其调控因素可能与影响药物进入乳汁的动力因素相同。随着母体血浆药物浓度的升高，向乳汁的转运也增加。而当母体内的药物代谢或清除掉时，其血浆药物浓度下降，则大多数药物会从乳汁转运回母体血浆，进而被母体清除（图5-3）。因此，很显然促使药物扩散到乳汁的力量在母体血药浓度为C_{max}（高峰）时最高，而在母体清除药物时，血

药浓度为低谷，则扩散能力最弱。因此，如果药物半衰期较短，则可以通过暂时不母乳，避开母体血浆浓度最高的时间段，以避免高浓度药物暴露，而在浓度较低时再母乳喂养。用这种方式可以控制某些药物的转运，但对于半衰期较长的药物无益，因为其C_{max}到达低谷的时间较长。

（二）离子捕获

因为乳汁的pH（7.2）稍低于血浆（7.4），偏酸性，有些弱碱（$pK_a>8$）极性更强，因此一旦进入乳汁，则难以再扩散回血浆。最终"受困"于乳汁内（离子捕获），形成较高的乳汁／血浆浓度比。受离子捕获作用影响的药物很多，如巴比妥、雷尼替丁（zantac）。相反，弱酸性的药物则常"受困"于血浆内，因为在血浆内极化程度高，则较少进入乳汁。而且由于其极性较强，也不能通过泌乳细胞的双层脂质膜转运。

（三）分子量

细胞间隙关闭后，大多数药物则通过跨细胞途径进入乳汁。跨细胞途径需要药物必须进入泌乳细胞的基底膜，通过细胞内缓慢扩散，然后通过腔隙表面到细胞外。药物的分子量越小（≤300Da），通过双层脂质膜的速度越快。当药物的分子量超过500~800Da时，则通过双层脂质膜进入乳汁就会变得很困难。而分子量超过1 000Da的药物很难有达到临床作用的剂量进入到乳汁。诸如肝素、干扰素及其他大分子药物不会有达到临床作用的剂量进入到乳汁中。相比之下，诸如锂（eskalith）等小分子量且没有结合蛋白的药物可轻易进入乳汁。很多精神类药物，如安非他明，分子量低且为高脂溶性，则能够快速进入中枢神经系统，且有较高的乳汁／血浆浓度比。

（四）亲脂性

虽然血浆也含有脂质，但与含有5%~15%三酰甘油的乳汁相比，其脂质浓度相对较低。因此，一些脂溶性的药物可能溶于乳汁的脂质成分中，进而转运给婴儿。对于进出乳汁脂质成分的扩散，我们知之甚少，但某些药物似乎是对乳汁中的脂质成分有所选择，进而积累到较高浓度。有些药物在泌乳细胞中转运时，先溶入脂滴，之后进入腺泡腔。其他药物可能完全穿过细胞后，进入乳汁中的脂滴。对高脂溶性药物，如神经抑制药物，如地西泮（valium）、氯丙嗪（thorazine）等绝大多数都存在于脂质成分中。

尽管在科研方面这一领域很受关注，但临床

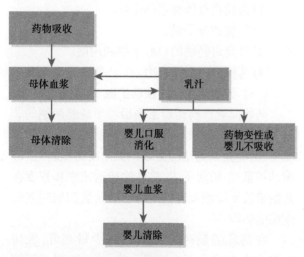

图5-3 药物自血浆向乳汁转运

实践很少。脂溶性最重要的特征就是,药物脂溶性越高,则越可能进入乳汁。从临床角度考虑,大多数中枢神经系统活性药物具备分子量低和高脂溶性特点,这两个特点使其能够通过血-脑屏障和进入乳汁。因此,在中枢神经系统活性药物的使用时,更应关注其对婴儿的影响。

（五）乳汁/血浆浓度比

药物在乳汁中的浓度与在母体血浆的浓度比被称为乳汁/血浆比（milk/plasma ratio，M/P）。M/P 比值决定了药物在母乳中转移情况,但这一比例很难准确计算。因为药物转运速度不同、药物在血浆和乳汁中的浓度也一直在变化,样本获取时间也尤其重要。例如,M/P 比值在起始时可能是 1.14,而给药后 3 小时则变为 0.31,因此 M/P 比值实际上反映的是药物进入血浆和乳汁的速度差异,而且每个时间点都有变化。更为重要的是,M/P 比值在临床评估母乳喂养时进入婴儿体内的某种药物相对剂量方面,临床实用意义有限。即使有些 M/P 比值较高的药物如雷尼替丁,其真正进入婴儿体内的绝对剂量也不具有临床意义。而最终决定进入婴儿体内的临床剂量的,是乳汁中的药物浓度（相对婴儿剂量）和摄入的乳汁量。基于此,低 M/P 比值提示只有少量药物进入乳汁;反之,高 M/P 比值则未必能提示药物在乳汁中为高浓度,因为关键的影响因素是母体血浆中的药物水平。

（六）母体血浆水平

最终,决定药物进入婴儿体内最重要的动力学因素之一,是药物在母体的血浆浓度。而药物血浆浓度受很多因素影响,如给药剂量、药物半衰期、分布容积、口服生物利用度及蛋白结合性能等。药物的效能相差很大,有些只需要毫克剂量,而有些需要较大剂量（g）,因此药物血浆浓度也从每毫升几纳克至几毫克。一般来说,随着溶液中药物的摩尔浓度升高,则浓度梯度增加,迫使药物向低浓度区域转运,所以,乳汁中药物越多,则促使药物进入乳汁的力量越大,故而药物进入乳汁的程度和速度一般与血浆浓度的曲线相关。在血浆浓度峰值（C_{max}）,乳汁中浓度亦达到高峰,且大多数药物遵循此规律,但也有例外,如二甲双胍。如果药物不被母体吸收,或很快能够从母体血浆中清除进入其他空间（快速重新分布）,则进入乳汁的量会很少。半衰期较短的药物因为很快被清除,对于婴儿的风险几乎可以忽略,除非在血浆浓度高峰期（C_{max}）喂奶。

（七）生物利用度

药物的生物利用度一般是指用药后进入循环系统的药量。根据给药途径的不同（口服、静脉、肌内注射、皮下注射、外用）,最终药物先进入血液循环,然后再到达起作用的部位或乳汁中。所幸的是,很多药物在胃内环境中不稳定,或者不能被婴儿完全吸收。大多数外用药（并非全部）经皮肤吸收很少,因此几乎达不到一定的血浆浓度。因肝脏能够隔离或代谢药物,很多口服药不能进入血浆。因此,很多生物利用度较低的药物,对母乳喂养婴儿的暴露水平较低。

因为婴儿是通过乳汁接触药物,所以评价对婴儿的风险时,药物的口服生物利用度就成为一个很重要的因素。通过乳汁接触的药物的绝对剂量必然因为口服生物利用度的比例而下降。显然,生物利用度差的药物比较适合母乳喂养的妈妈服用,因为婴儿吸收的也会很少。这类药物包括低分子量肝素、质子泵抑制剂（如奥美拉唑）、很多新的生物制品和万古霉素（vancocin）等。但有时活性药物会在婴儿胃肠道内聚集,而引发副作用。例如,各种抗生素共同使用之后,则可能引起腹泻和皮疹。

（八）药物代谢物

一般说来,药物代谢的首要功能是让药物变得更易溶解,便于肾脏排泄。但很多情况下,是前药代谢为有活性的成分,如伐昔洛韦、可待因、羟嗪、氟西汀和很多其他药物。而有些代谢物半衰期要长于药物本身,如诺氟西汀（来自氟西汀）、去甲哌替啶（来自盐酸哌替啶）和西替利嗪;来自羟嗪。因此,某些情况下,必须同时评价药物和其代谢物在乳汁中的浓度和副作用。对于哌替啶来说,是其代谢物（去甲哌替啶）导致药物的毒性作用。

▶ 四、计算婴儿的药物暴露情况

对临床最重要的参数可能是计算婴儿体内的实际药物剂量（D_{inf}）。为此,必须知道乳汁中的实际药物浓度和乳汁的体积。很多药物都有公开发表的关于药物峰浓度（C_{max}）或平均浓度（C_{av}）的数据,但不是所有药物都有这些信息。在既往研究中,C_{max} 是最经常被报告的数值。但遗憾的是,这些数据常常高估了真正进入婴儿体内的药量。最近有研究计算药物的血药浓度-时间曲线下面积（area under the curve，AUC）,通过这一方法,可准确估计婴儿平均每天摄入的药量,准确度好于通过 C_{max} 的估算值。

婴儿的乳汁摄入量个体差异很大,取决于婴儿的月龄大小及纯母乳喂养的程度。很多临床医生按 150ml/(kg·d) 估算婴儿摄入的奶量。以下公式用于估算进入婴儿体内的临床药量:

$$D_{inf} = 乳汁药物浓度(C_{max} 或 C_{av}) \times 摄入奶量$$

但最实用及准确计算暴露的方法是计算婴儿相对剂量(relative infant dose,RID):

$$RID = D_{inf}[mg/(kg \cdot d)] / 母体剂量[mg/(kg \cdot d)]$$

这一计算值通常表达为母体剂量的百分比,是计算相对于母体剂量的婴儿剂量的标准方法。对于足月儿,Bennett 推荐对于大多数药物,RID 超过 10% 时,应引起理论上的关注。尽管如此,10% 也是相对的,不同情况应根据药物的毒性强弱具体分析。对于早产儿,引起关注的阈值应该根据药物不同而适当降低。而且,还应考虑到很多新生儿可能在宫内就已经暴露于孕期母亲服用的药物,而宫内的暴露程度可能大于通过乳汁摄入的药量。如宫内暴露于美沙酮的婴儿,即使母乳喂养,出生后也会出现明显的戒断症状。

(一)婴儿独有的因素

我们必须有一套良好的临床检查方法以评价药物对婴儿的相对风险。所有婴儿应被分为药物风险低、中、高 3 个等级。低风险婴儿通常月龄稍大(6~18 个月),能够相对有效的代谢和清除药物。而泌乳终末阶段的母亲(产后超过 1 年)一般泌乳量相对较小。因此实际能够转运到婴儿体内的药物几乎为零。中度风险的婴儿一般指小于 6 个月,伴有各种代谢问题,如分娩时的并发症、呼吸困难、胃肠道疾病或其他代谢疾病。高危婴儿包括早产儿、新生儿、情况不稳定的婴儿和尿量少的婴儿。

目前使用的治疗性药物中,明确给出新生儿或早产儿剂量的不到 1%。婴儿的胃肠道在生后早期阶段会经历巨大变化。在生命的最初 1 周,处于相对胃酸缺乏的状态;之后 pH 值缓慢下降,在出生后 2 年逐渐接近成人水平。因此婴儿对弱酸性药物(如苯巴比妥)的吸收较弱,而对弱碱性药物吸收较强。因为婴儿的药物暴露都是经口途径,因此药物的口服生物利用度相当重要。首过清除率较高的药物[如吗啡(roxanol)、多潘立酮]在肝门循环中迅速被清除,婴儿亦如此。在胃肠道内不稳定的药物(如氨基糖苷类、多潘立酮、肝

素、质子泵抑制剂)在胃或肠道内迅速降解且不吸收。胆道功能弱时会影响新生儿或早产儿脂质的吸收,引发脂肪泻。此时,如果是脂溶性的药物,即使在乳汁中存在,其婴儿的口服生物利用度也较差。早产儿的胃排空时间极大延长,有时可能改变药物吸收动力学。新生儿体内水分所占比例高于成人,而蛋白结合能力、肝脏的氧化和结合能力均低于成人。有趣的是,尽管出生时肝脏的代谢能力下降,但会迅速增加,在 9~12 个月大的时候就接近成人了。

总而言之,母乳中药物安全性的评价取决于以下 4 个主要因素:乳汁中药物的总量、药物的口服生物利用度、药物的固有毒性和婴儿清除药物的能力。表 5-1 列举了一些较高风险的药物,母乳喂养的妈妈应避免或谨慎使用。尽管我们了解上百种药物在乳汁中的水平及其大致的生物利用度,但婴儿清除药物的能力个体差异很大,还是需要临床医师具体评价。Begg 估测婴儿的清除能力在 24~28、28~34、34~40、40~44、44~68、68 周胎龄之后,分别相当于成人的 5%、10%、33%、50%、66% 和 100%。

表 5-1 哺乳期母亲禁用或慎用的药物	
药物	**临床意义**
ACEI	早产儿慎用;其后可以使用。首选 ACEI 是卡托普利和依那普利
醋丁洛尔(sectral)	可能引起婴儿低血压
酒精	可能明显减少泌乳量且容易进入乳汁
胺碘酮(cordarone)	避免长期使用,短期可以。半衰期长、高分布容积,因此有蓄积的高风险;高心血管疾病风险;明显抑制甲状腺功能
安非他明	可能在乳汁中高浓度;刺激婴儿
抗癌药	细胞毒性;免疫抑制
阿司匹林	81mg 或可行;避免大剂量
咖啡因	乳汁中浓度低,但新生儿体内半衰期长。症状包括神经过敏和刺激
氯霉素(chloromycetin)	可能引起母体血液病和再生障碍性贫血,但没有报道认为是母乳喂养所致
可卡因	可能乳汁中高浓度;婴儿中毒和有刺激
盐酸多塞平(silenor)	报道有镇静风险和呼吸抑制危险

续表

药物	临床意义
碘	乳汁中高浓度;可能抑制新生儿甲状腺功能
锂	乳汁中高浓度;需密切监测,否则对婴儿高风险
大麻	不建议使用;对新生儿发育的近远期影响的资料有限。可能抑制催乳素和乳汁产生
盐酸哌替啶	有新生儿镇静的报道,新生儿神经行为发育延迟
甲氨蝶呤和免疫抑制剂	乳汁中水平很低,婴儿体内相对剂量约为 0.12%。可能出现免疫抑制相关的一系列症状。甲氨蝶呤可能在新生儿胃肠道细胞内浓集
利巴韦林(rebetol)	没有乳汁中水平的报道,但长期使用可能引起溶血性贫血;建议谨慎使用
磺胺类	产后早期避免应用。在胆红素结合部位置换胆红素,增加溶血性贫血的风险。葡萄糖 -6- 磷酸脱氢酶缺乏症时不要使用
四环素(长期)	短期用可以(<3 周);不推荐长期用

注:ACEI:血管紧张素转化酶抑制剂

(二) 母体因素

药物进入乳汁的唯一来源是母体血浆。如果母体不吸收药物,不形成一定的血浆浓度,则对婴儿没有任何风险。对母体没有口服生物活性的药物(如口服的万古霉素、氢氧化镁、硫酸镁),通常不会在血浆中达到一定水平,因此对接受母乳的婴儿一般没有危害。这类药物也包括大部分的外用制剂(当然不是全部)。很多外用的激素类、抗生素类和维 A 酸类制剂在皮肤小面积应用时,经皮肤吸收很少,实际上在血浆中检测不到。一次性注射的局麻药(如口腔科操作前的局部麻醉)用药量很小,血浆内的药量微乎其微。因此,急诊使用的很多药物通常没有太大问题,因为总体进入到婴儿体内的累计量很小。

母亲的乳汁量也是一个重要因素。产后第 1~2 天乳汁量很少,因此转运到婴儿体内的总体药物量通常可以忽略不计。产后 1~2 年的妈妈,其乳汁量下降明显,婴儿也长大了,此时通过晚期泌乳转运的药物剂量也会减少。因此,对于 18 个月大小的婴儿,妈妈们在用药时对婴儿的风险相对较小,除非药物本身毒性较大(如放射性或抗

癌药)。

(三) 使风险最小化

以下因素可能极大减少婴儿的药物暴露量及其副作用:

1. 选择较低(<10%)相对婴儿剂量的药物。

2. 选择口服生物利用度较低和 / 或身体吸收较少的药物。以使更少的药物能够进入乳汁,进入乳汁后婴儿吸收也很少。

3. 选择半衰期短的药物。

4. 选择高蛋白结合力的药物(如华法林),因为这类药物在组织和乳汁中的浓度相对较低。

5. 选择不易进入中枢神经系统的药物,这类药物通常乳汁中的浓度较低。

6. 选择大分子量的药物(如肝素),因为可以极大减少向乳汁的转运。

▶ 五、药物对泌乳量的影响

(一) 可能抑制泌乳的药物

已知有些药物会明显影响乳汁生成速度。因为婴儿的体重增长和发育与母亲泌乳量直接相关,所以即使是细微的改变,也可能对婴儿生长产生很大影响。有些药物可能抑制泌乳,包括麦角生物碱类[溴隐亭(parlodel)、卡麦角林、麦角胺(ergomar)],雌激素,孕激素,伪麻黄碱。专栏 5-1 列出了已知的抑制泌乳药物。

专栏 5-1　可能抑制泌乳的药物
• 溴隐亭
• 卡麦角林
• 麦角胺
• 雌激素
• 孕激素
• 伪麻黄碱

雌激素一直以来都有报道可抑制泌乳。有假说认为,口服避孕药会干扰产后孕酮水平的自然下降,而孕酮下降可启动泌乳 II 期。因此,如果这类激素使用得太早,会减少泌乳量。

最近的一项系统综述尝试评价了产后 6 周前后,使用结合口服避孕药与非激素类避孕方法,对母乳喂养持续时间和纯母乳喂养的影响,以及其与婴儿结局的关系。遗憾的是,其中纳入的 13 个研究绝大多数方法学质量欠佳,很多研究中的口服避孕药剂型较陈旧,含有较多的雌激素。产后 6 周再开始服用结合口服避孕药者,均未发现婴儿体重增

加的差异,其他婴儿结局也没有差异。针对结合口服避孕药对母乳喂养影响的研究,结果并不一致,也没有考虑时间因素。这些研究中对婴儿体重增加的影响结果也不尽相同,有些母亲是在产后不到 6 周就开始服药了。1983 年,有一项较好的研究,纳入了 330 例女性,分别在产后 30 天使用非激素类避孕药(nonhormonal contraceptives,NHC),联合口服避孕药(combined oral contraceptives,COCs,含 0.03mg 炔雌醇),含铜宫内节育器(copper intrauterine devices,Cu IUDs)避孕,结果发现 COC 组更多婴儿在 6 个月和 8 个月时已断奶(6 个月时 COC 16.3%,NHC 9%,Cu IUD 4.7%)。但是在避孕 1 年时,各组断奶的比例相当(约 40%)。尽管妈妈们使用 COC 组的婴儿体重也在正常范围,但在 6 个月和 12 个月时,其体重增长低于 NHC 组。

较为近期的一项随机双盲对照临床试验发表在 2012 年,该研究比较了产后 2 周开始用纯孕激素类避孕药(0.35mg 炔诺酮)和 COCs(0.035mg 炔雌醇 +1mg 炔诺酮)的效果。结果发现在产后 8 周(COCs 组 64.1% 与纯孕激素制剂组 63.5%)和 6 个月时持续母乳喂养的比例没有差异。但如果给婴儿补充配方奶或者担心母乳不足时,则两组女性都更倾向于停止母乳喂养。该研究没有发现两种激素类避孕药对泌乳量变化的差异,但没有与安慰剂对照组比较终止母乳喂养的比例,而且对泌乳量变化的分析并不是实际泌乳量分析,而只是来自妈妈的感觉。

仅含孕酮的避孕药也有很多剂型,如口服剂型、宫内节育器(IUDs)、皮下埋植和注射剂等。最近的一项系统总数纳入了 47 项研究,研究质量不一,均观察了任何剂型的仅含孕酮的避孕方法对母乳喂养和婴儿健康的影响。其中只有 8 项是随机对照研究,其余均为非随机试验或观察性研究。与其他类型的避孕方式比较,仅含孕酮的避孕方式对母乳喂养率或婴儿结局的负面影响结果不一。

纯孕激素皮下埋植的避孕药和宫内节育器也含有左炔诺酮(左炔诺孕酮宫内缓释节育系统)。有研究显示左炔诺酮对泌乳量的影响有限,甚至没有作用,而且因为 IUD 使用者血浆中左炔诺酮的水平最低,因此认为 IUD 作为避孕方式几乎不可能影响泌乳量。对 120 例使用孕激素皮下埋植的女性的研究显示,产后 5~6 周时泌乳量没有变化。有研究对比了 163 例左炔诺酮 IUD 和

157 例含铜 IUD 女性的差异。在 12 个月时,没有发现两组在母乳喂养、婴儿生长、发育方面的差异。但有研究提出,仅含孕酮避孕药的开始使用时间会影响母乳喂养。有一项研究将阴道顺产的 101 例产妇随机分组,一组产后立即放置左炔诺酮 IUD,另一组推迟至产后 6~8 周。结果发现两组的母乳喂养启动率没有差异(产后即刻放置组为 64%,延迟放置组为 58.7%),但 6 个月时,即刻放置组的母乳喂养率较低(23.9% vs. 6%)。作者还特别提及,延迟放置组有 4 名女性在 6~8 周随访前注射了醋酸甲孕酮。将所有药物进行多因素 Logistic 回归分析,发现注射药物与产后 6 个月的母乳喂养持续率没有关系。还有两项研究,分别是在产后第 1~2 天和第 1~3 天进行依托孕烯皮下埋植,与产后 4~8 周依托孕烯皮下埋植组相比,两组产后 12 周的母乳喂养率及 6 个月时配方奶添加情况比较差异无统计学意义。

由于各项研究意见不一致,因此推荐使用低剂量的单纯孕激素类避孕药。如果需要使用联合的口服避孕药,推荐使用低雌激素剂量的药物。产后使用含雌激素的避孕药时,应注意开始用药的时间,警惕母体发生深部静脉血栓的风险。泌乳抑制最敏感的时间是产后早期,泌乳建立之前。因此建议尽可能推迟使用(至少等 4 周后)。所有使用激素类避孕药的妈妈们都应提前告知其药物可能对泌乳量的影响,指导她们注意哺乳期间的任何变化。

众所周知,麦角碱类的一些药物抑制催乳素分泌。溴隐亭一度被用于减少乳房胀痛和抑制乳汁合成,但它可能与心律失常、脑卒中、颅内出血、脑水肿、痉挛和心肌梗死有关。卡麦角林是一种新的麦角制剂,文献报道副作用更少,但也可抑制泌乳。尽管不常规推荐使用,但在某些特殊情况下仍需给药(如 HIV 感染、胎死宫内等),因为此时非药物治疗无效。万一妈妈们不慎服用了卡麦角林,应立即吸乳和哺乳,有可能恢复正常泌乳。

一项小样本研究显示,鼻腔用的减轻充血的伪麻黄碱也可能抑制泌乳。一共 8 例泌乳期女性(产后 8~76 周),先给予 60mg 伪麻黄碱,之后再给予安慰剂,结果发现在给予伪麻黄碱后的一段时间内,泌乳量下降 24%。不过还需要更多研究证实这一关系,但妈妈们应慎用伪麻黄碱,特别是在泌乳晚期或乳量不足时。

有一位医生发现使用利尿药后抑制了患者

的泌乳,于是在 40 例未计划母乳喂养的产妇中进行了比较,分别服用雌激素和苄氟噻嗪(aprinox)。结果发现利尿剂使泌乳停止,而且作用快于雌激素。尽管针对其他利尿药目前还没有其他类似的报道,从生理角度分析,这类药物是可以减少泌乳量的。因此,在有指征的情况下,利尿药应使用最低有效剂量。

(二) 可能促进泌乳的药物

垂体分泌的催乳素是控制泌乳的主要激素。虽然催乳素升高后才会开始泌乳,但催乳素水平更高却并不必然会增加泌乳量。简言之,母乳喂养的母亲必须要有足够的催乳素维持乳汁的合成,但过高水平的催乳素并不会促进产生更多母乳。因此催乳素水平和泌乳量并不直接关联。产前催乳素水平相当高(200ng/ml 以上),但产后的 6 个月中明显下降,仅维持在轻微升高水平约为 70ng/ml。如果催乳素水平下降到非孕期、非哺乳期水平,即低于 20ng/ml 时,乳汁合成会很少。

有些产妇,尤其是早产儿的妈妈,催乳素水平可能不能刺激产生足够的泌乳。此时,抑制下丘脑多巴胺受体的药物(如甲氧氯普胺、多潘立酮)可能刺激泌乳,但也可能无法改善。下丘脑释放的多巴胺可抑制垂体分泌催乳素,因此任何抑制多巴胺的药物都可能最终增加催乳素的释放。

多巴胺拮抗剂,如多潘立酮、甲氧氯普胺、利哌酮和吩噻嗪等神经地西泮药物,在某些患者可以促进其泌乳。最常用的两种多巴胺拮抗剂是甲氧氯普胺和多潘立酮。

甲氧氯普胺是最常用的制剂,其催乳素刺激作用与剂量相关,10~15mg,每日 3 次服用,方可起效。进入到乳汁中的量很少,在产褥早期为 28~157μg/L,远远低于临床直接给婴儿使用的剂量[800μg/(kg·d)]。甲氧氯普胺的最大副作用是锥体外系综合征、胃痉挛,个别病例可能出现严重抑郁。

多潘立酮耐受性较好,但不通过血 - 脑屏障,因此没有或极少出现中枢神经系统的副作用。但这些药物在美国买不到。2004 年,美国食品药品监督管理局(FDA)发出警告,告知妈妈们不要使用这种未经批准的增加泌乳量的药物,因为已经有数篇研究和个案报道显示,静脉使用多潘立酮时可引起心律失常、心脏骤停和猝死,但多潘立酮仍然在很多其他国家使用。无论如何,有报道显示多潘立酮可引起 Q-T 间期延长,而且有剂量效

应关系,因此,应使用最低有效剂量,如果患者症状服用其他延长 Q-T 间期的药物或有延长 Q-T 间期风险(如电解质紊乱)时,应避免使用。

一项随机对照研究纳入了 65 例早产的产妇,分别服用多潘立酮片和甲氧氯普胺片,每日 3 次,每次 10mg,泌乳量分别增加了 96.3% 和 93.7%,但甲氧氯普胺片组报道的副作用多(分别为 7 例和 3 例)。29 例持续服用或后来换用此药的女性中,8 例在研究后报道有以下副作用:头痛、情绪不稳定、抑郁、腹泻、食欲改变、皮肤瘙痒、胸部不适、腿部发抖和口干等。

有一项小规模研究纳入了 16 例早产产妇,服用多潘立酮 7 天后,泌乳量平均增加了 44.5%。而文献报道的乳汁中的多潘立酮水平仅为 1.2μg/L。另外,一项研究纳入了 46 例早产产妇,用药 14 天后,泌乳量增加了 267%。最近的一项研究包括 90 例早产产妇,在产后 21 天内开始服用多潘立酮,共用药 14 天,与安慰剂组相比,大多数产妇泌乳量可增加 50%,但平均实际泌乳量的差异无统计学意义;而安慰剂组的产妇在 14 天后转而服用多潘立酮,其泌乳量在第 15~28 天和第 28 天时,均有明显增加;之前在用药组、14 天后转而服安慰剂的产妇,其泌乳量仍维持已经增加的状态,没有再次发生变化。

使用草药促进泌乳已经有很多尝试,但研究的数据表明这些制剂刺激泌乳的作用微弱,甚至为零。目前,患者购买到的中草药的质量和纯度差异很大,因此对母婴都可能存在潜在的未知风险,这种风险不仅来自中草药本身,还包括可能的污染物,也有很多个例报道显示,泌乳期服用中草药后,母婴发生的不良反应,如皮疹、腹泻、呕吐、肝脏增大、溶血性贫血、嗜睡和不安等。

胡芦巴(fenugreek)是最常见的用于增加泌乳量的一种中草药产品。有学者对 10 例纯母乳泵方式喂奶的妈妈进行了研究,比较了服药前 1 周和服药后(每日 3 次,每次 3 粒)1 周泌乳量的差别,发现服药期间平均泌乳量从 207ml/d(57~1 057ml)增加至 464ml/d(63~1 140ml)。但 2011 年有一项研究对象是 26 例早产儿的母亲,每次服用胡芦巴 1 725mg,每日 3 次,持续 3 周,结果显示对催乳素水平和乳汁量都没有任何影响。另外有一项随机对照研究对象为足月分娩的产妇,随机分为胡芦巴组($n=22$)、安慰剂组($n=22$)和对照组($n=22$),胡芦巴组婴儿的最大体重丢失百分比明显低于安慰

剂组和对照组(5.7% *vs.* 6.6% *vs.* 8.3%),而且恢复出生体重的天数也短(6.7 天 *vs.* 7.3 天 *vs.* 9.9 天),第 3 天泵出的母乳量也多(73.2 ml *vs.* 38.8ml *vs.* 31.1ml)。因此,基于目前证据的不一致性和局限性,现阶段不推荐用胡芦巴促进泌乳。

▶ 六、不同类别药物的安全性

(一)镇痛药

镇痛药是哺乳期女性最常用的药物,其中最常使用的对乙酰氨基酚和非甾体抗炎药(nonsteroidal anti-inflammatory drug,NSAID),而阿片类是产后早期最常用的缓解疼痛的药物,如芬太尼、氢可酮等。表 5-2 列出了一些镇痛药。

表 5-2 一些镇痛药的相对婴儿剂量和临床意义

药物	相对婴儿剂量 /%	临床意义
对乙酰氨基酚	8.8~24.2	婴儿通过乳汁吸收的量低于治疗剂量;没有通过乳汁发生副作用的报道
布洛芬	0.65	婴儿体内未检测到;没有副作用的报道
酮洛酸	0.2	乳汁中水平很低;没有副作用的报道
萘普生	3.3	半衰期长;可能在婴儿体内蓄积。母乳喂养婴儿有出血、贫血、呕吐、嗜睡的报道。短期使用可接受;避免长期使用
吗啡	9.1%~35%	口服生物利用度差;代谢物有生物活性;注意观察有无镇静作用
氢吗啡酮	0.7	有效的半合成镇痛药,阿片类中婴儿相对剂量最低,代谢物没有活性。一例病例报道,婴儿有阿片类中毒表现,需要纳洛酮治疗
羟考酮	8	有多个病例报道在泌乳期使用羟考酮后,婴儿有阿片类毒性副作用(如镇静、呼吸等)需要紧急处理;避免剂量超过 40mg/d,对婴儿中枢神经系统的抑制作用可能与剂量相关
可待因	8.1	有婴儿呼吸抑制的报道。因 CYP 2D6 代谢有个体差异,避免使用

续表

药物	相对婴儿剂量 /%	临床意义
盐酸曲马多	3	2017 年 4 月 FDA 曾发出警告,因为对儿童有副作用,避免在哺乳期使用盐酸曲马多。有 9 例儿童用药后发生呼吸问题(其中 3 例死亡)。因 CYP 2D6 代谢有个体差异,避免使用
芬太尼	3	乳汁水平低;短期应用(如术前)没有不良反应的报道

1. 非甾体抗炎药 在 NSAIDs 大家族中,布洛芬和酮洛酸(toradol)是最理想的选择,其婴儿体内剂量相对较低(低于 0.6%)。萘普生(aleve)适于短期使用(几天),但有报道 7 天大婴儿使用时出现出血、大出血和急性贫血。作者所在实验室最新的环氧合酶(cyclo-oxygenase 2,COX2)抑制剂[如塞来昔布(Celebrex)]的数据显示,其乳汁中水平非常低,远远低于 66μg/L。

乙酰水杨酸(acetylsalicylic acid),也称 ASA 或阿司匹林,因为可引起瑞氏综合征,不推荐哺乳期女性作为镇痛剂使用。众所周知,大多数瑞氏综合征病例发生在 10~13 岁、在病毒性疾病期间接受过治疗剂量阿司匹林的儿童,但最近的一项针对 7 名泌乳期女性的研究显示,其中 1 例每天服用 325mg,另外 6 例每天服用 81mg,但服药后乳汁中都未检测到 ASA(<0.61ng/ml)。ASA 的代谢物——水杨酸的浓度非常低。早期研究曾报道,患者长期每天服用高剂量 ASA 975mg/d,乳汁中的水杨酸浓度在用药后 3 小时达峰值,为 1.0mg/dl。因此大剂量 ASA,尤其是婴儿有病毒感染症状时,不推荐在哺乳期使用。

2. 美沙酮 美沙酮广泛应用于阿片类成瘾的治疗,也常用妊娠期患者。其乳汁中的水平与剂量相关,通常为母体剂量的 1.9%~6.5%,由于乳汁中剂量较低,孕期服用美沙酮的妈妈产后母乳喂养的新生儿中很大比例可能发生戒断症状。因为美沙酮的半衰期较长,分娩后或突然停止母乳后的 7 天内,应注意观察有无出现戒断症状。

3. 吗啡及其同类药物 有关吗啡的研究数据结果不一致。较早的研究认为吗啡在乳汁中剂量较低难以检测到。一项针对硬膜外吗啡使用的研究发现,硬膜外给予 2 次 4mg 剂量后,乳汁中的浓度仅为82μg/L。但有其他研究提示水平较高，达10~100平较高，。吗啡的口服生物利用度较低（约为25%），对母乳喂养婴儿的副作用没有报道。但吗啡的代谢物有生物活性，在1个月以下婴儿体内的清除半衰期较长，相对婴儿剂量（relative infant dose，RID）可达35%，因此，不推荐持续每天应用。

氢吗啡酮是一种半合成的阿片类制剂，作用是吗啡的7~10倍，代谢物没有生物活性。有研究纳入了8例泌乳期女性，经鼻用氢吗啡酮，测定了乳汁量，估计RID为0.67%。如此极低的RID使哺乳期女性应用阿片类药物成为可能，但仍应尽量减少使用，而尽可能使用非阿片类药物，因为近期有个例报道显示，妈妈产后每4小时服用4mg，连续5天，其母乳喂养的婴儿出现阿片类中毒迹象。该病例报道强调无论泌乳期使用的是哪类阿片类制剂，所有婴儿都应严密监测呼吸窘迫、镇静和喂养不良的问题。

可待因是常用的一种弱阿片类制剂，在体内经细胞色素P450酶转化为吗啡。尽管有研究报道可待因在乳汁中的水平很低，但仍然有很多导致新生儿镇静和/或呼吸暂停的报道。有报道1例妈妈对可待因的代谢速度极快，导致其母乳喂养的婴儿体内出现致死性剂量，因此提醒临床医师应重新评估哺乳期这类药物的应用问题。因为母体对可待因的代谢状况不可预估，有可能快速将可待因代谢成为吗啡，所以FDA警告哺乳期谨慎使用。

羟考酮也是经细胞色素P450代谢为活性代谢产物。有2例母亲服用常规剂量的羟考酮后，婴儿出现阿片类制剂过量的报道（如针孔样瞳孔、倦怠、便秘、呼吸抑制等）。在一项回顾性队列研究中，母乳喂养的妈妈分别服用羟考酮、可待因和对乙酰氨基酚，其婴儿出现CNS抑制症状的比例分别为20.1%、16.7%和0.5%，而且效应与剂量相关，母体的中位剂量为0.4mg/（kg·d）。美国儿科学会推荐母乳喂养期间避免服用羟考酮。

4. 盐酸曲马多 与可待因和羟考酮类似，盐酸曲马多也是经CYP2D6代谢后产生活性代谢产物，当然也会有个体遗传因素的差异。尽管目前没有母乳喂养婴儿不良反应的报道，但有9例儿科的患儿出现呼吸抑制的报道，包括3例死亡病例。因此，FDA警告哺乳期女性慎用曲马多，因为很可能导致不良反应。

5. 哌替啶 哌替啶在围产期的应用一直有

争议，很多研究发现该药对婴儿有害，而另外一些研究认为短期应用几乎没有风险。产科曾经一度经常使用哌替啶，但因为有越来越多新生儿镇静和哺乳差的报道，现在已经不赞成使用该药了。母体使用哌替啶可使新生儿发生呼吸抑制、Apgar评分降低、氧饱和度降低、呼吸性酸中毒和神经行为评分异常。哌替啶在体内代谢为去甲哌替啶，两种形式都有活性且新生儿体内的半衰期较长，为62~73小时。因此，新生儿暴露后一旦发生抑制，情况可能比较重且持续时间长。进入母乳的哌替啶和去甲哌替啶的量小，但对婴儿有影响，有报道显示在某些婴儿可引起其神经认知功能的改变。

6. 芬太尼 芬太尼转运到乳汁的量很小，可能与其半衰期短和在血浆中扩散迅速有关。产程中静脉给药50~400μg后，乳汁中药物浓度极低，一般低于可检测值（<0.05μg/L）。2009年有1例病例报道，产妇在孕期和哺乳期使用经皮芬太尼贴片，产后4周婴儿血液中检测不到芬太尼或其代谢产物，乳汁中芬太尼浓度为6.5μg，非芬太尼物质为6.2μg。在留取血液和乳汁样本时，婴儿接受吗啡治疗正在停药（第27天和第29天）且已经吃母乳2周。尽管没有新生儿期副作用的报道，但出院后婴儿失访。因此，目前尚不推荐哺乳期使用芬太尼贴片。

（二）抗生素和抗真菌药

除了镇痛药，哺乳期妈妈最常用的药物就是抗生素。几乎所有的青霉素类和头孢类抗生素都被研究过，且一致认为在乳汁中的浓度微量，但可能对肠道菌群有些影响（表5-3）。

表5-3	抗生素的相对婴儿剂量及临床意义	
药物	相对婴儿剂量/%	临床意义
阿莫西林	1	青霉素类药物乳汁中浓度微量。哺乳期应用多年，没有婴儿严重不良反应的报道。观察婴儿肠道菌群变化
氨苄西林	0.3	
氨苄西林+舒巴坦	0.5	
庆大霉素	2.1	给予母亲80mg肌内注射庆大霉素，每8小时1次后，10例婴儿中5例血中可检测到（0.41μg/ml）。每天用量为307μg/d时，预计婴儿的摄入量可以忽略。观察婴儿肠道菌群变化
妥布霉素	0~2.6	

续表

药物	相对婴儿剂量 /%	临床意义
头孢唑啉（ancef）	0.8	头孢菌素类同样适用于哺乳期，相对婴儿剂量低，多年使用没有对婴儿的严重副作用报道观察婴儿肠道菌群变化
头孢氨苄（keflex）	0.5	
头孢呋肟	0.6	
头孢曲松钠	4.1	
头孢噻肟	0.3	
头孢他啶（fortaz）	0.9	
头孢吡肟	0.3	
美罗培南（merrem）	0.18	仅有 1 例公开报道药物可微量进入人乳。观察婴儿肠道菌群变化
红霉素	1.4	红霉素与肥厚性幽门狭窄有关。观察婴儿肠道菌群变化
克拉霉素（biaxin）	2.1	
阿奇霉素	5.9	
克林霉素（cleocin）	1.6	有报道 1 例婴儿发生假膜性结膜炎（血便），但该婴儿同时也接受了静脉抗生素治疗。观察婴儿肠道菌群变化

经典的四环素制剂进入乳汁的量很少。现在，这类药物和乳汁中的钙盐混合在一起，其生物利用度极大降低，婴儿很难吸收到乳汁中如此低剂量的药物。但多西环素（oracea）的吸收具有延迟性，并非被阻滞，因此可经过一段时间累积，达到一定吸收量。可以短期使用这些制剂，不超过 3 周，但不推荐哺乳期女性长期使用（如治疗痤疮），因为可能造成婴儿牙齿色素沉积，降低骺生长板生长速度。

哺乳期女性使用氟喹诺酮类药物也有些争议，因为这类抗生素在儿科群体是禁忌。动物实验中，给 13~16 周大的比格犬使用此类药物，可引起关节毒性（如软骨水疱、裂隙和糜烂），同时也引起成犬的可逆性的肌肉骨骼系统副作用。但未在儿童群体发现上述改变。因为儿童通过乳汁摄入的剂量较低，且引起关节病变的报道很少，哺乳期女性如果因感染不适合使用其他药物时（如青霉素、头孢菌素等），可以服用氟喹诺酮类药物。有 1

例报道，婴儿因接触母乳中的环丙沙星出现假膜性结膜炎，但这类副作用在任何抗生素使用时都可能发生。

新一代氟喹诺酮类药物的研究显示，氧氟沙星（及其衍生物）可能在乳汁中的浓度最低。环丙沙星乳汁中的浓度变化比较大，但通常也较低（2.1%~2.6%）。2001 年，美国儿科学会（American Academy of Pediatrics，AAP）批准环丙沙星可用于哺乳期女性。环丙沙星的眼科产品因所含药物成分剂量低、吸收差，因此这类制剂哺乳期女性也可以使用。

甲硝唑是儿科常用的抗微生物类药物。既往啮齿类动物研究显示，甲硝唑可能致基因突变，但至今未在人类研究中见到相同的结果。口服 400mg，每日 3 次，则乳汁中最高浓度平均为 15.5mg/L，报道的相对婴儿剂量为母体剂量的 10%~13%。迄今，除了有报道乳汁有金属味道外，没有其他副作用的报道。母体大剂量口服用药时，如治疗毛滴虫时用 2g，可能乳汁中水平会升高，不过疗程都较为短暂。静脉使用甲硝唑后的乳汁中水平尚未见报道，但认为哺乳期可以静脉用。此外，阴道和局部用药不会使血浆内药物浓度明显上升，因此无须对哺乳有特别的改变。

大环内酯类抗生素被认为适合哺乳期使用，因为乳汁浓度非常低。每天用 2g 红霉素，乳汁中的水平为 1.6~3.2mg/L。红霉素在母乳喂养的婴儿有增加肥厚性幽门狭窄的风险。研究显示，给 12 位哺乳的母亲应用 250mg 克拉霉素（biaxin），每天 2 次，相对婴儿剂量估计为 2.1%。阿奇霉素进入乳汁的量也微乎其微，约为 0.4mg/（kg·d）。

磺胺类药物可以在白蛋白结合位点置换胆红素，可能增加溶血性贫血的发生风险，因此新生儿（出生后不足 22 天）、有高胆红素血症或葡萄糖-6-磷酸脱氢酶缺乏症的婴儿不能使用。但大多数婴儿在出生后 22 天后可以使用，因为此时胆红素水平已经下降到基线水平。磺胺异噁唑在乳汁中的水平较低，仅为母体剂量的 1%。只有微量药物可转化为甲氧苄氨嘧啶（primsol），后者为磺胺类药物常用成分。

哺乳期母亲常使用抗真菌药，因为原来认为的哺乳期局部或导管内的念珠菌感染。但最近的证据显示白色念珠菌在哺乳期女性的导管系统中根本不存在，有资料认为乳房疼痛可能与金黄色葡萄球菌感染有关。乳头因为和婴儿的唾液接触，因此可能有白色念珠菌存在（至少 80% 的婴儿在 3 周大时就有口腔念珠菌），但乳头部位有念珠菌并不一定导致其感染。研究显示，氟康唑进入乳汁的剂量为母体剂量的 16%~22%，这一剂量仍极大低于临床新生儿使用的剂量。尽管有肝酶升高的风险，但暴露于乳汁中的氟康唑后，尚无相关报道。其他常用的局部治疗念珠菌感染的抗真菌药，如制霉菌素（mycostatin）、克霉唑（lotrimin）和咪康唑（desenex）等，只要用量少，婴儿口腔吸收的量也很有限。

（三）疫苗

哺乳期妈妈们可能需要补充接种一些疫苗，如每年接种的流感疫苗，或者在旅行前接种一些之前从未接种过的疫苗。尽管大多数疫苗可以在哺乳期接种，但临床医师应在每次接种前查阅相关疫苗的知识和 CDC 或 WHO 的相关指南，因为有些疫苗的确可通过乳汁对婴儿造成影响（专栏 5-2）。

专栏 5-2　哺乳期常用疫苗的安全性

- 麻疹、腮腺炎、风疹（MMR）：一般是安全的。
- 破伤风、百日咳、白喉（tdap）：一般是安全的。
- 甲肝：安全。
- 乙肝：安全。
- 注射接种的流感疫苗：一般是安全的。
- 水痘：一般是安全的。
- 人乳头瘤病毒（HPV）：一般是安全的。

（引自：Hale TW.Medications and mothers' milk 2012.15th ed. Amarillo, TX：Hale Publishing；2012.Hale TW，Rowe HE.Medications and mothers' milk 2017.17th ed.New York，NY：Springer Publishing Company；2017）

黄热病疫苗就是已知的一种在哺乳期有风险的疫苗（减毒活疫苗）。曾经有 3 个案例报道，分别来自加拿大和巴西，母乳喂养不足 6 周大的婴儿，在妈妈接种疫苗后，确诊发生脑炎。因此，该疫苗不推荐在哺乳期接种，除非正在哺乳的母亲因为去感染黄热病的高危地区而必须接种。

（四）降压药

降压药常在产后早期使用，有时也会在哺乳期长时间使用，但对这一类药的使用需高度谨慎。有些 β 受体阻滞剂［如阿替洛尔、醋丁洛尔（sectral）］已经有哺乳期婴儿严重副作用的报道，如发绀、心动过缓、低血压等。因此，母亲用药后，应密切监测婴儿是否出现上述症状。拉贝洛尔（normodyne）是妊娠期和哺乳期最常用的 β 受体阻滞剂。有研究报道了 3 例哺乳期女性每天服用 600~1 200mg 拉贝洛尔，RID 为 0.2%~0.6%。

血管紧张素转化酶抑制剂（angiotensin-converting enzyme inhibiors，ACEIs）在很多疾病中都越来越多地被使用，包括高血压、高血压急症、心功能衰竭、心肌梗死、糖尿病和肾脏疾病等。有哺乳期资料的 ACEIs 包括卡托普利、依那普利（vasotec）、雷米普利（altace）和贝那普利。有研究给予 12 例哺乳期女性服用卡托普利 100mg，每日 3 次，估计相对婴儿剂量为 0.002%。另一项研究中 5 位妈妈服用 20mg 的依那普利，乳汁中依那普利及其活性代谢物依那普利拉的最大浓度分别为 1.74μg/L 和 1.72μg/L，相对婴儿剂量约为 0.175%。雷米普利的生产商报告，给予单次 10mg 雷米普利后，乳汁中的药物水平低于检测水平。有一项 9 例哺乳期女性的研究，每天服用贝那普利 20mg，共 3 天，作者报道了婴儿体内贝那普利和贝那普利拉的相对剂量分别低于 0.04% 和 0.1%。尽管市场上有很多种 ACEIs 类药物，也有另一种类似的血管紧张素受体阻滞剂（angiotensin receptor blockers，ARBs），但因为都缺少安全性资料，而较少使用。

钙通道阻滞剂中，硝苯地平（procardia）和维拉帕米（verelan）在乳汁中的浓度较低。硝苯地平通常用于治疗妊娠期高血压疾病和产后早期的高血压。但其在乳汁中的水平报道不一，临床上婴儿接受的剂量一般低于 8μg/（kg·d）。其他 4 项关于维拉帕米的研究显示，药物转运到乳汁中后，相对婴儿剂量低于 1%，均处于亚临床水平。

其他降压药也常用于妊娠期，如肼屈嗪（apresoline）和甲基多巴。研究显示这些药物在乳汁中的水平很低，不会引起母乳喂养婴儿发生任何临床改变。

（五）抗血小板及抗凝治疗

哺乳期女性可能需要抗血小板和抗凝治疗，预防和治疗各种心脏或血栓栓塞疾病。最近一项包含 7 例母乳喂养女性的研究表明，ASA 在乳汁中检测不到，ASA 的代谢产物——水杨酸在乳汁中的浓度也非常低。乳汁中的平均水杨酸浓度为 24ng/ml，RID 仅为 0.4%。其中 6 例女性每天服用 ASA81mg，1 例每天服用 325mg。研究期间婴儿为 1~8 月龄，没有出现副作用。尽管小剂量阿司匹林（81mg）在哺乳期可以使用，但应注意，对于乳汁中的药物浓度及是否与婴儿瑞氏综合征的风险知之甚少。

在一项大规模的华法林研究中,纳入了 13 例哺乳期妈妈,乳汁中均未检测到药物,也没有哺乳婴儿出现副作用的报道。华法林的蛋白结合力高、乳汁中检测不到、多年在哺乳期使用没有副作用报道,因此可以在哺乳期使用。

肝素和低分子肝素(low-molecular-weight heparin,LMWHs)可以在哺乳期应用,常用于剖宫产后预防深静脉血栓和肺栓塞。肝素的分子量较大(12 000~15 000Da),因此不大可能进入乳汁或口服吸收。达肝素钠是一种低分子肝素,一项研究纳入 15 例哺乳期女性在剖宫产后应用 6 天,结果显示乳汁中水平很低,低于 0.005~0.037U/ml。达肝素钠和其他低分子肝素都不太可能通过口服吸收。

但是,氯吡格雷在人乳中的浓度尚无报道。因为其代谢物可以和血小板受体共价结合,而且半衰期长达 11 天,此药不宜在哺乳期使用。另外,氯吡格雷能够不可逆的抑制血小板聚集功能,药物一旦经过乳汁进入婴儿体内,则可以长时间抑制婴儿的血小板功能。氯吡格雷分子量中等(420Da),98% 与蛋白结合,口服生物利用度 50%。因为此药可能进入乳汁,因此不宜给哺乳期女性使用

对于新型抗凝药在乳汁中浓度的资料很少,目前还没有达比加群在泌乳期使用的资料。尽管这些药物分子量相对较大(628Da),且口服生物利用度较低(6.5%),在母乳喂养的婴儿体内也不大可能达到临床起效剂量,但在得到确切数据之前,仍不建议临床应用。不过,目前有一种凝血因子 Xa 抑制剂(利伐沙班)的资料。产后发生肺栓塞的产妇给予 15mg 利伐沙班,每日 2 次,乳汁 / 血浆浓度比为 0.4,RID 为 1.3%。但需注意,此例报道中的婴儿没有母乳喂养,因此仍缺乏安全性的数据资料。母乳中阿哌沙班的资料目前尚缺乏,但生产商报告该药物进入啮齿类动物乳汁中的量为母体应用剂量的 12%。阿哌沙班的分子量为 460Da,口服生物利用度为 50%,分布容积小(0.3L/kg),高 pK_a 值(13.12),可能进入人类乳汁中的药物量会较为明显。因此,目前不推荐哺乳期女性使用该药。

(六)精神治疗药物

1. 镇静药和催眠药 最常用的治疗焦虑和失眠的药物是苯二氮䓬类。尽管这类药物半衰期

相对较长,有依赖风险,一般不推荐哺乳期使用,但很多苯二氮䓬类抗焦虑药在哺乳期妇女中都进行过研究(表 5-4)。2012 年的研究报道了婴儿通过乳汁暴露于苯二氮䓬类药物后的副作用发生率。在 124 例研究对象中,只有 1.6%(2/124)2~24 个月大的婴儿出现中枢神经系统抑制,但婴儿的镇静作用与母体苯二氮䓬类药物剂量和哺乳持续时间无关。报道称对婴儿有镇静作用的 2 例,其妈妈平均摄入药量为 3.5mg,而其他人为 1.7mg,因此也可能是药物本身导致中枢神经系统抑制。该研究中母亲最常用的 3 种苯二氮䓬类药物是劳拉西泮(52%)、氯硝西泮(18%)和咪达唑仑(15%)。因此,如果哺乳期需要使用苯二氮䓬类药物,建议使用半衰期短且没有活性代谢产物的药物,尽量避免同时使用其他镇静药。

表 5-4　精神类药物的相对婴儿剂量和临床意义

精神类药物	相对婴儿剂量 /%	评价
西酞普兰	3.6	大多数婴儿几乎无不良反应;但有 2 例服用西酞普兰后有过度嗜睡、吃奶减少、体重下降。氟西汀有引起肠绞痛、易激怒和哭闹的报道
艾司西酞普兰	5.3	
氟伏沙明	1.6	
氟西汀	5~9	
舍曲林	0.54	
帕罗西丁	1.4	
文拉法辛	8.1	多个文献中对文拉法辛的副作用有报道;但大多数是与停药有关,而非乳汁中药物暴露所致
去甲文拉法辛(pristiq)	6.8	
度洛西丁	0.1	
奥氮平	1.6	泌乳期暴露于奥氮平的婴儿有报道出现嗜睡、易激惹、震颤和失眠表现
喹硫平	0.09	
利哌酮	4.3	
丙戊酸(valproic acid,VPA)	1.7	1 例报道母乳喂养的 3 月龄婴儿在母亲剂量加倍 6 周后发生血小板减少、瘀斑、轻微血肿和贫血。该反应可能和病毒感染有关。对于长期神经发育的影响有很多争议;在获得更多数据之前,建议慎用

续表

精神类药物	相对婴儿剂量 /%	评价
卡马西平	5.9	2 例肝脏毒性报道；但似乎与宫内暴露有关
锂（eskalith）	30.1	有不良反应报道；但似乎与宫内暴露有关
拉莫三嗪	9.2	进入乳汁的剂量不确定；有报道出现新生儿呼吸暂停和轻度血小板增多症
托吡酯	24.5~55.6	有 1 例报道出现持续性水样泻

劳拉西泮因半衰期（12 小时）短于其他制剂，且没有活性代谢产物，因此是最常用的苯二氮䓬类药物。口服 3.5mg 劳拉西泮 4 小时后，乳汁中的浓度仅为 8~9μg/L。另外 1 例产妇产后每日服用 2 次，每次 2.5mg，用药 5 天后乳汁中的水平为 12μg/L。去甲羟基安定也适合哺乳期使用，其 RID 较低，仅为 0.28%~1%，而且半衰期仅为 8 小时。有研究给患者服用去甲羟基安定 3 天，每日 3 次，每次 10mg，乳汁中的浓度为 24~30μg/L。与此研究类似，另一项研究者给哺乳期的母亲每日服用 15~30mg 去甲羟基安定，乳汁中浓度为 11~26μg/L。

总之，短期、间断应用某些苯二氮䓬类药物可能没问题，但规律、长期使用可能堪忧。

2. 抗抑郁药 最近来自美国 27 个州的数据表明 11.5% 的女性在产后出现抑郁症状。以前，不鼓励哺乳期女性服用抗抑郁药，但抑郁对婴儿有负面影响，可能影响亲子关系，导致婴儿出现明显的神经行为发育延迟。很多有抑郁症状的女性可能不需要服药。产后早期睡眠缺失、压力大很正常，当时需要的可能就是一般性的支持。但严重的抑郁女性仍需治疗。因此，对于哺乳期严重抑郁的女性应密切监测，必要时给予治疗。

过去，三环类抗抑郁药的出现是抑郁治疗的里程碑。尽管这类药物在哺乳期女性中进行过深入研究，一般认为是安全的，但其副作用依旧影响其在哺乳期的应用。作为抗抑郁药，其主要副作用有体重增加、镇静、抗胆碱症状（包括口干、视物模糊和便秘）等，因而影响了其使用，但该药在预防偏头疼和慢性疼痛综合征方面仍然有显著作用。当因为上述症状用药时，应在睡前小剂量使用，可以减少这类药物的副作用。因此此类药物

仍常常用于疼痛和偏头痛的预防。

随着选择性 5- 羟色胺再吸收抑制剂（selective serotonin reuptake inhibitors，SSRIs）的问世，抗抑郁药的应用极大增加。一般来说，SSRIs 耐受性好、高效，越来越多的研究显示在哺乳期使用非常安全。对舍曲林和帕罗西丁的临床研究明确提示，这类药物进入乳汁的量微乎其微，在众多哺乳期婴儿中，几乎没有发生副作用的报道。宫内暴露于舍曲林、帕罗西丁和其他 SSRIs 后，有婴儿出现戒断反应的报道（以适应力差、神经敏感、易激惹和其他症状为特点）。

哺乳期女性服用氟西汀后，至少有 3 例报道出现婴儿肠绞痛、持续哭闹、呕吐、发抖和其他症状，但与没有出现任何副作用的哺乳期婴儿数量相比，数量太少。此外，有学者对此仍有疑问，这些症状是否与氟西汀撤药有关而非 5- 羟色胺过量。

西酞普兰是一种 SSRI 抗抑郁药，其效果与氟西汀和舍曲林相近，但对受体部位的选择性更高。一项高质量研究，检测了 7 例服用此药的哺乳期女性，剂量平均为 0.41mg/（kg·d），西酞普兰的平均峰值（C_{max}）为 154μg/L，去甲西酞普兰的平均峰值为 50μg/L；平均乳汁中浓度（AUC）较低，在服药间期西酞普兰和去甲西酞普兰分别为 97μg/L 和 36μg/L。7 例婴儿中，只有 3 例婴儿检测到血浆中有低浓度的西酞普兰（2~2.3μg/L）。作者计算婴儿每天摄入量约为母体剂量的 3.7%。尽管该研究中西酞普兰在婴儿中没有出现副作用，但有 2 例婴儿镇静的报道，其中 1 例婴儿的镇静作用可能是因为宫内暴露，在出生后第 1 周出现戒断症状；另外 1 例为在母体药物减量后婴儿出现睡眠颠倒。

有学者对西酞普兰的活性代谢物艾司西酞普兰进行了研究。个例报道显示，母亲产后 1 周哺乳期服用依地普仑（5mg/d），乳汁中药物水平为 24.9ng/ml，婴儿每天剂量是 3.74μg/kg。在 7.5 周时，母亲服药剂量为 10mg/d，乳汁中浓度达 76.1ng/ml，婴儿每天剂量是 11.4μg/kg。婴儿无不良反应报道。另一项研究的对象是 8 例哺乳期母亲，平均用药量 10mg/d，艾司西酞普兰的相对婴儿剂量为母体剂量的 5.3%。药物本身及其代谢物在大多数婴儿体内都未检测到，且没有婴儿不良反应报道。在一项病例报道中，随访了妊娠期至产后 6 个月服用艾司西酞普兰的 7 位产妇，2

例母乳喂养，没有不良反应报道。还有 1 例个例报道，母亲妊娠期和哺乳期服用艾司西酞普兰后，婴儿在出生后第 5 天发生坏死性小肠结肠炎，尽管不排除艾司西酞普兰是可能原因外，也应考虑到其他因素。

　　5- 羟色胺和去甲肾上腺素再摄取混合抑制剂（serotonin and norephinephrine reuptake inhibitors, SNRIs）都认为可以在哺乳期服用，包括文拉法辛、去甲文拉法辛（pristiq）和度洛西汀。文拉法辛已经在 20 例哺乳期女性中研究过。3 项研究中，20 例婴儿体内该药的活性代谢物（O- 去甲文拉法辛）的相对婴儿剂量为 6.8%~8.1%。另外一些研究提示，母亲服用文拉法辛后，婴儿可能面临较为严重戒断症状的高风险，但这些症状可通过母乳喂养得到减轻。

　　安非他酮也是抗抑郁药，也可用于戒烟治疗。有研究纳入 10 例哺乳期女性，每天服用缓释安非他酮 150mg，服用 3 天，然后每天 300mg，继续用 4 天，则第 7 天时的相对婴儿剂量为 0.14%。有 2 例婴儿在暴露于乳汁的安非他酮后出现惊厥的报道。1 例为 6 个月的婴儿在暴露后第 4 天发生惊厥，当时不确定婴儿是否有发热，但的确存在呼吸道感染，因此不能除外热性惊厥。母亲停药后，婴儿未再发生惊厥。另外 1 例发生在 6.5 月龄，其母起初服用艾司西酞普兰 10mg/d，后增加布特林 150mg/d。第 1 周内，母亲注意到婴儿睡眠的变化；第 2 周婴儿偶尔出现凝视伴有四肢伸展，且失去反应 1~2 分钟，继之出现 20 分钟嗜睡状态；第 3 周时，婴儿有 6 次喂奶后 20 分钟左右发生吐奶，然后处于瞌睡状态几个小时。在急诊就诊时，婴儿无反应、肌张力高、发绀，需要静脉输液和给氧治疗，除尿液毒性筛查阳性外（即安非他酮和艾司西酞普兰阳性），其他诊断性检测结果均为阴性。婴儿在就诊时及 14 小时后血浆布特林及其代谢产物的浓度分别 <4.8μg/L 和 11.2~17.1μg/L，高于预期的代谢产物浓度。在停止母乳及对症治疗 48 小时后，婴儿症状缓解。作者还收到多个报告，提示布特林可能减少乳汁量。因此，需要密切注意婴儿的体重增长和母亲的乳汁量。

　　3. 抗躁狂药　哺乳期女性双向情感障碍综合征的治疗有些争议。锂（eskalith）、丙戊酸钠（depakote）和卡马西平对急性躁狂症有确定疗效，但由于锂有明显毒性，使用时应慎重。锂分子量小，且不在血浆中与其他成分结合，因此在乳汁中浓度相对较高，甚至有毒性的报道。研究显示，哺乳期婴儿血浆中的锂浓度处于中等水平，为母体水平的 30%~40%。但锂的血浆浓度受个体体液容量影响很大，尤其是婴儿脱水时。因此强烈推荐泌乳期间用药时，密切监测母亲的血浆锂浓度，并动态评估婴儿是否出现副作用。另外，锂会影响甲状腺功能，因此需要常规监测。

　　丙戊酸治疗急性躁狂症同样有效，进入乳汁的量很小。6 例哺乳期女性服用丙戊酸［9.5~31mg/（kg·d）］的研究结果发现，乳汁中平均水平为 1.4mg/L，平均乳汁 / 血浆浓度比为 0.027。大多数学者一致认为，通过乳汁进入婴儿体内的丙戊酸剂量很小。但观察性研究显示，宫内胎儿暴露于丙戊酸后，可能对其神经发育有不良影响，导致低 IQ、自闭症和其他精神障碍等疾病。尽管有关母乳喂养方面的研究认为结论是积极的，认为对母乳喂养超过 6 个月的婴儿可能影响会更小，但这些资料有明显局限性。因此，如果可以使用其他治疗的话，应避免在哺乳期给母亲服用丙戊酸，此外，使用丙戊酸期间，应密切监测婴儿的副作用，如黄疸、淤血和 / 或出血、镇静等。一旦出血临床症状，应检查肝功能和血小板计数。

　　拉莫三嗪目前已被批准用于治疗双相情感障碍和某些惊厥性疾病，其在乳汁中的水平差异很大。根据一项包含 30 对母婴的研究显示，婴儿血浆中的水平为母体血浆浓度的 18.3%，RID 为 3.1%~21.1%。该研究强调这种差异可能是遗传药理学的影响，而非剂量差异所致。其他相关研究也提示相对婴儿剂量各有不同，母体剂量为 175~800mg/d 时，RIDs 从 7.6%~18.3%。有 1 例 16 月龄婴儿在妈妈每天服用拉莫三嗪 850mg 期间出现呼吸暂停，其乳汁 / 血浆浓度比较高（0.79~0.96），婴儿血浆水平为 4.87μg/ml，约为母体浓度的 30%。据此，如果妈妈服用拉莫三嗪期间仍母乳喂养时，需监测婴儿的副作用，如镇静、呼吸暂停、喂养不良和血小板增多症等。

　　4. 抗精神病药物　有关非经典类抗精神病药物（第二代抗精神病药）进入乳汁的文献越来越多。但既往研究倾向于认为吩噻嗪和硫杂蒽类药物（第一代或经典类抗精神病药）进入乳汁的量有限。

　　在一些小规模研究中，氯丙嗪单次给药 1 200mg 和 40mg 后，经乳汁的相对婴儿剂量分别为 0.25% 和 0.14%。多数报道认为，婴儿通过乳汁暴露于氯丙嗪后神经行为发育正常,但有 1 例婴儿摄入含有 92μg/L 氯丙嗪的乳汁后,有嗜睡和精神差的表现。另外一项研究发现,3 例婴儿经乳汁同时暴露于氯丙嗪和氟哌啶醇后出现发育延迟,但仅暴露于氯丙嗪的婴儿未受影响。不过,氯丙嗪和其他吩噻嗪类药物曾有报道认为可能与新生儿呼吸暂停有关,因此,不适宜哺乳期母亲使用。综上所述,应避免在哺乳期使用老一代的吩噻嗪和硫杂蒽类药物。

氟哌啶醇进入乳汁的浓度相对较低,文献报道的相对婴儿剂量为 0.2%~11.2%。尽管有将近 12 例轻微副作用的报道,但还是应监测婴儿是否出现镇静、呼吸暂停和喂养不良的发生。

目前新型的非经典抗精神药物(如奥氮平和喹硫平)可以作为哺乳期女性的治疗首选。有一些研究显示,哺乳期女性服用奥氮平后进入了乳汁,母体给药 2.5~20mg/d 后,相对婴儿剂量低于3%。有研究尝试检测母乳喂养喂养婴儿血清中的药物浓度,但没有检测到;该研究中的母亲服用奥氮平的剂量为 5~20mg/d。2013 年发表的一项系统综述探讨了孕期和哺乳期服用奥氮平的安全性,共纳入 102 例母亲在哺乳期间服用奥氮平的婴儿,母乳喂养时间从 2 天至 13 个月,只有不大 20% 的母亲报告出现婴儿不良反应,最常担心的是嗜睡(3.9%),易激惹(2%),震颤(2%)和失眠(2%)。

有 8 例哺乳期女性检测了喹硫平在人乳中的浓度,相对婴儿剂量均低于 1%。上述病例中均无婴儿副作用的报道。

在一项研究中,对 5 例哺乳期女性和 4 对母子分析发现利哌酮进入乳汁量较低。研究报道的利哌酮水平非常低,估计相对婴儿剂量为 4.3%。1 例婴儿血浆中检测到药物的代谢产物,但另 1 例中利哌酮及其代谢产物的浓度均低于检测水平。有药物暴露的婴儿均没有发生副作用。

阿立哌唑是较新的二代抗精神病药。有多个病例报道显示其在乳汁中的药物水平很低。1 例母亲在整个孕期和哺乳期用药,每天 18mg,产后 6 天乳汁中的水平为 38.7μg/L。第 2 例报道中,母亲服用阿立哌唑 15mg/d,乳汁中的浓度相当低,第 15 天和 16 天时分别为 13μg/L 和 14μg/L。有 2 例孕期和产后阶段服用阿立哌唑的个案报道,1 例为泌乳失败,1 例为乳汁量不足。用药期间应监测婴儿镇静和喂养不良的症状。

(七)皮质激素

皮质激素一般不容易进入人乳。使用相对大剂量醋酸泼尼松(deltasone)后(80mg),进入乳汁的量仅为 10μg/kg,大约相当于人体内源生成量的 10%。醋酸泼尼松和醋酸泼尼松龙(orapred)即使使用较大剂量,进入乳汁的量也很少。大剂量静脉使用甲基醋酸泼尼松龙(1 000mg/d,共 3 天),报道了的 2 例相对婴儿剂量也低于 4%。通过吸入方式使用的激素类药物,如氟替卡松或布地奈德,对哺乳期母儿均无影响。尽管迄今为止没有哺乳期女性用药的研究,但母体血浆浓度较低,而乳汁中的浓度应低到可以忽略,因为此类只是针对局部起作用,口服吸收甚微。

大多数作用较弱的外用类激素制剂,通常极少经皮肤吸收。但如果是强效的局部激素类制剂的使用,且用药面积很大时,血浆中有可能检测到。此时,需要考虑母乳喂养问题,权衡利弊,尤其是药物作用极强时。目前,受到乳汁中短期和长期激素暴露的影响,研究资料有限,因此推荐在泌乳期低剂量、短疗程使用,极可能减少婴儿激素暴露后的不良反应的发生。

(八)甲状腺和抗甲状腺药物

给患者补充甲状腺素的首要目的是提高血浆甲状腺素水平,达到正常范围。因此,只要能够达到上述目的,补充甲状腺素后的母乳喂养和甲状腺功能正常母亲的母乳喂养没有区别。而且,甲状腺素进入乳汁的量较低。所以,只要能保证母亲血浆甲状腺素水平正常,哺乳期补充甲状腺素没有禁忌。

治疗甲状腺功能亢进症的丙基硫氧嘧啶(PTU)和甲硫咪唑都有较深入的研究。PTU 在乳汁中的浓度比母体血浆浓度至少低 10 倍,服用 400mg 后,4 小时内平均进入乳汁的量仅为 99μg。使用放射物标记 PTU 后发现,24 小时内只有母体剂量的 0.08% 进入乳汁。迄今为止,没有对婴儿甲状腺功能影响的报道。

卡比马唑在体内被代谢为活性产物——甲硫咪唑。其在乳汁中的水平取决于母体用药剂量,但浓度很低,不会对哺乳期婴儿产生任何临床作用。有报道哺乳期母亲服用甲硫咪唑 2.5mg,每 12 小时 1 次,婴儿的剂量为 16~39μg/d,相当于母体剂量的 7%~16%。在一项 35 例哺乳期女性的研究中,母亲每天服用甲硫咪唑 5~20mg,无 1 例婴儿出现甲状腺功能异常,即使母亲服用较高剂量亦如此。

还有研究给予 11 例哺乳期女性服用卡比马唑(甲硫咪唑的衍生物)(5~15mg/d,相当于3.3~10mg 甲硫咪唑),母亲治疗后,全部 11 例婴儿甲状腺功能都正常。最近的一项研究纳入了 42 例婴儿,母亲有甲状腺毒症且服用甲硫咪唑,对照组为 40 例,在母亲 12 个月的治疗期间,婴儿的甲状腺刺激激素(TSH)、T_4 或 T_3 水平均正常,与对照组婴儿比较无显著差异差异。

▶ 七、违禁药物

违禁药物的滥用是哺乳期的重大问题;应告知哺乳期的母亲避免使用此类药物。可能有些药物的危害性并不很大,或者半衰期较短可以很快从体内清除,但这些药物可能与其他物质混合在一起,对婴儿造成损害。此外,如果使用不清洁的针头,或者母亲有其他造成感染的高危行为,则可增加血液传播疾病的发生风险,如 HIV。对于有违禁药物滥用史且又希望母乳喂养的母亲来说,此时权衡利弊,常常难以抉择。医务工作者必须考虑到这些女性再次滥用药物的风险。对于在母乳喂养期间很难坚持不碰药物的妈妈,应建议她们不要母乳喂养。

遗憾的是,目前对于违禁药品进入乳汁中的相关研究报道有很多局限性,而且针对婴儿通过乳汁暴露于这类药物后的不良反应及对生长发育的长期影响方面,资料更少。因为大多数滥用的药物都有精神作用,很容易进入大脑,多数情况下也可以进入乳汁,甚至在乳汁中更为富集。兴奋剂在哺乳期应避免使用,因为资料显示安非他明(adderal)、右旋安非他明和甲基苯丙胺(desoxyn)可以进入乳汁。有一例个例报告,安非他明的乳汁/血浆比为 3~7。可卡因也可以转运到乳汁中,浓度各异。有 1 例个案报道,妈妈经鼻使用可卡因后哺乳,婴儿出现激惹、瞳孔散大、心率加快、呼吸急促、血压升高、呕吐和腹泻。另外 1 例为母亲在哺乳前于乳头上涂可卡因用于镇痛,婴儿到医院时,眼睛上翻、心率加快、窒息喘憋和发绀,肢体屈曲僵硬。婴儿收入重症监护病房,给予插管、抗惊厥治疗。

哺乳期大麻及大麻产品的使用越来越受到关注。有限的动物和人类的研究显示,生命早期暴露于大麻并非无害,而是可能造成对运动发育、行为和精神健康的长期影响。大麻是已知可以进入母乳的。有个例报道,女性每天吸食大麻 7 次,超过 6 个月,其乳汁中累积量达血浆中浓度的 8 倍。研究显示婴儿体内有明显的吸收和代谢,但长期的后遗效应报道尚不一致。对 27 例哺乳期常规吸服大麻的女性的研究显示,婴儿的生长、精神和运动发育没有差异。此外,2 例每天吸食大麻的母亲的婴儿也没有出现神经行为异常。

另外一项研究提示,孕期应强烈建议不要吸食大麻,因为胎儿暴露后出现内源大麻素系统的明显改变,大麻素可调节情绪、认知、奖赏和目标导向行为。乳汁中的大麻与婴儿 1 岁时运动发育轻微迟缓有关,尤其是在出生后第 1 个月哺乳期内使用者;但在 1 岁婴儿中没有发现对精神发育的影响。不过,因为该研究中纳入了早孕期吸食大麻的对象,而且研究对象有匹配的对照暴露组(如酒精、吸烟),因此不能确定这种影响仅来自于哺乳。

海洛因能够进入母乳的剂量目前尚无资料,但海洛因几乎可以瞬间脱乙酰化成为其代谢产物——吗啡,而吗啡很容易进入乳汁。有 1 例 1 月龄婴儿的报道,患儿哺乳后出现全身发绀、瞳孔固定缩小、肌张力下降和呼吸衰竭,其尿液检查发现有海洛因的代谢物和可待因。根据病史及毛发分析,作者认为婴儿曾暴露于多种违禁药品。

应告知哺乳期妈妈们,很多违禁药品都很容易进入乳汁,极可能导致婴儿出现严重的急性副作用,如镇静、呼吸暂停或死亡。应告知母亲们,由于乳汁中违禁药品暴露的远期风险知之甚少,因此一旦有顾虑,一般不建议母乳喂养。

▶ 八、放射性药物

1. 放射性同位素 放射性标志物的使用及转运对哺乳期女性有重要影响。这类放射活性复合物一般作为诊断辅助工具,大多数半衰期很短,不会对哺乳期女性有较大影响,只需将暴露后 12~24 小时的乳汁泵出丢弃即可,之后可以继续哺乳。但如果使用 ^{131} 碘、^{67} 镓或 ^{201} 铊,则可能需要较长时间内吸乳并丢弃乳汁,因而妨碍哺乳。

有学者对目前绝大多数关于放射性同位素进入乳汁的文献进行了汇总。妈妈们如果必须使用这些药物,强烈建议参考相关的最新指南。

最危险的放射性同位素是 ^{131}I,它可在乳汁中浓集(为 16~23 倍),可能损伤婴儿甲状腺。如婴

儿暴露于乳汁中的 ^{131}I，最终会增加甲状腺癌的风险。美国核管理委员会（The Nuclear Regulatory Commission，NRC）建议给正在哺乳的婴儿停止哺乳。如果妈妈需要使用大剂量 ^{131}I，则建议使用前几周即停止母乳喂养，以避免大剂量放射对乳腺组织的影响，因为泌乳期碘化钠的同向转运体表达增加，促进 ^{131}I 的富集。如果妈妈是间断母乳喂养，或者尽管停止哺乳，但仍有大量乳汁分泌，则应推迟 ^{131}I 治疗。

2. 放射造影剂 放射造影剂是用于增强各种组织的影像可视度的物质。常用的有两类：一类含有高浓度碘；另一类含有钆离子。含碘类制剂用于计算机轴向 X 线断层照相（CAT），而钆类制剂用于磁共振成像（magnetic resonance imaging，MRI）。美国放射学会（American College of Radiology，ACR）发表了针对这一问题的指南，认为放射造影剂可以用于母乳喂养的女性。

作者一般不推荐哺乳期使用含碘造影剂。但作为放射性造影剂，因为其中的碘分子可与体内组织共价结合，释放出的量很少，因此，使用后游离碘仅为微量，对哺乳期婴儿没有风险。此外，这类制剂在血浆中半衰期相当短（约为 2 小时），且口服生物利用度很低。其中一种造影剂——碘海醇的研究数据显示，母体用药后的第 1 个 24 小时内，仅有不到 1% 进入乳汁。

同样的，含钆复合制剂也可用于哺乳期，其血浆半衰期也相当短（大约 2 小时），口服生物利用度很低。其中一种造影剂——钆喷酸葡胺的研究数据显示，母体用药后的第 1 个 24 小时内，仅有不到 1% 进入乳汁。

理论上，婴儿有发生直接毒性反应和过敏反应的风险，但没有相关报道。尽管大多数这类产品的包装上都会提示用药后 24 小时内将乳汁吸出后丢弃，但通常没有必要。如果一定要如此，一般 12~24 小时就足够了。

▶ 九、小结

现有资料显示母乳喂养的健康价值高，且大量国家医学机构和卫生组织均强烈支持母乳喂养。但哺乳期女性经常会接受到不正确的信息，甚至因为自身需要药物治疗而被建议中断母乳喂养。大多数哺乳期用药是安全的，而医护人员在建议停止哺乳之前，应寻求准确的证据，因为母乳是婴儿的最佳营养和健康的源泉。

的确，所有药物都会进入乳汁，但绝大多数药物在乳汁中的水平都很低，处于亚临床水平，对大多数婴儿无害。尽管如此，在母亲服用任何药物之前，应对所有婴儿进行风险评估。一旦认为有高风险，则应建议使用风险最小的药物。实际上，很多药物目前都有大量的数据及其在乳汁中的浓度的研究。

在了解药物到乳汁中的转运机制及哪些药物对婴儿影响最大之后，临床医师通常可以给哺乳期的母亲制定安全的用药方案，方案中应包括使用更安全的药物、在母体血浆药物浓度较低时哺乳等措施，至少可以做到在治疗期间吸乳后丢弃，暂时停止哺乳。

医患均应选择相对婴儿剂量较低且副作用少的药物，即使某些情况下做不到，医生和妈妈应作为一个团队，给个体用药确定最佳选择。正确选择用药后，妈妈们几乎都能够在药物治疗的同时继续哺乳。

▶ 十、关键知识点

1. 如非必需，避免哺乳期用药，其中包括大多数中草药。

2. 在半衰期相对较长和较短的药物中，选择后者。

3. 选择毒性小且婴儿常用的药物。

4. 选择生物利用度差的药物，减少婴儿的口服吸收量。

5. 选择有公开发表的有乳汁中的研究数据的药物。

6. 一般相对婴儿剂量 <10% 的药物都可以在哺乳期使用。

7. 评估婴儿的用药情况，关注有无药物相互作用。

8. 评估婴儿的月龄、生理稳定性和一般情况，确定婴儿能否暴露于某些药物。

9. 早产儿或生理情况不稳定的新生儿，因为清除机制不成熟，可能对药物副作用更敏感。

10. 可以进入中枢神经系统的药物也会进入乳汁。对这类药物应更加谨慎。

11. 告知母亲用药时注意乳汁量的变化。提前告知后，妈妈们更有可能发现细微的变化。

12. 权衡利弊后，很多药物都可以在哺乳期安全使用，但应告知妈妈们注意观察婴儿的副作用，一旦出现应及时报告。

13. 仅有极少数药物在任何情况下使用都不安全。
（高雪莲 译 张美华 校）

参考文献

Aichhorn W, Stuppaeck C, Whitworth AB. Risperidone and breast-feeding. *J Psychopharmacol.* 2005;19(2):211–213.

Aljazaf K, Hale TW, Ilett KF, et al. Pseudoephedrine: effects on milk production in women and estimation of infant exposure via breastmilk. *Br J Clin Pharmacol.* 2003;56(1):18–24.

Al-Tamimi YIK, Paech MJ, O'Halloran SJ, Hartmann PE. Estimation of infant dose and exposure to pethidine and norpethidine via breast milk following patient-controlled epidural pethidine for analgesia post caesarean delivery. *Int J Obstet Anesth.* 2011;20:128–134.

Altshuler LL, Burt VK, McMullen M, Hendrick V. Breastfeeding and sertraline: a 24-hour analysis. *J Clin Psychiatry.* 1995;56(6):243–245.

Ambresin G, Berney P, Schulz P, Bryois C. Olanzapine excretion into breast milk: a case report. *J Clin Psychopharmacol.* 2004;24(1):93–95.

American Academy of Pediatrics (AAP). Transfer of drugs and other chemicals into human milk. *Pediatrics.* 2001;108(3):776–789.

American Academy of Pediatrics (AAP). Breastfeeding and the use of human milk. *Pediatrics.* 2012;129:e827–e841.

American College of Radiology (ACR) Committee on Drugs and Contrast Media. ACR manual on contrast media. June 2017. Available at: https://www.acr.org/Quality-Safety/Resources/Contrast-Manual. Accessed January 9, 2018.

American Thyroid Association Taskforce on Radioiodine Safety; Sisson JC, Freitas J, McDougall I, et al. Radiation safety in the treatment of patients with thyroid diseases by radioiodine I-131: practice recommendations of the American Thyroid Association. *Thyroid.* 2011;21(4):335–346. doi:10.1089/thy.2010.0403

Andersen HJ. Excretion of verapamil in human milk. *Eur J Clin Pharmacol.* 1983;25(2):279–280.

Anderson PO. Adverse drug reactions. *Breastfeed Med.* 2016;11:501–503.

Anderson P, Bondesson U, Mattiasson I, Johansson BW. Verapamil and norverapamil in plasma and breast milk during breast feeding. *Eur J Clin Pharmacol.* 1987;31(5):625–627.

Astley SJ, Little RE. Maternal marijuana use during lactation and infant development at one year. *Neurotoxicol Teratol.* 1990;12(2):161–168.

Asztalos EV, Campbell-Yeo M, da Silva OP, Ito S, Kiss A, Knoppert D; EMPOWER Study Collaborative Group. Enhancing human milk production with domperidone in mothers of preterm infants. *J Hum Lact.* 2017;33(1):181–187.

Atkinson HC, Begg EJ. Prediction of drug distribution into human milk from physicochemical characteristics. *Clin Pharmacokinet.* 1990;18(2):151–167.

Ayd F Jr. Excretion of psychotropic drugs in human breast milk. *Int Drug Ther News Bull.* 1973;8(9,10):33–40.

Aydin B, Nayir T, Sahin S, Yildiz A. Olanzapine and quetiapine use during breastfeeding: excretion into breast milk and safe breastfeeding strategy. *J Clin Psychopharmacol.* 2015;35(2):206–208.

Azizi F. Effect of methimazole treatment of maternal thyrotoxicosis on thyroid function in breast-feeding infants. *J Pediatr.* 1996;128(6):855–858.

Azizi F, Khoshniat M, Bahrainian M, Hedayati M. Thyroid function and intellectual development of infants nursed by mothers taking methimazole. *J Clin Endocrinol Metab.* 2000;85(9):3233–3238.

Bader TF, Newman K. Amitriptyline in human breast milk and the nursing infant's serum. *Am J Psychiatry.* 1980;137(7):855–856.

Bailey DN, Weibert RT, Naylor AJ, Shaw RF. A study of salicylate and caffeine excretion in the breast milk of two nursing mothers. *J Anal Toxicol.* 1982;6(2):64–68.

Ball SG, Robertson JI. Clinical pharmacology of ramipril. *Am J Cardiol.* 1987;59(10);23D–27D.

Begg EJ. *Clinical pharmacology essentials: the principles behind the prescribing process.* Auckland, New Zealand: Adis International; 2000.

Begg EJ, Malpas TJ, Hackett LP, Ilett KF. Distribution of *R*- and *S*-methadone into human milk at steady state during ingestion of medium to high doses. *Br J Clin Pharmacol.* 2001;52(6):681–685.

Bellantuono C, Bozzi F, Orsolini L. Safety of escitalopram in pregnancy: a case series. *Neuropsychiatr Dis Treat.* 2013;9:1333–1337.

Bennett PN. Use of the monographs on drugs. In: *Drugs and human lactation.* Amsterdam, Netherlands: Elsevier; 1996:67–74.

Benyamini L, Merlob P, Stahl B, et al. The safety of amoxicillin/clavulanic acid and cefuroxime during lactation. *Ther Drug Monit.* 2005;27:499–502.

Berlin CM. Excretion of prednisone and prednisolone in human milk. *Pharmacologist.* 1979;21:264.

Besunder JB, Reed MD, Blumer JL. Principles of drug biodisposition in the neonate: a critical evaluation of the pharmacokinetic–pharmacodynamic interface (Part II) [Review]. *Clin Pharmacokinet.* 1988;14(5):261–286.

Blacker KH. Mothers milk and chlorpromazine. *Am J Psychiatry.* 1962;114:178–179.

Blanco JD, Jorgensen JH, Castaneda YS, Crawford SA. Ceftazidime levels in human breast milk. *Antimicrob Agents Chemother.* 1983;23(3):479–480.

Booker DE, Pahl IR. Control of postpartum breast engorgement with oral contraceptives. *Am J Obstet Gynecol.* 1967;98(8):1099–1101.

Booker DE, Pahl IR, Forbes DA. Control of postpartum breast engorgement with oral contraceptives. II. *Am J Obstet Gynecol.* 1970;108(2):240–242.

Boucher N, Koren G, Beaulac-Baillargeon L. Maternal use of venlafaxine near term: correlation between neonatal effects and plasma concentrations. *Ther Drug Monitor.* 2009;31:404–409.

Bourget P, Quinquis-Desmaris V, Fernandez H. Ceftriaxone distribution and protein binding between maternal blood and milk postpartum. *Ann Pharmacother.* 1993;27(3):294–297.

Boutroy MJ. Drug-induced apnea. *Biol Neonate.* 1994;65(3–4):252–257.

Boutroy MJ, Bianchetti G, Dubruc C, Vert P, Morselli PL. To nurse when receiving acebutolol: is it dangerous for the neonate? *Eur J Clin Pharmacol.* 1986;30(6):737–739.

Bowden CL, Brugger AM, Swann AC, et al. Efficacy of divalproex vs lithium and placebo in the treatment of mania. The Depakote Mania Study Group. *JAMA.* 1994;271(12):918–924.

Brackbill Y, Kane J, Manniello RL, Abramson D. Obstetric meperidine usage and assessment of neonatal status. *Anesthesiology.* 1974a;40(2):116–120.

Brackbill Y, Kane J, Manniello RL, Abramson D. Obstetric premedication and infant outcome. *Am J Obstet Gynecol.* 1974b;118(3):377–384.

Brito MB, Ferriani RA, Quintana SM, Yazlle ME, Silva de Sá MF, Vieira CS. Safety of the etonogestrel-releasing implant during the immediate postpartum period: a pilot study. *Contraception.* 2009;80(6):519–526.

Brixen-Rasmussen L, Halgrener J, Jorgensen A. Amitriptyline and nortriptyline excretion in human breast milk. *Psychopharmacology (Berl).* 1982;76(1):94–95.

Brunner E, Falk DM, Jones M, Dey DK, Shatapathy CC. Olanzapine in pregnancy and breastfeeding: a review of data from global safety surveillance. *BMC Pharmacol Toxicol.* 2013;

14:38.

Budd SC, Erdman SH, Long DM, et al. Improved lactation with metoclopramide: a case report. *Clin Pediatr (Phila)*. 1993;32(1): 53–57.

Caballero-Gordo A, Lopez-Nazareno N, Calderay M, et al. Oral cabergoline: single-dose inhibition of puerperal lactation. *J Reprod Med*. 1991;36(10):717–721.

Campbell-Yeo ML, Allen AC, Joseph KS, et al. Effect of domperidone on the composition of preterm human breast milk. *Pediatrics*. 2010;125(1):e107–e114.

Castberg I, Spigset O. Excretion of escitalopram in breast milk. *J Clin Psychopharmacol*. 2006;26(5):536–538.

Celiloglu M, Celiker S, Guven H, et al. Gentamicin excretion and uptake from breast milk by nursing infants. *Obstet Gynecol*. 1994;84(2):263–265.

Centers for Disease Control and Prevention (CDC). Breastfeeding report card—United States 2016. Available at: https://www.cdc.gov/breastfeeding/pdf/2016breastfeedingreportcard.pdf. Accessed January 9, 2018.

Chambers CD, Johnson KA, Dick LM, et al. Birth outcomes in pregnant women taking fluoxetine [Comments]. *N Engl J Med*. 1996;335(14):1010–1015.

Chaney NE, Franke J, Wadlington WB. Cocaine convulsions in a breast-feeding baby. *J Pediatr*. 1988 Jan;112(1):134–135.

Chasnoff IJ, Douglas LE, Squires L. Cocaine intoxication in a breast-fed infant. *Pediatrics*. 1987;80:836–838.

Chatterton RT, Hill PD, Aldag JC, et al. Relation of plasma oxytocin and prolactin concentrations to milk production in mothers of preterm infants: influence of stress. *J Clin Endocrinol Metab*. 2000;85(10):3661–3668.

Chaudron LH. Bupropion and breastfeeding: a case of possible infant seizure. *J Clin Psychiatry*. 2004;65(6):881–882.

Chen BA, Reeves MF, Creinin MD, Schwarz EB. Postplacental or delayed levonorgestrel intrauterine device insertion and breast-feeding duration. *Contraception*. 2011;84(5): 499–504.

Christensen J, Gronborg TK, Sorensen MJ, et al. Prenatal valproate exposure and risk of autism spectrum disorders and childhood autism. *JAMA*. 2013;309(16):1696–1703.

Cochi SL, Grønborg TK, Sørensen MJ, et al. Primary invasive *Haemophilus influenzae* type b disease: a population-based assessment of risk factors. *J Pediatr*. 1986;108(6):887–896.

Cohen RS. Fentanyl transdermal analgesia during pregnancy and lactation. *J Hum Lact*. 2009;25(3):359–361.

Cooper SD, Felkins K, Baker TE, Hale TW. Transfer of methylprednisolone into breast milk in a mother with multiple sclerosis. *J Hum Lact*. 2015;31(2):237–239.

Couto AM, Schermann MT, Mohrdieck R, Suzuki A. Transmission of yellow fever vaccine virus through breast-feeding—Brazil, 2009. *Morb Mortal Wkly Rep*. 2010;59(5):130–132.

Cover DL, Mueller BA. Ciprofloxacin penetration into human breast milk: a case report [Comments]. *DICP*. 1990;24(7–8): 703–704.

Cox DB, Owens RA, Hartmann PE. Blood and milk prolactin and the rate of milk synthesis in women. *Exp Physiol*. 1996;81(6):1007–1020. PubMed PMID: 8960706.

Croke S, Buist A, Hackett LP, et al. Olanzapine excretion in human breast milk: estimation of infant exposure. *Int J Neuropsychopharmacol*. 2002;5(3):243–247.

Datta P, Rewers-Felkins K, Kallem RR, Baker T, Hale TW. Transfer of low dose aspirin into human milk. *J Hum Lact*. 2017; 33(2):296–299.

Davis JM, Bhutari VK. Neonatal apnea and maternal codeine use. *Ped Res*. 1985;19(4):170.

De Smet PA. Health risks of herbal remedies: an update. *Clin Pharmacol Ther*. 2004;76(1):1–17.

Devlin RG, Fleiss PM. Captopril in human blood and breast milk.

J Clin Pharmacol. 1981;21(2):110–113.

Dutt S, Wong F, Spurway JH. Fatal myocardial infarction associated with bromocriptine for postpartum lactation suppression. *Aust N Z J Obstet Gynaecol*. 1998;38(1):116–117.

Edwards JE, Rudy AC, Wermeling DP, et al. Hydromorphone transfer into breast milk after intranasal administration. *Pharmacotherapy*. 2003;23(2):153–158.

Ehrenkranz RA, Ackerman BA. Metoclopramide effect on faltering milk production by mothers of premature infants. *Pediatrics*. 1986;78(4):614–620.

Erickson SH, Oppenheim GL, Smith GH. Metronidazole in breast milk. *Obstet Gynecol*. 1981;57(1):48–50.

Espey E, Ogburn T, Leeman L, et al. Effect of progestin compared with combined oral contraceptive pills on lactation. *Obstet Gynecol*. 2012;119(1):5–13.

European Multicentre Study Group for Cabergoline in Lactation Inhibition. Single dose cabergoline versus bromocriptine in inhibition of puerperal lactation: randomised, double blind, multicentre study [see comments]. *Br Med J*. 1991;302(6789): 1367–1371.

Feilberg VL, Rosenborg D, Broen CC, Mogensen JV. Excretion of morphine in human breast milk. *Acta Anaesthesiol Scand*. 1989;33(5):426–428.

Ferrari C, Piscitelli G, Crosignani PG. Cabergoline: a new drug for the treatment of hyperprolactinaemia. *Hum Reprod*. 1995;10(7):1647–1652.

Festini F, Ciuti R, Taccetti G, et al. Breast-feeding in a woman with cystic fibrosis undergoing antibiotic intravenous treatment. *J Matern Fetal Neonatal Med*. 2006;19(6):375–376.

Figalgo I. Anemia aguda, rectaorragia y hematuria asociadas a la ingestion de naproxen. *Anales Espanoles de Pediatrica*. 1989;30:317–319.

Findlay JW, DeAngelis RL, Kearney MF, et al. Analgesic drugs in breast milk and plasma. *Clin Pharmacol Ther*. 1981;29(5):625–633.

Force RW. Fluconazole concentrations in breast milk. *Pediatr Infect Dis J*. 1995;14(3):235–236.

Ford RP, Taylor BJ, Mitchell EA, et al. Breastfeeding and the risk of sudden infant death syndrome. *Int J Epidemiol*. 1993;22(5):885–890.

Foulds G, Miller RD, Knirsch AK, Thrupp LD. Sulbactam kinetics and excretion into breast milk in postpartum women. *Clin Pharmacol Ther*. 1985;38(6):692–696.

Fountain JR, Hutchison DJ, Waring GB, Burchenal JH. Persistence of amethopterin in normal mouse tissues. *Proc Soc Exp Biol Med*. 1953;83(2):369–373.

Frannsen EJMV, Ettaher F, Valerio PG, et al. Citalopram serum and milk levels in mother and infant during lactation. *Ther Drug Monit*. 2006;28(1):2–4.

Frey B, Schubiger G, Musy JP. Transient cholestatic hepatitis in a neonate associated with carbamazepine exposure during pregnancy and breast-feeding. *Eur J Pediatr*. 1990;150:136–138.

Fries H. Lithium in pregnancy. *Lancet*. 1970;1(7658):1233.

Gambrell RDJ. Immediate postpartum oral contraception. *Obstet Gynecol*. 1970;36(1):101–106.

Gardiner SJ, Kristensen JH, Begg EJ, et al. Transfer of olanzapine into breast milk, calculation of infant drug dose, and effect on breast-fed infants. *Am J Psychiatry*. 2003;160(8):1428–1431.

Gardner DK, Gabbe SG, Harter C. Simultaneous concentrations of ciprofloxacin in breast milk and in serum in mother and breast-fed infant. *Clin Pharm*. 1992;11(4):352–354.

Ghaffar F, McCracken GH, Hooper DC, Rubinstein E. *Quinolones in pediatrics: quinolone antimicrobial agents*. Washington, DC: ASM Press; 2003:343–354.

Giamarellou H, Kolokythas E, Petrikkos G, et al. Pharmacokinetics of three newer quinolones in pregnant and lactating women. *Am J Med*. 1989;87(5A):49S–51S.

Goldman AS. The immune system of human milk: antimicrobial, antiinflammatory and immunomodulating properties. *Pediatr*

Infect Dis J. 1993;12(8):664–671.

Goldman AS, Chheda S, Keeney SE, et al. Immunologic protection of the premature newborn by human milk. *Semin Perinatol.* 1994;18(6):495–501.

Gurtcheff SE, Turok DK, Stoddard G, Murphy PA, Gibson M, Jones KP. Lactogenesis after early postpartum use of the contraceptive implant: a randomized controlled trial. *Obstet Gynecol.* 2011;117(5):1114–1121.

Haas JS, Kaplan CP, Barenboim D, et al. Bupropion in breast milk: an exposure assessment for potential treatment to prevent post-partum tobacco use. *Tobacco Control.* 2004;13(1):52–56.

Hagg S, Granberg K, Carleborg L. Excretion of fluvoxamine into breast milk. *Br J Clin Pharmacol.* 2000;49(3):286–288.

Hale TW, Bateman TL, Finkelman MA, Berens PD. The absence of *Candida albicans* in milk samples of women with clinical symptoms of ductal candidiasis. *Breastfeed Med.* 2009;4(2):57–61.

Hale TW, Hartmann PE. *Textbook of human lactation.* Amarillo, TX: Hale Publishing; 2007.

Hale TW, Ilett KF. *Drug therapy and breastfeeding: from theory to clinical practice.* London, UK: Parthenon Press; 2002.

Hale TW, Kristensen JH, Hackett LP, et al. Transfer of metformin into human milk. *Diabetologia.* 2002;45(11):1509–1514.

Hale TW, Kristensen JH, Ilett KF. The transfer of medications into human milk. In: Hale TW, Hartmann PE, eds. *Textbook of human lactation.* Amarillo, TX: Hale Publishing; 2007:465–478.

Hale TW, McDonald R, Boger J. Transfer of celecoxib into human milk. *J Hum Lact.* 2004;20(4):397–403.

Hale TW, Rowe HE. *Medications and mothers' milk 2017.* 17th ed. New York, NY: Springer Publishing Company; 2017.

Hale TW, Shum S, Grossberg M. Fluoxetine toxicity in a breastfed infant. *Clin Pediatr (Phila).* 2001;40(12):681–684.

Harmon T, Burkhart G, Applebaum H. Perforated pseudomembranous colitis in the breast-fed infant. *J Pediatr Surg.* 1992;27(6):744–746.

Havelka J, Hejzlar M, Popov V, et al. Excretion of chloramphenicol in human milk. *Chemotherapy.* 1968;13(4):204–211.

Healy M. Suppressing lactation with oral diuretics. *Lancet.* 1961;1:1353.

Hill RC, McIvor RJ, Wojnar-Horton RE, et al. Risperidone distribution and excretion into human milk: case report and estimated infant exposure during breast-feeding [Letter]. *J Clin Psychopharmacol.* 2000;20(2):285–286.

Hodgkinson R, Bhatt M, Grewal G, Marx GF. Neonatal neurobehavior in the first 48 hours of life: effect of the administration of meperidine with and without naloxone in the mother. *Pediatrics.* 1978;62(3):294–298.

Hodgkinson R, Huff RW, Hayashi RH, Husain FJ. Double-blind comparison of maternal analgesia and neonatal neurobehaviour following intravenous butorphanol and meperidine. *J Int Med Res.* 1979;7(3):224–230.

Hofmeyr GJ, Van Iddekinge B. Domperidone and lactation [Letter]. *Lancet.* 1983;1(8325):647.

Hofmeyr GJ, Van Iddekinge B, Blott JA. Domperidone: secretion in breast milk and effect on puerperal prolactin levels. *Br J Obstet Gynaecol.* 1985;92(2):141–144.

Iffy L, O'Donnell J, Correia J, Hopp L. Severe cardiac dysrhythmia in patients using bromocriptine postpartum. *Am J Ther.* 1998;5(2):111–115.

Ilett KF, Hackett LP, Dusci LJ, et al. Distribution and excretion of venlafaxine and *O*-desmethylvenlafaxine in human milk. *Br J Clin Pharmacol.* 1998;45(5):459–462.

Ilett KF, Hackett LP, Ingle B, Bretz PJ. Transfer of probenecid and cephalexin into breast milk. *Ann Pharmacother.* 2006;40(5): 986–989.

Ilett KF, Hackett LP, Kristensen JH, et al. Transfer of risperidone and 9-hydroxyrisperidone into human milk. *Ann Pharmacother.* 2004;38(2):273–276.

Ilett KF, Kristenson JH, Hackett LP, et al. Distribution of venlafaxine and its *O*-desmethyl metabolite in human milk and their effects in breastfed infants. *Br J Clin Pharmacol.* 2002;53(1):17–22.

Ilett KF, Paech MJ, Page-Sharp M, et al. Use of a sparse sampling study design to assess transfer of tramadol and its *O*-desmethyl metabolite into transitional breast milk. *Br J Clin Pharmacol.* 2008;65(5):661–666.

Ingram J, Taylor H, Churchill C, Pike A, Greenwood R. Metoclopramide or domperidone for increasing maternal breast milk output: a randomised controlled trial. *Arch Dis Child Fetal Neonatal Ed.* 2012;97(4):F241–F245.

Inoue H, Unno N, Ou MC, et al. Level of verapamil in human milk [Letter]. *Eur J Clin Pharmacol.* 1984;26(5):657–658.

Jamali F, Stevens DR. Naproxen excretion in milk and its uptake by the infant. *Drug Intell Clin Pharm.* 1983;17:910–911.

Johns DG, Rutherford LD, Leighton PC, Vogel CL. Secretion of methotrexate into human milk. *Am J Obstet Gynecol.* 1972;112(7):978–980.

Jones HM, Cummings AJ. A study of the transfer of alpha-methyldopa to the human foetus and newborn infant. *Br J Clin Pharmacol.* 1978;6(5):432–434.

Joya X, Fríguls B, Simó M, et al. Acute heroin intoxication in a baby chronically exposed to cocaine and heroin: a case report. *J Med Case Rep.* 2011;5:288.

Kafetzis DA, Lazarides CV, Siafas CA, et al. Transfer of cefotaxime in human milk and from mother to foetus. *J Antimicrob Chemother.* 1980;6(suppl A):135–141.

Kafetzis DA, Siafas CA, Georgakopoulos PA, Papadatos CJ. Passage of cephalosporins and amoxicillin into the breast milk. *Acta Paediatr Scand.* 1981;70(3):285–288.

Kaiser G, Ackermann R, Dieterle W, Fleiss PM. Benazepril and benazeprilat in human plasma and breast milk [Abstract]. *Eur J Clin Pharmacol.* 1989;36(suppl):A303.

Kampmann JP, Johansen K, Hansen JM, Helweg J. Propylthiouracil in human milk: revision of a dogma. *Lancet.* 1980;1(8171):736–737.

Kauffman RE, O'Brien C, Gilford P. Sulfisoxazole secretion into human milk. *J Pediatr.* 1980;97(5):839–841.

Kauppila A, Arvela P, Koivisto M, et al. Metoclopramide and breast feeding: transfer into milk and the newborn. *Eur J Clin Pharmacol.* 1983;25(6):819–823.

Kauppila A, Kivinen S, Ylikorkala O. A dose response relation between improved lactation and metoclopramide. *Lancet.* 1981;1(8231):1175–1177.

Kelly LE, Poon S, Madadi P, Koren G. Neonatal benzodiazepines exposure during breastfeeding. *J Pediatrics.* 2012;16:448–451.

Kelsey JJ, Moser LR, Jennings JC, Munger MA. Presence of azithromycin breast milk concentrations: a case report. *Am J Obstet Gynecol.* 1994;170(5 Pt 1):1375–1376.

Kennedy KI, Short RV, Tully MR. Premature introduction of progestin-only contraceptive methods during lactation. *Contraception.* 1997;55(6):347–350.

Kirchheiner J, Berghöfer A, Bolk-Weischedel D. Healthy outcome under olanzapine treatment in a pregnant woman. *Pharmacopsychiatry.* 2000;33:78–80.

Knowles JA. Drugs in milk. *Pediatr Currents.* 1972;21:28–32.

Ko JY, Rockhill KM, Tong VT, Morrow B, Farr SL. Trends in postpartum depressive symptoms—27 states, 2004, 2008, and 2012. *Morb Mortal Wkly Rep.* 2017;66:153–158.

Koren G, Cairns J, Chitayat D, et al. Pharmacogenetics of morphine poisoning in a breastfed neonate of a codeine-prescribed mother. *Lancet.* 2006;368(9536):704.

Koren G, Moretti M, Kapur B. Can venlafaxine in breast milk attenuate the norepinephrine and serotonin reuptake neonatal withdrawal syndrome? *J Obstet Gynaecol Can.* 2006;28(4): 299–302.

Kristensen JH, Ilett KF, Dusci LJ, et al. Distribution and excretion of sertraline and *N*-desmethylsertraline in human milk. *Br J Clin Pharmacol*. 1998;45(5):453–457.

Kuhn ST-ML, MacDonald J, Webster P, Law B. Case report: probable transmission of vaccine strain of yellow fever virus to an infant via breast milk. *CMAJ*. 2011;183(4):E243–E245.

Kumar AR, Hale TW, Mock RE. Transfer of interferon alfa into human breast milk. *J Hum Lact*. 2000;16(3):226–228.

Lam J, Kelly L, Ciszkowski C, et al. Central nervous system depression of neonates breastfed by mothers receiving oxycodone for postpartum analgesia. *J Pediatr*. 2012;160:33–37.

Lam J, Matlow JN, Ross CJ, et al. Postpartum maternal codeine therapy and the risk of adverse neonatal outcomes: the devil is in the details. *Ther Drug Monit*. 2012;34:378–380.

Lamberg BA, Ikonen E, Osterlund K, et al. Antithyroid treatment of maternal hyperthyroidism during lactation. *Clin Endocrinol (Oxf)*. 1984;21(1):81–87.

Lee A, Giesbrecht E, Dunn E, Ito S. Excretion of quetiapine in breast milk. *Am J Psychiatry*. 2004;161(9):1715–1716.

Lee CM, Gotlib IH. Adjustment of children of depressed mothers: a 10-month follow-up. *J Abnorm Psychol*. 1991;100(4):473–477.

Lester BM, Cucca J, Andreozzi L, et al. Possible association between fluoxetine hydrochloride and colic in an infant. *J Am Acad Child Adolesc Psychiatry*. 1993;32(6):1253–1255.

Leuschen MP, Wolf LJ, Rayburn WF. Fentanyl excretion in breast milk [Letter]. *Clin Pharm*. 1990;9(5):336–337.

Liedholm H, Wåhlin-Boll E, Hanson A, et al. Transplacental passage and breast milk concentrations of hydralazine. *Eur J Clin Pharmacol*. 1982;21(5):417–419.

Livingston V, Stringer J. The treatment of *Staphylococcus aureus* infected sore nipples: a randomized comparative study. *J Hum Lact*. 1999;15(3):241–246.

Llewellyn A, Stowe ZN, Strader JRJ. The use of lithium and management of women with bipolar disorder during pregnancy and lactation. *J Clin Psychiatry*. 1998;59(suppl 6):57–64; discussion 6557–6564.

Lobo ED, Loghin C, Knadler MP, et al. Pharmacokinetics of duloxetine in breast milk and plasma of healthy postpartum women. *Clin Pharmacokinet*. 2008;47(2):103–109.

Low LC, Lang J, Alexander WD. Excretion of carbimazole and propylthiouracil in breast milk [Letter]. *Lancet*. 1979;2(8150):1011.

Lunell NO, Kulas J, Rane A. Transfer of labetalol into amniotic fluid and breast milk in lactating women. *Eur J Clin Pharmacol*. 1985;28(5):597–599.

Mann CF. Clindamycin and breast-feeding. *Pediatrics*. 1980;66(6):1030–1031.

Marx CM, Pucin F, Carlson JD, et.al. Oxycodone excretion in human milk in the puerperium. *Drug Intell Clin*. 1986;20:474.

Matheson I, Pande H, Alertsen AR. Respiratory depression caused by *N*-desmethyldoxepin in breast milk. *Lancet*. 1985;2(8464):1124.

Matsuda S. Transfer of antibiotics into maternal milk. *Biol Res Pregnancy Perinatol*. 1984;5(2):57–60.

McEvoy GE, ed. *AHFS drug information 1992*. Bethesda, MD: American Society of Health-System Pharmacists; 1992.

McKenna WJ, Harris L, Rowland E, et al. Amiodarone therapy during pregnancy. *Am J Cardiol*. 1983;51(7):1231–1233.

Meador KJ, Baker GA, Browning N, et al. Effects of breastfeeding in children of women taking antiepileptic drugs. *Neurology*. 2010;75(22):1954–1960.

Meador KJ, Baker GA, Browning N, et al. Breastfeeding in children of women taking antiepileptic drugs: cognitive outcomes at age 6 years. *JAMA Pediatrics*. 2014;168(8):729–736.

Mendhekar DN, Sunder KR, Andrade C. Aripiprazole use in a pregnant schizoaffective woman. *Bipolar Disord*. 2006;8(3):229–300.

Mennella JA, Beauchamp GK. The transfer of alcohol to human milk: effects on flavor and the infant's behavior [Comments]. *N Engl J Med*. 1991;325(14):981–985.

Merlob P, More N, Litwin A. Transient hepatic dysfunction in an infant of an epileptic mother treated with carbamazepine during pregnancy and breastfeeding. *Ann Pharmacother*. 1992;26(12):1563–1565.

Miller GE, Banerjee NC, Stowe CM Jr. Diffusion of certain weak organic acids and bases across the bovine mammary gland membrane after systemic administration. *J Pharmacol Exp Ther*. 1967;157(1):245–253.

Miller MR, Withers R, Bhamra R, Holt DW. Verapamil and breast-feeding. *Eur J Clin Pharmacol*. 1986;30(1):125–126.

Misri S, Corral M, Wardrop AA, Kendrick K. Quetiapine augmentation in lactation: a series of case reports. *J Clin Psychopharmacol*. 2006;26(5):508–511.

Mizuta H, Amino N, Ichihara K, et al. Thyroid hormones in human milk and their influence on thyroid function of breast-fed babies. *Pediatr Res*. 1983;17(6):468–471.

Moretti ME, Koren G, Verjee Z, Ito S. Monitoring lithium in breast milk: an individualized approach for breastfeeding mothers. *Ther Drug Monit*. 2003;25(3):364–366.

Morganti G, Ceccarelli G, Ciaffi G. Comparative concentrations of a tetracycline antibiotic in serum and maternal milk [Italian]. *Antibiotica*. 1968;6(3):216–223.

Morselli PL, Franco-Morselli R, Bossi L. Clinical pharmacokinetics in newborns and infants: age-related differences and therapeutic implications. *Clin Pharmacokinet*. 1980;5(6):485–527.

Mourh, J., Rowe, H. Marijuana and breastfeeding: applicability of the current literature to clinical practice. *Breastfeeding Medicine*. 2017;12(10):582–596.

National Institutes of Health (NIH). Valproic acid. Drugs and Lactation Database (LactMed); 2006 (last update September 4, 2018). Bethesda MD: National Library of Medicine. Available at: https://www-ncbi-nlm-nih-gov.proxy.kumc.edu/books/NBK501274/. Accessed October 28, 2018.

Nau H, Rating D, Koch S, Häuser I, Helge H. Valproic acid and its metabolites: placental transfer, neonatal pharmacokinetics, transfer via mother's milk and clinical status in neonates of epileptic mothers. *J Pharmacol Exp Ther*. 1981;219(3):768–777.

Naumburg EG, Meny RG. Breast milk opioids and neonatal apnea. *Am J Dis Child*. 1998;142:11–12.

Neuman G, Colantonio D, Delaney S, Szynkaruk M, Ito S. Bupropion and escitalopram during lactation. *Ann Pharmacother*. 2014;48(7):928–931.

Neville MC, McFadden TB, Forsyth I. Hormonal regulation of mammary differentiation and milk secretion. *J Mammary Gland Biol Neoplasia*. 2002;7(1):49–66.

Neville MC, Medina D, Monks J, Hovey RC. The mammary fat pad. *J Mammary Gland Biol Neoplasia*. 1998;3(2):109–116.

Newport DJ, Pennell PB, Calamaras MR, et al. Lamotrigine in breast milk and nursing infants: determination of exposure. *Pediatrics*. 2008;122(1):e223–e231.

Newport DJ, Ritchie JC, Knight BT, et al. Venlafaxine in human breast milk and nursing infant plasma: determination of exposure. *J Clin Psychiatry*. 2009;70(9):1304–1310.

Nordeng H, Gjerdalen G. Brede WR, Michelsen LS, Spigset O. Transfer of aripiprazole to breast milk: a case report. *J Clin Psychopharmacology*. 2014;34(2):272–275.

Nordmo E, Aronsen L, Wasland K, Smabrekke L, Vorren S. Severe apnea in an infant exposed to lamotrigine in breast milk. *Ann Pharmacother*. 2009;43(11):1893–1897.

Oberkotter LV. Thyroid function and human breast milk [Letter]. *Am J Dis Child*. 1983;137(11):1131.

Ohkubo T, Shimoyama R, Sugawara K. Measurement of haloperidol in human breast milk by high-performance liquid chromatography. *J Pharm Sci*. 1992;81(9):947–949.

Ohman R, Hagg S, Carleborg L, Spigset O. Excretion of paroxetine into breast milk. *J Clin Psychiatry*. 1999;60(8):519–523.

Ohman I, Vitols S, Luef G, et al. Topiramate kinetics during delivery, lactation, and in the neonate: preliminary observations. *Epilepsia*. 2002;43(10):1157–1160.

Ohman I, Vitols S, Tomson T. Lamotrigine in pregnancy: pharmacokinetics during delivery, in the neonate, and during lactation. *Epilepsia*. 2000;41(6):709–713.

Orliaguet G, Hamza J, Couloigner V, et al. A case of respiratory depression in a child with ultrarapid CYP2D6 metabolism after tramadol. *Pediatrics*. 2015;135(3):e753–e755.

Orme ML, Lewis PJ, De Swiet M, et al. May mothers given warfarin breast-feed their infants? *Br Med J*. 1977;1(6076):1564–1565.

Ost L, Wettrell G, Björkhem I, Rane A. Prednisolone excretion in human milk. *J Pediatr*. 1985;106(6):1008–1011.

Ostrea EM, Chavez CJ, Strauss ME. A study of factors that influence the severity of neonatal narcotic withdrawal. *J Pediat*. 1976;88(4 Pt. 1):642–645.

Page-Sharp M, Kristensen JH, Hackett LP, et al. Transfer of lamotrigine into breast milk. *Ann Pharmacother*. 2006;40(7–8): 1470–1471.

Passmore CM, McElnay JC, Rainey EA, D'Arcy PF. Metronidazole excretion in human milk and its effect on the suckling neonate. *Br J Clin Pharmacol*. 1988;26(1):45–51.

Penny WJ, Lewis MJ. Nifedipine is excreted in human milk. *Eur J Clin Pharmacol*. 1989;36(4):427–428.

Perez-Reyes M, Wall ME. Presence of delta9-tetrahydrocannabinol in human milk [Letter]. *N Engl J Med*. 1982;307(13):819–820.

Petraglia F, De Leo V, Sardelli S, et al. Domperidone in defective and insufficient lactation. *Eur J Obstet Gynecol Reprod Biol*. 1985;19(5):281–287.

Pfizer Laboratories Inc. Product monograph: Altace-ramipril. June 2017. Available at: http://labeling.pfizer.com/ShowLabeling .aspx?id=716. Accessed January 19, 2018.

Phillips SJ, Tepper NK, Kapp N, Nanda K, Temmerman M, Curtis KM. Progestogen-only contraceptive use among breastfeeding women: a systematic review. *Contraception*. 2016;94(3):226–252.

Pisacane A, Graziano L, Mazzarella G, et al. Breast-feeding and urinary tract infection. *J Pediatr*. 1992;120(1):87–89.

Plomp TA, Vulsma T, de Vijlder JJ. Use of amiodarone during pregnancy. *Eur J Obstet Gynecol Reprod Biol*. 1992;43(3):201–207.

Pollard AJ, Rylance G. Inappropriate prescribing of promethazine in infants [Letter]. *Arch Dis Child*. 1994;70(4):357.

Pop C, Metz D, Matei M, et al. Postpartum myocardial infarction induced by Parlodel. *Arch Mal Coeur Vaiss*. 1998;91(9):1171–1174.

Pope HG Jr, McElroy SL, Keck PE Jr, Hudson JI. Valproate in the treatment of acute mania: a placebo-controlled study. *Arch Gen Psychiatry*. 1991;48(1):62–68.

Potts AL, Young KL, Carter BS et al. Necrotizing enterocolitis associated with in utero and breast milk exposure to the selective serotonin reuptake inhibitor, escitalopram. *Journal of Perinatology*. 2007;27:120–122.

Putter J, Satravaha P, Stockhausen H. Quantitative analysis of the main metabolites of acetylsalicylic acid: comparative analysis in the blood and milk of lactating women [German]. *Z Geburtshilfe Perinatol*. 1974;178(2):135–138.

Queenan J. Exploring contraceptive options for breastfeeding mothers. *Obstet Gynecol*. 2012;119(1):1–2.

Quinn PG, Kuhnert BR, Kaine CJ, Syracuse CD. Measurement of meperidine and normeperidine in human breast milk by selected ion monitoring. *Biomed Environ Mass Spectrom*. 1986;13(3): 133–135.

Rambeck B, Kurlemann G, Stodieck SR, May TW, Jürgens U. Concentrations of lamotrigine in a mother on lamotrigine treatment and her newborn child. *Eur J Clin Pharmacol*. 1997;51(6):481–484.

Rampono J, Hackett LP, Kristensen JH, et al. Transfer of escitalo-

pram and its metabolite demethylescitalopram into breast-milk. *Br J Clin Pharmacol*. 2006;62(3):316–322.

Rampono J, Kristensen JH, Hackett LP, et al. Citalopram and desmethylcitalopram in human milk: distribution, excretion and effects in breast fed infants. *Br J Clin Pharmacol*. 2000; 50(10):263–268.

Rampono J, Kristensen JH, Ilett KF, et al. Quetiapine and breastfeeding. *Ann Pharmacother*. 2007;41(4):711–714.

Rampono J, Teoh S, Hackett LP, et al. Estimation of desvenlafaxine transfer into milk and infant exposure during its use in lactating women with postnatal depression. *Arch Women Ment Health*. 2011;14(1):49–53.

Rane A, Sundwall A, Tomson G. Oxazepam withdrawal in the neonatal period [Swedish]. *Lakartidningen*. 1979;76:4416–4417.

Rasmussen F. Mammary excretion of sulphonamides. *Acta Pharmacol Toxicol*. 1958;15:138–148.

Rasmussen F. *Excretion of drugs by milk*. In: Brodie BB, Gillette JR, Ackerman HS, eds. *Concepts in biochemical pharmacology. Part 1*. New York, NY: Springer-Verlag; 1971:390–402.

Ratnayake T, Libretto SE. No complications with risperidone treatment before and throughout pregnancy and during the nursing period. *J Clin Psychiatry*. 2002;63(1):76–77.

Redman CW, Kelly JG, Cooper WD. The excretion of enalapril and enalaprilat in human breast milk. *Eur J Clin Pharmacol*. 1990;38(1):99.

Reeder C, Legrand A, O'Conner-Von S. The effect of fenugreek on milk production and prolactin levels in mothers of premature infants [Abstract]. *J Hum Lact*. 2011;27:74.

Richter C, Sitzmann J, Lang P, et al. Excretion of low molecular weight heparin in human milk. *Br J Clin Pharmacol*. 2001;52(6):708–710.

Robieux I, Koren G, Vandenbergh H, Schneiderman J. Morphine excretion in breast milk and resultant exposure of a nursing infant. *J Toxicol Clin Toxicol*. 1990;28(3):365–370.

Rofsky NM, Weinreb JC, Litt AW. Quantitative analysis of gadopentetate dimeglumine excreted in breast milk. *J Magn Reson Imaging*. 1993;3(1):131–132.

Ryu JE. Caffeine in human milk and in serum of breast-fed infants. *Dev Pharmacol Ther*. 1985;8(6):329–337.

Sachs HC; Committee on Drugs. The transfer of drugs and therapeutics into human breast milk: an update on selected topics. *Pediatrics*. 2013;132(3):e796–e809.

Saenz RB. Iodine-131 elimination from breast milk: a case report. *J Hum Lact*. 2000;16(1):44–46.

Sanders CC. Cefepime: the next generation? *Clin Infect Dis*. 1993; 17(3):369–379.

Sanofi-Aventis Canada Inc. Product monograph: Plavix. 2018. Available at: http://products.sanofi.ca/en/plavix.pdf. Accessed October 28, 2018.

Sanz EJ, De-las-Cuevas C, Kiuru A, et al. Selective serotonin reuptake inhibitors in pregnant women and neonatal withdrawal syndrome: a database analysis. *Lancet*. 2005;365(9458): 482–487.

Sarkar M, Djulus J, Koren G. When a cocaine-using mother wishes to breastfeed: proposed guidelines. *Ther Drug Monit*. 2005;27(1):1–2.

Sauberan J, Bradley J, Blumer J, Stellwagen L. Transmission of meropenem in breast milk. *Pediatr Infect Dis J*. 2012;31:832–834. PubMed Central PMCID: 22544050.

Schadewinkel-Scherkl AM, Rasmussen F, Merck CC, et al. Active transport of benzylpenicillin across the blood–milk barrier. *Pharmacol Toxicol*. 1993;73(1):14–19.

Schering Corporation. Rebetol (ribavirin) product information. 2001. Available at: http://archives.who.int/eml/expcom /expcom15/applications/newmed/ribaravin/APP_REBETOL .pdf. Accessed October 28, 2018.

Schilling GG, Seay RE, Larson TA et al. Excretion of fluconazole in human breast milk [Abstract #130]. *Pharmacotherapy.* 1993;13(3):287.

Schirm E, Schwagermann MP, Tobi H, de Jong-van den Berg LT. Drug use during breastfeeding: a survey from the Netherlands. *Eur J Clin Nutr.* 2004;58(2):386–390.

Schlotterbeck PLD, Kircher T, Hiemke C, Grunder G. Aripiprazole in human milk. *Int J Neuropsychopharmacol.* 2007;10(3):433.

Schmidt K, Olesen OV, Jensen PN. Citalopram and breastfeeding: serum concentration and side effects in the infant. *Biol Psychiatry.* 2000;47(2):164–165.

Schultz ML, Kostic M, Kharasch S. A case of toxic breast-feeding? *Pediatr Emerg Care* [Abstract published online January 6, 2017]. doi:10.1097/PEC.0000000000001009

Schwebke JR. Metronidazole: utilization in the obstetric and gynecologic patient. *Sex Transm Dis.* 1995;22(6): 370–376.

Sedlmayr T, Peters F, Raasch W, Kees F. Clarithromycin, a new macrolide antibiotic: effectiveness in puerperal infections and pharmacokinetics in breast milk [German]. *Geburtshilfe Frauenheilkd.* 1993;53(7):488–491.

Shaaban MM. Contraception with progestogens and progesterone during lactation. *J Steroid Biochem Mol Biol.* 1991;40(4–6):705–710.

Shaaban MM, Salem HT, Abdullah KA. Influence of levonorgestrel contraceptive implants, Norplant, initiated early postpartum upon lactation and infant growth. *Contraception.* 1985;32(6):623–635.

Shaamash AH, Sayed GH, Hussien MM, Shaaban MM. A comparative study of the levonorgestrel-releasing intrauterine system Mirena® versus the Copper T380A intrauterine device during lactation: breast-feeding performance, infant growth and infant development. *Contraception.* 2005;72(5):346–351.

Shetty AK. Tetracyclines in pediatrics revisited. *Clin Pediatr.* 2002;41:203–209.

Shimoyama R, Ohkubo T, Sugawara K. Monitoring of carbamazepine and carbamazepine 10,11-epoxide in breast milk and plasma by high-performance liquid chromatography. *Ann Clin Biochem.* 2000;37(Pt 2): 210–215.

Shyu WC, Shah VR, Campbell DA, et al. Excretion of cefprozil into human breast milk. *Antimicrob Agents Chemother.* 1992;36(5):938–941.

Sinclair D, Murray L. Effects of postnatal depression on children's adjustment to school: teacher's reports. *Br J Psychiatry.* 1998;172:58–63.

Smith JA, Morgan JR. Clindamycin in human breastmilk. *Can Med Assoc J.* 1975;112:806.

Sorensen HT, Skriver MV, Pedersen L, et al. Risk of infantile hypertrophic pyloric stenosis after maternal postnatal use of macrolides. *Scand J Infect Dis.* 2003;35(2): 104–106.

Spencer MJ, Escondido CA. Fluoxetine hydrochloride (Prozac) toxicity in a neonate. *Pediatrics.* 1993;92(5):721–722.

Stahl MM, Neiderud J, Vinge E. Thrombocytopenic purpura and anemia in a breast-fed infant whose mother was treated with valproic acid. *J Pediatr.* 1997;130:1001–1003.

Stang H. Pyloric stenosis associated with erythromycin ingested through breastmilk. *Minn Med.* 1986;69(11):669–670, 682.

Stangier J. Clinical pharmacokinetics and pharmacodynamics of the oral direct thrombin inhibitor dabigatran etexilate. *Clin Pharmacokinet.* 2008;47(5):285–295.

Steiner E, Villén T, Hallberg M, Rane A. Amphetamine secretion in breast milk. *Eur J Clin Pharmacol.* 1984;27(1):123–124.

Stewart RB, Karas B, Springer PK. Haloperidol excretion in human milk. *Am J Psychiatry.* 1980;137(7):849–850.

Stiskal JA, Kulin N, Koren G, et al. Neonatal paroxetine withdrawal syndrome. *Arch Dis Child Fetal Neonatal Ed.* 2001;84(2): F134–F135.

Stowe ZN, Cohen LS, Hostetter A, et al. Paroxetine in human breast milk and nursing infants. *Am J Psychiatry.* 2000;157(2): 185–189.

Stowe ZN, Hostetter AL, Owens MJ, et al. The pharmacokinetics of sertraline excretion into human breast milk: determinants of infant serum concentrations. *J Clin Psychiatry.* 2003;64(1):73–80.

Stowe ZN, Owens MJ, Landry JC, et al. Sertraline and desmethylsertraline in human breast milk and nursing infants [Comments]. *Am J Psychiatry.* 1997;154(9):1255–1260.

Strauss ME, Andresko M, Stryker JC, et al. Methadone maintenance during pregnancy: pregnancy, birth, and neonate characteristics. *Am J Obstet Gynecol.* 1974;120(7): 895–900.

Strijbos E, Coenradie S, Touw DJ, Aerden LAM. High-dose methylprednisolone for multiple sclerosis during lactation: concentrations in breast milk. *Mult Scler.* 2015;21(6):797–798.

Sugawara K, Shimoyama R, Ohkubo T. Determinations of psychotropic drugs and antiepileptic drugs by high-performance liquid chromatography and its monitoring in human breast milk. *Hirosaki Med J.* 1999;51(suppl):S81–S86.

Sulton-Villavasso C, Austin CA, Patra KP, et al. Index of suspicion. Case 1: infant who has respiratory distress. *Pediatr Rev.* 2012;33:279–284.

Summerfield RJ, Nielsen MS. Excretion of lorazepam into breast milk [Letter]. *Br J Anaesth.* 1985;57(10):1042–1043.

Swafford S, Berens P. Effect of fenugreek on breast milk production [annual meeting abstracts]. *BM News and Views.* September 11–13, 2000;6(3).

Sweezy SR. Contraception for the postpartum woman. *NAACOGS Clin Issue Perinat Womens Health Nurs.* 1992;3(2):209–226.

Sykes PA, Quarrie J, Alexander FW. Lithium carbonate and breast-feeding. *Br Med J.* 1976;2(6047):1299.

Syversen GB, Ratkje SK. Drug distribution within human milk phases. *J Pharm Sci.* 1985;74(10):1071–1074.

Taddio A, Ito S, Koren G. Excretion of fluoxetine and its metabolite, norfluoxetine, in human breast milk. *J Clin Pharmacol.* 1996;36(1):42–47.

Takase Z SH, Uchida M. Fundamental and clinical studies of cefuroxime in the field of obstetrics and gynecology. *Chemother (Tokyo).* 1979;27(suppl 6):600–602.

Tegler L, Lindstrom B. Antithyroid drugs in milk. *Lancet.* 1980; 2(8194):591.

Tennes K, Avitable N, Blackard C, et al. Marijuana: prenatal and postnatal exposure in the human. *NIDA Res Monogr.* 1985; 59:48–60.

Tepper NK, Phillips SJ, Kapp N, Gaffield ME, Curtis KM. Combined hormonal contraceptive use among breastfeeding women: an updated systematic review. *Contraception.* 2016;94(3):262–274.

Timm NL. Maternal use of oxycodone resulting in opioid intoxication in her breastfed neonate. *J Pediatr.* 2013;162: 421–422.

Tomson T, Ohman I, Vitols S. Lamotrigine in pregnancy and lactation: a case report. *Epilepsia.* 1997;38(9):1039–1041.

Tran MM, Fancourt N, Ging JM, et al. Failure to thrive potentially secondary to maternal venlafaxine use. *Australas Psychiatry.* 2016;24:98–99.

Treffers PE. Breastfeeding and contraception [Dutch]. *Ned Tijdschr Geneeskd.* 1999;143(38):1900–1904.

Tunnessen WWJ, Hertz CG. Toxic effects of lithium in newborn infants: a commentary. *J Pediatr.* 1972;81(4):804–807.

Turkyilmaz C, Onal E, Hirfanogly IM et al. The effect of galactagogue herbal tea on breastmilk production and short-term catch-up of birth weight in the first week of life. *J Altern Complement Med.* 2011;17(2):139–142.

U.S. Food and Drug Administration (FDA). FDA talk paper: FDA warns against women using unapproved drug, domperidone, to increase milk production. 2004. Available at: http://www.fda.gov/Drugs/DrugSafety/InformationbyDrugClass

/ucm173886.htm. Accessed January 27, 2013.

U.S. Food and Drug Administration (FDA). Product monograph: apixaban. 2012. Available at: https://www.accessdata.fda .gov/drugsatfda_docs/label/2012/202155s000lbl.pdf. Accessed January 19, 2018.

U.S. Food & Drug Administration (FDA). FDA drug safety communication: FDA restricts use of prescription codeine pain and cough medicines and tramadol pain medicines in children; recommends against the use in breastfeeding women. 2017. Available at: https://www.fda.gov/Drugs/DrugSafety /ucm549679.htm. Accessed January 12, 2018.

Uwaydah M, Bibi S, Salman S. Therapeutic efficacy of tobramycin: a clinical and laboratory evaluation. *J Antimicrob Chemother.* 1975;1(4):429–437.

Veiby G, Engelsen BA, Gilhus NE. Early child development and exposure to antiepileptic drugs prenatally and through breast-feeding: a prospective cohort study on children of women with epilepsy. *JAMA Neurol.* 2013;70(11):1367–1374.

von Keutz E, Ruhl-Fehlert C, Drommer W, Rosenbruch M. Effects of ciprofloxacin on joint cartilage in immature dogs immediately after dosing and after a 5-month treatment-free period. *Arch Toxicol.* 2004;78:418–424.

von Unruh GE, Froescher W, Hoffmann F, Niesen M. Valproic acid in breast milk: how much is really there? *Ther Drug Monit.* 1984;6(3):272–276.

Watanabe NKM, Sugibayashi R, Nakamura T, et al. Perinatal use of aripiprazole: a case report. *J Clin Psychopharmacol.* 2011;31(3):377–379.

Webster J, Piscitelli G, Polli A, et al. Dose-dependent suppression of serum prolactin by cabergoline in hyperprolactinaemia: a placebo controlled, double blind, multicentre study. European Multicentre Cabergoline Dose-finding Study Group. *Clin Endocrinol (Oxf).* 1992;37(6):534–541.

Weibert RT, Townsend RJ, Kaiser DG, Naylor AJ. Lack of ibuprofen secretion into human milk. *Clin Pharmacol.* 1982;1(5): 457–458.

Westergren T, Hjelmeland K, Kristoffersen B, et al. Probable topiramate-induced diarrhea in a 2-month-old breast-fed child: a case report. *Epilepsy Behav Case Rep.* 2014;2:22–23. doi:10.1016/j.ebcr.2013.12.006

Whalley LJ, Blain PG, Prime JK. Haloperidol secreted in breast milk. *Br Med J (Clin Res Ed).* 1981;282(6278):1746–1747.

White WB, Andreoli JW, Cohn RD. Alpha-methyldopa disposition in mothers with hypertension and in their breast-fed in-

fants. *Clin Pharmacol Ther.* 1985;37(4):387–390.

Whitelaw AG, Cummings AJ, McFadyen IR. Effect of maternal lorazepam on the neonate. *Br Med J (Clin Res Ed).* 1981;282(6270):1106–1108.

Wiesen MH, Blaich C, Müller C, Streichert T, Pfister R, Michels G. The direct factor Xa inhibitor rivaroxaban passes into human breast milk. *Chest.* 2016;150(1):e1–e4.

Wiles DH, Orr MW, Kolakowska T. Chlorpromazine levels in plasma and milk of nursing mothers. *Br J Clin Pharmacol.* 1978;5(3):272–273.

Winecker RE, Goldberger BA, Tebbett IR, et al. Detection of cocaine and its metabolites in breast milk. *J Forensic Sci.* 2001;46(5): 1221–1223.

Wischnik A, Manth SM, Lloyd J, et al. The excretion of ketorolac tromethamine into breast milk after multiple oral dosing. *Eur J Clin Pharmacol.* 1989;36(5):521–524.

Wittels B, Glosten B, Faure EA, et al. Postcesarean analgesia with both epidural morphine and intravenous patient-controlled analgesia: neurobehavioral outcomes among nursing neonates. *Anesth Analg.* 1997;85(3):600–606.

Wittels B, Scott DT, Sinatra RS. Exogenous opioids in human breast milk and acute neonatal neurobehavior: a preliminary study. *Anesthesiology.* 1990;73(5):864–869.

Wojnar-Horton RE, Kristensen JH, Yapp P, et al. Methadone distribution and excretion into breast milk of clients in a methadone maintenance programme. *Br J Clin Pharmacol.* 1997;44(6):543–547.

World Health Organization (WHO). Yellow fever vaccine and breastfeeding. 2010. Available at: http://www.who.int/vaccine _safety/committee/topics/yellow_fever/Jun_2010/en/. Accessed January 15, 2018.

World Health Organization (WHO). Global nutrition targets 2025. Breastfeeding Policy Brief. 2014. Available at: http:// www.who.int/nutrition/publications/globaltargets2025 _policybrief_breastfeeding/en/. Accessed January 12, 2018.

Wretlind M. Excretion of oxazepam in breast milk. *Eur J Clin Pharmacol.* 1987;33(2):209–210.

Yoshida K, Smith B, Craggs M, Kumar R. Neuroleptic drugs in breast-milk: a study of pharmacokinetics and of possible adverse effects in breast-fed infants. *Psychol Med.* 1998;28(1):81–91.

Yoshioka H, Cho K, Takimoto M, et al. Transfer of cefazolin into human milk. *J Pediatr.* 1979;94(1):151–152.

Zekoski EM, O'Hara MW, Wills KE. The effects of maternal mood on mother–infant interaction. *J Abnorm Child Psychol.* 1987;15(3):361–378.

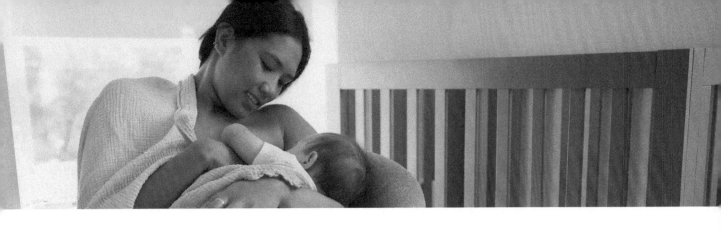

第六章
病毒感染与母乳喂养

▶ 一、概述

病毒感染的母婴传播（mother-to-child transmission，MTCT）可以发生在妊娠期、产时和/或产后阶段。妊娠期一般是感染源经胎盘传播，产时是通过接触感染后的产道或母体感染后的体液（如血液），产后传播则来自于母婴的亲密接触（如皮肤接触或呼吸道扩散）或者感染的母体体液进入婴儿消化道（如乳汁、血液）。因此，产后母体获得性的病毒感染，传播给婴儿可分为两个途径：经过或不经过乳汁传播。本章主要讨论以下几个问题。

1. 感染或血清学阳性母亲的乳汁中可发现哪些病毒？

2. 这些病毒通过母乳喂养传播给婴儿的风险？

3. 婴儿感染这些病毒后结局如何？

4. 乳汁中的保护因子是否能限制某些病毒的传播，或者减轻婴儿该病毒感染后的严重程度？

5. 对母儿感染，目前有无有效治疗手段？

但遗憾的是，对于上述问题的答案各不相同。有些回答很宽泛、易理解、有良好的科学证据和临床经验支持，但有些回答则不完善，或者只是基于1~2个个案，仅仅是流行病学观察的结果，或者基于实验室的研究，而非临床观察。本章将涉及这些问题，但同时也认识到，对于病毒 MTCT 这一复杂问题来说，答案绝不简单。

人乳是"人类婴儿的支持系统"，给哺乳中的婴儿提供保护、各种信息及营养。但由于乳汁可能传播感染介质，因此也可能对婴儿形成一定的危害。母乳具有"抗感染的保护作用"的概念众所周知，因为对于乳汁的经典及最新的免疫学机制研究都发现，乳汁能够保护婴儿免受很多病原和感染的困扰，作用范围之广令人惊讶。但这种"保护"也是不完全的，乳汁只是减少了感染的风险，但并不能完全消除感染的可能性。由于各种感染物质是不同的，因此重要的是具体分析其利弊。

▶ 二、人类免疫缺陷病毒

（一）背景

人类免疫缺陷病毒（human immunodeficiency virus，HIV）为反转录病毒，顾名思义，是指其遗传物质 RNA 必须经反转录到 DNA 才能感染细胞。人乳汁中可以检测到病毒前体（整合到细胞遗传物质中的 DNA 形式的 HIV）或者游离病毒（成熟的具有感染性的 RNA 形式的病毒）。据估计，全球 15~49 岁的人口中，HIV 感染者约为 0.8%（0.7%~0.9%），美国的成人感染率达 0.5%。世界卫生组织（World Health Organization，WHO）2016 年"全球 HIV/AIDS 更新报告"指出，到 2015 年底，共有 3 670 万 HIV/AIDS 感染者。青春期少女和年轻女性（15~24 岁）为 HIV 感染的高危人群，该人群占全球成人人口比例的 11%，但新发 HIV 感染病例占全球的比例大 20%。

（二）传播风险

HIV 通过接触感染者的血液或与感染的血液

和体液有黏膜接触而传播。在成人中，静脉吸毒和性行为是获得性 HIV 感染的最常见途径。在婴儿或低龄儿童，大多数感染来自于围产期或哺乳期的 MTCT。美国国内，围产期 HIV 感染者的估计数量的高峰在 1991 年，之后得益于干预的介入，感染数量有所下降（详见本章后面的相关内容）。围产期的年 HIV 感染率从 2008 年的 6.0/10 万，已经降至 2013 年的 2.6/10 万。在美国出生的婴儿中，每年的围产期 HIV 感染率也从 2008 年的 3.6/10 万，下降到 2013 年的 1.8/10 万。

（三）人类免疫缺陷病毒感染的结局

HIV 感染后如未经治疗，可导致 T 细胞免疫功能崩溃，引发一系列反复、严重、最终威胁生命的机会性感染，称之为获得性免疫缺陷综合征（acquired immunodeficiency syndrome，AIDS）。成人从 HIV 感染发展到 AIDS 需要数年时间，但围产期感染的婴儿，一般在 1 岁以内即发生 AIDS。

（四）干预/治疗措施

美国实施的一些措施明显降低了围产期 HIV 感染，包括孕妇常规 HIV 筛查、对母婴的抗逆转录病毒治疗（antiretroviral therapy，ART）控制和预防感染、避免母乳喂养。自本书上一版发行后，又有很多研究深入研究了母乳喂养和预防 MTCT 的问题。

HIV 阳性的妈妈哺乳，会导致 HIV 传播。但获得性感染的风险因母乳喂养的情形不同而有所差异。纯母乳喂养可以降低早期（泌乳最初的 6 个月）的乳汁 HIV 传播，但研究显示，传播的风险会随着母乳喂养的持续一直存在。同一研究还显示，人工喂养方式（不喂母乳）对于 6 月龄婴儿来说，感染 HIV 的风险与纯母乳喂养相同，而混合喂养（母乳喂养和人工喂养方式同时进行）的早期传播风险最大。但因为混合喂养的婴儿很快会过渡到全部为人工非母乳方式喂养，因此其 HIV 获得性感染的风险窗口与纯母乳喂养者相比较短（3 周后就没有风险了），而纯母乳喂养的全部过程内都存在感染风险。该研究还注意到各组的样本量没有可比性，短期、有 HIV 高传播风险（混合喂养）的婴儿与长时间、低 HIV 传播风险（纯母乳喂养）的婴儿相比，6 个月时无 HIV 感染存活的可能性是相同的（约为 75%）。而该研究最令人震惊的结果，是发现人工方式喂养（无母乳）的婴儿，其 3 个月时的死亡率比纯母乳喂养的婴儿高近 2.5 倍，再次印证了资源缺乏地区母乳喂养在预防婴儿

死亡方面的重要性。

ART 的引入显著降低了产后 HIV 的转播，甚至在母乳喂养的妈妈中也有意义。有关 HIV MTCT 预防的研究已经从喂养方式的调整，转为强调母亲 ART 治疗和婴儿的预防措施，使 HIV 感染的母亲在母乳喂养时，能够减少婴儿的获得性感染风险。很多研究显示，母亲接受 ART 后，产后 HIV 传播风险明显降低；因此 WHO 推荐 HIV 阳性母亲母乳喂养者至少 ART 坚持 1 年。

美国 HIV 感染的女性中，大约 80% 为育龄女性。所有孕妇常规筛查 HIV 并进行咨询，对 HIV 阳性者给予 ART 治疗，已经是美国的标准治疗规范。CDC 一直推荐，HIV 感染女性避免母乳喂养，使用其他替代喂养方式。WHO 推荐 HIV 感染的母亲应母乳喂养至少 12 个月，可以持续母乳喂养直至 24 个月或更长（与普通人群相同），但同时严格坚持 ART。此外，2016 年 WHO 的指南还强调，尽管推荐纯母乳喂养，但在 ART 的情况下，不必因混合喂养而停止母乳喂养。

（五）母亲/婴儿的抗反转录病毒治疗/预防

1994 年之前，美国围产期 HIV 的 MTCT 率为 25%~30%。法案 076 实施后，即在妊娠期、产程中和分娩期给产妇给予齐多夫定（zidovudine，AZT）治疗及产后新生儿 AZT 预防，使围分娩期的 HIV MTCT 率下降到 2% 以下。在资源缺乏地区，这一方案较难实施，但有相关较为简单的措施已经有所研究，即给予产程中的产妇和出生后的婴儿单次剂量的廉价的、代谢缓慢的抗反转录病毒药物——涅韦利平（neviripine）。

最初研究发现，这一措施使 HIV 在分娩前后的 MTCT 率下降约 47%，并引发了一系列相关研究，探讨涅韦利平单独用药或联合其他药物时，在围产期的预防效果。但研究中意外发现，母亲使用单次剂量的涅韦利平后，15% 的女性可产生涅韦利平 - 耐药 HIV。如围分娩期的预防失败，则涅韦利平暴露后的婴儿也可以产生耐药。

涅韦利平单次剂量使用后，药物在血中可持续存在 3 周，另外，大多数经母乳的 HIV 传播发生在生后早期，因此，有必要探讨产后给妈妈涅韦利平治疗是否能够改变经乳汁 HIV 的 MTCT。与 AZT 方案比较，产程中给予 HIV 感染产妇单次剂量涅韦利平治疗，在出生后 1 年半的期间，可使婴儿获得性 HIV 感染的相对风险降低 41%。由于涅韦利平单剂疗法会出现耐

药,其他 ART 药物与涅韦利平联合治疗的方案也有研究,旨在探讨在非洲和南亚及东南亚地区,能否预防经乳汁的 HIV 传播,以及是否对母体 HIV 疾病有长效抑制作用。在 MTCT 预防取得明显进展之后,WHO 在 2010 年的指南中推荐延长 ART 治疗。最新的 WHO 指南推荐,所有 HIV 感染的孕妇和哺乳期女性都应启动三联药物治疗(ART),且维持时间至少覆盖母婴传播的高危阶段。符合治疗标准的女性应终身接受 ART 治疗(治疗标准是 CD_4 计数 <500 个细胞数 /mm^3)。

WHO 避免围产期 HIV 传播的一般性指南包括以下四管齐下的措施。

1. 育龄女性 HIV 感染的初级预防。
2. HIV 感染女性防止意外妊娠。
3. 预防 HIV 感染女性将 HIV 传播给婴儿。
4. 针对 HIV 感染的女性,其子代及家庭提供恰当的治疗、护理和支持。

(六)医务工作者

接触母乳或哺乳期女性的医务工作者应注意保护自己免受病毒感染。CDC 推荐在处理所有患者的血液和 / 或体液时,无论其是否处于感染状态,都应该采取“标准防护”措施。“标准防护”措施适用于血液和其他含有肉眼可见血液的体液(如精液、阴道分泌物或乳汁),但不包括不含有肉眼可见血液的母乳[职业安全和卫生管理(Occupational Safety and Health Administration,OSHA)标准]。人乳的职业暴露并非 HIV 的传播途径,尽管如此,频繁接触人乳(如吸奶器清洁、在母乳库工作等)的医务人员还是应谨慎,戴手套操作,但接触乳房时无须佩戴手套(如乳房评估)。如果母亲的乳房上有开放性伤口,则应佩戴手套,这对母亲和医务人员都具有保护作用。工作人员在分娩及做新生儿护理时,都应常规佩戴手套。在和患者或任何体液接触的前后,工作人员都应强调洗手的作用,这是控制感染的标准操作,应严格遵守,以预防母亲、婴儿和医务工作者之间任何感染的传播。

目前尚无足够证据确保母乳在巴氏消毒后可以消除 HIV 传播的风险。曾有学者提出各种针对母乳的处理措施,尝试用于减少或预防 HIV 的 MTCT,也进行过相关研究。其中很多措施的研究结果显示,的确可以减少母乳中的病毒含量,但没有任何一项措施可以消除传播的风险。美国儿科学会认为“这些方法不大可能完全消除母乳中的 HIV”,而且,因为这些处理母乳的方法需要成本、人群的接受程度不一、对母乳中其他保护性作用也可能有影响,故不支持使用这些方法。

(七)咨询

人类历史中,没有任何通过治疗来控制流行的先例,而 HIV 感染既是个人健康问题,也是公共健康问题,最好的控制是预防其发生,而不是治疗。零感染风险是公共卫生的目标,纯母乳喂养同时母亲接受 ART 可以降低但不能消除哺乳期婴儿的 HIV 感染风险。目前,HIV 的 MTCT 的“零风险”传播方法是避免人乳喂养。将来随着研究的深入,可能会发现新的方法,可以允许 HIV 感染的母亲母乳喂养,而不必担心 HIV 传播的风险,或者传播的风险很低可以忽略不计。即使到那个时候,因各地实际情况的不同,预防 HIV 获得性感染仍将是全球控制 HIV MTCT 努力的目标。同时,尽早了解 HIV 的传播方式及危险因素,早期干预仍有助于预防。大多数女性的 HIV 感染都来自性传播,而对于很多其他类型的性传播疾病来说,屏障预防和安全的性生活会降低传播的风险。因此,指导女性进行“安全的性行为”可以作为 HIV 感染 MTCT 传播的补充预防措施。

HIV 感染的女性各行各业都有。无论其直接的感染原因是什么,一旦知道自己被 HIV 感染,其生活都会几近崩溃。极少有疾病会让患者产生如此强烈的耻辱感和被社会所隔绝。尽管 HIV 感染的女性极其希望得到家庭、朋友和其他支持组织的帮助,但因为 HIV 的“秘密性”,她们不愿告知他人,因而往往得不到这些支持系统。而针对她们的咨询也比较复杂,因为她们难于抉择,既要考虑 HIV 对自身的影响,又要应对这一事实对家庭的影响。

▶ 三、单纯疱疹病毒

疱疹是由单纯疱疹病毒(herpes simplex virus,HSV)引起的一种人类常见的感染性疾病。HSV-1 是 DNA 病毒,有潜伏期,即初次感染后,DNA 病毒整合入细胞 DNA(通常是神经细胞)而进入“潜伏”状态。处于“潜伏”状态的病毒在宿主一生的任何时间都可能反复脱离潜伏状态,引发临床病变。无论在多大年龄被感染了这种病毒,HSV 都可以反复感染,通常在初始接触部位出现痛性水疱。HSV 感染的反复是因为潜伏的病毒重新活化所致,并非是新的感染。

不同年龄阶段的患者临床疾病表现形式不同。成人中最常见的是口唇部的疱疹和生殖器疱疹(一种性传播疾病),前者是 HSV-1 型病毒引起的,后者是 HSV-2 型。儿童中最常见的感染形式是原发(即初次感染)疱疹性龈口炎,即唇、口和咽部的溃疡性感染(如非直接接触感染后的唾液,一般很少扩散到身体其他部位)。疱疹性龈口炎一般为自限性,复发常见于口唇部,称为"口疮"或"水疱"。成人和儿童都可能发生疱疹性脑炎(脑部感染),但所幸并不常见。新生儿和小婴儿的 HSV 感染有 3 种疾病表现形式:疱疹性脑炎(占 25%)、扩散性疱疹感染(占 40%)和皮肤/眼/黏膜疱疹(占 45%)。前两者病情一般较严重,有较高的发病率和死亡率,皮肤/眼/黏膜疱疹一般限于局部,因而得以命名,与前两种形式比较,发病率和死亡率较低。

婴儿的 HSV 感染可能通过接触正在感染的皮肤、口唇的破损获得,但常见的方式是分娩时接触感染的产道。出生时经过的产道如果是复发性生殖道 HSV 感染,则婴儿发生临床疱疹感染的风险不足 5%;但如果是原发性生殖道疱疹感染,则婴儿有 50% 的可能发生临床感染。临床感染症状一般发生在出生后的 7~20 天,但如果出生时 HSV 暴露量大或者母亲是原发感染,可能症状会更早出现。尽管普通人群的生殖器疱疹感染率较高,新生儿的疱疹感染率却较低,为 1/10 000~1/2 000。

对于有反复生殖器疱疹的孕妇,阴道分娩仍然是安全的,除非在足月时有活动病变。如果有活动病变存在,在破膜后 6 小时内应进行剖宫产分娩。如果孕妇有反复感染史,且分娩时没有活动病变或临床感染症状,则不推荐剖宫产。

(一)结局

对于已经度过新生儿期的婴儿、儿童和成人,HSV 感染即使不治疗,也通常是局部和自限性的。但一生中可能反复发作。在免疫力差的宿主,包括新生儿,HSV 感染有较高的发病率和死亡率,实际情况取决于扩散的程度、中枢神经系统是否受累,以及治疗是否及时。

(二)HSV 和母乳喂养

HSV 是否通过母乳传播尚有疑问。有个案报道在人乳中检测到 HSV DNA,另一例报道则认为新生儿经母乳感染 HSV。通过母乳喂养的传播,更倾向于是婴儿与乳房局部的疱疹病损直接接触所致。

有一例从口到乳房的传播,是学步儿将 HSV 在哺乳时传给了妈妈,该幼儿在下唇内侧有病损,妈妈乳头发展出痛性水疱,而幼儿的口部病损和妈妈乳头的病损都呈 HSV-1 阳性。停止母乳喂养 1 周,妈妈口服阿昔洛韦 5 天后好转,之后恢复哺乳。该作者认为,在幼儿有口腔 HSV 病损时,应咨询是否在进行哺乳,以对情况进行评估,尽早开始干预。

第二例病例为一位妈妈产后发生乳晕破损且坚持哺乳。住院期间婴儿无恙,出生后 2 天出院。出生后 4 天,婴儿出现口部和下颌的水疱,婴儿在出生后 6 天的病损部位及出生后 7 天妈妈的乳房病损部位均分离出 HSV-1。婴儿出生后 11 天死亡。此例报道提示,围产期婴儿的 HSV 获得性感染可能很严重,因此提出婴儿应避免接触任何可能有 HSV 感染的病损,因为 HSV 感染病损的水疱液体中富含具有感染性的病毒。

乳房病损几乎很少是一个家庭中单纯疱疹病毒临床感染的最初表现。家庭成员的原发疱疹感染可能会传给婴儿(如父亲通过性行为传给母亲,或兄弟姐妹/祖父母对孙辈的亲吻等)。因此,病毒可以通过母-婴、婴-母或其他家庭成员-婴儿的方式传播,之后婴儿再于哺乳时传给母亲。

(三)母乳中的保护因素

尚不知晓人乳中有针对 HSV 感染的保护因子。

(四)咨询

由于婴儿的 HSV 感染大多数来自于母亲的生殖道,因此相关咨询会有些困难或引起当事者情绪变化。在新生儿出现 HSV 感染时,因为会被问到诸如"病毒来自哪里"和"我是如何受到感染的"等问题,可能会出现各种情绪,如歉疚感、担心个人生活细节的暴露和/或夫妻之间的忠诚度等,潜意识里总想责备某人。所以,在这种情形下,最好的办法是强调目前的问题和将来的处理而不是追问过去的情形,同时强调婴儿如何需要父母的支持等。

(五)治疗/干预

乳房有疱疹病损的女性,其患侧乳房应停止哺乳,应遮盖活动病变部位,防止与吃奶的婴儿接触。如果没有乳房病损,但妈妈伴有 HSV-1 或 HSV-2 感染,婴儿可以接受母乳喂养,并且和妈妈住在一起。为防止病毒传播给婴儿,应严格洗手、穿专用长袍、遮盖任何病损部位。妈妈哺乳时不需佩戴乳胶或腈类手套。

母亲 HSV 感染的治疗取决于严重程度,通常是对症治疗、防止扩散。经批准可用于治疗 HSV

感染的抗病毒药物有 3 种:阿昔洛韦、伐昔洛韦和泛昔洛韦。对于母亲的严重感染和婴儿任何程度的感染,常见的治疗方案是积极的早期应用静脉阿昔洛韦。新生儿 HSV 急性感染治疗后口服阿昔洛韦,可改善伴有 HSV 中枢神经系统病变的婴儿神经发育结局,预防所有新生儿期 HSV 感染的婴儿皮肤病变的复发。口服和局部阿昔洛韦可用于不严重的母亲感染,但不推荐有反复 HSV 感染史的孕妇常规使用阿昔洛韦。目前有非处方的抗病毒膏剂或麻醉凝胶,可用于唇疱疹或口疮的对症治疗,但对于预防 HSV 排毒的作用不清楚。用肥皂水轻柔清洁疱疹病损,可能预防继发的细菌感染。

▶ 四、水痘 - 带状疱疹病毒

水痘 - 带状疱疹病毒(varicella-zoster virus, VZV)是疱疹病毒家族的另一个成员,主要引起 2 种疾病——水痘和带状疱疹。感染具有终生性,病毒可持续潜伏于宿主的神经细胞中。水痘是儿童期出现的皮疹,为原发 VZV 感染,有明显的传染性。患水痘的儿童在皮疹出现前 48 小时就已经具有传染性,且持续至皮疹完全脱痂后。美国在儿童期的水痘主动免疫接种始于 1995 年,极大降低了感染率。

大多数成人因为曾经感染或免疫接种过,所以对 VZV 有免疫力,因此对于有水痘的母亲能否哺乳的问题并不常见。对水痘没有免疫力的个体,一旦接触 VZV,则接触后的第 10~21 天可能具有传染性。典型的水痘引发的皮损是从颈部和躯干开始,扩散到脸部、头皮、黏膜和四肢。初发时为小的、球形水疱,内含清亮液体,水疱周围有红斑(像玫瑰花瓣上的露珠),进而发展为扁平的水疱,内含逐渐混浊的液体。水疱中的液体具有高度传染性。水疱先后出现,出现后 2~5 天内结痂。预防水痘,婴儿可以注射两剂减毒活疫苗(12~15 个月和 4~6 岁各 1 次),50 岁以上成人使用同样疫苗,但需较大剂量,亦可预防带状疱疹发病。所有医务工作者为易感人群,CDC 推荐进行 VZV 免疫。

(一)水痘 - 带状疱疹病毒传播

任何年龄段的易感人群都可以感染水痘。女性可以在哺乳期间感染,此时应继续母乳喂养。因为水痘的感染有窗口期,在妈妈出现可见的皮肤病损之前,婴儿可能已经被感染。婴儿一旦感染,出现的皮损可能会多于大龄儿童,但一般能很好的耐受。

(二)感染的结局

如果孕妇在孕期出现水痘,则婴儿可在宫内被 VZV 感染(先天水痘)。孕期发病的时间很重要,原因有以下几方面。先天性水痘综合征是一种症状严重的宫内感染,是发生在孕期前半期的 VZV 感染所致。刚刚出生的婴儿可见肢体发育不良、神经和视觉异常以及特征性的皮肤瘢痕结痂等皮肤表现。所幸,这种形式的先天感染罕见(1/100 000~6/100 000 分娩)。孕晚期的水痘可感染胎儿,但一般可以耐受不发病,但婴儿期发生带状疱疹的风险增加。

围产期(分娩前 5 天至产后 2 天)出现水疱的产妇情况比较特殊,新生儿发生水疱的风险为 50%,死亡率接近 30%,可能是因为缺乏经胎盘转运的抗 VZV 抗体。这种情况下,新生儿可以出生时给予高滴度的水痘带状疱疹免疫球蛋白,以降低死亡率。妈妈即使在孕期注射过水痘带状疱疹免疫球蛋白,婴儿出生后也仍需治疗。

(三)母乳的保护因素

尚未发现人乳中有针对 VZV 的保护因子。

(四)治疗和干预

VZV 经呼吸道和接触传播,因此患病的孕妇入院分娩时,应注意空气和接触隔离(手套、面罩、隔离衣)以控制感染。分娩后,应与其他母婴隔离,但母婴之间不必分离。应鼓励母乳喂养。如果可以,母婴应尽快出院,减少传染给院内他人的机会,但能否出院需根据母婴状况具体确定。如果婴儿和妈妈分开,妈妈应吸奶或手挤母乳。在妈妈的皮肤病损完全结痂前,应避免婴儿直接接触病损部位。孕期出现带状疱疹与宫内 VZV 感染无关(推测是由于存在的母体抗 VZV 抗体)。

未免疫的医务人员如有水痘病毒暴露,则在暴露后的 10~21 天内,不应再接触未经免疫过的患者 / 妈妈婴儿。未免疫、非孕的 VZV 暴露过的医务人员应接种 VZV 疫苗。母乳喂养的母亲如果不确定是否具有免疫能力,应接种水痘疫苗,没有证据表明水痘疫苗株可以通过母乳分泌或传染给母乳喂养的婴儿。

▶ 五、巨细胞病毒

巨细胞病毒(cytomegalovirus,CMV)是疱疹病毒家族的成员,可能是导致全球最常见的先天性感染的病原。感染具有终身性,病毒可在宿主体内的多种细胞中持续潜伏存在。成人体内

CMV 抗体的阳性率在资源丰富的地区为 50%，而资源欠发达地区为 90%，提示 CMV 感染通常发生在年轻时。在资源欠发达地区及社区儿童保健和母乳喂养较为普遍的国家中，低龄儿童 CMV 抗体的阳性率最高。

（一）传播风险

CMV 常可在很多种体液中检出（人乳、生殖器、尿、咽部分泌物），经过与上述体液的接触传播。母乳喂养时母婴间 CMV 的传播率为 60%~70%，传播率的高低与母乳喂养持续时间和乳汁中的 CMV 载量有关。

（二）结局

足月儿哺乳期的 MTCT 几乎都是无症状的，因此 CMV 感染的妈妈可以哺乳。CMV 感染最大的风险在于胎儿（通常是母亲在孕期出现原发性 CMV 感染）或者从乳汁中获得感染的早产儿（胎龄 32 周之前出生或出生体重低于 1 500g）。如孕期发生 CMV 原发感染，则约一半的胎儿会感染 CMV，而且这些先天 CMV 感染的胎儿中 10% 出生时会有临床表现（肝炎、中性粒细胞减少、血小板减少、败血症样综合征），因此一出生就会诊断为 CMV 感染。在这些有症状的婴儿中，40%~60% 会后续出现听觉、认知或运动的损害；另外 90% 先天性感染 CMV 但出生时没有症状的婴儿中，10%~15% 会在儿童期发生感觉神经性耳聋。与足月儿相比，感染 CMV 的早产儿更可能出现感染症状，包括败血症综合征、肺炎、坏死性小肠结肠炎、肝炎、血小板减少或中性粒细胞减少等，都可能延长患儿在 NICU 的住院时间。CMV 阳性的乳汁是否能用于喂养极早产儿的问题一直有争议。

（三）母乳中的保护因素

尚未发现没有感染过 CMV 的母亲乳汁中有针对 CMV 的保护因子。

（四）咨询

CMV 感染可以经母乳喂养传播，小早产儿经母乳 MTCT 获得 CMV 感染后可致严重疾病状态。尽管无法预估重症病例的患病风险，但这种风险可能很低，不过确实存在。权衡 CMV 经母乳传播的利弊，很多人会认为，对于 NICU 中的体重小、低龄、不稳定和生命较为脆弱的早产儿来说，可能弊大于利。这些早产儿可以使用 CMV 阴性的捐赠乳或母乳库母乳，会较为安全。对于稍大的早产儿（是指 NICU 住院期间主要是喂养和长体重的婴儿），也许可以母乳喂养，但需根据具体情况确定。

（五）管理／干预

乳汁的巴氏消毒可以灭活 CMV；乳汁冷冻到 -20℃（-4°F）可以降低病毒滴度，但不能消灭 CMV。因为母乳库的捐赠乳在保存和分装前都经巴氏消毒，因此应不含有感染性的 CMV。

CMV 感染一般不用治疗，除非是感染者免疫低下或为先天感染的婴儿。目前，FDA 批准的治疗 CMV 的药物有 4 种：更昔洛韦（zirgan）、缬更昔洛韦（valcyte）、膦甲酸（foscavir）、西多福韦（vistide）。但因药物的毒性作用、口服吸收差及长时间应用可能产生 CMV 耐药等，临床使用受限。不过，对于有症状的先天 CMV 感染的新生儿，推荐缬更昔洛韦治疗 6 个月，研究表明治疗可轻微改善婴儿 24 个月时的听力和生长发育结局。

▶ 六、风疹病毒

风疹病毒是引起风疹的病毒，该病一度流行于儿童，表现为皮疹。尽管其感染是自限性的，通常在儿童引起的病变也很轻微，但众所周知，如果孕妇感染风疹病毒，很可能引起胎儿先天性感染，导致严重的眼、心脏和脑的出生缺陷。这种宫内感染的严重不良结局，促进了有效疫苗的研制，现所有儿童都常规注射［麻疹／腮腺炎／风疹疫苗（MMR）］，资源发达国家几乎已经消灭了风疹。

（一）传播风险

风疹病毒对胎儿具有致畸性，因此通过乳汁传播的病毒对婴儿也可能同样有害。根据产后风疹疫苗受试者的研究，风疹病毒可通过母乳中的淋巴细胞传给婴儿，婴儿体内可能暂时产生针对疫苗中的病毒的抗体（提示感染）。但通过这种疫苗的病毒暴露的方式不会使婴儿发病，不过这一结果在野生型风疹病毒是否相同并不确定。无论如何，这一观察性研究至少说明风疹病毒可以经母乳传播，并引起婴儿感染。经过野生型的风疹病毒感染婴儿是否仍然表现为无症状，并不清楚。

（二）感染的结局

在婴儿和儿童，感染风疹后病程短且会出现皮疹。同时出现的发热通常比较轻微，腺体常见肿大。孕妇感染时，胎儿结局不良。

（三）母乳中的保护因素

尚未发现没有感染过风疹的母亲乳汁中有针对风疹病毒的保护因子。

（四）管理／干预

美国儿科学会推荐，患有风疹或近期接种过

减毒风疹活疫苗的女性可以继续哺乳。

七、乙型肝炎病毒

乙型肝炎病毒（hepatitis B virus，HBV）可引发肝脏的感染，导致一系列症状（取决于感染的程度和持续时间）。无论婴儿还是成人，急性感染可以无症状，也可能是严重程度不同的各种表现，轻至"流感"样症状，重可至迅速发展的肝衰竭。急性感染可以痊愈，或者变为慢性的终身感染状态。慢性感染与在30~40年后肝细胞癌的发生有关。

（一）传播风险

HBV 经接触感染者的血液或体液分泌物传播，因此接触感染者的血液或性交都可能传播。新生儿的 HBV 感染中估计 3%~13% 都来自于分娩前的宫内感染。其余绝大多数围产期的获得性感染都源自分娩前或分娩过程中与母亲血液和体液的接触，产时传播的风险增加，因此 HBV 的免疫预防和接种都是在出生后即刻进行。

母亲急性和慢性 HBV 感染者，乳汁中都可检测到 HBV 抗原和 DNA，由于乙肝是血液和体液传播性肝炎，理论上乳汁应该也可以传播。但对 HBV 感染母亲的婴儿的流行病学研究提示，如果婴儿在围分娩期接受恰当的 HBV 被动和主动免疫后，是否接受母乳喂养，其感染率没有差异。这一矛盾现象目前还没有很好的解释，但有学者提出，血液暴露（如分娩时，或血液污染的母乳等）才是 HBV 感染的真正风险所在，而不是常规意义上的母乳喂养。

（二）母乳中的保护因素

尚未发现没有感染过 HBV 的母亲乳汁中有针对 HBV 的保护因子。

（三）感染结局

绝大多数围产期 HBV 获得性感染是无症状的，其中约 90% 变为慢性 HBV 感染，可能有远期肝细胞癌的发生风险。

（四）治疗 / 干预

在美国，孕妇在孕期常规筛查 HBV，但结果的解释容易混淆，因为不同的检测结果临床意义可能完全不同。确定感染状态和感染风险的最重要检测如下：

1. 乙肝表面抗原（hepatitis B surface antigen，HBsAg）：HBsAg 是覆盖在 HBV 表面的物质，HBsAg 阳性提示血液中有完整的病毒或病毒颗粒。HBsAg 阳性个体可以通过体液传播 HBV。

2. 乙肝核心抗原（hepatitis B e antigen，HBeAg）：HBeAg 是感染性病毒颗粒的组成部分，血液中存在 HBeAg 提示病毒正在活跃复制。HBeAg 阳性时，通过血液和体液传播病毒的风险最大，即使极少量的血液或体液暴露，也能传播 HBV。

3. HBV-DNA：如果此项检查阳性，则提示血液中有病毒颗粒。

以下是判断机体免疫力最重要的检查项目。

4. 抗乙肝表面抗原抗体（antibody to HBsAg，anti-HBsAg）：如果检测阳性，则可能接种过疫苗或者处于早前急性 HBV 感染后的恢复期。

5. 抗乙肝核心抗原抗体（antibody to hepatitis B core antigen，anti-HBcAg）：如结果阳性，则可能是早前急性 HBV 感染后的恢复期，或者正处于 HBV 感染的应答期（可能有传染性）。

因为乙肝相关检查的结果解释较为复杂，一般需要向感染疾病专业医生咨询。

所有 HBsAg 阳性孕妇分娩的婴儿（分娩时曾经暴露于母亲的血液、羊水、接触阴道分泌物等），都应在出生后 12 小时内注射乙肝免疫球蛋白（hepatitis B immunoglobulin，HBIg）和首剂 HBV 疫苗。这类婴儿进行母乳喂养不增加其 HBV 感染的风险。出生体重大于 2 000g 的婴儿，在 1~2 个月龄时接种第 2 针疫苗，6 个月时接种第 3 针。出生体重小于 2 000g 的婴儿，首剂在出生后 12 小时内给予，后续在第 1、2~3 和 7 个月时分别再注射 3 剂疫苗。体重小的婴儿需要注射 4 次，是因为常规的 3 剂疫苗在其体内产生的抗体可能不足。HBsAg 阳性妈妈的婴儿，疫苗接种全部完成后应检测 HBsAg 和抗 HBsAg 抗体，确定预防是否有效。

HBV 感染的妈妈母乳喂养是安全的。如果妈妈发生乳头破损 / 皲裂，乳汁可能被血液污染，则受累乳房可暂停哺乳，直至出血停止。

HBV 感染的治疗目前主要是针对成人的慢性感染，大部分都在研究阶段。使用的药物包括干扰素 -α（intron-A）、拉米夫定（epivir）和替诺福韦，以及其他正在研发的药物。

作为常规儿童免疫计划的一部分，建议所有婴儿接种乙肝疫苗。

八、丙型肝炎病毒

丙型肝炎（hepatitis C virus，HCV）曾经被称为"非甲非乙肝炎"。成人通过接触 HCV 感染者的血液获得（如血液或血液制品、静脉吸毒等），感染后的成人中 70%~80% 会发展为慢性肝炎。性接触曾被认为是传播的方式,但除 HIV 患者外,很难被证实。儿童的 HCV 感染通常是垂直传播的结果。围产期 MTCT 率约为 6%,与母亲是否存在病毒血症及其强度(即病毒 RNA 在血液中是否存在)和分娩时的高病毒载量有关。

(一)传播风险

有研究在某些乳汁样本中检测到丙型肝炎病毒 RNA(即认为是感染性病毒),但没有强有力的证据证明乳汁具有 HCV 传播的风险,也没有通过乳汁的母婴传播的确切报告。母乳喂养的婴儿中 HCV 的总体 MTCT 率与配方奶喂养的婴儿没有不同,提示母乳喂养并不增加传播风险。

(二)感染结局

HCV 感染后,20%~30% 的个体可自动清除。最终发展成为慢性感染的患者中,70%~80% 也经历很长的隐匿时间,才进展到肝硬化(在美国,慢性 HCV 感染是肝移植最常见的原因),以及肝衰竭和 / 或肝细胞癌。

(三)母乳中的保护因素

尚未发现人乳中有针对 HCV 感染的保护因子。

(四)治疗 / 管理

HCV 感染的女性应允许母乳喂养。由于 HCV 传播与血液接触有关,曾有学者提出,乳头破损或皲裂可能有传播的可能,但仅限于假设。不过,由于 HCV 很容易转成慢性感染,而慢性感染可能继续发展为肝硬化和肝衰竭。因此,如果乳汁明显被血液污染时,暂时避免母乳喂养也是合理的。

随着多种新型直接抗病毒制剂(direct-acting antiviral agents,DAAs))的问世,成人的 HCV 感染治疗已经取得了巨大进展。由于聚乙二醇干扰素和利巴韦林有明显的副作用,已有几项新的研究结合了 DAAs 治疗,而不含干扰素和利巴韦林,大多数基因型的治愈率高于 90%。2014 年批准的用于治疗 HCV 基因型 1 成人患者的方案包含 4 种药物:利托那韦增强的蛋白酶抑制剂,NS5A 抑制剂,非核苷聚合酶异质结。这些进步有望在将来提供更好的治疗,而且避免了严重的药物副作用。

▶ 九、人 T 淋巴细胞病毒

人 T 淋巴细胞病毒 1 和 2(human T-cell lymphotrophic viruses 1 and 2,HTLV-1 and HTLV-2)是

δ 反转录病毒家族中关系较为密切的 2 个病毒。HTLV-1 流行于日本西南和北部、非洲、澳洲、阿拉斯加、南美和加勒比海地区。HTLV-2 发生在某些美国印第安人和中非人群以及静脉吸毒者。HTLV-1 感染可引起成人 T 淋巴细胞性白血病和淋巴瘤、骨髓病 / 热带痉挛性下肢瘫痪和葡萄膜炎。HTLV-2 感染可引起稍轻微的骨髓病 / 热带痉挛性下肢瘫痪、关节炎、支气管炎和肺炎。两种病毒在美国都罕见。

(一)传播风险

HTLV-1 通过乳汁的 MTCT 风险为 15%~25%(非母乳喂养的传播率为 3%),HTLV-2 的 MTCT 风险与此相近。母乳喂养的持续时间似乎是 HTLV-1 传播的重要因素。迄今为止最大型的回顾总结报道显示,婴儿母乳喂养不足 6 个月大的 HTLV-1 感染率为 7.4%,而超过 6 个月时为 20.3%;而相同月龄奶瓶喂养的婴儿则感染率较低(2.5%),可见任何形式的母乳喂养都会增加 HTLV-1 的传播。

(二)感染结局

HTLV-1 或 HTLV-2 感染后,发展为 T 淋巴细胞性白血病和淋巴瘤、骨髓病 / 热带痉挛性下肢瘫痪的概率尚无报道。

(三)母乳中的保护因素

尚未发现没有感染过 HTLV-1 或 HTLV-2 的母亲乳汁中有针对 HTLV-1 或 HTLV-2 感染的保护因子。

(四)治疗 / 干预

日本一直建议 HTLV-1 阳性的母亲避免哺乳。同时建议 HTLV-2 阳性的妈妈不要哺乳。乳汁的冻融过程可消除 HTLV-1 的传染性。

▶ 十、虫媒病毒

虫媒病毒是 RNA 病毒,主要是通过节肢动物叮咬后转播给人类。此外,本书的上一版提到在美国发现西尼罗河病毒(West Nile virus,WNV)后,又出现了集中其他的虫媒病毒。在佛罗里达和得克萨斯都发现了基孔肯雅热、登革热和寨卡病毒的传播,那里是病毒的载体——埃及伊蚊的主要滋生地。基孔肯雅热首次在美洲出现是在 2013 年下半年,加勒比岛 80% 的居民受累。登革热在 20 世纪 50 年代成为全球问题,是热带和亚热带地区疾病和死亡的首位原因。寨卡病毒是 1947 年在乌干达的寨卡森林中发现的,有文献记录的首次暴发

流行是在 2007 年密克罗尼西亚联邦。寨卡病毒在 2015 年进入到西半球,当时在巴西发生大流行。WNV 在 1999 年进入美国东北部,之前的流行均在亚洲/欧洲/非洲。1999 年之后,WNV 遍及北美,因为是蚊媒病毒,鸟类是病毒的天然宿主。虫媒病毒的传播方式除蚊子叮咬外,文件记录的还有血液传播,还有可能通过宫内或母乳的 MTCT。

(一)传播风险

目前仅有 1 例文献报道,在母乳中检出基孔肯雅病毒。母乳喂养可能是寨卡病毒的一种传播方式,但资料有限。有婴儿通过母乳喂养感染寨卡病毒的报道,但没有感染后导致的疾病的报道。因此 CDC 推荐即使在寨卡病毒的高危区,也可以母乳喂养。母乳喂养对 WNV 的传播罕见,目前认为 WNV 感染的母亲仍可以继续母乳喂养。

(二)感染后结局

大多数虫媒病毒可引起全身发热性表现,通常包括头疼、关节疼痛、肌痛、皮疹,基孔肯雅热更为独特的表现是可以引起严重的关节痛。大多数寨卡病毒感染没有症状,但先天性寨卡病毒感染可导致胎儿丢失、小头畸形和其他严重的神经系统发育异常。WNV 感染者中约 80% 没有症状,可一起轻微的发热症状,成为西尼罗河热(20%),有些可引发西尼罗河脑炎(少于 1%)。

(三)母乳中的保护因素

尚未发现母乳中有针对这些病毒感染的保护因子。

(四)治疗/管理

除对症支持治疗外,目前针对这些虫媒病毒尚无有效治疗手段,有些疫苗正在研发评价中。预防措施包括消灭蚊虫载体,个人防护(使用驱虫剂、穿长袖衬衫和长裤避免蚊虫叮咬)和献血者和捐献器官者的筛查。

▶ 十一、埃博拉病毒

埃博拉病毒是单链反义 RNA 病毒,通常通过野生动物宿主进入人体,然后发生人与人的传播,通常是因为感染控制措施和设施不完善造成的。2014 年西非的埃博拉暴发是在 1976 年发现埃博拉后最大的一次流行。

(一)传播风险

有症状的感染者可以通过口腔、黏膜或非直接皮肤接触的体液暴露等传播。埃博拉感染后是否母乳喂养需根据具体情况决定,需权衡埃博拉病毒给婴儿的风险和停止母乳的不良影响。

(二)感染后的结局

感染后初始阶段为非特异性症状和体征,包括发热、头痛、肌痛、腹痛和虚弱,之后会出现呕吐、腹泻,几天后出现不明原因的出血。肝功能异常和代谢失调很常见。严重病例在发病第 1 周末会出现微血管不稳定表现,而这些患者通常发病后 10~12 天死于败血症性休克和多器官功能衰竭。孕妇在孕晚期极其易感,死亡率达 90%。

(三)母乳中的保护因素

尚未发现乳汁中有针对埃博拉病毒感染的保护因子。

(四)治疗/管理

主要是支持对症治疗,疫苗正在研发中,通过感染防控措施预防感染。

▶ 十二、临床实践意义

除 HIV 和 HTLV-1 外,对于足月儿母亲的病毒感染很少需要停止母乳。从实际情况考虑,在母亲病毒感染发病时,婴儿经常已经有过暴露。对于住院期间的母婴,如果母婴情况良好,都不需要特殊照顾,则可以住在同一房间。

对于正在母乳喂养的伴有病毒感染疾病的母亲,如果仍在住院,建议隔离,避免传染给其他妈妈、婴儿或医务人员。通过注意手卫生、穿隔离衣/戴口罩(如果需要的话),就可以防止可能的交叉感染。以酒精为主要成分的洗手液的有效性,因病毒种类和洗手液中的活性成分的不同而不同。例如,有些制剂对鼻病毒效果差,但对流感病毒则是最佳选择。相比之下,洗手的有效性更有保障。尽管洗手液在很多机构使用起来比洗手更方便,但如果手部明显脏污,还是要洗手,以去除异物。目前没有证据证明杀菌或抗菌肥皂比非抗菌肥皂在预防感染或感染传播方面效果更好。妈妈哺乳时没必要戴橡胶手套;对于医院的工作人员,防止来自于新生儿、家属以及同事的病毒感染扩散的最佳方式,就是严格遵守感染控制管理规定(手套、隔离衣、口罩等)。

我们应该认识到初为人母者已经有一定压力。告知其现在有病毒感染(无论如何传播),都可能让她们感到伤心、生气或歉疚,其间必然交织着母乳喂养可能会对婴儿有害的担心。鼓励妈妈们说出她们的顾虑,回答她们的问题,满足她们的要求,是医务工作者或泌乳顾问能够给她们提供的最好的护理和帮助。

▶ 十三、致谢

Jan Riordan 是本章的最初作者和原创编辑。在第 5 版中，E.Stephen Buescher 秉承 Riordan 博士的作风，做了很多重要的改动和证据更新。在此次的第 6 版修订过程中，我作为新的唯一的本章的作者，也做了一些更新，以纪念 Riordan 博士最初以及后来对本章重要内容的持续贡献。

▶ 十四、小结

大约从妊娠 28 周起，胎儿就接受母体经胎盘转运的 IgG 抗体带来的被动免疫。因此足月儿出生时是带有妈妈的免疫力的。这种来自母亲的被动免疫可在出生后 3~6 个月内给婴儿提供保护，少量母体的抗体甚至可以在婴儿血液循环中存在 12~15 个月。母乳喂养期间，婴儿从乳汁中吸收的抗体较少几乎可以忽略，尽管乳汁中的抗体在婴儿肠腔内也有免疫功能，预防肠道感染或毒素侵袭。此外，乳汁中的非营养成分，如寡聚糖，对肠道感染和毒素侵袭也有次要保护作用。

对于病毒感染通过乳汁的 MTCT，主要是针对 HIV 和 HTLV-1/2，某些情况下，也需考虑到水痘病毒、CMV、HSV 和乙肝、丙肝。但大多数病毒感染时，是可以继续母乳喂养的。母乳对 HIV 的传播是肯定的，但近年来对于哺乳期母亲的抗反转录病毒治疗的突破提示，给予哺乳期的母亲和接受母乳喂养的婴儿 ART 治疗，很可能是预防 HIV 传播的最佳措施。

▶ 十五、关键知识点

1. HIV 感染的母亲，如果有其他安全、可负担得起的婴儿替代食物，则不应母乳喂养，因为确认 HIV 可以通过母乳喂养从母亲传播到婴儿。如 HIV 感染的母亲没有其他选择只能母乳喂养时，WHO 推荐在坚持完整 ART 治疗的情况下，纯母乳喂养至少 12 个月，并坚持到 24 个月或更长时间（与普通人群相同）。

2. 对于医务人员来说，可以把乳汁看做人类的体液。乳汁一旦含有血液，则有传播疾病的可能。谨慎的做法是戴手套，避免接触乳汁。

3. 如果妈妈乳房上有开放伤口，则应像对待其他部位的伤口一样，采取个人保护措施（至少要戴手套）。乳房没有伤口时，如婴儿状况良好且和妈妈在一个房间，则 HSV-1 感染的母亲可以母乳喂养，但应仔细洗手，穿隔离衣，任何皮损都应遮盖，以免传染给婴儿。

4. 母亲乳房上有疱疹病损者，在病损结痂前，应禁止哺乳。

5. 如果母亲在分娩前 5 天或产后 48 小时内出现水痘，则婴儿应给予水痘带状疱疹病毒免疫球蛋白治疗。此外，在水痘病损结痂前，不应哺乳，其间可使用吸奶器维持泌乳。医务人员穿隔离衣、戴手套和口罩控制感染传播。分娩结束后，感染的母婴应和其他母婴分开安置，尽早出院。应保护好婴儿，避免和母亲的皮肤病损直接接触。如婴儿生后出现水痘，则婴儿需和母亲分开，但不一定中断母乳喂养。

6. 巨细胞病毒感染高发，乳汁、生殖道分泌物、尿液和咽部分泌物中都可以检测到。任何密切接触都可传播病毒。有文献报道可经母乳传播，早产和低出生体重儿出现的严重临床症状，可能是母乳传播所致，但足月儿感染时不出现类似严重症状。CMV 感染的最大风险在于孕期原发感染后传播给胎儿。

7. 风疹疫苗中的病毒可以通过乳汁中的淋巴细胞进入婴儿体内，提示野生型风疹病毒可能会通过同样方式感染婴儿。婴儿通过这一方式感染风疹疫苗病毒后，血清中会有短暂的抗体反应，但不会发病。不过婴儿通过乳汁感染野生型风疹病毒后是否也会发生无症状感染，尚不清楚。

8. HBsAg 阳性母亲分娩的婴儿，在分娩过程中已经暴露于母亲的血液，可以母乳喂养。婴儿在出生后 12 小时内应注射乙肝免疫球蛋白（hepatitis B immune globulin，HBIg）和乙肝疫苗。婴儿应继续随访，检查 HBsAg 状况，明确生后的预防免疫是否起效。

9. 目前没有直接证据证明母乳喂养有 HCV MTCT 的风险。

10. HTLV-1 或 HTLV-2 血清阳性的母亲不应哺乳。由于社会经济原因必须母乳喂养时，持续时间越长，传播风险越大。感染母亲的婴儿如果没有被感染，则仍可以接受来自母亲的抗体，并在 9 个月后消失。

11. 目前证据提示母亲感染虫媒病毒时，包括登革热、基孔肯雅热、寨卡病毒和西尼罗河病毒等，可以母乳喂养。

12. 埃博拉病毒感染后能否母乳喂养需根据个体情况确定，需权衡病毒转播给婴儿的风险和停止母乳喂养的不良影响。

（孙瑜 译 高雪莲 张美华 校）

参考文献

American Academy of Pediatrics (AAP). Herpes simplex. In: *2018 Red Book: Report of the Committee on Infectious Diseases*. 31st ed. Elk Grove Village, IL: Author; 2018a:437–448.

American Academy of Pediatrics (AAP). Varicella-zoster virus infections. In: *2018 Red Book: Report of the Committee on Infectious Diseases* 31st ed. Elk Grove Village, IL: Author; 2018b:869–882.

American Academy of Pediatrics (AAP). Rubella. In: *2018 Red Book: Report of the Committee on Infectious Diseases*. 31st ed. Elk Grove Village, IL: Author; 2018c:705–710.

American Academy of Pediatrics (AAP). Hepatitis B. In: *2018 Red Book: Report of the Committee on Infectious Diseases*. 31st ed. Elk Grove Village, IL: Author; 2018d:401–427.

American Academy of Pediatrics (AAP). Hepatitis C. In: *2018 Red Book: Report of the Committee on Infectious Diseases*. 31st ed. Elk Grove Village, IL: Author; 2018e:428–433.

American Academy of Pediatrics (AAP). Zika. In *2018 Red Book: Report of the Committee on Infectious Diseases* 31st ed. Elk Grove Village, IL: Author; 2018f:894–902.

American Academy of Pediatrics (AAP). West Nile virus. In: *2018 Red Book: Report of the Committee on Infectious Diseases*. 31st ed. Elk Grove Village, IL: Author; 2018g:888–890.

American Academy of Pediatrics (AAP). Hemorrhagic fevers caused by filoviruses: Ebola and Marburg. In: *2018 Red Book: Report of the Committee on Infectious Diseases*. 31st ed. Elk Grove Village, IL: Author; 2018h:387–391.

Ando Y, Ekuni Y, Matsumoto Y, et al. Long-term serological outcome of infants who received frozen-thawed milk from human T-lymphotropic virus type-I positive mothers. *J Obstet Gynaecol Res*. 2004;30(6):436–438.

Becquet R, Ekouevi DK, Arrive E, et al. Universal antiretroviral therapy for pregnant and breast-feeding HIV-1–infected women: towards the elimination of mother-to-child transmission of HIV-1 in resource-limited settings. *Clin Infect Dis*. 2009;49:1936–1945.

Blohm GM, Lednicky JA, Marquez M, et al. Evidence for mother-to-child transmission of Zika virus through breast milk. *Clin Infect Dis*. 2017; 66(7):1120–1121.

Brown ZA. Preventing transmission of herpes simplex to newborns. *Contemp Nurse Pract*. September–October 1995:29–35.

Buckhold KM. Who's afraid of hepatitis C? *Am J Nurs*. 2000; 100:26–31.

Bulterys M, Ellington S, Kourtis AP. HIV-1 and breastfeeding: biology of transmission and advances in prevention. *Clin Perinatol*. 2010;37:807–824.

Campos GS, Albuquerque Bandeira AC, Diniz Rocha VF, et al. First detection of chikungunya virus in breast milk. *Pediatr Infect Dis J*. 2017;36(10):1015–1017.

Cavalcanti MG, Cabral-Castro MJ, Gonçalves JL, et al. Zika virus shedding in human milk during lactation: an unlikely source of infection? *Int J Infect Dis*. 2017;57:70–72.

Centers for Disease Control and Prevention (CDC). Zidovudine for the prevention of HIV transmission from mother to infant. *Morb Mortal Wkly Rep*. 1994;43(16):285–287.

Centers for Disease Control and Prevention (CDC). HIV Surveillance Report: monitoring selected national HIV prevention and care objectives by using HIV surveillance data. 2014. Available at: https://www.cdc.gov/hiv/pdf/library/reports/surveillance/cdc-hiv-surveillance-supplemental-report-vol-21-4.pdf. Accessed March 1, 2018.

Centers for Disease Control and Prevention (CDC). Recommendations for breastfeeding/infant feeding in the context of Ebola virus disease. 2016. Available at: https://www.cdc.gov/vhf/ebola/hcp/recommendations-breastfeeding-infant-feeding-ebola.html. Accessed March 1, 2018.

Centers for Disease Control and Prevention (CDC). Zika in infants and children. 2018. Available at: https://www.cdc.gov/pregnancy/zika/testing-follow-up/zika-in-infants-children.html#ref. Accessed March 1, 2018.

Cline MK, Bailey-Dorton C, Cayelli M. Update in maternity care: maternal infections diagnosis and management. *Primary Care*. 2000;27:13–33.

Colt S, Garcia-Casal MN, Pena-Rosas JP, et al. Transmission of Zika virus through breast milk and other breastfeeding-related bodily-fluids: a systematic review. *PLoS Negl Trop Dis*. 2017; 11(4):e0005528.

Coovadia HM, Rollins NC, Bland RM, et al. Mother-to-child transmission of HIV-1 infection during exclusive breastfeeding in the first 6 months of life: an intervention cohort study. *Lancet*. 2007;369:1107–1116.

Cunningham CK, Chaix M-L, Rekacewicz C, et al. Development of resistance mutations in women receiving standard antiretroviral therapy who received intrapartum nevirapine to prevent perinatal human immunodeficiency virus type 1 transmission: a substudy of Pediatric AIDS Clinical Trials Group Protocol 316. *J Infect Dis*. 2002;186:181–188.

Damato EG. Cytomegalovirus infection: perinatal complications. *JOGN Nurs*. 2002;31:86–92.

Dooling KL, Guo A, Patel M, et al. Recommendations of the Advisory Committee on Immunization Practices for use of herpes zoster vaccines. *Morb Mortal Wkly Rep*. 2018;67(3):103–108.

Dunkle LM, Schmidt R, O'Connor DM. Neonatal herpes simplex infection possibly acquired via maternal breast milk. *Pediatrics*. 1979;63:250–251.

Gnann JW. Varicella-zoster virus: prevention through vaccination. *Clin Obstet Gynecol*. 2012;55:560–570.

Grayson ML, Melvani S, Druce J, et al. Efficacy of soap and water and alcohol-based hand-rub preparations against live H1N1 influenza virus on the hands of human volunteers. *Clin Infect Dis*. 2009;48:285–291.

Gregory CJ, Oduyebo T, Brault AC, et al. Modes of transmission of Zika virus. *J Infect Dis*. 2017;216(suppl 10):S875–S883.

Guo Y, Liu J, Meng L, et al. Survey of HBsAg-positive pregnant women and their infants regarding measures to prevent maternal–infantile transmission. *BMC Infect Dis*. 2010;10:26–30.

Heuchan A, Isaacs D. The management of varicella-zoster virus exposure and infection in pregnancy and the newborn period. *Med J Aust*. 2001;174(6):288–292.

Hinckley AF, O'Leary DR, Hayes EB. Transmission of West Nile virus through human breast milk seems to be rare. *Pediatrics*. 2007;119:e666.

Hino S. Establishment of the milk-borne transmission as a key factor for the peculiar endemicity of human T-lymphotropic virus type 1 (HTLV-1): the ATL Prevention Program Nagasaki. *Proc Jpn Acad Ser B*. 2011;87:152–166.

Iwasawa A, Niwano Y, Kohno M, Ayaki M. Virucidal activity of alcohol-based hand rub disinfectants. *Biocontrol Sci*. 2012; 17:45–49.

Jackson B, Musoke P, Fleming T, et al. Intrapartum and neonatal single-dose nevirapine compared with zidovudine for prevention of mother-to-child transmission of HIV-1 in Kampala, Uganda: 18-month follow-up of the HIVNET 012. *Lancet*. 2003;362:859–868.

Jamieson DJ, Chasela CS, Hudgens MG, et al. Maternal and infant antiretroviral regimens to prevent postnatal HIV-1 transmission: 48-week follow-up of the BAN randomized controlled trial. *Lancet*. 2012;379(9835):2449–2458.

Jim WT, Chiu NC, Ho CS, et al. Outcome of preterm infants with postnatal cytomegalovirus infection via breast milk: a two-year prospective follow-up study. *Medicine (Baltimore)*. 2015;94(43):e1835.

Joint United Nations Programme on HIV and AIDS (UNAIDS). AIDSinfo. 2016. Available at: http://aidsinfo.unaids.org/. Accessed March 1, 2018.

Kesho Bora Study Group. Eighteen-month follow-up of HIV-1-infected mothers and their children enrolled in the Kesho Bora study observational cohorts. *J Acquir Immune Defic Syndr*. 2010;54(5):533–541.

Kimberlin DW, Jester PM, Sanchez PJ, et al. Valganciclovir for symptomatic congenital cytomegalovirus disease. *N Engl J Med*. 2015;372(10):933–943.

Kimberlin DW, Whitley RJ, Wan W, et al. Oral acyclovir suppression and neurodevelopment after neonatal herpes. *N Engl J Med*. 2011;365(14):1284–1292.

Klein EB, Byrne T, Cooper LZ. Neonatal rubella in a breastfed infant after postpartum maternal infection. *J Pediatr*. 1980; 97:774–775.

Kotronias D, Kapranos N. Detection of herpes simplex virus DNA in maternal breast milk by in situ hybridization with tyramide signal amplification. *In Vivo*. 1999;13(6):463–466.

Lala MM, Merchant RH. Prevention on parent to child transmission of HIV: what is new? *Indian J Pediatr*. 2012;1491–1500.

Lewis P, Nduati R, Kreiss JK, et al. Cell-free human immunodeficiency virus type 1 in breast milk. *J Infect Dis*. 1998;177(1):34–39.

Lin HH, Kao JH, Hsu HY, et al. Absence of infection in breast-fed infants born to hepatitis C virus–infected mothers. *J Pediatr*. 1995;126:589–591.

Losonsky GA, Fishaut JM, Strussenberg J, et al. Effect of immunization against rubella on lactation products: I. Development and characterization of specific immunologic reactivity in breast milk. *J Infect Dis*. 1982;145:661–666.

Luck S, Sharland M. Postnatal cytomegalovirus: innocent bystander or hidden problem? *Arch Dis Child Fetal Neonatal Ed*. 2009;94:F58–F64.

Lunney KM, Iliff P, Mutasa K, et al. Associations between breast milk viral load, mastitis, exclusive breastfeeding, and postnatal transmission of HIV. *Clin Infect Dis*. 2010;50:762–769.

Maschmann J, Hamprecht K, Dietz K, et al. Cytomegalovirus infection of extremely low-birth weight infants via breast milk. *Clin Infect Dis*. 2001;33:1998–2003.

McCarthy M. Low-cost drug cuts perinatal HIV-transmission rate. *Lancet*. 1999;354(9175):309.

Nelson CT, Demmler GJ. Cytomegalovirus infection in the pregnant mother, fetus, and newborn infant. *Clin Perinatol*.1997; 24:151–160.

Occupational Safety and Health Administration (OSHA). OSHA Standard 1910.1030. Available at: http://www.osha.gov/pls /oshaweb/owadisp.show_document?p_table=STANDARDS& p_id=10051#1910.1030%28b%29. Accessed March 1, 2018.

Palumbo P, Lindsey JC, Hughes MD, et al. Antiretroviral treatment for children with peripartum nevirapine exposure. *N Engl J Med*. 2010;363:1510–1520.

Pass RF. Congenital cytomegalovirus infection: screening and treatment. *J Pediatr*. 2010;157:179–180.

Plosa EJ, Esbenshade JC, Fuller MP, Weitkamp JH. Cytomegalovirus infection. *Pediatr Rev*. 2012;33;156–164.

Polywka S, Schröter M, Feucht HH, Zöllner B, Laufs R. Low risk of vertical transmission of hepatitis C virus by breast milk. *Clin Infect Dis*. 1999;29:1327–1329.

Raedler LA. Viekira Pak (ombitasvir, paritaprevir, and ritonavir tablets; dasabuvir tablets): all-oral fixed combination approved for genotype 1 chronic hepatitis C infection. *Am Health Drug Benefits*. 2015;8(Spec Feature):142–147.

Read JS, Committee on Pediatric AIDS. Human milk, breastfeeding, and transmission of human immunodeficiency virus type 1 in the United States. *Pediatrics*. 2003;112:1196.

Ribeiro MA, Martins ML, Teixeira C, et al. Blocking vertical transmission of human T cell lymphotropic virus type 1 and 2 through breastfeeding interruption. *Pediatr Infect Dis J*. 2011;31:1139–1143.

Roberts EA, Yeung L. Maternal–infant transmission of hepatitis C virus infection. *Hepatology*. 2002;36(5 suppl 1):S106–S113.

Rossi SL, Ross TM, Evans JD. West Nile virus. *Clin Lab Med*. 2010;30(1):47–65.

Ruff AJ, Coberly J, Halsey NA, et al. Prevalence of HIV-1 DNA and p24 antigen in breast milk and correlation with maternal factors. *J Acquir Immune Defic Syndr*. 1994;7(1):68–73.

Savolainen-Kopra C, Korpela T, Simonen-Tikka M-L, et al. Single treatment with ethanol hand rub is ineffective against human rhinovirus: hand washing with soap and water removes the virus efficiently. *J Med Virol*. 2012;84:543–547.

Sealander JY, Kerr CP. Herpes simplex of the nipple: infant-to-mother transmission. *Am Family Pract*. 1989;39:111–113.

Shi Z, Yang Y, Wang H, et al. Breastfeeding of newborns by mothers carrying hepatitis B virus: a meta-analysis and systematic review. *Arch Pediatr Adolesc Med*. 2011;165(9):837–846.

Siegel JD, Rhinehart E, Jackson M, et al. Guideline for isolation precautions: preventing transmission of infectious agents in healthcare settings. 2007. Available at: http://www.cdc.gov /ncidod/dhqp/pdf/isolation2007.pdf. Accessed March 1, 2018.

Sullivan-Bolyai JS, Fife KH, Jacobs RF, et al. Disseminated neonatal herpes simplex virus type 1 from a maternal breast lesion. *Pediatrics*. 1983;71:455–457.

Tajiri H, Miyoshi Y, Funada S, et al. Prospective study of mother-to-infant transmission of hepatitis C virus. *Pediatr Infect Dis J*. 2001;20:10–14.

World Health Organization (WHO). Antiretroviral drugs for treating pregnant women and preventing HIV infection in infants. 2010a. Available at: http://apps.who.int/iris/bitstream /10665/75236/1/9789241599818_eng.pdf. Accessed March 1, 2018.

World Health Organization (WHO). Guidelines on infant feeding and HIV 2010: principles and recommendations for infant feeding in the context of HIV and a summary of evidence. 2010b. Available at: http://whqlibdoc.who.int/publications /2010/9789241599535_eng.pdf. Accessed March 1, 2018.

World Health Organization (WHO). HIV and infant feeding 2010: an updated framework for priority action. 2012. Available at: http://www.who.int/maternal_child_adolescent/documents /9241590777/en/. Accessed March 1, 2018.

World Health Organization (WHO). UNAIDS Global AIDS update. 2016. Available at: http://www.who.int/hiv/pub/arv /global-aids-update-2016-pub/en/. Accessed March 1, 2018.

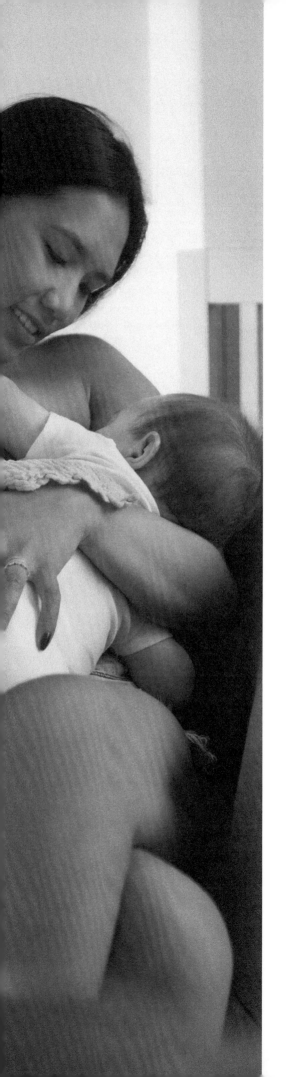

第三部分
产前、围产期及产后

第七章　围产期和产时护理⋯⋯⋯⋯⋯⋯⋯⋯⋯143
第八章　新生儿评估⋯⋯⋯⋯⋯⋯⋯⋯⋯⋯⋯175
第九章　产后护理⋯⋯⋯⋯⋯⋯⋯⋯⋯⋯⋯⋯201
第十章　乳房相关问题⋯⋯⋯⋯⋯⋯⋯⋯⋯⋯227
第十一章　母乳喂养婴儿摄入量低的
　　　　　母婴因素⋯⋯⋯⋯⋯⋯⋯⋯⋯⋯253
第十二章　黄疸与母乳喂养婴儿⋯⋯⋯⋯⋯⋯285
第十三章　吸乳器与其他辅助技术⋯⋯⋯⋯⋯293
第十四章　母乳使用和新生儿重症监护
　　　　　病房的母乳喂养⋯⋯⋯⋯⋯⋯⋯316
第十五章　捐赠人乳库⋯⋯⋯⋯⋯⋯⋯⋯⋯⋯349

　　泌乳咨询服务将热情、知识及临床技能融会贯通，综合运用于妊娠期、产时和产后阶段。母乳喂养最初几天最常遇到的困难，多与分娩方式、乳胀、乳头疼痛及担心母乳不足等问题相关，这些问题绝大多数能很快得到解决。大多数婴儿都在足月或者近足月时健康出生，只依靠母乳就可以存活并良好生长发育，但少数婴儿会不断有新的问题出现，或者问题比较复杂，这些问题的发生可能是来自于妈妈、孩子、出生的环境或者兼而有之。如何解决这些问题而又不影响母乳喂养？虽然那些早产或有高危风险的婴儿只占总体新生儿的一小部分，但他们需要来自母亲、新生儿重症监护病房内专业技术和婴儿照护者的特殊关照。为实现纯母乳喂养，少数情况下也可以利用捐献母乳库提供母乳。现在越来越多的医院会在冰箱里保存母乳，作为婴儿母乳不足时的补充。

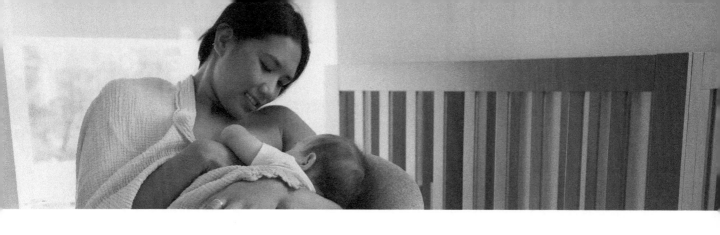

第七章
围产期和产时护理

帮助妈妈们母乳喂养是一项有意义的工作。卫生保健工作者应了解乳腺的解剖和生理功能、婴儿的行为特征、婴儿的吸吮特点，以及母乳的营养及免疫学特性，能极大地帮助产后母婴进行母乳喂养。对于没有或只有很少的母乳喂养经验的妈妈来说，专业人员根据相关的研究结果，做好准备提供切实可行的帮助，则可满足他们的应急需要；对于有些新妈妈，即使以前有过母乳喂养的经验，也仍然感到焦虑，也可以提供相应的帮助。

泌乳是人类生殖周期中的一部分，是自然的过程。乳汁生成的能力始自于孕期乳腺分泌细胞的分化完成，产后随着孕酮的撤退使分泌功能活化导致大量乳汁生成。不过，排空乳房的频率、习惯和有效性决定了乳汁如何生成及持续时间。做母亲和母乳喂养是一种习得行为，尽管是自然过程，也并非易事。在母乳喂养早期得到支持和认可后，妈妈们会了解如何接受母乳妈妈——这个新的角色，并享受母乳喂养带来的独特的享受。

▶ 一、母乳喂养的准备

孕期的母乳喂养教育可以是女性针对婴儿的喂养方式做出充分知情的选择，给她们提供母乳喂养方面的基本知识，帮助她们建立信心并学到一些技能。了解母乳喂养知识有多种途径，准妈妈们可以参加社区组织的一些母乳喂养组织，选择参加产前的母乳喂养课程。这些课程可以是有医疗保健机构，如医院或产前保健机构、独立的泌乳顾问、公共卫生或营养项目等提供，公共卫生或营养项目包括美国的妇女、婴儿和儿童（Women, Infants, and Children, WIC）的特别加强营养项目。对于成长在母乳喂养社区中的妈妈，可以通过多种途径积累母乳喂养相关的知识和技能，并非一定参加上述的课程。

除了参加母乳喂养的社团或课程外，妈妈们还可以通过读书、观看视频、使用 APP 或与有母乳喂养经验的妈妈们交流等，获取相关信息。社交媒体和网络支持组织在工业化国家也越来越普遍。其中与有母乳喂养成功经验的女性进行交流，是一个很好的学习办法。这些女性可作为同伴或导师，帮助新妈妈们解决一些难以用语言表述的或较为私密的问题。

（一）导乐和分娩教育者

导乐是指经过培训能够在产程和分娩全过程中为产妇提供支持和帮助的人员。产程中由经过培训的导乐提供不间断支持，可以减少对麻醉镇痛的需要、缩短产程、降低剖宫产分娩的可能，并改善母乳喂养的结局。导乐和负责分娩教育者，会鼓励产妇进行母乳喂养，并且把母乳喂养的内容整合到产前教育中。有些导乐师还可以提供产后在家中的支持服务。

（二）孕期乳头的变化

孕期体内激素的变化使乳头颜色加深、变大，且更有弹性。初孕时"扁平"或"内陷"的乳头，孕晚期或许不再出现。乳头在被吸吮和不被吸吮的情况下，是大有不同的。因此放松状态下乳头没必要一定是外凸状。婴儿需要的是母乳喂养，不是乳头喂养;因此最好的准备就是不做任何处理。

▶ 二、早期喂养

(一)皮肤接触稳定婴儿状态

如图 7-1 所示,皮肤接触最初适用于早产儿,但目前也推荐用于足月儿。在过去的 30 年中,众多公开发表的研究结果和出版的专业书籍,均无一例外支持皮肤接触护理。专栏 7-1 总结了在围产期不进行皮肤接触护理的风险,因此,孩子在出生后,都应立即擦干并放到母亲的胸前进行皮肤接触(图 7-2)。新生儿出生后 60 秒,可以剪断脐带;不过断脐前,在皮肤接触的第 1 个小时内,脐带可以保留长一些。此时父母和他们刚刚出生的孩子就有了第一次的亲子体验,这种场面总是令人动容。在孩子进行皮肤接触的同时,可以进行会阴缝合或修补。分娩后 1 小时内对于母婴的评估,也应在保持皮肤接触的情况下进行。

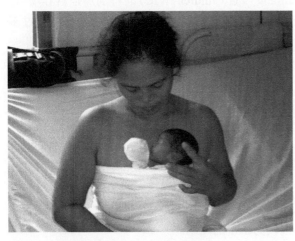

图 7-1 皮肤与皮肤接触,或袋鼠式护理
(由 Shannon E.Perry 提供)

专栏 7-1 围产期没有进行皮肤接触的风险

- 婴儿体温不稳定。
- 纯母乳喂养时间较短。
- 母亲压力较大且母乳喂养满意度较低。
- 母子分离时,婴儿可以表现为外周血管收缩性增高,更容易哭闹。
- 母亲不愿意抱着婴儿。
- 婴儿对亲母母乳自然味道的嗅觉能力降低,导致早产婴儿母乳摄取少,住院时间延长。
- 在进行诸如取足跟血或取血等疼痛性的操作时,婴儿会感觉更痛,哭闹更厉害。
- 如果母亲每天不能够每天与婴儿进行几小时的皮肤接触,则产后 1 个月内,更易出现抑郁症状和生理压力。

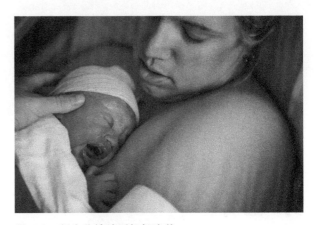

图 7-2 新生儿被放到妈妈胸前
(© Layland Masuda/Getty Images)

"皮肤和皮肤接触"是指婴儿和妈妈保持胸贴胸的姿势,婴儿的手臂不应阻隔在母婴之间;婴儿的双肩应接触到妈妈的胸部;婴儿的头应转向一侧,防止堵塞鼻腔;婴儿的胸部和下颌之间应有足够的空间,保证呼吸道通畅,即头部应处于仰伸位。

Takahashi 等进行了相关研究,将出生后 5 分钟内进行皮肤接触与出生 5 分钟之后再进行皮肤接触的婴儿进行了比较,同时,比较皮肤接触超过 60 分钟及不足 60 分钟的婴儿。结果发现皮肤接触进行的越早,持续的时间越长,婴儿心肺功能的稳定性就越好,且可降低婴儿的应激反应。对于绝大多数婴儿来讲,没必要出生后立即称重。如果婴儿出生后有低血糖症状或妈妈正在接受胰岛素治疗,婴儿则需要检测血糖,但也可以在皮肤接触的同时进行。婴儿应一直保持与妈妈皮肤接触,直至完成第一次母乳喂养或达到 90 分钟,之后再称量婴儿体重,如果有指征时,再处理低血糖。无论孩子将来以何种方式喂养,也无论孩子是剖宫产还是阴道娩出,所有能和妈妈进行皮肤接触的新生儿,都能更好地过渡到宫外的生活环境。在婴儿和妈妈身体上盖上比较厚的、温暖的毯子,然后给婴儿戴上帽子。

美国儿科学会(American Academy of Pediatrics,AAP)、美国妇产科医师学会(American College of Obstetricians and Gynecologists,ACOG)和 AAP 新生儿复苏指南均指出,如果新生儿出生后有呼吸,皮肤颜色和肌张力好,则出生后应立即擦干,放到母亲身上进行皮肤接触,并盖上稍厚的温暖的毛毯。婴儿在进行皮肤接触的过程中,一般经过以下 9 个阶段:出生后啼哭、放松、唤醒、活动、爬行、休息、熟悉、吸吮和入睡。

皮肤接触可以加速婴儿对宫外环境的适应过程,减少其哭闹,提高婴儿的血糖水平和温度。对于健康新生儿体温的维持,母婴的身体接触与外部热源的作用同样有效。如果是双胞胎,两个乳房可以分别维持每个婴儿的适宜体温。皮肤接触有利于母亲身体中的无害菌群在婴儿体内定植,保护婴儿免受致病菌的侵害。

(二)出生后突发意外衰竭

文献报道,早期且长时间皮肤接触对母婴有很多益处,使新生儿向宫外生活的更为安全和容易,改善了婴儿体温调节和血糖水平,减少哭闹,提高了纯母乳喂养率和延长了母乳喂养持续时间。但与皮肤接触相关的新生儿生后突发意外衰竭(sudden unexpected postnatal collapse,SUPC)的报道使人们对此有些担心。SUPC 是指胎龄 35 周以上娩出、10 分钟 Apgar 评分在 7 分以上的健康婴儿,在出生后 1 周内突然出现意外衰竭。其中 1/3 的 SUPC 病例发生在出生后 2 小时以内,因此在这段关键时期内,不应离开母婴,并应有经过训练的有经验的医务人员每 30 分钟评估一次母婴状况。SUPC 有一些危险因素,如出生后 2 小时、婴儿采取俯卧位、“窒息位”、母亲疲劳、在恢复期母婴独处没有医务人员、母亲注意力分散、母亲使用了麻醉药、出生后 2 小时内母乳喂养没有人监督指导、初产妇、母亲肥胖、没有很好的婴儿室及婴儿室缺少护士。

(三)确保安全性的要点

1. 确保产后 2 小时内母婴持续有经过培训的员工陪伴并定时评估。

2. 确保婴儿处于合适的体位,俯卧位时口鼻可见且未被遮盖,婴儿胸部贴近母亲两个乳房之间的胸部,颈部保持竖直以确保下颌和胸部之间有空隙,且头部应转向一侧。

3. 确保妈妈处于 30°~45° 度的倾斜体位,而不是平躺。

4. 评估婴儿皮肤和黏膜的颜色。

5. 评估呼吸类型和频率。

6. 评估婴儿的体温。

7. 确保婴儿背部被遮盖,且头发已擦干。

8. 确保婴儿四肢屈曲。

9. 减少干扰,如手机和电视等。

10. 一旦妈妈感觉困倦,则给婴儿穿好衣服

放到摇篮中。

目前,还需进行相关研究,以期全面阐述 SUPC 的危险因素,并用于制定循证指南,预防 SUPC,且提供最佳实践指导。

(四)皮肤接触有利于母乳喂养

最好是出生后 1 小时内开始第 1 次母乳喂养。一名健康的婴儿,当出生后被放到妈妈胸腹部时,婴儿此时处于觉醒状态。在妈妈的接触刺激下,能够从母亲的腹部爬行到乳房。婴儿的手能够触摸到妈妈的乳房。婴儿对妈妈乳房每次的触碰,都会刺激妈妈分泌催产素,使乳头突起。婴儿通过嗅觉,用嘴唇的触觉,或舔舐妈妈的乳头,最终能够含住乳头吃奶。本章末附录 A 列举了相关的研究和文献报道,均是关于新生儿对母乳的味道和 / 或乳晕腺体分泌物的反应。有研究显示,让婴儿手上留些羊水能帮助婴儿找到乳房的位置。

出生后立即开始皮肤接触的婴儿,比出生后母婴分离的婴儿能更有效地吸吮母乳。一般来说,足月儿吸吮行为较为成熟,包括举手入嘴、觅食、出生后 1 小时内吸吮等一系列动作。婴儿娩出后,正常情况下胎盘会很快排出,通常是在婴儿开始第一次吸吮母乳之前。Walters 等研究发现,母婴进行皮肤接触并不增加护士的工作负担,在某些特殊情况下,如会阴裂伤缝合时,似乎还可以在很大程度上减轻产妇的不适。婴儿应一直保持和母亲接触的状态,直到完成第一次母乳喂养。

为使母婴处于最佳状态,应鼓励早期(出生后 1 小时内)和频繁的母乳喂养,原因如下:

1. 吸吮可刺激子宫收缩,有助于胎盘排出,减少产妇失血。

2. 母亲可以哺乳更长时间。

3. 婴儿的吸吮反射在出生后短时间内通常较强烈,此时的反射活动得到满足后,有助于婴儿学习吸吮。

4. 婴儿即刻能够获得初乳中的免疫成分。

5. 刺激婴儿肠道蠕动,进而促进血红蛋白代谢产物的排出。喂养和肠蠕动延迟时,婴儿容易发生黄疸(详见第十二章“黄疸与母乳喂养婴儿”)。

6. 早期及多次乳房内乳汁的排空能最大程度减轻后期的乳房胀痛。

7. 可使泌乳加速,增加乳汁量,减少新生儿

出生后的生理性体重下降。

8. 乳房内乳汁反复排空可刺激乳汁的生成。

9. 母婴都做好准备的状态下,能形成更好的依恋和母婴亲子连接关系。

10. 与出生后即和母亲分离的婴儿相比,如果婴儿出生后立即进行皮肤接触并维持 2 小时,则其出生后 48 小时和出生后 6 周时的纯母乳喂养率明显提高。

11. 如果孩子在出生后 1 小时之内能够得到喂养,则父母及专业医护人员都可以得到休息。

婴儿哺乳应在产房或分娩室里进行,妈妈可以采取仰卧位或上半身 30°~45° 半躺卧位母乳喂养。产房里的氛围及家庭般的舒适环境也能够促进早期母乳喂养。婴儿的父亲也可以分享这一重要时刻,帮助母乳妈妈调整姿势,使母婴舒服地躺在产床里。

最开始,新生儿一般只是用舌头舔或用鼻子接触妈妈的乳头。如果有足够的机会,婴儿一般能够在 1 小时内自己爬到妈妈的胸前,自行含接并开始有力的吸吮。如果产程比较长或难产,则此时婴儿只能是轻微的吸吮,但应该给他们机会去舔舐和接触妈妈的乳头。如果孩子开始接触过妈妈的乳头乳晕,则妈妈在住院期间会喜欢把孩子留在身边。应该跟妈妈解释,婴儿用鼻子触碰乳头是正常的行为,应帮助妈妈了解这一行为是积极的反应,而不表示婴儿对母乳喂养不感兴趣。对于新生儿来说,从乳晕分泌物或乳汁可以减少哭闹,刺激婴儿睁眼,并帮助婴儿进行口部运动。

有一项研究显示,如果婴儿出生后即刻与妈妈进行皮肤接触超过 50 分钟,则自发开始母乳喂养的机会提高 8 倍。因此出生后和母亲皮肤接触时间的长短,对母乳喂养的成功非常重要。母婴皮肤接触的时间越长,在住院期间纯母乳喂养的可能性就越大。Bramson 等的研究发现,在出生后 3 个小时内,母婴皮肤接触的时间越长,则住院期间纯母乳喂养的可能就越大。

妈妈产后自己抱着婴儿进行皮肤接触,提示他们将来极有可能采用同样的方式照顾孩子(86%),而出生后把婴儿放在襁褓中的妈妈中,只有 30% 将来会采取同样方式照顾婴儿。与放在襁褓中的婴儿相比,产后即刻皮肤接触者,将来母乳喂养的成功率是前者的 2 倍以上。

在少数情况下,第一次母乳喂养在妈妈和婴儿从产房转到产后病房后才开始。但无论是哪种情况,只要妈妈清醒,就最好尽早将婴儿放在妈妈胸前(图 7-3,图 7-4)。

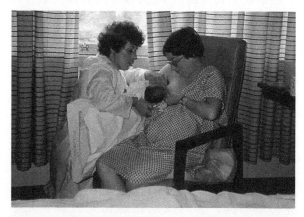

图 7-3　泌乳顾问帮助妈妈第一次母乳喂养,其视线与妈妈在同一水平

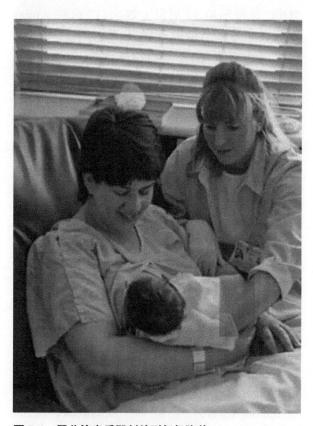

图 7-4　婴儿娩出后即刻放到妈妈胸前

(五)剖宫产分娩后的皮肤接触

当婴儿放在妈妈胸前时,新生儿科医生可以同时对婴儿进行检查。21 世纪越来越多的研究和质量改善项目找到适当方法促进剖宫产后进行皮肤接触。据说,婴儿的父母非常高兴迎接剖宫产术后的皮肤接触这一机会(图 7-5)。

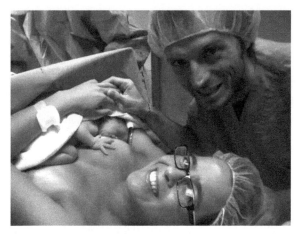

图 7-5 剖宫产后的皮肤接触
（由 Carmela Kika Baeza 提供）

▶ 三、分娩压力和某些不当做法

有些新生儿需要花更长的时间，才能学会含接乳房有效哺乳。产程中、分娩过程中的干预和产后护理会影响婴儿喂养技能。美国的绝大多数产妇、南美洲和欧洲国家的很多产妇在产程中接受硬膜外镇痛，某些地区的这一比例高达 90%，而且还有增加的趋势。硬膜外镇痛在孕产妇中很受欢迎，被称为"继切片面包以后最好的事"。但她们没有意识到，这种镇痛方式，可能延缓及减少婴儿的吸吮动作，缩短母乳喂养持续时间，尤其是在用药剂量比较大的时候。所幸，近年来麻醉师使用硬膜外麻醉有所减少。

硬膜外镇痛对产程和分娩的影响类似于"多米诺效应"。先是减慢产程进展，之后则需要一项接一项的干预措施。例如，硬膜外镇痛后母儿体温可能上升，因此导致母婴分离并需要额外的检查以排除感染问题。其他关于硬膜外镇痛对母乳喂养影响的研究则认为，硬膜外镇痛不会引起母乳喂养的问题，也不会导致婴儿神经行为发育不良。这些近期的研究结果说明目前使用的镇痛药物剂量越来越小。采用了胎吸助产分娩之后的妈妈们，可能更早放弃母乳喂养，可能因为产程比较长，体力消耗大，产程中较为紧张，或婴儿有轻微外伤等。如果是剖宫产分娩，则需要更长时间，乳汁量才能有所增加，通常到产后第 6 天，乳量才能达到和阴道分娩的产妇相同。

大约有 1/3 的女性认为，她们的分娩过程是具有创伤性的。Beck 和 Watson 的研究发现，这些妈妈可能因为在产程中表现不好，感觉对不起孩子，进而决定母乳喂养，也可能为保护自身免受其他伤害而决定不进行母乳喂养。如果分娩中的经验和负面感受能够让他们进行母乳喂养，以此证明她们能够成为一个好母亲，作为对婴儿的补偿，最终使自己和婴儿在精神上得到治愈。而对于那些因为分娩的负面情绪而拒绝母乳喂养的女性来说，母乳喂养类似于另外一种形式的侵犯。她们更想证明自己的力量。有些女性在母乳喂养时会联想到分娩时的创伤性体验，另外，有些人会感觉到与婴儿分离的痛楚。对这些现象的研究能够帮助我们理解分娩过程中母亲的不良体验会导致放弃母乳喂养。

吸引

另外一个影响早期母乳喂养的因素是婴儿出生后口鼻腔的吸引。这些吸引操作会导致婴儿鼻腔水肿或鼻塞，使呼吸道或多或少都有些不通畅。在这些水肿消失后，婴儿难以很好吃奶。口腔吸引后婴儿的口腔或咽喉可能疼痛，进而导致母乳喂养困难。在一项随机对照研究中，经过吸球注射器吸引的新生儿出生后 20 分钟内的心率明显较低。甚至有一位儿科医生报道了 1 例吸球注射器粗暴吸引后引起的新生儿软腭穿孔。Weiner 等专家认为："有活力的新生儿，如果呼吸或者哭声良好，肌张力好，则无须进行口鼻吸引。"

▶ 四、新生儿出生后的护理

美国母乳喂养医学会（Academy of Breastfeeding Medicine, ABM）的 5 号草案、美国儿科学会关于母乳喂养政策陈述及围产期保健指南中，都推荐医院均需终止可能干扰早期皮肤接触的医疗流程政策。此外，在美国儿科学会 2012 关于母乳喂养政策陈述中，推荐以下策略。

1. 婴儿出生后应即刻和母亲直接皮肤接触，直到完成第一次喂养，并鼓励在整个产后阶段坚持皮肤接触。

2. 所有常规操作，都要延迟到第一次喂养完成之后，包括称重、测量、洗澡、血液检查、疫苗注射，以及眼部预防用药。

3. 肌内注射维生素 K 也应在第一次喂养之后进行，但不应在晚于出生后 6 小时。

有 2 项针对延迟新生儿第一次洗澡的有趣研究，其中一项提示，延迟洗澡可以减少婴儿感染；另一项研究显示，将第一次洗澡延迟到 12 小时或更长时间以后，可增加住院期间的母乳喂养率。

听力筛查

听力检测可以在婴儿和父母之一进行皮肤接触的同时进行。剖宫产分娩48小时、阴道分娩生后24小时之后再进行听力检测，则通过率会较高，以减少母亲的焦虑。此外，延迟听力筛查可以减少对早期母乳喂养的干扰。

▶ 五、正常新生儿睡眠及饮食的方式

新生儿一天中64%的时间用于睡眠。如果新生儿出生后进行了皮肤接触，而且住院期间母婴同室时，则母乳喂养新生儿的睡眠模式和表7-1中描述的类似，即先是出生后最初2小时内的初始觉醒状态及对母乳的渴望较高，之后便是深睡眠几小时，然后觉醒程度越来越高，对母乳兴趣越来越高。在觉醒状态逐渐增高期间，婴儿需要频繁喂奶，处于浅睡眠和安静的觉醒状态交替阶段。妈妈们可能将这种连续不断的喂养解读为婴儿没吃到母乳或没有得到足够母乳的表现。实际上，婴儿在这个过程中，母乳喂养由一连串儿的小食、"零食"，或是当作一顿大餐中的一道道菜，都只是每次喂养过程的一部分。集中于一段时间的少量多次喂养之后，婴儿通常会进入一段时间的深睡眠，而此时应鼓励妈妈也睡觉休息。

表 7-1 新生儿出生后第一天的睡眠模式	
婴儿状态	时间
觉醒	出生至出生后 2h
浅睡眠和深睡眠	2~20h
觉醒度增加*	20~24h

  *通常包括每2~3小时一次的连续5~10次吃奶，之后是4~5小时深睡眠

护理人员从容不迫的引导式方法也会有助于和产妇尽快建立融洽的关系。对于第一次分娩的妈妈，应告知她们，妈妈的母乳喂养的能力不像婴儿吸吮反射和觅食反射一样是与生俱来的本能，当然哺乳对婴儿来说也是新鲜事物，因此最初几次母乳喂养是母婴互相学习的机会。以下方法有助于早期母乳喂养：

1. 用肥皂和水彻底洗净双手 除洗手外，还可以用含有酒精的洗手液洗手，但有些婴儿会不喜欢酒精的味道或气味。必要时戴手套(不含乳胶)。假指甲应摘掉，因为假指甲会助长致病菌滋生，而且其边缘锐利，可能会伤及母婴。

2. 保证私密性 在私密性的环境中，更容易

集中精力学习新的技能。请来访者适当回避。有时候妈妈们觉得实在无法开口请来访者离开房间，以便进行母乳喂养或休息。此时，需要护士或泌乳顾问代替妈妈们向来访者提出要求，并把房间的门关好，或者把床周围的帘子拉上。在门上贴上"请勿打扰"的吊牌，有助于帮助母乳喂养的家庭减少被打扰的可能。

3. 帮助妈妈找到最舒适的姿势，确保有几个可使用的靠枕。婴儿身体前部和妈妈胸部完全贴合是很自然的姿势，通常最适于母乳喂养。帮助妈妈把婴儿放到胸前，让妈妈向后斜躺，身体有足够的支撑。婴儿应该安全地躺卧在妈妈的臂弯中，面向妈妈，使妈妈很容易和婴儿进行眼神交流。确保婴儿后脑没有受压，婴儿的头部应该是可以自由活动的，以便婴儿在鼻部堵塞时，可以移动头部。

4. 有些产妇喜欢坐在医院的病床上喂奶，而有些人感觉坐在舒适座椅上，有个不太高的扶手更舒服。可以帮助妈妈在大腿上、背部或胳膊下方放靠枕提供支撑。如果妈妈在床上喂奶，可以把床头抬高提供支撑或把床置于半坐位。必须平躺喂奶的妈妈，可以仰卧或侧卧，同时在背部或两膝之间放靠枕支撑。剖宫产分娩的产妇可能需要更多的帮助，以摆好体位。如果在医院内穿着长袍类的病号服，可以解开肩部的纽扣直接暴露乳房后喂奶。

5. 与妈妈交流互动时，请和妈妈的视线保持同水平。如果妈妈坐在椅子或床上，可以搬个椅子；如果是电动的病床，可以升高床的位置到你的视线水平。任何人在接触新的事物时，站的位置高的人会给学习者带来压力感(图7-3)。协助母乳喂养时，最佳的角度是站在婴儿双脚的方向。建议妈妈把拇指和示指放在婴儿口部周围，呈C形或U形托住乳房(图7-6)。

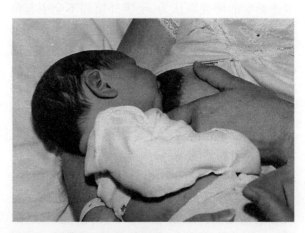

图 7-6 手部呈 C 形托住乳房

6. 帮助妈妈摆好婴儿的姿势,使婴儿的鼻子在妈妈乳头水平。让妈妈把婴儿下颌与乳房接触。当婴儿受到刺激,张大嘴的时候(觅食反射),婴儿可自己含进乳头,或者妈妈可以用自己的手或前臂迅速地把婴儿肩部推向乳房方向,把乳头顶到婴儿的软腭。护理人员可以把自己的手放在妈妈的手下或胳膊下方,在婴儿张大嘴的时候,帮助婴儿含进更多的乳房组织。

7. 一旦含接好,婴儿的嘴唇会外翻,鼻孔会稍微远离乳房,能够轻松呼吸(图7-7)。如果妈妈担心可能影响婴儿呼吸,可以告知把婴儿的臀部拉近自己的身体,或者稍稍抬高乳房,以便保证婴儿呼吸道通畅。用一个小布卷放在乳房下的皱褶处可能会有帮助。切记,婴儿是第一次进行母乳喂养,吸吮-吞咽-呼吸是一系列相对复杂的运动,需要反复学习和练习。

8. 向妈妈说明,应该按婴儿的需要决定母乳喂养的时间长短和频次,以保证对足够的乳房刺激和维持泌乳量。有时候新生儿可能吃完一侧乳房就入睡了,但多数婴儿会吸吮两侧乳房。只要每侧乳房都能做到频繁喂奶,婴儿按自身需要只是吸吮一侧乳房,无论时间长短,也是可以的。可以建议妈妈"每次开始喂奶时用不同侧的乳房",或"让婴儿吸完一侧,自己停止吸吮后,再吸另一侧"。研究认为,母乳喂养的时间长短应该由婴儿决定。

(1)"母乳喂养的时长应该根据婴儿的反应决定,而不是人为的时间安排。"

(2)"应允许婴儿自我调整吃母乳的时间和整个过程。这意味着妈妈必须学习相信自己的婴儿,允许孩子进行这种练习,医护人员也必须帮助妈妈锻炼这种信任。"

(3)"应该让婴儿先吃完一侧乳房,如果仍感觉饥饿,可以让婴儿再吃另一侧。婴儿的食欲是决定因素。"

(4)"吃母乳的婴儿应按需哺乳,无论昼夜,而不应当人为安排,可能反而不适于母儿双方。"

9. **指导妈妈"观察婴儿"** 推荐应当"观察婴儿,而不是看时间"。在婴儿出现饥饿表现的第一时间喂奶。哭闹已经是婴儿饥饿晚期的表现了。哭闹的婴儿不可能含接好,因此需要时间安抚婴儿使其情绪和躯体都安静下来,才会有兴趣吃奶。哭闹时,婴儿的血压和颅内压都会升高,使含氧量低的血液回流到循环系统,而不是回流到肺部。专栏7-2描述了婴儿准备吃奶前的几个阶段。

专栏 7-2 婴儿准备吃奶的行为暗示	
婴儿的行为暗示	**准备吃奶的阶段**
扭动,胳膊和腿运动	早期
觅食,把手指放到嘴边	早期
发出"吭吭唧唧"的声音	中期
不安,简短哭闹	中期
奋力哭闹,令人不安的高频叫喊,脸色变红	晚期

〔引自:Anderson GC.Risk in mother-infant separation postbirth. Image J Nurs Sch.1989;21(4):196isk〕

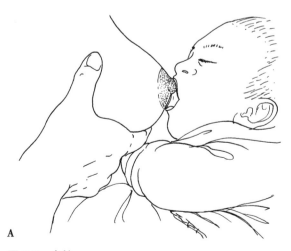 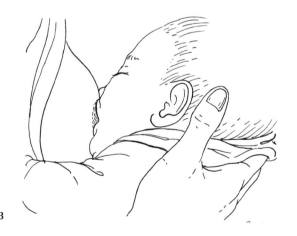

图 7-7 含接

A. 张大嘴;B. 抓住乳房

10. 建议妈妈们在喂奶时应观察婴儿是否有吃饱的迹象，如停止吸吮、婴儿入睡、不再对乳房感兴趣等。喂奶时间长短取决于婴儿自身，如果婴儿在 2~5 分钟之内放开乳房，则提示妈妈需要给婴儿拍嗝，并把婴儿放回同侧乳房。一旦婴儿入睡，或者自行松开乳房，妈妈可以在婴儿再次出现求食迹象时，给婴儿吸吮另一侧乳房。当接近喂奶结束时，妈妈可能也会达到一种放松近乎睡眠的状态——这是催产素分泌的一种令人愉悦的副作用。

早期喂奶是学习母乳喂养的关键时期，尤其是第一次为人母的女性。妈妈们尤其经常担心婴儿不能很好地呼吸。如果婴儿吃奶很好，则这种现象不用担心，一般可以自行缓解。新生儿是被动鼻腔呼吸的。少数婴儿会出现鼻腔充血堵塞，不能同时完成呼吸和吃奶的动作，而拒绝吃奶。此时，给婴儿鼻腔滴几滴盐水或氢化可的松滴剂即可缓解。妈妈们还会担心婴儿打嗝的问题，这也是婴儿的正常行为。

如果喂奶最初的 30 秒感觉乳头疼痛，应指导妈妈学会把自己的示指放在婴儿嘴角处，置于婴儿牙龈之间，松开吸吮的负压状态，重新含接。如果婴儿含接有问题，妈妈可以挤压乳房，帮助婴儿含进更多的乳房组织。

▶ 六、镇痛药

泌乳专家经常被问到的问题，是在围产期哺乳的母亲止痛药的使用。对乙酰氨基酚和布洛芬常用于产后止痛，都是安全有效的。

盐酸哌替啶可以引起发绀、呼吸抑制、呼吸暂停、嗜睡，减少婴儿喂哺的次数，因此不能使用（详见第五章"药物治疗和母乳喂养"部分）剖宫产后患者自控的静脉镇痛药更多是使用吗啡或芬太尼，而不是盐酸哌替啶。

氧可酮是剖宫产后使用较多的镇痛药物，但可引起妈妈镇静和依赖，对婴儿也有镇静、喂养不良和中枢神经系统抑制作用，因此一般不推荐母乳喂养的妈妈使用。氧可酮在小婴儿体内的清除较慢，其清除率在不同婴儿个体之间有差异。母亲用药时，尽管婴儿相对剂量仅为母亲的 1.5%~3.5%，但大剂量应用时，仍可导致乳汁中的浓度升高。使用特别大剂量时，母乳喂养的婴儿

体内的剂量可以达到婴儿治疗剂量的 10% 以上，但此时因初乳量有些，降低了对婴儿的整体风险。有一项研究中产妇产后最初 72 小时内服用氧可酮，仅有 1/50 吃母乳的婴儿在血浆中可以检测到药物。

有些女性的基因型导致对可待因的代谢速度极其快速，因咳嗽服用可待因后可以在乳汁中产生较高浓度的吗啡，而且有母乳喂养的母亲服用几天可待因后导致婴儿死亡的报道。因此推荐使用最低剂量、最短时间，最好不要用药超过产后 3 天。大多数女性无法知道自己是可待因的快速代谢者，因此必须密切观察婴儿，确保婴儿没有处于镇静状态，并能够经常醒来吃奶。一家医院对医护人员进行宣教，告知母乳喂养时使用可待因的安全隐患，使可待因的处方率从 90% 下降到 5%。美国食品药品监督管理局（U.S.Food and Drug Administration，FDA）明确表明"在可待因或曲马多治疗期间不推荐母乳喂养"。详见本章末附件 B，其中有关于可待因研究的参考资料。

氢可酮是美国最常使用的阿片类镇痛药，婴儿相对剂量为 2.4%~3.7%。母体低至中等剂量应用时，对母乳喂养的婴儿没有太大影响。但母亲常主诉便秘。

▶ 七、哺乳姿势

母乳喂养时抱姿有多种。常见的有半躺式（图 7-8），摇篮式（图 7-9），交叉摇篮式（跨大腿式，图 7-10A），橄榄球式（或环抱式或在臂下，图 7-10B）和侧卧式（图 7-11）。任何哺乳姿势都不神秘，在医院内专业人员的帮助下，妈妈们可以尝试各种不同的姿势，以便找到最适合自己和婴儿的哺乳姿势（表 7-2）。经阴道分娩的妈妈，一般会感觉侧卧姿势喂奶比坐姿轻松，不容易疲劳。另一种经常使用但文献没有描述的姿势是摇篮式托举，即妈妈用一只手托住婴儿肩部，另一只手托住婴儿臀部。

含接和哺乳姿势的技巧

在母乳喂养临床实践中，指导妈妈如何辅助婴儿含接是一项最基本的内容。一旦母乳喂养出现问题，改善婴儿含接和哺乳姿势常常是第一步，也是多数母乳喂养问题的唯一需要的处理。

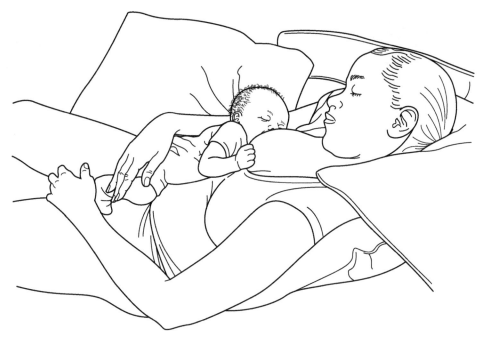

图 7-8 半躺式

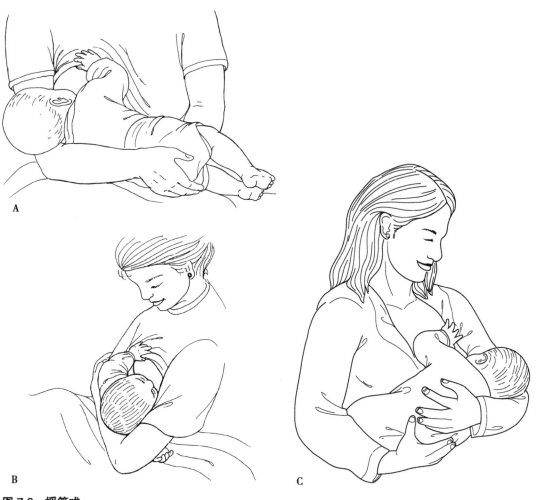

图 7-9 摇篮式

A. 前面观;B. 侧面观;C. 一只手托肩部,另一只手托臀部

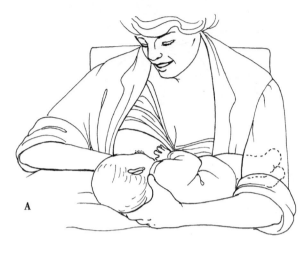

A

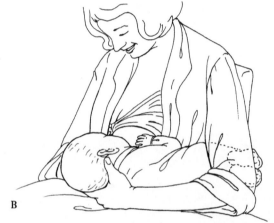

B

图 7-10 交叉摇篮或改良抓握式（A）及橄榄球式（B）

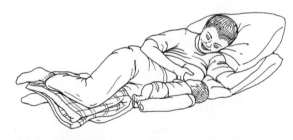

图 7-11 侧卧姿势

表 7-2 婴儿各种哺乳姿势的利与弊

姿势	利	弊
半躺式	婴儿趴在妈妈腹部吃奶，可以自己含接，能够很好地帮助婴儿，妈妈也可以放松	乳房巨大的女性可能不适合。关于这一姿势的照片和图片不是很多，有些妈妈们不熟悉
摇篮式	最常用，各种图片也最多见	婴儿头部会在妈妈臂弯里晃动，使妈妈不能很好地控制婴儿的头部

续表

姿势	利	弊
橄榄球或抓握式	可以控制婴儿头部，较适用于头部控制较差的低出生体重儿、早产儿或晚期早产儿。可以避开剖官产的手术切口位置，是能够看到婴儿口部的最佳姿势	需要指导妈妈如何放好婴儿的姿势。婴儿的臀部需要顶在妈妈座椅的后背处，使头部能向后仰伸，婴儿下颌和母亲胸部之间留出空隙
交叉摇篮式	可以很好地控制婴儿头部。和橄榄球式一样，很容易的把婴儿放到乳房上	有些妈妈感觉这种姿势不舒服。有1例报道称乳头更加疼痛
侧卧式	减轻疲劳。与坐位相比，可以让妈妈更完全的休息和放松	并非所有医院内都指导这种姿势。妈妈们可能担心这个姿势会令婴儿窒息。妈妈不容易看到婴儿是否含接好

　　为达到"正确""恰当""良好"的含接和/或哺乳姿势，有很多方法，且各种方法都列出了不同技巧清单。有些要求喂养时，婴儿的头部和身体必须在一条直线上。有人建议，婴儿下巴应该埋在乳房里，而鼻子不会接触乳房。Rebecca Glover 的视频——妈妈跟我学，则强调妈妈用手指将乳头向婴儿鼻部倾斜。Suzanne Colson 和其同事推荐"产后躺"的姿势，使婴儿身体前部和母亲完全接触。Christina Smillie 和 Kittie Frantz 的视频——婴儿引导下的母乳喂养，推荐婴儿和妈妈身体呈一角度，允许婴儿自己尝试含接。Chele Marmet 和 Ellen Shell 则在《支持母乳喂养婴儿的吮吸技能》（*Supporting Sucking Skills in Breastfeeding Infants*）一书中描述了 20 余种支持婴儿母乳喂养吸吮技巧的治疗性姿势。

　　以下用三明治的比喻，指导妈妈如何进行母乳喂养：

　　把三明治作为一个模型，首先必须把乳房挤压做成椭圆形，从三明治的下方开始贴近。头部稍后倾，下颚上抬，靠近并靠在三明治上。上唇最后靠近三明治，这样能够咬到最大的一口。

　　众多的辅助婴儿含接的手法，反映了临床越来越关注如何帮助母乳喂养的妈妈们摆放婴儿位置。这些手法很有用，因为它们都强调了妈妈（或者爸爸)用某种方式积极参与母乳喂养,会使母乳喂养做得更好。总而言之,妈妈需要找到适合自己和婴儿的恰当姿势和含接技巧。

▶ 八、不能含接的婴儿

有些情况下健康的新生儿即使尝试多次,也不能含接到乳房。大多数护士或泌乳顾问都遇到过类似情形,妈妈心急如焚,不停地尝试帮助宝宝含接,但最终常常是以孩子熟睡告终。这种情况下可以指导妈妈用手挤出几滴乳汁,直接放到婴儿的嘴唇上。

此时,最恰当的做法是保持母婴皮肤接触,教会妈妈观察孩子在睡眠中的过渡阶段,以及何时开始苏醒。头、上肢、下肢、口部的运动和脸部表情异常,都是孩子可能在缓慢醒来的先兆。这是唤起婴儿对含接兴趣的最佳时机。指导家长识别这些征兆,是产后早期护理的重要部分。出生后早期的含接不良很常见,并不是本书后面有些章节中提到的口腔反感或罢奶。此时婴儿不感兴趣,可能是因为产程或分娩相关的问题,或者因为婴儿的神经发育尚未成熟。婴儿没准备觉醒或表现出兴趣时,勉强将其放在乳房上会引起婴儿的反感。

少数婴儿反复尝试几次都不能含接乳房,此时需要检查婴儿口腔。婴儿口腔上颚应宽敞且拱形弧度较小。舌头应该足够长,能够触到下牙龈。应注意观察婴儿对轻触其下唇中央时的反应。大多数情况下,觉醒状态的婴儿会张大嘴,舌头会向前伸,似乎在寻找刺激源。婴儿吸吮时应注意其舌系带(位于舌头下方的带状结缔组织)。如果舌系带过紧,则应视诊检查,确定是否因为舌系带的原因使舌头不能抬高或伸得足够长,因此不能做出有效吸吮所必需的波浪样动作。婴儿需要学会含接和持续吸吮,才能吃到足够的乳汁保证适宜生长。

大多数医院规定婴儿如果出生后 12 小时仍不能含接,则应提供母亲挤出的母乳,少数医院规定为出生后 24 小时。妈妈越早给婴儿提供自己的乳汁,则乳汁量增长的越快。

住院期间婴儿不能含接乳房,并不意味着不能母乳喂养。Mercer 发现以下 5 种情况与在产后7~10 天妈妈停止哺乳高度相关:

1. 妈妈年龄小。
2. 既往无母乳喂养经验。

3. 含接困难 / 乳头疼痛。
4. 母乳喂养间隔时间过长。
5. 住院期间使用 2~3 次奶瓶。

有含接问题的婴儿需要特别关照,他们的母亲也需要额外的帮助。

(一)指检

有些情况可能需要指检。医务人员需要佩戴清洁的手套,剪短指甲。用 1 根手指(指腹向上,指甲向下)在婴儿不反感的情况下,滑入婴儿口中。此时婴儿的舌头会包裹手指。当指腹轻触到上颚后段时,婴儿通常会反射性做出吸吮动作,包括舌头从手指下方从关节到指尖的按摩。

如果是健康新生儿,检查者会感觉口腔负压很大,指甲像要被深深吸入口腔。吸吮动作本身是有节律的,而有些婴儿会很快意识到吸手指没有回报,在尝试几次后会停止吸吮。因为手指毕竟不是乳房,没有柔软的乳晕和乳头,婴儿的第一步的人生体验应该是吸吮乳房。因此,可以尝试手指检测,不过在大多数情况下并非必须,所以应慎重使用。

即使发现婴儿有解剖学的异常,有时也并不会影响有效吸吮。但伴有腭裂、高腭弓或短舌的婴儿,可能需要有经验的医生先进行治疗这些口腔疾病,然后才能做到有效母乳喂养。

大多数的母婴问题都会随着时间而解决。足月儿出生时身体内有额外储存的体液(出生后几天内会丢失),可在短时间内维持新生儿的正常状态。出生后 3~4 天,尿量通常会超过液体入量。但如果 24 小时后仍未纳入任何液体或营养,新生儿可能有脱水的风险。图 7-12 是早期喂养或喂养不足时的恰当处理方法的流程图。专栏7-3 是婴儿出生后 12~24 小时不能含接时的干预指南。

(二)婴儿不能含接时的处理计划

婴儿不能含接时,最担心的是如何喂养婴儿。一个简单的方法是指导妈妈如何用手把母乳挤到勺子内,然后用勺子喂婴儿初乳。医护人员在想到"喂孩子"的时候,通常会想到的是奶瓶在宝宝嘴里的画面。但如果婴儿不能含接,使用奶瓶可能导致母乳喂养中断。出生后的 24 小时内,可以用勺子或注射器把少量的初乳喂给婴儿,在乳量达到 10ml 或更多时,可以用手指喂奶器、喂杯或奶瓶。

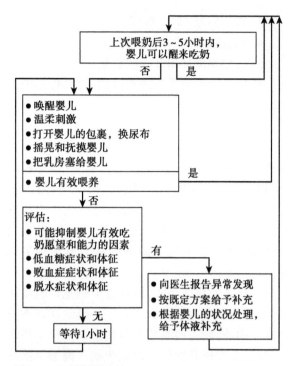

图 7-12 母乳喂养流程

[引自: Glover J. Supplementation of breastfeeding newborns: a flowchart for decision-making. J Hum Lact.1995;11(2): 127pleme]

专栏 7-3 出生后不同时段婴儿不能含接的处理指南

0~24 小时:
- 对于足月健康新生儿,如果婴儿有觉醒和安静的周期,且生命体征和血糖正常,则无须额外补充。
- 在安静觉醒期或至少每 3 小时 1 次,尝试母乳喂养。
- 指导妈妈手挤母乳,至少每 3 小时喂 1 次。
- 母婴(家长及婴儿)皮肤接触。
- 保持环境安静。
- 如果出生后 18~24 小时仍未能含接,给妈妈提供电动吸乳器,并指导其使用,同时进行乳房按摩和手挤母乳。吸乳或手挤母乳至少每 24 小时内 8 次。

24~48 小时:
- 在医院内尝试母乳喂养(每 3 小时 1 次)。
- 如果尝试 10 分钟后仍未成功,则补充挤出的母乳 + 水共 5~15ml。如果没有母乳,则使用配方奶。
- 如果婴儿吸吮力弱,或妈妈乳头扁平或内陷,可使用乳盾辅助含接。
- 持续吸乳。
- 出院后每 3 小时尝试 1 次母乳喂养。
- 如果尝试 10 分钟后仍未成功,则喂婴儿挤出的母乳 5~15ml。
- 适当使用补充喂养方法:手指喂奶器、勺子、喂杯、慢流速奶嘴。
- 保持皮肤接触和安静的环境。

续表

- 坚持泵奶,至少每 24 小时内 8 次。

48~72 小时:
- 每 2~3 小时尝试一次母乳喂养。
- 如果失败,给婴儿喂挤出的母乳 15~30ml,或挤出母乳和配方奶,总量 15~30ml。如果没有母乳,则应用配方奶。
- 如果婴儿虚弱不能含接或母亲乳头扁平或内陷,可考虑使用乳盾。
- 适当使用其他喂养方法:喂杯、手指喂奶器、慢流速奶嘴
- 保持皮肤接触和安静的环境。
- 坚持吸乳,至少每 24 小时内 8 次。

72~96 小时:
持续上述同样内容,奶量增加到 30~60ml

(引自:Memorial Hospital,Helping Babies Breastfeed 2010,Colorado Springs,Colorado 允许,以上受版权保护的信息属于一般性资讯,不应被视为专业医疗建议。在任何情况下,在做出任何决定之前,请咨询熟悉具体情况的医疗保健提供者,以获得具体事项的专业建议)

产妇在产后最初几天内,产生的乳汁量相对较少。这些少量的初乳让新生儿有机会练习吸吮 - 吞咽 - 呼吸模式,在乳量增加之前,婴儿有足够的锻炼时间。表 7-3 为新生儿出生后最初 4 天内母乳的预期摄入量。

表 7-3 健康新生儿的平均摄入量

出生时间	每次喂养量
最初 24h	2~10ml
24~48h	5~15ml
48~72h	15~30ml
72~96h	30~60ml

[引自:Kellams A,Harrel C,Omage S,et al,and the Academy of Breastfeeding Medicine.Clinical Protocol#3 :supplementary feedings in the healthy term breastfed neonate,revised 2017.Breastfeed Med.2017 ;12(4):188-198]

(三)泌乳建立

当婴儿不能含接时,妈妈需要通过其他方式建立泌乳。手挤联合电动吸乳器的产奶量要高于单纯用吸乳器。在这种情况下,妈妈出院前医院应提供可多人用的医院级双侧电动吸乳器。妈妈们应同时双侧吸乳,每侧 10~15 分钟,每天 8~10 次。吸乳时,可同时按摩乳房。产后病房的护士可以给妈妈们指导,如何用一只胳膊拿住两侧的吸乳配件,而腾出一只手按摩乳房。医院应提供

一个吸乳记录表格,让妈妈们记录。

如果婴儿还没能含接,则此时重要的事情,是继续每天尽可能多做母婴皮肤接触。皮肤接触会帮助婴儿学会哺乳。出院前,产后病房的护士或泌乳顾问的任务之一,是告知妈妈们持续皮肤接触的重要性,直到婴儿学会吃母乳。

妈妈应尽可能排空乳房内的乳汁。因此,一旦乳汁量增加(通常是在产后第 3 天),妈妈们则需要吸乳直至乳汁不再滴出或喷出,然后停下并按摩乳房,再开始吸乳。重复上述步骤 2 次。目标是在产后 2 周时,每天能够吸出 750~1 000ml 乳汁。

(四) 妈妈的乳头和乳腺问题

婴儿含接困难通常是其自身问题,但有时妈妈的乳头也会影响含接。偶有妈妈乳头太大者,婴儿不能完全含住乳头和足够的乳腺组织,因而吸不出乳汁。此时,妈妈需要自己建立泌乳,挤奶喂宝宝,待婴儿长大一些能够含进乳头。

如果妈妈的乳头平坦、内陷或者婴儿用牙龈咬住乳房时乳头回缩,婴儿也会出现含接困难。多数婴儿可以自行解决这些问题,但有些婴儿可能需要帮助。可以指导妈妈们,轻压乳房组织塑型后放到婴儿口中,乳头回缩则恰恰可能是婴儿持续吸吮的信号。还有些其他技巧也曾有人尝试,但未经正式研究,包括:

1. 把乳房组织向后压,使乳头突出。

2. 如果乳房胀满,可以挤出一些乳汁使乳房变软。

3. 使用反向按压软化法将淋巴液推回乳房,软化乳晕,便于婴儿含接。

4. 在哺乳间歇期,可以佩戴乳房保护罩,可能有助于乳晕浮肿部位推开,便于婴儿含接(详见本章后面关于乳房水肿的部分)。

5. 在准备喂奶之前先用吸乳器把乳头吸出。

6. 使用乳盾。

7. 使用可以使乳头延长的工具。

关于使用"乳头矫正"设备可以将扁平或内陷的乳头拉出,有一定的研究证据,如各种市场销售的乳头矫正器(如 Evert It,Niplette,Supple Cups)等。例如,Bouchet-Horwitz 曾进行过一项试点研究,有 2 位乳头内陷且似乎失去功能的孕妇,在妊娠最后 3 周和产后最初 2 周使用了 Supple Cups,取得良好效果。Chanprapaph 等发表了一项随机研究,研究对象为短乳头的孕妇,

结果发现孕期白天使用乳头矫正装置 8 小时者,与不使用者比较,前者乳头长度增加,且增加了出生后 12 周的纯母乳喂养率。

乳房巨大的女性也会感觉母乳喂养很困难,因为难于同时顾及乳房和婴儿。解决办法就是找个平面保证婴儿安全躺着,同时托着乳房,这样妈妈就可以用双手托住乳房的前端,便于婴儿吃奶。同时需注意婴儿位置,不要把乳房的重量压在婴儿的胸部。

妈妈们总能够找到适合自己喂奶的姿势。针对巨乳女性,以下几种方法也可同时给予乳房和婴儿支撑。

1. 在床上或地板上采取侧卧姿势托住婴儿和乳房。

2. 坐在病床旁的椅子上,把床摇高到齐胸水平,则可以用床同时支撑乳房和婴儿。

3. 双胞胎时,用一个足够大的靠枕同时支撑乳房和婴儿,以便母乳喂养。

4. 住院期间,可以坐在小餐盘的前面,即可同时支撑婴儿和乳房。

5. 用家里的餐桌同时支撑婴儿和乳房。

(五) 可能导致含接困难的婴儿问题

含接的成功需要一些条件,包括婴儿完整的上颚、舌头能成杯状且能伸到下唇外、嘴唇能够外翻和形成封闭、口腔没有疼痛。如果婴儿有以上任何一种情况异常,则均不可能良好含接吸吮。

婴儿哺乳时需要能自主呼吸。喉软骨软化症(柔软的喉部结构在吸气时堵塞气道造成喘鸣音)或气管软化(气管软骨环软化形成呼气时的喘鸣音)的婴儿需要帮助摆好特定姿势方可母乳喂养。对于这类婴儿,侧卧位、婴儿头部处于仰伸位喂奶最好。不需要太多时间,婴儿就会长大些,即使肌肉张力弱,也不会影响呼吸。可以让家长放心,婴儿在 1 岁左右时候,随着气道增宽,这些问题都会迎刃而解。同时告知家长,喂奶可能需要稍长的时间,因为婴儿在吃奶时需要不断暂停,进行呼吸。

婴儿如因产伤或手术后伴随疼痛,则可能暂时不会对内在的饥饿或外部刺激产生反应。锁骨骨折、头部疼痛、颅骨缝异位、血肿、产钳压痕、胎吸损伤、包皮环切等,都可能使婴儿在数小时内失去对吃奶的兴趣。此时,给婴儿用勺子喂点初乳,可以帮助婴儿在出生后 48 小时内获得初乳。

有时婴儿会拒绝一侧乳房,有可能是因为婴

儿身体一侧疼痛,如锁骨骨折、一侧头部外伤、斜颈或肩痛等。有妈妈分享了单侧眼睛失明的新生儿,在可见的一侧眼睛被阻碍视线时拒绝吃奶的故事。还有报道婴儿一侧耳聋时,不喜欢以健侧耳被遮挡的姿势吃奶。

有些婴儿会出现严重的呕吐反射,看上去仿佛要远离乳房。此时妈妈可以把自己洗净的手指给婴儿练习吸吮,然后逐渐把手指尖移到婴儿口腔内的软硬腭交界处,可能有帮助。如果婴儿舌头的位置错误,则可尝试以下几种方法。如果婴儿吸吮的是自己的上颚,说明婴儿可能是想稳定其下颌,此时托住婴儿下颌或给予支撑,则婴儿就能把舌头位置放低了。如果婴儿把舌头放在下牙龈后方,父母此时可以和婴儿玩儿一个模仿的游戏,把自己的舌头伸出并示意给婴儿,婴儿则会模仿父母的动作。同样,用手指轻触婴儿嘴唇,婴儿会因寻找手指,而激发把舌头伸到口腔外的兴趣。

当婴儿有含接困难时,注意避免对婴儿的眼、耳、鼻带来令其反感的外界刺激。香水、肥皂、浴液、家用的除臭剂等的味道,会干扰婴儿。噪音,比如狗叫声,或妈妈大声呵斥年长的孩子等,也会吓到新生儿。接触到婴儿双颊的物品,如婴儿的内衣、毛毯或妈妈手指等,都可能使婴儿转移目标而离开乳房。因此,为了更好地哺乳,应移开任何可能影响哺乳的物品。不过,对婴儿影响最大的刺激,来自于对婴儿头部后方的压力。婴儿会担心害怕鼻腔被堵,因此建议妈妈应托起婴儿的双肩,用大拇指和示指顶住婴儿的双耳。大拇指和示指之间形成"弧形颈托"托住婴儿。这样婴儿感觉自己能够控制头部,必要时也能抬头保证呼吸通畅。

既往的负面经验也会使婴儿对乳房产生反感。如果把婴儿头部强硬推向乳房,则接近乳房时婴儿会开始哭闹。如果这一负面体验持续存在,则婴儿有可能在接触乳房"关闭系统"。父母们会把测试哺乳时婴儿这一表现描述为"睡着了"。一旦婴儿对乳房产生反感,则需用其他方式喂养(详见"母乳喂养婴儿摄入量不足的母婴问题"的相关章节)。在非喂奶时间,让妈妈把婴儿抱到胸前进行皮肤接触。用几天的时间,逐渐把婴儿移动到喂奶时的位置。一旦婴儿在妈妈臂弯里处于母乳喂养的姿势而不反感时,则可以在使用其他喂养方式喂完一半后,让婴儿尝试吸吮乳房。尝试含接的时间要短,一旦婴儿或妈妈情绪不好,应立即停止尝试。低张力或高张力的婴儿需要额外帮助,以便在弯曲或屈曲的姿势下进行母乳喂养。

患有某些综合征、神经系统问题或肌肉系统问题的婴儿也可能会有含接乳房的问题,并因此无法获得足够的乳汁而影响生长。

▶ 九、晚期早产儿

美国孕妇的平均妊娠时间是39周,而非40周,大多是因为34到满36周之间的分娩逐渐增多。满34周而不足37周娩出的新生儿称为晚期早产儿,满37周到不足39周者称为早期足月儿。2016年,晚期早产儿(37周之前分娩)占美国所有分娩的9.85%,早期早产儿(34周之前分娩)占2.76%。以前,这些晚期早产儿都被安排到特殊的护理室,但现在只是和妈妈一起在常规的产后病房。这样做有利于母乳喂养,但在产后病房工作的母乳咨询师们发现,大多数晚期早产儿需要花费较多时间和精力才能做到有效母乳喂养。

晚期早产儿的母亲更可能有其他并发症,如高血压、产前出血、糖尿病、胎膜延迟破裂或剖宫产等,均可能影响母乳喂养。

晚期早产儿的特征包括以下几项(彩图40):

1. 神经系统紊乱和行为控制不良。这类婴儿可以迅速从高度警觉状态进入到深睡眠状态,应保证环境安静,避免过度刺激。

2. 肌张力差或松软,喂奶时需要仔细安排哺乳姿势,并给予特别地支撑。

3. 因为体脂含量少,体温控制能力差。

4. 针对非必要的吸引和过多干预时,容易出现体温和代谢的应激反应。

5. 吸吮-吞咽-呼吸模式不协调。婴儿吸吮力量可能较弱,或者婴儿的嘴相对于母亲的乳头显得比较小。

6. 更容易感染。

7. 呼吸不稳定。

8. 发生低体温、低血糖、体重丢失过多和脱水的风险更高。

9. 体重增长慢,可能出现生长迟缓。

10. 更易发生胆红素高、胆红素排泄时间长、可能更容易发生核黄疸。

11. 易发生呼吸暂停。

12. 再入院。

13. 母乳喂养失败。

14. 睡眠过多。

上述特点中,很多与早产儿大脑发育尚不成熟相关。新生儿超过 1/3 的大脑体积是在妊娠最后 6~8 周发育的,而在此期间,大脑白质的容量增加 5 倍,同时还有神经和突触连接的成熟。猝死综合征的发生率在晚期早产儿为 1.37/1 000 次分娩,而足月儿为 0.67/1 000 次分娩。简言之,晚期早产儿的不成熟使其更脆弱。

母乳喂养时,晚期早产儿会需要更好的肩部的托力,帮助其控制头部。婴儿应面对妈妈,双臂分开环抱乳房,妈妈要托好婴儿的臀部。图 7-13 显示了 1 名 36 周早产儿喂奶的情况。通常这些婴儿会抱住乳房吸吮片刻,然后停止吸吮休息(形成喂奶的节奏)。一旦有奶水进入婴儿口中,婴儿会放下舌头吞咽,但婴儿可能还没有成熟到自己会伸出舌头开始下次吸吮的程度。他们往往不能一口气连续完成至少 10 次吸吮 - 吞咽 - 呼吸的吸吮脉冲,因此吃到的奶量少,进而容易发生胆红素水平升高、低血糖、脱水、体重增长不足等。对于这些婴儿的管理应个体化,不过皮肤接触、保暖、喂哺之间保证不被打扰地好好休息、减少刺激等,都有助于婴儿在清醒状态下更好地吃奶。

以下是晚期早产儿母乳喂养时的 3 个基本原则。

1. 用吸出的母乳喂婴儿。
2. 建立并维持妈妈泌乳量。
3. 在等待婴儿成熟期间为妈妈提供支持。

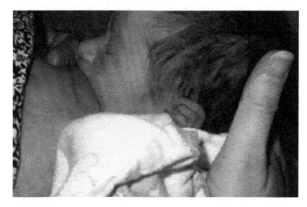

图 7-13　1 名 36 周大的早产儿在进行母乳喂养

很多早产儿在达到足月龄前总是不能很好地吃奶,但一旦达到足月龄,则开始有主动醒来吃奶的要求。晚期早产儿到达足月龄之前,妈妈们需要在每次喂养之后吸乳,以建立泌乳。如果婴儿自己在母乳喂养时吃不到足够的母乳,则可以把挤出的乳汁喂给婴儿。用精确至 2g 的婴儿体重

秤称量喂奶前后的婴儿体重差,以估算婴儿摄入的奶量。医疗设备公司应给家庭提供此类设备的租用服务。由于这些小婴儿正处于学习吃奶的过程中,也可以考虑一些其他不需要吸吮的喂养方法,如杯子或勺子等。如果婴儿含接困难,而妈妈奶量很充足,则使用乳盾效果不错。

早产的母婴均需要更多的关照。必须进行电话随访,并要求尽早回访称量婴儿体重。34~37 周出生的早产儿的妈妈们,即使以前有足月儿的母乳喂养经验,也仍像初次母乳喂养者一样,需要很多帮助。因为她们对喂养一个能自己吃奶的婴儿有记忆,但不知道如何给一个看似总在睡觉、对刺激反应微弱的早产儿进行母乳喂养。对于晚期早产儿,建议让母婴在医院多住上一两天。

晚期早产儿被当作足月儿看待是一个误区。晚期早产儿处于夹缝中,往往不被看作是早产儿,除非出现医疗问题,但他们的表现和足月儿相比的确不一样。这些脆弱的婴儿和其他早产的婴儿相比,有同样易发一些并发症。未出生的胎儿每周增重约 0.5 磅(227g),所以 34 周出生的婴儿比 37 周出生的婴儿体重可能轻 1.5 磅(680g)。

▶ 十、喂养方法

(一) 喂杯喂养

婴儿一出生就可以用喂杯喂养。全球很多地方大多数低出生体重儿都是用喂杯喂养的,直到婴儿成熟到可以自己接受纯母乳喂养。英国及其他很多地方的产科病房都提供喂杯喂养的方式,而避免使用奶瓶。

用喂杯喂奶时,口部的舔舐和啜饮动作与在乳房和奶瓶上的吸吮不同,因为在婴儿口中没有实物存在。此外,对于低出生体重儿来说,喂杯喂养至少和奶瓶是一样安全的,两种方式在对喂奶过程中婴儿的生理稳定性、呛奶、吐奶、呼吸暂停和心动过缓的影响方面也没有差异。在一项对照临床试验中,700 例健康足月儿被随机分配到早期或晚期使用安慰奶嘴组,每组内分为喂杯或奶瓶喂养作为补充。作者的结论认为,喂杯和奶瓶喂养之间,在开始使用时间、消化的奶量和生理稳定性方面没有差异。

在另外一项研究中,作者发现婴儿学习使用喂杯喂养与学习奶瓶喂养相比,前者每次摄入量少,且需要喂养的次数多。Freer 发现用喂杯喂养早产儿时,会发生氧饱和度下降。其他的弊端还

有溢奶、婴儿被剥夺了吸吮的权利。在 2 项非常久远的喂杯喂养的研究中,作者发现足月婴儿可以有效用喂杯喂养,吃奶的速度比用奶瓶或者直接吃母乳更快。20 世纪 40 年代,新生儿出生后在医院需要住 10 天在这段较长时间内,婴儿就可以很好地习惯喂杯喂养了。

婴儿在以下情况时,喂杯喂养较为适宜:

1. 婴儿不能含接到乳房。

2. 妈妈不能到新生儿科。

3. 父母和工作人员不希望婴儿习惯使用人工奶嘴。

4. 不可能母乳喂养。

婴儿处于以下情况时,不适宜喂杯喂养:

①最近刚刚拔管,并可能损伤声带时。

②咽反射欠佳。

③极度无力。

④有神经系统障碍。

⑤呼吸不稳定。

喂杯喂养时,应使用较小的杯子,杯缘最好是圆形的。印度有一种特制的像杯子样的容器,称为"Paladai",有些新生儿重症监护病房专门用于给早产儿喂奶,比起普通杯子,护士们也更喜欢使用"Paladai"。医院里随手可以拿到喂药小杯子,在美国的医院中,这些小杯子用于给患者吃药。但使用时注意检查杯缘是否圆滑柔软。当婴儿早期的喂养量不超过 1 盎司(28ml)时,可以使用医院的小药杯。市场上也有给新生儿喂奶的专用喂杯出售。

(二)如何用喂杯喂养

以下建议可以给妈妈们提供些帮助:

1. 抱着婴儿呈直立坐姿,母儿均处于舒适姿势(图 7-14)。

2. 控制住婴儿的上臂和双手,防止打翻杯子。

3. 在婴儿下颌下放一围垫,接住婴儿漏出的奶液(喂奶前后需要称量重量)。

4. 把杯子轻靠在婴儿下唇上,杯子边缘位于嘴角。不要压迫下唇。

5. 把杯子倾斜,让奶液接婴儿上唇。不要把奶一下子灌进婴儿的口腔。

6. 观察并根据婴儿的反应,让婴儿掌握节奏。婴儿停顿时,让杯子停留在那里不要拿开。

父母们学习用喂杯喂养会有些困难。传授这一技能时,需让他们亲自操作,确保能够安全的实施这一方法。只要喂奶时不尝试向婴儿口中灌入太多的乳汁,则婴儿发生误吸的危险微乎其微,且能很快完成喂奶过程。有些婴儿可能不喜欢喂杯,拒绝从喂杯中吃奶。因此,每个婴儿必须区别对待。

(三)手指喂养

借助喂管进行手指喂养也是给新生儿喂奶的一种方法(图 7-15)。当婴儿嗜睡无法哺乳、任何原因导致婴儿不能含接、母婴分离、婴儿不能进行奶瓶喂养时,有些泌乳顾问会使用这个方法。支持者认为,此方法可帮助婴儿正确使用口部肌肉,让婴儿可以在软硬腭交界处感到指尖,促进其吸吮 - 吞咽 - 呼吸的协调进行,让婴儿控制喂养节奏。反对者认为该方法是侵入性措施,容易产生依赖性,也没有研究支持该方法的使用。但最近有研究比较了早产儿在过渡到经口喂养阶段期间,手指喂养和喂杯喂养的差异,发现手指喂养时乳汁损失少、喂养时间长,且婴儿并发症少。专栏 7-4 为新生儿手指喂养的指导性说明。

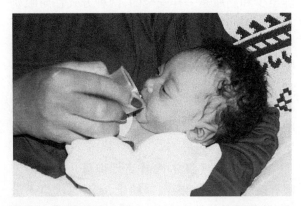

图 7-14   用喂杯喂养婴儿

(经 Kay Hoover,MEd,IBCLC 许可)

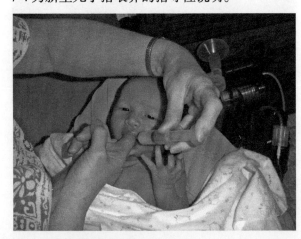

图 7-15   手指喂养新生儿

(经 Kay Hoover,MEd,IBCLC 许可)

专栏 7-4　手指喂养新生儿

- 开始前确保双手清洁，准备使用的拇指或示指的指甲已经剪短。如果不是孩子的家人进行操作，最好佩戴不含乳胶成分的手套或指套。
- 扶好婴儿，确保头部稳定，稍向后倾斜。
- 如果使用喂管（5 号，15 英寸长），可以把管子贴在手指末端。
- 把挤出的母乳放入注射器或奶瓶，然后与喂管连接好，必要时根据情况也可以用配方奶。如果使用奶瓶，则可以在奶嘴切开一个小孔，把喂管插入。如果使用注射器，则需要选择大小合适的型号（一般为 10~30ml）。
- 选择一个较粗的手指，因为母乳喂养时乳房会填满婴儿的口腔。
- 轻触婴儿的嘴唇，使婴儿张开嘴巴。把手指滑入婴儿口腔，或者让婴儿吸吮手指同时进入口腔，指甲向下，指腹向上。喂管可以贴在指腹一侧。多数情况下，婴儿一旦感觉到指腹接触到硬腭，就会开始吸吮。
- 只有婴儿在吸吮时，才能将乳汁通过注射器推入婴儿口腔。
- 如果婴儿可以有效吸吮，手指的甲床部分会感觉到每次吸吮时的负压造成的牵拉感，似乎指甲要被吸入婴儿口腔深处。
- 注意观察婴儿的皮肤颜色和生命体征，特别是低出生体重儿或肌张力低或口腔结构有异常的婴儿。
- 记录婴儿摄入的人乳（配方奶）量。
- 给婴儿的父母演示如何进行手指喂养。
- 让婴儿的家属学习并重复动作。

（四）乳盾

　　乳盾（也称乳头护罩）的使用历史上曾经有争议，主要原因是老式的护罩是用橡胶或乳胶制作的。婴儿使用这种护罩时，不能吃进足够的乳汁，经常导致体重增长缓慢和发育迟缓。因此，乳盾被认为不但于母乳喂养无助，反而干扰了母乳喂养的正常进行。但新一代超薄硅胶乳盾特别适用于乳头平坦或内陷的妈妈、无法含接或维持吸吮的早产儿或晚期早产儿，或由于偏好奶嘴而拒绝母乳喂养的婴儿。

　　妈妈第一次使用硅胶乳盾时，需要配合多人用电动吸乳器（如医院级吸乳器），每天哺乳后吸乳 4~6 次，以建立泌乳。婴儿需要每周称重 2 次，并注意观察尿布记录是否有足够的大小便情况。一旦婴儿体重增长良好（译者注：大约每天 1 盎司，28g），在保障婴儿保持恰当体重增长的前提下，则妈妈可以逐渐减少吸乳次数。

　　很多情况下，在婴儿学习母乳喂养过程中，短期使用乳盾有助于保持母乳喂养关系。一位国际

母乳会妈妈曾经激动地描述硅胶乳盾如何"挽救了她和孩子之间母乳喂养的关系"。Kronborg 和同事的研究发现，"有些妈妈需要人帮助，度过一段困难的时期，而有些人则形容为让自己逐渐独立的过程"。较早期的 Bodley 和 Powers 的研究发现，妈妈们并没有按照教授的方法吸奶，而是按自己的方法哺乳，没有任何问题，而且婴儿体重增长良好。Hanna 等发现"对于有些可能放弃母乳喂养的妈妈们，乳盾是有帮助的"。Ekströk 及其同事的研究显示，使用乳盾时可能对婴儿的体重增长有顾虑，但对医务人员进行宣教后，可以延长使用者母乳喂养的持续时间。Chow 及其同事的研究强调，要重视密切随访，确保各种辅助母乳喂养的措施切实解决的该家庭中存在的问题。

　　喂奶时可以在乳盾内放喂管（连接到装母乳的注射器）（图 7-16）。这对婴儿有很多好处：

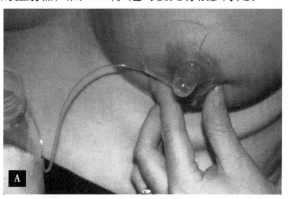

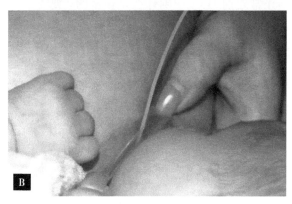

图 7-16　在硅胶乳盾内使用的喂管装置

A. 把喂管装置放在乳盾内。婴儿必须能够很好吸吮，才能将奶瓶中的乳汁从管道中吸出。这种方式很有助于让婴儿用亲喂的方式吃奶，直到自己能够含接且能够直接吸吮到足够的乳汁。如果婴儿已经习惯奶嘴，也可以使用此方法纠正；B. 婴儿同时在哺乳时从喂管获得补充的乳汁。一旦婴儿可以含接，就可以从乳房挤出一点儿乳汁到乳盾中，让婴儿每次吸吮都能得到回报。对习惯于奶瓶奶嘴、吸吮力弱、含接乳房困难的婴儿可以使用此法

（经 Kay Hoover, MEd, IBCLC 允许）

1. 婴儿的含接和吸吮行为立即可以得到回报。

2. 提供了刺激乳房和排出乳汁的机会

3. 可以控制补充喂养的量和流速。

4. 营养供应（能量和液体）

使用硅胶乳盾时，先把护罩边缘的内侧涂一薄层水，将护罩的伞端翻转（像宽边帽），将护罩奶头前端 1/3 套入翻转后的护罩中。把护罩中央正对乳头，轻柔地把护罩边缘翻转复原。硅胶护罩可轻微变形使母亲的乳头部分进入到护罩的乳头，以帮助吸吮力弱的婴儿把乳头完整吸入护罩内（更多内容详见"吸乳器与其他辅助技术"的相关章节）。

▶ 十一、低血糖

新生儿出生后为了适应宫外环境，初生 1 小时内会有血糖一过性下降，但在之后的几天内会恢复正常。大多数哺乳动物的产后早期都会出现类似的短暂低血糖，这是新生儿从宫内由胎盘持续供应葡萄糖的状态向生后通过间断喂养的转变的适应过程，是自限性过程，一般没有临床表现，通常是非病理性的。

低血糖从某种角度讲，只是定义而已。婴儿是否有低血糖，取决于实验室低血糖的检测标准和血糖检测方法的可靠性。在确定任何一件事情不正常之前，必须明确什么是正常的。那么新生儿的正常血糖范围是多少？不同地区低血糖的诊治规范相差很大，而且，尽管美国母乳喂养医学会（ABM）和其他医生组织都没有推荐出生后常规检查新生儿血糖，但常规检测的血糖水平的现象也普遍存在。根据 Howdon 等的研究显示，总体来讲，母乳喂养婴儿的血糖水平（58mg/dl）较配方奶喂养的婴儿（72mg/dl）低。该研究同样提示，血糖水平和喂奶间隔时间有关，喂奶越频繁，血糖水平越高。

尽管目前尚无公认的低血糖的界值，但还有一些指南给出了推荐意见。Akalay 及其同事进行了一项人群的荟萃分析，推荐了婴儿生后的血糖应根据出生后的时间（小时）而定（表 7-4）。这些低血糖的推荐意见已经整合到母乳喂养新生儿低血糖的监测和治疗的 ABM 指南中。此外，ABM 指南还包括针对母乳喂养新生儿喂养和低血糖筛查的推荐意见及低血糖特殊管理意见。基于 Heck 和 Erenberg 的大样本健康足月儿低血糖

研究结果，推荐足月儿出生后第一天低血糖应定义为血清血糖浓度低于 30mg/dl，或第二天低于 40mg/dl。Srinivasan 等推荐的标准与之相同。如果产后第一天使用 40mg/dl 作为低血糖的界值，则 20.6% 的健康足月儿将被诊断低血糖而接受不必要的补充喂养干预。Brand 等针对 75 例健康足月的大于胎龄儿，评估出生后第一天一过性低血糖对远期神经发育的影响，结果在婴儿 4 岁时随访，使用标准的发育量表，并没有发现血糖正常和低血糖组的不同。

表 7-4	低血糖推荐阈值（plasma glucose level, PGL）
出生后时间	PGL 的第 5 百分位
1~2h（最低值）	28mg/dl（1.6mmol/L）*
3~47h	40mg/dl（2.2mmol/L）
48~72h	48mg/dl（2.7mmol/L）

注：*mmol/L 转换为 mg/dl，乘以 18。mg/dl 转换为 mmol/L，除以 18 或乘以 0.055

［引自：Alkalay AL Sarnat HB, Flores-Sarnat L, et al.Population meta-analysis of low plasma glucose thresholds in full-term normal newborns.Am J Perinatol.2006 ;23（2）:115-119］

新生儿严重低血糖可导致脑损伤，引起严重的后遗症如惊厥。密切监护易感婴儿可以避免发生长时间低血糖，也可以避免过多的侵入性操作。新生儿出现以下症状时，可能提示低血糖：

1. 易激惹。
2. 震颤。
3. 反射过度。
4. 哭声高亢。
5. 惊厥。
6. 疲倦。
7. 肌张力低。
8. 呼吸急促。
9. 低体温。
10. 吸吮力弱或拒绝哺喂。

伴随某些疾病时的低血糖需要特别关注：母亲有糖尿病、过期产儿、小于胎龄儿。糖尿病妈妈的婴儿出生后最容易发生低血糖，尤其是孕期用过胰岛素者，因为婴儿仍然在持续分泌较多的胰岛素，在出生后几小时内将体内的葡萄糖代谢掉，而造成低血糖。婴儿低血糖的程度通常可以反映妈妈妊娠期血糖控制良好与否。婴儿出生后如果能够持续进行皮肤接触，能够保持温暖并不设限

吃奶,可能起到预防低血糖的作用。如果婴儿出现低血糖症状,则需要静脉给予 10%~15% 葡萄糖,直到症状缓解,状况稳定。一旦婴儿神经状态稳定,则应该开始持续母乳,期待尽早停止静脉葡萄糖注射。

过期产儿也需要尽早和频繁的母乳喂养,使其葡萄糖水平保持正常。这类新生儿出现的疲倦或喂养不佳,可能导致低血糖,因此只要婴儿有哺乳意愿,应立即反馈,不设限的频繁的、长时间哺乳。大多数过期产儿在初次哺乳之后,会增加对后续哺乳的兴趣,因此可以降低持续低血糖的发生。

小于胎龄儿亦是低血糖的高危人群。生后应立即母乳喂养,之后亦应频繁哺乳,通常足以使婴儿血糖尽快达到正常水平。有些婴儿如果一直哺乳效果不佳,则可能需要额外补充。此时推荐优先使用亲母母乳,如果手挤仍没有奶,也没有母乳库母乳,则可能需要喂配方奶。当婴儿哺乳效果改善后无须重复上述措施。

总之,以下情况时可能出现婴儿低血糖:

1. 小于胎龄儿。
2. 过期产儿。
3. 不均等双胎(小胎儿)。
4. 大于胎龄儿:体重大于第 90 百分位。
5. 糖尿病母亲的婴儿。
6. 低出生体重儿:小于 2 500g。
7. 早产儿。
8. 窒息后、寒冷应激、败血症和其他应激等。

产时管理对新生儿血糖水平有很关键的影响。产程中输入高渗葡萄糖液体可以升高产妇的血糖水平,进而引起胎儿高血糖和高胰岛素血症,最终造成新生儿出生后低血糖。

最初的血糖检测是在床旁使用血糖试纸检测的。这些试纸价格便宜且实用,但结果和真正的血糖检测值可能差异很大。有研究对这类试纸的检测结果进行了比较,估计约 20% 正常血糖的婴儿会被检测为低血糖(假阳性),导致不必要的实验室检查和治疗。Ho 等曾经比较了 5 款不同的血糖检测仪,发现没有一款单独使用时结果是满意的。在产后 2 小时给无低血糖症状的婴儿检测血糖不是必要的,会导致父母无由的焦虑和担心。同时也会影响母乳喂养建立,干扰母乳喂养的启动和持续时间。

让婴儿和母亲进行皮肤接触可以帮助其稳定

血糖水平。Chiristensson 等报告,皮肤接触组的婴儿的平均血糖值为 57.6mg/dl,而母婴分离组的婴儿仅为 46.6mg/dl。Walters 等的研究报道,出生后 60 分钟新生儿的平均血糖水平为 65mg/dl。如果检查结果提示婴儿为低血糖但没有任何症状,则婴儿可以继续每 1~2 小时母乳喂养 1 次,或者喂挤出乳。

如果新生儿血糖水平低,且不能吸吮或喂养不耐受,则应开始静脉补液治疗。如果在喂养情况下,仍为低血糖,应开始静脉补充葡萄糖,并根据血糖水平随时调整输液速度。有低血糖症状的婴儿应给予更积极地治疗。

最近引入的用于治疗新生儿低血糖的 40% 口服葡萄糖凝胶,可以减少母婴分离的可能,并增加出院后纯母乳喂养的概率。但还需要进一步研究,大型的随机对照临床试验正在进行中。

▶ 十二、剖宫产分娩

2016 年,美国的剖宫产分娩率为 31.9%,很多欧洲和南美国家剖宫产率相近或更高。

关于剖宫产对母乳喂养的影响有很多研究。尽管也会有其他因素干扰母乳喂养,而且很难与剖宫产的影响区别开来,但一般认为剖宫产和阴道分娩后的母乳喂养率和持续时间是相同的。无论分娩结局如何,妈妈为母乳喂养做出的努力是最关键的。为母乳喂养付出的越多,就可能持续更长时间,与分娩方式无关。

剖宫产与泌乳延迟和开始母乳喂养延迟相关。和顺利的阴道分娩相比,从一个大手术中恢复需要更多的时间,承受更多的疼痛和压力,有更多的风险,因此母乳喂养开始时间会较晚。1/3 的剖宫产分娩产妇认为,她们母乳喂养的能力会受一定负面影响,大部分或很大部分原因是术后疼痛。

女性对剖宫产分娩的反应各不相同。尽管有些女性可能认为意外剖宫产只是解读为他们做母亲的胜任度,但是剖宫产现在越来越常见,以至于父母们倾向于认为剖宫产是正常的或是一种分娩选择。分娩宣教人员和其他人应向公众有效传达一些信息,认为剖宫产并不是对产妇的一种威胁,产妇可以在术中保持清醒状态,孩子的父亲在剖宫产时也可以在场。手术期间在手术室内,婴儿生后可以和妈妈或爸爸进行皮肤接触。此时是告知父母的良好时机,婴儿一旦和父母进行皮肤接触,就会安静下来。当然,在进行皮肤接触时,需要对婴儿进行监护。从手术室进入恢复室的过程中,婴儿可以一直趴在妈妈的胸前。婴儿做好准备后,可以随时开始母乳喂养。

对于剖宫产分娩后的产妇,护士需要评估产妇的身体舒适度和意识状态。如果意识不完全清楚,则需要仔细照顾婴儿。当妈妈可以仰卧倾斜30°~45°时,可以把婴儿斜放在妈妈身体上。如有不适,可以使用止痛药。一旦妈妈醒后可以坐起来,则可以协助产妇放好哺乳姿势,确保没有压迫产妇腹部切口。橄榄球式姿势(图7-10B)可以避免接触切口敏感区域。随着切口区域疼痛逐渐减轻,可以推荐并指导产妇用其他姿势喂奶。产后第2~3天,通常采取侧卧位会比较舒服,产妇在背部和腹部下方放上靠垫会更舒适些。

剖宫产分娩出生的婴儿可能会昏昏欲睡,尤其是经过较长产程后的剖宫产。此时应鼓励母儿进行皮肤接触,并指导产妇用手挤奶喂婴儿,同时提供更多的母乳喂养支持。Zhang及其同事的研究发现,与阴道娩出的婴儿比较,剖宫产娩出的婴儿出生后24小时内口腔的负压降低。

▶ 十三、乳房胀痛(乳胀)

乳胀是产后早期的主要问题,因为乳房在激素变化的作用下,产后36~96小时内泌乳量急剧增加所致。血管扩张、血流增加和水肿导致孕晚期孕妇体内体液聚集,同时产程中也常静脉输入大量液体。尽管产后乳房胀满感的出现对母乳喂养来说可能是好事情,但乳胀的确是产后最初几天的常见问题,也是导致早期断奶的常见原因。因为产妇通常在乳胀之前就出院了,因此这类问题一般是在家里或者产后访视的门诊中处理的。

对于大多数产妇,产后3~5天乳胀达最大程度,之后逐渐缓解;但有些产妇可能会持续2周。生理性的乳胀阶段,乳房还有一定柔软度,有可被挤压的空间,使婴儿能够舒适的含接,有效吸吮,吃奶时不会损伤乳房或乳头组织。严重的乳胀罕有持续超过24小时者,其间仍可继续母乳喂养且没有不适。应告知母亲,这是乳汁生成的过渡阶段,会随着母乳喂养次数的增多,自身根据婴儿的需要调节到适宜的程度。

经产妇乳胀的程度常常重于初产妇,表现也有所不同。严重乳胀是一种病理状态,会伴有疼痛,通常是处理不当造成的。任何情况下的乳汁滞留都可以引发乳胀。常见的原因有以下几种:

1. 给婴儿添加母乳之外的食物。
2. 母乳喂养开奶延迟。
3. 喂养频率不足。
4. 限制喂养时长。
5. 为保证2个乳房都能哺乳,每次喂奶时都会把婴儿从一个乳房移到另一个。
6. 乳房植入物、乳房手术或乳房肿瘤切除术后。

有时乳头和乳晕周围的组织张力大,使婴儿不能很好地含住乳头。一旦含接不好,则妈妈的不适感就会增加,乳房和乳头组织会更紧张,甚至乳汁都不能滴出。此时,如果婴儿用力尝试含住乳头,反复尝试,会引起组织的进一步损伤。

针对乳胀的相关研究的独特性在于,这种状况会逐渐缓慢不可逆的自行缓解,无论采取何种措施,因此研究时必须将一组妈妈(最好是随机分配)分配到治疗组和不接受治疗的一组对照组进行比较。Mangesi和Zakarija-Grkovic分析了13项研究,其中包含919例因乳胀接受治疗的女性,旨在探讨哪种治疗措施有效。Cochrane综述结论认为,目前已经发表的文献尚没有足够的证据说明任何一种干预措施值得广泛推广。对于疼痛和不适的管理是很重要的一件事情,尽管很多时候各种干预措施并不能真正缓解乳房胀痛,但可以帮助妈妈们缓解不适,能够给予她们精神安慰,减少早期断奶。

应鼓励妈妈们勤于排空乳房,防止出现乳胀。婴儿出生后的最初2周,每24小时内平均吃奶时间约2.7小时。如果每24小时内给婴儿喂养次数不足8次,平均每次喂奶时间不足20分钟,则可能时间不够。如果妈妈不能增加喂奶次数,则可以借助于手挤或吸乳器。长时间的乳胀如果不能很好地缓解,可能导致泌乳量下降。产妇产后第1周出现不明原因的发热可能提示乳胀。有时因乳胀导致的发热可高达101℉(38.3℃)。

▶ 十四、乳房水肿

产程中静脉输液过多的产妇可能发生产后乳房水肿,这与泌乳生成之前的生理性乳胀不同。乳房可能硬得像石头,乳头膨大。水肿消退前,婴儿不能含接。可通过乳晕按压治疗乳房水肿,目的是借助人工轻柔的按压,减轻乳头和乳晕的水肿。

1. 指导产妇彻底清洁双手。剪短指甲，最好不要涂指甲油，也不要戴假甲。

2. 指导产妇把示指和大拇指分别放在乳头之后的乳晕的两侧，轻轻施加压力。保持按压，直到能感觉到水肿在减轻。产妇可以把手指移开，看看乳晕部位是否有手指的压痕，如果有，说明水肿仍然存在。

3. 请产妇再次把手指放到已经松软的组织的后方，轻压并保持，直至手指部位的组织变软。向胸廓方向向内持续按压，保持 60 秒或更长时间，集中力量在乳晕与乳头根部交界的部位，把手指从已经柔软的部位向坚硬的部位移动，再施压，会逐渐达到组织松软的状态。如果指甲很短，妈妈可以同时使用两手弧形的指尖挤压，把指甲靠近乳头的两侧。目的是在乳头根部的乳晕处形成一圈"小坑"（如果是医护人员操作，也可以使用两个拇指或示指指尖的平坦部分。同时还需要 60 秒，在对面象限施压，以软化同一区域）。

4. 旋转指压，持续把水肿转移入乳房组织，直至乳晕变软，乳头变软。操作时间可长可短，几分钟至 30 分钟，只要能够使水肿缓解，婴儿可以含接。操作时间的长短取决于水肿的严重程度。

5. 乳晕按压（也称之为反向按压软化手法）的效果有 4 方面：①把过多的组织间液体按自然淋巴引流方向向内引流；②缓解乳腺导管的过度扩张，减轻含接时的不适；③让婴儿能含进更多的乳房组织以便吸出乳汁；④刺激乳头和乳晕周围的神经，触发喷乳反射。

6. 乳晕挤压应在使用吸乳器之前。如果先使用吸乳器，会导致乳晕水肿加重，特别是吸乳器使用压力较大时。吸乳器的负压会把过多的组织间液体向乳晕和乳头的方向吸引，而不是缓解该区域的水肿，因此会加重水肿。一旦水肿缓解，乳头会自然向外突出，含接就容易了。

7. 治疗性的乳房按摩也是处理乳胀和乳房水肿的方法。

▶ 十五、手挤

尽管很多美国女性认为吸乳器是获得乳汁的首选方法，但手挤母乳仍然是千百年来众多女性一直使用的方法。妈妈自己的双手与吸乳器相比，具有以下优势：

1. 免费。

2. 可能触发更有效的喷乳反射。

3. 随时可用。

4. 可以挤压乳房获得乳汁。

一旦熟悉了这一技巧，妈妈们会发现比使用那些电动装置能更快地获得更多母乳。不同文化背景的类似手法有些差异，但只有按压乳头之后的区域才最有效（图 7-17）。所有产后护士和泌乳顾问都应该指导妈妈们手挤方法。作者推荐的是用手指向胸壁方向用力，然后一起旋转所有手指，而不是把手指从乳房皮肤上滑动，以避免导致乳房皮肤的伤害或皮损。应告知妈妈们，如果是用于减轻乳胀或乳房疼痛时，这种挤奶会更费力些。如果每次挤奶时，同时进行乳房按摩和热敷，则应告知妈妈们，不要把这作为惯例，太费时会影响挤奶。这点尤其重要，因为妈妈们在工作或其他地点挤奶时往往时间有限。有经验的妈妈可以向新手妈妈展示这一技巧，这是最有效的教学方法。有研究显示，如果婴儿早产，出生后 1 小时吸乳能够增加产后 1 周内的吸乳量。

▶ 十六、临床意义

照顾刚刚生完孩子的妈妈们，关键的第一步是评估。例如，如果婴儿嗜睡且母乳喂养不频繁，则医护人员可以做以下处理：

1. 鼓励并协助妈妈怀抱婴儿做皮肤接触。

2. 指导妈妈如何手挤母乳，用勺子或注射器把奶一滴一滴地喂给婴儿。少量母乳通常可以唤醒婴儿。

3. 鼓励妈妈在婴儿每次醒来的时候，尝试母乳喂养。

4. 建议妈妈等待婴儿自行放开第一侧乳房的时候，再让婴儿吃另一侧。

5. 提供关于如家庭访视、私立机构泌乳顾问的随访和社区的母乳喂养妈妈群等特定信息。如果是经产妇，以前曾有母乳喂养困难，医护人员需要安慰妈妈们，同样情况未必再次出现，减少她们的焦虑和担心；如果真的再次出现，则应解释如何处理。

（一）母乳喂养评估

婴儿最初几次母乳喂养应在新生儿早期进行评估，而且住院期间应该定期进行。这种评估可使医护人员明确婴儿觅食反射、含接及吸吮的情况。在母儿开始学习母乳喂养的过程中，在不打断或干扰母婴的情况下，可以对妈妈或婴儿的姿势进行轻微调整（详见"新生儿评估"）。

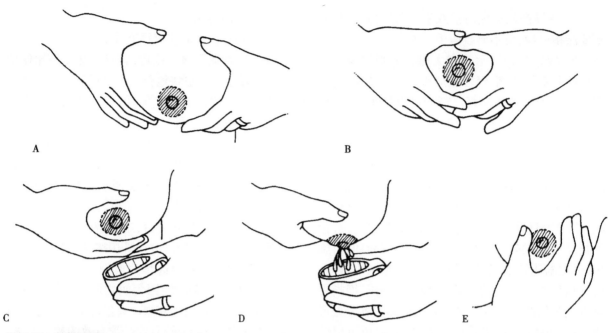

图 7-17 手挤母乳

A. 清洁双手和可能用到的收集容器。取舒适坐姿,把容器放到乳房下方。用温暖潮湿的毛巾热敷以增加乳量流速。按摩乳房和乳头,刺激喷乳反射。在乳房周围轻柔打圈按压;B. 轻轻挤压乳房,旋转双手,从胸部向乳头方向用力;C. 把拇指和示指放在乳头后方 2~3cm 处,向乳房方向施压;D. 向胸壁方向用力轻压乳房,同时手指向乳头方向轻微滚动。放松,然后再重复上述动作,以获得乳汁。如果疼痛,则操作必然有问题,应进行检查,发现原因;E. 围绕乳晕调整手指的位置,从更多的乳腺导管中挤出乳汁。3~5 分钟内,乳汁流速会减慢,此时提示应该挤压另一侧乳房了。两侧乳房都应经常挤奶,可根据妈妈的意愿进行或直至妈妈疲劳再停止。尤其在开始阶段,每次常需花费 20~30 分钟挤奶。一旦熟练,即使乳汁量增加了,也不需要用这么长时间

通过对几次哺乳时婴儿吸吮情况的评估,可以让妈妈了解到婴儿正在学习,而且每次喂养都有进步,能越来越有效地吸吮乳汁。这些评估工具还可以作为医护人员的特别"警示"。如果不能有效哺乳,则母婴都可能需要特别关照,防止婴儿出现脱水或体重下降。母乳喂养评估工具可以让妈妈意识到,婴儿学习吃奶虽然是一件复杂的事情,但是可控的,婴儿需要很多机会进行锻炼,正如她们自己需要反复练习如何抱孩子、如何摆姿势一样。在常用的母乳喂养的指标中,产后 6 小时哺乳能听到吞咽声,是提示婴儿真正摄入母乳的最佳指标。有些围产期的合并症会预示妈妈在产后 7~10 天停止母乳喂养,因此这些妈妈需要额外帮助(表 7-5)。

表 7-5 预示产后 7~10 天停止母乳喂养的危险因素

病史	院内
母亲低龄	含接困难
既往母乳喂养失败经历	母乳喂奶间隔时间长
妊娠期高血压疾病	补充喂养超过 2 次(瓶)

[引自:Mercer AM,Teasley SL,Hopkinson J,et al.Evaluation of a breastfeeding assessment score in a diverse population.J Hum Lact.2010;26(1):42-48]

(二)体重下降

新生儿出生后,从宫内到宫外过渡阶段会出现生理性的利尿作用,排泄掉胎粪,因而会丢失一部分体重。对加拿大 773 例婴儿的研究显示,纯母乳喂养的新生儿体重丢失多于完全或部分配方喂养婴儿(专栏 7-5),而且剖宫产娩出的婴儿体重丢失多于阴道娩出的婴儿。25% 以上的剖宫产娩出的婴儿出生后 72 小时体重丢失 ≥ 10%。此外,产妇在产程中如果处于液体正平衡,则新生儿出生后也会体重丢失过多。应告知婴儿家长,出生后几天的体重丢失是正常的。最近制定的按不同喂养方式和分娩方式的体重丢失曲线有

专栏 7-5 不同喂养方式婴儿出院时体重下降的百分比(%)

纯母乳喂养	5.49
部分母乳喂养	5.52
完全配方喂养	2.43

[引自:Martens P,Romphf L.Factors associated with newborn in-hospital weight loss:comparisons by feeding method,demographics,and birthing procedures.J Hum Lact.2007;23(2):233-241]

助于发现体重丢失过多的婴儿。体重丢失超过8%~10%的婴儿,尽管不一定需要额外补充喂养,但需要仔细评估和密切随访。

（三）基本喂养知识

以下几项基本喂养知识出院前可以告知婴儿父母:

1. 频繁喂奶(每24小时8次或以上)。用婴儿拳头可以形象的说明新生儿胃的大小,可以很好地解释为什么新生儿需要频繁多次喂奶,因为胃太小,不能一次容纳很多奶量!此外,母乳形成的奶块很快会被消化,而配方奶形成的奶块较大,需要的消化时间长于母乳。因此,配方奶喂养的婴儿的喂奶次数较少。

2. 每次开始喂奶时用不同侧的乳房。先让婴儿把第一侧乳房吃空,如果还想吃,再让婴儿吃另一侧,时长不限。有些婴儿吃一侧乳房即可,有些则需要吃两侧才够,还有一些婴儿吃奶就像"马拉松",从一侧到另一侧要反复几次!不要关注吃了多长时间,最好的计时器是婴儿自己。

3. 出生后3~4周避免使用安慰奶嘴,需待母乳喂养完全建立之后。

（四）帮助家长确认婴儿已经吃饱

妈妈有很多方法判断婴儿已经吃饱,包括:

1. 仔细听,确认婴儿有吞咽。

2. 24小时内婴儿自己睡醒吃奶至少8次。

3. 平均在出生后6天左右,大便颜色由黑变黄。

坚持记录喂养情况,对于自我调节母乳喂养、促进长期纯母乳喂养非常有意义。最终,婴儿的体重增长能说明婴儿摄入足量与否。

（五）需要干预的征象

在"母乳喂养婴儿的摄入量不足相关的母婴问题"章节中,详细阐述了婴儿体重增长缓慢的问题。简言之,出现以下情况通常需要医护人员进行干预:

1. 出生2天之后尿液少且浓缩,有砖红色结晶或无尿。

2. 大便次数少(出生3天之后每天少于4次)。

3. 出生后6天大便没有变黄。

4. 婴儿倦怠无力(24小时内婴儿自己睡醒吃奶的次数小于8次)。

5. 极度烦躁(怎么喂都不满足)。

6. 出生4天之后喂奶时仍听不到吞咽声。

7. 妈妈出现更加严重的疼痛或原来未有疼痛但现在出现。

8. 妈妈乳房肿胀疼痛,导致婴儿吃奶困难或不能吃。

9. 婴儿不能含接到乳房。

（六）出院安排

30年来,美国产妇分娩后平均住院天数明显缩短。2009—2010年,非联邦医院所有产妇平均产后住院天数为2.6天。1996年,法律强制阴道分娩的母儿产后48小时、剖宫产者产后96小时出院回家。产后早出院,已经是众多新妈妈和婴儿的生活现状,这对产后护理也带来了很大影响。医护人员有责任向家长强调,在刚刚回到家时,有哪些需要关注的关键点,其中最首要的是保证婴儿的喂养频率和有效性。

早期出院对母乳喂养没有不良影响,反而有研究显示早些出院的妈妈能维持更长时间母乳喂养。但同时,早期出院可能会对妈妈在母性能力方面的自信有负面影响,尤其是在没有准备或者没有人帮助指导相关事情的时候。和妈妈互助机构联系,可以让妈妈们把自己的困惑和其他有经验的女性分享。此外,很多家庭保健访视的访视也使妈妈们不必延长住院时间。意识到产后医疗覆盖的空白区,美国儿科学会(AAP)和美国母乳喂养医学会(ABM)都推荐在出生后48~72小时,儿科医生和其他医师常规对母儿进行预约随诊。

出院后计划的目的有两个,即预防常见的问题和提供情感支持。在短暂的住院期间,妈妈需要医护人员介绍尽可能多的基本知识,但又不能超出妈妈们能真正接受的范围;同时还需要强化妈妈们作为母亲的信心。这两个目标是相辅相成的,即医护人员指导妈妈们防止出现各种问题,同时也增强了新妈妈的自尊和自信;简言之,妈妈们能够掌控局面。妈妈对婴儿的感知不仅仅反映了她和婴儿的互动,同样也影响母乳喂养能够持续的时间。美国儿科学会(AAP)和美国母乳喂养医学会(ABM)都有关于出院后指导母乳喂养的指南。

（七）转诊资料和书面指导,便于获得社区支持

出院时,家长需要清楚、简洁的书面材料,告知他们如何按步骤进行,并尽可能进行个体化的指导。可以用一些图片或照片展示正确的哺乳姿势、如何手挤母乳及其他技巧。医院的医护人员

应该建立固定的随访模式,如在出院后固定的时间电话随访或者给妈妈提供医院的热线电话,便于进行泌乳咨询或寻求该地区相关机构的帮助。如果婴儿有母乳喂养问题,最好在出院前转诊到医院母乳咨询门诊、家庭医师、护士管理部门,或者告知他们在母乳喂养门诊或社区泌乳顾问那里随诊。

美国以外的很多国家,由助产士和家庭访视员进行常规产后访视。最佳的家庭访视或电话随访应不晚于出院后 2~4 天。这段时期内,足以确认母亲母乳量及婴儿摄入量是否充足,因而很关键。所有儿科医护人员应根据美国儿科学会的推荐,在出院后尽快评估母乳喂养婴儿的情况。

(八)配方奶商业广告

"全球婴儿配方的生产及婴儿商业食品的增加使这些产品的应用增多,也引起了对婴儿健康的担忧"。经常接触这类商品的广告会影响家长的一些决定,包括婴儿喂养的选择。出院时给产妇发放带有配方奶内容的商家提供的包装或用品,会降低纯母乳喂养率。给妈妈提供配方奶会削弱妈妈的信心,使她们怀疑自己母乳喂养的能力,特别是移民(详见"母乳喂养的文化背景")。有两项研究与之前的研究结果类似,显示出院时由医院发放的商业礼包会降低纯母乳喂养数量。Sadacharan 等的研究显示,美国在罗德岛、马萨诸塞州、特拉华州、马里兰州、新罕布什尔州和西弗吉尼亚州的所有医院都已经不再给产科住院者发放商业促销礼包。

与其他决定性因素相比,出院时商业促销礼包发放可能并不一定对母乳喂养持续时间产生最大的影响,但其他影响较大的因素有时并不能够轻易改变,诸如教育程度、种族、收入、婚姻状态和恢复工作等。此外,商业促销礼包通常含有配方奶粉。美国疾病控制与预防中心(CDC)建议避免给新生儿、早产儿或任何高危儿提供配方奶粉,因为配方奶粉不是无菌的。《儿科》(*Pediatrics*)杂志曾发表过一篇文章,明确指出"应鼓励给 2 个月以下的婴儿进行纯母乳喂养或液态奶"。医院发放婴儿配方奶粉容易使自身陷入法律纠纷。遵守"国际母乳喂养代用品销售守则",也是成为爱婴医院的条件之一。

▶ 十七、爱婴医院行动

爱婴医院行动是一项促进母乳喂养支持的全球战略。2018 年,美国有 500 多家医院都已经成为爱婴医院,这些机构内出生的婴儿达 100 万以上,相当于美国每出生 4 名新生儿中,就有 1 名出生在爱婴医院。Patterson 等的研究显示,爱婴医院的纯母乳喂养率高于非爱婴医院,该研究是美国内医院的大样本研究,去除了人口学因素的影响(1 608 家非爱婴医院和 121 家爱婴医院)。

加利福尼亚的 Kaiser Permanente 卫生系统已经要求所有其下属的 29 家医院都加入爱婴医院,采纳经过研究的实践措施,支持母乳喂养。加利福尼亚州正在推动立法,要求所有产院在 2025 年前都要把支持母乳喂养的循证实践落到实处。因为这是一个全球化的行动,各国实施的进展不同。例如,新西兰的 60 家可以分娩的医院都已经实现了爱婴医院的 10 个步骤。

以下是医院内支持母乳喂养的 10 个步骤:

1. 执行母乳喂养政策,包括所有促进、保护和支持成功母乳喂养的循证实践,包括 10 个步骤及"国际母乳喂养代用品销售守则"。这些政策需由医院母乳喂养委员会定期更新,并有制度确保这些措施得到落实。

2. 教育为母婴提供服务的医护人员和新职工,使其履行母乳喂养政策。

3. 在产前对家长和家庭成员进行母乳喂养的教育,使他们能做出婴儿喂养的知情选择。

4. 在分娩后即刻开始帮助产妇启动母乳喂养,包括出生后母婴皮肤接触、让母婴在一起、让婴儿有足够时间进行母乳喂养、其他所有操作需待婴儿完成第一次母乳喂养之后进行、进行任何常规操作时保持母婴皮肤接触状态。

这些常规操作包括以下内容,除非有医学指征需要延迟或将母婴分开:

(1)进行 Apgar 评分。

(2)检查婴儿心率。

(3)给婴儿留足印。

(4)给婴儿系腕带。

(5)给婴儿擦眼膏。

(6)测婴儿体温。

(7)采血。

(8)产妇的监护,如体温、血压和其他生命体征。

5. 告知产妇如何母乳喂养,如果母儿必须分开,则应指导妈妈维持泌乳,直至婴儿自己能有效母乳喂养。

6. 除非有医学指征,婴儿除了母乳,不要喂任何食物和液体。在出院时评估纯母乳喂养率,了解机构内各项措施实施情况。

7. 让婴儿出生后 24 小时都和妈妈在一起,在产后病房内为母婴提供服务。

8. 当婴儿有想吃奶的表现或需求时,鼓励母乳喂养。指导妈妈认识婴儿饥饿和吃饱的表现。

9. 不要使用安慰奶嘴或橡皮奶嘴,让婴儿更好的学习母乳喂养。必要时可以使用其他替代喂养方法。

10. 鼓励组建母乳喂养支持团体,并在出院时告知产妇相关信息、制订随访计划,可以转诊到该团体。

所有分娩机构都需遵从支持母乳喂养的循证实践操作。分娩机构可以参考美国母乳喂养医学会、国际泌乳顾问学会及其他几个美国卫生部门提供的相关母乳喂养政策。

▶ 十八、致谢

本章原作者为 Jan Riordan,她拥有多年为母婴工作的经验,作为护士、护士教育者和研究者的职业生涯组成了本章的内容。

▶ 十九、小结

消费者的需求、家长的期望、分娩和母乳喂养教育、早期出院、较多的剖宫产分娩和新技术的涌现,都影响着分娩和早期母乳喂养。我们不再把母婴看作是两个分离的个体,而是把她们作为一个自然的单一整体照护。很多医院现在都能提供家化病房和产待一体病房,在产后能让母儿同室。现在的分娩室更像一间卧室,有舒服的靠背椅给陪住的家属,医疗设备都隐藏在墙上的画框或其他装饰后。这种母婴护理方式的最大益处,就是一个家庭可以享受到全方位的、整体的护理,有利于母乳喂养。

与此同时,在美国我们注意到母婴护理方面的进步,医疗干预措施地使用蓬勃发展,尤其是硬膜外镇痛。但在分娩产程管理方面,似乎有两种相反的趋势:一方面是分娩教育、助产士、导乐陪待产和自由体位分娩中心;另一方面是医院常规使用硬膜外镇痛、高剖宫率及其他产程中的医疗技术干预。在过去 15 年,美国是唯一的孕产妇死亡率急剧升高的发达国家。当今的美国,孕妇的健康状况差于上一代。

应告知新手妈妈,她们能很顺利的享受母乳喂养过程,常见的一些担心都会迎刃而解。家庭成员应在孕期一起学习母乳喂养相关知识。而住院期间,家庭成员往往不会有充分的时间接受母乳喂养方面的教育。住院的几天里,应该让婴儿有足够的机会,在妈妈奶量达到充足之前学会吃奶。此时,妈妈应花一些时间逐渐喜欢上自己的孩子,学会读懂婴儿想吃奶的表现。

政府和保险公司逐渐意识到母乳喂养可节约开支。保险公司也要求各种机构提供母乳喂养支持。母乳喂养能够保持婴儿的健康,作为婴儿喂养方式的一种选择,得到了极大促进和推广。公众对母乳喂养的认知度也在提高。母乳喂养,全社会都有责任。

▶ 二十、关键知识点

1. 母乳喂养最好的准备工作是在婴儿出生前尽可能多地学习如何做好妈妈,找到一个母乳喂养支持系统。

2. 孕期无需对乳头进行任何准备。

3. 如果没有任何合并症,初次母乳喂养应在婴儿出生后 1 小时内进行。

4. 婴儿擦干后,可放在妈妈胸前进行皮肤接触,帮助婴儿过渡到宫外生活。产妇应采取 30°~45° 的倾斜卧位。

5. 产后最初 2 小时必须密切观察母婴状况,1/3 的突发而意外产的后衰竭发生在这段时间内。

6. 婴儿出生后开始一般可以醒 2 小时,之后深睡眠到产后 20 小时左右,逐渐增加醒的时间及出现对频繁母乳喂养的兴趣。

7. 为有助于母婴尽早母乳喂养,环境的私密性、母婴处于舒适姿势、婴儿处于最佳含接状态都是基本的要求。

8. 婴儿不能含接乳房时,应鼓励皮肤接触的状态下抱着婴儿、给婴儿喂母亲的乳汁、促进母乳建立,寻求相应的帮助以解决任何可能出现的问题,动员家人和朋友帮助做家务。

9. 如果能够小心地用喂杯喂养,可以和奶瓶喂养一样安全。

10. 出生后最初 2 天内,奶瓶喂养的婴儿通常吃的奶量较多。

11. 初为父母者应注意观察婴儿的反应,决定什么时间喂奶,而不是看时间。婴儿一旦有饥饿的表现,应第一时间喂奶。婴儿哭闹已经是饥饿晚期的表现。

12. 晚期早产儿(34~37 周出生)需要特别的照护、多次随访,因为这些婴儿一开始母乳喂养能力较差。一旦婴儿达到足月龄,则能很好地进行哺乳。

13. 在等待婴儿达到足月龄的时间里,某些情况下(乳头内陷、低出生体重儿)短暂的使用硅胶乳盾(之后使用吸乳器)能帮助妈妈继续母乳喂养。

14. 一般足月儿出生后 24 小时低血糖的诊断标准是血清葡萄糖浓度低于 30mg/dl,或者生后 24 小时后低于 40mg/dl。早期皮肤接触、频繁母乳喂养、密切临床观察、减少婴儿应激可以降低低血糖的发生风险(如推迟洗澡几小时,在婴儿皮肤接触或母乳喂养时做有痛操作,延迟脐带结扎,不要把母婴分开)。

15. 一般来说,剖宫产分娩的产妇应和阴道分娩产妇的母乳喂养频率和持续时间相当。但剖宫产后的产妇母乳喂养时,有些特别问题要关注,如镇痛、舒适的姿势和早开奶。

16. 产后 3~5 天通常会出现乳胀,在产后 2 周时间内缓慢消退。

17. 一般在正常的乳胀期内,乳房仍有挤压的空间,以使婴儿能舒适和有效的吸吮。早期及频繁的母乳喂养可以最大程度地减轻严重乳胀的出现。

18. 足月儿出生时体内储存的细胞外液能够维持短暂时间。出生后 3~4 天内,婴儿的尿量通常多于液体入量。

19. 产程中静脉液体输入过多可导致产后乳房水肿。乳晕按摩可以帮助乳房和乳头区域恢复常态,使新生儿能够含接到乳房。

20. 手挤乳汁是历经考验的不需要任何花费的技能,易学且随时可用。

21. 如果有充分的产后照护和支持,早期出院似乎并不影响母乳喂养。如果不能提供产后随访,则可以由于再入院而增加医疗费用。

22. 出院计划的目的是为初为父母者预防常见的问题出现,并提供情感支持。在较短的住院期间,妈妈们希望医护人员能给她们尽可能多的但必须是能接受的相关基础知识,能够用一些相关的研究结果回答她们的问题。

23. 产后 2~3 天出院时,纯母乳喂养新生儿的平均体重下降大约是配方奶喂养新生儿的 2 倍。

24. 出院时应优先告知产妇和家属的基本信息包括:指导妈妈如何识别婴儿觅食的表现、如何让婴儿含接到乳房、如何知道婴儿吃饱了、谁能够提供母乳喂养帮助、如何手挤乳汁。

25. 给产妇提供配方奶的商业促销礼包会缩短纯母乳喂养的持续时间,但这一影响的力度并不像其他因素那么大。

26. 分娩机构遵循成功母乳喂养的十项措施后,纯母乳喂养的启动时间、持续时间都会得到改进。

(孙瑜 译　高雪莲　张美华 校)

参考文献

Academy of Breastfeeding Medicine (ABM) Protocol Committee. ABM Clinical Protocol #7: Model breastfeeding policy (revision 2010). *Breastfeed Med*. 2010;5(4):173–177. Available at: https://abm.memberclicks.net/assets/DOCUMENTS/PROTOCOLS/7-model-breastfeeding-policy-protocol-english.pdf. Accessed February 8, 2018.

Akinbi HT, Narendran V, Pass AK, et al. Host defense proteins in vernix caseosa and amniotic fluid. *Am J Obstet Gynecol*. 2004;191(6):2090–2096.

Al-Adhami N, Whitfield K, North A. Changing prescribing culture—a focus on codeine postpartum. *Arch Dis Child*. 2016;101(9):e2.

Albert J, Heinrichs-Breen J. An evaluation of a breastfeeding privacy sign to prevent interruptions and promote successful breastfeeding. *J Obstet Gynecol Neonatal Nurs*. 2011;40(3):274–280.

Alkalay AL, Sarnat HB, Flores-Sarnat L, et al. Population meta-analysis of low plasma glucose thresholds in full-term normal newborns. *Am J Perinatol*. 2006;23(2):115–119.

American Academy of Pediatrics (AAP), American College of Obstetricians and Gynecologists (ACOG). *Guidelines for perinatal care*. 7th ed. Elk Grove Village, IL: AAP; 2012.

American College of Obstetricians and Gynecologists (ACOG), Committee on Obstetric Practice. Committee Opinion Number 684. Delayed umbilical cord clamping after birth. *Obstet Gynecol*. 2017;129(1):e5–e10.

American College of Obstetricians and Gynecologists (ACOG), Committee on Obstetric Practice, Society for Maternal–Fetal Medicine. Committee Opinion Number 764. Medically indicated late-preterm and early-term deliveries 2019. Available at: https://www.acog.org/-/media/Committee-Opinions/Committee-on-Obstetric-Practice/co764.pdf?dmc=1&ts=20190531T1709060245. Accessed May 31, 2019.

Anderson GC. Risk in mother–infant separation postbirth. *Image J Nurs Sch*. 1989;21(4):196–199.

Anderson GC, Chiu S-h, Morrison B, et al. Skin-to-skin care for breastfeeding difficulties postbirth. In: Field T, ed. *Touch and massage in early child development*. New Brunswick, NJ: Johnson & Johnson; 2004:116–136.

Anderson GC, McBride MR, Dahm J, et al. Development of sucking in term infants from birth to four hours post-birth. *Res Nurs Health*. 1982;5(1):21–27.

Andres V, Garcia P, Rimet Y, et al. Apparent life-threatening events in presumably healthy newborns during early skin-to-skin contact. *Pediatrics*. 2011;127(4):e1073–e1076.

Baby-Friendly USA. Find facilities. Available at: https://www.babyfriendlyusa.org/for-parents/find-a-baby-friendly-facility/. Accessed February 8, 2018.

Barbero P, Madamangalam AS, Shields A. Skin to skin after cesarean birth. *J Hum Lact*. 2013;29(4):446–448.

Beck CT, Watson S. Impact of birth trauma on breastfeeding: a tale of two pathways. *Nurs Res*. 2008;57(4):228–236.

Beilin Y, Bodian CA, Weiser J, et al. Effect of labor epidural analgesia with and without fentanyl on infant breast-feeding: a prospective, randomized, double-blind study. *Anesthesiology*. 2005;103(6):1211–1217.

Belcher JC, Bhushan SS, Lyon AJ. Unexpected collapse in apparently healthy newborns: a prospective national study of a missing cohort of neonatal deaths and near-death events. *Arch Dis Child Fetal Neonatal Ed*. 2012;97(1):F30–F34.

Bergman NJ, Linley LL, Fawcus SR. Randomized controlled trial of skin-to-skin contact from birth versus conventional incubator for physiological stabilization in 1200- to 2199-gram newborns. *Acta Paediatr*. 2004;93(6):779–785.

Bigelow A, Power M, MacLellan-Peters J, et al. Effect of mother/infant skin-to-skin contact on postpartum depressive symptoms and maternal physiological stress. *J Obstet Gynecol Neonatal Nurs*. 2012;41(3):369–382.

Bodley V, Powers D. Long-term nipple shield use—a positive perspective. *J Hum Lact*. 1996;12(4):301–304.

Bouchet-Horwitz J. The use of Supple Cups for flat, retracting, and inverted nipples. *Clin Lact*. 2011;2(3):30–33.

Bramson L, Lee JW, Moore E, et al. Effect of early skin-to-skin mother–infant contact during the first 3 hours following birth on exclusive breastfeeding during the maternity hospital stay. *J Hum Lact*. 2010;26(2):130–137.

Brand PL, Molenaar NL, Kaaijk C, et al. Neurodevelopmental outcome of hypoglycaemia in healthy, large for gestational age, term newborns. *Arch Dis Child*. 2005;90(1):78–81.

Burton P, Deng J, McDonald D, et al. Real-time 3D ultrasound imaging of infant tongue movements during breastfeeding. *Early Hum Dev*. 2013;89(9):635–641.

Campbell D, Scott KD, Klaus MH, et al. Female relatives or friends trained as labor doulas: outcomes at 6 to 8 weeks postpartum. *Birth*. 2006;34(3):220–227.

Carfoot S, Williamson P, Dickson R. A randomised controlled trial in the north of England examining the effects of skin-to-skin care on breastfeeding. *Midwifery*. 2005;21(1):71–79.

Casey CE, Neifert MR, Seacat JM, Neville MC. Nutrient intake by breastfed infants during the first five days after birth. *Am J Dis Child*. 1986;140(9):933–936.

Centers for Medicare & Medicaid Services. Newborns' and Mothers' Health Protection Act (NMHPA). n.d. Available at: http://www.cms.gov/CCIIO/Programs-and-Initiatives/Other-Insurance-Protections/nmhpa_factsheet.html. Accessed August 29, 2018.

Chang ZM, Heaman MI. Epidural analgesia during labor and delivery: effects on the initiation and continuation of effective breastfeeding. *J Hum Lact*. 2005;21(3):305–314.

Chanprapaph P, Luttarapakul J, Siribariruck S, et al. Outcome of non-protractile nipple correction with breast cups in pregnant women: a randomized controlled trial. *Breastfeed Med*. 2013;8(4):408–412.

Chen DC, Nommsen-Rivers L, Dewey KG, Lonnerdal B. Stress during labor and delivery and early lactation performance. *Am J Clin Nutr*. 1998;68(2):334–344.

Chow S, Chow R, Popovic M, et al. The use of nipple shields: A review. *Front Public Health*. 2015;3:236:1–13.

Christensson K, Bhat GJ, Amadi BC, et al. Randomised study of skin-to-skin versus incubator care for rewarming low-risk hypothermic neonates. *Lancet*. 1998;352(9134):1115.

Claesson I-M, Larsson L, Steen L, et al. "You just need to leave the room when you breastfeed": breastfeeding experiences among obese women in Sweden—a qualitative study. *BMC Pregnancy Childbirth*. 2018;18:39:1–10.

Clemmit S. Nipple shield perspective. *New Beginnings*. 2003;20(2):58–59.

Colson SD, Meek JH, Hawdon JM. Optimal positions for the release of primitive neonatal reflexes stimulating breastfeeding. *Early Hum Dev*. 2008;84(7):441–449.

Cotterman K. Reverse pressure softening: a simple tool for easier latching during engorgement. *J Hum Lact*. 2004;20(2):227–237.

Cregan M, Hartmann PE. Computerized breast measurement from conception to weaning: clinical implications. *J Hum Lact*. 1999;15(2):89–96.

Crews KR, Gaedigk A, Dunnenberger HM, et al. Clinical Pharmacogenetics Implementation Consortium guidelines for cytochrome P450 2D6 genotype and codeine therapy: 2014 update. *Clin Pharmacol Ther*. 2014;95(4):376–382.

Crowell MK, Hill PD, Humenick SS. Relationship between obstetric analgesia and time of effective breastfeeding. *J Nurse Midwifery*. 1994;39(3):150–156.

Dageville C, Pignol J, De Smet S. Very early neonatal apparent life-threatening events and sudden unexpected deaths: incidence and risk factors. *Acta Paediatr*. 2008;97(7):866–869.

Davanzo R, De Cunto A, Paviotti G, et al. Making the first days of life safer: preventing sudden unexpected postnatal collapse while promoting breastfeeding. *J Hum Lact*. 2015;31(1):47–52.

Davis HV, Sears RR, Miller HC, Brodbeck AJ. Effects of cup, bottle and breastfeeding on oral activities of newborn infants. *Pediatrics*. 1948;2:549–558.

de Carvalho M, Robertson S, Merkatz R, et al. Milk intake and frequency of feeding in breastfed infants. *Early Hum Dev*. 1982;7(2):155–163.

Dewey KG, Nommsen-Rivers LA, Heinig MJ, et al. Risk factors for suboptimal infant breastfeeding behavior, delayed onset of lactation, and excess neonatal weight loss. *Pediatrics*. 2003;112(3):607–619.

Doucet S, Soussignan R, Sagot P, Schaal B. The "smellscape" of mother's breast: effects of odor masking and selective unmasking on neonatal arousal, oral, and visual responses. *Dev Psychobiol*. 2007;49(2):129–138.

Dowling DA, Meier PP, DiFiore J, et al. Cup-feeding for preterm infants: mechanics and safety. *J Hum Lact*. 2002;18(1):13–20.

Edmonson MB, Stoddard JJ, Owen LM. Hospital readmission with feeding-related problems after early postpartum discharge of normal newborns. *JAMA*. 1997;278(4):299–303.

Eidelman AI. Hypoglycemia and the breastfed neonate. *Pediatr Clin North Am*. 2001;48(2):377–387.

Eidelman AI, Schanler RJ. Breastfeeding and the use of human milk. *Pediatrics*. 2012;129(3):e827–e841.

Ekström A, Abrahamsson H, Eriksson RM, et al. Women's use of nipple shields—their influence on breastfeeding duration after a process-oriented education for health professionals. *Breastfeed Med*. 2014;9(9):458–466.

Ekström A, Widström AM, Nissen E. Duration of breast-feeding in Swedish primiparous and multiparous women. *J Hum Lact*. 2003;19(2):172–178.

Evans A, Marinelli KA, Taylor JS, and The Academy of Breastfeeding Medicine (ABM). ABM Clinical Protocol #2: Guidelines for hospital discharge of the breastfeeding term newborn and mother: "The Going Home Protocol." Revised. *Breastfeed Med*. 2014;9(1):3–8.

Evans KC, Evans RG, Royal R, et al. Effect of caesarean section on breast milk transfer to the normal term newborn over the first week of life. *Arch Dis Child Fetal Neonatal Ed*. 2003;88(5):F380–F382.

Feldman-Winter L, Goldsmith JP. Committee on Fetus and Newborn; Task Force on Sudden Infant Death Syndrome. Safe sleep and skin-to-skin care in the neonatal period for healthy term newborns. *Pediatrics*. 2016;138(3):e1–e10.

Feldman-Winter L, Grossman X, Palaniappan A, et al. Removal of industry-sponsored formula sample packs from the hospital: does it make a difference? *J Hum Lact*. 2012;28(3): 380–388.

Feldman-Winter L, Procaccini D, Merewood A. A model infant feeding policy for Baby-Friendly designation in the USA. *J Hum Lact*. 2012;28(3):304–311.

Flaherman VJ, Schaefer EW, Kuzniewicz MW, Li SX, Walsh EM, Paul IM. Early weight loss nomograms for exclusively breast-fed newborns. *Pediatrics*. 2015;135(1):e16–e23.

Flaherman VJ, Schaefer EW, Kuzniewicz MK, et al. Newborn weight loss during birth hospitalization and breastfeeding outcomes through age 1 month. *J Hum Lact*. 2017;33(1): 225–230.

Fransson AL, Karlsson H, Nilsson K. Temperature variation in newborn babies: importance of physical contact with the mother. *Arch Dis Child Neonatal Ed*. 2005;90(6):F500–F504.

Freeden RC. Cup-feeding of newborn infants. *Pediatrics*. 1948;2:544–548.

Freer Y. A comparison of breast and cup-feeding in preterm infants: effect on physiological parameters. *J Neonatal Nurs*. 1999;5:15–21.

Genna CW, ed. *Supporting sucking skills in breastfeeding infants*. 3rd ed. Burlington, MA: Jones & Bartlett Learning; 2017.

Global Burden of Disease 2015 Maternal Mortality Collaborators. Global, regional, and national levels of maternal mortality, 1990–2015: a systematic analysis for the Global Burden of Disease Study 2015. *Lancet*. 2016;388(10053):1775–1812.

Glover J. Supplementation of breastfeeding newborns: a flowchart for decision-making. *J Hum Lact*. 1995;11(2):127–131.

Glover R. *Follow me mum: the key to successful breastfeeding* [DVD]. Lesmurdie, WA, Australia: Rebecca Glover Breast-feeding Education Materials and Resources. 2005.

Gnigler M, Ralser E, Karall D, et al. Early sudden unexpected death in infancy (ESUDI): three case reports and review of the literature. *Acta Paediatr*. 2013;102:e235–e238.

Gomez P, Baiges Nogues MT, Batiste Fernandez MT, et al. Kangaroo method in delivery room for full-term babies. *Anales Espanoles de Pediatria*. 1998;48(6):631–633.

Gouchon S, Gregori D, Picotto A, et al. Skin-to-skin contact after cesarean delivery: an experimental study. *Nurs Res*. 2010;59(2):78–84.

Grajeda R, Perez-Escamilla R. Stress during labor and delivery is associated with delayed onset of lactation among urban Guatemalan women. *J Nutr*. 2002;132(10):3055–3060.

Gupta A, Khanna K, Chattree S. Cup-feeding: an alternative to bottle feeding in a neonatal intensive unit. *J Trop Pediatr*. 1999;45(2):108–110.

Hall RT, Mercer AM, Teasley SL, et al. A breastfeeding assessment score to evaluate the risk for cessation of breastfeeding by 7 to 10 days of age. *J Pediatr*. 2002;141(5):659–664.

Hall WA, Carty EM. Managing the early discharge experience: taking control. *J Adv Nurs*. 1993;18(4):574–582.

Hallowell SG, Spatz DL. The relationship of brain development and breastfeeding in the late-preterm infant. *J Pediatr Nurs*. 2012;27(2):154–162.

Haninger NC, Farley CL. Screening for hypoglycemia in healthy term neonates: effects on breastfeeding. *J Midwifery Women Health*. 2001;46(5):292–301.

Hanna S, Wilson M, Norwood S. A description of breastfeeding outcomes among U.S. mothers using nipple shields. *Midwifery*. 2013;29(6):616–621.

Harris DL, Gamble GD, Weston PJ, et al. What happens to blood glucose concentrations after oral treatment for neonatal hypoglycemia? *J Pediatr*. 2017;190:136–141.

Hawdon JM, Ward-Platt MP, Aynsley-Green A. Patterns of metabolic adaptation for preterm and term infants in the first neonatal week. *Arch Dis Child*. 1992;67(4):357–365.

Hazelbaker AK. In defense of finger-feeding. *Medela Rental Round-up*. 1997;14(2):10–11.

Heck LJ, Erenberg A. Serum glucose levels in term neonates during the first 48 hours of life. *J Pediatr*. 1987;110(1):119–122.

Hedberg-Nyqvist K. A cup feeding protocol for neonates: evaluation of nurses' and parents' use of two cups. *J Neonatal Nurs*. 1999;5:31–35.

Hedderwick SA, McNeil SA, Lyons MJ, et al. Pathogenic organisms associated with artificial fingernails worn by healthcare workers. *Infect Control Hosp Epidemiol*. 2000;21(8):505–509.

Hegarty JE, Harding JE, Gamble GD, et al. Prophylactic oral dextrose gel for newborn babies at risk of neonatal hypoglycaemia: a randomised controlled dose-finding trial (the Pre-hPOD Study). *PLoS Med*. 2016;13(10):e1002155.

Ho HT, Yeung WK, Young BW. Evaluation of "point of care" devices in the measurement of low blood glucose in neonatal practice. *Arch Dis Child Fetal Neonatal Ed*. 2004;89(4):F356–F359.

Holmes AV, McLeod AY, Bunik M. Academy of Breastfeeding Medicine Protocol #5: Peripartum breastfeeding management for the healthy mother and infant at term. *Breastfeed Med*. 2013;8(6):469–473.

Howard C, Howard F. Discharge packs: how much do they matter? *Birth*. 1997;24(2):98–101.

Howard C, Howard FM, Lanphear B, et al. Randomized clinical trial of pacifier use and bottle-feeding or cupfeeding and their effect on breastfeeding. *Pediatrics*. 2003;111(3):511–518.

Howie PW, Houston MJ, Cook A, et al. How long should a breast feed last? *Early Hum Dev*. 1981;5(1):71–77.

Humenick SS, Hill PD, Anderson MA. Breast engorgement: patterns and selected outcomes. *J Hum Lact*. 1994;10(2):87–93.

Hung KJ, Berg O. Early skin-to-skin after cesarean to improve breastfeeding. *MCN Am J Matern Child Nurs*. 2011; 36(5):318–324.

Hunt CE. Ontogeny of autonomic regulation in late preterm infants born at 34–37 weeks postmenstrual age. *Semin Perinatol*. 2006;30(2):73–76.

Janke JR. Breastfeeding duration following cesarean and vaginal births. *J Nurs Midwifery*. 1988;33(4):159–164.

Jarrell JR, Ludington-Hoe SM, Aboaelfettah A. Kangaroo care with twins: a case study in which one infant did not respond as expected. *Neonatal Netw*. 2009;28(3):157–163.

Jason J. Prevention of invasive *Cronobacter* infections in young infants fed powdered infant formulas. *Pediatrics*. 2012;130(5): 1–9.

Johanson RB, Spencer SA, Rolfe P, et al. Effect of post-delivery care on neonatal body temperature. *Acta Paediatr*. 1992;81(11):859–862.

Johnston C, Campbell-Yeo M, Disher T. Skin-to-skin care for procedural pain in neonates (Review). *Cochrane Database of Syst Rev*. 2017;1–113.

Johnston CC, Stevens B, Pinelli J, et al. Kangaroo care is effective in diminishing pain response in preterm neonates. *Arch Pediatr Adolesc Med*. 2003;157(1):1084–1088.

Jordan S, Emery S, Bradshaw C, et al. The impact of intrapartum analgesia on infant feeding. *BJOG*. 2005;112(7):927–934.

Karlstrom A, Engstrom-Olofsson R, Norbergh KG, et al. Postoperative pain after cesarean birth affects breastfeeding and infant care. *J Obstet Gynecol Neonatal Nurs*. 2007;36(5):430–440.

Kellams A, Harrel C, Omage S, et al. and the Academy of Breastfeeding Medicine. Clinical Protocol #3: Supplementary feedings in the healthy term breastfed neonate (revised 2017). *Breastfeed Med*. 2017;12(4):188–198.

Kent, G. Global infant formula: monitoring and regulating the impacts to protect human health, *Int Breastfeed J*. 2015;10(6):1–12.

Kent J, Mitoulas LR, Cregan MD, et al. Volume and frequency of breastfeedings and fat content of breast milk throughout the day. *Pediatrics.* 2006;117(3):e387–e395.

Kronborg H, Foverskov E, Nilsson I, et al. Why do mothers use nipple shields and how does this influence duration of exclusive breastfeeding? *Matern Child Nutr.* 2017;13:e12251.

Lang S, Lawrence CJ, Orme RL. Cup-feeding: an alternative method of infant feeding. *Arch Dis Child.* 1994;71(4):365–369.

Lawson T, Tulloch MI. Breastfeeding duration: prenatal intentions and postnatal practices. *J Adv Nurs.* 1995;22(5):841–849.

Lee KS, Perlman M, Ballantyne M, et al. Association between duration of neonatal hospital stay and readmission rate. *J Pediatr.* 1995;127(5):758–766.

Leung GM, Lam TH, Ho LM. Breast-feeding and its relation to smoking and mode of delivery. *Obstet Gynecol.* 2002;99(5, pt 1):785–794.

Lieberman E, Lang JM, Frigoletto F Jr, et al. Epidural analgesia, intrapartum fever, and neonatal sepsis evaluation. *Pediatrics.* 1997;99(3):415–419.

Lothian JA. It takes two to breastfeed: the baby's role in successful breastfeeding. *J Nurs Midwifery.* 1995;40(4):328–334.

Ludington-Hoe S, Lewis T, Morgan K, et al. Breast and infant temperatures with twins during shared kangaroo care. *J Obstet Gynecol Neonatal Nurs.* 2006;35(2):223–231.

Ludington-Hoe S, Morgan K. Infant assessment and reduction of sudden unexpected postnatal collapse risk during skin-to-skin contact. *Newborn Infant Rev.* 2014;14:28–33.

Madadi P, Ciszkowski C, Gaedigk A, et al. Genetic transmission of cytochrome P450 2D6 (CYP2D6) ultrarapid metabolism: implications for breastfeeding women taking codeine. *Curr Drug Saf.* 2011;6(1):36–39.

Malhotra N, Vishwambaran L, Sundaram KR, et al. A controlled trial of alternative methods of oral feeding in neonates. *Early Hum Dev.* 1999;54(1):29–38.

Mangesi L, Zakarija-Grkovic I. Treatments for breast engorgement during lactation. *Cochrane Database Syst Rev.* 2016;(6):CD006946.

Margolis L, Schwartz JB. The relationship between the timing of maternal postpartum hospital discharge and breastfeeding. *J Hum Lact.* 2000;16(2):121–128.

Marin Gabriel MA, Del Rey Hurtado de Mendoza B, Jimenez Figueroa L, et al. Analgesia with breastfeeding in addition to skin-to-skin contact during heel prick. *Arch Dis Child Fetal Neonatal Ed.* 2013;98(6):F499–F503.

Marinelli K, Burke GS, Dodd VL. A comparison of the safety of cupfeedings and bottlefeedings in premature infants whose mothers intend to breastfeed. *J Perinatol.* 2001;21(6):350–355.

Marlier L, Schaal B. Human newborns prefer human milk: conspecific milk odor is attractive without postnatal exposure. *Child Dev.* 2005;76(1):155–168.

Martens P, Romphf L. Factors associated with newborn in-hospital weight loss: comparisons by feeding method, demographics, and birthing procedures. *J Hum Lact.* 2007;23(2):233–241.

Martin JA, Hamilton BE, Osterman MJK, et al. Births: final data for 2016. *Natl Vital Stat Rep.* 2018;67(1):1–55.

Matthiesen AS, Ransjö-Arvidson AB, Nissen E, Uvnas-Moberg K. Postpartum maternal oxytocin release by newborns: effects of infant hand massage and sucking. *Birth.* 2001;28(1):13–19.

Meier PP, Brown LP, Hurst NM, et al. Nipple shields for preterm infants: effect on milk transfer and duration of breastfeeding. *J Hum Lact.* 2000;16(2):106–114.

Mercer AM, Teasley SL, Hopkinson J, et al. Evaluation of a breastfeeding assessment score in a diverse population. *J Hum Lact.* 2010;26(1):42–48.

Meyer K, Anderson GC. Using skin-to-skin (kangaroo) care in a clinical setting with full-term infants having breastfeeding difficulties. *MCN Am J Matern Child Nurs.* 1999;24(4):190–192.

Miller V, Riordan J. Treating postpartum breast edema with areolar compression. *J Hum Lact.* 2004;20(2):223–226.

Milligan RA, Flenniken PM, Pugh LC. Positioning intervention to minimize fatigue in breastfeeding women. *Appl Nurs Res.* 1996;9(2):67–70.

Mizuno K, Kani K. Sipping/lapping is a safe alternative feeding method to suckling for preterm infants. *Acta Paediatr.* 2005;94(5):574–580.

Mizuno K, Mizuno N, Shinohara T, et al. Mother–infant skin-to-skin contact after delivery results in early recognition of own mother's milk odour. *Acta Paediatr.* 2004;93(12):1640–1645.

Montgomery A, Hale TW; Academy of Breastfeeding Medicine. ABM Clinical Protocol #15: Analgesia and anesthesia for the breastfeeding mother, revised 2012. *Breastfeed Med.* 2012 December;7(6):547–553. doi:10.1089/bfm.2012.9977

Moon JL, Humenick SS. Breast engorgement: contributing variables and variables amenable to nursing intervention. *J Obstet Gynecol Neonatal Nurs.* 1989;18(4):309–315.

Moore AM, Perlman M. Symptomatic hypoglycemia in otherwise healthy, breastfed, term newborns. *Pediatrics.* 1999;103(4, pt 1):837–839.

Moore E, Bergman N, Anderson G, et al. Early skin-to-skin contact for mothers and their healthy newborn infants (review). *Cochrane Database Syst Rev.* 2016;1–163.

Moreira CMD, Cavalcante-Silva RPGV, Fujinaga CI, Marson F. Comparison of the finger-feeding versus cup feeding methods in the transition from gastric to oral feeding in preterm infants. *J Pediatr (Rio J).* 2017;93(6):585–591. doi:10.1016/j.jped.2016.12.008

Morton J, Hall JY, Wong RJ, et al. Combining hand techniques with electric pumping increases milk production in mothers of preterm infants. *J Perinatol.* 2009;29(11):757–764.

Mulford C. Subtle signs and symptoms of the milk ejection reflex. *J Hum Lact.* 1990;6(4):177–178.

National Center for Health Statistics. *Health, United States, 2012: with special feature on emergency care.* Hyattsville, MD: National Center for Health Statistics; 2013. Available at: http://www.cdc.gov/nchs/data/hus/hus12.pdf#097. Accessed August 30, 2018.

Newman J, Pitman T. *The latch.* Amarillo, TX: Hale Publishing; 2006.

Newnam KM, Bunch M. Glucose gel as a treatment strategy for transient neonatal hypoglycemia. *Adv Neonatal Care.* 2017;17(6):470–477.

Nicholson WL. The use of nipple shields by breastfeeding women. *Aust Coll Midwives J.* 1993;6(2):18–24.

Nolan A, Lawrence C. A pilot study of a nursing intervention protocol to minimize maternal–infant separation after cesarean birth. *J Obstet Gynecol Neonatal Nurs.* 2009;38(4):430–442.

Nommsen-Rivers LA, Heinig MJ, Cohen RJ, et al. Newborn wet and soiled diaper counts and timing of onset of lactation as indicators of breastfeeding inadequacy. *J Hum Lact.* 2008;24(1):27–33.

Page-Goertz S. Discharge planning for the breastfeeding dyad. *Pediatr Nurs.* 1989;15(5):543–544.

Parker LA, Sullivan S, Krueger C, et al. Association of timing of initiation of breastmilk expression on milk volume and timing of lactogenesis stage II among mothers of very low-birth-weight infants. *Breastfeed Med.* 2015;10(2):84–91.

Patterson JA, Keuler NS, Olson BH. The effect of Baby-Friendly status on exclusive breastfeeding in U.S. hospitals. *Matern Child Nutr.* 2018;14(3):e12589.

Pejovic NJ, Herlenius E. Unexpected collapse of healthy newborn infants: risk factors, supervision and hypothermia treatment. *Acta Paediatr.* 2013;102(7):680–688.

Philipp BL. Academy of Breastfeeding Medicine Clinical Protocol #7: Model breastfeeding policy. *Breastfeed Med.* 2010;5(4):173–177.

Pitt MB, Berger JN, Sheehan KM. Compliance of parenting magazines advertisements with American Academy of Pediatrics recommendations. *Children* (Basel). 2016;3(4):E23, 1–13.

Pollard DL. Impact of a feeding log on breastfeeding duration and exclusivity. *Matern Child Health J.* 2011;15(3):395–400.

Preer G, Pisegna JM, Cook JT, et al. Delaying the bath and in-hospital breastfeeding rates. *Breastfeed Med.* 2013;8(6):485–490.

Raimbault C, Saliba E, Porter RH. The effect of the odour of mother's milk on breastfeeding behaviours of premature neonates. *Acta Paediatr.* 2007;96(3):368–371.

Ransjö-Arvidson AB, Matthiesen AS, Lilja G, et al. Maternal analgesia during labor disturbs newborn behavior: effects on breastfeeding, temperature and crying. *Birth.* 2001;28(1):5–12.

Righard L. How do newborns find their mother's breast? *Birth.* 1995;22(3):174–175.

Righard L, Alade MO. Effect of delivery room routines on success of first breastfeed. *Lancet.* 1990;336(8723):1105–1107.

Righard L, Flodmark CE, Lothe L, et al. Breastfeeding patterns: comparing the effects on infant behavior and maternal satisfaction of using one or two breasts. *Birth.* 1993;20(4):182–185.

Riordan J, Gill-Hopple K, Angeron J. Indicators of effective breastfeeding and estimates of breast milk intake. *J Hum Lact.* 2005;21(4):406–412.

Riordan J, Gross A, Angeron J, et al. The effect of labor pain relief medication on neonatal suckling and breastfeeding duration. *J Hum Lact.* 2000;16(1):7–12.

Rodriguez NA, Hageman JR, Pellerite M. Maternal distraction from smartphone use: a potential risk factor for sudden unexpected postnatal collapse of the newborn. *J Pediatr.* 2018;200:298–299.

Rowe-Murray HJ, Fisher JR. Baby-Friendly Hospital practices: cesarean section is a persistent barrier to early initiation of breastfeeding. *Birth.* 2002;29(2):124–131.

Sadacharan R, Grossman X, Matlak S, Merewood A. Hospital discharge bags and breastfeeding at 6 months: data from the Infant Feeding Practices Study II. *J Hum Lact.* 2014;30(1):73–79.

Sadacharan R, Grossman X, Sanchez E, Merewood A. Trends in U.S. hospital distribution of industry-sponsored infant formula sample packs. *Pediatrics.* 2011;128(4):702–705.

Sadeh A, Dark I, Vohr B. Newborns' sleep–wake patterns: the role of maternal, delivery, and infant factors. *Early Hum Dev.* 1996;44(2):113–126.

Santoro W Jr, Martinez FE, Ricco RG, et al. Colostrum ingested during the first day of life by exclusively breastfed healthy newborn infants. *J Pediatr.* 2010;156(1):29–32.

Schaefer EW, Flaherman VJ, Kuzniewicz MW, et al. External validation of early weight loss nomograms for exclusively breastfed newborns. *Breastfeed Med.* 2015;10(10):458–463.

Seaton S, Reeves M, McLean S. Oxycodone as a component of multimodal analgesia for lactating mothers after caesarean section: relationships between maternal plasma, breastmilk and neonatal plasma levels. *Aust NZ J Obstet Gynaecol.* 2007;47(3):181–185.

Sepkoski CM, Lester BM, Ostheimer GW, et al. The effects of maternal epidural anesthesia on neonatal behavior during the first month. *Dev Med Child Neurol.* 1992;34(12):1072–1080.

Sexson WR. Incidence of neonatal hypoglycemia: a matter of definition. *J Pediatr.* 1984;105(1):149–150.

Shapiro-Mendoza CK, Tomashek KM, Kotelchuck M, et al. Effect of late-preterm birth and maternal medical conditions on newborn morbidity risk. *Pediatrics.* 2008;121(2):e223–e232.

Simpson KR. Sudden unexpected postnatal collapse and sudden unexpected infant death. *MCN Am J Matern Child Nurs.* 2017;42(6):368.

Simpson KR, Creehan PA. *Perinatal nursing.* 3rd ed. Philadelphia, PA: Lippincott Williams & Wilkins, Association of Women's Health, Obstetric and Neonatal Nurses (AWHONN); 2008:636.

Smillie CM. *Baby-led breastfeeding: the mother–baby dance* [DVD]. Los Angeles, CA: Geddes Productions, 2007.

Smith J, Plaat F, Fisk NM. The natural caesarean: a woman-centered technique. *BJOG.* 2008;115:1037–1042.

Smith L. *Impact of birthing practices on breastfeeding.* 2nd ed. Sudbury, MA: Jones & Bartlett Learning; 2010.

Smolkin T, Mick O, Dabbah M, et al. Birth by cesarean delivery and failure on first otoacoustic emissions hearing test. *Pediatrics.* 2012;130(1):e95–e100.

Soskolne EI, Schumacher R, Fyock C, et al. The effect of early discharge and other factors on readmission rates of newborns. *Arch Pediatr Adolesc Med.* 1996;150(4):373–379.

Srinivasan G, Pildes RS, Cattamanchi G, et al. Plasma glucose values in normal neonates: a new look. *J Pediatr.* 1986;109(1):114–117.

Svensson KE, Velandia MI, Matthiesen A-ST, et al. Effects of mother-infant skin-to-skin contact on severe latch-on problems in older infants: a randomized trial. *Int Breastfeed J.* 2013;8(1):1–13.

Takahashi Y, Tamakoshi K, Matsushima M, et al. Comparison of salivary cortisol, heart rate, and oxygen saturation between early skin-to-skin contact with different initiation and duration times in healthy, full-term infants. *Early Hum Dev.* 2011;87(3):151–157.

Thompson R, Kruske S, Barclay L, et al. Potential predictors of nipple trauma from an in-home breastfeeding programme: a cross-sectional study. *Women Birth.* 2016;29:336–344.

Thorley V. Cup-feeding: problems caused by incorrect use. *J Hum Lact.* 1997;13(1):54–55.

Thukral A, Sankar MJ, Agarwal R. Early skin-to-skin contact and breastfeeding behavior in term neonates: a randomized controlled trial. *Neonatology.* 2012;102(2):114–119.

Thulier D. Weighing the facts: a systematic review of expected patterns of weight loss in full-term, breastfed infants. *J Hum Lact.* 2016;32(1):28–34.

Torvaldsen S, Roberts CL, Simpson JM, et al. Intrapartum epidural analgesia and breastfeeding: a prospective cohort study. *Int Breastfeed J.* 2006;1:24. doi:10.1186/1746-4358-1-24

Trainor C. Valuing labor support. *AWHONN Lifelines.* 2002;6:387–389.

U.S. Food and Drug Administration (FDA). Use of codeine and tramadol products in breastfeeding women. 2017. Available at: https://www.fda.gov/Drugs/DrugSafety/Postmarket DrugSafetyInformationforPatientsandPostmarke/ucm118113.htm. Accessed September 10, 2018.

Vaidya K, Sharma A, Dhungel S. Effect of early mother–baby close contact over the duration of exclusive breastfeeding. *Nepal Med Coll J.* 2005;7(2):138–140.

Varendi H, Porter RH, Winberg I. Attractiveness of amniotic fluid odor: evidence of prenatal olfactory learning? *Acta Paediatr.* 1996;85(10):1223–1227.

Viscomi CM. Maternal fever, neonatal sepsis evaluation and epidural labor analgesia. *Reg Anesth Pain Med.* 2000;25(5):549–553.

Walters MW, Boggs KM, Ludington-Hoe S, et al. Kangaroo care at birth of full term infants: a pilot study. *Am J Maternal Child Nurs.* 2007;32(6):375–381.

Waltman PA, Brewer JM, Rogers BP, et al. Building evidence for practice: a pilot study of newborn bulb suctioning at birth. *J Midwifery Women Health.* 2004;49(1):32–38.

Weiner GM, Zaichkin J, Kattwinkel J. *Textbook of neonatal resuscitation.* 7th ed. Elk Grove Village, IL: American Academy of Pediatrics, 2016;35–36, 39, 52.

Weston PJ, Harris DL, Battin M, et al. Oral dextrose gel for the treatment of hypoglycaemia in newborn infants. *Cochrane Database Syst Rev.* May 4, 2016;(5):CD011027.

Widström AM, Lilja G, Aaltomaa-Michalias P, et al. Newborn behaviour to locate the breast when skin-to-skin: a possible method for enabling early self-regulation. *Acta Paediatr.* 2011;100(1):79–85.

Widström AM, Ransjö-Arvidson AB, Christensson K, et al. Gastric suction in healthy newborn infants: effects on circulation and developing feeding behaviors. *Acta Paediatr Scand.* 1987;76(4):566–572.

Widström AM, Thingström-Paulsson J. The position of the tongue during rooting reflexes elicited in newborn infant before the first suckle. *Acta Paediatr.* 1993;82(3):281–283.

Widström AM, Wahlberg V, Matthiesen AS, et al. Short-term effects of early suckling and touch of the nipple on maternal behavior. *Early Hum Dev.* 1990;21(3):153–163.

Wiessinger D. A breastfeeding teaching tool using a sandwich analogy for latch-on. *J Hum Lact.* 1998;14(1):51–56.

Wight N. Breastfeeding the borderline (near-term) preterm infant. *Pediatr Ann.* 2003;32(5):329–337.

Wight NE, Marinelli KA. Academy of Breastfeeding Medicine Clinical Protocol #1: Guidelines for glucose monitoring and treatment of hypoglycemia in breastfed neonates. *Breastfeed Med.* 2014;9(4):173–179.

Williams J, Mueller S. A message to the nurse from the baby. *J Hum Lact.* 1989;5(1):19.

Wilson-Clay B. Clinical use of silicone nipple shields. *J Hum Lact.* 1996;12(4):279–285.

Wilson-Clay B. Nipple shields in clinical practice: a review [Editorial]. *Breastfeed Abstr.* 2003;22(2):11–12.

Wilson-Clay B, Hoover K. *The breastfeeding atlas.* 6th ed. Austin, TX: LactNews Press; 2017.

Winslow EH, Jacobson AF. Can a fashion statement harm the patient? Long and artificial nails may cause nosocomial infections. *Am J Nurs.* 2000;100(9):63–65.

Witt AM, Bolman M, Kredit S, Vanic A. Therapeutic breast massage in lactation for the management of engorgement, plugged ducts, and mastitis. *J Hum Lact.* 2016;32(1):123–131.

Woolridge MW, Baum JD. Infant appetite control and the regulation of breast milk supply. *Child Hosp Q.* 1991;3(2):113–199.

Woolridge MW, Ingram JC, Baum JD. Do changes in pattern of breast usage alter the baby's nutrient intake? *Lancet.* 1990;336(8712):395–397.

Wright A, Rice S, Wells S. Changing hospital practices to increase the duration of breastfeeding. *Pediatrics.* 1996;97(5):669–675.

Yigit F, Cigdem Z, Temizsoy E, et al. Does warming the breasts affect the amount of breastmilk production? *Breastfeed Med.* 2012;7(6):487–488.

Zhang F, Xia H, Li X, et al. Intraoral vacuum of breastfeeding newborns within the first 24 hours: cesarean section versus vaginal delivery. *Biol Res Nurs.* 2016;18(4):445–453.

▶ 二十一、附录

附录 7-A 文献：新生儿对妈妈乳汁和乳晕蒙氏结节分泌物味道的反应

Delaunay-El Allam M, Soussignan R, Patris B, et al. Long-lasting memory for an odor acquired at the mother's breast. *Dev Sci.* 2010;13(6):849–863.

Doucet S, Soussignan R, Sagot P, Schaal B. The "smellscape" of mother's breast: effects of odor masking and selective unmasking on neonatal arousal, oral, and visual responses. *Dev Psychobiol.* 2007;49(2):129–138.

Doucet S, Soussignan R, Sagot P, Schaal B. The secretion of areolar (Montgomery's) glands from lactating women elicits selective, unconditional responses in neonates. *PLoS One.* 2009;4(10):e7579.

Marlier L, Schaal B. Human newborns prefer human milk: conspecific milk odor is attractive without postnatal exposure. *Child Dev.* 2005;76(1):155–168.

Mizuno K, Mizuno N, Shinohara T, et al. Mother–infant skin-to-skin contact after delivery results in early recognition of own mother's milk odour. *Act Paediatr.* 2004;93(12):1640–1645.

Nishitani S, Miyamura T, Tagawa M, et al. The calming effect of a maternal breast milk odor on the human newborn infant. *Neurosci Res.* 2009;63(1):66–71.

Raimbault C, Saliba E, Porter RH. The effect of the odour of mother's milk on breastfeeding behaviour of premature neonates. *Acta Paediatr.* 2007;96(3):368–371.

Rodriguez NA, Meier PP, Groer MW, et al. Oropharyngeal administration of colostrum to extremely low birth weight infants: theoretical perspectives. *J Perinatol.* 2009;29(1):1–7.

Schaal B, Doucet S, Sagot P, et al. Human breast areolae as scent organs: morphological data and possible involvement in maternal–neonatal coadaptation. *Dev Psychobiol.* 2006;48:100–110.

Sullivan RM, Toubas P. Clinical usefulness of maternal odor in newborns: soothing and feeding preparatory responses. *Biol Neonate.* 1998;74(6):402–408.

Varendi H, Christennsson K, Porter RH, Winberg J. Soothing effect of amniotic fluid smell in newborn infants. *Early Hum Dev.* 1998;51:47–55.

Varendi H, Porter RH. Breast odour as the only maternal stimulus elicits crawling towards the odour source. *Acta Paediatr.* 2001;90(4):372–375.

Varendi H, Porter RH, Winberg I. Attractiveness of amniotic fluid odor: evidence of prenatal olfactory learning? *Acta Paediatr.* 1996;85(10):1223–1227.

Varendi H, Porter RH, Winberg I. Natural odour preferences of newborn infants change over time. *Acta Paediatr.* 1997;86(9):985–990.

Yildiz A, Arikan D, Gözüm S, et al. The effect of the odor of breast milk on the time needed for transition from gavage to total oral feeding in preterm infants. *J Nurs Scholarsh.* 2011;43(3):265–273.

附录 7-B 文献：为什么可待因不能用于哺乳妇女

Al-Adhami N, Whitfield K, North A. Changing prescribing culture—a focus on codeine postpartum. *Arch Dis Child.* 2016;101(9):e2.

Anderson PO, Sauberan JB, Lane JR, Rossi SS. Hydrocodone excretion into breast milk: the first two reported cases. *Breastfeed Med.* 2007;2(1):10–14.

Crews KR, Gaedigk A, Dunnenberger HM, et al. Clinical Pharmacogenetics Implementation Consortium guidelines for cytochrome P450 2D6 genotype and codeine therapy: 2014 update. *Clin Pharmacol Ther.* 2014;95(4):376–382.

Kirchheiner J, Schmidt H, Tzvetkov M, et al. Pharmacokinetics of codeine and its metabolite morphine in ultra-rapid metabolizers due to CYP2D6 duplication. *Pharmacogenomics J.* 2007;7(4):257–265.

Lazaryan M, Shasha-Zigelman C, Dagan Z, Berkovitch M. Codeine should not be prescribed for breastfeeding mothers or children under the age of 12. *Acta Paediatr.* 2015;104(6):550–556.

Madadi P, Ciszkowski C, Gaedigk A, et al. Genetic transmission of cytochrome P450 2D6 (CYP2D6) ultrarapid metabolism: implications for breastfeeding women taking codeine. *Curr Drug Saf.* 2011;6(1):36–39.

Madadi P, Koren G, Cairns J, et al. Safety of codeine during breastfeeding: fatal morphine poisoning in the breastfed neonate of a mother prescribed codeine. *Can Fam Physician.* 2007;53(1):33–35.

Meny RG, Naumburg EG, Alger LS, Brill-Miller JL, Brown S. Codeine and the breastfed neonate. *J Hum Lact.* 1993;9(4):237–240.

Tseng CY, Wang SL, Lai MD, Lai ML, Huang JD. Formation of morphine from codeine in Chinese subjects of different CYP2D6 genotypes. *Clin Pharmacol Ther.* 1996;60(2):177–182.

U.S. Food and Drug Administration (FDA). Use of codeine and tramadol products in breastfeeding women. 2017. Available at: https://www.fda.gov/Drugs/DrugSafety/PostmarketDrug-SafetyInformationfor PatientsandProviders/ucm118113.htm. Accessed September 10, 2018.

Willmann S, Edginton AN, Coboeken K, Ahr G, Lippert J. Risk to the breast-fed neonate from codeine treatment to the mother: a quantitative mechanistic modeling study. *Clin Pharmacol Ther.* 2009;86(6):634–643.

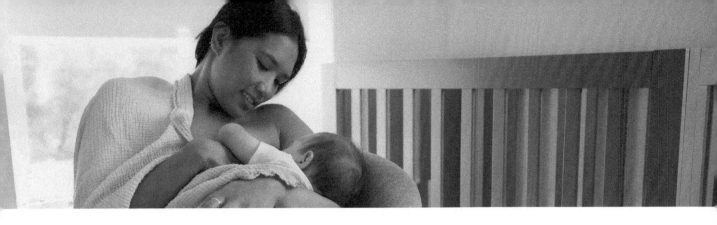

第八章
新生儿评估

▶ **一、概述**

　　母乳喂养的顺利实施不仅依赖于妈妈,也会受到婴儿行为的影响。对于正常的健康足月儿来说,母乳喂养相关反射强烈,有助于通过直接哺乳获得所需的足够营养。也正因如此,一个完整的婴儿评估对于母乳喂养的顺利实施非常重要。婴儿评估,包括围产期病史、胎龄、母乳喂养行为、生理状况评估及行为评估。应鼓励家长参与评估,帮助他们更好地了解健康足月儿的正常特征需要进一步评估的异常状况或轻微先天性异常。家长参与评估,还有助于在评估时获得更多病史或其他信息。

▶ **二、围产期病史**

　　了解围产期病史是婴儿评估的重要部分,主要针对妈妈怀孕前、孕期及分娩阶段。只有了解围产期病史,才能更好地对婴儿生理状况和行为的评估,区分是正常的生理性变化还是疾病状态。例如,围产期曾有致畸物质暴露如酒精,则医护人员应注意胎儿是否存在相关的先天异常。当然,存在母婴高危因素并不意味着婴儿一定会出现健康问题。表 8-1 汇总了围产期病史询问的主要内容。

表 8-1　围产期病史涵盖的主要内容

内容	必要信息
家族病史	• 遗传性疾病家族史,如囊性纤维化、镰状细胞性贫血、三体综合征、苯丙酮尿症等 • 家族病史,如糖尿病、癫痫、慢性疾病
社会心理病史	• 婚姻状况和支持情况 • 药物滥用 • 吸烟,每天超过 10 支香烟 • 酗酒 • 环境中有害物质暴露 • 经济困难 • 营养不良 • 居住问题 • 精神病史,有自杀倾向或尝试 • 孕妇年龄 <16 岁或 >35 岁 • 受教育 <11 年 • 亲密伴侣的暴力

内容	必要信息
社会心理病史	• 无法接受怀孕 • 不可遏制的悲伤 • 未婚,父亲或伴侣不关心或不支持 • 青少年 • 种族与少数民族 • 家中有超过 2 个以上的孩子,没有帮手
母亲病史	• 外科手术,特别是涉及生殖系统的手术 • 住院史 • 内分泌紊乱(糖尿病,甲状腺疾病) • 心血管疾病(高血压,心脏病) • 呼吸系统疾病(哮喘,肺炎) • 肾脏疾病(频繁感染,慢性肾脏疾病) • 血液学(镰刀型贫血症,血型和 Rh 因子,血液疾病,Rh 同种免疫) • 代谢性疾病 • 癫痫
母亲生殖系统疾病史	• 癌症 • 感染 • 性传播疾病 • 怀孕前服用的药物 • 孕产次 • 不孕不育 • 巴氏涂片异常史 • 围产儿死亡史 • 上次分娩距本次怀孕不足 1 年 • 既往剖宫产史 • 婴幼儿存在先天性异常、产伤、神经系统异常 • 自发或选择性流产 • 宫颈或子宫畸形 • 既往滞产史
本次妊娠期情况	• 已知的末次经期时间 • 预产期 • 营养和一般健康情况 • 产前检查(首检和频率) • 产前检查的实验室数据(VDRL、乙肝、HIV、性传播疾病、风疹) • 孕期体重增加情况 • 产前检查结果(超声检查,羊膜穿刺术,绒毛膜绒毛检查,甲胎蛋白,三体筛查) • 用药情况(处方药、OTC 药物及兴奋剂等) • 疫苗接种情况 • 母亲感染史
产时情况	• 产程时间 • 分娩方式(阴道分娩或剖宫产) • 胎膜破裂(自发或人工破膜,从破膜到分娩持续时间) • 羊水外观 • 并发症情况 • 是否器械助产 • 镇痛和麻醉 • Apgar 评估和新生儿复苏

续表

内容	必要信息
母乳喂养史	• 母亲既往母乳喂养经历 • 母乳喂养意愿 • 预期母乳喂养持续时间 • 是否接受过母乳喂养宣教 • 母乳喂养相关的文化背景影响 • 母亲的支持体系

（引自：Barron ML.Antenatal care.In：Simpson KR，Creehan PA，eds.AWHONN's perinatal nursing.4th ed.Philadelphia，PA：Wolters Kluwer/Lippincott Williams & Wilkins；2013 ：88-124）

▶ 三、胎龄评估

胎龄评估能够确定婴儿出生时的发育成熟度。依据美国儿科学会和美国妇产科学会的建议，

实施胎龄评估有助于发现新生儿死亡或疾病风险。因为胎龄大小可影响婴儿的吸吮、吞咽、呼吸情况，所以这些参数有助于评估婴儿是否容易出现喂养问题（表8-2）。

表 8-2　影响喂养 / 营养的新生儿胎龄和体重相关的生理特性

胎龄或体重分类	特征	风险
低出生体重早产儿	■ 吸吮 - 吞咽协调性往往在 32~34 周才能出现，36~37 周达到完全协调	吸入
	■ 呕吐反射在 37 周前不成熟	吸入
	■ 细胞外水分高（90% *vs.* 足月儿 70%）	水合不足
	■ 37 周前，下食管括约肌的肌张力不足	食管反流可引起迷走神经刺激 - 呼吸暂停、心动过缓、误吸
	■ 胃容量有限	过度胃扩张导致呼吸问题
	■ 糖类与脂肪耐受性差	营养不足
	■ 34 周前乳糖酶分泌不足	营养不足
	■ 脂肪消化吸收差，如胰脂肪酶低、胆汁酸低	营养不足
	■ 身体的钙、铁、磷、蛋白质和维生素 A、C 储备低	营养不足
	■ 没有吸吮能力，或吸吮能力弱、低效	吸入
	■ 肌肉组织和褐色脂肪组织累积不足	体温调控低血糖
	■ 皮下脂肪缺乏	低体温、低血糖
	■ 皮肤毛细血管反射控制不佳	低体温、低血糖
过期产儿	■ 胎盘功能下降	呼吸窘迫
	■ 巨大儿	低血糖
	■ 胎粪吸入	高胆红素血症
	■ 红细胞增多	血栓缺血
大于胎龄儿 LGA	■ 短暂性高胰岛素血症	低血糖
小于胎龄儿 SGA	■ 宫内营养不良	低血糖

（引自：Hardy W，D'Agata A，McGrath JM.The infant at risk.In：Mattson S，Smith JE，eds.AWHONN's core curriculum for maternal-newborn nursing.5th ed.Philadelphia，PA：Elsevier Health Sciences；2015 ：363-416 ；Wheeler B.Health promotion of the newborn and family.In：Hockenberry MJ，Wilson D，eds.Wong's essentials of pediatric nursing.10th ed.St.Louis，MO：Elsevier Mosby；2017 ：190-228）

历史上,孕龄主要是根据母亲的预产期和/或婴儿的出生体重而确定。但这些方法并不可靠,因为婴儿的成熟度也可能受其他因素的影响,如遗传、母体营养状况、母亲接触环境危害、母亲疾病和婴儿遗传疾病。

以下分类术语可用于描述新生儿的发育状况:

1. 按新生儿体重分类:

(1)超低出生体重儿(ELBW):出生体重小于1 000g。

(2)极低出生体重儿(VLBW):出生体重小于1 500g。

(3)低出生体重儿(LBW):出生体重小于2 500g。

(4)小于胎龄儿(SGA):出生体重低于宫内生长曲线的第10百分位。对足月儿是指小于2 500g。

(5)适于胎龄儿(AGA):出生体重介于宫内生长曲线的第10~90百分位之间。

(6)大于胎龄儿(LGA):出生体重大于宫内生长曲线的第90百分位。对于足月新生儿来说是超过4 000g。

(7)宫内发育迟缓(IUGR):是指胎儿在宫内的发育延迟。

2. 按出生胎龄分类:

(1)早产儿:出生胎龄不足37周的,与出生体重无关。

(2)晚期早产儿:出生胎龄介于$34^{0/7} \sim 36^{6/7}$周,与出生体重无关。

(3)足月儿:出生胎龄介于37~42周,与出生体重无关。

(4)过期产儿:出生胎龄大于42周,与出生体重无关。

新巴氏评分法

新Ballard评分法一直是一个常用的客观评估工具,利用6种外部体格特征和6种神经发育表现来估计新生儿的胎龄。这种评分方法在出生48小时内进行时的可靠性最高,其准确性较高,误差在实际胎龄的2周以内。尽管新Ballard评分法已经扩大到极早产儿,但Donovan等使用该方法的研究显示,对于28周以下的极早产儿,其胎龄与发育成熟度之间未能呈现密切关系。目前对于不足28周早产儿,还没有估计胎龄的"金标准"。

还有一些其他的早产儿评估工具。Noble和Boyd系统回顾了早产儿的评估工具,发现8个较为合适早产儿的评估方法。这些评估方法在实施时间、培训需求和成本上存在差异。新巴氏评分法的每一项评分根据新生儿的表现,按照评分表中的描述可评为-1~4分(其中两项为5分)(图8-1)。计算各项得分的总分,可确定新生儿的成熟度对应的胎龄(孕周)。以下是用于评分的神经肌肉成熟度和体格成熟度情况说明:

1. 神经肌肉的成熟度

(1)姿势:观察婴儿安静时的姿势。足月新生儿的手臂和腿部是屈曲的,肌张力良好。早产儿的胳膊和腿部肌肉松弛,身体伸展(图8-2)。

(2)方窗征:将婴儿的手腕向前弯曲到前臂腹侧,估计手与前臂之间的夹角。不要旋转手腕。根据新巴氏评分图测量屈曲的角度。足月儿可以完全屈曲,没有向下的角度(即3分或4分)。而弯曲角度随胎龄的降低而减小。

(3)前臂回缩:屈曲前臂5秒后放开,根据评分表对手臂完全回弹程度进行评估。手臂快速有力完全回弹得分4分。较慢回弹得分稍低。

(4)腘角:婴儿臀部平放在检查台上,一侧大腿紧贴腹部。慢慢地,试图将婴儿腿部拉向婴儿的头部,但不能强迫,并在感受到阻力时停止。根据表格对腘角进行评分。足月儿通常评分在3分或4分。

(5)围巾征:牵引婴儿手臂跨过胸部围绕过颈部,观察婴儿肘部与身体中线的关系,根据评分表进行评估。足月儿评分通常为2分、3分或4分。

(6)足跟触耳:婴儿臀部置于检查台,逐渐拉动足跟向婴儿耳部直至感到阻力。观察足部与头部的距离及膝盖伸展角度。根据评分表进行评估,足月儿评分通常3分或4分。

2. 体格成熟度

(1)皮肤:观察皮肤肤色与纹理。观察躯干部分的不透明度,随着胎龄增加,皮肤的不透明度增加,纹理增加。足月儿躯干上的血管一般不可见,足月儿手脚上稍有脱皮是常见现象。早产儿皮肤薄而光滑,可观察到血管。根据评分表进行评估,足月儿通常评分为3或4分。

(2)胎毛:观察新生儿皮肤上的的细软胎毛。胎儿在24~28周有胎毛覆盖,28周后胎毛开始消

神经肌肉成熟度

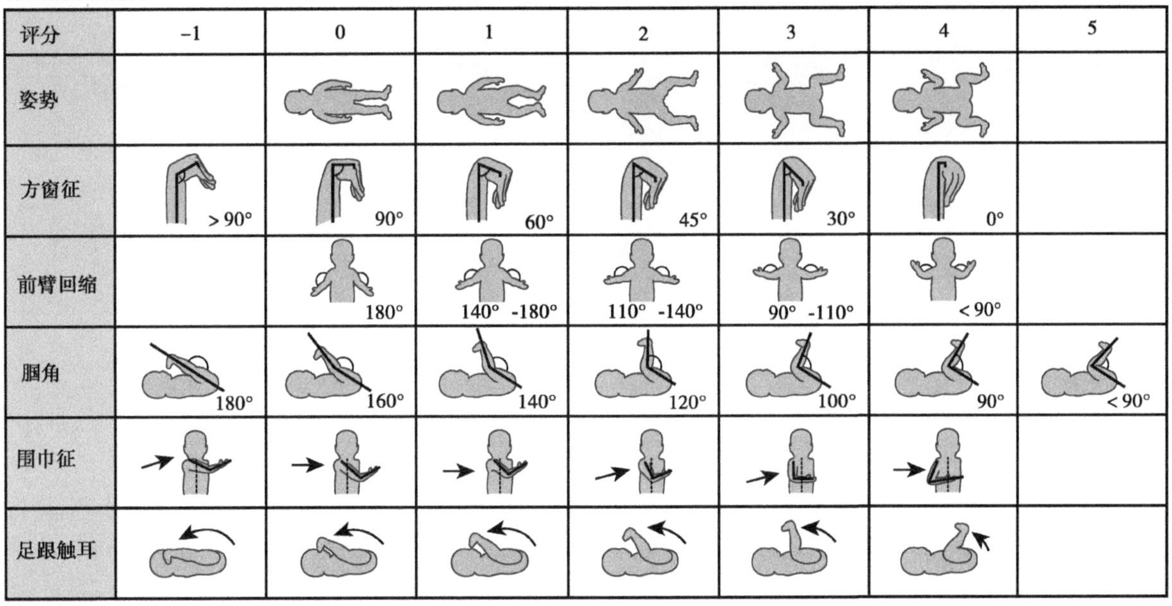

评分	-1	0	1	2	3	4	5
姿势							
方窗征	>90°	90°	60°	45°	30°	0°	
前臂回缩		180°	140°-180°	110°-140°	90°-110°	<90°	
腘角	180°	160°	140°	120°	100°	90°	<90°
围巾征							
足跟触耳							

体格成熟度

	-1	0	1	2	3	4	5
皮肤	黏性,脆弱,透明	凝胶状,红色,半透明	光滑,粉红,可见静脉	表皮脱屑和/或皮疹,静脉少见	裂纹,苍白区,静脉罕见	羊皮纸样,裂纹深,无血管	皮革样,裂纹,皱纹
毳毛	无	稀疏	丰富	浅薄	存在无毳毛区	几乎消失	
足底表面	足跟-脚趾 4~50mm:-1 <40mm:-2	>50mm 无跖纹	隐约可见红色痕迹	仅在足前部见横跖纹	足前2/3部位见跖纹	跖纹遍布整个足底	
乳房	看不到	几乎看不到	乳晕扁平,无结节	带状乳晕,结节1~2mm	乳晕突起,结节3~4mm	乳晕完整,结节5~10mm	
眼/耳朵	眼睑融合 较松:-1 较紧:-2	二眼睁开;耳廓扁平;皱褶状	耳廓轻度弯曲,柔软,复位慢	耳廓弯曲度好,柔软易复位	耳廓坚挺成形,立即复位	软骨厚,耳廓坚挺	
生殖器(男)	阴囊扁平松弛	阴囊空虚皱,褶不明显	睾丸在腹股沟,几乎无皱褶	睾丸下降中,皱褶少	睾丸降入阴囊,皱褶多	睾丸下垂,皱褶深	
生殖器(女)	阴蒂隆凸,阴唇扁平	阴蒂隆凸,小阴唇小	阴蒂隆凸,小阴唇变大	大阴唇和小阴唇均隆凸	大阴唇大,小阴唇小	大阴唇遮盖阴蒂和小阴唇	

成熟度评分

评分	孕周
-10	20
-5	22
0	24
5	26
10	28
15	30
20	32
25	34
30	36
35	38
40	40
45	42
50	44

图 8-1　新 Ballard 评分法

[引自:Ballard JL,Khoury JC,Wedig KL,Wang L,Eilers-Walsman BL,Lipp R.New Ballard Score,expanded to include extremely premature infants.J Pediatrics.1991;119(3):417-423.Copyright ©1991,with permission from Elsevier]

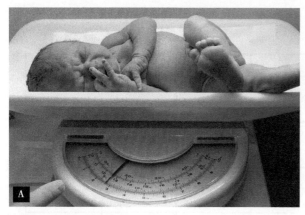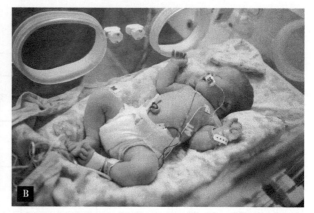

图 8-2 新生儿的姿势

A. 足月儿；B. 早产儿

(A.© Luke Schmidt/Shutterstock.B.© David Clynch/Alamy Stock Photo)

失。根据评分表进行评估，通常极早产儿胎毛很少或稀疏，评分为 0 或 1 分，而足月儿评分为 3 或 4 分

（3）足底：观察足底皱褶。胎龄 28~30 周前足掌出现足底皱褶。随着胎龄的增加，皱褶的数目和深度也增加。根据图表上的描述进行评分。足月儿通常评分为 3 或 4 分。请注意，出生 12 小时后因为皮肤开始干燥，足底皱褶作为胎龄判断标准的有效性下降。

（4）乳房：将单手的两根手指放在婴儿乳晕两侧，测量乳晕直径（mm），根据评分表评估，足月儿通常得分 3 分或 4 分。

（5）眼／耳：胎龄 26~30 周之前，眼睑是闭合的。眼睛睁开后，在新巴氏评分中则没有其他的判断成熟度的标准。关于耳朵的评估主要关注耳郭形状和软骨数量，用拇指和示指检测耳郭的软骨数量。将耳朵向前折，在约 36 周之后，婴儿的软骨发育会使耳郭回弹。根据评分表进行评估，足月儿通常评分 3 分或 4 分。

（6）生殖器（男性）：用拇指和手指轻轻检查阴囊，检查睾丸是否存在。观察睾丸下降程度和阴囊皱褶程度。睾丸通常在 28 周后开始下降，直至 40 周左右结束。足月儿阴囊也布满深皱。

（7）生殖器（女）：观察母婴生殖器大阴唇尚未扩大。足月儿的大阴唇覆盖小阴唇，而早产儿阴蒂突出，小阴唇分开。

在这些评估之后，将神经肌肉成熟度评分与体格发育成熟度得分相加得到总分。从成熟度评分量表左侧的分数找到评分量表右侧的相应胎

龄。为完成胎龄发育评估，在根据新巴拉德评分确定胎龄成熟度之后，绘制婴儿的体重身长和头围曲线，确定该婴儿的宫内生长情况（图 8-3）。然后可以根据先前定义的分类术语对婴儿的成熟度进行分类。

使用上述初步评估作为基准，继续监测婴儿的生长发育情况。推荐使用世界卫生组织的母乳喂养婴儿的生长曲线（图 8-4）进行持续生长发育评估。

▶ 四、母乳喂养有效性的标志和评估表

本部分将讨论一些母乳喂养有效性的相关指标及几个母乳喂养评估表。

（一）母乳喂养行为和指标

母乳喂养不是一个单一的吸吮动作，而是可描述、评估和测量的一系列行为。从历史上看，由于缺少对母乳喂养行为的统一定义，因此难以对母乳喂养研究进行比较，也限制了这些研究结果的使用。但一般来说，得到有效支撑的母乳喂养婴儿，在哺乳时通常都能够自发地将嘴转向乳头，牢牢含住乳头，有节奏地吸吮，在一段哺乳脉冲结束暂停休息时，仍然保留含住乳头的姿势。在产后前 3 天，可以观察到婴儿的吞咽动作；在产后 4 天（有的妈妈可能更早）能够观察到吞咽动作并听到吞咽声音。

1. 觅食反射 觅食反射（rooting）是指新生儿在接受刺激时扭头面对刺激并张大嘴巴期待开始喂养的反射行为。觅食反射能够让婴儿"抓住"妈妈的乳头并保持舌头靠在口腔底部，便于挤压乳导管（图 8-5）。在新生儿出生早期，觅食反射前

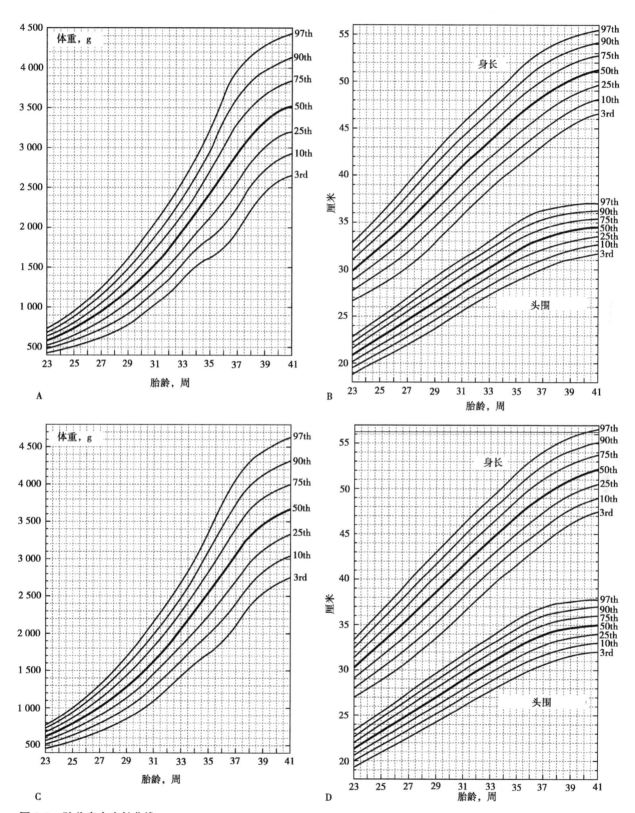

图 8-3 胎儿宫内生长曲线

不同性别胎儿的新宫内生长曲线:A. 女婴"年龄别体重";B. 女婴"年龄别身长和头围";C. 男婴"年龄别体重";D. 男婴"年龄别身长和头围"

(引自:Olsen IE,Groveman SA,Lawson ML,et al.New intrauterine growth curves based on United States data.Pediatrics.2010;125:e214)

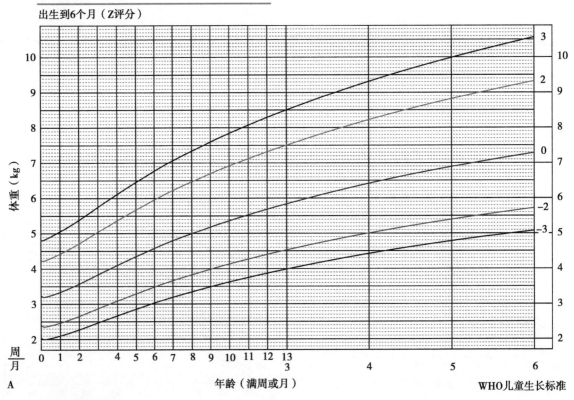

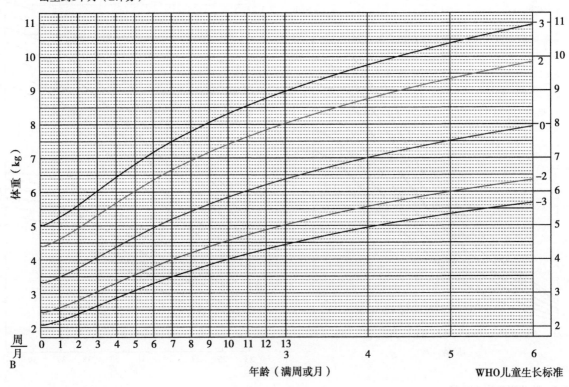

图 8-4 WHO 生长曲线

A. 0~6 个月女婴；B. 0~6 个月男婴

[引自：World Health Organization（WHO）Multicentre Growth Reference Study Group.WHO child growth standards：length/height for age，weight for age，weight for length，weight for height，and body mass index for age：methods and development.Geneva，Switzerland：WHO；2006]

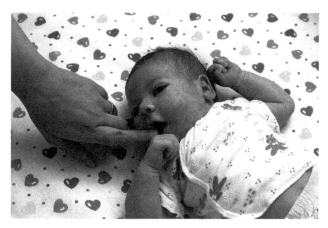

图 8-5 觅食反射
(© Cathy Melloan/PhotoEdit 已授权)

后还会有典型的舔舐行为。

2. 含接前耗时 含接前耗时是指婴儿在含住乳头并维持含接状态之前所需要花费的时间，以分钟计。

3. 含接 含接是指婴儿含住乳头，上下唇外翻包裹乳晕并在吸吮间隙始终维持衔乳的能力。

4. 吸吮 婴儿有节奏地进行协调地吸吮、吞咽、呼吸，其特点是吸吮脉冲、暂停、下一个吸吮脉冲、再暂停，即营养性吸吮（吃到乳汁）和非营养性吸吮（未吃到乳汁）交替进行。婴儿吸吮时可以上下唇处于外翻状态，避免摩擦乳晕，并形成有效密封，有助于形成吸吮时的口腔负压。使用超声成像技术，Geddes 与 Sakalidis 分析和记录了婴儿吸吮动作。营养性吸吮时，婴儿让舌头向下运动，此时软腭也向下。舌向下运动时，口腔负压增强，乳头直径扩张，靠近软硬腭连接处。超声观察中可以看到乳导管，乳汁流入由硬腭、舌、乳头和软腭构成的空腔。最后舌中段向上触碰到上腭，完成这一组动作。与此相反，与营养性吸吮比较，非营养性吸吮时舌头的上下运动幅度较小，因此也不会有乳汁流入口腔。

5. 吞咽 在吞咽时，舌后段升高并压迫咽后壁。软腭上升并关闭鼻通道。然后喉部上移，关闭气管并将乳汁推入食管，引发婴儿的吞咽反射。之后，喉复位。需要有足量的乳汁才能触发吞咽。

通常可以在出生后的头几天观察到吞咽动作，并在泌乳启动（乳汁大量增加）后听到婴儿吞咽声音。吞咽时可观察到婴儿下颚（持续、有节奏的下巴移动）和喉咙肌肉的明显运动。迄今为止，吞咽声被认为是喂养时预测母乳移出情况的唯一重要指标。

6. 其他行为 哺乳姿势或体位通常用来定义哺乳是否"正确"的一个重要因素。许多作者认为，正确的哺乳姿势能预防很多哺乳问题，甚至可能是顺利母乳喂养所需的唯一支持措施。虽然目前对哺乳姿势有了足够的重视，但对哺乳时影响成功的母婴哺乳姿势的核心要素仍然缺乏充足的证据或共识。

通常采取的是 5 种哺乳姿势，不建议规定某种特定哺乳姿势：

(1) 摇篮式。

(2) 反式摇篮式。

(3) 橄榄球式。

(4) 侧卧式。

(5) 半躺卧式。

采用半躺卧式时，母亲或医护人员为婴儿提供支撑，婴儿自己寻找乳头。这种完全的正面接触，能够支持或触发婴儿寻乳行为。

一般而言，资深的哺乳顾问能够快速地评估哺乳过程是否顺利。即使哺乳时从技术层面上看并不很完美，但只要婴儿的吸吮规则有力，能够听到吞咽声音，而且哺乳时母亲无疼痛感，那么这种哺乳姿势对母婴来说就是正常的。

（二）母乳喂养评估表与工具

早期的喂养评估表主要是为了评估奶瓶喂养的状况而开发的。由于哺乳难以定量，因此，最初记录喂养情况时医院护士主要采取主观描述的方法,诸如"喂养良好""喂养不佳"等。此后,开始逐渐采用定量措施评估新生儿的母乳喂养行为。Matthews 的评估表是最早出现的评估表之一,将婴儿哺乳过程中的多个预测因素分别定义不同的分值。几乎与此同时,Shrago 和 Bocar 也提出了一系列可评估的哺乳行为,但没有形成评分系统。至此,多个不同的评估工具开始出现,其中包括婴儿母乳喂养评估量表(IBFAT),LATCH 评分法,母婴评估量表(MBA),早产儿母乳喂养行为量表(PIBBS),新生儿口腔运动评估量表(NOMAS)。附录 8-A~8-C 收录了上述的 3 个评估工具。

自母乳喂养评估工具早期开发以来,医护人员越来越重视对鉴定和开发母乳喂养及产妇自我效能的评估工具。在美国,母乳喂养的开始率正在提高;但是,母乳喂养的持续时间没有达到 AAP 的建议,6 个月母乳喂养率远低于目标。各种母乳喂养评估工具在临床实践中有不同的应用;但能够指导医护人员识别可能的喂养问题,并对临床或宣教干预措施提出建议,以提高产妇自我效能和延长母乳喂养时间。在对 19 种母乳喂养评估工具的回顾中,Sartorio 等发现,尽管在母乳喂养期间有很多母婴的评估工具,但在临床实践中仍然缺乏标准化。此外,这些评估工具的在不同文化背景中的应用是不一致的。其中,LATCH 评分和母乳喂养评估量表(BAS)是研究最多的。

一项系统性评估对 7 种评估工具对口腔运动性喂养评估的临床和心理测量特性进行回顾。其中 NOMAS 应用最广泛,探讨经口喂养准备、口腔运动功能和喂养前技能等心理测试健全性。然而,对于这些评估工具在心理测量证据方面并不一致或不足。

1. 婴儿母乳喂养评估量表   婴儿母乳喂养评估量表(infant breastfeeding assessment tool,IBFAT)是一位加拿大助产士在她的硕士论文中设计的(附录 8-A),这是首个母乳喂养评估量表。IBFAT 中包含婴儿 4 个方面的行为预测因素:喂养准备、觅食反射、衔乳和吸吮,每个方面包括 0~3 分,总分 0~12 分,如果总分达到 9~12 分,则认为母乳喂养有效性较好。

虽然 IBFAT 已经在多项研究中应用,但结果的信度不一致。Mattews 和 Riordan 研究都发现评分越高,母亲的母乳喂养满意度越高,因此支持 IBFAT 的有效性。IBFAT 评分较低与分娩镇痛应用有关,而且评分较低的母亲,母乳喂养持续时间短于评估中等或较高的母亲。

2. LATCH 评分法   LATCH 评分法对母乳喂养的评价包含 5 个方面(附录 8-B),每项评估包含(0、1、2)评分,总分 10 分。LATCH 评分法的 5 个字母分别代表 5 项评估内容:含接(latch),吞咽声(audible swallowing),乳头类型(type),母亲哺乳舒适度(comfort)和是否需要帮助完成哺乳(help)。这种评估方法有助于鉴别哪些母亲需要干预或宣教。

分析 LATCH 评分与母乳喂养持续时间的关系发现,产后 6 周时仍然坚持哺乳的母亲,LATCH 评分显著高于未坚持哺乳者。尽管这些研究认为此评估方法效度好,但应当注意,该评估的前提是哺乳时乳房 / 乳头舒适度,如果有严重乳头疼痛的妈妈,往往很早就停止母乳喂养了。Bickell 等在一项系统综述中,对新生儿口腔运动性喂养评估中的心理测定特性进行了回顾,发现健康专业人员之间的评估者信度尚可接受;但是,对于 LATCH 评分的预测效度差异很大。

3. 母婴评估量表   母婴评估量表(mother-baby assessment tool,MBA)将评分系统(附录 8-C)将母婴在母乳喂养中的过程划分为 5 个连续的行为:①发出信号;②哺乳姿势;③含接;④乳汁转移;⑤结束哺乳。在每个步骤对母亲和婴儿行为进行分别评分,总分 10 分,5 个婴儿指标共 5 分,5 个母亲指标也是 5 分。5 个指标中相关性最高的是母婴喂养准备情况(97%),而相关度最低的是乳汁转移指标(37%)。与其他工具一样,其信效度在不同研究中的结果存在显著差异。

4. 早产儿母乳喂养行为量表   早产儿母乳喂养行为量表(preterm infant breastfeeding behavior scale,PIBBS)虽然主要用于观察早产儿喂养行为,但也可用于评估低出生体重儿与足月儿的喂养准备情况和口腔运动异常。Bickell 等发现,PIBBS 量表的评估者效度从一般到优秀,但在系统综述中对区分效度和趋同效度中都产生了相当一致的积极结果。PIBBS 量表被认为对新生儿哺乳时的母乳摄入量具有较好的预测价值。

5. 新生儿口腔运动评估量表   新生儿口

腔运动评估量表（neonatal oral-motor assessment scale，NOMAS）最初用于早产儿与病患新生儿的喂养评估。评估时研究者将手指伸入婴儿口腔，测试婴儿的非营养性吸吮情况。其修订版包括4个部分，分别测试下颌和舌的正常和异常运动。研究者对新生儿上述特点进行测评、打分。评分为0~16分。评估者需要接受相关培训。有两项研究支持 NOMAS 的效度。Case-Smith 等支持 NOMAS 评估量表在胎龄 34~35 周的早产儿中的构建效度，而 Palmer 和 Heyman 在 1999 年的研究证明了其预测效度。

（三）母乳喂养评估工具的总结

目前越来越多的女性选择母乳喂养，并在母乳喂养支持情况不明时早早出院，因此，我们需要更加有效可靠的工具衡量母乳喂养状况。由于这种评估需要在繁忙的产科快速实施，所以评估方法和量表应当简短易用。哪种评估量表最适合健康足月儿的母乳喂养评估？在本书撰写过程中，下列工具在临床上都有成功地应用：①IBFAT；②LATCH；③PIBBS；④NOMAS。但寻找最佳评估工具的历程仍在继续。在新的母乳喂养知识出现时，将对现有量表进行修正或重新开发新的评估工具。还需要对量表在不同文化、种族中的应用进行进一步研究，以评估工具的可用性。

▶ 五、体格检查

（一）过渡期评估

在出生后最初 24 个小时，新生儿需经历一段过渡期以调整并适应宫外生活。出生后的最初几小时是第 1 个反应期。出生后的最初 30 分钟，健康足月新生儿非常警觉（除非受到母体药物的影响），能够自发哭泣，被放在母亲的胸前时能表现觅食反射、舔、或紧贴妈妈的乳房。随后婴儿的手会伸到嘴边，然后含接和吸吮。这是开始哺乳的最佳时机，因为新生儿是睁眼、警觉状态，并对环境影响呈现积极反馈。

在此期间的生理变化包括呼吸和心率较快，黏液分泌增多。可能会有一过性的呼吸急促、鼻翼扇动等情况，但通常应该在出生后 30 分钟内自行缓解。之后婴儿进入下一个阶段，转为深睡眠阶段，心脏和呼吸频率下降，体温仍然不稳定，黏液分泌减少。此时对新生儿的刺激通常无法引发回应，这是正常的，但可能会困扰父母和护士，他们渴望婴儿能够更早开始母乳喂养，但婴儿此时还没有准备好。有些婴儿会出现手足发绀，但通常会不断改善。此时可能听得见肠鸣音。

第 2 个反应期出现在新生儿从深睡眠觉醒之后，再次变得警觉而敏锐。新生儿的心跳、呼吸频率升高，但仍可能有呼吸暂停和心率下降的阶段。轻柔的触摸能够改善心跳和呼吸频率。呼吸暂停期间新生儿皮肤颜色会出现改变，此时有必要进一步进行评估。因为胃和呼吸道分泌物增加，新生儿打嗝、呛奶或吐奶是正常现象。新生儿胃肠道活跃，多数新生儿在产后 8~24 小时内排出第 2 次胎便，也有许多新生儿出生后立即排泄。如果婴儿在产后第 1 个反应期未能哺乳，则此时就是最理想的开始喂养的时间。

医护人员对新生儿进行全身体格检查时，应当将新生儿放在温暖的平台上（表 8-3）。如果温度环境不可控或不适宜，可能增加新生儿低体温的发生，将新生儿置于辐射台上进行生后的最初检查，可避免发生类似问题。如果没有禁忌证，应当首先进行产后皮肤接触，完成第一次母乳喂养后再行体格检查。如果检查时婴儿出现拥抱反射或惊跳反射，是正常情况，新生儿在听见噪音或躺卧的平面有较大响动时，都可能会出现这种反射（图 8-6）。在进行全身检查前，应当对婴儿的姿势或外观进行观察和描述。健康的足月儿通常会表现出一个类似胎儿在宫内的俯屈姿势。

表 8-3 新生儿的体格评估

		正常	正常变化	异常
生命体征		腋下温度 36.5~37.4℃		<36.5℃ >37.4℃
		脉搏 120~140 次 /min	哭泣时加快 睡眠状态下减慢	心动过速 心动过缓 <80~100 次 /min

续表

	正常	正常变化	异常
生命体征	呼吸 30~60 次 /min	第一阶段反应和哭泣时呼吸加速 睡眠状态下减慢	伴随肤色改变
测量结果	头围 33~35cm 胸围 30.5~33cm 头 - 足跟长 48~53cm 出生体重 2 700~4 000g	胎头变形可能影响头围值	头围 < 第 10 百分位或 > 第 90 百分位 出生体重 < 第 10 百分位或 > 第 90 百分位
肤色	出生皮肤红润,光滑 胎脂、胎毛	手足发绀 大理石色皮——低温或过度刺激时导致皮肤斑点 粟粒疹 中毒性红斑 蒙古斑 毛细血管扩张痣 肤色五彩变化 24h 后黄疸	出生 24h 内出现黄疸 中央或全身发绀 苍白 斑点 多血症 持续性瘀点或出血或瘀斑 牛奶咖啡斑 焰色痣
头部	前囟门 2.5~4.0cm,菱形 后囟门 0.5~1cm,三角形 囟门柔软平坦	阴道分娩后变形 哭闹时囟门鼓起 产瘤 头颅血肿	骨缝融合 安静时囟门凹陷或膨出
眼睛	水肿的眼睑 没有眼泪 灰色,深蓝或棕色 阳性红,角膜、瞳孔和眨眼反射 盯住对象,跟随至中线	结膜下出血 亚洲新生儿的内眦褶	脓性分泌物 眼睛向上倾斜 虹膜粉红色 瞳孔缩小或扩张 红光、角膜、瞳孔反射缺失 视线不能跟踪物体到中线 巩膜发黄
耳朵	耳郭柔韧,上端在外眼角水平	耳郭平贴头部 形状、大小不规则 皮赘	耳朵位置偏低
鼻子	明显 稀、白色分泌物	扁平,擦伤或略微偏离	不明显 黏稠血样分泌物 鼻翼扩张
口 / 喉	完整拱形腭 悬雍垂位于中线上 舌位于口腔中央 反射:吸吮、寻乳、呕吐 哭声有力	马牙 彭氏珠	唇裂 腭裂 舌大而前突 流口水或大量流涎 念珠菌感染——舌、腭、颊内表面遍布白色黏厚斑块 哭声微弱,尖细
颈部	短而厚 强直性颈反射	斜颈	额外的皮褶或蹼状皱襞 颈屈抵抗 缺乏强直性颈反射

续表

	正常	正常变化	异常
胸	前后横径相等 光滑的锁骨 乳房增大	多乳头 稀薄的乳房分泌物	捻发音或不对称锁骨 胸骨凹陷 明显回缩 不对称膨胀 乳头间距宽
肺	双侧支气管呼吸音 规律呼吸	刚出生时有爆裂音	吸气喘鸣 呼气咕噜声 肺部回缩 不等呼吸音 呼吸暂停 持续的细小爆裂音或喘息 蠕动音
腹部	圆柱形 触感柔软 出生时脐带蓝白色,2 条动脉 1 条静脉 肠鸣音 双侧股动脉搏动一致	哭闹时触感坚硬 脐疝 腹直肌分离	腹胀 局部凸起 肠鸣音缺失 脐带引流出血 股动脉搏动缺如或不一致 可见蠕动波
生殖器	女性 大阴唇和阴蒂水肿 尿道开口位于阴蒂后 阴唇间有胎脂 出生后最初的 24h 内排尿	血性、黏液分泌物 处女膜悬垂物	阴唇融合 阴道缺失 阴唇肿大 阴蒂增大,尿道开口于尖端 生殖器不明显 24h 内不排尿
	男性 尿道开口于阴茎尖端 可触及睾丸 阴囊:黝黑、水肿、下垂,深色皮肤新生儿有更深的色素沉着 包皮 出生后最初的 24h 内排尿	包皮不能伸缩 包皮覆盖尿道开口 在腹股沟管可触及睾丸 小阴囊	尿道下裂 尿道上裂 索带 阴囊或腹股沟不能触及睾丸 阴囊发育不全 鞘膜积液 阴囊肿块 睾丸变色 生殖器不明确 24h 内不排尿
背部/直肠	脊柱完整,无偏斜、开口或肿块 躯干侧弯反射 肛门开口 肛门反射 出生后 72h 内排出胎便		肛裂或肛瘘 肛门闭锁 肛门反射缺失 36~48h 内无胎便 藏毛囊肿/藏毛窦 一簇毛发 脊柱裂

续表

	正常	正常变化	异常
四肢	10 个手指、10 个足趾 全方位运动 指甲粉红 足底褶皱达前部 2/3 肢端对称 两侧肌张力相当 两侧肱动脉脉搏一致 腿纹、臀纹对称	第 2、3 足趾部分并指 第 2、3 足趾交叠 蹬趾与第 2 足趾间隙过宽 足趾长度不对称 蹬趾背屈与过短	多指畸形 并指(蹼) 持续指甲发绀 指甲泛黄 掌横纹 骨折 运动范围减少或消失 腿纹、臀纹不对称 髋关节外展受限 外展时有"咔哒"声 不对称性

（引自：Cheffer ND, Rannalli DA.Transitional care of the newborn.In：Mattson S, Smith JE, eds.AWHONN's core curriculum for maternal-newborn nursing.4th ed.St.Louis, MO：Saunders Elsevier；2011：345-361）

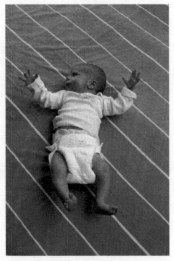

图 8-6　拥抱反射
（© Elizabeth Crews/The Image Works）

（二）皮肤

观察新生儿皮肤的颜色不透明度、厚薄及一致性。如果发现新生儿的皮肤干燥、干裂、蜕皮，是新生儿足月或过期产的特征。足月新生儿往往容易在踝关节的折皱处出现蜕皮现象。胎脂是脱落的上皮细胞、胎毛及皮脂腺分泌物的混合物，通常在足月新生儿比较明显，如果胎龄超过 40 周会逐渐变得不明显。足月新生儿躯干上的血管不明显，应在自然光下检查新生儿皮肤颜色，同时观察是否存在瘀伤、破损、皮疹或皮肤变色。

新生儿的皮肤应当是温暖、干爽、光滑的。新生儿的皮肤颜色与父母的种族有关。非裔美国人的新生儿可能为粉色或黄褐色，亚裔的新生儿可能为棕色或玫瑰色，白人新生儿通常是粉红色

至红色，西班牙裔新生儿可有粉红色、橄榄色或黄色，美国原住民新生儿可能会有粉红色、浅棕色或深褐色等不同颜色。轻轻地用手指按压新生儿胸部或前额可使肤色变白，手指移开后，皮肤应恢复本来颜色。

在出生后最初 24 小时内，新生儿皮肤不应出现黄疸。黄疸通常首先出现在头部，并且随着胆红素水平升高逐渐向身体和四肢端蔓延。如果 24 小时内发现黄疸，应及时记录并向医生报告。在西班牙裔和非裔婴儿中，可通过黏膜的颜色来评估黄疸。

新生儿肤色可随活动状态而变化，当新生儿哭泣时，肤色可能变暗。在出生的最初几小时内，新生儿可能有短暂的发绀期，但不会出现心率变化或呼吸暂停。一般来说，在生命的最初几小时内可以缓解。新生儿皮肤可以观察到明显的斑点，特别暴露于较凉温度下时。在产后最初 24~48 小时常见新生儿手足发绀，手脚变蓝。随着外周血液循环的改善，会在出生后几天内消失。如果手足发绀持续时间超过出生后 48 小时时，应仔细检查。

新生儿肤色过于红润可能是由于过量的红细胞所致，多见于糖尿病母亲的婴儿，是红细胞增多症的标志之一；因此，应当检查全血细胞计数。红细胞增多症是指血细胞比容达到或超过 65%。这些患儿还应密切监测红细胞增多症的其他症状，包括外周发绀、呼吸窘迫、昏睡、低血糖、高胆红素血症等。

肤色苍白通常与贫血、缺氧或外周灌注不

良有关,需要加以评估。新生儿表皮血管一过性自主神经失调时,支撑身体的部位皮肤会呈现花斑状、皮肤颜色变深,而非支撑部位皮肤显得苍白;而当新生儿转向另一侧时,颜色也相应发生变化,这是一种良性症状,多发生于低出生体重儿。

注意观察新生儿身上的瘀痕,这可能是分娩过程中在产道中下降和旋转时发生的表皮出血点。如果存在脐带绕颈,瘀点往往更明显;但通常会在出生后 24~48 小时消失。

皮肤弹性是组织间液对细胞的外在压力造成的。用拇指、示指轻轻拉升胸腹部或大腿、手指皮肤来检查是否存在皮肤肿胀。皮肤如果很容易回弹恢复,表明新生儿皮肤弹性适当,意味着水合度正常。而存在皮肤压痕、起皱或折叠表明可能存在脱水问题。

粟粒疹是新生儿期皮肤常见的表现,通常在鼻子、脸颊和眉毛上可见。粟粒疹还包含受母体激素影响形成的皮脂腺肿胀。通常不需要专门治疗,粟粒疹在出生后数周内能够自愈。

新生儿常见的红疹是毒性红斑(新生儿荨麻疹),有凸起的丘疹,周围一片红斑,可能首先出现在脸上,然后扩散到胸、腹、背部和臀部;常见于出生后的第 1~2 天,会在 1 周内消失,但可能会重新出现和消散,无须治疗。

(三)胎记

新生儿臀部、背部可观察到蓝黑色的色素沉着,这很容易与瘀伤混淆,但实际上胎记是胎儿常见的表现,被称为蒙古斑,是真皮层中黑素细胞聚集引起的(图 8-7)。蒙古斑在非裔、亚裔、西班牙裔和其他深色皮肤的种族中最常见。在新生儿的

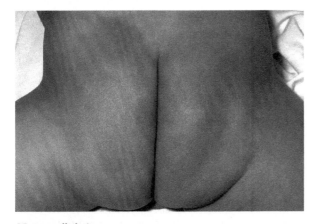

图 8-7 蒙古斑
(© Mediscan/Alamy Stock Photo)

腿部或侧腹部也可能出现胎记,呈灰色或蓝绿色,通常会随着时间推移而消退。牛奶咖啡斑是呈浅棕色或棕褐色的胎记,有明确的边缘。如果出现的部位不到 6 个,直径不足 3cm,则无大碍。但如果斑块大或多,则可能有皮肤神经纤维瘤病。

毛细血管痣(又称鹳吻痕)外观平坦,深粉色,主要位于眼睑、额头或鼻梁,按压时变白。大多会随着时间的推移而褪色,而在新生儿哭闹时会变得更鲜亮。

焰色痣(又称葡萄酒色痣)是一种红色或淡粉色的不高于皮面的皮肤病变,是由于表皮下的毛细血管扩张造成的,按压不变色。这种病变通常大小保持不变,不会逐渐变淡或消失。主要出现在脸上,但也可在上身其他位置观察到。

毛细血管瘤(又称"草莓血管瘤"),是仅累及毛细血管的良性皮肤肿瘤。肿瘤柔软、凸起、叶状、呈亮红色,通常出现在头部、颈部、躯干或四肢。红色是由大量毛细血管在皮肤的真皮和皮下层扩张引起的。虽然毛细血管瘤通常会自然消退,但可能需要几年时间。如果对病损不进行任何处理,则不会有永久性的瘢痕。如果肿瘤位置干扰进食、呼吸和视力,则需要治疗。毛细血管瘤在少数情况下可能导致罕见并发症,如感染、出血、溃疡和压迫重要器官等。

(四)头部

观察头部的形状、对称性及是否存在瘀伤和损伤。头部触诊可以发现肿胀、肿块或骨骼缺陷。常见的头部异常是颅骨变形、产瘤和头颅血肿。羊膜囊破裂并将部分头皮拉入宫颈时的负压可造成产瘤。毛细血管扩张引起的水肿和瘀血通常发生在头部顶枕区。水肿通常在出生后 24 小时内消退。顶先露阴道分娩的新生儿矢状缝重叠很常见,健康足月儿通常在数天内可消散,而早产儿可能维持数周。如果矢状缝之间有柔软的部分,说明骨缝处于分开状态。

颅骨骨缝交叉点被称为囟门,前囟门呈菱形,面积较大,是新生儿评估中最重要的部分(图 8-8)。前囟门通常较为柔软平坦,但在新生儿剧烈哭闹、咳嗽呕吐时突出。婴儿呈直立位或躺卧位时可对囟门强度进行触诊。前囟门柔软凹陷可能意味着新生儿存在脱水问题。前囟门通常在 18 个月左右闭合,后囟门为三角形结构,位于矢状缝和人字缝连接点,面积较小,为 0.5~1cm,通常在产后 2~4 个月时闭合。

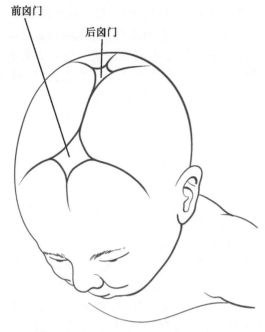

前囟门

后囟门

图 8-8　囟门

向各方向转动婴儿头部,检测其屈曲、仰伸和颈部转动能力。正常新生儿头部可轻松地向两侧转动,但在出生 2 周内不能直接从一侧转至另一侧。应检测婴儿是否存在斜颈,因为斜颈可能导致婴儿出现喂养问题。斜颈是指新生儿头歪向一侧而下颌指向另一侧的表现,其头部的主动活动范围受限。

下颌骨不对称(歪下巴)或下巴后缩可导致婴儿难以有效保持哺乳时含接乳房,最终可能导致体重丢失过多。这些婴儿的妈妈通常会说母子都有母乳喂养的意愿,但会有乳头疼痛。评估技巧包括:

1. 姿势:婴儿是否始终将头转向一个方向。

2. 眼睛:是否一只眼睛较小而位置略高。

3. 耳朵:是否一只耳朵耳郭向前而另一侧平坦。

4. 嘴唇:观察放松、哭泣、打哈欠时的对称性。

5. 牙龈线:评估上下颌的平行程度。

新生儿对于头部的控制能力各有不同。婴儿处于仰卧位时,由检查人员拉住手臂坐起时,可能出现过度拉伸或头下垂,这都是很正常的。当处于支持扶坐状态时,新生儿可能试图抬头。当新生儿处于腹侧悬挂位置时,头部与脊柱呈一直线。

(五)耳朵与眼睛

检查面部特征是否存在对称性、形状、瘀伤或变形。不对称可能是由于胎儿头部在子宫内的压迫或产伤造成的神经损伤所致。眼睛的巩膜应为白色,无流液。出生后,眼皮通常会出现水肿,没有眼泪。可能存在巩膜和结膜少量出血。

新生儿能凝视物体、视线追随物体至中线,视线聚焦于 20~25cm 远的物体。这是当婴儿哺乳时与母亲脸部的距离。出生时视敏度范围为 20/400~20/100。当新生儿头部能够全方位转动时,新生儿的视线转动通常会滞后(玩偶眼反射)。如果这种玩偶眼反射持续时间超出新生儿期,则可能提示存在神经功能障碍。到 4 周时,婴儿可以在家长说话的时候主动注视。从 6 周开始,可以聚焦距离较近的物体,并在 4 个月时这种能力得以完善。

耳朵应与眼睛的外眼角水平平齐。耳郭柔软,足月儿应发育完全。耳内不应有分泌物。将耳朵向前折叠,以检查耳朵表面下是否有皮赘。听力评估可以在婴儿的生命早期开始,只需简单地观察婴儿对听觉刺激的反应即可。新生儿应出现惊跳反射,或在听到熟悉的声音时转头、眨眼和身体动作停顿。婴幼儿的觉醒程度会影响其反应,但医护人员应当关注其正常行为征象。虽然常规新生儿听力筛查较为普遍,但各地的操作规范有差异。

(六)鼻子

检查鼻子的形状、对称性、通畅性和皮肤损伤情况。观察每个鼻孔的开口情况,轻轻地堵住一侧鼻孔,观察另一侧呼吸情况,再重复上述步骤检查另一侧。新生儿是强制性的经鼻呼吸,但是在评估过程中堵塞一侧鼻孔对其没有很大影响。评估中使用听诊器有助于观察鼻呼吸情况。鼻孔不应有明显分泌物。由于子宫或阴道压迫,鼻子可能在出生时变形,但可能在出生后几天内缓解。鼻部的梗阻或畸形,如后鼻孔闭锁等,可能提示某种先天综合征或解剖畸形。由于唇腭裂等口腔异常可能累及鼻子,需要进行仔细地评估。

(七)口腔

在婴儿放松和哭闹时均可检测婴儿口腔的大小、形状、对称性、颜色及是否存在结构和功能异常。产伤可导致神经损伤而引起面部不对称。鼻和嘴唇之间的中线(垂直)区域,称为人中,应当界限清晰。上唇应当发育完善,上颌呈圆形。存在以下至少两种脸部特征的新生儿，可能存在胎儿酒精综合征或受其影响：小头症（头围低于第10百分位）、短睑裂隙、上唇薄，人中发育不良或光滑，鼻子短而上翻。

吸吮反射对母乳喂养非常重要，通常在出生后如果用戴手套的手指触碰婴儿口腔黏膜就可引发吸吮反射（图 8-9）。评估口腔两侧脂肪垫。足月儿有足够脂肪垫，可帮助含接及产生口腔负压。早产儿或营养不良的新生儿可能脂肪垫发育不佳。黏膜和舌头应为粉红色、湿润，当嘴张开时舌头对称地覆盖在牙槽嵴上（牙龈线）。嘴闭合时，口腔可轻易容纳舌头。一些先天性综合征患儿伴有巨舌症，如 Beckwith-Wiedeman 综合征和甲状腺功能减退症等。颌骨发育不全，小颌畸形，可能出现在某些畸形综合征，如 Pierre-Robin 序列。

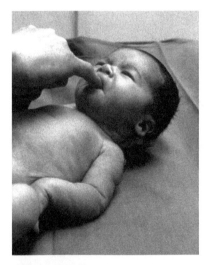

图 8-9　吸吮反射
（© Petit Format/Science Source）

舌系带的质地可以厚并呈纤维化，也可以非常薄。系带连接舌尖或舌下表面的中间部位，当系带异常厚、紧或短时，会出现舌系带过短，看上去像舌下表面的一个网状结构。舌系带过短的情况及严重程度各有不同，发生率为 2%~10%，男婴的发生率更高。舌系带过短发生率范围较大的一个原因，是缺少舌系带过短的有效评估和分级工具。其中两类常见的变异就是前端性和后端性舌系带过短：

1. 前端性舌系带过短，是最常见的情况，可导致舌运动受限，系带可能粘连至舌尖。新生儿张嘴时，可能观察到典型地"心形"舌尖。

2. 后端性舌系带过短表现不太明显，需要检查口腔。系带增厚，纤维较多，不会累及舌尖。无论是哪种类型，舌的活动受限程度都会导致母乳喂养困难。母乳喂养期间，舌系带过短会导致乳头变形和舌运动改变。对做过系带切开术的新生儿的超声成像显示，舌变形减轻，而且舌运动更接近没有舌系带问题的新生儿。但有一些舌系带过短的新生儿也能够成功母乳喂养。因此，需要进一步研究，了解这些婴儿能够成功母乳喂养，而另一些却不能。

"墨菲手法"是一种评估舌系带过短技术：将小指（戴手套）插入口腔一侧的舌根，从舌下横扫至另一侧。检查结果主要有以下 4 种：

1. 没有舌系带过短的问题，横扫时无阻碍。

2. 舌根处附着短而宽的系带；可能不影响舌运动，也可能限制舌运动。

3. 对横扫造成阻碍的系带，检查者需要把手指从新生儿口腔中拔出才能越过系带。这种类型的系带更多地附着在舌前端，导致舌头运动受到更大程度的限制。

4. 在舌头下面也可以看到狭窄的白色条纹，可能感觉像金属丝，压迫系带时可能导致舌尖向下倾斜。

沿着新生儿光滑/隆起的牙龈或上腭，可能残留有黄白色的储留囊肿，即上皮珠，俗称"马牙"。一般沿硬腭中线分布，出生后几周内可自行消失。偶有婴儿初生时就长牙，但牙齿柔软，没有釉质，通常会自行脱落。乳牙萌发的年龄范围很宽。

触摸检查软硬颚，应光滑、轻微拱起，中线悬雍垂完整。视诊和触诊检查有无唇腭裂，并注意检查硬软腭连接处。检查时用佩戴手套的手指，评估婴儿吸吮反射，足月儿应表现有力而协调。新生儿吸吮时应能够包裹检查者的手指形成负压。新生儿很少或几乎不会分泌唾液。口水或口腔分泌物过多，表明婴儿无法吞咽或可能存在咽部或食管梗阻。

（八）颈部

新生儿颈部粗短，因此难以观察到标志着乳汁摄入的吞咽动作。触摸锁骨检查有无裂缝或短缩，即是否有骨折。将婴儿头部旋转到一侧可引起颈部强直反射（图 8-10），最早在胎龄 35 周就可出现。观察颈部是否存在多余褶皱或网状结构，可能提示先天性畸形问题。

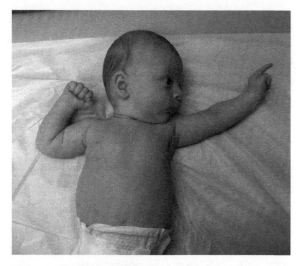

图 8-10　强直性颈部反射
（© Archive PL/Alamy Stock Photo）

（九）胸部

检查新生儿胸部尺寸大小、对称性、肌肉与骨骼结构，新生儿胸部应当成筒状，前后和左右径线相当。胸围约比头围小 2cm。新生儿由于受到母体激素影响乳房可能肿大。新生儿胸部检查包括启动喂养时的呼吸稳定性评估。新生儿呼吸速率可能不规则，介于 30~60 次 /min，无胸部回缩或衰竭迹象。吸气时胸部左、右两侧上升程度一致，两侧和整个肺部都应听诊。刚刚出生时，肺部听诊呼吸音可能粗糙，这并不少见。新生儿的呼吸通常浅而慢，期间交替快速、深呼吸。当婴儿的头转向一侧时，该侧的呼吸音常常减弱。

心脏听诊应在锁骨中线左侧第 3 或第 4 肋间处的最强搏动点（PMI）。如果听到杂音，在胸骨右侧第 2 肋间，听诊主动脉瓣；在胸骨左侧第 2 肋间，听诊肺动脉瓣；在胸骨左侧第 4 肋间检查三尖瓣；锁骨左侧第四肋间检查二尖瓣。出生后 48 小时内发现的杂音经常是由于胎儿循环向新生儿循环过渡导致的。这些杂音在收缩期可闻，通常自动消失。杂音较大或 48 小时内没有消失，则需要进一步检查。

（十）腹部

腹部隆起，肤色正常或皮肤下可见肠道的外形。用听诊器在出生后第 1 个小时内应该听到肠鸣音，胎粪通常在出生后的 24 小时内开始排出。观察呼吸与胸腹部的上升。按压腹部检查其质地及有无包块，腹部深部触诊检查腹内器官。肝脏位于右肋缘下 1~3cm，肾脏在脐部的两侧上方 1~2cm。观察脐带残端有无液体分泌物或出血。

脐带可见 2 条脐动脉和 1 条脐静脉，但断脐几小时后，可能见不到脐静脉。

（十一）生殖器

1．男性　观察男婴的尿道中线和阴茎。由于包皮紧贴在龟头上，观察尿流可评估尿道口。阴茎背侧的裂口称为尿道上裂；腹侧的裂口称为尿道下裂。足月儿阴囊大、水肿。非裔美国人和西班牙裔新生儿阴囊部位可能有较深的色素沉着。注意检查阴囊皱褶，触诊时用一根手指放在腹股沟环上轻轻按压睾丸；这样可以防止睾丸在检查阴囊时上移触及腹股沟。睾丸触感结实，似豌豆大小。提睾反射可能通过抚摸大腿或阴囊引发。当受到刺激时，睾丸退缩回腹股沟管。

2．女性　足月女婴的大阴唇和阴蒂通常较大，覆盖小阴唇，可能有较深的色素沉着。阴道开口处可能有少量白色或血色分泌物，这是在胎儿发育过程中暴露于较高雌激素水平后的反应。观察处女膜悬垂物，通常会在出生后最初的几周消失，没有生理意义。

（十二）背部和脊柱

观察背部和脊柱的对称性和闭合情况。正常情况下不应出现开口、包块、曲线、凹痕或毛发。肛门开口应肉眼可见，臀部皱褶均匀。检查时，新生儿俯卧位悬在检查人员手掌中时，检查人员用手沿脊柱一侧向下运动，新生儿躯干向刺激侧弯曲，称为躯干侧弯反射（galant reflex）（图 8-11）。

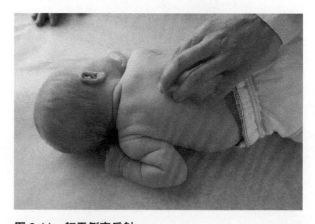

图 8-11　躯干侧弯反射
（© Custom Medical Stock Photo/Alamy Stock Photo）

（十三）四肢

足月新生儿的四肢对称屈曲，但在检查时很容易拉直。Ortolani 和 Barlow 试验可以用来评估新生儿有无髋关节脱位。

Ortolan 试验时,新生儿屈膝,检查者用拇指和示指握住婴儿的大腿和小腿,中指放在股骨大粗隆。将婴儿髋关节弯曲约 90°,将腿轻轻外展,如果股骨头滑入臀部髋臼内,就会听到"咔嗒"的弹响声。然后再使髋外展,当股骨头复位移出髋臼时,会听到第二次"咔嗒"声。

Barlow 试验用于确定髋关节稳定性,以及髋关节是否容易移位。检查者用 Ortolani 试验相同的手法,中指放在婴儿大粗隆,拇指放在大腿内侧,轻轻用力向下和向外侧推。可能听到髋关节脱位的"咔嗒"声,在检查者松开拇指压力时臀部位置降低。如果可疑髋关节脱位,需进一步评估,但这种情况多为一过性,不需治疗即可自愈。

踏步反射(stepping reflex)如图 8-12 所示,当婴儿被竖着抱起,脚掌接触平面时做出的反射。踏步反射出现在胎龄 34 周以后,在 1~2 月龄时消失。家长对于这种反射可能会误解为婴儿已经有能力迈出他们的第一步了。这种反射被认为有助于新生儿自我含接乳房。

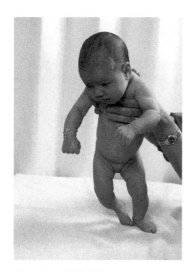

图 8-12 踏步反射
(© Catchlight Visual Services/Alamy Stock Photo)

如果听到骨摩擦音,需触摸新生儿锁骨检查有无骨折等,向各方向旋转手臂,观察肩关节的活动及任何皮赘。触诊肱骨、桡骨、尺骨的对称性。比较双侧肱动脉脉搏,左、右侧应一致,强弱相当。比较肱动脉与股动脉脉搏的同步性。

打开婴儿的手指,检查手指个数,并观察有无蹼状结构或多余手指。观察指甲颜色,如果存在羊水胎粪污染,婴儿指甲可能黄染。指甲长是新

生儿足月或过期产的迹象。

(十四)排泄

新生儿的尿液为淡黄色或无色,无味。出生后最初 24 小时内应排第一次尿;出生后最初 2 天,正常新生儿每天排尿 2~6 次;由于新生儿的肾脏无法浓缩尿液,出生后 2 天后通常每天多达 20 次;之后每天 5~8 次。在出生后第 1 周时,新生儿 24 小时尿量为 200~300ml。如果产后 1 周内在尿布中出现尿酸晶体或粉 / 红色污渍,通常没有大问题;但如果发现这种情况,应当评估婴儿液体摄入量是否足够。与新生儿尿量有关的另一个需要考虑的因素,是母亲在分娩前 2 小时内接受的静脉输液量。Noel-Weiss 等发现,在分娩前 2 小时内过量的母体静脉输液不仅增加了新生儿的出生体重,而且还起到利尿药的作用。因此,新生儿在最初的 24 小时内可能会出现排尿增多和体重下降过多。Noel-Weiss 等建议,为了准确起见,新生儿的体重丢失应根据出生 24 小时的体重而非出生体重来计算。

新生儿排便情况通常可以从喂养情况来判断。首次胎便通常在出生后 24 小时内,胎便包括肠分泌物、黏膜细胞和其他液体,呈黑色黏稠沥青状。在出生后 2~3 天内,新生儿粪便逐渐转变为墨绿色、棕绿色、黄色 / 金黄色。过渡期的粪便可能呈水样,也可能比较黏稠,没有明显臭味,也不像胎便一样黏稠。这些粪便的转变是乳汁有效移出的标志。

▶ 六、行为评估

新生儿的行为是其自我调控能力的反映。自我调控能力是指婴儿通过身体运动、声音、视觉反馈传达其需求的能力。自我调控能力较强的婴儿,喂养需求更容易满足。不仅如此,婴儿对刺激的反馈也影响母亲和其他照顾者对婴儿的反应,这不仅仅影响喂养,也对亲子关系有重要意义。

婴儿状态是解读婴儿行为的基础。出生最初,新生儿能够表现 2~4 小时的警觉,然后是较长的睡眠期。新生儿可能会在接下来的 2~3 天内长时间睡眠,主要是为了从分娩过程中恢复过来。随后,婴儿将表现出更多更规律的行为状态。婴儿行为取决于其状态如何。哺乳时的婴儿行为受婴儿发育模式影响。表 8-4 显示了不同发展阶段的婴儿行为。

表 8-4 不同年龄阶段的婴儿心理社会和哺乳行为

年龄	心理社会行为	哺乳行为
出生后第 1 天	出生后安静觉醒,然后长时间睡眠	分娩后可能哺乳也可能不接受哺乳;昏昏欲睡,学习吸吮
1 个月	视力能跟随物体;听到噪音会停止行动或哭闹	吸吮有效性提高,哺乳持续时间约 17 分钟 每天哺乳 8~16 次
2 个月	微笑;互动时会发声音	频繁哺乳能有效安抚婴儿
3 个月	对周围环境表现更多兴趣;主动抓住物体;别人对他说话时能够发音回馈;面对移动物体时可以转移视线并扭头跟随	当父亲或其他家人进屋时,会中断哺乳扭头去看,会对母亲微笑
4~5 个月	对陌生环境表示兴趣;对镜中影像微笑	仍然喜欢频繁直接哺乳
6 个月	大声笑;开始区分照护者与陌生人;当妈妈或照护者离开会感到沮丧难过	开始接触固体食物,哺乳次数减少;夜间睡前哺乳持续时间更长;夜间可能醒来吃奶的频率增加
7~8 个月	模仿他人行为或声音;对自己的名字有反应;对"不"有反应;喜欢捉迷藏游戏;伸手去够范围之外的玩具	随时随地哺乳;主动寻求哺乳(如尝试去揭开妈妈的衣服)
9~10 个月	遇到新环境或陌生人会紧张;挥手再见;伸手去够范围之外的玩具	容易受到周围环境影响而中断哺乳;哺乳时可能用一只手或两只手抱着乳房
11~12 个月	故意让物体掉落让其他人捡起;能够把球滚给其他人;能说非常简单的单词;对图画书感兴趣;会摇头表示不	尝试"杂技式"哺乳(如含着乳头时变换哺乳姿势)
12~15 个月	害怕不熟悉的环境,但愿意离开妈妈身边探索熟悉的环境; 能够表达情感(如爱、愤怒、害怕);说少量单词;能够理解很多单词的含义	哺乳时手还在玩(如把手指伸到妈妈嘴里,把玩妈妈头发、捏另一侧乳头等); 想吃奶时会拍妈妈的胸部; 哺乳时发出"哼哼唧唧"或"叽叽咕咕"的声音;用特定发音表示想吃奶
16~20 个月	容易发脾气;越来越多地模仿父母;能够独自玩耍或观察别人;能够说 6~10 个单词	用语言表达哺乳的快乐;能拉着妈妈手,带她去最喜欢的哺乳椅上

Karl 和 Keefer 利用新生儿教育培训师的行为观察(BONET)量表开发了一个机构培训模式。临床医生发现这个模式有助于提高医护人员的能力,区分婴儿自我调控的有序或无序状态。BONET 包含 19 个行为项目和 8 个新生儿反射,按其行为成熟度排列。其中,对婴儿行为评估的技巧和信心,对帮助和教育父母何时开始哺乳特别有帮助。

(一)睡眠 - 觉醒模式

正常健康婴儿通常有 6 种睡眠 - 觉醒状态(表 8-5,图 8-13),前面 2 种是睡眠模式,在第 1 个"深睡眠"状态中,婴儿即使被刺激也不容易唤醒。在第 2 个状态,"浅睡眠",婴儿会出现一些身体运动和面部表情变化,在这种状态下,婴幼儿更容易被内部或外部刺激所唤醒。新生儿每天可有多达 18 小时处于上述两种交织的睡眠状态。处于这两个睡眠状态时,婴儿不容易含住乳房。

表 8-5 婴儿睡眠 - 觉醒状态及对母乳喂养的意义;

婴儿状态	描述	对哺乳的意义
深睡眠(安静睡眠)	闭眼,无眼球运动;规律呼吸 放松 身体甚少运动,偶尔惊跳	只有强烈刺激才能唤醒婴儿 不要尝试哺乳

续表

婴儿状态	描述	对哺乳的意义
浅睡眠（活动睡眠）	闭眼伴随快速动眼， 呼吸不规律 吸吮、微笑、做鬼脸、打哈欠 身体轻微的肌肉抽搐 绝大多数的婴儿睡眠为这种睡眠	更容易唤醒 觉醒程度不足以保证有效哺乳
瞌睡	眼睛可能睁开 不规律呼吸 各种身体活动伴随轻度惊跳反射 放松	刺激可能唤醒婴儿也可能会转入睡眠状态 可能喜欢非营养性吸吮
安静觉醒	眼睛睁大 对刺激有反应 身体活动幅度小	能够与人互动 最佳的开始哺乳阶段，避免转为烦躁激惹状态
活动觉醒	眼睛睁开 快速不规律呼吸 对刺激和不适更敏感 活跃	安抚（换尿片、拥抱、轻声说话） 尽快开始哺乳，避免婴儿进入哭闹状态
哭闹	眼睛睁开或紧闭 呼吸不规律 哭闹、活动性高 四肢不协调、乱动	尝试哺乳前需采取安抚措施（拥抱、轻声说话、轻轻摇晃）

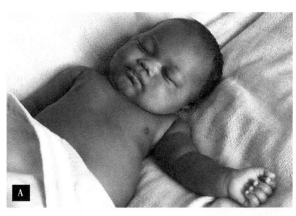
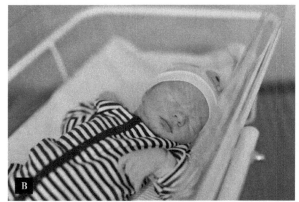
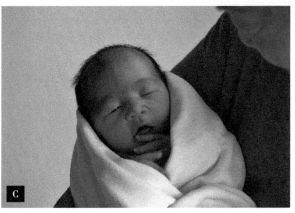
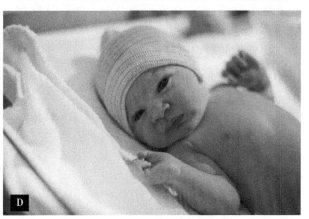

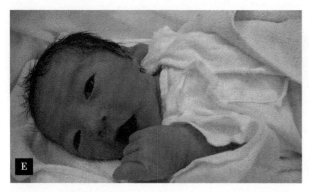
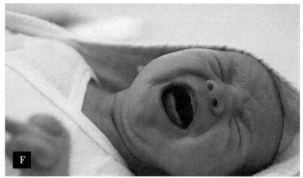

图 8-13 新生儿状态

A. 深睡眠(安静睡眠);B. 浅睡眠(活动睡眠);C. 瞌睡;D. 安静觉醒;E. 活动觉醒;F. 哭闹

(A.© Photodisc/Getty Images;B.© Elena Stepanova/Shutterstock;C.© MrNovel/Shutterstock;D.© sarahwolfephotography/Getty Images;E.© Taro Hama @ e-kamakura/Getty Images;F.© Ingrid Balabanova/Shutterstock)

第 3 个状态"昏昏欲睡"是一个过渡状态。在这种状态下婴儿非常放松,表现出不规则的呼吸、眼睛或开或闭。婴儿对刺激的反应更为活跃,可能会转入继续睡眠或进入 3 个清醒状态之一。

在第 4 个状态"安静觉醒",婴儿能够注意外部刺激,但身体活动程度不大。因为新生儿在这个状态下很平静,是母乳喂养的绝佳时机。如果在这一阶段采取刺激措施,例如触摸脸颊或嘴唇,婴儿会变得更加清醒并寻找刺激。随着婴儿进入"活动觉醒"状态,对外部刺激(增加触碰程度、换尿片、洗澡)或内在刺激(如饥饿)变得更加敏感。

最后一种状态是"哭闹",这个状态下婴儿处于强烈哭闹、肤色变化(粉色到红色)的活动状态。婴儿对外界和内部的刺激非常敏感,可能需要先安抚使其平静下来,然后再开始哺乳。安抚方法包括皮肤接触、褓袼、轻摇、轻声唱歌或说话等,可以帮助婴儿回归平静觉醒或活动觉醒状态。皮肤接触不仅能够提供一个舒适环境,还能够促进新生儿的生理稳定性,体温调节及改善睡眠觉醒和镇痛等状态。

作为婴儿完整评估的一部分,应当对婴儿自行从一种状态转换至另一种状态的能力进行评估。观察婴儿自我安抚行为,如婴儿吸吮自己的手也应观察婴儿对照顾者的声音或其他安抚措施的反应。例如,婴儿是否能从哭闹状态转为觉醒状态?随着婴儿成熟度提高,应表现出从一种状态转换到另一种状态的能力的提升。

(二)神经行为暗示

婴儿自我调控能力的行为暗示能够帮助照护者识别婴儿的互动准备程度。表 8-6 描述了婴儿

饥饿的早期和晚期暗示。例如,如果婴儿出现冷漠疏离的表情,如打哈欠、做鬼脸、躬身后拱、频繁状态变换,可能意味着自我调控缺失,需要休息。这种情况下,不应当继续和婴儿玩耍或哺乳,而应当将其包裹、拥抱、轻摇或其他方式进行安抚。与此相反,如果婴儿参与度较高,如处于觉醒状态、吸吮、微笑、安抚等行为时,意味着婴儿具有较高的自我调控和互动准备度,也适合哺乳。对于哺乳有重要意义的新生儿反射汇总信息见表 8-7。

表 8-6 喂养的早期和晚期行为暗示

早期暗示	晚期暗示
身体扭动	哭闹
手足紧握	疲劳
手伸到嘴巴或面部的旁边	入睡
轻微吸吮并转为有力吸吮	
觅食反射	
舌伸长	
轻声或呜咽	
身体俯屈	
头转向一侧	

表 8-7 婴儿发育相关反射与母乳喂养的意义

反射	描述	对母乳喂养的意义
惊跳反射	因突发噪音或动作引起的,如拍手或敲击婴儿床;先张开手臂和手掌,然后在胸前屈曲手臂、握紧手掌;从胎龄 34 周开始出现;6 个月后消失	婴儿出现惊跳反射时,操作应当更加轻柔;避免突然、高分贝噪音

续表

反射	描述	对母乳喂养的意义
吸吮反射	在刺激口唇时出现婴儿会张开嘴巴开始吸吮 出现：胎龄 28 周左右（反射弱不协调） 成熟：胎龄 34 周 消失：4 月龄	哺乳征兆（在安静觉醒阶段） 营养性吸吮：缓慢深长；吸吮 - 吞咽 - 呼吸模式；听到吞咽声 非营养性吸吮：轻快、无吞咽声
觅食反射	轻触婴儿脸颊引发婴儿头转向刺激方向 出现：胎龄 28 周（不成熟） 成熟：胎龄 34 周 消失：4 月龄	在刚刚喂过或深睡眠状态的婴儿中较难引发觅食反射 用母亲乳头触碰婴儿下唇中央，能够引导婴儿转向乳房 有助于含接

▶ 七、新生儿戒断综合征

美国新生儿戒断综合征（NAS）的发病率呈上升趋势，2000—2012 年间出生 NAS 的婴儿数量增加了 5 倍。这些婴儿中低出生体重和呼吸系统并发症的发生率更高。在评估新生儿时，重要的是要了解 NAS 经常发生在多种药物滥用的情况下。因此，当母亲使用海洛因、可待因、羟考酮、美沙酮或丁丙诺啡时，可发生 NAS，但在与其他药物的同时使用时情况会更为复杂，如苯二氮䓬类、巴比妥类和一些抗抑郁药（特别是 SSRIs）。让评估变得更加复杂的是，出现的症状不仅取决于药物类型（或哪些药物的组合），还取决于新生儿如何代谢和清除这些药物、母亲服用的药物剂量、服用时间及婴儿的胎龄。

一般来说，症状可能包括：

1. 皮肤斑点。
2. 腹泻。
3. 过度或尖锐的哭闹。
4. 高热。
5. 反应亢进。
6. 易激惹。
7. 喂养不良。
8. 呼吸急促。
9. 惊厥。
10. 睡眠问题。
11. 体重增长缓慢。
12. 打喷嚏，鼻塞。

13. 出汗。
14. 震颤。
15. 呕吐。

目前有一些 NAS 的评估工具，最常用的是 Finnegan 新生儿阶段评估工具，但遗憾的是，该工具虽经多次修订，仍没有一版被广泛使用，而且其信度和效度也不一致。Maguire 等对所有相关工具进行了回顾，值得一提的是，无论选用哪种评估工具，都需要遵循一定的规范，并对员工进行培训。

▶ 八、小结

完整的婴儿评估包括围产期病史、胎龄评估、母乳喂养情况评估、体格评估和行为评估。评估目的在于发现产前胎儿健康状态的影响因素，提供婴儿健康状态的基线信息并及时识别实际或潜在问题。最后，一个完整的评估对于母乳喂养措施，包括家长宣教、支持是非常重要的，能够更好地满足他们的需要。

▶ 九、关键知识点

1. 了解围产期病史能够为体格和行为评估提供背景信息。
2. 在出生 48 小时内进行新巴拉德评分的可靠性最高。
3. 婴儿的胎龄确定有助于确定婴儿是否容易出现喂养或营养问题。
4. 安静觉醒状态是开始母乳喂养的最佳时机。
5. 行为评估有助于家庭了解如何满足婴儿需要以及培养亲子依恋关系。
6. 在进行体格评估时，让婴儿躺在温暖的平台上帮助维持体温。
7. 检查新生儿口腔的大小、形状、对称性和颜色，并在新生儿放松和啼哭两种状态下时检查是否存在异常结构和 / 或肿块。
8. 舌头应该是粉红湿润的，嘴张开时对称地突出覆盖在牙槽嵴上。
9. 出生后第 1 小时内应能听到肠鸣音。
10. 胎粪通常在出生后 24 小时内排出。
11. 过渡便可能呈水状或黏稠，无臭味且黏性较胎粪低。

（张美华 译　高雪莲 校）

参考文献

American Academy of Pediatrics (AAP), American College of Obstetricians and Gynecologists (ACOG). *Guidelines for perinatal care*. 7th ed. Washington, DC: AAP, ACOG; 2007.

Ballard JL, Khoury JC, Wedig KL, Wang L, Eilers-Walsman BL, Lipp R. New Ballard Score, expanded to include extremely premature infants. *J Pediatrics*. 1991;119(3):417–423.

Barron ML. Antenatal care. In: Simpson KR, Creehan PA, eds. *AWHONN's perinatal nursing*. 4th ed. Philadelphia, PA: Wolters Kluwer/Lippincott Williams & Wilkins; 2013:88–124.

Benson S. What is normal? A study of normal breastfeeding dyads during the first sixty hours of life. *Breastfeed Rev*. 2001;9:1, 27–32.

Bickell M, Barton C, Dow K, Fucile S. A systematic review of clinical and psychometric properties of infant oral motor feeding assessments. *Dev Neurorehabilitation*. 2017;21(6):351–361.

Brandt L, Finnegan LP. Neonatal abstinence syndrome: where are we, and where do we go from here? *Cur Opinion in Psychiatry*. 2017;30(4):268–274.

Brazelton TB. *Neonatal assessment scale*. 2nd ed. Philadelphia, PA: JB Lippincott; 1984.

Case-Smith J, Cooper P, Scala V. Feeding efficiency of premature infants. *Am J Occup Ther*. 1988;43:245–250.

Cheffer ND, Rannalli DA. Transitional care of the newborn. In Mattson S, Smith JE, eds. *AWHONN's core curriculum for maternal-newborn nursing*. 5th ed. Philadelphia, PA: Elsevier Health Sciences; 2015:345–362.

Colson S. Biological nurturing: the laid-back breastfeeding revolution. *Midwifery Today Int Midwife*. 2012;66(101):9–11.

Colson SD, Meek JH, Hawdon JM. Optimal positions for the release of primitive neonatal reflexes stimulating breastfeeding. *Early Hum Dev*. 2008;84(7):441–449.

Crowell MK, Hill PD, Humenick SS. Relationship between obstetric analgesia and time of effective breastfeeding. *J Nurse Midwifery*. 1994;39:150–156.

Donovan EF, Tyson JE, Ehrenkranz RA, et al. Inaccuracy of Ballard scores before 28 weeks' gestation. *J Pediatr*. 1999;135:147–152.

Fraser D. Health problems of newborns. In: Hockenberry MJ, Wilson D, Rodgers C, eds. *Wong's essentials of pediatric nursing*. 10th ed. St. Louis, MO: Elsevier Mosby; 2017:229–300.

Geddes DT, Sakalidis VS. Ultrasound imaging of breastfeeding—a window to the inside: methodology, normal appearances, and application. *J Hum Lact*. 2016;32(2):340–349.

Genna CW. The influence of anatomical and structural issues on sucking skills. In: Genna CW, ed. *Supporting sucking skills in breastfeeding infants*. 3rd ed. Burlington, MA: Jones & Bartlett Learning; 2017:197–238.

Hardy W, D'Agata A, McGrath JM. The infant at risk. In: Mattson S, Smith JE, eds. *AWHONN's core curriculum for maternal-newborn nursing*. 5th ed. Philadelphia, PA: Elsevier Health Sciences; 2015:363–416.

Ho YJ, McGrath JM. A review of the psychometric properties of breastfeeding assessment tools. *JOGNN*. 2010;39(4):386–400.

Honeyfield ME. Principles of physical assessment. In Tappero EP, Honeyfield ME, eds. *Physical assessment of the newborn: a comprehensive approach to the art of physical examination*. 6th ed. New York, NY: Springer Publishing; 2018:1–8.

Howe T, Lin K, Fu C, et al. A review of psychometric properties of feeding assessment tools used in neonates. *JOGNN*. 2008;37(3):338–349.

Janke J. Newborn nutrition. In: Simpson KR, Creehan PA, eds. *AWHONN's perinatal nursing*. 4th ed. Philadelphia, PA: Wolters Kluwer/Lippincott Williams & Williams; 2013:626–661.

Jensen D, Wallace S, Kelsay P. LATCH: a breastfeeding charting system and documentation tool. *JOGNN*. 1994;23:27–32.

Karl DJ, Keefer CH. Use of the behavioral observation of the newborn educational trainer for teaching newborn behavior. *JOGNN*. 2011;40(1):75–83.

Lauwers J. Science of lactation. In: Lauwers J, ed. *Quick reference for the lactation professional*. 2nd ed. Burlington, MA: Jones & Bartlett Learning; 2018:57–80.

Ludington-Hoe SM. Skin-to-skin contact: a comforting place with comfort food. *MCN*. 2015;40(6):359–366.

MacMullen NJ, Dulski LA. Factors related to sucking ability in health newborns. *JOGNN*. 2000; 29:390–396.

Maguire D, Cline GJ, Parnell L, Tai CY. Validation of the Finnegan neonatal abstinence syndrome tool–short form. *Advances in Neonatal Care*. 2013;13(6):430–437.

Manipon C. Ankyloglossia and the breastfeeding newborn: assessment and intervention. *Adv Neonatal Care*. 2016;16(2):108–113.

Matthews MK. Developing an instrument to assess infant breastfeeding behaviour in the early neonatal period. *Midwifery*. 1988;4:154–165.

Matthews MK. Mothers' satisfaction with their neonates' breastfeeding behaviors. *JOGNN*. 1990;20:49–55.

Matthews MK. Assessments and suggested interventions to assist newborn breastfeeding behavior. *J Hum Lact*. 1993;9(4):243–248.

McQueen K, Murphy-Oikonen J. Neonatal abstinence syndrome. *N Engl J Med*. 2016;375(25):2468–2479.

Mulford C. The Mother–Baby Assessment (MBA): an "Apgar score" for breastfeeding. *J Hum Lact*. 1992;8:79–82.

National Institute on Drug Abuse. Dramatic increases in maternal opioid use and neonatal abstinence syndrome. September 2015. Available at: https://www.drugabuse.gov/related-topics /trends-statistics/infographics/dramatic-increases-in-maternal -opioid-use-neonatal-abstinence-syndrome. Accessed January 1, 2018.

National Institutes of Health. Neonatal abstinence syndrome. *MedlinePlus*; March 5, 2018. Available at: https://medlineplus. gov/ency/article/007313.htm. Accessed March 15, 2018.

Noble Y, Boyd R. Neonatal assessments for the preterm infant up to 4 months corrected age: a systematic review. *Develop Med Child Neurol*. 2012;54(2):129–139.

Noel-Weiss J, Woodend AK, Peterson WE, Gibb W, Groll DL. An observational study of associations among maternal fluids during parturition, neonatal output, and breastfed newborn weight loss. *Int Breastfeeding J*. 2011;6(1):9.

Nyqvist KH, Ewald U. Infant and maternal factors in the development of breastfeeding behaviour and breastfeeding outcome in preterm infants. *Acta Paediatr*. 1999;88(11):1194–1203.

Nyqvist KH, Rubertson C, Ewald U, Sjödén P-O. Development of the Preterm Infant Breastfeeding Behavior Scale (PIBBS): a study of nurse-mother agreement. *J Hum Lact*. 1996;12(3): 207–219. doi:10.1177/089033449601200318

Olsen IE, Groveman SA, Lawson ML, et al. New intrauterine growth curves based on United States data. *Pediatrics*. 2010;125:e214.

Orr SS. Breastfeeding. In: Mattson S, Smith JE, eds. *AWHONN's core curriculum for maternal–newborn nursing*. 5th ed. St. Louis, MO: Saunders Elsevier; 2015:314–335.

Palmer MM, Crawley K, Blanco IA. Neonatal oral–motor assessment scale. *J Perinatol*. 1993;13:28–34.

Palmer MM, Heyman MB. Developmental outcome for neonates with dysfunctional and disorganized sucking patterns: preliminary findings. *Infant–Toddler Intervention*. 1999;9(3): 299–308.

Radzyminski S. Neurobehavioral functioning and breastfeeding behavior in the newborn. *JOGNN*. 2005;34:335–341.

Riordan J, Bibb D, Miller M, Rawlins T. Predicting breastfeeding duration using the LATCH tool. *J Hum Lact*. 2001;17:20–23.

Riordan J, Gill-Hopple K, Angeron J. Indicators of effective breastfeeding and estimates of breast milk intake. *J Hum Lact.* 2005;21:406–412.

Riordan J, Gross A, Angeron J, Krumwiede B, Melin J. The effect of labor pain relief medication on neonatal suckling and breastfeeding duration. *J Hum Lact.* 2000;16(1):7–12.

Riordan J, Koehn M. Reliability and validity testing of three breastfeeding assessment tools. *JOGNN.* 1997;26:181–187.

Sartorio BT, Coca KP, Marcacine KO, Abuchaim ÉD, Abrão AC. Breastfeeding assessment instruments and their use in clinical practice. *Rev Gaucha Enferm.* 2017;38(1):e64675.

Schafer R, Genna CW. Physiologic breastfeeding: a contemporary approach to breastfeeding initiation. *J Midwifery & Women's Health.* 2015;60(5):546–553.

Shrago LC, Bocar DL. The infant's contribution to breastfeeding. *JOGNN.* 1990;19:211–217.

Shrago LC, Reifsnider E, Insel K. The neonatal bowel output study: indicators of adequate breast milk intake in neonates. *Pediatr Nurs.* 2006;32(3):195–201.

Smillie, C. How infants learn to feed: a neurobehavioral model. In:

Genna CW, ed. *Supporting sucking skills in breastfeeding infants.* 3rd ed. Burlington, MA: Jones & Bartlett Learning; 2017:89–112.

Trotter CW. Gestational age assessment. In: Tappero EP, Honeyfield ME, eds. *Physical assessment of the newborn: a comprehensive approach to the art of physical examination.* 6th ed. New York, NY: Springer Publishing Company; 2019:23–44.

Vargo L. Newborn physical assessment. In: Simpson KR, Creehan PA, eds. *AWHONN's perinatal nursing.* 4th ed. Philadelphia, PA: Wolters Kluwer Health; 2013:597–625.

Wheeler B. Health promotion of the newborn and family. In: Hockenberry MJ, Wilson D, eds. *Wong's essentials of pediatric nursing.* 10th ed. St. Louis, MO: Elsevier Mosby; 2017:190–228.

World Health Organization (WHO) Multicentre Growth Reference Study Group. *WHO child growth standards: length/height for age, weight for age, weight for length, weight for height, and body mass index for age: methods and development.* Geneva, Switzerland: WHO; 2006. Available at: http://www.who.int/childgrowth/standards/Technical_report.pdf. Accessed August 5, 2019.

▶ 十、附录

附录 8-A　婴儿母乳喂养评估量表（IBFAT）*

表现	3	2	1	0
喂养准备情况	无须帮助	需要轻轻刺激	需要更多刺激以唤醒婴儿	无法被唤醒
觅食反射	立即开始寻乳	需要诱哄刺激鼓励	即使诱哄,婴儿觅食反射也较弱	无法寻乳
含接	立即含接	需 3~10 分钟	需 10 分钟以上	无法含接
吸吮	一侧或两侧乳房,有效吸吮	吸吸停停,需要鼓励	吸吮力弱,吸吸停停	无法吸吮

注:* 得分范围为 0~12 分

（引自:Matthews MK.Developing an instrument to assess infant breastfeeding behaviour in the early neonatal period.Midwifery.1988 ;4 :154-165）

附录 8-B　LATCH 评分表 *

表现	0	1	2
含接	嗜睡或不愿,无法含接	反复尝试含接,能含住乳头,需刺激以吸吮	含住乳房,舌下降,唇外翻,有节奏的吸吮
吞咽声	无	经刺激有少许吞咽声	自发,间歇式(出生不足 24h) 自发,频繁吸吮(出生 >24h)
乳头情况	凹陷	扁平	刺激后突出
母亲哺乳舒适度(乳房 / 乳头)	乳胀、皲裂、出血、水疱、擦伤等	充盈、发红,小水疱或擦伤,有些不适	柔软、无疼痛
怀抱的姿势	需要完全支撑	较少支撑即可;指导一侧的哺乳,妈妈完成另一侧哺乳;医护人员帮助抱过孩子,妈妈接过	无须帮助,妈妈能够抱好并摆好哺乳姿势

注:* 得分范围为 0~10

〔引自:Jensen D,Wallace S,Kelsay P.LATCH:a breastfeeding charting system and documentation tool.J Obstet Gynecol Neonatal Nurs.1994 ;23(1):27-32〕

附录 8-C　母婴评估量表（MBA）

表现	母亲得分 =1	婴儿得分 =1
信号	能够观察和听到婴儿行为暗示；能抱、拍、摇婴儿，并与它说话；如婴儿睡着，能刺激宝宝，如宝宝烦躁，能适当安抚	表现出准备哺乳的行为暗示：如活跃机警、觅食反射、吃手或哭闹
哺乳姿势	将宝宝抱至胸前适于乳头含接的范围，身体呈一直线；婴儿身体轻微弯曲；腹侧面对母亲身体；对婴儿头与肩部提供支撑	觅食反射，张大嘴巴，舌包裹乳房覆盖下牙龈
含接	托住乳房辅助婴儿含接，嘴张大时将婴儿拉近，可挤出几滴乳汁	含住乳头的全部和约 2cm 的乳晕，吸吮，有规律的吸吮脉冲和暂停
乳汁转移	有以下感受：子宫收缩，恶露增加，乳房胀痛，放松嗜睡，对侧乳汁溢出	有吞咽声，口腔内可见乳汁，打嗝时有吐奶。快速吸吮（1 秒 2 次）变为营养性吸吮（1 秒 1 次）
结束	乳房感到舒服轻松，让婴儿吃到自己结束。乳房哺乳后更柔软，无硬块、肿胀或疼痛	自己放开乳房，表现满足。刺激时不再出现觅食反射。脸部、四肢和手掌放松，可能转入沉睡

［转自：Mulford C.The mother-baby assessment（MBA）：an "Apgar Score" for breastfeeding.J Hum Lact.1992；8：79-82］

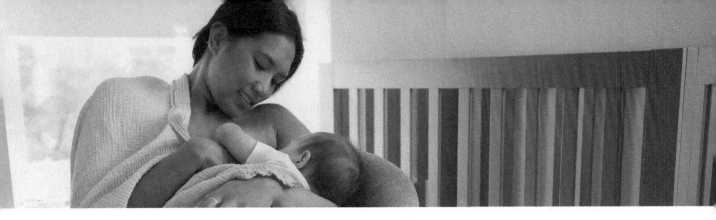

第九章
产后护理

本章关注产后早期母儿的状况,将阐述母亲、婴儿和家庭正常的产后行为和生理状态,以及常见的一些问题。

疾病控制与预防中心(Centers for Disease Control and Prevention,CDC)数据表明,2014年美国83%的母亲都选择开始母乳喂养。婴儿母乳喂养的时间也有所延长,6月龄婴儿的母乳喂养率2004年为42%,2014年上升至55%。遗憾的是,大部分州的黑种人家庭的母乳喂养率偏低。2013年,CDC报告计划母乳喂养的母亲中有60%提前终止,与以下原因呈正相关:①泌乳困难;②婴儿营养和体重;③疾病或需要服药;④吸奶问题。高达92%的母亲表示在产后第1周内出现问题,最常见的困难是让婴儿吸吮母乳,其次是乳房疼痛和乳汁量的问题。母乳喂养的问题在产后第3天最为集中,在第7天时问题也依旧很明显。

世界卫生组织(WHO)2017年"全球母乳喂养评分卡"评估了194个国家,报告指出半岁以下的纯母乳喂养率仅40%(只喂母乳),仅有23个国家的纯母乳喂养率高于60%。2014年,加拿大的一项研究表明大部分终止母乳喂养都发生在最初6周内,占73.6%,且都有原因。最常见的原因有哺乳不方便和太累(22.6%),以及担心乳汁不够(21.6%)。早期终止哺乳的前几位原因为担心哺乳"不方便"、乳汁不够、母体药物影响和乳头疼痛。其他原因包括涨奶、吸奶、黄疸、使用奶嘴和产后初期疲劳。

▶ 一、产后即刻事件

在正常情况下,母婴应在产后立即开始皮肤接触,不能被打扰。这一措施与母婴双方建立一个有效互动的纯母乳喂养关系密切相关。新生儿应擦干,这期间母婴都要保暖,新生儿持续在母亲胸部或腹部维持皮肤与皮肤的接触状态。在5~70分钟内,新生儿会经过天生的9种特定行为,爬行、扭动、找到一侧乳房,舒适地含住乳房,享受由于产后强效催产素诱发的初乳。同时,母亲和新生儿的中枢神经系统激素水平升高,感受嗅、听、触、温带来的愉快感。妈妈的身体是婴儿天然的港湾,能提供所有基本的生物需求并决定婴儿的行为。新生儿促使了母乳喂养的开始和持续,妈妈则在不断适应母亲角色的过程中,照料婴儿并持续母乳喂养。

▶ 二、最初的几周:原则和期望

对多数父母来说,婴儿的"高需求"远超出预期。

从本质上说,在分娩时,婴儿的脐带从腹部转移到他的口部。离开原来的24小时受包裹和被输送营养的环境,需要时间适应。再多的产前教育、课程、甚至团队讨论,都不能使新手妈妈真正准备好24小时应对一个正常新生儿带来的紧张、愉悦、恐惧而又高强度的挑战。父母读本和社会媒体通常都描绘"天使"宝宝的美好景象(并不真实),婴儿都放下即睡,不论白天黑夜均能长时间酣睡,喂养容易且令人舒适,很少哭,并且会微笑回应父母充满爱的眼神。泌乳顾问会花费很多时间解释"正常的"婴儿行为,提供预期的指导,并且和社区的其他母乳喂养保健人员合作。

在最初的几周里,母婴双方关系建立有依赖性和节律性的特点。当母亲和婴儿每天长时间保持亲密接触时,母婴的睡眠节律渐趋一致。即使没有分娩合并症,产妇也需要休息恢复体力和情绪;婴儿需要休息、进食及安抚,以促进全身各系统的发育。母儿双方都需要补充有营养的食物,以利于身体组织生长和产生力量,并对对方的多种感觉信息做出充分回应。同步睡眠和母乳喂养密不可分,并且为母乳喂养提供支持,当然同床而眠尚有很多争议。本章后续会谈及这一问题。

这一阶段的关键点在于:①喂养婴儿;②保证妈妈的泌乳量;③保证母婴同处。事实上只要有足够的时间,所有的问题都能解决。

新生儿的喂养、睡眠和行为模式

新生儿的睡眠周期长 60~90 分钟,在生后几个月内都没有昼夜之分(昼夜节律)。在半岁至 1岁,婴儿才开始将多个睡眠周期转变为时间更长的睡眠,并倾向于在黑暗中(夜间)睡得更多。睡眠和母乳喂养是内在相关的,尤其是在最初半年内。新生儿大概每隔 1 小时就需要哺乳,事实上她们每次醒来都会要哺乳,无论白天或晚上,可持续很多个月。

婴儿的消化和代谢功能与其睡眠的昼夜节律以及妈妈母乳分泌节律相平行。婴儿的胃在摄入母乳 60 分钟后排空。初生婴儿的胃容量为20ml。每次喷乳反射的乳汁量平均为35~40ml。出生后第2~6天,婴儿每天需要母乳喂养5~10次,乳汁摄入量快速增长至395~868ml。在半岁以内,婴儿每天的平均奶量为750~800ml。令人惊讶的是,奶量在 1 岁以内不会有太大变化。考虑到婴儿的胃容量,过度喂养的不良后果(胃过度扩张、不适、吐奶、反流),母乳胃排空快,以及生长所需要的每天总能量,很容易理解婴儿为什么每天不分昼夜的需要母乳喂养很多次。在 4 月龄的时候,婴儿体重会翻倍,因此需要频繁喂养以满足发育要求。

Kent 等分析了 1~6 月龄纯母乳喂养的健康婴儿的 24 小时喂养模式。有 13% 的婴儿每次都会吸吮两侧乳房,有 30% 从不会一次吸吮两侧乳房(每次都只单侧喂养),大多数婴儿有时吸吮一侧有时吸吮两侧。每天喂养 6~18 次,平均 11 次,喂养间隔从 50 分钟至 6 小时。一次吃的多并不意味着距离下次哺乳的间隔就长,同样,吃的少也不意味着间隔就短。按需喂养是生物学驱动的天然模式。妈妈或婴儿都可以主动结束一次哺乳,如果婴儿又想吃,可以再次开始哺乳。母亲主导(按时)的喂养是在 19 世纪晚期发展起来的理论,在配方奶时代流行,但是这一理论没有考虑到婴儿对喂养的相关生理需求。有趣的是,许多妈妈反映她们的婴儿从傍晚至晚上几乎不停要求哺乳。把婴儿背在身上会有所帮助。"哺乳马拉松"使许多妈妈感到沮丧,但是频繁的吸吮对于婴儿是很重要的,这有助于婴儿寻求食物,满足其情感需求、吸吮需求、安慰需求及其他未知的需求。在一天即将结束时,婴儿对于搂、抱和护理的需求通常都高出预期,对很多没有学习过新生儿正常行为的新手妈妈来说会难以接受。由于妈妈对这一正常现象缺乏知识,通常在产后第 2 个月会出现困境。婴儿正常成长的预期表现见表9-1。

表 9-1　出生后第 1 周婴儿正常成长的表现

正常表现	原理
婴儿和妈妈胸部皮肤与皮肤接触,每天至少 60~90 分钟,或直到自发醒来	皮肤接触能促进乳汁分泌,保持婴儿亲近妈妈乳房,自发调节的睡眠周期促进正常神经和身体发育
婴儿大部分时间在妈妈怀里,未抱着的时候,在伸手可及的范围内(感知范围内)平静和安全地睡眠	怀抱能给予安慰,并促进催产素分泌。催产素帮助消化和泌乳,并促进亲子关系和发育。睡眠时疏于看护是危险因素
婴儿每天清醒 10 小时左右,表现寻求哺乳征兆 8 次以上,喂养后有明显的满足感	觉醒的婴儿会给妈妈暗示,"我饿了""我吃饱了"
婴儿很少哭;在主动哭之前,妈妈对婴儿的早期喂养需求及时做出反应	哭泣是饥饿的晚期表现,会升高妈妈和婴儿体内的应激激素
婴儿每天主动吸吮至少 140 分钟,5~16 次可以听见的吞咽;主动松开乳房	获得充足的乳汁至少需要这些时间,吞咽声表明有乳汁摄入。
哺乳后,乳头舒适、潮湿且完整;乳房变软;妈妈和婴儿都很舒适、放松,甚至感到困倦。婴儿和妈妈都感到满足	乳头褶皱、疼痛、破损、乳汁淤积提示乳汁排出障碍。激素释放促使母婴放松及安静。妈妈能够准确说出喂养的问题

续表

正常表现	原理
婴儿的黏膜湿润、皮肤有弹性。轻轻捏皮肤不会持续隆起	轻捏皮肤不隆起,提示婴儿不缺水
在第1周的最后一天,婴儿每天排便3~5次,甚至更多,大便松散呈黄色	频繁排便提示营养摄入充足
在第1周末,婴儿每天换尿布至少6次,且湿透;尿清亮(颜色不深,没有浓缩)	尿量是水分摄入是否足够的指标
妈妈反映有乳汁"充盈"	妈妈知道自己的身体变化
妈妈有信心安抚和喂养婴儿	信心是正常母亲角色建立的指标

如前所述,新生儿的睡眠周期是60分钟。母乳喂养婴儿的睡眠时长不固定,有很大的个体差异,从每天9~17小时,在4周大的时候觉醒状态约有10小时。在纯母乳喂养并安全同床的情况下,妈妈能够得到更多的安静睡眠。对婴儿来说,每次自发的完整的睡眠周期(包含一段安静睡眠)对其记忆加工和神经发育都很重要。妈妈和婴儿体内释放的激素有利于加强亲子关系及促进平静的修复性睡眠。因此,安全的母婴同床有助于母乳喂养、母亲休息放松和婴儿健康。后文会讨论睡眠、SIDS和母婴同床的安全注意事项。

▶ 三、出生后早期常见的问题

与发生了问题后再去解决相比,预防问题的发生会更简单。母亲看护培训、专业教育和专业支持、同伴支持及其他措施,都是产后母乳喂养平顺过渡的基础。产后即刻开始不被打扰的母婴皮肤直接接触,以及每天数小时的皮肤接触,是建立正常母婴行为模式最有效及循证的方法,并能促进正常泌乳启动,避免乳房和乳头疼痛,保证足够乳汁产量,保证足够营养、水分摄入,并能安抚婴儿,从而加强妈妈的信心和促进母乳喂养及婴儿照护。

(一)婴儿未能有效含接、吸吮或有效哺乳

在出生后1小时内移动/爬行找到妈妈的乳房,含住,开始有力的吸吮,是婴儿的本能。如果婴儿未能正确含接吸吮,大家(妈妈、专业人员、婴儿)都会有挫败感。到现在为止,大部分专家认为"乳房抗拒"主要是由于母亲的因素,包括乳头扁

平或内陷,乳房过度充盈/肿胀、哺乳姿势不当,或是由于婴儿吸吮人工奶头或安慰奶嘴而导致"乳头错觉"。乳房的形状、大小和结构对于婴儿成功含接和吸吮确实有重要影响。但是,随着知识和技能的更新,泌乳顾问开始寻找更多其他的影响因素。

以下是引起早期含接乳头和吸吮问题的原因:

1. 早产/不成熟,患病及产伤。
2. 面部或下巴不对称。
3. 黄疸。
4. 面部畸形,如舌系带过短、唇裂/腭裂。
5. 分娩情况、引产、分娩时母体使用药物:
(1)硬膜外麻醉或镇痛,尤其适用芬太尼。
(2)器械助产。
(3)产程长,难产。
(4)剖宫产分娩。
(5)引产,尤其是孕39周之前的引产。

如果是由早产、患病、面部或口腔结构畸形引起的不能含接,则应和其他科的专家会诊。制订诊断和治疗计划后,泌乳顾问应经常帮助妈妈挤奶,可以手挤,也可以用吸乳器,然后用开口的喂杯或其他不带奶嘴的专用喂奶设备喂给婴儿。泌乳顾问应严密观察婴儿吸吮能力的发育、妈妈泌乳量,以及妈妈的自信心和坚持力,这对长期母乳喂养的成功很重要。

如果婴儿是由于"困倦"或者分娩时用了药物而无法含接,那么需要等待体内的药物代谢完,以及婴儿能够协调地吸吮、吞咽和呼吸,此期间保证充足能量(挤出乳汁喂养)。尽可能长时间保持母婴同室和皮肤接触。由于婴儿的月龄、成熟度、药物的剂量、相互反应,以及其他分娩干预因素都可以影响婴儿恢复及开奶,因此要有耐心。有的婴儿甚至需要几天至几周来完全恢复。对妈妈也要耐心,因为和未用药的分娩过程比较,接受硬膜外麻醉的妈妈们的焦虑与攻击性或许不能瞬间缓解到正常状态,因此与人交往会差一些。

如果婴儿只能以一种姿势或只能吸吮一侧乳房,则帮助妈妈多以这种姿势和这侧乳房哺乳。另一侧乳房应排空乳汁,避免淤积。只要有耐心和给予足够的能量,大部分婴儿都能在短时间内逐渐掌握哺乳的技能,并学会用多种姿势和吸吮双侧乳房。目前专业人员对诸如物理疗法和职业疗法、脊椎按摩疗法或颅骶疗法或正骨推拿疗法

等方法的兴趣不断提高,这些策略可能有助于改善结构性或姿势性不对称。

如果婴儿不能吸吮的原因是妈妈乳房或乳头大小和结构的问题,则简单的机械方法就可以改变乳房和乳头的形状,以便于含接乳头和吸吮。方法包括但不仅限于用吸乳器,或用"乳头矫正"装置拉长乳头,按摩乳房使其变软,按压乳头、乳晕做形,给乳房支托,或者短时间用超薄硅胶乳头护罩。在使用这些器具的时候应严密随访母婴,如果婴儿可以成功含接并吸奶,则应停止使用。

如果婴儿的哺乳方式引起乳头疼痛或损伤,或者母乳摄入不足,首先让婴儿停止吸吮,然后换个姿势或方式。如果哺乳引起的疼痛一直存在,则要进一步检查婴儿是否有吸吮问题。乳头含接及吸吮不好会引起妈妈乳头疼痛和乳汁无法吸空,从而影响后续的乳汁产量和婴儿摄入量。正常情况下,乳头深入婴儿口腔,距离软硬腭连接处 4mm 左右。图 9-1 显示含接时嘴巴严密包裹乳房,舌头裹在乳头周围,乳头在婴儿口腔中舒适地拉伸。

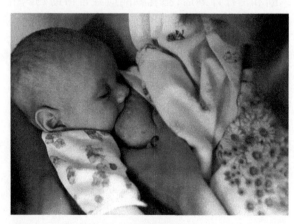

图 9-1 母乳喂养婴儿含接乳房

深入含接可以保证乳汁充分被吸空。如果婴儿只含住乳头尖,吮吸时舌头向上抬升会让乳头与硬腭挤压,引起疼痛和皲裂,并且压迫乳腺管,导致乳汁排不出而婴儿吃不饱。重新调整哺乳姿势以更贴近乳房,或者使婴儿自己调整以便深入含接,可以快速有效含接。如果尝试几次都未能舒适有效地含接,则不要再尝试,以免损伤乳头。妈妈会因为害怕乳头疼痛和损伤而不敢继续哺乳。这时候,应进一步仔细查找含接困难的原因,以寻求解决方法。不管何时,泌乳顾问都应该帮助妈妈,保证持续泌乳,观察和记录婴儿的变化,

并鼓励和加强妈妈的喂养动力和信心。

有些婴儿因为产伤而不能舒适地含接和吸吮,如臂丛神经损伤/臂丛麻痹,颅骨、锁骨等骨折,头皮、面部和口咽等外伤、擦裂伤、头颅血肿和头皮水肿,肌肉异常如斜颈,以及如帽状腱膜下血肿或颅内血肿等严重并发症。有这些并发症的婴儿不一定都有外在的体征和症状,也可以出现因中重度疼痛引起的非饥饿性哭泣,难以采取某些哺乳姿势哺乳,以及不管用什么方法都表现喂养困难。母乳喂养妈妈的直觉可以帮助发现婴儿的潜在损伤,因为她们能够观察到婴儿一些很微小的行为异常。妈妈的主诉是很可靠的,(一旦有主诉)应彻底检查。

孕期有阿片类或其他药物暴露的婴儿在出生后早期甚至出生后数周有可能出现新生儿戒断综合征(neonatal abstinence syndrome,NAS)的表现。母乳喂养或用其他人的乳汁喂养,以及母婴同室,有助于 NAS 婴儿的治愈。成瘾的母亲和 NAS 婴儿均应受到监护,并使用基于循证的治疗方案。转会诊也是必要的。护理最重要的内容是为母亲建立一个关爱和安全的环境。NAS 婴儿详细的表现和治疗在本章将不做赘述。

(二)斜颈

斜颈通常是由于宫内挤压引起的姿势畸形,婴儿会出现下颌骨不对称、下巴歪斜,造成含接困难。如果有斜颈,由于肌紧张,婴儿会持续将头转向一侧(通常是右侧),并向另一侧倾斜(通常是左侧)。其他体征包括眼、耳不在一条直线上,一只耳朵在前,下巴不对称(见彩图 41~彩图 43)。如何评估斜颈详见第八章新生儿评估。通常婴儿偏好某一侧乳房,喜欢一种哺乳姿势,但是也可能还有其他喂养问题。现今非常流行的坐式婴儿背带,由于限制了婴儿头部的位置,会加重这一情况。

1992 年,开始兴起预防婴儿猝死的"仰卧位睡眠"行动(减少俯卧位睡眠),在和父母分床睡的婴儿中,斜颈的发生率即随之上升。在这次倡议开始之前,婴儿常俯卧位睡觉,从而通过向两侧转动头部而拉伸紧张的颈部肌肉,因此可以让斜颈自行缓解。

表 9-2 列出了评估母乳喂养的常见行为指标。其他循证的母乳喂养工具详见第八章"新生儿评估"。

表 9-2 母乳喂养评估

评估指标	标准	原理
寻乳	用嘴巴和面部寻找，面部转向乳房	准备哺乳；神经反应完整
张嘴角度	下颌呈 120°~160°	可以深入含接
脸颊形状	饱满圆润，没有凹陷和皱褶	口腔压力正常
舌头位置	舌头下方越过下牙龈边缘，甚至越过下嘴唇	舌头向下时，乳汁可通畅流出
可闻及吞咽	每次或每隔几次吸吮可以听到"ta"的声音	没有"吧嗒吧嗒"等提示漏气的声音
嘴巴严密包裹乳房（图9-1）	舌头罩在乳房上，嘴唇外翻，不会轻易断开含接	密封提示口腔压力足够促使乳汁流出
吸吮/吞咽/呼吸的节律流畅	长时间吸吮伴吞咽和呼吸，停顿短暂	摄入足够的乳汁需要吸吮吞咽呼吸协调
乳头和乳房舒适	感到乳头被抻长，没有挤压和疼痛	疼痛提示含接不好或其他问题
哺乳后的乳头形状	和哺乳前形状一样，湿润	乳头变形提示含接或吸吮问题
哺乳后乳房的充盈程度	哺乳后乳房变软，不一定"排空"	哺乳后充盈程度没有变化提示乳汁没有排出

▶ 四、补充喂养的指南和注意事项

如果婴儿由于任何原因不能直接哺乳，就需要补充喂养。正常的婴儿在产后第 1 个小时就可以找到妈妈的乳房并开始母乳喂养。除非有医学合并症，否则都应首选正常的母乳喂养模式，而不是选择其他非直接喂养方式。足月的婴儿有多余的细胞外液，可以在出生后数天内维持婴儿体内的水分。在此之后，如果仍然不喂，新生儿就可能经历低血糖、黄疸、脱水甚至饥饿致死。这时，泌乳顾问必须和婴儿的初级保健人员及其他专家密切合作，以确定潜在原因，并寻求解决办法。

泌乳顾问的作用是在母婴出院以后给予帮助、指导，协助挤奶/泵奶，安全贮存多余的乳汁，以及将挤出的乳汁喂养婴儿。吸奶器和其他器具的使用详见第十三章"吸乳器与其他辅助技术"。提供支持性咨询、了解其对现实的预期和切实的鼓励，与使用特定的方法和器具一样，可以帮助妈妈们，甚至更有用。

只有在具有医学指征的时候才可以使用补充喂养，妈妈要知情同意，且需和婴儿初级保健人员合作进行。母乳喂养医学会（Academy of Breastfeeding Medicine，ABM）3 号临床草案和 WHO 的使用代乳品的医学指征是任何基于医学需要的补充喂养的证据基础。

最简单和安全的补充喂养方法是妈妈把初乳挤出来，放到小勺里喂给婴儿。手挤初乳和母乳是所有妈妈的必备技能，也是所有保健人员需要掌握的内容。所有的补充喂养都要遵循 WHO 分级指导，要从最简便的装置、最节约时间的方式开始，目标是建立或重新建立直接哺乳。比如说，手挤初乳用小勺喂养，可以逐渐过渡到手挤或吸乳器吸奶，用喂杯、滴管或喂管喂奶。每天持续多次尝试直接母乳喂养，直到婴儿能够有效地和舒适地直接哺乳。

补充喂养方法

如果婴儿不能直接哺乳，选择补充喂养方式应遵循 WHO 分级原则：

1. 妈妈挤出的乳汁。
2. 健康乳母挤出的乳汁。
3. 人乳库的巴氏消毒捐赠人乳。
4. 代乳品，喂杯喂养。

如果必须要用代乳品，WHO 和 UNICEF 建议用符合食品法典委员会标准的配方奶。液态奶是最安全的。浓缩奶需要根据包装的说明使用干净的水冲兑。配方奶粉是最不安全的，应根据 WHO 的指南谨慎配制。复原配方奶粉不是无菌的，而且是致病菌的理想生长坏境。配奶的错误比较常见，也比较危险。使用配方奶的父母一定要在孩子出生后学习如何安全冲奶和喂奶（应当一对一教学，不能整班授课）。

婴儿不能正常和舒适地哺乳的所有情况都应详细记录下来。这些信息能为家庭和专业人员提供帮助，以及给将来的研究者们提供数据，研究持续拒绝乳房和含接失败的原因。哺乳困难也可能是严重婴儿疾病的征象。

▶ 五、乳头疼痛

乳头疼痛是产后早期常见的问题，也是早期终止母乳喂养的最主要的原因，影响母婴的整体关系。持续的乳头疼痛导致 6 月龄时母乳喂养率过低。物理（机械性）损伤、感染或其他情况都可以引起乳头疼痛。乳头疼痛可以是轻度疼痛，也可以是刺痛、瘙痒、烧灼痛、剧痛、锐痛、钝痛，甚至剧痛；可以出现在哺乳开始时、哺乳时、哺乳后较长时间甚至两次哺乳之间。分析疼痛的性质、特点和持续时间有助于找到原因和解决方法。有些母亲会快速感受到如疼痛一样"强烈的感觉"。如果没有皮肤损伤，应帮助母亲评估强烈的感觉和真实的疼痛之间的差别。

（一）"强烈的感觉""乳头压痛"和早发型疼痛

乳头疼痛在产后第 1 周出现，通常在第 3~7 天达到高峰，之后缓解，称为早发型。肤色、发色和产前乳头情况与产后乳头疼痛并不相关。许多母亲对于婴儿衔乳时强力牵拉和压迫乳头没有准备，这一过程会持续 20~30 秒。彩图 44 显示的是一过性乳头疼痛的乳头皮肤特写，在产后第 7 天缓解。

有些母亲有严重的长时间疼痛，但是没有肉眼可见的破损，表现为在产后早期疼痛持续数秒不减弱。有少数人疼痛剧烈，甚至需要暂停哺乳。长时间的疼痛需要评估，以寻求原因并对症处理。评估疼痛和损伤的原因应包括母婴双方。物理（机械性）创伤、感染等原因都能引起乳头和乳房疼痛。

大多数早发型乳头疼痛都是机械性引起的，是对乳头不恰当的压力或摩擦导致的，而不是因为感染或器官本身的原因。机械性疼痛的特征之一是婴儿放开乳头后乳头形状改变（变尖、楔形、乳头尖白色褶皱、表面有伤口）（图 9-2）。正常喂养时，乳头从婴儿嘴里出来后是完整的，与喂养前形状一样（图 9-3），并且表面有乳汁或唾液湿润。

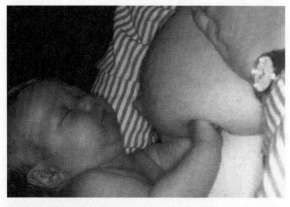

图 9-2　哺乳后乳头挫伤
（由 Linda J Smith 提供）

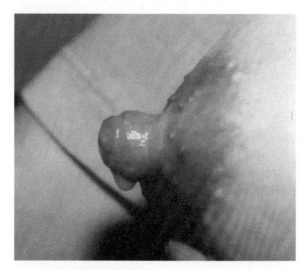

图 9-3　哺乳后的正常乳头
（由 Linda J.Smith 提供）

机械性损伤和婴儿吸吮动作或口腔结构有关，可能是由于含接不完全引起的，如新生儿舌系带过短或异常的强力吸吮，也可能是婴儿故意的，较大的婴儿在哺乳时尝试咬。含接过浅使乳头在婴儿口腔里位置太浅，因此被压在舌头和硬腭之间，乳头表面受到摩擦，造成疼痛和损伤。这样引起的乳头疼痛和损伤可以很早就出现，甚至在初次哺乳时就出现。但是，研究表明，正常足月产婴儿的有效母乳喂养不存在单一的最佳乳头位置。妈妈们在喂养时会明显感觉到乳头受到牵拉，乳头会拉伸到静息时的 2 倍多长。

疼痛感很难评估。过度牵拉和受压的一项客观的指标是哺乳后乳头的形状。由于机械性损伤的原因是含接差和吸吮差，因此第一步要矫正姿势和含接。含接差和吸吮差会迅速造成婴儿乳汁摄入不足和乳房中乳汁淤积。婴儿的下颌向下运动并且舌后段下降时，乳汁流出最迅速；因此，婴儿的下巴如果紧紧夹着乳房，会限制乳汁流出。一旦出现机械性乳头疼痛和损伤，很可能造成婴儿乳汁摄入不足和乳汁淤积，影响进一步泌乳和引起乳房不适。

舌系带过短，是指舌系带过短或过紧，而限制舌头的活动，无法舒适有效吸吮，引起乳头损伤和疼痛，并影响新生儿的哺乳能力，可导致过早断奶、生长发育受限等（彩图 51）。最有效和最常用的方法是外科切开舌系带。有资质的专业人员行舌系带切开术，可以快速缓解乳头疼痛，改善含接和促进乳汁流出，促进长期的纯母乳喂养。舌系带过短的内容详见第十一章"母乳喂养婴儿的摄入量低的母婴因素"。

婴儿口腔空间、乳头大小及乳头弹性的解剖异常都可以引起摩擦、机械性疼痛和损伤。有泌乳顾问报告婴儿高腭弓或"泡状"腭与乳头疼痛和损伤相关。乳头过大或纤维状乳头，如明显大于婴儿的口腔，可以引起疼痛或损伤；直到婴儿嘴巴长大到可以舒适容纳妈妈的乳头和乳晕才能缓解。扁平或内陷的乳头，即使在婴儿口腔里能伸入最佳位置，吸吮时也可能在婴儿的硬腭上摩擦。

（二）缓解早发型/机械性乳头疼痛

"貌似正常"的含接和吸吮，如果引起乳头变形、疼痛和损伤，就不是正常的含接和吸吮。第一步是让婴儿松开乳房，重新开始。然后让婴儿趴在妈妈胸口，皮肤相接触，妈妈将乳房或乳头凑到婴儿嘴边，以引导婴儿自发含接，这样做通常会有所帮助。用不同的姿势（垂直、水平或呈45°）抱婴儿可能会改善含接和吸吮。如果某个姿势有助于舒适哺乳和输送乳汁，则可多采用这个姿势。

持续含接和吸吮不当可导致乳头损伤，对母儿没有任何好处。乳头被压扁、挫伤提示乳腺管受压迫，会阻碍乳汁排出，导致乳汁淤积，影响婴儿摄入。如果调整哺乳姿势未能较快缓解乳头疼痛和变形，不要再继续尝试，因为会出现更严重的乳头损伤。此时应帮助妈妈挤奶或吸奶，用喂杯或其他器具喂几次，甚至喂几天，直至进一步查明原因。

限制哺乳时间和频率并不能预防乳头疼痛和损伤，因为疼痛和损伤的原因主要与喂养过程的质量有关，而非次数。限制哺乳时间会减少婴儿摄入的奶量，引起婴儿喂养不足和妈妈的乳汁淤积。

使用安慰奶嘴及奶瓶与出院时的乳头疼痛相关。总的来说，奶瓶是最后的选择，只能是不能有效直接哺乳时的暂时替代或过渡。如果选择奶瓶喂养，应仔细挑选（奶嘴的）形状、流量，学习喂养技术，以降低潜在的风险。

在乳盾使用方面，目前没有经过同行评议的原则、草案或指南。因乳头疼痛而使用乳盾会增加过早停止纯母乳喂养的风险。无论是乳盾还是乳房护罩，都不能解决导致损伤的根本原因。如果婴儿再次直接含接时仍感到疼痛，应继续挤奶，以保证乳汁产量，并进一步寻找原因。

如果乳头有裂口、擦伤或伤口，每次哺乳后用清水洗乳头皮肤，这和处理身体其他部位的皮肤破口是一样的。破口的皮肤可以很快感染细菌或真菌，而且感染后的伤口更疼，愈合更慢。如果皮肤有擦伤，应勤洗手，尤其是在处理乳房和乳头之前，以减少感染机会。如果皮肤已经破口，有可能或已经感染，则需要局部用抗金黄色葡萄球菌的抗生素。尚无局部应用抗生素引起婴儿不良反应的报道。

避免使用乳头药膏、霜、抗菌剂、茶包、辅料、食用油、凝胶等局部药物，虽然这些都曾被推荐用于预防或治疗乳头疼痛。虽然乳头霜和药膏等制剂已经广泛售卖，但并没有效果甚至可能有害。有研究比较了各种药膏和其他疗法，得出的研究结果混杂不一，有一项甚至得出增加乳腺炎发生的结论。临床研究表明使用温水也可缓解疼痛，证实了几十年前 Niles Newton 的发现。如果乳头皮肤表面或内部没有感染和破损，使用能够隔离空气的产品可以减轻不适。比如，纯羊毛脂可以建立湿润的屏障，避免水分蒸发，因此促进内部愈合。虽然随机研究证实目前广告的各种商品不能促进愈合，包括羊毛脂，但是妈妈们可能会发现某种产品对自己有用。

如果皮肤破口有感染，在用药膏、霜剂或凝胶之前应先治疗感染。要时刻牢记涂在乳头上的物品会影响母婴两人，缓解妈妈不适的同时可能会给婴儿带来不必要的危害。此外，如果为了避免婴儿暴露必须要把涂抹的药物去除时，也必须要想到这是否可能造成再次损伤，因此要考虑其他更合适的方法。表9-3列出了治疗乳头疼痛的临床护理方案。

表 9-3　乳头疼痛的临床护理计划

评估	原理	干预
乳头敏感，没有可见的颜色改变或皮肤破溃	母乳喂养早期乳头敏感。哺乳时乳头会被拉长	保证深度含接。让母亲按需，有牵拉感觉是正常的。每天监测
含接时疼痛，数秒后消失	牵拉是新的感觉。随着哺乳的继续，婴儿会将乳头吸到口腔深处	保证深度含接。让母亲知道有牵拉感觉是正常的。严密监测

续表

评估	原理	干预
含接时疼痛,持续至整个或大部分哺乳过程	含接浅或潜在吸吮问题。婴儿可能因为各种口腔问题弓起舌头	按摩乳房并刺激喷乳反射可能有效。保证深度含接,或者断开含接调整哺乳姿势位置后深度含接。如果疼痛不能缓解,挤奶并用杯喂,评估口腔情况
在哺乳时、哺乳后或哺乳间隔,由乳头辐射的刺痛	痛觉由第4肋间神经支配。可能是咀嚼、咬引起的损伤,或感染	与主要护理人员一起仔细评估。保证深度含接。评估吸吮和口腔结构。寻找潜在感染
乳头皮肤裂口,乳头擦伤	由于含接太浅或吸吮问题,乳头在婴儿的硬腭上摩擦	保证深度含接。检查婴儿的口腔和吸吮。清水冲洗皮肤,勤洗手,用隔绝空气的辅料以避免瘢痕形成。消炎药可能有用。密切随访
乳头疼痛,伴有婴儿吸吮时发出"吧嗒吧嗒"的声音	在吸吮-吞咽的过程中,舌头和乳头失去接触	检查舌系带和其他口腔解剖问题。保证深度含接,尝试其他姿势。如果口腔解剖异常,转会诊
哺乳后乳头尖颜色变白(白色,甚至呈蜡样);哺乳后也可能变成红色或蓝色	可能有乳头血管痉挛(雷诺现象)。曾有乳头损伤,乳头血供差	乳头和乳房保暖。血管扩张药物可能有效。肢端其他部位也可能有血管痉挛
乳头和/或乳晕皮肤发炎。喂养时、两次喂养之间、吸乳时都持续疼痛	可能有感染-细菌、真菌或混合感染。也可能是霜剂或药膏引起的接触性皮炎	哺乳前后用清水冲洗。和主要护理人员合作诊断及治疗。如果直接哺乳太疼痛,可以挤奶杯喂。消炎药可能有效
水疱、损伤和裂口不愈合	可能有感染细菌、真菌或二者皆有	与初级护理人员合作诊断及治疗。检查其他家庭成员有无真菌或细菌感染

在治疗早期乳头疼痛和损伤方面,还需要更进一步研究。但是,双盲随机对照研究通常难以开展,因为妈妈们很容易知道自己乳头上用的是哪种治疗方法。一项研究表明,妈妈们对羊毛脂很"满意",但是使用羊毛脂却不能减轻疼痛和改善母乳喂养的结局。慢性乳头疼痛和感染的治疗措施详见第十章"乳房相关问题"。

(三)在正常哺乳一段时间后突发乳头疼痛

突发或晚发型乳头疼痛常常提示感染(真菌、细菌、病毒或较罕见的寄生虫)及炎症,皮肤及血管异常如银屑病,以及过敏反应如湿疹。疼痛也可能是因为哺乳技术欠缺(婴儿含接时滑到乳头尖或只夹住乳头),以及乳头血管痉挛(雷诺现象)。某些罕见的情况下,突发乳头疼痛或改变可能是恶性肿瘤。乳头皮肤感染常会传染给婴儿,需要明确诊断并及时治疗,通常需要用处方药。所有接触到婴儿嘴巴的东西都需要彻底清洁和消毒,包括安抚奶嘴、磨牙物品和乳头。这些内容和其他乳房相关异常详见第十章"乳房相关问题"。

相关问题"。

▶ 六、乳胀+乳汁淤积=乳腺退化

乳胀是一个比较含糊的名词,通常指任何形式的乳房充盈,包括水肿、乳汁淤积或两者皆有。正常的泌乳启动Ⅱ期包括淋巴的有序排列,乳糖合成快速增加,从而改变乳汁的构成,促使乳汁大量产生。产后60小时(24~102小时)左右妈妈会感觉到生理性乳胀这一过程。水肿是指液体在组织间隙异常积聚,在某些情况下,乳汁大量产生之时或之前会出现水肿,通常是一过性的。乳汁淤积或潴留会引起乳房充盈不适感,在哺乳的任何阶段都可能出现,只要乳房有过多乳汁。这会引起腺泡扩张和单个分泌细胞变形。乳汁淤积的原因是乳汁没有被有效和/或频繁吸出,导致过度充盈。乳房储存乳汁的能力因人而异,某些人的乳房会比其他人更快充盈。纯母乳喂养妈妈的每侧乳房储存容量为81~606ml,容量可能会随着母乳喂养的持续而改变。

（一）乳汁淤积

乳汁淤积的预防比治疗简单。预防和解决乳汁淤积最好的途径是用各种方法及早开展频繁有效的母乳喂养，最好是婴儿采用良好的哺乳姿势，正确有效的含接和吸吮。乳汁淤积的原因包括有吸吮差、按时喂养而非按需喂养、乳汁产量大于婴儿的需要量，以及其他导致婴儿无法哺乳的因素。不管原因如何，结果都是一样的：乳汁在乳房淤积。每侧乳房的容量不同，当储存的乳汁量超过其容量时就会出现乳腺退化。首先，乳汁本身的成分会对乳腺分泌性上皮细胞（泌乳细胞）产生负反馈，使乳汁合成速度下降。如果乳汁不排出，最终腺泡的物理膨胀会导致进一步的乳汁合成受阻。

只要在乳胀淤积出现时立即排出乳汁，这个过程就会逆转。乳汁淤积持续不缓解会诱发乳腺退化。到一定程度时，合成乳汁必需的泌乳细胞失活（或由于凋亡而破坏），不再处于泌乳周期，退化会变得不可逆。而什么时候是不可逆的界点，尚不明确。乳汁淤积也会导致乳导管堵塞及引发炎症反应，继而发生感染性乳腺炎，如果不处理，可发展至乳腺脓肿。乳汁淤积主要是机械性问题，因此需要机械性方法来解决。处理各种乳汁淤积的核心方法是频繁、彻底的清空乳汁，最好是婴儿吸吮、挤奶或吸乳。

无论什么原因，如果乳汁淤积已不止数小时，尤其是在产后最初几天内，必须频繁和充分的排空乳汁，以保证长期的泌乳能力和婴儿健康。保障持续泌乳的所必需的乳腺组织，其生长速度在随后几周内会变慢。第4天的乳汁产量和第6周的乳汁产量显著相关。因此，最重要的是排空乳汁，喂养婴儿。

与吸乳器相比，手挤更有效也更舒适，尤其在产后最初48小时之内。短期频繁的挤奶或吸乳优于长时间挤奶。持续吸乳或挤奶，直至观察到2次喷乳反射，再继续挤奶至持续2分钟没有乳汁流出。排空的乳房能够很快产生乳汁（可以达到每侧乳房每小时2盎司/58ml），因此，要准备好频繁挤奶，尤其乳房容量相对较小者。每侧乳房的平均产乳速度为每小时1盎司（30ml）。

（二）水肿

乳房水肿很常见，通常为一过性，偶尔比较严重。乳腺管周围的组织（间质）水肿会阻碍喷乳反射时乳腺管的充分扩张，因此引起或加重乳汁淤积。泌乳顾问报告分娩时静脉输液会明显增加乳房和乳晕的水肿。产时输液过多会导致血浆蛋白稀释，引起产后乳腺组织间液增加。静脉总输液量和输液速度和乳房水肿有关。

为解决水肿的问题，首先保证皮肤接触，让婴儿自己含接。如果婴儿不能自己完成含接，则用手挤出乳汁，用小勺或开口的杯子喂婴儿。如果水肿严重，用任何方法都不能将乳汁充分挤出，则在挤奶前应先解决水肿问题。建议以下方法（但是仍是试验性的）：用冰袋敷20分钟左右，然后停止冰敷同样长时间，轻轻按摩，抗炎治疗可能有效乳腺组织水肿用热敷是不恰当的。一旦畅通了，可以用各种方法排出乳汁，最好是婴儿直接吸吮。

▶ 七、乳汁供应/乳汁产生

担忧"母乳不足"在产后最初几周内很常见，并且是妈妈们早期断奶和补充喂养时给出的最常见原因。事实上，母乳产量不够是很少见的。数千年来，哺乳动物的生存都依靠充足的乳汁供给婴儿。如果母乳不足很常见，则种族生存会面临危险。

对婴儿的行为有不现实的期待是妈妈和专业人员的主要问题。在本章一开始已经提到，由于胃容量小，婴儿需要频繁哺乳，这与母乳分泌的节律也是一致的。期待每次饱餐一顿然后长时间睡眠和乳房长时间休息，在生理上是不现实、不合适且达不到目标的。婴儿配方奶不道德的市场营销行为，是家庭和专业人员"乳汁不足"焦虑的重要原因。

任何使婴儿远离乳房或导致乳汁在乳房内长时间淤积（超过3~4小时）的事件、行为、习惯和做法，都会抑制乳汁产生。这些因素包括，但不仅限于：按时喂养，用奶瓶喂养而不对应的按时挤奶，用安慰奶嘴以致哺乳时间显著下降，以及母亲和婴儿疾病（表9-4）。

表 9-4 乳汁供应方面的问题

表述的问题	实际 / 可能的情况	如何解决
婴儿易激惹,频繁哭泣	很可能是想要哺乳、吸吮或要妈妈。如果不饿并且抱在怀里,那很可能是生病或受伤了	再次哺乳。增加怀抱和皮肤接触。检查有无含接、吸吮问题及按时喂养的情况
在哺乳后很快又吃手 / 脚	很可能又饿了,或者上一餐没有喂饱	再次哺乳。增加怀抱和皮肤接触。检查有无含接、吸吮问题及时喂养的情况
婴儿摇头,不能持续含接,反复从乳头脱落	乳房太充盈;吸吮问题和 / 或舌系带	挤奶,杯喂,评估婴儿的吸吮
婴儿哺乳时间过长(每侧 >30min)或过短(每侧 <5min);含着乳头睡着	如果婴儿正常生长并且健康,则是正常现象。如果婴儿生长差,或者妈妈很苦恼,寻求技术帮助	充分评估婴儿,同时挤奶杯喂
在哺乳之后,婴儿急切地用奶瓶喝配方奶或挤出的母乳	如果吸吮差,这是正常现象;有可能乳头流速太快,婴儿难以控制流速	充分评估婴儿和妈妈,同时挤奶杯喂
妈妈没有感觉到喷乳反射	每次哺乳可以有多次喷乳反射,而妈妈可能都感觉不到,或只感觉到第一次	安慰并鼓励妈妈观察和听婴儿的吞咽以及吸乳时乳汁的流出
哺乳后乳房仍然充盈、坚硬	乳汁排出不畅;通常由于含接差、吸吮差及水肿	挤奶或吸乳;治疗水肿;检查婴儿吸吮
大部分时间乳房松软	正常	解除母亲对此的焦虑
吸乳时吸不出太多奶	有些妈妈使用任何吸乳器吸乳都不会流出乳汁	母乳喂养;手挤奶或换一个吸乳器
婴儿"总是"想吸母乳	可能是正常的,或者是婴儿不现实的期望行为	观察;查看喂养的间隔和持续时间和婴儿的排出量;随访
既往乳腺手术史	手术可能影响乳房容量	严密观察,尤其是产后第 1 周
乳房过小(或过大)	可能是一种文化迷思;真正的奶量不足很少见	评估并安慰;转诊到母亲支持组

大多数妈妈可以产生足够的母乳,超过婴儿需要量的 1/3 以上。但是,如果婴儿吸吮或吸乳时乳房排空度达不到 2/3,乳汁生成速度会减慢,以便与婴儿降低的需求量相匹配;因此,每天的总产量下降。乳房储存容量也起影响作用。如果妈妈的乳房储存容量小,婴儿就需要多哺乳几次以保证足够的摄入。乳房储存容量大的妈妈可以每次喂的更多,哺乳间隔也会拉长(如婴儿愿意)。如果婴儿不能充分地吸出乳汁,乳汁产量会快速减少,除非妈妈开始频繁挤奶或吸乳。在检查婴儿吸吮差的原因并寻求解决方法的同时,有规律的乳汁排空可以维持妈妈的乳汁产量。

(一)暂时性乳量不足和泌乳启动延迟

泌乳启动 Ⅱ 期(大量乳汁分泌开始)平均在胎盘娩出后 30~40 小时开始,胎盘娩出诱发血液循环中孕酮快速下降。胎盘残留会抑制孕酮下降,因此推迟泌乳启动 Ⅱ 期。在泌乳启动 Ⅱ 期,乳糖合成快速增加,将水分带入初乳,使乳汁变得更甜、黏性降低,称为"过渡乳"。平均在产后 50~60 小时(24~102 小时),乳汁合成快速增加,乳汁充盈,妈妈会感觉到这一现象。

泌乳启动 Ⅱ 期延迟和以下几种情况有关:剖宫产分娩及分娩过程中母婴高应激、早产、胰岛素依赖型糖尿病、肥胖、内分泌紊乱。泌乳启动 Ⅱ 期延迟是母乳喂养终止的预测因素。延迟究竟是吸吮延迟或无效吸吮引起的母体生理反应,还是多种因素综合的结果,尚不清楚。早期、频繁、有效的母乳喂养似乎是建立正常泌乳的最重要因素。婴儿吸吮和吸乳能够引起泌乳暴发,从而支持分泌组织在产后数周至数月持续生长。很少有妈妈因为生理原因无法产生足够一个婴儿的奶量。Neville 和 Morton 将泌乳启动失败分为以下几类:

①腺前因素,由于胎盘残留或垂体泌乳素缺乏;②腺体因素,由于外科手术或乳腺组织过少(乳腺发育不良);③腺后因素,由于乳汁排空不全或不够频繁。他们观察到最后一类缺乏关注,见表9-5。

表 9-5　增加乳汁产量的方法

方法	原理
按需喂养;至少8~16次/天	这样的母乳喂养才有效
每侧乳房每天至少彻底排空1次	清空乳房使乳汁生成更快
更频繁的排空乳房	乳房排空时乳汁产生迅速,乳房充盈时乳汁产生缓慢。乳汁淤积导致泌乳反馈抑制因子增加;潴留的乳汁产生压力影响细胞功能
不要长时间(>3~4小时)不排乳汁	5小时超过了大部分婴儿的喂养间隔;乳房过度充盈导致乳汁生成缓慢
改变或增加排空乳汁的方式	婴儿的有效吸吮是最好的;手工挤奶、医院级吸乳器、其他吸乳器
加大吸乳器护罩直径	尺寸稍大的吸乳护罩便于让导管扩张,增加乳汁流量
轻柔按摩乳房	机械性按压腺泡
停用激素类药物	雌激素及孕酮抑制泌乳
检查内分泌水平	内分泌系统影响泌乳
检查是否怀孕	妊娠会减少乳汁产量,并改变成分
最后的办法,使用促进泌乳的药物	药物有不良反应,包括精神系统

(二)乳汁过多(供应过多/生产过多)

有些妈妈产生的乳汁远远大于婴儿的需要量,因此婴儿会呛咳,为躲避喷乳反射时突然喷出的乳汁而放开乳头。妈妈乳房溢乳,到一定程度也会影响日常生活,导致公众场合衣服浸湿及尴尬。婴儿无法适应大流量的乳汁,也可能有吸吮-吞咽-呼吸不协调的问题,换句话说,这也可能是婴儿的问题,而不是母亲的问题。

通常,乳汁供求机制的自行调节,会让乳汁过多的问题会自行消失。乳汁过多或流速过快引起婴儿呛咳或恶心等问题,可以有以下几种解决方法:减少乳汁产量和仔细检查婴儿的吸吮-吞咽-呼吸问题。由于乳汁过多可能会掩盖婴儿的问题,因此在改变奶量之前务必先查清婴儿的哺乳能力。婴儿的吸吮协调性通常会随着时间改善:达43~44周胎龄时,婴儿应当可以克服出生后的一

些问题。此外,妈妈的乳汁供应量也会同时自行调节到和婴儿需要量一致。如果妈妈出现喷乳反射时婴儿总是呛咳,或者无法应对快速流出的乳汁,在把原因归结为乳汁过多前,应先详细评估婴儿。有胃-食管反流的婴儿可能有相同的症状(详见第二十章"患病婴儿的母乳喂养")

经过泌乳顾问和初级保健医仔细检查评估婴儿,并确认妈妈按需母乳喂养,没有使用吸乳器或其他影响母儿喂养节律的问题之后,妈妈可能会希望采取一些处理措施:

1. 数小时内都用某一侧哺乳,然后后面数小时换另一侧交替进行。这个方法是基于乳汁合成的自分泌调节机制。不要尝试每次喂两侧乳房。

2. 挤奶或吸乳,至没有胀感即停止。不要排空乳房。

3. 尝试用不同的姿势哺乳,尤其可以使婴儿高于乳房,妈妈半躺式,婴儿脸向下。有些婴儿偏好一个姿势,至少出生后早期是这样。

4. 每隔几天记录婴儿哺乳的表现。如果某个姿势哺乳效果更好,可以多加采用。检查婴儿是否有产伤。

如果在较长时间内(超过数周)乳汁的产量都大于婴儿需要量,仔细检查母儿双方的喂养模式,有无使用安慰奶嘴、按时喂养(时长及频率)、夜间分房睡、固定分开的时间、分开时挤奶、家庭健康和社会问题。同时转诊给其他专业人员,彻底评估其内分泌功能和其他健康问题。如果妈妈乳汁太多以至于引起乳腺导管阻塞或乳腺炎,那么减少乳汁就很必要。如果乳汁持续过多(>60ml/h),可以考虑将妈妈转诊给医生,用药物减少乳汁合成,见表9-6。

表 9-6　帮助减少乳汁产量的方法

方法	原理
如果没有不适,将2/3的乳汁留在乳房内	泌乳反馈抑制机制(乳汁本身的特性),能够下调乳汁合成速度
让婴儿先吸一侧乳房,不要让他吸另一侧	婴儿的胃口可以调节乳汁产量
乳房充盈时挤奶或吸乳,排出量小于2/3,留作将来使用	避免过度乳胀和疼痛。储存乳汁备以后用
最后的方法,使用抑制泌乳的药物	药物有不良反应,有些长期影响泌乳

（三）药物对乳汁产量的影响

泌乳顾问应该询问母亲有无服用任何处方和非处方药物、草药、顺势疗法药物，或其他药物。含雌激素的避孕药会快速减少乳汁的产量。如果在产后 6~8 周之内用单一孕酮类药物，有些妇女会出现乳汁减少（详见第五章"药物治疗与母乳喂养"）。有些草药在哺乳期不能用。制成胶囊的胎盘含有雌激素和孕激素，服用后会抑制乳汁合成。

母乳喂养医学会 9 号临床草案回顾了处方和非处方催奶药的作用，并给出以下建议。

在使用催奶药之前，泌乳顾问应充分评估整个哺乳过程，并最大程度应用非药物方法。如果没有乳汁不足的依据，应重新评估母亲。如果有干预的指征，应注意是否有其他影响因素：母亲焦虑和精神健康问题，母亲舒适度和放松程度，乳汁排空的频率和效率，以及潜在慢性疾病等。催奶药的使用详见第五章"药物治疗与母乳喂养"。

▶ 八、乳房按摩

乳房按摩和手工挤奶是不一样的，可以单独实施，也可配合挤奶一起。乳房按摩有多种技术手法。Morton 报道在吸乳的同时用手按摩乳房可以增加乳汁产量，并增加早产儿所需的乳汁中的热量成分。

Witt，Bolman，Kredit 和 Vanik 报道了治疗性乳房按摩可以有效缓解乳汁淤积导致的急性乳房疼痛。在有水肿的情况下，淋巴引流按摩有一定价值。按摩要轻柔，可以由妈妈自己做，也可以由有经验的医师做，并且要配合规律频繁的排空乳汁，当然最好由婴儿吸吮。

▶ 九、喷乳反射时的恶心等不适感

妈妈在母乳喂养时感到恶心并不常见，但令人烦恼，最可能的原因是喷乳反射时催产素和其他激素水平很高。有数个杂志报道了喷乳反射时焦虑紧张（dysphoric milk-ejection reflex，D-MER）。Heise 和 Wiessinger 形容 D-MER 是下奶之前的突发的情绪"低落"，持续数分钟。短暂的负性情感有个体差异，从伤感到自我厌恶不等，并似乎有生理原因。Heise 和 Wiessinger 提出泌乳启动时多巴胺突然降低，会导致一过性多巴胺绝对或相对缺乏。临床医师可以通过一些方法帮助有 D-MER 的妈妈。通常，当妈妈知道这是一个已知现象时，就会比较好接受。

▶ 十、衣服、漏奶、文胸和乳垫

母乳喂养的妈妈的衣服应便于频繁暴露乳房哺乳，但不需要特殊的服装。一件合体的文胸虽然没有治疗作用，但是会增加舒适感，尤其对于乳房过大过沉者。文胸和衣物应足够宽松，以免压迫或限制乳房及上身。如使用睡眠文胸，应非常宽松。

漏奶过多时需要使用乳垫通常是按时喂养的产物。在产后最初几周内，大多数妈妈产生的乳汁多于婴儿需要量。在产后 6 周左右，经自身调节，每日乳汁产量和婴儿需要量是一致的，同时有足够的残留乳汁量，以便满足婴儿短期突增的奶量需求。婴儿的行为暗示及其他和母乳喂养相关的行为会诱发喷乳反射。

如果穿着可吸收乳垫或隔乳垫，应确保舒适、无刺激性、可替换，无残留物不会被婴儿误食。在喷乳反射时，直接压迫乳房数秒钟，比如双臂交叉，通常足以暂时阻止漏奶。全天候按需喂养可以预防漏奶。

▶ 十一、婴儿相关问题

（一）安慰奶嘴

由于安慰奶嘴可干扰母乳喂养，WHO 和美国儿童基金会强烈反对其使用。在出生后 4 周内频繁使用安慰奶嘴，会明显缩短母乳喂养持续的时间。妈妈们认为安慰奶嘴可以安抚婴儿，使婴儿保持安静，缓解疼痛，以及帮助断奶。有些母亲使用安慰奶嘴是为了推后母乳喂养或延长间隔。Kramer 和同事开展的随机对照研究表明，"使用安慰奶嘴是母乳喂养困难或不愿意喂养的表现，而不是早期断奶的真正原因"。Howard 等的研究表明，4 周时使用安慰奶嘴的婴儿纯母乳喂养率更低［早期使用安慰奶嘴组；比值比为 1.5 ；95% 置信区间（confidence interval，CI）：1.0-2.0］。由于乳汁产量和频繁有效的喂养相关，如使用安慰奶嘴，婴儿总的哺乳时间减少，会使纯母乳喂养时间变短、量变少。

非治疗目的下常规使用安慰奶嘴会影响面容发育，牙齿和正畸问题，意外事件和伤害，如致命性窒息，增加鹅口疮及其他感染。尽管有上述危害，仍然有很大比例的母亲选择使用安慰奶嘴。建议使用安慰奶嘴者通常为女性亲属和健康保健

专家,这可能是以往配方奶喂养引起的人为现象。

由于病例对照研究表明,最后一夜未使用安慰奶嘴的婴儿发生 SIDS 的风险升高,因此曾经建议使用安慰奶嘴降低 SIDS 风险。但安慰奶嘴使用或不适用,对 SIDS 风险的降低或升高,机制不明。建议广泛使用安慰奶嘴的研究,其研究质量受到了其他学者的质疑。实际上婴儿入睡后 5~30 分钟,安慰奶嘴通常会掉出,因此有学者推测,真实的保护性机制有可能是其他因素,如负责看护者为了拿掉安慰奶嘴而频繁照看婴儿。

吸吮可影响脑呼吸中枢,因此对诱发和维持呼吸有作用。Pollard 通过红外线照相机研究了 1~5 月龄婴儿夜间的非营养性吸吮。和母亲同睡的婴儿会吸吮妈妈乳房、手指、自己的手指或安慰奶嘴。如果婴儿独睡,则吸吮自己的手指或安慰奶嘴。常规使用安慰奶嘴的婴儿很少吸吮自己的手指。吸吮手指有状态调节的作用,而安慰奶嘴可能抑制此作用。

美国儿科学会(AAP)的"母乳喂养和人类乳汁的使用"政策建议,只有在牢固建立母乳喂养后才能开始使用安慰奶嘴。Cochrane 综述表明,4 月龄内安慰奶嘴是否会缩短母乳喂养的持续时间尚不明确,短期内母亲是否会有母乳喂养的问题,对婴儿的健康是否有远期影响,都缺乏证据。对大多数纯母乳喂养的母婴双方来说,安慰奶嘴并不能促进长期的纯母乳喂养。母乳喂养医学会不建议健康足月婴儿在出生后几周内早期常规使用安慰奶嘴。

鉴于缺乏有益证据及对母乳喂养潜在的危害,若非必要,母乳喂养的母亲应尽量避免用安慰奶嘴。2018 年,爱婴医院倡议的补充指南持相同意见。

(二)大便类型

母乳喂养新生儿的大便会经历几次变化,并可用以评估奶摄入量。出生后最初 2 天内为黑色柏油便(胎便)。随着乳汁摄入,大便颜色逐渐变浅,由深色变为绿色再至黄色,并且变软、水分增加(表 9-7)。大便中可以有小乳凝块,也可呈糊状,随着时间变硬。大便颜色由黄绿色变为芥末黄,气味发甜、或有发酵味、或有轻微乳酪味。出生后 2 周,母乳喂养的婴儿的大便菌群和配方奶喂养的婴儿有很大差异。配方奶喂养者大便菌群和成人较相似,主要为大肠埃希菌和肠球菌,而母乳喂养者主要菌群为乳酸杆菌和双歧杆菌。

表 9-7　纯母乳喂养婴儿的大便类型

时间	每日次数	外观/颜色	量
0~2 天	2~4	胎便(黑色、浓稠柏油便)	很少至很多
3~4天[*]	2~5	由黑变绿变黄,变松散	量增加
4~7 天	2~6[+]	黄色,有奶瓣,稀便或松散便	至出生后 6 天量增大(4~8 次/天)
1~6 周	3~8[+]	黄色,有奶瓣,稀便或松散便	量大
6 周至 6 个月	3~5[+];有可能中断数天	黄,软,随着乳汁成分的改变可能会变稠	量大,可能排便频率会减少
6 个月以上		松散,添加辅食后颜色和气味会改变	

注:[*] 出生后 4 天及以后如每天排便少于 4 次,应详细查找原因

最初几周的人乳汁中乳清蛋白-酪蛋白的比值为 90:10(90% 的乳清蛋白,10% 的酪蛋白)。乳清蛋白构成了乳汁中的液体成分,富含免疫因子,而钙和矿物质含量低。这样的成分比例适合新生儿,因其对于免疫保护的需求大于促进骨生长的矿物质的需求。出生后 6 周,大便变得更硬,排便频率稍减少,这表明乳清蛋白-酪蛋白的比例发生了变化,约为 80:20。这一比例的升高使大便变稠,更成形(像牙膏或软花生酱),而排便次数减少。在半岁时,这一比值升至 60:40,甚至 50:50,这和婴儿骨骼肌肉和运动的发育及自身免疫力的发育相匹配。Shargo 等研究了出生后 2 周内纯母乳喂养婴儿的大便,发现出生后 5 天内平均每天排便 4 次(范围在 0.8~7.2),出生后第 4 天(范围在第 3~15 天)第一次出现黄色大便。频繁的喂养促使大便变黄,喂的次数越多,大便越早变黄,婴儿体重增长越快。Nommsen-Rivers 等报道尿布的使用量和母乳喂养量相关,但是其相关性不足以用作筛查手段。出生后第 4 天大便少于 4 次伴随泌乳延迟可以作为筛查的手段。

如果不是纯母乳喂养(如已经开始添加辅食,或饮用配方奶),大便颜色更深,奶瓣更大更硬,且气味更浓。配方奶喂养的婴儿排便次数更少,而每次排便量大,气味更难闻。随着固体食物成分的增加,大便气味、颜色和硬度会随食物的改变而

改变。有时在大便内能看到未消化的食物。

在最初的 4~6 周内，新生儿每天会排很多次稀便。如果持续 24 小时未排便，应该找保健医生查看，并通过其他方式评估能量摄入是否充足。乳汁摄入量不足是不排便最常见的原因，因此，多关注母乳喂养是否充足，增加乳汁摄入量可快速增加婴儿排泄量。大于 6 周的健康有活力的纯母乳喂养的婴儿有可能 1 周只排很少几次便。只要大便量多且软，婴儿有活力且满足，不管什么类型的大便都是可以的。单纯大便类型并不是婴儿是否健康的最佳指标，必须考虑到婴儿的整体生长情况和行为表现。如果大便类型持续异常，泌乳顾问应寻求与初级保健医生合作，查找有无疾病等因素。某些大便异常可能提示先天性巨结肠、囊性纤维化、婴儿肉毒中毒、牛奶过敏，以及其他肠道疾病（详见第二十章"患病婴儿的母乳喂养"）。

（三）高胆红素血症

护士和泌乳顾问是参与处理婴儿保健的一部分，也包括监测胆红素水平。AAP 指南指出，不管有无黄疸的症状和其他表现，每个婴儿出生后 24 小时都应检测胆红素水平（详见第十二章"黄疸与母乳喂养婴儿"）。母乳喂养医学会第 22 号临床草案特别强调了危险因素及预防和缓解母乳喂养婴儿黄疸的循证医学措施。出生后即刻开始不间断的皮肤接触，以及日夜频繁哺乳配合最大程度的皮肤接触，可以降低黄疸、低血糖、乳胀及其他母乳喂养相关问题的风险。黄疸的发生机制、评估和治疗详见第十二章"黄疸与母乳喂养婴儿"。

（四）哭闹和肠绞痛

母乳喂养的婴儿如果按需喂养，且每天 24 小时有很长时间抱在怀里，则很少哭闹。婴儿哭泣是为了传递某个需求的信号，如食物、安慰、温暖、妈妈陪伴、疼痛、疾病和害怕。哭闹产生应激，升高血压和增加脑出血的风险，并释放化学物质改变甚至损伤脑组织。"让婴儿哭出来"，把婴儿弄哭以"给他一个教训"，故意忽视婴儿的哭泣，都是不正确的。及时回应哭泣可以缓解婴儿的焦虑、促进愉悦的亲子关系、提高新手家长的信心。如果家长和看护人能够快速回应婴儿发出的信号，则能建立起长期、安全、信任的关系，家长也能熟练掌握婴儿行为暗示的含义。

在做出肠绞痛的诊断之前，应排除所有其他引起哭泣的原因，尤其是饥饿、疾病和创伤、其他饮食原因如配方奶、缺少怀抱和抚触等。饥饿引起的哭泣出现较晚。对于婴儿饥饿的信号，妈妈应总是立即做出反应，这能消除大部分饥饿引起的哭泣。如果对于正常（频繁甚至连续）喂养和睡眠模式缺乏知识，很多妈妈甚至专家会将婴儿的哭闹误认为"肠绞痛"，而事实上婴儿只是饿了或者需要多抱抱。

新生儿出生时的胃容量约为 20ml，比想象的要小得多。从生物学角度来说，每小时哺乳，每次 30ml 的频繁喂养是正常的。希望每次吃很多而拉长喂养间隔多对婴儿来说可能是有压力或者难以承受。想要严格按时喂养（白天或晚上）是不可取的，会引起严重的喂养不足、脱水、影响生长。哺乳是安抚婴儿哭泣的首选办法，因为哺乳可以满足婴儿对母亲、食物、安抚、温暖、天然内啡肽和免疫保护的需求。

查找婴儿持续哭泣和肠绞痛的原因（与家庭保健医生合作），首先应仔细记录近几天婴儿和母亲进食的内容。抽烟，包括孕期抽烟，可能是引起肠绞痛的一个因素，也会引起其他严重不良后果。

在排除了饥饿和疾病后，泌乳顾问应帮助母亲鉴别并排除牛奶或其他物质过敏的可能性。母乳喂养医学会 24 号临床草案中提到，母乳喂养婴儿持续性肠绞痛建议除外过敏性直肠结肠炎。

对于半岁以下的母乳婴儿，可以采取以下步骤：

1. 使婴儿的饮食单一化，除了直接母乳喂养，不摄入其他食物，持续 2~3 周，避免所有奶瓶（即使是盛放母乳的瓶子）、奶嘴和安慰奶嘴、维生素和补充剂。如果婴儿已经开始添加补充剂或是辅食，则这些食物很可能是过敏原。在这期间时刻要保证按需哺乳。

2. 同时，让妈妈详细记录她和婴儿的饮食、药物、补充剂、母乳喂养模式和婴儿的表现，以及影响家庭的特殊事件，持续记录数周。

3. 仔细查看以上日记内容，寻找可能原因，包括妈妈喜欢的食物、不吃或不喜欢的食物、常见过敏原的摄入量（尤其是牛奶和奶制品）、妈妈过敏的症状。

4. 如果找不到原因，咨询过敏专家、小儿消化科专家或其他专家，进一步评估。

如果婴儿确实是对牛奶蛋白或牛奶中的其他成分过敏，则清除体内的过敏原需要数天至数周。

纯母乳喂养的婴儿对食物不耐受也是潜在过敏性疾病的表现,通常是遗传和环境共同作用的结果。如果妈妈避免致敏原可以缓解婴儿的症状,则继续观察。单一的致敏原通常只是"冰山一角",很可能还会发现其他致敏原。在建议乳母改变饮食或家庭环境之前,应咨询过敏症专科医师或类似专家。同时,妈妈还应每小时1次详细记录其进食和婴儿的反应。在2~3周后,会找到对诊断有用的线索。在消除了引起婴儿不适的诱因的同时,妈妈自身的健康也会改善。

肠绞痛、反流、持续哭闹(如前文所述,增加身体接触、排除了饥饿和过敏之后)有很多种治疗手段,包括:

1. 增加背或抱婴儿的时间。
2. 让婴儿趴在父母手臂上。
3. 给予口服益生元。
4. 按摩脊柱(脊柱推拿治疗)。

婴儿整天哭闹会消耗妈妈的精力,摧毁其信心,缩短哺乳时间。遇到肠绞痛的母乳婴儿,泌乳顾问应和妈妈密切接触,查找可能的原因,如果没有其他原因,就在这段困难时期给予情感支持。鼓励妈妈给予更多皮肤接触、哺乳和乳汁,这对婴儿都是抚慰。即使抚慰不成功,对婴儿也是有用的,因为对婴儿疼痛不闻不问的结果更不好。断母乳改喝配方奶肯定会使婴儿的情况更糟。

(五)反流(吐奶)

母乳喂养能不能减少新生儿吐奶?大部分早期新生儿吐奶是良性的,与食物过敏、结构或功能性肠梗阻无关。有一项研究表明母乳喂养和配方奶喂养的婴儿在吐奶方面没有差异,但是只研究了出生后2天内的婴儿。通常,吐奶和体位(重力作用)及过度喂养有关,吐奶导致的更多的是换洗的麻烦,而非医疗/健康问题。

▶ 十二、多胞胎婴儿

由于越来越多的妈妈在30岁以后才生育,以及辅助生殖技术的发展,多胞胎的数量大幅增长。泌乳顾问也会接触到这些家庭,这些妈妈选择母乳喂养的比例和单胎妈妈没有差别。

应告知他们母乳喂养两个或以上婴儿是可行的,甚至有妈妈成功母乳喂养联体双胎的报道。有很多双胞胎、三胞胎、四胞胎母乳喂养至1岁甚至更久。研究和病例报道表明,大多数多胞胎的妈妈可以产生满足2~5个婴儿所需的母乳。

母乳喂养对于多胞胎来说尤为重要。由于这些婴儿常为早产或有并发症,母乳喂养不但可以提供最佳营养和免疫保护,还可以保证母亲和每个婴儿频繁接触。虽然对很多新手妈妈来说哺乳的工作量巨大,但是给多胞胎哺乳时妈妈可以有很多坐着或躺着的休息时间。

图9-4显示了同时给两个婴儿哺乳的舒适姿势。应注意在妈妈身后和手臂下方放枕头支撑,以帮助托住婴儿,可以使用床上的枕头,也可以使用专门设计给双胎的特殊"哺乳枕"。

(一)足月双胎或三胎

足月或晚期早产(近足月)多胞胎的需求和足月单胎一样,但是妈妈的角色却更复杂,因为要满足多个新生儿的需求。此外,多胞胎的妈妈更容易有孕期和分娩的并发症,因此身体恢复需要更长的时间。在出生后2天内妈妈可以用手挤奶,尤其是太虚弱而无法吸乳者。这之后可以吸乳和按摩/手挤相结合,较单纯吸乳产奶更多。

分娩多胎的妈妈在喂养初期会需要帮助和支持,她们在初次尝试喂多个婴儿时会感到不知所措。有的妈妈听说同时喂两个婴儿可节约时间,就急于尝试。但应注意在开始母乳喂养之时先分别评估每一名婴儿,因为即使是足月婴儿也很可能会出现喂养问题。晚期早产(近足月)的多胞胎即使一般情况很平稳,可以待在母亲身边,也更应分别进行动态评估,因为这些新生儿更易出现喂养困难、低血糖和高胆红素血症。

(二)早产或患病多胞胎

如果多胞胎为早产或者有合并症,直接母乳喂养可能会推迟数天至数周。泌乳顾问应建议妈妈在出生后2小时内开始挤奶。如果妈妈也有并发症,可能需要帮助其挤奶。

妈妈给予的皮肤接触(袋鼠式护理)越多,对母婴越好。现有的研究表明,对于脆弱的婴儿,即刻、持续近24小时的皮肤接触很重要。使用医院级吸乳器双侧同时吸乳并联合按摩乳房,可以最有效地获取最大量的乳汁和维持哺乳(详见第十三章"吸乳器与其他辅助技术")。给多胞胎孕妈的指导包括帮助她找到附近的吸乳器租赁点。应多鼓励她:"你的乳汁是给婴儿最好的礼物""即使只有2ml的乳汁,对你的婴儿来说也是宝贵的""每滴乳汁含3百万抗体"。

对于早产或有合并症的婴儿,经过一段时间吸乳,如开始直接母乳喂养,泌乳顾问应帮助妈妈

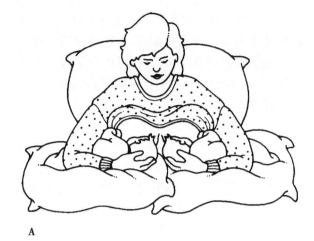

A

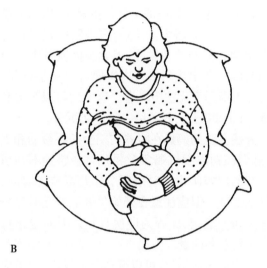

B

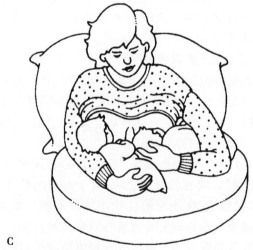

C

图 9-4 双胎哺乳的姿势
A. 双手抓式;B. 双手摇篮式;C. 摇篮 - 手抓式

建立个体化的、循证的计划,使每个婴儿顺利过渡到直接母乳。例如,Auer 和 Gromada 曾报道一位四胞胎妈妈先用奶瓶喂养过渡,至母乳产量增加后再直接喂养。在过渡到直接喂养的过程

中,还要观察每个婴儿的表现,确定他们已经准备好了。此外,过渡需要时间,期间妈妈可能会受挫。母婴常规皮肤接触有助于过渡期"正常化",在皮肤接触过程中常常由于婴儿主动含接实现成功过渡。

(三) 总结

照顾多胎新生儿和照顾单胎或两个不同年龄的婴儿不同,妈妈需要换一种照顾方式。鼓励妈妈给每个婴儿做 24 小时的日常活动简表,尤其是饮食相关内容,一直到成功建立哺乳,以及每个婴儿体重增长满意,即提示多胞胎可以成功的母乳喂养。此简表应记录每个婴儿的哺乳次数、吸乳及补充喂养的情况、湿尿布和大便数量。每个婴儿分开记录有助于保证所有婴儿都摄入足够的营养。手机应用程序有助于记录喂养表格。

不管母婴是否已做好多胞胎同时喂养的准备,在出生后即刻应向多胞胎妈妈详细描述单个婴儿哺乳和多个婴儿同时哺乳的各种姿势,可以帮助妈妈认识到她可以有很多哺乳选择。同时哺乳可以节约时间,许多妈妈可以在产后数周内同时喂两个婴儿;但是许多妈妈和多胞胎需要更多时间来学习同时哺乳。有些妈妈需要其他人先托住婴儿的头帮助每个婴儿含接,直到她和婴儿们可以舒适地同时哺乳。有些妈妈倾向于分别哺乳,这可以让妈妈享受和每个婴儿独处的时间。最常见的可能是同时哺乳和独立哺乳相结合的模式。

除同时哺乳外,许多妈妈还会有喂养顺序和何时轮换乳房及婴儿的困惑。如果婴儿是按需喂养的,基本上任何喂养顺序都可以。大部分妈妈每次哺乳一侧乳房,每次轮换乳房,或每隔 24 小时轮换,这样更容易记住。奇数多胞胎的妈妈,如三胎,轮换婴儿和乳房需要比每隔 24 小时更频繁。有些双胞胎妈妈给每个婴儿固定一侧乳房,但是除非婴儿有偏向性,否则轮换乳房和婴儿更好。如果妈妈母乳产量过多、泌乳反射过于活跃,婴儿摄入乳糖过量,或者有频繁吐奶或胃食管反流(gastroesophageal reflux disorder,GERD),则可以固定乳房哺乳,有助于婴儿调节其固定乳房的产量。

妈妈在和每个婴儿建立亲密关系时,保健人员应注意到每个婴儿的不同。人类每次只能和一个人建立亲密关系,且过程很复杂。多胞胎时

这种关系更易被干扰,分娩前才发现是双胎或三胎,或者其中一个婴儿病情重于其他婴儿时尤其如此。保健人员应帮助父母将每个婴儿作为独立个体来照顾,而不是作为一个整体。婴儿在住院时及出院后加强与其的亲密行为(如皮肤接触)很重要,尤其是出生后有合并症或疾病而不能与父母接触的多胞胎。医护人员在帮助妈妈哺乳的同时应指出每一名婴儿的特点,以便于了解她的孩子。

因为需要同时喂养、照顾和关爱多个婴儿,生完多胞胎正在恢复期的妈妈非常需要家务帮手。多个人帮忙做家务可以让妈妈腾出更多时间和精力照顾和喂养婴儿。由于照顾婴儿比打扫卫生和做饭更有趣,因此妈妈(和爸爸)应和帮手沟通好,其任务是家务活,而妈妈负责喂养和照顾婴儿。如果家里有年长的孩子,妈妈会为缺少时间和他(他们)相处而伤心。有人帮忙照看多胞胎能让她和大孩子有"独处时间"。假日团聚时,多胞胎妈妈除了出席、微笑和打包饭菜回家以外,干不了多余的事情。

缺乏身心支持、孤单感、睡眠剥夺和其他照顾多胞胎的压力,这些是妈妈产后抑郁和焦虑的高危因素。这些问题会对哺乳和建立亲密关系有负面作用,医务人员应了解这些风险,并对多胞胎妈妈进行评估。

母乳喂养的多胞胎夜间和睡眠周期更复杂。每个多胞胎都有不同的需求、问题和解决方法。促进有效母乳喂养和母体恢复的措施有:

1. 帮助妈妈建立近期和远期的母乳喂养目标,让她知道母乳喂养是一项责任,助其度过频繁哺乳/吸乳的崩溃的最初几周或几个月。

2. 与其他成功喂养多胞胎的妈妈交流。给妈妈演示用枕头同时喂养两个婴儿的姿势和方法。无论是用家用枕还是特殊哺乳枕,要保证每个婴儿的臀部明显低于头部(这对容易吐奶或GERD高危的早产或晚期早产双胎尤为重要)。图9-4C中妈妈所用的是哺乳多胞胎的专用枕头,这个枕头更长更宽,和单个婴儿的哺乳枕相比有更深的"支撑"。

3. 在忙乱的最初几周和几个月,总结母乳喂养及维持乳汁产量的要点,以及母乳喂养对妈妈和多胞胎的好处。

4. 必要时帮助妈妈建立母乳喂养时轮换婴儿和乳房的计划。可能会有很多人给她提建议,

应鼓励她找到最适合她的建议。如果婴儿们大便正常、体重增长理想、也很高兴,则说明一切顺利。

5. 建议妈妈建立一个"哺乳站",放置营养液和食物、乳垫、婴儿纸巾、儿童书籍(如果有大孩子)、手机和电视遥控器。

6. 至少在几个月内,强调家务帮手的必要性。

7. 如希望助手帮助自己哺乳,妈妈应给予其建议。

8. 对于想帮助自己家"干点活"的人,建议让他们帮忙送饭、打扫屋子、跑腿和送食物等。由于照顾多胞胎,妈妈很少有时间准备食物,而其哺乳多胞胎所需热量明显大于单胎的妈妈。建议摄入有营养又方便的自制食品。

(四)部分母乳喂养和人乳喂养

因为多胞胎母亲易出现合并症和其他因素,影响早期母乳喂养和产乳,因而更容易选用配方奶,虽然配方奶比纯母乳喂养麻烦。补充喂养的形式可以是偶尔一次补足母乳,也可以是每天,也可以替代一顿或多顿母乳。

妈妈每天要面对大量的照顾婴儿的工作,并缺乏解决问题的时间,泌乳顾问应意识到这些,在泌乳顾问的帮助下,大部分妈妈能够减少补充喂养量,增加直接母乳喂养。有些妈妈会每天或每周使用补充喂养,以便有人帮助喂奶或为了连续睡几小时。许多妈妈倾向于挤出自己的奶然后再喂。应注意如果24小时内喂奶和挤奶的次数小于8~10次,则乳汁产量有可能减少。

由于医用级电动吸乳器的普及,吸乳替代直接喂养也越来越常见。多胞胎的妈妈觉得吸乳器很管用,因为直接喂养3个以上婴儿让人望而生畏。使用吸乳器,妈妈可以持续几个月维持泌乳和喂母乳,而不使用任何补充喂养。吸乳也可以保留未来改成直接母乳喂养的可能性。多胞胎可能会分别断奶,既可能断奶时间大致相近,也可能某个婴儿断奶早于其他婴儿。

▶ 十三、睡眠、婴儿猝死综合征和同床

纵观历史和全世界,婴儿都和妈妈睡一起,尤其是纯母乳喂养的最初几个月。人类学研究证实母婴同床代表了最符合人类生物学的睡眠模式,古老而普遍,没有母婴同床很难实现母乳喂养。在西方国家,至少75%的母乳喂养妈妈

在夜间和婴儿同睡。根据人类学家的研究,对于高智商哺乳动物,正常的生活环境即是和母亲同处。同床可以让母乳喂养次数更多,时间更长,吸吮更频繁,母体接触和应答更多,妈妈的回应更快更频繁。同床和纯母乳喂养可以让妈妈获得更多睡眠。几乎所有新手妈妈的睡眠都是碎片化的,大部分产妇每天都会小睡多次。婴儿一般要到半岁以后睡眠才有昼夜节律和连续长时间睡眠。很不幸,大部分关于婴儿睡眠的研究,婴儿都没有和妈妈同睡,而是非自然的独立睡眠。近期的研究证实,能接触到妈妈的身体和情感对婴儿的睡眠来说应是常态,也很重要。

虽然母婴同床在历史、生物学和文化方面有传统,但父母仍会纠结于同床会压着或闷着婴儿,或引起 SIDS 导致婴儿死亡。关于"婴儿应该睡在哪里"富有争议。文献研究中关于同床(bedsharing)和同睡(co-sleeping)的定义不明确。什么是安全的一起睡眠的方式很重要,因为大部分纯母乳喂养的妈妈和婴儿完全或部分同床睡眠。睡眠地点通常不是固定的,因为对于夜间睡眠和白天小憩,母乳喂养的妈妈会选择不同方式。

大部分有关 SIDS 和婴儿死亡的文献都把 SIDS 和窒息("闷死")混为一谈,而没有考虑到其实负责任的妈妈即使在睡眠时对婴儿也有极高的警觉性。在睡眠实验室做的红外线研究表明,母乳喂养的妈妈有一定水平的觉醒,能够很好地监护婴儿,但是自己不会记得。

"安全睡眠 7 原则"列出了重要的 7 个因素:如果所有条件都满足,即使睡在母亲旁边,婴儿 SIDS 的风险也并不会高于独睡,而且窒息的风险几乎可"忽略不计"。安全睡眠 7 个原则(图 9-5)包括:

1. 不抽烟。
2. 清醒(不饮酒,未使用镇静药)。
3. 母乳喂养的母亲(婴儿为了安慰和食物而寻找乳房)。
4. 健康的婴儿。
5. 仰卧位(脸朝上)。
6. 衣着少(没有襁褓及过多衣着)。
7. 安全的寝具(专栏9-1)。

同床最主要的担心是窒息和翻身引起的死亡。

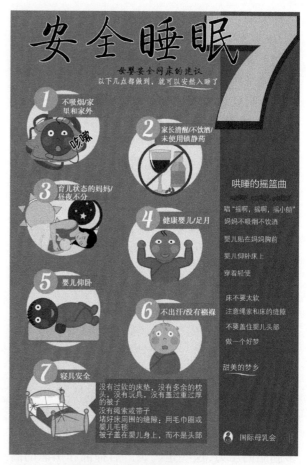

图 9-5　安全睡眠 7 个原则信息图
(由 La Leche League International 提供)

专栏 9-1　安全寝具可以避免以下危险因素

避免以下可能导致窒息的危险因素:

- 沙发和躺椅。
- 柔软或蓬松的寝具表面会妨碍婴儿自由抬起头部。
- 床垫和头板、侧栏或墙之间有空隙,可卡住婴儿。
- 同床的同伴动作太大或睡得过深。
- 其他儿童。
- 可能有干扰的宠物。

清理床铺上的以下物品:

- 不用的枕头。
- 塞满的玩具。
- 太厚的被子或靠垫。
- 任何有可能缠绕或悬挂的东西(如绳索、带子、线、围巾、橡皮筋)。

检查床铺是否有潜在的危险:

- 离地距离。
- 地面情况。
- 有尖锐、不平或突出的表面。

(由 LaLeche League International 提供)

(一)窒息(翻身的担心)

窒息或其他不明原因的婴儿猝死(sudden

unexplained infant death，SUID 或 SUDI）有可能被贴上 "SIDS" 的标签，即使可能存在其他原因、危险因素或诱因。假设婴儿在婴儿床中死亡，婴儿床通常不能作为死亡的原因，除非有明确的因果关系。然而，如果婴儿在成人的床上死亡，家长及床通常会被指责为婴儿的死因。婴儿 "受压"（窒息）死亡的大多数原因有，同睡的成人醉酒或吸毒，除了婴儿的父母外床上有其他人，或寝具不安全，如睡椅和沙发。不安全的寝具会使婴儿陷入危险的位置。躺椅、某些婴儿床、斜躺的椅子及其他不结实、不平坦、不干净的寝具表面都是危险的，尤其是脱离家长的视线和感知的情况下。挤压（entrapment）死亡通常是因为婴儿夹在两个物体中间或物体间有限的空间内造成的。

母乳喂养的母婴睡眠模式和配方奶喂养及其他人不同。母乳喂养的妈妈本能的采取保护性姿势，婴儿面向妈妈、侧卧、头部在乳房水平（"拥抱曲线"，图 9-6）。妈妈的手臂放在婴儿头部上方，防止婴儿爬到枕头上，腿部曲屈防止婴儿滑到床尾。

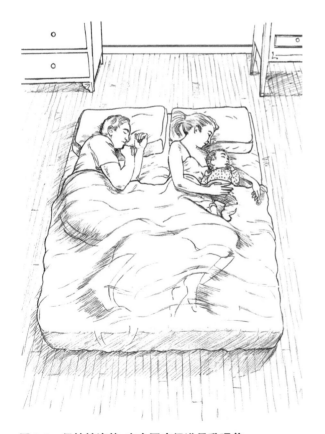

图 9-6 保护性姿势：安全同床促进母乳喂养
（许可转载于 Platypus Media，LLC.Illustration from McKenna JJ.Sleeping With Your Baby：A Parent's Guide to Cosleeping.Washington，DC：2007）

同床的时候，妈妈和婴儿的同步觉醒更多，妈妈的触摸和查看更多，母乳喂养更多，妈妈的反应更快更频繁。有些指南建议妈妈在哺乳时保持清醒，并在睡眠时将婴儿送回婴儿床，但是哺乳时的激素会使母婴放松和困倦，这是哺乳的一大优点。尝试非同床母乳喂养 6 周后，大部分妈妈用以下方法处理夜奶：①补充配方奶，这会减少妈妈的睡眠；②尝试睡眠训练，如在黑暗的房间喂水；③睡在婴儿旁边。前两种方案破坏了 6 个月纯母乳喂养，且有其他明显的不良影响。安全同床能强化母乳喂养并延长纯母乳喂养的时间。睡眠训练计划和强迫婴儿 "哭出来" 而 "教他睡得更长" 对婴儿危害极大，并伤害母婴关系。

母乳喂养医学会 6 号草案明确指出：目前没有足够的证据支持为降低 SIDS 和窒息的风险而常规反对 "母婴同床"。美国儿科学会 2016 年的政策提出 "如果父母睡着了，婴儿和大人一起睡在床上比在沙发或扶椅上更安全"。如果妈妈没有和婴儿同床，婴儿应仰卧在安全的地方（如婴儿床），并在家长的视线和感知范围内。贫穷和歧视等社会文化问题往往被忽视或弱化。Bartick 和 Tomori 观察到 "结构性干预、母乳喂养、产前保健和戒烟能够降低风险，而强调同床转移了对这些问题的关注"。

（二）婴儿猝死综合征

婴儿猝死综合征（SIDS）是排除性诊断，指尸检或检查已除外其他原因引起的死亡。1991 年的研究表明，SIDS 的主要危险因素有妈妈吸烟（尤其是孕期吸烟）、俯卧位、婴儿无人照看（在看护人的视线和听力范围以外）和配方奶喂养。SIDS 的三联危险理论假设只有 3 条危险因素均满足时才会发生 SIDS：①婴儿比较脆弱；②处于自稳调节的发育关键期；③一种或多种外源性应激原。进一步研究发现，几乎所有的流行病学研究都证实妈妈吸烟是一个主要的危险因素，与 50%~80% 的 SIDS 相关死亡有关。家中有吸烟者、每天暴露于二手烟、整夜和吸烟者同床都增加了婴儿猝死的风险，即使吸烟的妈妈进行母乳喂养或在室外抽烟，也增加风险。俯卧位一直是 SIDS 的危险因素。早期的研究表明配方奶喂养使 SIDS 的风险加倍。一项更高质量的 Meta 分析显示，配方奶喂养至少使 SIDS 风险增加 56%，其原因很可能为家长觉醒差、婴儿更易感染等。根据其定义，SIDS 死亡原因不包括窒息、压迫覆盖、陷落挤压和闷死。美国儿科学会现将母乳喂养列为降低 SID 风险的第三大措施。

　　泌乳顾问应明智地假设，母乳喂养妈妈可能在夜间或小憩时至少有部分时间会和婴儿同床，并充分讨论安全注意事项。国际母乳会的《酣睡》（*Sweet Sleep*）一书为母乳喂养的家庭提供了有深度、有参考价值的信息。父母需要对于不安全同床睡眠、婴儿床和其他增加婴儿危险的操作的相应危险性的事实性循证信息，见表 9-8。

表 9-8　母乳喂养和同床的安全注意事项	
以下情况可以安全同床	以下情况不可以同床
同床人员：	
母乳喂养妈妈	非母乳喂养妈妈 / 父母
父母有意识决定的同床	偶尔同床
不吸烟（从不）	吸烟，即使在外面吸
清醒，不吸毒	酗酒 / 吸毒
婴儿父母	非父母，兄弟姐妹
无宠物	有动物
婴儿的体位：	
婴儿仰卧位	婴儿俯卧或侧卧位
婴儿没有包裹，能自主扭动和活动四肢	婴儿有包被或襁褓包裹
床 / 寝具：	
床垫固定、平坦、干净	躺椅或沙发，扶手椅，松软下陷的床垫，水床
没有洞、空隙或者能夹住婴儿的地方	有洞、空隙或者能夹住婴儿的地方
婴儿身下的床单紧紧固定	婴儿身下的床单或毯子很松
婴儿脸部周围没有枕头或毯子	婴儿周围有枕头或毯子
没有厚被子	婴儿被子盖得过厚
室温适宜，不过热	室温过热

▶ 十四、临床意义

　　大多数新手妈妈未能从保健者、家庭和雇佣人员处得到她们需要的帮助和支持，以达成她们的母乳喂养目标。即使新手妈妈有丰富的母乳喂养知识及社会和医学支持，有经验的母乳喂养顾问在产后早期访视依然会让大部分人受益。由擅长母乳喂养的保健专家尽早进行严密随访，应

在产后即刻开始，至出院后 48 小时，或至出生后 3~5 天，并在数天后再次随访。在产后 72~96 小时进行面对面评估尤为重要。产后随访应包括评估和强化预期的标志性事件，并筛查是否存在母乳喂养的问题。根据成人教育原理，这是一个很好的"教育机会"，对帮助他们解决现实难题的资讯，家长会欣然接受。

　　优先对父母进行以下教育：

　　1. 与婴儿保持近距离，最大程度皮肤接触，随时按需喂养。

　　2. 确保婴儿真的吃到了奶，倾听有无吞咽声。让婴儿先吸完一侧乳房再给另一侧，保证喂养过程中吃到脂肪含量高的后奶。注意婴儿吃饱的表现。

　　3. 不要限制哺乳的频率和时间。不要给其他液体或食物，以及安慰奶嘴等。

　　4. 给妈妈提供咨询电话，尤其当妈妈认为婴儿喂养有问题或有乳头、乳房疼痛时。

　　5. 改进妈妈母乳喂养的技巧，给予鼓励，如"你给婴儿提供了很好的乳汁""你对婴儿的亲密接触和频繁喂养的需求回应的很及时""你抱着婴儿皮肤接触的时候看起来很舒适平和"。

▶ 十五、小结

　　产后期是由妊娠至生活中多一个孩子的过渡阶段。理解母乳喂养的正常模式有助于提供哺乳指导的人员（同伴咨询师、母亲支持团体、泌乳顾问）发现问题，回答母亲和其他人员的问题。即使产后一切都很顺利，母亲也可以从同伴、支持团体及泌乳顾问专家处获取更多的帮助。

▶ 十六、关键知识点

　　1. 母乳喂养的母儿是一个精神生物学的有机整体。先前的"母婴接触有益"的概念已经由"分离有害"的概念所替代。

　　2. 母乳喂养是健康的过程，有相互作用——相信母乳喂养能成功。

　　3. 喂养次数和持续时间因人而异。一天 8~12 次以上的有效喂养，出生 4 天以后每天有足量松散黄色大便，妈妈的乳房无不适，都是婴儿摄入充足的表现。

　　4. 母乳喂养的婴儿在最初几周几乎需要每小时喂一次，每次摄入量很少。应告知父母这样的模式是正常的，也是预期的行为。

5. 充足持续的泌乳依赖于频繁彻底的排空乳房,可通过婴儿吸吮或其他方式。出生后6周左右,产乳量逐渐调整到和婴儿的需求匹配。约有1/3的乳汁留存在乳房内,超过婴儿的每天需要量。

6. 期待婴儿能独睡,或饱餐一顿后能睡很长时间,从生理角度来说不现实、不合适、适得其反。

7. 水肿和乳汁淤积是两种不同的现象,可以同时出现。最好的预防措施是出生后第1小时内哺乳,之后辅以频繁有效的母乳喂养或乳汁排空。

8. 乳汁"过多"或"过少",通常提示婴儿存在吸吮问题。在采取措施减少乳汁产量之前,应排除婴儿的问题。

9. 如果婴儿不能含接和舒服的吸吮,应持续和婴儿保持皮肤接触,帮助妈妈挤奶。坚持随访,直至婴儿能正常哺乳。

10. 早发型乳头疼痛通常是"机械性"疼痛,与婴儿不正确含接或吸吮、乳头牵拉和压迫及器械刺激有关。舒适的母乳喂养后突发乳头疼痛通常提示细菌、真菌或其他微生物感染。

11. 大部分局部制剂并不能预防乳头疼痛,也不能促进愈合。挤奶或吸乳时轻柔的按摩可以增加乳汁流量。

12. 安慰奶嘴干扰母乳喂养,应避免使用,除非短期内作治疗用途。

13. 出生后第1周内,婴儿大便颜色由黑色柏油便变成绿色,再变成量多的黄色软便。在出生后第1个月内,每天都有大便。其后,随着乳汁成分的改变,大便变稠,并次数变少。

14. 出生后即刻不间断的皮肤接触及全天候频繁的护理,可以降低高胆红素血症和黄疸的风险。

15. 按需哺乳且每天长时间抱着的婴儿很少哭泣。哭泣是不适及饥饿的晚期表现。哭泣对婴儿有害,应尽力及时安慰或喂养婴儿。

16. 牛奶蛋白敏感或过敏是肠绞痛的常见原因。牛奶蛋白或其他食物过敏需要进行专业谨慎的膳食管理。

17. 多胞胎婴儿和单胎有同样的需求。由于妈妈要照顾两个或更多的新生儿,因此妈妈的角色更复杂,妈妈更容易出现孕期和分娩合并症,产后恢复需要更多时间。

18. 大部分母乳喂养的母亲与婴儿同睡(同床),至少是部分时间,这可以促进长期纯母乳喂养。"安全睡眠"策略能促进母乳喂养和保证婴儿安全,这两个是并行的目标。

（朱毓纯 译 高雪莲 校）

参考文献

Aarts C, Hörnell A, Kylberg E, et al. Breastfeeding patterns in relation to thumb sucking and pacifier use. *Pediatrics.* 1999;104(4):e50. doi:10.1542/peds.104.4.e50

Academy of Breastfeeding Medicine (ABM). ABM Clinical Protocol #6: Guideline on co-sleeping and breastfeeding. Revision. *Breastfeed Med.* 2008;3(1):38–43.

Academy of Breastfeeding Medicine (ABM). ABM Clinical Protocol #24: Allergic proctocolitis in the exclusively breastfed infant. *Breastfeed Med.* 2011;6(6):435–440.

Alcantara J, Ohm J, Kunz D. The safety and effectiveness of pediatric chiropractic: a survey of chiropractors and parents in a practice-based research network. *Explore (NY).* 2009;5(5):290–295.

Alm B, Wennergren G, Mollborg P, et al. Breastfeeding and dummy use have a protective effect on sudden infant death syndrome. *Acta Paediatr.* 2016;105(1):31–38.

American Congress of Obstetricians and Gynecologists (ACOG). Committee Opinion No. 579: definition of term pregnancy. *Obstet Gynecol.* 2013;122(5):1139–1140.

Amir LH. ABM Clinical Protocol #4: Mastitis. Revised. *Breastfeed Med.* March 2014;9:239–243.

Anderson AM. Disruption of lactogenesis by retained placental fragments. *J Hum Lact.* 2001;17(2):142–144.

Anderson GC. Risk in mother-infant separation postbirth. *Image J Nurs Sch.* 1989;21(4):196–199.

Anstey EH, Chen J, Elam-Evans LD, et al. Racial and geographic differences in breastfeeding—United States, 2011–2015. *Morb Mortal Wkly Rep.* 2017;66(27):723–727.

Arthur PG, Smith M, Hartmann PE. Milk lactose, citrate, and glucose as markers of lactogenesis in normal and diabetic women. *J Pediatr Gastroenterol Nutr.* 1989;9(4):488–496.

Auer C, Gromada KK. A case report of breastfeeding quadruplets: factors perceived as affecting breastfeeding. *J Hum Lact.* 1998;14(2):135–141.

Azad MB, Konya T, Maughan H, et al. Gut microbiota of healthy Canadian infants: profiles by mode of delivery and infant diet at 4 months. *Can Med Assoc J.* 2013;185(5):385–394

Baddock SA, Galland BC, Bolton DPG, et al. Differences in infant and parent behaviors during routine bed sharing compared with cot sleeping in the home setting. *Pediatrics.* 2006;117(5):1599–1607.

Baddock SA, Galland BC, Taylor BJ, et al. Sleep arrangements and behavior of bed-sharing families in the home setting. *Pediatrics.* 2007;119(1):e200–e207.

Ball HL. Breastfeeding, bed-sharing, and infant sleep. *Birth.* 2003;30(3):181–188.

Ball HL, Moya E, Fairley L, et al. Infant care practices related to sudden infant death syndrome in South Asian and white British families in the UK. *Paediatr Perinat Epidemiol.* 2012;26(1):3–12.

Ball HL, Volpe LE. Sudden infant death syndrome (SIDS) risk reduction and infant sleep location—moving the discussion forward. *Soc Sci Med.* 2012;79:84–91

Ball HL, Ward-Platt MP, Heslop E, et al. Randomised trial of infant sleep location on the postnatal ward. *Arch Dis Child.* 2006;91(12):1005–1010.

Barr RG, McMullan SJ, Spiess H, et al. Carrying as colic "therapy": a randomized controlled trial. *Pediatrics.* 1991;87(5):623–630.

Barr RG, Young SN, Wright JH, et al. Differential calming responses to sucrose taste in crying infants with and without colic. *Pediatrics.* 1999;103(5):e68. doi:10.1542/peds.103.5.e68

Barrett ME, Heller MM, Stone HF, et al. Raynaud phenomenon of the nipple in breastfeeding mothers: an underdiagnosed cause of nipple pain. *JAMA Dermatol.* 2013;149(3):300–306.

Barros FC, Victora CG, Semer TC, et al. Use of pacifiers is associated with decreased breast-feeding duration. *Pediatrics.* 1995;95:497–499.

Bartick M, Tomori C. Sudden infant death and social justice: a syndemics approach. *Matern Child Nutr.* e12652. doi:10.1111/mcn.12652

Batista CLC, Ribeiro VS, Nascimento M, et al. Association between pacifier use and bottle-feeding and unfavorable behaviors during breastfeeding. *J Pediatr (Rio J).* 2017; 94(6):596–601.

Baumgarder DJ, Muehl P, Fischer M, et al. Effect of labor epidural anesthesia on breast-feeding of healthy full-term newborns delivered vaginally. *J Am Board Fam Pract.* 2003;16(1):7–13.

Becker GE, Cooney F, Smith HA. Methods of milk expression for lactating women. *Cochrane Database Syst Rev.* 2011;(12):CD006170.

Beilin Y, Bodian CA, Weiser J, et al. Effect of labor epidural analgesia with and without fentanyl on infant breast-feeding: a prospective, randomized, double-blind study. *Anesthesiology.* 2005;103(6):1211–1217.

Bekkali N, Hamers SL, Reitsma JB, et al. Infant stool form scale: development and results. *J Pediatr.* 2009;154(4):521–526, e521.

Berens P, Brodribb W. ABM Clinical Protocol #20: Engorgement. Revised. *Breastfeed Med.* 2016;11(4):159–163.

Bergman NJ. Neonatal stomach volume and physiology suggest feeding at 1-h intervals. *Acta Paediatr.* 2013;102(8):773–777.

Berlin CM. "Exclusive" breastfeeding of quadruplets. *Breastfeed Med.* 2007;2(2):125–126.

Blair A, Cadwell K, Turner-Maffei C, et al. The relationship between positioning, the breastfeeding dynamic, the latching process and pain in breastfeeding mothers with sore nipples. *Breastfeed Rev.* 2003;11(2):5–10.

Blair PS, Fleming PJ, Smith IJ, et al. Babies sleeping with parents: case-control study of factors influencing the risk of the sudden infant death syndrome. CESDI SUDI Research Group. *BMJ.* 1999;319(7223):1457–1461.

Blair PS, Sidebotham P, Berry PJ, et al. Major epidemiological changes in sudden infant death syndrome: a 20-year population-based study in the UK. *Lancet.* 2006;367(9507):314–319.

Brimdyr K, Cadwell K, Widström A-M, et al. The association between common labor drugs and suckling when skin-to-skin during the first hour after birth. *Birth.* 2015;42(4):319–328.

Brodribb W. ABM Clinical Protocol #9: Use of galactogogues in initiating or augmenting maternal milk production. Second Revision. *Breastfeed Med.* 2018;13(5):307–314.

Brown A, Harries V. Infant sleep and night feeding patterns during later infancy: association with breastfeeding frequency, daytime complementary food intake, and infant weight. *Breastfeed Med.* 2015;10(5):246–252.

Brown CR, Dodds L, Legge A, et al. Factors influencing the reasons why mothers stop breastfeeding. *Can J Public Health.* 2014;105(3):e179–e185.

Brownell E, Howard CR, Lawrence RA, et al. Delayed onset lactogenesis II predicts the cessation of any or exclusive breastfeeding. *J Pediatr.* 2012;161(4):608–614.

Bryan E. The impact of multiple preterm births on the family. *BJOG.* 2003;110(suppl 20):24–28.

Buck ML, Amir LH, Cullinane M, et al. Nipple pain, damage, and vasospasm in the first 8 weeks postpartum. *Breastfeed Med.* 2014;9(2):56–62.

Bueno SB, Bittar TO, Vazquez Fde L, et al. Association of breast-feeding, pacifier use, breathing pattern and malocclusions in preschoolers. *Dental Press J Orthod.* 2013;18(1), 30.e1–e6.

Bullough CH, Msuku RS, Karonde L. Early suckling and postpartum haemorrhage: controlled trial in deliveries by traditional birth attendants. *Lancet.* 1989;2(8662):522–525.

Buryk M, Bloom D, Shope T. Efficacy of neonatal release of ankyloglossia: a randomized trial. *Pediatrics.* 2011;128(2): 280–288.

Cadwell K. Latching-on and suckling of the healthy term neonate: breastfeeding assessment. *J Midwifery Womens Health.* 2007;52(6):638–642.

Carpenter RG, Irgens LM, Blair PS, et al. Sudden unexplained infant death in 20 regions in Europe: case control study. *Lancet.* 2004;363(9404):185–191.

Centers for Disease Control and Prevention (CDC). Strategies to prevent obesity and other chronic diseases: the CDC guide to strategies to support breastfeeding mothers and babies. 2013. Available at: https://www.cdc.gov/breastfeeding/pdf/BF-Guide-508.PDF. Accessed November 26, 2018.

Centers for Disease Control and Prevention (CDC). Breastfeeding report card—United States, 2018. 2018. Available at: https://www.cdc.gov/breastfeeding/data/reportcard.htm. Accessed November 26, 2018.

Centuori S, Burmaz T, Ronfani L, et al. Nipple care, sore nipples, and breastfeeding: a randomized trial. *J Hum Lact.* 1999; 15(2):125–130.

Chantry CJ, Nommsen-Rivers LA, Peerson JM, et al. Excess weight loss in first-born breastfed newborns relates to maternal intrapartum fluid balance. *Pediatrics.* 2011;127(1):e171–e179.

Chertok IR, Schneider J, Blackburn S. A pilot study of maternal and term infant outcomes associated with ultrathin nipple shield use. *J Obstet Gynecol Neonatal Nurs.* 2006;35(2):265–272.

Chow S, Chow R, Popovic M, et al. The use of nipple shields: a review. *Front Public Health.* 2015;3:236. doi:10.3389/fpubh.2015.00236

Christensson K, Cabrera T, Christensson E, et al. Separation distress call in the human neonate in the absence of maternal body contact. *Acta Paediatr.* 1995;84(5):468–473.

Colson SD, Meek JH, Hawdon JM. Optimal positions for the release of primitive neonatal reflexes stimulating breastfeeding. *Early Hum Dev.* 2008;84(7):441–449.

Coons S, Guilleminault C. Development of sleep-wake patterns and non-rapid eye movement sleep stages during the first six months of life in normal infants. *Pediatrics.* 1982;69(6): 793–798.

Coons S, Guilleminault C. Development of consolidated sleep and wakeful periods in relation to the day/night cycle in infancy. *Dev Med Child Neurol.* 1984;26(2):169–176.

Cregan MD, Hartmann PE. Computerized breast measurement from conception to weaning: clinical implications. *J Hum Lact.* 1999;15(2):89–96.

Daly SE, Kent JC, Owens RA, et al. Frequency and degree of milk removal and the short-term control of human milk synthesis. *Exp Physiol.* 1996;81(5):861–875.

Daly SE, Owens RA, Hartmann PE. The short-term synthesis and infant-regulated removal of milk in lactating women. *Exp Physiol.* 1993;78(2):209–220.

Dennis CL, Jackson K, Watson J. Interventions for treating painful nipples among breastfeeding women. *Cochrane Database Syst Rev.* 2014;(12):CD007366.

Dewey KG, Nommsen-Rivers LA, Heinig MJ, et al. Risk factors for suboptimal infant breastfeeding behavior, delayed onset of lactation, and excess neonatal weight loss. *Pediatrics.* 2003;112 (3 pt 1):607–619.

Doan T, Gardiner A, Gay CL, et al. Breast-feeding increases sleep duration of new parents. *J Perinat Neonatal Nurs.* 2007;21(3):200–206.

Doan T, Gay CL, Kennedy HP, et al. Nighttime breastfeeding behavior is associated with more nocturnal sleep among first-time mothers at one month postpartum. *J Clin Sleep Med.* 2014;10(3):313–319.

Dumas L, Lepage M, Bystrova K, et al. Influence of skin-to-skin contact and rooming-in on early mother-infant interaction: a randomized controlled trial. *Clin Nurs Res*. 2013;22(3):310–336.

Dwyer T, Ponsonby AL. Sudden infant death syndrome and prone sleeping position. *Ann Epidemiol*. 2009;19(4):245–249.

Emond A, Ingram J, Johnson D, et al. Randomised controlled trial of early frenotomy in breastfed infants with mild–moderate tongue-tie. *Arch Dis Child Fetal Neonatal Ed*. 2013;99(3):F189–F195.

Engstrom JL, Meier PP, Jegier B, et al. Comparison of milk output from the right and left breasts during simultaneous pumping in mothers of very low birthweight infants. *Breastfeed Med*. 2007;2(2):83–91.

Enkin MW, Keirse M, Renfrew MJ, et al. *A guide to effective care in pregnancy and childbirth*. 3rd ed. Oxford, UK: Oxford University Press; 2000.

Fallon A, Van der Putten D, Dring C, et al. Baby-led compared with scheduled (or mixed) breastfeeding for successful breastfeeding. *Cochrane Database Syst Rev*. 2014;(7):CD009067.

Flaherman VJ, Gay B, Scott C, et al. Randomised trial comparing hand expression with breast pumping for mothers of term newborns feeding poorly. *Arch Dis Child Fetal Neonatal Ed*. 2012;97(1):F18–F23.

Flaherman VJ, Maisels J, and the Academy of Breastfeeding Medicine. ABM Clinical Protocol #22: Guidelines for management of jaundice in the breastfeeding infant 35 weeks or more of gestation. Revised 2017. *Breastfeed Med*. 2017;12(5):250–257. doi:10.1089/bfm.2017.29042.vjf

Fleming PJ, Blair PS. Sudden infant death syndrome and parental smoking. *Early Hum Dev*. 2007;83(11):721–725.

Fleming PJ, Blair PS, Pollard K, et al. Pacifier use and sudden infant death syndrome: results from the CESDI/SUDI case control study. *Arch Dis Child*. 1999;81(2):112–116.

Franco P, Scaillet S, Wermenbol V, et al. The influence of a pacifier on infants' arousals from sleep. *J Pediatr*. 2000;136(6):775–779.

Galbally M, Lewis AJ, McEgan K, et al. Breastfeeding and infant sleep patterns: an Australian population study. *J Paediatr Child Health*. 2013;49(2):E147–E152.

Galland BC, Taylor BJ, Elder DE, et al. Normal sleep patterns in infants and children: a systematic review of observational studies. *Sleep Med Rev*. 2012;16(3):213–222.

Gartner LM, Morton J, Lawrence RA, et al. Breastfeeding and the use of human milk. *Pediatrics*. 2005;115(2):496–506.

Geddes DT. Inside the lactating breast: the latest anatomy research. *J Midwifery Womens Health*. 2007;52(6):556–563.

Geddes DT, Kent JC, Mitoulas LR, et al. Tongue movement and intra-oral vacuum in breastfeeding infants. *Early Hum Dev*. 2008;84(7):471–477.

Genna CW. *Supporting sucking skills in breastfeeding infants*. 2nd ed. Burlington, MA: Jones & Bartlett Learning; 2013.

Genna CW. *Supporting sucking skills in breastfeeding infants*. 3rd ed. Burlington, MA: Jones & Bartlett Learning; 2017.

Genna CW. *Selecting and using breastfeeding tools*. Amarillo, TX: Hale Publishing; 2009.

Gessner BD, Ives GC, Perham-Hester KA. Association between sudden infant death syndrome and prone sleep position, bed sharing, and sleeping outside an infant crib in Alaska. *Pediatrics*. 2001;108(4):923–927.

Gettler LT, McKenna JJ. Evolutionary perspectives on mother-infant sleep proximity and breastfeeding in a laboratory setting. *Am J Phys Anthropol*. 2011;144(3):454–462.

Ghaheri BA, Cole M, Fausel SC, et al. Breastfeeding improvement following tongue-tie and lip-tie release: a prospective cohort study. *Laryngoscope*. 2017;127(5):1217–1223.

Grajeda R, Perez-Escamilla R. Stress during labor and delivery is associated with delayed onset of lactation among urban Guatemalan women. *J Nutr*. 2002;132(10):3055–3060.

Gromada KK. *Mothering multiples: breastfeeding and caring for twins or more*. 3rd ed. Schaumburg, IL: La Leche League International; 2007.

Gromada KK, Spangler AK. Breastfeeding twins and higher-order multiples. *J Obstet Gynecol Neonatal Nurs*. 1998;27(4):441–449.

Guntheroth WG, Spiers PS. The triple risk hypotheses in sudden infant death syndrome. *Pediatrics*. 2002;110(5):e64. doi:10.1542/peds.110.5.e64

Hale TW, Hartmann PE. *Textbook of human lactation*. Amarillo, TX: Hale Publishing; 2007.

Hauck FR, Herman SM, Donovan M, et al. Sleep environment and the risk of sudden infant death syndrome in an urban population: the Chicago Infant Mortality Study. *Pediatrics*. 2003;111(5 pt 2):1207–1214.

Hauck FR, Thompson JMD, Tanabe KO, et al. Breastfeeding and reduced risk of sudden infant death syndrome: a meta-analysis. *Pediatrics*. 2011;128(1):103–110. doi:10.1542/peds.2010-3000

Heise AM, Wiessinger D. Dysphoric milk ejection reflex: a case report. *Int Breastfeed J*. 2011;6(1):6. doi:10.1186/1746-4358-6-6

Hernandez-Aguilar MT, Bartick M, Schreck P, et al. ABM Clinical Protocol #7: Model maternity policy supportive of breastfeeding. *Breastfeed Med*. 2018;13(9):559–574.

Herzhaft-Le Roy J, Xhignesse M, Gaboury I. Efficacy of an osteopathic treatment coupled with lactation consultations for infants' biomechanical sucking difficulties. *J Hum Lact*. 2017;33(1):165–172.

Hill PD, Aldag JC. Milk volume on day 4 and income predictive of lactation adequacy at 6 weeks of mothers of nonnursing preterm infants. *J Perinat Neonatal Nurs*. 2005;19(3):273–282.

Horne RS, Hauck FR, Moon RY, et al. Dummy (pacifier) use and sudden infant death syndrome: potential advantages and disadvantages. *J Paediatr Child Health*. 2014;50(3):170–174.

Horne RS, Parslow PM, Ferens D, et al. Arousal responses and risk factors for sudden infant death syndrome. *Sleep Med*. 2002;3(suppl 2):S61–S65.

Horne RS, Parslow PM, Ferens D, et al. Comparison of evoked arousability in breast and formula fed infants. *Arch Dis Child*. 2004;89(1):22–25.

Howard CR, Howard FM, Lanphear B, et al. Randomized clinical trial of pacifier use and bottle-feeding or cupfeeding and their effect on breastfeeding. *Pediatrics*. 2003;111(3):511–518.

Howard CR, Lanphear N, Lanphear BP, et al. Parental responses to infant crying and colic: the effect on breastfeeding duration. *Breastfeed Med*. 2006;1(3):146–155.

Huang Y, Hauck FR, Signore C, et al. Influence of bedsharing activity on breastfeeding duration among U.S. mothers. *JAMA Pediatrics*, 2013;167(11):1038–1044.

Hughes CA, Harley EH, Milmoe G, et al. Birth trauma in the head and neck. *Arch Otolaryngol Head Neck Surg*. 1999;125(2):193–199.

Iacovou M, Sevilla A. Infant feeding: the effects of scheduled vs. on-demand feeding on mothers' wellbeing and children's cognitive development. *Eur J Public Health*. 2013;23(1):13–19.

Jaafar SH, Ho JJ, Jahanfar S, et al. Effect of restricted pacifier use in breastfeeding term infants for increasing duration of breastfeeding. *Cochrane Database Syst Rev*. 2016;(8):CD007202. doi:10.1002/14651858.CD007202.pub4

Jaafar SH, Jahanfar S, Angolkar M, et al. Pacifier use versus no pacifier use in breastfeeding term infants for increasing duration of breastfeeding. *Cochrane Database Syst Rev*. 2011;(3):CD007202. doi:10.1002/14651858.CD007202.pub2

Jaafar SH, Jahanfar S, Angolkar M, et al. Effect of restricted pacifier use in breastfeeding term infants for increasing duration of breastfeeding. *Cochrane Database Syst Rev*. 2012;(7):CD007202. doi:10.1002/14651858.CD007202.pub3

Jackson KT, Dennis CL. Lanolin for the treatment of nipple pain in breastfeeding women: a randomized controlled trial. *Matern*

Child Nutr. 2017;13(3):e12357. doi:10.1111/mcn.12357

Jacobs LA, Dickinson JE, Hart PD, et al. Normal nipple position in term infants measured on breastfeeding ultrasound. *J Hum Lact.* 2007;23(1):52–59.

Jain L. Morbidity and mortality in late-preterm infants: more than just transient tachypnea! *J Pediatr.* 2007;151(5):445–446.

Jenni OG, Deboer T, Achermann P. Development of the 24-h rest–activity pattern in human infants. *Infant Behav Dev.* 2006;29(2):143–152.

Jordan S, Emery S, Watkins A, et al. Associations of drugs routinely given in labour with breastfeeding at 48 hours: analysis of the Cardiff Births Survey. *BJOG.* 2009;116(12):1622–1629, discussion 1630–1622.

Karlstrom A, Engstrom-Olofsson R, Norbergh KG, et al. Postoperative pain after cesarean birth affects breastfeeding and infant care. *J Obstet Gynecol Neonatal Nurs.* 2007;36(5): 430–440.

Kassing D. Bottle-feeding as a tool to reinforce breastfeeding. *J Hum Lact.* 2002;18(1):56–60.

Keim SA, Fletcher EN, TePoel MRW, et al. Injuries associated with bottles, pacifiers, and sippy cups in the United States, 1991–2010. *Pediatrics.* 2012;129(6):1104–1110.

Kellams A, Harrel C, Omage S, et al. ABM Clinical Protocol #3: Supplementary feedings in the healthy term breastfed neonate. *Breastfeed Med.* 2017;12:188–198.

Kendall-Tackett K. Why cry-it-out and sleep-training techniques are bad for babes. *Clin Lact.* 2013;4(2):53–54.

Kent JC. How breastfeeding works. *J Midwifery Womens Health.* 2007;52(6):564–570.

Kent JC, Ashton E, Hardwick CM, et al. Nipple pain in breastfeeding mothers: incidence, causes and treatments. *Int J Environ Res Public Health.* 2015;12(10):12247–12263.

Kent JC, Mitoulas LR, Cregan MD, et al. Volume and frequency of breastfeedings and fat content of breast milk throughout the day. *Pediatrics.* 2006;117(3):e387–e395.

Kramer MS, Barr RG, Dagenais S, et al. Pacifier use, early weaning, and cry/fuss behavior: a randomized controlled trial. *JAMA.* 2001;286(3):322–326.

Kronborg H, Foverskov E, Nilsson I, et al. Why do mothers use nipple shields and how does this influence duration of exclusive breastfeeding? *Matern Child Nutr.* 2017;13(1):e12251. doi:10.1111/mcn.12251

Kronborg H, Vaeth M. How are effective breastfeeding technique and pacifier use related to breastfeeding problems and breastfeeding duration? *Birth.* 2009;36(1):34–42. doi:10.1111/j.1523-536X.2008.00293.x

Kulski JK, Hartmann PE. Changes in human milk composition during the initiation of lactation. *Aust J Exp Biol Med Sci.* 1981;59(1):101–114.

Kunz C, Lonnerdal B. Re-evaluation of the whey protein/casein ratio of human milk. *Acta Paediatr.* 1992;81(2):107–112.

LaFleur EA, Niesen KM. Breastfeeding conjoined twins. *J Obstet Gynecol Neonatal Nurs.* 1996;25(3):241–244.

Lahr MB, Rosenberg KD, Lapidus JA. Bedsharing and maternal smoking in a population-based survey of new mothers. *Pediatrics.* 2005;116(4):e530–e542.

La Leche League International, Wiessinger D, West D, et al. *Sweet sleep: nighttime and naptime strategies for the breastfeeding family.* New York, NY: Random House–Ballantine Books; 2014.

Lavergne NA. Does application of tea bags to sore nipples while breastfeeding provide effective relief? *J Obstet Gynecol Neonatal Nurs.* 1997;26(1):53–58.

Lawrence RA, Lawrence RM. *Breastfeeding: a guide for the medical profession.* 8th ed. Philadelphia, PA: Elsevier; 2016.

Leonard LG. Depression and anxiety disorders during multiple pregnancy and parenthood. *J Obstet Gynecol Neonatal Nurs.* 1998;27(3):329–337.

Levine A, Zagoory-Sharon O, Feldman R, et al. Oxytocin during pregnancy and early postpartum: individual patterns and maternal-fetal attachment. *Peptides.* 2007;28(6):1162–1169.

Ludington-Hoe SM. Evidence-based review of physiologic effects of kangaroo care. *Curr Womens Health Rev.* 2011;7(3):243–253.

Ludington-Hoe SM, Johnson MW, Morgan K, et al. Neurophysiologic assessment of neonatal sleep organization: preliminary results of a randomized, controlled trial of skin contact with preterm infants. *Pediatrics.* 2006;117(5):e909–e923. doi:117/5/e909

MacMillan KDL, Rendon CP, Verma K, et al. Association of rooming-in with outcomes for neonatal abstinence syndrome: a systematic review and meta-analysis. *JAMA Pediatr.* 2018;172(4):345–351.

Macnamara AF, Durham S. Near asphyxiation with a child's dummy. *J Accid Emerg Med.* 1995;12(4):291–292.

Mattos-Graner RO, de Moraes AB, Rontani RM, et al. Relation of oral yeast infection in Brazilian infants and use of a pacifier. *ASDC J Dent Child.* 2001;68(1):33–36, 10.

Mauch CE, Scott JA, Magarey AM, et al. Predictors of and reasons for pacifier use in first-time mothers: an observational study. *BMC Pediatr.* 2012;12:7. doi:10.1186/1471-2431-12-7

McClellan HL, Kent JC, Hepworth AR, et al. Persistent nipple pain in breastfeeding mothers associated with abnormal infant tongue movement. *Int J Environ Res Public Health.* 2015; 12(9):10833–10845.

McKenna JJ, Ball HL, Gettler LT. Mother-infant cosleeping, breastfeeding and sudden infant death syndrome: what biological anthropology has discovered about normal infant sleep and pediatric sleep medicine. *Am J Phys Anthropol.* 2007; 45(suppl):133–161.

McKenna JJ, Gettler LT. There is no such thing as infant sleep, there is no such thing as breastfeeding, there is only breast-sleeping. *Acta Paediatr.* 2016;105(1):17–21.

McKenna JJ, Mosko SS, Richard CA. Bedsharing promotes breastfeeding. *Pediatrics.* 1997;100(2 pt 1):214–219.

McKenna JJ, Volpe LE. Sleeping with baby: an Internet-based sampling of parental experiences, choices, perceptions, and interpretations in a western industrialized context. *Infant Child Dev.* 2007;16(4):359–385.

McQueen K, Murphy-Oikonen J. Neonatal abstinence syndrome. *N Engl J Med.* 2016;375(25):2468–2479.

McVea KL, Turner PD, Peppler DK. The role of breastfeeding in sudden infant death syndrome. *J Hum Lact.* 2000;16(1):13–20.

Middlemiss W. Infant sleep: a review of normative and problematic sleep and interventions. *Early Child Dev Care.* 2004;174(1):99–122.

Middlemiss W, Granger DA, Goldberg WA, et al. Asynchrony of mother–infant hypothalamic–pituitary–adrenal axis activity following extinction of infant crying responses induced during the transition to sleep. *Early Hum Dev.* 2012;88(4):227–232.

Miller JE, Newell D, Bolton JE. Efficacy of chiropractic manual therapy on infant colic: a pragmatic single-blind, randomized controlled trial. *J Manipulative Physiol Ther.* 2012;35(8):600–607.

Mitchell EA, Scragg R, Stewart AW, et al. Results from the first year of the New Zealand cot death study. *N Z Med J.* 1991;104(906):71–76.

Mizuno K, Nishida Y, Mizuno N, et al. The important role of deep attachment in the uniform drainage of breast milk from mammary lobe. *Acta Pμdiatrica.* 2008;97(9):1200–1204.

Montgomery-Downs HE, Clawges HM, Santy EE. Infant feeding methods and maternal sleep and daytime functioning. *Pediatrics.* 2010;126(6):e1562–e1568. doi:10.1542/peds.2010-1269

Moon RY. SIDS and other sleep-related infant deaths: evidence base for 2016 updated recommendations for a safe infant sleeping environment. *Pediatrics.* 2016;138(5):e1–e34.

Moore ER, Anderson GC, Bergman N, et al. Early skin-to-skin contact for mothers and their healthy newborn infants. *Cochrane Database Syst Rev.* 2012;(5):CD003519.

Morgan BE, Horn AR, Bergman NJ. Should neonates sleep alone? *Biol Psychiatry.* 2011;70(9):817–825.

Morton J, Wong RJ, Hall JY, et al. Combining hand techniques with electric pumping increases the caloric content of milk in mothers of preterm infants. *J Perinatol.* 2012;32(10):791–796.

Mosko S, Richard C, McKenna J. Infant arousals during mother-infant bed sharing: implications for infant sleep and sudden infant death syndrome research. *Pediatrics.* 1997;100(5):841–849.

Naimer SA, Silverman WF. "Seeing is believing": dermatoscope facilitated breast examination of the breastfeeding woman with nipple pain. *Breastfeed Med.* 2016;11:356–360.

Neville MC, Morton J. Physiology and endocrine changes underlying human lactogenesis II. *J Nutr.* 2001;131(11):3005S–3008S.

Newton N. Nipple pain and nipple damage; problems in the management of breast feeding. *J Pediatr.* 1952;41(4):411–423.

Nommsen-Rivers LA, Chantry CJ, Peerson JM, et al. Delayed onset of lactogenesis among first-time mothers is related to maternal obesity and factors associated with ineffective breastfeeding. *Am J Clin Nutr.* 2010;92(3):574–584.

Nommsen-Rivers LA, Cohen RJ, Chantry CJ, et al. Risk factors for delayed onset of lactogenesis among northern California primiparous women. *FASEB J.* 2009;23:344

Nommsen-Rivers LA, Heinig MJ, Cohen RJ, et al. Newborn wet and soiled diaper counts and timing of onset of lactation as indicators of breastfeeding inadequacy. *J Hum Lact.* 2008;24(1):27–33.

Nyqvist KH. Breast-feeding in preterm twins: development of feeding behavior and milk intake during hospital stay and related caregiving practices. *J Pediatr Nurs.* 2002;17(4):246–256.

Odom EC, Li R, Scanlon KS, et al. Reasons for earlier than desired cessation of breastfeeding. *Pediatrics.* 2013;131(3):e726–e732.

Pados BF, Park J, Thoyre SM, et al. Milk flow rates from bottle nipples used after hospital discharge. *MCN Am J Matern Child Nurs.* 2016;41(4):237–243.

Parker LA. Part 1: Early recognition and treatment of birth trauma: injuries to the head and face. *Adv Neonatal Care.* 2005;5(6):288–297, quiz 298–300.

Parker LA. Part 2: Birth trauma: injuries to the intraabdominal organs, peripheral nerves, and skeletal system. *Adv Neonatal Care.* 2006;6(1):7–14.

Parker LA, Sullivan S, Krueger C, et al. Effect of early breast milk expression on milk volume and timing of lactogenesis stage II among mothers of very low birth weight infants: a pilot study. *J Perinatol.* 2012;32(3):205–209.

Patterson JA, Keuler NS, Olson BH. The effect of Baby-Friendly status on exclusive breastfeeding in U.S. hospitals. *Matern Child Nutr.* 2018;14(3):e12589. doi:10.1111/mcn.12589

Pauli-Pott U, Becker K, Mertesacker T, et al. Infants with "colic"—mothers' perspectives on the crying problem. *J Psychosom Res.* 2000;48(2):125–132.

Peirano P, Algarin C, Uauy R. Sleep-wake states and their regulatory mechanisms throughout early human development. *J Pediatr.* 2003;143(4 suppl):S70–S79.

Pollard K, Fleming P, Young J, et al. Night-time non-nutritive sucking in infants aged 1 to 5 months: relationship with infant state, breastfeeding, and bed-sharing versus room-sharing. *Early Hum Dev.* 1999;56(2–3):185–204.

Preer GL, Newby PK, Philipp BL. Weight loss in exclusively breastfed infants delivered by cesarean birth. *J Hum Lact.* 2012;28(2):153–158.

Preer GL, Pisegna JM, Cook JT, et al. Delaying the bath and in-hospital breastfeeding rates. *Breastfeed Med.* 2013;8(6):485–490.

Puapornpong P, Paritakul P, Suksamarnwong M, et al. Nipple pain incidence, the predisposing factors, the recovery period after care management, and the exclusive breastfeeding outcome. *Breastfeed Med.* 2017;12:169–173.

Quillin SI, Glenn LL. Interaction between feeding method and co-sleeping on maternal-newborn sleep. *J Obstet Gynecol Neonatal Nurs.* 2004;33(5):580–588.

Quinlan PT, Lockton S, Irwin J, et al. The relationship between stool hardness and stool composition in breast- and formula-fed infants. *J Pediatr Gastroenterol Nutr.* 1995;20(1):81–90.

Ramsay DT, Mitoulas LR, Kent JC, et al. Milk flow rates can be used to identify and investigate milk ejection in women expressing breast milk using an electric breast pump. *Breastfeed Med.* 2006;1(1):14–23.

Reece-Stremtan S, Campos M, Kokajko L, et al. ABM Clinical Protocol #15: Analgesia and anesthesia for the breastfeeding mother. Revised. *Breastfeed Med.* 2017;12(9):500–506.

Righard L, Alade MO. Effect of delivery room routines on success of first breast-feed. *Lancet.* 1990;336(8723):1105–1107.

Riordan J, Gill-Hopple K, Angeron J. Indicators of effective breastfeeding and estimates of breast milk intake. *J Hum Lact.* 2005;21(4):406–412.

Russell CK, Robinson, Ball HL. Infant sleep development: location, feeding and expectations in the postnatal period. *Open Sleep J.* 2013;6(suppl 1: M9):68–76.

Samra NM, El Tawee A, Cadwell K. Effect of intermittent kangaroo mother care on weight gain of low birth weight neonates with delayed weight gain. *J Perinat Educ.* 2013;22(4):194–200.

Santos IS, Mota DM, Matijasevich A, et al. Bed-sharing at 3 months and breast-feeding at 1 year in southern Brazil. *J Pediatr.* 2009;155(4):505–509.

Schmid KM, Kugler R, Nalabothu P, et al. The effect of pacifier sucking on orofacial structures: a systematic literature review. *Prog Orthod.* 2018;19(1):8. doi:10.1186/s40510-018-0206-4

Scolnik D, Glatstein M. Lanolin for nipple pain in breastfeeding mothers. *Am J Ther.* 2017;24(4):e500–e501.

Section on Breastfeeding. Breastfeeding and the use of human milk. *Pediatrics.* 2012;129(3):e827–e841. doi:10.1542/peds.2011-3552

Shonkoff JP, Garner AS, Siegel BS, et al. The lifelong effects of early childhood adversity and toxic stress. *Pediatrics.* 2012;129(1):e232–e246.

Short VL, Gannon M, Abatemarco DJ. The association between breastfeeding and length of hospital stay among infants diagnosed with neonatal abstinence syndrome: a population-based study of in-hospital births. *Breastfeed Med.* 2016;11:343–349.

Shrago LC, Reifsnider E, Insel K. The Neonatal Bowel Output Study: indicators of adequate breast milk intake in neonates. *Pediatr Nurs.* 2006;32(3):195–201.

Silanikove N. Natural and abrupt involution of the mammary gland affects differently the metabolic and health consequences of weaning. *Life Sci.* 2014;102(1):10–15.

Smith LJ, Kroeger M. *Impact of birthing practices on breastfeeding.* 2nd ed. Sudbury, MA: Jones & Bartlett Publishers; 2010.

Snyder JB. *Variation in infant palatal structure and breastfeeding* [Master's thesis]. Pasadena, CA: Pacific Oaks College.

Srinivasan A, Dobrich C, Mitnick H, et al. Ankyloglossia in breastfeeding infants: the effect of frenotomy on maternal nipple pain and latch. *Breastfeed Med.* 2006;1(4):216–224.

Stark Y. *Human nipples: function and anatomical variations in relationship to breastfeeding.* Pasadena, CA: Pacific Oaks College; 1993.

Sunderland M. *The science of parenting.* New York, NY: DK Publishing; 2006.

Szajewska H, Gyrczuk E, Horvath A. *Lactobacillus reuteri* DSM 17938 for the management of infantile colic in breastfed infants: a randomized, double-blind, placebo-controlled trial. *J Pediatr.* 2013;162(2):257–262.

Szucs KA, Axline SE, Rosenman MB. Induced lactation and exclusive breast milk feeding of adopted premature twins. *J Hum Lact.* 2010;26(3):309–313.

Task Force on Sudden Infant Death Syndrome, Moon RY. SIDS and other sleep-related infant deaths: expansion of recommendations for a safe infant sleeping environment. *Pediatrics.* 2011;128(5):e1341–e1367. doi:10.1542/peds.2011-2285

Teti DM, Kim BR, Mayer G, et al. Maternal emotional availability at bedtime predicts infant sleep quality. *J Fam Psychol.* 2010;24(3):307–315.

Thompson JMD, Tanabe K, Moon RY, et al. Duration of breastfeeding and risk of SIDS: an individual participant data meta-analysis. *Pediatrics.* 2017;140(5):e20171324. doi:10.1542/peds.2017-1324

Thorley V. Latch and the fear response: overcoming an obstacle to successful breastfeeding. *Breastfeed Rev.* 2005;13(1):9–11.

Torvaldsen S, Roberts CL, Simpson JM, et al. Intrapartum epidural analgesia and breastfeeding: a prospective cohort study. *Int Breastfeed J.* 2006;1:24. doi:10.1186/1746-4358-1-24

Uvnas-Moberg K, Eriksson M. Breastfeeding: physiological, endocrine and behavioural adaptations caused by oxytocin and local neurogenic activity in the nipple and mammary gland. *Acta Paediatr.* 1996;85(5):525–530.

Vehling L, Chan D, McGavock J, et al. Exclusive breastfeeding in hospital predicts longer breastfeeding duration in Canada: implications for health equity. *Birth.* 2018;45(4):440–449.

Volpe LE, Ball HL, McKenna JJ. Nighttime parenting strategies and sleep-related risks to infants. *Soc Sci Med.* 2013;79:92–100.

Wagner EA, Chantry CJ, Dewey KG, et al. Breastfeeding concerns at 3 and 7 days postpartum and feeding status at 2 months. *Pediatrics.* 2013;132(4):e865–e875. doi:10.1542/peds.2013-0724

Wakhanrittee J, Khorana J, Kiatipunsodsai S. The outcomes of a frenulotomy on breastfeeding infants followed up for 3 months at Thammasat University Hospital. *Pediatr Surg Int.* 2016;32(10):945–952.

Walker M. *Breastfeeding management for the clinician: using the evidence.* 4th ed. Burlington, MA: Jones & Bartlett Learning; 2017.

Wall V, Glass R. Mandibular asymmetry and breastfeeding problems: experience from 11 cases. *J Hum Lact.* 2006;22(3):328–334.

Wambach K, Campbell SH, Gill SL, et al. Clinical lactation practice: 20 years of evidence. *J Hum Lact.* 2005;21(3):245–258.

Weiss PP, Kerbl R. The relatively short duration that a child retains a pacifier in the mouth during sleep: implications for sudden infant death syndrome. *Eur J Pediatr.* 2001;160(1):60–70.

Widstrom AM, Lilja G, Aaltomaa-Michalias P, et al. Newborn behaviour to locate the breast when skin-to-skin: a possible method for enabling early self-regulation. *Acta Paediatr.* 2011;100(1):79–85.

Widstrom AM, Thingstrom-Paulsson J. The position of the tongue during rooting reflexes elicited in newborn infants before the first suckle. *Acta Paediatr.* 1993;82(3):281–283.

Wiklund I, Norman M, Uvnas-Moberg K, et al. Epidural analgesia: breast-feeding success and related factors. *Midwifery.* 2009;25(2):e31–e38.

Wilson-Clay B, Hoover K. *The breastfeeding atlas.* 6th ed. Manchaca, TX: Breastfeeding Materials; 2017.

Witt AM, Bolman M, Kredit S. Mothers value and utilize early outpatient education on breast massage and hand expression in their self-management of engorgement. *Breastfeed Med.* 2016;11:433–439.

Witt AM, Bolman M, Kredit S, Vanik A. Therapeutic breast massage in lactation for the management of engorgement, plugged ducts, and mastitis. *J Hum Lact.* 2016;32(1):123–131.

Wolf L, Glass R. *Feeding and swallowing disorders in infancy: assessment and management.* Tucson, AZ: Therapy Skill Builders/Communicator Skills Builders; 1992.

Wong FY, Witcombe NB, Yiallourou SR, et al. Cerebral oxygenation is depressed during sleep in healthy term infants when they sleep prone. *Pediatrics.* 2011;127(3):e558–e565.

World Health Organization (WHO). Protecting, promoting and supporting breast-feeding: The special role of maternity services: A joint WHO/UNICEF statement. Geneva, Switzerland: WHO; 1989.

World Health Organization (WHO). Safe preparation, storage and handling of powdered infant formula. Geneva, Switzerland: WHO; 2007.

World Health Organization (WHO). Acceptable medical reasons for use of breast-milk substitutes (Vol. WHO/NMH/NHD/09.01WHO/FCH/CAH/09.01). Geneva, Switzerland: WHO; 2009.

World Health Organization (WHO). Global breastfeeding scorecard 2018. 2018a. Available at: http://www.who.int/nutrition/publications/infantfeeding/global-bf-scorecard-2018/en/. Accessed November 26, 2018.

World Health Organization (WHO). Implementation guidance: protecting, promoting and supporting breastfeeding in facilities providing maternity and newborn services—the revised Baby-Friendly Hospital Initiative. 2018b. Available at: http://www.who.int/nutrition/bfhi/en/. Accessed November 26, 2018.

World Health Organization (WHO), United Nations Children's Fund (UNICEF). Global strategy for infant and young child feeding. 2003. Available at: http://www.who.int/nutrition/publications/infantfeeding/9241562218/en/. Accessed November 26, 2018.

World Health Organization (WHO), United Nations Children's Fund (UNICEF). Tracking progress for breastfeeding policies and programmes: global breastfeeding scorecard 2017. 2017. Available at: http://www.who.int/nutrition/publications/infantfeeding/global-bf-scorecard-2017/en/. Accessed November 26, 2018.

Young Infants Clinical Signs Study Group. Clinical signs that predict severe illness in children under age 2 months: a multicentre study. *Lancet.* 2008;371(9607):135–142.

Zhang K, Wang X. Maternal smoking and increased risk of sudden infant death syndrome: a meta-analysis. *Leg Med (Tokyo).* 2013;15(3):115–121.

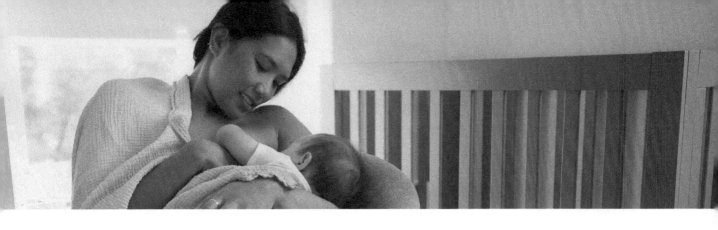

第十章
乳房相关问题

▶ 一、概述

一分防范胜于十分补救。女性在母乳喂养期间会遇到许多困难，这些困难都可以通过自我保健措施和母乳喂养宣教来避免。女性更好地了解自己的身体是如何工作之后，再遇到母乳喂养障碍时，遭受挫折和失败的风险就会降低。本章将详细介绍乳房问题，以及专业医护人员如何给妈妈们提供帮助。

临床医师也认为，乳房和乳头的问题往往是母乳喂养的障碍。产前检查时应筛查女性乳房、乳晕或乳头是否存在解剖结构异常及孕期乳房是否增大。上述问题再加上既往的母乳喂养困难，都可能是母乳喂养问题的高风险指标。

在深入讨论乳房相关临床问题（包括手术）之前，首要强调女性乳房在情感方面的意义。乳房是女性内在身体形象的一部分，这种意识始于青春期并伴随终生。乳房代表着女性对自身女性气质的最深层的感受。乳房的任何变化（如乳房手术）都会威胁到女性内在的自我意识并造成失衡。当女性的乳房因疾病或感染而改变时，其女性气质和母乳喂养能力都会受到影响。

▶ 二、乳头异常

（一）乳头内陷或扁平乳头

乳头内陷可分为两种类型：①回缩／脐形，乳头可以拉出（突出）；②内陷（"真性"内陷），乳头不能突出或很难突出。Han 和 Hung 将乳头内陷划

分为 3 个等级，以区分不同情况下应采用的手术矫正技术：

1. Ⅰ级：类似于前文提到的回缩／脐形的乳头。乳头容易拉出（突出）并在无牵引力时仍保持突出。

2. Ⅱ级：也可以手动拉出，但不像Ⅰ级那样容易，并且往往会缩回。

3. Ⅲ级：乳头严重内陷和回缩，很难突出，突出后迅速缩回。

先天性乳头内陷原因仍有争议，可能是由于乳头之下的间充质不能增殖，使乳头无法逐渐突出，或因为乳头短小、乳导管发育不完善或伴随胶原纤维抵抗等。在一项韩国 1 625 例女性关于乳头内陷患病率的研究中，约有 3% 的女性患有乳头内陷，其中多为回缩型（73%~92%），并且是双侧发生（彩图 47，彩图 48）。

从妊娠开始到分娩，回缩型乳头内陷有时会自行改善。许多情况下，内陷的程度不会影响婴儿含住乳晕组织并将乳头吸入口腔，尽管可能需要更长的时间。哺乳顾问观察到，第一次怀孕早期乳头有显著内陷但进行了母乳喂养的女性，在随后的怀孕中乳头内陷的发生率要少得多。在某些案例中，这些女性会发现她们哺喂第一个婴儿时，哺乳间歇中乳头会回缩内陷的，但在随后的第二、三胎等哺喂时，不再出现回缩。

一般认为，乳头内陷会干扰或阻碍母乳喂养，但实际上，在不喂奶时乳头的外观与其功能并非总是相关。大多数情况下，只要乳头内陷的母亲

将婴儿放在乳晕边上,能让婴儿把整个乳头含得足够深,就没有理由让妈妈放弃母乳喂养。在哺乳期间,乳头会伸长至其静止长度的两倍。乳头在婴儿吸吮作用之后外形会有所改变,因此在婴儿频繁哺乳数周或数月后,乳头内陷的程度大多会有所减轻。

虽然许多乳头内陷的女性仍能成功母乳喂养,但有证据表明仍可能出现母乳喂养困难,并导致不良结局。在一项前瞻性队列研究中,将100名健康足月新生儿分为两组,每组50名,对其进行0~7天的随访。一组新生儿的母亲有乳房异常[乳头内陷(14%),乳头扁平(54%),大乳头(34%),巨乳(24%)],另外一组新生儿的母亲没有乳房或乳头异常。母亲没有乳房异常的一组新生儿中,前7天的平均体重增加更多(t=7.5,df=49,$P<0.01$)。虽然该研究存在局限性,如没有测量乳房/乳头的数据、缺乏乳房异常的科学定义、缺乏不同乳房异常类型的婴儿结局数据及没有母乳喂养持续时间的随访资料,但是表明乳房异常和新生儿的近期结局有相关性。因此,在产前和产后乳房和乳头评估都很重要。

临床医师在孕晚期检查乳房和乳头时,可以继续讨论母乳喂养问题。如果母亲存在乳头扁平或内陷,可以告知产后在哺乳前按摩,并刺激乳头可以使乳头突出并便于含接,婴儿在哺乳时也会拉长乳头。Hoffman 练习法(孕期乳头操)和乳房矫正器,是纠正乳头内陷的两种传统方法,似乎无效,因此现在不再推荐。目前,有用于改善扁平或内陷乳头的"乳头矫正器"售卖,一些企业资助的"临床试验"报道了这些产品的好处。

治疗回缩、内陷或扁平乳头的首要干预措施,应该是在哺乳前刺激乳头和塑形。对于扁平乳头(未内陷),按摩乳头或使用冷毛巾刺激可帮助乳头突出。对于内陷的乳头,可指导妈妈们帮助乳头塑形,将大拇指和其他手指相对放在乳头后3.8~5cm(译者注)处,并向胸腔方向挤压,母亲保持侧卧位时效果最佳。哺乳前,也可用任何吸乳器拉出乳头。乳头内陷导致婴儿无法含接的另一种解决方案,是使用硅胶的乳盾(将在第十三章"吸乳器与其他辅助技术"中进行详细描述),婴儿通常可以通过这种超薄乳盾摄取足够的乳汁,同时婴儿的吸吮也会刺激母亲乳头。

严重乳头内陷(内陷或Ⅲ级)可行外科手术,而且手术技术正在日趋完善,以减少对乳导管的损伤。Shiau 等报道了3例使用乳管镜手术矫正后成功进行母乳喂养的案例。Mu 等的研究报道了169例乳头内陷母亲,在微创渐进牵引技术矫正后,其中42例在研究随访期间成功母乳喂养。Ⅰ级、Ⅱ级乳头内陷患者也可以使用类似牵引技术的治疗,以实现成功的母乳喂养。具有严重乳头内陷和母乳喂养困难的女性,可选择与相应科室的医生(通常是整形外科医生)讨论手术治疗事宜。

(二)乳孔开口缺失

极罕见情况下,母亲的乳头上没有导管开口。文献中曾有两例报道。其中一例是一位母亲在怀孕第3个月时右乳开始异常增大,分娩后该侧乳房严重充血,无法挤出任何乳汁。超声检查显示,右侧乳房没有乳孔,乳头与大乳管之间没有乳导管相连,因此导致右乳异常肿大(左乳正常)。外科医生原计划给这位母亲做乳房整形手术,但因为她刚从印度移民没有医疗保险,所以拒绝了手术。另一例的情况类似,是一位韩国母亲努力尝试亲喂、吸乳,但依旧没有一滴乳汁。

(三)乳头过大或乳头过长

与身体其他部位的解剖结构一样,乳头的尺寸和形状因人而异,且受遗传因素的影响。临床医生报告说,亚洲女性更容易出现异常长的乳头。与乳头内陷或扁平相比,乳头过大或过长通常不太会引起母乳喂养问题,反而被视为便于母乳喂养的解剖学优势。不过,巨长或巨大的乳头(彩图45)也会干扰母乳喂养,尤其是婴儿偏小时。研究发现,巨长乳头时,婴儿在含接后会引发呕吐反射或含接位置滑向乳头前端(彩图46),引起母亲乳头疼痛。此前提到的 Vazirinejad 等的研究表明,母亲有乳房/乳头异常时(包括乳头过大),新生儿在出生后最初7天体重增加较少。

▶ 三、乳导管堵塞

目前尚不清楚乳导管堵塞的具体原因,但泌乳量充足且不能充分排空乳房的妈妈较容易发生。医学文献中,导致乳导管堵塞的乳房内部的病理变化通常被模糊地描述为乳汁淤积、乳汁堵塞、乳汁局部淤积或脱落细胞积聚。发生以下两组症状中的任何一组,则可能出现了乳导管堵塞:①乳房局部区域疼痛、发热,可能发红;②如果乳管堵塞靠近皮肤,可触摸到明显边界,没有全身发热症状。有时,可以在乳管开口处看到微小的白色乳汁栓子(小白点)。有的妈妈称其为"白色坚硬的小颗粒",位于乳管在皮肤表面的开口下方。彩图 11 显示了乳汁栓子。

由于错过喂养或文胸太紧,或母亲营养不良和压力过大等,引起乳汁排出不完全,均可出现乳导管堵塞,但是尚未证实两者之间存在因果关系。Campbell 认为,"通常情况下,婴儿主导的哺乳受到干扰,加上生理学高危因素,如含接不佳、乳房排空不理想、吸乳或乳房压迫等,会导致持续的乳导管堵塞和之后的后遗症"。医护人员与母亲一起评估上述可能,并分析各种导致乳导管堵塞的原因,特别反复堵塞的母亲。除非母亲出现发热和乳腺炎,否则无须使用抗生素治疗乳导管堵塞。

临床医师注意到,冬季发生乳导管堵塞的概率较高,尽管原因不清楚,但可能与气候寒冷或冬季衣服穿得过紧有关。也有证据显示,有些女性容易发生乳导管堵塞,但有些女性即使多次经历母乳喂养,也不会出现。乳导管堵塞可引发乳腺炎,特别是乳导管被忽略或未及时治疗情况下。专栏 10-1 给乳导管堵塞的妈妈们推荐的一些自我护理措施。

专栏 10-1 可能发生乳导管堵塞时的自我护理措施

- 继续频繁哺乳,根据婴儿的饥饿征兆进行按需哺乳。
- 从患侧乳房开始哺喂,促进乳汁排空。
- 哺乳期间挤压乳房,防止乳导管堵塞。
- 在哺乳前和哺乳期间按摩患侧乳房刺激乳汁流出。用一只手托住乳房并进行有力的按摩,从乳房外围开始,在婴儿吸吮时用拇指挤压,促进乳汁流出(也可在热水淋浴或浴缸中按摩乳房)。除淋浴外,还可以尝试使用电动振动器(低频)。
- 将患侧乳房浸在温水中,并轻轻按摩。
- 哺乳时调整哺乳姿势,确保所有乳腺和乳窦中的母乳能够流出。哺乳过程中,婴儿至少有一个位置会造成鼻子对着堵塞的乳管。
- 避免穿任何紧身的衣物,如带钢圈的文胸或婴儿背带上的带子。
- 建议每天服用 1 600mg 的卵磷脂,用于缓解和预防乳导管堵塞,特别是反复发生乳导管堵塞的女性。

急性期时快速按摩乳房可有效地排出淤积的乳汁。Bolman 等支持在乳导管堵塞和乳腺炎女性中采用按摩手法。治疗性按摩的两个主要机制是:①按摩腋窝,促进淋巴引流;②按摩和手挤交替,促进乳汁排出。在乳导管堵塞时,按摩和手挤交替进行,非按摩手顺着堵塞乳导管的边缘持续轻推,帮助乳汁排出。

其他乳导管堵塞和相关问题的治疗方法,还包括如 Lavigne 和 Gleberzon 所报道的脊椎治疗师进行的治疗性超声等。最近中国的一项研究表明,六步奶结疏通法(SSRMT)是一种低成本有效的治疗乳导管堵塞的方法。SSRMT 包括:①准备;②清除堵塞的乳管出口;③乳头刺激;④推压乳晕;⑤推拨积乳;⑥检查有无乳汁淤积残留。一项大型观察性研究(n=3 497),使用单次 SSRMT 疗法,其中 3 189 例(91.2%)患者达到完全缓解(Ⅰ级),173 例(4.9%)显著改善(Ⅱ级),83 例(2.4%)改善(Ⅲ级),只有 52 例患者(1.5%)无反应。对于 308 例未能完全缓解的患者(占总数的 8.8%),3 天后给予第二次 SSRMT 治疗,最终分别有 267 例(占总数的 7.6%)、28 例(0.8%)和 13 例(0.4%)达到完全缓解、显著改善和改善,始终无反应者为零。但该方法的有效性还需要在更多不同人群中的试验验证。

如果哺乳期女性乳导管堵塞反复发作,一些医生可能会选择用类似无菌针的器械疏通乳管。疏通之后,乳汁可能会从乳管中喷射出,使母亲得到缓解;喷出的堵塞的乳汁可能含有一串串乳汁栓子。疏通后受累区域有时会出现反复疼痛,因此该方法只应在极端情况下进行。

▶ 四、乳腺炎

哺乳期的乳腺炎是一种乳房炎症或感染,表现为乳房的一个痛、热、肿、楔形的区域,还有全身性症状如发热(>38.5℃)、寒战、流感样症状。哺乳期乳腺炎可出现在母亲出院后的产后早期,总体上最常见于哺乳期的最初 3~6 个月。出现早期乳腺炎症状时,妈妈们的第一求助对象可能是护士或泌乳顾问,此时获得的建议可以防止早期乳腺炎发展为乳腺脓肿,特别是误以为应该停止或已经停止母乳喂养的妈妈。事实上,母乳喂养通常有助于消除炎症或感染,而且这时候的母乳喂养对宝宝是安全的。

乳腺炎通常是良性自限性疾病,对哺乳的婴儿几乎没有影响。产褥期乳腺炎的最初症状是疲劳、局部乳房触痛、头痛和流感样的肌肉酸痛。如果母乳喂养的母亲自述有"流感"样症状,首先需排除是否出现感染性乳腺炎。一般感染性乳腺炎会有发热、脉搏过快、乳房局部红肿热痛,并伴随疲劳、头痛和肌肉酸痛(彩图 19)等症状。感染通常是单侧,位于某一个区域(通常位于乳腺组织较多的乳房外上象限），但也可能发生在乳房的任何部位；偶尔也会两侧同时发生，并累及乳房的较大区域。

在过去 20 年发表的全球性研究中，哺乳期乳腺炎的发病率为 4%~27%，这与研究方法的不同，特别是受试者的选择有关。乳腺炎在分娩后的最初几周发生的概率最高。在长期母乳喂养的母亲中，大约 1/3 的乳腺炎案例发生在婴儿 6 个月之后。之前有过母乳喂养经历的女性患乳腺炎的风险更高，特别是那些有乳腺炎病史的女性。乳腺炎的症状持续 2~5 天，乳房疼痛和发红在第 2 天和第 3 天达到高峰，第 5 天时恢复正常，疲劳症状消退最慢。

乳腺炎的危险因素有：

1. 乳胀和乳汁淤积。减少哺乳次数可能导致乳胀或乳汁淤积。

2. 压力和疲劳。这是患乳腺炎的妈妈们自述导致乳腺炎的最主要因素；通常，除了照顾婴儿的正常压力以外，还有其他因素会导致她们疲惫不堪，如准备节日庆祝活动等。

3. 乳头损伤、皲裂和乳头疼痛。尽管乳头破裂不是乳腺感染的前提条件，表皮的破损的确为致病菌提供了进入乳房组织的途径。由于乳头疼痛和乳头破裂导致的乳腺炎通常发生在产后的最初几周。

4. 乳导管堵塞。一些女性反复发生乳导管堵塞，有的甚至会导致全面感染。乳导管堵塞时直接观察到"白头"的情况并不罕见，也常会感到堵塞周围有压痛。婴儿吃奶时，母亲可以在堵塞的部位上方轻柔地按摩帮助缓解，特别是在堵塞刚刚形成时。

5. 泌乳量过多或哺喂次数减少。与乳汁供应正常的女性相比，泌乳量丰沛的女性更容易发生乳导管堵塞（及后续的乳腺炎）。

其他情况，如乳房创伤、文胸过紧或睡眠姿势、使用手动吸乳器、孕妇营养不良、剧烈运动（特别是上臂和胸部）等，也可能是导致乳腺炎的危险因素。因此，医护人员也应在患者评估和病史询问中对这些因素应予以注意。

（一）乳腺炎的诊断

乳腺炎通常依据体检和病史来诊断。历史上，根据世界卫生组织和母乳喂养医学学会（ABM）的建议，以下情况应进行乳汁细菌培养：抗生素治疗 2 天无效、乳腺炎复发、乳腺炎的感染来自医院内、患者对通常用于乳腺炎的抗生素过敏或严重或罕见乳腺炎。而最近的研究表明，通过"基于标准化采样程序对母乳进行微生物分析"及"在菌种水平上鉴别导致乳腺炎致病菌"，可以极大改善乳腺炎的诊断。考虑到乳腺炎的发生率和影响，使用现代诊断和精确医学方法，转变乳腺炎诊断和精确治疗，现在可能是最好的时机。

（二）乳腺炎的治疗

加速乳腺炎恢复的治疗方法包括继续母乳喂养 / 有效排出乳汁，湿热敷，增加液体摄入，卧床休息，镇痛药（对乙酰氨基酚、布洛芬）和适当使用抗生素。表 10-1 列出了推荐抗生素。

表 10-1 治疗乳腺炎的可选抗生素	
通用名	成人剂量范围
耐青霉素酶青霉素	
阿莫西林 + 克拉维酸盐	875mg，每日 2 次
双氯西林	500mg，每日 4 次
氟氯西林	500mg，每日 4 次
头孢菌素类	
头孢氨苄	500mg，每日 4 次
青霉素过敏者	
克林霉素	300mg，每日 3 次
甲氧苄啶磺胺甲噁唑	160mg/800mg，每日 2 次

医学文献已充分证实，最常见的与乳腺炎相关的细菌是金黄色葡萄球菌；但对母乳进行培养后，可能唯一能够分离出的是皮肤中存在的细菌（凝固酶阴性葡萄球菌，非 β- 溶血性链球菌）。

链球菌很少与乳腺炎相关；如果发现，通常也只是在母乳中存在而不会引起乳腺炎。但最新的研究显示乳腺炎母亲的乳汁需要进一步分析，以便进行精准治疗。

抗生素治疗可以清除乳汁中的微生物。虽然未经治疗的病例与治疗者可以一样快速痊愈，但哺乳期乳腺炎的抗生素治疗"金标准"，是可杀伤金黄色葡萄球菌的耐青霉素酶的青霉素或头孢菌素，疗程为 10~14 天。如果治疗 48 小时后症状没有缓解，可行乳汁细菌培养，以除外耐甲氧西林金黄色葡萄球菌（MRSA）感染的可能性，目前 MRSA 感染越来越多见。ABM 指南建议在等待培养结果的过程中，选择抗生素时应考虑耐甲氧西林金黄色葡萄球菌的局部耐药问题。此外，

ABM 指出,大多数 MRSA 菌株对万古霉素或甲氧苄啶/磺胺甲噁唑敏感,而对利福平不敏感,不管敏感度测试结果如何,认为 MRSA 对大环内酯类和喹诺酮类药物具有耐药性。

另一种治疗乳腺炎的方法是将细菌素乳链菌肽溶液涂抹于乳头和乳晕。Nisin 是一种由乳酸乳球菌菌株生产的食品级抗菌肽,有望替代抗生素治疗葡萄球菌性乳腺炎。

在瑞典,助产士可酌情用催产素鼻喷雾和针灸治疗乳腺炎。催产素能使乳导管收缩,因而有助于乳腺引流,而且研究证明可加速乳腺炎的康复。在同一项研究中还发现,针灸可以减轻母亲的症状,但不会影响炎症消退以及需医疗服务的天数。

患有乳腺炎的母亲感觉不适,也容易情绪化和感到沮丧,可能会想"为什么要我来承受这些",因而可能考虑断奶。此外,患侧乳房的泌乳量减少可能会持续至感染后数周。产妇需要照顾自己,或许泌乳顾问对产妇有帮助,可以向妈妈们保证乳腺炎最终会缓解的,而停止或限制母乳喂养只会增加感染或复发的风险。贴心的关爱可以帮助母亲度过这段艰难的时期。同时妈妈们还需要具体的建议和护理计划(表 10-2)及长期的自我护理方案。在哺乳过程中,很多母亲不止一次发生乳腺炎。因此,对于容易患病的女性应注意预防。泌乳顾问可以与妈妈们一起回想之前可能经历过的导致乳腺炎的风险因素,鼓励母亲,一旦复发应尽早寻求医疗帮助。有些母亲,特别是那些需要长期母乳喂养的女性,即使乳腺炎已经到了需要医疗干预的程度,也不会去咨询医生。

表 10-2　乳腺炎护理计划

内容/目标	方法
预防	
减轻照顾孩子的压力和疲劳	将任务按重要程度进行优先级排序
	鼓励其他家庭成员协助日常的家事物,如果可能,请人协助家务
	尽可能推迟返回工作岗位的时间
	举办非正式的家庭聚会,让亲友看到新生婴儿。使用语音信箱过滤电话。拒绝社交邀请。忽略电子邮件
	婴儿睡觉时,母亲可以小睡片刻

内容/目标	方法
乳导管堵塞	频繁哺喂,每天 8~12 次
	按摩乳房发红的部位,特别是在母乳喂养时
哺喂频率的改变	如果错过一次哺喂,应吸乳或挤乳
乳房肿胀/乳汁淤积	如果母亲感觉乳房满胀,需要吸乳或挤乳
	穿着无钢圈文胸
乳腺炎的护理	
自我护理和缓解不适	识别早期症状和体征:发红、疲劳、发热、发冷
	跟婴儿一起卧床休息,并增加液体的摄入
	继续频繁地哺喂
医疗护理	检测口腔温度
	将患侧或乳头处湿热敷
	感染后患侧乳房乳汁供应会略有减少
	如果需要,服用抗生素(如果已经退热,可不必)
	服用退热药以降低体温

(三)乳腺炎的类型和严重程度

研究者试图对乳腺炎进行分型。一般临床根据症状的严重程度及是否应使用抗生素,对乳腺炎进行分类。例如,Gibberd 描述了两种类型的乳腺炎:蜂窝织炎和腺炎。该作者为蜂窝织炎是细菌经破损的乳头进入而引起的小叶间结缔组织感染;需要用抗生素治疗。腺炎则是可能是由乳导管阻塞造成的,临床症状不太严重;治疗包括热敷促进乳汁流动、手挤和吸乳,只有在感染无法缓解时才使用抗生素。

而 Willumsen 等描述了亚临床型哺乳期乳腺炎的情况。Willumsen 等在对孟加拉和坦桑尼亚女性母乳中的维生素 A 水平进行检测时,发现 1/4 的研究对象的钠/钾比值和白细胞介素 -8(IL-8)升高,这意味着存在感染但没有临床症状。而 Fetherston 则不同意亚临床乳腺炎的观点,认为母乳中高钠水平(没有其他症状)并不是判断是否存在感染或亚临床感染的可靠指标。通常,钠离子水平在开始泌乳、退化和怀孕等期间,会出现正常升高。亚临床型乳腺炎可能与母乳中艾滋病毒负荷增加有关,并可能导致母婴传播艾滋病毒的概率升高(详见第六章"病毒感染与母乳喂养")。

另一种分类建议是将乳腺炎分为感染性乳腺炎和非感染性乳腺炎两类。非感染性乳腺炎发生时乳汁不能从乳房中有效移除,从而导致后续乳汁生成减慢;如果后续乳汁淤积仍未解决(即乳汁仍然无法从乳房移出),则可能造成感染性乳腺炎。Thomsen等根据乳汁中的白细胞计数,将乳腺炎分为3类:乳汁淤积、非感染性乳腺炎和感染性乳腺炎,且建议只在出现最严重的感染性乳腺炎时使用抗生素治疗。

尽管这种分类方法在理论研究上可能有帮助,但实践中很少对乳腺炎患者的乳汁进行实验室检测。当母亲向医护人员寻求帮助时,通常已经患病几小时或一两天,感染的高峰期可能已经过去了,而自身可能已经处于逐渐康复的阶段。这种分类方法还有其他弊端:①白细胞计数与细菌计数经常不一致;②必须在使用抗生素前收集乳汁样本;③实验室检测需要几天时间才能得到结果;④医疗保险可能不能承担检测费用。无论乳腺炎的分类如何,症状严重的母亲都需要治疗。如果反复发生乳腺炎,则需行乳汁培养和风险因素评估。

乳腺炎期间母乳的成分会发生变化(表10-3)。一些抗炎成分,如乳铁蛋白和分泌型免疫球蛋白A(sIgA)的水平会上升,以保护婴儿免受乳腺炎乳汁的不良影响。发生乳腺炎时,细胞旁路,即分泌细胞之间的正常紧密连接暂时打开,引起钠和氯化物的水平升高,母乳味道会变咸。即使女性全身症状逐渐恢复,钠、氯化物和乳糖水平仍然较高。母亲乳腺炎恢复之后,患侧乳房会处于短时"静息"状态,通常情况下乳汁分泌量比乳腺炎发生前少。

表10-3 乳腺炎时与健康状态乳房的乳汁成分比较

乳汁成分	乳腺炎时(估计均值)	"健康"状态(估计均值)
钠(mmol/L)	21.8	14
氯化物(mmol/L)	30	21
乳糖(mmol/L)	159	174
葡萄糖(mmol/L)	1.39	1.6
乳铁蛋白(g/L)	3.45	3.2
sIgA(g/L)	1.22	1.25

(引自:Fetherston CM,Lai CT,Hartmann PE.Relationships between symptoms and changes in breast during lactation mastitis.Breastfeed Med.2006;3:136-145)

在确定治疗方案之前,医护人员应了解乳腺感染的严重程度。因为C反应蛋白是感染的标志物,研究人员测定了母亲血清C反应蛋白的水平,分析其与乳腺炎症状的关系,结果发现尽管乳腺炎时,乳房症状和全身症状越严重程度,乳汁和血液中C反应蛋白浓度越高,但在乳腺炎和无症状的女性中血清CRP水平相似,因此无法用于对感染性和非感染性乳腺炎的鉴别诊断。最近专家们也达成了共识,这种检验没有实用价值,在乳腺炎诊断方面"炎症"的表现比"感染"更重要。

当哺乳期女性乳腺炎反复发作且抗生素治疗无效时,必须排除炎性乳腺癌的可能性。炎性乳腺癌可能被误诊为乳腺炎,因为乳房发炎和水肿的症状相似。乳腺癌与乳腺炎的不同之处在于,炎性癌患者很少发热,没有可触及的肿块,抗生素治疗症状不会缓解。怀疑患有乳腺癌的女性应转诊给有经验的乳腺专科医生,进行组织活检和其他实验室检查明确诊断。一旦确诊为炎性乳腺癌,则哺乳将是次要考虑,因为母亲需要接受必要的强化治疗而需停止哺乳。

▶ 五、乳腺脓肿

只有小部分(5%~10%)的乳腺炎会发展为乳腺脓肿,Amir等报道,仅3%的乳腺炎发展为乳腺脓肿,而且乳腺脓肿的发病率低于既往的文献报道。

脓肿积聚脓液后必须排出(彩图13,彩图16,彩图17)。Kataria等回顾了乳腺脓肿的治疗方案,建议对于小脓肿(3cm以下),一线治疗方案是穿刺引流,单次或重复进行,最好是超声引导下穿刺。没有超声引导的经皮穿刺也可以用于小型脓肿的治疗,特别是在没有超声波设施的机构中。对于大于3cm的脓肿,可行经皮引流置管3~7天,治疗有效,并发症少,而且不影响美观。另外,引流配合口服抗生素治疗10天,对抗耐青霉素的葡萄球菌,也可有效治疗脓肿。对于更大的脓肿,外科医生需要做切口排脓,在切口处放置引流管来促进脓液排出;此外,手挤也有助于排出脓液和乳汁。切口会在1~2周内从内到外愈合,治疗中也需使用口服抗生素。Susan Love博士建议患者在引流后回家休息;术后24小时开始每天淋浴,让水流过乳房,洗掉细菌,然后更换敷料。

▶ 六、乳房皮肤病

乳房的皮肤病(乳头 - 乳晕及其周围乳房的皮疹和皮损)并不罕见,但如果伴有疼痛则患者会很痛苦,而且往往难以诊断。泌乳专家遇到类似情况应转诊给皮肤科医生进行评估和诊断。皮肤病的鉴别诊断包括特应性皮炎、刺激性接触性皮炎、过敏性接触性皮炎、牛皮癣、细菌和真菌感染(将在本章后面讨论)、单纯疱疹病毒(HSV)感染和乳头的雷诺现象。

湿疹最常见于哺乳期女性的乳晕,为痛性、灼热、瘙痒性皮炎,急性红斑暴发时伴有红肿、囊泡破裂、结痂及渗出性丘疹。湿疹也可能是慢性表现,包括干性红斑(红色)和鳞屑性皮炎两种形式。湿疹可以分为三大类:①内源性特应性皮炎,发生在湿疹易感性人群;②刺激性接触性皮炎,是因皮肤的直接化学性损伤(如肥皂或氯)引起的;③过敏性接触性皮炎,是对乳头局部使用的外用制剂中某些成分的延迟超敏反应(婴儿辅食或某些外用药,如羊毛脂、抗生素、洋甘菊、维生素 E、芳香剂)。

外用类固醇软膏是治疗湿疹的主要方法,包括弱效或中效的可的松软膏,每日两次,持续 2 周(V 或 VI 类)。母亲在哺乳前应该小心地擦去乳头附近的药物,在婴儿哺乳后再次涂抹。局部用抗生素如莫匹罗星、多孢菌素和富西地酸已被证明可以减少细菌数量和临床严重程度。如果在婴儿开始吃辅食后很快出现症状,应该注意寻找并消除任何可能导致湿疹发作的婴儿食品。母亲用自己的乳汁或水冲洗受累乳头和乳晕,然后拍干,也很有帮助。

Amir 描述了一例患有乳糜泻的母亲,出现乳头发红、鳞片状和破裂。母亲似乎也有湿疹,可能是感染所致,累及两侧乳房的大部分区域。局部使用类固醇软膏(倍他米松二丙酸酯 0.05%)每日 4 次,每日两次使用局部抗生素。2 周后,母亲的湿疹消退,而且能够继续母乳喂养,不再疼痛。

专栏 10-2 介绍了预防、缓解或治疗此类疾病的措施。如果母亲症状改善缓慢或没有好转,医护人员应该警惕佩吉特(Paget's)病,这是一种容易与乳头湿疹混淆的乳腺癌。

在有牛皮癣病史的女性中,由于婴儿含接和吸吮刺激,也较常累及乳头。此时病变表现为"边界清晰,细小云母状红斑"。治疗包括局部使用类固醇,用药方法与湿疹相同。卡泊三醇在哺乳期是安全的,只要每日涂抹的体表面积低于 20%。对于全身治疗,使用紫外线 B 光疗法是安全的。生物制剂,如依那西普、阿达木单抗、英夫利昔单抗、阿来昔单抗和乌司特金单抗等,被认为是中度安全,但这种情况下使用的证据有限。

专栏 10-2　乳房 / 乳头皮疹、感染的干预措施
■ 停止刺激 ■ 经常淋浴 ■ 穿全棉文胸 ■ 让乳房暴露在阳光下(15 分钟)和空气中 ■ 患处涂抹药膏,每日 2 次(莫匹罗星软膏——抗真菌、抗菌和氢化可的松的复合药膏,可在非处方药店买到。)如果在乳头或乳晕上使用,可用干净的棉签擦去乳膏 ■ 每次哺乳后用温水冲洗乳头 - 乳晕区域。拍干,然后用吹风机低温吹干

细菌感染时,会出现哺乳时或哺乳后乳房深部钝痛,深按压时乳房触痛、双侧疼痛和灼热。疑似金黄色葡萄球菌感染的母亲应使用口服抗生素(如头孢氨苄、阿莫西林或双氯西林,至少 2 周)治疗,可有效预防乳腺炎的发展、减轻疼痛。彩图 8 和彩图 38 显示乳头皲裂并伴随可能的细菌感染。在彩图 38 中,母亲的乳头可能有脓疱,因为有突起的红色丘疹样肿块,乳头底部开裂,乳头尖端有黄色结痂。

乳头或乳晕的单纯疱疹病毒感染是非常疼痛的,通常表现为乳头红肿和乳晕上有微小囊泡,囊泡愈合后会结痂。婴儿可能表现或不表现有类似的口周皮肤病变,一旦出现需要就诊,以评估母亲是否需要治疗。病变部位的培养应在病变开始干燥到愈合之前的早期阶段进行,治疗则需根据培养结果和母体血清抗体滴度而定。如果为单纯疱疹感染,建议母亲吸乳,直到病变愈合;同时给予抗病毒治疗(阿昔洛韦 800mg,每日 3 次,连续 5~7 天)。有关单纯疱疹病毒的更多内容详见第六章"病毒感染与母乳喂养"。

与普通人一样,哺乳期母亲也可能因为接触毒常春藤而出现疼痛的接触性皮炎,特别是在夏季。毒藤毒素通过直接接触植物叶子上的油脂传播,而非人与人之间传播。当身体产生囊泡时,囊泡内的液体不会扩散毒素,因此直接接触母亲的皮疹不会让婴儿感到疼痛或伤害婴儿。但是,接触过毒藤会让人非常不适,如果囊泡在乳房上,则婴儿直接哺乳可能是让妈妈无法忍受。所以,应由妈妈来决定是否能够继续坚持母乳喂养。毒藤毒素可用 1% 的氢化可的松涂于患处或口服醋酸泼尼松治疗。Bowers 报道了对母乳喂养与毒藤毒素治疗的经验,可能对哺乳顾问有帮助。

乳头上的雷诺现象是由小动脉血管痉挛引起的组织间歇性缺血。乳房血管痉挛时,乳头会在哺乳后变白,或变为蓝色或红色,然后再恢复正常颜色。在“痉挛”期间,母亲会感到极度疼痛。雷诺现象在女性中更为普遍,一般有家族病史。此外,有手部雷诺现象病史的女性,也可能发生乳头雷诺综合征。

如果哺乳期母亲多次抗真菌 / 抗生素治疗失败,而且乳头疼痛超过 4 周,应考虑到雷诺现象的可能。与雷诺现象相关的乳房疼痛严重且伴有抽搐,经常被误认为是白色念珠菌感染。在一个 12 例雷诺现象妈妈的报道中,8 对母婴在诊断之前接受了多次抗真菌治疗均没有缓解,其中 3 位母亲报告有乳房手术史。雷诺现象也可与乳腺炎混淆,可通过乳汁细菌培养鉴别;雷诺现象妇女提供的乳汁样本中不应检测到细菌。

为了准确诊断雷诺现象,应关注冷刺激症状和乳头颜色的经典三联变化(白色、蓝色和红色)或双联变化(白色和蓝色)。雷诺现象治疗包括避免低温刺激,保持乳房和乳头温暖,避免使用血管收缩药物,服用硝苯地平 30~60mg/d,持续 2 周。据报道,硝苯地平可有效治疗血管痉挛且无副作用。该药物是钙通道阻滞剂和血管扩张剂,主要用于治疗高血压;通过母乳转运给婴儿的剂量很小。及时治疗有助于母亲继续母乳喂养,缓解疼痛,而避免不必要的抗真菌治疗。

▶ 七、念珠菌感染(鹅口疮)

当母亲乳头持续疼痛时,则不排除念珠菌感染。感染发生在口腔时,可能是由白色念珠菌(也称鹅口疮)引起的。念珠菌能在婴儿口腔和母亲乳头的温暖潮湿部位迅速生长。婴儿的口腔可能是在阴道分娩期间被感染,然后在母乳喂养时感染母亲的乳房和乳头。母亲哺乳一直没有不适,但突然迅速出现乳头剧烈疼痛、灼热或瘙痒及乳房有烧灼感、放射性疼痛或刺痛,而且疼痛向胸壁放射,此时应怀疑念珠菌感染。

念珠菌是天然存在的真菌,一般生活在胃肠道和泌尿生殖道黏膜及皮肤上,抗生素的使用会使其过度生长(念珠菌感染);因此,接受过抗生素治疗的母婴更容易患念珠菌感染,有阴道念珠菌感染和乳头损伤的母亲也易患乳房念珠菌感染。

在检查念珠菌感染时,应检查女性乳头和乳晕是否有炎症。炎症通常表现为深粉色,有时带有微小水疱(彩图 12)。母亲会主诉严重疼痛和不适,特别是在哺乳期间和哺乳后。婴儿可能会有尿布疹,臀部有凸起、发红、疼痛的脓疱或红色烫伤样病变。还需仔细检查孩子的口腔是否有白色斑块且周围呈弥漫性发红。但是,婴儿口中没有症状也不能排除是鹅口疮,因为婴儿的感染有时是无症状的。而且婴儿的鹅口疮症状(烦躁不安、拒绝吃奶)可能会被忽视或认为是其他原因所致。当女性患有复发性酵母菌感染时,其性伴可能是潜在感染源。安抚奶嘴和奶嘴是反复鹅口疮的另一种感染源,每次接触婴儿口腔后应更换或煮沸消毒,否则可能持续存在口腔念珠菌定植。

念珠菌感染是一种“家族”疾病,可在家庭成员中迅速传播,尤其是身体温暖潮湿部位的亲密接触后,如母乳喂养和性接触。母乳喂养期间出现的念珠菌感染可持续存在并复发,因此需要婴儿、母亲及其性伴侣的可能感染的所有区域都得到及时治疗。婴儿的口腔和肛门区域及母亲的乳房(乳头和乳晕)和阴道,都是念珠菌感染的主要部位;如果有必要,所有部位都应该同时治疗。

(一)诊断

既往念珠菌感染诊断绝大多数是基于病史、婴儿的体格检查,少部分是基于母亲的身体检查。Brent 在对美国母乳喂养医学会 312 名成员的调查中发现,使用实验室检测和微生物培养诊断念珠菌感染的比例较低(仅 7% 的医护人员),可能是因为真菌的培养时间较长且难以与正常的皮肤微生物区分。

为消除公认的念珠菌感染确诊证据不足的论断,Morrill 及其同事对乳头、乳晕皮肤和母乳中的念珠菌进行了检测,对乳腺念珠菌感染的诊断及危险因素进行了分析。Morrill 等研发了一种新的用于检测母乳中念珠菌的培养技术:因为母乳样品中的乳铁蛋白可抑制念珠菌的生长,而导致假阴性培养结果;这种方法通过在母乳中添加铁剂,使检出念珠菌的能力增加了 2~3 倍,显著降低了假阴性结果的可能。Morrill 及其团队还根据产后 2 周乳头 / 乳晕或母乳中存在念珠菌的实验室结果,评估了哺乳期女性在产后 2 周和 9 周报告的乳房念珠菌感染的体征(乳头 / 乳晕的皮肤有光泽或呈片状)和症状(乳头／乳晕灼痛,乳头疼痛但无灼热感,乳房刺痛和乳房无刺痛)对念珠菌感染诊断的敏感性、特异性、阳性预测值(PPV)。当哺乳期女性同时存在上述 3 种或以上的体征和症状时,或乳头／乳晕呈片状或有光泽伴随乳房疼痛时,念珠菌定植的阳性预测值最高。

最后,Morrill 的研究小组还进行了一项前瞻性研究,共纳入 100 名哺乳期女性和 40 名非孕期非哺乳期女性作为对照,目的是研究念珠菌定植的危险因素及产后 9 周时念珠菌定植与母乳喂养的关系。结果发现,非孕期的对照组均未检测出念珠菌,这与大多数人普遍有念珠菌定植的假说矛盾。母亲念珠菌定植的危险因素包括产后最初 2 周奶瓶喂养和妊娠期超过 40 周;婴儿定植的危险因素包括产后最初 2 周奶瓶喂养和有兄弟姐妹。产后 2 周念珠菌检测阳性的女性中,43% 在产后 9 周仍然是母乳喂养,而检测阴性的女性则为 69%($P<0.05$)。作者结论认为,使用体征和症状评估可能有助于临床医师确定是否需要微生物培养,以及在等待培养结果的同时是否立即开始治疗。危险因素的研究结果表明,产后早期避免使用奶瓶喂养可能会降低乳腺念珠菌感染的风险,有助于减少由于感染和疼痛导致的早期终止母乳喂养的行为。

(二)关于念珠菌感染的其他观点

针对乳头疼痛和发炎且向腋窝辐射痛是白色念珠菌感染所致的假说,Thomas Hale 在 2008 年国际哺乳顾问协会会议发言中提出了质疑。因为多数研究实际上并未从母乳培养出念珠菌。Hale 等通过一项严格的前瞻性研究对这一问题进行跟踪调查,以确定有严重乳头和乳房深层疼痛症状的女性,乳汁中是否存在白色念珠菌。研究将有念珠菌病症状的妇女(乳头疼痛、发炎或创伤或剧烈刺痛或灼痛)与无症状的妇女进行了比较。用洗涤剂清洗乳头和乳晕的皮肤并彻底洗净。分析乳汁样品中的(1,3)-β-D- 葡聚糖,并用念珠菌培养基培养。结果表明,对照组和症状组之间的(1,3)-β-D- 葡聚糖水平没有显著差异。此外,在添加铁刺激生长前后,除一名患者外,其他都没有培养出念珠菌。因此,Hale 的研究支持乳管中不存在白色念珠菌,因此可能与这种疼痛综合征无关。

其他研究者使用了类似方法得出了相似的结论。如 Jiménez 等检查了有念珠菌感染症状的女性乳汁。对 529 名妇女的手挤乳汁进行微生物分析,并采集乳头擦拭样本和乳头活检标本。结果表明,乳样中未分离到白色念珠菌。而结果明确显示,在这些病例凝固酶阴性葡萄球菌和链球菌(主要是缓症链球菌和唾液链球菌)中占优势。研究人员建议,应避免使用乳腺念珠菌感染或鹅口疮,而应称为亚急性乳腺炎。

关于这种常见乳腺感染的另一种观点是,乳头和乳房中金黄色葡萄球菌和白色念珠菌或其他念珠菌共同感染而导致炎症和疼痛。Amir 等在澳大利亚进行了一项大型前瞻性研究,纳入了 360 名初产妇,研究了念珠菌和金黄色葡萄球菌及 "乳头／乳房鹅口疮"的关系。研究中的女性从 36 周开始随访(基线)到产后 8 周,完成 7 次数据收集(包括基线)。主要结局是根据产后 4 周是否同时出现乳头疼痛和乳房疼痛,判断是否符合乳头和乳房鹅口疮的定义。研究者从母体鼻腔／乳头／母乳／阴道和婴儿鼻／口腔部位获得微生物(通过培养)和分子[通过聚合酶链反应(PCR)]样品用于分析念珠菌和金黄色葡萄球菌,同时还收集了母亲既往金黄色葡萄球菌和念珠菌感染、母乳喂养问题和健康问题的自我报告数据。

根据上述研究,与不符合鹅口疮定义的对照组(36%,$P=0.014$)相比,符合鹅口疮定义的病例在乳头／母乳／婴儿口腔样本中出现念珠菌的可能性更高(54%),金黄色葡萄球菌在有鹅口疮的女性的乳头／母乳／婴儿样本中出现的比例也更高(82% *vs.*79%,$P=0.597$)。采用单变量和多变量时间 - 事件分析方法检测了鹅口疮的预测因子,包括数据收集时间;结果显示念珠菌和乳头损伤是鹅口疮的显著和独立预测因子,但金黄色葡萄球菌不是。总之,这项前瞻性队列研究提供了证据,证明念珠菌在哺乳期妇女的乳头和乳房疼痛中起作用,但烧灼性乳头疼痛非常常见,因而需充分鉴别诊断后,才能诊断念珠菌感染。作者呼吁将来的随机临床试验应对念珠菌感染的治疗或根除进行研究。

最后,Betzold 对乳腺深层疼痛病因的非随机临床试验进行了系统综述和 Meta 分析,试图针对围绕该疾病的争议找到可能的解释。一共纳入 7 项研究,包括 1 个非配对病例对照和 6 个进行了乳汁微生物分析的队列研究。在有乳房深层疼痛的哺乳期妇女中,经常能够发现感染的证据。乳腺深部疼痛的妇女更容易检测出念珠菌阳性,但检测为金黄色葡萄球菌阳性的风险也很高。Betzold 的结论是,有乳腺深层疼痛的妇女应该进行乳汁培养,可以在等待结果的同时立即进行治疗,或等到结果后再针对性治疗。

(三) 治疗

尽管抗真菌药物一直存在,但很少针对哺乳期念珠菌感染治疗的有效性进行研究,在健康婴儿与免疫功能低下婴儿中的对照研究则更为罕见。

Thomassen 等报道,用 50mg 氟康唑治疗乳腺念珠菌感染症状无效。但 Chetwynd 等研究表明,可能需要更长时间(几周)更高剂量(100mg)的氟康唑治疗。在美国两家军事诊所进行的一项小型(n=34)随机对照研究,比较了制霉菌素和氟康唑口服混悬液治疗健康婴儿口腔念珠菌感染的疗效。其中 19 名使用制霉菌素患儿中有 6 名(32%)临床症状治愈,15 名使用氟康唑患者中全部(100%)治愈。研究发现,使用制霉菌素治疗 10 天时,18 名婴儿中的 1 名(5.6%)微生物培养结果表明治疗效果明显;氟康唑治疗 7 天时 15 名婴儿中的 11 名(73%)效果明显,其中 10 名(91%)在治疗第 3 天时效果就显著。两组母亲中,进行母乳喂养者在婴儿治疗期间每天两次使用制霉菌素乳膏敷于乳头,但作者没有报道本研究中母亲的结果。

一般对婴儿念珠菌感染的治疗包括在哺乳之后用滴管将抗真菌药物(如制霉菌素悬液或美康唑口服凝胶)放入婴儿的口中,并用棉签在黏膜、牙龈和舌头上擦拭。母亲在每次喂奶前后将抗真菌外用乳膏或乳液涂抹在乳头和乳房上,如果在婴儿的整个尿布区域发现任何红肿,也应涂抹抗真菌药物。母亲也可能有阴道酵母菌感染,如果需要,应同时使用抗真菌阴道制剂。克霉唑是美国的一种非处方药,有阴道栓剂或乳膏,但没有凝胶出售。这些治疗建议在很大程度上与 ABM 关于母婴念珠菌感染的指导一致。

根据具体情况,还可以向母亲提出以下建议:

1. "风干"乳头,如果可能的话,将乳头直接暴露在阳光下几分钟,每日 2 次。

2. 一旦防溢乳垫变湿,及时更换。

3. 在温暖的环境中用吹风机擦干外生殖器。

4. 穿着 100% 纯棉的,可在热水和 / 或漂白剂中洗涤的内裤和文胸,以杀死孢子。

5. 避免与其他家庭成员一起洗澡。

6. 限制酒精、奶酪、面包、小麦制品、糖和蜂蜜的摄入。

7. 症状消失后,每天服用 1 片嗜酸乳杆菌(4 000 万 ~10 亿个单位,可在保健食品商店购得),连续 2 周。

8. 在性交时使用避孕套,避免与性伴侣发生交叉感染。

制霉菌素是抗念珠菌感染的最常用药物,但有报道认为其有效性较差,偶尔还会引起婴儿的胃肠道症状。制霉菌素只限于从未治疗的鹅口疮病例使用。具体方法是在每次母乳喂养后,使用大棉签在婴儿的口腔黏膜和舌头上涂上制霉菌素口服混悬液。对于顽固的鹅口疮和持续性念珠菌感染,氟康唑治疗安全有效,且应母婴同治。通过母乳转运到婴儿体内的氟康唑剂量不足以治疗婴儿。有母乳喂养专家建议,对母亲和婴儿的治疗应基于对病例的整体评估,并认识到念珠菌感染是宿主自身问题导致的真菌过度生长:

1. 如果母亲有症状但婴儿从未有过明显的口腔鹅口疮,那么婴儿可能不"易感",所以不需要给宝宝治疗。

2. 如果婴儿有明显的鹅口疮并且母亲也有症状,请同时治疗。

3. 如果婴儿有明显的鹅口疮但是母亲没有任何症状,请同时治疗或治疗婴儿,如果母亲也出现症状,请立即打电话告知医务人员。

另一种治疗方法是,在乳房上涂抹酮康唑悬浮液,每日 2 次,连续 5 天,然后长期使用制霉菌素。如果母亲有过敏性疾病,医务人员必须注意特非那定不应与抗真菌药物(酮康唑或伊曲康唑)或红霉素一起服用,这些药物相互作用可能危及生命。

表 10-4 列出了常用抗真菌药物的推荐剂量。Jack Newman 医生的万能乳头膏是一种抗真菌药物和可的松组合的乳头用软膏。

表 10-4　常用的抗真菌药物		
药物名称	剂型	常用剂量
克霉唑	乳膏,溶液,阴道乳膏或片剂	皮肤外用乳膏:每日 2 次。阴道乳膏 / 片剂:100mg/d,持续 7 天,或 200mg/d,持续 3 天

续表

药物名称	剂型	常用剂量
氟康唑	口服	成人:400mg负荷剂量,然后每日2次,每次100mg,持续至少2周,直至疼痛消失后1周;儿童:负荷剂量为6~12mg/kg;然后3~6mg/kg
咪康唑	乳膏或乳液;阴道乳膏和阴道栓剂	阴道乳膏或栓剂:100mg/d,连续7天。乳膏或乳液:每天涂抹3~4次
制霉菌素	悬浮液,乳膏,粉末,软膏和阴道栓剂;念珠菌对制霉菌素的耐药性正在增加。只使用水溶乳膏或凝胶制剂(避免在膏剂中添加矿物石蜡)	口服:成人:150万~240万U/d,分3~4剂婴儿:40万~80万U/d,分为3~4剂外用:每日使用2次,每次100万U治疗持续时间:症状消失后至少2天阴道:每天100万~200万U
Newman万能乳头软膏	由药剂师混合的药膏。如果没有10%的剂量,可以省去克霉唑。使用到疼痛消失	莫匹罗星2%软膏(15g);制霉菌素100 000U/ml软膏(15g);克霉唑10%阴道乳膏(15g);倍他米松0.1%软膏(15g)

服用抗真菌药物后,母亲需要鼓励和随访;药物可能无法立即缓解疼痛。事实上,开始治疗后,疼痛在消退前可能加重。如果制霉菌素不能清除真菌感染,则应尝试其他抗真菌药物,如咪康唑、克霉唑、萘替芬或奥昔康唑。对于早期病例,建议母亲在哺乳后,尝试用温醋浸泡乳头(1份醋,4份水),然后在空气中干燥并涂抹抗真菌制剂。

龙胆紫是一种老式的抗真菌药物,很少用于念珠菌感染治疗,虽然ABM的26号指南(母乳喂养的持续疼痛)中仍然将其列为一种预防措施)。该药物一个众所周知的缺点是,可将与其接触的任何物质染色,尽管有时候用酒精吸干后再用洗涤剂可以除去染料。龙胆紫更严重和危险的副作用是引起刺激性喉气管炎和婴儿口腔黏膜溃疡,而需要气管插管。有一个病例报道报道了一例婴儿因真菌感染拒绝母乳喂养,继发严重气道阻塞,而行气管插管的病例。鉴于有很多副作用少的其他抗真菌药物可供选择,作者建议慎用龙胆紫。

Nancy Powers博士的另一项建议是"谨慎处理"每一样可能接触婴儿口腔(奶嘴、乳头、牙胶或玩具)或母亲乳房(吸乳器配件、文胸、乳垫)的物品,杀灭耐热真菌孢子。处理方法包括,将这些物品浸泡在醋和水溶液中30分钟,将物品煮沸消毒20分钟,或者在微波消毒袋中对吸乳器配件进行消毒。同样,仅治疗母乳喂养患者的儿科医生Christina Smillie博士也认为,念珠菌是一种无处不在的正常菌群,并建议念珠菌感染的治疗应注重恢复皮肤健康,以便母亲能够抵抗感染。

目前尚不清楚念珠菌感染母亲吸出的乳汁是否可以冷冻备用。冷冻会使念珠菌失活,但不会杀死念珠菌。一般来说,建议患有念珠菌感染的母亲吸乳时,在完成药物治疗过程且症状没有缓解之前不要冷冻母乳。在母亲具有大量储存母乳并且母亲和婴儿都有念珠菌感染症状的情况下,可以考虑对储存母乳进行家庭巴氏灭菌。

在一例乳腺念珠菌感染(彩图12)的病例中,婴儿在整整4个月期间无症状,而母亲却反复有念珠菌感染。母亲在乳房水疱疼痛和发红缓解后的4天内,又经历了一次新的突然发作。在4个月内4次发作之后,她开始给自己和婴儿同时采取药物治疗,5天后症状缓解且未再发作。

▶ 八、其他乳房疼痛

在某些情况下,臂丛神经受压迫会导致乳房疼痛。明确造成压迫的原因(如文胸过紧或婴儿背带过紧)是减轻疼痛的关键。

也有女性发生较强的喷乳反射时,会有针刺样感觉。这种情况最可能发生在母乳喂养最初的1个月内。喷乳反射消退时,疼痛也常常随之消退。这种暂时的疼痛往往更多地发生在初产妇;在许多情况下,母亲在第一次母乳喂养婴儿时会经历这种疼痛,而在母乳喂养第二个婴儿时不会出现。这种疼痛是乳管扩张所致,在第一次母乳喂养的早期较后期更为明显。

如果母亲主诉强喷乳反射时有剧烈疼痛,护理人员应该鼓励母亲在把婴儿抱至乳房之前,轻轻按摩乳房,以便在婴儿吸吮引发喷乳反射之前流出一些乳汁。当乳汁开始自由滴出,然后逐渐减少时,随后的吸吮一般不会再导致强烈的不适。到第一个月结束时,即使发生喷乳反射也通常不会再出现疼痛。

▶ 九、乳疱

偶尔在乳晕的上部区域会出现乳疱——白色疼痛的区域,可能是表皮覆盖了乳头的乳孔,进而乳汁淤积引发炎症反应后形成乳疱。乳孔阻塞会阻止乳导管排出乳汁,导致乳汁淤积进而引起乳导管堵塞。乳头上的斑点可以是白色或黄色,取决于存在时间的长短,同时该区域及其周围的皮肤可能会变红(彩图11)。

出现乳疱时,母亲在哺乳时会出现持续的异常疼痛,可以持续数天或数周,然后受累的乳头表皮剥离而自发愈合。如果不能自发愈合,可以使用无菌针挑破上皮组织,然后用无菌镊子和小型锋利剪刀,彻底去除多余的皮肤,有可能需要抽吸帮助引流出其内的液体。挤压乳晕周围排出可能存在的黏性栓子可防止将来出现水疱。一位母亲因乳导管长期阻塞和乳疱导致严重疼痛,故接受了乳头探针治疗,坚决断奶缓解症状。

一种侵入性较小的治疗方法是先用温水浸湿软化皮肤后,用湿布擦拭该区域。或者使用冰袋、镇痛药缓解不适后,局部使用抗生素,这样可以继续母乳喂养并较快愈合。

除了有较大的水疱之外,母亲乳头上还可能出现带有白色液体(可能是乳汁)的小水疱,而且非常疼痛。使用维生素E软膏(少量涂抹,哺乳前擦去)和佩戴乳房保护罩(以缓解衣物对乳头的压力)可以缓解不适,有助于愈合。

▶ 十、乳房整形

隆胸和缩乳术是常见的外科手术,近年来越来越多。隆胸一般是为了美观,而超大乳房的缩乳术主要是为了减少颈部和背部疼痛造成的不适,为了"感觉正常"。

临床医师总会被问到,隆胸或行缩乳术后的女性能否母乳喂养,这取决于手术的类型、具体技术、神经通路是否被切断以及乳腺组织的切除量。一般来说,隆胸手术后可以全母乳喂养,但缩乳术后很难实现,需要补充喂养。但是,两种情况都有例外。了解两种手术的差异有助于理解手术本身对后续哺乳的影响。

(一)巨乳症

妊娠期巨乳症是一种罕见的(1/100 000)疾病,其特征是乳房组织显著增大,导致组织坏死、

溃疡和感染。尽管确切的机制尚不清楚,但因为巨乳症一般出现在怀孕的最初几周,所以多数人认为是激素作用所致。文献综述显示,约其中1/3的患者最终选择缩乳术或乳房切除术。也有案例报道,患有巨乳症的女性成功地进行了下椎弓根手术。

阿联酋的一项案例研究报道了1名妊娠18周的女性,妊娠14周后乳房开始极度增大。该女性有过两次妊娠史,但都没有出现乳房过度增长;而且第一个孩子母乳喂养了11个月。在本次妊娠的其余时间内,使用镇痛药、溴隐亭和乳房支持进行保守治疗。妊娠25周时,她由于行走和呼吸困难住院;32周分娩,没有并发症。产后继续使用溴隐亭治疗,没有母乳喂养。分娩后1年行双侧乳房缩乳术,最终整形效果很满意。

Antevski等报道了另一个病例是24岁女性,第2次妊娠。妊娠28周时,总乳房重33kg,并发感染、溃疡和出血,为避免致命的并发症行双侧单纯乳房切除术。

文献中报道的其他病例均以终止妊娠结束,以防止进一步的并发症。当然这种情况很罕见,但对女性本人及其家人来说影响很大。

(二)缩乳术

缩乳术后母乳喂养的能力取决于外科医生是否完整地保留了乳房的神经通路和血液供应,或者在切除组织时是否破坏这些结构。鉴于乳房的脂肪与腺体组织密不可分,因此不能通过简单地去除脂肪组织实现乳房缩小。术中被移除的腺体组织越少,将来泌乳的机会就越大,特别是分布在乳房和乳晕的第4肋间神经分支保持完整,则泌乳的可能性就很大(详见第三章"乳房解剖学与泌乳生理学")。

用于乳房缩小的两种常用技术是椎弓根技术和自由乳头技术。椎弓根技术可以在乳房上方、侧面、内侧或下方进行。关于乳房缩小的系统评价报告认为,使用椎弓根技术后母乳喂养的"成功率"从16%~100%。下椎弓根技术常用于育龄女性,该手术是从乳房下侧的侧面移除一块楔形结构(图10-1),乳头和乳晕仍然附着在椎弓根上的乳腺上,但乳房组织被减少。由于乳房、乳导管、血液供应及一些神经都保持完整,因此术后可以母乳喂养,但无法准确预测母乳喂养的成功率。

自由乳头技术(乳头的自体移植)是完全从乳房摘除乳头和乳晕并将其保存在盐水中(很像移

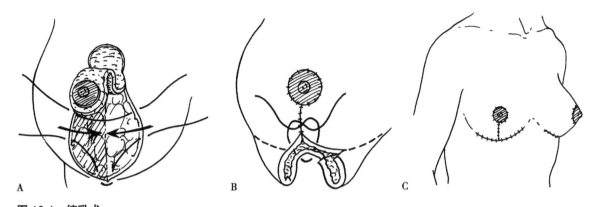

图 10-1　缩乳术

A. 楔形去除乳房组织,乳晕被拉开,切口缝合;B. 去除多余组织,皮肤缝合;C. 术后外观

植物),同时移除额外的乳房组织(通常是脂肪组织),然后再将乳头和乳晕缝合回原位。这项技术适用于乳房极大的女性,旨在降低风险和并发症,并将乳头大致定位在重新塑造的乳房上。使用椎弓根技术的女性可以进行母乳喂养,但使用自由乳头技术的女性母乳喂养的可能性小得多,因为乳头和乳晕的血液供应完全被切断,并且神经受损。

缩乳术可能会影响女性母乳喂养的能力,但各种研究报告差异较大,使得医务人员难以向患者提供确切可靠的循证信息。Thibaudeau 等对缩乳术对哺乳的影响进行了系统回顾,但纳入研究的定义、样本量、设计(对照 / 比较研究或非对照研究)以及手术技术方面都差异很大,如定义中的"母乳喂养"的范围可能包括从任何母乳喂养到纯母乳喂养,"母乳喂养成功"的定义涵盖从产后第一天吃过母乳到超过 6 个月的母乳喂养。Thibaudeau 等系统地回顾了 1957—2007 年间进行的 26 项研究,分析了关于手术技术、研究特征、母乳喂养率和补充喂养的使用等情况,研究者使用乳房手术后生育的女性总数来计算总体母乳喂养率,然后将这些比率与来自北美(美国和加拿大)的公布数据进行比较。

根据 Thibaudeau 等的系统综述中共纳入乳房整形术后生育的 2 911 名女性,其中 1 827 名(63%)达到了不同研究中研究人员定义的母乳喂养成功标准,成功率从 0~100%。其中 9 项研究所述的母乳喂养失败或者未尝试母乳喂养的原因包括缺乏鼓励(30%);乳汁不足(19%);乳头疼痛,感染和用药(14%);个人或职业因素(8%);乳房肿胀或延迟泌乳(6%);乳房手术(2%);婴儿无法含接(2%)和其他原因。有 3 项研究报道了 54 个补充

喂养的原因,包括乳汁不足(76%);个人 / 职业因素(13%);其他原因包括乳头创伤、婴儿拒绝和母亲紧张(7%)及医生的建议(4%)。

其中 4 项研究比较了不同的椎弓根技术对母乳喂养能力的影响。如 Thibaudeau 等所述,除 Chiummariello 等的研究外,其他研究均未发现母乳喂养能力的显著差异。Chiummariello 等发现,产后 3 周,与下椎弓根技术(43%)、中椎弓根技术(48%)、侧椎弓根技术(55%)技术相比,通过上椎弓根技术缩小乳房的女性母乳喂养率更高(61%)。有 3 项研究关注了切除的腺体组织的数量和乳头 - 乳晕复合体的敏感性与母乳喂养成功的关系,但结果都显示无关。

4 项研究比较了缩乳术后与未行乳房手术的女性的母乳喂养率。其中 2 项研究表明未行缩乳术者母乳喂养率更高,而另外 2 项对照研究发现各组在母乳喂养率以及补充喂养需求方面没有显著差异。但对照组中没有排除巨乳症的女性,可能是这两组没有差异的原因,因为乳房较大的女性可能由于乳头 - 乳晕敏感性降低而导致母乳喂养困难。

最后,Thibaudeau 等将研究中的母乳喂养率与 2001 年北美地区的母乳喂养率进行了比较,结果发现,大多数引用文献报道的母乳喂养率与 2001 年北美母乳喂养率接近。

该系统综述的作者认为,整形外科医生需要就如何定义"母乳喂养成功"达成共识;建议采用世界卫生组织的定义,即纯母乳喂养 6 个月。他们还建议使用"泌乳"这一术语专指乳房合成与分泌乳汁的能力。此外,Thibaudeau 等建议,对于想保留泌乳能力的患者,医务人员应使用椎弓根技术行缩乳术;在未来的研究中,应当随访到纯母

乳喂养 6 个月,而迄今为止进行的大多数研究仅在产后第 1 个月内进行随访。

对于许多育龄女性来说,缩乳术是必要的外科手术。沉重、下垂的乳房可导致背部、颈部和肩部疼痛。周围的男性或女性对自己乳房大小的负面评论,包括青春期时不友好的玩笑,会使她们感到压抑和耻辱。Nguyen 等的研究指出,接受缩乳术的年轻女性(年龄 <21 岁),肩部疼痛(94.7%)、乳房疼痛(92.0%)及乳房下的皮肤擦烂红斑和炎症(88.6%)等可以得到长期缓解,生活质量和身体活动能力等社会心理方面也得到改善。她们中的大多数认为手术是成功的,并会向朋友或家人推荐。但 67.2% 的患者自感乳头的敏感度下降;65.2% 描述母乳喂养困难(奶量减少,单侧泌乳及由于乳头内陷导致的含接问题)。

缩乳术与母乳喂养

哺乳专家应鼓励女性在缩乳术后进行母乳喂养,提供有关成功哺乳可能性的证据信息以及补充喂养的选择。与新手妈妈一样,对于所有经历过这种外科手术的女性,医务人员应该鼓励她们在婴儿出生后尽快开始皮肤接触和母乳喂养,并通过直接喂养继续刺激乳房。同时医务人员应仔细监测婴儿的摄入量和排泄量,以及婴儿体重的增减。如果需要补充喂养,妈妈可以在乳房使用乳旁加奶装置来刺激乳房并紧密接触婴儿,以建立和保持紧密的母婴关系。

对于为育龄女性整形的外科医生来说,应当开诚布公地与患者商讨未来的哺乳计划。鉴于缩乳术对女性泌乳能力的影响及母乳对婴儿健康的重要性,整形外科医生越来越关注泌乳能力的保持,并会在术前进行讨论。一项早期的研究报道,

几乎 80% 的外科医生认为缩乳术不会影响哺乳。实际上行缩乳术的女性大多都很年轻,未来会有生育计划;但只有一半患者担心不能母乳喂养的问题。整形外科医生必须向患者提供完整的信息,以获得患者的知情同意。

(三)乳房松垂整形术

乳房松垂整形术类似面部拉皮术,是一种"乳房拉皮"技术,也是一种非常常见的整形手术,可使松垂的乳房(下垂)抬高并变得紧实(图 10-2)。母乳喂养常被认为会导致乳房下垂,因而可能影响女性母乳喂养的决定。

Rinker 等意识到针对乳房下垂的原因没有确切的资料,因此对 132 名患者展开了分析。研究者采用回归分析,发现年龄、体重显著减轻(50 磅,约 23kg)、高体重指数(BMI)、罩杯尺寸、怀孕次数和吸烟史是乳房下垂的重要危险因素(P=0.05)。而母乳喂养史、怀孕期间体重增加及上半身缺乏规律运动并不是乳房下垂的重要危险因素。

鉴于以上信息,大多数乳房松垂整形术都在育龄之后进行。但也有一些育龄女性接受了手术,可能是单独整形或与隆胸术相结合。手术去除了多余的皮肤和乳房组织,并抬高乳头。虽然乳头或乳晕可能有轻微的感觉丧失,但"理论上"乳房松垂整形术不应影响女性母乳喂养的能力。

(四)隆胸术

隆胸术是美国最常见的整形外科手术,仅 2011 年就实施了超过 300 000 例。由于手术很普遍,哺乳顾问很可能会遇到做过隆胸术的产妇(图 10-3)。2006 年,美国食品药物监督管理局(FDA)在经历了数十年的争议和诉讼之后,解除了长达 14 年的使用硅胶乳房植入物的禁令。在 20 世纪

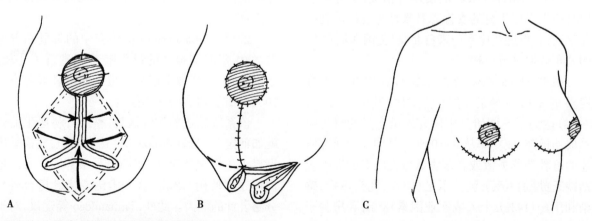

图 10-2 乳房"拉皮"或乳房松垂整形术
A. 将皮肤边缘牵拉到一起;B. 去除多余组织;C. 术后外观

70 年代和 80 年代,这些植入物破裂、变硬而且使人疼痛,有些女性患上了癌症和自身免疫性疾病。如今,美国大约 60% 的植入物都是硅胶填充物。FDA 已经公布了有关女性选择乳房植入物的相关信息及风险提示等。

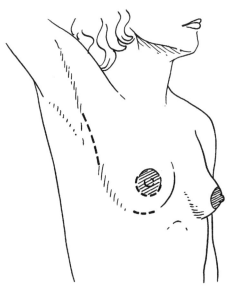

图 10-3　隆胸术
最常见的切口包括腋下、乳晕周围和乳房下皱襞处

隆胸有许多技术。可以在不同的位置开口置入植入物,每个位置都有自身的优缺点。胸大肌下开口可以不干扰乳房 X 线摄影;筋膜下开口可

防止包膜挛缩;乳腺下开口存在包膜挛缩和乳房 X 线检查困难的风险,但可能对于大乳房或严重下垂乳房是最佳的选择。目前,隆胸手术有 5 种切口可供选择。

1. 腋下切口:通过在腋下切开并将植入物放置在腺体或肌肉下实现乳房增大。这种方法避免了瘢痕形成,适用于乳房组织具有良好形状和体积的年轻女性。外科医生更常见的做法是在肌肉下放置盐水袋,对乳房 X 线摄像的干扰较小;此外,这些切口不会干扰前哨淋巴结活检(图 10-4)。

2. 乳晕周围切口:是在乳头 - 乳晕复合体周围进行切口。整形外科医生认为,这种切口可以很好地暴露放置位置(腺体下或胸大肌下),而且瘢痕形成较乳房下皱襞切口不明显,但可能造成乳头感觉缺失和哺乳困难。

3. 乳房下皱襞切口:是目前最受欢迎的选择,对于产后萎缩性乳房组织的患者更为优选。该过程要求在乳房下方进行切口,并且将植入物(通常是较大形状稳定的植入物)放置在乳房组织或胸大肌下面。该技术缺点之一是瘢痕可能非常明显,除非将瘢痕定位于乳房下皱褶中。

4. 经腹切口:对于"乳房形状良好、植入物较小、短腰或乳房位置较低或两者兼具"的女性,可以行经腹切口插入植入物。

5. 脐周(上)脐切口:用于将植入物置入胸大

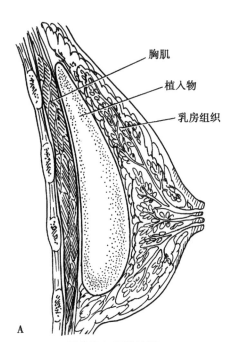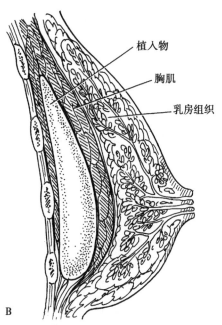

图 10-4　乳房植入物的位置
A. 乳房和肌肉之间的植入物;B. 放在胸肌下的植入物

肌下方,此方法不常用。

尽管与缩乳术相比,隆胸对女性未来泌乳能力的影响较小,但与未进行过此类手术的女性相比,出现泌乳不足的风险仍然较高。Hughes 和 Owen 回访了 26 位隆胸术后的女性,结果发现只有 1/3 的人母乳喂养成功。Neifert 等,Hurst 和 Hill 等也报道了类似的结果。此外,进行乳晕周围和跨乳晕切口的女性泌乳不足的发生率更高。Neifert 等研究了 319 名母乳喂养健康足月儿的初产妇,研究发现,与未进行乳房手术的女性相比,有乳晕切口的母亲乳汁不足的风险增加到 4 倍,而有乳房其他位置切口的女性,泌乳不足的风险与对照组比较并没有明显增加。Hurst 对 42 名接受过隆胸手术的女性进行了研究,发现 64% 的女性泌乳不足。在进行了乳晕手术的女性中,无一泌乳充足,相比之下,颌下或腋窝切口隆胸手术的女性中有 50% 能够达到泌乳充足。

最近对隆胸手术后母乳喂养的研究也表明,有这些手术史的女性母乳喂养受到严重影响。Cruz 和 Korchin 比较了年龄、BMI 匹配的隆胸术后女性(n=107)与乳房发育不良且在隆胸咨询前完成生育的女性(n=105),两组自我报告的母乳喂养成功率(定义为分娩后最初 2 周的母乳喂养)有显著差异,对照组为 88%,研究组只有 63%($P<0.05$)。研究组的配方奶补充喂养率也显著高于对照组(46% *vs.* 27%,$P<0.05$)。研究还发现乳晕周围切口或是乳房下皱襞切口相比,母乳喂养成功率或补充喂养需求均无显著差异,这与 Hurst 早期的研究结果不同。研究组中只有 2% 的女性报告乳头感觉丧失,而且不同切口类型之间没有显著差异。

所幸,在认识到保持泌乳能力的必要性后,隆胸手术技术有所改进。一项最新的为期 10 年的大型观察研究——乳房植入随访(BIFS-001),评估了接受 Natrelle(娜绮丽)圆形硅胶乳房植入物和生理盐水植入物的女性泌乳结局。研究期间共有 5 736 例活产(硅胶,3 695 例;生理盐水,2 041例)。其中,3 715 名妇女(79.4%)至少一个婴儿母乳喂养,两组母乳喂养的比例分别为 80.0%(硅胶)和 75.9%(生理盐水)。与先前的研究相似,最常见的并发症是泌乳不足,据报道,单胎[OR 0.94 (0.83,1.06)]中硅胶组泌乳不足率 19.6%,生理盐水组 19.8%。不同切口、种植体大小和年龄类别的母亲母乳喂养率相当。研究中的并发症发生率

低于早期研究,这让我们看到了希望。

除了泌乳不足的问题之外,文献还报道了溢乳、积乳囊肿和严重乳胀的情况,有些是隆胸手术后不久在没有怀孕情况下服用避孕药的影响,有些与避孕药无关,另一些发生在怀孕后。因此,在隆胸术前应告知女性讨论手术对泌乳相关问题的可能影响。

▶ 十一、乳房肿块和手术

母乳喂养的母亲出现乳房肿块或结节如何处理? 美国癌症协会等组织发布的警告使得美国女性对乳房肿块非常敏感,一旦发现乳房肿块,会感到很焦虑,甚至是受到惊吓。不过哺乳期女性的乳房肿块通常是积乳囊肿,即由乳导管堵塞引起乳汁充盈造成的积乳囊肿。积乳囊肿通常很软,几天内很快萎缩并消失。

对积乳囊肿行细针穿刺抽吸,既是诊断,也是治疗。穿刺前医生首先要清洁皮肤并麻醉,用手固定肿块,并插入 20~22 号针头抽出脓液,使囊肿萎缩塌陷,最终解决问题。

积乳囊肿几乎不会恶变。如果肿块没有消退或缩小,应进行检查和活检。活检方式取决于肿块的大小和质地,有以下几种(在使用探针的两种方式的非手术活检时,可能需要缝合 1 针以关闭切口):

1. 细针穿刺活检获取少数几个细胞。

2. 较大规格的空心针用于取出一小块肿块(称为空心针或"切割"活检)。

3. 外科手术或"开放式"活检,即外科医生取出一大块肿块或将肿物完全取出。

立体定向活检术已成为切除微钙化病灶的标准步骤,术中将乳房搁在手术台上的开口处于悬挂状态,同时进行乳房 X 线检查以确定钙化位置并进行活检。

大多数的诊断程序在门诊的诊室或小型手术室进行。医生在活组织检查之前尽可能使用最低剂量的局部麻醉剂(通常是利多卡因),患者在麻醉前应完成哺乳以最大限度减少对婴儿的影响。母亲恢复母乳喂养的时间取决于术后的舒适程度和手术类型,但一般能在 12 小时内恢复。术后活检区域会有疼痛,但可以根据乳胀程度以及母亲对婴儿哭闹的忍耐程度权衡是否继续哺乳。如果在 12 小时内没有恢复哺乳,母亲应该吸乳来缓解乳房内压力。过多的乳汁产生的压力和淤积可能

会导致手术部位的压力过高或感染。

▶ 十二、积乳囊肿

积乳囊肿是乳汁充盈后导致的囊肿,是哺乳期乳房最常见的良性病变,而母乳喂养停止后,因为乳汁储留淤积在乳腺内,更容易发生。积乳囊肿的病因是炎症或感染引起的乳导管堵塞,婴儿或儿童也可发生,但很少见。积乳囊肿类似于乳房的其他良性和恶性病变,借助超声和细针穿刺可以诊断。穿刺抽乳也是大多数积乳囊肿患者行之有效的治疗方法。

临床医师可以从相关文献中获得有关积乳囊肿的资料。来自伦敦的一个罕见病例报道了哺乳期女性两侧腋窝下的多个积乳囊肿。该病例年龄为 31 岁,4 年前被诊断为双侧化脓性汗腺炎(一种以黑头和一个或多个红色疼痛肿块为特征的慢性皮炎),腋窝双侧肿胀 1 周。现产后 3 周,乳胀,两侧腋窝肿胀,可摸到多个互不相连的肿块,两侧腋窝内肿块的直径为 1.5cm。超声检查显示多个薄壁囊肿。左乳的上外象限内也有囊肿,穿刺抽吸显示其内为积乳。腋窝囊肿因为与乳房积乳囊肿的成像相同,没有行穿刺检查。尽管在检查时没有发现副乳乳头,但在双侧腋窝均出现过乳汁分泌且自发消退。研究者认为,此例之前的汗腺炎(感染部位)引起积乳囊肿的病灶。

另一个有意思的近期病例涉及结晶性积乳囊肿。该病例发生在一位 25 岁的哺乳期女性,细针抽吸后细胞学检查发现酪氨酸晶体。研究者认为,人乳由多种蛋白质和矿物质组成,在酸性和囊肿长期存在的特殊情况下,可导致乳酸钙或酪氨酸晶体的形成。

如前所述,文献中已经多次报道了隆胸术后的女性发生积乳囊肿。在 Acarturk 等报道案例中,母亲在怀孕的最后 1 个月乳房开始严重增大并引起极度不适,产后没有尝试哺乳。作者认为乳胀是双侧积乳囊肿造成的,但没有进行乳房的超声检查或针吸明确诊断。

▶ 十三、乳腺纤维囊性改变

纤维囊性改变(fibrocystic changes,FCCs)是最常见的良性乳腺疾病(benign breast disease,BBD),也曾被称为纤维囊性疾病、囊性乳房病、慢性囊性疾病和乳腺组织增生等。因为有这种改变的女性中,50% 有临床症状,而 90% 存在组织学

变化,因此医务人员更多使用"纤维囊性改变"。

纤维囊性改变 FCCs 由大小不等的囊肿与实体病变组成,包括腺病,伴有或不伴有非典型增生、顶泌化生、桡骨瘢痕和乳头状瘤。可触及肿块伴疼痛是 FCCs 的常见症状。囊肿,也称为纤维腺瘤,是充满液体的圆形或卵圆形结构,35~50 岁的女性中 1/3 会发现有腺瘤。尽管大多数是亚临床"微囊泡",但其中 20%~25% 的病例中也会出现可触及(粗大)的囊性变化(通常表现为单纯性囊肿)。纤维腺瘤的体积从豌豆到柠檬大小。

超声和细针穿刺活检可以确诊。如果不能吸出液体,则可能是纤维腺瘤,同时应将组织送到实验室确诊。纤维腺瘤本身是无害的,如果正处于哺乳期,大多数外科医生会建议延迟手术,至少到哺乳停止并且孩子完全断奶之后。医生通常建议患有持续性良性乳房疾病的母亲,减少或戒掉咖啡因(如咖啡、茶、可乐、巧克力),并补充维生素 E。

尽管良性乳腺疾病在年轻女性中很普遍,但良性乳房疾病与女性生殖功能之间的关系知之甚少。Bernardi 及其同事观察了 105 名良性乳腺疾病女性和 98 名对照组女性,研究了母乳喂养与此类疾病之间的关系。结果显示,最常见的良性乳腺疾病是纤维腺瘤(55%),其次是纤维囊性改变(19%)、导管内乳头状瘤(6%)和炎性乳腺疾病(5%)。母乳喂养的持续时间在对照组和良性乳腺疾病组之间没有显著差异。良性乳腺疾病组的母乳喂养持续时间与良性病变数量呈正相关($P<0.05$)。

另外,Aksoy 等报道了一例罕见病例——健康新生儿呕血。母亲有纤维囊性乳房变化,血液最有可能来自囊肿。作者强调,哺乳专家和医生应该意识到这种罕见的情况,并且在新生儿呕血的诊断中,母亲的纤维囊性乳房变化应作为鉴别诊断。

▶ 十四、乳房出血

红色、粉红色或铁锈色的母乳相对罕见,但确实时有发生,而且也容易引起关注,因为这种颜色提示乳汁中存在血液。O'Callaghan 报道了 37 例澳大利亚女性,其中大多数都曾经排出红色或棕色的乳汁,最早的出现是在怀孕的第 4 个月,并且一半以上与产前挤奶有关。奶农们首次报告奶牛排出生锈颜色的奶时,也提出可能奶牛第一次乳胀引起的内部轻微出血所致。

最早的相关研究是 Merlob 等进行的。这些以色列新生儿学家在 2 年内（1986—1988 年）前瞻性地研究了 7 774 例活产儿。其中 8 名母亲发现这种非典型的乳汁，发生率为每 971 例活产婴儿中有 1 例（0.1%）。其特点是产后早期出现（通常在分娩后不久），乳汁的细菌和细胞学检查均正常，而且可在 2~5 天内消失，对母婴无不良影响，停止后不在出现。5 个经产妇中 3 个在既往妊娠中曾经发生过类似情况。

"锈管综合征"一词最初是 Chele Marmet 在 1990 年的国际母乳会的会议上使用的。Marmet 发现，一些母亲的乳汁看起来像棕色或生锈的样子，像从很久不用的管道中排出的生锈水一样，因此起了这个绰号。该综合征出现在乳汁生成的早期阶段，不会引起任何不适。研究者认为是由于乳腺腺泡快速血管化引起的，这些腺泡容易受伤，导致血液"逃逸"到乳腺分泌的乳汁中。Faridi 等的病例报道进一步分享了 2 位在 2012 年 3 月—2012 年 5 月期间出现锈管综合征的母亲，通过适当咨询，均成功母乳喂养。

在乳头没有疼痛或皲裂时，有鲜红色出血，则应该评估母亲乳管内是否有乳头状瘤的可能。乳头状瘤是一种小的良性疣状物，生长在乳导管内壁，侵蚀组织时会发生出血。一般不会触及肿物或瘤体，也可能没有疼痛或不适，出血也常常无须治疗而自发停止。而如果持续出血，应该对母亲进行医学检查。母亲可以通过吸乳来维持泌乳（较低负压下）直至确定出血原因。在这些病例中，可用乳汁细胞学评估、乳房 X 线摄像和超声检查进行诊断。Li 和 Kirk 建议手术切除；导管内乳头状瘤不是癌，但"可能进展为异型性、导管原位癌（DCIS）和癌，因此被归类为高危前体病变"。有时可能需要手术切除组织，以确认是导管内乳头状瘤或非更严重的病症，如导管内癌。无论出现任何情况，哺乳顾问都可以向母亲保证，摄入少量含血的分泌物对婴儿无害，但大量含血乳汁可能导致婴儿吐奶。

▶ 十五、乳腺癌

乳腺癌是女性最常见的恶性肿瘤，也是美国最常见的恶性肿瘤。根据 2008—2010 年的数据，大约 12.3% 的女性在一生中的某个时间点会被诊断为乳腺癌。妊娠相关乳腺癌（PABC）定义为在妊娠期间、哺乳期间或产后 1 年内发生的乳腺癌。乳腺癌是孕妇和产妇中最常见的癌症，大约每 3 000 名孕妇中就有 1 位被诊断出乳腺癌。患者平均年龄为 32~38 岁；由于当代女性多选择延迟生育，怀孕期间乳腺癌的发病率可能会增加。

哺乳期乳腺癌是一个临床问题。新的技术可以测出微小的癌前钙化，因而需要患者进一步检查，但越来越多的女性在选择母乳喂养，特别是高龄产妇。

母乳喂养是少数有助于预防乳腺癌的可调整因素之一。两项大型的荟萃分析研究了母乳喂养对乳腺癌发展的影响，结论认为母乳喂养对乳腺癌有保护作用。最近的 Meta 分析纳入 163 篇文章，结论是母乳喂养超过 12 个月，乳腺癌和卵巢癌风险分别降低 26% 和 37%。

对于有患乳腺癌风险的女性，长时间母乳喂养至少可以延迟绝经前乳腺癌的发生时间。根据乳腺癌激素因素协作组发表的数据，如果按发达国家的女性每人平均生育 2.5 个孩子，每个孩子母乳喂养的时间在目前的平均时间基础上增加 6 个月计算，则每年可以减少 5% 的乳腺癌发生；如果每个孩子母乳喂养的时间增加 12 个月，则每年可以减少 11% 的乳腺癌。

Daniels 等提供了某些类型的乳腺癌的高危因素，以及和宗教信仰之间关联的证据，该小组调查了来自犹他州的 848 名非西班牙裔白种人女性。犹他州是美国女性乳腺癌发病率最低的州，部分原因是后期圣徒教会（LDS 或摩门教）的女性比例较低。每周都参加教堂活动的 LDS 女教徒的产次、母乳喂养普及率及终身母乳喂养的总持续时间都是最高的。无论宗教信仰如何，每周参与教堂活动的参与者平均每个孩子的母乳喂养月份更长。每周出席教会活动少于一次或者没有任何宗教偏好的人，使用口服避孕药和激素替代疗法的总持续时间最多。之前的证据表明，犹他州女性 LDS 成员的乳腺癌发病率相对较低，而这些发现为母乳喂养在其中的作用提供了强有力的支持。

母乳喂养的保护作用可能源于以下几方面：可以减少排卵次数，这与母乳喂养持续时间和强度成正比；使女性体内的雌激素维持在低于经期的水平；母乳喂养还可以降低导管和小叶上皮细胞中内源和外源致癌物的浓度。

虽然哺乳期降低了女性患乳腺癌的风险，但不能预防哺乳期乳腺癌的发生。妊娠相关乳腺癌通常在诊断时已是晚期并且雌激素受体阴性,与病程和年龄相匹配的患者比较,预后相似。一些研究表明,在哺乳期诊断出的癌症可能在怀孕期间就已存在,因此哺乳期可导致检测和治疗延迟长达 19 个月。

(一)乳腺癌的诊断

由于哺乳期乳房的密度、腺体化和含水量增加,所以在孕期和哺乳期评估乳房存在困难。目前超声和磁共振成像(MRI)是诊断孕期和哺乳期的乳腺肿块的首选方法。使用磁共振成像时,少量钆被排泄到母乳中;但由于其水溶性,通过母乳排出的量非常有限,婴儿从胃肠道吸收的量低于 1%。因此,不需要中断母乳喂养。

目前空心针穿刺活检(CNB)是诊断妊娠和哺乳期乳房肿块性质的标准方法,该操作安全、成本效益高、精确诊断能力高,可以避免手术活检。由于哺乳期乳房的血管分布增加,CNB 出血风险略增加。因导管扩张、泌乳及母乳喂养的损伤,CNB 也存在感染的风险;同样,也会增加乳瘘形成的风险。女性在进行活组织检查之前应停止母乳喂养,医务人员需严密止血及严格无菌操作,可以最大限度地降低这些风险。

哺乳期乳腺癌相关信息,在临床医师面对母乳喂养的母亲时是非常有用的,但文献资料较少。Petok(1995)曾发表过一个过时但重要的报道,其中包括作者在患者咨询过程中接触到的几个乳腺癌案例:小叶癌、导管癌和炎性乳腺癌。这些女性中,大多数都是来治疗所谓的乳导管堵塞,主诉乳房中的大肿块已经持续存在 1~2 周,肿块直径 4~6cm,形状不规则。其中一例的硬块触之类似两个坚硬的肿块粘连在一起。哺乳后或乳导管堵塞的常规治疗之后(如热敷、频繁哺喂、乳房按摩、吸乳),肿块没有改变。只有一名女性描述肿块部位有疼痛;一名女性乳房一侧的肿块侧面出现轻微发红,持续了几天后消失,但肿块没有改变,这名女性后来发展出橘皮征(乳房上的凹窝与橘皮上的凹窝相似)。所有婴儿都是母乳喂养并且体重增加正常,并未出现文献中报道的拒绝患癌乳房哺乳的情况,但确有一名婴儿表现出对健侧乳房的偏好。在确诊乳腺癌后,3 名女性中有 2 名在开始化疗前断奶,第 3 位女性不顾医生反对,仍然在化疗前继续母乳喂养了 4 个月。

Petok 建议以下情况应将哺乳期母亲转诊给专科医生:

1. 任何肿块,在治疗 72 小时后体积没有减小。

2. 出现非发热性乳腺炎样症状,在 1 个疗程的抗生素治疗后仍未缓解。

3. 始终在同一位置的反复发作的乳腺炎或乳导管堵塞。

开始一般转诊给全科医生,然后全科医生再将患者转诊给普通外科医生。怕增加患者顾虑,而拒绝向哺乳母亲提及转诊以排除肿瘤的要求,是不明智的做法。

关于母乳喂养和乳腺癌的一个误区是,婴儿会通过母乳获得致癌病毒颗粒。但事实并非如此:没有证据表明乳腺癌治疗后的母乳喂养会给孩子带来任何健康风险。乳腺癌女性母乳喂养的女儿乳腺癌发病率既没有增加也没有减少。

婴儿没有其他明显原因的拒乳,可能是乳腺癌的早期预警信号(如前所述)。虽然大多数情况下婴儿是出于其他原因拒绝乳房,但是密切监视可能发现隐匿性乳腺癌,有利于早期诊断和改善预后。

(二)哺乳期乳腺癌的治疗

如果母亲确诊为乳腺癌,应中断母乳喂养并开始治疗。所有治疗乳腺癌或其他癌症的化疗药物都会进入乳汁,因此不应哺乳。虽然化疗药物进入乳汁的含量很低,但这些药物是强力抗代谢药物,对婴儿有潜在毒性。

保乳手术(如乳房肿瘤切除术)是现在乳腺癌的常见手术治疗方法。放射治疗通常在保乳手术后进行,或根据癌症分级单独使用。放射线辐射可能对乳房的泌乳结构造成损害。尽管如此,Leal 等依旧报道约 50% 的乳腺癌患者在放射治疗后哺乳,尽管乳量减少,但健侧乳房泌乳未受影响。

(三)乳腺癌后的泌乳

大约 7% 的育龄女性在接受乳腺癌治疗后再次怀孕,通常在术后的最初 5 年内,这部分患者的存活率与从未怀孕的患者相同。根据 Woo 等对妊娠相关乳腺癌研究的系统评价,在诊断时年龄和疾病阶段相匹配的怀孕和非怀孕女性,其乳腺癌结局和存活率相似。在一些研究中,观察到所谓"妈妈健康效应",即患过乳腺癌的女性有妊娠经历后的 10 年生存率优于匹配的无妊娠经历的对照组。总体而言,患乳腺癌后妊娠似乎是安全的,除非癌症是雌激素受体阳性类型且妊娠时尚未治愈。

有乳腺癌病史的女性如果已经处于临床无癌生存阶段,则中断妊娠对患者没有任何治疗益处。然而,如果在妊娠早期或中期诊断为癌症晚期,则需考虑到治疗对胎儿的风险,此时,可以考虑终止妊娠,但并非是以前认为的常规做法。有证据表明,乳腺癌确诊后常规终止妊娠并不能提高生存率。

接受过乳腺癌治疗(手术、放射治疗、化学治疗)后妊娠并生育的女性有一些共性:

1. 怀孕期间治疗过的乳房增大不明显或几乎没有增大。

2. 未治疗过的乳房泌乳和母乳喂养的能力是正常的,治疗过的乳房达到足量泌乳的可能性较小,也可能无法泌乳。

3. 有时会发生婴儿含接困难,因为乳头的伸展性欠佳。

4. 由于环形切口,患者的泌乳可能性较小或难以泌乳;如果治疗过的乳房病变位于中心位置,就不太可能泌乳。

5. 从治疗到分娩的时间间隔似乎不会对治疗乳房的泌乳产生不利影响。

雌激素或孕激素受体阳性的乳腺癌患者需要抗雌激素治疗,如他莫昔芬,该药可阻止雌激素与雌激素受体结合及癌细胞生长。但怀孕或哺乳期间不建议用药,因为他莫昔芬与胎儿畸形有关,可抑制泌乳,且半衰期很长。婴儿暴露于他莫昔芬的显著风险可能超过母乳喂养的益处。

乳腺癌患者有很多担忧,包括担心癌症复发等。此外,育龄女性有许多与乳腺癌之后的生育、避孕选择、怀孕和母乳喂养有关的社会心理问题。Connell 等对澳大利亚 13 名患乳腺癌的女性进行了定性研究,在 18 个月的时间内对她们进行了多次访谈。研究期间,怀孕后的女性对于母乳喂养的恐惧和担忧在于乳腺癌复发,而且哺乳期难以发现。因为这与她们希望成为好母亲的愿望相冲突(因为母乳喂养对宝宝是最好的),所以她们有这些担心很正常。当然,哺乳顾问和其他医护人员在为有乳腺癌史的妊娠女性提供咨询时,必须意识到她们可能有这种恐惧和焦虑,为她们提供信息和支持。

回顾有关乳腺癌后妊娠的最新文献,有助于为有乳腺癌史女性提供咨询。De Simone 和

Pagani 指出,根据大多数回顾性证据,乳腺癌后妊娠对母亲和后代是安全的;乳腺癌治疗前应认真和患者讨论保留生育能力的问题,尤其是希望在乳腺癌后继续妊娠的妇女;还有,患者应了解在局部治疗(手术和放射治疗)后母乳喂养是可行的,但可能有些困难。当今癌症治疗和生殖技术在不断改善,哺乳专家做好准备,应答相关女性及其家庭针对生育方面的咨询。

(四)乳房筛查

非侵入性的乳房筛查广泛用于非哺乳期女性乳房的检查,特别是乳腺癌检查,以便及早诊断和治疗。以下列出了不同类型的筛查技术。

1. 乳腺 X 线检查 乳腺 X 线检查用于可能没有乳房疾病的女性筛查,本质上是乳房 X 线片。由于检查时乳房会被压扁,可能会导致不适,但这是准确评估的必要前提。诊断性乳房 X 线与筛查的程序相同,但前者会对局部可疑部分的乳房组织进行放大,以获得更好的乳腺组织分析视图。有乳房植入物的女性应接受诊断性乳房 X 线检查。

2. 乳房磁共振成像 MRI 使用磁场和无线电波能量脉冲来检查乳房内部结构,无须手术。乳房 MRI 检查可以清晰显示出乳房和植入物的致密影像,尚未发现对女性健康的危害。被检查者采取俯卧位,两侧乳房悬空置于 1 个带有乳房线圈接收器的带衬垫的凹槽中;在检查过程中,被检查者需保持静止 15 分钟。MRI 可以与其他技术结合使用,但由于价格昂贵,不适用于早期乳腺癌筛查。

3. 乳腺超声 超声也称 B 超,是使用高频声波检查乳房内部情况的方法。通过放置在皮肤上的手持式探头,将声波传输并穿过乳房,拾取声波中的回波并将其转换为计算机图像。该技术通常用于在体检和乳房 X 线检查发现乳房问题后的评估。超声检查没有辐射。且由于超声波的客观、可靠、无创的特点,也用于研究乳房解剖结构和母乳流动模式。

4. 热成像 热成像使用热感相机测量乳房表面的热量并绘制成图,其原理是体内血液流速加快和新陈代谢增加的区域,温度会升高,则该区域可能为病变所在。这项技术不是乳腺癌早期的有效筛查工具,特别是哺乳期女性,因为与非哺乳期女性相比,哺乳期女性乳房的血流速度本身就加快,温度也更高。

▶ 十六、临床意义

脓肿引流、肿块切除或活组织检查之后,通常没有理由停止母乳喂养。事实上,用母乳冲洗活组织检查伤口可能有助于伤口愈合,因为母乳中含有许多抗菌和抗炎因子。即使乳房脓肿通过手术切开引流,母亲也可以在健侧乳房哺乳;甚至在切口远离乳头时,只要哺乳时婴儿嘴巴不会碰到切口,就可以在患侧乳房哺乳。有时,在患侧乳房愈合之前,母亲只用健侧乳房哺喂婴儿,但需用手挤或吸乳器吸出乳汁。

如果是切开引流,母乳和其他体液可能会同时从乳导管中流出,持续 4 周或更长时间,则会影响母乳喂养。母亲应该准备好干净的乳垫及时更换。乳汁从伤口漏出会延缓愈合过程;此时母亲有乳房感染或积乳囊肿的风险,医生可能会给予低剂量抗生素预防感染。使用硅胶乳盾,剪去乳盾的乳头部分,留一圈边缘套在母亲乳头上,可以压住绷带,避免婴儿触碰切口。靠近乳头乳晕复合体和乳房下部的伤口通常愈合时间更长。如果伤口一直未愈,则患侧乳房可能需要逐渐断奶,只能用健侧乳房哺喂婴儿。

通常,一旦取出引流管或拆线后,母亲如能忍受不适,则可恢复患侧哺乳。阻止婴儿在患侧乳房(有时正好是它"偏爱的"那侧)哺喂时,婴儿的反应各异,有些婴儿会坦然接受;而另一些则会哭闹,意欲在患侧母乳。

准备进行任何乳房手术之前,患者必须充分了解手术过程和可选择的不同技术。临床医师有必要给母亲展示乳房解剖结构,并用图表说明哺乳功能,解释手术可能带来的影响。如果患者对母乳喂养的积极性很高,则临床医师有责任为她提供咨询,并提出对母乳喂养影响较少的可能手术方式。如果手术很可能干扰母乳喂养,则手术前医生应该向患者明确这种可能性,同时说明不可能预测术后母乳喂养是否会成功。如果婴儿需要补充喂养,可以使用乳旁加奶装置,有助于婴儿吸吮补充乳汁同时,刺激母亲乳房泌乳。

▶ 十七、致谢

我有幸与《母乳喂养和人类泌乳学》(*Breastfeeding and Human Lactation*)的最初的编辑 Jan Riordan 合作多年。Jan 于 2018 年 9 月去世,让我深切怀念。非常感谢她的指导、专业精神和对支持母乳喂养女性的热情,以及她对这个特殊领域内的知识和临床实践的推动。本章最初是由 Jan 撰写,我很感谢她本着缜密和循证的原则进行写作。很荣幸能够承担本章及文本中的更多内容的编辑。

▶ 十八、小结

与乳房有关的问题咨询占临床母乳喂养咨询的很大比例。抗生素的过度使用导致念珠菌感染,乳房整形手术的普及及数字乳房 X 线摄像都是人为制造的母乳喂养障碍,是富裕国家独有的问题。

哺乳顾问为咨询者做的大部分工作是让他们自我肯定、自我治疗。因此,如果母亲面临乳房手术,或将要接受一些疼痛的且可能改变或伤害乳房的操作时,哺乳顾问的责任在于鼓励她们说出来并公开表达自己的感受,积极回答她们的问题,尽可能预见到她们可能没有表达出来的恐惧。

患者有权充分了解任何医疗程序,特别是手术,因为一旦手术,结果往往是不可逆的。医护人员的一部分责任是作为患者的支持者。患者在同意之前,应了解所有的可能选择(包括拒绝手术的权利)及结果。

▶ 十九、关键知识点

1. 具备母乳喂养相关知识可预防常见一些母乳喂养问题。

2. 女性的性别特征与乳房密切相关。任何由于不适、疾病或母乳喂养引起的乳房变化或问题,都会给其带来情感影响。

3. 如果母亲能够学习一些有效的干预措施,获得准确的信息和帮助,则乳头内陷不会妨碍母乳喂养。随着母乳喂养的进行,乳头内陷的程度会逐渐缓解。

4. 女性乳头的大小和长度存在很大个体差异,并且受遗传因素影响。过长的乳头会使小婴儿难以进行母乳喂养。

5. 反复发作的乳导管堵塞会给一些母亲带来困扰,但有些母亲却从不会发生。没有明确证据显示导致乳导管堵塞的特定原因,但通常认为文胸过紧、营养不良、受压及乳房排空不充分是乳导管堵塞的影响因素。

6. 乳导管堵塞的特征是乳房发红、有触痛区域,而且皮温增加。触摸到的肿块边界清晰,可能靠近皮肤表面或位于乳房深处。

7. 乳房感染或乳腺炎不一定是乳导管堵塞导致的结果。其临床表现与乳导管堵塞类似,但还可包括流感样肌肉酸痛和发热。

8. 乳腺炎通常用可杀灭金黄色葡萄球菌(乳腺炎常见致病菌)的耐青霉素酶青霉素或头孢菌素治疗 6~10 天。甲氧苄氨嘧啶 - 磺胺甲噁唑和红霉素用于治疗慢性乳腺炎。

9. 母乳喂养的母亲可能会出现不明原因的皮疹、湿疹和乳房疱疹病变,这些病变很痛,可能会妨碍母乳喂养。准确诊断和用药可解决这些问题。

10. 念珠菌是一种天然存在于胃肠道和泌尿生殖道黏膜中的念珠菌。抗生素的使用会促进其过度生长,可能导致母亲的乳房和阴道疼痛以及婴儿口腔和尿布疹。通常口服和局部使用抗真菌药物来对抗念珠菌感染。有时,母亲的性伴侣也需要接受治疗。

11. 乳房血管痉挛可导致乳房或乳头剧烈疼痛,通常认为是一种改变后的雷诺现象(累及手指和足趾)。暴露于寒冷环境中可能使乳头变白(伴随疼痛),之后乳头可能会经历从白到蓝到红的颜色变化。治疗包括血管扩张剂(硝苯地平)和热敷来缓解疼痛。

12. 乳疱是由于乳导管开口处被表皮封住而乳汁不能排出后导致的剧烈疼痛。如果阻塞不能自然消退,可以用手去除这层多余的表皮促进缓解。

13. 现在隆胸术在美国社会司空见惯。硅胶被再次允许用做乳房植入物(目前占 60%)。隆胸比缩乳术对母乳喂养的影响更小,但许多女性在这类手术之后会遇到泌乳不足的问题。与没有做过手术的女性相比,隆胸术后的女性发生泌乳不足的风险高 3 倍。

14. 哺乳期女性的乳房肿块通常是由积乳囊肿(乳汁充盈造成的囊肿)引起的。虽然很少出现恶变,但是如果肿块不能自行消退,则应行活组织检查。活组织检查后,母乳喂养通常可在 12 小时内恢复。

15. 纤维囊性变化是最常见的乳腺良性疾病。囊肿(也称纤维腺瘤)是一种光滑的圆形肿块,触诊时可活动并且无害;在患有良性乳腺疾病的女性中很常见。细针穿刺有助确诊。

16. 少数女性在怀孕期间或婴儿出生时,乳房会轻微出血。乳房分泌物呈粉红色、深红色或棕色,一般无痛。如果泌乳启动过程中持续存在,婴儿摄入也是无害的。

17. 如果乳房出血呈鲜红色,且没有其他可解释的原因,应考虑乳管内乳头状瘤,即导管内壁的一种小的良性疣状物。在医学检查后,可以选择手术切除,同时排除导管内癌可能性。

18. 妊娠相关乳腺癌指在妊娠期间、哺乳期或分娩后 1 年内发生的乳腺癌。乳腺癌是孕妇和产后女性中最常见的癌症,大约 3 000 名孕妇中就有 1 名患病。

19. 绝经前女性进行母乳喂养可能有助于预防乳腺癌的发生,这取决于有几个孩子,每个孩子母乳喂养的持续时间,以及母亲分娩时的年龄。

20. 母乳喂养对于乳腺癌的保护作用可能是源于排卵次数减少和雌激素水平降低。母乳喂养还可降低乳腺导管和小叶上皮细胞中致癌物的浓度。

21. 虽然哺乳期乳腺癌很罕见,但哺乳期乳房仍然可能会发生乳腺癌。由于哺乳期乳房的密度、腺体和水含量增加,医务人员难以触摸到肿块,乳房 X 线检查也缺乏敏感性,所以即使采用当今先进的技术,哺乳期乳腺癌的诊断也通常会延迟。

22. 正常母乳喂养 72 小时,而肿块没有变化,则应该进行检查。

23. 如果乳腺炎或在相同位置的乳导管堵塞反复发生,应进行医学评估。

24. 被确诊为乳腺癌的母亲继续母乳喂养不会伤害婴儿。但如开始化学治疗,则婴儿必须断奶。所有化疗药物都会进入乳汁并对婴儿有潜在的毒性。经乳腺癌治疗的女性,后续可以继续正常妊娠,但患侧乳房可能不能正常泌乳。

25. 乳房手术后,母亲在舒适情况下就可以恢复母乳喂养。在此之前,母亲可借助吸乳器吸乳来缓解不适并刺激泌乳。

26. 乳房手术对母乳喂养的母亲和婴儿有很多影响。医护人员必须为进行乳房手术的母亲提供准确和实际的信息和支持。当母亲评估所有选择时,特别是哺乳顾问,必须充当母乳喂养母婴支持者的角色。

(柳先丽 张美华 译 高雪莲 校)

参考文献

Acarturk S, Gencel E, Tuncer I. An uncommon complication of secondary augmentation mammoplasty: bilaterally massive engorgement of breast after pregnancy attributable to post infection and blockage of mammary ducts. *Aesth Plast Surg.* 2005;29:274–279.

Aksoy HT, Eras Z, Erdeve O, Dilmen U. A rare cause of hematemesis in newborn: fibrocystic breast disease of mother. *Breastfeed Med.* 2013;8(4):418–420. doi:10.1089/bfm.2013.0031

Alexander JM, Grant AM, Campbell MJ. Randomised controlled trial of breast shells and Hoffman's exercises for inverted and non-protractile nipples. *Br Med J.* 1992;304:1030–1032.

American College of Obstetricians and Gynecologists. Committee Opinion No. 723. Guidelines for diagnostic imaging during pregnancy and lactation. *Obst Gynecol.* 2017;130(4):e210–e216. doi:10.1097/AOG.0000000000002355

Amir LH. Eczema of the nipple and breast: a case report. *J Hum Lact.* 1993;9:173–175.

Amir LH. An audit of mastitis in the emergency department. *J Hum Lact.* 1999;15:221–224.

Amir LH, Academy of Breastfeeding Medicine Protocol Committee. ABM clinical protocol #4: mastitis. Revised March 2014. *Breastfeed Med.* 2014;9:239–243.

Amir LH, Donath SM, Garland SM, et al. Does *Candida* and/or *Staphylococcus* play a role in nipple and breast pain in lactation? A cohort study in Melbourne, Australia. *BMJ Open.* 2013;3:e002351.http://dx.doi.org/10.1136/bmjopen-2012-002351.

Amir LH, Forster D, Lumley J, McLachlan H. A descriptive study of mastitis in Australian breastfeeding women: incidence and determinants. *BMC Public Health.* 2007;7:62–71.

Amir LH, Forster D, McLachlan H, Lumley J. Incidence of breast abscess in lactating women: report from an Australian cohort. *BJOG.* 2004;111:1378–1381.

Amir LH, Lumley J. Women's experiences of mastitis: I have never felt worse. *Aust Fam Phys.* 2006;35:745–747.

Amir LH, Trupin S, Kvist LJ. Diagnosis and treatment of mastitis in breastfeeding women. *J Hum Lact.* 2014;30:10–13.

Anderson JE, Held N, Wright K. Raynaud's phenomenon of the nipple: a treatable cause of painful breast-feeding. *Pediatrics.* 2004;113:e360–e364.

Angelopoulou A, Field D, Ryan CA, Stanton C, Hill C, Ross RP. The microbiology and treatment of human mastitis. *Med Microbiol Immunol.* 2018;207(2):83–94. doi:10.1007/s00430-017-0532-z

Antevski BM, Smilevski DA, Stojovski MZ, Filipovski VA, Banev SG. Extreme gigantomastia in pregnancy: case report and review of literature. *J Pediatr (Rio J).* 2010;86(3):239–244. doi:10.2223/JPED.2002

Baca D, Drexler C, Cullen E. Obstructive laryngotracheitis secondary to gentian violet exposure. *Clin Pediatr.* 2001;40:233–236.

Barankin B, Gross MS. Nipple and areolar eczema in the breastfeeding woman. *J Cutan Med Surg.* 2004;8(2):126–130.

Barrett ME, Heller MM, Stone HF, Murase JE. Dermatoses of the breast in lactation. *Dermatol Ther.* 2013a;26:331–336.

Barrett ME, Heller MM, Stone HF, Murase JE. Raynaud phenomenon of the nipple in breastfeeding mothers: an underdiagnosed cause of nipple pain. *JAMA Dermatol.* 2013b;149(3):300–306.

Basile FV, Basile AR. Diagnosis and management of galactorrhea after breast augmentation. *Plast Reconstr Surg.* 2015;135(5):1349–1356. doi:10.1097/PRS.0000000000001156

Berens PD. Prenatal, intrapartum, and postpartum support of the lactating mother. In: Schanler RJ, ed. Breastfeeding, part II: the management of breastfeeding. *Pediatr Clin North Am.* 2002;48:365–375.

Berens P, Eglash A, Malloy M, Academy of Breastfeeding Medicine. ABM clinical protocol #26: persistent pain with breastfeeding. *Breastfeed Med.* 2016;11(2). doi:10.1089/bfm.2016.29002.pjb

Bernardi S, Londero AP, Bertozzi S, Driul L, Marchesoni D, Petri R. Breast-feeding and benign breast disease. *J Obstet Gynaecol.* 2012;32(1):58–61. doi:10.3109/01443615.2011.613496

Bernier MO, Plu-Bureau G, Bossard N, Ayzac L, Thalabard JC. Breastfeeding and risk of breast cancer: a meta-analysis of published studies. *Hum Reprod Update.* 2000;6:374–386.

Betzold CM. Results of microbial testing exploring the etiology of deep breast pain during lactation: a systematic review and meta-analysis of nonrandomized trials. *J Midwifery Womens Health.* 2012;57(4):353–364. doi:10.1111/j.1542-2011.2011.00136.x

Bolman M, Saju L, Oganesyan K, Kondrashova T, Witt AM. Recapturing the art of therapeutic breast massage during breastfeeding. *J Hum Lact.* 2013;29:328–331. doi:10.1177/0890334413475527

Bowers, M. Isabel and the angry itch: does poison ivy really mean weaning? *Mothering.* 2004;124:68.

Brent NB. Thrush in the breastfeeding dyad: results of a survey on diagnosis and treatment. *Clin Pediatr.* 2001;40:503–506.

Buescher ES, Hair PS. Human milk anti-inflammatory component content during acute mastitis. *Cell Immunol.* 2001;210:87–95.

Bukhari SS, Manan H, Khan MM, Raza SS. Resolution of gestational gigantomastia with termination of pregnancy. *J Ayub Med Coll Abbottabad.* 2018;30(2):298–300.

Campbell S. Recurrent plugged ducts. *J Hum Lact.* 2006;22(3):340–343. doi:10.1177/0890334406290362

Caputy CG, Flowers RS. Copious lactation following augmentation mammoplasty: an uncommon but not rare condition. *Aesth Plast Surg.* 1994;18:393–397.

Cardonick E, Dougherty R, Grana G, Gilmandyar D, Ghaffar S, Usmani A. Breast cancer during pregnancy: maternal and fetal outcomes. *Cancer J.* 2010;16:76–82.

Chetwynd EM, Ives TJ, Payne PM, Edens-Bartholomew N. Fluconazole for postpartum *Candida* mastitis and infant thrush. *J Hum Lact.* 2002;18:168–171.

Chowdhury R, Sinha B, Sankar MJ, et al. Breastfeeding and maternal health outcomes: a systematic review and metaanalysis. *Acta Paediatr.* 2015;104(467):96–113.

Collaborative Group on Hormonal Factors in Breast Cancer. Breast cancer and breastfeeding: collaborative reanalysis of individual data from 47 epidemiological studies in 30 countries, including 50,302 women with breast cancer and 96,973 women without the disease. *Lancet.* 2002;360:187–195.

Connell S, Patterson C, Newman B. A qualitative analysis of reproductive issues raised by young Australian women with breast cancer. *Health Care Women Int.* 2006;27:94–110.

Cruz N, Korchin L. Breast-feeding after vertical mammoplasty with medial pedicle. *Plast Reconstr Surg.* 2010;114(4):890–894.

Daniels M, Merrill RM, Lyon JL, Stanford JB, White GL Jr. Associations between breast cancer risk factors and religious practices in Utah. *Prev Med.* 2004;38:28–38.

David FC. Lactation following primary radiation therapy for carcinoma of the breast [letter]. *Int J Radiat Oncol Biol Phys.* 1985;11:1425.

Deemarsky LJ, Semiglazov VF. Cancer of the breast and pregnancy. In: Ariel IM, Cleary JB, eds. *Breast cancer: diagnosis and treatment.* New York, NY: McGraw-Hill; 1987:475–488.

Delgado S, Collado MC, Fernández L, Rodríguez JM. Bacterial analysis of breast milk: a tool to differentiate Raynaud's phenomenon from infectious mastitis during lactation. *Curr Microbiol.* 2009;59(1):59–64.

Deloach ED, Lord SA, Ruf LE. Unilateral galactocele following augmentation mammoplasty. *Ann Plast Surg.* 1994;33:68–71.

de Simone V, Pagani O. Pregnancy after breast cancer: hope after the storm. *Minerva Ginecol.* 2017;69(6):597–607. doi:10.23736/S0026-4784.17.04113-2

Donegan WL, Spratt JS. *Cancer of the breast*. Philadelphia, PA: W. B. Saunders; 1988:685–687.

Faguy K. Breast disorders in pregnant and lactating women. *Radiol Technol*. 2015;86(4):419M–438M; quiz 439M–442M

Faridi MM, Dewan P, Batra P. Rusty pipe syndrome: counseling a key intervention. *Breastfeed Rev*. 2013;21(3):27–30.

Feng R, Li W, Yu B, Zhou Y. A modified inverted nipple correction technique that preserves breastfeeding. *Aesthet Surg J*. 2019;39(6):NP165–NP175. doi:10.1093/asj/sjy119

Fernandez L, Delgado S, Herrero H, Maldonado A, Rodríguez JM. The bacteriocin nisin, an effective agent for the treatment of staphylococcal mastitis during lactation. *J Hum Lact*. 2008;24:311–316.

Fetherston C. Factors influencing the initiation and duration of breastfeeding in a private Western Australian maternity hospital. *Breastfeed Rev*. 1995;3:9–14.

Fetherston C. Risk factors for lactation mastitis. *J Hum Lact*. 1998;14:101–109.

Fetherston C. Mastitis in lactating women: physiology or pathology? *Breastfeed Rev*. 2001;9(1):5–12.

Fetherston CM, Lai CT, Hartmann PE. Relationships between symptoms and changes in breast physiology during lactation mastitis. *Breastfeed Med*. 2006;3:136–145.

Fetherston C, Wells JI, Hartmann PE. Severity of mastitis symptoms as a predictor of C-reactive protein in milk and blood during lactation. *Breastfeed Med*. 2006;1(3):127–135.

Foxman B, D'Arcy H, Gillespie B, Bobo JK, Schwartz K. Lactation mastitis: occurrence and medical management among 946 breastfeeding women in the United States. *Am J Epidemiol*. 2002;155:103–114.

Foxman B, Schwartz K, Looman SJ. Breastfeeding practices and lactation mastitis. *Soc Sci Med*. 1994;38:755–761.

Garrison CP. Nipple vasospasm, Raynaud's syndrome and nifedipine. *J Hum Lact*. 2002;18:382–385.

Gibberd GF. Sporadic and epidemic puerperal breast infections. *Am J Obstet Gynecol*. 1953;65:1038–1041.

Grassley JS. Breast reduction surgery. *AWHONN Lifelines*. 2002;6:244–249.

Green JP. Post-irradiation lactation [letter]. *Int J Radiat Oncol Biol Phys*. 1989;17:244.

Groins RA, Ascher D, Waecker N, Arnold J, Moorefield E. Comparison of fluconazole and nystatin oral suspensions for treatment of oral candidiasis in infants. *Pediatr Infect Dis J*. 2002;21:1165–1167.

Guray M, Sahin AA. Benign breast diseases: classification, diagnosis, and management. *Oncologist*. 2006;11:435–449.

Guthrie E, Bradbury E, Davenport P, Souza Faria F. Psychosocial status of women requesting breast reduction surgery as compared with a control group of large-breasted women. *J Psychosom Res*. 1998;45(4):331–339.

Hadary A, Zidan J, Oren M. The milk-rejection sign and earlier detection of breast cancer. *Harefuah*. 1995;128:680–681.

Hale T. *Candida albicans*: is it really in the breast? Paper presented at: ILCA Conference and Annual Meeting; July 23–27, 2008; Las Vegas, NV.

Hale T. *Medications and mother's milk*. 14th ed. Amarillo, TX: Hale; 2010.

Hale TW, Bateman TL, Finkelman MA, Berens PD. The absence of *Candida albicans* in milk samples of women with clinical symptoms of ductal candidiasis. *Breastfeed Med*. 2009:4(2):57–61. doi:10.1089/bfm.2008.0144

Han S, Hung Y. Nipple inversion: its grading and surgical correction. *Plast Reconstr Surg*. 1999;104(2):389–395.

Helewa M, Levesque P, Provencher D. Breast cancer, pregnancy, and breastfeeding. *J Obstet Gynaecol Can*. 2002;111:164–171.

Hernandez Yentry QM, Jurgens WJ, van Zuijlen PP, de Vet HC, Verhaegen PD. Treatment of the benign inverted nipple:

a systematic review and recommendations for future therapy. *Breast*. 2016;29:82–89. doi:10.1016/j.breast.2016.07.011

Hidalgo D, Spector J. Breast augmentation. *Plast Reconstr Surg*. 2014;133:567e–583e.

Higgins S, Haffty BG. Pregnancy and lactation after breast-conserving therapy for early stage breast cancer. *Cancer*. 1994; 73:2175–2180.

Hill P, Wilhelm PA, Aldag JC, Chatterton RT Jr. Breast augmentation and lactation outcome. *MCN Am J Matern Child Nurs*. 2004;29:238–242.

Hughes V, Owen J. Is breast-feeding possible after breast surgery? *MCN Am J Matern Child Nurs*. 1993;18:213–217.

Hurst N. Lactation after augmentation mammoplasty. *Obstet Gynecol*. 1996;87:30–34.

Jewell ML, Edwards MC, Murphy DK, Schumacher A. Lactation outcomes in more than 3500 women following primary augmentation: 5-year data from the breast implant follow-up study. *Aesthet Surg J*. 2019;39(8):875–883. doi:10.1093/asj/sjy221

Jiménez E, Arroyo R, Cárdenas N, et al. Mammary candidiasis: a medical condition without scientific evidence? *PLoS ONE*. 2017;12(7):e0181071. doi:10.1371/journal.pone.0181071

John MK, Rangwala TH. Gestational gigantomastia. *BMJ Case Rep*. 2009. doi:10.1136/bcr.11.2008.1177. PMCID:PMC3027370

Johnstone HA, Marcinak JF. Candidiasis in the breast-feeding mother and infant. *J Obstet Gynecol Neonatal Nurs*. 1990; 19:171–173.

Kataria K, Srivastava A, Dhar A. Management of lactational mastitis and breast abscesses: review of current knowledge and practice. *Indian J Surg*. 2013;75(6):430–435. doi:10.1007/s12262-012-0776-1

Kinlay JR, O'Connell DL, Kinlay S. Incidence of mastitis in breast-feeding women during the six months after delivery: a prospective cohort study. *Med J Aust*. 1998;169(6):310–312.

Kvist LJ, Hall-Lord ML, Rydhstroem H, Larsson BW. A randomized-controlled trial in Sweden of acupuncture and care interventions for the relief of inflammatory symptoms of the breast during lactation. *Midwifery*. 2007;23:184–195.

Lacerna M, Spears J, Mitra A, et al. Avoiding free nipple grafts during reduction mammoplasty in patients with gigantomastia. *Ann Plast Surg*. 2005;55:21–24.

La Leche League International. *Treating thrush*. Schaumburg, IL: La Leche League; 2000.

Lau CT, Wong KK, Tam P. Galactocele in a male infant with transient hyperprolactinaemia: an extremely rare cause of breast enlargement in children. *Case Rep Pediatr*. doi:10.1155/2016/9487616

Lavigne V, Gleberzon BJ. Ultrasound as a treatment of mammary blocked duct among 25 postpartum lactating women: a retrospective case series. *J Chiropr Med*. 2012;11(3):170–178. doi:10.1016/j.jcm.2012.05.011

Leal SC, Stuart SR, Carvalho HDA. Breast irradiation and lactation: a review. *Expert Rev Anticancer Ther*. 2013;13(2): 159–164. doi:10.1586/era.12.178

Li A, Kirk L. *Intraductal papilloma*. Treasure Island, FL: StatPearls; 2018.

Livingstone V. Problem-solving formula for failure to thrive in breast-fed infants. *Can Fam Phys*. 1990;36:1541–1545.

Love SM. *Dr. Susan Love's breast book*. 3rd ed. Cambridge, MA: Perseus; 2000:95–100.

Marmet C. Breast assessment: a model for evaluating breast structure and function. Paper presented at: La Leche League International Annual Seminar for Physicians; July 1990; Boston, MA.

Marshall DR, Callan PP, Nicholson W. Breastfeeding after reduction mammoplasty. *Br J Plast Surg*. 1994;47:167–169.

Mediano P, Fernández L, Jiménez E, et al. Microbial diversity in milk of women with mastitis: potential role of coagulase-negative staphylococci, viridans group streptococci, and corynebacteria. *J Hum Lact.* 2017;33(2):309–318. doi:10.1177/0890334417692968

Merchant DJ. Inflammation of the breast. *Obstet Gynecol Clin North Amer.* 2002;29:89–102.

Merlob P, Aloni R, Präger H, Mor N, Litwin A. Blood-stained maternal milk: prevalence, characteristics and counselling. *Eur Obs Gynecol Reprod Biol.* 1990;35(2):153–157.

Michels K, Trichopoulos D, Rosner BA, Dewey KG. Being breastfed in infancy and breast cancer incidence in adult life: results from the two Nurses' Health Studies. *Am J Epidemiol.* 2001;153:275–283.

Morrill JF, Heinig MJ, Pappagianis D, Dewey KG. Diagnostic value of signs and symptoms of mammary candidosis among lactating women. *J Hum Lact.* 2004;20:288–295.

Morrill JF, Heinig MJ, Pappagianis D, Dewey KG. Risk factors for mammary candidosis among lactating women. *J Obstet Gynecol Neonatal Nurs.* 2005;34:37–45.

Morrill JF, Pappagianis D, Heinig MJ, Lönnerdal B, Dewey KG. Detecting *Candida albicans* in human milk. *J Clin Microb.* 2003;41:475–478.

Mu D, Luan J, Mu L, Xin M. A minimally invasive gradual traction technique for inverted nipple correction. *Aesth Plast Surg.* 2012;36:1151–1154. doi:10.1007/s00266-012-9959-1

National Cancer Institute (NCI). Breast cancer treatment and pregnancy (PDQ®). 2019. Available at: https://www.cancer.gov/types/breast/hp/pregnancy-breast-treatment-pdq#_39. Accessed August 23, 2019.

Neifert M, DeMarzo S, Seacat J, Young D, Leff M, Orleans M. The influence of breast surgery, breast appearance, and pregnancy-induced breast changes on lactation sufficiency as measured by infant weight gain. *Birth.* 1990;17:31–38.

Newman J, Pitman T. *The ultimate breastfeeding book of answers.* Roseville, CA: Prima; 2000.

Nguyen JT, Palladino H, Sonnema AJ, Petty PM. Long-term satisfaction of reduction mammoplasty for bilateral symptomatic macromastia in younger patients. *J Adolesc Health.* 2013;53(1):112–117. doi:10.1016/j.jadohealth.2013.01.025

Nickell WB, Skelton J. Breast fat and fallacies: more than 100 years of anatomical fantasy. *J Hum Lact.* 2005;21:126–130.

Noble R. Milk under the skin (milk blister): a simple problem causing other breast conditions. *Breastfeed Rev.* 1991;2:118–119.

O'Callaghan MA. Atypical discharge from the breast during pregnancy and/or lactation. *Aust NZ J Obstet Gynaecol.* 1981;21:214–216.

Oliver WJ, Bond DW, Boswell TC, Watkin S. Neonatal group B streptococcal disease associated with infected breast milk. *Arch Dis Child Fetal Neonatal Ed.* 2000;83:48–49.

Page SM, McKenna DS. Vasospasm of the nipple presenting as painful lactation. *Obstet Gynecol.* 2006;208:806–808.

Park HS, Yoon CH, Kim HJ. The prevalence of congenital inverted nipple. *Aesth Plast Surg.* 1999;23:1446.

Parker S, Saettele M, Morgan M, Stein M, Winkler N. Spectrum of pregnancy- and lactation-related benign breast findings. *Curr Probl Diagn Radiol.* 2017;46(6):432–440. doi:10.1067/j.cpradiol.2016.12.013

Penny WJ, Lewis MJ. Nifedipine is excreted in human milk. *Eur J Clin Pharmacol.* 1989;36:427–428.

Petok ES. Breast cancer and breastfeeding: five cases. *J Hum Lact.* 1995;11:205–209.

Potter B. A multi-method approach to measuring mastitis incidence. *Community Pract.* 2005;78:169–173.

Rampaul RS, Chakrabarti J, Burrell H, Evans AJ, Macmillan D. A tale of two axillae. *Breast J.* 2005;11:160–161.

Ramsay D, Kent JC, Hartmann RA, Hartman PE. Anatomy of the lactating human breast redefined with ultrasound imaging. *J Anat.* 2005;206(6):525–534.

Rinker B, Veneracion M, Walsh CP. Breast ptosis: causes and cure. *Ann Plast Surg.* 2010;64:579–584.

Riordan J, Nichols F. A descriptive study of lactation mastitis in long-term breastfeeding women. *J Hum Lact.* 1990;6:53–58.

Sabate JM, Clotet M, Torrubia S, et al. Radiologic evaluation of breast disorders related to pregnancy and lactation. *Radiographics.* 2007;27:S101–S124.

Saber A. The milk rejection sign: a natural tumor marker. *Am Surg.* 1996;62:998–999.

Sawhney S, Petkovska L, Ramadan S, Al-Muhtaseb S, Jain R, Sheikh M. Sonographic appearances of galactoceles. *J Clin Ultrasound.* 2002;30:18–22.

Scott CR. Lecithin: it isn't just for plugged milk ducts and mastitis anymore. Alleviating mastitis and plugged milk ducts. *Midwifery Today.* 2005;76:26–27.

Shetty A, Narasimha A, Jayalakshmi VJ. Crystallizing galactocele: report of a rare variation. *Breast Dis.* 2016;36(2–3):111–114. doi:10.3233/BD-150214

Shiau J, Chin C, Lin M. Correction of severely inverted nipple with telescope method. *Aesth Plast Surg.* 2011;35:1137–1142. doi:10.1007/s00266-011-9739-3

Silva JR, Carvalho R, Maia C, Osório M, Barbosa M. Rusty pipe syndrome, a cause of bloody nipple discharge: case report. *Breastfeed Med.* 2014;9(8):411–412.

Smith WL, Erenberg A, Nowak A. Imaging evaluation of the human nipple during breastfeeding. *Am J Dis Child.* 1988;142:76–78.

Soderstrom B. Helping the woman who has had breast surgery: a literature review. *J Hum Lact.* 1993;9:169–171.

Souto GC, Giugliani ER, Giugliani C, Schneider MA. The impact of breast reduction surgery on breastfeeding performance. *J Hum Lact.* 2003;19:43–49.

Stevens K, Burrell HC, Evans AJ, Sibbering DM. The ultrasound appearances of galactoceles. *Br J Radiol.* 1997;70:239–241.

Swelstad MR, Swelstad BB, Rao VK, Gutowski KA. Management of gestational gigantomastia. *Plast Reconstr Surg.* 2006;118:840–848.

Tairych G, Worseg A, Kuzbari R, Deutinger M, Holle J. A comparison of long-term outcomes of 6 techniques of breast reduction. *Handchir Mikrochir Plast Chir.* 2000;32:159–165.

Thibaudeau S, Sinno H, Williams B. The effects of breast reduction on successful breastfeeding: a systematic review. *J Plast Reconstr Aesthet Surg.* 2010;63:1688e–1693e.

Thomassen P, Johansson VA, Wassberg C, Petrini B. Breastfeeding, pain and infection. *Gynecol Obstet Invest.* 1998;46:73–74.

Thomsen AD, Espersen T, Maigaard S. Course and treatment of milk stasis, noninfectious inflammation of the breast, and infectious mastitis in nursing women. *Am J Obstet Gynecol.* 1985;149:492–495.

Tralins AH. Lactation after conservative breast surgery combined with radiation therapy. *Am J Clin Oncol.* 1995;18:40–43.

Tung A, Carr N. Postaugmentation galactocele: a case report and review of literature. *Ann Plast Surg.* 2011;67(6):668–670. doi:10.1097/SAP.0b013e3182069b3c

Utter AR. Gentian violet treatment for thrush: can its use cause breastfeeding problems? *J Hum Lact.* 1990;6:178–180.

Varsos G, Yahalom J. Lactation following conservation surgery and radiotherapy for breast cancer. *J Surg Oncol.* 1991;46:141–144.

Vazirinejad R, Darakhashan S, Esmaelli A, Hadadian S. The effect of maternal breast variations on neonatal weight gain in the first seven days of life. *Int Breastfeed J.* 2009;4:13. doi:10.1186/1746-4358-4-13

Vlahovic A, Djuricic S, Todorovic S, Djukic M, Milanovic D, Vujanic GM. Galactocele in male infants: report of two cases and review of the literature. *Eur J Pediatr Surg.* 2012;22(3):246–250. doi:10.1055/s-0032-1308694

Vogel A, Hutchison BL, Mitchell EA. Mastitis in the first year postpartum. *Birth.* 1999;26:218–225.

Wambach KA. Lactation mastitis: a descriptive study. *J Hum Lact.* 2003;19:24–34.

Wang IY, Lee JH, Kim KT. Galactocele as a changing axillary lump in a pregnant woman. *Arch Gynecol Obstet.* 2007; 276:379–382.

Welch ST, Babcock DS, Ballard ET. Sonography of pediatric male breast masses: gynecomastia and beyond. *Pediatr Radiol.* 2004;34:952–957.

Willumsen JF, Filteau SM, Coutsoudis A, Uebel KE, Newell ML, Tomkins AM. Subclinical mastitis as a risk factor for mother–infant HIV transmission. *Adv Exp Med Biol.* 2000;478: 211–223.

Wilson-Clay B, Hoover K. *The breastfeeding atlas.* Austin, TX: LactNews Press; 2008.

Witt AM, Bolman M, Kredit S, Vanic A. Therapeutic breast massage in lactation for the management of engorgement, plugged ducts, and mastitis. *J Hum Lact.* 2016;32(1):123–131. doi:10.1177/0890334415619439

Woo JC, Yu T, Hurd TC. Breast cancer in pregnancy. *Arch Surg.* 2003;138:91–98.

World Health Organization (WHO). *Mastitis: causes and management.* Geneva, Switzerland: WHO; 2000.

Yang E, Lee K, Pyon J, Bang SI. Treatment algorithm of galactorrhea after augmentation mammoplasty. *Ann Plast Surg.* 2012;69:247–249.

Yang WT, Dryden MJ, Gwyn K, Whitman GJ, Theriault R. Imaging of breast cancer diagnosed and treated with chemotherapy during pregnancy. *Radiology.* 2006;239(1):52–60.

Zhao C, Tang R, Wang J, et al. Six-step recanalization manual therapy: a novel method for treating plugged ducts in lactating women. *J Hum Lact.* 2014;30(3):324–330.

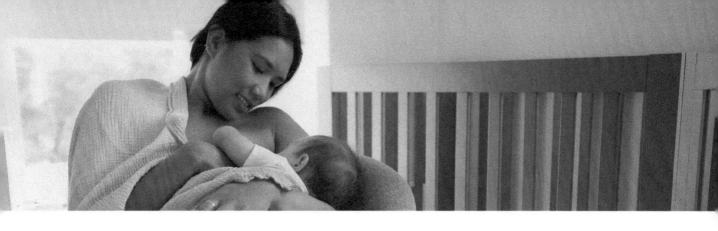

第十一章
母乳喂养婴儿摄入量低的母婴因素

▶ 一、概述

与婴儿需求相关的母乳摄入不足有很多影响因素，可导致不同临床结局。导致摄入不足的原因多样，因而产生的结果也各有不同。图 11-1 和图 11-2 分别阐述了正常和异常状态下各种影响因素之间的复杂的相互作用关系。表 11-1 列举了不同研究者分析母乳摄入不足和婴儿生长不佳的概念框架，但其中没有一个能够涵盖所有可能的潜在影响因素的相互作用。

表 11-1　母乳喂养婴儿体重增长不佳的相关概念

框架	概念
体重增长速度	生长缓慢 vs. 接近生长不良 vs. 生长不良
时间	新生儿 vs.6 周至 6 个月婴儿 vs.6 个月以上婴儿
能量平衡	摄入量下降 vs. 能量丢失增加 vs. 代谢需求增加
行为	满足的 vs. 烦躁的
病因学	母亲问题 vs. 婴儿问题
病因学	原发疾病 vs. 继发疾病
病因学	医学 vs. 心理 / 文化
过程分区	乳汁合成 vs. 乳汁移出 vs. 乳汁净摄入 每个因素可再分类为：乳腺前因素，乳腺因素和乳腺后因素
发生率	常见 vs. 罕见
就诊时状态	貌似正常 vs. 病态 vs. 已知患病

［改自：Powers NG.Slow weight gain and low milk supply in the breastfeeding dyad.Clin Perinatol,1999 ;26（2）:399-430,经 Elsevier 允许］

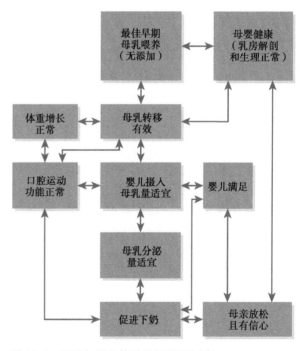

图 11-1　泌乳与婴儿体重增长的正向循环
［改自：Powers NG.Slow weight gain and low milk supply in the breast-feeding dyad.Clin Perinatol,1999 ;26（2）:399-430,经 Elsevier 允许］

婴儿摄入量和母亲泌乳量之间，通常被视为是类似"先有蛋还是先有鸡"的关系。自感泌乳不足（PIMS）是指妈妈自认为泌乳量无法满足需要，但实际并没有客观证据提示泌乳量是否正常或偏低。而在产后早期，乳腺活化期（也称泌乳Ⅱ期）的延迟也可能导致自感泌乳不足（PIMS），如果不必要地加奶则容易造成真正的泌乳不足。在

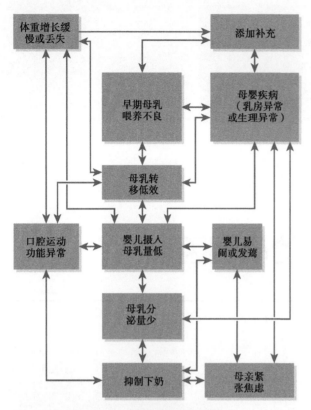

图 11-2 低摄入量与低泌乳量的负向循环

[改自：Powers NG.Slow weight gain and low milk supply in the breast-feeding dyad.Clin Perinatol,1999；26（2）：399-430，经 Elsevier 允许]

随后的整个哺乳过程中，母亲一旦认为"奶少"而补充液体或食物，就会对泌乳量产生负反馈，从而引起真正的泌乳不足。如果婴儿只吃少量母乳而依靠加配方奶等，婴儿体重能够保证正常增加，但泌乳量将进一步下降。此时母亲可能会担心母乳不足，但医护人员可能只注意婴儿生长良好，而忽视妈妈的这种担忧。

有时，医护人员将 PIMS 归因于母亲对婴儿"正常"喂养模式缺乏了解，例如，新生儿或较大婴儿的猛长期的密集哺乳，通过这种喂养频率的增加能够让奶量在几天内快速增加。然而，近期美国加州大学戴维斯分校（University of California Davis）的早期哺乳成功研究的最新证据证实，纯母乳喂养的初产妇如果在产后 7 天内报告有泌乳量问题，事实上更可能有生化证据表明初乳向成熟乳的转变进展更为缓慢（即母乳中钠／钾比值更高）。不仅如此，母乳钠／钾比值升高是过早中断母乳的预测因子。该研究认为，关于泌乳量的担心不应被视为对正常泌乳过程的误解，而应仔细评估母婴，保证最大限度地促进母乳喂养的

成功。

泌乳启动延迟时，如果婴儿不加奶，母乳摄入量不足可能会导致新生儿体重丢失过多，进而婴儿哺乳时能量不足，从而导致母亲继发性的泌乳不足。而如果婴儿存在疾病或能量消耗增加，则即使母亲的泌乳量理论上"正常"（满足健康婴儿的需求），婴儿的体重增长仍然可能不理想。

母乳喂养婴儿的体重增长缓慢是家长和医护人员的主要关注点。当出现婴儿体重增长不理想，婴儿就是"目标患者"。但实际上，应当对母婴双方进行母乳喂养的作用评估。多数情况下通过详细的病史询问和分析及母乳喂养评估观察，医护人员能够对母乳喂养中的可能原因进行判断，并针对性地对相应病因进行指导和治疗，并对后续的体重增长恢复过程进行评估。

确保母乳喂养顺利实施和充足泌乳的基础在于产后最初几天、几周，其中最关键的几个要点是母婴不分离、婴儿能不设限地哺乳、正确地含接吸吮（能避免最常见的母乳喂养问题）及避免加奶加水和补充其他食物，在本书的其他章节中都有相关的讨论。早产母亲的泌乳量和乳汁合成问题也在相关章节进行了阐述。本章关于母乳摄入量不足的问题，将首先讨论正常健康足月儿母乳喂养的正常摄入量和生长方式的概况。另外，作者还将继续讨论一些更为复杂的问题、母婴互动的相关问题，以及结构／生理异常、健康状态、用药、心理和医学因素。

▶ 二、合理生长发育的全球标准：世界卫生组织（WHO）儿童生长曲线

2006 年，世界卫生组织（WHO）终于在大家的期盼下公布了更新版全球儿童生长曲线，这是基于全球多中心生长曲线标准研究项目（MGRS）数据绘制的。这项多中心生长曲线标准研究（MGRS）从计划、数据收集和数据分析，全程历时约 15 年。这项研究的计划、方法和结果都在 WHO 的网站上公布（WHO Child Growth Standards），并在 *Food and Nutrition Bulletin*（食品和营养公告）杂志的增刊上发表。这项新生长曲线标准基于巴西、加纳、印度、挪威、阿曼和美国的母乳喂养婴儿生长和发育的大规模详细的前瞻性研究数据制定。多中心生长曲线标准研究（MGRS）源自 1997—2003 年间超过 8 000 个儿童的数据

结果。

为满足纵向研究的需要,该研究对母乳喂养的定义包括:至少 4 个月纯母乳喂养或主要母乳喂养;在 6 个月时开始添加适当的辅食;持续母乳喂养至 12 个月以上。研究中记录了婴儿生长发育过程中的 6 个大动作发育标志事件。研究结果汇总见专栏 11-1。

专栏 11-1　多中心生长曲线标准研究(MGRS)结果

- 母乳喂养是生物学常态。
- 在适当的母乳喂养下,全球各国婴儿早期生长发育情况是相似的。
- 营养和环境因素对儿童发育的影响比遗传因素更大。
- 全球身高、体重和和体重指数(BMI)的标准是"规范性的"(说明儿童预期成长情况)。
- 处于正常合理生长状态下的婴儿,比旧的生长曲线显得体重稍轻而身高略高。

与之前的美国生长曲线比较:

- 使用新的生长曲线标准时,0~6 个月婴儿营养不良发生率升高。
- 使用新的生长曲线标准时,6 个月以上婴儿营养不良发生率降低。
- 使用新的生长曲线标准时,婴儿和儿童超重和肥胖增加。

[引自:de Onis M et al.Comparison of the WHO child growth standards and the CDC 2000 growth charts.J Nutr.2007;137(1):144-148]

WHO 最新的关于儿童身高、体重和体重指数(BMI)的标准是"规范性的"(说明儿童预期应该如何发育)而非"描述性的"(描述儿童在特定的环境中实际上生长发育)。生长曲线适用于 0~5 岁的儿童。新的生长曲线现在还可被细分成多个年龄阶段,例如,0~6 个月的生长曲线图检测的更频繁,最初 3 个月需要每周检查 1 次(图 11-3,图 11-4)。与原有的美国生长曲线相比,使用新的生长曲线时,0~6 个月龄范围内的体重不足发生率可能增加,在特定人群中的超重发生率也增加,而且发育迟缓儿童(身高 / 体重比较低)的总体发生率也可能增加(专栏 11-1)。

2006 年,WHO 发布生长曲线新标准时,就预期需要通过对医护人员的大规模培训才能使新标准得以实施,WHO 的目标是到 2010 年时世界上绝大多数国家采用这一新标准。根据 2011 年 4 月的报道显示,已经有 125 个国家采用了这一新标准,而且另有 25 个国家正在考虑实施新标准,而 30 个国家并没有实施这一标准。当然,即使一个国家采用这一标准,也并不意味着新标准在该国得到全面实施。应当向每位与婴幼儿相关的医护人员推荐使用新版的生长曲线,可在 WHO 网站上下载。

由于 WHO 的生长曲线尚未在所有医疗机构

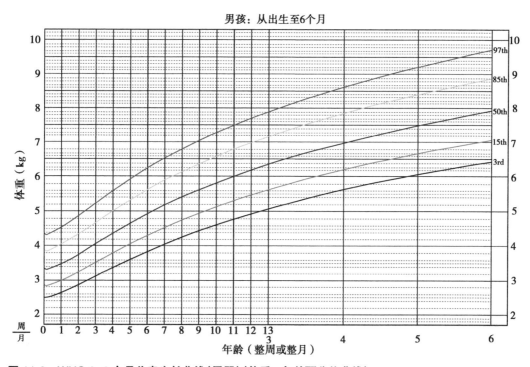

图 11-3　WHO 0~6 个月儿童生长曲线(男婴)(体重 - 年龄百分位曲线)
[引自:World Health Organization(WHO).Child growth standards:weight-for-age:birth to 6 months,Copyright © 2013]

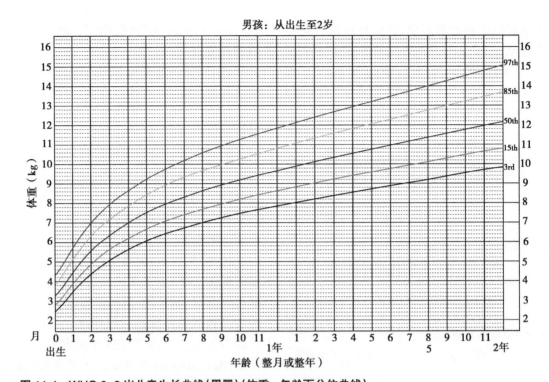

图 11-4 WHO 0~2 岁儿童生长曲线（男婴）（体重 - 年龄百分位曲线）

[转自：World Health Organization（WHO），Child growth standards：weight-for-age：birth to 2 years，Copyright © 2013]

中全面实施，在此对旧生长曲线的一些问题进行回顾。

（一）旧生长曲线已过时

美国原先使用的生长曲线由美国 CDC 在 2000 年发布，后续有 99 个其他国家也在使用该曲线。这个旧版曲线与 WHO 的生长曲线有何不同呢？ CDC 的生长曲线是"描述性的"，包括从 1963—1994 年间 5 次美国营养调查的包含婴儿和儿童的横断面数据。CDC 生长曲线仅代表了美国儿童的数据，其中仅一半的婴儿曾经有过母乳喂养经历，而达到理想母乳喂养状态的婴幼儿比例很低。而且在 0~2 个月间没有实际的检测数据。

虽然 CDC 的生长曲线与之前的生长曲线相比有了长足的进步，但其方法学仍然与 MGRS 研究有显著差异。有学者对 WHO 的儿童生长曲线图与 CDC2000 的差异进行了详细比较。与 WHO 的生长曲线比较，CDC 图表显示的儿童样本体重更重而身高略短。

（二）使用生长曲线进行患者的个体化管理

在使用任何生长曲线时，都应该了解该数据是以大样本人群为基础收集的，对于每个特定的婴儿，都可能是不完全遵循曲线的生长模式。因此必须根据个人健康状况、活动量、发育情况、家庭特征和其他个体化因素，单独评估每个孩子的情况，而不能仅仅根据图表的数字直接下结论。

婴幼儿实际上往往呈短期阶梯式生长（称为"跳跃式生长"），其特征是在一个短暂的时期内出现体重和身高的爆发式增长，这种爆发式增长与生长相对平缓的阶段交替出现。而生长曲线则被"拉平"使曲线更加平滑美观。一般而言，婴幼儿每次测量（身高、体重、头围）会沿着特定的百分位曲线发展，但总会出现一些例外，这些变化通常是逐渐出现的，如果有比较完善的发育记录，一般都有迹可循。

生长过程中异常情况包括体重下降（正常幼儿绝不应出现），或者身高、头围、体重增长曲线平坦或增长缓慢，导致其百分位数下降。能量净摄入不足，首先可能导致体重百分位的下降，如果情况持续，则会呈现身高的百分位下降，持续长时间营养不良可能导致头部发育的问题。如果担心婴幼儿的发育有问题，可以自行检测以复核体检数据的准确性，评估儿童的整体健康状况，综合考虑父母的身高体重，并向具有丰富儿童生长发育评估经验的临床医生咨询，特别是接受过世卫组织儿童成长评估培训的儿科医生或医护人员卫生工作者。一些生长发育异常的孩子可能存在由于疾病问题导致的生长迟缓。

明显的生长不佳(增重/增高低于预期,或体重下降)可称为生长不良或发育迟缓;这些术语可以互换。还可以被进一步分类为体重别身高或体重别身长减少或年龄别身高或体重的线性生长减少(生长迟滞),或者两种情况共存。可用以下定义:①在生长曲线图上两次连续测量时体重或身高减少 Z 评分超过 1.4(标准差);②体重增加无法达到(或超过)在生长曲线上年龄别体重的第 5 百分位参考线;③体重下降 5% 或以上;④体重或身高测量间隔时间超过 3 个月(大婴儿间隔 6 个月),生长速度 Z 评分低于 -2;⑤身高被别体重 <5%。如果在婴儿 3 个月内或 1~3 岁儿童 6 个月内达到上述标准,认为是生长迟缓,在临床上具有重要意义,但更为缓慢的降低也应引起重视,对母乳喂养儿童的母乳喂养情况应进行密切评估,并考虑医学检查。生长不佳和生长迟缓的潜在原因见专栏 11-4,将在本章后文中进行详细讨论。

▶ 三、新生儿体重丢失与泌乳 Ⅱ 期启动及其他围分娩期高危因素的关系

胎盘娩出引发乳腺活化(泌乳 Ⅱ 期启动)。泌乳启动的时间存在明显的个体差异,有的产妇可能需要 2 周才能达到另一些人产后 2~3 天时的泌乳量。

Dewey 等在美国进行了一项大型的综合性观察研究,观察母乳喂养的初产妇和经产妇(及其婴儿)情况。研究显示,出生后 3 天内母乳喂养婴儿(添加代乳品量不超过 60ml)的平均体重下降约为出生体重的 5.5%±3.8%。"严重体重丢失"是指体重丢失 10% 或以上。约 12.5% 的新生儿出现"严重体重丢失"。仅仅 5% 的婴儿在生后前 3 天内出现体重增加。59% 的母亲会在产后 72 小时内感到泌乳启动(OL)。而 33% 的初产妇泌乳启动在产后 72 小时之后。泌乳启动延迟(超过 72 小时)的妈妈与泌乳启动正常的妈妈比较,其婴儿出现严重体重丢失的风险增加 7 倍。最近 Dewey 等一项类似的研究中,对 2006—2007 年的初产妇分层分析显示,母乳喂养婴儿(配方奶补充喂养量 0~60ml)的体重下降比例仅稍有升高(6.3%±3.7%),但纯母乳喂养或仅少量补充喂养的婴儿严重体重丢失(>10%)比例升高为 18%,而泌乳启动时间超过 72 小时的比例达到 44%,与

之比较,既往研究中经产妇的泌乳延迟比例仅为 33%。产后第 7 天时,106 例纯母乳喂养婴儿平均体重接近出生体重,平均下降 0.8%±4.4%。与之前的研究类似,泌乳延迟的母亲的婴儿更容易出现超过 10% 的体重下降,在后一篇研究中,风险为 4.5 倍(95% CI 1.9-10.6)。

上述研究显示,随着泌乳延迟的发生率升高,婴儿体重丢失 >10%,发生率也相应地升高。一项大型研究纳入了北加州 Kaiser 医院超过 160 000 例出生胎龄超过 36 周的婴儿数据,结果显示体重下降超过 10% 的情况非常常见,阴道分娩的婴儿中发生率超过 10%,剖宫产分娩的婴儿中超过 25%。

另一方面,对美国一家爱婴医院出生婴儿的小型研究显示(主要是经产妇),一半以上喂母乳的婴儿中,平均体重丢失是 5.5%,没有出现体重丢失超过 10%。作者认为爱婴医院措施改善了早期母乳喂养过程,因此母乳喂养婴儿(纯母乳喂养或母乳喂养超过 50%)都只出现了中度的体重丢失。上述这家爱婴医院在 2 年前进行了另一项 200 例剖宫产的队列研究中,在这些剖宫产婴儿中,中位体重丢失为出生体重的 7.1%,6.5% 婴儿体重丢失超过 10%。其中体重丢失程度最高的是剖宫产前未进入产程的产妇婴儿(如计划性剖宫产或重复剖宫产)。

在瑞士一项前瞻性研究中,产后的平均住院时间是 5.5 天,2.4% 的新生儿体重丢失达到或超过 10%,在这些婴儿中,27% 的血钠浓度高于 150mm/L,即"严重高钠血症"。与之相反,牙买加的一项历经 12 年的回顾性研究中,产后住院时间常规为 24 小时,新生儿因高钠性脱水(平均钠浓度为 164.8mm/L)再入院的发生率较"罕见"(12 年中有 24 例),但伴随严重的发病率和死亡率,包括肾衰竭、癫痫发作、脑室内出血和一例死亡病例。

产程中静脉输液是导致严重体重丢失的原因之一,一些观察性研究发现静脉输液率高与新生儿严重体重丢失有关,但其他研究没有发现这种相关性。一项随机对照研究提示,产程过程中母亲静脉输液量超过 2 500ml,是产后新生儿体重丢失超过 10% 的危险因素。前文提到的一项研究中发现,产程中体液平衡与产后婴儿排尿频率增加严重体重丢失的发生风险,与泌乳延迟无关,这意味着婴儿出生时体液过多,出生后大量排尿而

引起更大程度的体重降低,其他研究中也有类似发现。因此有学者建议应该以产后 24 小时的体重作为基线评估出生后体重变化情况,而非出生体重。某些情况下,也可以使用血清钠离子水平来评估严重体重丢失。

Dewey 等提出了婴儿哺乳行为不佳的概念,认为 49% 的新生儿在出生后的第 1 个 24 小时会出现哺乳行为不佳。SIBB 与泌乳启动及新生儿体重丢失有关。出生日的 SIBB 与泌乳延迟是婴儿严重体重丢失(≥ 10% 出生体重)的显著预测因子,92% 的婴儿严重体重丢失可以上述两个原因中的一个来解释,但不一定会同时存在。其他 SIBB 或严重体重丢失的危险因素包括:初产妇、剖宫产、乳头扁平凹陷、第二产程过长、总产程超过 14 小时、经产妇产程用药,BMI 超过 $37kg/m^2$。初产妇的新生儿出生体重过重,也是泌乳启动延迟的一个危险因素。许多危险因素是相关联的,在多因素(包括 SIBB 和泌乳延迟等)回归分析模型中,泌乳延迟(>72 小时)是严重体重丢失的唯一独立危险因素。泌乳延迟、补充喂养和严重体重丢失(≥ 10% 出生体重)的危险因素汇总见专栏 11-2 和专栏 11-3。

专栏 11-2　与泌乳延迟(晚于 72 小时)相关的独立母体因素[#]
产前因素:
孕期体重增长
孕前 BMI 较高[*]
糖尿病[妊娠期糖尿病或胰岛素依赖型糖尿病(IDDM)],与代谢控制有关
乳头扁平凹陷[**]
母亲年龄 ≥ 30 岁
超重和肥胖
初产妇
产时因素:
脐带血清葡萄糖水平
经产妇(产时)高类固醇水平
产程持续时间长
产程和分娩时母亲疲劳
第二产程时间过长
非择期剖宫产
剖宫产
产后因素:
泌乳启动前纯人工喂养
初产妇的新生儿出生体重较重
婴儿出生体重小于 8 磅(3.6kg)
未母婴同室

续表

首次哺乳晚于出生后 105 分钟
产后 24 小时内亲喂少于 2 次(仅指研究中的初产妇)
初产妇产后 0~3 天没有或者仅轻度乳头疼痛
产后第 3 天婴儿母乳喂养不佳
产后第 1 天(非肥胖妈妈)及第 2 天哺乳频率不足(仅指经产妇)
产后水肿[*]

注:[*]BMI 和产后 48 小时母亲水肿存在共线性,不能在同一模型中检测。在没有 BMI 的替代模型中,产妇产后水肿与泌乳延迟显著相关

[**] 在矫正婴儿母乳喂养行为不佳(SIBB)的影响后,扁平凹陷乳头不再具有显著相关性

[#] 只报告了多变量分析中的相关因素

专栏 11-3　新生儿严重体重丢失(出生后前 3 天 ≥ 10% 出生体重)的独立危险因素
母亲因素:
产妇泌乳启动延迟超过产后 72 小时[*]。
产程液体量影响。
婴儿因素:
胎龄。
分娩时为低危婴儿[*]。
喂养相关因素:
喂养类型:部分母乳喂养 vs. 纯母乳喂养。

注:[*] 在泌乳延迟的多因素分析中年没有其他因素呈现统计学差异

泌乳延迟的妈妈们更容易在产后初期感到母乳不足的压力。这会进一步导致焦虑并抑制喷乳反射的发生(干扰初乳的流出),增加补充代乳品的风险,又进一步加剧泌乳不足的问题。这种恶性循环曾被称为"自感泌乳不足",与过早放弃母乳喂养有关。这种趋势将会变得难以逆转,而且奶量会螺旋式下降。在某些情况下,妈妈们的泌乳量非常低,如果希望继续母乳喂养需要进行泌乳重启动(详见第十七章"女性健康和母乳喂养")。

后续的母乳生成会因为乳汁不能有效排出而受到抑制,可以通过婴儿吸吮或其他方式排乳,如吸乳器。正常情况下,出生体重较高的婴儿能刺激母亲产生更多乳汁,而泌乳量是由婴儿控制的(infant driven)。异常情况下母乳可能分泌不足,包括婴儿喂养不够频繁、亲喂时间不足、婴儿无法有效吸出乳汁或在非常罕见的情况下,母亲不能对婴儿吸吮产生生理性反应。没有证据显示母亲体重偏轻或者营养摄入不佳会影响泌乳量。实际

上,产后 BMI 相对较低的女性,有研究显示泌乳量和乳汁中的脂肪成分是成反比的,但总体的脂肪分泌量和婴儿生长速度不受影响。

考虑到目前肥胖症的增加,学者们也在讨论产妇的超重、肥胖和孕期体重增加过多(GWG)与早期泌乳的关系。Rasmussen 一项综述探讨了其中的复杂性,包括过多的脂肪组织影响泌乳生理学的生物机制,动物实验显示的不同生命阶段对过度喂养的不同影响,生理和心理的复杂相互作用,肥胖女性在妊娠、产程和分娩过程的衍生问题(如增加剖宫产率)对母乳喂养的影响。研究发现孕前肥胖(根据 BMI)能降低母乳喂养意愿和产后开奶率。孕前超重或肥胖能增加产后泌乳启动延迟的风险。一种可能机制是超重或肥胖女性产后第 1 周哺乳时婴儿吸吮引发的催乳素反应性降低。另有越来越多的研究证实,在超重肥胖或者高龄产妇中的胰岛素抵抗,可能与这些群体中的泌乳启动延迟有关。Nommsen-Rivers 的一项综述中,谈及动物模型和人类试验都显示,在泌乳阶段胰岛素敏感性基因均有上调,因此现在认为胰岛素直接参与了泌乳过程。她的团队证明,产前胰岛素分泌和胰岛素敏感性的评估情况,与泌乳启动时间密切相关。此外,初步数据还表明,与没有胰岛素抵抗的女性相比,有胰岛素抵抗迹象的妇女泌乳量确实更低。

除了泌乳启动延迟以外,多项研究还表明超重或肥胖妇女的母乳喂养时间更短。还有研究认为,无论孕前 BMI 如何(正常、超重或肥胖),孕期体重增长过多都是纯母乳喂养持续时间短的相关因素。如果母亲孕前肥胖,则与孕期体重增加过多两个因素有叠加作用。但最新一项不同方法的研究,并未发现在不同体重类型哺乳期女性中,存在母乳喂养持续时间的差异。然而,后一项研究对产后母乳喂养意愿进行了校正,有证据表明,母亲母乳喂养医院往往在产后早期有所下降。大多数相关研究都是基于白种人妇女,但一项研究发现,在西班牙裔妇女中母乳喂养与肥胖呈负相关,而黑种人妇女中未显示相似结果,而另一项研究发现,在非西班牙裔白人女性中,孕前 BMI 与母乳喂养开始情况和 6 个月持续母乳喂养率之间呈负相关,而在黑种人女性中则没有关联。我们还不清楚超重、肥胖和妊娠期体重增加对早期泌乳和母乳喂养的整体影响,也不知道如何减轻相关的负面影响。

四、新生儿初始体重丢失和早期体重增加

一项研究显示,在出生后的最初 2~3 天,超过 95% 的足月儿由于脂肪和非脂质量损失(包括体液丢失)而出现体重下降,这可能与激素变化和初乳摄入量相对较低(但属于正常)有关。足月新生儿出生体重下降的程度存在极大的个体差异,但严重出生体重丢失的发生率并不确定。由于担心配方奶喂养的婴儿可能出现过量喂养,对于婴儿体重丢失到何种程度属于病理性的问题,也已发了一些争论。

WHO 儿童生长曲线

WHO 生长曲线是现有最全面的数据,是针对合理母乳喂养婴儿早期体重增长的数据,该曲线提供了最初数周和数月的详细数据(表 11-2)。生长增量数据显示,"无论男婴还是女婴,75% 在 7 天内恢复出生体重,95% 在 14 天内恢复出生体重"。

表 11-2	多中心生长研究中足月儿体重增长情况	
日龄	恢复出生体重比例	中位体重增加值
出生后至 7 天	75% 的新生儿	男婴:21g/d 女婴:13g/d
出生后至 14 天	90% 的新生儿	男婴:36g/d 女婴:29g/d

注:按性别和出生体重分类的体重增长情况和体重增长速度标准,可用于后续评估

[引自:World Health Organization(WHO). Child growth standards]

如前所述,有学者对 2009—2013 年北加州凯撒医院阴道分娩和剖宫产的 160 000 例 36 周以上健康母乳喂养婴儿(包括将近 109 000 名纯母乳喂养婴儿)进行了研究,将数据绘制成了婴儿小时 - 体重丢失情况列线图。随后,利用 2013—2014 年宾夕法尼亚州好时医疗中心分娩的婴儿队列研究,对列线图进行了验证。近 5% 的阴道分娩婴儿和 >10% 剖宫产婴儿在 48 小时前体重下降超过 10%(图 11-5)。到了 72 小时,25% 的剖宫产婴儿体重下降 10%,这意味着原先关于"过度体重丢失"的标准需要重新评估。值得注意的是,随着母亲高龄、肥胖和泌乳延迟变得越来越普遍,当前的统计规范不一定是生理参考值。因此,在对这些婴儿进行随访时,应考虑到体重下降超过 10% 与再入院率更高有关。故针对体重减轻

超过 10% 的婴儿需彻底评估,包括喂养观察、密切监测,需要医生或哺乳顾问的及时干预。随着爱婴医院倡议在发达国家广泛实施,我们制定的指南中的数字会更接近 WHO 生长曲线标准。

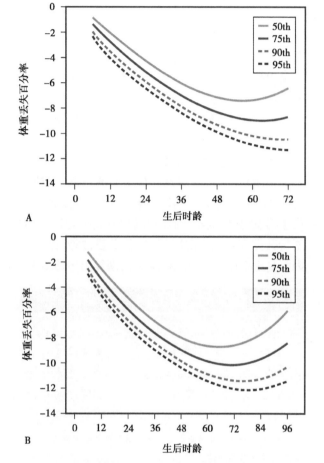

图 11-5　出生胎龄 ≥ 36 周纯母乳喂养新生儿出生后 5 小时体重丢失列线图

A. 阴道分娩婴儿生后体重丢失估算百分位曲线;B. 剖宫产婴儿生后体重丢失估算百分位曲线

[改自:Flaherman VJ,Schaefer EW,Kuzniewicz MW,et al.Early weight loss nomograms for exclusively breastfed newborns.Pediatrics. 2015; 135(1):e16-e23]

美国儿科学会倡议对母乳喂养婴儿进行早期随访。AAP 指南提出如果婴儿在出生后 48 小时内出院,在 3~5 日龄时必须由医护人员进行随访,因为这是婴儿状态和母亲泌乳量的关键转折阶段。如果婴儿有高胆红素血症的高危因素,应该更早进行访视。之后可以根据实际情况,确定再次进行母乳喂养评估和体重监测的时间。一旦婴儿恢复到出生体重之上,并有持续稳定的增长,就可以按照常规的间隔进行检查。

▶ 五、低摄入量与低泌乳量:定义、发生率;易混淆的术语,有限数据及非标准化研究

新生儿体重增长异常时使用的术语让人相当困惑。许多文章中对"生长迟滞(failure to thrive)"或"生长不良(growthfailure)"等术语有不同的定义,可以互换使用,都是指明显的生长缓慢。本章前文"使用生长曲线进行患者的个体化管理"中提供了一个关于生长不良的有效而常用的定义。

对于母乳喂养婴儿来说,生长不理想与生长发育迟缓一样值得关注,需要进行喂养和医疗方面的评估以及个体化干预。此外,轻度生长不理想("可能更令人担心",见表 11-3)应由初级保健人员进行仔细的病史和体格检测,密切的喂养评估,并采取措施确保理想的泌乳和喂养常规,仔细考虑是否需要进一步医疗评估。在这个阶段不应当消极观察等待,因为随着婴儿体重增长减慢,甚至减轻或者母亲泌乳量减少,尚未明确原因的问题可能会变得更难以纠正。

大多数定义母乳喂养婴儿体重增长是否理想的研究,源自于"定义"泌乳量是否充足的研究。婴儿的体重增加情况常被用作泌乳量的替

表 11-3　何时针对婴幼儿的生长状况进行评估		
参数	正常: 母乳喂养评估 * 临床随访	潜在警示: 医学状况与母乳喂养评估 干预 / 无干预情况下的密切随访
最初体重丢失 (低于出生体重百分比)	7% 或以下	>8%~10%;大于该年龄的 75% 百分位(图 11-5)(ABM 指南 3)
恢复出生体重	7~14 天	晚于 14 天
14~28 天每日的中位 体重增加	女婴:39g 男婴:47g	女婴低于 25g,男婴低于 32g (WHO 生长速度曲线第 10 百分位)
28~42 天每日的中位 体重增加	女婴:35g 男婴:40g	女婴低于 21g,男婴低于 25g (WHO 生长速度曲线第 10 百分位)

续表

参数	正常： 母乳喂养评估 * 临床随访	潜在警示： 医学状况与母乳喂养评估 干预 / 无干预情况下的密切随访
新生儿期之后的体重丢失	无	任何程度的不明原因体重下降
生长曲线——体重	体重增长沿着 WHO 生长曲线	任何时间的体重曲线呈现水平或向下与百分位曲线相交
生长曲线——身高	身高增长沿着 WHO 生长曲线	任何时间的体重曲线呈现水平或向下与百分位曲线相交
生长曲线——头围	头围增长沿某个百分位曲线趋势	向上或向下与百分位曲线相交

注：* 在产后住院期间每次换班时、首次门诊和婴儿存在体重增长问题时，应由经过训练的评估人员进行每对母婴进行母乳喂养评估。

代标准，这意味着婴儿体重增长"充足"的定义将决定泌乳量是否"充足"。不幸的是，不同的研究应用了不同的体重增长定义，而且检测时间点也不同。Neifert，Seacat 等发现，15% 的婴儿在产后第 5 天之后每天增重不足 28.5g。其中没有婴儿被认为有任何潜在的医学问题。每天增重 28.5g 的阈值来自前文提及的 de Onis 的研究，根据预测，25% 的正常婴儿每天增重不足 28g。Lukefahr 在其私人诊所的 4 年中，前瞻性地评估了 38 名生长不良的母乳喂养婴儿。如果超过 1 月龄的婴儿出现生长异常时，50% 的病例出现器质性原因。然而，由于这些报告的研究设计不同，这意味着对患者存在选择偏差，对体重增加"不足"有着不同的定义，因此难以就此得出结论。

从母亲的角度确定"摄入量不足"也同样具有挑战性。泌乳不足没有标准化定义，存在许多混淆变量，包括生物学、文化和社会心理学方面的变量。还有一个问题是难以确定有意义的对照组。每项研究的选择标准、研究设计和母乳喂养定义也各不相同。

前面提及的 Neifert 和 Seacat 等的研究中，同样发现 15% 的美国初产妇无法产生"足够的母乳"，而该研究中使用的婴儿体重增长标准，与 WHO 生长曲线比较时显然是过高的。在其他 4 项研究中，在自主选择并决定纯母乳喂养至少 3~4 个月的美国女性中，只有一小部分被诊断为母乳不足。这些研究都没有考虑产次的因素。

为了阐述本章的观点，将母乳不足定义为：在适宜的喂养频率、母亲有坚持母乳喂养的意愿且获得母乳喂养有效支持的前提下，仍然无法产生足以维持婴儿体重适宜增长的奶量。

▶ 六、基本健康婴儿的生长异常

（一）产后 1 个月内体重增长不足

Paul 等基于前文所述的列线图的婴儿队列，制定了产后第 1 个月的体重变化列线图，发现 50% 的阴道分娩和剖宫产新生儿分别在产后 9 天或 10 天恢复出生体重。阴道分娩婴儿中，有 14% 和 5% 在 14 天和 21 天内未恢复出生体重；剖宫产婴儿中，24% 和 8% 分别在 14 天和 21 天内未恢复出生体重。前 3 天和第 1 个月的列线图可以在网站上获得，可用来绘制婴儿体重丢失曲线的轨迹。尽管这些数据来源于足够多的婴儿样本，可以认为是正常曲线，但可能并不代表新生儿期的最佳体重丢失 / 增重情况。如前所述，随着美国和全球的孕产妇年龄和 BMI 的增加，无论是在研究证据和传闻中，泌乳延迟（未来母乳不足）的比例都在不断增加。

在恢复出生体重后，新生儿每日增长低于不同性别、年龄别体重增速第 10 百分位时（包括在产后最初 2 个月内所有婴儿体重增长 ≤ 20g/d，体重增速详见（表 11-2，表 11-3），需要进行全面检查和母乳喂养评估（专栏 11-4，表 11-4～ 表 11-6）。喂养不佳或体重增长不良，可能是婴儿疾病的隐匿表现，必须把婴儿疾病评估（专栏 11-2）作为婴儿喂养或体重增长问题的鉴别诊断中的一部分。当然在产后第 1 个月，喂养问题（喂养次数、含接吸吮困难及泌乳不足等）可能是婴儿体重增长不良的最常见原因，发生率远高于器质性病变。因此，应当强调及早评估和纠正喂养问题，作为最高的优先级事项来处理。建议操作流程见图 11-6。一旦喂养能力提高，但仍未见体重增长纠正，意味着可能有潜在的疾病。本章后续还将就如何进行鉴别诊断和治疗进行讨论。

专栏 11-4 导致新生儿体重增长缓慢或母亲泌乳不足的母婴相关因素

婴儿

过敏

舌系带过短

胆道闭锁

唇裂或腭裂

中枢神经系统异常

先天性心脏病

囊性纤维化

胃肠道感染

消化道畸形

胃 - 食管反流

低钙血症

先天性代谢异常

慢性病、感染导致热量需求增加

肠吸收不良

药物(包括母乳中的母体用药)

微量营养素缺乏(特别是维生素 B_6、维生素 B_{12} 和维生素 D;铁和锌)

新生儿戒断综合征

神经功能紊乱(包括轻度肌张力高 / 低及吸吮吞咽不协调)

口腔运动功能障碍(异常吸吮)

早产

肾脏疾病

佝偻症

新生儿败血症

综合征(染色体或其他)

甲状腺疾病

尿道感染

母亲

自身免疫性疾病

乳房手术

任何类型的慢性病

结缔组织病

抑郁症或其他精神疾病

糖尿病 / 胰岛素抵抗

饮食失调

疲劳 / 疲劳

垂体功能减退

乳头凹陷

药物

多囊卵巢综合征

产后出血

怀孕

原发性乳腺发育不全

肾衰竭

胎盘残留

压力应激

黄体囊肿

甲状腺疾病

表 11-4 母婴的哺乳史和母乳喂养生理评估

母婴相关历史	婴儿检查	母亲检查	实验室检查
产前危险因素 既往哺乳经历 产前检查 喂养计划和宣教		产前乳房检查	
围产史,特别是产程、分娩和首次哺乳情况			
疾病情况 用药情况(母婴,包括维生素 / 铁剂) 既往病史,特别是乳房手术、产后出血和内分泌疾病	体重和发育参数 生命体征 一般体征 神经检查,特别是肌张力 口腔动力检查	生命体征 情绪 一般体检 甲状腺检查	根据需要进行常规实验室检查;考虑甲状腺功能和内分泌(泌乳素水平基本没有帮助)
产后喂养与排泄情况	母乳喂养观察	乳房乳头检查 母乳喂养观察	根据需要,称量体重
婴儿气质和睡眠模式	状态转变,自我安抚行为		
母亲睡眠、疲劳和食欲、膳食、抑郁症状与应对能力	总体外观、觉醒度和注意力	抑郁筛查表	
家庭病史:特别是异位性皮炎、糖尿病、自身免疫性疾病和癌症	一般检查	一般检查	
精神疾病史	母婴互动	母婴互动	如需,抑郁筛查或药物测试
吸烟、喝酒和滥用药物		观察喷乳反射迹象	

(由 Nancy G.Powers,MD. 提供)

表 11-5　婴儿因素：体重增长不佳或泌乳不足的对因治疗	
病因	治疗措施
急、慢性疾病	特定个体的医学治疗
舌系带过短	存在舌系带过短、伴随母乳喂养问题，是实施系带松解术的指征
先天异常	手挤或按摩配合吸乳（hands-on pumping）以增加泌乳量 刺激喷乳反射（放松技巧） 耐心让婴儿尝试含接 扩展母乳喂养定义：用各种方法喂母乳都算成功
食物过敏	母亲回避性饮食：需要坚持 2 周以了解效果 （详见 ABM 指南 24 号方案：纯母乳喂养婴儿的过敏性直肠结肠炎，了解饮食回避的相关建议） 母亲饮食咨询 如存在严重过敏或饮食回避无效，转诊给儿科过敏专家或儿科消化道疾病专家
胃食管反流	哺乳时采取直立坐姿 评估母亲是否存在泌乳量过多 增加后奶摄入（详见相关技巧） 如果可行，减少母亲泌乳量 喂奶时婴儿可采取直立位 频繁拍嗝 考虑牛奶交叉过敏的可能性，尝试母亲饮食回避方法 根据需要进行医学治疗
能量需求增加	如果可行，增加摄入量到 200ml/（kg·d） 鼓励妈妈收集后奶 在挤出母乳中添加能量 / 营养添加剂 # 强化母乳能量达到 22 卡 / 盎司：在 3 盎司（89ml）母乳中添加 1/2 茶匙（译者注：约 2g）足月配方奶（19~20kcal/oz） 强化母乳能量达到 24 卡 / 盎司：在 3 盎司（89ml）母乳中添加 1 茶匙（译者注：约 4g）足月配方奶（19~20kcal/oz） 　　　注：关于特殊配方奶与相关问题请咨询营养师，上述比例并不非常准确 详见下文关于"摄入量受限"的内容
神经系统问题	通过挤奶 / 吸乳增加母亲泌乳量 哺乳时下颌支撑可能有帮助 * 为保证体重增长，用胃管或其他方式补充挤出的母乳或配方奶 口腔动力治疗可能有益 转诊母乳喂养顾问 转诊婴儿喂养专家（如儿科医师、理疗师、语言治疗师等）
口腔运动功能障碍	同上
早产，生理状态稳定	鼓励皮肤接触 减少体温散失 为保证体重增长，胃管或其他方式补充挤出母乳、捐赠母乳或配方奶
液体受限	提高母乳强化剂或糖、脂肪等补充，增加能量密度 鼓励妈妈收集后奶，或者备选方法：吸出母乳分离脂肪层，将脂肪吸出加入另一份吸出的准备喂哺的母乳中，以增加一定奶量中的能量密度（8~10cal/ml）

注：# 个人通讯，Jacqueline Badal，MS，RD，临床儿科营养师，加州大学戴维斯分校。

* 参考 ABM 指南 #16，肌张力低婴儿的母乳喂养，2016 年更新版。

[改自：Powers NG.Slow weight gain and low milk supply in the breastfeeding dyad.Clin Perinatol.1999 ；26（2）：399-430.Elsevier 版权所有。经许可使用]

表 11-6 母亲因素:体重增长不佳或泌乳不足的对因治疗

病因	治疗措施
急、慢性疾病	治疗原发病
含接问题	提供哺乳姿势与含接的持续专业支持
乳头疼痛或损伤	解决潜在原因;愈合过程中使用乳盾;如果疼痛期间无法耐受亲喂,保证每 24 小时挤奶 8~12 次(手挤或吸乳)
乳头凹陷	解决亲喂困难并观察哺乳过程。婴儿可能正确含接,但如果不能,可用吸乳器或其他负压装置轻柔拉出乳头;如果仍然无法含接,可以尝试乳盾;有些母亲可能需要吸乳哺喂
乳房异常(乳房手术、乳房损伤、腺体组织发育不良)	出生后 1 个月内密切关注婴儿体重增长 为保证体重增长,根据需要用喂管添加母乳、捐赠母乳或配方奶 通过改善哺乳姿势、频繁哺喂和通过手挤、按摩配合吸乳(理想 8~12 次 /d,乳汁停止流出后再吸乳 2 分钟以增加奶量)#
早期母乳喂养干扰	增加哺乳次数 　两侧哺乳足够的时间 　夜间唤醒婴儿哺乳 　由他人帮助承担家务并提供支持 　解决疼痛、焦虑和压力的来源问题
喷乳反射延迟	采取以下措施增加内源催产素的分泌: 　增加皮肤接触 　自我乳房按摩 　放松技巧 　缓解疼痛 　如果严重疲劳找人分担家务事 　压力缓解技巧 　支持组织或专业咨询
激素改变(怀孕、胎盘残留、甲状腺疾病、黄体囊肿、垂体功能减退、糖尿病或胰岛素抵抗)	持续母乳喂养;哺乳期怀孕可继续母乳喂养(接力奶) 根据需要进行特定疾病治疗
排乳有效性差(婴儿吸吮差或吸乳效果差)	评估吸吮情况,检查舌系带 评估婴儿哺乳姿势或含接效果,检查吸乳器护罩尺寸和负压 如果需要,给婴儿下颌提供支撑 * 吸乳增加泌乳量;如需要,可更换更好的吸乳器 转诊职业治疗师 / 理疗师 / 语言治疗师进行评估
母亲用药	改用类似疗效但不干扰泌乳量的药物 频繁哺乳以增加奶量 排乳(手挤 / 按摩配合吸乳)8~12 次 /d
乳盾	尽可能使用超薄硅胶乳盾 必要时手挤或吸乳增加或维持泌乳量 通过在哺乳过程中取下乳盾或逐渐将乳盾孔开大,逐渐脱离乳盾
精神问题	社会支持组织介入
药物滥用	确定继续母乳喂养是否适当

注:* 参考 ABM 指南 #16,肌张力低婴儿的母乳喂养,2016 年更新版
　# 基于专家意见,因为缺乏证据

[改自:Powers NG.Slow weight gain and low milk supply in the reastfeeding dyad.Clin Perinatol,1999;26(2):399-430.Elsevier版权所有。经许可使用]

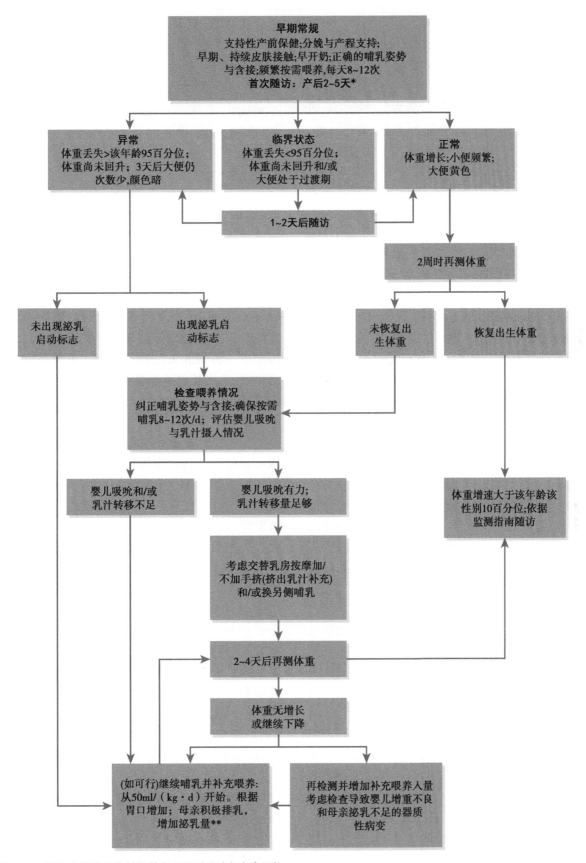

图 11-6 新生儿体重丢失的评估与干预流程（专家意见）

* 第一次随访通常包括回顾母乳喂养的常规、含接、泌乳启动和乳房问题

** 在吸乳频率和方法上利用共享信息决策：手动与医院级吸乳器；如果婴儿不能吸出乳汁，则排乳非常重要；而如果泌乳延迟而进行乳旁加奶，则排乳重要性相对较弱

(二) 晚期早产儿

晚期早产儿是指胎龄在 $34^{0/7}\sim36^{6/7}$ 周娩出的早产儿。由于其大多数的器官系统并未成熟，更接近于早产儿而非足月儿，因此容易出现以下并发症：严重嗜睡、喂养困难、肌张力低、脱水、高胆红素血症、呼吸暂停、低体温、低血糖、呼吸窘迫、败血症。晚期早产儿再入院率是足月儿的 2~3 倍；如果未收入新生儿重症监护室（NICU）并在出生后 48 小时内出院，则再入院的风险可能是足月儿（>37 周出生的婴儿）的 5~10 倍。晚期早产儿的新生儿死亡率（出生后 28 天内的死亡率）远高于足月儿，预计在新生儿早期（<产后 7 天内）高 4.5~6 倍，新生儿期后段（7~27 天）婴儿死亡率比足月儿高 2~3 倍。

据 Shapiro-Mendoza 等报道，如果晚期早产儿的母亲存在产前出血或妊娠期高血压，其新生儿病率是健康孕妇的足月儿的 11 倍。

因为晚期早产儿的发育严重不成熟，所以产后顺利开展母乳喂养的比例低于健康足月儿。美国的一项研究中，晚期早产儿开奶率比健康足月儿低 8%（62% *vs.* 70%）。由于晚期早产儿的发育不成熟及母亲通常需要使用手挤或吸乳获得的母乳进行乳旁加奶，对于晚期早产儿母亲来说是一个严峻的挑战。考虑到晚期早产儿的母乳喂养率与再入院率显著相关，推测即使顺利开奶，后续的母乳喂养也未必顺利，其中 63% 的晚期早产儿再入院的原因是高胆红素血症。

(三) 口腔运动功能障碍（无效吸吮）

婴儿在乳房上频繁尝试哺乳但不能有效吸出乳汁，可以有两个原因，即无法正确含接或存在某种类型的吸吮异常，这两个原因可以单独或同时存在。婴儿吸吮的速度和方式与乳汁流速相关，即高频吸吮（非营养性吸吮）通常发生在乳汁流速减慢时。而吸吮效率不佳可能是由于母乳不足或流速慢，从而导致乳房无法有效排空以及泌乳量减少，又反过来导致进一步的乳汁流速慢及吸吮有效性下降（图 11-2）。

西澳大学 Hartmann 人类泌乳学研究小组（澳大利亚，珀斯）利用超声技术及口腔负压检测来研究婴儿哺乳，阐述了婴儿吸吮机制。婴儿舌向下运动，导致口腔形成负压，是乳汁流出的关键因素。另一个小组的研究显示，舌蠕动可以产生负压，可以在某些平面上通过三维超声观察到。在超声检测中可以观察到乳汁从乳导管中流出。非营养性吸吮指婴儿仅吞咽唾液，而营养性吸吮时会吞咽乳汁。最近，研究者们开始区分"吸（sucking）"和"吸吮（suckling）"，后者存在舌蠕动。Sakalidis 等显示婴儿在出生后 3 天时的吸吮方式与出生 2 周时相同，不过 2 周时吸吮率更快，下颌运动幅度更深。

"口腔运动功能障碍"是一个广泛使用的术语，包括由于各种情况引起的婴儿口腔动力异常或吸吮协调性异常。正常婴儿口腔运动功能障碍较少见，即使有也不明显，通常与婴儿的肌张力异常或状态调节不佳等伴随出现。肌张力低可能导致吸力弱和协调性差，而肌张力高可导致舌头僵硬、咬伤或垂直方向的压力。患有单纯性口腔运动功能障碍的婴儿通常能熟练使用至少一种喂养方法（奶瓶喂养、喂杯或手指喂奶）。当婴儿存在其他严重内科疾病如神经异常或唇腭裂时，口腔 - 运动功能障碍就会成为很大的问题。

有一系列其他研究对吸吮障碍进行了深入探讨。但此类讨论主要是基于对人工奶嘴喂养方式的观察性研究，因而无法确定与母乳喂养的相关性。利用超声和口腔负压的最新研究方法发现，口腔负压过高与乳头疼痛的相关，舌系带过短的婴儿舌运动存在异常（详见本章后续的舌系带相关内容）。口腔运动功能障碍常伴随乳头损伤和疼痛，以及婴儿体重增长不佳同时出现（图 11-7，图 11-8）。临床上，这些婴儿经常在哺乳时表现得比较安静或持续睡眠，虽然哺乳时貌似睡着了，但一旦放下来，又会因为饥饿而哭闹。在哺乳过程中，婴儿也只会在引发喷乳反射后坚持营养性吸吮几分钟，很快恢复非营养性吸吮（专栏 11-5）。这种情况下很难判断是婴儿吸吮问题还是母亲的泌乳不足问题造成的，但婴儿的可能性更大，因为多数情况下，母亲的泌乳都是由婴儿决定的。如果可以由哺乳顾问或婴儿喂养专家（如职业治疗师、理疗师、语言治疗师等）进行婴儿口腔运动行为评估，会对改善这种状况有所帮助。当然，有些婴儿如果能够保持正常体重增长，其吸吮能力会逐渐自行改善。

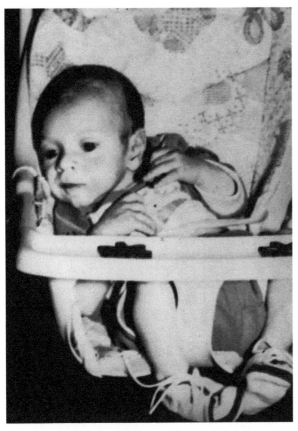

图 11-7 2 月龄婴儿因口腔运动功能障碍导致摄入不足和体重增长缓慢

（经 Kathleen Auerbach 许可）

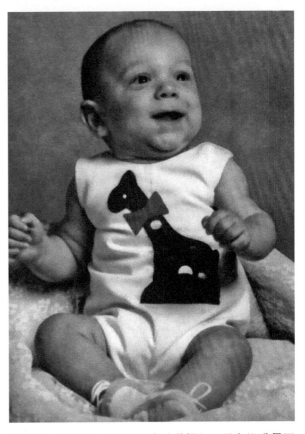

图 11-8 图 11-7 中的婴儿在改善摄入不足和泌乳量不足后，4 月龄状态

（经 Kathleen Auerbach 许可）

专栏 11-5 摄入量低和泌乳不足：案例研究

图 11-7 中的 6 周龄婴儿，外观和反应较为被动。哺乳时，婴儿立即闭上眼睛，貌似睡着；但放下时又不断地哭闹。出生体重为 3.5kg，2 周大时婴儿体重降低 8%，医生建议用奶瓶补充配方奶（注：这不符合当前的推荐）。婴儿在 1 周内恢复出生体重。然后母亲决定不再加奶，但 6 周体检时婴儿仅比出生体重增加了 180g。婴儿的体格检查除了身体虚弱以外没有发现其他问题。此时转诊的哺乳顾问推荐使用胃管喂养装置补充配方奶。开始在白天的 7 次喂养时用乳旁加奶添加 30ml，夜间母乳喂养 2~3 次。婴儿食欲很快增加至每次 60ml（或 320ml/d），大约 2 周追赶生长后，在接下来的 2 个月中，喂管补充量逐渐减少。在 4 月龄时，婴儿转为全母乳喂养，不再添加奶粉（图 11-8）。该病例在诊断和治疗上有所延误，如果能在 2 周内进行适当的干预，干预的时间可能会短得多。

（四）胃食管反流、牛奶过敏、泌乳过多

生理性胃食管反流在婴儿生后最初几个月是正常的，因为婴儿的食管下段括约肌张力较低，婴儿多数时间处于平躺状态，而且是纯液体进食。虽然婴儿可能因为回流而吐奶，但如果婴儿生长情况良好，不受影响，那这就是一个良性的正常的情况，不需要抗反流药物治疗。喂奶后让婴儿保持直立状态可能有助于减少吐奶，但婴儿睡觉时不应用俯卧或侧卧位，或是头侧床抬高，这些做法不会减少反流，也不安全，因为会增加婴儿意外死亡的风险。

母乳喂养的婴儿烦躁哭闹，可能是因为胃食管反流（GERD）、牛奶蛋白过敏 / 敏感、或母亲泌乳过多所致。初级保健医生常遇到很多胃食管反流 / 牛奶过敏的病例，因此也常做出上述诊断。有时胃肠病专家或过敏疾病专家会参与治疗。有一篇综述提出约一半左右的 1 岁以内胃食管反流的婴儿，同时存在牛奶蛋白过敏。牛奶蛋白过敏引起的胃食管反流，是在回避饮食和食物应激试验之后做出的诊断。与配方奶喂养婴儿相比，母乳喂养婴儿发生胃食管反流和 / 或过敏的概率更低，但偶尔也会出现严重的病例。出现牛奶蛋白

过敏的母乳喂养婴儿，可能需要母亲采取严格的回避饮食，同时也需要营养咨询以诊断和治疗相关疾病。牛奶蛋白过敏也可表现为母乳喂养婴儿中的过敏性直肠结肠炎，典型表现是看似健康的婴儿出现血便，这种情况也会导致体重增加不良或发育迟缓。针对牛奶蛋白不耐受引起反流，母亲回避饮食既可以帮助诊断，也对过敏性直肠结肠炎有治疗作用。为了解更多详细信息，读者可参考母乳喂养医学会（ABM）指南 24 号——纯母乳喂养婴儿的过敏性直肠结肠炎。

母乳喂养婴儿中继发性反流的一个原因是母亲泌乳过多导致的前奶摄入过多。泌乳过多的典型表现是较胖的婴儿时常出现烦躁哭闹或肠绞痛，频繁出现水样便或泡沫便（乳糖过多，而非乳糖不耐受），哺乳时也容易烦躁。罕见情况下婴儿也可能出现生长缓慢。潜在原因可能是母亲功能甲状腺功能亢进症或垂体腺瘤，或过度吸乳或乳腺刺激。Woolridge 和 Fisher 报道了一个母婴病例，通过增加后奶摄入、改善婴儿体重增加并逐渐减少泌乳量等措施成功缓解了返流问题。其他建议措施包括定时定侧哺乳法（blocknursing，是指 3 小时内只用一侧乳房哺乳，3 小时后换另一侧），使用乳盾，半躺卧式哺乳姿势（母亲仰卧，婴儿趴在母亲身上）。

（五）非特异性的神经问题

导致体重增长不良的婴儿喂养问题，可能是神经系统问题的早期表现。发育迟缓和神经肌肉异常可能在出生后最初几个月内不明显，但运动时肌张力的细微异常通常在婴儿期表现为口腔运动功能障碍（详见上一部分），并最终导致生长发育问题。神经系统相关的早期母乳喂养问题，其特点往往是喂养低效、不协调、吸吮 / 吞咽 / 呼吸节奏紊乱，表现为呛咳、短暂的呼吸暂停、吸吮节奏紊乱。吸吮低效或紊乱时，婴儿通常会长时间吸吮，但无法获得足够的奶量以满足体重和 / 或食欲增长。因此需要对存在喂养困难或体重增长不良的婴儿进行评估时，有必要进行彻底的神经系统评估。

（六）舌系带过短（过紧）

各种类型舌系带过短 / 过紧（ankyloglossia，tongue-tie，tight frenulum）的临床表现差异很大，缺乏一致认可的分类系统，也缺乏共识，难以确定具有临床意义的舌系带过短的评估标准，因而难以对不同研究进行比较。除了使用 Coryllos 分级

法等描述系带在舌上的粘连部位解剖学结构以外，舌系带过短对婴儿舌运动限制的不同引起的生理学改变，也可以使用 Hazelbaker 的系带功能评估工具进行分类，该工具的精简版被认为是可靠的。目前的证据表明，舌系带过紧（限制性）（图 11-9）可能与多种母乳喂养问题有关，舌系带切开术可以改善乳汁排出，减轻乳头疼痛和创伤。如前所述，婴儿舌头的蠕动能够产生口腔负压，促进母乳移出。因此，舌系带粘连将舌束缚在口腔底部，会使婴儿很难保持含接，因为"负压密封"漏气，导致婴儿口唇从乳房上滑脱。此外，舌系带过短还可导致乳头外伤和疼痛。

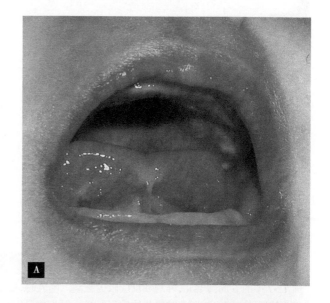

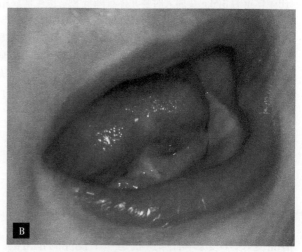

图 11-9　舌系带过短的两种极端表现
A. 是典型的薄型前置型系带，注意舌尖的凹槽和舌上抬受限；
B. 厚型后置型系带，口腔后下方呈一条白线
（经 Catherine Watson Genna 许可后转载）

最近的一项系统综述纳入了 20 篇研究，时

间介于 1966—2012 年 6 月,其中 5 篇为随机对照研究。在系统综述中,对哺乳结果的各项客观指标进行了分析,结果见表 11-7 的汇总结果。纳入的研究中还包括一些主观结果(母亲的母乳喂养经历),"总体而言,结果都是母乳喂养得到改善,母乳喂养的过程满意度得到提升"。作者也提出,在 4 项研究中应用的母乳喂养疼痛主观评分显示,舌系带松解术后母乳喂养的疼痛评分都有改善。但是纳入研究中只有一项包含了对照组。在 Cochrane 协作组关于 5 项随机对照研究($n=302$)的系统综述中,系带松解术能够在短期改善乳头疼痛,但未发现对长期母乳喂养结果的一致性改善作用,所有的研究也都为对照组婴儿提供系带松解术且其中大多数接受了该手术。在 5 项试验中,没有一例出现严重并发症。

在过去的 10 年中,母乳喂养文献开始对"前置性"和"后置性"舌系带过短进行区分,"前置性"舌系带过短肉眼可见,"后置性"舌系带过短位于舌黏膜下,只能根据舌头的活动受限和触诊才能发现。Hong 等的五官科医师研究小组发表了 314 例母乳喂养婴儿系带松解术的回顾性研究。研究区分了明显的前置型和不易识别、难以治疗的后置型舌系带过短,但没有使用任何正式的分类系统,而是依靠外科医生的判断。研究结果显示,男婴的前置型舌系带过短发生率较高(与之前研究结果类似),而女婴的后置型舌系带过短发生率较高。还发现后置型舌系带过短需要矫正的比例更高。2011 年,Knox 等发布了一篇摘要,该研究基于更大的样本量($n=1\,046$),提出男婴女婴的后置型舌系带过短的发生率几乎相等。Knox 研究小组采用了 Elizabeth Coryllos 制定的分类系统,该分类系统经过《母乳喂养婴儿吸吮支持技巧》(*Supporting Sucking Skills in Breastfeeding Infants*)一书而广为人知,见表 11-8。

续表

评价方法	应用该评价方法的研究数量	结果
疼痛评分(SF-MPQ 并非哺乳疼痛特异性方法)	小样本病例系列研究,两项方法显示能够显著改善母亲的乳头疼痛	一项研究显示,与假手术组(对照组)相比,系带松解术后出现显著改善
IBFAT 评分	1 项研究	平均分从干预前的(9.3 ± 0.69)分升至系带松解术后的(11.6 ± 0.81)分,而对照组(假手术组)没有显著改善
泌乳量与哺乳情况	3 项研究	显著改善泌乳量、摄入量、乳汁排出和哺乳间隔时间;缩短每次哺乳时长
乳头变形情况	1 项研究	超声检测发现,系带松解术后乳头变形的概率降低
体重增长	1 项研究	系带松解术后 2 周的婴儿体重增长明显

注:IBFAT. 婴儿母乳喂养评估工具;LATCH. 含接、吞咽声、乳头情况、舒适度和哺乳姿势评估;SF-MPQ. 简洁版 McGill 疼痛评估问卷

[引自:Webb AN,Hao W,Hong P.The effect of tongue-tie division on breastfeeding and speech articulation:a systematic review.Int J Pediatr Otorhinolaryngol.2013;77(5):635-646]

表 11-8　舌系带过短的分型及其与母乳喂养问题的相关性			
类型	系带上端附着点	系带下端附着点	系带特征
1	舌尖	牙槽嵴	常很薄,可有弹性
2	舌尖后方 2~4mm	牙槽嵴或紧靠牙槽嵴之后	常很薄,可有弹性
3	舌中部	口腔底部中央	常较厚,更多纤维,无弹性
4	黏膜下	口腔底部舌根处	常很厚,有纤维,光泽,无弹性

(引自:Coryllos E,Genna C,Salloum A.Congenital tongue-tie and its impact on breastfeeding.In:American Academy of Pediatrics.Breastfeeding:best for baby and mother.New York,NY:American Academy of Pediatrics;2004:1-11.)

表 11-7　舌系带过短分型的系统综述:母乳喂养结局的客观评价方法		
评价方法	应用该评价方法的研究数量	结果
LATCH 评分	3 项研究	3 项研究均显示有改善,但仅 2 项显示改善有显著差异

O'Callahan,Macary 和 Clemente 的一项全面的研究并没有纳入 Webb 等在 2013 年发表的系统综述,该研究报道了 299 例婴儿,因母乳喂养问题转诊到儿科医生进行评估后进行了系带切除术。其中 54% 为男婴。研究中没有特别说明,但作者似乎使用的是 Coryllos 分类系统:3% 的婴儿为Ⅰ型舌系带过短,12% 为Ⅱ型,36% 为Ⅲ型,49% 为Ⅳ型。因此Ⅲ型和Ⅳ型合并,共有 85% 的患儿为后置型舌系带过短,而后置型男女比例稍高于 1∶1 女比与 Knox 等的报道相近。所有患儿的母亲都进行了网上问卷调查,内容包括手术前后的母婴双方的母乳喂养情况,但完成率仅为 53%,因此很难判断这一干预措施是否对结局有所改善(或没有改善)。

O'Callahan 等的论述与另一项研究不谋而合,该研究提到系带切松解术后系带会愈合导致更短,并需要再次矫正。每次婴儿哺乳后,"轻轻划过舌下系带并抬起舌头",即轻抚手术部位,持续操作 5~14 天直至系带伤口完全愈合,可能防止粘连以免再次矫正,这种方法主观上有意义,但目前还没有研究支持或反对其必要性。

任何手术操作都有潜在风险,尤其是感染或出血。前文提及的系统性综述中也提到,系带松解术可能导致的不良结果包括:①少量出血,可通过压迫止血;②舌系带粘连的复发;③罕见的严重舌或颌下腺导管受损。

欧美的多项研究提示舌系带松解术简单安全,未见并发症的报道。但在尼日利亚报道了 2 例致命性的大出血,手术由社区医护人员和旧法接生人员进行。作者强调必须将婴儿转诊至接受过适当培训的专业医护人员,以实施舌系带松解术。同时,有必要了解婴儿是否有易出血的家族史。

一些口腔科医生开始接受母乳喂养期间舌系带松解术的培训,而且口腔科及一些五官科医生也开始利用激光进行上下颌系带切开术的报道。

总之,目前相关研究的数量还较少,但越来越多的证据提示:①舌系带过短与一系列母乳喂养困难有关;②舌的外观与母乳喂养影响程度无直接关联;③后置型舌系带过短更难以在初次体检时被发现,需对此提高警惕;④舌系带过短时出现母乳喂养困难(母亲、婴儿或双方原因),则是舌系带松解术的指征。"由于母乳喂养率的不断升高,有人提出舌系带过短的诊断需作为所有初期保健医疗人员的必备技能之一"。另外,耳鼻喉科、口腔外科、牙医也均应具备相关知识、技能和经验以便诊断和治疗。

(七) 唇系带过短

最近,有学者倾向于解决婴儿唇系带过短的问题,因为如果唇系带太紧,可能干扰母乳喂养。但仅有零星文献支持唇系带松解术,还没有任何随机对照试验。

▶ 七、患病婴儿的生长发育异常

婴儿如果有基础疾病,如早产、感染、先天性心脏病或其他异常,唐氏综合征,囊性纤维化和其他健康问题等(专栏 11-4),都可能导致婴儿生长发育不良。即使密切关注喂养情况,这些患儿也往往存在代谢需求增加,喂养耐力差,体重增长速度慢等的情况。虽然这些婴儿需要增加热量摄入,但可能需要限制液体摄入量。母乳喂养对这些婴儿尤其重要,因此需要额外的母乳喂养支持,以保证泌乳量,同时还要千方百计地确保婴儿的热量摄入充足(详见本章结尾部分"关于母乳喂养特需技术"),目标是在生长发育逐渐改善的过程中,婴儿最终能够实现直接哺乳。要详细了解婴儿疾病与喂养的内容详见第二十章"患病婴儿的母乳喂养"。

▶ 八、健康母亲的喂养问题

这些妈妈们虽然没有已知的围产期高危因素,但可能有一些尚未发现的问题,或者在分娩后出现了一些并发症。那么,哪些因素的存在可能干扰泌乳而没有其他症状呢?专栏 11-4 汇总了可能导致母亲泌乳量不足及婴儿体重增长不佳的母体问题。

(一) 泌乳启动延迟

如本章前文所述,泌乳延迟可能导致早期加奶,并进而由于亲喂频率或持续时间不足而引起泌乳量下降(专栏 11-2 所列出的泌乳延迟的高危因素)。

(二) 乳头凹陷

由于乳头凹陷可能导致含接困难,因此也可能影响泌乳。Dewey 与同事研究发现,乳头扁平或凹陷的母亲发生泌乳延迟的概率是正常人群的 2 倍。一些专家强调孕晚期应当进行乳房检查,期望能够开展对凹陷乳头手工或机械方法的矫正。一项前瞻性研究发现,6.7% 的初孕妇存在至少一侧乳头凹陷或不突出(*n*=1 926)。该研究是唯一一项对各种干预措施进行了疗效评估的研究,结果显示,采取干预措施和未采取干预措施的产妇,其母乳喂养结果并无区别。对于产前乳头扁平凹陷是否需要干预,始终存在争议,但产后提供循证和支持性护理是必须的。

(三)乳盾(乳头护罩)

乳盾(也称乳头护罩)一般由乳胶或硅胶制成,哺乳时覆盖在母亲乳头乳晕区域,形成人工奶嘴供婴儿含接。乳盾通常用于辅助和维持婴儿含接,或暂时缓解乳头疼痛问题,并可以降低乳汁过快的流速。早期的研究通常认为乳盾的使用会干扰乳汁排出和后续乳汁分泌。有学者对乳盾的原创研究进行了综述,认为目前的结果不足以确认乳盾的安全性或有效性,相反,可能存在"未知风险"。一些早期的病例报道和评论性文章,以及一项对早产儿的研究都认为,具有丰富专业知识的医护人员在评估乳盾干预措施的利弊后,可有选择性的应用"超薄"硅胶(非乳胶)乳盾(详见第十三章"吸乳器与其他辅助技术")。在使用硅胶护罩期间,妈妈应当与泌乳顾问密切合作以确保充足的泌乳量。最近一项针对4 815例丹麦母亲的研究,探索了乳盾使用的原因与母乳喂养结局的相关性,结果显示初产妇、年轻妈妈、教育程度较低及BMI较高的群体,使用乳盾的可能性更高,使用乳盾的群体,早期放弃纯母乳喂养的风险增加3倍(初产妇*OR* 3.80,95% *CI* 2.61-5.51;经产妇*OR* 3.33,95% *CI* 1.88-5.93)。其中的定性研究部分表明,一些母亲觉得乳盾能帮助她们渡过艰难时期,而另一些母亲则对乳盾产生依赖。理想情况下在使用乳盾一段时间后最终会脱离,使用时应将乳汁排出以保障持续泌乳,当停止使用乳盾时可停止吸乳。密切注意婴儿的体重增长和母亲泌乳量情况,直至不再使用乳盾为止。

(四)激素变化

乳汁的生成取决于一系列主要激素和支持激素(详见第四章"母乳的成分及特异性")。因此,母亲身体状况的改变表现出的各种激素改变,可能导致泌乳量影响。例如,在泌乳建立后再妊娠或胎盘碎片残留都可能影响泌乳量。多囊卵巢综合征(PCOS)或卵泡膜黄素囊肿的各种激素水平变化,可能抑制泌乳,其原因可能是血液循环中的雄激素水平较高。

关于口服避孕药,由于母亲处于不同的泌乳阶段、药物配方中的雌激素剂量差异及母亲对雌激素的敏感性不同,其影响存在较大的个体差异。详情可见美国国立卫生研究院毒理学数据网络(TOXNET)的LACTMED或美国母乳喂养医学会(ABM)的指南13号"母乳喂养与避孕"或第五章"药物治疗与母乳喂养"的相关内容。

单纯孕酮避孕药对哺乳期女性是安全的,但理论产后立即开始使用可能对哺乳产生不利影响,因为泌乳Ⅱ期的启动是由胎盘娩出孕酮撤退引起的。现有证据总体认为,产后即刻单纯孕酮避孕药并不影响母乳喂养结局,但证据质量良莠不齐相互矛盾。例如,最近的一项系统综述引用了一项质量较高的研究,该研究发现,在产后72小时后开始使用醋酸甲羟孕酮(DMPA)与<72小时开始使用的群体相比,在3个月时纯母乳喂养率更高(校正后的*RR* 1.35,95% *CI* 1.1-1.7),但有些更早质量较差的研究表明,DMPA可能会提高泌乳质量或延长泌乳时间)。与选择非激素类避孕方法的妇女相比,出院前选择使用DMPA的女性母乳喂养持续率相似。同样,产后立即开始使用避孕植入物的女性,与产后随访时才植入的女性比较,婴儿母乳摄入量、泌乳Ⅱ期启动时间、母乳成分、母乳喂养失败率、产后3个月纯母乳喂养率等没有区别。最后,关于左炔诺孕酮(LNG)宫内节育器(IUD)在产后即刻置入(胎盘分娩后10分钟内)对泌乳的影响,现有研究数据非常有限。在对一项比较产后即刻和延迟放置左炔诺孕酮(LNG)宫内节育器(IUD)的随机试验的二次分析中,延迟放置LNG宫内节育器组更多女性可持续6个月母乳喂养。然而,当只分析产后开始母乳喂养的女性时,两组的母乳喂养持续率比较无显著差异。鉴于目前的研究资料缺乏且相互矛盾,美国母乳喂养医学会强调,医护人员应针对母亲母乳喂养意愿、泌乳不足及意外怀孕的风险,具体问题具体分析,使产妇能够自主做出知情选择。在采取产后避孕之前,应与每位母亲一起评估其母乳喂养目标、泌乳不足与泌乳延迟的危险因素。

除了避孕措施,其他母体疾病如导致激素水平变化时,也可能影响泌乳。产后新妈妈的甲状腺炎发生率约5%,可能伴发功能甲状腺功能亢进症或甲状腺功能减退。泌乳专家普遍认为甲状腺疾病可能影响泌乳量。

产后垂体功能减退症(希恩综合征)是一种罕见疾病。产后大出血伴有严重低血压会导致垂体前叶血栓性梗死及激素分泌障碍。因此,无法分泌催乳素,则不能启动泌乳。目前尚不清楚产时失血量超过 500ml 的母亲,其泌乳延迟是否与催乳素分泌问题有关,或有其他机制存在。据推测,巨泌乳素血症或相对高浓度的大分子泌乳素均不具有生物活性,可能导致母亲泌乳不足,但这仍是一个全新的并不断探索的研究领域。

(五) 药物和成瘾物品

极少数情况下,母亲使用非激素类药物也可能会影响泌乳,如长效或高剂量短效噻嗪类利尿剂可能会抑制泌乳。伪麻黄碱单次给药 60mg 可在短期内降低产奶量,反复使用可能会干扰泌乳功能。溴隐亭可以降低催乳素水平,一度被用于抑制泌乳,但因为可能增加母亲癫痫或中风的风险,现在不再推荐使用。同样,卡麦角林可以抑制泌乳,但怀孕或哺乳期间垂体腺瘤的女性使用更加安全。通常用于治疗抑郁症的选择性 5-羟色胺再摄取抑制剂(SSRI)可能是泌乳延迟和泌乳不足的潜在原因。

多篇研究显示母亲吸烟对喷乳反射、泌乳量、婴儿体重增加和母乳喂养总持续时间都存在不利影响。一项研究显示,被动吸烟(二手烟)也与母乳喂养持续时间缩短有关。另一项研究显示,吸烟是严重子痫前期患者无法开始母乳喂养的高危因素。

酒精能够阻断催产素的释放(阻断喷乳反射),在研究中发现,母亲饮酒后,婴儿吸吮引起的催乳素释放高峰被抑制。在一项分析嗅觉和味觉对母乳摄入量的影响的试验中,Mennella 研究发现,母亲饮用含酒精饮料后,婴儿的母乳摄入量较少。另一项研究显示,直系亲属中有酒精中毒阳性家族史的女性,吸乳时的催乳素反应迟钝,饮用酒精饮料后乳量不增加。大量数据证明,酒精可以催奶的说法是错误的。

(六) 乳房手术

一项系统综述对 1950—2008 年间的研究进行了回顾(Ⅰ级证据),结果显示,在产后第 1 个月,接受乳房缩小术的女性,其母乳喂养率与北美普通人群相同。结论认为,"在缩乳术患者中母乳喂养的困难似乎主要源于医护人员建议和指导过程中的社会心理问题,以及患者的个人因素"。

但泌乳顾问的观念认为,乳房手术史是患者相关信息中的重要因素,了解母亲为什么乳腺手术,将为医护人员提供重要的信息。如果能够获得完整的既往病史,则医护人员就能够知晓患者

的乳房手术史。但有些女性会对其伴侣及医护人员隐瞒相关信息。还有些人可能在被问及既往手术史时,忽略了曾取过活体样本的事情。乳房整形手术在常规体检中不易被发觉。

Neifert,Demarzo 及其同事发表了一篇观察性研究,提出乳房手术是降低泌乳量的主要危险因素。婴儿体重增长评估显示,乳晕周围的侵入性操作可使母亲出现泌乳不足的风险增加 5 倍。一项回顾性综述也验证了这个结果。当今的丰胸手术技术采用腋下切口并将植入体置于胸肌之下,能够显著降低手术对乳腺结构和神经的损伤。许多放置乳房植入体的女性会担心之前的乳房手术是否会引起一些潜在的问题(特别是硅胶植入体),但目前认为硅胶植入体不再被视为母乳喂养禁忌。硅胶是一种普遍存在的物质,牛奶和配方奶中的含量高于母乳。

另外较为重要的一点,是对于隆胸手术患者,需要仔细了解手术前乳房的大小、形状、对称性和发育情况。很有可能之前的隆胸手术的真正原因就是未被诊断的"乳腺组织发育不良"(详见下一部分)。

缩乳术一定会侵犯部分乳腺组织,但母乳喂养结局存在很大的差异。2003 年,Souto 等进行了一项 49 例巴西女性的对照队列研究,将缩乳术女性与其健康邻居进行对照,两组都开始母乳喂养,但手术组的平均纯母乳喂养持续时间是 4 天,而对照组为 3 个月($P<0.001$)。有缩乳手术史的女性在产后 1 个月内放弃纯母乳喂养的风险比对照组高 8.7 倍,在 4 个月时停止母乳喂养的风险高 11.6 倍。不过巴西的这个群体与北美的群体不同。最近一项对缩乳术的系统综述显示,保留乳晕下实质薄壁的技术更有可能成功地母乳喂养,因此得出结论,应在手术前告知患者乳晕下实质薄壁的保存情况。还需要更多的研究以明确乳房手术对母乳喂养成败的影响。有关育龄女性缩乳术的指南可能有助于确保女性获得最新信息和技术,以保障母乳喂养的更佳结局。

乳腺癌治疗也会影响随后的泌乳。但是,一项综述指出,至少有 50% 的患者在乳腺癌放疗后能够泌乳,但泌乳量有所减少,可能与放射剂量及手术类型有关。

(七) 乳腺组织发育不良

在 1985 年,Neifert、Seacat 和 Jobe 报道了 3 例女性乳腺组织发育不良(有时也称其为"原发

性泌乳失败"），她们的表现极其相似：乳房不对称，孕期乳房没有明显变化。虽然增加哺喂频率、做到有效排出乳汁并获得专业母乳喂养支持，但仍然无法满足婴儿需要，但催乳素水平一直正常。对于她们的婴儿来说，增加哺乳频率并没有使体重相应增长，而是需要补充喂养才能满足生长需求。研究者基于临床发现而提出假设，认为上述表现与其他器官或腺体发育不良的结果类似。Neifert，Demarzo 等进行了一项前瞻性研究，以了解乳腺组织发育不良的发生率。研究共纳入了超过 400 名女性，未发现有人表现出乳腺组织发育不良的临床特征，但研究中有较多女性曾实施乳房手术。Huggins 等发表的描述性研究报道了34 例母亲存在乳腺组织发育不良。根据 Neifert，Demarzo 及其同事的研究和多个泌乳支持机构的经验，乳腺组织发育不良的临床综合征的发生率约为 1 000 人中 1 例（0.1%）。

在 2012 年，Geddes 等对哺乳期乳房的血液供应进行分析时，发现了一例乳房发育不全几乎无法生成乳汁者，其血流显著降低，而其他病例中血流与乳汁生成量没有相关性。更多乳房发育与泌乳的信息见图 11-10 和第十章"乳房相关问题"。

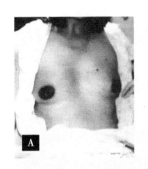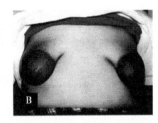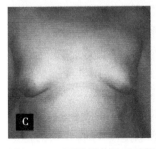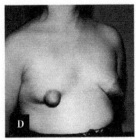

图 11-10 不同程度的乳腺发育不良

A. Ⅰ 型乳腺发育不良；B. Ⅱ 型乳腺发育不良；C. Ⅲ 型乳腺发育不良；D. Ⅳ 型乳腺发育不良

（经允许引自：Reproduced from Hμggins KE，Petok ES，Mireles O.Markers of lactation insufficiency：a study of 34 mothers.In：Auerbach KG，ed.Current issues in clinical lactation，2000.Sudbury，MA：Jones & Bartlett Publishers；2000：25-36）

（八）压力应激

产程和分娩是应激事件。Chen 及其同事发现较高应激水平与泌乳启动延迟有关。新妈妈常常会在产后因生活改变而经历许多生理、社会、情感应激。出现这些压力是在意料之中的，但不应影响母乳喂养。

研究认为，中重度应激能够抑制催产素从而干扰泌乳过程（图 11-2）。Ruvalcaba 报道了几个典型案例，在 1985 年墨西哥城地震后，几位妈妈突然出现没奶或排乳不畅。Zhu 等描述了一些可能影响泌乳启动和后续母乳喂养持续时间的生物 - 心理 - 社会学压力，其中包括孕早期的应激事件，但其他妈妈们能够支撑过这些极端情况，并继续母乳喂养。有一部描述纳粹大屠杀即将结束时，在集中营出生的儿童的纪录片，Eidelman 在他的评论中提到，当时母亲营养水平勉强得以果腹，但分娩后仍能够成功母乳喂养使婴儿存活下来。

（九）母亲的精神健康

孕期和产后抑郁都与母乳喂养持续时间缩短有关。母亲抑郁与母乳喂养的关系非常复杂。尽管对于有母乳喂养意愿的母亲，其母乳喂养与较低的产后抑郁风险密切相关，但如果无法实现母乳喂养，其产后抑郁风险可能增加，而对没有母乳喂养意愿的母亲来说，母乳喂养与产后抑郁的风险增加相关。因此强调在向母亲提供个性化母乳喂养支持时，应考虑其自身的母乳喂养目标。

产后精神疾病在患有双相情感障碍和精神分裂症的母亲中很常见，出现症状的母亲应立即接受专业的恰当的治疗。此外，产程和母乳喂养过程中的压力应激，能够导致新的焦虑症状出现，也可能导致潜在的焦虑症状加剧；必须采取措施，提供支持，帮助母亲应对新生儿喂养的压力。

（十）母亲营养状况

多项研究显示，减少母亲热量或液体摄入不会出现泌乳量明显下降。母亲营养状况不佳，可能降低婴儿的出生体重，而婴儿较小可能导致母亲泌乳量较低（美国医学研究院）。因此，为了自身的健康情况及再次妊娠，哺乳期母亲需要维持良好的营养状况。如果营养良好的女性出现快速体重下降，需要进一步研究这种变化对泌乳量的影响。显示，每天热量摄入 <1 500cal，可能与泌乳量减少有关。现在的研究更多地聚焦于女性的超重和肥胖对泌乳功能的影响（详见本章前文相关内容及专栏 11-2）。当然，有饮食障碍的女性在营养和心理方面

也会影响母婴关系。哺乳期母亲营养的更多内容详见第十七章"女性健康和母乳喂养"。

（十一）贫血

一项研究发现母亲贫血（产后红细胞 <10g/dl）与泌乳不足综合征（指前文提及的"自感泌乳不足"）相关，但自感泌乳不足对产后过早放弃母乳喂养的影响可能大于贫血的影响。目前还需要更多研究才能明确贫血对母乳喂养或泌乳的作用。

▶ 九、母体问题：明显疾病状态时

急性疾病可能暂时减少泌乳量，但在最初的影响消失后，泌乳量会反弹。对于胰岛素依赖型糖尿病患者，当糖尿病控制效果不佳时，可能出现泌乳启动延迟和泌乳量减低。乳腺炎有时会减少患侧乳房的泌乳量。而患有其他慢性疾病的妇女能否顺利进行母乳喂养，取决于患者的一般情况（如能量水平、运动能力）和所用药物。目前关于各种疾病对泌乳量影响的研究相当有限。需要对每个案例进行个体化的评估和治疗。具体信息详见第十七章"女性健康和母乳喂养"。

▶ 十、病史、体检与鉴别诊断

（一）病史

对母婴进行完整地病史采集和体检，是评估摄入量或泌乳量不足的关键（表 11-4；另详见第八章"新生儿评估"）。围产期病史包括产前危险因素、分娩、药物治疗、干预措施及新生儿复苏操作等。完整的喂养史应包括母亲既往喂养经验、本次喂养计划、分娩后的第一次哺乳经历及随后的喂养困难或乳房问题。母亲既往病史和系统回顾必须包括目前的常规药物治疗、乳房手术史、产后出血（贫血或泛垂体功能减退症）或内分泌失调。家族史和社会心理史也可能提供婴儿体重增长缓慢的线索，比如是否因家庭条件或家庭压力所致。

（二）体格检查和实验室检查

母亲的体格检查（表 11-4）关注的重点包括：生命体征、皮肤一般状况、乳房、乳头、甲状腺及其他根据病史提示需要注意的方面。对婴儿的全面体格检查包括生命体征、体重、身长、头围和一般检查，并密切注意细微的神经功能和口腔运动检查（详见第八章"新生儿评估"）。应由知识和经验丰富的资深母乳喂养专家进行母乳喂养观察和评估，这是客观评估的必要部分。

应采用多学科协作评估，由初级保健人员（家庭医生、产科医生、儿科医生、助产士、执业护士或医生助理）和哺乳顾问共同参与评估。在一些机构中有母乳喂养医学专家，他们既是医师又是母乳喂养专家。在一些正规喂养研究项目中，儿科发育小组（发育儿科医生、言语病理学家、职业和物理治疗师），小儿胃肠病专家或小儿过敏症专家可能也会参与部分喂养评估。选择性使用实验室检测也可有所帮助。产后母亲的甲状腺疾病比较常见，而且除了泌乳量不足以外，可能并无其他明显症状。而催乳素水平的变化与泌乳量之间没有严格相关性，有时难以解释，因此在评估或治疗泌乳量不足时，检查催乳素水平通常没有很大帮助。

（三）鉴别诊断

病史和体检完成后，则需要进行鉴别诊断。确定潜在病因有助于提出针对性的解决方案（表 11-5，表 11-6）。表中还包括了具体的治疗建议，以便基于指南选择个性化方案。

▶ 十一、临床管理

（一）决定是否需要补充喂养

许多母乳喂养婴儿体重增长缓慢的案例需要确定是否需要补充喂养——这一术语很常用，但很少涉及这一术语与母乳喂养的关系。本章中"补充喂养"一词特指给母乳喂养婴儿提供亲喂以外的额外营养的做法。补充喂养还包括在母乳中添加营养素（如母乳强化剂），以提高能量密度。必须牢记补充喂养的两个要点：①补充类型的选择；②补充方法的选择。

本章中的治疗指导方案体现了补充喂养类型和方法的选择的优先顺序，首选是母亲自己吸出的母乳；其次是巴氏消毒的捐献母乳（如果有需要并可获得）；最后是市售婴儿配方粉。关于补充喂养的方法目前还没有高水平的研究报道，各种专家对补充喂养的各种方法也有不同的偏好，目前现有数据十分有限。有些专家更喜欢使用乳旁加奶的喂管装置（图 11-11），让婴儿能够维持直接哺乳，这有两种益处，既能改善乳房排空度，又能刺激泌乳，还能降低婴儿对乳头或乳汁流速偏好而导致的拒绝亲喂的风险，这种表现曾经被称为乳头混淆，现在被认为可能是"流速偏好"。一项研究确实证实，在医院内通过奶瓶或注射器（将乳汁挤入婴儿口中）进行补充喂养的婴儿，与更积极的替代喂养方法（如乳旁加奶、手指喂养或杯喂）相比，更可能过早放弃全母乳喂养的机会，即使对母亲纯母乳喂养意愿因素进行校正之后,结果仍然如此。其他专家则倾向于奶瓶喂养,让婴儿迅速恢复能量摄入,增加体重,以便再次直接哺乳时有足够的体力进行吸吮。杯喂已有充分的研究,在资源匮乏的环境中是安全卫生和实用的。在一项杯喂、瓶喂的随机对照研究中,针对有医疗原因需要补充喂养的母婴,结果显示杯喂可以显著延长纯母乳喂养、全母乳喂养和母乳喂养持续时间。视具体情况,还可用注射器或勺喂。总之,通常最好是与母亲和家人共同制订决策,个性化选择补充喂养方法,选择将取决于母婴具体情况,包括预期的补充喂养的时间、婴儿的医疗状况和母亲的偏好。

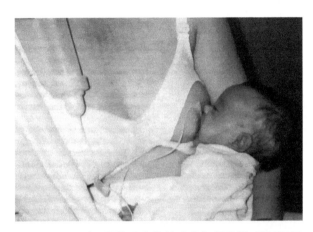

图 11-11 1 对母婴使用市售的乳旁加奶装置,通过继续直接哺乳的方式补充额外的乳汁并逐渐增加泌乳量
(Michelle Del Guercio/Science Source/Getty)

有效的排乳(手挤 / 吸乳 / 按摩配合吸乳)是补充喂养的主要方式,而最好的排乳方法是专业电动吸乳器或熟练的手挤。对泌乳 Ⅱ 期启动前需要补充喂养的足月儿,应优选手挤,吸乳可能无益,甚至某些情况下可能有害。

(二)干预措施

关于母乳喂养婴儿的补充喂养最新建议,包括补充喂养方法选择考虑因素等,可以参考美国母乳喂养医学会 ABM 指南 3:健康母乳喂养新生儿的补充喂养。如前所述,图 11-6 是干预措施的流程图。这仅仅是专家建议,因为缺乏高级别的临床研究,目前没有更好的循证证据。图中提供的是一般性建议,实施中仍然需要个性化管理(更多建议详见表 11-5 和表 11-6)。

1. 检查基础情况,复查哺乳姿势和含接情况。如果直接哺乳有可改善的空间,而且婴儿处于清醒和饥饿的状态,则增加哺乳次数、持续时间

和喂养有效性。如果在喂奶时婴儿主动吸吮,可以交替按摩乳房(详见本章后续的摄入量或泌乳量不足的干预部分)。

2. 指导妈妈在哺乳间隔期间挤出乳汁以增加泌乳量(专栏 11-6)。

专栏 11-6 促进泌乳量增加的措施

- 哺乳前几分钟乳房湿热敷。
- 哺乳及吸乳前及期间按摩乳房。
- 采用放松技巧减轻压力,促进喷乳反射的发生。
- 每 24 小时至少 8 次哺乳或吸乳。
- 保持频繁的排乳,即使每次都只能排出很少乳汁。
- 配合手挤或吸乳配合按摩(hand-on-pumping)。

---

3. 如果婴儿临床状况稳定,并有饥饿表现,建议用吸出的乳汁补充喂养。如果根据流程图(图 11-6)或婴儿的临床表现需要立即补充,哺乳时或哺乳后使用吸出的母乳(或其他代乳品)进行补充。

4. 开始时,可根据婴儿食欲按需补充喂养。如果婴儿没有饥饿表现,保证最低摄入量每 24 小时 100ml/kg 即可,可分 8~12 次进行喂养(专栏 11-7)。这个最低摄入量是针对那些没有饥饿的表现,且由于摄入量非常低而胃容量较小的婴儿。然后在 1~2 天内,逐渐增加这些无饥饿表现的婴儿的补充喂养量,直到其能够出现饥饿迹象。所有的婴儿的奶量都会逐渐,直至与其食欲相当。

专栏 11-7 母乳喂养婴儿补充喂养量的确定

一旦确定需要补充喂养,就必须明确保障婴儿的体重增长所需的补充喂养量。

- 婴儿的正常总摄入量的一般经验是母乳或配方奶 150~200ml/(kg·d)。
- 如婴儿有明显的饥饿表现,应根据婴儿食欲按需补充喂养。婴儿最初的摄入量可能会超过正常标准,但至少需要保证婴儿摄入量达到下表中的最低标准。
- 如果婴儿没有饥饿的表现,则目标应不少于每 24 小时 100ml/kg,分为 8~12 次喂食(见下表)。对于没有饥饿表现,且由于摄入量低而胃容量仍很小的婴儿,建议应达到最低量标准。在 1~2 天内,开始增加补充喂养量,直到婴儿开始有饥饿的表现。

婴儿体重 /g	最低每日补充喂养量:100ml/(kg·d)	最低每次喂养量:8~12 次 /d
2.5kg	250ml	20~30ml
3.0kg	300ml	25~40ml
3.5kg	350ml	30~45ml
4.0kg	400ml	35~50ml
5.0kg	500ml	40~60ml

5. 根据婴儿食欲增加补充喂养量。

6. 详见表 11-5 和表 11-6 中的其他具体管理建议。

7. 对不足 3 个月的婴儿按下述方法监测随访：

(1)每 2~4 天一次，密切监测婴儿的体重，直至实现婴儿体重增长。

(2)确认婴儿体重在 2~4 天内稳定。

(3)确认婴儿体重在 4~7 天内开始增加。

(4)确认婴儿在出生后 14 天恢复出生体重。

(5)14 天后确认婴儿体重增长速率超过 WHO 生长曲线对应性别年龄的第 10 百分位以上（每天女婴至少增重 25g，男婴 32g）。

8. 如果母亲泌乳量在 7 天内没有增加，需执行以下操作：

(1)检查吸乳频率。

(2)重新评估产妇风险因素。

(3)根据需要考虑实验室检查（尤其是母亲甲状腺功能）。

(4)如果涉及母亲风险因素，按具体情况处理。

(5)考虑使用产奶药。

(6)如果母亲评估未发现风险因素，则重新评估婴儿情况。

9. 如果婴儿体重增长仍不理想，需考虑以下问题：

(1)确认按处方进行补充喂养。与母亲一起回顾吸乳量和吸乳频率，并要求她记录吸乳日志。

(2)确定婴儿是否能够达到建议的最小摄入量。如果不能，高度可疑存在器质性或神经系统病变。

(3)如果婴儿按处方量进行补充喂养，仍没能增加体重，则评估婴儿是否患有器质性或神经系统疾病。

(4)根据需要安排实验室检查。

(5)根据情况对婴儿对症治疗。

(6)如果上述建议无效且正在进行各种医疗检查，考虑使用下节讨论的特殊技术。

（三）减少补充喂养量

随着母亲自身泌乳量增加，可减少其他类型的补充喂养（如婴儿配方奶）而更多使用吸出的母乳。而且一旦母亲泌乳量增加，婴儿可通过直接哺乳吃到更多，从而逐渐减少补充喂养的依赖程度（婴儿食欲和饱腹感将决定了这种变化）。当婴儿的体重达到该胎龄的正常体重后，补充喂养量可逐渐减少，以刺激母亲泌乳，这取决于母乳喂养的频率增加及婴儿有效吸吮排乳的能力。在逐渐减少补

充喂养量时，需要继续监测婴儿体重增长的情况。

（四）家庭与同伴支持

在母亲遭遇极大的母乳喂养困难时，轻言软语安慰、情感支持和减轻其体力负担都有非常重要的帮助。除了来自家庭成员的支持以外，新手妈妈通常可以通过医师、医院当地母乳喂养组织或网络发现和获得同伴的支持。

（五）如果母亲泌乳量不增加

大多数寻求专业母乳喂养支持的妈妈都具有很强的母乳喂养意愿。有时，尽管有适当的干预计划，母亲也认真遵循建议，但泌乳量仍然不能完全满足婴儿的需求。有时泌乳量只能保持在最低水平，甚至完全"枯竭"。在这些情况下，泌乳顾问必须承认这种"失败"对母亲心理情感导致的影响，感到悲伤也是正常的反应。母亲如果能够与医护人员或亲密的家庭成员开诚布公地讨论自己的感受，一般对自己会很有帮助。如果可能的话，家人应该肯定她为此竭尽全力付出的努力。与其他生活中遭遇的困境一样，时间会让部分伤痛淡忘愈合。

▶ 十二、针对摄入量或泌乳量低的特殊技巧

（一）乳房按摩

哺乳时进行乳房按摩是增加泌乳量的一项简单技巧（有些关于吸乳的研究在吸乳同时测量了乳汁量），提高乳汁脂肪含量（并不增加乳汁的总能量），可以在每次哺乳前和 / 或哺乳时进行，以增加婴儿的能量摄入。

交替哺乳

在正常哺乳时，妈妈会让婴儿吃完一侧乳房再换另一侧。婴儿主导的哺乳通常能够保证适当的摄入量。但是，如果婴儿长时间趴在乳房上"非营养性吸吮"而且体重增长缓慢，可以考虑交替哺乳（switch nursing）。虽然这种方法没有循证学依据，但仍被广泛推荐应用。交替哺乳中妈妈会更频繁地换侧以鼓励婴儿积极吸吮吞咽并促进多次喷乳反射的发生。妈妈能够学会观察婴儿从营养性吸吮向非营养性吸吮的转变，此时她可将婴儿从一侧换至另一侧，并在再次观察到非营养性吸吮时再换回来。这种方式可能在一次哺乳中重复多次。但需注意，如果婴儿难以坚持较长时间哺乳（如早产儿、患病婴儿或体重丢失等）或存在口腔运动紊乱导致的无效吸吮，则不适合使用这种方法。使用交替哺乳方法时，需密切监测婴儿

的体重变化,因为这可能干扰了婴儿在每侧乳房的吸吮时间而影响了后奶的摄入。

(二)乳旁加奶装置

使用市售或注射器和喂管自制的喂管装置,可以让婴儿在乳房直接哺乳的同时进行补充喂养(图 11-11)。这种乳旁加奶装置可以在哺乳时给婴儿额外补充摄入量,同时刺激母亲的泌乳,并避免奶瓶混淆的潜在风险。乳旁加奶装置特别适合于体力充足且吸吮能力较好,但母亲泌乳量不足的小婴儿,对于嗜睡或吸吮有效性差的婴儿来说并不是一个很好的选择。使用乳旁加奶装置时,应当详细指导妈妈,包括补充喂养量、使用及清洁方法(专栏 11-8)。

专栏 11-8　乳旁加奶装置的使用指导

1. 使用前确保母婴有良好的休息而且母亲无须为其他事务或活动费心。该方法的使用需要熟能生巧。
2. 参考专栏 11-7 估算补充喂养量。需注意多数婴儿使用乳旁加奶装置时的摄入量低于奶瓶喂养量。
3. 提前准备,在婴儿极度饥饿或烦躁之前开始喂食。母婴都应尽可能放松。
4. 乳汁装入奶瓶并固定喂管,喂管应略长过母亲乳头末端。使用低敏胶带将喂管固定。如果婴儿不吸喂管,可把喂管退回至与母亲乳头末端齐平,或者也可以在婴儿含接后,把喂管沿着乳房表面滑入婴儿口中。
5. 观察储奶瓶中的气泡,这表明婴儿正在积极吞咽。
6. 请注意,大多数婴儿应在 30 分钟内吃完大部分乳汁。一些产品配置了不同尺寸的喂管以增加或减少流量。
7. 如婴儿积极吸吮,但装置的流速太慢或根本没有乳汁流出,需查找是否存在以下问题:
   (1)管子是否弯曲或堵塞。检查从奶瓶到婴儿嘴巴的整个管路。
   (2)由于位置不当或扭曲,喂管可能会在婴儿口腔内堵塞。让婴儿重新含接。
   (3)喂管装置内可能形成真空,松开未使用的管道,或挤压储奶瓶让乳汁流出。
   (4)瓶盖拧得太紧影响乳汁流动。松开盖子并轻轻挤压储奶瓶促进乳汁流动。如果装置工作正常,能够从喂管末端看到乳汁以恒定速度滴落。
   (5)如使用配方奶,未混匀的奶块可能堵塞喂管。用注射器推入的热肥皂水清洁喂管即可解决。
   (6)如果喂管未正确清洁,可能被以前的奶块堵塞。尝试使用注射器注入热肥皂水重新清洁喂管
8. 喂养后立即清洁装置(参阅制造商的使用说明)。喂管的直径较窄,很容易堵塞。

如果担心婴儿体重增长,可以使用婴儿称重法确定每次哺乳的摄入量以计算需要的补充喂养量。或者使用门诊婴儿秤来验证临床上自感摄入量低的感觉是否准确,或

续表

用于"说服"母亲哺乳时婴儿摄入量不够。如果婴儿称重是用于解决个体化的处理问题,则应当使用电子秤,并按规范流程操作,还应详细记录婴儿体重称量和喂养情况(专栏 11-10 是婴儿体重测量的操作流程样本)。

(三)婴儿体重秤量

婴儿称重法在 20 世纪 80 年代被提出并获得认可,曾经被广泛使用,但很少有专业人员了解其局限性(专栏 11-9)。该方法需要一个高精度的婴儿秤(精度 ≤ 2g),配有数字读数显示,且能够排除婴儿运动对体重称量的干扰。哺乳前后称量婴儿体重,可以计算母乳摄入量,体重增加的克数近似于母乳摄入的毫升数。常规体检用的婴儿秤可靠性不够,不能用于婴儿称重。

专栏 11-9　婴儿体重称量的原则

- 婴儿秤精度 2g 或更小,仪器自身可排除婴儿运动的干扰,且有数字读数显示。
- 应在数天内每次哺乳前后给婴儿称重,才能获得具有代表性的数据。
- 婴儿摄入量的毫升数约等于婴儿体重增加的克数。
- 常规门诊的婴儿秤不够准确可靠,不可用于本文的婴儿称重法。
- 婴儿称重法可在遇到复杂临床问题时使用,以监测婴儿摄入量或调整补充喂养量。

(引自:Woolridge et al.,1984;Jensen & Neville,1984;Whitfield, Kay,& Stevens,1981)

母乳喂养婴儿每次哺乳时的摄入量有显著差异,用统计学的术语描述,即为次间变异性。需要在 3 天内,每次哺乳前后进行称重,才能获得每次哺乳的平均摄入量。仅在一次哺乳前后称重,不足以获得具有代表性的平均摄入量,也无法据此计算出总摄入量。

多项研究聚焦于婴儿称重法对母亲的自信心、压力水平和纯母乳喂养进展的影响。在早产儿喂养研究中,喂养方式转换期进行婴儿称重,不会增加妈妈的压力水平,也不会对母乳喂养结局产生更积极的作用。对 2 500g 以上足月儿的数据进行二次分析中,Wilhelm 等发现在每个研究节点(2~4 天、2 周和 6 周),体重秤量较高的婴儿,其母乳喂养持续时间更长。从上述有限证据看,婴儿称重法在早产儿从鼻胃管喂养转向直接哺乳过渡的阶段中是一个适宜方法。

专栏 11-10　婴儿体重测量的操作流程

定义：哺乳前后测量婴儿体重以确定摄入量。

设备：电子婴儿秤，配置抗婴儿运动干扰模块，精度应在 2g 及以下。

过程：

- 哺乳前，将婴儿置于婴儿秤并测量（这是哺乳前称重。婴儿的衣服包被等不影响，但在后续称重时穿着应当完全一致）。
- 哺乳，暂时不要更换尿片。
- 再次称重，衣着、尿片、包被等完全一致不变（这是哺乳后称重，如果有必要，也可在每侧喂奶前后进行称重）。
- 哺乳后称重结果减去哺乳前称重结果，两者的差异约等于摄入量的毫升数（某些婴儿秤可自动记录哺乳前后称重结果并计算差值，参阅制造商说明书）。
- 如果出现哺乳后结果低于哺乳前重量，意味着婴儿体重丢失（这也是可能的）。也可能是第二次称重时忘记了一个毯子或期间给婴儿换了尿片等。
- 沾了口水 / 呕吐物的口水巾 / 衣物也要包括在内，以保证准确计算摄入量（呕吐物应在排出物记录中）。
- 如果婴儿使用乳旁加奶装置，扣除补充喂养量可以计算直接哺乳的摄入量。
- 记录直接哺乳摄入量和补充喂养量。
- 父母应当学会如何在医院和家庭环境中实施该方法，这样可以不必等护士到场给婴儿体重称量，就可以开始喂养。

（四）发奶物

发奶物（galactagogue）是指能够促进泌乳的药物、草药或食物。在美国、加拿大等发奶的药物和草药都有广泛应用，考虑到这些产品的有效性和安全性依据非常有限，这些产品可能已经被使用。关于这类药物，只有少数几篇随机对照研究。目前公认的发奶药物是多巴胺拮抗剂，可以通过增加催乳素水平而起作用。然而，催乳素水平与泌乳量并非直接相关，所以该类药物的作用仍有待确定。目前的发奶药物在美国都属于"非适应证"用药（off-Label，即未被批准用作发奶用途）。相比之下，发奶性的草药在美国不受管制，所以剂量和纯度等都可能存在问题。如果临床医师经过对泌乳 / 哺乳的基本情况评估后，决定推荐使用发奶产品，首先必须与母亲就该药物的潜在风险与益处进行认真沟通。美国母乳喂养医学会不建议使用任何发奶药物，并建议医护人员对开具发奶药物处方应当慎重。详细内容见"ABM 指南 9：发奶物"。

多潘立酮（多潘立酮片）在加拿大等国被广泛用作发奶药物，但在美国无法买到。在一项双盲随机对照研究中，给使用吸乳器的早产儿（胎龄不足 31 周）母亲使用多潘立酮。研究持续 14 天，结果显示多潘立酮能够显著增加泌乳量，但研究未对 2 周后的母乳喂养情况进行随访。另一项小型研究随机纳入 6 位患者，但没有提供太多信息。各研究中的常规剂量是 10mg，每天 3 次，持续 4~10 天；更大剂量对促进泌乳没有益处，反而增加心脏毒性。多潘立酮最大优势在于没有中枢神经毒性，其主要不良反应是心电图出现 QT 间期延长，尤其是在血药浓度较高时，例如使用剂量增加，或是多潘立酮与 CYP3A4 酶抑制剂的代谢底物（如氟康唑、葡萄柚汁、酮康唑、大环内酯类抗生素和许多其他常用药物）联合使用时。

甲氧氯普胺在美国可以买到，具有常见的中枢神经系统不良反应，特别是镇静、烦躁不安、焦虑性抑郁症和锥体外系 / 肌张力障碍反应，但这些反应通常是可逆的。该药物还标有不可逆的迟发性运动障碍的重要警示，这种风险伴随用药持续时间和累积剂量而增加，但也是可逆的。其他母体不良反应包括头晕、恶心和出汗。如果出现除了镇静以外的中枢神经系统不良反应，必须立即停用甲氧氯普胺，症状一般在 1 周内消退。少量甲氧氯普胺药物能够进入乳汁中，在监测婴儿反应的研究中，未发现与婴儿的临床效果相关联。甲氧氯普胺的推荐剂量是 10mg，每天 2~3 次，持续 7~14 天。没有证据表明更高剂量能够产生更好的作用。如果有用，通常在开始用药后的 4~7 天内起效。甲氧氯普胺作为发奶药物也属于"非适应证"应用。一些研究表明，甲氧氯普胺诱导的泌乳量增加效果在停药后持续存在，而另一些研究表明，停药后泌乳量会下降。

虽然催产素并不是严格意义上的发奶药物，但催产素鼻喷雾（40U/ml）能够引发因压力或疼痛而被抑制的喷乳反射。催产素鼻喷雾没有市售产品，但和多潘立酮一样，可以由某些药房配制而成。

发奶食物和草药在许多国家广泛使用，一项关于发奶草药的系统综述中提及了 5 种已经开展随机对照研究的草药：总序天冬（芦笋草），番柠檬草（Coleus amboinicus Lour），葫芦巴茶，日本复方草药产品和奶蓟草（Silymarin marianum），但目前并没有得到足够的证据支持上述药物的使用。

（五）后奶

后奶是指在哺乳后段的乳汁，是与前段乳汁（称为前奶）相应的。两次哺乳之间乳汁脂肪含量有显著的变化，而在一次哺乳过程中，乳汁脂肪含量会逐渐升高。前奶和后奶并没有特定的分界点，也没有确定的脂肪含量值区分。关于"前奶后奶不平衡"是人为概念，用于描述母亲的泌乳量显著高于婴儿需要量的情况。这可能出现在产后早期乳胀时，或是母亲为疾病患儿吸乳的过程中。

由于后奶没有准确的时间定义，在指导母亲收集后奶时需要针对具体情况进行个体化指导。例如，一位母亲每天为早产儿吸乳 900ml，而婴儿每天只能摄入 300ml。这种情况下，每次吸乳时可以将前 2/3 "前奶"储存起来，留待后续婴儿摄入量增加以后使用，而 1/3 的后奶用于当前婴儿的喂养。极低出生体重儿（VLBW）往往需要添加母乳强化剂，应当添加在后奶中。如果婴儿能够直接哺乳，而目前的泌乳量高于婴儿需求量，可以不限制婴儿吸吮的时间，吸空第一侧乳房以获得后奶，并同时按摩挤压乳房，促进婴儿摄入更多的后奶。如果母亲的泌乳量供不应求，则无法运用后奶策略。

▶ 十三、致谢

作者感谢 NancyPower 博士在本章之前相关版本中所做的贡献。

▶ 十四、小结

母乳喂养婴儿的低摄入量和母亲的泌乳量不足是重要的临床问题。在产后 3~5 天，由资深母乳喂养专业人员进行早期母乳喂养随访，能够尽早地发现并纠正许多问题，否则可能导致 1 个月内的婴儿体重增长缓慢。当婴儿体重增长缓慢时，母亲的泌乳量通常已经开始下降，因此母婴必须同时进行评估，并针对性的采取干预措施。

必须考虑到母婴疾病可能是导致婴儿体重增长缓慢的原因，因此不应忽视，以免进一步加重或错过治疗时机。如果婴儿需要补充喂养才能确保健康，则最佳选择是挤出或吸出的母乳。一旦婴儿体重增长，母亲泌乳量改善，补充喂养量可逐渐减少，并让婴儿重回亲喂。有些情况下，母亲因解剖或生理因素无法实现全母乳喂养，此时一方面要支持母亲尽可能保证泌乳，另一方面也要帮助她们适应这种无法实现母乳喂养意愿的失落感。

▶ 十五、关键知识点

1. 母婴的许多因素都可能影响婴儿的摄入量和母亲泌乳量；这些因素间存在复杂的相互关系。

2. 正确的哺乳姿势与含接是乳汁有效排出和婴儿体重增长的基础。

3. 婴儿排出乳汁决定了泌乳量，同时母亲生理学影响也应考虑。

4. 如果婴儿体重低，则泌乳量通常也会较低，这可能是原发问题，也可能是乳汁排出不足导致的继发结果。

5. 产后最初几周母乳喂养期间，泌乳量、摄入量和婴儿生长模式的个体差异很大。

6. 母亲超重、肥胖和妊娠期体重增加过多，是泌乳启动延迟和过早中断母乳喂养的危险因素。

7. 医护人员必须在产后 3~5 天进行随访，这是母乳喂养的关键节点，随访形式可以是门诊检查或家访。在产后首次检查中，应纳入母乳喂养评估（包括哺乳史和观察情况）。

8. 不同分娩方式娩出的婴儿，体重减轻的程度有很大的不同，基于已发表的体重丢失列线图可以指导体重随访和管理，也可以在产后前 2 个月使用每周或每两周间隔的每日体重增加（速度）曲线。在已公布的体重丢失列线图上，初始体重下降 > 第 75 百分位，或出生体重下降 >10%，以及随后的每日体重增长 < 第 10 百分位时，需要对母乳喂养情况进行详细评估，并采取必要的干预和仔细的随访。如果体重下降 / 增加没有适当 / 预期的改善，应考虑进一步评估是否存在其他疾病。

9. 如果婴儿体重增加不足或不能有效移出乳汁，意味着泌乳量可能已经开始下降。

10. 出生后第 1 个月，导致婴儿体重增长不理想的原因中，喂养问题远比婴儿疾病更为常见。

11. 婴儿疾病是导致喂养不良和体重增加不佳的潜在原因，特别是存在围产期感染危险因素、早产相关情况及产后 1 个月。

12. 世界卫生组织儿童生长标准的发布，使我们有了适宜的生长曲线来衡量母乳喂养婴幼儿的生长发育。世界卫生组织生长曲线是规定性的，说明了适宜喂养和养育条件下婴儿应该如何生长。

13. 对母婴进行病史和体格检查，包括母乳喂养观察,有助于临床医师对婴儿体重增长缓慢的原因进行鉴别诊断。

14. 可依据病因或诊断对婴儿体重增长缓慢采取个体化的干预措施。

15. 吸吮好的婴儿出现体重增长缓慢时,一项简单干预措施是哺乳时按摩乳房。

16. 如果需要补充喂养,则从按需哺乳开始。如果婴儿没有饥饿表现,补充喂养量则从每天50~100ml/(kg·d)开始,分为8~10次喂食,在之后的几天进食速度会迅速增加。

17. 母亲挤/吸出的乳汁是补充喂养的首选类型。

18. 补充喂养方法包括:乳旁加奶、手指喂奶、杯喂、勺喂或瓶喂,可根据具体情况选择。积极方法(喂管喂养或杯喂)对后续亲喂的干扰较少。选择何种补充喂养方法,应由医护人员与母亲和家人共同决定。

19. 随着母亲泌乳量增加,婴儿在乳房直接哺乳的有效性提高,补充喂养量可减少。

20. 哺乳前后婴儿体重称量(称重法)需要一个精确到2g或更少的电子数字秤。

21. 试验性婴儿体重称量通常仅用于较为复杂的临床情况、早产儿管理或研究中。

22. 在其他措施都尝试过之后,可考虑发奶药物和草药,但有效性尚有争议。

23. 给婴儿喂更多的后奶是增加婴儿能量摄入的方法之一。

24. 少数母亲无法解决摄入量和泌乳量低的问题,可能会感到难过。

(张美华 译　高雪莲 校)

参考文献

Academy of Breastfeeding Medicine (ABM). ABM Clinical Protocol #24: Allergic proctocolitis in the exclusively breastfed infant. *Breastfeed Med.* 2011;6(6):435-440. Available at: http://www.bfmed.org/protocols. Accessed February 12, 2018.

Academy of Breastfeeding Medicine (ABM). ABM Clinical Protocol #9: Use of galactogogues in initiating or augmenting the rate of maternal milk secretion (second revision 2018). *Breastfeed Med.* 2018;13(5):307-314. Available at: http://www.bfmed.org/protocols. Accessed August 24, 2018.

Alexander JM, Grant AM, Campbell MJ. Randomized controlled trial of breast shells and Hoffman's exercises for inverted and non-protractile nipples. *Br Med J.* 1992;305:1030-1032.

Amir LH, James JP, Donath SM. Reliability of the Hazelbaker assessment tool for lingual frenulum function. *Int Breastfeed J.* 2006;1(1):3.

Anderson PO. The galactogogue bandwagon. *J Hum Lact.* 2013; 29(1):7-10.

Barbosa L, Butte NF, Villalpando S, et al. Maternal energy balance and lactation performance of Mesoamerindians as a function of body mass index. *Am J Clin Nutr.* 1997;66(3):575-583.

Bartok CJ, Schaefer EW, Beiler JS, Paul IM. Role of body mass index and gestational weight gain in breastfeeding outcomes. *Breastfeed Med.* 2012;7(6):448-456.

Becker GE, Smith HA, Cooney F. Methods of milk expression for lactating women [published online September 29, 2016]. *Cochrane Database Syst Rev.* 2016;9:CD006170.

Berens P, Labbok M. ABM Clinical Protocol #13: Contraception during breastfeeding. Academy of Breastfeeding Medicine. *Breastfeed Med.* 2015;10:3-12.

Bodley V, Powers D. Long-term nipple shield use: a positive perspective. *J Hum Lact.* 1996;12:301-304.

Borra C, Jacoyou M, Sevilla A. New evidence on breastfeeding and postpartum depression: the importance of understanding women's intentions. *Matern Child Health J.* 2015;19:897-907.

Bowen-Jones A, Thomsen C, Drewett RF. Milk flow and sucking rates during breastfeeding. *Develop Med Child Neurol.* 1982;24:626-633.

Braga GC, Ferriolli E, Quintana SM, Ferriani RA, Pfrimer K, Vieira CS. Immediate postpartum initiation of etonogestrel-releasing implant: a randomized controlled trial on breastfeeding impact. *Contraception.* 2015;92:536-542.

Brito MB, Ferriani RA, Quintana SM, Yazlle ME, Silva de Sa MF, Vieira CS. Safety of the etonogestrel-releasing implant during the immediate postpartum period: a pilot study. *Contraception.* 2009;80:519-526.

Brownell EA, Fernandez ID, Fisher SG, et al. The effect of immediate postpartum depot medroxyprogesterone on early breast-feeding cessation. *Contraception.* 2013;87:836-843.

Budzynska K, Gardner ZE, Dugoua JJ, et al. Systematic review of breastfeeding and herbs. *Breastfeed Med.* 2012;7(6):489-503.

Burton P, Deng J, McDonald D, et al. Real-time 3D ultrasound imaging of infant tongue movements during breast-feeding [published online May 18, 2013]. *Early Hum Dev.* 2013;89(9): 635-641. doi:10.1016/j.earlhumdev.2013.04.009

Butte NF, Garza C, Smith EO, Nichols BL. Human milk intake and growth in exclusively breast-fed infants. *J Pediatr.* 1984;104(2):187-195.

Campbell-Yeo ML, Allen AC, Joseph KS, et al. Effect of domperidone on the composition of preterm human breast milk. *Pediatrics.* 2010;125(1):e107-e114.

Castillo H, Santos IS, Matijasevich A. Maternal pre-pregnancy BMI, gestational weight gain and breastfeeding. *Eur J Clin Nutr.* 2016;70(4):431-436.

Chantry CJ, Dewey KG, Peerson JM, Wagner EA, Nommsen-Rivers LA. In-hospital formula use increases early breastfeeding cessation among first-time mothers intending to exclusively breastfeed. *J Pediatr.* 2014;164(6):1339-1345.

Chantry CJ, Moye J. Jr. Growth, nutrition and metabolism. In: Zeichner SL, Read JS, eds. *Handbook of pediatric HIV care.* Cambridge, UK: Cambridge University Press; 2006:273-308.

Chantry CJ, Nommsen-Rivers LA, Peerson JM, et al. Excess weight loss in first-born breastfed newborns relates to maternal intrapartum fluid balance. *Pediatrics.* 2011;127(1):e171-e179.

Chapman DJ, Pérez-Escamilla R. Identification of risk factors for delayed onset of lactation. *J Am Diet Assoc.* 1999;99:450-454.

Chapman DJ, Pérez-Escamilla R. Maternal perception of the onset of lactation is a valid, public health indicator of lactogenesis II. *J Nutr.* 2000;130(12):2972-2980.

Chapman DJ, Young S, Ferris AM, Pérez-Escamilla R. Impact of breast pumping on lactogenesis stage II after cesarean delivery: a randomized clinical trial. *Pediatrics.* 2001;107(6):E94.

Chen BA, Reeves MF, Creinin MD, Schwarz EB. Postplacental or delayed levonorgestrel intrauterine device insertion and breast-feeding duration. *Contraception.* 2011;84:499-504.

Chen DC, Nommsen-Rivers L, Dewey KG, Lönnerdal B. Stress

during labor and delivery and early lactation performance. *Am J Clin Nutr.* 1998;68(2):335–344.

Coates R, Ayers S, de Visser R. Women's experiences of postnatal distress: a qualitative study. *BMC Pregnancy Childbirth.* 2014;14:359.

Combs VL, Marino BL. A comparison of growth patterns in breast and bottle-fed infants with congenital heart disease. *Pediatr Nurs.* 1993;19:175–178.

Cordero L, Valentine CJ, Samuels P, et al. Breastfeeding in women with severe preeclampsia. *Breastfeed Med.* 2012;7(6):457–463.

Coryllos E, Genna C, Salloum A. Congenital tongue-tie and its impact on breastfeeding. In: American Academy of Pediatrics. *Breastfeeding: best for baby and mother.* New York, NY: American Academy of Pediatrics; 2004:1–11.

Daly SE, Owens R, Hartmann PE. The short-term synthesis and infant-regulated removal of milk in lactating women. *Exp Physiol.* 1993;78(2):209–220.

Demirci JR, Sereika SM, Bogen D. Prevalence and predictors of early breastfeeding among late preterm mother–infant dyads. *Breastfeed Med.* 2012;8(3):277–285.

de Onis M. New WHO Child Growth Standards catch on. *Bull WHO.* 2011;89:250–251.

de Onis M, Garza C, Onyango AW, Borghi E. Comparison of the WHO child growth standards and the CDC 2000 growth charts. *J Nutr.* 2007;137(1):144–148.

de Onis M, Garza C, Victora CG, et al. The WHO Multicentre Growth Reference Study: planning, study design, and implementation. *Food Nutr Bull.* 2004;25(suppl 1):S15–S26.

de Onis M, Onyango A, Borghi E, et al. Worldwide implementation of the WHO Child Growth Standards. *Public Health Nutr.* 2012:1–8.

Dewey KG, Heinig J, Nommsen LA, et al. Maternal versus infant factors related to breast milk and residual milk volume: the DARLING study. *Pediatrics.* 1991;87(6):829–837.

Dewey KG, Lonnerdal B. Infant self-regulation of breastmilk intake. *Acta Paediatr Scand.* 1986;75:893–898.

Dewey KG, Nommsen-Rivers LA, Heinig MJ, Cohen RJ. Lactogenesis and infant weight change in the first weeks of life. *Adv Exp Med Biol.* 2002;503:159–166.

Dewey KG, Nommsen-Rivers, LA, Heinig, MJ, Cohen, RJ. Risk factors for suboptimal infant breastfeeding behavior, delayed onset of lactation, and excess neonatal weight loss. *Pediatrics.* 2003;112:607–619.

Dias CC, Figueiredo B. Breastfeeding and depression: a systematic review of the literature. *J Affect Discord.* 2015;171:142–154.

Drane D. The effect of use of dummies and teats on orofacial development. *Breastfeed Rev.* 1996;4:59–64.

Edmonson MB, Stoddard JJ, Owens LM. Hospital readmission with feeding-related problems after early postpartum discharge of normal newborns. *JAMA.* 1997;278:299–303.

Edmunds J, Hazelbaker A, Murphy JG, Philipp BL. Roundtable discussion: tongue-tie. *J Hum Lact.* 2012;28(1):14–17.

Eidelman AI. Breastfeeding mitigates a disaster. *Breastfeed Med.* 2013:8:344–345.

Eidelman AI. Section on Breastfeeding. Breastfeeding and the use of human milk. *Pediatrics.* 2012;129(3):e827–e841.

Engle WA. Morbidity and mortality in late preterm and early term newborns: a continuum. *Clin Perinatol.* 2011;38:493–516.

Engle WA, Tomashek KM, Wallman C, et al. "Late-preterm" infants: a population at risk. *Pediatrics.* 2007;120:1390–1401.

Festilă D, Ghergie M, Muntean A, Matiz D, Serb Nescu A. Suckling and non-nutritive sucking habit: what should we know? [published online January 30, 2014] *Clujul Med.* 2014;87(1):11–14. doi:10.15386/cjm.2014.8872.871.df1mg2

Flaherman VJ, Gay B, Scott C, Avins A, Lee KA, Newman TB. Randomised trial comparing hand expression with breast pumping for mothers of term newborns feeding poorly. *Arch*

Dis Child Fetal Neonatal Ed. 2012;97(1):F18–F23.

Flaherman VJ, Schaefer EW, Kuzniewicz MW, et al. Early weight loss nomograms for exclusively breastfed newborns. *Pediatrics.* 2015;135(1):e16–e23.

Flaherman V, Schaefer EW, Kuzniewicz MW, et al. Health care utilization in the first month after birth and its relationship to newborn weight loss and method of feeding. *Acad Pediatr.* 2017;pii:S1876-2859(17)30566-1.

Funkquist EL, Tuvemo T, Jonsson B, et al. Influence of test weighing before/after nursing on breastfeeding in preterm infants. *Adv Neonatal Care.* 2010;10(1):33–39.

Gatti L. Maternal perceptions of insufficient milk supply in breastfeeding. *J Nurs Scholarsh.* 2008;40(4):355–363.

Geddes DT, Aljazaf KM, Kent JC, et al. Blood flow characteristics of the human lactating breast. *J Hum Lact.* 2012;28(2):145–152.

Geddes DT, Langton DB, Gollow I, et al. Frenulotomy for breastfeeding infants with ankyloglossia: effect on milk removal and sucking mechanism as imaged by ultrasound. *Pediatrics.* 2008;122(1):e188–e194.

Genna CW, ed. *Supporting sucking skills in breastfeeding infants.* Sudbury, MA: Jones & Bartlett Publishers; 2008:22–25.

Ghaheri BA, Cole M, Fausel SC, Chuop M, Mace JC. Breastfeeding improvement following tongue-tie and lip-tie release: a prospective cohort study. *Laryngoscope.* 2017;127(5):1217–1223.

Glass RP, Wolf LS. Incoordination of sucking, swallowing, and breathing as an etiology for breastfeeding difficulty. *J Hum Lact.* 1994;10(3):185–189.

Grajeda R, Pérez-Escamilla R. Stress during labor and delivery is associated with delayed onset of lactation among urban Guatemalan women. *J Nutr.* 2002;132:3055–3060.

Grossman X, Chaudhuri JH, Feldman-Winter L, Merewood A. Neonatal weight loss at a U.S. Baby-Friendly Hospital. *J Acad Nutr Diet.* 2012;112(3):410–413.

Guelinckx I, Devlieger R, Bogaerts A, et al. The effect of prepregnancy BMI on intention, initiation and duration of breast-feeding. *Public Health Nutr.* 2012;15(5):840–848.

Gurtcheff SE, Turok DK, Stoddard G, Murphy PA, Gibson M, Jones KP. Lactogenesis after early postpartum use of the contraceptive implant: a randomized controlled trial. *Obstet Gynecol.* 2011;117:1114–1121.

Halderman LD, Nelson AL. Impact of early postpartum administration of progestin-only hormonal contraceptives compared with nonhormonal contraceptives on short-term breast-feeding patterns. *Am J Obstet Gynecol* 2002;186:1250–1256.

Hale TW, Baker T., Infant Risk Center. (2015). Presence of macroprolactinemia in mothers with insufficient milk syndrome. Available at: https://www.infantrisk.com/content/presence-macroprolactinemia-mothers-insufficient-milk-syndrome. Accessed February 26, 2018.

Hall WA, Shearer K, Mogan J, Berkowitz J. Weighing preterm infants before and after breastfeeding: does it increase maternal confidence and competence? *MCN Am J Matern Child Nurs.* 2002;27(6):318–326.

Hannon PR, Duggan AK, Serwint JR, Vogelhut JW, Witter F, DeAngelis C. The influence of medroxyprogesterone on the duration of breast-feeding in mothers in an urban community. *Arch Pediatr Adolesc Med.* 1997;151:490–496.

Hazelbaker AK. *The Assessment Tool for Lingual Frenulum Function (ATLFF): Use in a lactation consultant private practice.* Pasadena, CA: Pacific Oaks College; 1993.

Henley SJ, Anderson CM, Avery MD, et al. Anemia and insufficient milk in first-time mothers. *Birth.* 1995;22:87–92.

Hilson JA, Rasmussen KM, Kjolhede CL. Maternal obesity and breast-feeding success in a rural population of white women. *Am J Clin Nutr.* 1997;66:1371–1378.

Hilson JA, Rasmussen KM, Kjolhede CL. High prepregnant body mass index is associated with poor lactation outcomes among white, rural women independent of psychosocial and demographic correlates. *J Hum Lact.* 2004;20(1):18–29.

Hilson JA, Rasmussen KM, Kjolhede CL. Excessive weight gain during pregnancy is associated with earlier termination of breastfeeding among white women. *J Nutr.* 2006;136(1):140–146.

Holland D. An observation of the effect of sertraline on breast milk supply. *Aust N Z J Psychiatry.* 2000;34:1032.

Hong P, Lago D, Seargeant J, et al. Defining ankyloglossia: a case series of anterior and posterior tongue ties. *Int J Pediatr Otorhinolaryngol.* 2010;74(9):1003–1006.

Hoover KL, Barbalinardo LH, Platia MP. Delayed lactogenesis II secondary to gestational ovarian theca lutein cysts in two normal singleton pregnancies. *J Hum Lact.* 2002;18(3): 264–268.

Hopkinson JM, Schanler RJ, Fraley JK, Garza C. Milk production by mothers of premature infants: influence of cigarette smoking. *Pediatrics.* 1992;90(6):934–948.

Horta BL, Victora CG, Barros FC, et al. Environmental tobacco smoke and the breastfeeding duration. *Am J Epidemiol.* 1997;146:128–133.

Howard CR, Howard FM, Lanphear B, et al. Randomized clinical trial of pacifier use and bottle-feeding or cupfeeding and their effect on breastfeeding. *Pediatrics.* 2003;111:411–518.

Howard CR, Victora CG, Menezes AM, Barros FC. Physiologic stability of newborns during cup and bottle-feeding. *Pediatrics.* 1999;104:1204–1207.

Huggins KE, Petok ES, Mireles O. Markers of lactation insufficiency: a study of 34 mothers. In: Auerbach KG, ed. *Current issues in clinical lactation, 2000.* Sudbury, MA: Jones & Bartlett Publishers; 2000:25–36.

Hurst NM. Lactation after augmentation mammoplasty. *Obstet Gynecol.* 1996;87:30–34.

Hurst NM, Meier PP, Engstrom JL, Myatt A. Mothers performing in-home measurement of milk intake during breastfeeding of their preterm infants: maternal reactions and feeding outcomes. *J Hum Lact.* 2004;20(2):178–187.

Hynan MT, Mounts KO, Vanderbilt DL. Screening parents of high-risk infants for emotional distress: rationale and recommendations. *J Perinatol.* 2013;33:748–753.

Hynan MT. Steinberg Z, Baker L, et al. Recommendations for mental health professionals in the NICU. *J Perinatol.* 2015;35 (suppl 1):S14–S18.

Institute of Medicine (IOM). *Nutrition during lactation.* Washington, DC: National Academy Press; 1991.

Isayama T, Lewis-Mikhael AM, O'Reilly D, Beyene J, McDonald SD. Health services use by late preterm and term infants from infancy to adulthood: a meta-analysis. *Pediatrics.* 2017;140(1). pii:e20170266.

Jones WB. Weight gain and feeding in the neonate with cleft: a three-center study. *Cleft Palate J.* 1988;25:379–384.

Kair LR, Colaizy TT. When breast milk alone is not enough: barriers to breastfeeding continuation among overweight and obese mothers. *J Hum Lact.* 2016;32(2):250–257.

Kair LR, Flaherman VJ, Newby KA, Colaizy TT. The experience of breastfeeding the late preterm infant: a qualitative study. *Breastfeed Med.* 2015;10(2):102–106.

Kellams A, Harrel C, Omage S, Gregory C, Rosen-Carole C. ABM Clinical Protocol #3: Supplementary feedings in the healthy term breastfed neonate, revised 2017. *Breastfeed Med.* 2017;12:188–198.

Kent JC, Mitoulas L, Cox DB, et al. Breast volume and milk production during extended lactation in women. *Exp Physiol.* 1999;84(2):435–447.

Kent JC, Mitoulas LR, Cregan MD, et al. Volume and frequency of breastfeedings and fat content of breast milk throughout the day. *Pediatrics.* 2006;117(3):e387–e395.

Knox I, Amir L, Genna C, et al. Abstracts: the Academy of Breast-feeding Medicine 16th Annual International Meeting. *Breastfeed Med.* 2011;6(suppl 1):S1–S24.

Konetzny G, Bucher HU, Arlettaz R. Prevention of hypernatraemic dehydration in breastfed newborn infants by daily weighing. *Eur J Pediatr.* 2009;168(7):815–818.

Kotlow L. Diagnosis and treatment of ankyloglossia and tied maxillary fraenum in infants using Er:YAG and 1064 diode lasers. *Eur Arch Paediatr Dent.* 2011;12(2):106–112.

Kraut RY, Brown E, Korownyk C, et al. The impact of breast reduction surgery on breastfeeding: systematic review of observational studies. *PLoS One.* October 19, 2017;12(10):e0186591.

Kronborg H, Foverskoy E, Nilsson I, Maastrup R. Why do mothers use nipple shields and how does this influence duration of exclusive breastfeeding? [published online January 21, 2016] *Matern Child Nutr.* 2017;13(1). doi:10.1111/mcn.12251

Kugyelka JG, Rasmussen KM, Frongillo EA. Maternal obesity is negatively associated with breastfeeding success among Hispanic but not black women. *J Nutr.* 2004;134(7):1746–1753.

Lamp JM, Macke JK. Relationships among intrapartum maternal fluid intake, birth type, neonatal output, and neonatal weight loss during the first 48 hours after birth. *J Obstet Gynecol Neonatal Nurs.* 2010;39(2):169–177.

Lawrence RA, Lawrence R. *Breastfeeding: A Guide for the Medical Profession.* 7th ed. St. Louis, MO: CV Mosby; 2011.

Leal SC, Stuart SR, Carvalho Hde A. Breast irradiation and lactation: a review. *Expert Rev Anticancer Ther.* February 2013;13(2): 159–164.

Liu J, Smith MG, Dobre MA, et al. Maternal obesity and breast-feeding practices among white and black women. *Obesity (Silver Spring).* 2010;18(1):175–182.

Lukefahr JL. Underlying illness associated with failure to thrive in breastfed infants. *Clin Pediatr.* 1990;29(8):468–470.

Machida HM, Catto Smith AG, Gall DG, et al. Allergic colitis in infancy: clinical and pathologic aspects. *J Pediatr Gastroenterol Nutr.* 1994;19:22–26.

Marshall AM, Nommsen-Rivers LA, Hernandez LL, et al. Serotonin transport and metabolism in the mammary gland modulates secretory activation and involution. *J Clin Endocrinol Metab.* 2010;95:837–846.

McKechnie AC, Eglash A. Nipple shields: a review of the literature. *Breastfeed Med.* 2010;5(6):309–314.

Matias SL, Dewey KG, Queensberry CP, Gunderson EP. Maternal prepregnancy obesity and insulin treatment during pregnancy are independently associated with delayed lactogenesis in women with recent gestational diabetes mellitus. *Am J Clin Nutr.* 2014;99(1):115–121.

Meier PP, Brown LP, Hurst NM, et al. Nipple shields for preterm infants: effect on milk transfer and duration of breastfeeding. *J Hum Lact.* 2002;16:106–114.

Meier PP, Lysakowski TY, Engstrom JL, et al. The accuracy of test weighing for preterm infants. *J Pediatr Gastroenterol Nutr.* 1990;10(1):62–65.

Mennella JA. The human infant's suckling responses to the flavor of alcohol in mother's milk. *Alcohol Clin Exp Res.* 1997;21:581–585.

Mennella JA, Pepino MY. Breastfeeding and prolactin levels in lactating women with a family history of alcoholism. *Pediatrics.* 2010;125(5):e1162–e1170.

Merdad H, Mascarenhas AK. Ankyloglossia may cause breastfeeding, tongue mobility, and speech difficulties, with inconclusive results on treatment choices. *J Evid Based Dent Pract.* 2010;10(3):152–153.

Moon RY, Task Force on Sudden Infant Death Syndrome. SIDS and other sleep-related infant deaths: evidence base for 2016 updated recommendations for a safe infant sleeping environment. *Pediatrics.* 2016;138(5). pii:e20162940.

Mortel M, Mehta SD. Systematic review of the efficacy of herbal galactogogues. *J Hum Lact.* 2013;29(2):154–162.

Mulder PJ, Gardner SE. The healthy newborn hydration model: a new model for understanding newborn hydration immediately after birth. *Biol Res Nurs*. 2015;17(1):94–99.

Mulder PJ, Johnson TS, Baker LC. Excessive weight loss in breastfed infants during the postpartum hospitalization. *J Obstet Gynecol Neonatal Nurs*. 2010;39(1):15–26.

Murase M, Wagner EA, Chantry CJ, Dewey KG, Nommsen-Rivers LA. The relation between breast milk sodium to potassium ratio and maternal report of a milk supply concern. *J Pediatr*. 2017;181:294–297:e3.

National Institutes of Health (NIH) Toxicology Data Network (TOXNET). *LactMed*. NIH, U.S. National Library of Medicine. Available at: http://toxnet.nlm.nih.gov. Accessed February 26, 2018.

Neifert M, DeMarzo S, Seacat J, et al. The influence of breast surgery, breast appearance, and pregnancy-induced breast changes on lactation sufficiency as measured by infant weight gain. *Birth*. 1990;17(1):31–38.

Neifert MR, McDonough SL, Neville MC. Failure of lactogenesis associated with placental retention. *Am J Obstet Gynecol*. 1981; 140(4):477–478.

Neifert MR, Seacat JM, DeMarzo S, Young D. The association between infant weight gain and breast milk intake measured by office test weights [Abstract]. *Am J Dis Child*. 1990;144:420–421.

Neifert MR, Seacat JM, Jobe WE. Lactation failure due to insufficient glandular development of the breast. *Pediatrics*. 1985;76(5): 823–828.

Nelson JM, Li R, Perrine CG, Scanlon KS. Changes in mothers' intended duration of breastfeeding from the prenatal to neonatal periods [published online]. *Birth*. 2017. doi:10.1111/birt.12323

Neubauer SH, Ferris AM, Chase CG, et al. Delayed lactogenesis in women with insulin-dependent diabetes mellitus. *Am J Clin Nutr*. 1993;58:54–60.

Neville MC, Keller R. Accuracy of single- and two-feed test weighing in assessing 24 h breast milk production. *Early Hum Dev*. 1984;9(3):275–281.

Neville MC, Keller R, Seacat J, et al. Studies in human lactation: milk volumes in lactating women during the onset of lactation and full lactation. *Am J Clin Nutr*. 1988;48:1375–1386.

Noel-Weiss J, Woodend AK, Peterson WE, et al. An observational study of associations among maternal fluids during parturition, neonatal output, and breastfed newborn weight loss. *Int Breastfeed J*. 2011;6:9.

Nommsen-Rivers LA. Does insulin explain the relation between maternal obesity and poor lactation outcomes? An overview of the literature. *Adv. Nutr*. 2016;7(2):407–414.

Nommsen-Rivers LA, Chantry CJ, Peerson JM, et al. Delayed onset of lactogenesis among first-time mothers is related to maternal obesity and factors associated with ineffective breastfeeding. *Am J Clin Nutr*. 2010;92(3):574–584.

Nommsen-Rivers LA, Dolan LM, Huang B. Timing of stage II lactogenesis is predicted by antenatal metabolic health in a cohort of primiparas. *Breastfeed Med*. 2012;7(1):43–49.

Nommsen-Rivers L, Riddle S, Thompson A, et al. Milk production in mothers with and without signs of insulin resistance [Abstract]. *Breastfeed Med*. 2016;11(suppl 1):S3–S4.

O'Callahan C, Macary S, Clemente S. The effects of office-based frenotomy for anterior and posterior ankyloglossia on breastfeeding. *Int J Pediatr Otorhinolaryngol*. 2013;77(5):827–832.

Opara PI, Gabriel-Job N, Opara KO. Neonates presenting with severe complications of frenotomy: a case series. *J Med Case Rep*. 2012;6:77.

O'Shea JE, Foster JP, O'Donnell CP, et al. Frenotomy for tongue-tie in newborn infants. *Cochrane Database Syst Rev*. 2017;3:CD011065. doi:10.1002/14651858.CD011065.pub2

Paul IM, Schaefer EW, Miller JR, et al. Weight change nomograms for the first month after birth. *Pediatrics*. 2016;138(6).pii: e20162625.

Peaker M, Wilde CJ. Milk secretion: autocrine control. *News Physiol Sci*. 1987;2:124–126.

Pérez-Escamilla R, Chapman DJ. Validity and public health implications of maternal perception of the onset of lactation: an international analytical overview. *J Nutr*. 2001;131:3021S–3024S.

Pérez-Escamilla R, Pollitt E, Lönnerdal B, Dewey KG. Infant feeding policies in maternity wards and their effect on breast-feeding success: an analytical overview. *Am J Public Health*. 1994;84(1):89–97.

Pessl MM. Are we creating our own breastfeeding mythology? *J Hum Lact*. 1996;12:271–272.

Phillips SJ, Tepper NK, Kapp N, Nanda K, Temmerman M, Curtis KM. Progestogen-only contraceptive use among breastfeeding women: a systematic review. *Contraception*. 2016;94:226–252.

Powers NG. Slow weight gain and low milk supply in the breastfeeding dyad. *Clin Perinatol*. 1999;26(2):399–430.

Pransky SM, Lago D, Hong P. Breastfeeding difficulties and oral cavity anomalies: the influence of posterior ankyloglossia and upper-lip ties. *Int J Pediatr Otorhinolaryngol*. 2015;79(10): 1714–1717. doi:10.1016/j.ijporl.2015.07.033

Preer GL, Newby PK, Philipp BL. Weight loss in exclusively breastfed infants delivered by cesarean birth [published online July 31, 2015]. *J Hum Lact*. 2012;28(2):153–158.

Radtke-Demirci J, Happ MB, Bogen DL, Albrecht SA, Cohen SM. Weighing worth against uncertain work: the interplay of exhaustion, ambiguity, hope and disappointment in mothers breastfeeding late preterm infants. *Matern Child Nutr*. 2015;11(1):59–72.

Rasmussen KM. Association of maternal obesity before conception with poor lactation performance. *Annu Rev Nutr*. 2007;27:103–121.

Rasmussen KM, Dieterich CM, Zelek ST, Altabet JD, Kjolhede CL. Interventions to increase the duration of breastfeeding in obese mothers: the Bassett Improving Breastfeeding Study. *Breastfeed Med*. 2011;6(2):69–75.

Rasmussen KM, Kjolhede C. Prepregnant overweight and obesity diminish the prolactin response to suckling in the first week postpartum. *Pediatrics*. 2004;113(5):e465–e471.

Regnault N, Botton J, Blanc L, et al. Determinants of neonatal weight loss in term-infants: specific association with pre-pregnancy maternal body mass index and infant feeding mode. *Arch Dis Child Fetal Neonatal Ed*. 2011;96(3):F217–F222.

Riddle SW, Nommsen-Rivers LA. Low milk supply and the pediatrician. *Curr Opin Pediatr*. 2017;29(2):249–256. doi:10.1097/MOP.0000000000000468

Roggero P, Gianni ML, Orsi A, et al. Neonatal period: body composition changes in breast-fed full-term newborns. *Neonatology*. 2010;97(2):139–143.

Ruvalcaba RHA. Stress-induced cessation of lactation. *West J Ed*. 1987;146:228–230.

Sakalidis VS, Williams TM, Garbin CP, et al. Ultrasound imaging of infant sucking dynamics during the establishment of lactation. *J Hum Lact*. 2013;29(2):205–213.

Salvador S, Vandenplas Y. Gastroesophageal reflux and cow milk allergy: is there a link? *Pediatrics*. 2002;110:972–984.

Sampson, HA. Food allergy. *J Allergy Clin Immunol*. 2003;111 (2 suppl):S540–S547.

Sampson HA. Update on food allergy. *J Allergy Clin Immunol*. 2004;113:805–819.

Santa Maria C, Abj J, Truong MT, Thakur Y, Rea S, Messner A. The superior labial frenulum in newborns: what is normal? *Glob Pediatr Health*. 2017;12:4:2333794X17718896.

Schaefer EW, Flaherman VJ, Kuzniewicz MW, Li SX, Walsh EM, Paul IM. External validation of early weight loss nomograms for exclusively breastfed newborns. *Breastfeed Med*. December 2015;10(10):458–463.

Sealy CN. Rethinking the use of nipple shields. *J Hum Lact*.

1996;12(4):299–300.

Segura-Millan S, Dewey KG, Pérez-Escamilla R. Factors associated with perceived insufficient milk in a low-income urban population from Mexico. *J Nutr.* 1994;124:202–212.

Semple JL, Lugowski SJ, Baines CJ, et al. Breast milk contamination and silicone implants: preliminary results using silicon as a proxy measurement for silicone. *Plastic Reconstr Surg.* 1998;102(2):528–533.

Shapiro-Mendoza CK, Tomashek KM, Kotelchuck M, et al. Risk factors for neonatal morbidity and mortality among "healthy" late preterm newborns. *Semin Perinatol.* 2006;30(2):54–60.

Shapiro-Mendoza CK, Tomashek KM, Kotelchuck M, et al. Effect of late-preterm birth and maternal medical conditions on newborn morbidity risk. *Pediatrics.* 2008;121:e223–e232.

Simard I, O'Brien HT, Beaudoin A, et al. Factors influencing the initiation and duration of breastfeeding among low-income women followed by the Canada prenatal nutrition program in 4 regions of Quebec. *J Hum Lact.* 2005;21(3):327–337.

Sit D, Rothschild AJ, Wisner KL. A review of postpartum psychosis. *J Womens Health.* 2006;15(4):352–368.

Soskolne EI, Schumacher R, Fyock C, et al. The effect of early discharge and other factors on the readmission rates of newborns. *Arch Pediatr Adolesc Med.* 1996;150:373–379.

Sotero AM, Ferreira HDS, Assuncão ML, de Lira PIC. Pregestational excessive weight and duration of breast-feeding. *Public Health Nutr.* 2018;21(2):309–316.

Souto GC, Giugliani ERJ, Giugliani C, Schneider MA. The impact of breast reduction surgery on breastfeeding performance. *J Hum Lact.* 2003;19(1):43–49.

Strode MA, Dewey KG, Lönnerdal B. Effects of short-term caloric restriction on lactational performance of well-nourished women. *Acta Paediatr Scand.* 1986;75(2):222–229.

Stuebe AM, Horton BJ, Chetwynd E, Watkins S, Grewen K, Meltzer-Brody S. Prevalence and risk factors for early, undesired weaning attributed to lactation dysfunction. *J Womens Health (Larchmt).* 2014;23:404–412.

Stuebe AM, Meltzer-Brody S, Pearson B, Pedersen C, Grewen K. Maternal neuroendocrine serum levels in exclusively breastfeeding mothers. *Breastfeed Med.* 2015;10(4):197–202.

Stuff JE, Nichols BL. Nutrient intake and growth performance of older infants fed human milk. *J Pediatr.* 1989;115:959–968.

Teune MJ, Bakhuizen S, Gyamfi Bannerman C, et al. A systematic review of severe morbidity in infants born late preterm. *Am J Obste Gynecol.* 2011;205:374.e1–374.e9.

Thibaudeau S, Sinno H, Williams B. The effects of breast reduction on successful breastfeeding: a systematic review. *J Plast Reconstr Aesthet Surg.* 2010;63(10):1688–1693.

Trimeloni L, Spencer J. Diagnosis and management of breast milk oversupply. *J Am Board Fam Med.* 2016;29(1):139–142. doi:10.3122/jabfm.2016.01.150164

Trotman H, Lord C, Barton M, Antoine M. Hypernatraemic dehydration in Jamaican breastfed neonates: a 12-year review in a Baby-Friendly Hospital. *Ann Trop Paediatr.* 2004;24(4):295–300.

Wagner EA, Chantry CJ, Dewey KG, et al. Breastfeeding concerns at 3 and 7 days postpartum and feeding status at 2 months. *Pediatrics.* October 2013;132(4):e865–e875.

Wan EW-X, Davey K, Page-Sharp M, et al. Dose-effect study of domperidone as a galactagogue in preterm mothers with insufficient milk supply, and its transfer into milk. *Br J Clin Pharmacol.* 2008;66(2):283–289.

Watson J, Hodnett E, Armson BA, et al. A randomized controlled trial of the effect of intrapartum intravenous fluid management on breastfed newborn weight loss. *J Obstet Gynecol Neonatal Nurs.* 2012;41(1):24–32.

Webb AN, Hao W, Hong P. The effect of tongue-tie division on breastfeeding and speech articulation: a systematic review. *Int J Pediatr Otorhinolaryngol.* 2013;77(5):635–646.

Whitfield M, Kay R, Stevens S. Validity of routine clinical test weighing as a measure of intake of breast-fed infants. *Arch Dis Child.* 1981;56:919.

Wilhelm S, Rodehorst-Weber TK, Flanders Stepans MB, Hertzog M. The relationship between breastfeeding test weights and postpartum breastfeeding rates. *J Hum Lact.* 2010;26:168–174.

Wilson JD, Foster DW, eds. *Williams textbook of endocrinology.* Philadelphia, PA: W. B. Saunders; 1992:441–442.

Wilson-Clay B. Clinical use of silicone nipple shields. *J Hum Lact.* 1996;12:279–285.

Wolf LS, Glass RP. *Feeding and swallowing disorders in infancy: assessment and management.* San Antonio, TX: Therapy Skill Builders; 1992:48–52.

Woolridge MW, Fisher C. Colic, "overfeeding" and symptoms of lactose malabsorption in the breast-fed baby: a possible artifact of feed management? *Lancet.* 1988;2(8607):382–384.

Woolridge MW, Ingram JC, Baum JD. Do changes in pattern of breast usage alter the baby's nutrient intake? *Lancet.* 1990;336:395–397.

Woolridge MW, Butte N, Dewey KG, et al. Methods for the measurement of milk volume intake of the breast-fed infant. In: Jensen RG, Neville MC, eds. *Human lactation: milk components and methodologies.* New York, NY: Plenum; 1984:5–21.

World Health Organization (WHO). Child growth standards. Available at: https://www.who.int/childgrowth/standards/w_velocity/en/. Accessed March 1, 2019.

World Health Organization (WHO). Training course on child growth assessment. Available at: http://www.who.int/childgrowth/training/en/. Accessed March 1, 2019.

World Health Organization (WHO) Multicenter Growth Reference Study Group. WHO child growth standards based on length/height, weight and age. *Acta Paediatrica Suppl.* 2006;450:76–85.

Xu F, Binns C, Zhang H, Yang G, Zhao Y. Paternal smoking and breastfeeding in Xinjiang, PR China. *J Hum Lact.* 2010;26(3):242–247. doi:10.1177/0890334410369480

Zhang F, Xia H, Shen M, et al. Are prolactin levels linked to suction pressure? *Breastfeed Med.* 2016;11:461–468.

Zhu P, Hao J, Jiang X, et al. New insight into onset of lactation: mediating the negative effect of multiple perinatal biopsychosocial stress on breastfeeding duration. *Breastfeed Med.* 2013;8(2):151–158.

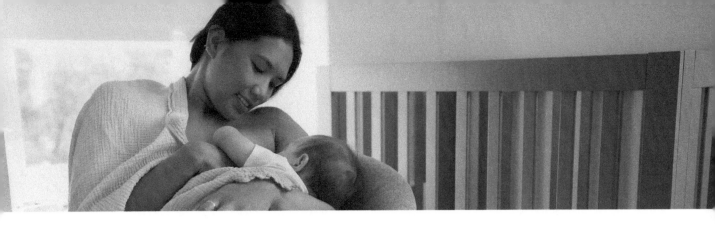

第十二章
黄疸与母乳喂养婴儿

黄疸是由血清胆红素水平升高(高胆红素血症)而引起的皮肤黄染,在出生后的最初几天内很常见。黄疸与母乳喂养会相互影响:纯母乳喂养的建立过程中,摄入不足会引起黄疸,而黄疸及其临床管理有时又会干扰母乳喂养的成功。因此,照护母乳喂养新生儿的临床人员应对黄疸病因和治疗有全面地了解。

▶ 一、黄疸的病因和流行病学概述

血清总胆红素(TSB)高于 5.0mg/dl 可引起临床性黄疸,新生儿表现为皮肤及巩膜发黄。血清胆红素主要源于红细胞裂解,血红蛋白分解为球蛋白和血红素,随后,血红素被血红素加氧酶降解生成胆绿素,再经胆绿素还原酶还原,最终生成胆红素。由于新生儿 TSB 通常在 48~72 小时升治5.0mg/dl 以上,大多数新生儿会有一定程度的肉眼可见黄疸。通常胆红素水平在 96~120 小时达到峰值,之后逐渐下降。准确的 TSB 水平和黄疸程度取决于胆红素生成和清除的平衡。一般来说,新生儿的血清胆红素水平会在产后持续数周高于成人胆红素水平。

新生儿高胆红素血症通常有较好的耐受性和自限性,但一直医学界关注的话题,因为黄疸最严重时可能引起核黄疸,导致严重的神经损伤。对于健康足月儿,当 TSB 超过 25mg/dl 时可能出现核黄疸。在发达国家核黄疸极为罕见,丹麦的一项研究报道的发病率为 0.6/10 万,美国一项研究中加州的估计发病率类似,为 0.5/10 万。值得注

意的是,核黄疸在发展中国家较为常见,尤其是亚洲,因此高胆红素血症的评估和管理可能因地理环境而异。

新生儿高胆红素血症大致可分为结合型和非结合型两种,可通过测定结合型血清胆红素(直接)和非结合型胆红素(间接)来区分。结合性高胆红素血症是由肝功能不全而非肝脏发育不成熟引起的,通常需要大量的临床评估,本章不再进一步讨论。未结合型高胆红素血症在新生儿期更为常见,可分为两大类病因:溶血性和非溶血性。溶血性高胆红素血症相对不常见,与母乳喂养关系不大,将在后续进一步讨论。由于溶血后的副产物极大增加了胆红素水平,从而增加了严重神经系统损伤的风险,所有医护人员应警惕这种可能性。相反,非溶血性高胆红素血症,不太可能引起神经损伤,是新生儿可见黄疸中最常见的原因。

(一)高胆红素血症的病理学

新生儿高胆红素血症主要发生在出生后最初几天,是多种因素综合作用的结果(将在后文进行详述):未结合胆红素的合成率增加、未结合胆红素在肝脏内代谢为结合胆红素的速度降低、结合胆红素从肠中排出率降低(图 12-1)。

(二)胆红素合成增加

胆红素是血红素降解过程中合成的副产物,健康新生儿的血红素降解速率高于大龄儿童或成人。胎儿在宫内处于相对低氧环境,因此刺激红细胞生成增加,大量的胎儿红细胞才能确保给组织输送充足的氧气。与成人或大龄儿童相比,胎

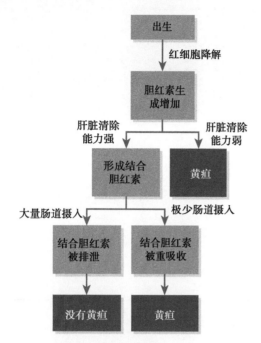

图 12-1　新生儿黄疸的病因

（转自：Valerie Flaherman and Laura Kair）

儿还具有较大的血容量和较高的血红蛋白浓度。出生时延迟脐带结扎会让新生儿的血细胞比容进一步增加，这一措施正在逐渐重回临床，以增加新生儿的铁储备，有助于新生儿应对生后过度阶段的心血管应激。出生时将血液从胎盘转移到新生儿身上，能满足新生儿血管容量扩张的需要（如肺、肠），同时保证足够的铁元素以满足将来的代谢需要，包括新的血红蛋白合成。因此，出生后几分钟内，新生儿红细胞数与体重的比例远远高于成人或大龄儿童。另外，子宫内形成的红细胞寿命（为 60~70 天）短于成人红细胞寿命（为 90~120 天）。因此，大量的血红素及血液循环中寿命较短的红细胞，可导致婴儿的每单位体重的胆红素合成高于成人。

此外，由于促红细胞生成素（erythropoietin，EPO）的作用，胎儿的红细胞生成活跃，骨髓和肝、脾组织都能生成红细胞。初生婴儿一旦进入宫外环境即启动呼吸的瞬间，血氧浓度急剧升高，导致EPO 合成下降，红细胞生成停止。肝脏、脾脏和骨髓中尚未成熟的红细胞被破坏，产生更多的胆红素。上述所有过程中形成的胆红素，是都是不溶于血浆的非结合胆红素，需要与血清白蛋白结合后才能转运。胎儿时期少量的不溶性胆红素，可以通过胎盘被动扩散进行清除；而对于新生儿，必须通过另一条完全不同的途径清除胆红素。

（三）胆红素代谢

源于血红素降解的非可溶性胆红素（也称非结合胆红素或间接胆红素），必须通过与肝细胞的结合才能排出体内。但新生儿的这一代谢能力远不如儿童或成人活跃，因此胆红素从血液循环中的清除速度较慢。胆红素一旦进入肝脏，则在尿苷二磷酸葡萄糖醛酸转移酶（uridine diphosphated glucuronyl transferase，UGT1A1）作用下，形成水溶性的胆红素葡萄糖醛酸酯（bilirubin glucuronide），才能从肝细胞转移至胆汁中，进而通过小肠，最终从粪便排出。胆红素葡萄糖醛酸酯也称结合胆红素或直接胆红素。与成人比较，新生儿的胆红素结合能力与摄取能力一样都不成熟。因此，新生儿胆红素生成速度高与肝细胞摄取和结合能力不足之间的不平衡，导致新生儿出现不同程度的血清、组织中的胆红素水平升高及不同程度的黄疸。

（四）胆红素通过肠道排泄

结合胆红素可以通过新生儿粪便排出体外。但肠道转运过程中，肠道黏膜上的 β- 葡萄糖醛酸酶可以将结合胆红素中的葡萄糖醛酸去除，使胆红素再次转变为水溶性结构，因而可以回到肠腔被重吸收进入血液循环。这一非结合胆红素的重吸收过程称为胆红素的肝肠循环，肠道转运时间越长，肠肝循环越多。母乳喂养的新生儿，肠肝循环可能导致产后最初数天的黄疸，因为在大量乳汁生成之前，排便次数较少；排便次数少，可延长肠道转运时间，导致胆红素不易排泄出去。

这些因素导致量血液循环中的胆红素水平较高，对肝脏的胆红素代谢和排泄的负担较大。一旦大量乳汁合成，新生儿排便次数增加，胆红素的重吸收减少，胆红素水平也会逐渐回归正常。

（五）高胆红素血症的预测因素

严重高胆红素血症的相关因素可分以下几类，当然针对某一婴儿个体，高胆红素血症的发生常有多种原因。

1. 胆红素生成增加（溶血）

（1）同族免疫性血型不合［直接抗体（Coombs）测试（DAT）阳性］。

（2）遗传性红细胞异常，如酶缺陷［葡萄糖 -6- 磷酸脱氢酶（glucose-6-phosphate dehydrogenase，G-6-PD）缺乏症］和红细胞膜缺陷（球形红细胞增多症、椭圆形红细胞增多症）。

（3）"产伤"（瘀斑，头部血肿，内出血，下睑出血）。

（4）遗传因素。

（5）早产（红细胞寿命较短）。

（6）红细胞增多症。

2. 胆红素清除减少

（1）胆红素结合的遗传变异/疾病-Gilbert综合征，Crigler-Najjar综合征和亚裔。

（2）摄入量不足（热量不足）。

（3）早产（肝脏代谢功能不成熟）。

（4）母乳喂养。

3. 多种高危因素

（1）早产。

（2）母亲糖尿病。

（3）尿道感染。

（4）甲状腺功能减退症。

（5）Gilbert综合征伴发G-6-PD缺乏症。

（6）种族。

▶ 二、黄疸婴儿的医学诊断

由于上述生理机制，新生儿出生后几天胆红素水平升高，并在几周后降至成人水平。母乳喂养的婴儿和早产儿的黄疸持续时间通常比配方奶喂养的足月儿更长。对于母乳喂养的新生儿，存在3种类型：①早发性黄疸，开始于最初的24小时内，不太可能与母乳喂养有关；②肠内摄入量不足性黄疸（也称饥饿性黄疸），出生后24~72小时出现并能通过补充喂养得到改善；③"母乳"性黄疸，通常始于大量母乳摄入后。下面将详细地描述这些模式；母乳喂养新生儿的黄疸可能是其中的一种，也可能几种类型并存。

（一）早发性黄疸

24小时内开始的黄疸是一个即时警告，不太可能与母乳喂养有关。当时龄小于24小时的新生儿出现黄疸时，应立即联系医护人员，改变婴儿喂养方式没有任何意义。

（二）饥饿性黄疸

饥饿性黄疸，又称低肠内摄入性黄疸、母乳喂养性黄疸或母乳不喂养性黄疸，可以在出生后最初几天出现，但不早于出生后24小时。诊断饥饿性黄疸时，需要排除其他原因导致的黄疸。饥饿性黄疸常见于因母亲和/或婴儿因素导致的肠内摄入量不足，该情况类似于成人热量摄入不足时的胆红素水平升高，部分是由于肠内摄入量低导致肠肝循环增加。所有正常成人如果24小时不摄入任何热量，都可以使血清胆红素水平翻倍。

对新生儿来说，肠内摄入量不足可能与其他因素协同作用导致明显的高胆红素血症。

住院期间的母乳喂养应当由资深的专业人员每日2次进行正式评估，特别关注哺乳姿势、含接和乳汁排出情况。除了检查婴儿、评估母乳喂养情况和尿量、粪便量以外，还可以用已发表的列线图跟踪出生时龄的体重丢失情况，以确定哪些新生儿更可能通过额外支持和密切随访而受益（详见第十一章"母乳喂养婴儿摄入量低的母婴因素"，图11-5）。在出院前未能纠正母乳喂养问题可能导致体重过度下降、脱水、高钠血症、严重高胆红素血症，甚至出现灾难性后果，如核黄疸（胆红素脑病），这是以手足徐动症性脑瘫和耳聋为特征的永久性神经系统疾病。以外，还有关于纯母乳喂养新生儿肠道摄入不足时，少量静脉血栓的报道。

对于伴有黄疸和母乳喂养摄入量欠佳的新生儿，解决方案绝对不是中断母乳喂养，而是纠正母乳喂养中的问题，保障液体和能量摄入量。某些情况下，可以在一段时间内补充吸出母乳、捐赠母乳或配方奶。一些研究显示，将很少量的配方奶多次、规律地补充喂养，能够保证肠内摄入量，并不会对母乳喂养产生不利影响。其核心要点是必须保障婴儿摄入量，并给予母亲帮助。无论黄疸的病因如何，只要母乳喂养有问题，就必须改善而非放弃母乳喂养。充足的摄入量可以避免严重的高胆红素血症发生，即使婴儿存在遗传性的胆红素结合缺陷。

在出生早期因饥饿性黄疸而出现过胆红素水平升高的婴儿，在进入下一节即将讨论的母乳性黄疸阶段时，也容易出现胆红素水平非常高的情况。因为如果早期胆红素水平基线过高，则在成熟乳阶段，由于母乳对胆红素的作用，血清胆红素会增加。相反，产后初期良好的母乳喂养，能保证早期胆红素处于较低水平，也能够防止后期的胆红素过高。

（三）母乳性黄疸

母乳性黄疸通常在出生5天以后，伴随过渡乳和成熟乳而出现，母乳性黄疸常见于纯母乳喂养且体重增长良好的婴儿。母乳性黄疸的胆红素水平很少达到高危水平，但如果达到高危程度，则需认真评估是否存在其他黄疸高危因素。母乳性黄疸常见于健康、体重增长良好的婴儿，可持续数周。但这些婴儿的大便一般是正常黄色，出生后 2~3 周时仍伴有黄疸的婴儿进行胆红素检测时,总胆红素中的结合胆红素的比例一般也正常(<2mg/dl,在总胆红素中的比例 <10%)。

母乳性黄疸是一种正常的生理现象,而非疾病。Maisels 等发现在产后 3 周时,34% 母乳喂养婴儿表现出临床黄疸症状,43% 的胆红素水平超过 5mg/dl。这篇研究中还发现,产后 4 周时,21% 表现临床黄疸症状,34% 胆红素高于 5mg/dl。这种情况下,胆红素水平升高的病因尚不清楚。由于胆红素是一种强有力的抗氧化剂,适度的胆红素升高可能是有益的。正如前文所述,有学者提出假说,认为是母乳中的 β- 葡萄糖醛酸酶水平增加可能增加了肠肝循环。

(四)其他原因的新生儿黄疸

除了前文中讨论的病因,许多其他原因也可能导致新生儿黄疸。吉尔伯特综合征(Gilbert's syndrome)是一种良性的遗传病,其特点是胆红素结合酶 UGT1A1 活性降低,因此可能导致新生儿黄疸持续不退。Monaghan 等在 1999 年发表的对苏格兰人群结合酶 UGT1A1 启动子的研究表明,如该启动子含有 TATA 框重复数量较高,则与母乳喂养和黄疸持续不退相关。同样亚洲人群的研究显示,UGT1A1 基因的一个 DNA 序列变异(Gly 71 Arg 突变),与新生儿高胆红素血症有关。UGT1A1 酶基因中两个不同类型的突变,是欧洲和日本人群的新生儿高胆红素血症的主要原因。因此,母乳喂养摄入量不足与胆红素结合能力的遗传缺陷,可共同导致胆红素水平很高,甚至引起持续的黄疸和高胆红素血症。

细菌感染也可能导致高胆红素血症。因此对有败血症症状的黄疸婴儿(包括喂养不良、嗜睡、肌张力低下、呼吸窘迫和发热等),有必要进行细菌学的诊断。高胆红素血症伴发细菌感染会增加胆红素毒性和发展为核黄疸的风险。同时应该认识到,即使没有感染,嗜睡、喂养不良和低张力也可能是胆红素脑病(核黄疸)的早期症状。由于细菌感染和高胆红素血症之间的相互作用,对于出现疾病的婴儿,应在高胆红素血症阈值较低时就及早开始治疗。

(五)胆红素脑病

胆红素脑病也称核黄疸,是由于非结合胆红素跨越血-脑屏障进入大脑而引起的一种脑损伤。对神经元的损伤只发生在脑干和小脑的某些区域,特别是基底节。胆红素脑病的初始表现以嗜睡、喂养不佳、呕吐和呼吸不规则为特征。胆红素脑病的早期阶段,可通过换血从血液循环和脑部快速清除胆红素,而逆转胆红素对神经系统的毒性。如果这种严重的高胆红素血症继续存在,则婴儿会表现出更严重的神经系统受损体征,如角弓反张(retrocollis)、四肢伸肌张力增高、尖叫、发热和抽搐。虽然有婴儿可能在这一阶段死亡,但现代重症监护技术可使大多数胆红素脑病婴儿存活下来,不过幸存者几乎都遗留严重的永久性神经损伤,包括舞蹈手足徐动样脑瘫、耳聋、上视麻痹。更严重时,婴儿无法坐、站、行、吞咽、说话或进行有目的性的肢体动作。尽管婴儿会有严重的运动障碍,但智力通常正常,可能是因为大脑皮质不受胆红素的影响。

Rh 血型不合导致的严重溶血,曾是新生儿严重高胆红素血症的常见原因,但随着溶血预防措施的实施,发达国家核黄疸的发生风险显著降低。但如前所述,仍然不时出现胆红素脑病的零星病例报道。不幸的是,对于某个新生儿来说,并不能确定胆红素水平到多高、持续时间多长,就可能会引发核黄疸。尽管有研究发现纯母乳喂养且没有其他风险因素的新生儿也有发生核黄疸,但到目前为止,溶血性疾病导致的高胆红素血症新生儿仍然是发生风险最高的群体。这种影响的机制尚不明确,影响血-脑屏障完整性的因素,如窒息、酸中毒、败血症或早产,可能进一步增加这种风险。

对于正在母乳喂养的黄疸婴儿的母亲,绝大多数食物和治疗药物是安全的,但也有一些例外。比如母亲正在接受某些药物治疗(包括萘啶酸、呋喃妥因、磺胺吡啶和磺胺噁唑),应在母乳喂养前进行评估,因为这些药物在母乳中的转移可能增加新生儿溶血的风险。同样,母亲摄入蚕豆对 G-6-PD 缺乏的母乳喂养新生儿也是危险的,因为蚕豆在母乳中排出,会引起溶血。家中或新生儿衣物上不应使用萘丸 / 片,因为这些药物的挥发物也可能导致 G-6-PD 缺乏症婴儿发生溶血。

▶ 三、黄疸评估

过去医护人员通常依赖目测确定新生儿黄疸的严重程度。随着胆红素水平升高,皮肤黄染呈现自头部向躯干、四肢蔓延的趋势,因此可以从黄疸在新生儿体表皮肤的分布情况推断血清胆红素的水平。但一些证据表明目测胆红素水平既不准确也不可靠,特别是肤色较深的婴儿。因此,所有新生儿出院前必须进行经皮或血清胆红素测定,并参考时龄-胆红素列线图标准进行评估,据此制订临床随访计划。临床医师会使用各种决策规则来确定经皮胆红素阈值,需要抽血确诊血清总胆红素水平,目前还没有一个被视为标准。如果使用经皮胆红素装置,则必须进行校准,并且仅作为筛查工具,发现胆红素过高需要治疗时,应使用血清胆红素确诊。

▶ 四、黄疸的管理

高胆红素血症的治疗在一定程度上取决于病因,但最终还要由胆红素的水平和新生儿的病情决定。目前已制定了列线图用于确定启动光疗和/或换血的时机(图 12-2)。对于胎龄较小或有溶血问题的新生儿,可以在较低的胆红素水平开始治疗。纯母乳喂养且有轻度高胆红素血症的婴儿,通常可以按常规治疗。如果胆红素水平上升到接近光疗阈值,而且母亲泌乳量较高,那么无须改变喂养方式。大多数新生儿的胆红素水平上升到接近治疗阈值,但最终不会超过治疗阈值。

如果胆红素水平接近治疗阈值,且母亲泌乳量较低,临时配方奶粉补充可能有助于降低血清胆红素水平。如果使用配方奶,在每次亲喂后添加少量配方奶与大剂量配方奶替代亲喂相比,更有利支持妈妈持续母乳喂养。一旦大量泌乳启动,或血清胆红素水平开始下降,通常可以安全的停用配方奶。如果有捐赠人乳,血清胆红素水平接近治疗值时可以考虑用捐赠人乳代替配方奶喂养。当然,尚无研究证明捐赠人乳用于此目的的效果,其功效可能与配方奶不同。

如果在母乳喂养理想状态下高胆红素血症持

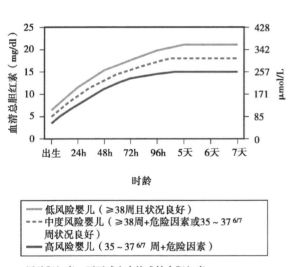

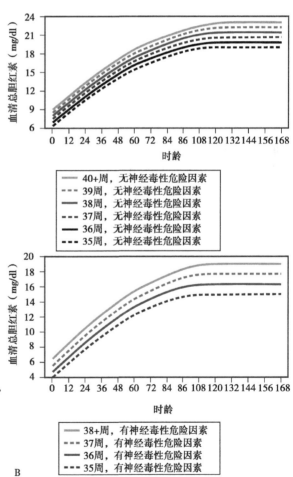

- 用总胆红素。不要减去直接或结合胆红素。
- 危险因素=同种免疫溶血性疾病,G-6-PD缺乏症,窒息,严重嗜睡,体温不稳定,败血症,酸中毒或白蛋白 < 3.0g/dl(如果检测过)。
- 对于状况良好的35~37⁺⁶周的婴儿,可以把实施干预措施的TSB水平调整为中度风险。对于接近35周龄的婴儿可以选择较低的TSB阈值进行干预,而对于接近37⁺⁶周龄的婴儿,可以适当选择较高TSB阈值。
- TSB在2~3mg/dl(35~50mmol/L)及以下水平时,可以选择在医院或家中常规光疗,但有危险因素的婴儿不能在家中光疗。

图 12-2 光疗指南

A. 2004 美国儿科学会光疗指南;B. 2017 北加州新生儿联合会光疗指南

[经允许转自:A.American Academy of Pediatrics(AAP).Clinical practice guideline on management of hyperbilirubinemia in the newborn infant 35 or more weeks of gestation.Pediatrics.2004;114:297-316,Copyright © 2004 by the AAP;B.The Northern CA Neonatal Consortium Hyperbilirubinemia Treatment Guideline;2017]

续存在,应当进行光疗。光疗原理是蓝色光谱中425~490nm 波长的光可以被胆红素吸收,导致胆红素分子结构从脂溶性的未结合胆红素变成水溶性,无须在肝脏中结合而代谢。这种光疗下的胆红素光分异构体可通过粪便和尿液中排出,而不需与葡萄糖醛酸结合。黄疸光疗应仅用于符合光疗干预标准的婴儿。

当高胆红素血症进行光疗时,必须避免对母乳喂养造成不必要的干扰。如果使用传统光疗,婴儿通常不穿衣服或包裹直接放在摇篮或保温箱中,暴露在光强 30μW/cm² 以上的蓝绿色光谱的直接照射下。光疗只对直接暴露在治疗光强下的皮肤有效,因此婴儿离开光源的中断光疗时间需要根据临床需要而变化。一般情况下,光疗患儿可以离开光源进行哺乳,但在母乳喂养后应立即返回继续光疗。这会干扰母婴皮肤接触的机会;然而,为了使光疗最有效,婴儿必须尽可能多进行光照。双面或三面光疗,就是婴儿下面垫着光纤毯,上方光疗灯的方法,在降低胆红素水平方面比传统光疗法更有效,但单独使用光纤毯效果不如传统光疗灯。婴儿离开光疗灯哺乳时,可继续在身体下方放着光纤毯,也会有一定益处。在某些情况下,可以在母婴皮肤接触的情况下进行光疗,将婴儿放在母亲胸前的光纤毯上,并在其上方放置一盏光疗灯,母婴都佩戴保护性的光疗眼罩。这种方法有利于母乳喂养,当然前提是母亲足够清醒,能够抱住婴儿。如果这种方法不可行,可以让母婴处于一个房间,在房间中安全地进行光疗。

从治疗角度看,将婴儿转移到婴儿进行光疗没有必要,因为可能妨碍母乳喂养的建立。如果必须要让母婴分开进行光疗,应鼓励母亲经常探望婴儿,并在每次喂养婴儿时指导母亲手挤或吸乳以维持泌乳。单独使用光纤毯在家光疗,虽然不如光疗灯有效,但对于一些没有神经毒性危险因素(如同族免疫性溶血和 G-6-PD 缺乏症)的婴儿来说是一种不错选择。

虽然并不常见,但出现严重的高胆红素水平或迅速上升时可能需要换血,在这种情况下,可能需要暂时中断喂养,母亲需要吸乳支持以维持泌乳。

美国儿科学会出版的《35 周以上新生儿高胆红素血症临床诊疗指南 》(*Clinical Practice Guideline on Management of Hyperbilirubinemia in the Newborn Infant 35 or More Weeks of Gestation*)

和同时发表的技术报道详细讨论了新生儿高胆红素血症的诊疗方法。由于最近的数据显示光疗本身存在风险,因此很快将对该指南进行更新。2017 年,北加州新生儿联合会发布了自己的光疗建议,其他机构也有各自的诊疗策略。

▶ 五、致谢

作者感谢 Marguerite Herschel 博士和 Lawrence Gartner 博士,他们为本书前几版中本章内容所做的贡献。

▶ 六、小结

新生儿黄疸的诊断、评估和治疗均应考虑到母乳喂养问题。尽管黄疸和母乳喂养存在相关性,但应注意,不要向妈妈和家属传达错误信息,不要让他们认为母乳喂养对婴儿有潜在危险或有害。妈妈们通常在婴儿出现新生儿黄疸时感到内疚,以为是她们自己造成了婴儿的黄疸,此时医护人员的说明能够缓解这种心情。

黄疸的发生时机对分析病因很有价值。出生后 24 小时内的黄疸,通常与溶血或没有喂养有关。纯母乳喂养时的摄入不足可能导致黄疸,应密切支持母婴克服这段时间的困难。一旦成熟乳建立可能会出现母乳性黄疸,但一般是良性表现。

正如本章所强调的,必须仔细评估高胆红素血症的病因,而母乳性黄疸应作为是排除性的诊断。无论病因如何,母乳喂养都必须得到保障和支持。在建议用配方奶为纯母乳喂养婴儿做补充喂养时,应仔细规划,以支持正在进行的母乳喂养。

▶ 七、关键知识点

1. 黄疸主要表现为巩膜和皮肤变黄,是由胆红素沉积在上述组织引起的。胆红素是红细胞(特别是血红蛋白)分解的产物。

2. 新生儿黄疸时的胆红素水平,取决于胆红素的生成与清除之间的平衡。

3. 大多数新生儿在出生后 1 周内会出现黄疸。与成人正常胆红素水平比较,几乎所有新生儿都会出现一定程度的血清胆红素浓度升高。

4. 最初 24 小时内的黄疸几乎不可能与母乳喂养相关,需要立即进行医疗评估。

5. 母乳喂养不足可能导致出生后最初几天内的黄疸,但不会出现在出生后第 1 天内。这种情况也称饥饿性黄疸或摄入不足性黄疸,可以通过增加肠内摄入量（母乳或配方奶）得到改善。

6. 一旦肠内摄入母乳量足够，母乳喂养婴儿的黄疸可能会持续数周。大约 2/3 的母乳喂养婴儿出现血清胆红素浓度升高。

7. 虽然黄疸和母乳喂养之间存在关联，但在明确母乳是引起黄疸的唯一原因之前，必须排除其他原因。

8. 红细胞分解（溶血）增加胆红素的生成，因而可能引起胆红素水平显著升高。

9. 严重高胆红素血症可能导致永久性脑损伤，称为胆红素脑病（核黄疸）。

10. 为预防严重的高胆红素血症和核黄疸的恶性结局，所有新生儿在出院前都应该进行胆红素水平筛查，并根据危险因素安排随访计划。

（张美华 译　高雪莲 校）

参考文献

Akaba K, Kimura T, Sasaki A, et al. Neonatal hyperbilirubinemia and mutation of the bilirubin uridine diphosphate-glucuronosyltransferase gene: a common missense mutation among Japanese, Koreans and Chinese. *Biochem Mol Biol Int*. 1998;46:21–26.

American Academy of Pediatrics (AAP), Committee on Drugs. The transfer of drugs and other chemicals into human milk. *Pediatrics*. 2001;108:776–789.

American Academy of Pediatrics (AAP). Clinical practice guideline on management of hyperbilirubinemia in the newborn infant 35 or more weeks of gestation. *Pediatrics*. 2004;114:297–316.

Bhutani VK, Gourley GR, Adler S, et al. Noninvasive measurement of total serum bilirubin in a multiracial predischarge newborn population to assess the risk of severe hyperbilirubinemia. *Pediatrics*. 2000;106:e17.

Bhutani VK, Johnson LH, Keren R. Treating acute bilirubin encephalopathy before it's too late. *Contemp Pediatr*. 2005;22(5): 57–74.

Bhutani VK, Johnson LH, Sivieri EM. Predictive ability of a predischarge hour-specific serum bilirubin for subsequent significant hyperbilirubinemia in healthy term and near-term newborns. *Pediatrics*. 1999;103:6–14.

Bhutani VK, Stark AR, Lazzeroni LC, et al. Predischarge screening for severe neonatal hyperbilirubinemia identifies infants who need phototherapy. *J Pediatr*. 2013;162:477–482.

Brooks, JC, Fisher-Owens SA, Wu YW, Strauss DJ, Newman TB. Evidence suggests there was not a "resurgence" of kernicterus in the 1990s. *Pediatrics*. 2011;127(4):672–679.

Buiter HD, Dijkstra SS, Oude Elferink RF, et al. Neonatal jaundice and stool production in breast- or formula-fed term infants. *Eur J Pediatr*. 2008;167:501–507.

Colombatti R, Sainati L, Trevisanuto D. Anemia and transfusion in the neonate. *Semin Fetal Neonatal Med*. 2016;21:2–9.

Dennery PA, Seidman DS, Stevenson DK. Neonatal hyperbilirubinemia. *N Engl J Med*. 2001;344:581–590.

Ebbesen, F, Bjerre JV, Vandborg PK, Relation between serum bilirubin levels ≥450 μmol/L and bilirubin encephalopathy; a Danish population-based study. *Acta Paediatr*. 2012;101(4): 384–389.

Elander G, Lindberg T. Hospital routines in infants with hyperbilirubinemia influence the duration of breast feeding. *Acta Paediatr Scand*. 1986;75(5):708–712.

Flaherman VJ, Aby J, Burgos AE, Lee KA, Cabana MD, Newman TB. Effect of early limited formula on duration and exclusivity of breastfeeding in at-risk infants: an RCT. *Pediatrics*. 2013;131:1059–1065.

Flaherman VJ, Maisels J, and the Academy of Breastfeeding Medicine. ABM Clinical Protocol #22: Guidelines for management of jaundice in the breastfeeding infant 35 weeks or more of gestation—revised 2017. *Breastfeed Med*. 2017;12(5). doi:10.1089/bfm.2017.29042.vjf

Flaherman VJ, Schaefer EW, Kuzniewicz MW, et al. Early weight loss nomograms for exclusively breastfed newborns. *Pediatrics*. 2015;135(1):e16–e23.

Gamaleldin R, Iskander I, Seoud I, et al. Risk factors for neurotoxicity in newborns with severe neonatal hyperbilirubinemia. *Pediatrics*. 2011;128(4):e925–e931. doi:10.1542/peds.2011-0206

Garcia FJ, Nager AL. Jaundice as an early diagnostic sign of urinary tract infection in infancy. *Pediatrics*. 2002;109:846–851.

Gartner LM. Breastfeeding and jaundice. *J Perinatol*. 2001;21:S25–S29.

Gartner LM, Herschel M. Jaundice and breastfeeding. *Pediatr Clin North Am*. 2001;48:389–399.

Gebara BM, Everett KO. Dural sinus thrombosis complicating hypernatremic dehydration in a breastfed neonate. *Clin Pediatr*. 2001;40:45–48.

Gourley GR, Li Z, Kreamer BL, Kosorok MR. A controlled, randomized, double-blind trial of prophylaxis against jaundice among breastfed newborns. *Pediatrics*. 2005;116:385–391.

Hannon PR, Willis SK, Scrimshaw SC. Persistence of maternal concerns surrounding neonatal jaundice. *Arch Pediatr Adolesc Med*. 2001;155:1357–1363.

Harris MC, Bernbaum JC, Polin JR, et al. Developmental follow-up of breastfed term and near-term infants with marked hyperbilirubinemia. *Pediatrics*. 2001;107:1075–1080.

Hbibi M, Abourazzak S, Babakhouya A, et al. Severe hypernatremic dehydration associated with cerebral venous and aortic thrombosis in the neonatal period. *BMJ Case Rep*. 2012:bcr0720114426.

Hoffman K, Landman G, Clyman R, et al. UCSF (NC) (Northern CA Neonatology Consortium) consensus guidelines for screening & management of hyperbilirubinemia in neonates. (2018) Available at: http://www.phototherapyguidelines.com/. Accessed March 1, 2019.

Hutton EK, Hassan ES. Late vs. early clamping of the umbilical cord in full-term neonates: systematic review and meta-analysis of controlled trials. *JAMA*. 2007;297:1241–1252.

Ip S, Chung M, Kulig J, et al. An evidence-based review of important issues concerning neonatal hyperbilirubinemia. *Pediatrics*. 2004;114:e130–e153.

Johnson LH, Bhutani VK, Brown AK. System-based approach to management of neonatal jaundice and prevention of kernicterus. *J Pediatr*. 2002;40:396–403.

Kaplan M. Genetic interactions in the pathogenesis of neonatal hyperbilirubinemia: Gilbert's syndrome and glucose-6-phosphate dehydrogenase deficiency. *J Perinatol*. 2001;21:S30–S34.

Kaplan M, Algur N, Hammerman C. Onset of jaundice in glucose-6-phosphate dehydrogenase-deficient neonates. *Pediatrics*. 2001;108:956–959.

Kaplan M, Hammerman C. Glucose-6-phosphate dehydrogenase deficiency: a hidden risk for kernicterus. *Semin Perinatol*. 2004;28:356–364.

Kaplan M, Hammerman C, Feldman R, Brisk R. Predischarge bilirubin screening in glucose-6-phosphate dehydrogenase-deficient neonates. *Pediatrics*. 2000;105:533–537.

Kaplan M, Hammerman C, Maisels MJ. Bilirubin genetics for the nongeneticist: hereditary defects of neonatal bilirubin conjugation. *Pediatrics*. 2003;111:886–891.

Kaplan M, Herschel M, Hammerman C, et al. Hyperbilirubinemia among African American, glucose-6-phosphate dehydrogenase

-deficient neonates. *Pediatrics.* 2004;114:e213–e219.

Kaplan M, Herschel M, Hammerman C, et al. Neonatal hyperbilirubinemia in African American males: the importance of glucose-6-phosphate dehydrogenase deficiency. *J Pediatr.* 2006;149:83–88.

Kaplan M, Hoyer JD, Herschel M, et al. Glucose-6-phosphate dehydrogenase activity in term and near-term male African American neonates. *Clinica Chimica Acta.* 2005;355:113–117.

Kemper K, Forsyth B, McCarthy P. Jaundice, terminating breast-feeding, and the vulnerable child. *Pediatrics.* 1989;84(5): 773–778.

Kc A, Rana N, Målgvist M, Jarawka Ranneberg L, Subedi K, Andersson O. Effects of delayed umbilical cord clamping vs. early clamping on anemia in infants at 8 and 12 months: a randomized clinical trial. *JAMA Pediatr.* 2017;171: 264–270.

Keren R, Luan X, Friedman S, et al. A comparison of alternative risk-assessment strategies for predicting significant neonatal hyperbilirubinemia in term and nearterm infants. *Pediatrics* 2008;121:e170–e179.

Kuzniewicz MW, Wickremasinghe AC, Wu YW, et al. Incidence, etiology, and outcomes of hazardous hyperbilirubinemia in newborns. *Pediatrics* 2014;134:504–509.

Maisels MJ, Bhutani VK, Bogen D, et al. Hyperbilirubinemia in the newborn infant greater than 35 weeks gestation: an update with clarifications. *Pediatrics.* 2009;124:1193–1198.

Maisels MJ, Clune S, Coleman K, et al. The natural history of jaundice in predominantly breastfed infants. *Pediatrics.* 2014:134(2):e340–e345.

Maisels MJ, Newman TB, Watchko J, et al. Phototherapy and other treatments. In: Stevenson DK, Maisels MJ, Watchko JF, eds. *Care of the jaundiced neonate.* New York, NY: McGraw Hill; 2012:195–227.

Martinez JC, Maisels MJ, Otheguy L, et al. Hyperbilirubinemia in the breast-fed newborn: a controlled trial of four interventions. *Pediatrics.* 1993;91:470–473.

Maruo Y, Nishizawa K, Sato H, et al. Association of neonatal hyperbilirubinemia with bilirubin UDP-glucuronosyltransferase polymorphism. *Pediatrics.* 1999;103:1224–1227.

Monaghan G, McLellan A, McGeehan A, et al. Gilbert's syndrome is a contributory factor in prolonged unconjugated hyperbilirubinemia of the newborn. *J Pediatr.* 1999;134:441–446.

Newman TB, Wickremasinghe AC, Walsh EM, Grimes BA, McCulloch CE, Kuzniewicz MW. Retrospective cohort study of phototherapy and childhood cancer in Northern California. *Pediatrics.* 2016;137. pii:e20151354.

Nuntnarumit P, Naka C. Comparison of the effectiveness between the adapted-double phototherapy versus conventional-single phototherapy. *J Med Assoc Thai.* 2002;85(suppl 4):S1159–S1166.

Preer GL, Philipp BL. Understanding and managing breast milk jaundice (published online August 5, 2010). *Arch Dis Child Fetal Neonatal Ed.* 2011;96(6):F461–F466. doi:10.1136 /adc.2010.184416

Sarici SU, Alpay F, Unay B, Ozcan O, Gökçay E. Comparison of the efficacy of conventional special blue light phototherapy and fiberoptic phototherapy in the management of neonatal hyperbilirubinaemia. *Acta Paediatr.* 1999;88(11):1249–1253.

Sarici SU, Alpay F, Unay B, Ozcan O, Gökçay E. Double versus single phototherapy in term newborns with significant hyperbilirubinemia. *J Trop Pediatr.* 2000;46:36–39.

Sato H, Uchida T, Toyota K, et al. Association of breast-fed neonatal hyperbilirubinemia with UGT1A1 polymorphisms: 211G>A (G71R) mutation becomes a risk factor under inadequate feeding. *J Hum Genet.* 2013;58:7–10.

Shapiro SM, Bhutani VK, Johnson L. Hyperbilirubinemia and kernicterus. *Clin Perinatol.* 2006;33:387–410.

Shurin SB. The blood and hematopoietic system. In: Fanaroff AA, Martin RJ, eds. *Neonatal–perinatal medicine: diseases of the fetus and infant.* St. Louis, MO: Mosby–Year Book; 1992:941–989.

Slusher TM, Zipursky A, Bhutani VK. A global need for affordable jaundice technologies. *Semin Perinatol.* 2011;35(3):185–191.

Szucs KA, Rosenman MB. Family-centered, evidence-based phototherapy delivery. *Pediatrics.* 2013;131:e1982–e1985.

Taylor JA, Burgos AE, Flaherman V, et al. Utility of decision rules for transcutaneous bilirubin measurements. *Pediatrics.* 2016;137. pii:e20153032.

Vítek L, Carey MC. New pathophysiological concepts underlying pathogenesis of pigment gallstones. *Clin Res Hepatol Gastroenterol.* 2012;36(2):122–129.

Volpe JJ. *Neurology of the newborn.* 4th ed. Philadelphia, PA: WB Saunders; 2001:521–546.

Waite WM, Taylor JA. Phototherapy for the treatment of neonatal jaundice and breastfeeding duration and exclusivity. *Breastfeed Med.* 2016;11:180–185. doi:10.1089/bfm.2015.0170

Whitling JF, Narciso JP, Chapman V, et al. Deconjugation of bilirubin-IX alpha glucuronides: a physiologic role of hepatic microsomal beta-glucuronidase. *J Biol Chem.* November 5, 1993;268(31):23197–23201.

Whitmer DI, Gollan JL. Mechanism and significance of fasting and dietary hyperbilirubinemia. *Semin Liver Dis.* 1983;3:42–51.

Wickremasinghe AC, Kuzniewicz MW, Grimes BA, McCulloch CE, Newman TB. Neonatal phototherapy and infantile cancer. *Pediatrics.* 2016;137. pii:e20151353.

Wu YW, Kuzniewicz MW, Wickremasinghe AC, et al. Risk for cerebral palsy in infants with total serum bilirubin levels at or above the exchange transfusion threshold: a population-based study. *JAMA Pediatr.* 2015;169(3):239–246.

Yang H, Wang Q, Zheng L, et al. Multiple genetic modifiers of bilirubin metabolism involvement in significant neonatal hyperbilirubinemia in patients of Chinese descent. *PLoS One.* 2015;10:e0132034.

Young BWY, Chan ML, Ho HT, et al. Predicting pathologic jaundice: the Chinese perspective. *J Perinatol.* 2001;21:S73–S75.

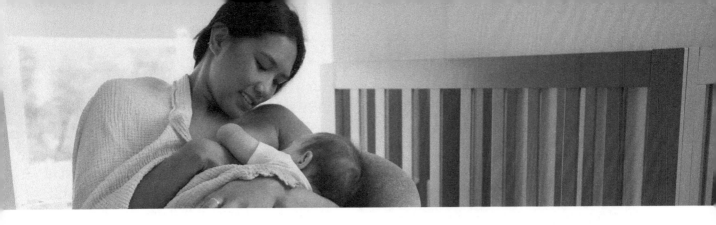

第十三章
吸乳器与其他辅助技术

几百年来,有各种相关设备帮助母亲克服各种母乳喂养问题。早在 16 世纪中叶的医学典籍中,就有其他人或其他设备代替婴儿帮助吸出乳汁的记载。乳汁排出设备从 19 世纪中叶的"吸乳玻璃管"(图 13-1)已经发展到当代大型电动双侧吸乳器。

女性使用吸乳器的理由各有以下不同:

1. 和宝宝分开时维持乳汁分泌。

2. 离家返回工作岗位。

3. 增加泌乳量。

4. 婴儿存在含接困难。

5. 婴儿不愿含接或母亲选择吸乳瓶喂。

6. 晚期早产儿或早产儿、口腔异常或患病而无法直接亲喂。

7. 返回工作岗位前建立冰箱的母乳库存。

8. 让其他家人可以喂婴儿。

9. 缓解乳胀。

10. 乳头疼痛难以亲喂。

11. 用母乳调麦片或与其他食物混合。

12. 吸乳以备紧急需要。

13. 避免使用配方奶。

14. 为他人的婴儿提供母乳或向母乳库捐赠母乳。

15. 为了通过非常规途径向他人提供分享母乳。

16. 吸乳销售。

即使计划纯母乳喂养的母亲,也可能计划使用吸乳器。在一项 100 位有母乳喂养意向的母亲的研究中,98% 打算在母乳喂养过程中的某些时间使用吸乳器。在一项包括 903 位母亲的研究中,几乎所有人(98%)曾经在某些时间用过吸乳器,其中最常见的理由是母乳不足或希望增加泌乳量。有研究报告,随着吸乳次数的增加及持续吸乳的时间越久,母乳喂养持续时间降低,这减少了婴儿获得的母乳量。虽然一些研究发现,吸乳与母乳喂养成功率和持续时间正相关,而另一些研究则恰恰相反。某些研究由于缺乏亲喂和母乳使用的清晰定义,也增加了这种相互矛盾的现象。某些情况下,妈妈选择吸乳是由于无法含接或亲喂,而这种情况下母乳喂养持续时间的缩短可能是由于产后早期无法成功实现母乳喂养造成的,而不一定是由于使用了吸乳器。这对于临床医护人员是一种警示,让大家认识到对于在建立母乳喂养的过程中遭遇困难的母婴,需要向她们提供额外的支持并密切评估。Keim 等报道了对 478 例母亲的研究中,有 6.9% 选择吸乳瓶喂。这些纯吸乳的母亲,其母乳喂养持续时间比亲喂的对照组短,纯吸乳哺喂的中位持续时间仅为 56 天,而且更早开始引入配方奶。其中半数的纯吸乳母亲是早产妈妈。虽然纯吸乳瓶喂是维持泌乳、提供母乳的可行方法,但难以保障纯吸乳的母亲,能够持续泌乳达到主流医学机构推荐的母乳喂养持续时间。

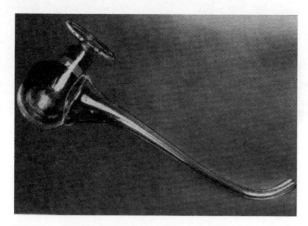

图 13-1　美国的吸乳玻璃管 CIRCA 1870

Buckley 进行了一项定性研究,内容针对吸乳技术对泌乳顾问实践的影响及妈妈使用吸乳器的原因,结果发现:

1. 许多妈妈认为需要吸乳器才能成功母乳喂养。吸乳器的资料和图片越来越多,已经被认为是一种可行的措施和正常母乳喂养的一部分。妈妈们可以在婴儿的各种服装用品上和婴儿登记资料上看到吸乳器的形象;在迎婴派对上收到亲友送的吸乳器;在博客、评论网站上看到有关吸乳器的文字;在线视频中能看到吸乳器的展示;产前孕校课可以听到吸乳器的介绍;在医院小卖部、诊室或在婴童店、商品目录、大型玩具店等处,也能看到吸乳器。吸乳器的广告暗示的信息是:哺乳和吸乳是等同的,无论哺乳还是吸乳,目的都是为了获得乳汁,两者对妈妈来说做起来完全没有区别。这模糊了亲喂过程与提供乳汁这种产品的内涵。过度强调乳汁产品而忽视亲喂过程,可能妨碍母亲对亲喂与吸乳这两件事的作用的正确理解,而以为两者是等价的,最终可能影响婴儿的母乳喂养持续时间。

2. 在产科病房人力不足、泌乳顾问的时间不能满足国际泌乳顾问认证委员会(IBCLCs)推荐的客户/员工比值要求时,吸乳器常被认为是一种便捷的选择。

3. 随着分娩干预措施的增加,吸乳器的使用量也在增加。许多干预措施的应用,以及很多新手妈妈及婴儿的顺应性提高,使产后住院期间和出院后的吸乳器使用增加。

4. 吸乳器的使用可能符合妈妈们掌控喂养的意愿。有时,母亲会尝试用吸乳器自行解决问题,而非寻求泌乳顾问的评估,可能因为无法找到泌乳顾问或难以负担相应费用。许多母亲现在习

惯于到网络或社交媒体寻求建议和指导,而这个电子世界中也充满了关于吸乳器的讨论。

吸乳器使用的增加使学者们开始担心相关研究的数据质量,在调查研究中,如果妈妈是吸乳瓶喂,也可能被划分在纯母乳喂养组中,但实际上不是直接哺乳。Geraghty 和 Rasmussen 等都建议在数据采集的问题中,应包括是否吸乳及吸出乳汁如何哺喂的相关问题,并研究分析吸乳哺喂是否会对母婴健康产生影响。

数篇研究提出吸乳哺喂与亲喂相比,对婴儿健康结局的影响是不同的。这可能是因为瓶喂方式的影响,也可能源于吸出乳汁本身的变化。

1. 吸出的母乳可能需要储存几分钟或数个月,喂养前可能会历经超过 5 次以上的温度改变。

2. 母乳长时间冰冻会降低脂肪和热量。

3. 吸出的母乳可能接触 2~6 个储存容器,增加污染风险。有研究报道,与亲喂婴儿比较,吸乳瓶喂的婴儿咳嗽和喘息的发生率更高。

4. 长期吸乳瓶喂与中耳炎发生率有相关性。

很多母亲会依靠吸出的乳量来确定婴儿每顿需要吃多少。如果一次吸乳量少于婴儿瓶喂的量,很多母亲会添加配方奶或增加瓶喂次数。妈妈们会根据瓶喂和吸乳量信息来评判自己的奶量,是否能够满足婴儿的需要。这种解读让人担心,因为吸乳量并不等同于亲喂时宝宝的摄入量。基于这种判断可能导致母亲自认为母乳不足,并可能导致其添加配方奶或彻底放弃母乳喂养。

▶ 一、哺乳妈妈们的关注点

绝大多数妈妈对吸乳器的要求是高效、舒适、价格合理,而且希望吸乳器容易买到、使用方便、易于清洁。在选择和使用吸乳器的时候,她们提及最多的两个重点是吸乳量和吸乳时间。通常对于在工作短暂间隙等情况下吸乳的妈妈来说,由于吸乳时间受限,吸乳器的吸乳效率是至关重要的,特别是在持续、长期使用时。乳腺的喷乳反射,是由催产素释放及吸乳器负压配合引发的,但吸乳器引发喷乳反射的时间为(73.3+22.0)秒,比宝宝亲喂的(53.6+30.2)秒耗时更长。Kent 等研究发现,电动吸乳器引发喷乳反射需要耗时 120~149 秒,不同刺激模式下有些差异。目前没有研究对不同品牌类型吸乳器的喷乳反射引发时间进行比较,所以尚不清楚哪些吸乳器所需时间更久。但一直以来,我们都知道如果妈妈处于焦

虑或压力状态,喷乳反射会被延迟。应激状态下机体释放的阿片和 β- 内啡肽,能够抑制各种刺激引发的催乳素分泌。Ake 等提出为早产母亲播放圆润的长笛音乐能够显著降低压力水平,同时提高吸乳量。由于许多母乳喂养的母亲由于需要吸乳而承受更大的压力,因此录制的治疗音乐可能是增加吸乳量的有效干预措施。

吸乳器必须能够引发类似亲喂的催乳素反应。产后最初几周的催乳素水平,必须在婴儿亲喂或如果缺乏亲喂时使用吸乳器的刺激下,才能维持在较高水平。Hill 等比较了早产的吸乳器依赖型母亲与足月哺乳母亲的催乳素水平,显示在使用医院级吸乳器双侧吸乳的早产儿母亲中,其催乳素水平的升高与足月母亲亲喂时的水平相似。

多项研究在探索改善吸乳效率和增加吸乳量的方法。根据 Yigit 等的报道,吸乳前乳房上使用热敷垫能够显著提高吸乳量。同样,Kent 等的报道显示,吸乳时使用加热的吸乳护罩,吸出 80% 奶量所需的时间显著缩短,在吸乳 5 分钟后显著增加乳房排空度。尚不清楚这一措施能够改善乳汁流出速度的原因,可能是乳房和乳头 / 乳晕复合体温度升高后可使乳管进一步扩张、乳头平滑肌放松,或者缓解了乳导管的收缩。

吸乳器的作用在于在乳导管的乳汁量下降之前快速排出乳汁,而且需要引发再次的喷乳反射,以重新形成乳房和吸乳器之间的压力差。Morton 等的研究发现,吸乳时按摩乳房可以显著增加每次吸出的乳量。将电动吸乳器、手挤和按摩结合使用,能够确保乳汁中脂肪含量更高,热量达到平均 26kcal/29ml,这一点对于早产儿喂养来说极其重要。施加外力挤压乳房,相当于人工模拟喷乳反射,增加了乳房内部的正压,促使乳汁流向吸乳器形成的负压空间。而且,这种维持一定时间的有效压力梯度能够促进两侧乳房中乳汁的有效排空。

Kent 等研究显示,在吸乳时使用"最大舒适负压"时能吸出更多乳汁,而且前两个喷乳反射的吸乳量更高。前两个喷乳反射一般在吸乳的最初 8 分钟内发生,后续的喷乳反射提供的奶量较少。因此,对多数妈妈来说,使用最大舒适负压并(双侧同时)高效吸乳 8 分钟可能就足够了。从产后初期到后续的吸乳过程中,个人的最大舒适负压可能会变化。对某些妈妈来说,产后最初几天的最大舒适负压更低。吸乳时不应该感到疼痛,

因为疼痛会对喷乳反射产生负面影响,影响母亲持续吸乳。

但对吸乳器的满意度评价,存在着很大的个体差异。Felice 等注意到,研究中使用手动或单侧电动吸乳器的妈妈,更容易描述喷乳反射发生慢或弱、吸力不足或吸乳量少,而且另一侧乳房的漏奶也让她们分心。她们感到高品质吸乳器过于昂贵,但中等或低端吸乳器完全不值得购买。吸乳器的品质评价可能具有主观因素,但随着市场上出现越来越多的吸乳器,母亲和临床医生都可能难以保证符合母亲真正需要的吸乳器的质量(图 13-2)。每个母亲对某一种吸乳器的反应都不会相同;一个特定品牌或类型的吸乳器难以成为所有母亲或情况下的最佳选择。

美国平价医疗法案要求保险公司支付吸乳器相关费用,且没有共同支付要求。但一些保险公司和医保机构只为住院婴儿等提供吸乳器租赁费用报销,或者仅限于短期租赁。还有些公司则只提供不适宜的低价吸乳器或很少的费用,因此母亲只能使用并不适合需要的吸乳器。与保险公司签订经营吸乳器协议的耐用医疗设备(DME)供应商,不一定能够为特定母亲的需要提供适当的吸乳器,也不一定能够在吸乳器的选择、使用和维护方面提供任何指导。

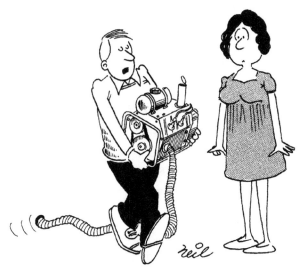

图 13-2 "实际上,他们没有吸乳器……"
(由 Neil Matterson,1984 提供)

▶ 二、吸乳器

吸乳器并不是为了将乳汁从乳房中吸出或拉出,而是为了降低乳汁从腺泡流出所需克服的阻

力,以便在乳腺内压升高时推动乳汁流向低压或负压区域。喷乳反射引起乳腺内压瞬间升高,由于催产素呈脉冲式释放且半衰期短,导管内压力升高也呈现周期性,以维持压力梯度。

Einar Egnell 开发的经典吸乳器的基础,来自于对奶牛的试验结果,他使用的实验吸乳器带有周期性的、含有几个模式的负压吸乳器。Egnell 假设人类的乳腺与奶牛乳腺虽然结构不同,乳汁排空方式也不同,但乳腺的乳汁分泌功能相似。他认为,乳腺中乳汁增加而对乳腺产生的反向压力会影响乳汁分泌量,当腺泡空间逐渐被乳汁填满,其压力超过 28mmHg 时,乳汁分泌停止。Egnell 吸乳器最大负压设置为比大气压(760mmHg)低 200mm Hg。该设置是基于对一款 Abt 吸乳器在人体使用的相关分析,Abt 吸乳器的设置为 30cpm(负压循环 / 分钟),研究显示 1/3 的吸乳乳房会出现乳头损伤。因此将负压设置在这个水平之下有助于避免乳房损伤。Egnell 计算的乳腺充盈时的最大内压与吸乳器的负压差为 760+28-560=228mmHg。因此,他一直认为是乳腺内部的正压促使乳汁流出。Egnell 的初始吸乳器工作时的一个循环包括 4 个阶段,一个循环指从一次吸吮开始到下一次吸吮开始的一段时间。这几个阶段分别为:①吸,负压升高,持续时间较短;②放,负压降低;③停;④负压降低结束时产生极低正压阶段。Egnell 认为,吸乳器吸乳比手挤更安全,因为较高正压挤压可能损伤乳腺腺泡与导管,而且手挤可能导致大量乳汁残留在乳房中无法有效排空,这是乳业常见的问题之一。

实际上,没有研究显示手挤会增加乳房的损伤,但有研究显示吸乳器吸出的乳量比手挤更高。Slusher 等比较了手挤、双侧脚踏式吸乳器、双侧电动吸乳器的吸乳效果,发现两个吸乳器的吸乳量都比手挤奶量更多,双侧电动吸乳器吸出奶量最高。最近,Slusher 等比较了 161 名 NICU 的疾病患儿母亲吸乳量,结果显示使用电动吸乳器的 7 天吸乳总量显著高于手动吸乳器或手挤的结果。但是也有研究认为,产后最初 3 天的初乳阶段,手挤方式比吸乳器更有效。Ohyama 等发现产后 48 小时内母婴分离的妈妈,手挤比医院级电动吸乳器能获得更多初乳。Morton 也发现,产后最初 3 天手挤比电动吸乳器效果更好,而且前 3 天手挤频繁 >5 次 /d 的妈妈,在产后 2 周和产后 8 周能够分泌更多乳汁。这些研究可能提示,仅靠

负压难以有效排出黏稠的初乳。因此,选择哪种挤奶方式(手挤、吸乳器或配合使用),需要根据产后不同时间点及吸乳目的进行选择。

许多吸乳器制造商仍按照 Egnell 的指导数据来设置吸乳器的负压,但也有很多吸乳器能调节到更高的负压,产生更大的吸力。婴儿哺乳时对乳房的吸吮负压并不恒定,开始吸吮后,负压先升高再释放,然后保持一个基线负压,保证乳头含接在口腔内。不过,负压 / 吸吮力并不是婴儿哺乳时吸出乳汁的唯一作用力。在吸吮过程中,舌与下颚也协同发挥挤压作用,更有效地使乳汁从乳房排出到婴儿口腔。足月儿让舌前段和中段平行运动,将乳汁从乳房中排出,舌后端呈蠕动或波浪状运动,将乳汁食团从口腔中推入食管。

直接哺乳时,舌的两种运动可以分别独立排出乳汁,但更可能是两种运动互补协同,确保最高效地获得乳汁。因此婴儿吸吮可能是一种动态过程,根据乳汁流速的不同,舌的蠕动或形成负压的上下运动不断交替进行,相互叠加。舌产生真空的上下运动可与波浪状运动叠加,由舌的同一序列动作形成。

利用计算机模拟,比较婴儿直接哺乳与吸乳器吸乳的不同,发现在吸吮循环中,存在一个最佳时机,婴儿此时会施加蠕动挤压作用,此时乳头在舌与硬腭之间受到一个不对称挤压作用。Zoppou 等使用模型模拟在吸吮循环中的对称蠕动挤压,发现在最佳时机内挤压可以提高乳汁流速,但如果时间不合适,会反而限制乳汁流出。吸乳器在吸乳周期的大约前 1/4 的时候开始挤压,可提高 15% 的吸乳量,但过早挤压限制乳汁流出,降低吸乳量。很少几款吸乳器尝试通过改造的吸乳护罩模仿婴儿的挤压作用,如某舒适型吸乳器就在吸乳护罩上采用了挤压衬里(图 13-3),能够让早产母亲更有效的启动和维持泌乳。

有些吸乳器的护罩管径使用软硅胶,外包水循环,在乳头乳晕区域配合负压起到挤压作用。

▶ 三、吸乳器比较

对市场上不同吸乳器进行比较,并非易事。各种吸乳器的特点一直在不断变化,而且很多有关吸乳器的研究,如排乳机制、吸乳器属性、吸乳效率等,多由吸乳器厂商资助完成。吸乳器品牌和类型丰富,但大体可分为 3 类:手动、电池驱动和迷你吸乳器、电动吸乳器(细分为小型个人用和

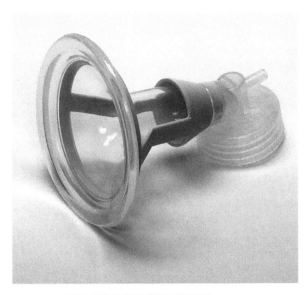

图 13-3　某舒适型吸乳器(带挤压衬里)

多人用或医院级吸乳器)。Sisk 等探讨了极低出生体重儿母亲产后启动和维持泌乳的有利和不利因素。结果显示,出院后依赖小型电动或手动吸乳器建立和维持泌乳的母亲,难以保障有效的吸乳频率和足量泌乳。很多母亲将此归因于吸乳器吸乳时的疼痛、吸乳疲劳及难以有效吸空。有些母亲过于虚弱,难以使用手动吸乳器吸乳,导致数天都无法进行吸乳。Larkin 研究了早产的吸乳器依赖型母亲在使用吸乳器后,能否在产后 14 天达到足量泌乳。足量泌乳的定义是 700ml/d。在专业指导下每天吸乳 8 次的受试者,平均泌乳量是 817ml/d。吸乳器能够对吸乳频率和负压分别控制,保障使用者吸乳的舒适性和多次喷乳反射,有助于达到理想的泌乳量。很多关于吸乳器的信息,多源于坊间传说、社交媒体和网络讨论组及口口相传。吸乳器的类型见表 13-1。

表 13-1　不同类型吸乳器的基本特征

特点	手动	电池驱动,迷你电动	小型电动	个人用电动吸乳器	多人用医院级电动吸乳器
是否单人用	单人用	单人用	单人用	单人用	多人用
可及性	购买,医保支付,礼物,机构提供	购买	购买	购买,医保支付	购买,租赁,医保支付
收集配件	单侧	单侧	双侧	双侧	双侧
护罩尺寸	通常单尺寸	有限尺寸选择或无选择	不一定有多个护罩供选择	可能有多个护罩供选择	通常有多个尺寸护罩供选择
吸乳模式	负压无法调节,由吸乳器结构和使用者的力量决定	可能存在有限的负压调节设置	可能存在有限的负压调节设置	多数负压可调并可设置吸乳频率模式	多种负压和频率可调是本类吸乳器的标准化配置
优点	轻巧便携,价格便宜,无须电池或电源	轻巧便携,价格比大型电动吸乳器便宜	多数可双侧吸乳,小巧,价格比大型电动吸乳器便宜	比手动或小型电动效率更高,较重但仍可携带	所有吸乳器中最高效的设备
缺点	需要手部持续运动,效率不如电动吸乳器	需要电池消耗品,快用完时影响负压,需更换	马达保修期可能较短,某些产品为双侧交替吸乳,而非双侧同时吸乳,吸乳护罩选择可能有限	某些产品可能是开放式而非独立封闭系统	价格昂贵、沉重,对部分母亲来说难以获得
建议用于	为获得额外乳汁而偶尔吸乳或短暂分开	健康婴儿,短暂母婴分离	健康婴儿,短暂母婴分离	返回工作岗位(全职或兼职),短期旅行母婴分离	部分或完全吸乳器依赖型,母婴分离下启动泌乳
不建议用于	存在手/臂关节炎、腕管综合征、需要规律长期吸乳或是部分/完全吸乳器依赖型	需要规律长期吸乳或是部分/完全吸乳器依赖型	部分/完全吸乳器依赖型	母婴分离下启动泌乳	可满足各种不同类型的母婴,或不同阶段的需要

1. 手动吸乳器 按压手柄式吸乳器(图13-4)都是通过按压 / 松开手柄产生负压。这类吸乳器是适合于偶尔吸乳,或没有电源的环境中吸乳。这类吸乳器多数只有单个尺寸吸乳护罩,部件数量也较少,但某些产品部件很多,难以清洗。手动吸乳器对于手部或手臂部有问题的妈妈,如关节炎或腕管综合征等,使用会有困难。频繁或长时间使用时,手和腕关节很容易疲劳。

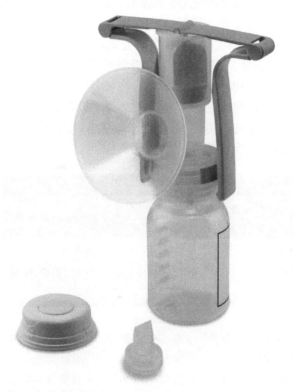

图 13-4 单手吸乳器

硅胶手挤式吸乳器(图13-5),使用时挤压产生负压,然后让它吸在乳头上。妈妈们通常在一侧哺乳时,让它吸在另一侧乳房上收集乳汁,或让它一直吸在乳房上不断吸出乳汁,直到负压完全释放。因此可以用于在母乳喂养的同时,在另一侧吸奶,或者帮助挤奶。

2. 抽气筒式吸乳器 抽气筒式吸乳器通过抽气筒或活塞结构生成负压。网上还可能购买到内外两个圆筒相套的吸乳器。内侧的圆筒带内衬,放在乳房上;圆筒的另一端的密封圈与外侧筒的边缘之间保持密闭。密封圈一旦干裂、萎缩或无法密封,则需更换。而且由于密封圈容易细菌滋生,应当经常取下清洗,这与使用说明书的说法有所不同。抽气筒式吸乳器,轻便、便宜、易于清洗。

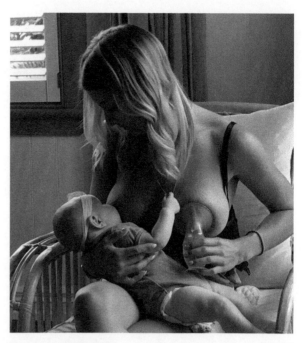

图 13-5 硅胶吸乳器

医护人员在推荐抽气筒式吸乳器前,应当检查吸乳器能否在预设上限自动中断负压、负压设定是否可调,吸乳时是否有额外的母乳收集瓶,而不是使用抽气筒外筒储存乳汁。不同品牌吸乳器的吸乳效率是不同的。有的抽气筒式吸乳器,可以作为配件接在大型医院级吸乳设备上使用。抽气筒式吸乳器需要手部或手臂部力量,对于存在手、腕、肘、手臂部问题的妈妈来说,可能不是一个合适的选择。

3. 电池驱动型吸乳器 电池驱动型吸乳器通常具有一个小马达,由普通电池或锂电池驱动。许多该类吸乳器通常既可以用电池又可以使用交流电。有一种可穿戴在文胸内的免手扶吸乳器,用防溢的一次性储奶袋收集乳汁。这些小型吸乳器较为便携,适用于偶尔吸乳。如果妈妈计划在上班后持续吸乳数个月,或者是吸乳器依赖型母亲,或需要频繁吸乳,可以考虑使用一个大型的个人用吸乳器,或长期租赁一台电动吸乳器。

4. 电动吸乳器 电动吸乳器可分为以下3类:

(1)小型半自动吸乳器。

(2)小型电动吸乳器。

(3)个人用电动吸乳器(图13-6)(轻巧便携,适合上班妈妈或泌乳建立后需频繁吸乳的妈妈)。

(4)多人用、医院级电动吸乳器,如租赁或医院用吸乳器。

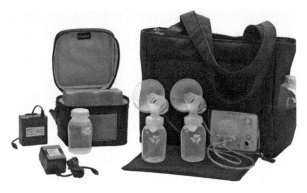

图13-6 电动吸乳器

这类产品中用于产生负压的马达类型多样。半自动吸乳器需要妈妈在使用过程中,根据个体吸乳节奏,堵住或放开吸乳护罩上的通气孔(图13-7),这类吸乳器只能生成持续的负压。有的吸乳器缺乏调节吸乳负压的装置,负压的大小由调节孔的开合程度决定。有的妈妈使用过程中学会将手指只移开 3/4,而不是完全松开,以免负压中断,因此可以尽快形成下一个吸吮周期的负压。但需注意,过大的负压和过长持续时间,会增加乳头和皮下血管损伤的风险。特别是刚刚形成负压时对乳头的负压最大,因此希望吸乳器能够快速形成负压。

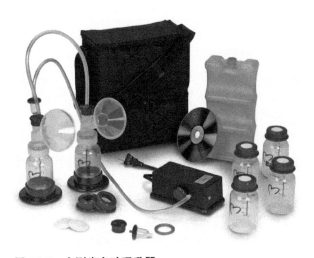

图13-7 小型半自动吸乳器

自动吸乳器均设计为负压循环模式,而非维持稳定的负压。Egnell 发现负压循环超过两秒(30 次 /min,<30cpm)容易出现乳头损伤,因此,吸乳器生产商增加了吸乳循环次数,使之更好模拟直接哺乳时的吸吮频率。大型吸乳器的负压可调模式也同样尝试模拟婴儿吸吮时的口腔负压。研究显示,绝大多数足月儿吸吮时的口腔负压水平

范围为 –50~–155mmHg,最大负压为 –220mmHg。在预设吸吮周期的自动吸乳器中,通常设置比例为 60:40,即一个吸吮循环中 60% 的时间是负压"吸"的过程,40% 是静止"停"的阶段。其中某型自动电动吸乳器,开始时设有一个"刺激泌乳模式",频率为 120cpm,负压可调范围为 50~200mmHg(图 13-8)。之后的"吸乳阶段"负压范围为 50~250mmHg 时,对应的吸乳频率调整为 54~78cpm。这种吸乳器的吸乳频率是根据设定的负压而调整,设定负压越高,吸乳频率越低,在负压最低的 50mmHg 时,频率为 78cpm,而负压为上限的 250mmHg 时,吸乳频率为 54cpm。正常状态下的负压上限一般为 220~250mmHg。而有些半自动吸乳器在单侧吸乳时达到 220mmHg 的负压一般需要 2.5 秒(频率约为 24cpm),而双侧吸乳时,达到设定负压需要 3.25 秒(频率约 18cpm)。

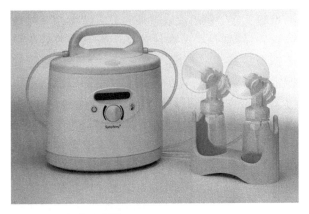

图13-8 自动吸乳器

多数电动吸乳器能够有多档负压和吸乳频率可调。某些电动吸乳器有一个短促快速、负压较低的刺激模式,这种设计是为了模仿婴儿亲喂时刚开始为刺激喷乳反射的吸吮模式,另一些吸乳器可以调节负压和频率,通过手动调节实现刺激喷乳反射。婴儿通常的吸吮模式不规律,能够模仿这种不规律吸乳循环模式的吸乳器,能够让吸乳器依赖型母亲比使用标准吸乳程序更早地启动泌乳,更快实现足量泌乳。

吸乳器的负压——与吸乳配件中的空气体积有关,因此吸乳负压可能会受到储奶瓶中的乳汁量影响,也会因母乳储存容器大小的不同和吸乳器厂家的不同而不同。当使用双侧吸乳配件同时吸乳时,奶瓶为空瓶时负压最强,奶瓶装满时负压

最弱。多数设备在设计时,会将动力源与乳汁储存部件分开,保证空气体积恒定,使负压不受乳汁储存容器中乳汁量的影响。如果妈妈使用的吸乳器没有上述设计,则可以选择小型储存容器,调大吸力或频繁倒空乳汁,或者在使用手动、电池驱动或半自动吸乳器时加快吸乳频率。

电动吸乳器有适合多人使用和单人使用的类型,多人用吸乳器(常称为医院级吸乳器或租赁级吸乳器),而单人用吸乳器有时被称为个人用吸乳器。大型的单人用吸乳器通常适合于需要长期频繁吸乳的职业女性或是已经建立足量泌乳时使用,小型个人用吸乳器对于不太频繁或偶尔吸乳来说是够用的。大型多人用医院级吸乳器通常用于早产儿母亲或其他需依赖吸乳器建立和维持泌乳的女性。大多数吸乳器厂商都有一系列产品,逐步增加不同的特点以满足不同的需求。

对于忙碌的医护人员来说,跟进新的吸乳器厂商或是现有市场上持续变化的产品是一件相当困难的工作。新出现或增加的吸乳器特性有时难以识别,特别是考虑到目前基于研究的产品比较证据严重缺乏的情况之下。医护人员最好能够检索每个吸乳器厂商的网站或销售部门以获得尽可能多的信息。回顾妈妈们提供的评价,与其他医护人员进行沟通,收集不同吸乳器的使用经历也有所裨益。如果妈妈们需要从保险公司覆盖范围中挑选吸乳器,那么可选范围非常有限。一些妈妈获得或购买的吸乳器可能无法满足他们的需求,而且如果这些吸乳器的质保期短,可能很快无法有效工作。

▶ 四、双侧同时或单侧交替吸乳

所有全自动电动吸乳器都备有供双侧同时吸乳的吸乳配件。较早期的研究就认为,双侧同时吸乳(simultaneous,SIM)与单侧交替吸乳(sequential,SEQ)的吸乳量相当,只是双侧同时吸乳可显著缩短吸乳时间;也有研究认为,双侧同时吸乳可以显著升高血清催乳素水平,这与其他两项研究相呼应,一个是 Tyson 的研究,发现双胞胎同时哺乳的妈妈催乳素升高 1 倍,另一个是 Saint 等的研究,发现关于双胞胎母亲的产奶量更高(高达单胎母亲的 2 倍)。

近些年,随着新的吸乳器技术的应用,Prime 等比较了电动吸乳器双侧同时吸乳与单侧交替吸乳的乳汁排空情况。结果显示,双侧同时吸乳能在更短时间吸出更多乳汁,引发更多喷乳反射,且乳汁中的脂肪含量/热量更高。研究认为吸乳量的增加与双侧吸乳时引发的更多喷乳反射有关。

医护人员与妈妈们应当确保双侧吸乳时为同时产生负压,而非在双侧乳房上交替形成负压。影响吸乳量的因素包括:吸乳负压、吸乳频率、吸乳护罩的挤压作用、吸乳器外的其他外部挤压力量、催产素脉冲、双侧或单侧吸乳、每天/每周吸乳次数、产后首次吸乳时间、吸乳护罩类型、尺寸、舒适性等。

▶ 五、吸乳护罩

吸乳器上配置的硬塑料喇叭口,称为吸乳护罩。也有配置软塑料、硅胶护罩或软垫、衬里等,用于吸乳有负压时挤压乳房或调整护罩管径尺寸。由于一种尺寸的护罩不可能适应所有人的需要,因此一些厂商提供了不同尺寸的吸乳护罩供选择,也有硅胶衬里或塑料内衬,置于护罩内口水平用于以调节内口尺寸。还可以缓冲吸力,产生于类似"按摩"乳房或模拟外力挤压的效果。护罩内衬主要是为了让吸乳器与乳房更好地贴合。某舒适型吸乳器只有一个尺寸的软硅胶吸乳护罩,吸乳时贴合乳房适当变形,产生负压和挤压双重作用(图 13-3)。另外某型吸乳护罩是塑料材质,在护罩管道中有一个硅胶开口,其外部循环的水在每个吸乳循环中对乳头乳晕实施挤压作用。负压作用时,乳头和部分乳晕被拉长吸入内筒开口,进入吸乳护罩管道中。吸乳护罩形状越贴合乳房结构,吸乳效果越好。而不同的妈妈乳头尺寸大小不同。Wilson-Clay 和 Hoover 测量了乳头直径,范围从最小的基部不足 12mm 到最大超过 23mm。他们还观察到吸乳时会出现乳头水肿,因此乳头较大的女性会感觉标准管径的吸乳护罩过小,特别是出现水肿时。Meier 等在观察早产儿母亲吸乳时,发现约一半的女性需要使用 27~30mm(而非 23~24mm 的标准护罩),随着泌乳期进展,77% 的母亲发现需要更大尺寸的护罩。如果吸乳护罩太小,临床人员可以观察到妈妈们乳晕处的圆形压痕或乳头乳晕连接处的破损。吸乳护罩与乳房的不匹配,可能压迫乳头,影响乳汁流出,容易导致泌乳量下降。Wilson-Clay 与 Hoover 提出,如果女性乳头直径约为 20.5mm 以上(或类似 5 分镍币大小),可能使用大于标准尺寸的吸乳护罩吸乳效果更好。

由于缺少对吸乳护罩尺寸选择的临床指导规则,在有条件进行灭菌或消毒的情况下,医护人员可以在妈妈们购买或租赁吸乳器前,提供不同的吸乳器和不同尺寸的吸乳护罩样品供妈妈们尝试,以便恰当选择最合适的产品。也有妈妈发现使用一种新型的改变角度的吸乳护罩,能够更好地保证贴合。

▶ 六、吸乳器与吸出乳汁的污染问题

专业文献中有关于乳汁或吸乳器细菌污染的报道。与乳头清洁、手卫生、乳汁收集技术、吸乳器类型、早产儿喂养方式、吸乳器的清洁常规、早产儿胎龄等相关的因素,都可能与乳汁中的细菌计数有关,需要指出的是,乳汁不是无菌的。研究者在探索乳汁中含有的细菌数量的上限标准,特别是给早产儿的乳汁。北美母乳库协会的要求是母乳中微生物计数不超过 10^4 CFU/ml 且不含有致病菌。从历史发展看,随着 20 世纪 70 年代手挤和电动吸乳器使用的增加,许多研究报道都将受污染的乳汁作为新生儿败血症的一个污染源,但所有的报告都缺乏综合的流行病学数据。在吸乳器刚刚开始大量使用时,研究显示手挤母乳的微生物计数低于手动或电动吸乳器。Faro 等分享了一个案例,一位妈妈称自己的吸乳配件变成亮粉色,这是黏质沙雷菌的典型颜色,之后在其吸乳配件中分离出了黏质沙雷菌。从配件变色的部位看,该使用者没有彻底拆开配件并认真清洗。因为该致病菌可能导致乳腺炎,所以对妈妈开展抗生素治疗,并因为担心细菌传给宝宝而暂停了母乳哺喂。另一项研究中,由于未充分清洁和灭菌,吸乳器配件上发现阪崎肠杆菌,导致食用污染母乳的早产儿出现严重的脑损伤。其母亲描述通常会将吸乳配件置于盆中,用肥皂水浸泡不超过 5 小时,而不进行擦洗或消毒,然后漂洗、风干,并将配件存放在塑料拉链袋中备用。

虽然吸乳器与挤出母乳可能因存在微生物污染,但绝大多数情况下母乳是所有婴儿最佳的营养来源。应当按遵循相关指南,进行乳汁收集、储存、转运、处理、NICU 待用过程的质量评估与改善,医护人员这种持续进行治疗改善,以确保乳汁的安全。

吸乳器产品每年都在改进设计,减少乳汁回流和污染的机会。某些型号的吸乳器增加了内部的空气过滤装置,另一些则在配件上增加防回流

的过滤膜等装置。有的设备则是封闭式的乳汁收集装置,这是预防微生物污染的最好方式。封闭式系统是阻隔乳汁收集配件与马达部分,预防细菌、真菌、病毒的污染。而开放系统没有屏障。在为足月儿和早产儿母亲推荐母乳收集装置时,专业人士应当了解吸乳器及其配件是否能够避免乳汁污染,在多人使用一台吸乳器时,这一点特别重要。

▶ 七、吸乳器的清洁

使用者应当按照吸乳器说明书进行清洁,大多数情况下,对接触乳汁的吸乳器部件,使用热肥皂水清洗、彻底漂净、避免磨损、空气中晾干就可以。如果电动吸乳器的导管有水汽,拆下吸乳护罩、奶瓶等配件后,让导管继续连着马达空吸一段时间,让空气进入导管风干水汽。也可以在拆下的导管中注入酒精去除水汽,降低污染风险。导管可以水煮消毒,但可能导致导管壁变得不透明,之后则不容易发现导管中的水汽或残留的乳滴。储奶瓶应当倒置晾干或用洁净纸巾擦干。吸乳器的部件应彻底干燥后再重新组装使用。

吸乳配件可以在彻底干燥后置于非密闭的有盖容器中储存。吸乳配件的消毒灭菌可以通过水煮、电子灭菌锅、微波炉消毒袋或高温消毒程序的洗碗机完成。避免使用毛巾擦干或储存配件。避免使用刺激性化学试剂或摩擦力大的清洁物品,因为磨损处容易滋生细菌/真菌。

多人用吸乳器(如 NICU 或工作单位)每次使用前,均应使用杀菌溶液擦拭吸乳器表面、旋钮、控制按钮及周围表面。每次使用后应当彻底拆开吸乳器配件并仔细清洗每个表面。指导者应陪着家长仔细阅读吸乳器的清洗使用说明,如果必要,可以请家长重复演示一次。如果婴儿在 NICU 住院,需对家长的吸乳器清洁操作进行监督评估。美国疾病预防与控制中心提供了详细的吸乳器清洗指导,并有供家长阅读的快速指导(详见本章的相关资源)。

▶ 八、妈妈们的顾虑、情感和宣教要求

Morse 和 Bottorff 观察了 61 位哺乳妈妈的吸乳情感体验。令人吃惊的是,吸乳不是每个人自然就会的。妈妈们发现口头或书面的吸乳指导含义不清,令人困惑,很多人不得不反复摸索试错。研究中的妈妈们强调,统一的吸乳指导可能并不

适用所有人。在只能吸出少量乳汁时,有人感觉很尴尬,有人觉得很挫败。如果妈妈们相信吸乳是母乳喂养的重要部分,则吸出乳汁会增强她们的自信心,但如果无法吸出乳汁,则会更加感到自己的无能。因此作者提出,应改进吸乳指导内容,不仅说明如何操作,也应当鼓励妈妈们自行探索适合自己的方法,而且教授过程中,宣教人员应尝试营造恰当的幽默氛围,缓解妈妈面临的尴尬。

最近的一篇新研究报道,虽然与吸乳不直接相关,但结果显示妈妈们过早断奶,是因为认为吸乳的意义抵不上付出的努力。Odom 及其团队还建议,应当向职场妈妈提供继续母乳喂养或吸乳的直接支持。妈妈们主诉吸乳过程中所经历的正面和负面的体验。Flaherman 等发现,在存在吸乳量问题的妈妈经常提及的 5 个主题如下。

1. 妈妈们说吸乳提升了母乳喂养过程中的掌控感。

2. 许多妈妈描述吸乳时感到疼痛,如果不迅速纠正这一问题,许多人会停止吸乳和母乳喂养。

3. 吸乳会放大妈妈对是否奶量充足的担忧。许多妈妈认为,吸乳量反映了哺乳时婴儿吃到的奶量。这种想法让人担心,因为大多数吸乳器的效率不及正确哺乳的婴儿。一些母亲因为吸乳量很少而添加配方奶。

4. 吸乳可能影响妈妈的私人时间或干扰与婴儿相处的时间。医护人员需要帮助母亲尽可能高效地吸乳。

5. 不同医护人员可能提供相互矛盾的建议,让妈妈们倍感沮丧。吸乳指南会因为婴儿年龄和需要吸乳情境而异。而且这些指导原则会随着时间的推移而改变。

D'Ignazio 及其同事探讨了人机界面和以人为本设计概念如何影响吸乳器的革新。他们跟踪了 1 000 多位妈妈提交的吸乳器改进想法后,提出了四大原则——移动性、舒适性、易清洗性、隐蔽性,并在此基础上衍生出进一步的改进方向。妈妈们对吸乳经历的描述通常体现了她们多么讨厌吸乳——因为痛苦、困难和尴尬。妈妈们建议的改进方向包括,可以躺下吸乳、吸乳护罩更柔软且可以加热,可以通过手机连接以跟踪吸乳量。还提出了一些其他建议,如吸乳时妈妈可以移动、不同尺寸的吸乳护罩、更少的吸乳配件等。母亲们提出的许多问题在某些现有产品中已经解决,但目前的任何一个吸乳器都不可能解决所有

问题。从母亲的角度来看,她们缺乏相关信息;许多人并不知道哪些产品能够更好地满足她们的需要,改善吸乳经验。麻省理工学院媒体实验室正在推动一个名为“让吸乳器不再糟糕”的项目,鼓励吸乳器创新。已经开展了两次编程马拉松,以探索吸乳器创新和改善母乳喂养和吸乳体验。

很多妈妈只能将吸乳器的使用说明书作为学习母乳收集和处理的指导。说明书中关于吸乳方法各不相同,即使是吸乳器的清洁指导也可能差别很大。如果妈妈使用不止一个品牌的吸乳器,特别是没有仔细阅读使用说明,或两个说明书互相矛盾时,会导致更大的困惑。

由于母亲可能无法从医护人员处获得吸乳器选择和使用的指导,许多人会求助于社交媒体和网络,在那里她们最容易获得吸乳器的信息和指导,解决吸乳问题。在一个在线育儿讨论论坛中,母亲们相互询问关于如何选择和购买吸乳器、储存和准备母乳、解决吸乳困难、工作中吸乳和停止吸乳等的信息。这些信息和支持本该来自临床医护人员、雇主、保险公司和家庭。从在线论坛中获得的同伴支持信息可能会有所帮助,但如果医护人员没有提供该有的指导和重要问题的建议,这就是一种令人担忧的趋势。医护人员需要牢记,如果妈妈们的情感需求不能满足,没有正确的指导告知她们如何正确使用设备以达到最佳效果,则即使配备最好的吸乳器,也没有任何意义。

▶ 九、当吸乳器出现问题时

根据美国食品药品监督管理局(FDA)医疗器械和辐射健康中心的规定,吸乳器是 Ⅱ 类医疗产品。FDA 有一个医疗产品安全信息及不良反应通报程序(MedWatch),能够让消费者和医护人员直接报告与产品相关的问题。针对吸乳器的问题包括零件缺损、标签不明确、吸乳器运行故障、乳头疼痛或损伤、无法有效吸乳等,所有这些报告都会向制造商通报。但有时出现吸乳效果不佳或疼痛时,难以区分是吸乳器使用问题还是设计问题,有时可能仅仅是因为吸乳护罩过小等造成的。实际上,吸乳时疼痛或效果不佳更多是投诉到网络上而非在 FDA 的 MedWatch 系统中报告。此外,吸乳器问题还可以通过邮件投诉。

Qi 及其同事描述了 1 844 名产后 2~7 个月母亲的吸乳器相关问题和损伤及其相关因素。超过60% 的母亲至少出现一个与吸乳器相关的问题,

14.6%的母亲至少发生过一次吸乳器相关的损伤。使用电池驱动吸乳器的群体,吸乳问题和损伤的风险最高。最常见的吸乳问题是无法吸出足够的母乳,吸很久才能吸出足够奶量、吸乳不舒服或疼痛。最常见的损伤是乳头疼痛或损伤。该研究还报道了如果母亲获得个体化支持(亲友、销售员、哺乳顾问、医护人员或 WIC 工作人员),则可以减少吸乳器相关问题,而非个体化支持方式(手册、网络资源或视频)或自己摸索,更容易出现吸乳器相关问题。

有些妈妈将用过的吸乳器给别人,为了省钱借用或购买他人用过的二手吸乳器。这种情况下,可能发生无效吸乳或交叉感染。个人用吸乳器被多人使用,也违反了制造商的质保条件。多数个人用吸乳器是开放系统,没有多人使用的交叉感染防护措施。借用的二手吸乳器可能吸乳效果差或有故障,而不得不重新购买。个人用吸乳器的使用寿命有限,因此使用二手吸乳器可能会因无法达到最佳吸乳效果而影响泌乳。如果吸乳器马达老化,则可能无法产生足够的吸乳负压。

▶ 十、吸乳器使用指导模板

医护人员需要考虑多种因素并针对不同的情况制定吸乳的指南。比如,小于 30 周的早产婴儿出生后不会马上开始经口喂养,妈妈需要的指导与上班或偶尔吸乳的妈妈大有不同。早产母亲需要的吸乳器应当具有以下特征:

1. 能高效吸出乳汁。
2. 能双侧同时吸乳(而非单侧交替吸乳)。
3. 促进催乳素生理循环。
4. 能模拟婴儿吸吮动作,不低于 30cpm(循环每分钟)的可变可调节的吸乳频率。
5. 获得高脂肪含量的乳汁。
6. 负压可调,容易控制,介于 30~250mmHg。
7. 自动控制保障负压上限不得超过 250mmHg。
8. 负压持续时间短,避免产生乳头损伤。
9. 具有分隔马达与乳汁收集配件的封闭系统。
10. 保证高泌乳量。
11. 简单易用。
12. 耐受高温灭菌。
13. 吸乳配件易于安装与清洗。
14. 吸乳器持久耐用(不会轻易故障罢工或破损)。
15. 经济实惠。
16. 易于买到,从产科出院后 24 小时内可以买到。

长期吸乳的合理选择是配有双侧配件的电动吸乳器,可以通过租赁或由保险公司根据长期需要提供。妈妈们应该产后尽快吸乳,理想状态是产后 1 小时或至少在 6 小时内应该开始吸乳并保证 24 小时 8 次以上的吸乳频率。早产儿母亲应当做到在早吸乳时配合手挤或按摩。

健康足月儿母亲在产后 2~3 个月后返回工作岗位时,有完全不同的背奶需求,可以考虑长期租赁电动吸乳器、医疗保险提供或自行购买的个人用吸乳器。患有腕管综合征、关节炎或其他手、腕、臂、肩部问题的妈妈,可能需要使用电动吸乳器,避免因使用手动或电池驱动吸乳器而加重病情。

对于只能吸出少量乳汁或泌乳量低的母亲,应当建议先采取措施引发喷乳反射,比如婴儿吸吮、观看婴儿照片、听轻音乐或进行缓慢胸式呼吸等,并在吸乳时按摩乳房。她可能需要一个安静环境以便减少干扰,更好地放松。早上吸乳或婴儿在一侧哺乳时吸另一侧也可能有效。另外,还需要确认吸乳护罩尺寸是否合适,吸乳过程中乳头能否在管径中央自由伸缩。还应建议妈妈每次哺乳后吸乳,以便尽可能吸空乳房。一些妈妈发现使用合成的催产素鼻喷雾剂有助于刺激喷乳反射。虽然不会增加总吸乳量,但有些妈妈使用后能够克服喷乳反射延迟问题,从而缩短吸乳时间。这种药物需要用处方在大药房购买。

▶ 十一、常见的吸乳问题

医护人员最常见到的吸乳问题包括乳头疼痛、吸乳量少、吸乳耗时过长、吸乳过程不舒服或疼痛。

缓解吸乳时的乳头疼痛可以采取以下措施:吸乳时使用最大舒适负压,确保吸乳时不痛;在吸乳前先刺激喷乳反射;在保持乳汁流出的同时频繁地释放负压,以预防或降低乳头疼痛的风险;单侧吸乳时,在乳汁流出减慢时两侧频繁交替吸乳;确保吸乳护罩尺寸合适,既不能太小不能容纳乳头,也不能太大而影响吸乳效果;缩短吸乳时间。有使用者发现用少量橄榄油或椰子油润滑吸乳护罩管道可以缓解不适。由于吸乳过程中乳头直径会膨胀,有些妈妈发现吸乳过程中换用一个更大尺寸的护罩会更舒服。如果乳头被浸泡软化，最好暂停吸乳，用手挤能够避免此时负压进一步加剧乳头的损伤。

如果每次吸乳量都很少，的确令人绝望，但这种情况很常见。很多妈妈抱怨每次吸乳乳汁都是一滴滴的流下来的，而不是喷出来的，可能需要45分钟以上才能吸出15~30ml，因此很多妈妈会增加负压。这样更容易导致乳头疼痛增加，而对吸乳量增加的作用并不大。为引发喷乳反射，妈妈们可以冲个热水澡、热敷、乳房按摩或手挤、使用反向按压以软化乳晕或建立一个吸乳常规（每次吸乳前都会进行的有助于喷乳反射的一系列行为）、使用催产素鼻喷雾等方法都会大有裨益。

增加液体摄入通常不会增加奶量，有的妈妈在每次感到出现喷乳反射时都进行吸乳。确定吸乳时机也有用，特别是刚刚喂完宝宝后难以吸出很多乳汁的妈妈，可以在两次哺乳间隔中间吸乳。早晨的吸乳量通常较多。

吸乳前使用催产素鼻喷雾，可以暂时性刺激喷乳反射，但目前生产商不再生产催产素鼻喷雾，可以在大型药店购买催产素，然后混合制成鼻喷雾剂。

有的妈妈可以通过密集吸乳法能增加奶量。具体方法即持续吸乳直至出现第一个喷乳反射，在乳导管保持扩张期间吸出所有乳汁。第1个喷乳反射时能吸出高达45%的可用奶量，且耗时不超过5分钟。休息10~15分钟后再吸乳，依旧是充分利用第一个喷乳反射。妈妈可以选择一天中某个时段按此法密集吸乳。

能够帮助妈妈吸出更多母乳的方法包括：

1. 妈妈应在吸乳时按摩或挤压乳房，以增加压力差帮助乳汁流出。

2. 与没有进行热敷的乳房相比，热敷后可以显著提高吸乳量。

3. 吸乳前预热吸乳护罩，Kent发现使用预热护罩可以节约80%吸乳量所需的时间，提高吸乳效率。

4. 舒缓的长笛音乐可以增加吸乳量和乳汁脂肪含量。

5. 如果上述方法无效，应建议妈妈尝试另一种吸乳器，也许不同的吸吮曲线更适合她的需要。

当今的医学技术可以挽救小至23周的早产儿。而希望给极早产儿母乳喂养的妈妈，可能需要持续吸乳数个月，在使用吸乳器维持泌乳的过程中，可能遭遇各种问题。因此需要为这些妈妈提供一个灵活可行的吸乳计划，帮助他们保障理想的泌乳量。长期吸乳过程中奶量停滞不增或衰减是很常见的现象。除了本章提到的促进奶量的措施以外，其他方法还包括：

1. 增加泌乳的草药和药物。

2. 针灸。

3. 指压按摩。

除了吸乳器类型以外，还有其他因素也可能影响乳汁流出。Morse和Bottorff强调"理解妈妈们对吸乳的复杂感情，了解学习吸乳是一种实验性的探索过程，对于我们如何指导妈妈们正确吸乳有重要意义"。当一个母亲需要对吸乳器而非婴儿产生泌乳反应，特别是第一次学习如何使用吸乳器时，很可能难以引发喷乳反射或延迟出现。当无法快速引发喷乳反射时，乳头和乳晕组织则暴露于持续而无效的高负压状态，反而容易引起吸乳量低、乳头疼痛或对吸乳失望。

虽然一般来说吸乳器能够刺激喷乳反射，说明书上也通常建议通过吸乳引发喷乳反射，但有些妈妈依旧不能吸出乳汁，可能与下丘脑接受的抑制信息有关，包括尴尬、紧张、担心失败、疼痛、疲劳、焦虑等负面情绪，都可能阻断引发喷乳反射的神经化学通路。如果考虑是这些负面情绪影响了喷乳反射，应当询问母亲的吸乳感受，因为负面情绪对乳汁排出有害无益。比如有的妈妈会认为，让她双侧吸乳就感觉自己像头奶牛，那么最好就进行单侧吸乳。当医护人员了解母亲对吸乳过程的感受和态度时，就可以有针对性地提供吸乳指导。

随着哺乳期进展，有不少妈妈发现引发喷乳反射需要更长时间，这在亲自哺乳或长期吸乳的妈妈中都不少见。最初有效的方法，很可能后期难以奏效。有些妈妈们更换吸乳器或更合适的吸乳护罩后，可以改善后期的吸乳效果。

吸乳对于妈妈来讲，是个格外复杂的体验，尤其是早产儿的妈妈。吸乳对每个母亲的意义不同，有些人将吸乳看作是婴儿不在身边时提供母乳的手段，特别是一些有过敏家族史的母亲。有的妈妈喜欢手挤，因为她们手挤时比用吸乳器更快。但有些妈妈因为宝宝不在身边，会把吸乳认为是每2~3小时1次唤起自己悲伤感受的事情。因此，基于乳房解剖学、生理学及泌乳机制而制定的合理吸乳指导,能让更多母乳妈妈为婴儿提供最佳的营养与情感支持的开端。

▶ 十二、乳盾

乳盾(乳头护罩)早在 17 世纪中叶的医学文献中就有记录。早期的内科医生 Scultetus 描述了一种银制的乳盾,可以给婴儿轻松地吸吮,可一直用到婴儿出牙,似乎是一种必需。乳盾最初是用于纠正扁平乳头或在哺乳之间保护乳头避免寒冷刺激或衣物摩擦。从 16 世纪到 19 世纪,乳盾还有以下功能:

1. 覆盖扁平乳头。
2. 预防乳头疼痛或破溃。
3. 用于乳头皲裂、疼痛、感染的治疗。
4. 避免漏奶时弄湿衣物。
5. 用于辅助和维持与人工奶嘴或牛乳头的含接。

历史上,制作乳盾的原材料有铅(可能导致婴儿脑损伤)、蜡、木头、橡胶、白蜡、锡、角质、骨质、象牙、银、玻璃等。图 13-9 的橡胶乳盾是供婴儿含接使用的。Maygrier 提出:"这种方式并不容易操作,大多数情况婴儿不愿使用。"

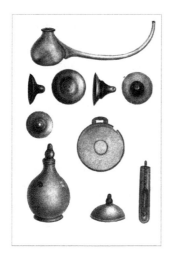

图 13-9　早期的乳盾,CIRCA 1883
(引自:Maygrier J.Midwifery Illustrated.Philadelphia,PA:Carey & Hart;1833:173)

从 16 世纪至今,乳盾的设计几乎没有改变。到 19 世纪,橡皮护罩开始出现。Maw 护罩(图 13-10)包括橡皮衬垫、玻璃管道及橡皮奶嘴。这种乳盾到 20 世纪 80 年代仍然在和玻璃或塑料的管道及橡皮奶嘴一起使用(Davol),此时,也开始出现了与银制或木制护罩一样的橡皮护罩。早

期的乳盾由厚橡皮制成,奶嘴前端较硬[墨西哥草帽(Macarthy's Surgical)]。一种美国的乳盾 Breast-Eze,在橡皮底座上是改良的橡皮奶嘴,内侧有加厚的橡皮棱条以"刺激乳房",这种乳盾在使用过程中非常疼痛。随着时间推移,橡皮护罩越做越薄(Evenflo),逐渐被薄乳胶和现代的超薄硅胶护罩所替代(图 13-11)。

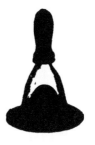

MAW玻璃乳盾

每个乳盾配有乳头和印度橡胶内衬各一个

图 13-10　乳盾与玻璃护罩,CIRCA 1864
(由 Maw & Son's 提供)

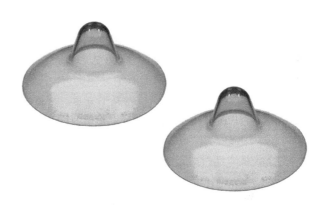

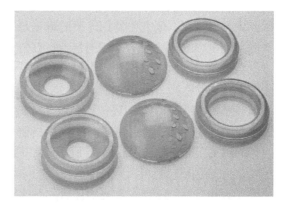

图 13-11　现代硅胶乳盾(上)和乳房保护罩(下)

早期给很多婴儿使用乳盾的效果非常差,主

要是由于使用不当、理解错误及乳盾本身过厚的设计,使母亲无法感受到婴儿的吸吮刺激(进而可能降低催乳素水平),最终导致乳汁排出量下降。超厚的吸乳护罩阻碍了婴儿口腔与乳头之间的机械刺激,影响了乳汁排出。因此这种工具对泌乳过程有不利影响,会危害婴儿健康。

(一)乳盾相关文献回顾精选

Chertok 比较了 54 例健康足月儿使用或不适用超薄硅胶乳盾后,对体重增长的影响。使用乳盾 2 个月与不使用者,婴儿的体重增长相近。大多数妈妈(89.8%)对乳盾给予了正面评价,其中67.3% 的母亲认为使用乳盾,帮助他们避免了更早停止母乳喂养。

能够取得良好结局的关键,是使用超薄硅胶乳盾,并由专业泌乳顾问进行密切评估和持续随访。Eglash 等的研究显示,专业人士中推荐乳盾的情况相当普遍。研究对 490 名专业人士进行了调查,多数医护人员会使用乳盾帮助小于 35 周的早产儿含接。乳盾还被用于辅助足月儿含接,以及用于口腔异常或有上呼吸道结构或功能异常的婴儿。对于这些本来可能无法直接哺乳的婴儿来说,谨慎地使用乳盾是有益的。

Hanna 等分析了早期存在母乳喂养问题并使用超薄硅胶乳盾的母乳妈妈的体验和满意度。81 位妈妈参与研究,其中多数认为乳盾非常有用,其中31% 的母亲在 6 个月时仍坚持母乳喂养,这些妈妈如果没有使用乳盾,很可能会更早停止母乳喂养。

在一项 4 815 位母乳喂养妈妈的研究中,22%在产后早期使用过乳盾,7% 在整个哺乳期使用过乳盾。在整个母乳喂养过程中使用乳盾者,产后 17周前放弃纯母乳喂养的概率增加 3 倍以上。在母乳喂养早期使用乳盾,则 17 周前终止纯母乳喂养的概率高出 63%。在本研究中使用乳盾的母亲母乳喂养经验较少(初产),年龄较小,受教育程度较低,体重指数较高。这些都是已知的与母乳喂养持续时间较短有关的特征。在学习母乳喂养的过程中,这些母亲需要的不仅是乳盾,还需要专业人员的支持。重要的是,使用乳盾的母亲必须由资深的泌乳顾问(如 IBCLC)密切随访;明智的乳盾使用和资深的泌乳专业支持相结合,可以延长母乳喂养时间。

除了以上研究,其他许多关于乳盾的很多研究结果并不明确,常常存在以下问题,如缺少前瞻性、随机对照设计、或参考的都是陈旧的文献、样本来自没有母乳喂养问题的婴儿、样本量小或是只做单次喂养测定。虽然针对乳盾使用的指南、方案、政策或临床流程规范等都缺乏经过专业同行评议或共识,但乳盾的使用始终非常普遍。

关于乳盾的使用,尚有许多未能解决的困惑,包括以下内容:

1. 使用乳盾时婴儿的吸吮动力学相关研究缺乏,而且吸吮力是可能有所变化的。乳盾的前端(奶嘴)部分比母亲乳头更硬、更大,形状不同,在哺乳时只能保持原状,因此婴儿会感觉到与母亲乳头质地不同,在哺乳时也不会像人类乳头一样偏转或拉长。不同质地的物体在婴儿口腔内可能引发婴儿吸吮中心模式发生器的不同吸吮指令。例如,Oder 等的研究表明,当健康足月儿使用光滑或有纹理的奶嘴时,婴儿表现出能够识别并针对性改变其非营养性的吸吮模式。

2. 婴儿在关键的学习期接触乳盾而非母亲的乳头时,婴儿可能会对乳盾留下印记,形成不同于母亲乳头的吸吮模式。

3. 乳盾的使用可能是导致乳腺炎的原因之一。一项乳腺炎病因的大型研究表明,与不用乳盾的女性相比,使用乳盾的母亲患乳腺炎的风险增加 1 倍。

4. 乳盾可能导致或加剧乳头疼痛,特别是乳盾太小时。因为当使用吸乳器时乳头会膨胀,而使用乳盾也会使乳头膨胀。一些母亲可能需要两种尺寸的乳盾来适应乳头膨胀或在乳盾的奶嘴部分形成真空。

(二)乳盾类型

1. 橡皮乳盾 橡皮护罩已经很少见,也不推荐使用。

2. 标准奶嘴或连在玻璃或橡胶底座的奶嘴 这种奶嘴使婴儿口腔与乳房之间形成2.5~5cm 的距离,严重干扰了哺乳姿势。也无法让婴儿有效含接和刺激乳房、不能让婴儿与乳头乳晕贴合,因而可能影响催乳素分泌。现在这类乳盾已经很少见,也不推荐使用,也不推荐把人工奶嘴置于母亲乳头上。

3. 乳胶和硅胶乳盾 乳胶或硅胶乳盾一般是超薄、有弹性的,乳头部分质地稍硬。由于硅胶护罩超薄,更容易将吸吮刺激传递至乳晕,因此不会像先前的乳盾一样严重影响乳汁流出。由于乳胶在人群中引起过敏的报告越来越多,应当避免使用含乳胶的护罩。目前的乳盾大多是硅胶乳盾,且有各种不同的尺寸。

（三）乳盾的选择和使用指导

乳盾有许多尺寸可供选择。关于乳盾的选择和使用指导的研究非常少。如果乳盾奶嘴的高度超过婴儿唇到软硬腭连接处的距离，则婴儿下颌闭合与舌挤压的力量都作用于奶嘴部分，而不是乳房上。Wilson-Clay 与 Hoover 建议乳盾的基部直径应与母亲乳头大小匹配，护罩的奶嘴高度应尽可能短，而基部直径应尽可能小，哺乳效果才会越好。但如果乳盾过小，会挤压乳头，增加奶嘴部分的负压，导致持续的乳头疼痛，特别是当乳头在吸吮过程中膨胀时，尤其如此。

针对使用乳盾后有持续乳头疼痛的母亲的研究显示，婴儿的口腔负压非常高，导致乳头前端表皮被拉入乳盾上开孔位置，因此乳头出现水泡。该研究中，为了缓解疼痛，采取的一项干预措施是将 24mm 的乳盾换为 28mm 的乳盾，籍此增加乳盾前端空间以降低负压。更换稍大尺寸的乳头护罩，可能有助于缓解使用乳盾的持续疼痛。乳盾的奶嘴部分过长可能导致口腔较小的婴儿出现呕吐反射，而如果太短有可能让婴儿含接太浅，乳盾前端只在婴儿口腔前端而影响乳汁流出。乳盾的奶嘴部分形状各异，从直直的奶嘴到各种斜度的奶嘴，也包括圆形或樱桃形状的奶嘴。

不同的乳盾可能在厚度、硬度及婴儿需要多大力度可以挤压乳盾方面都有所不同。一项安抚奶嘴的研究表明，同一制造商生产的一种奶嘴可能比另一种奶嘴硬 7 倍。某些厂商的乳盾有切口形状，让母婴有更多的皮肤接触。因为某些乳盾可能覆盖了乳晕上的蒙氏腺体，所以更佳选择是使用有切口设计的乳盾，这样可以不遮盖或干扰婴儿通过嗅觉来寻找和识别母亲的特殊气味。

表 13-2 是乳盾使用说明建议的模板。

表 13-2　乳盾使用说明	
操作	原理
如果对临床有益，乳盾可以作为一种选择	并非所有情况都需要乳盾，但某些情况下乳盾有助于坚持母乳喂养
如果在住院期间使用乳盾，先让婴儿尝试亲喂 1~2 次后再使用乳盾	鼓励婴儿先接触母亲乳头留下记忆
使用正确尺寸和形状的乳盾。从中号开始尝试，如果感觉狭窄、母亲乳头较大或疼痛，换为大号。确保使用有最佳效果的最小号乳盾。有切口的乳盾能够让婴儿通过嗅觉贴合乳房。如果婴儿无法含住锥形乳盾，可以尝试樱桃状护罩	可以尝试多种不同尺寸的乳盾，以保障最佳的贴合与喂养效果
使用前可以用热水给乳盾加温，将乳盾内面几乎完全外翻	加温能够让乳盾更好的贴合，并促进喷乳反射的反射。正确佩戴乳盾可以让乳头拉入并形成负压
挤压初乳 / 母乳进入乳盾的奶嘴，或定时用注射器将乳汁打入乳盾的奶嘴部分	乳盾中的乳汁可以在婴儿含接时立即吃到，因此吸吮力弱的婴儿不会在乳汁流出前感到疲劳
哺乳时妈妈应时常按摩、挤压乳房	有助于避免乳汁淤积、乳导管堵塞或乳腺炎
如果母乳不足或乳汁量较少的风险较高时，哺乳后应吸乳	必须监测泌乳情况，以确保奶量充足，避免因乳盾使用而导致泌乳量降低
检查乳盾使用与婴儿含接是否正确，乳汁流出是否顺畅。建议经常检查婴儿体重增长	不能因为乳盾使用而强化婴儿的不正确含接。监测乳汁流出对确保婴儿适宜体重增长和泌乳量来说非常重要
确保母亲了解如何正确清洗乳盾	避免乳盾出现致病菌黏附
建议妈妈寻求 IBCLC 的持续随访指导	需要专业人员进行随访，对需要使用乳盾的原发问题进行持续监测

（改自：Walker M.Nipple shields：what we know，what we wish we knew，and how best to use them.Clin Lact.2016，7：100-107）

（四）脱离乳盾

脱离乳盾的推荐包括：

1. 没有固定的脱离时间，超薄硅胶乳盾的长期使用未发现不利影响。

2. 妈妈开始时可以把婴儿放在靠近乳头的位置进行皮肤接触，在乳盾辅助下开始哺乳，再去除乳盾，逐渐尝试脱离乳盾进行直接亲喂。

3. 不得剪开乳盾。

（五）医护人员职责

以下是医护人员在母乳喂养与乳盾使用中的职责：

1. 记录所有遇到的情况和给予的指导，将其传达给初级医疗保健人员。

2. 了解乳盾使用的用途和利弊（专栏 13-1）。

3. 确保母亲在使用乳盾期间有密切随访。

4. 把乳盾作为一种临时性母乳喂养解决方案时，需要同时提供正确使用的指导和必要的转诊。

5. 如果妈妈出院时仍在使用乳盾，应当同时转诊给社区的泌乳顾问或儿科医生诊所的执业护士，以便每天随访。可能需要每周两次测量婴儿体重增长情况。儿科医生应注意需要使用乳盾问题的根本原因，也应当明白如何指导母亲脱离乳盾。

专栏 13-1　乳盾使用快速指导

乳盾可以做到：
- 在无法吸吮妈妈的乳头时，给婴儿治疗性的口腔刺激。
- 给婴儿口腔内形成一个乳头形状的含接物。
- 让婴儿通过最小力度的吸吮和负压吸出乳汁。
- 弥补婴儿吸吮力的不足。
- 在婴儿吸吮暂停阶段帮助维持乳头形状。
- 维持乳头的突出状态。
- 提高乳汁流出效率。

乳盾不能做到：
- 在母亲乳汁不足情况下，无法纠正乳汁流出问题或婴儿体重增长不佳的问题。
- 如果乳头损伤的原因不明或未解决前，无法解决导致乳头损伤的问题。
- 不能替代常规母乳喂养干预和随访。

乳盾的益处：
- 让婴儿有机会学习在乳房上亲喂。
- 能配合乳旁加奶（即乳盾旁或乳盾下使用乳旁加奶管）。
- 帮助乳头突出。
- 操作方便，不增加母亲负担。
- 避免婴儿哺乳时反复尝试含接。

乳盾的缺点：
- 不能作为母乳喂养专业指导的替代。
- 被误用做快速解决问题的方法。
- 可能导致原始问题加剧。
- 可能导致母乳不足、婴儿体重增长不足或断奶。
- 会干扰乳头，导致无法拉长至婴儿口腔深处。
- 可能挤压乳头乳晕，如果操作不当或尺寸不匹配，可能导致乳头破损、疼痛、皮肤受损或乳房内部损伤。
- 没有乳盾时婴儿可能不愿直接哺乳。
- 更易导致乳头损伤。不用乳盾时婴儿可能不适应亲喂，习惯咬而非吸吮。
- 尽管乳盾是一个有用的干预措施，但如果操作不当，容易放弃。

乳盾的可能适应证：

含接困难：
- 乳头异常（扁平、内陷、纤维化、弹性不足）。
- 婴儿小口腔与母亲大乳头不匹配。
- 母亲用药较多的婴儿。
- 产伤（胎头吸引、产钳）。
- 口腔厌恶（强力吸痰）。
- 人工奶嘴偏好（安抚奶嘴、奶瓶）。
- 婴儿从瓶喂转为亲喂的过渡阶段。
- 婴儿吸吮力弱或吸吮节奏紊乱（乳头滑脱、早产、神经系统问题）。
- 婴儿肌张力过高或过低。
- 婴儿直接哺乳起始时间延迟。

口腔问题：
- 腭裂。
- 通道腭（特纳综合征，曾经插管）。
- 泡状腭。
- 脂肪垫缺乏（早产儿，小于胎龄儿 SGA）。
- 舌部的中央沟槽形成不佳。
- 小颌畸形（下颌后缩）。

上呼吸道问题：
- 气管软化。
- 喉软骨软化。

乳头损伤问题：
- 其他方法都未能解决乳头损伤问题，而妈妈打算停止母乳喂养。

▶ 十三、乳房保护罩

乳房保护罩是两片式塑料组件，佩戴在乳头和乳晕上纠正扁平或内陷的乳头（图 13-11）。原来也称乳头矫正器或溢乳保护罩，用于保护衣物不被溢乳弄脏，或用于乳汁太多的妈妈。目前仍有一些品牌在销售这种保护罩，用于收集哺乳间隔期间溢出的乳汁。虽然很多妈妈们仍然觉得在一侧哺乳或吸乳时，用保护罩收集另一侧的溢乳，非常好用，但目前不推荐这种做法。一些医护人员也推荐用于乳胀，因为保护罩对乳房施加轻柔的压力，可促进乳晕周围的乳汁流出，也可以挤压乳晕水肿，使乳头突出。两次哺乳间隔期间收集的乳汁必须丢弃，因为乳汁中微生物计数较高。而在哺乳或吸乳时收集的乳汁可以照常储存。

乳头凹陷是指挤压乳头基部的乳晕时乳头无法突出，反而回缩凹陷低于周围皮肤。这是由于存在原发性的乳腺组织凹陷。过去，孕妇会在产前佩戴乳头矫正器并逐渐延长白天佩戴时间，晚上取下。持续的轻柔压力作用于乳头基部,有助于松解乳头被固定部位的组织,使婴儿含接时乳头能够突出。对于产后发现的乳头扁平/凹陷,或者虽然产前发现但产后仍需校正者,可在哺乳间隔期间使用乳头护罩。早期研究认为,产前使用乳房保护罩几乎没有什么效果,而且一些女性并不喜欢使用。但较新的一项研究中,90 位女性至少有一侧乳头长度不足 7mm,在每天使用乳头矫正器 8 小时之后,更多的妈妈能够在产后亲喂时乳头拉长,母乳喂养结局也更好,研究中乳头矫正器的耐受性高,延长了短小的乳头并增加了纯母乳喂养率。

目前市场上还有一些品牌的乳房保护罩,都是半圆球状设计,佩戴在乳头基部置于文胸内,促进乳头突出。品牌不同,半球状外壳上的通气孔数目也不同。通气孔数目如果仅有 1~2 个,则乳头乳晕区域难以保证理想的空气流通效果,无法有效散发的湿气和热量(特别是炎热天气),形成温室效应的微环境,容易导致乳头疼痛或皮肤破损,此时,应在乳房保护罩上多开几个孔。有些品牌的护罩有较多通气孔,则不会出现上述问题。有一类乳房保护罩,其基底较宽,可以用于帮助保护疼痛的乳头,保持乳头周围空气流通,避免与文胸粘连。

▶ 十四、乳旁加奶 / 喂管

正确使用喂管可帮助很多母婴可以继续亲喂,否则她们可能放弃。市场上销售的乳旁加奶设备,通常包括一个储奶(母乳或配方奶)容器和一根细长喂管,喂管一边连接储奶容器,一边置于乳头旁边,喂管通过非致敏胶带固定,置于哺乳文胸或乳盾之下。婴儿吸吮乳房时,可以同时吸入储奶瓶内的补充液体。自制喂管装置可用 5F 胃管连接注射器,或是喂管从奶嘴上的奶孔穿过连接奶瓶。这种乳旁加奶的方式对于妈妈来说可能是一个全新概念,需要仔细解释如何操作以及预期效果。许多妈妈会觉得这种方式复杂,是非自然方法,因而不愿意使用。需要向她们解释,这是一种暂时性亲喂解决方案,确保婴儿摄入足够营养,这样可帮助妈妈们接受这种乳旁加奶方式。

(一)泌乳助手

泌乳助手(Lact-Aid)哺乳训练系统诞生于 1971 年,是为了喂哺领养的婴儿,让妈妈和婴儿有机会体验母乳喂养。Lact-Aid 是一个封闭的系统,包含一个预消毒的一次性 120ml 储奶袋、喂管从盖子中央穿过延伸到乳头处。储奶袋用细绳悬挂在母亲的颈部,挤压储奶袋排出空气后便于乳汁流出。但配方奶液流动性差,可能需要先过滤一下。

(二)SNS 辅助哺乳系统

SNS 辅助哺乳系统包含一个 150ml 塑料奶瓶,奶瓶盖上连接 2 根导管,可同时固定于两侧乳房(彩图 31)。SNS 辅助哺乳系统可以同时准备好两侧喂管,总有 3 套不同尺寸的导管。奶瓶盖上具有卡槽,可以在安装佩戴或一侧哺喂时将另一侧导管卡住,避免乳汁流出。乳汁流速受导管尺寸(小号、中号、大号)、奶瓶高度的影响,也会因另一侧管道被卡住而受到影响。SNS 辅助哺乳系统还有一种只有一根管的小容量版。

(三)乳旁加奶装置的使用场景

乳旁加奶装置可在其他方法无效或为了预防更严重并发症时推荐与使用。

1. 婴儿方面:

乳旁加奶装置适合以下婴儿使用:

(1)吸吮力弱、吸吮紊乱或吸吮障碍。

(2)体重增长不理想或体重丢失。

(3)生长迟滞。

(4)口腔结构异常。

(5)早产儿。

2. 母亲方面:

乳旁加奶装置适合以下母亲使用:

(1)领养婴儿的母亲(诱导泌乳)。

(2)重新泌乳,即在母婴分离或中断母乳喂养后重新诱导启动泌乳。

(3)乳房手术,特别是涉及乳头位置移动的缩乳术。

(4)原发或继发性泌乳不足——乳腺组织不足以支持足量泌乳,或需增加泌乳的情况。

(5)严重乳头损伤。

(6)疾病、手术或住院。

总体来说,乳旁加奶装置可用于维持母亲的乳汁分泌、为婴儿提供充足或额外的营养支持,还能创造一个直接哺乳的环境,促进婴儿吸吮模式的形成(或避免吸吮模式改变)。通过使用乳旁加奶装置可以坚持直接哺乳,而在此之前,某些情况下只能使用奶瓶加人工奶嘴。乳旁加奶是一种特殊情况下使用的暂时性辅助工具,专业人士在推荐使用时应当密切随访(必要时应每天随访),以确保母亲的正确使用及婴儿获得适当的摄入量，并适时停用。

使用乳旁加奶装置的婴儿必须具备含接和一定的吸吮能力。在婴儿出现严重乳头混淆、强直、肌张力低、嗜睡时，可用这种装置辅以手指喂奶作为暂时过渡，之后再尝试亲喂。具体手法是选择示指或尺寸接近乳头大小的手指，将导管开口置于手指指腹，让婴儿含住手指。如果婴儿吸吮方式正确，则可通过导管获得乳汁作为对婴儿正确行为的奖励，如果婴儿像用奶嘴一样咬着手指，就无法获得乳汁。虽然这种方式使得父亲或其他家人可以喂养婴儿，但有些婴儿仍不能直接哺乳，因为乳房的刺激不如结实的手指提供的刺激强烈。手指喂奶方式可避免婴儿错误吸吮模式的强化，如果是用人工奶头喂养时，可以让婴儿尽早过渡到直接哺乳，但应注意，避免让婴儿习惯于这种喂奶方式而不愿在乳房上吸吮。市场上有多种不同的手指喂奶工具。

使用乳旁加奶喂管时，医护人员应该遵循以下原则：

1. 这些装置是婴儿直接哺乳的短期辅助工具，如婴儿体重增长合理则不是必需的。

2. 在领养婴儿哺乳、缩乳术、原发性泌乳不足等情况下，以及婴儿存在遗传、结构、神经系统相关问题时，可能需要长期使用这些辅助哺乳装置，并根据情况判断是否需要同时使用吸乳器。

3. 无论短期或长期使用都必须要密切随访。

4. 因为是婴儿在控制乳汁流出，所以不易发生误吸或呛奶。当婴儿吞咽时或暂停吸吮时，乳汁会回流，此时只有再吸吮才能使乳汁流出。如果婴儿最开始不会吸吮，可以轻挤奶瓶或储奶袋帮助乳汁流出。乳旁加奶装置与人工奶嘴不同，不会持续滴奶。

5. 一些婴儿很快会学会只吸吮喂管，在这种情况下可调整喂管的开口位置，不要超过乳头尖端。如果婴儿已经非常习惯使用乳旁加奶装置，可以将喂管移到嘴角位置，然后在哺乳过程中逐渐抽出。有位妈妈最终剪了一段约1英寸长（约2.5cm）的喂管贴在乳晕周围，在婴儿含接后抽离。

6. 喂管可以固定在乳晕的侧面或上、下方，根据实际效果决定。

7. 开始时使用橄榄球式哺乳姿势，便于母亲更好地控制婴儿头部。

8. 如果没有喂管，还可使用滴管、勺子、喂杯或碗喂养。

9. 配方奶或特殊配方奶粉如果未能混匀，较细的喂管容易堵塞，因此必要时选择更大尺寸的喂管防止堵塞。

10. 每次使用后都应用冷水尽快冲洗，然后灌入热肥皂水再挤出导管、彻底漂洗干净，每天一次消毒，在开水中煮沸20分钟。

11. 公共场合乳旁加奶可能比较困难或太过引人注目。妈妈们不在家时可以使用其他方法哺乳。

在第十一章"母乳喂养婴儿摄入量低的母婴因素"中有关于喂管的更详细讨论。

▶ 十五、小结

医护人员必须根据不同因素进行吸乳器的推荐，其他的母乳喂养临时辅助装置也一样。很多情况下，母乳妈妈看到母乳喂养辅助工具的广告，以为自己需要使用而购买，但如果在没有详细了解设备的利弊和实际作用的情况下使用，可能在无意中干扰了泌乳过程和婴儿的哺乳能力。尤其是从缺乏泌乳专业支持的人或机构处获得这些辅助装置时，更容易出现问题。

乳盾最容易在并不需要的情况下被滥用，部分原因是到处可以买到，部分原因是对于繁忙的医院或机构来说，乳盾可以帮助婴儿"直接哺乳"。因此当医护人员推荐这些设备时，必须提供仔细地指导，并强调都是暂时性的解决方案。

乳旁加奶装置相对复杂，因此相比乳盾、乳头保护罩等设备，更容易被妈妈们拒绝。坚持使用乳旁加奶装置的妈妈通常认为其泌乳量不足以满足婴儿的需要，因此需要医护人员进行密切跟踪指导。通常，太多妈妈不会详细阅读使用说明书或仅仅了解一下如何安装和清洗而已。粗略的阅读说明书，很难帮助妈妈理解乳旁加奶装置的正确使用方法。如果医护人员或泌乳顾问未提供适当的使用指导，将可能干扰母乳喂养，或导致更多问题。此外，医护人员还应当密切观察和评估使用或不使用这些附加装置时的母婴喂养情况，以便做出恰当推荐，确保最好的效果。大多数情况下，需要乳旁加奶装置的问题本质是母亲高度焦虑，而且为婴儿提供补充喂养的问题也至关重要。泌乳顾问、护士或其他医护人员应意识到，为这样的母婴提供咨询和后续随访会比其他情况更耗时。

在任何情况下,如果需要使用任何母乳喂养辅助设施或吸乳器,医护人员必须权衡利弊,考虑可能对母乳喂养的干扰。同时医护人员还应当考虑到母亲对相关设备可能的情绪反应,直截了当地与其沟通,会有助于确定是否使用、何时开始以及在不需要的时候适时停止。与其他医疗措施一样,母乳喂养辅助设备的使用首先应当是"无害"的。

母乳喂养辅助技术的使用,同样也是一种干预措施,在妈妈们遭遇困难时提供额外的这些帮助,使母乳喂养或提供母乳得以持续进行。短期或长期使用母乳喂养辅助措施,可能带来完全不同的结局,既可能让母亲放弃母乳,也可能让母亲重获母乳喂养的自信并保证婴儿的茁壮成长。

▶ 十六、关键知识点

1. 早在16世纪中叶的医学文献中就有使用母乳喂养辅助设备的报道,帮助母亲从乳房中排出乳汁。历史上曾经出现过各种设备,用于缓解肿胀或在乳头破损或乳腺炎时排出乳汁。

2. 现在的妈妈们不仅用短期吸乳解决一些急性问题,也可能需要为早产儿或在上班及疾病时为婴儿提供乳汁、诱导泌乳或重新启动泌乳,而需要长期吸乳。

3. 选择吸乳器时,妈妈们认为以下几点比较重要:①快速有效吸乳;②舒适;③价格合理;④易于购买、使用和清洁。

4. 为提高吸乳效率,可使用两种方法:①吸乳前引发喷乳反射;②吸乳时按摩乳房。相关研究和文献支持这两种方法。

5. 其他影响吸乳效率的因素还包括使用放松技术、视觉影响、吸乳前与吸乳时进行湿热敷。为避免乳房或乳头损伤,当乳汁停止流出时应该停止吸乳。

6. 考虑到市场上吸乳器品牌林立,专业人士在向新妈妈做推荐时应当明确相关品牌、类型,并提供几个购买地点。不同购买地点可能价格差异较大。母亲从医疗保险机构获得的吸乳器可选择范围较小,不一定适合自己需要。

7. 吸乳时,吸乳器应当能够刺激催产素和催乳素释放。乳房满涨程度与吸乳量有关,满胀的乳房能吸出更多乳汁,且能更快引发喷乳反射,乳房较空时可能需要120秒才能引发喷乳反射。

8. 泌乳Ⅲ期取决于及早频繁的乳头刺激和定期乳房排空。泌乳Ⅱ期启动无需乳汁排出,但如果没有定期乳房排空,泌乳Ⅲ期将被抑制。乳汁生成量依赖于乳房排空度。

9. 吸乳器的作用机制不是吸或拉出乳汁,而是帮助乳汁克服流出过程中的阻力,让乳腺内压将乳汁"推"出。

10. Einar Egnell 是吸乳器设计的先驱,灵感来自于乳业的挤奶设备。该吸乳器采用自动周期性、限定负压的4个阶段吸乳模式。目前许多吸乳器生产商仍然沿用该压力设定模式设计产品。

11. 吸乳器可以分为三大类:①手动吸乳器;②电池驱动吸乳器;③电动吸乳器。

12. 手动吸乳器易于购买、方便操作、价格低廉。不同品牌的手动吸乳器吸乳效率不同。手动吸乳器适合短期或偶尔使用。反复使用手动吸乳器容易导致手部和腕部疲劳。橡皮球式吸乳器容易导致乳头疼痛及吸乳量低,不建议使用。

13. 电动吸乳器包括小型半自动吸乳器,马达较小而且负压可调。多数在其护罩上有通气孔,使用者可以使用指尖开闭气孔模仿婴儿吸吮节奏。这种吸乳器价格适中,绝大多数为双侧吸乳器。

14. 全自动电动吸乳器设定了周期性负压,而非仅仅维持恒定负压。负压设定参考了婴儿吸吮时的情况。吸乳器的吸乳频率可调,最高达到120cpm,负压最高250mmHg。这类吸乳器被认为是所有吸乳器中效率最高的,可以进行双侧同时吸乳。但与其他便携吸乳器比较,价格较高,设备也较重。

15. 所有全自动的电动吸乳器和部分小型半自动电动吸乳器可以双侧同时吸乳。研究显示双侧吸乳时催乳素水平更高,吸乳量最大。

16. 吸乳器生产商提供了不同尺寸的吸乳护罩以满足不同妈妈的需要。如果乳头较大而且吸乳时有水肿,则标准尺寸的护罩可能无法容纳。放松状态下乳头尺寸大于20.5mm(美国五分镍币大小)的妈妈,可能需要使用更大尺寸的吸乳护罩。

17. 吸出的乳汁不是无菌的,针对乳汁细菌计数的安全标准至今没有统一意见,特别是对早产儿母亲。吸乳过程中的很多因素会影响细菌计数,包括乳头清洁、洗手、乳汁收集技术、吸乳器类型、早产儿哺喂方式、吸乳器清洁方法、婴儿胎龄等。乳汁中的某些细菌始终存在、并不致病。健康足月儿能够耐受部分致病菌及较高的非致病菌计数,但同样微生物水平的乳汁,对早产儿或高危患儿来说则可能会有较大风险。

18. 多人用电动吸乳器可能存在较高污染风险,医疗机构应当采取必要措施预防交叉感染。

19. 足月儿与早产儿的初乳及母乳能够不同程度地抑制细菌生长。针对不同健康状态的婴儿,可以采取不同母乳储存标准。

20. 住院患儿妈妈放弃吸乳的主要原因通常是母乳不足,或者吸乳太费时间。

21. 为疾病患儿吸乳的妈妈们需要医护人员更多的鼓励和情感支持,以减少尴尬、失望,并需要充分了解给患病婴儿提供乳汁的重要意义。

22. FDA 将吸乳器作为医疗器械管理,由 FDA 的医疗器械与辐射健康中心负责管理。该政府机构设有医疗器械不良反应报告系统,用于登记消费者和医护人员遇到的吸乳器问题。

23. 使用者销售和购买二手吸乳器的问题始终存在。FDA 提醒,如果吸乳器没有正确清洁和消毒时,不同使用者重复使用同一台吸乳器存在一定风险。不推荐标记为个人用的吸乳器被多人重复使用或再次销售。

24. 使用吸乳器时的常见问题包括乳头疼痛、吸乳量少、喷乳反射延迟或不稳定、长期吸乳后奶量逐渐减少。

25. 喷乳反射延迟或不稳定对于吸乳有效性有决定性的影响。母亲对吸乳的负面情绪,包括尴尬、紧张、害怕失败、疼痛、疲劳、焦虑等,都可以抑制喷乳反射所需要的神经化学通路。如果医护人员了解妈妈对吸乳过程的感受,可以有针对性地指导。

26. 早期的乳盾效果很差。材质过厚影响了婴儿吸吮时的刺激传导,也抑制了乳汁排出。

27. 乳盾不再受欢迎,因为认识到使用乳盾可能干扰泌乳及影响婴儿健康。

28. 超薄硅胶乳盾能够带来更多益处,因此不建议使用其他类型的乳盾,包括乳胶乳盾等。但使用过程中,需要有资深的泌乳顾问进行严格评估和持续随访。对于可能无法亲喂的婴儿来说,谨慎使用乳盾可能产生积极影响。

29. 乳盾可以作为一种治疗手段,在缺乏母亲乳头刺激时给婴儿口腔提供刺激,在婴儿口腔内形成乳头便于含接,也能在婴儿口腔负压较小时吸出乳汁。乳盾前端腔体中的负压能够帮助乳

汁持续流出,同时在婴儿吸吮暂停时,保持乳头突出的状态,维持含接,代偿婴儿口腔负压的不足,促进乳汁的流出。

30. 乳盾的缺点,包括容易被当成一种快速解决方案而取代专业人士的密切观察和指导。不正确地使用乳盾可能导致泌乳不足、体重增长不理想、过早断奶、乳盾依赖性即婴儿没有乳盾就不愿直接哺乳。这种情况下,直接哺乳时婴儿可能"咬"而非吸吮乳头,容易导致乳头损伤。

31. 应当使用正确尺寸的乳盾,乳盾的高度不应超过婴儿嘴唇到软硬腭连接处的距离,基部直径需符合妈妈乳头的尺寸。适合范围内乳盾越短、基部直径越小,可能效果最好。

32. 乳房保护罩是两片式塑料结构,佩戴在乳头乳晕区域,用于改善乳头扁平凹陷。这种保护罩也称乳头矫正器或溢乳保护罩,用于保护衣物不被溢乳弄脏,或者用于乳汁过多的妈妈。这种保护罩收集的乳汁因为存在细菌滋生风险而应丢弃。

33. 过去,乳头保护罩在产前使用时,内衬会对凹陷乳头的基部产生持续轻柔压力,认为这能够帮助松解乳头固定在乳房的部位的粘连。

34. 喂管设备通过乳旁加奶方式添加母乳,帮助其他方法下无法进行直接哺乳的母婴。

35. 乳旁加奶装置,通常包含一个储奶容器和一根长且细的管子连接储奶容器与妈妈的乳头。通常使用非致敏胶带固定喂管。

36. 乳旁加奶装置通常用于吸吮力弱、吸吮紊乱或无效的婴儿,包括早产儿、肌张力弱或肌张力过强、唐氏综合征、心脏病、乳头偏好,或神经功能障碍、唇腭裂婴儿,还有围产期窒息史、由于吸吮差而导致体重丢失或增长缓慢的婴儿。

37. 乳旁加奶装置适用于母亲的以下情况:领养婴儿、重新启动泌乳、乳房手术史、原发性泌乳不足或严重的乳头损伤及母亲生病、手术或住院等。

38. 使用手指喂奶装置时,妈妈可将喂管置于示指指腹,或其他尺寸与乳头最接近的手指,婴儿含住手指,正确吸吮时乳汁可流出。手指喂奶方式可以让父亲或其他家人参与婴儿喂养。

39. 手指喂奶方式,还可以在直接哺乳前缓解婴儿的饥饿感,让婴儿更容易地转换至直接哺乳。

40. 使用喂管喂养方式时,医护人员应当密切随访,了解短期和长期的使用情况。喂管喂养

可能使医护人员、妈妈或宝宝产生"依赖性"。一旦条件许可，应尽快脱离该设备。

41. 医护人员应慎重使用任何母乳喂养的辅助设备和技术。和其他医疗手段一样，母乳喂养辅助设备的使用首先应当保证无害，其次应当确保对于母乳喂养来说，利大于弊，使其真正发挥对母乳喂养的支持和辅助作用。

（张美华 译　高雪莲 校）

参考文献

Academy of Breastfeeding Medicine Protocol Committee. ABM Clinical Protocol #9: Use of galactogogues in initiating or augmenting the rate of maternal milk secretion (2nd. rev. January 2018). *Breastfeed Med.* 2018;13(5):307–314.

Ak J, Lakshmanagowda PB, GCMP, Goturu J. Impact of music therapy on breast milk secretion in mothers of premature newborns. *J Clin Diagn Res.* 2015;9:CC04–CC06.

Alexander JM, Grant AM, Campbell MJ. Randomized controlled trial of breast shells and Hoffman's exercises for inverted and non-protractile nipples. *Br Med J.* 1992;304(6833):1030–1032.

Auerbach KG. Sequential and simultaneous breast pumping: a comparison. *Int J Nurs Stud.* 1990;27:257–265.

Bennion E. *Antique medical instruments.* Berkeley, CA: University of California Press; 1979:271.

Boo NY, Nordiah AJ, Alfizah H, Nor-Rohaini AH, Lim VKE. Contamination of breast milk obtained by manual expression and breast pumps in mothers of very low birthweight infants. *J Hosp Infect.* 2001;49:274–281.

Boone KM, Geraghty SR, Keim SA. Feeding at the breast and expressed milk feeding: associations with otitis media and diarrhea in infants. *J Pediatr.* 2016;174:118–125.

Bowen A, Wiesenfeld HC, Kloesz JL, et al. Notes from the field: *Cronobacter sakazakii* infection associated with feeding extrinsically contaminated expressed human milk to a premature infant — Pennsylvania, 2016. *Morb Mortal Wkly Rep.* 2017;66:761–762.

Bower K, Burnette T, Lewis D, Wright C, Kavanagh K. "I had one job and that was to make milk": Mothers' experiences expressing milk for their very-low-birth-weight infants. *J Hum Lact.* 2017;33:188–194.

Brown SL, Bright RA, Dwyer DE, Foxman B. Breast pump adverse events: reports to the Food and Drug Administration. *J Hum Lact.* 2005;21:169–174.

Buckley KM. A double-edged sword: lactation consultants' perceptions of the impact of breast pumps on the practice of breastfeeding. *J Perinat Educ.* 2009;18:13–22.

Caldeyro-Barcia R. Milk-ejection in women. In: Reynolds M, Folley S, eds. *Lactogenesis: the initiation of milk secretion at parturition.* Philadelphia, PA: University of Pennsylvania Press; 1969:229–243.

Chanprapaph P, Luttarapakul J, Siribariruck S, Boonyawanichkul S. Outcome of non-protractile nipple correction with breast cups in pregnant women: a randomized controlled trial. *Breastfeed Med.* 2013;8:408–412.

Chertok IR. Reexamination of ultra-thin nipple shield use, infant growth and maternal satisfaction. *J Clin Nurs.* 2009;18:2949–2955.

Clemons SN, Amir LH. Breastfeeding women's experience of expressing: a descriptive study. *J Hum Lact.* 2010;26:258–265.

Cossey V, Jeurissen A, Thelissen MJ, et al. Expressed breast milk on a neonatal unit: a hazard analysis and critical control points

approach. *Am J Infect Control.* 2011;39(10):832–838.

Cotterman KJ. Reverse pressure softening: a simple tool to prepare areola for easier latching during engorgement. *J Hum Lact.* 2004;20:227–237.

Cullinane M, Amir, LH, Donath, SM, et al. Determinants of mastitis in women in the CASTLE study: a cohort study. *BMC Fam Pract.* 2015;16:181.

D'Ignazio C, Hope A, Michelson B, Churchill R, Zuckerman E. A feminist HCI approach to designing postpartum technologies: "When I first saw a breast pump I was wondering if it was a joke." In *Proceedings of the 2016 CHI Conference on Human Factors in Computing Systems* (CHI'16). San Jose, CA: May 7–12, 2016:2612–2622.

Eglash A, Malloy ML. Breastmilk expression and breast pump technology. *Clin Obstet Gynecol.* 2015;58:855–867.

Eglash A, Ziemer AL, McKechnie AC. Health professionals' attitudes and use of nipple shields for breastfeeding women. *Breastfeed Med.* 2010;5:147–151.

Egnell E. The mechanics of different methods of emptying the female breast. *J Swe Med Assoc.* 1956;40:1–8.

Ekstrom, A., Abrahamsson, H., Eriksson, R.-M., & Martensson, B.L. (2014). Women's use of nipple shields—their influence on breastfeeding duration after a process-oriented education for health professionals. *Breastfeed Med.* 2014; 9:458–466.

Engur D, Cakmak BC, Turkman MK, Telli M, Eyigor M, Guzunler M. A milk pump as a source for spreading *Acinetobacter baumannii* in a neonatal intensive care unit. *Breastfeed Med.* 2014;9:551–554.

Esfahani MS, Berenji-Sooghe S, Valiani M, Ehsanpour S. Effect of acupressure on milk volume of breastfeeding mothers referring to selected health care centers in Tehran. *Iran J Nurs Midwifery Res.* 2015;20:7–11.

Faro J, Katz A, Berens P, Ross PJ. Premature termination of nursing secondary to Serratia marcescens breast pump contamination. *Obstet Gynecol.* 2011;117(2 Pt 2):485–486. doi:10.1097/AOG.0b013e3182053a2c

Felice JP, Cassano PA, Rasmussen KM. Pumping human milk in the early postpartum period: its impact on long-term practices for feeding at the breast and exclusively feeding human milk in a longitudinal survey cohort. *Am J Clin Nutr.* 2016;103:1267–1277.

Felice JP, Geraghty SR, Quaglieri CW, Yamada R, Wong AJ, Rasmussen KM. "Breastfeeding" but not at the breast: mothers' descriptions of providing pumped human milk to their infants via other containers and caregivers. *Matern Child Nutr.* 2017;13:e12425.

Fewtrell MS, Loh KL, Blake A, et al. Randomized, double blind trial of oxytocin nasal spray in mothers expressing breast milk for preterm infants. *Arch Dis Child Fetal Neonatal Ed.* 2006;91:F169–F174.

Fildes V. *Breasts, bottles, and babies.* Edinburgh, UK: Edinburgh University;1986:141–143.

Flaherman VJ, Hicks KG, Huynh J, Cabana MD, Lee KA. Positive and negative experiences of breast pumping during the first 6 months. *Matern Child Nutr.* 2016;12:291–298.

Garcia-Lara NR, Escuder-Vieco D, Garcia-Algar O, De laCruz J, Lora D, Pallas-Alonso C. Effect of freezing time on macronutrients and energy content of breastmilk. *Breastfeed Med.* 2012;7:295–301.

Gardner H, Kent JC, Lai CT, et al. Milk ejection patterns: an intra-individual comparison of breastfeeding and pumping. *BMC Preg Childbirth.* 2015;15:156.

Geddes DT, Chooi K, Nancarrow K, Hepworth AR, Gardner H, Simmer K. Characterisation of sucking dynamics of breastfeeding preterm infants: a cross sectional study. *BMC Pregnancy Childbirth.* 2017;17:386.

Geraghty SR, Rasmussen KM. Redefining "breastfeeding" initiation and duration in the age of breastmilk pumping. *Breastfeed Med.* 2010; 5:135–137.

Geraghty SR, Sucharew H, Rasmussen KM. Trends in breastfeeding: it is not only at the breast anymore. *Matern Child Nutr.* 2013;9:180–187.

Gilks J, Gould D, Price E. Decontaminating breast pump collection kits for use on a neonatal unit: review of current practice and the literature. *J Neonatal Nurs.* 2007;13:191–198.

Groh-Wargo S, Toth A, Mahoney K, et al. The utility of a bilateral breast pumping system for mothers of premature infants. *Neonat Network.* 1995;14:31–36.

Hanna S, Wilson M, Norwood S. A description of breastfeeding outcomes among U.S. mothers using nipple shields. *Midwifery.* 2013;29:616–621.

Hill PD, Aldag JC, Chatterton RT. Initiation and frequency of pumping and milk production in mothers of non-nursing preterm infants. *J Hum Lact.* 2001;17(1):9–13.

Hill PD, Aldag JC, Demirtas H, et al. Association of serum prolactin and oxytocin with milk production in mothers of preterm and term infants. *Biol Res Nurs.* 2009;10:340–349.

Hopkinson J, Heird W. Maternal response to two electric breast pumps. *Breastfeed Med.* 2009;4:17–23.

Human Milk Banking Association of North America. *Best practice for expressing, storing and handling human milk in hospitals, homes and child care settings.* 3rd ed. Fort Worth, TX: Human Milk Banking Association of North America; 2011.

Johns HM, Forster DA, Amir LH, McLachlan HL. Prevalence and outcomes of breast milk expressing in women with healthy term infants: a systematic review. *BMC Pregnancy Childbirth.* 2013;13:212.

Keim SA, Boone KM, Oza-Frank R, Geraghty SR. Pumping milk without ever feeding at the breast in a Moms2Moms study. *Breastfeed Med.* 2017;12:422–429.

Keith DR, Weaver BS, Vogel RL. The effect of music-based listening interventions on the volume, fat content, and caloric content of breast milk produced by mothers of premature and critically ill infants. *Adv Neonatal Care.* 2012;12:112–119.

Kent JC, Geddes DT, Hepworth AR, Hartmann PE. Effect of warm breastshields on breast milk pumping. *J Hum Lact.* 2011;27:331–338.

Kent JC, Mitoulas LR, Cregan MD, et al. Importance of vacuum for breastmilk expression. *Breastfeed Med.* 2008;3:11–19.

Kent JC, Ramsay DT, Doherty D, Larsson M, Hartmann PE. Response of breasts to different stimulation patterns of an electric breast pump. *J Hum Lact.* 2003;19(2):179–186.

Kronborg H, Foverskov E, Nilsson I, Maastrup R. Why do mothers use nipple shields and how does this influence duration of exclusive breastfeeding? *Maternal and Child Nutrition.* 2017;13(1). doi:10.1111/mcn.12251

Larkin T, Kiehn T, Murphy PK, Uhryniak J. Examining the use and outcomes of a new hospital-grade breast pump in exclusively pumping NICU mothers. *Adv Neonatal Care.* 2013;13:75–82.

Lawrence RA, Lawrence RM. *Breastfeeding: a guide for the medical profession.* 8th ed. Philadelphia, PA: Elsevier, 2016.

Maygrier J. *Midwifery illustrated.* Philadelphia, PA: Carey & Hart;1833:173.

McKechnie AC, Eglash A. Nipple shields: a review of the literature. *Breastfeed Med.* 2010;5:309–314.

Meier P, Motyhowski J, Zuleger J. Choosing a correctly-fitted breast shield for milk expression. *Medela Messenger.* 2004;21:8–9.

Meier PP, Patel AL, Hoban R, Engstrom JL. Which breast pump for which mother: an evidence-based approach to individualizing breast pump technology. *J Perinatol.* 2016;36:493–499.

MIT Media Lab. The Media Lab Make the Breast Pump Not Suck Hackathon. 2018. Available at: https://medium.com/make -the-breast-pump-not-suck-hackathon/who-won-at-the-2018 -make-the-breast-pump-not-suck-hackathon-c9f5e3814cae.

Accessed on October 18, 2018.

Morse J, Bottorff J. The emotional experience of breast expression. *J Nurs Midwifery.* 1988;33:165–170.

Morton J, Hall JY, Wong RJ, et al. Combining hand techniques with electric pumping increases milk production in mothers of preterm infants. *J Perinatol.* 2009;29:757–764.

Neifert M, Seacat J. *Milk yield and prolactin rise with simultaneous breast pumping.* Paper presented at Ambulatory Pediatric Association Meeting; Washington, DC; May 7–10, 1985.

Oder AL, Stalling D., Barlow SM. Short-term effects of pacifier texture on NNS in neurotypical infants. *Intl J Pediatr.* 2013; Article ID 168459.

Odom EC, Li R, Scanlon KS, et al. Reasons for earlier than desired cessation of breastfeeding. *Pediatr.* 2013;131(3):e726–e732.

Ohyama M, Watabe H, Hayasaka Y. Manual expression and electric breast pumping in the first 48 hours after delivery. *Pediatr Int.* 2010;52:39–43.

Parker LA, Sullivan S, Krueger C, Mueller M. Association of timing of initiation of breastmilk expression on milk volume and timing of lactogenesis stage II among mothers of very low-birth-weight infants. *Breastfeed Med.* 2015;10:84–91.

Perrella S, Lai CT, Geddes DT. Case report of nipple shield trauma associated with breastfeeding an infant with high intra-oral vacuum. *BMC Pregnancy and Childbirth.* 2015;15:155.

Post ED, Stam G, Tromp E. Milk production after preterm, late preterm and term delivery: effects of different breast pump suction patterns. *J Perinatol.* 2016;36:47–51.

Price E, Weaver G, Hoffman P, et al. Decontamination of breast pump milk collection kits and related items at home and in hospital: guidance from a Joint Working Group of the Healthcare Infection Society and Infection Prevention Society. *J Hosp Infect.* 2016;92:213–221.

Prime DK, Garbin CP, Hartmann PE, Kent JC. Simultaneous breast expression in breastfeeding women is more efficacious than sequential breast expression. *Breastfeed Med.* 2012; 7:442–447.

Qi Y, Zhang Y, Fein S, Wang C, Loyo-Berrios N. Maternal and breast pump factors associated with breast pump problems and injuries. *J Hum Lact.* 2014;30:62–72.

Ramsay DT, Mitoulas LR, Kent JC, et al. Milk flow rates can be used to identify and investigate milk ejection in women expressing breast milk using an electric breast pump. *Breastfeed Med.* 2006;1:14–23.

Saint L, Maggiore P, Hartmann P. Yield and nutrient content of milk in eight women breast-feeding twins and one woman breast-feeding triplets. *Br J Nutr.* 1986;56:49–58.

Sheehan A, Bowcher WL. Messages to new mothers: an analysis of breast pump advertisements. *Matern Child Nutr.* 2017; 13:e12313.

Sisk P, Quandt S, Parson N, Tucker J. Breast milk expression and maintenance in mothers of very low birth weight infants: supports and barriers. *J Hum Lact.* 2010;26:368–375.

Slusher T, Slusher IL, Biomdo M, et al. Electric breast pump use increases maternal milk volume in African nurseries. *J Trop Pediatr.* 2007;53:125–130.

Slusher TM, Slusher IL, Keating EM, et al. Comparison of maternal milk (breastmilk) expression in an African nursery. *Breastfeed Med.* 2012;7:107–111.

Smith SL, Serke L. Case report of sepsis in neonates fed expressed mother's milk. *J Obstet Gynecol Neonatal Nurs.* 2016;45:699–705.

Soto-Ramirez N, Karmaus W, Zhang H, Davis S, Agarwal S, Albergottie A. Modes of infant feeding and the occurrence of coughing/wheezing in the first year of life. *J Hum Lact.* 2013;29:71–80.

Tyson J. Nursing and prolactin secretion: principal determinants in the mediation of puerperal infertility. In: Crosignani P, Robyn C, eds. *Prolactin and human reproduction.* New York, NY: Academic Press; 1977:97–108.

Ueda T, Yokoyama Y, Irahara M, Aono T. Influence of psychological stress on suckling-induced pulsatile oxytocin release. *Obstet Gynecol.* 1994;84:259–262.

Uvnas-Moberg, K. *Oxytocin: the biological guide to motherhood.* Amarillo, TX: Hale Publishing; 2015.

Walker M. *Pumps and pumping protocols.* Amarillo, TX: Hale Publishing; 2012.

Walker M. Nipple shields: what we know, what we wish we knew, and how best to use them. *Clin Lact.* 2016; 7:100–107.

Weisband YL, Keim SA, Keder LM, Geraghty SR, Gallo MF. Early breast milk pumping intentions among postpartum women. *Breastfeed Med.* 2017;12:28–32.

Wight N, Turfler K, Grassley J, Spencer B. Evaluation of milk production with a multi-user, electric double pump with a soft flange in mothers of VLBW NICU infants: a pilot study. Poster presentation at the Academy of Breastfeeding Medicine Annual Meeting, November 2011. Available at: https://limerickinc .com/pdf/Limerick-poster-template.pdf. Accessed on October 18, 2018.

Wilson-Clay B, Hoover K. *The breastfeeding atlas*, 6th ed. Manchaca, TX: BreastfeedingMaterials.com; 2017.

Xian D. Application of acupuncture therapy in nursing care of maternal lack of breast milk. *Nurs Res China.* 2017;31:2301–2303.

Yamada R, Rasmussen KM, Felice JP. Mothers' use of social media to inform their practices for pumping and providing pumped human milk to their infants. *Children.* 2016;3:22.

Yigit F, Cigdem Z, Temizsoy E, et al. Does warming the breasts affect the amount of breastmilk production? *Breastfeed Med.* 2012;7:487–488.

Zimmerman E, Barlow SM. Pacifier stiffness alters the dynamics of the suck central pattern generator. *J Neonatal Nurs.* 2008;14:79–86.

Zoppou C, Barry SI, Mercer GN. Comparing breastfeeding and breast pumps using a computer model. *J Hum Lact.* 1997a;13:195–202.

Zoppou C, Barry SI, Mercer GN. Dynamics of human milk extraction: a comparative study of breast feeding and breast pumping. *Bull Math Biol.* 1997b;59:953–973.

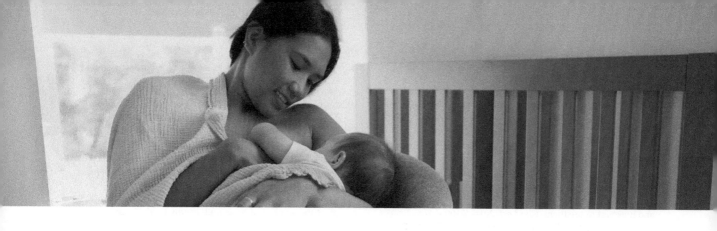

第十四章
母乳使用和新生儿重症监护病房的母乳喂养

▶ 一、概述

母乳喂养是所有婴儿最佳的营养方式。当婴儿早产或转入新生儿重症监护病房(NICU),或其他重症,比如心脏疾病婴儿进入心脏病重症监护病房(CICU)时,母乳是必不可少的医疗措施。美国儿科学会明确提出,早产儿应当使用母乳喂养,如果亲母母乳无法获得,则应当使用捐献母乳。母乳的使用在早产儿救治中的重要性已经得到广泛共识,母乳能够促进宿主防御能力,提升营养素的消化与吸收,改善消化系统功能,改善神经发育后果,保障母亲心理健康。AAP 2017 年关于捐赠母乳的政策声明中也提出支持早产儿和其他 NICU 患儿(如消化道异常)的捐赠母乳使用。

临床医护人员需要应用循证策略,重点强调及早开始吸乳、过渡为亲喂、关注早产儿和 NICU 住院患儿母婴的纯母乳喂养和母乳喂养持续时间。大量科学报道在关注和探讨为早产儿提供母乳过程中面临的挑战,这是改善母乳喂养结局的重要策略的一部分。与足月儿相比,早产儿生理上发育不完善,存在代谢差异,需要整体考虑。

同样重要的是,不仅是 NICU 的早产儿,存在短期并发症的足月儿,如短暂性呼吸急促或需抗生素治疗的感染,也可能需要转入 NICU 治疗。患有复杂外科或非外科先天异常的患儿也需要重症监护,患儿母亲也需要与早产母亲类似的泌乳支持和宣教。

▶ 二、知情选择:母乳是一种医疗干预方式

母乳的使用应当被视为是提供给患病婴儿的一种医疗方式。母乳对于 NICU 患儿的益处的证据在不断增加(专栏 14-1)。与配方奶喂养的早产儿比较,母乳喂养儿由于获得母乳中的生物活性因子,如分泌型 IgA、乳铁蛋白、溶菌酶、寡聚糖、核苷酸、细胞因子、生长因子、酶类、抗氧化剂和细胞等成分,能够显著降低感染性疾病(如败血症,呼吸道、消化道和尿道感染)的发生率。Patel 等研究发现,日均母乳摄入量每增加 10ml/(kg·d),败血症发生率就降低 19%(P=0.008)。在美国一项 4 家 NICU 超过 1 500 例的大型研究中,纯母乳喂养伴随着显著更低的败血症发生率(P<0.000 01)。

专栏 14-1 早产儿母乳喂养的益处

宿主免疫:
- 细胞功能。
- 生物活性因子。
- 分泌型 IgA。
- 细胞因子。
- 乳铁蛋白。
- 酶类。
- 降低疾病风险和严重程度。

消化系统:
- 激素。
- 乳糖酶活性。
- 生长因子。
- 表皮生长因子。
- 胰岛素样生长因子。
- 改善喂养不耐受。

续表

营养:
- 氨基酸。
- 脂肪。
- 抗氧化剂。
- 谷氨酸盐、牛磺酸。

神经发育:
- Omega-3 脂肪酸。
- 胆固醇。
- 改善视敏度。
- 改善认知结局。
- 亲子连接。

母乳中发现干细胞,这些干细胞能分化成为各种组织细胞(如骨细胞、神经元)。Briere 等首次专门研究了早产儿母亲产后最初 2 个月泌乳。他们发现母乳干细胞在早产母乳中存在,而且早产母乳与足月母乳在干细胞特异标志物的表达上有所不同。

与早产儿配方奶比较,母乳喂养对消化道的影响包括增强小肠乳糖酶活性,加快胃排空,降低生后早期的肠道渗透性。Taylor 等研究发现,使用高剂量(超过 75%)母乳喂养的早产儿,对比少量母乳或人工喂养(<25% 或纯人工喂养)的早产儿,其小肠的渗透性显著降低。不仅如此,还观察到产后 1 个月内母乳喂养保护作用呈剂量效应相关性,提示产后 1 个月内 100% 纯母乳喂养非常重要。母乳喂养早产儿时,胰岛素样生长因子和胰岛素样生长因子蛋白能够完好无损地进入新生儿肠道发挥作用,这进一步证明了母乳喂养在早产儿发育早期发挥了关键性作用。

早产儿母乳喂养能够改善第 3、7、12、18、30 个月的认知和动作发育,提高 7.5~8 岁的智商得分,促进脑干成熟。Belfort 等的一项研究分析了 180 名出生胎龄小于 30 周或 <1 250g 的婴儿出生后 0~28 天内肠内喂养 >50% 母乳的喂养天数,发现母乳占比超过 50% 的天数越多,以下结局越好:①矫正胎龄足月时深部核灰质体积越大(0.15cc/d;95% CI 0.05-0.25);② 7 岁时 Bayley 评分中整体智商得分更佳(每多喂 1 天,增加 0.5 分;95% CI 0.2-0.8);③数学成绩更佳(每多喂 1 天,增加 0.5 分;95% CI 0.1-0.9);④工作记忆越好(每多喂 1 天,增加 0.5 分;95% CI 0.1-0.9);⑤运动功能更佳(每多喂 1 天,增加 0.1 分;95% CI 0.0-0.2)测试。

与早产儿配方奶喂养比较,母乳喂养婴儿的视敏度更佳,早产儿视网膜病的发生率和严重程度更低,这可能与母乳中的长链不饱和脂肪酸及抗氧化成分有关。Hair 等对 1 500 多例婴儿的研究发现,配方奶喂养婴儿的 ROP 发生率为 9%,而纯母乳喂养婴儿的 ROP 率为 5.2%(P=0.003)。

早产儿是处于氧化应激的高危人群,母乳能够至少提供部分保护作用。有研究关注母乳的抗氧化效果,显示母乳的抗氧化作用决定于其是初乳、过渡乳还是成熟乳。数据提示,早产儿早期喂初乳非常重要,特别是考虑到一些 NICU 患儿常面临的氧化应激相关疾病[如支气管肺发育不良(BPD),视网膜病变(ROP),坏死性小肠结肠炎(NEC)]等。Hair 等的研究发现,母乳喂养显著降低 NEC 的患病率;牛奶配方喂养的婴儿组为 16.7%,而纯母乳喂养的患病率仅 6.9%(P<0.000 01)。

Libster 等发现母乳在保护严重急性肺病时呈现性别差异,对女婴的保护效果更佳。他们发现配方奶喂养婴儿的 BPD 发生率为 56.3%,而纯母乳喂养婴儿的发生率为 47.7%(P=0.002)。德国一项多中心研究显示,纯配方奶喂养会伴随 BPD 风险的专家,矫正 OR 2.59(95% CI 1.33-5.04)。不仅如此,一项美国的单中心研究发现母乳喂养显著降低 BPD,并节约了 41 929 美元的医疗费用。Dicky 等的研究进一步证实了这些发现,他们发现极早产儿使用亲母新鲜吸出的母乳可以降低患 BPD 的风险。婴儿母乳喂养还能降低出院后再入院率并改善青春期的体成分。最后,早产儿母亲提供自己的母乳,能够让早产儿母亲在主要依靠医护人员护理的阶段发挥独特的作用。

有研究比较了早产母亲与足月儿母亲乳汁成分,发现有显著差异,特别是产后最初几周。与足月儿母乳比较,早产母乳中一些成分的浓度显著更高,如分泌型 IgA 和其他抗感染性成分、寡聚糖、蛋白质、脂肪及钠、氯、铁等,因此有学者提出,早产儿母乳的变化是为了适应早产婴儿更高的能量需求。Mehta 和 Petrova 发现早产母乳中含有更多的分泌型 IgA、溶菌酶和脂联素。西班牙的研究者在分析 30~37 周早产母亲的初乳、过渡乳和成熟乳时,发现早产时母乳中所研究的大多数免疫相关因子(如 IgA、EGF、细胞因子等)含量都升高。研究还发现,孕周不满 30 周的母亲乳汁中 IgA 和部分细胞因子含量较低。除此以外,Mehta 与 Petrova 发现早产母亲与足月儿母亲母乳中的细胞因子含量相似,细胞因子对早产儿的局部和全身性免疫反应都有益。Groer 等发现低于 1 000g 婴儿母亲的母乳免疫特性显著更高,而早产男婴母亲乳汁中的 sIgA 含量显著高于早产女婴。

研究者检测了不同出生胎龄和泌乳持续时间对母乳中宏量营养素的影响,认为母乳成分的变化是乳腺发育过程中断所致。Bauer 和 Gerss 的研究显示,早产母乳中的脂肪、糖类和蛋白质含量显著高于足月母乳,而且这种成分的差异可持续到产后 8 周左右,还与出生胎龄有关,也就是说,出生胎龄越小,乳汁中宏量营养成分越多。西班牙的研究者发现,极早产儿(<30 周)母亲乳汁样本中的脂肪含量比 30 周以后的早产儿或足月儿母乳样本中更高。极早产儿初乳和过渡乳中的中链脂肪酸含量是最高的。

无论孕周对乳汁成分差异的影响机制缘何而来,与配方奶喂养的早产儿比较,因孕周不同造成的母乳成分的差异,对早产儿近远期健康结局有显著的影响。专栏 14-1 汇总了相关研究结果,提示早产儿母乳喂养能够保证早产儿最佳的营养程序化发育,并能够预防多种早产相关健康问题。

虽然母乳喂养有多层次的健康益处,研究也显示使用未经强化的母乳,对早产儿的线性生长率和骨矿化有不利影响。使用市售母乳强化剂补充亲母母乳的矿物质,可保障早产儿相关参数处于正常范围。因此,现行指南中将经过强化的亲母母乳作为早产儿首选喂养方式。

▶ 三、早产儿母亲

一项聚焦早产母亲经历的研究显示,不同阶段的早产儿母亲会体验到不同程度的母子疏离和孤立感,对满足婴儿日常照顾需求的无力感及母性角色转变延迟等。提供母乳和直接哺喂,是早产儿母亲在新生儿护理中不可替代的作用,而且母乳喂养作为新生儿护理的关键之一,不应因早产而放弃。几篇早产母亲在婴儿住院期间及出院后的定性研究也验证了这一观点,这些女性在接受了基于循证的住院期间母乳喂养支持后,在评估出院后第 1 个月的母乳喂养经历时都感觉"付出得到了回报"。

Kavanaugh 等的研究中,早产母亲描述列举了 5 项母乳喂养的回报。最常被提及的是,在了解母乳对早产儿的健康益处之后,明白了"她们

为婴儿提供了一个良好的生命开端"。其次是妈妈们非常享受亲喂过程中与婴儿的身心贴近;而且,他们发现比起吸乳瓶喂,婴儿更喜欢在乳房上的亲喂。第 4 个回报是"母乳喂养在早产儿治疗中发挥了独一无二的作用"。当然妈妈们是指在 NICU 的环境中,因为在此阶段妈妈们能够参与的其他护理机会有限。最后,妈妈们感觉在家时即使需要更多的努力才能进行哺乳,并需要持续吸乳,母乳喂养仍然是比较"方便"的。Rossman 等的定性研究显示,当向早产母亲提供吸乳的相关证据时,她们会产生"自己的母乳是婴儿的最佳选择"的信念。

不同地域和文化环境下的极早产儿母亲,对母乳喂养的预期和面对的 NICU 环境都是不一样。澳大利亚将母亲吸出乳汁作为目标,便于与他人分析评估。瑞典的早产母亲描述了她们体验的各种情绪波动,从精疲力竭到如释重负,从信心满满到焦虑不安,她们将母乳喂养看作是互惠,也看作她们对早产儿的奉献。在一项美国中西部地区 NICU 的队列研究中,也体现了上述结果。不过大家一致认为提供母乳和直接哺乳是强化母婴情感连接的过程。

因此,研究建议为这些脆弱的患病婴儿提供母乳或进行哺乳,能够提供足月儿母乳喂养所无法体现的独特保护。这些重要发现,为推动早产儿母乳喂养、争取所需要的资源倾斜提供了科学证据。

▶ 四、母乳喂养启动率和持续时间

丹麦的一项研究显示,NICU 患儿出院时母乳喂养率很高(85%),其中 68% 为纯母乳喂养,17% 为部分母乳喂养。美国的研究报道,极低出生体重儿(VLBW)出院时的母乳喂养率为 37%~61%。上述研究者所在机构存在较为完善的母乳喂养支持系统,其出院时母乳喂养率(非纯母乳喂养)达 60%。

另一家母乳喂养支持系统较好的机构产后吸乳率达 98%,但出院时母乳喂养率低,其中 60.7%NICU 患儿为配方奶喂养。而剩余 39.3% 母乳喂养的患儿中 24.2% 为纯母乳喂养,15.1% 接受部分母乳喂养。研究者认为,出院时的母乳喂养率并不是关键预测因子,重要的是产后初期大剂量母乳喂养。

美国另一个医疗机构具备完善的母乳喂养支

持系统,包括 NICU 内设置母乳喂养咨询护士等,研究报道显示,重症患儿母亲产后吸乳率达 99%。该机构的数据显示,在医院设置的特需分娩病房分娩的患儿中,81% 出院时接受母乳(42% 纯母乳喂养,39% 强化母乳或部分母乳喂养)。

但总体来说,美国 NICU 出院时的母乳喂养率低于许多其他国家。比如,意大利的出院母乳喂养率显著高于美国 Vermont Oxford 网略(VON)相关数据。而且研究评估了 VON 的 NICU 医护人员情况,结果显示,具有充足配置的医师和资深护士团队的机构能为更多患者家属提供母乳喂养相关支持($P<0.05$)。不仅如此,有研究显示,配备更多攻读 BSN 护士的 NICU,出院时母乳喂养率更高($P<0.01$)。

因此,美国及全世界范围内的 NICU 母乳喂养率还将继续维持差异化。但总体来说 NICU 患儿的母乳喂养率在不断提升,而且随着基于循证的母乳喂养支持措施的实施,产后母乳喂养早期启动率和出院时母乳喂养率还将不断提升。

▶ 五、基于循证的泌乳支持系统

研究显示,为早产母亲提供咨询(无论初始喂养意愿如何)能够增加产后早开奶和母乳喂养率,而且并不增加产妇的压力和焦虑程度。多篇文献报道了 NICU 母乳支持的范例。干预措施分为 4 个阶段:①亲母母乳的吸乳和收集;②亲母母乳的胃管喂养;③住院期间直接哺乳;④出院后的母乳喂养支持。这个支持体系的核心特征是由兼具泌乳学和新生儿重症医疗经验的护士或医生来负责直接进行或统筹安排所有的母乳喂养支持工作。

(一)知情选择

所有可能早产的住院产妇,都应该由医护人员提前告知特殊疾病患儿的喂养资讯。向患儿家长分享关于母乳喂养益处的循证医学证据,以便家长能够就喂养方法进行知情选择。如果已经分娩,应在产妇可以交谈时尽快讨论母乳喂养问题。医护人员应当针对新生婴儿的情况提供资讯,比如发育成熟度或健康状况,提供基于循证的有针对性的建议。

(二)长期纯母乳喂养时的替代方案

许多早产母亲,特别是之前未计划母乳喂养的产妇,如果感觉自己不得不坚持数个月的纯母乳喂养可能会犹豫不决或不愿尽快开始吸乳。此外,可能有医护人员或家人暗示,在当前这种身心俱疲、焦虑不安的情况下坚持母乳喂养"太过勉强"。此时应当鼓励妈妈在产后尽快吸乳,充分利用激素内环境的有利条件,确保婴儿可以吃到初乳。并告诉早产儿母亲,可以按照自己的意愿决定何时停止吸乳,医护人员会给予及时帮助。

当早产母亲对母乳喂养犹豫不决,打算走一步看一步时,可以通过几个关键问题帮助她们下定决心。比如,如果对吸乳不热心,她们常会问必须坚持吸乳多久,医护人员可以针对婴儿发育的几个关键时间点给予建议,对产妇来说,明确的时间点会更切实可行。比如,可以告诉产妇,对早产儿来说早期喂养启动和进展最为关键,初乳是实现喂养启动的最佳选择,这意味着妈妈需要坚持吸乳 1 周。医护人员还可以告诉妈妈,坚持吸乳到婴儿矫正胎龄达到足月,则可充分发挥早产母乳中特殊脂肪对婴儿的保护作用。多数早产母亲在了解母乳对早产儿的重要性后,都会愿意接受这份自然赋予的"短期协议"。

有的早产母亲能够接受用吸乳器吸乳,但不愿意给婴儿直接哺乳。医护人员可以提供可替代方案:"有的妈妈选择用吸奶瓶喂。您是否是这样考虑的?"这种说法可以使早产母亲明白,可以选择这种替代方法。应当尊重早产母亲的意愿,但同时需要让患儿家属明白,母乳是一种保障 NICU 患儿未来最佳健康和发育结局的医疗措施。

(三)医院内的母乳喂养支持模式

近些年出现了多种医院母乳喂养支持服务,成为临床改善医疗护理的范本。值得注意的是,妇产科医院和儿童医院均有 NICU,而不同机构的需要可能不同。而且 NICU 的母乳喂养支持责任不能只依靠专业母乳喂养顾问。Hallowell 等在一项全美国 NICU 的研究中发现,49% 的 NICU 没有专职母乳喂养顾问,而攻读 BSN(护理学士)学位的护士越多,VLBW 的出院时母乳喂养率就越高。可见,新生儿科护士在提供基于循证的母乳喂养支持和护理中发挥了非常重要的作用。

费城儿童医院(CHOP)的母乳喂养咨询护士(breastfeeding resource nurse,BRN)模式旨在提供基于循证学的母乳喂养支持和护理。BRN 会接受两天的培训,主要学习如何为患病婴儿提供母乳以及如何实施直接哺乳等。Cricco-Lizza 在费城儿童医院进行的一项群体定性观察研究发现,接受培训后的护士对于自身在母乳喂养支持中的作用的认识,较未培训师有明显变化,同时观察到，NICU 床旁护士必须持续地推动母乳使用和母乳喂养。

其他研究也强调，所有相关医护人员的培训是提高 NICU 母乳喂养率的途径。其中一个培训项目使产后母乳喂养启动率提高 11%，并显著增加婴儿直接哺乳率。另一个类似的干预项目"BEST"中，干预前与干预后的比较显示，母乳喂养率从 74% 上升到 82%。

芝加哥拉什长老会医院的母乳妈妈俱乐部采用了住院早产儿母亲的同伴咨询小组模式。早产母亲每周聚会讨论相关问题，比如吸乳器、吸乳哺喂、尝试直接哺乳和出院后母乳喂养等。Meier 等的研究还发现，同伴咨询师不仅能够在 NICU 提供母乳喂养指导和支持，还能够作为科研助手发挥重要作用。拉什长老会医院的雇佣同伴咨询师进行母乳喂养支持系统，源自早期的免费志愿者项目，随项目不断扩大，同伴咨询师招募人数也在不断增加。一项类似的同伴支持系统发现，该系统能够显著降低产妇应激评分，社会支持感提高。NICU 住院期间和出院后借助经过培训的同伴咨询师，能够改善母乳喂养结局。

2011 年 9 月，爱婴 NICU 峰会在瑞典召开，探讨改进爱婴医院（BFHI）策略以适应早产儿喂养的需要。北欧 / 加拿大的模式在部分国家是有效的，但并非放之四海而皆准。上述样板中致力于提升亲喂，降低奶瓶喂养率。但这样的建议并不适合所有 NICU，因为对于一些母亲愿意提供母乳但不喜欢直接哺乳，这种方式没有吸引力。Spatz 在 2004 年提出"促进 NICU 患儿母乳使用和母乳喂养的十步措施"，在美国及其他许多国家和地区的 NICU 实施。

世界卫生组织基于对全球爱婴医院评估，更新了爱婴医院的原始表述，纳入了支持早产儿需要的内容。这份 2017 年公布的评估报告显示，全球仅 10% 婴儿诞生于爱婴医院，而且大部分爱婴医院未能通过复评估，因为缺乏内部监测系统，因此爱婴医院措施难以长期维持。基于这份报告，WHO 大刀阔斧地修订了爱婴医院项目，包括一段时期公开征询意见。新的爱婴医院指南包括三项指导原则，并包含支持早产儿需求的特定内容。这包括早产儿母亲需要排乳和早产儿应有机会进行非营养性吮吸（NNS）。

无论是上述支持模式，还是特定医疗环境下的母乳喂养综合措施，如果不能让所有母乳喂养

支持的医护人员了解母乳喂养干预策略和流程背后的循证医学基础，就无法确保理想的实施。具体说，专业信息应当包括提供口头、书面及多媒体的宣教材料，还需要对不愿坚持长期纯母乳喂养的母亲说明如何提供替代方案。在费城儿童医院或拉什长老会医院，无论母亲关于新生儿喂养计划如何，都提供 DVD 对 NICU 母乳喂养的重要性进行宣教。对于重症患儿，必须强调提供母乳本身的重要性，而不是哺乳过程。我们应当让所有母亲获得知情选择的权利，为早产儿提供母乳。作为专业人士，根据妈妈们的喂养意愿和目标来制订个性化的解决方案，能够更好地确保达到喂养目标。

最后，最基本的母乳喂养支持来源于家庭成员。2002 年，Krouse 的定性分析评估了早产儿家庭母乳喂养的支持情况，在母乳喂养支持过程中，将家庭母乳喂养支持情况分为促进（积极主动）、维持现状（消极适应）和阻碍（负面、失控感）。在这个小样本研究中，虽然所有家庭都受到了有力的母乳喂养支持服务，但是实际情况说明，我们在实践干预中仍需个体化，以帮助妈妈们达成各自的母乳喂养目标。澳大利亚的一项定性研究进一步强调了爸爸在母乳喂养支持中的重要性。研究中爸爸们对推动妈妈在 NICU 吸乳起到重要作用，但他们也提到，比起直接哺乳来，他们更喜欢吸乳瓶喂养。一项涵盖 5 个定性研究和 2 个混合方法学研究的系统综述显示，从家长的角度看，连贯准确的宣教以及重复强调是非常必要的。家庭和医护人员的关系，既可以成为促进 NICU 的吸乳的促进因素，也可以成为阻碍因素。

▶ 六、泌乳的启动和维持

早产母亲必须通过吸乳器启动和维持泌乳，直到婴儿能够通过直接哺乳获得乳汁。这种依赖吸乳器吸乳的状态增加了她们的负担，而且往往需要维持数周到数月。需要向她们提供基于循证的医学指导及心理支持，以帮助她们达到这段时期的母乳喂养目标。

（一）排乳原理

关于早产与足月分娩产妇的泌乳学是否存在生理学差异，我们所知甚少，也不清楚 NICU 环境对泌乳的影响。关注长期纯吸乳对泌乳生理学影响的研究非常少，因此目前大多是利用健康足月儿母亲研究中获知的泌乳机制，来帮助这群吸乳

器依赖型母亲启动和维持泌乳。虽然早产本身似乎不会影响泌乳量,但分娩过程的一些因素,如卧床时间延长、身体并发症、疲劳、应激、不能定时排空乳房等,都会抑制催乳素,从而影响泌乳量。高危妊娠时可能存在一系列并发症,影响正常的妊娠进程和激素反应。妊娠期缩短可能会影响某些激素,使其无法达到应有的峰值,因而改变、延迟或干扰了正常的泌乳启动。有学者提出,早产可能导致母亲大脑中催产素、催乳素、阿片等激素反应的钝化或弱化。另外,产后即时或持续母婴分离干扰了生理接触,而亲密肌肤接触是泌乳相关激素的重要刺激因素。

不断增加的证据显示,早产产妇应当在分娩后尽快使用医院级电动吸乳器进行双侧吸乳。Parker 等进行的一项随机对照研究显示,产后 1 小时内吸乳(与 6 小时吸乳对照)能够显著缩短泌乳启动时间,增加产后 3 周的泌乳量。改善泌乳量的因素包括频繁吸乳、足够的时间以便充分排空乳房。临床上,建议妈妈在产后第 1 周至 10 天频繁吸乳,每天 8~10 次吸乳能让泌乳量达到 750~1 000ml/d。理论上说,这种频繁吸乳操作能在血清泌乳相关激素水平较高时,充分刺激乳腺腺泡生长。一些研究发现,双侧同时吸乳比单侧交替吸乳效果更佳,但其他研究并没有得到相同的结论。早产母亲在产后 12 周时母乳不足的预测因子包括多胎、产后 6 周时母乳不足、母亲年龄小于 29 岁、计划哺乳时间不超过 34 周。一项小型研究(n=16)显示,母乳标志物正常的数目与产后第 3 天和第 5 天吸乳量相关,而且 8 位泌乳建立阶段奶量正常的母亲(50%),其产后前 5 天的累积吸乳次数也较高(P=0.03)。

(二)吸乳器的选择

Hartmann 等的研究为吸乳器有效性提供了客观评估参数,即喷乳反射引发时间、吸乳量和乳房排空度。研究显示,需要长期吸乳的妈妈使用医院级电动吸乳器配合双侧配件时,将获得更好的效果。美国一项 1 844 位女性的调查研究显示,使用电池驱动吸乳器的母亲更容易出现损伤或母乳喂养问题,使用手动吸乳器的妈妈也容易面临更多问题。

为改善泌乳量、确保初乳的使用,妈妈们应当使用专门设计的吸乳模式,帮助泌乳启动和维持(泌乳启动技术)。Meier 等开展了一项随机对照研究,比较泌乳启动程序与标准吸乳程序的吸乳效果,发现该吸乳程序能够增加初乳吸出效率。同时,使用该吸乳程序的妈妈在产后 5~6 天达到健康足月儿全母乳喂养的预期泌乳量(即500~600ml/d)的可能性更高。Torowicz 等将这种吸乳技术用于足月的心脏病患儿母亲,并且还发现泌乳启动技术可确保母亲达到足量泌乳。

虽然平价医疗法案(affordable care act,ACA)要求保险公司覆盖吸乳器的费用,但很多妈妈仍然可能无法获得适当的吸乳器。患病婴儿母亲应有机会试用医院级吸乳器。笔者的经验是除了Tricare(美国军队保险)以外,保险公司几乎都没有覆盖医院级吸乳器的医疗费用。不幸的是,需要家长主动与保险公司协商争取医院级吸乳器医保支付,下列资料可能帮助家长向保险公司争取医院级吸乳器租赁相关的政策。

1. 一份医院出具的正式公文函,明确患儿情况及妈妈的母乳喂养需求。

2. 一份展示医院级电动吸乳器优势的研究报告。

3. 母乳喂养对早产儿健康益处和重要性的官方声明或相关数据(如美国儿科学会 AAP 的立场声明,见图 14-1)。

关于吸乳器的临床结果,Jeiger 等的研究发现,每 100ml 亲母母乳的成本每天 <2 美元,如果考虑到妈妈的机会成本,则为 2.60~6.18 美元。吸乳器的花费与配方奶的花费比较,吸乳器性价比更高。患儿父母也必须了解,医院级吸乳器的一年租赁成本低于一年配方奶的成本。例如,在费城儿童医院,带泌乳启动程序的吸乳器的租赁价格大约是每月 65 美元。如果一位母亲不得不租用 1 年即 780 美元,成本将极大低于配方奶成本(平均成本 1 年 2 000 美元)。也应该告知家长,如果雇主有一个灵活的医疗支出账户,也可以争取用这个账户的资金来购买吸乳器。

(三)吸乳技术

妈妈们的排乳技术会影响乳汁成分和细菌含量。脂肪至少提供了母乳中 50% 的热量,在一次排乳的过程中脂肪含量会不断上升,最后几滴乳汁的脂肪含量非常高,能对整体样本的热量含量产生影响。应当告知吸乳的妈妈乳汁脂肪含量与热量的关系,并鼓励坚持吸乳至乳汁停止流出后 2 分钟。一般来说,10~15 分钟的吸乳过程已经足够,但个体间差异较大,一旦泌乳建立后,大多数人的乳房排空时间会缩短。医院级吸乳器能够更

护理标准手稿 22: 2:b

向新生儿和高危儿提供母乳喂养支持

附件 B

日期：_____

患者姓名：

保险政策条目：

保险政策编号：

_____于_____在_____产下高危儿一名，新生儿为早产儿或病患儿，难以直接哺乳。证据显示，对于早产儿或病患儿来说，提供母乳将对其生后第一年的健康产生巨大益处。因此应确保母乳喂养泌乳的建立和维持，并为其提供母乳直到直接哺乳为止。

间歇式电动吸乳器是目前最有效、自然，接近正常婴儿吸吮模式的吸乳方式。廉价的手动、电池驱动或小型的电动吸乳器，是为偶尔使用设计的，不能有效地帮助维持泌乳。当婴儿无法直接哺乳时，医院级电动吸乳器，对于维持吸乳是非常必要的。这类吸乳器价格约为 1 300 美元，因此，租赁使用性价比更高。

医院级吸乳器需要坚持使用到婴儿能够通过直接哺乳获得所有所需的营养。因此是确保婴儿健康的必要医疗设备，而不是妈妈的便利工具。

致敬

_____

（新生儿科医生签名）

图 14-1 关于申请吸乳器租赁第三方支付的样函

高效地排空乳房，缩短吸乳时间。研究显示，双侧同时吸乳时吸乳效率更高，从而改善乳房排空度，获得更多热量更高的乳汁。

吸出的乳汁中脂肪分布是不均的，不仅是因为乳房排空程度导致的脂肪含量波动，也因为脂肪（油秤）分层，在储奶容器里漂在上方。因此需要指导妈妈，在分装进无菌储存容器前，应当充分但轻柔地混匀乳汁。如果未能混匀，婴儿摄入的乳汁可能存在脂肪和热量差异显著，影响其代谢过程和体重增长。也有人反其道而行，用后奶哺喂婴儿，我们将在后面专门讨论这个方法。

（四）吸乳计划

每天的实际吸乳次数取决于母乳喂养目标。对于需要保证母乳量的妈妈，比如希望出院后能纯母乳喂养、计划给婴儿提供后奶以及多胞胎的母亲，需要每天至少 8 次吸乳，才能保障足够的泌乳。

研究人员发现，护士缺乏时间和人员配备，是帮助母亲产后早吸乳勤吸乳的障碍。在费城儿童医院通过持续质量改进（CQI），医护人员可以有效地帮助母亲早吸乳勤吸乳，从而缩短首次吸乳时间，增加吸乳频率和奶量。在这个 CQI 项目中，员工培训和数据跟踪虽然重要，但支持人员的参与也很重要。应向母亲传达，她最重要的工作是吃、睡、吸乳和看望患儿，这一点至关重要。家庭其他成员应承担其他护理工作。在费城儿童医院，我们建议支持人员 / 父亲负责吸乳器清洁维护、吸出母乳的标记和吸乳日志的填写。

医护人员应当改善科室环境，以保障妈妈能够更频繁持续的吸乳。让妈妈们在婴儿床旁用电动吸乳器吸乳，能更好地保障频繁刺激，并向母亲传递强有力的暗示，即医护人员非常重视母乳对婴儿的重要性，鼓励妈妈为婴儿提供母乳。这也让妈妈们有机会在吸乳时看到、摸到或抱着自己的婴儿。"床旁吸乳"将文献中提高吸乳量的放松技巧和视觉刺激合二为一，对于妈妈和医护人员来说，也更为方便。此外，医护人员期待妈妈们在NICU提供乳汁的意愿，也强调了患儿母亲在治疗中不可或缺的作用。有观察认为，皮肤接触和乳房上的非营养性吸吮等措施，也会促进母亲在床旁吸乳能获得更多乳汁，增加家属进入NICU的次数和停留时间。有趣的是，Hurst等2013年定性研究显示，妈妈们认为吸乳器是她们与婴儿之间的障碍，但同时也是一种纽带。

（五）吸乳日志

鼓励妈妈记录吸乳日志，包括吸乳频率和吸乳量，能够让妈妈了解自己的泌乳情况。记录吸乳开始时间、持续时间、吸乳量等内容，可为妈妈们提供有效信息，能够与医护人员讨论泌乳维持情况。吸乳日志可以是书面或电子形式。床旁护士应当每天评估妈妈的吸乳时间安排和吸乳量，如果医护人员能够了解妈妈的产奶节奏，就能够根据个人泌乳生成率调整吸乳安排（详见后文）。

▶ 七、维持泌乳

（一）吸乳量标准

我们人为设定了24小时母乳量标准，用于判断是否需要进行泌乳策略干预（专栏14-2）。多数早产儿出院时至少需要每天500ml母乳。提供一个特定的标准能够让每个早产母亲自行评估母乳喂养目标，判断是否需要增减吸乳次数。前文提到鼓励妈妈们记录吸乳日志能够准确评估一天的泌乳规律和奶量，判断是否需要干预。对于产后第10~14天无法达到最低标准350ml/24h者，应当立即启动泌乳干预策略。一般认为，产后最初几周母体激素环境对于刺激的反应性最高，有利于改善泌乳效果，而后期刺激泌乳的效果会有所减弱。

专栏14-2 住院患儿母亲吸乳量标准
产后第10~14天的吸乳量： 理想：>750ml/24h。 底线：350~500ml/24h。 不足：<350ml/24h。

研究表明，不同个体的乳汁生成速度不同，可针对个体情况判断延长夜间吸乳间隔是否合适。将一次的吸乳量除以间隔时间（以小时计），等于乳汁的大致生成速度。计算24小时乳汁合成速

度，能够预估总体乳汁生产水平。乳汁生成速度等于一次吸乳量除以距离上次吸乳的间隔时间（如总吸乳量90ml除以3小时等于每小时30ml）。研究显示，乳房储存容积较大的母亲，虽然两次哺乳间隔时间较长，但是仍能维持相对恒定的乳汁合成速度。这对于需要维持长期泌乳的妈妈来说是一个重要优势。

（二）预防母乳量不足

前文提到的吸乳指导方针是基于一系列观察性研究而制定的，研究发现，产后及早频繁吸乳的妈妈，后续的泌乳量更高。但对于某些妈妈来说，即使尽了最大努力，仍然母乳不足或在早产分娩后的数周内奶量逐渐下降。由于缺乏相关研究，我们并不了解产后长期母婴分离需要长期吸乳的母亲的泌乳生理学的差异。因此改善母婴分离产妇泌乳不足的策略主要集中于药物或非药物方式刺激催乳素的分泌。获得母亲的完整病史，有助于采取合理的措施改善泌乳不足，包括母亲的用药信息、乳腺手术史、不孕史、甲状腺情况、PCOS、产前长期卧床以及既往哺乳史，这些信息有助于评估泌乳高危因素，并采取可能有效的干预措施。专栏14-3描述了泌乳不足的高危因素和改善措施。

专栏14-3 增加母乳量/预防母乳不足的评估和策略
• 获得泌乳高危因素的相关病史（如乳房手术史、内分泌病史及既往泌乳不足情况）。 • 回顾近期吸乳情况。 • 确保妈妈频繁吸乳，每天至少大于6次。 • 鼓励妈妈定期在吸乳时按摩乳房，以促进乳房的充分排空。 • 减少24小时内吸乳间隔大于6小时的次数。 • 检查吸乳器的有效性、舒适度及吸乳护罩尺寸是否与乳头大小匹配。 • 评估母亲用药情况，包括OTC药物和避孕药。 • 评估母亲是否存在压力应激、抑郁或睡眠缺失。 • 建议妈妈保障5~6小时连续睡眠时间。 • 提供建议，简化每天吸乳步骤，降低日常活动量。 • 增加母婴接触。 • 建议床旁吸乳。 • 鼓励频繁、长时间的皮肤接触。 • 考虑使用药物催奶（如甲氧氯普胺和多潘立酮）。

某些特定的母亲用药，包括口服避孕药，可能影响纯吸乳的早产母亲的泌乳量。虽然产科医生通常建议妈妈使用单纯孕激素避孕药不会影响泌乳，但是经验显示，至少对于一些特别脆弱的未建

立完全泌乳的妈妈来说,未必如此。据称,有人在服用口服避孕药后数天内就出现了泌乳量迅速下降,但在停药后,泌乳量又迅速恢复到基线水平。这种现象需要通过对照研究进行确认。而目前当医护人员遇到母亲泌乳量迅速下降的情况时,应当询问口服避孕药的使用情况。某些非处方药,如伪麻黄碱可导致母亲泌乳量降低 30%。由于许多妈妈并不认为口服避孕药或 OTC 药物可能影响泌乳,所以咨询时应特别询问这类药物的使用。关于哺乳期母亲用药和口服避孕药的使用,更详细的信息详见第五章"药物治疗与母乳喂养"。

大多数早产儿妈妈都会在坚持吸乳的第 2 个月里出现奶量下降,虽然没有文献讨论过其生理机制,但从足月儿相关研究中可以看出一些端倪。研究显示,泌乳量的首要调控因素是婴儿需求,而非泌乳能力直接决定的。这些发现提示,早产儿母亲在长期吸乳过程中,吸乳程序可能难以帮助维持充足的泌乳。特别是吸乳器无法模仿婴儿的生理亲密度和互动反应,这对于泌乳激素调节有非常重要的影响。因此 NICU 应创造机会,鼓励妈妈吸乳过程中和吸乳后进行皮肤接触,是促进和改善泌乳不足的有效措施。

▶ 八、母乳管理

医院应当有完善的母乳管理系统,以确保母乳储存、转运到哺喂过程的安全性。吸乳、标记、储存流程都是必要的。此外,医院应当投资购买相应的母乳管理设备,为妈妈提供食品级材质的母乳储存容器、足够的冰箱或冷柜。因为医院的母乳储存空间不足,经常要求家属将吸出的乳汁放在家中保存,而对于药物或血液制品的储存管理,通常不会要类似的要求,母乳也不应例外。当母乳远离医护人员视线后,就难以保证在喂给小早产儿之前,母乳能够处于完全冷冻状态和 / 或没有被随意打开。此外,还应注意已经储存的母乳应确保没有被张冠李戴。理想状态下,所有的母乳应当放在带锁的冰箱或冰柜中储存,或放置在限制区域。

母乳并非是无菌的,因此需要向妈妈们提供正确的指引,确保她们正确洗手,仔细清洁吸乳器,以避免有除表皮细菌以外的致病菌在吸乳器设备表面定植。专栏 14-4 总结了母乳收集储存指导,所有的吸乳器配件都应当在使用后彻底拆开,用热肥皂水清洁并漂洗干净。建议使用普通

肥皂(不建议抗菌剂或医院洗手液)。吸乳配件可以每天消毒一次以降低污染风险。美国疾病控制和预防中心(CDC)公布了吸乳器设备维护指南,以尽量减少细菌污染。

专栏 14-4　NICU 患儿亲母母乳收集储存指导

1. 每次吸乳前洗净双手,擦拭指甲内侧,用清水擦拭乳头区域(避免使用肥皂)。
2. 使用玻璃或硬塑料(聚丙烯)容器收集和储存吸出的母乳,新生儿重症监护病房的母乳储存不建议使用储奶袋。
3. 每次使用后,将所有与乳汁接触的母乳储存设备使用热肥皂水清洗并漂净。清洗前将所有配件彻底拆开,使用奶瓶刷擦拭清洁细小缝隙。
4. 每天一次对母乳储存设备进行灭菌,可水煮 15~20 分钟,或使用微波炉消毒袋。
5. 每个储奶瓶正确标记婴儿的姓名、病历号、吸乳日期和吸乳时间,如果母亲使用药物应在标签上标明。

玻璃或硬塑料(聚丙烯)储奶瓶适合母乳储存使用,因为两者都能够维持水溶性成分及 IgA 的稳定性,且易于操作。柔软的储奶袋(聚乙烯)不适合用于母乳收集储存,原因是会导致母乳中细胞数量显著降低,并在储存和操作过程中容易发生破损泄漏。母乳储存温度,应基于所需的储存时间。专栏 14-5 汇总了母乳储存温度及不同温度对母乳成分的影响。

专栏 14-5　降低 / 预防亲母母乳细菌滋生的指导

母乳收集:
- 指导妈妈正确实施母乳收集技术,包括洗手和吸乳设备的日常维护(专栏 14-4)。

母乳储存:
- 新鲜未冷藏的母乳在吸乳后的 4 小时内使用。
- 吸乳后尽快冷藏的母乳,可在 96 小时内哺喂。
- 母乳吸出 96 小时内未使用或无法送到医院的,应当冷冻保存。
- 每次吸出的母乳分开保存,双侧吸乳时两瓶母乳可以混合。
- 新鲜 / 冰冻的母乳转运时应确保放在冰中或使用冰包,避免融化或过热。
- 融化的母乳不得再次冰冻。

母乳解冻:
- 母乳解冻需使用无水加热设备。
- 标记解冻日期及解冻时间。

母乳准备:
- 在 NICU 规划合适大小的配奶空间。
- 准备或配制母乳时医护人员应佩戴手套。

续栏

- 一次为多名婴儿配奶时,应在配置间隔时洗手或更换手套并擦拭工作台面。

母乳强化:

- 按医生处方进行配置,并确保充分混合均匀。
- 不要暴力摇晃母乳,避免乳汁脂肪膜结构破坏(可能导致乳脂黏附在胃管或奶瓶上)。
- 添加强化剂的亲母母乳应当在 24 小时内用完。

母乳加热:

- 亲母母乳在哺喂前应用电子温奶设备加热到体温。
- 避免使用无人看管的水浴加热方法温奶,可能由于加热温度过高导致母乳成分损失。

母乳哺喂:

- 连续喂养时,输注时间不得超过 4 小时。
- 胃管喂养时不要使用加长管。

(一)质量控制

住院患儿的母亲在母乳管理过程中具有决定性的作用,她们需要确保每个储奶瓶上都正确标记婴儿姓名、病历编号、吸乳日期和时间及母亲用药情况等。如果母乳哺喂前,护士或其他 NICU 工作人员需要将乳汁转移到另一个容器中,需确保每个注射器或奶瓶的正确标记。母乳也是一种体液,和血液制品管理并无不同,也需要正确处理。操作前正确洗手或操作时佩戴手套应当成为一种临床常规,以避免潜在的细菌污染。在母乳配制前,工作台表面应当使用适当的抗菌清洁剂进行擦拭。

应当严格按照质量控制标准进行操作,尽可能降低母乳错喂风险。考虑到未经巴氏消毒的捐献母乳的潜在风险(如巨细胞病毒、丙肝病毒、人类免疫缺陷病毒等),将他人母乳错喂给其他孩子也是一种严重的医疗失误。母乳储存 / 配置容器上正确标注婴儿的姓名、病历号,并在喂养前(由另一名护士)再次核对上述信息,是避免错喂风险的有效措施。

(二)口腔护理和肠内喂养的启动

在婴儿处于全肠外营养的阶段,就可使用初乳、过渡乳或成熟乳进行口腔护理。Rodriguez 等验证了在极低出生体重儿中进行初乳口腔护理的安全性,并提出了该操作的理论依据。2015 年,Rodriguez 发表了她提出的 5 年多中心、双盲、随机对照试验方案,以评估在一个大型早产儿队列研究中母乳口腔护理的安全性及其对降低晚发型败血症和 NEC 发生率的有效性。这项研究试验仍在进行中。美国新生儿护理协会(NANN)

发表了关于母乳口腔护理的描述性研究。当使用母乳擦拭婴儿口腔时,婴儿能够获得母乳中免疫保护成分和抗菌成分的保护性益处。同时母乳具有甜味,婴儿舌表面存在甜味感受器,母乳口腔护理能够形成一种积极的口腔体验。Edwards 和 Spatz 将母乳口腔护理纳入促进直接哺乳的临床实践流程中,能够促进向直接哺乳过渡。母乳口腔护理还能帮助抵消 NICU 婴儿接触的一些负面口腔刺激。另外,教会家长进行母乳口腔护理,是另一种让家属参与新生儿护理的方法,此时患儿家属可能正处于无法进行袋鼠式护理而感觉非常无助的阶段(图 14-2)。Froh 等的研究显示家长参与母乳口腔护理能够更好地感受亲子连接,参与婴儿护理,母乳口腔护理是激发母亲定时吸乳、保障泌乳量的一个有力促进因素。

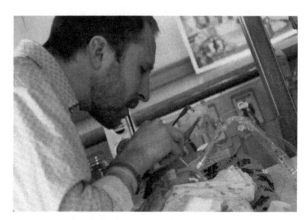

图 14-2 父亲在做婴儿口腔护理,初乳或母乳口腔护理可以让整个家庭参与
(由 Diane Spatz 提供)

(三)皮肤接触

全球的研究都显示皮肤接触(skin-to-skin,STS)有许多益处,如促进早产儿和高危患儿的生理稳定性,在足跟穿刺取血时有镇痛作用,增加母婴互动,增进自主神经和神经行为成熟度,改善睡眠模式。不仅如此,进行了皮肤接触的婴儿与保温箱内的婴儿对照,其母乳喂养持续时间更长。在一项研究中还显示,参与皮肤接触的妈妈,产后第 2 周和第 4 周的母乳喂养量显著更高。另外 Hurst 等提出,袋鼠式护理能通过肠 - 乳腺途径,促进乳汁分泌,针对婴儿环境中的特定致病菌生成对应抗体。此外,袋鼠式护理还能够帮助早产母亲维持吸乳频率,与泌乳的维持呈正相关。

实施 STS 的母亲能够看到,在 STS 过程中,婴儿出现寻乳、咂嘴并向乳头移动等行为。母亲也会经常出现喷乳反射、漏奶或在 STS 后吸出更多母乳。而在吸乳前使用外源性催产素鼻喷雾并不会显著增加吸乳量。喷乳反射显然主要源于内源性催产素的作用,这与母婴关系建立过程中内源催产素发挥社交互动的积极作用相互验证。在社交互动中,积极的感官刺激(抚摸、温度和气味)能够促进催产素释放。由于催产素的释放可能受到情绪状态和心理意象的调节,因此催产素的作用可能是母乳喂养有长期积极意义的原因。

对于重症患儿母亲的催产素释放条件反射,至少在一开始时,是与"母婴分离"(比如说婴儿进入新生儿重症监护病房),"打开电动吸乳器"或"走进医院大门"等体验相关的。如何能够将这一个条件反射恢复成正常化的母婴互动关系,将是医护人员必须面对的一大挑战,而 STS 可能成为一个早期解决方案。

瑞典展开的研究显示,STS 能促进小于 32 周的极早产儿的母乳喂养,结论认为 STS 能促进母乳喂养的进展。另外美国进行的一项随机对照研究认为,参与 STS 能促进直接哺乳,与对照组相比(2.05 个月),参与 STS 的母婴母乳喂养持续时间(5.08 个月)显著更长,纯母乳喂养率更高。母婴参与 STS 每天平均 4.47 小时。

虽然,STS 的完整流程不在本章节的讨论范围,但可以总结以下几个原则:

1. 即使是还在机械通气的小早产儿,也可安全地进行 STS。

2. 目前没有任何依据表明,需要限制 STS 的持续时间,除非婴儿在妈妈胸前出现生理状态不稳定,通常 STS 暂停的原因是由于妈妈的需要,而不是婴儿的问题。

3. 在 STS 过程中,婴儿的体位对于维持生理稳定性非常重要,躺椅是维持适当体位的理想工具。婴儿呈直立位,置于妈妈两侧乳房之间,脸贴在一侧乳房内侧(图 14-3)。调节躺椅位置使婴儿身体与地面呈 45°~60°。过程中使用镜子观察婴儿面脸部表情,将非常有用。

4. 在理想状态下,STS 可持续 2 小时或以上。在 STS 之后将婴儿放回保暖箱时,婴儿会出现某些行为表现,这只是自主神经发育尚不稳定的表现,并不罕见。

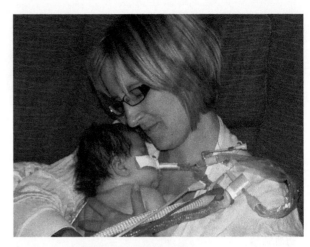

图 14-3 在 NICU 的皮肤接触护理
(由 Diane Spatz 提供)

▶ 九、优化喂养母乳

科学研究认为,如果可能,新鲜母乳(未经冰冻的)是首选,因为新鲜母乳中的活性抗感染物质被最大程度地保留下来。理想状态下早产儿应当 1 天至少 1 次使用床旁吸出的未经冷藏的新鲜母乳,由于这样保留了所有抗感染活性,受到各种操作和温度的影响最小。如果妈妈们理解这样做的原因,许多妈妈都会克服困难,以确保新鲜母乳的哺喂。医护人员可以通过制定喂养顺序来确保吸出母乳在 96 小时内使用,或与冰冻母乳交替哺喂。同时也应该强调,冰冻母乳仍然保持了绝大多数的抗感染物质成分,比配方奶更适合早产儿的需求。

(一)液体摄入量限制

早产儿母乳哺喂时还应当考虑到,在早产儿营养需求最高的阶段,其液体摄入量却往往受限。虽然通常认为早产儿全量喂养时摄入量约为 150ml/(kg·d),但母乳喂养儿通常能耐受更高的摄入量,达到 200ml/(kg·d),这是由于母乳喂养时胃排空速度更快。当然为了保障早产儿发育关键阶段达到最佳的骨矿化,母乳喂养中通常会添加母乳强化剂,以确保特定矿物质(如钙、磷等)的更好吸收。

(二)市售营养添加剂

未经强化的母乳在蛋白质和特定矿物质成分等方面的含量,不足以满足小早产儿合理生长和骨矿化需求。因此绝大多数早产儿,需要使用母乳强化剂提供额外的营养素。

一些研究评估了母乳强化剂对母乳主要宿

免疫功能的影响,结果显示添加母乳强化剂对母乳 IgA 浓度无影响,室温储存 4 小时、6 小时也不影响细菌繁殖,而冷藏 24 小时和 72 小时时,细菌计数继续下降。但最近关于 Enfamil 母乳强化剂的研究显示,母乳强化剂导致母乳酸化,引起白细胞降低 76%,脂肪酶活性降低 56%。另外,母乳中添加强化剂并增加额外的蛋白质,可导致渗透压增加到 400mOsm/L 以上,超过推荐阈值。因此不建议母乳强化剂和蛋白质同时添加。在模拟条件下得出的研究结果提示,临床实践中强化母乳的储存时间应限制在室温保存不超过 4 小时,冷藏不超过 24 小时。

另一种更好的选择是使用人源性的母乳强化剂与牛源性强化剂对母乳活性成分的抑制不同,添加人源性母乳强化剂不会影响母乳的抗菌活性。不仅如此,使用母乳加人源性强化剂喂养,能够显著降低 NEC 发生率(NEC;$P=0.02$),降低需手术 NEC 发生率($P=0.007$)。

研究者认为,虽然人源性母乳强化剂的成本较高(约每毫升 5.63 美元),但是使用母乳加人源性母乳强化剂仍具有成本效益,可缩短极早产儿

NICU 住院时间 3.9 天,节约医疗费用 8 167.17 美元($P<0.000$)。

(三)后奶喂养

越来越多的医护人员关注到后奶的使用。后奶的脂肪和热量显著高于前奶或全奶(是指一次完整吸乳,含前奶和后奶)。吸乳时将后奶分离出来,可提供含有更高脂肪、更高热量的乳汁,促进婴儿更快生长。虽然后奶的使用对于早产儿营养具有巨大的改善效果,但目前这项技术尚未开展随机对照临床研究。

母乳中的脂肪含量存在显著的个体间和个体内波动,因此标准化的后奶收集程序无法产生标准化的结果。临床通常用乳脂测量仪(creamatocrit)测定脂肪含量和热量,乳脂测量仪是将乳汁进行毛细管离心,根据毛细管中脂肪与总体积的比例,利用回归曲线计算脂肪和热量(表14-1)。当然乳脂测量仪通过这种方法测定的是相对脂肪含量和热量值。需要更准确定量时,还需要通过脂肪直接测定方法(如 Folch 方法)对乳脂测量仪进行标定。

表 14-1 母乳乳脂测量仪读数与乳汁脂肪/热量含量

乳脂测量仪	3	4	5	6	7	8	9	10	11
Cal/Oz	15.7	17.8	20	22.1	24.3	26.4	28.5	30.7	32.8
热量 - 脂肪百分比(%)	22	37	44	48.2	52.1	56	58.2	60.4	62.6

[引自:Lucas A,Gibbs JA,Lyster RL,Baum JD.Creamatocrit:simple clinical technique for estimating fat concentration and energy value of human milk.Br Med J.1978;1(6119):1018-1020]

后奶使用,与母乳强化剂和添加剂不能互相替代,这一点通常容易被误解。市场上销售的母乳强化剂,虽然也可通过糖类提供少量热量,但其主要目的是添加必要矿物质,比如钙、磷等,这些元素在母乳中含量较低而婴儿的需求量较高。而后奶中这些营养素含量也不会因浓缩而更高,但后奶的脂肪含量多,因此能够提供极高效率的能量。故而使用后奶并不能替代矿物质添加,而母乳强化剂在提供额外的热量时效果不佳。

最后还要强调,不能完全使用早产儿母亲的母乳时,还应当考虑母亲的心理需求。在需要添加母乳强化剂或后奶哺喂时,早产儿母亲容易认为她们的乳汁"营养不足",难以满足早产儿的需求。此时应当告诉她们,其乳汁在免疫成分和营

养成分上依旧是早产婴儿理想的食物,但小早产儿的快速生长需要暂时添加母乳强化剂或使用后奶。

后奶使用和乳脂测量仪结合的亲母母乳工程学[译者注:泌乳工程学(lactoengineering)是指利用母乳处理的相关技术调整其中的成分以满足婴儿生长发育所需]有助于提升早产儿母亲的信心。特别是吸乳时使用乳脂测量仪,能够让妈妈更好地满足婴儿的个体化生长需求。当婴儿达到理想生长发育速度时,母亲能意识到乳汁的改善促进了婴儿的合理发育。

(四)母乳质量优化的前景:母乳成分分析

与乳脂分析仪相比,新技术具有更多优势。母乳成分分析仪(HMAs)使用中红外与近红外线

光谱,不仅能够测定乳汁脂肪和热量,还能分析母乳中蛋白质及糖类的含量。但该技术价格昂贵,影响了其广泛使用。

研究者也注意到,与母乳成分分析仪比较,乳脂测量时可能高估了脂肪和热量含量。而且美国以外的研究者发现,母乳成分分析仪更为准确,也发现了现行的母乳强化标准化方法难以达到早产儿的蛋白质摄入推荐值。在理想状态下,为确保NICU早产儿的合理营养,应当使用目标性母乳强化。但进行目标性强化时,医护人员应当了解母乳成分的细微差异,而且医院应愿意承担母乳成分分析仪成本及人员的成本。Rochow等发现在650个母乳样本中,所有样本都需要对其中至少一种宏量营养素进行调整。

▶ 十、母乳哺喂方法

一系列有力证据表明,间歇式喂养比连续慢速胃管输注更佳。特别是因为脂肪占母乳热量的50%~60%,如果脂肪黏附在胃管管壁,此时婴儿接受的母乳相对“稀释”而热量降低。当使用最慢速连续哺喂时,脂肪损失最多。意味着临床上能量需求最高的最小的早产儿,会因为需要慢速连续输入,而最可能获得低能量的乳汁。因此母乳应当使用慢流速的间歇式喂养,而非连续胃管喂养。

(一)母乳的加热

母乳快速加热,特别是使用微波加热,将对母乳的免疫活性和营养成分造成不利影响。小早产儿使用的冷藏母乳应逐渐加温(超过30分钟)至接近体温。对于极早产儿,可以将计划哺喂的母乳吸入注射器,放置于保温箱里逐渐加热。

(二)母亲用药

早产儿,特别是超低出生体重儿,其代谢和排泄功能不完善。因此当母亲使用药物时,如果药物进入乳汁,就可能存在对婴儿的风险。同时,早产儿无法获得亲母母乳本身也存在风险。当母亲使用药物时,应进行风险利益评估,可参考Hale教授的《药物与母乳2019》[*Medications and Mother's Milk*(2019)]和Lactmed网站相关信息。虽然母亲用药问题不属于本章的详细讨论的范围之内,但如果早产儿母亲必须用药,可以根据以下几个原则考虑:

1. 使用的药物对健康足月儿是“安全”的。

2. 当哺喂富含脂肪的后奶时,脂溶性的药物更容易进入乳汁,需更加谨慎。

只有在泌乳学、药理学和新生儿科学领域经验丰富的专业人士,才能就较小的早产儿母亲的哺乳期用药安全性提供建议。临床遇到特殊药物或合并用药有疑问时,应当向国内相关领域的专家进行咨询。任何情况下,早产儿母亲的用药情况,也应告知负责治疗早产儿的新生儿科医师,进行评估,早产儿母亲应当在对应的储奶容器上标注当时的用药情况。

(三)经母乳传播的病毒和致病微生物

文献中曾经报道母乳可传播病毒或致病菌。有研究报告早产儿母亲的巨细胞病毒(CMV)血清阳性率为52%~97%,乳汁的CMV阳性率高达38%~70%。但实际早产儿的产后感染率并不高,无症状CMV感染和有症状感染率仅为25%和1%~5%。但考虑到极早产儿免疫力低下,高滴度病毒暴露仍然令人担心。

理想目标是去除CMV病毒,但不破坏母乳中的保护性成分。冰冻母乳以消除病毒影响的研究结果并不一致,不能彻底灭活病毒。由于目前关于极早产儿母乳喂养与CMV病毒的问题没有取得共识,一些临床人员提出,应用冻融母乳配合几次新鲜母乳,以最大程度地保护极早产儿,避免可能的病毒暴露。也有学者提出,由于CMV病毒的“包膜”的特性,纯母乳喂养能够保护早产儿免受CMV感染。由于HIV与CMV同样的包膜特性,因此纯母乳喂养(与混合喂养比较)也能够更好的保护HIV阳性母亲的婴儿免受病毒感染。

B族链球菌(GBS)是导致新生儿败血症的最常见原因,早产儿比足月儿更容易受到感染。在几项研究中,母乳被认为是婴儿GBS感染的来源。另外,母乳中还分离出耐甲氧西林金黄色葡萄(MRSA)。这些细菌感染的病因有几种可能原因,例如分娩过程中的预防性抗生素使用导致更强毒株的出现;过早开始混合喂养/母乳强化;乳腺炎过程中病毒滴度升高等。解决方案包括对婴儿血样和母乳进行培养,了解细菌传染情况,并在适当治疗前暂停母乳使用。有趣的是,在一项161位<30周早产母亲研究中,每周1次乳汁培养(从产后1~11周),结果显示对于感染都没有预测作用。

▶ 十一、乳房上的非营养性吸吮

早期的口腔体验有助于后续的经口喂养。许多专业治疗进食障碍的医护人员发现，很大比例的患者曾是早产儿。这并不奇怪，因为早产儿经历了许多负面口腔体验，比如气管插管、抽吸、胃管等，因此在发育早期，提供积极的口腔体验有助于抵消一部分不可避免的负面体验，非营养性吸吮及在排空乳房上的非营养性吸吮能为早产儿提供这一机会。

目前关于早产儿何时开始直接哺乳（或奶瓶喂养）没有统一的标准。虽然曾经使用体重或胎龄（通常是 34 周）为标准，但在最近的实践中，何时开始经口喂养，比如直接哺乳或奶瓶喂养，更趋向于对早产儿进行个体化分析。过去以婴儿能否通过奶瓶吸吮获得设定量的乳汁来评估婴儿的哺乳能力，但循证医学研究显示，这种方法并不恰当。鼓励早产儿在乳房上进行非营养性吸吮的机构，已经重新定义了"何时开始直接哺乳"。

对照研究显示，使用安抚奶嘴进行非营养性吸吮（NNS），对于早产儿来说有诸多益处。而且一项小型研究显示，增加非营养性吸吮的频次能提高婴儿对乳汁气味的反应性。因此，应当提供机会，使早产儿能够在吸空的乳房上进行非营养性吸吮，这种体验也能最大程度增加母亲的乳汁分泌量（图 14-4）。在吸空乳房上开始非营养性吸吮，为母亲提供了一种与常规吸乳完全不同的体验，因此可能增加泌乳量。同时，婴儿在乳房上立即表现出的心情愉悦和生理稳定性，对母亲来说也是一种强化效果。对于婴儿来说，在口腔内只

放有胃管的阶段，"品尝"母乳能提供正面有益的口腔刺激。另一个感官刺激是嗅觉，也能帮助早产儿形成条件反射，一项早产儿（30~33 周）的随机研究显示，在早期尝试哺乳后，立即接触亲母母乳气味，能改善其哺乳能力。每次哺乳过程中，婴儿接触母乳气味时能够表现出更持久的吸吮脉冲，摄入量比对照组（接触水）更高。

对于小早产儿（体重 <1 000g），在进行 STS 前应彻底吸空乳房。采用橄榄球式或交叉式体位，使早产儿整个腹面紧贴母亲胸部。如果担心婴儿体温变化，可采用非侵入式的检测设备观察，而实际上，在婴儿在吸空的乳房上吸吮时可参考 STS 的相关标准，并可以产生相似的结果。虽然此时应当让婴儿位置与乳房平齐，但无须尝试让早产儿的嘴和下巴包裹乳头和乳晕，因为对于小早产儿的预期是希望其能够尝试舔乳头或在乳头上尝试吸吮动作即可。在一项 NICU 实践中，小早产儿拔管后就可开始尝试非营养性吸吮。还在使用 NCPAP 的早产儿也可以尝试非营养性吸吮，让婴儿躺在母亲膝上，NCPAP 管指向上方绕过乳房，是一个最有效的方法（图 14-5）。对于大一些的婴儿，可以将空乳房上的非营养性吸吮与新鲜母乳胃管喂养结合进行。

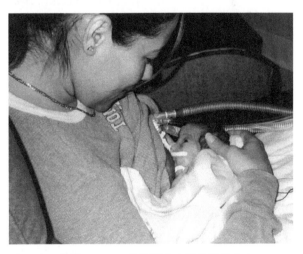

图 14-5 使用 NCPAP 管的婴儿在妈妈的乳房上
（转自：Rush Mothers' Milk Club, Rush-Presbyterian St.Luke's Medical Center, Chicago）

早期提供早产儿在吸空乳房上的吸吮机会，能够让母亲观察婴儿行为，评估其是否准备好进行经口喂养，因此母亲能够为早产儿经口喂养计划提供重要信息，而婴儿矫正胎龄或体重并非最佳的开始经口喂养的评估标准。在 STS 或早期

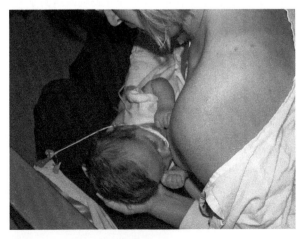

图 14-4 乳房上的非营养性吸吮
（由 Diane Spatz 提供）

吸吮过程中母亲或护士的观察结果有助于个体喂养计划的开展,包括何时开始及如何推进。关于NICU直接哺乳,我们还需要讨论两个主要话题:启动和进行直接哺乳的科学与实践,乳汁摄取的评估和改善。

（一）早期直接哺乳的相关理论

许多研究显示,与奶瓶喂养比较,直接哺乳时早产儿能够自行控制节奏,显示出更加稳定的经皮氧分压和体温,而乳汁摄入量较少。表14-2汇总了目前关于早产儿直接哺乳行为的相关研究。

这些数据显示,早产儿直接哺乳时氧分压更稳定,是因为在哺乳过程中呼吸受到干扰或打断的可能性小,这也可能与哺乳时乳汁流速较慢有关。为了确保乳汁顺利咽下,婴儿应当能协调地进行吸吮吞咽和呼吸。婴儿的口腔动力技巧,不仅包括足够的吸吮力,还包括吸吮、吞咽和呼吸的协调。考虑到早产儿能力有限,直接哺乳时乳汁流速缓慢可以为早产儿口腔动力技能的发育提供有利条件。

表 14-2　早产儿直接哺乳对生理功能机制影响的相关研究

参考文献	研究设计/样本量(n)	检测方法	发现	局限性
Meier, 1988	交叉研究,健康早产儿($n=5$)	呼吸率 PaO_2 心率、体温	与瓶喂比较,直接哺乳 $TcPO_2$ 更稳定,哺乳时体温升高	小样本研究,未测定母乳摄入量
Martell et al., 1993	交叉研究,早产儿哺乳($n=16$)瓶喂($n=46$)	摄入量:哺乳每3分钟测一次体重变化;瓶喂每个吸吮脉冲的摄入量	瓶喂与哺乳比较,所需时长更短	仅6个婴儿完成了所有时间段研究,未说明原因,推测可能与婴儿最初几次无法维持含接有关
Bier et al., 1993	交叉研究,早产儿($n=20$);其中9例存在一种以上早产相关并发症	呼吸率 PaO_2,心率,体温,体重,NOMAS 评分	哺乳时 PaO_2 无变化;低氧合($<90\%$)哺乳 21% $vs.$ 瓶喂 38%;摄入量哺乳<瓶喂;体温、喂养时长、NOMAS 评分无差异	
Nyqvist, Sjödén, Ewald, 1999	观察性研究,健康早产儿($n=71$)	描述喂养行为发育情况,达到完全经口喂养的时间	首次哺乳中位时间为矫正胎龄 33.7 周;51% 婴儿在首次哺乳时观察,除 2 位婴儿外其他全部表现觅食反射	未评估每次吸吮的总时长、吸吮时长及吸吮负压,研究重点关注婴儿吸吮行为,而非摄入量
Dowling, 1999	交叉研究,健康早产儿($n=8$)	吸吮参数;呼吸率 PaO_2,心率,体重	瓶喂的吸吮脉冲比哺乳长,吸吮率无差异;由于没有乳汁摄入,有 10 次哺乳和 1 次瓶喂的数据没有纳入	只测试了一种奶瓶奶嘴;未报道矫正奶嘴对达到全母乳喂养的时间以及母乳喂养持续时间
Meier et al., 2000	交叉研究,健康早产儿($n=34$)	称重法测量乳汁摄入量,比较乳盾使用效果;乳盾使用时间,哺乳持续时间	使用乳盾显著增加平均摄入量(18.4ml $vs.$ 3.9ml);所有婴儿使用乳盾都能摄入更多乳汁;平均使用时间 32.5 天;平均母乳喂养持续时间 169.4 天;使用乳盾的时间(%)与哺乳持续时间无相关性	没有报道母亲乳头情况
Chen et al., 2000	交叉研究,健康早产儿($n=25$)	PaO_2、心率、呼吸率、体温	哺乳时 PaO_2 和体温显著高,瓶喂 2 例呼吸暂停,20 例 $PaO_2<90\%$,哺乳时未发生	乳汁摄入量未测定

续表

参考文献	研究设计/样本量(*n*)	检测方法	发现	局限性
Nyqvist et al., 2001	观察性研究,早产儿(*n*=26)	肌电图(EMG)测定吸吮、吞咽行为	与直接观察结果相似;口嚼动作个体化差异较大;未发现发育成熟度与口腔动作的相关性	乳汁摄入量未检测
Furman & Minich, 2004	观察性研究,早产儿;哺乳(*n*=35),瓶喂(*n*=70)	PIBBS评估表修订版	矫正胎龄35周时,哺乳摄入量低于瓶喂(6.5ml *vs.* 30.5ml,*P*<0.001),喂养效率较低	每个婴儿只观察一次喂养;没有关于喷乳反射的主观或客观评估

　　为验证这一理论,Meier 和 Brown 进行了一个队列研究,对临床上状态稳定的早产儿,从开始经口喂养到出院为止,以自身对照比较直接哺乳和奶瓶喂养的区别。研究使用八通道波动描记仪,连续观测并记录每次哺乳或奶瓶喂养过程中的各种不同的参数,包括吸吮、呼吸、体温、血氧饱和度等;并通过体重检测测定摄入母乳量。Meier 实验室此前的研究已经确认了相关设备在测定婴儿吸吮和乳汁摄入量的有效性。结果显示,在奶瓶喂养过程中早产儿无法在吸吮脉冲时呼吸,而转变为短时间的吸吮脉冲夹杂暂停,在暂停期间,会快速呼吸。同时血氧饱和度也随吸吮呼吸模式的改变而改变。对于绝大多数(并非全部)使用短吸吮脉冲(无呼吸状态持续时间较短)的早产儿来说,其血氧饱和度能维持相对稳定。而那些持续进行较长吸吮脉冲的婴儿,或是长时间暂停呼吸后进行短吸吮脉冲时,其血氧饱和度显著下降。图 14-6 显示了吸吮呼吸协调性的模式。在直接哺乳过程中,这些婴儿能够协调地在吸吮脉冲过程中进行呼吸(图 14-7)。在这一过程中,能够看到婴儿逐渐发育成熟的趋势,较不成熟的早产儿,易表现为较长的吸吮脉冲过程中间暂停呼吸,而当婴儿接近 34~35 周时,吸吮、呼吸节奏更接近于 1:1。

　　这些研究结果与之前的研究结果一致,即早产儿直接哺乳时血氧饱和度更加稳定。但之前认为是直接哺乳对呼吸的干扰较少所致。但 Meier 等的结论认为,早产儿直接哺乳时,通过吸吮模式的细微改变能更好地控制乳汁流速,这种改变包括在吸吮脉冲间或吸吮脉冲中调整呼吸,在临床上表现并不明显,但在研究中得以发现(图 14-7)。在奶瓶喂养时,婴儿需要再过数周才能表现出类

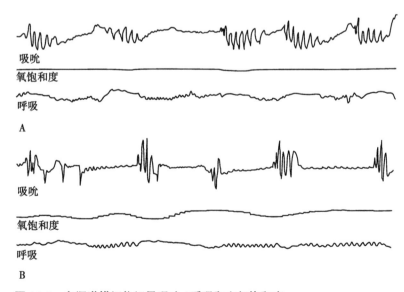

吸吮

氧饱和度

呼吸

A

吸吮

氧饱和度

呼吸

B

图 14-6　多通道描记仪记录吸吮/呼吸和血氧饱和度

A. 早产儿瓶喂时的吸吮/呼吸模式及血氧饱和度,记录中可见婴儿在短吸吮脉冲间隔期间呼吸,但在吸吮脉冲中不呼吸;B. 早产儿瓶喂时的吸吮/呼吸模式及血氧饱和度,在吸吮脉冲阶段,氧饱和度波动最低降至78%

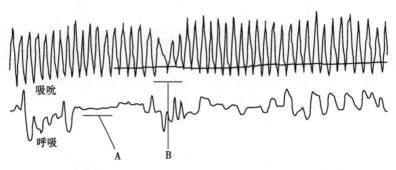

图 14-7 多通道描记仪记录 33 周早产儿直接哺乳时的吸吮 / 呼吸及血氧饱和度情况

婴儿在长吸吮脉冲（104 个吸吮）过程中呼吸，直到 A 阶段时呼吸暂停，连续吸吮；在 B 阶段时婴儿调整吸吮持续时间和强度，以便加强规律呼吸并在后续吸吮过程中持续进行

似的吸吮呼吸节律。

在瑞典的一项早产儿大型队列研究中（n=71），前瞻性地研究了从泌乳启动到出院阶段的直接哺乳情况。该医院鼓励产后母婴早接触，婴儿在 28 周左右就开始表现出寻乳、触碰乳晕、含接尝试，30.6 周左右出现营养性吸吮（定义为乳汁摄入达到 5ml 以上），31 周左右出现反复吞咽。在一项小型队列研究中（n=26），Nyqvist 等在早产儿直接哺乳时使用肌电图测定口腔行为。研究发现，这些早产儿[平均胎龄为（32.5 ± 2.1）周，范围为 26.7~36 周]的吸吮行为（包括持续时间和吸吮强度）存在显著差异；对婴儿吸吮行为的影响因素分析显示，只有一个因素存在显著相关关系，即婴儿日龄越大，平均吸吮持续时间越长（r=0.39，P<0.05）。

上述研究的结果显示哺乳时婴儿的吸吮能力及生理稳定性，因此，需要等到婴儿有能力完全瓶喂后再开始直接哺乳的观点，并没有科学依据。另外一项早产儿瓶喂的小型队列研究显示，早期相关行为还有其他益处，通过这种方式进行口腔刺激训练，能够对口腔动力学功能产生一定的益处。从临床实践的角度，所有的婴儿在开始早期经口喂养时，无论采用哪种喂养方式，都应当检测其生理稳定性。

（二）院内直接哺乳的推进

早产儿有机会每天在乳房上进行非营养性吸吮的话，转为营养性吸吮就是一个自然而然的个体化发展过程。如果医护人员确定婴儿需要"低流速"母乳，妈妈则可以吸出一部分乳汁，但不用完全吸空，这样早产儿能够吃到小乳滴，又不必因为吞咽而延长气道关闭时间。随着婴儿逐渐发育

成熟，母亲可以通过吸出适量乳汁以降低喷乳反射之后的乳汁流速。当婴儿能够协调进行吸吮、呼吸时，母亲就不必在哺乳前吸出乳汁。这种人为形成的哺乳时流速逐渐增加的过程，与低出生体重儿使用慢流速奶嘴时观察到的吸吮和挤压的压力测试结果一致。上述研究数据显示，不成熟的早产儿能够在流速限制的条件下安全地开始经口喂养。

早产儿直接哺乳时，应当采用橄榄球式或膝上交叉式，早产儿妈妈应当对婴儿的头颈部提供足够的支撑。由于早产儿颈部肌张力较弱，难以支撑自身相对较重的头部，而且头部在无控制下的运动很可能导致气道的塌陷，引起呼吸暂停和心动过缓。正确的哺乳姿势还能补偿早产儿吸吮力弱的问题，具体来说，从非营养性吸吮和瓶喂的研究数据显示，吸吮负压与婴儿的成熟度相关。因此，小早产儿需要在哺乳时提供帮助，包括调整哺乳姿势及含接，因为小早产儿的吸吮力弱，难以维持含接，也不能拉长乳头至口腔中央以吸出乳汁（图 14-8）。

▶ 十二、乳汁流速测定

（一）哺乳时影响乳汁流出的因素

哺乳时的乳汁流出速度决定于母亲乳汁分泌充足与否、婴儿吸吮技巧是否能引发喷乳反射。表 14-3 汇总了有效哺乳的相关因素，以及缺少某个因素可能导致的后果。根据表格，可以明显看出母体（乳汁合成 / 喷乳反射，母亲乳头 / 乳晕情况）和婴儿两方面对有效哺乳的重要影响因素（有效吸吮 / 吞咽）。早产儿母婴直接哺乳时可能涉及其中一个或所有相关因素；同时，由于影响因素之

间的互相作用,一个问题(比如吸吮有效性差)可通过其他因素加以补偿。将这一框架应用于乳汁

摄入量相关的挑战与问题,有助于临床干预措施的有效性评估。

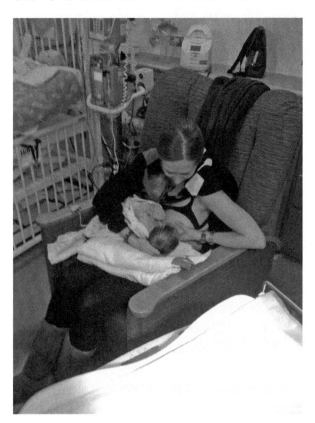

图 14-8 哺乳时对婴儿头部的支撑及托起乳房
(由 Diane Spatz 提供)

表 14-3 哺乳过程中影响乳汁排出的因素										
临床状态	必要因素									结果
	母亲的影响					→	婴儿的影响			
	乳汁合成 (MS)	+	喷乳反射 (ME)	+	乳头乳晕 (MA)		吸吮/挤压 (SU)	+	吞咽 (SW)	=	乳汁摄入 (MT)
1	+		+		+		+		+	=	充足
2	−		+		+		+		+	=	不足*
3	+		−		+		+		+	=	不足
4	+		+		−		+		+	=	不足†
5	+		+		+		−		+	=	不足‡
6	+		+		+		+		−	=	不足‡

各临床状态相应的临床干预措施:
1. 无须临床干预
2. 采取措施增加乳汁合成
3. 促喷乳反射帮助乳汁流出
4. 改善婴儿含接(如乳盾)
5. 促进婴儿吸吮反射
6. 改善婴儿吞咽能力

注:* 对于早产儿来说,由于乳汁摄入需求较低,奶量可能是足够的
　　† 如果婴儿能够持续维持含接,奶量仍可能足够
　　‡ 如果乳汁合成与喷乳反射理想,而且婴儿能维持含接,奶量仍可能足够

比如,绝大多数(并非全部)早产儿在早期直接哺乳的经历中表现出吸吮力弱或有效吸吮较少。通常早产儿吸吮脉冲短,并很容易转入睡眠状态。一项研究比较了极低出生体重儿(小于 1 500g)的喂养有效性,其中哺乳 35 例,瓶喂 70 例,研究对每个婴儿的喂养过程进行了一次观察,中位时间在矫正胎龄(35 ± 1.0)周。直接哺乳与瓶喂比较,婴儿的乳汁摄入量较少(中位值 6.5ml *vs.* 30.5ml,$P < 0.001$),喂养效率较低(中位值 0.6ml/min *vs.* 2.2ml/min,$P < 0.001$),吸吮脉冲所占时间更少(平均 33% *vs.* 55%,$P < 0.001$)。这项研究的局限性在于缺少母亲喷乳反射的主观或客观评估信息。母亲的乳汁量和喷乳反射能代偿性地改善婴儿吸吮有效性。据说适应了吸乳器较高负压的母亲中,在早期直接哺乳尝试中难以引发喷乳反射的现象并不少见。

为记录每对母婴的母乳喂养行为进展,可使用多种评估工具,包括简单的观察性评估及使用清单或编码形式的详细观察工具。早产儿母乳行为量表(PIBBS)是专为早产儿母婴开发的一种评估量表,基于观察者与早产儿母亲合作,共同观察早产儿哺乳行为。通过使用 PIBBS 工具系统化地观察婴儿,母亲能更好地评估婴儿哺乳行为模式,帮助促进其营养性吸吮的发育,而无需对哺乳频次或哺乳时间进行限制,也无需受限于发育成熟度或胎龄(附录 14-A)。

多年前,美国得克萨斯儿童医院的 Hurst 开发了一种评估清单,以记录和观察 NICU 患儿的母乳喂养行为(图 14-9),因为当时的评估工具中缺乏对早产儿群体母乳喂养过程中必需的母婴关键信息的评估。该清单被纳入了婴儿的医疗记录,能够让整个医疗团队了解早产儿的母乳喂养进展。评估表的主要信息包括早产儿吸吮行为及活动,也包括母亲的喷乳反射反应及平均吸乳量。评估工具并不是为哺乳过程打分,而是为了提供哺乳过程中母婴相关影响因素的具体信息,以便后续采取适当的干预措施。

(二)乳汁摄入量评估方法

除了在哺乳过程中观察上述关键要素以外,一旦婴儿开始不限流速的直接哺乳时,就应当评估婴儿摄入量。无论是早产儿母亲,还是医护人员,都难以通过临床指标来准确评估早产儿的乳汁摄入量。同时医护人员也担心,更为准确的乳汁摄入量可能会对早产母亲产生压力,或对早产儿喂养来说并不必要。但许多医护人员或许并不知道,早产儿的摄入量是可以准确测定的。

称重法,即在哺乳前后进行体重称重(体重差值即摄入量),可为临床和研究提供准确的乳汁摄入量数据。称重法中一克的体重增值约等于 1g 的乳汁摄入。正确地实施称重法可为临床准确评估乳汁摄入量。

称重法应当在 NICU 开始营养性吸吮或即将出院时使用。对于小早产儿,使用称重法可以计算需要的补充喂养量,以满足 24 小时液体或热量要求。对于即将出院的较大婴儿,称重法可用于评估乳汁摄入量是否存在问题,比如婴儿吸吮能力一般,但母亲泌乳量足够。如果没有称重法,将无法评估母亲的泌乳量是否可以代偿的婴儿吸吮能力。

(三)提高乳汁摄入量的策略

早产儿最初几次直接哺乳时,很少能够吸出较多乳汁。但到出院前,如果仍然持续摄入量不理想,就需要评估和干预。某些乳汁排出问题在早产儿中非常普遍。

对早产儿母亲来说,出院后哺乳早产儿的首要原则是维持大于婴儿出院时摄入量的泌乳水平。如果泌乳量充足,即使早产儿吸吮力不成熟,也不易产生问题。母亲可以在出院前 1 周有计划的多吸乳 1~2 次。对于出院前奶量仍在低线起伏的母亲,医护人员可考虑使用甲氧氯普胺或多潘立酮。国外关于多潘立酮的研究显示,在 NICU 患儿母亲中的使用,未见副作用,能有效增加泌乳量 267%。一项关于多潘立酮增加泌乳量的多中心临床正在进行当中(EMPOWER trial)。理论上说,药物引起的催乳素反应能够通过出院后婴儿的直接哺乳来维持。

应当提醒住院早产儿母亲在哺乳后用医院级电动吸乳器吸空乳房。医护人员和早产儿母亲可能很少注意到,早产儿难以达到与电动吸乳器相似的吸吮刺激,特别是在婴儿只能吸出少量乳汁的阶段。早产儿母亲经常会询问如何协调吸乳和按需哺乳的关系,因为她们担心吸空乳房后,当婴儿醒来想哺乳时无法满足其需要。此时需强调在早产儿逐渐转为直接哺乳的过程中,吸空乳房维持泌乳是优先原则。

许多早产儿母亲无论哺乳还是吸乳都无法体验喷乳反射,因此难以评估喷乳反射与吸吮的

早产儿母乳喂养评估表

近期经口喂养情况

过去 24 小时尝试经口喂养次数(圈出合适的数字):0　1　3~5　8

经口喂养类型:哺乳(次数)＿＿＿＿＿＿　瓶喂(次数)＿＿＿＿＿＿

如为瓶喂,占推荐喂养量的 %＿＿＿＿＿＿

如为哺乳,剩余乳汁是否通过瓶喂和胃管喂养方式给予:是 ＿＿＿ 否 ＿＿＿＿

母亲乳头情况(哺乳前)

(选择适当的选项)

□乳头突出　　　□乳头扁平　　　□乳头凹陷

□其他(具体描述 ＿＿＿＿＿＿＿)

哺乳过程评估

(选择适当的选项)

婴儿行为主要特征　□安静 / 活动觉醒　□瞌睡　□深睡眠 / 哭闹

寻乳行为　□最少刺激下明显寻乳行为　　□刺激下出现寻乳　　　□无寻乳行为

有效含接　□可维持有效含接　　　□意图含接,滑脱或含住乳头　　□未实现含接

喷乳反射　□存在主观客观现象　　　□可能现象 / 不确定 / 未发现　□无迹象

婴儿吸吮　□有节律吸吮　　　　□无节律吸吮　　　□无吸吮动作

明显吞咽　□顺利吞咽　　　　　□勉强吞咽　　　　□无吞咽动作

是否使用乳盾? 如是,尺寸为□小号　□新生儿号

母亲泌乳量

本次哺乳前最近一次吸乳量为 ＿＿＿＿＿＿ml

乳汁摄入量

哺乳前婴儿体重 ＿＿＿＿＿＿＿g,哺乳后体重 ＿＿＿＿＿＿＿g

本次哺乳摄入量(哺乳后体重 – 哺乳前体重)＿＿＿＿＿＿＿g

图 14-9　早产儿母乳喂养评估表

(转自:the Lactation Support Program,Texas Children's Hospital)

同步性,一个可能有效的喷乳反射评估策略是在哺乳时解开另一侧衣物,观察另一侧乳房同步溢乳的情况。通常,早产儿母亲在直接哺乳时喷乳反射发生延迟,因为她们已经习惯于吸乳器吸乳。因此常常出现早产儿在乳房上睡着后乳汁才开始流出的情况。如果哺乳时多次发生上述情况,母亲可以先用吸乳器刺激喷乳反射再哺乳,也可以在婴儿在一侧含接时用吸乳器刺激另一侧。

(四)哺乳时维持含接

健康足月儿的哺乳模式具有负压(吸吮)和正压(挤压)交替运用的特点。负压吸吮是指舌上下运动形成口腔负压以吸出乳汁,而挤压是指舌波浪状蠕动,与硬腭协作挤出乳汁。早产儿乳

汁摄入问题主要是由于发育不成熟且难以进行持续一贯的有效哺乳。早产儿吸吮力弱，难以持续规律吸吮，导致乳汁难以持续流出，甚至有时候都难以维持含接状态。这些表现与早产儿的成熟度相关。早产儿在达到矫正胎龄足月前，可能都需要辅助措施才能确保维持含接，提高吸吮效率。

早产儿吸吮负压小（-2.5~-15mmHg），难以维持含接状态。Lau 等的瓶喂研究显示，无须等到早产儿吸吮能力完全成熟才开始经口喂养，瓶喂时早产儿可通过挤压技巧获得乳汁，无须或基本不需要口腔负压。因此，使用奶嘴可以让婴儿无须负压只使用挤压即可获得乳汁。有趣的是，早产儿能够根据特定阶段调整哺乳 / 吸吮技巧，以维持适当的乳汁流速，确保吸吮吞咽呼吸协调性。因此，早产儿使用超薄硅胶乳盾时，通过维持含接状态，可以使乳汁流速增加。一项研究显示，34 位早产儿在使用乳盾时乳汁摄入量显著增加（18.4ml vs. 3.9ml，P=0.000）。另一项 15 例早产儿的回顾性研究中，在 5 次尝试含接或吸吮失败后使用乳盾，结果在使用乳盾的 15 例中，9 例摄入量超过规定奶量的一半或以上。在早产儿群体总使用乳盾的适应证包括：不能维持含接、容易在乳房上入睡及乳头情况不利于含接。

上述研究也对乳盾为何能够改善母婴喂养的结果提出了更多问题。其中一个可能的原因，是乳盾能形成一个较硬的乳头形状更深入婴儿口腔，形成更佳的触觉刺激（图 14-10），有助于婴儿使用挤压或挤压 / 吸吮技巧，并维持含接状态，对乳盾下的乳头乳晕组织提供更好地刺激，引发喷乳反射，促进乳汁流出。但是这只是理论推断，上述研究并未分析检测母亲乳头乳晕情况或婴儿的吸吮负压。乳盾的设计还需要不断改进，在目前的情况下，一般会推荐早产儿使用最小、最薄的乳盾。

大多数情况下，早产儿母亲很愿意使用乳盾，因为，这是他们在尝试哺乳过程中，第一次看到婴儿能够维持清醒状态且吸吮有力，并能达到可测的摄入量。也有妈妈担心，考虑到乳盾的弹性材料特点，如何形成一个柔和的负压保持婴儿正确地含住乳晕。因此应当指导妈妈如何使用正确的哺乳姿势和托起乳房，保证吸吮有效及保证婴儿的鼻子远离乳盾。

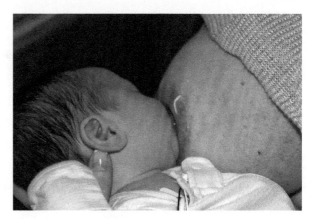

图 14-10　早产儿在通过乳盾进行直接哺乳
（由 Diane Spatz 提供）

医护人员通常认为早产儿使用乳盾时的乳汁摄入量会少于直接哺乳的摄入量。这种担心源于 Auerbach 于 1990 年的研究，其结果显示足月儿母亲在佩戴乳盾后用吸乳器吸乳时，吸出奶量较少。但仔细阅读该文献时，会注意到该研究是佩戴乳盾后吸乳的结果，而不是直接哺乳。实际上，对于无法直接哺乳的早产儿，佩戴乳盾能够改善乳汁摄入量。同样乳盾可能影响泌乳的情况，也不适用于早产儿。积极并长时间使用乳盾的早产儿，与不适用乳盾者相比，对乳房的刺激更多。

一些医护人员建议使用其他喂养方式如喂杯或手指喂奶器来替代乳盾。这是一种不太科学的偏见，可能产生更多问题，因为这些替代方法可能干扰了本可通过乳盾实施的直接哺乳。早产儿母亲通常需要花费数周甚至数月的时间用吸乳器吸乳，而她们更希望的是尽快开始直接哺乳，即使是需要佩戴乳盾。使用乳盾还可节约哺乳时间，因为不需要在哺乳后再使用喂杯或手指喂奶器等替代方法增加摄入量。

最后一个经常担心的问题，是乳盾可以使用多长时间。因为医护人员常常被问及如何让婴儿摆脱乳盾。一篇研究显示，在接受同样的循证母乳喂养支持的前提下，使用乳盾组的早产儿 / 低出生体重儿的母乳喂养持续时间是对照组的 2 倍。因此现有的证据并不支持乳盾可能影响早产儿母亲的泌乳量或缩短母乳喂养持续时间的观点。

如果乳盾在住院期间能够改善乳汁摄入问题，那么出院后应当继续使用。目前的科学证据也并不支持婴儿应尽快摆脱乳盾的观点。通常情况下，婴儿需要依靠乳盾获得足够的泌乳，直至矫正胎龄足月。对于大多数妈妈来说，意味着需要使用乳盾 2~3 周，在此期间应对婴儿的摄入量及体重增长情况进行常规监测。妈妈们有各自脱离乳盾的方法，但任何情况下，都不建议剪开乳盾或破坏其完整性。在脱离乳盾转为直接哺乳的过程中，采取称重法有助于评估婴儿的乳汁摄入量。

除了乳盾以外，医护人员也经常推荐其他母乳喂养辅助工具来评估或促进乳汁摄入量。对于能维持有效含接和吸吮的婴儿，但母亲乳量不足时，可使用乳旁加奶（辅助哺乳系统）装置。这可能对于近足月的早产儿（>34 周）特别有帮助，但由于其发育仍不成熟，难以通过哺乳获得充足的乳汁。但如果他们能够维持含接状态，则通过使用乳旁加奶装置，可以确保通过直接哺乳的方式获得足够的乳汁。

▶ 十三、出院后喂养计划

与健康足月儿哺乳不同，早产儿在达到接近足月前，很少表现出清晰可预测的哺乳征兆，妈妈们经常描述难以解读其相关行为。早产儿在摄入很少量母乳后，如果不受干扰，也能持续睡眠数小时。在 NICU 出院前的这段时间，使用称重法能够确保按需哺乳达到婴儿生长需求，避免出现体重增长过慢或脱水等情况。

荷兰的一项研究显示，带着胃管尽早出院者，母乳喂养持续时间更长。研究中早产儿在胃管喂养的阶段出院，有专业的儿科护士随访，结果发现母乳喂养持续时间更长，其中 64% 的婴儿在出院后 4 个月仍在母乳喂养，而对照组仅 37%。研究中如果母亲的目标是给婴儿母乳喂养，医护人员将鼓励婴儿带着胃管出院，并带着婴儿秤以测定乳汁摄入量。

当婴儿能够通过经口喂养摄入所需乳汁时，医护人员就可以明确规定 24 小时的最低乳汁摄入量要求，还可以再细分为每 6~8 小时摄入推荐量，作为改良按需喂养计划。例如，一个体重 1 700g 的婴儿每日最低摄入量应为 300ml，母亲可与护士共同制订计划，每 8 小时摄入量应保证 100ml。然后按"需"哺乳，并同时确保 8 小时摄入 100ml。每次哺乳时测定体重并记录摄入量，并记录添加或补授的奶量。因此，如果早产儿在两小时中分别摄入了 15ml、12ml 和 18ml，可以让婴儿自主掌控睡眠和喂养，但在未来的 6 小时内仍需要摄入 55ml。NICU 护士可以在出院前帮助

妈妈实施该喂养计划，这样她们就能够更好地理解婴儿是如何协调睡眠和喂养关系的。

许多早产儿妈妈（包括晚期早产儿和小早产儿）发现，在出院后的最初几天，测定乳汁摄入量或体重增长能够给她们带来更多信心。妈妈最好可以租赁一个便携式电池驱动的婴儿秤，以便在家进行称重法或每天称量体重。Meier 的研究中，使用精度 2g 的婴儿秤，能自动根据婴儿哺乳前后体重计算摄入量，准确测定早产儿和足月儿的哺乳摄入量。该设备对于早产母婴出院后的前一两周的母乳喂养管理来说是非常有用，当然应在 NICU 出院前指导母婴正确使用。

美国与其他发达国家不同，早产儿通常在达到矫正胎龄足月前就出院了，无论是否已经建立良好的母乳喂养关系。而许多欧洲国家会在早产儿直接哺乳而且体重增长达到要求以后才安排出院，这就可能比美国晚几周出院。在发展中国家，早产儿通常在体重较低时就出院，当然其中许多本来就是小于胎龄儿，出院后会持续采用 STS。

将上述数据综合考虑，发现早产儿"纯亲喂"可能会持续存在摄入量不足的问题，直到早产儿矫正胎龄接近足月。因此美国 NICU 患儿出院后直接哺乳率较低；而欧洲住院时间长，能够在此期间实现直接哺乳；发展中国家出院后前 2~4 周"纯"亲喂时的体重增长缓慢。这种普遍现象意味着早产儿的发育成熟度决定了乳汁排出或摄入量的问题，而这常常被早产儿母亲误读为"婴儿已经吃饱了"。

（一）保证充足摄入量：决定是否需要添加

美国有几项研究探讨了早产母婴如何判断"婴儿是否吃饱了"。但是经常面对健康足月儿的临床人员可能无法体会"摄入不足"和"母乳不足"的差异，所以早产儿母亲经常被要求频繁地哺乳或吸乳，而这样做只是增加泌乳量，而不是增加乳汁排出，因此对于绝大多数的早产儿母婴并不适合，因为早产母婴的问题主要是如何确保足够的摄入。妈妈们说可以吸出足够的乳汁，但无法确保孩子吃到所有的母乳。因此有效的干预措施应当聚焦于乳汁排出过程中婴儿吸吮方面。这种差异具有重要的临床研究和实践意义。

一个基础研究问题是，现有的母乳喂养描述及定量分类并不适用于早产儿人群。例如，多数早产儿妈妈出院后初期会在哺乳后补充吸出的母乳，但在 Labbok 和 Krasovec 表中无法准确描述

其特征,如果将其定义为"纯母乳喂养",就高估了母亲的成功度,难以准确估计哺乳持续时间。因此,还需要制定并规范这一人群的基于循证医学的分类标准。

研究发现,出院后初期需要指导产妇如何准确区分"母乳不足"与"婴儿摄入不足"。分析时应当尽可能依据现有技术设备确定客观泌乳量和摄入量,而不是依靠核对表或临床表现,因为后者并不可靠或不准确。同样,一些研究中由于未对出院后直接哺乳进行摄入量评估,也不应当将体重增长不理想或需要继续母乳强化等归咎于母乳质量问题。目前对出院后亲母母乳强化的意义尚未取得共识。极早产儿给予亲母母乳强化尚没有证据证明能够延长母乳喂养持续时间。是否有强化的必要性,证据也不充分,Zachariassen 的研究表明,与未强化的对照组比较,出院后母乳强化的早产儿 1 岁时的生长情况没有显著优势。

(二)亲喂以外的补充喂养方式

在美国的 NICU 内,母亲不在时最常见的经口喂养方式是奶瓶。一些研究者提出,亲喂与瓶喂的吸吮机制不同,可能增加婴儿转为直接哺乳的困难,因而临床医护人员经常会推荐其他替代方法避免"乳头混淆"。有报道认为,由专业人员用喂杯喂养是安全的,但几乎没有高质量的对照研究能证明喂杯喂养可以提高母乳喂养率。一项有趣的研究显示,在 8 名早产儿(平均出生胎龄为 30.6 周)的 15 次喂杯喂养过程中,其口腔动作主要是"小口啜"而不是"舔"。另外 Dowling 及其同事也报道,杯喂过程中洒落的母乳达到 38.5%,其他研究也有类似的报道。

▶ 十四、出院后的亲喂管理

能够促进出院前后亲喂的策略包括:STS、在家哺乳前后称重、同伴支持及出院后泌乳喂养支持。以下几点关键信息需理解并融入早产儿出院计划中:

1. 医护人员必须认识到:健康足月儿哺乳摄入量的临床参考指标,包括哺乳行为、大小便情况、睡眠等,对于早产儿评估并不可靠或准确。比如,早产儿尽管体内水分较多,但仍需要摄入更多乳汁才能满足体重增长需要。

2. 早产儿"哺乳需求"表达方式可能并不相同,因此不能简单地告诉早产儿母亲"你会知道什么时候婴儿饿了"。

3. 不应当为了增加哺喂次数(高于每 3 小时 1 次的频率)而打扰婴儿睡眠,否则可能影响生长激素分泌,影响体重增长。

4. 对早产儿母亲说"相信你身体本能"这样的空话并不能提升母亲的信心。母亲对摄入量的担心是客观存在的,而不仅仅是她们在 NICU 经历的记忆。

总体来说,早产儿母亲在出院后最初几周需要一个安全支持网络,直到她们能够依赖纯母乳喂养使婴儿体重达到正常增重。应当频繁地进行母乳摄入量精确检测,每隔 48~72 小时 1 次,可以去初级保健机构进行发育检测,也可以在家称重。

在倾听母亲关于早产儿摄入量和感受时应当特别注意,不要催促也不要太快下结论"你的哺乳方法有问题"等。例如当一位妈妈在出院后最初几天,觉得需要瓶喂补充吸出的乳汁时,不要警告她可能出现乳头混淆风险或告知其他的替代喂养方式。相反,应当把她为婴儿健康所做的决定和措施视为母亲能力的成长。应当牢记,母乳喂养只是早产母亲们面对的事务之一,早产婴儿较为脆弱,母亲们需要时间逐渐理顺婴儿护理的优先顺序。

同样,我们还需要鼓励母亲们延续住院期间的喂养方法,直到早产婴儿能够依靠纯亲喂持续实现 1~2 周理想的体重增长速度。对于许多母亲来说,这包括乳头护罩和家庭称重仪的使用。目前没有证据认为在母亲做好准备前,需要尽早脱离使用上述辅助措施。临近出院时,早产的母亲需要有早产儿母乳喂养经验的专业人士帮助支持。

▶ 十五、致谢

本章作者对之前版本中本章节的作者 Nancy Hurst 和 Paula Meier 表示感谢。

▶ 十六、小结

早产儿母乳喂养与足月儿母乳喂养的方式有许多显著区别。大量研究显示其差异源于生理学、生物学、代谢、情感等多个方面,而且在不同国家和文化中普遍存在。在这一领域内,研究人员和医护人员面临的主要挑战在于进行更多的研究和时间,并将最新的研究成果与实践相结合。只有基于循证临床实践,才能更好解决早产儿母乳喂养启动和维持过程中的各种困难。

▶ 十七、关键知识点

1. 研究显示，在母乳喂养管理方面，早产儿并不仅仅是"比较小的足月儿"。因此需要提供针对这一特殊人群母乳喂养常见问题的循证医学支持策略。

2. 人乳可以为早产儿提供最佳的"营养程序化"，能降低一些早产儿相关的并发症发生风险。

3. 目前研究显示，母乳对早产儿有无可比拟的重要性和优势，因此应当向早产儿家属提供准确的信息，使其能够进行知情选择，提供亲母母乳。

4. 当早产儿母亲提供母乳时，无论泌乳量或持续时间如何，都应充分给予赞扬，肯定她为此做出的努力。

5. 虽然早产本身不会抑制泌乳，但分娩过程的相关因素可能通过抑制催乳素，对泌乳量产生不利影响。

6. 妈妈采用不同吸乳手法可能影响乳汁的成分及其中的细菌数量。

7. 记录吸乳时间、持续时间、吸乳量，有助于妈妈更好地了解泌乳情况，以及与医护人员交流泌乳情况。

8. 肠 - 乳腺途径假说认为，通过 STS，妈妈可以在乳汁中产生针对婴儿周围环境的致病菌的抗体。

9. 应当制定正确的 NICU 母乳喂养储存和处理流程并严格执行，以降低母乳操作过程中的细菌污染风险和母乳成分损失。

10. 早产儿母乳哺喂时还应当考虑到，在早产儿营养需求最高的阶段，其液体摄入量却往往受限。

11. 未强化的亲母母乳蛋白质和某些矿物质含量缺乏，不能满足极早产儿最佳生长和骨矿化需求。

12. 泌乳工程学通过选择性使用后奶与乳脂测量技术调整早产儿母乳的热量密度，改善早产母亲喂养信心。

13. 早期经口喂养体验会影响早产儿后期经口喂养发育情况。

14. 关于早产儿何时启动母乳喂养（或瓶喂），尚未形成统一标准。

15. 在一些鼓励早产儿在吸空乳房上非营养性吸吮的 NICU 机构，早产母亲会有很多机会观察早产儿行为，识别早产儿可以经口喂养的征兆。

16. 在早产儿能完成一次完整瓶喂后才开始尝试直接哺乳的做法，缺乏循证证据支持。

17. 哺乳时乳汁摄入量决定于母亲泌乳量是否充足和婴儿口腔运动能力能否引发喷入反射。

18. 哺乳前后称重法，是临床与科研过程中最准确的婴儿摄入量评估方法。

19. 如果希望出院后持续哺乳，唯一一个重要的因素是维持泌乳量大于出院时早产儿的摄入量。

20. 影响乳汁摄入量的主要因素是早产儿吸吮能力不完善、无法持续吸吮。

21. 对于无法维持含接或有效吸吮的早产儿，乳头护罩可作为提高乳汁排出效率的有效辅助工具。

22. 在达到矫正胎龄足月前，早产儿直接哺乳可能无法保证足够的摄入量。

23. 母亲对早产儿哺乳时"能否获得足够摄入量"的担忧客观存在，不应被忽视。

（张美华　译　　高雪莲　校）

参考文献

Aggett PJ, Agostoni C, Axelsson I, et al. Feeding preterm infants after hospital discharge: a commentary by the ESPGHAN Committee on Nutrition. *J Pediatr Gastroenterol Nutr*. 2006;42(5):596–603.

Agrasada GV, Gustafsson J, Kylberg E, Ewald U. Postnatal peer counselling on exclusive breastfeeding of low-birthweight infants: a randomized, controlled trial. *Acta Paediatr*. 2005;94(8):1109–1115.

Aguayo J. Maternal lactation for preterm newborn infants. *Early Hum Dev*. 2001;65(suppl 2):S19–S29.

Ahmed AH, Sands LP. Effect of pre- and postdischarge interventions on breastfeeding outcomes and weight gain among premature infants. *J Obstet Gynecol Neonatal Nurs*. 2010;39(1):53–63.

Akerstrom S, Asplund I, Norman M. Successful breastfeeding after discharge of preterm and sick newborn infants. *Acta Paediatr*. 2007;96(10):1450–1454.

Akisu M, Kültürsay N, Ozkayin N, et al. Platelet-activating factor levels in term and preterm human milk. *Biol Neonate*. 1998;74(4):289–293.

Aljazaf K, Hale TW, Ilett KF, et al. Pseudoephedrine: effects on milk production in women and estimation of infant exposure via breastmilk. *Br J Clin Pharmacol*. 2003;56(1):18–24.

Aloysius A, Hickson M. Evaluation of paladai cup feeding in breast-fed preterm infants compared with bottle feeding. *Early Hum Dev*. 2007;83(9):619–621.

Alves E, Rodrigues C, Fraga S, et al. Parents' views on factors that help or hinder breast milk supply in neonatal care units: systematic review. *Arch Dis Child Fetal Neonatal Ed*. 2013;98(6):F511–F517.

American Academy of Pediatrics (AAP). The transfer of drugs and therapeutics into human milk: an update on selected topics. *Pediatrics*. 2013;132:e796–e809.

American Academy of Pediatrics (AAP) Committee on Nutrition, AAP Section on Breastfeeding, AAP Committee on Fetus and Newborn. Donor human milk for the high-risk infant: preparation, safety, and usage options in the United States. *Pediatrics*. 2017;139(1):e20163440.

American Academy of Pediatrics (AAP), Section on Breastfeeding. Breastfeeding and the use of human milk. *Pediatrics.* 2012;129(3):827–841.

Amin SB, Merle KS, Orlando MS, et al. Brainstem maturation in premature infants as a function of enteral feeding type. *Pediatrics.* 2000;106(2 pt 1):318–322.

Ardran GM, Kemp FH, Lind J. A cineradiographic study of breast-feeding. *Br J Radiol.* 1958;31:156–162.

Arias-Camison JM. Late onset group B streptococcal infection from maternal expressed breast milk in a very low birth weight infant. *J Perinatol.* 2003;23(8):691–692.

Armand M, Hamosh M, Mehta NR, et al. Effect of human milk or formula on gastric function and fat digestion in the premature infant. *Pediatr Res.* 1996;40(3):429–437.

Arslanoglu S, Moro GE, Ziegler EE, WAPM Working Group on Nutrition. Optimization of human milk fortification for preterm infants: new concepts and recommendations. *J Perinat Med.* 2010;38(3):233–238. doi:10.1515/JPM.2010.073

Asztalos EV, Campbell-Yeo M, daSilva OP, et al. Enhancing breast milk production with domperidone in mothers of preterm neonates (EMPOWER trial). *BMC Pregnancy Childbirth.* 2012;12:87. doi:10.1186/1471-2393-12-87

Auerbach KG. Re: "Changes in nutritive sucking patterns with increasing gestational age." *Nurs Res.* 1992;41(2):126–127.

Baker BJ, Rasmussen TW. Organizing and documenting lactation support of NICU families. *J Obstet Gynecol Neonatal Nurs.* 1997;26(5):515–521.

Ballabio C, Bertino E, Coscia A, et al. Immunoglobulin-A profile in breast milk from mothers delivering full term and preterm infants. *Int J Immunopathol Pharmacol.* 2007;20(1):119–128.

Bauer J, Gerss J. Longitudinal analysis of macronutrients and minerals in human milk produced by mothers of preterm infants. *J Clin Nutr.* 2011;30(2):215–220.

Bauer K, Uhrig C, Sperling P, et al. Body temperatures and oxygen consumption during skin-to-skin (kangaroo) care in stable preterm infants weighing less than 1500 grams. *J Pediatr.* 1997;130:240–244.

Becker GE, McCormick FM, Renfrew MJ. Methods of milk expression for lactating women. *Cochrane Database Syst Rev.* 2008;4:CD006170.

Behari P, Englund J, Alcasid G, et al. Transmission of methicillin-resistant *Staphylococcus aureus* to preterm infants through breast milk. *Infect Control Hosp Epidemiol.* 2004;25(9):778–780.

Belfort MB, Anderson PJ, Nowak VA, et al. Breast milk feeding, brain development, and neurocognitive outcomes: a 7-year longitudinal study in infants born at less than 30 weeks' gestation. *J Pediatr.* 2016;177:133–139.

Bergman NJ, Jurisoo LA. The "kangaroo-method" for treating low birth weight babies in a developing country. *Trop Doct.* 1994;24(2):57–60.

Bernaix LW, Schmidt CA, Jamerson PA, et al. The NICU experience of lactation and its relationship to family management style. *Am J Matern Child Nurs.* 2006;31(2):95–100.

Bernt KM, Walker WA. Human milk as a carrier of biochemical messages. *Acta Paediatr Suppl.* 1999;88(430):27–41.

Bialoskurski MM, Cox CL, Wiggins RD. The relationship between maternal needs and priorities in a neonatal intensive care environment. *J Adv Nurs.* 2002;37(1):62–69.

Bier JA, Ferguson A, Anderson L, et al. Breast-feeding of very low birth weight infants. *J Pediatr.* 1993;123(5):773–778.

Bier JA, Ferguson AE, Morales Y, et al. Comparison of skin-to-skin contact with standard contact in low-birth-weight infants who are breast-fed. *Arch Pediatr Adolesc Med.* 1996;150(12):1265–1269.

Bier JA, Oliver T, Ferguson AE, Vohr BR. Human milk improves cognitive and motor development of premature infants during infancy. *J Hum Lact.* 2002;18(4):361–367.

Bigger HR, Fogg LJ, Patel A, et al. Quality indicators for human milk use in very low-birthweight infants: are we measuring what we should be measuring? *J Perinatol.* 2014;34(4):287–291.

Bingham PM, Churchill D, Ashikaga T. Breast milk odor via olfactometer for tube-fed, premature infants. *Behav Res Meth.* 2007;39(3):630–634.

Birch E, Birch DG, Hoffman DR, Uauy R. Dietary essential fatty acid supply and visual acuity development. *Invest Ophthalmol Vis Sci.* 1992;33(11):3242–3253.

Birch E, Birch D, Hoffman D, et al. Breast-feeding and optimal visual development. *J Pediatr Ophthalmol Strabismus.* 1993;30(1):33–38.

Blaymore Bier JA, Ferguson AE, Morales Y, et al. Breastfeeding infants who were extremely low birth weight. *Pediatrics.* 1997;100(6):E3. doi:10.1542/peds.100.6.e3

Blumer N, Pfefferle PI, Renz H. Development of mucosal immune function in the intrauterine and early postnatal environment. *Curr Opin Gastroenterol.* 2007;23(6):655–660.

Boehm G, Moro G, Müller DM, et al. Fecal cholesterol excretion in preterm infants fed breast milk or formula with different cholesterol contents. *Acta Paediatr.* 1995;84(3):240–244.

Bohnhorst B, Heyne T, Peter CS, Poets CF. Skin-to-skin (kangaroo) care, respiratory control, and thermoregulation. *J Pediatr.* 2001;138(2):193–197.

Brennan-Behm M, Carlson GE, Meier P, Engstrom J. Caloric loss from expressed mother's milk during continuous gavage infusion. *Neonatal Netw.* 1994;13(2):27–32.

Briere CE, Jensen T, McGrath JM, Young EE, Finck C. Stem-like cell characteristics from breastmilk of mothers with preterm infants as compared to mothers with term infants. *Breastfeed Med.* 2017;12(3):174–179.

Britton JR. Milk protein quality in mothers delivering prematurely: implications for infants in the intensive care unit nursery setting. *J Pediatr Gastroenterol Nutr.* 1986;5(1):116–121.

Browne JV. Early relationship environments: physiology of skin-to-skin contact for parents and their preterm infants. *Clin Perinatol.* 2004;31(2):287–298.

Brownell EA, Lussier MM, Hagadorn JI, et al. Independent predictors of human milk receipt at neonatal intensive care unit discharge. *Am J Perinatol.* 2013;31(10):891–898.

Budd SC, Erdman SH, Long DM, et al. Improved lactation with metoclopramide: a case report. *Clin Pediatr (Phila).* 1993;32(1):53–57.

Butte NF, Garza C, Johnson CA, et al. Longitudinal changes in milk composition of mothers delivering preterm and term infants. *Early Hum Dev.* 1984;9:153–162.

Byrne PA, Miller C, Justus K. Neonatal group B streptococcal infection related to breast milk. *Breastfeed Med.* 2006;1(4):263–270.

Campbell-Yeo ML, Allen AC, Joseph KS, et al. Study protocol: a double blind placebo controlled trial examining the effect of domperidone on the composition of breast milk [NCT00308334]. *BMC Pregnancy Childbirth.* 2006;6(1):17. doi:10.1186/1471-2393-6-17

Campbell-Yeo ML, Allen AC, Joseph KS, et al. Effect of domperidone on the composition of preterm human breast milk. *Pediatrics.* 2010;125(1):e107–e114.

Carter CS, Altemus M. Integrative functions of lactational hormones in social behavior and stress management. *Ann N Y Acad Sci.* 1997;807:164–174.

Castellote C, Casillas R, Ramírez-Santana C, et al. Premature delivery influences the immunological composition of colostrum and transitional and mature human milk. *J Nutr.* 2011;141(6):1181–1187.

Cattaneo A, Davanzo R, Worku B, et al. Kangaroo mother care for low birthweight infants: a randomized controlled trial in different settings. *Acta Paediatr.* 1998;87(9):976–985.

Centers for Disease Control and Prevention. How to keep your breast pump kit clean: the essentials. 2019. Available at: https://www.cdc.gov/healthywater/hygiene/healthychildcare

/infantfeeding/breastpump.html. Accessed August 21, 2019.

Chan GM, Borschel MW, Jacobs JR. Effects of human milk or formula feeding on the growth, behavior, and protein status of preterm infants discharged from the newborn intensive care unit. *Am J Clin Nutr.* 1994;60(5):710–716.

Chan GM, Lee ML, Rechtman DJ. Effects of a human milk-derived human milk fortifier on the antibacterial actions of human milk. *Breastfeed Med.* 2007;2(4):205–208.

Charpak N, Ruiz J. Breast milk composition in a cohort of pre-term infants' mothers followed in an ambulatory programme in Colombia. *Acta Paediatr.* 2007;96(12):1755–1759.

Charpak N, Ruiz JG, Zupan J, et al. Kangaroo mother care: 25 years after. *Acta Paediatr.* 2005;94(5):514–522.

Charpak N, Ruiz-Pelaez JG, Charpak Y. Rey-Martinez Kangaroo Mother Program: an alternative way of caring for low birth weight infants? One year mortality in a two cohort study. *Pediatrics.* 1994;94(6 pt 1):804–810.

Charpak N, Ruiz-Pelaez JG, Figueroa de C Z, Charpak Y. A randomized, controlled trial of kangaroo mother care: results of follow-up at 1 year of corrected age. *Pediatrics.* 2001;108(5):1072–1079.

Chatterton RT Jr, Hill PD, Aldag JC, et al. Relation of plasma oxytocin and prolactin concentrations to milk production in mothers of preterm infants: influence of stress. *J Clin Endocrinol Metab.* 2000;85(10):3661–3668.

Chen CH, Wang TM, Chang HM, Chi CS. The effect of breast- and bottle-feeding on oxygen saturation and body temperature in preterm infants. *J Hum Lact.* 2000;16(1):21–27.

Children's Hospital of Philadelphia. *Breastfeeding discharge data from special delivery unit.* Kansas City, MO: DataFile; 2013.

Clum D, Primomo J. Use of a silicone nipple shield with premature infants. *J Hum Lact.* 1996;12(4):287–290.

Contreras-Lemus J, Flores-Huerta S, Cisneros-Silva I, et al. Morbidity reduction in preterm newborns fed with milk of their own mothers. *Bol Med Hosp Infant Mex.* 1992;49(10):671–677.

Corvaglia L, Aceti A, Paoletti V, et al. Standard fortification of preterm human milk fails to meet recommended protein intake: bedside evaluation by near-infrared-reflectance-analysis. *Early Hum Dev.* 2010;86(4):237–240.

Cregan MD, De Mello TR, Kershaw D, et al. Initiation of lactation in women after preterm delivery. *Acta Obstet Gynecol Scand.* 2002;81(9):870–877.

Cricco-Lizza R. Formative infant feeding experiences and education of NICU nurses. *Am J Matern Child Nurs.* 2009;34(4):236–242.

Cronenwett L, Stukel T, Kearney M, et al. Single daily bottle use in the early weeks postpartum and breast-feeding outcomes. *Pediatrics.* 1992;90(5):760–766.

Curtis N, Chau L, Garland S, et al. Cytomegalovirus remains viable in naturally infected breast milk despite being frozen for 10 days. *Arch Dis Child Fetal Neonatal Ed.* 2005;90(6):F529–F530.

Daly SE, Di Rosso A, Owens RA, Hartmann PE. Degree of breast emptying explains changes in the fat content, but not fatty acid composition, of human milk. *Exp Physiol.* 1993;78(6):741–755.

Daly SE, Hartmann PE. Infant demand and milk supply. Part 1: infant demand and milk production in lactating women. *J Hum Lact.* 1995a;11(1):21–26.

Daly SE, Hartmann PE. Infant demand and milk supply. Part 2: the short-term control of milk synthesis in lactating women. *J Hum Lact.* 1995b;11(1):27–37.

Daly SE, Kent JC, Owens RA, Hartmann PE. Frequency and degree of milk removal and the short-term control of human milk synthesis. *Exp Physiol.* 1996;81(5):861–875.

deMonterice D, Meier PP, Engstrom JL, et al. Concurrent validity of a new instrument for measuring nutritive sucking in preterm infants. *Nurs Res.* 1992;41(6):342–346.

De Nisi G, Berti M, Malossi R, et al. Comparison of neonatal intensive care: Trento area versus Vermont Oxford Network. *Ital J Pediatr.* 2009;35(1):5. doi:10.1186/1824-7288-35-5

Diaz-Gomez NM, Domenech E, Barroso F. Breast-feeding and growth factors in preterm newborn infants. *J Pediatr Gastroenterol Nutr.* 1997;24(3):322–327.

Dicky O, Ehlinger V, Montjaux N, et al. Policy of feeding very preterm infants with their mother's own fresh expressed milk was associated with a reduced risk of bronchopulmonary dysplasia. *Acta Paediatr.* 2017;106(5):755–762. doi:10.1111/apa.13757

Doctor S, Friedman S, Dunn MS, et al. Cytomegalovirus transmission to extremely low-birthweight infants through breast milk. *Acta Paediatr.* 2005;94(1):53–58.

Dodd V. Implications of kangaroo care for growth and development in preterm infants. *J Obstet Gynecol Neonatal Nurs.* 2005;34(2):218–232.

Dowling DA. Physiological responses of preterm infants to breast-feeding and bottle-feeding with the orthodontic nipple. *Nurs Res.* 1999;48(2):78–85.

Dowling DA, Meier PP, DiFiore JM, Blatz M, Martin RJ. Cup-feeding for preterm infants: mechanics and safety. *J Hum Lact.* 2002;18(1):13–20.

Dubignon J, Campbell D. Sucking in the newborn during a feed. *J Exp Child Psychol.* 1969;7(2):282–298.

Dvorak B, Fituch CC, Williams CS, et al. Increased epidermal growth factor levels in human milk of mothers with extremely premature infants. *Pediatr Res.* 2003;54(1):15–19.

Edwards TE, Spatz DL. An innovative model for achieving breastfeeding success in infants with complex surgical anomalies. *J Perinat Neonatal Nurs.* 2010;24(3):254–255.

Eibl MM, Wolf HM, Fürnkranz H, Rosenkranz A. Prevention of necrotizing enterocolitis in low-birth-weight infants by IgA-IgG feeding. *N Engl J Med.* 1988;319(1):1–7.

Elmlinger MW, Hochhaus F, Loui A, et al. Insulin-like growth factors and binding proteins in early milk from mothers of preterm and term infants. *Horm Res.* 2007;68(3):124–131.

el-Mohandes AE, Schatz V, Keiser JF, Jackson BJ. Bacterial contaminants of collected and frozen human milk used in an intensive care nursery. *Am J Infect Control.* 1993;21(5):226–230.

Emery MM. Galactogogues: drugs to induce lactation. *J Hum Lact.* 1996;12:55–57.

Erickson T, Gill G, Chan GM. The effects of acidification on human milk's cellular and nutritional content. *J Perinatol.* 2013;33:371–373.

Ewer AK, Yu VY. Gastric emptying in pre-term infants: the effect of breast milk fortifier. *Acta Paediatr.* 1996;85(9):1112–1115.

Farquharson J, Jamieson EC, Abbasi KA, et al. Effect of diet on the fatty acid composition of the major phospholipids of infant cerebral cortex. *Arch Dis Child.* 1995;72(3):198–203.

Feher SD, Berger LR, Johnson JD, Wilde JB. Increasing breast milk production for premature infants with a relaxation/imagery audiotape. *Pediatrics.* 1989;83(1):57–60.

Feldman R, Eidelman AI. Skin-to-skin contact (kangaroo care) accelerates autonomic and neurobehavioural maturation in preterm infants. *Dev Med Child Neurol.* 2003;45(4):274–281.

Feldman R, Eidelman AI, Sirota L, Weller A. Comparison of skin-to-skin (kangaroo) and traditional care: parenting outcomes and preterm infant development. *Pediatrics.* 2002;110(1 pt 1):16–26.

Fewtrell MS, Loh KL, Blake A, et al. Randomised, double blind trial of oxytocin nasal spray in mothers expressing breast milk for preterm infants. *Arch Dis Child Fetal Neonatal Ed.* 2006;91(3):F169–F174.

Fewtrell M, Lucas P, Collier S, Lucas A. Randomized study comparing the efficacy of a novel manual breast pump with a mini-electric breast pump in mothers of term infants. *J Hum Lact.* 2001;17(2):126–131.

Fituch CC, Palkowetz KH, Hurst NM, et al. Interlukin-10 concentration in milk of mothers delivering extremely low birth weight infants. *Pediatr Res.* 2001;49(4):398A.

Flacking R, Ewald U, Starrin B. "I wanted to do a good job": experiences of "becoming a mother" and breastfeeding in mothers of very preterm infants after discharge from a neonatal unit. *Soc Sci Med.* 2007;64:2405–2416.

Flacking R, Ewald U, Wallin L. Positive effect on kangaroo mother care on long-term breastfeeding in very preterm infants. *J Obstet Gynecol Neonatal Nurs.* 2011;40(2):190–197.

Flacking R, Nyqvist KH, Ewald U, Wallin L. Long-term duration of breastfeeding in Swedish low birth weight infants. *J Hum Lact.* 2003;19(2):157–165.

Froh EB, Deatrick JA, Curley MA, Spatz DL. Human milk oral care: making meaning of pumping for mothers of infants with congenital diaphragmatic hernia. *J Obstet Gynecol Neonatal Nurs.* 2015;44(3):439–449.

Froh EB, Spatz DL. An ethical case for the provision of human milk in the NICU. *Adv Neonatal Care.* 2014;14(4):269–273.

Fucile S, Gisel EG, Lau C. Effect of an oral stimulation program on sucking skill maturation of preterm infants. *Dev Med Child Neurol.* 2005;47(3):158–162.

Furman L, Minich N. Efficiency of breastfeeding as compared to bottle-feeding in very low birth weight (VLBW, <1.5 kg) infants. *J Perinatol.* 2004;24(11):706–713.

Furman L, Minich NM, Hack M. Breastfeeding of very low birth weight infants. *J Hum Lact.* 1998;14(1):29–34.

Furman L, Taylor G, Minich N, Hack M. The effect of maternal milk on neonatal morbidity of very low-birth-weight infants. *Arch Pediatr Adolesc Med.* 2003;157(1):66–71.

Gale G, Franck L, Lund C. Skin-to-skin (kangaroo) holding of the intubated premature infant. *Neonatal Netw.* 1993;12(6):49–57.

Ganapathy V, Hay JW, Kim JH. Costs of necrotizing enterocolitis and cost-effectiveness of exclusively human milk-based products in feeding extremely premature infants. *Breastfeed Med.* 2012;7(1):29–37.

Garofalo RP, Goldman AS. Cytokines, chemokines, and colony-stimulating factors in human milk: the 1997 update. *Biol Neonate.* 1998;74(2):134–142.

Gastelum DT, Dassey D, Mascola L, et al. Transmission of community-associated methicillin-resistant *Staphylococcus aureus* from breast milk in the neonatal intensive care unit. *Pediatr Infect Dis J.* 2005;24(12):1122–1124.

Gazzolo D, Masetti P, Meli M. Kangaroo care improves post-extubation cardiorespiratory parameters in infants after open heart surgery. *Acta Paediatr.* 2000;89(6):728–729.

Genzel-Boroviczeny O, Wahle J, Koletzko B. Fatty acid composition of human milk during the 1st month after term and preterm delivery. *Eur J Pediatr.* 1997;156(2):142–147.

Gephart SM, Weller M. Colostrum as oral immune therapy. *Adv Neonatal Care.* 2014;14(1):44–51.

Gewolb IH, Bosma JF, Taciak VL, Vice FL. Abnormal developmental patterns of suck and swallow rhythms during feeding in preterm infants with bronchopulmonary dysplasia. *Dev Med Child Neurol.* 2001;43(7):454–459.

Goldblum RM, Garza C, Johnson CA, et al. Human milk banking I: effects of container upon immunologic factors in mature milk. *Nutr Res.* 1981;1:449–459.

Goldblum RM, Schanler RJ, Garza C, Goldman AS. Human milk feeding enhances the urinary excretion of immunologic factors in low birth weight infants. *Pediatr Res.* 1989;25(2):184–188.

Greer FR, McCormick A, Loker J. Changes in fat concentration of human milk during delivery by intermittent bolus and continuous mechanical pump infusion. *J Pediatr.* 1984;105(5):745–749.

Griffin TL, Meier PP, Bradford LP, et al. Mothers' performing creamatocrit measures in the NICU: accuracy, reactions, and cost. *J Obstet Gynecol Neonatal Nurs.* 2000;29(3):249–257.

Groer M, Ashmeade T, Duffy A, Morse S, Zaritt J. Changes in the immune components of preterm human milk and associations with maternal and infant characteristics. *J Obstet Gynecol Neonatal Nurs.* 2016;45(5):639–648.

Groh-Wargo S, Toth A, Mahoney K, et al. The utility of a bilateral breast pumping system for mothers of premature infants. *Neonatal Netw.* 1995;14(8):31–36.

Gross SJ, David RJ, Bauman L, Tomarelli RM. Nutritional composition of milk produced by mothers delivering preterm. *J Pediatr.* 1980;96(4):641–644.

Hafström M, Kjellmer I. Non-nutritive sucking by infants exposed to pethidine in utero. *Acta Paediatr.* 2000;89(10):1196–1200.

Hair AB, Peluso AM, Hawthorne KM, et al. Beyond necrotizing enterocolitis prevention: improving outcomes with an exclusive human milk-based diet. *Breastfeed Med.* 2016;11(2):70–74.

Hake-Brooks SJ, Anderson GC. Kangaroo care and breastfeeding of mother–preterm infant dyads 0–18 months: a randomized, controlled trial. *Neonatal Netw.* 2008;27(3):151–159.

Hale TW. *Medications and mother's milk.* Amarillo, TX: Pharmasoft; 2019.

Hall RT, Wheeler RE, Rippetoe LE. Calcium and phosphorus supplementation after initial hospital discharge in breast-fed infants of less than 1800 grams birth weight. *J Perinatol.* 1993;13(4):272–278.

Hallowell SG, Spatz DL, Hanlon AL, et al. Characteristics of the NICU work environment associated with breastfeeding support. *Adv Neonatal Care.* 2014;14(4):290–300.

Hamosh M. Bioactive factors in human milk. *Pediatr Clin North Am.* 2001;48(1):69–86.

Hamosh M, Ellis LA, Pollock DR, et al. Breastfeeding and the working mother: effect of time and temperature of short-term storage on proteolysis, lipolysis, and bacterial growth in milk. *Pediatrics.* 1996;97(4):492–498.

Hamprecht K, Maschmann J, Müller D, et al. Cytomegalovirus (CMV) inactivation in breast milk: reassessment of pasteurization and freeze-thawing. *Pediatr Res.* 2004;56(4)529–535.

Hamprecht K, Maschmann J, Vochem M, et al. Epidemiology of transmission of cytomegalovirus from mother to preterm infant by breastfeeding. *Lancet.* 2001;357(9255):513–518.

Hanson LA. Human milk and host defense: immediate and long-term effects. *Acta Paediatr Suppl.* 1999;88(430):42–46.

Hartmann P, Cregan M. Lactogenesis and the effects of insulin-dependent diabetes mellitus and prematurity. *J Nutr.* 2001;131 (11):3016S–3020S.

Hassiotou F, Geddes DT, Hartmann PE. Cells in human milk: state of the science. *J Hum Lact.* 2013;29(2):171–182.

Hedberg Nyqvist K, Ewald U. Infant and maternal factors in the development of breastfeeding behaviour and breastfeeding outcome in preterm infants. *Acta Paediatr.* 1999;88(11):1194–1203.

Heird WC. The role of polyunsaturated fatty acids in term and preterm infants and breastfeeding mothers. *Pediatr Clin North Am.* 2001;48(1):173–188.

Henderson TR, Hamosh M, Armand M, et al. Gastric proteolysis in preterm infants fed mother's milk or formula. *Adv Exp Med Biol.* 2001;501:403–408.

Hildebrandt R, Gundert-Remy U. Lack of pharmacological active saliva levels of caffeine in breast-fed infants. *Pediatr Pharmacol (NY).* 1983;3(3–4):237–244.

Hill PD, Aldag JC, Chatterton RT. Effects of pumping style on milk production in mothers of non-nursing preterm infants. *J Hum Lact.* 1999;15(3):209–216.

Hill PD, Aldag JC, Chatterton RT. Initiation and frequency of pumping and milk production in mothers of non-nursing preterm infants. *J Hum Lact.* 2001;17(1):9–13.

Hill PD, Aldag JC, Zinaman M, Chatterton RT. Predictors of preterm infant feeding methods and perceived insufficient milk supply at week 12 postpartum. *J Hum Lact.* 2007;23(1):32–38, 39–43.

Hill PD, Andersen JL, Ledbetter RJ. Delayed initiation of breastfeeding the preterm infant. *J Perinat Neonatal Nurs.* 1995;9 (2):10–20.

Hill PD, Ledbetter RJ, Kavanaugh KL. Breastfeeding patterns of low-birth-weight infants after hospital discharge. *J Obstet Gynecol Neonatal Nurs.* 1997;26(2):189–197.

Hoban R, Patel AL, Poeliniz CM, et al. Human milk biomarkers of secretory activation in breast pump-dependent mothers of premature infants. *Breastfeed Med.* 2018;13(5):352–360.

Hopkinson JM, Schanler RJ, Garza C. Milk production by mothers of premature infants. *Pediatrics.* 1988;81(6):815–820.

Hurst N, Engebretson J, Mahoney JS. Providing mother's own milk in the context of the NICU: a paradoxical experience. *J Hum Lact.* 2013;29(3):366–373.

Hurst NM, Meier PP, Engstrom JL, Myatt A. Mothers performing in-home measurement of milk intake during breastfeeding of their preterm infants: maternal reactions and feeding outcomes. *J Hum Lact.* 2004;20(2):178–187.

Hurst NM, Myatt A, Schanler RJ. Growth and development of a hospital-based lactation program and mother's own milk bank. *J Obstet Gynecol Neonatal Nurs.* 1998;27(5):503–510.

Hurst NM, Valentine CJ, Renfro L, et al. Skin-to-skin holding in the neonatal intensive care unit influences maternal milk volume. *J Perinatol.* 1997;17(3):213–217.

Hutchens TW, Henry JF, Yip TT, et al. Origin of intact lactoferrin and its DNA-binding fragments found in the urine of human milk-fed preterm infants: evaluation by stable isotopic enrichment. *Pediatr Res.* 1991;29(3):243–250.

Hylander MA, Strobino DM, Dhanireddy R. Human milk feedings and infection among very low birth weight infants. *Pediatrics.* 1998;102(3):E38.

Hylander MA, Strobino DM, Pezzullo JC, Dhanireddy R. Association of human milk feedings with a reduction in retinopathy of prematurity among very low birth-weight infants. *J Perinatol.* 2001;21(6):356–362.

Jackson K, Ternestedt BM, Schollin J. From alienation to familiarity: experiences of parents of preterm infants during the first 18 months of life. *J Adv Nurs.* 2003;43(2):120–129.

Jaeger MC, Lawson M, Filteau S. The impact of prematurity and neonatal illness on the decision to breast-feed. *J Adv Nurs.* 1997;25(4):729–737.

Jeiger BJ, Meier P, Engstrom JL, McBride T. The initial maternal cost of providing 100 mL of human milk for very low birth weight infants in the neonatal intensive care unit. *Breastfeed Med.* 2010;5(2):71–77.

Jennings T, Meier W, Meier P. High lipid and caloric content in milk from mothers of preterm infants. *Pediatr Res.* 1997;41:233A.

Jensen RG. *The lipids of human milk.* Boca Raton, FL: CRC Press; 1989.

Jenson D, Wallace S, Kelsay P. LATCH: a breastfeeding charting system and documentation tool. *J Gynecol Obstet Neonatal Nurs.* 1994;23:27–32.

Jim WT, Shu CH, Chiu NC, et al. Transmission of cytomegalovirus from mothers to preterm infants by breast milk. *Pediatr Infect Dis J.* 2004;23(9):848–851.

Jocson MA, Mason EO, Schanler RJ. The effects of nutrient fortification and varying storage conditions on host defense properties of human milk. *Pediatrics.* 1997;100(2 pt 1):240–243.

Jones E. Strategies to promote preterm breastfeeding. *Mod Midwife.* 1995;5(3):8–11.

Jones E, Spencer SA. Optimising the provision of human milk for preterm infants. *Arch Dis Child Fetal Neonatal Ed.* 2007;92 (4):F236–F238.

Jones F. *Best practice for expressing, storing and handling human milk in hospitals, homes, and child care settings.* 3rd ed. Fort Worth, TX: Human Milk Banking Association of North America; 2011.

Jorgensen MH, Hernell O, Lund P, et al. Visual acuity and erythrocyte docosahexaenoic acid status in breast-fed and formula-fed term in-

fants during the first four months of life. *Lipids.* 1996;31(1):99–105.

Kavanaugh K, Mead L, Meier P, Mangurten HH. Getting enough: mothers' concerns about breastfeeding a preterm infant after discharge. *J Obstet Gynecol Neonatal Nurs.* 1995;24(1):23–32.

Kavanaugh K, Meier PP, Engstrom JL. Reliability of weighing procedures for preterm infants. *Nurs Res.* 1989;38(3):178–179.

Kavanaugh K, Meier P, Zimmermann B, Mead L. The rewards outweigh the efforts: breastfeeding outcomes for mothers of preterm infants. *J Hum Lact.* 1997;13(1):15–21.

Kent J, Mitoulas L, Cox D, et al. Breast volume and milk production during extended lactation in women. *Exp Phys.* 1999;84: 435–447.

Killersreiter B, Grimmer I, Buhrer C, et al. Early cessation of breast milk feeding in very low birthweight infants. *Early Hum Dev.* 2001;60(3):193–205.

Kirsten GF, Bergman NJ, Hann FM. Kangaroo mother care in the nursery. *Pediatr Clin North Am.* 2001;48(2):443–452.

Koletzko B, Agostoni C, Carlson SE, et al. Long chain polyunsaturated fatty acids (LC-PUFA) and perinatal development. *Acta Paediatr.* 2001;90:460–464.

Korchazhkina O, Jones E, Czauderna M, Spencer SA. Effects of exclusive formula or breast milk feeding on oxidative stress in healthy preterm infants. *Arch Dis Child.* 2006;91(4): 327–329.

Korja R, Maunu J, Kirjavainen J, et al. Mother–infant interaction is influenced by the amount of holding in preterm infants. *Early Hum Dev.* 2008;84(4):257–267.

Kosloske AM. Breastmilk decreases the risk of neonatal necrotizing enterocolitis. *Adv Nutr Res.* 2001;10:123–137.

Kotiw M, Zhang GW, Daggard G, et al. Late-onset and recurrent neonatal group B streptococcal disease associated with breast-milk transmission. *Pediatr Dev Pathol.* 2003;6(3): 251–256.

Kreissl A, Zwiauer V, Repa A, et al. Effect of fortifiers and additional protein on the osmolarity of human milk: is it still safe for the premature infant? *J Pediatr Gastroenterol Nutr.* 2013;57(4):432–437. doi:10.1097/MPG.0b013e3182a208c7

Krouse AM. The family management of breastfeeding low birth weight infants. *J Hum Lact.* 2002;18(2):155–165.

Kunz C, Rudloff S. Biological functions of oligosaccharides in human milk. *Acta Paediatr.* 1993;82:903–912.

Kuschel CA, Harding JE. Multicomponent fortified human milk for promoting growth in preterm infants. *Cochrane Database Syst Rev.* 2004(1):CD000343.

Labbok M, Krasovec K. Toward consistency in breastfeeding definitions. *Stud Fam Plann.* 1990;21(4):226–230.

Lang S, Lawrence CJ, Orme RL. Cup feeding: an alternative method of infant feeding. *Arch Dis Child.* 1994;71(4):365–369.

Lau C, Alagugurusamy R, Schanler RJ, et al. Characterization of the developmental stages of sucking in preterm infants during bottle feeding. *Acta Paediatr.* 2000;89(7):846–852.

Lau C, Hurst N. Oral feeding in infants. *Curr Probl Pediatr.* 1999;29(4):105–124.

Lau C, Hurst NM, Smith EO, Schanler RJ. Ethnic/racial diversity, maternal stress, lactation and very low birth-weight infants. *J Perinatol.* 2007;27(7):399–408.

Lau C, Sheena HR, Shulman RJ, Schanler RJ. Oral feeding in low birth weight infants. *J Pediatr.* 1997;130(4):561–569.

Lau C, Smith EO, Schanler RJ. Coordination of suck-swallow and swallow respiration in preterm infants. *Acta Paediatr.* 2003;92(6):721–727.

Lauritzen L, Jørgensen MH, Olsen SF, et al. Maternal fish oil supplementation in lactation: effect on developmental outcome in breast-fed infants. *Reprod Nutr Dev.* 2005;45(5):535–547.

Lawrence RA. Breastfeeding support benefits very-low-birth-weight infants. *Arch Pediatr Adolesc Med.* 2001;155(5):543–544.

Ledo A, Arduini A, Asensi MA, et al. Human milk enhances antioxidant defenses against hydroxyl radical aggression in preterm infants. *Am J Clin Nutr.* 2009;89(1):210–215.

Legault M, Goulet C. Comparison of kangaroo and traditional methods of removing preterm infants from incubators. *J Obstet Gynecol Neonatal Nurs.* 1995;24(6):501–506.

Lemons JA, Moye L, Hall D, Simmons M. Differences in the composition of preterm and term human milk during early lactation. *Pediatr Res.* 1982;16(2):113–117.

Levy I, Comarsca J, Davidovits M, et al. Urinary tract infection in preterm infants: the protective role of breastfeeding. *Pediatr Nephrol.* 2009;24(3):527–531.

Libster R, Bugna Hortoneda J, Laham FR, et al. Breastfeeding prevents severe disease in full term female infants with acute respiratory infection. *Pediatr Infect Dis J.* 2009;28(2):131–134.

Lucas A, Cole TJ. Breast milk and neonatal necrotising enterocolitis. *Lancet.* 1990;336(8730):1519–1523.

Lucas A, Gibbs JA, Lyster RL, Baum JD. Creamatocrit: simple clinical technique for estimating fat concentration and energy value of human milk. *Br Med J.* 1978;1(6119):1018–1020.

Lucas A, Morley R, Cole TJ. Randomised trial of early diet in preterm babies and later intelligence quotient. *BMJ.* 1998;317 (7171):1481–1487.

Lucas A, Morley R, Cole TJ, Gore SM. A randomised multicentre study of human milk versus formula and later development in preterm infants. *Arch Dis Child Fetal Neonatal Ed.* 1994;70 (2):F141–F146.

Ludington-Hoe SM, Hosseini R, Torowicz DL. Skin-to-skin contact (kangaroo care) analgesia for preterm infant heel stick. *AACN Clin Issues.* 2005;16(3):373–387.

Ludington-Hoe SM, Johnson MW, Morgan K, et al. Neurophysiologic assessment of neonatal sleep organization: preliminary results of a randomized, controlled trial of skin contact with preterm infants. *Pediatrics.* 2006;117(5):e909–e923.

Ludington-Hoe SM, Thompson C, Swinth J, et al. Kangaroo care: research results, and practice implications and guidelines. *Neonatal Netw.* 1994;13(1):19–27.

Lugonja N, Spasić SD, Laugier O, et al. Differences in direct pharmacologic effects and antioxidative properties of mature breast milk and infant formulas. *Nutrition.* 2013;29(2):431–435. doi:10.1016/j .nut.2012.07.018

Luukkainen P, Salo MK, Janas M, Nikkari T, et al. Fatty acid composition of plasma and red blood cell phospholipids in preterm infants from 2 weeks to 6 months postpartum. *J Pediatr Gastroenterol Nutr.* 1995;20(3):310–315.

Luukkainen P, Salo MK, Nikkari T. Changes in the fatty acid composition of preterm and term human milk from 1 week to 6 months of lactation. *J Pediatr Gastroenterol Nutr.* 1994; 18(3):355–360.

Maas YG, Gerritsen J, Hart AA, et al. Development of macronutrient composition of very preterm human milk. *Br J Nutr.* 1998;80 (1):35–40.

Maastrup R. Factors associated with exclusive breastfeeding of preterm infants: results from a prospective national cohort study. *PLoS One.* 2014;9(2):e89077.

Martell M, Martínez G, González M, Díaz Rosselló JL. Suction patterns in preterm infants. *J Perinat Med.* 1993;21(5):363–369.

McGrath JM, Braescu AV. State of the science: feeding readiness in the preterm infant. *J Perinat Neonatal Nurs.* 2004;18(4):353–368, 369–370.

Medoff-Cooper B. Multi-system approach to the assessment of successful feeding. *Acta Paediatr.* 2000;89(4):393–394.

Meerlo-Habing ZE, Kosters-Boes EA, Klip H, Brand PL. Early discharge with tube feeding at home for preterm infants is associated with longer duration of breast feeding. *Arch Dis Child Fetal Neonatal Ed.* 2009;94(4):F294–F297.

Mehta R, Petrova A. Very preterm gestation and breastmilk cytokine content during the first month of lactation. *Breastfeed Med.* 2011;6(1):21–24.

Meier PP. Bottle and breast-feeding: effects on transcutaneous oxygen pressure and temperature in preterm infants. *Nurs Res.* 1988;37(1):36–41.

Meier PP. Caution needed in extrapolating from term to preterm infants: author's reply. *J Hum Lact.* 1995;11:91–92.

Meier PP. Breastfeeding in the special care nursery: prematures and infants with medical problems. *Pediatr Clin North Am.* 2001;48(2):425–442.

Meier PP, Anderson GC. Responses of small preterm infants to bottle- and breast-feeding. *Am J Matern Child Nurs.* 1987; 12(2):97–105.

Meier PP, Brown LP. State of the science: breastfeeding for mothers and low birth weight infants. *Nurs Clin North Am.* 1996;31(2):351–365.

Meier PP, Brown LP. Defining terminology for improved breastfeeding research. *J Nurse Midwifery.* 1997;42(1):65–66.

Meier PP, Brown LP, Hurst NM, et al. Nipple shields for preterm infants: effect on milk transfer and duration of breastfeeding. *J Hum Lact.* 2000;16(2):106–114, 129–131.

Meier PP, Engstrom JL, Crichton CL, et al. A new scale for in-home test-weighing for mothers of preterm and high risk infants. *J Hum Lact.* 1994;10(3):163–168.

Meier PP, Engstrom JL, Fleming BA, et al. Estimating milk intake of hospitalized preterm infants who breastfeed. *J Hum Lact.* 1996;12(1):21–26.

Meier PP, Engstrom JL, Janes JE, et al. Breast pump suction patterns that mimic the human infant during breastfeeding: greater milk output in less time spent pumping for breast pump-dependent mothers with premature infants. *J Perinatol.* 2012;32(2):103–110.

Meier PP, Engstrom JL, Mangurten HH, et al. Breastfeeding support services in the neonatal intensive-care unit. *J Obstet Gynecol Neonatal Nurs.* 1993;22(4):338–347.

Meier PP, Engstrom JL, Mingolelli SS, et al. The Rush Mothers' Milk Club: breastfeeding interventions for mothers with very-low-birth-weight infants. *J Obstet Gynecol Neonatal Nurs.* 2004;33 (2):164–174.

Meier PP, Engstrom JL, Rossman B. Breastfeeding peer counselors as direct lactation care providers in the neonatal intensive care unit. *J Hum Lact.* 2013;29(3):313–322.

Meier PP, Lysakowski TY, Engstrom JL, et al. The accuracy of test weighing for preterm infants. *J Pediatr Gastroenterol Nutr.* 1990;10(1):62–65.

Meier PP, Patel AL, Hoban R, Engstrom JL. Which breast pump for which mother: an evidence-based approach to individualizing breast pump technology. *J Perinatol.* 2016;36(7): 493–499.

Merewood A, Chamberlain LB, Cook JT, et al. The effect of peer counselors on breastfeeding rates in the neonatal intensive care unit: results of a randomized controlled trial. *Arch Pediatr Adolesc Med.* 2006;160(7):681–685.

Miller JB, Bull S, Miller J, McVeagh P. The oligosaccharide composition of human milk: temporal and individual variations in monosaccharide components. *J Pediatr Gastroenterol Nutr.* 1994;19(4):371–376.

Milsom SR, Rabone DL, Gunn AJ, Gluckman PD. Potential role for growth hormone in human lactation insufficiency. *Horm Res.* 1998;50(3):147–150.

Miracle DJ, Meier PP, Bennett PA. Mothers' decisions to change from formula to mothers' milk for very-low-birth-weight infants. *J Obstet Gynecol Neonatal Nurs.* 2004;33(6):692–703.

Miron D, Brosilow S, Felszer K, et al. Incidence and clinical manifestations of breast milk-acquired cytomegalovirus infection in low birth weight infants. *J Perinatol.* 2005;25(5):299–303.

Moltó-Puigmartí C, Castellote AI, López-Sabater MC. Additional data from our study on fatty acids variations during lactation: correlations between n-3 and n-6 PUFAs in human colostrum, transitional, and mature milk. *Clin Nutr.* 2011;30(3):402–403.

Montgomery D, Schmutz N, Baer VL, et al. Effects of instituting the "BEST Program" (Breast Milk Early Saves Trouble) in a level III NICU. *J Hum Lact*. 2008;24(3):248–251.

Moody GJ, Schanler RJ, Lau C, Shulman RJ. Feeding tolerance in premature infants fed fortified human milk. *J Pediatr Gastroenterol Nutr*. 2000;30:408–412.

Moro G, Fulconis F, Minoli I, et al. Growth and plasma amino acid concentrations in very low birthweight infants fed either human milk protein fortified human milk or a whey-predominant formula. *Acta Paediatr Scand*. 1989;78(1):18–22.

Mulford C. The mother–baby assessment (MBA): an "Apgar score" for breastfeeding. *J Hum Lact*. 1992;8:79–82.

Mussi-Pinhata MM, Yamamoto AY, do Carmo Rego MA, et al. Perinatal or early-postnatal cytomegalovirus infection in preterm infants under 34 weeks gestation born to CMV-seropositive mothers within a high-seroprevalence population. *J Pediatr*. 2004;145(5):685–688.

Narayanan I, Mehta R, Choudhury DK, Jain BK. Sucking on the "emptied" breast: non-nutritive sucking with a difference. *Arch Dis Child*. 1991;66(2):241–244.

Neifert M, Lawrence R, Seacat J. Nipple confusion: toward a formal definition. *J Pediatr*. 1995;126(6):S125–S129.

Newburg DS, Ruiz-Palacios GM, Morrow AL. Human milk glycans protect infants against enteric pathogens. *Annu Rev Nutr*. 2005;25:37–58.

Newburg DS, Walker WA. Protection of the neonate by the innate immune system of developing gut and of human milk. *Pediatr Res*. 2007;61(1):2–8.

Newman TB, Xiong B, Gonzales VM, Escobar GJ. Prediction and prevention of extreme neonatal hyperbilirubinemia in a mature health maintenance organization. *Arch Pediatr Adolesc Med*. 2000;154(11):1140–1147.

Nicholl RM, Gamsu HR. Changes in growth and metabolism in very low birthweight infants fed with fortified breast milk. *Acta Paediatr*. 1999;88(10):1056–1061.

Novak FR, Da Silva AV, Hagler AN, Figueiredo AM. Contamination of expressed human breast milk with an epidemic multiresistant *Staphylococcus aureus* clone. *J Med Microbiol*. 2000;49(12):1109–1117.

Nowak AJ, Smith WL, Erenberg A. Imaging evaluation of artificial nipples during bottle feeding. *Arch Pediatr Adolesc Med*. 1994;148(1):40–42.

Nowak AJ, Smith WL, Erenberg A. Imaging evaluation of breastfeeding and bottle-feeding systems. *J Pediatr*. 1995;126(6):S130–S134.

Nyqvist KH, Ewald U, Sjödén PO. Supporting a preterm infant's behaviour during breastfeeding: a case report. *J Hum Lact*. 1996;12(3):221–228.

Nyqvist KH, Färnstrand C, Eeg-Olofsson KE, Ewald U. Early oral behaviour in preterm infants during breastfeeding: an electromyographic study. *Acta Paediatr*. 2001;90(6):658–663.

Nyqvist KH, Häggkvist AP, Hansen MN, et al. Expansion of the Baby-Friendly Hospital Initiative Ten Steps to Successful Breastfeeding into neonatal intensive care: expert group recommendations. *J Hum Lact*. 2013;29(3):300–309.

Nyqvist KH, Rubertsson C, Ewald U, Sjödén PO. Development of the Preterm Infant Breastfeeding Behavior Scale (PIBBS): a study of nurse–mother agreement. *J Hum Lact*. 1996;12(3):207–219.

Nyqvist KH, Sjödén PO, Ewald U. The development of preterm infants' breastfeeding behavior. *Early Hum Dev*. 1999;55(3):247–264.

Ogechi AA, William O, Fidelia BT. Hindmilk and weight gain in preterm very low-birthweight infants. *Pediatr Int*. 2007;49(2):156–160.

Olver WJ, Bond DW, Boswell TC, et al. Neonatal group B streptococcal disease associated with infected breast milk. *Arch Dis Child Fetal Neonatal Ed*. 2000;83(1):F48–F49.

Omarsdottir S, Casper C, Zweygberg Wirgart B. Transmission of cytomegalovirus to extremely preterm infants through breast milk. *Acta Paediatr*. 2007;96(4):492–494.

O'Neill EF, Radmacher PG, Sparks B, Adamkin DH. Creamatocrit analysis of human milk overestimates fat and energy content when compared to a human milk analyzer using mid-infrared spectroscopy. *J Pediatr Gastroenterol Nutr*. 2013;56(5):569–572.

Ortenstrand A, Winbladh B, Nordström G, Waldenström U. Early discharge of preterm infant followed by domiciliary nursing care: parents' anxiety, assessment of infant health and breastfeeding. *Acta Paediatr*. 2001;90(10):1190–1195.

Paramasivam K, Michie C, Opara E, Jewell AP. Human breast milk immunology: a review. *Int J Fertil Womens Med*. 2006;51(5):208–217.

Parker LA, Hoffman J, Darcy-Mahoney A. Facilitating early breast milk expression in mothers of very low birthweight infants. *MCN Am J Matern Child Nurs*. 2018;43(2):105–110.

Parker LA, Sullivan S, Krueger C, et al. Effect of early breast milk expression on milk volume and timing of lactogenesis stage II among mothers for very low birthweight infants: a pilot study. *J Perinatol*. 2012;32:205–209.

Parker LA, Sullivan S, Krueger C, Mueller M. Association of timing of initiation of breastmilk on milk volume and timing of lactogenesis stage II among mothers of very low-birth-weight infants. *Breastfeed Med*. 2015;10(2):84–91.

Patel AL, Johnson TJ, Engstrom JL, et al. Impact of early human milk on sepsis and health-care costs in very low birth weight infants. *J Perinatol*. 2013;33(7):514–519.

Patel AL, Johnson TJ, Robin B, et al. Influence of own mother's milk on bronchopulmonary dysplasia and costs. *Arch Dis Child Fetal Neonatal Ed*. 2017;102(3):F256–F261.

Peterson JA, Hamosh M, Scallan CD. Milk fat globule glycoproteins in human milk and in gastric aspirates of mother's milk-fed preterm infants. *Pediatr Res*. 1998;44(4):499–506.

Pietschnig B, Siklossy H, Gottling A, et al. Breastfeeding rates of VLBW infants: influence of professional breastfeeding support. *Adv Exp Med Biol*. 2000;478:429–430.

Pineda RG, Foss J, Richards L, Pane CA. Breastfeeding changes for VLBW infants in the NICU following staff education. *Neonatal Netw*. 2009;28(5):311–319.

Pinelli J, Atkinson SA, Saigal S. Randomized trial of breastfeeding support in very low-birth-weight infants. *Arch Pediatr Adolesc Med*. 2001;155(5):548–553.

Pinelli J, Symington A. Non-nutritive sucking for promoting physiologic stability and nutrition in preterm infants. *Cochrane Database Syst Rev*. 2005;3:CD001071.

Polberger S, Lonnerdal B. Simple and rapid macronutrient analysis of human milk for individualized fortification: basis for improved nutritional management of very-low-birth-weight infants. *J Pediatr Gastroenterol Nutr*. 1993;17:283–290.

Preyde M, Ardal F. Effectiveness of a parent "buddy" program for mothers of very preterm infants in a neonatal intensive care unit. *CMAJ*. 2003;168(8):969–973.

Prime DK, Garbin CP, Hartmann PE, Kent JC. Simultaneous breast expression in breastfeeding women is more efficacious than sequential breast expression. *Breastfeed Med*. 2012;7(6):442–447.

Qi Y, Zhang Y, Fein S, et al. Maternal and breast pump factors associated with breast pump problems and injuries. *J Hum Lact*. 2014;30(1):62–72, quiz 110–112.

Quan R, Yang C, Rubinstein S. Effects of microwave radiation on anti-infective factors in human milk. *Pediatrics*. 1992;89(4 pt 1):667–669.

Quan R, Yang C, Rubinstein S. The effect of nutritional additives on anti-infective factors in human milk. *Clin Pediatr (Phila)*. 1994;33(6):325–328.

Raimbault C, Saliba E, Porter RH. The effect of the odour of mother's milk on breastfeeding behaviour of premature neonates. *Acta Paediatr*. 2007;96(3):368–371.

Ramasethu J, Jeyaseelan L, Kirubakaran CP. Weight gain in exclusively breastfed preterm infants. *J Trop Pediatr*. 1993;39(3):152–159.

Rassin DK, Gaull GE, Järvenpää AL, Räihä NC. Feeding the low-birth-weight infant: II. Effects of taurine and cholesterol supplementation on amino acids and cholesterol. *Pediatrics.* 1983;71:179–186.

Reyna BA, Pickler RH, Thompson A. A descriptive study of mothers' experiences feeding their preterm infants after discharge. *Adv Neonatal Care.* 2006;6(6):333–340.

Rocha NM, Martinez FE, Jorge SM. Cup or bottle for preterm infants: effects on oxygen saturation, weight gain, and breastfeeding. *J Hum Lact.* 2002;18(2):132–138.

Rochow N, Fusch G, Choi A, et al. Target fortification of breast milk with fat, protein, and carbohydrates for preterm infants. *J Pediatr.* 2013;163(4):1001–1007.

Rodriguez NA, Meier PP, Groer MW, et al. A pilot study to determine the safety and feasibility of oropharyngeal administration of own mother's colostrum to extremely low-birth-weight infants. *Adv Neonatal Care.* 2010;10(4):206–212.

Rodriguez NA, Miracle DJ, Meier PP. Sharing the science on human milk feedings with mothers of very-low-birth-weight infants. *J Obstet Gynecol Neonatal Nurs.* 2005;34(1):109–119.

Rodriguez NA, Vento M, Claud EC, Wang CE, Caplan MS. Oropharyngeal administration of mother's colostrum, health outcomes of premature infants: study protocol for a randomized controlled trial. *Trials.* 2015;16:453.doi:10.1186/s13063-015-0969-6

Ross ES, Browne JV. Developmental progression of feeding skills: an approach to supporting feeding in preterm infants. *Semin Neonatol.* 2002;7(6):469–475.

Rossman B, Kratovil AL, Greene MM, et al. "I have faith in my milk": the meaning of milk for mothers of very low birth weight infants hospitalized in the neonatal intensive care unit. *J Hum Lact.* 2013;29(3):359–365.

Saarela T, Kokkonen J, Koivisto M. Macronutrient and energy contents of human milk fractions during the first six months of lactation. *Acta Paediatr.* 2005;94(9):1176–1181.

Sameroff A. Nonnutritive sucking in newborns under visual and auditory stimulation. *Child Dev.* 1967;38(2):443–452.

Sangild P, Petersen YM, Schmidt M, et al. Preterm birth affects the intestinal response to parenteral and enteral nutrition in newborn pigs. *J Nutr.* 2002;132(9):2673–2681.

Sankaran K, Papageorgiou A, Ninan A, Sankaran R. A randomized, controlled evaluation of two commercially available human breast milk fortifiers in healthy preterm neonates. *J Am Diet Assoc.* 1996;96(11):1145–1149.

Santiago MS, Codipilly CN, Potak DC, Schanler RJ. Effect of human milk fortifiers on bacterial growth in human milk. *J Perinatol.* 2005;25(10):647–649.

Scanlon KS, Alexander MP, Serdula MK, et al. Assessment of infant feeding: the validity of measuring milk intake. *Nutr Rev.* 2002;60(8):235–251.

Schanler RJ. The role of human milk fortification for premature infants. *Clin Perinatol.* 1998;25(3):645–657.

Schanler RJ. The use of human milk for premature infants. *Pediatr Clin North Am.* 2001;48(1):207–219.

Schanler RJ. CMV acquisition in premature infants fed human milk: reason to worry? *J Perinatol.* 2005;25(5):297–298.

Schanler RJ. Outcomes of human milk fed preterm infants. *Semin Perinatol.* 2011;35:29–33.

Schanler RJ, Atkinson SA. Effects of nutrients in human milk on the recipient premature infant. *J Mammary Gland Biol Neoplasia.* 1999;4(3):297–307.

Schanler RJ, Hurst NM, Lau C. The use of human milk and breastfeeding in premature infants. *Clin Perinatol.* 1999;26(2):379–398.

Schanler RJ, Shulman RJ, Lau C. Feeding strategies for premature infants: beneficial outcomes of feeding fortified human milk versus preterm formula. *Pediatrics.* 1999;103 (6 pt 1):1150–1157.

Scheel CE, Schanler RJ, Lau C. Does the choice of bottle nipple affect the oral feeding performance of very-low-birthweight (VLBW) infants? *Acta Paediatr.* 2005;94(9):1266–1272.

Schmolzer G, Urlesberger B, Haim M, et al. Multi-modal approach to prophylaxis of necrotizing enterocolitis: clinical report and review of literature. *Pediatr Surg Int.* 2006;22(7):573–580.

Shaker CS, Woida AM. An evidence-based approach to nipple feeding in a level III NICU: nurse autonomy, developmental care, and teamwork. *Neonatal Netw.* 2007;26(2):77–83.

Sharland M, Khare M, Bedford-Russell A. Prevention of postnatal cytomegalovirus infection in preterm infants. *Arch Dis Child Fetal Neonatal Ed.* 2002;86(2):F140. http://dx.doi.org/10.1136/fn.86.2.F140.

Shin H, White-Traut R. The conceptual structure of transition to motherhood in the neonatal intensive care unit. *J Adv Nurs.* 2007;58(1):90–98.

Shoji H, Koletzko B. Oxidative stress and antioxidant protection in the perinatal period. *Curr Opin Clin Nutr Metab Care.* 2007;10(3):324–328.

Shulman RJ, Schanler RJ, Lau C, et al. Early feeding, antenatal glucocorticoids, and human milk decrease intestinal permeability in preterm infants. *Pediatr Res.* 1998a;44(4):519–523.

Shulman RJ, Schanler RJ, Lau C, et al. Early feeding, feeding tolerance, and lactase activity in preterm infants. *J Pediatr.* 1998b;133(5):645–649.

Sidell EP, Froman RD. A national survey of neonatal intensive-care units: criteria used to determine readiness for oral feedings. *J Obstet Gynecol Neonatal Nurs.* 1994;23:783–789.

Simmer K, Metcalf R, Daniels L. The use of breastmilk in a neonatal unit and its relationship to protein and energy intake and growth. *J Paediatr Child Health.* 1997;33(1):55–60.

Simpson C, Schanler RJ, Lau C. Early introduction of oral feeding in preterm infants. *Pediatrics.* 2002;110(3):517–522.

Singhal A, Cole TJ, Fewtrell M, Lucas A. Breastmilk feeding and lipoprotein profile in adolescents born preterm: follow-up of a prospective randomised study. *Lancet.* 2004;363(9421):1571–1578.

Sisk PM, Lovelady CA, Dillard RG, Gruber KJ. Lactation counseling for mothers of very low birth weight infants: effect on maternal anxiety and infant intake of human milk. *Pediatrics.* 2006;117(1):e67–e75.

Slusher T, Hampton R, Bode-Thomas F, et al. Promoting the exclusive feeding of own mother's milk through the use of hindmilk and increased maternal milk volume for hospitalized, low birth weight infants (< 1800 grams) in Nigeria: a feasibility study. *J Hum Lact.* 2003;19(2):191–198.

Spatz DL. Ten steps for promoting and protecting breastfeeding in vulnerable populations. *J Perinat Neonatal Nurs.* 2004;18(4):412–423.

Spatz DL. Report of a staff program to promote and support breastfeeding in the care of vulnerable infants at a children's hospital. *J Perinat Educ.* 2005;14(1):30–38.

Spatz DL. Roles and responsibilities of health professions: focus on nursing. *Breastfeed Med.* 2010;5:243–244.

Spatz, DL. Changing institutional culture to value human milk. *Adv Neonatal Care.* 2014;14(4):234-235.

Spatz DL. Beyond BFHI: The Spatz 10-Step and Breastfeeding Resource Nurse Models to improve human milk and breastfeeding outcomes. *J Perinat Neonatal Nurs.* 2018;32(2):164–174.

Spatz DL, Edwards TM. The use of human milk and breastfeeding in the neonatal intensive care unit: position statement 3065. *Adv Neonatal Care.* 2016;16(4):254.

Spatz DL, Froh EB, Schwarz J, et al. Pump early-pump often: a continuous quality improvement project. *J Perinat Educ.* 2015;24(3):160–170.

Spiegler J, Preuß M, Gebauer C, et al. Does breastmilk influence the development of bronchopulmonary dysplasia? *J Pediatr.* 2016;169:76–80.

Stocks RJ, Davies DP, Allen F, Sewell D. Loss of breastmilk nutrients during tube feeding. *Arch Dis Child*. 1985;60:164–166.

Sullivan S, Schanler RJ, Kim JH, et al. An exclusively human milk-based diet is associated with a lower rate of necrotizing enterocolitis than a diet of human milk and bovine milk-based products. *J Pediatr*. 2010;156(4):562–567.

Sweet L. Breastfeeding a preterm infant and the objectification of breastmilk. *Breastfeed Rev*. 2006;14(1):5–13.

Sweet L, Darbyshire P. Fathers and breast feeding very-low-birth weight preterm babies. *Midwifery*. 2009;25(5):540–553.

Taylor SN, Basile LA, Ebeling M, Wagner CL. Intestinal permeability in preterm infants by feeding type: mother's milk versus formula. *Breastfeed Med*. 2009;4(1):11–15.

Telang S, Berseth CL, Ferguson PW, et al. Fortifying fresh human milk with commercial powdered human milk fortifiers does not affect bacterial growth during 6 hours at room temperature. *J Am Diet Assoc*. 2005;105(10):1567–1572.

Thompson N, Pickler RH, Munro C, Shotwell J. Contamination in expressed breast milk following breast cleansing. *J Hum Lact*. 1997;13(2):127–130.

Törnhage CJ, Serenius F, Uvnäs-Moberg K, Lindberg T. Plasma somatostatin and cholecystokinin levels in preterm infants during kangaroo care with and without nasogastric tube-feeding. *J Pediatr Endocrinol Metab*. 1998;11(5):645–651.

Törnhage CJ, Stuge E, Lindberg T, Serenius F. First week kangaroo care in sick very preterm infants. *Acta Paediatr*. 1999;88(12):1402–1404.

Torowicz D, Seelhorst A, Froh EB, Spatz DL. Human milk and breastfeeding outcomes in infants with congenital heart disease. *Breastfeed Med*. 2014;10(1):31–37.

Torres AG, Ney JG, Meneses F, Trugo NM. Polyunsaturated fatty acids and conjugated linoleic acid isomers in breast milk are associated with plasma non-esterified and erythrocyte membrane fatty acid composition in lactating women. *Br J Nutr*. 2006;95(3):517–524.

Uauy R, Birch E, Birch D, Peirano P. Visual and brain function measurements in studies of n-3 fatty acid requirements of infants. *J Pediatr*. 1992;120(4 pt 2):S168–S180.

Uauy R, Hoffman DR. Essential fat requirements of preterm infants. *Am J Clin Nutr*. 2000;71(1 suppl A):245S–250S.

Ustundag B, Yilmaz E, Dogan Y, et al. Levels of cytokines (IL-1beta, IL-2, IL-6, IL-8, TNF- alpha) and trace elements (Zn, Cu) in breast milk from mothers of preterm and term infants. *Mediators Inflamm*. 2005; 2005(6):331–336.

Uvnäs-Moberg K. Physiological and endocrine effects of social contact. *Ann N Y Acad Sci*. 1997;807:146–163.

Uvnäs-Moberg K. Oxytocin may mediate the benefits of positive social interaction and emotions. *Psychoneuroendocrinology*. 1998;23(8):819–835.

Valentine CJ, Hurst NM, Schanler RJ. Hindmilk improves weight gain in low-birth-weight infants fed human milk. *J Pediatr Gastroenterol Nutr*. 1994;18(4):474–477.

van den Berg A, van Elburg RM, Teerlink T, et al. A randomized controlled trial of enteral glutamine supplementation in very low birth weight infants: plasma amino acid concentrations. *J Pediatr Gastroenterol Nutr*. 2005;41(1):66–71.

van der Strate BW, Harmsen MC, Schäfer P, et al. Viral load in breast milk correlates with transmission of human cytomegalovirus to preterm neonates, but lactoferrin concentrations do not. *Clin Diagn Lab Immunol*. 2001;8(4):818–821.

Vohr BR, Poindexter BB, Dusick AM, et al. Beneficial effects of breast milk in the neonatal intensive care unit on the developmental outcome of extremely low birth weight infants at 18 months of age. *Pediatrics*. 2006;118(1):e115–e123.

Vohr BR, Poindexter BB, Dusick AM, et al. Persistent beneficial effects of breast milk ingested in the neonatal intensive care unit on outcomes of extremely low birth weight infants at

30 months of age. *Pediatrics*. 2007;120(4):e953–e959.

Walker M. Test weighing and other estimates of breastmilk intake. *J Hum Lact*. 1995;11(2):91–92.

Wang B, McVeagh P, Petocz P, Brand-Miller J. Brain ganglioside and glycoprotein sialic acid in breastfed compared with formula-fed infants. *Am J Clin Nutr*. 2003;78(5):1024–1029.

Ward PP, Paz E, Conneely OM. Multifunctional roles of lactoferrin: a critical overview. *Cell Mol Life Sci*. 2005;62(22):2540–2548.

Waterland RA, Berkowitz RI, Stunkard AJ, Stallings VA. Calibrated-orifice nipples for measurement of infant nutritive sucking. *J Pediatr*. 1998;132(3 pt 1):523–526.

Wauben IP, Atkinson SA, Grad TL, et al. Moderate nutrient supplementation of mother's milk for preterm infants supports adequate bone mass and short-term growth: a randomized, controlled trial. *Am J Clin Nutr*. 1998;67(3):465–472.

Wauben IP, Atkinson SA, Shah JK, et al. Growth and body composition of preterm infants: influence of nutrient fortification of mother's milk in hospital and breastfeeding post-hospital discharge. *Acta Paediatr*. 1998;87(7):780–785.

Wheeler JL, Johnson M, Collie L, et al. Promoting breastfeeding in the neonatal intensive care unit. *Breastfeed Rev*. 1999;7:15–18.

Whitelaw A, Liestol K. Mortality and growth of low birth weight infants on the kangaroo mother program in Bogota, Colombia. *Pediatrics*. 1994;94(6 pt 1):931–932.

Williamson MT, Murti PK. Effects of storage, time, temperature, and composition of containers on biologic components of human milk. *J Hum Lact*. 1996;12(1):31–35.

Woltil HA, van Beusekom CM, Siemensma AD, et al. Erythrocyte and plasma cholesterol ester long-chain polyunsaturated fatty acids of low-birth-weight babies fed preterm formula with and without ribonucleotides: comparison with human milk. *Am J Clin Nutr*. 1995;62(5):943–949.

Woodward DR, Rees B, Boon JA. Human milk fat content: within-feed variation. *Early Hum Dev*. 1989;19(1): 39–46.

Wooldridge J, Hall WA. Posthospitalization breastfeeding patterns of moderately preterm infants. *J Perinat Neonatal Nurs*. 2003;17(1):50–64.

World Health Organization (WHO). Guideline: protecting, promoting and supporting breastfeeding in facilities providing maternity and newborn services. 2017a. Available at: http://apps.who.int/iris/bitstream/handle/10665/259386/9789241550086-eng.pdf; jsessionid=A2C3F43CFC12D4CAB370B6B8CB31120F?sequence=1. Accessed July 6, 2018.

World Health Organization (WHO). National implementation of the Baby Friendly Hospital Initiative. 2017b. Available at: http://apps.who.int/iris/bitstream/handle/10665/255197/9789241512381-eng.pdf;jsessionid=C2A31893C69D6223E062B2F9024F5A46?sequence=1. Accessed July 6, 2018.

World Health Organization (WHO). Public consultation on the draft of the document: protection, promotion, and support of breastfeeding in facilities providing maternity and newborn services: The revised Baby-Friendly Hospital Initiative 2017. 2017c. Available at: http://www.who.int/nutrition/events/consultation-protection-promotion-support-breastfeeding/en. Accessed July 6, 2018.

Xiao X, Xiong A, Chen X, et al. Epidermal growth factor concentrations in human milk, cow's milk and cow's milk-based infant formulas. *Chin Med J (Engl)*. 2002;115(3):451–454.

Yasuda A, Kimura H, Hayakawa M, et al. Evaluation of cytomegalovirus infections transmitted via breast milk in preterm infants with a real-time polymerase chain reaction assay. *Pediatrics*. 2003;111(6 pt 1):1333–1336.

Zachariassen G, Faerk J, Grytter C, et al. Nutrient enrichment of mother's milk and growth of very preterm infants after hospital discharge. *Pediatrics*. 2011;127(4):e995–e1003.

Zarban A, Taheri G, Chankandia T, et al. Antioxidant and radical scavenging activity of human colostrum, transitional and mature milk. *J Clin Biochem Nutr*. 2009;45:150–154.

▶ 十八、附录

附录 14-A　早产儿母乳喂养行为量表（PIBBS）

根据 PIBBS 的定义，此表用于描述婴儿的行为。但不能以总分量化评估婴儿的母乳喂养能力。

名词定义：

1. 觅食反射：稍有觅食反射（嘴巴张开，伸舌，手伸到嘴边）；明显觅食反射（同时张开嘴巴和转头）。对妈妈们的建议可以是用乳头触碰婴儿嘴巴或挤出一点奶在婴儿嘴巴上以刺激婴儿觅食反射。

2. 乳晕含接：部分乳头、整个乳头或乳头和部分乳晕。哺乳时妈妈可以刺激婴儿寻乳直到张大嘴巴，挤压乳房做型以适合婴儿口型，然后让婴儿含接并将婴儿拉近以贴合母亲身体。为保证成功含接，母亲应当采取直立坐姿，并在后部、手臂和足下放置适当的支撑，在婴儿身下用靠枕支撑以确保哺乳时姿势的舒适性。

3. 含接持续时间：瞬间、不足 1 分钟或数分钟。调整母婴体位和乳晕的含接程度，以维持持续含接。

4. 吸吮：偶尔吸吮，短或长吸吮脉冲（10 次以上的连续吸吮），偶尔或反复出现的吸吮脉冲。母亲可以同婴儿说话鼓励婴儿吸吮，或轻轻挤压乳房让乳头触碰到婴儿硬腭。

5. 最长吸吮脉冲：连续吸吮的最大次数。是吸吮发育成熟度的衡量标准。

6. 吞咽：偶尔或反复吞咽。当注意到婴儿吞咽时，可让母亲开始使用称重法（如果已经是 NICU 的常规流程），并减少通过其他喂养方法补充的母乳量。

早产儿母乳喂养行为量表（PIBBS）		
项目	成熟程度	分值
觅食反射	无觅食反射	0
	稍有	1
	明显	2
乳晕含接（含接深浅）	未含接，仅口触碰乳头	0
	部分乳头	1
	整个乳头，不含乳晕	2
	乳头及乳晕	3
最长含接持续时间	母亲未感觉持续含接	0
	持续 ≤ 5min	1
	持续 6~10min	2
	持续 ≥ 11~15min	3
吸吮	没有吸吮或舔舐	0
	舔舐，无吸吮	1
	单次或偶尔短吸吮（2~9 次）	2
	多次、短吸吮，偶尔长吸吮（≥ 10 次）	3
	多次（≥ 2 次）、长吸吮	4
最长吸吮脉冲数	1~5 个连续吸吮	1
	6~10 个连续吸吮	2
	11~15 个连续吸吮	3
	16~20 个连续吸吮	4
	21~25 个连续吸吮	5
	26~30 个连续吸吮或更多	6
吞咽	无明显吞咽	0
	偶尔吞咽	1
	反复吞咽	2

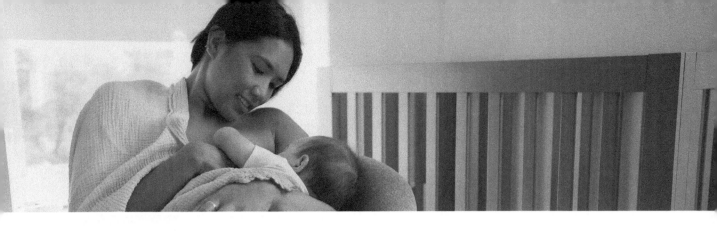

第十五章
捐赠人乳库

▶ 一、概述

捐赠人乳库招募和筛选的捐赠者,其泌乳量应超过自己孩子的需要量或愿意吸乳并捐赠。此外,丧子的母亲也可以捐赠人乳,研究报道这种方式可以帮他们度过伤痛期。人乳库随后通过收集、处理、筛查、储存并根据有资质的医护人员的处方将捐赠人乳分发给需要者[北美人乳库协会(Human Milk Banking Association of North America,HMBANA)]。巴氏消毒的捐赠人乳(pasterized donor human milk,PDHM)及人乳库的存储和处理不应与亲母母乳的操作混淆。

本章将介绍 PDHM,讨论 PDHM 的临床应用,包括如何确保 PDHM 的安全性和持续供应等。本章还会讨论 PDHM 库的历史及人乳库的相关流程。还将探讨非正规途径的母乳分享,特别是目前在网络上非常热门的母乳分享。关于PDHM 的研究中,选择了相关案例探讨 PDHM 对不同状况下婴儿的益处。

▶ 二、捐赠人乳的应用

世界卫生组织(WHO)、美国儿科学会(American Academy of Pediatrics,AAP)及加拿大儿科学会(Canadian Pediatric Society)都在各自最新的婴幼儿喂养声明中明确 PDHM 是无法获得亲母母乳时的替代选择。大量研究证明,早产儿或患病婴儿如果不能喂养人乳,将面临更大的风险。很多新生儿重症监护病房(neonatal intensive care unites,NICUs)内,在亲母母乳无法获得时,使用 PDHM 是临床标准操作。研究显示,和配方奶比较,母乳能够降低婴儿的发病率和死亡率,特别是对于疾病患儿和高危患儿。

越来越多的医疗机构、患儿家长和保险机构发现,为保障每位需要的患儿获得巴氏消毒的PDHM,是一项必要的投资。联合国《儿童权利公约》(Convention on the Rights of the Child)第 24条提出"缔约国确认儿童有权享有可达到的最高标准的健康,以及用于疾病治疗和康复治疗的相关设施。"对于医护人员来说,这意味着无论母亲是否有母乳,确保婴儿能够获得人乳就是最高标准的医疗保障。

(一)医学指征

首先需要明确亲母母乳对于婴儿的重要性,捐赠人乳并不是为了替代亲母母乳,而是作为亲母母乳的补充,特别是疾病患儿。在医院内,PDHM可以作为母亲无法足量泌乳时的补充喂养,当然绝大多数情况下是用于高危、早产和患病婴儿。

北美医疗机构中捐赠人乳的使用在不断增加(图 15-1)。2007 年,北美母乳库协会分发出的母乳为 2.9 万升,而到 2017 年,增加到 16.7 万升,增加的部分绝大多数用于医院的 NICU 病房。从2007—2017 年,加州 San Jose 人乳库 PDHM 供应的医院从 27 家增加到 81 家(包含从地区性机构到社区医院、NICU 过渡病房等各个级别)。至2013 年,地区级 NICU 中的早产儿,也将有 81.3%能够得到捐赠人乳。

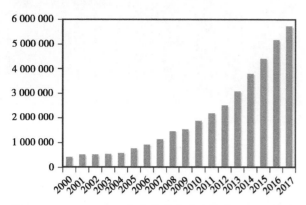

图 15-1 2000—2017 年北美母人乳库协会 PDHM 供应量（盎司）

[引自：Human Milk Banking Association of North America（HMBANA）. Guidelines for the establishment and operation of a donor human milk bank.Raleigh,NC：HMBANA；2018]

捐赠人乳的使用，可能会对纯母乳喂养率产生影响。但一项意大利 83 家 NICU 的研究显示，设置人乳库或者可以使用捐赠人乳的医院，出院时的纯母乳喂养率显著高于无法使用捐赠人乳的医疗机构。一项美国的研究显示，引入捐赠母乳项目后，极低出生体重儿住院期间和出院时亲母母乳喂养量都有很大程度增加。但另一项美国两家 3 级 NICU 的研究显示，使用捐赠人乳虽然降低了奶粉喂养率，但没有提高母乳喂养率。因此，还需进一步研究，除了母乳喂养支持的有效性之外，还有哪些原因可能导致这些研究结果截然相反。

捐赠人乳也可用于大龄婴儿的辅助治疗，文献报道的使用范围包括：

1. 其他情况正常，但使用代乳品无法正常生长发育的婴儿。

2. 降低喂养不耐受发生率。

3. 短肠综合征患儿或坏死性小肠结肠炎术后。

4. 患有免疫球蛋白 A（immunoglobulin A，IgA）缺乏症的未进行母乳喂养的婴儿及大童或成人，用于补充 IgA。

5. 术后患儿包括心脏手术后发生乳糜胸，需要使用脱脂捐赠人乳时（专栏 15-5）。

6. 肾脏疾病或先天结构异常，如唇腭裂患儿，或用于治疗严重胃肠道感染。

最近一项研究报道了 18 例艾滋病毒暴露但未感染的婴儿，使用捐赠人乳并随访 18 个月，结果显示与其他健康婴儿比较，这些婴儿的胸腺发

育正常、感染发生率更低。这些使用人乳（亲母母乳或捐赠人乳）喂养的婴儿，与配方奶喂养儿比较，感染发生率更低。因此研究提示对于这些特殊婴儿提供捐赠人乳更有益于其尚未完全成熟的免疫系统（表 15-1）。

表 15-1 北美人乳库协会成员单位订单中的婴儿疾病类型	
类别	预订巴氏消毒捐赠人乳的常见医疗原因
■ 早产儿 / 晚期早产儿 　● 母亲频繁吸乳但泌乳供应困难或多个婴儿 ■ 存在医疗适应证的足月儿 　● 某些婴儿疾病导致的母乳喂养困难如唇腭裂、皮尔罗宾综合征、肌张力低下、心脏疾病。这些患儿的母亲仍坚持吸乳但面临泌乳不足 ■ 高危患儿且母亲存在疾病 　● 母亲正在接受抗癌或其他疾病治疗、乳房切除术后、难产死亡或其他导致无法母乳喂养的原因；婴儿为早产儿、晚期早产儿、过敏高危人群或其他因缺乏母乳导致风险增加的疾病	■ 坏死性小肠结肠炎高危患儿（早产 / 未成熟儿） ■ 配方奶过敏或其他喂养不耐受 ■ 术后营养支持（如心脏、肾脏、肠道；NEC 术后） ■ 严重胃肠道感染 ■ 代谢紊乱 ■ 呼吸系统疾病 ■ 低血糖 ■ 高胆红素血症 ■ 生长发育不理想 / 发育迟缓 ■ 先天异常或综合征

（转自：Human Milk Banking Association of North America 2012 Annual Report.Used with permission）

（二）非医学指征

在美国和加拿大，捐赠人乳有时也会用于没有特殊医学指征的婴儿，例如被收养的婴儿、母亲为乳房切除术后或需要使用哺乳禁忌的药物。如果没有使用捐赠人乳的医疗指征，则捐赠人乳的使用成本不被纳入医疗保险中，需要患儿家庭承担相关费用，同时前提是人乳库储量丰富，首先保证有医疗指征患儿的使用后才能提供。在北美的少数医院中，母乳喂养儿有医疗指征，如低血糖等，需要补充喂养时，可以使用捐赠人乳。

▶ **三、人乳库历史**

直到 20 世纪以前，母亲们基本都是母乳喂养的。如果母亲无法母乳喂养或乳量不足，通常会

请奶妈(与孩子没有任何血缘关系)或向亲友甚至陌生人寻求母乳。使用前人们会询问奶妈或母乳捐赠者的疾病情况和生活方式,还会评估捐赠者孩子的健康情况。这些早期实践奠定了现代人乳库的基础。

19 世纪末之前,寻找母乳代用品的尝试结果都不理想。到 19 世纪 80 年代后期,随着科学发展及人们对食品成分的进一步了解,一些公司开始在欧洲、澳大利亚和美洲销售人工营养品。直到 20 世纪初,随着卫生工艺的改进、对婴儿营养认识的深化以及冰箱的普及,提高了经动物乳品改良而成的人工代乳品的使用成功率。随着人工喂养品市场的扩充,人工喂养的支持率开始上升,但一些医生仍然呼吁支持母乳。

1900—1950 年间,婴儿喂养文化发生了变化。人工喂养替代母乳喂养成为了北美及其他许多发达国家婴儿喂养的"主流标准",这是由于医护人员与女性社会角色的转变、公众对科学的日益笃信及人工喂养产品强势的营销推广造成的。在 20 世纪上半叶,育儿方式要受到医生的监管,这反映了一种观念,即母亲是需要医生(绝大多数都是男性)指导的。不仅如此,越来越多女性因工作无法待在家中,导致母乳喂养难以实施。

科学在当时的社会里具有非常崇高的地位,医生也在不断强调科学和医学的密切关系。儿科专业的建立始于 20 世纪初,在儿科领域内指导婴儿喂养则是儿科医生职责的一部分。人工奶制品公司意识到了与医学领域建立合作关系的价值,20 世纪 30 年代,美国医学会(American Medical Association,AMA)发布了专门针对婴儿食品的广告指南,指出医护人员有义务指导每一个母亲进行婴儿喂养。这些指南限制生产厂商发布指导人工喂养产品的说明书。指南引导母亲向医生咨询,因为母乳代用品厂家提供的使用说明书要经医生才能获得。如果厂商遵守这些指南,他们的产品则可以获得 AMA 的正式认可,并允许他们在美国医学会杂志(Journal of the American Medical Association,JAMA)上刊登广告、还可以在美国医学会会议上进行展示。这些举措被证明对医生和公司奶制品都有经济益处,公司可以销售更多产品,而医生也有更多患者咨询。医疗人员与奶制品公司间的这种密切关系使婴儿喂养从家庭环境(女性间的互助支持)迈向科学医学的大环境中,也使母乳喂养向人工喂养转变。

在 90 多年后的现在,这种合作关系仍然存在,产品营销更为普遍,体现在资助杂志、简报、会议、研究、网站等,或向医疗专业人员和有合作的医护人员提供礼品、旅游赞助等。此外,通过卫生系统和直接市场及强大的在线销售,市场和消费者连接更紧密。在过去宣传人工喂养的 100 多年里,常见营销主题始终是最佳营养方式、医护人员的支持及"伪科学"等。

也是在这一时期,现代人乳库诞生了。科技的进步使生产人工代乳品成为可能,也促成了人乳库的诞生。1909 年,第一家人乳库成立于奥地利维也纳。1910 年,分别在美国马萨诸塞州的波士顿和德国又成立了两家人乳库。随着医疗技术的进展,越来越多的小胎龄早产儿、复杂疾病的患儿能够存活下来,因此公众也越来越关注人乳库。

波士顿人乳库为很多医疗机构提供了相关培训和支持,因此美国和加拿大的人乳库数量在不断增加。而媒体对安大略北部迪恩五胞胎早产儿的报道,进一步加速了人乳库的发展,因为五胞胎们接受的冰冻捐赠人乳是用火车从多伦多和美国东北部运送到安大略的。

到 20 世纪 40 年代,美国儿科学会(American Academy of Pediatrics,AAP)制定了捐赠人乳库指南。80 年代初,在美国和加拿大分别有 30 家和 23 家人乳库。不同人乳库会提供不同类型的捐赠人乳,一般分为新鲜母乳或经巴氏消毒的母乳。捐赠人乳主要用于有医疗适应证的婴儿,特别是早产儿或患病婴儿。1985 年,北美人乳库协会成立,致力于推动捐赠人乳库流程的标准化。

但到了 20 世纪 80 年代中期,两种病毒可能通过母乳传播的消息引起了担忧。母乳中巨细胞病毒可能对早产儿的神经发育产生严重不良影响,而人免疫缺陷病毒则可能会导致艾滋病(acquired immune deficiency syndrome,AIDS),并被认定可以经母乳传播。由于担心母乳会传播这类疾病,人乳库的订单逐渐减少,许多人乳库因此关闭。为减少对潜在的致病菌传染的担忧,人乳库开始将捐赠者筛查(包括血清学筛查)及对所有捐赠人乳进行加热杀菌作为标准操作规范,更多的人乳库因无法承担这部分运营成本而关闭。与此同时,特殊配方奶,特别是早产儿配方奶的开发和推广,让许多专业医疗人员开始相信母乳并非不可替代。因此,在 20 世纪 90 年代末,北美人乳库的数量降到了历史上最低点。

然而,重心不久又迅速回到了母乳一方,医疗技术的不断进步和更多早产儿营养研究的开展,让能存活下来的早产儿的体重数和胎龄越来越小。关于早产儿营养的研究使我们重新认识到母乳的重要性,随之而来的是再度点燃的对捐赠人乳库的兴趣。21 世纪初,北美地区人乳库的数量和规模迅速增长。北美人乳库协会下所属的人乳库数量在 21 世纪一直在稳步增加,到 2018 年有 26 家人乳库运营,另有 5 家在建。据 10 年前的估计,要满足全美国 NICU 的需求,需要 23 万升捐赠人乳。随着母乳喂养率的提高,无法确定现在需要多少捐赠人乳。并非所有 NICU 和产科都能够提供捐赠人乳,因此后续还需要更多的捐赠者,在尚无地区性人乳库的地方,还需要更多人乳处理设施。

▶ 四、捐赠人乳的现状

如今,全球的捐赠人乳库数量都在不断增加,在非洲、澳洲、中美洲、南北美洲、欧洲等地,全球共有超过 500 个非营利性人乳库正在运营[人乳库技术咨询委员会会议(Technical Advisory Group on Milk Banking Meeting, TAG)]。

从全球范围来说,巴西的人乳库数量最多,其医疗体系中有超过 200 家人乳库。人乳库被纳入了巴西促进、保护、支持母乳喂养的体系中。巴西有全国人乳库标准、全国人乳库协作网,还会召开全国母乳喂养促进会与人乳库会议。巴西人乳库的这种创新模式可以为资源有限的国家提供参考。巴西联邦政府、州和地方各级都积极支持捐赠人乳库的建设。在里约热内卢 FIOCRUZ 大学有一个全国人乳库示范点,承担了国家卫生部和各级人乳库间的联络协调工作。它向全国所有人乳库的工作人员提供强制性标准化培训,并通过检测巴氏消毒前后人乳的微生物筛查结果对人乳库卫生标准进行监控。互联网使巴西国内人乳库间的交流协作更为便利。巴西的人乳库都设在医院内,除了人乳捐赠者招募、母乳筛查与处理等人乳库传统工作以外,还提供母乳喂养支持、宣教。

为进一步将母乳喂养纳入医疗体系,作为紧急医疗技术员(emergency medical technician, EMT)培训的一部分,消防员需要接受 40 小时的母乳喂养相关教育和临床培训,其中就包括在人乳库的培训。在某些州,消防员每天从捐赠者家中收取捐赠乳汁,因为巴西很少有家庭具备大型冰箱和冰柜,所以母乳难以在家长期储存。作为紧急医疗技术员,他们还提供母乳喂养咨询。有趣的是,除了消防员,邮递员也接受了母乳喂养支持的培训。这两类政府公务人员是巴西国家母乳喂养大会中的代表人物,每次会有几百名成员参加。巴西每年还有全国母乳捐赠日以表彰捐赠者。巴西还印制当地名人母乳喂养和支持人乳库的海报加以宣传。2012 年,为提高全球对人乳库的认知,巴西人乳库代表提议将每年 5 月 19 日作为国际人乳捐赠者日。

巴西一直致力于将这种适用于中低收入国家的人乳库模式输出到其他国家,特别是南美洲和中美洲。为了推广这种人乳库模式,成立了巴西与伊比利亚美洲人乳库协作网,其中包括拉丁美洲、加勒比地区、非洲及欧洲的西班牙、葡萄牙等 23 个国家。

在伊斯兰宗教信仰占主导的国家中,人乳库的推进存在一定困难。传统的乳兄弟(姐妹)即接受同一女性乳汁(不管是否说这一女性所生)即为兄弟姐妹,未来两个家庭不得结婚。这种宗教传统限制了人乳库在伊斯兰国家的发展。尽管在土耳其开展了一项前瞻性人乳库项目,科威特和马来西亚也都尝试过小规模的母乳分享,都没有取得持续的成功,但也已经制定了改进策略。通过注册与捐赠者数量限制,能够跟踪捐赠者和受赠者,有望在未来取得成功。法律允许在这些严格规定的条件下捐赠和使用储存人乳。穆斯林父母需要这些信息,特别是对于高危 NICU 婴儿,以便家长做出知情选择。

近年来,捐赠人乳需求的增加促进了更多区域组织的成立,包括南美和欧洲的区域组织。2010 年 10 月,欧洲人乳库协会成立,截止本书原版写作完成时,欧洲人乳库协会共有 28 个成员国,226 家在运营的人乳库及 16 家筹建中。南非也在 2009 年成立了南非人乳库协会(HMBASA)。

2012 年,国际非营利组织帕斯适宜卫生科技组织(Program for Appropriate Technology in Health, PATH)获得来自盖茨基金会的资助,专门用于在中低收入国家地区发展人乳库技术。PATH 把"通过创新改善全球卫生状况"作为使命。2012 年,PATH 组织了一个人乳库国际技术顾问委员,并撰写了《促进人乳库建设的全球实施框架》(*Strengthening Human Milk Banking: A Global Implementation Framework*),这是第 1 个人乳库政策和实施的文件,这些文件都可在 PATH 网站上找到。PATH 与包括印度和南非在内的中低收入国家的当地专家合作,协助建立有效的人乳库系统。将人乳库整合纳入母乳喂养支持和更宏观的新生儿护理服务框架内,可提供更好的母乳喂养支持、更多的母乳,为所有婴儿带来更好的结果。PATH 网站提供了该组织全球人乳库推广的进展信息。

▶ 五、安全性

全球的捐赠人乳库有着优秀的产品安全记录,在全球范围,没有一例因使用认证人乳库的捐赠人乳而导致严重疾病的记录。专栏 15-1 比较了依据北美人乳库协会或其他相似指南处理的捐赠人乳与母乳代用品喂养早产儿的安全性。尽管有着出色的安全记录信息,许多新生儿科医生仍然对捐赠人乳的安全性表示担忧,也有很多机构并不提供捐赠人乳。随着不断的宣教及现有研究成果的传播,医疗系统中捐赠人乳的使用数量越来越多。

专栏 15-1 捐赠人乳与母乳代用品(配方奶)的安全性比较

捐赠人乳:

北美人乳库的捐赠者筛查及人乳库管理流程的制定,参考了美国疾病预防控制中心(Centers for Disease Control,CDC)、美国儿科学会(American Academy of Pediatrics,AAP)、美国食品药品监督管理局(U.S.Food and Drug Administration,FDA)及全球其他类似政府机构的相关规定。

人乳库管理流程会根据现有研究证据进行定期评估和更新。

母乳就是为了满足人类婴儿的需要而存在的。

从未发生捐赠人乳由于污染或成分含量不足而召回的情况。

在严格遵守筛查和处理流程规范的认证人乳库,从未出现由于使用捐赠人乳导致婴儿发生严重疾病和死亡的情况。

母乳代用品:

母乳代用品标准由国际食品法典委员会制定的,食品法典委员会是由世界卫生组织与联合国食品与农业组织共同创建的,美国食品药品监督管理局(FDA)也使用上述标准。

奶粉的配方调整,即使是早产儿配方奶粉,只需要FDA 注册而不需要临床研究和其他批准前的测试。

配方奶是由牛奶和大豆提取的,并改良到尽可能接近母乳。

配方奶经常由于污染或成分不正确而需要召回。

对于因污染或成分配比不当的配方奶导致婴儿患病或死亡的情况进行常规上报。

▶ 六、可获得性

与其他的捐赠组织器官一样,使用捐赠人乳也需要医生处方。因为受限于捐赠人乳的供应能力,非营利人乳库几乎只向有医疗需要的患者提供捐赠人乳。使用范围受制于人乳库的供应能力。为确保能够将捐赠人乳提供给体弱的婴儿和高危儿,人乳库需要借助消息灵通的公共和医疗体系,来寻找和筛选出足够数量的捐赠者。当捐赠人乳不足时,高危儿的死亡率和病率会升高。

在大多数国家,捐赠人乳仅供住院患儿使用。而在北美,捐赠人乳也经常被分发给在家中的患儿。这些患儿之所以能够出院回家,是由于捐赠人乳起到了医疗作用。当医护人员或患儿家庭不了解捐赠人乳的供应情况,或是非营利人乳库的捐赠量不足时,人乳库的供应将受到限制。

捐赠者筛查、捐赠人乳的处理和分发、人乳库管理记录等都需要成本,因此人乳库会收取使用费用。许多医疗系统和保险公司要求使用者承担相关费用,2018 年,人乳库捐赠人乳的成本是每盎司(30ml)5~6 美元的加工费,此外还有隔夜快递的费用,这些都成为人乳库发展的障碍。北美人乳库协会的许多成员单位都有慈善资助程序,特别是对于有医疗适应证的情况。

▶ 七、人乳库操作流程

北美人乳库协会成立于 1985 年,其主要宗旨之一是支持新建人乳库及制定捐赠者筛查、捐赠人乳处理的标准流程。《捐赠人乳库的建立和运作指南》(*Guidelines for Establishment and Operation of a Donor Human Milk Bank*)每年更新,必要时更新更频繁。所有协会下属成员单位必须将指南作为最基本的标准执行,这些指南也被用作全球各国建立人乳库指南的基础。

(一)捐赠者筛查

捐赠者筛查(donor screening)包括口头调查、书面调查和血清学筛查。一些发展中国家的人乳库,不进行血清筛查,而是通过对所有捐赠人乳进行巴氏消毒,确保杀灭所有病毒和细菌。当潜在捐赠者联系人乳库时,工作人员会告知其捐赠要求、筛选方法及捐赠人乳的储存要求等。如果捐赠者同意捐赠,将通过电话或面对面(也有通过互联网进行）的方式完成首次问卷筛查。捐赠母亲还需要填写一份关于健康状况和生活方式等详细信息的表格，并签署授权人乳库工作人员联系她和孩子的产科和儿科医生的知情同意书。一般来说，如果一名健康哺乳期女性符合献血要求并且不服用哺乳禁忌药物，就是可接受的人乳捐赠者。一旦人乳库收到调查表并完成评估，会继续联系捐赠者完成后续流程。人乳库工作人员需要联系捐赠者的负责医师，以了解其健康情况及是否适合作为人乳捐赠者，还会联系其婴儿保健医生以确定捐赠人乳不会对婴儿产生不良影响。在完成上述两项健康调查后，还会对捐赠者的血液进行 HIV-1/2、HTLV、乙肝、丙肝、梅毒的血清学筛查。一项回顾性研究针对 1 091 名潜在捐赠者的血清学检测发现，梅毒、肝炎、HTLV 和 HIV 的阳性率为 3.3%，因此血清学检测很重要。

在收到并评估血清学筛查后，工作人员会联系捐赠者讨论后续的乳汁运送相关安排。如果母亲使用了特定药物、饮酒及存在某些短期疾病时，母亲仍然可以继续亲自哺喂自己的孩子，但是应暂停捐赠人乳。鼓励捐赠者在出现健康状态的改变时，及时联系人乳库，北美人乳库协会也要求所有人乳库与活跃的捐赠者保持持续的联系。

（二）捐赠人乳的储存和处理

人乳库工作人员会向每个捐赠者强调保持良好手部卫生及使用清洁设备的基本原则，也会告知每个捐赠者如何清洁吸乳器。捐赠者需要在每个储奶容器上标注姓名或证件号、吸乳时间和吸乳日期。在家吸出的捐赠人乳应保存在温度达标的冷冻柜中（能够使冰淇淋保持坚硬状态的温度），捐赠乳汁累积达到一定量后运送至人乳库。详见本章结尾的附录 15-A "母乳收集、储存、处理流程"。

（三）捐赠人乳的处理

一旦完成捐赠者筛查，就可将冰冻的捐赠人乳运送至人乳库，可选择直送（图 15-2）或隔夜快递（图 15-3）。有时还会将捐赠人乳送至特定人乳库的某个仓库，再转运至人乳库。所有的人乳库都会指导捐赠者如何进行隔夜快递，而且绝大多数人乳库都会提供运输容器并承担快递费用。

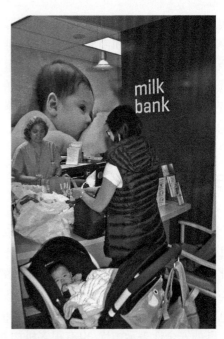

图 15-2　捐赠者将捐赠人乳送至 BC Women's 的省级人乳库

住在该地区附近的捐赠者会直接将捐赠人乳送到人乳库，而住得较远的捐赠者可以先将自己捐赠的母乳放在社区储存处，或通过隔夜快递运送

（© 2018 BC Women's Provincial Milk Bank Mothers' Milk Bank）

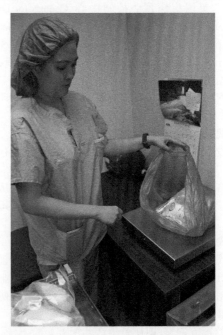

图 15-3　BC Women's 省级人乳库的技术员正在拆包、称重并将人乳数量记录至计算机捐赠者追踪系统中

（© 2018 BC Women's Provincial Milk Bank）

人乳库将合格捐赠者送来的未经处理的人乳储存在特定冰柜中。处理前需先将冰冻人乳解冻,可以置于冷藏室过夜或在室温下放置数小时解冻(严密看护下)。北美地区的人乳库会将解冻过的乳汁混合(通常 4~6 位捐赠者的乳汁混为一份),倒入分装瓶,盖好盖子。而在英国和一些其他国家,因理论上可能存在的克雅病(Creutzfeldt-Jakob disease,CJD)风险,他们不将母乳混合处理。一些人乳库会检测捐赠人乳的蛋白质含量或总热量,并根据特殊婴儿的需要混合乳汁,这种方式称为靶向混合。另一些人乳库会根据吸乳时间或外观情况(即脂肪层析出情况)进行混合。早产母亲(36 周及以下分娩的)产后最初 4 周的乳汁应当单独混合,称为"早产母乳"。这种捐赠人乳会分发给住院早产儿使用,因为早产母乳含有更多的蛋白质和矿物质,能够促进早产儿的生长。

(四) 巴氏消毒

北美地区的人乳库通常使用振动型恒温水浴锅(图 15-4)或人乳巴氏消毒机(图 15-5)进行巴氏消毒(pasteurization),两种方法都有效。这种巴氏消毒方法是通过快速加热并搅动母乳,使母乳在 62.5℃保持 30 分钟。随后在冰水或碎冰中迅速冷却至 4℃。奶瓶干燥后贴好标签(注明批号、日期、人乳库名称)(图 15-6)。在某些 HIV 发生率非常低的发达国家,如德国、挪威等,某些情况下仍会进行捐赠者筛查并分发未经巴氏消毒的捐赠人乳使用。

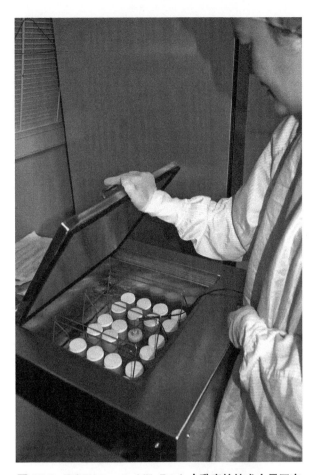

图 15-5　BC Women's Milk Bank 人乳库的技术人员正在盖上人乳巴氏消毒机的盖子,可以看到测试瓶上有温度探针,盖上盖子时计数器握在手里。巴氏消毒完成后,相关数据会下载至计算机中并检查消毒程序的温度是否适当

(© 2013 BC Provincial Women's Milk Bank, Vancouver, BC)

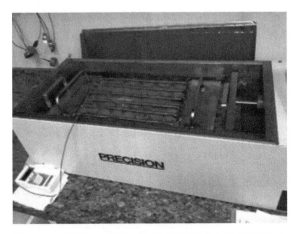

图 15-4　振动型恒温水浴锅用于捐赠人乳的巴氏消毒,注意测试瓶中温度探头,连着电子读数记录仪

(©2013 Mothers' Milk Bank, North Texas)

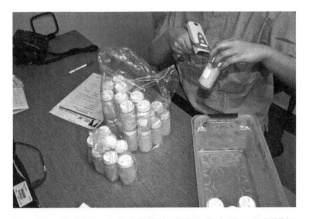

图 15-6　BC Women's 省级人乳库工作人员正在扫描经过巴氏消毒的储奶瓶,准备分发。奶瓶标签上标明有消毒单位、失效日期(根据吸乳日期计算)及批号。有的人乳库标签还会标明热量和蛋白质含量

(©2018 BC Provincial Women's Milk Bank, Vancouver, BC)

（五）捐赠人乳的筛查

巴氏消毒之后会随机抽取乳汁样品,交给有资质的实验室检查,确定乳汁中没有滋生细菌。需等待实验室阴性结果出来后(通常需要 48 小时),再分发乳汁(图 15-7)。如果报告显示有极低量的细菌污染,将进行复检以排除实验室操作问题。如果复检结果仍然发现细菌增长,乳汁将被丢弃。

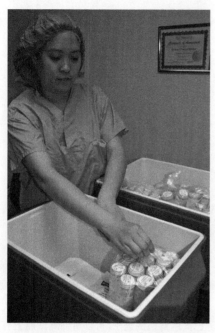

图 15-7　BC Women's 省级人乳库的工作人员正在打包捐赠人乳准备分发给使用者,母乳放在有干冰(短途用预冻冰排)的冷藏容器中,通过隔夜快递送到使用者。北美人乳库协会组织能够向美国或加拿大境内的任何地方运送捐赠人乳

（© 2018 BC Women's provincial Milk Bank,Vancouver,BC）

（六）人乳库中捐赠人乳的储存

人乳库将巴氏消毒前和消毒后的乳汁分别置于不同的冷冻柜中冰冻保存。冷冻柜配有温度监控及警报装置,以确保温度始终不高于 –20℃(图 15-8)。

（七）记录

人乳库的相关记录应当妥善保存于安全之处。所有的人乳库应当使用电子或书面记录、保存所有流程(筛查、处理、分发母乳及捐赠者、受捐者联系记录)的相关文件。所有人乳库相关档案应保存至少 10 年以上,或者是受捐者满 21 岁为止。

（八）召回

北美人乳库协会指南规定,所有人乳库应每 2 年完成一次召回的模拟演练,以确保相关流程

的可行性。任何召回都应迅速处理,以确保尽可能多的接受者的安全。召回报告给 HMBANA 委员会进行审查,以确保不存在系统的问题。目前,HMBANA 要求其成员人乳库每年进行一次人乳库流程验证,由同行评议现场审查或知情的第三方(如卫生机构官员)进行评估。

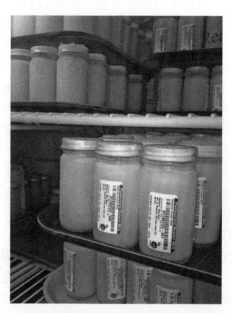

图 15-8　SAN JOSE 人乳库待分发的消毒后的冰冻捐赠人乳

（©2013 Mothers' Milk Bank at San Jose）

▶ 八、知情决定

在亲母母乳不足等情况下,应充分告知住院婴儿可选的喂养方法,包括捐赠人乳的获取信息等。母乳喂养对足月儿和早产儿来说是最佳的营养保障和免疫保护,不进行母乳喂养或不给婴儿提供人乳会增加婴儿的疾病风险,这方面的相关研究证据正在逐年增加,且说服力越来越强。向健康婴儿提供 PDHM 的医院也在增加。

▶ 九、乳母及非正规途径的母乳分享和销售

除了从人乳库获得 PDHM 以外,越来越多的人还通过非正规的途径获得母乳。妈妈们应该切实了解非正规途径可能存在潜在的风险,以便做出知情选择。

即使符合基本捐赠要求的母乳,仍然有较小的疾病传播风险。一项针对 1 091 位向 HMBANA 提交捐赠申请的候选人的研究发现,3.3% 的捐赠

人血清学筛查结果为阳性,其中检出梅毒(6例)、乙型肝炎(17例)、丙型肝炎(3例)、HTLV病毒(6例)、HIV病毒(4例)。不仅如此,母乳不是无菌的,含有正常的皮肤菌群和致病微生物,和其他食物一样,需要妥善地操作和储存以避免受到污染。如果母乳存在严重微生物污染或在室温条件下放置过长时间,会成为理想的细菌培养基。

乳母是最早形式的母乳分享,即受雇为他人的孩子喂自己的母乳。乳母喂养存在于整个人类历史当中并一直延续到现在。犹如大众媒体所报道的,由于发达国家对母乳的重视,使乳母这一行业再次兴起。其服务方式类似于保姆。但这一形式对乳母(捐赠者)及其婴儿、雇主的孩子都可能存在一定风险。对于乳母来说,如果雇主的孩子生病,乳母要考虑她需要承担多大程度上的责任。对于雇主的孩子传播一些疾病(HIV、HTLV、乙肝或其他病毒)的风险较小,但依旧可能存在。

母乳处理不谨慎,则可能受到污染。如果直接向其他捐赠者购买母乳,还可能存在其他的风险,比如为了增加"奶量"而掺杂其他液体。还有一些母亲通过网络分享乳汁,但真正的原因是她的母乳没有通过人乳库的捐赠者筛查。通过非正规途径获得的乳汁,使用者很难检查其安全性。

捐赠者自己的孩子可能面临的问题是无法获得足够的母乳和增加疾病的风险。当然,哺乳期的乳房会根据需求增加泌乳量,也会对接触到的细菌、病毒、寄生虫产生对应抗体,为婴儿提供保护。在医院,如果一个母亲希望其他人提供母乳或直接喂养自己的孩子,应当在母婴病历中记录所有相关信息。一些机构已经针对母乳分享制定了一份"风险告知书"。例如加拿大不列颠哥伦比亚省(BC)围产医学网站上发布的《非正式(同伴)母乳分享》[*Informal*(*Peer-to-Peer*)*Milk Sharing*]:未经巴氏消毒的捐赠人乳;医护人员实践资源。

从2005年左右开始,互联网上出现的母乳分享团体越来越多,因此通过互联网进行的非正规途径母乳分享也在不断增加。这些母乳分享网站,所提供的捐赠信息准确性差异较大,而母乳分享网站的数量近年却在不断增加。虽然一些网站强调了知情选择、安全处理并承担分享母乳的风险,但他们并不会筛选捐赠者或者对母乳进行处理。与正式人乳库的捐赠者筛查和母乳处理不同,非正规途径的母乳分享平台则将相应的过程交由使用者的家庭完成。有时,捐赠者是

使用者非常熟悉的人,如好友或亲戚等,那么相关风险相对较低。但如果捐赠者与使用者是通过网络联系的陌生人,相关风险就难以排除。很多机构,包括美国食品药品监督管理局(Food and Drug Administration,FDA)、加拿大卫生部(Health Canada)等,都表示对非正规途径母乳分享可能存在的疾病传播、乳汁污染等风险表示忧虑。

互联网在分享人乳方面的新用途吸引了很多媒体,在杂志和报纸、网站上分享故事,通常都聚焦于陌生人之间母乳捐赠和使用的感人故事。但令人遗憾的是,这些故事都忽略了一个重点,即为何有那么多妈妈在寻找捐赠人乳(次选),而毕竟亲母母乳才是婴儿喂养的首选。

在北美人乳库协会的人乳库中,在捐赠人乳分发之前,必须首先通过捐赠筛查、巴氏消毒以及微生物检测等多重保障措施。目前的人乳库工作人员都接受过完善的捐赠者筛查培训,有专业顾问及现有的人体组织库的相关资源支持。某些网络的母乳交流平台也鼓励使用HMBANA颁布的书面筛查流程进行筛查。但是未经授权下使用HMBANA筛查表格和血清学检查流程进行捐赠者筛查,也无法保证母乳最终的安全性。

如果医疗专业人士,如医生、护士、助产士、IBCLC,积极参与非正规途径的母乳交换活动,则可能会引发伦理和其自身可靠性问题,因为医疗专业人士在这方面的角色应该是提供资讯,确保母亲能够进行知情选择。

目前虽然在加拿大和美国并没有联邦法律约束母乳售卖行为,但加拿大卫生部和美国食品药品监督管理局在密切监控网络中的母乳销售。加拿大卫生部还针对相关行为发出了警示通报。美国加利福尼亚州、马里兰州、纽约州、得克萨斯州等部分州有关于人乳库的卫生法规或法律,涉及母乳的捐赠和分发,其中包含按照HMBANA相关指南的操作。IBCLC需要了解所在地的相关法律或法规。

▶ 十、营利与非营利性人乳库

妈妈捐赠人乳时需要清楚地了解母乳的使用情况及是否有人从中获利。北美人乳库协会的成员单位,其捐赠者将会签署一份知情同意书,明确人乳库将不会为其母乳或捐赠行为而支付费用,而且如果母乳不适用于婴儿,将会用于人乳库的相关研究。捐赠人乳的使用者将被收取加工费用

(类似其他组织样本库),以支付筛查、处理及检验等相关流程的成本,并非乳汁本身的购买费用。

营利性人乳库存在伦理学争议。营利性人乳库将母乳作为一种商品,投资者用来产生利润。无论营利性人乳库直接联系捐赠者,还是通过网站付费收集母乳,捐赠者都可能为保证母乳捐赠量而忽略自己婴儿的喂养需求。美国有四家营利性人乳库。捐赠者可能会得到一笔象征性的费用,通常是根据公司报告的使用的母乳量。然后,这些人乳被开发成产品,销售给医院以获取利润。一家公司从柬埔寨进口人乳在美国销售,直到柬埔寨政府因为担心柬埔寨儿童健康才关闭了这一机构。

PDHM 的利润低于生产人源性母乳强化剂。因此,虽然 100% 人乳强化剂获得了母乳喂养支持者的青睐时,其生产存在一个新的伦理问题,即是尽可能地把 PDHM 提供给更多的婴儿,还是通过生产人乳强化剂减少 PDHM 的供应?

▶ 十一、捐赠人乳的研究结果

如前所述,在早产儿和患病婴儿中使用母乳有诸多益处。最值得注意的是,研究证据表明,使用母乳和捐赠人乳可以降低坏死性小肠结肠炎(NEC)的风险,NEC 是一种严重的肠道疾病,常可导致早产儿死亡。尽管如此,仍有人担心 PDHM 的成本过高及其对婴儿生长发育的影响。

最近的 Cochrane 综述对 11 项随机或准随机对照试验(RCT)的 1 809 名早产儿或低出生体重儿(LBW)进行评估,比较母乳与母乳代用品(配方)的使用对婴儿生长发育和 NEC 风险的影响。在 Meta 分析中,最近的试验包括强化捐赠人乳喂养的婴儿。研究被认为是中等质量,结果表明配方奶喂养的婴儿表现出住院期间更高的体重增长、线性增长、头围增长,但没有发现对远期生长或神经发育影响的证据。然而,经过一段时间的实证研究显示,配方奶喂养婴儿 NEC 的风险几乎增加了 2 倍:典型风险比(RR)1.87,95%CI 1.23-2.85;风险差(RD)0.03,95%CI 0.01-0.06。Cochrane 综述的作者提到,目前国际上正在进行五项试验,一旦结果发布将被纳入重新进行分析,以提供更精确的效果证据。同时,证据表明许多医院正在增加捐赠人乳的使用和供应。如,Kantorowska 等分析了加州围产期质量护理协作组织(California Perinatal Quality Care Collaborative,CPQCC)的医院数据,2006—2013 年,该组织内提供捐赠人乳

的医院从 27 家增加到 55 家,其中 22 家医院捐赠人乳的使用量变化非常显著,其 NICU 出院时母乳喂养率增加 10%,NEC 发生率下降 2.6%。

预防 NEC 通常是 NICU 内患儿在亲母母乳不足时使用捐赠人乳的主要原因,不过捐赠人乳也有很多其他好处,如降低慢性肺病发病率、呼吸机使用天数、降低全因死亡率、缩短建立肠内喂养的时间、降低喂养不耐受和侵入性感染的风险,当使用 PDHM 而不是配方奶作为补充喂养时,可以缩短住院时间。

捐赠人乳也可用于制作人乳强化剂,以替代牛源性制品,以便进一步降低 NEC 发生率。Sullivan 研究结果显示,纯人乳喂养(包括人乳强化剂)能大幅降低 NEC 的发生率,与一些高剂量母乳喂养率 NICU 内(使用牛乳强化剂)患儿的 NEC 水平相似,并且母乳 / 人乳喂养率较高。需要注意的是,在该研究的 18 位作者中,只有一位未接受母乳强化剂公司的补偿。Embleton 等还发现,研究中的牛源强化剂组,在母乳不足时也使用了牛奶配方,因此,无法确知 NEC 发生率降低的是因为使用人乳强化剂,还是因为用母乳替代了配方奶。最近一项针对极低出生体重婴儿的研究发现,纯人乳喂养降低了病率,具有成本效益,但作者表示,这项研究样本量不足以确定母乳对支气管肺发育不良和早产儿视网膜病变的影响。最近的一项系统性综述得出结论,母亲牛源性母乳强化剂可能增加 NEC 风险的证据有限。显然,还需要更多设计良好的独立研究来确定合适的母乳强化方法。亲母母乳和 PDHM 都需要强化以满足早产儿的需求。当前正在进行的针对不同策略的持续研究,将为适当的母乳强化提供更多支持。在本章撰写之时,母乳分析仪已在美国上市,但尚未批准用于临床。一旦标准化和校准问题得到解决,母乳分析仪将有望推动人乳库的人乳组成控制和 NICU 更精确的靶向强化。

过去 10 年中,我们已经认识到母乳对婴儿肠道微生态的影响,因为肠道微生物的获得和发展是在婴儿期,但会影响到整个生命周期的健康。Gregory 等发现,亲母母乳的积极作用最大,PDHM 也有益处,但受婴儿胎龄的影响。在不足 28 周的早产儿,主要是对特定细菌在肠道定植的影响,而满 28 周之后的婴儿,肠道微生物群更接近于亲母母乳的微生物群。

为了能有更多的母乳，许多 NICU 将 PDHM 使用作为标准。提供优质有效的母乳喂养支持以及 NICU 提供 PDHM，可以提高出院前母乳利用率，包括更高的亲母母乳率以及出院时更高的母乳喂养率和亲喂率。此外，在一项配对研究中，主要纯母乳喂养并补充喂养 PDHM 的 100 名 LBW 婴儿，与喂养 PDHM 和早产儿配方奶为主的 100 名 LBW 婴儿比较，结果发现前者住院时间更短，8 个月内的医疗服务成本更低。

虽然研究非常有限，但越来越多的产科病房在提供短期 PDHM 补充喂养，特别是针对有加奶医学指征的婴儿，如低血糖等。在接受 PDHM 婴儿的母亲，通常将其视为暂时性措施，并认为有助于鼓励纯母乳喂养。另外，某些情况下，家长非常抗拒使用配方奶，如果提供 PDHM 作为医学补充喂养方案，则能够支持家长的知情选择。

最后，Wight 估计，由于捐赠人乳可以缩短住院时间、降低 NEC 和败血症发生率，医院每支付 1 美元向非盈利人乳库购买捐赠人乳，可节约相关医疗费 11 美元。至于捐赠人乳的总成本，Carroll 和 Herrmann 在一家美国的 NICU 进行的研究发现，绝大多数出生体重低于 1 500g 或出生胎龄小于 33 周的早产儿母亲很难保证足量泌乳。向这一人群提供捐赠人乳（部分或纯捐赠人乳喂养）所需的成本大约是每天 27~590 美元。另一项研究比较了给超早产儿提供 100% 纯人源性营养（母乳加人乳强化剂）与母乳加牛乳强化剂的成本差异，结果显示，这种方法能够降低 NEC 的发生率，因此缩短了住院时间，也降低了相关住院费用。如前所述，Embleton 等针对人乳强化剂有效性的研究证据是否可靠提出了质疑。目前为止，对于高危患儿因无法获得 PDHM 而增加的卫生医疗成本，是否高于 100% 人乳喂养所节约的成本，尚无研究。另一种成本计算方法，是比较使用 100ml 的亲母母乳与同体积配方奶或巴氏消毒 PDHM 的成本差异。在 NICU 的极低出生体重儿喂养中，医疗机构最节约成本的做法是支持亲母母乳喂养。

几篇已发表的病例报道探讨了将捐赠人乳用于足月儿、儿童或成人的一系列疾病治疗或提供免疫支持及营养支持的情况。捐赠人乳还作为儿童慢性肾衰竭、代谢综合征、IgA 缺乏症和过敏的辅助治疗。

虽然没有正式发表，但一些人乳库也曾经报告过多例 PDHM 治疗喂养不耐受和过敏的案例，包括一些只有吃母乳才能正常生长的婴儿病例。对于这些患儿，捐赠人乳往往是最后的救命稻草，一方面是由于费用的关系，另一方面是因为捐赠人乳并不是常规治疗手段，因此医生在这方面的经验较少。

一些成年疾病也能够通过母乳得到较好的效果，包括出血性结膜炎、肝移植患者的 IgA 缺乏症、消化道疾病如严重的反流等。瑞典兰德大学首次发表在 1995 年的研究显示，母乳中有一种独特的蛋白质 alpha 乳清蛋白多聚体（multimeric alpha-lactalbumin），能诱导某些癌细胞凋亡（程序化死亡）。该研究小组还发现，从母乳中分离出的 α- 乳清蛋白 - 油酸复合物（alpha-lactalbumin-oleic acid）可作为局部治疗方法，治疗对传统治疗方法无效的皮肤乳头状瘤。该研究组进一步使用大鼠动物模型对母乳中提取的可杀死肿瘤细胞的人 α 乳清蛋白（human alpha-lactalbumin made lethal to tumor cells，HAMLET）的作用进行了研究，了解是否能将 HAMLET 作为胶质母细胞瘤（脑瘤）的一种特殊疗法。研究者仍在继续探索 HAMLET 结构和功能，希望能最终用于临床。从小鼠和临床试验的证据表明，HAMLET 将来可能在多种癌症的治疗方面有潜在价值。成年癌症患者治疗中使用 PDHM 治疗，并报告了从生理、心理和精神状态方面的生活质量均有所改善。

一些最新有关捐赠人乳的研究主要关注于巴氏消毒的作用。最常用的巴氏消毒方法是 Holder 巴氏消毒法，即 62.5℃、30 分钟，然后快速冷却到 4℃。虽然许多因子如水溶性维生素如维生素 C 等会因为巴氏消毒而降低，但许多有益物质，如寡聚糖、生长因子、某些维生素、脂肪酸等在加热过程中并未受到影响。其他的巴氏消毒方法也在开发和验证中，希望能够找到一种方法，能够在人乳库广泛使用并能更大程度保留人乳中的生物活性成分。

▶ 十二、部分案例研究

捐赠人乳的使用者绝大多数是早产儿。在巴西和英国等许多国家，早产儿是唯一的捐赠人乳使用者。而在北美，捐赠人乳还可用在许多其他情况，专栏 15-2~ 专栏 15-6 列举了医院或社区的一些常见情况下捐赠人乳的使用案例。

专栏 15-2 婴儿 B 的案例

早产儿 B，出生胎龄为 28 周 $^{+6}$，因母亲胎膜早破后胎儿宫内窘迫而行紧急剖宫产。母亲 Marina 患有克罗恩病，并发妊娠期高血压和子痫前期。这是第二胎，第一胎是足月经阴道分娩。

Marina 自述第一胎母乳喂养不顺利，因泌乳不好，产后第一周就用完全奶粉喂养代替母乳喂养了。谈到没能成功母乳喂养第一个孩子时，她情绪很激动。早产儿 B 出生体重 710g，因宫内发育迟缓（IUGR）转入 NICU。产后 1 小时内 Marina 学会手挤奶，24 小时内开始吸乳配合手挤尽量挤出更多的奶。她为自己已经能够挤出少量初乳而兴奋不已。她的孩子接受了口腔免疫治疗，即用妈妈挤出的新鲜乳汁放入婴儿口腔，每 2 小时 1 次，刺激婴儿免疫功能发育，直至婴儿能够自己经口喂养。出生后 24 小时内，婴儿已经能够开始营养性，包括亲母母乳和 PDHM。Marina 也得到了积极的鼓励，帮助她给婴儿提供更多自己的乳汁。由于自己的克罗恩病及孩子为 NEC 高危患儿，Marina 非常担心，但因为 NICU 可以有 PDHM 能满足孩子的需要，也感到非常欣慰。

（经允许转自：BC Women's Milk Bank）

专栏 15-3 婴儿 M 的案例

患儿 M 出生于 23：30，出生体重 4 252g，母亲合并妊娠期糖尿病，阴道分娩。婴儿生后置于母亲腹部，擦干，并放于母亲胸前进行皮肤接触。出生后 30 分钟开始了第一次哺乳，母亲乳房体积大，乳头短小，婴儿频繁含接滑脱，持续 10 分钟未能有效含接。医务人员教母亲如何手挤乳汁，并将少量初乳挤到勺子中，并示范如何喂给婴儿。同时告知母亲初乳量是正常的，会在随后的几天内逐渐增加。在转到产后病房的过程中，婴儿 M 在与母亲皮肤接触的状态中熟睡。

在产后病房，婴儿 M 出现低血糖，产后两小时血糖水平为 2.0mmol/L，急需补充喂养以提高血糖水平。婴儿含接不好，母亲也无法挤出更多初乳。医护人员评估了补充喂养的选择，婴儿母亲知情后，同意用勺子喂给婴儿 5ml 的巴氏消毒 PDHM。1 小时后重新检测血糖水平提高到 2.2mmol/L。又通过勺子喂了 5ml PDHM，一小时后血糖水平升高为 2.6mmol/L（正常范围）。

母亲经指导学会了观察婴儿的喂养征兆、持续皮肤接触并尝试按需哺乳。婴儿母亲在主管护士的帮助下，每 3 小时尝试哺乳一次，再用手挤并通过勺子喂。24 小时后，婴儿开始能够有效含接并吸吮。

（经允许转自：BC Women's Milk Bank）

专栏 15-4 婴儿 L 的案例

婴儿 L，健康足月儿，正常母乳喂养，体重增长超过正常水平，最初的母乳喂养状况非常良好。2 周后，母亲由

续表

于医疗原因停止母乳喂养，开始喂养配方奶。喂养配方奶 7 天后，婴儿的体重严重下降，并出现严重的胃食管反流情况：严重哭闹、频繁呕吐、拒绝喂养、尝试喂奶时哭闹并角弓反张、血便，躯干出现皮疹。母亲还发现婴儿眼睛黏液增多、流泪发红，而且严重咳嗽。婴儿 L 后来由于呼吸道症状、喂养不耐受和体重下降，在出生后四周重新入院。尝试喂养多种配方奶粉后婴儿症状仍没有缓解。

儿科胃肠病专家会诊后，婴儿 L 开始使用 PDHM，5 天后症状迅速改善，2 周后，所有症状消失。

在达到 4 月龄时，尝试喂养低敏配方奶粉，24 小时后，四肢出现湿疹样红疹，眼睛黏液分泌增加，并出现严重的喘鸣导致急诊治疗，入院检测显示血氧饱和度低。经诊断为严重过敏。

8 月龄时，婴儿持续使用 PDHM，期间未出现过敏症状，体重增长超过平均水平。

（转自：Mothers' Milk Bank of North Texas；2013）

专栏 15-5 婴儿 K 的案例

婴儿 K 生于孕 41 周，出生体重为 2 892g。出生时发现室间隔缺损，房间隔缺损及主动脉缩窄，出生 6 天行心脏手术。手术导致淋巴结损伤，婴儿出现乳糜胸，对脂肪成分不耐受。但婴儿对 Portagen 配方奶也不耐受。人乳库提供脱脂捐赠人乳，先通过管饲喂养，后经口喂养。婴儿最初每次喂养 40ml，并比预计提前 1 周出院。对于此例患儿每天的热量摄入不是重点，首要考虑的营养摄入问题，因此捐赠人乳是当时唯一的选择，因为捐赠人乳能够预防感染，促进术后恢复。

注：为提供低脂 PDHM，人乳库将冰冻母乳置于冷藏室解冻至少 12 小时，然后用导管或注射器将低脂的乳清层吸出，置于另一个储存容器中用于喂食。如果需要去除更多脂肪，可以将乳清层进行离心再吸出乳清部分。

（转自：Mothers' Milk Bank Denver Colorado；2013）

专栏 15-6 婴儿 P 的案例

女婴 P 因母亲胎盘功能不全而早产，胎龄 35 周。在 NICU 住院 5 天，期间母亲直接哺乳并吸乳喂食婴儿。但在出生后 2 周，母亲的泌乳量仍只能满足婴儿需求的一半，每次使用配方奶，都会出现喂养不耐受的症状。胃食管反流的相关治疗对症状（不适、排便困难）改善无益。在尝试了 6 种不同的配方奶后，转诊给儿科消化系统专家，医生建议继续尝试其他类型的配方奶。

患儿家属观察到，婴儿单纯食用亲母母乳时表现得更为舒适和愉快，因此家属尝试上网寻找捐赠人乳，发现了北美人乳库协会，并尝试联系了离他们最近的人乳库。与儿科医生讨论后，开具了捐赠人乳的处方，婴儿症状

续表

很快减轻。3 周后，医生建议尝试两种低敏配方奶粉，但使用后患儿的症状均重现，即排便困难、体重增长暂停，于是重新使用捐赠人乳，体重开始迅速上升，也恢复了生长。婴儿母亲发现使用摄入较少奶制品的捐赠人乳时效果最佳。但将 3 位低奶制品摄入的捐赠人乳混合喂食后，女婴症状加重了。因此人乳库将 3 位捐赠者的乳汁分别储存，其中 1 位捐赠者的乳汁对婴儿症状的改善效果最佳。人乳库联系捐赠者，并希望能够增加捐赠乳量，捐赠者在数周内增加了捐赠量。而期间女婴的母亲由于乳腺炎导致泌乳彻底停止。因此从 5 月龄开始，女婴开始纯捐赠人乳喂养，而且即使喂养有少量奶制品摄入者的捐赠乳汁时，生长发育情况依然良好。

这一案例是非常罕见的，因为捐赠母乳库很少将特定捐赠者的乳汁给特定使用者。但在本案例中的特殊情况下，由于婴儿使用其他喂养方式时无法正常的生长而采用这种方式。

（转自：WakeMed Health & Hospitals Milk Bank）

▶ 十三、向 Mary Rose Tully 致敬

Mary Rose Tully 是本章原版的合著者，于 2010 年 1 月因胰腺癌不幸去世。Mary Rose Tully 是北美人乳库协会（HMBANA）的创始人之一，数十年来她一直不懈地支持非营利性人乳库业务及母乳喂养的女性。自 2001 年至去世时，她一直担任北卡罗来纳大学 Chapel Hill 妇幼医院泌乳支持部门主任；北卡罗来纳大学公共卫生学院兼职副教授及北卡罗来纳州婴幼儿喂养和护理中心教员。她出众的幽默感和对母乳喂养领域的奉献精神，让我们始终铭记。

▶ 十四、小结

人乳库和捐赠人乳的临床使用是促进、保护和推动母乳喂养的一种重要策略。母乳对婴儿来说是无可比拟和不可替代的，使用人乳库的捐赠人乳是对母乳喂养的一种有力支持。亲母母乳永远是婴儿喂养的首选，除非是在某些特殊情况下。2002 年，世界卫生组织在全球婴幼儿喂养策略中提出：

"对于不能或不应对婴儿进行哺乳的极少数例外的情况下，最佳的替代方案是根据具体情况选择母亲挤出的母乳、其他健康乳母的乳汁或人乳库的捐赠人乳、代乳品，使用喂杯的方式比奶瓶或奶嘴更为安全。"

▶ 十五、关键知识点

1. 人乳库招募和筛选捐赠者，收集、处理、检验捐赠人乳，并将其分发给有医疗需求且有执业医师开具处方的个体。

2. 对于丧子的母亲，尝试捐赠乳汁可作为一种治疗，应为其提供相关信息便于她们做出知情选择。

3. 人乳库的捐赠者筛查程序是在献血和人体组织捐赠基础上，增加了针对人乳的特别要求。

4. 捐赠人乳的适用人群是亲母母乳不足的婴儿或无法获得亲母母乳且有人乳喂养的医疗需求。

5. 有效支持母乳喂养很重要，但如亲母母乳不足或无法获得，使用捐赠人乳可确保患病婴儿或高危患儿获得高水平医疗救治。

6. 已知的第一个人乳库于 1909 年在维也纳建立。

7. 已知的北美第 1 个人乳库于 1910 年在马萨诸塞州的波士顿建立。

8. 20 世纪 40 年代，美国儿科学会建立了捐赠母乳库相关指南。

9. 20 世纪 70~80 年代早期，出现了许多医院或社区的正式或非正式的人乳库。

10. 1985 年，北美人乳库协会成立，推动人乳库建立和运营的标准化。

11. 20 世纪 80 年代中期，CMV 和 HIV 的传播及特殊早产儿配方奶的出现，导致人乳库大量关闭。

12. 目前，随着研究证实母乳（亲母母乳或捐赠人乳）是婴儿的最佳营养选择，全球的人乳库数量在不断增加。

13. 合格捐赠者的巴氏消毒捐赠人乳的安全性非常高，远超代乳品。

14. 影响捐赠人乳使用的主要原因之一是专业人士缺乏对捐赠人乳的认知和教育。

15. 专业医护人员参与非正规途径的母乳分享的行为，将导致伦理学和自身可靠性问题。虽然一般非正规途径的母乳分享的风险并不高，但是捐赠者的筛查仍需要由有专业资质的人进行。在过去的 10 年中，由于互联网络的兴起及对母乳价值的认知不断提高，非正规途径的母乳分享在不断增加。但令人遗憾的是，有效的母乳喂养支持却并没有得到同样的重视。

16. 北美人乳库下属成员单位和全球的绝大多数人乳库都是非营利组织，这能够确保需要的患

者可以通过最低廉的成本获得最安全的捐赠人乳。

（张美华 译 高雪莲 校）

参考文献

Abrams AS, Landers S, Nobel LM, Poindexter B. Donor human milk for the high-risk infant: preparation, safety, and usage options in the United States. *Pediatrics.* 2017;139. pii: e20163440.

Agence France-Presse. UNICEF slams firm selling breast milk from Cambodia. *The Straits Times;* March 23, 2017. Available at: http://www.straitstimes.com/asia/se-asia/unicef-slams-firm-selling-breast-milk-from-cambodia. Accessed February 25, 2018.

Almeida SG, Dorea JG. Quality control of banked milk in Brasilia, Brazil. *J Hum Lact.* 2006;22:335–339.

Alnakshabandi K, Fiester A. Creating religiously compliant milk banks in the Muslim world: a commentary. *Paediatr Int Child Health.* 2016;36:4–6.

Anderson A, Arnold LD. Use of donor breast milk in the nutrition management of chronic renal failure: three case histories. *J Hum Lact.* 1993;9:263–264.

Apple RD. "To be used only under the direction of a physician": commercial infant feeding and medical practice, 1870–1940. *Bull Hist Med.* 1980;54:402–417.

Apple RD. "Advertised by our loving friends": the infant formula industry and the creation of new pharmaceutical markets, 1870–1910. *J Hist Med Allied Sci.* 1986;41:3–23.

Arendt, M. Codex Alimentarius: what has it to do with me? *J Hum Lact.* 2018;34:704–710.

Arnold LD. Use of donor milk in the treatment of metabolic disorders: glycolytic pathway defects. *J Hum Lact.* 1995;11:51–53.

Arroyo G, Ortiz Barrientos KA, Lange K, et al. Effect of the various steps in the processing of human milk in the concentration of IgA, IgM, and lactoferrin. *Breastfeed Med.* 2017;7:443–445.

Arslanoglu S, Moro GE, Bellù R, et al. Presence of human milk bank associated with elevated rate of exclusive breastfeeding in VLBW infants. *J Perinat Med.* 2013;41:129–131.

Arslanoglu S, Ziegler EE, Moro GE. Donor human milk in preterm infant feeding: evidence and recommendations. *J Perinat Med.* 2010; 38:347–351.

Assad M, Elliott MJ, Abraham JH. Decreased cost and improved feeding tolerance in VLBW infants fed an exclusive human milk diet. *J Perinatol.* 2016;36(3):216–220.

Baack ML, Norris AW, Yao J, Colaizy T. Long chain polyunsaturated fatty acid levels in U.S. donor human milk: meeting the needs of premature infants? *J Perinatol.* 2012;32:598–603.

Baker J. The infants' milk stations: their relation to the pediatric clinics and to private physician. *Arch Pediatr.* 1914;31:165–170.

Barchfield J. Brazil's maternal milk bank: a model. *NBC News;* September 4, 2014. Available at: https://www.nbcnews.com/news/latino/brazils-maternal-milk-banks-global-model-n195406. Accessed September 29, 2018.

Barret C, Hiscox I. The collection and preservation of breast milk. *Can Nurs.* 1939;1:15–18.

Bartick MC, Schwarz EB, Green BD, et al. Suboptimal breastfeeding in the United States: maternal and pediatric health outcomes and costs. *Matern Child Nutr.* 2017;13:1.

Battersby C, Marciano Alves Mousinho R, Longford N, Modi N. Use of pasteurised human donor milk across neonatal networks in England. *Early Hum Dev.* 2018;118:32–36.

Baumgartel K, Sneeringer L, Cohen S. From royal wet nurses to Facebook: the evolution of breastmilk sharing. *Breastfeed Rev.* 2016;24:25–32.

Belfort MB, Droulin K, Riley JF, et al. Prevalence and trends in donor milk use in the well-baby nursery: a survey of Northeast United States birth hospitals. *Breastfeed Med.* 2018;13: 34–41.

Blackman J. Lessons from history of maternal care and childbirth. *Midwives Chron Nurs Notes.* 1977;3:46–49.

Block J. Move over milk banking. Facebook and milk sharing. *TIME;* November 22, 2010. Available at: http://content.time.com/time/health/article/0,8599,2032363,00.html. Accessed March 5, 2018.

Brady JP. Marketing breast milk substitutes: problems and perils throughout the world. *Arch Dis Child.* 2012; 97:529–532.

Breton P. *The Dionne years.* New York, NY: WW Norton; 1978.

Buckle A, Taylor C. Cost and cost-effectiveness of donor human milk to prevent necrotizing enterocolitis: systematic review. *Breastfeed Med.* 2017;12(9):528–536.

Buffin R, Pradat P, Trompette J, et al. Air and water processes do not produce the same high-quality pasteurization of donor human milk. *J Hum Lact.* 2017;33(4):717–724.

Carroll K, Herrmann KR. The cost of using donor human milk in the NICU to achieve exclusively human milk feeding through 32 weeks of postmenstrual age. *Breastfeed Med.* 2013;8:286–290.

Centers for Disease Control and Prevention (CDC). Acute hemorrhagic conjunctivitis—American Samoa. *Morb Mortal Wkly Rep.* 1982;31(3):21–22.

Codex Alimentarius. Standard for infant formula and formulas for special medical purposes intended for infants. Geneva, Switzerland: World Health Organization; 2007.

Cohen R. Retrospective review of serological testing of potential human milk donors. *Arch Dis Child Fetal Neonatal Ed.* 2010;95:F118–F120.

Cole JCM, Schwarz J, Farmer MC, et al. Facilitating milk donation in the context of perinatal care. *J Obstet Gynecol Neonatal Nurs.* 2018;47(4):564–570. doi:10.1016/j.jogn.2017.11.002

De Almeida JAG. The Iberoamerican program of human milk banks: creating a world day of human milk donation. Donor breastmilk: in support of breastfeeding. Paper presented at the EMBA International Congress. Lisbon, Spain; October 5–6, 2012

Delfosse NM, Ward L, Lagomarcino AJ, et al. Donor human milk largely replaces formula-feeding of preterm infants in two urban hospitals. *J Perinatol.* 2013; 33:446–451.

DeMarchis A, Israel-Ballard K, Amundson Mansen K, Engmann MC. Establishing an integrated human milk banking approach to strengthen newborn care. *J Perinatol.* 2017;37:469–474.

de Oliveira PR, Yamamoto AY, de Souza CB, et al. Hepatitis B viral markers in banked human milk before and after Holder pasteurization. *J Clin Virol.* 2009; 45:281–284.

DiLauro S, Unger S, Stone D, O'Connor DL. Human milk for ill and medically compromised infants: strategies and ongoing innovations. *J Parenter Enteral Nutr.* 2016;6:768–782.

Dritsakou K, Liosis G, Valsami G, Polychronopoulos E, Souliotis K, Skouroliakou M. Mother's breast milk supplemented with donor milk reduces hospital and health service usage costs in low-birthweight infants. *Midwifery.* 2016;40:109–113.

Eidelman AI, Schanler R. Breastfeeding and the use of human milk. Section on breastfeeding. *Pediatrics.* 2012;129:e827–e841.

Embleton N, King C, Jarvis C, et al. Effectiveness of human milk-based fortifiers for preventing necrotizing enterocolitis in preterm infants: case not proven. *Breastfeed Med.* 2013;8:421.

Fusch G, Kwan C, Kotrri G, Fusch C. "Bed side" human milk analysis in the neonatal intensive care unit: a systematic review. *Clin Perinatol.* 2017. 44;1:209–267.

Ganapathy V, Hay JW, Kim JH. Costs of necrotizing enterocolitis and cost-effectiveness of exclusively human milk-based products in feeding extremely premature infants. *Breastfeed Med.* 2012;7:29–37.

Giuliani F, Prandi G, Coscia A, et al. Donor human milk versus mother's own milk in preterm VLBWIs: a case control study. *J Biol Regul Homeost Agents.* 2012;26(3 suppl):19–24.

Goldberg E. Brazil slashes child mortality rates with breastfeeding milk banks [published online August 2, 2016]. *Impact.* Available at: http://www.huffingtonpost.ca/entry/amid-zika -crisis-brazil-leads-the-way-in-1-area-of-infant-health_us _579a3c5de4b02d5d5ed4c07e. Updated August 21, 2016. Accessed March 7, 2018.

Gregory KE, Samuel BS, Houghteling P, et al. Influence of maternal breast milk ingestion on acquisition of the intestinal microbiome in preterm infants. *Microbiome.* 2016;4(1):68. doi: 10.1186/s40168-016-0214-x

Gribble KD. Peer-to-peer milk donors' and recipients' experiences and perceptions of donor milk banks. *J Obstet Gynecol Neonatal Nurs.* 2013;42:451–461.

Grovslien AH, Gronn M. Donor milk banking and breastfeeding in Norway. *J Hum Lact.* 2009;25:206–210.

Gustafsson L, Hallgren O, Mossberg AK, et al. HAMLET kills tumor cells by apoptosis: structure, cellular mechanisms, and therapy. *J Nutr.* 2005;135:1299–1303.

Gustafsson L, Leijonhufvud I, Aronsson A, et al. Treatment of skin papillomas with topical alpha-lactalbumin-oleic acid. *N Engl J Med.* 2004;350:2663–2672.

Gutiérrez D, de Almeida JA. Human milk banks in Brazil. *J Hum Lact.* 1998;14:333–335.

Hakansson A, Zhivotovsky B, Orrenius S, et al. Apoptosis induced by a human milk protein. *Proc Natl Acad Sci USA.* 1995;92:8064–8068.

Health Canada. Information update: Health Canada raises concerns about sale and distribution of human milk. Ottawa, ON: Health Canada; 2006.

Health Canada. Health Canada raises concerns about the use of unprocessed human milk. Ottawa, ON: Health Canada; 2010. Available at: http://www.hc-sc.gc.ca/ahc-asc/media/advisories -avis/_2010/2010_202-eng.php. Accessed March 7, 2018.

Ho J, Nadeem A, Svanborg C. HAMLET–A protein-lipid complex with broad tumoricidal activity. *Biochem Biophys Res Commun.* 2017;482(3):454–458.

Houghteling PD, Walker WA. Why is initial bacterial colonization of the intestine important to infants' and children's health? *J Pediatr Gastroenterol Nutr.* 2015;60(3):294–307.

Human Milk Banking Association of North America (HMBANA). Guidelines for the establishment and operation of a donor human milk bank. Raleigh, NC: HMBANA; 2018.

Jefferson DL. Child feeding in the United States in the nineteenth century. *J Am Diet Assoc.* 1954;30:335–344.

Jegier BJ. The institutional cost of acquiring 100 mL of human milk for very low birth weight infants in the neonatal intensive care unit, 2013. *J Hum Lact.* 2013;29:390–399.

Jeppesen DI, Ersbøll AK, Hoppe TU, et al. Normal thymic size and low rate of infections in human donor milk fed HIV-exposed uninfected infants from birth to 18 months of age [published online April 30, 2013]. *Int J Pediatr.* doi:10.1155/2013/373790

Jones F. History of North American donor milk banking: one hundred years of progress. *J Hum Lact.* 2003;19:313–318.

Kair LR, Flaherman VJ. Donor milk or formula: a qualitative study of postpartum mothers of healthy newborns. *J Hum Lact.* 2017;33(4):710–716.

Kantorowska A, Wei JC, Cohen RS, Lawrence RA, Gould JB, Lee HC. Impact of donor milk availability on breast milk use and necrotizing enterocolitis rates. *Pediatrics.* 2016;137: e20153123.

Khalil A, Buffin R, Sanlaville D, Picaud JC. Milk kinship is not an obstacle to using donor human milk to feed preterm infants in Muslim countries. *Acta Paediatr.* 2016;105:462–467.

Kim J, Unger S. Position statement: human milk banking. Canadian Pediatric Society. *Paediatr Child Health.* 2010;15: 595–598.

Klotz D, Joellenbeck M, Winkler K, Kunze M, Huzly D, Hentschel R. High-temperature short-time pasteurization of human

breastmilk is efficient in retaining protein and reducing the bacterial count. *Acta Paediatr.* 2017;106(5):763–767.

Kwan C, Fusch G, Bahonjic A, Rochow N, Fusch C. Infrared analyzers for breast milk analysis: fat levels can influence the accuracy of protein measurements. *Clin Chem Lab Med.* 2017;55(12):1931–1935.

Landers S, Updegrove K. Bacteriologic screening of donor human milk before and after Holder pasteurization. *Breastfeed Med.* 2010;5:117–121.

Lucas A, Brooke OG, Morley R, et al. Early diet of preterm infants and development of allergic or atopic disease: Randomised prospective study. *BMJ.* 1990;300:837–840.

Lucas A, Morley R. Does early nutrition in infants born before term programme later blood pressure? *BMJ.* 1994;309:304–308.

Lucas A, Morley R, Cole TJ, et al. Early diet in preterm babies and developmental status in infancy. *Arch Dis Child.* 1989;64:1570–1578.

Lucas A, Morley R, Cole TJ, et al. Breast milk and subsequent intelligence quotient in children born preterm. *Lancet.* 1992; 339:261–264.

Lucas A, Morley R, Cole TJ, Gore SM. A randomised multi-centre study of human milk versus formula and later development in preterm infants. *Arch Dis Child Fetal Neonatal Ed.* 1994;70:F141–F146.

Maayan-Metzger A, Ayiyi S, Schushan-Eisen I, Kuint J. Human milk versus formula feeding among preterm infants: short-term outcomes. *Am J Perinatal.* 2012. 29;2:121–126.

Mackenzie C. Mothers' knowledge of and attitudes toward human milk banking in South Australia: a qualitative study. *J Hum Lact.* 2013;29:222–229.

Mannel R, Peck JD. Outcomes associated with type of milk supplementation among late preterm infants. *J Obstet Gynecol Neonatal Nurs.* 2018;47(4):571–582.

McGuire W, Anthony MY. Donor human milk versus formula for preventing necrotizing enterocolitis in preterm infants: systematic review. *Arch Dis Child Fetal Neonatal Ed.* 2003;88:F11–F14.

McHaffie LP. The artificial feeding of young babies. *Can Nurs.* 1927;23:635–664.

Mejie P, Se Sekllir L, Gardin K, Nixon L. Mother and child promotion: a preliminary analysis of social media marketing of infant formula. Berley Media Studies Group; 2016. Available at: http:// www.bmsg.org/resources/publications/mother-and-child -promotion-preliminary-analysis-social-media-marketing -infant. Accessed November 11, 2018.

Merhav HJ, Wright HI, Mieles LA, Van Thiel DH. Treatment of IgA deficiency in liver transplant recipients with human breast milk. *Transpl Int.* 1995;8:327–329.

Mimouni FB, Koletzko B. Human milk for preterm infants. *Clin Perinatol.* 2017;44(1):xix–xx. doi:10.1016/j.clp.2016.12.001

Miracle DJ, Szucs KA, Torke AM, Helft PR. Contemporary ethical issues in human milk-banking in the United States. *Pediatrics.* 2011;128:1186–1191.

Montjaux-Regis N, Cristini C, Arnaud C, et al. Improved growth of preterm infants receiving mother's own raw milk compared with pasteurized donor milk. *Acta Paediatr.* 2012;100:1548–1554.

Mosca F, Gianni ML. Human milk: composition and health benefits. *Pediatr Med Chir.* 2017;39(2):155.

Mossberg AK, Wullt B, Gustafsson L, et al. Bladder cancers respond to intravesical instillation of HAMLET. *Int J Cancer.* 2007;121:1352–1359.

National Institute for Health and Care Excellence. NICE guidelines: donor breast milk banks: the operation of donor breast milk bank services. CG93. London, UK: National Institute for Health and Care Excellence; 2010. Available at: http://pathways .nice.org.uk/pathways/donor-breast-milk-banks/donor-breast

-milk-banks-overview. Accessed November 11, 2018.

Noteborn MH. Proteins selectively killing tumor cells. *Eur J Pharmacol.* 2009;625:165–173.

Olieman JF, Penning C, Ijsselstijn H, et al. Enteral nutrition in children with short-bowel syndrome: current evidence and recommendations for the clinician. *J Am Diet Assoc.* 2010;110:420–426.

Ortiz F. Breast milk banks, from Brazil to the world. Inter Press Service News Agency; September 27, 2012. Available at: http://www.ipsnews.net/2012/09/breast-milk-banks-from-brazil-to-the-world/. Accessed March 7, 2018.

Panczuk J, Unger S, O'Connor D, Lee SK. Human donor milk for the vulnerable infant: a Canadian perspective. *Int Breastfeed J.* 2014;9:4.

Parker MG, Burnham L, Mao W, Phillip BL, Merewood A. Implementation of a donor milk program is associated with greater consumption of mothers' own milk among VLBW in a US, level 3 NICU. *J Hum Lact.* 2016;2:221–228.

Peila C, Moro GE, Bertino E, et al. The effect of Holder pasteurization on nutrients and biologically-active components in donor human milk: a review. *J Perinatol.* 2016;36(3):216–220.

Perrin MT. Donor human milk and fortifier use in United States level 2, 3 and 4 neonatal care hospitals. *J Pediatr Gastroenterol Nutr.* 2018;66:664–669.

Pettersson-Kastberg J, Mossberg AK, Trulsson M, et al. Alpha-lactalbumin, engineered to be nonnative and inactive, kills tumor cells when in complex with oleic acid: a new biological function resulting from partial unfolding. *J Mol Biol.* 2009;394:994.

Piwoz EG, Huffman SL. The impact of marketing of breast-milk substitutes on WHO-recommended breastfeeding practices. *Food Nutr Bull.* 2015;36:373–386.

Program for Appropriate Technology in Health (PATH). Driving transformative innovation to save lives 2013. Available at: http://www.path.org. Accessed April 23, 2014.

Puthia M, Storm P, Nadeem A, et al. Prevention and treatment of colon cancer by peroral administration of HAMLET (human a-lactalbumin made lethal to tumour cells). *Gut.* 2014. 63(1):131–142. Available at: http://gut.bmj.com/content/63/1/131. Accessed March 7, 2018.

Quigley M, Embleton ND, McGuire W. Formula versus donor breast milk for feeding preterm or low birth weight infants. *Cochrane Database Syst Rev.* 2018;20(6):CD002971. doi:10.1002/14651858.CD002971.pub4

Quigley M, McGuire W. Formula versus donor breast milk for feeding preterm or low birth weight infants. *Cochrane Database Syst Rev.* 2014;4:CD002971. doi:10.1002/14651858.CD002971.pub3

Radmacher PG, Adamkin DH. Fortification of human milk for preterm infants. *Semin Fetal Neonatal Med.* 2017;22(1):30–35.

Rivera A. *Growth issues for preterm infants fed donor milk.* Paper presented at: Human Milk for Human Infants: Evidence & Application, HMBANA Conference. Fort Worth, TX; November 8, 2007.

Rough SM, Sakamoto P, Fee CH, Hollenbeck CB. Qualitative analysis of cancer patients' experiences using donated human milk. *J Hum Lact.* 2009;25:211–229.

Sam SS, Ingersoll J, Racsa LD, et al. Long-term stability of CMA DNA in human breast milk. *J Clin Virol.* 2018;102:39–41.

Sen S, Benjamin C, Riley J, et al. Donor milk utilization for healthy infants: experience at a Dingle academic center. *Breastfeed Med.* 2018;13:28–33.

Spatz DL, Robinson AC, Froh EB. Cost and use of pasteurized donor human milk at a children's hospital. *J Obstet Gynecol Neonatal Nurs.* 2018;47(4):583–588. doi:10.1016/j.jogn.2017.11.004

Stuebe A. The risks of not breastfeeding for mothers and infants.

Rev Obstet Gynecol. 2009;2(4):222–231.

Sullivan S. An exclusively human milk–based diet is associated with a lower rate of necrotizing enterocolitis than a diet of human milk and bovine-based products. *J Pediatr.* 2010;156:562–567.

Technical Advisory Group (TAG). Milk Banking Meeting. Seattle, WA: PATH; November 2012.

Tow A. Simplified infant feeding: a four hour feeding schedule. *Arch Pediatr.* 1934;51:49–50.

Tully MR. Banked human milk in the treatment of IgA deficiency and allergy symptoms. *J Hum Lact.* 1990;6:75.

Tully MR, Lockhart-Borman L, Updegrove K. Stories of success: the use of donor milk is increasing in North America. *J Hum Lact.* 2004;20:75–77.

Underwood M. Human milk for the premature infant. *Pediatr Clin North Am.* 2013;60(1):189–207.

United Nations (UN). UN Convention on the Rights of the Child; 1990. Available at: http://www.ohchr.org/EN/Professional Interest/Pages/CRC.aspx. Accessed March 3, 2018.

U.S. Food and Drug Administration (FDA). Guidance for industry: frequently asked questions about FDA's regulation of infant formula. College Park, MD: FDA; 2006. Reviewed 2017.

U.S. Food and Drug Administration (FDA). Use of donor human milk. College Park, MD: FDA; 2010. Available at: http://www.fda.gov/ScienceResearch/SpecialTopics/Pediatric TherapeuticsResearch/ucm235203.htm. Accessed May 20, 2013.

Vázquez-Román S, Bustos-Lozano G, López-Maestro M, et al. Clinical impact of opening a human milk bank in a neonatal ward. *An Pediatr.* 2014;81(1):155–160. [From abstract, original article in Spanish].

Wellborn J. Lactation support for the bereaved mother: a toolkit—information for healthcare providers. Fort Worth, TX: HMBANA; 2012.

Wiggins PK, Arnold LD. Clinical case history: donor milk use for severe gastroesophageal reflux in an adult. *J Hum Lact.* 1998;14:157–159.

Wight NE. Donor human milk for preterm infants. *J Perinatol.* 2001;21:249–254.

Wight NE. Donor milk: down but not out. *Pediatrics.* 2005; 116:1610.

Williams T, Nair H, Simpson J, Embleton N. Use of donor human milk and maternal breastfeeding rates: a systematic review. *J Hum Lact.* 2016;2:212–220.

Wood AL. The history of artificial feeding of infants. *J Am Diet Assoc.* 1955;31:474–482.

World Health Organization (WHO). Global strategy for infant and young child feeding. Geneva, Switzerland: WHO; 2003.

World Health Organization (WHO). Guidelines on optimal feeding of low birth-weight infants in low- and middle-income countries. Geneva, Switzerland: WHO; 2011.

Wright CM, Waterston AJ. Relationships between paediatricians and infant formula milk companies. *Arch Dis Child.* 2006;91:383–385.

▶ 十六、附录

附录 15-A　人乳的收集、储存和处理

　　母乳是人体的活组织,有保持自身完整性和对婴儿的保护作用。但同时我们也应当认识到,母乳的收集、储存过程的每一步,都可能会影响最终成品的质量。吸乳、收集、储存的指南,会根据不同婴儿的健康状况有所不同,如早产、足月儿,健康/患病婴儿等,也会根据母乳储存和哺喂的

场所不同(家、医院或其他儿童保健机构)而不同。

为保障母乳的有效成分及其有益作用,应当尽可能使用新鲜吸出的乳汁。我们应当为婴儿提供最佳的营养,只要能确保吸乳和储存过程符合微生物学安全性要求,那么母乳在绝大多数情况下,都优于其他代乳品。关于储存条件对母乳影响的研究较少,目前还没有研究能够证明在多长保存时间或什么温度下,母乳会变质。对于早产儿和患病婴儿来说,新鲜母乳始终是最优选择。如果冷藏母乳48小时仍未使用,应当考虑将其冰冻以保存其免疫活性。但冰冻过程会导致母乳中的消化酶类活性的损失。

可能会影响母乳中的免疫活性、热量及营养成分的因素包括:

1. 是否认真进行手卫生和吸乳配件的清洁工作。

2. 选择确定不同母婴情况下的最适排乳/吸乳方法。

3. 储存容器类型。

4. 洁净程度(不需要无菌)。

5. 玻璃或硬塑料储奶容器,有助于保存母乳中的免疫活性物质。

注:研究显示,聚碳酸酯PC塑料(硬的,透明塑料)储存或加热食品时可释放双酚A(一种内分泌干扰物质)到乳汁或其他食物。

6. 聚乙烯储奶袋因裂缝而漏奶的风险较高,研究还显示脂肪容易黏附在储奶袋上。

冷藏的母乳抗菌活性能够保持数天,研究也显示冷藏母乳的微生物计数会不断下降。然而,冷藏条件下母乳中的酶类还在继续发挥作用,而在冰冻时酶类活性会急剧下降,因此,指南建议,48小时未使用的冷藏母乳应当尽快冰冻,目的是减缓母乳中酶类活性的丢失。对于主要依靠直接哺乳的健康足月儿或幼儿,吸乳哺喂的储存条件比较宽泛,而早产儿或患病婴儿母乳的加工或储存条件相对严格。因此对于仅为早产,而没有其他问题的婴儿来说,最大限度地保证了母乳的营养和免疫活性更为重要。当婴儿能够从挤出乳中获取所有营养的时候,则应努力加大乳汁的营养和免疫价值。例如,Buss等发现储存条件下母乳的维生素C损失较多;因此主要依靠储存母乳的婴儿,可能需要补充维生素C。即使母乳的收集储存操作符合要求,早产儿仍然需要额外的母乳强化以满足个体化生长发育需要。

除了保障母乳的操作和储存条件以外,还需要避免错喂母乳,保障每个婴儿吃到的是亲母母乳。很多机构要求在给婴儿喂食母乳之前对储奶容器上的标签进行双人核对。如果出现错喂,最大的担忧是传染疾病,虽然发生概率不高,但如果发生,后续工作应包括向双方父母道歉、进行血清检测(或确保近期检测报告可信)、向双方父母提供咨询和再确认等。

参考文献

Arslanoglu S, Ziegler EE, Moro GE. Donor human milk in preterm infant feeding: evidence and recommendations. *J Perinat Med*. 2010; 38:347–351.

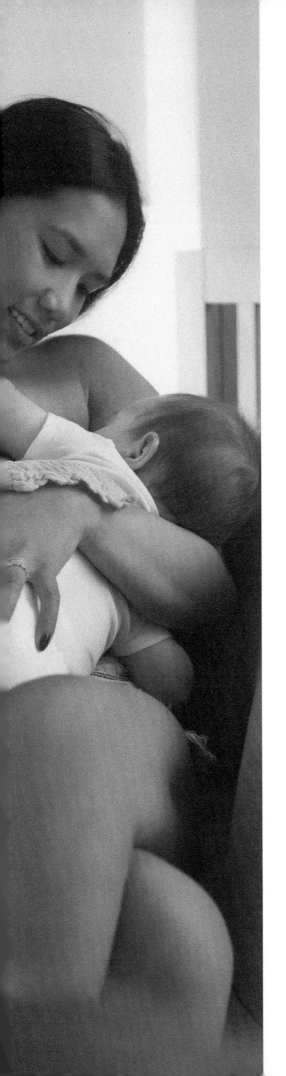

第四部分
产褥期后

第十六章　母体营养和母乳喂养 ⋯⋯⋯⋯⋯⋯369
第十七章　女性健康和母乳喂养 ⋯⋯⋯⋯⋯⋯376
第十八章　哺乳期女性就业和母乳喂养 ⋯⋯⋯427
第十九章　儿童保健 ⋯⋯⋯⋯⋯⋯⋯⋯⋯⋯⋯449
第二十章　患病婴儿的母乳喂养 ⋯⋯⋯⋯⋯⋯483

　　女性的生育期可长达 40 年,但真正能够生育的年限较短。在育儿期,很多母婴因素都会影响泌乳和母乳喂养。如女性孕前、产前和泌乳期的营养状况就很重要;饮食习惯和健康状况也会影响营养状况,进而影响泌乳。大多数女性在生育年龄是健康的,极少有自身健康状况很差以致影响泌乳能力者。尽管如此,有些母亲还是会生病,无论是急性病或慢性病,很多情况下是可以治疗或缓解的,同时不影响母乳喂养。母乳喂养女性需要考虑的其他问题还有孩子的健康、自身的生育力、分娩后性生活的恢复及就业问题。

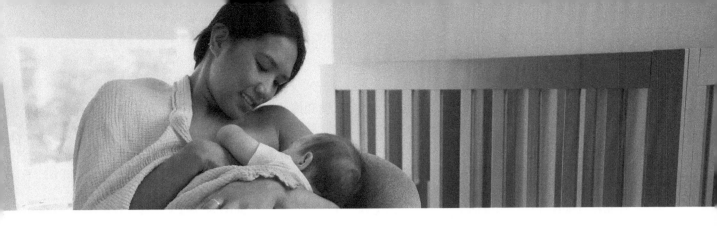

第十六章
母体营养和母乳喂养

▶ 一、概述

泌乳期的妈妈在受孕前及孕期的营养状况都会影响泌乳期的营养状况。泌乳期需要摄入更多热量,但微量营养素的需求与非泌乳期相当。泌乳期的妈妈可以通过各种饮食途径满足自身的营养需求。本章基于全球不同地区的健康状况,提供了宏量和微量营养素摄入的推荐,同时也指出了需要转诊到注册饮食治疗师或营养师的情况。

▶ 二、泌乳期母亲一般营养评估

泌乳期母亲的一般营养评估包括产前营养和健康状况、目前是否存在慢性疾病及慢性疾病家族史等。妊娠前、妊娠期和妊娠后发生的营养相关疾病或异常都可能对泌乳有不良影响。例如,妊娠期仍然存在的神经性厌食症可耗竭体内的主要营养素,包括ω-3脂肪酸、维生素A和维生素C、铬、铜和碘元素等,进而影响健康泌乳。

应要求泌乳期的妈妈们记录24小时的膳食,包括所有的进餐、零食和饮料(含热量或无热量),通常情况下每餐都需进食一种蔬菜或水果、一种谷类或淀粉类蔬菜、一种蛋白质。为防止餐间的饥饿感,两餐间可以进食少量零食,可以是水果和蛋白质、蔬菜和蛋白质,或者谷类/淀粉类蔬菜和蛋白质。蛋白质含量较高的食物有坚果,种子,豆类(黄豆、扁豆、豌豆),鸡蛋,肉和奶制品(牛奶、奶酪和酸奶)。应询问在妊娠前、妊娠期及现阶段泌乳期,是否服用过补品和药物(处方药和非处方

药)。补品包括维生素、中草药、益生元、药酒和茶等。对于食物和补品摄入进行营养评估的初衷,在于确定泌乳期女性是否存在营养缺乏或有不良营养摄入习惯。如果存在严重营养缺乏、营养相关疾病史,或任何用药或服用补品的疑虑,都应转诊到医务人员或注册营养师处就诊。

▶ 三、泌乳期总体饮食指南

母体受孕前及孕期的健康、营养状况和体重指数(body mass index,BMI),直接影响泌乳期体内维生素和矿物质等营养素的储备。我们的目标是在受孕前尽可能达到健康BMI,并进行营养状况评估,密切注意铁剂、叶酸盐和叶酸的摄入。以下是BMI的范围及按照BMI进行的体重分类。

BMI<18.5kg/m²	低体重
BMI 18.5~24.99kg/m²	正常体重
BMI 25~29.99kg/m²	超重
BMI 30~39.99kg/m²	肥胖
BMI ≥ 40kg/m²	病态肥胖

泌乳期低体重或肥胖的女性发生营养不良的风险较高。肥胖的泌乳期女性容易发生维生素和矿物质缺乏,包括维生素 B_6、维生素 B_{12}、维生素A、维生素C、维生素D和维生素E,以及铁、锌、磷和叶酸。

如果泌乳期妈妈的饮食平衡,既往不存在营养缺乏,则无须额外补充维生素或矿物质。孕期服用的维生素复合制剂不能满足泌乳期对维生素

和矿物质的需求,因此产后应停用。

仅有少数维生素和矿物质有推荐的日摄食量(recommended daily allowances,RDAs),与非哺乳期相比,这些物质在哺乳期的需要量更大。维生素 A 和维生素 C、铬、铜和碘在泌乳期的需要量几乎是非泌乳期的 2 倍。泌乳期可以通过多摄入富含维生素 A 的食物增加摄入量,如红薯、胡萝卜、南瓜、倭瓜、菠菜、莴苣、甘蓝和杏干。很多水果富含维生素 C,特别是菠萝和猕猴桃,柑橘类水果,如橙子、柠檬、酸橙和葡萄等。此外,土豆、西蓝花、柿子椒、菠菜、草莓、西红柿、浆果类和绿叶蔬菜等也富含维生素 C,应纳入泌乳期常规饮食。

铬、铜和碘是微量元素,机体需要量很小,可以通过食物获得,无须额外补充。全麦食物、糙米和绿叶蔬菜都含有铬和铜。食用含碘盐或海藻类食物是泌乳期获取碘较为容易的方式。

一般情况下,全球各种不同饮食习惯均可满足哺乳期的营养需求,但大多数工业化国家的很多成人,包括哺乳期的成人,进食了太多高热量、高脂肪、添加了糖和钠盐的食物,而水果、蔬菜、全麦和其他含膳食纤维的食物摄入不足。保证乳汁的营养,并非一定要把泌乳期的饮食做得尽善尽美,但健康的饮食有利于分娩后的恢复,可增加产程中的营养储备,减少慢性疾病的发生风险。

所谓健康饮食所包含的食物种类,根据地区、文化背景和生活方式的不同有所差异,但 WHO 总结的基本原则是多样化、均衡和健康的饮食。健康饮食包括:

1. 水果,蔬菜,豆类(如扁豆、黄豆),坚果,全麦食物(如未加工的玉米、小米、燕麦、小麦和大米)。

2. 每天至少摄入 400g 水果和蔬菜。土豆、红薯、木薯及其他含淀粉的根茎类食物不能算作水果或蔬菜。

3. 每天从添加的糖获取的能量应低于 10%(大约 50g,相当于 12 茶匙),这相当于健康体重的人消耗 2 000cal 热量所需的能量;从对健康的益处考虑,最好这部分能量占全部能量摄入的比例应低于 5%。大多数添加糖分都是生产商、厨师或消费者添加到食物或饮料中的,蜂蜜、糖浆、果汁、浓缩果汁中的糖是天然的。

4. 全部能量中,来自于脂肪的能量应低于 30%。不饱和脂肪(如鱼类、牛油果、坚果、葵花籽、菜籽油和橄榄油)好于饱和脂肪(如肥肉、黄油、棕榈和椰子油、奶油、奶酪、酥油和猪油)。工业反式脂肪(如加工食品、快餐、零食、油炸食物、冷冻披萨、派、饼干、人造黄油、果酱)是非健康食物。

5. 每天摄入的盐低于 5g(相当于 1 茶匙),使用含碘盐。

(一)泌乳期的液体摄入

饮食指南顾问委员会在"美国人饮食指南"的报告中称,如果妈妈喝水后能解决自己口渴的问题,则足以维持泌乳。泌乳期的妈妈每天应平均进水 1 800ml,可根据饮食、气候和排泄情况稍有变化。应注意,此处所指的摄入水量包含食物中的水分。因此,泌乳期摄入的总水量中,大约 22% 来自食物。

水的摄入与乳汁生成的关系必须强调,因为过多液体摄入可能导致泌乳量下降。一个简单的确保足量水摄入的方法是,建议泌乳期的妈妈们每次坐下来喂奶或挤奶时,都应喝一点儿水。如果母亲太忙忘记随时补充足够的水量,则可能会更容易出现便秘,这也是脱水最早期的表现。此外,可以通过在每天排尿时观察自己尿液的颜色知晓水摄入的情况。除清晨第一次排尿之外,如果喝水量足够,尿液应是清亮或淡黄色的。

(二)饮食中的宏量营养素对母乳成分的影响

糖类、蛋白质和脂肪共同组成人体的宏量营养素,即人体功能的正常发挥需要大量的这些营养素。宏量营养素为泌乳期女性提供了所需能量(热量),以合成乳汁。每种宏量营养素都有自身独立的作用。健康饮食中的热量,30% 来自脂肪,15% 来自蛋白质,55% 来自糖类。泌乳早期蛋白质提供的热量稍多些,但总体来说,这些营养素的作用与其在母亲饮食中所占比例无关。

1. 糖类　糖类是生命各阶段机体所有功能的主要能量来源。谷类和淀粉类蔬菜中含有的是复合碳水化合物(多糖),而添加到食物中的和一些饮料(玉米糖浆、蔗糖等)中含有的是单糖,水果(果糖)和奶制品(乳糖)中的是天然单糖。全麦、豆类、蔬菜和水果还提供了膳食纤维。

糖类应提供机体所需全部能量的 45%~65%,哺乳期最少摄入量为 200g/d。母亲糖类摄入量较低时,如生酮饮食,可引起疲劳、脱水和能量丢失。有些个例报道泌乳期母亲饮食中摄入糖类过少,发生酮症酸中毒、代谢性酸碱失衡,甚至威胁生命。泌乳期女性可以从以下食物中获得糖类,如全麦面包和谷类食物、带皮水果和蔬菜;加工后的糖类应限制食用量,包括通用面粉、白米、粗玉米粉、意大利面、糕点和碳酸饮料等。食用这些加工后食物时,应保证针对加工过程中丢失的营养素进行了添加,如铁和 B 族维生素。

母乳中含有不能被消化的人乳低聚糖,这种益生元可促进婴儿健康肠道菌群的定植,但母乳中糖类提供的能量大多数来自于乳腺合成的乳糖。而在泌乳期女性,人乳低聚糖和乳糖合成都不受摄入的糖类种类的影响。

2. **蛋白质**　蛋白质是机体内高度复杂的物质,用于构建肌肉组织、酶、激素和抗体。蛋白质由 22 种氨基酸组成,其中 8 种为成人的必需氨基酸。但机体自身不能合成足够量的必需氨基酸以满足生理活动所需,因此必须从食物中供给。如果食物中含有所有这 8 种氨基酸,则该种食物中的蛋白质是全面和高质量的。动物来源的蛋白质和各种食物来源的蛋白质,包括谷类、豆类、坚果等,共同提供了人体蛋白质合成所需的足量氨基酸。如果热量摄入足够,素食者的饮食中能够有含量丰富的各种营养素,也可以提供足够的氨基酸保证机体蛋白质代谢。

孕期和哺乳期对蛋白质的需求是相同的,大多数每天需要额外补充 25g 蛋白质,或 1.05g/(kg·d)。孕前 BMI 正常的哺乳期女性,相当于每天摄入 71g 蛋白质;对于低体重(BMI<18kg/m²)、肥胖(BMI>30kg/m²)和病态肥胖(BMI>40kg/m²)者来说,其蛋白质需要量应由注册的营养师根据推荐的孕期体重计算。平均每天饮食摄入的蛋白质含量受很多因素影响,如年龄、消化能力、蛋白质合成速率和糖类及脂肪的水平等。

3. **脂肪**　脂肪组织的重要作用是帮助机体储存能量,但也同时有很多其他作用,如辅助合成激素,协助蛋白质发挥功能,营养重要器官,维生素的合成和储存等。必需脂肪酸是指对维持机体健康很重要的脂肪酸,且必需从食物中摄取。

ω-3 脂肪酸可防止血液斑块形成,为脑细胞膜的组成成分。母乳中的 ω-3 脂肪酸直接合成自机体内储存的 ω-3 脂肪酸。美国医学研究院(Institute of Medicine,IOM)规定的每天 ω-3 脂肪酸摄入量为 1.3g,母乳喂养的女性每天宏量营养素的摄入范围为 0.6~1.2 g。

孕期和哺乳期 ω-3 脂肪酸的需要量均增加,因此推荐补充富含 DHA 的 ω-3,如无汞污染的鱼油或海藻油,同时进食富含 ω-3 脂肪酸的食物。富含 ω-3 脂肪酸的食物包括鲑鱼、鲱(青)鱼、核桃、南瓜籽、大麻籽、奇异籽、亚麻籽、菜籽油和大豆。尽管很多种鱼类都富含 ω-3 脂肪酸,但美国 FDA 和美国环境保护署(U.S.Environmental Protection Agency,EPA)建议孕期和哺乳期女性鱼类的摄入量每周不超过 2~4 盎司(56~113g)。含汞量较高的鱼类应避免食用,如鲭(鱼)、马林鱼、大西洋胸棘鲷、鲨鱼类、剑鱼、方头鱼、黄鳍金枪鱼和大眼金枪鱼。

(三)哺乳期微量营养素的摄入

微量营养素由维生素(有机小分子物质,机体不能自己合成)和矿物质组成(无机元素),必须通过食物摄取或者通过阳光暴露获得(如维生素 D)。母体对维生素 B_1、维生素 B_2、维生素 B_6、维生素 B_{12}、胆碱、维生素 A、维生素 D、硒、碘和 ω-3 必需脂肪酸等的摄入量,直接影响了母乳中的含量;但母体对叶酸、钙、铁、铜和锌的摄入量对母乳中这些营养素的含量没有影响。

母体维生素 A 缺乏会降低乳汁中的维生素 A 含量。泌乳期女性每天需要 1 300μg 维生素 A,相当于 1/3 的小块烤红薯。维生素 A 是脂溶性维生素,未在医生指导下补充维生素 A 可能引起中毒。增加母体维生素 A 的储存较为安全和廉价的方式是摄入富含维生素 A 的食物。

维生素 D 是主要靠晒太阳获取的一种营养素。西方国家很多人每天都在室内活动,因此维生素 D 缺乏的患病率很高。美国几乎 42% 的人都有维生素 D 缺乏,而非裔美国人最高,达 82%,西班牙裔为 69%。所有孕妇在受孕前和孕期都应检测维生素 D 水平,确保有足够的储存。如果明确存在维生素 D 缺乏,应立即开始补充,确保母体体内储存量能够满足胎儿的生长及泌乳期的使用。目前,针对维生素 D 缺乏者的推荐补充剂量为 50 000U/ 周持续 8 周或者每天 6 000U 持续 8 周。BMI>30kg/m² 者,需要补充 10 000U/d,持续 8 周,以纠正泌乳期维生素 D 缺乏,之后每天 3 000~6 000U 维持。孕期各种维生素的补充剂不适合泌乳期使用,因为需求的种类和量有所不同。

(四)泌乳期需要的热量

热量是能量的一种计量方法,特别是可以计算一种食物能够提供的热量。泌乳期母亲合成的一盎司(28g)母乳大约含 20cal 热量。对于按需哺乳的纯母乳喂养的妈妈来说,根据推荐的体重范围,每天约需额外 500cal 的热量。这些热量可以来自摄入的食物,也可以来自于孕期储备的脂肪。纯母乳喂养的婴儿到 4~6 周龄时,每天会进食 19~30 盎司(560~890ml)母乳。根据婴儿摄入母乳量的多少,哺乳期的母亲每天需要消耗380~600cal。

▶ 四、热量控制和运动

孕期和产后早期女性身体会发生较大的生理变化。按照 IOM 的指南,与孕期增重过多的产妇相比,孕期增重适宜者恢复孕前体重的时间较短。与非母乳喂养产妇相比,即使不进行热量限制和运动锻炼,母乳喂养产妇在产后 6 个月内的体重下降速度也比较快。产后无意识的体重下降也与文化习俗有关,美国的女性在产后第 3、6、12 个月时体重减轻程度大于欧洲、亚洲、南美和中美的女性。

尽管很多女性在母乳喂养期间会不经意地减掉一些体重,但可能仍希望在维持积极母乳喂养的同时,更快的减掉体重或达到健康生活方式的目标。但应了解到,孕期体重增加 3~4kg 脂肪储存是妊娠的重要一部分,目的是确保机体有足够的能量储备以泌乳。这些脂肪是为了确保在食物缺乏情况下,机体还能够提供能量的储备,这是进化的重要结果。

减体重通常被认为是减掉储存的脂肪,但肌肉减重和母乳喂养行为也有一定关系。母乳喂养者产后减重从肌肉减重和脂肪减重方面看是相似的,但与母乳喂养不太频繁或持续时间较短的产妇相比,喂养频繁且持续时间达 9 个月或更长的产妇,在减重的同时,能够保持肌肉的重量或者甚至肌肉重量有所增加。

一般母乳喂养女性每天需要额外的 400~500kcal 热量,以满足能量需求,每天的热量需求取决于妈妈的活动水平、BMI、机体脂肪所占比例。体脂低于 20% 者的泌乳量并不少于体脂率高者,而且体脂比例高的人往往每天消耗的热量更多。

运动对于孕期和哺乳期女性来说,都是健康生活方式的重要组成部分。运动有助于精神健康,减低压力,改善骨密度,利于体重管理。泌乳期坚持轻到中等强度运动者(如走路、跑步、游泳、瑜伽等),并不会引起乳汁中乳酸的增加。高强度运动可以增加乳汁中的乳酸水平,不过没有文献报道乳酸水平的增加对婴儿、母亲乳汁供应和乳汁量有负面影响。

母亲在泌乳期可以积极尝试通过饮食改变和运动减轻体重。每周减重 1kg 对泌乳没有不良影响,但不推荐哺乳期每周减重超过 1kg。纯母乳喂养至少 6 个月可以使母亲减重更多。与非母乳喂养母亲相比,母乳喂养者总体减重速度更快,恢复孕前体重的速度也更快。研究表明,运动对泌乳没有不良影响,甚至有时会促进泌乳,因为运动会提高体内泌乳素的浓度。

▶ 五、可能影响泌乳期饮食需求的特殊情况

(一)青少年

全球各地的饮食文化各异,但很多地区的青少年女生都倾向于少进餐,尤其是不吃早餐,每天进食很少或不吃水果和蔬菜。生活在贫困线之上国家的青少年女生一般会进食更多水果、蔬菜、全谷食物,但其摄入量依然低于每日推荐摄入量。

青少年女生如果成为母亲,则应鼓励她们母乳喂养,均衡健康饮食,确保自身每天摄入推荐量的营养素,维持自身的正常生长,进入成年期。青少年阶段,进食富含益生元菊粉的食物可增加钙吸收,这类食物包括香蕉、车前草、大蒜、韭菜、洋葱、芦笋和小麦。

(二)减肥手术

3 种最常见的减肥手术是 Roux-en-Y(胃旁路手术)、袖带胃切除术和胃束带手术。Roux-en-Y手术使食物不经过小肠内有吸收作用的大部分肠段,使机体难于利用这些关键营养素,包括铁、锌、镁、钙和维生素 B。袖带胃切除术和胃束带手术后,较少出现营养缺乏;但术前如已经存在营养缺乏,则术后可能加剧。因此,推荐行减肥手术后的女性至少等 18 个月后再受孕,避开术后快速减重和营养丢失较多的阶段。减肥术后减重明显的女性可能会出现皮肤松弛,导致乳房悬垂,产后哺乳时可能需要更多的辅助,让婴儿含接,并摆好体位。如果泌乳期的妈妈曾经因此行缩乳术或手术切除松弛的皮肤,则可能会损伤或损失乳腺组织。泌乳期间需经常监测婴儿体重增长,确保婴儿能够摄入足够母乳保证正常生长发育。

(三)糖尿病管理

1 型和 2 型糖尿病患者在泌乳期应坚持健康饮食。2 型糖尿病是母乳量不足的危险因素。很

多泌乳期妈妈为了增加泌乳量,都尝试使用促进泌乳的中药,如云香草。但很多促进泌乳的中草药对血糖水平也有影响,或者与治疗 2 型糖尿病的某些药物有相互作用。因此,用药时应咨询医生,并在医生指导下才能使用。

2 型糖尿病患者分娩的乳汁中,胰岛素水平是非糖尿病母亲乳汁的 2 倍,这与产后 1 个月内母亲瘦体重减少和婴儿体重增加有关。

（四）小肠疾病

炎性肠病分为两种:克罗恩病和溃疡性结肠炎。疾病处于活动期时,患者会出现明显营养不良,包括蛋白质、必需脂肪酸、钙、维生素 D、叶酸、维生素 B_{12} 和锌的缺乏。

（五）素食

素食和绝对素食者可以满足泌乳期女性的健康和营养需求,但应注意摄入多种不同植物来源蛋白质,不仅仅依赖于牛奶中的蛋白质,而是应该摄入广泛的食物,如豆类、坚果、种子和全谷类食物等获得蛋白质。绝对素食者应补充维生素 B_{12}。达到每天推荐摄入量,只需要补充低剂量的维生素 B_{12},但额外补充时通常剂量较大,因此不推荐每天补充 B_{12}。

鱼素者需了解,海产品中的有机污染物可在人体内持续存在 1~5 年,因此,建议把海产品作为主要蛋白质来源者限制摄入量。鱼素者摄入量应限制在每周 2~3 次低汞含量的海产品。

（六）咖啡因

咖啡因是全球常用的非处方兴奋剂,在茶、咖啡、苏打水、能量饮料和巧克力中也含有咖啡因成分。有些药物,尤其是治疗偏头痛或经前期综合征的药物,也含有咖啡因。哺乳期母亲食用咖啡因后,可以很快进入乳汁,但婴儿代谢咖啡因的能力较弱,因此可在其体内聚集,引发睡眠障碍。孕期食用咖啡因者,如果摄入量低于 300mg/d,则摄入剂量与婴儿的睡眠障碍无关。

（七）饮酒

所有形式的酒精,特别是乙醇,包括啤酒、葡萄酒、烈性酒和混合饮料等,都会抑制泌乳期母亲的催产素分泌,而催产素在泌乳反射的形成中有关键作用,因此,泌乳期血液循环中催产素水平的下降,会减少母乳量。不过,这种下降是暂时的,一旦酒精代谢后,催产素水平会回复正常。酒精进入母乳的量为母体剂量的 5%~6%,但在婴儿体内的代谢速度是成人的一半。中等身高、健康体重的女性,标准饮用量[12 盎司(348ml)啤酒;8~9 盎司(232~261ml)麦芽酒;5 盎司(145ml)葡萄酒;1.5 盎司(43.5ml)80° 烈酒]大约在 2 小时内完成代谢过程。

▶ 六、泌乳期营养素与药物的相互作用

长期应用某些药物会耗竭体内的某些维生素和矿物质。以下营养素对母乳的质量和数量较为重要,但且会因用药而使储存量减少。服用相关药物的泌乳期母亲遇到类似情形时,可以咨询营养师,进行营养评估和指导。

（一）消耗维生素 B_{12} 的药物

1. 抗炎药:氯地米松、布地奈德、地塞米松、氟替卡松、氢化可的松、甲基醋酸泼尼松龙、糠酸莫米他松、醋酸泼尼松。

2. 抗生素

（1）氨基糖苷类:庆大霉素、新霉素、妥布霉素。

（2）复合抗生素(磺胺类)磺胺甲基异噁唑、甲氧苄氨嘧啶、甲氧苄氨嘧啶 - 磺胺甲基异噁唑。

（3）头孢菌素类:头孢丙烯、头孢呋辛、氯拉卡比。

（4）大环内酯类:阿奇霉素、克拉霉素、红霉素(全身用药)。

（5）青霉素类制剂:阿莫西林、阿莫西林和克拉维酸、青霉素 V 钾。

（6）喹诺酮类:西诺沙星、环丙沙星、依诺沙星、加替沙星、左氧氟沙星、洛美沙星、莫西沙星、萘啶酸、诺氟沙星、氧氟沙星、司帕沙星、曲伐沙星。

（7）四环素类制剂:四环素、米诺环素。

3. 抗惊厥药(巴比妥类):苯巴比妥钠。

4. 降糖药(双胍类):二甲双胍。

5. 避孕药(单项、双相和三相制剂):乙炔雌二醇和地索高诺酮、乙炔雌二醇和左炔诺孕酮(左炔诺孕酮宫内缓释节育系统)、乙炔雌二醇和炔诺酮、乙炔雌二醇和诺孕酯。

6. 降血脂药物(胆酸螯合剂):考来烯胺、考来替泊。

7. 痛风治疗药物(尿酸排泄剂):秋水仙碱。

8. 胃 - 食管反流疾病或溃疡性 GERD 治疗药物

（1）H_2 拮抗剂:西咪替丁、法莫替丁、尼扎替丁、雷尼替丁枸橼酸铋、盐酸雷尼替丁。

（2）质子泵抑制剂：兰索拉唑、奥美拉唑。

（二）消耗维生素 D 的药物

1. 抗炎药：氯地米松、布地奈德、地塞米松、氟替卡松、氢化可的松、甲基醋酸泼尼松龙、糠酸莫米他松、醋酸泼尼松。

2. 抗生素类：异烟肼。

3. 抗惊厥药

（1）巴比妥类：苯巴比妥钠。

（2）乙内酰胺类：苯妥英。

4. 降血脂药物（胆酸螯合剂）：考来烯胺、考来替泊。

5. 治疗溃疡的药物（H_2 受体拮抗剂）：西咪替丁、法莫替丁、尼扎替丁、雷尼替丁枸橼酸铋盐酸雷尼替丁。

（三）消耗维生素 A 的药物

1. 抗生素（氨基糖苷类）：庆大霉素、新霉素、妥布霉素。

2. 降血脂药物（胆酸螯合剂）：考来烯胺、考来替泊。

（四）消耗铜元素的药物

1. 抗酸药：氢氧化铝和氢氧化镁（氢氧化铝镁凝胶）、碳酸钙、碳酸钙和氢氧化镁。

2. 抗惊厥药：丙戊酸、双丙戊酸钠（双丙戊酸钠缓释片）。

（五）消耗维生素 C 的药物

1. 抗炎药

（1）吸入、全身和局部的皮质激素：氯地米松、布地奈德、地塞米松、氟替卡松、氢化可的松、甲基醋酸泼尼松龙、糠酸莫米他松、醋酸泼尼松、曲安奈德。

（2）水杨酸盐：阿司匹林。

2. 避孕药（单项、双相和三相制剂）：乙炔雌二醇和地索高诺酮、乙炔雌二醇和左炔诺孕酮（曼月乐）、乙炔雌二醇和炔诺酮、乙炔雌二醇、诺孕酯。

3. 利尿药（袢利尿药）：布美他尼、依他尼酸、呋塞米、托塞米。

▶ 七、关键知识点

1. 健康的泌乳期女性通过均衡饮食摄入蛋白质、糖类和脂肪，包括各种水果、蔬菜、谷类和淀粉类食物，一般可满足自身和婴儿的营养需求。

2. 泌乳期能量需求量在非孕期推荐的热量基础上，额外每天增加约为 500kcal。

3. 母乳中的某些微量营养素受母体营养状况和膳食摄入的影响，如维生素 A、维生素 B_6、维生素 B_{12}、维生素 C、维生素 D、维生素 K、B_1、维生素 B_2（核黄素）胆碱、硒和碘。

4. 鱼类是 ω-3 脂肪酸的最佳来源，但应限制在每周食用 2~3 次。应避免使用汞含量较高的鱼类，其中包括大西洋马鲛、青枪鱼、大西洋胸棘鲷、鲨鱼、剑鱼、墨西哥湾的方头鱼和大眼金枪鱼。

5. 哺乳期母亲的液体摄入对乳汁产生有很大影响，因此白天应注意饮水，防止出现口渴。

6. 泌乳期女性如有慢性疾病导致营养缺乏，或营养缺乏性疾病，或者为经产妇，补充维生素和微量元素可能有益，应转诊给注册营养师进行咨询。

（高雪莲 译校）

参考文献

Aasheim ET, Hofsø D, Hjelmesæth J, Birkeland KI, Bøhmer T. Vitamin status in morbidly obese patients: a cross-sectional study. *Am J Clin Nutr*. 2008;87(2):362–369.

Abrams SA, Griffin IJ, Hawthorne KM, et al. A combination of prebiotic short- and long-chain inulin-type fructans enhances calcium absorption and bone mineralization in young adolescents. *Am J Clin Nutr*. 2005;82(2):471–476.

Aigner E, Feldman A, Datz C. Obesity as an emerging risk factor for iron deficiency. *Nutrients*. 2014;6(9):3587–3600.

Allafi A, Al-Haifi AR, Al-Fayez MA, et al. Physical activity, sedentary behaviours and dietary habits among Kuwaiti adolescents: gender differences. *Public Health Nutr*. 2014;17(9): 2045–2052.

Amabebe E, Robert F, Obika L. Osmoregulatory adaptations during lactation: thirst, arginine vasopressin and plasma osmolality responses. *Niger J Physiol Sci*. 2017;32(2):109–116.

Australian Breastfeeding Association. Exercise and breastfeeding. 2012. Available at: https://www.breastfeeding.asn.au/bfinfo /exercise-and-breastfeeding. Accessed November 10, 2018.

Baker JL, Gamborg M, Heitmann BL, Lissner L, Sørensen TI, Rasmussen KM. Breastfeeding reduces postpartum weight retention. *Am J Clin Nutr*. 2008;88(6):1543–1551.

Bekele TH, Whiting SJ, Abebe H, Abuye C. Association of iron, zinc, and vitamin A maternal plasma levels with breast milk composition in rural Southern Ethiopia. *Eur J Nutr Food Saf*. 2015;5(5):450–451.

Binnington MJ, Quinn CL, McLachlan MS, Wania F. Evaluating the effectiveness of fish consumption advisories: modeling prenatal, postnatal, and childhood exposures to persistent organic pollutants. *Environ Health Perspect*. 2014;122(2):178–186.

Boniglia C, Carratù B, Chiarotti F, Giammarioli S, Sanzini E. Influence of maternal protein intake on nitrogen fractions of human milk. *Int J Vitam Nutr Res*. 2003;73(6):447–452.

Craig WJ, Mangels AR. Position of the American Dietetic Association and Dietitians of Canada: vegetarian diets. *J Am Diet Assoc*. 2009;109(6):1266–1282.

Dewey KG. Effects of maternal caloric restriction and exercise during lactation. *J Nutr*. 1998;128(2):386S-389S.

Dewey KG. Impact of breastfeeding on maternal nutritional status. In: Pickering L, Morrow AW, Ruiz-Palacios G, Schanler RJ, eds. *Protecting infants through human milk*. New York, NY: Springer; 2004:91–100.

Dewey KG, Cohen RJ, Brown KH, Rivera LL. Effects of exclusive breastfeeding for four versus six months on maternal nutritional status and infant motor development: results of two randomized trials in Honduras. *J Nutr.* 2001;131(2):262–267.

Dewey KG, Heinig MJ, Nommsen LA. Maternal weight-loss patterns during prolonged lactation. *Am J Clin Nutr.* 1993; 58(2):162–166.

Elliott SA, Pereira LC, McCargar LJ, Prado CC, Bell RC. Dietary intake and breastfeeding practices differ between women who gain versus lose muscle mass from 3 to 9 months postpartum. *FASEB J.* 2017;31(1)(suppl):637–643.

Fields DA, Demerath EW. Relationship of insulin, glucose, leptin, IL-6 and TNF-α in human breast milk with infant growth and body composition. *Pediatr Obes.* 2012;7(4):304–312.

Fismen A-S, Smith ORF, Samdal O. A school based study of time trends in food habits and their relation to socio-economic status among Norwegian adolescents, 2001–2009. *Int J Behav Nutr Phys Act.* 2014;11(1):115. doi:10.1186/s12966-014-0115-y

Forrest KY, Stuhldreher WL. Prevalence and correlates of vitamin D deficiency in U.S. adults. *Nutr Res.* 2011;31(1):48–54.

Haastrup MB, Pottegård A, Damkier P. Alcohol and breastfeeding. *Basic Clin Pharmacol Toxicol.* 2014;114(2):168–173.

Hale TW. *Medications and mothers' milk.* 18th ed. Amarillo, TX: Hale; 2018.

Holick MF, Binkley NC, Bischoff-Ferrari HA, et al. Evaluation, treatment, and prevention of vitamin D deficiency: an Endocrine Society clinical practice guideline. *J Clin Endocrinol Metab.* 2011;96(7):1911–1930.

Innis SM. Dietary omega 3 fatty acids and the developing brain. *Brain Res.* 2008;1237:35–43.

Institute of Medicine (IOM). *Weight gain during pregnancy: reexamining the guidelines.* Washington, DC: National Academies Press; 2009.

Jarlenski MP, Bennett WL, Bleich SN, Barry CL, Stuart EA. Effects of breastfeeding on postpartum weight loss among U.S. women. *Prev Med.* 2014;69:146–150.

Kac G, Benício MH, Velásquez-Meléndez G, Valente JG, Struchiner CJ. Breastfeeding and postpartum weight retention in a cohort of Brazilian women. *Am J Clin Nutr.* 2004;79(3):487–493.

Kominiarek MA, Rajan P. Nutrition recommendations in pregnancy and lactation. *Med Clin.* 2016;100(6):1199–1215.

Liston J. Breastfeeding and the use of recreational drugs–alcohol, caffeine, nicotine and marijuana. *Breastfeed Rev.* 1998;6(2):27–30.

Lovelady CA, Garner KE, Moreno KL, Williams JP. The effect of weight loss in overweight, lactating women on the growth of their infants. *N Engl J Med.* 2000;342(7):449–453.

Marangoni F, Cetin I, Verduci E, et al. Maternal diet and nutrient requirements in pregnancy and breastfeeding: an Italian consensus document. *Nutrients.* 2016;8(10):629. doi:10.3390/nu8100629

McCrory MA, Nommsen-Rivers LA, Molé PA, Lönnerdal B, Dewey KG. Randomized trial of the short-term effects of dieting compared with dieting plus aerobic exercise on lactation performance. *Am J Clin Nutr.* 1999;69(5):959–967.

McKenzie AL, Armstrong LE. Monitoring body water balance in pregnant and nursing women: the validity of urine color. *Ann Nutr Metab.* 2017;70(suppl 1):18–22.

Mennella JA, Beauchamp GK. The transfer of alcohol to human milk: effects on flavor and the infant's behavior. *N Engl J Med.* 1991;325(14):981–985.

Millward DJ, Layman DK, Tomé D, Schaafsma G. Protein quality assessment: impact of expanding understanding of protein and amino acid needs for optimal health. *Am J Clin Nutr.* 2008;87(5):1576S–1581S.

Mortensen K, Kam R. Exercise and breastfeeding. *Breastfeed Rev.* 2012;20(3):39–42.

Ndikom CM, Fawole B, Ilesanmi RE. Extra fluids for breastfeeding mothers for increasing milk production. *Cochrane Database Syst Rev.* 2014;6:CD008758. doi: 10.1002/14651858.CD008758.pub2

Neville CE, McKinley MC, Holmes VA, Spence D, Woodside JV. The relationship between breastfeeding and postpartum weight change: a systematic review and critical evaluation. *Int J Obes (Lond).* 2014;38(4):577–590.

Penn State Hershey Medical Center. Drug-substance depletions index. 2011. Available at: http://pennstatehershey.adam.com /content.aspx?productId=107&pid=33&alpha=a&sub =Depletion. Accessed November 10, 2018.

Pereira-Santos M, Costa P, Assis A, Santos D. Obesity and vitamin D deficiency: a systematic review and meta-analysis. *Obes Rev.* 2015;16(4):341–349.

Picciano MF. Pregnancy and lactation: physiological adjustments, nutritional requirements and the role of dietary supplements. *J Nutr.* 2003;133(6):1997S–2002S.

Riddle SW, Nommsen-Rivers LA. A case control study of diabetes during pregnancy and low milk supply. *Breastfeed Med.* 2016;11(2):80–85.

Riddle SW, Nommsen-Rivers LA. Low milk supply and the pediatrician. *Curr Opin Pediatr.* 2017;29(2):249–256.

Sánchez A, Rojas P, Basfi-fer K, et al. Micronutrient deficiencies in morbidly obese women prior to bariatric surgery. *Obes Surg.* 2016;26(2):361–368.

Santos IS, Matijasevich A, Domingues MR. Maternal caffeine consumption and infant nighttime waking: prospective cohort study. *Pediatrics.* 2012;129(5):860–868.

Sloan G, Ali A, Webster J. A rare cause of metabolic acidosis: ketoacidosis in a non-diabetic lactating woman. *Endocrinol Diabetes Metab Case Rep.* 2017;1. doi:https://doi.org/10.1530 /EDM-17-0073

Sussman D, Ellegood J, Henkelman M. A gestational ketogenic diet alters maternal metabolic status as well as offspring physiological growth and brain structure in the neonatal mouse. *BMC Preg Childbirth.* 2013;13:198. doi:10.1186/1471-2393-13-198

Van Rutte P, Aarts E, Smulders J, Nienhuijs S. Nutrient deficiencies before and after sleeve gastrectomy. *Obes Surg.* 2014;24 (10):1639–1646.

von Geijer L, Ekelund M. Ketoacidosis associated with low-carbohydrate diet in a non-diabetic lactating woman: a case report. *J Med Case Rep.* 2015;9:224. doi:10.1186/s13256-015 -0709-2

Walker LO, Freeland-Graves J. Lifestyle factors related to postpartum weight gain and body image in bottle- and breastfeeding women. *J Obstet Gynecol Neonatal Nurs.* 1998;27(2):151–160.

Wenstrom KD. The FDA's new advice on fish: it's complicated. *Am J Obstet Gynecol.* 2014;211(5):475–478. e471.

World Health Organization (WHO). Body mass index. 2019. Available at: http://www.euro.who.int/en/health-topics/disease-prevention /nutrition/a-healthy-lifestyle/body-mass-index-bmi. Accessed November 10, 2018.

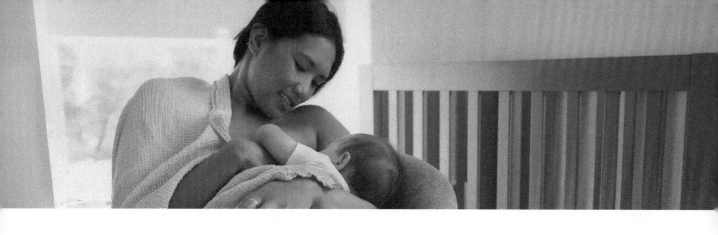

第十七章
女性健康和母乳喂养

怀孕、分娩和母乳喂养是女性育龄期的重要阶段。大多数女性在此期间都很健康，因此该阶段也是促进女性和家庭健康的重要时期。育龄期生活习惯的调整和建立可以影响每位家庭成员的余生。虽然女性的医疗保健本身就值得写一本书，但本章我们讨论了一些健康问题对母乳喂养的影响，从最初的产后康复、生育间隔及再次怀孕的护理，再到急性和慢性疾病的影响，着重强调了促进女性健康。虽然，泌乳顾问通常不会遇到本章所述的非常严重的疾病状况，但仍需了解这些情况，以便为存在这些健康问题的母亲根据其愿望和需求制订护理计划。

▶ 一、产后健康与护理

育龄期月经、怀孕、分娩和母乳喂养具有周期性，很难确定从哪里开始讨论女性的健康问题。鉴于本书和本章侧重于母乳喂养及妇女健康与母乳喂养的相互影响，我们计划从刚刚分娩后开始谈起，这也是母乳喂养启动时期。实际上，出生后最初几天和几周主要的护理重点是建立母乳喂养。伴随分娩发生的激素变化使得这一时期非常重要，这些激素不仅会引发和刺激宫缩，还会影响女性转变为母亲时本能的情绪、身体、社交和行为反应。

1. 分娩过程产生的高水平催产素促进母亲情绪的平稳和情感连接及喷乳反射和子宫恢复。

2. 胎盘娩出后孕酮水平下降使催乳素水平升高。

3. 高水平的催乳素导致催乳素受体上调，从而产生乳汁。

4. 催产素的释放可减轻压力和焦虑、改善社交记忆，增加对他人的包容和信任。

5. 内源性阿片类药物，即催产素和去甲肾上腺素，有助于母亲和婴儿感到舒适和安全。

6. 催产素和催乳素的释放促进母性行为。

7. 催乳素水平升高会抑制性欲和生育能力。

有关催产素影响母婴的其他方式见表 17-1。

表 17-1　产后由于催产素和相关激素水平升高诱发或刺激的行为

母亲特征	相互作用特征	生理特征
母婴连接	安乐	降低皮质醇水平
放松	友善	肌肉放松
平静	亲密	降低心血管活动
知足	信任	激活迷走神经
快乐	忠诚	抑制 HPA 轴
平静	给予	抑制 SAM 系统
温暖	接收	低、健康和平衡的脉搏和血压
开放	爱	刺激生长和恢复
包容	统一	促进营养的消化和储存
移情	积极的社交互动	与健康和放松的感官相关

续表

母亲特征	相互作用特征	生理特征
减少唤醒	刺激母亲的互动	参与泌乳代谢的先决条件 - 刺激胰高血糖素的释放和葡萄糖的动员
	刺激母婴依恋	降低焦虑水平 更多的社会活动

注:HPA:下丘脑 - 垂体 - 肾上腺皮质轴;SAM:交感 - 肾上腺 - 髓质调节过程

为保障产后这一生理过程的顺利进行,护理人员可以营造产后环境,促进长时间皮肤接触、频繁母乳喂养、休息、支持母乳喂养和婴儿护理,以及减少压力因素(如各种干扰),使得激素水平处于对泌乳和母婴依恋最有利的状态。遗憾的是,产后护理被称为围产期护理的"灰姑娘(缺少应有的重视)",因此,妈妈们会有以下困惑或期望:

1."访客、医生、清洁工、推销员等不断打扰我,我只是想睡一觉"。

2."哺乳过程很好,但访客来的时候则很难做到;本来我可能会喂更多次。当访客离开时,会试图挤点时间母乳喂养"。

3."我想要两小时的安静,1点到3点不要有访客。我认为这非常重要"。

4."工作人员能够提供长时间的帮助会给我留下深刻印象,而不仅仅是说,'我会过来花几分钟试图帮助你'……人们已经准备好了来花一整个小时完全停止下来帮助你"。

5."我的印象是因为我选择奶瓶喂养,没人管我是否需要喂养帮助和建议"。

在我们急于恢复"正常"的过程中,常常忘记母亲和新生儿要一起适应子宫外的生活时会涉及很多重要的生理、心理和社交活动。医护人员有责任提供环境和支持以加强母亲 - 新生儿连接。事实上,Bick 及其同事报道,为改善母乳喂养和孕产妇健康,曾对住院期间的产后护理和流程多次修订(专栏 17-1),结果发现启动母乳喂养的母亲数量增加、任何时间点的母乳喂养率更高、纯母乳喂养持续时间更长、住院期间常见疾病的发生率更低、对护理满意度更高。美国一些爱婴医院已经报告了类似的母乳喂养和满意度结果。

对母乳喂养有信心、很早退出产后护理的母亲及长期母乳喂养尤其纯母乳喂养的母亲,都有

很多收益。哺乳期间的激素调节会影响生殖、性行为、母婴短期和长期健康益处及疾病发生风险。

> **专栏 17-1　英国一家医院产科病房的质量改善措施以改善母乳喂养和母亲健康结局**
>
> - 通过持续的质量改进修订护理流程:
>   - 设立目标。
>   - 支持母乳喂养的启动和持续时间。
>   - 依据循证实践和母亲的意愿进行护理,促进女性产后恢复,为出院做准备。
> - 诊断当前情况:
>   - 与各个利益相关方进行讨论,以排除可预见的障碍及促进有效的住院期间产后护理。
>   - 制定母亲产后护理流程图,确定不同分娩方式下系统中存在的限制因素。
>   - 确定必要和可能的护理流程修订点。
> - 更改护理文件,使其遵从医疗责任信托制度中产科临床风险管理标准。
> - 制定试点和实施文件,以加强对母乳喂养的支持和及时确定母亲身心健康的需求。
>   - 使用症状核查清单,以促进早期识别和管理常见的孕产妇疾病,如母乳喂养问题、背痛、泌尿问题或疼痛。
>   - 使用体征和症状核查清单以尽早识别潜在严重疾病(如上生殖道感染或血压升高)等需要转诊的指征。
> - 延长阴道分娩后在分娩室的停留时间(2~3 小时),以促进皮肤接触和开始早期母乳喂养。
> - 分娩后立即将被确定为高风险妇女的护理责任转交给助产士。
> - 从产房开始的产后出院准备。
> - 为父母提供多种教育方法,包括婴儿护理示范和修订后的产后宣教手册,给母亲提供其常用语言的翻译版本。
> - 为员工举办多次研讨会,讨论对护理系统和流程的修订,解释新文件并提供机会让员工就担心的问题进行讨论。
>
> (引自:Bick D,Murrelis T,Weavers A,et al.Revising acute care systems and processes to improve breastfeeding and maternal postnatal health:a pre and post intervention study in one English maternity unit.BMC Pregnancy Childbirth.2012;12:article 41)

▶　二、泌乳、生育、性行为和避孕

生育、性和避孕与生殖相互关联,母乳喂养对三者都有影响,使女性的生殖问题在哺乳期内较非哺乳期更为复杂(图 17-1)。虽然母乳喂养有避孕效果,但作用机制还不完全清楚。一般来说,婴儿吸吮会引发母亲的神经内分泌活动的循环,导致排卵受抑制。抑制的一个后果是女性体内处于低雌激素状态。这与更年期的情况类似,哺乳期妇女的低雌激素状态可能导

致阴道黏膜干燥、有时萎缩,可能导致性交疼痛。由于这种原因(也包括其他原因),许多母乳喂养的妇女不经常性交,因此降低了怀孕风险。与母性有关的情绪,如对婴儿强烈(尽管是正常的)的关注,以及未恢复孕前身材担心不受欢迎的感觉,也可能影响她的性行为。对随后怀孕的恐惧也可能影响受孕。由于一些避孕药可以缓解低雌激素状态下阴道症状及减轻对怀孕的恐惧,因此性交频率也可能与计划生育的措施有关。这些只是生育、性和避孕与哺乳之间相互关系的几个例子,因此有必要将这些问题一起讨论。

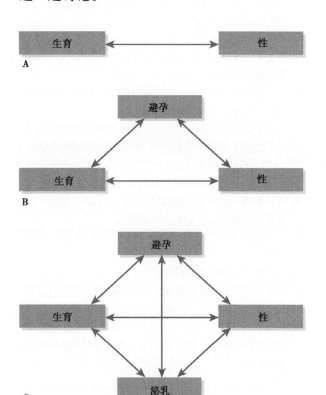

图 17-1　生育、避孕和哺乳间的相互关系

A. 不考虑避孕意愿的情况下,生殖和性是以最简单直接的方式关联;B. 当采用某种避孕措施控制怀孕间隔或限制怀孕时,则会明显影响生育力,有时也会影响性行为(如性交依赖法);C. 泌乳对生育、性行为以及避孕决策和方式有独立影响

▶ 三、生育

(一)母乳喂养对人口的影响

很多年前我们就已经认识到母乳喂养对自然生育间隔的影响。在过去几十年中,人口统计学家已能够以各种方式量化母乳喂养的避孕效果。在没有现代避孕方法的人群中,生育间隔是总生育力(一名女性生育孩子的总数)的主要决定因素,而生育间隔在很大程度上取决于母乳喂养。人口统计学家计算避孕普及率应增加多大程度才能抵消预计的母乳喂养下降导致的自然避孕作用的减少,用来描述母乳喂养对生育能力的抑制作用。例如,在一些国家,避孕普及率低而母乳喂养率很高,母乳喂养持续时间略有缩短就将需要增加 3 倍或更多的避孕药使用,以防止生育率的进一步升高。在母乳喂养率急剧降低的发达国家,如美国和英国避孕药的使用率很高,而母乳喂养的避孕效果在人口统计学上显得微不足道。

(二)月经周期

非哺乳妇女的正常月经周期中,下丘脑以脉冲方式分泌促性腺激素释放激素(GnRH),反馈性引发垂体前叶脉冲式的释放促黄体激素(LH)。LH 在卵泡生长和雌激素分泌中起主要作用。月经周期的最初几天,生长的卵泡分泌越来越多的雌激素,反馈性增加 LH 脉冲的频率。当雌激素达到临界水平时,会出现 LH 激增,随后约 17 小时内排卵。排卵后,产生雌激素和孕酮的黄体形成,GnRH 和 LH 分泌减少。

产后 4 周左右,非母乳喂养女性的血清 LH 水平恢复到正常水平,月经周期重新开始,有时前几个周期可能不是很正常。哺乳的妇女 LH 水平仍然低于正常水平,更重要的是,脉冲释放不正常。纯母乳喂养的女性,即使存在卵泡发育,LH 的基线水平仍然低于正常水平。据推测,吸吮会干扰下丘脑 GnRH 的正常分泌,从而干扰正常的 LH 分泌(图 17-2)。因此,卵泡不会正常发育,虽然可以分泌少量雌激素,但不足以引起 LH 激增和排卵。通过给母乳喂养的妇女施加脉冲 GnRH,之后观察卵泡发育、排卵和黄体形成的试验可以验证这种假设。

催乳素水平升高与母乳喂养模式明显相关。据推测,催乳素抑制促性腺激素的分泌和 / 或卵巢功能。尽管如此,催乳素的作用仍然不明确:一些哺乳期女性尽管催乳素含量很高,但排卵周期仍然正常,而输注脉冲式 GnRH 可诱导高泌乳素血症母乳喂养的妇女的卵泡发育和排卵。吸吮频率下降可能导致催乳素的减少及改善 LH 脉冲释放,而催乳素和下丘脑抑制之间的关系可能只是巧合。哺乳期妇女生育能力恢复极其复杂,或许这是由婴儿主导的。

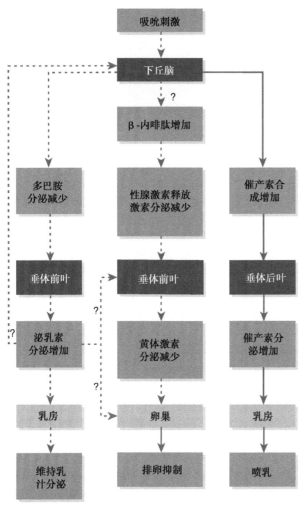

图 17-2　泌乳期不孕的生理机制
(引自：Short，1984)

（三）泌乳性闭经

泌乳性闭经（不是指母乳喂养阶段）是自然不孕的阶段。泌乳性闭经的持续时间取决于许多因素。如果母亲在产后最初 6 个月纯母乳喂养，则泌乳性闭经作为一种避孕方法的有效率为 98%，其效果与避孕药或宫内节育器（IUDs）等可逆的生育调节方法的有效性相似。但也有一小部分女性会在泌乳性闭经期间，经历产后第一次的正常排卵和受孕。因此，研究者认为女性在闭经期间的排卵最多也只有一次，如果排卵，通常也是在产后第一次月经前不久（0~3 周）。

泌乳期闭经的持续时间及排卵和月经的恢复在全球不同人群中差异很大。例如，在城市人群中，多达 30% 的纯母乳喂养母亲在产后 6 个月内出现第一次月经。一些女性反复经历不规律的月经周期 - 也就是说，泌乳性闭经结束后孕酮产生过少，在泌乳期闭经末期，不足以维持受精卵的存

活。事实上，一些想要怀孕的女性在孩子完全断奶前都不能怀孕，因为即使是象征性的母乳喂养也足以抑制排卵或孕酮分泌。一般来说，产后第一次月经出现得越早，则该次月经有排卵的可能性就越小。产后第一次排卵发生的时间越早，就越难以保证黄体期有足够持续时间和充足的孕酮分泌量。

（四）吸吮刺激

婴儿的吸吮刺激对下丘脑 - 垂体 - 卵巢轴的负反馈抑制有调节作用，但是吸吮刺激难以准确量化。一般而言，研究人员依赖于诸如昼夜间的哺乳频率、每次哺乳的时间、哺乳的总分钟数和哺乳间隔等指标定量，因而使吸吮频率指标得到发展。Geddes 及其同事最近使用超声来观察舌运动，配合压力传感器测量口腔内负压，提出了吸吮特征的描述方法。使用超声和其他新技术有望更好地理解婴儿吸吮在哺乳期闭经中的作用。

虽然吸吮被认为是控制生育和繁殖的负反馈抑制因素，但世界各地的研究已经证明，哺乳期母乳喂养的相对频率或母乳喂养占所有喂养的比例是排卵风险的最佳相关因素。产后 6 个月内首次排卵的女性，与首次排卵较晚的女性相比，6 个月内母乳喂养占总喂养的比例显著降低（84% *vs.* 88%）。尽管母乳喂养占总喂养的比例差异具有统计学意义（84% *vs.* 88%），但这种差异在临床上并不显著。因此，这个因素不能在实践中用作即将恢复生育的标志。其他研究表明，如果女性 24 小时内母乳喂养不少于 6 次、总时间不少于 65 分钟，则不会排卵。这样的母乳喂养频率和持续时间似乎能有效地将催乳素水平维持在不排卵水平。但其后关于哺乳期排卵恢复的前瞻性研究并未得到相同结论，一些女性尽管每天哺乳多达 15 次，也可能会排卵。

不同研究中达到抑制排卵所需的最小哺乳频率范围很大，这可能与研究者和研究对象对母乳喂养的定义存在差异有关。例如，对于一些女性来说，母乳喂养是一种高度仪式化的事情，需要一些时间才能完成，涉及更换婴儿尿布、准备哺乳饮用时的饮料、摘下电话话筒、坐在特定的摇椅里、吸吮 20 分钟左右并把婴儿（可能已经不再含接或已睡着）放回婴儿床。这种母乳喂养每个白天 5~6 次，每晚（可能在父母床上哺乳）1~2 次。而另一些女性可能会在婴儿第一次呜咽前发现婴儿的喂养征兆。这样哺乳 3~4 分钟，直到婴儿恢复平

静,经常一昼夜 15~20 次。鉴于对"母乳喂养"的定义不同,因此,尚不能确定能够使所有女性抑制排卵的哺乳频率的"神奇数字"。

在大规模研究时,虽然依赖于研究测量和控制哪些其他变量,但频繁的母乳喂养仍然是哺乳期不易受孕的重要相关因素。因此,虽然难以概括抑制排卵所需的总吸吮时间,但许多研究人员推测,频繁吸吮比偶尔吸吮者泌乳量更大,故 1 天内的哺乳总时长较长;也就是说,乳量越高,婴儿获得乳汁花费的时间就越长。Howie 等发现哺乳频率和持续时间密切相关,甚至可以相互替代。但如同母乳喂养(和生育力)的各个方面,这种概念在外推时应注意到正常的个体差异。例如,婴儿安慰性的吸吮需求可能影响哺乳频率和持续时间。有些婴儿能有效地吸乳并且很快就能获得乳汁,而其他婴儿则是有条不紊、不紧不慢,这与儿童及成人的进食速度不同是一样的。

和哺乳期不孕持续时间相关的另一个因素是衡量非哺乳状态。哺乳间隔是哺乳频率和持续时间的反向表达:如果频率高,则哺乳间隔的次数就多,并且如果哺乳持续时间或频率高,则哺乳间隔的平均时长则短。测定两次哺乳之间的平均间隔与测量哺乳频率和持续时间相比,并不会提供更多或更好的信息。但两次哺乳间的最长间隔提供了其他指标不能提供的信息。

哺乳期不孕的持续时间受婴儿喂养方式的很大影响,因此世界卫生组织(WHO)对 7 个国家的 4 000 多名母乳喂养妇女进行了一项前瞻性研究,了解是否可以预测哺乳期不孕的持续时间。其中设定了 83 个变量用于分析:32 个是婴儿喂养变量,51 个是母婴的其他特征。其中也包含吸吮刺激的许多指标(如哺乳频率、持续时间和哺乳间隔)。不出所料,并非所有 32 种母乳喂养(或婴儿喂养)因素都是哺乳期闭经持续时间的重要预测因素,因为这些因素通常相互关联,或者只是相同变量但定义略微不同而已。对 2 个发展中国家和 2 个发达国家研究中心的相关差异进行校正后,多变量分析发现 10 个因素与闭经持续时间显著相关,其中 7 个是婴儿喂养特征(专栏 17-2)。毫无疑问,婴儿是母乳喂养还是完全断奶,是哺乳期闭经的一个非常重要的预测指标。每 24 小时母乳喂养的总时长及从分娩到第一次母乳喂养之间的间隔时间也是闭经持续时间的重要决定因素。还有几个重要因素与补充喂养有关,例如,到常规

补充喂养开始的时间和母乳喂养占所有喂养的百分比。

专栏 17-2	与哺乳期闭经持续时间相关的因素

非喂养相关变量:
- (高)活产数 = 闭经时间较长 [***]。
- (高)产后 6~8 周的母亲 BMI = 闭经较短 [***]。
- (高)患病儿随访的百分比 = 闭经较长 [***]。

喂养相关变量:
- (长)从分娩到第一次母乳喂养的时间 = 较短的闭经 [**]。
- (是)规律的补充任何食物或饮料 = 较短的闭经 [**]。
- (高)24 小时母乳喂养总时间 = 闭经时间较长 [*]。
- (高)母乳喂养占总喂养的百分比 = 较长的闭经 [***]。
- (高)水 / 非热量补充剂给予的频率 = 更长的闭经 [***]。
- (是)断奶 = 闭经较短 [***]。
- (是)补充物占总喂养的 50%= 较短的闭经 [**]。

注:[*]P<0.05;[**]P<0.01;[***]P<0.001

[引自:World Health Organization(WHO).The WHO multinational study of breastfeeding and lactational amenorrhea:I.Description of infant feeding patterns and the return of menses.Fertil Steril.1998a;70:448-460;World Health Organization(WHO).The WHO multinational study of breastfeeding and lactational amenorrhea:Ⅱ.Factors associated with the length of amenorrhea.Fertil Steril.1998b;70:461-471]

世界卫生组织母乳喂养和哺乳期闭经的多国研究清楚地证明,吸吮对闭经持续时间的深远影响。此外还表明,在定义吸吮刺激的各种方法中,"母乳喂养"本身和"24 小时母乳喂养总时长"是与闭经持续时间最密切相关的母乳喂养因素。即使该研究没有以这些特定的方式测量吸吮刺激,吸吮刺激的其他量化指标——如母乳喂养的频率或两次哺乳的最长间隔——也是有统计学意义的。

(五)补充喂养

补充喂养在恢复生育方面的作用非常直接。普遍认为任何减少婴儿吸吮行为或吸吮需求的因素都是使生育能力恢复的继发因素。补充喂养可能减少婴儿的饥饿、口渴,并可能舒缓婴儿情绪,进而减少了在乳房的吮吸。

爱丁堡医学研究委员会最先在这方面有了新的发现。在苏格兰妇女中,开始给婴儿添加补充物是在产后第一次排卵前不久。由于这两个事件发生的时间很近,补充喂养被认为与排卵恢复有因果关系。相比之下,在发展中国家进行的研究,观察到给婴儿补充喂养没有影响母亲的卵巢激素水平(图 17-3)。在这种情况下,补充物通常是逐

渐添加到婴儿饮食中的;就像母亲卵巢激素水平一样,母乳喂养行为一直基本保持不变。一项对长期母乳喂养且营养状况良好的澳大利亚妇女的研究没有发现补充喂养与恢复生育有关,可能因为该研究中的补充喂养是渐进进行且补充量很小。相比之下,在苏格兰的研究中,补充物通常包含代乳品,代替了母乳喂养,从而减少了婴儿的吸吮刺激。

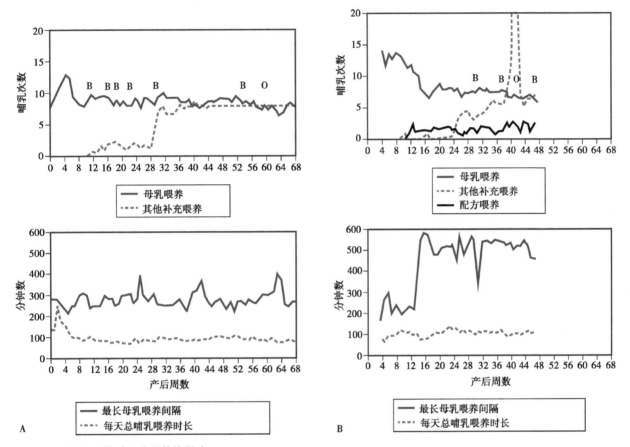

图 17-3　补充喂养对母乳喂养的影响

A. 例 1:在产后第 28 周补充喂养对哺乳频率、持续时间或哺乳间隔没有影响;B. 例 2:在产后约第 9 周开始补充喂养,哺乳频率的降低和两次哺乳最长间隔的延长同时出现。排卵仍然推迟了大约 10 个月,可能是因为哺乳的频率足够高和持续时间足够长

(引自:Rivera R,Kennedy KI,Ortiz E,et al.Breastfeeding and the return to ovulation in Durango,Mexico.Fertil Steril.1988;49:780-787.)

补充喂养对哺乳期闭经持续时间有影响,且与母乳喂养频率和持续时间无关。补充喂养可能会改变母乳喂养的一些难以界定的特征(如吸吮强度),而不仅仅是频率和持续时间。如专栏 17-2 所示,世界卫生组织的研究中,预测月经恢复的 7 个重要婴儿喂养相关变量中,5 个实际上是补充喂养措施。补充喂养对恢复生育能力的影响可能与替代婴儿吸吮刺激的程度有关。此外,婴儿喂养特性(如母乳喂养频率和添加补充物前的时间)与恢复生育之间关系的强度和性质,随哺乳期的长短而变化。例如,哺乳期较短者与较长者比较,则补充喂养与恢复生育的相关性可能更密切。

(六)生育力恢复的可重复性

同一位女性两次妊娠后哺乳期不孕的持续时间显著相关,这已在几项大型前瞻性研究中得到证实。如 Ford 等的报道,418 名孟加拉国女性在连续两个婴儿的母乳喂养过程中,第一个孩子母乳喂养时的闭经时间对随后的闭经时间具有较高预测价值。此外,在世界卫生组织母乳喂养和哺乳期闭经的多国研究中,入院时均记录了上次怀孕后哺乳期闭经的持续时间。在前瞻性研究中,这是唯一的一个预测因素,而且可以解释哺乳期闭经持续时间的变化,而多变量分析中没有发现任何其他因素与哺乳期闭经持续时间显著相关。

如果一位女性在连续两次母乳喂养时经历相同的不孕期(或闭经),那么可以推断两次的母乳喂养行为基本上是相似的。反之,如果母亲通过哺乳接受的神经感觉刺激的量大致相同,也能够产生大致相同的生育抑制效果。我们可以假设这种情况普遍存在,因为在两次母乳喂养中以下几个相关因素几乎是相同的:

1. 母亲的机体是一样的;也就是说,其基础生理学基本相同,除非两次出生间隔很长,导致机体对生殖激素的反应出现了与年龄相关的变化。

2. 母亲对婴儿喂养的定位及她关于母乳喂养的想法和习惯,在这两种经历中可能保持不变。但是,如果母亲的母乳喂养模式发生显著变化,生育力的恢复时间也会有所不同。

3. 两名需求和性格明显不同的婴儿可能会对母亲恢复生育能力产生不同的影响。

如果已知上次哺乳期闭经的持续时间,则有助于决定何时开始产后避孕。此外,关于哺乳期闭经的平均持续时间可以公之于众,并告知产后避孕的最有效方法。

(七) 贝拉吉奥共识

1988 年,五大洲的研究人员完成了母乳喂养女性卵巢激素变化的前瞻性研究。很多研究人员聚集在意大利的贝拉吉奥,以确定针对母乳喂养行为模式方面有很大差异的女性的研究结果,是否可以整理为关于母乳喂养如何预测女性生育能力恢复的声明(专栏 17-3)。贝拉吉奥共识基于已发表和未发表的妊娠率研究(两个国家的 3 项研究),以及哺乳期排卵恢复的前瞻性研究中总结了怀孕概率的数据(7 个国家的 10 项研究)。在这些研究中,产后前 6 个月纯母乳喂养的闭经女性报道的最高妊娠率低于 2%。

专栏 17-3　贝拉吉奥共识

- 在发展中国家和发达国家的所有孕产妇和儿童保健方案中,应将哺乳期闭经视为一种可能的避孕方法。
- 应该为产后女性提供使用母乳喂养作为避孕手段的选择,以帮助实现至少 2 年的最佳分娩间隔,或者作为延迟引入其他避孕药具的方式。应告知她们如何最大限度地利用母乳喂养的抗生育作用,防止怀孕。
- 如果母亲"纯"或接近纯母乳喂养并且在产后 56 天后没有阴道出血,则产后最初 6 个月的母乳喂养的避孕效率超过 98%。

贝拉吉奥共识指出,产后前 56 天的出血可以忽略不计。几项关于产后出血的前瞻性研究证实了这一说法。菲律宾 477 名有母乳喂养经验的母亲,产后出血持续时间的中位数为 27 天,并且不随年龄、胎次、母乳喂养频率或补充喂养水平而变化。此外,超过 1/4 的母亲在产后 56 天内有过阴道出血。在第 56 天之前,只有 10 名母亲可能有第 1 次周期性月经,但没有一人怀孕(尽管并非所有母亲都有性生活)。在发达国家 72 名纯母乳喂养母亲的另一项前瞻性研究中,近一半在产后第 6~8 周之间有阴道出血或点滴出血。尽管 72 例中有 7 例出现卵巢卵泡发育,但在产后的前 8 周内没有人排卵。世界卫生组织关于月经恢复与母乳喂养的多国研究的最终结果,与产后第 56 天之前的出血可以忽视的建议是一致的。

贝拉吉奥共识很重要,因为其原则适用于不同文化背景的人群。但这一优点也是其缺点,因为并不可能广泛适用于各种母乳喂养模式和实践。例如,在母乳喂养 2 年或更长时间的社会中,或工业化国家母乳喂养较长的母亲中,哺乳期闭经本身就可能是恢复生育能力的标志。基于这一认识,Kennedy 等发出警告:

"可以根据这一共识制定特定国家或人群使用母乳喂养作为产后避孕方法的指南。在调整这些一般准则时,应考虑当地婴儿喂养的方法、闭经的平均持续时间及女性的健康状况。"

共识很重要,还因为它是使用哺乳期闭经作为避孕方法的框架。关于如何将哺乳期闭经方法(LAM)纳入家庭避孕和母乳喂养支持计划的指南,可以根据贝拉吉奥共识制定。

在贝拉吉奥共识之后的 8 年中,开展了一项新的研究以检验共识的正确性。LAM 避孕功效的 4 项临床试验在智利,巴基斯坦,菲律宾及多国进行。这些研究观察产后选择使用 LAM 作为避孕方法的女性(也就是指导她们如何使用并真正使用该方法)。研究人员发现,在正确使用该方法时,6 个月的累积妊娠率分别为 1.0%、0.5%、1.5% 和 0.6%。此外,对共识中的原始数据进行二次数据分析表明,在 LAM 条件下的避孕效果可以超过贝拉吉奥共识中给出的参数。最大规模的二次分析来自世界卫生组织母乳喂养和月经恢复的多国研究,其中哺乳期怀孕的结果也支持了贝拉吉奥共识中的观点。在这些研究和各种来源的未发表研究的基础上,1995 年,在贝拉吉奥重新召集的科学家们得出结论"贝拉吉奥共识已被明确证实"。通过前瞻性临床试验积累的数据和经验，"贝拉吉奥 Ⅱ"小组能够在地区层面针对 LAM 的调整得出结论（专栏 17-3）。

哺乳期闭经的机制仍然存在疑问。研究者已经探讨了能量平衡与营养摄入和工作的关系。但营养和工作 / 运动在抑制哺乳期生育能力方面的作用是复杂的，因此很难确定其相关性。能量分配模型甚至要考虑到社会、政治和文化实践对生育调节的影响。能量平衡也可以影响激素的释放，作为对压力和非伤害性刺激的反应。

目前还有一个最大的问题，是 6 个月纯母乳喂养和母亲至少纯母乳喂养 6 个月的能力对母婴健康的影响。21 世纪早期进行的一项荟萃分析比较了纯母乳喂养 4 个月和 6 个月的健康结果。该作者认为存在剂量效应，即纯母乳喂养的持续时间越长，对母婴的益处越大。

自最初的荟萃分析以来，许多组织 - 包括母乳喂养医学会（ABM）、美国儿科学会（AAP）、美国饮食协会（ADA）、疾病控制和预防中心（CDC）和 WHO- 都制定了文件和指南，推广至少纯母乳喂养 6 个月，在添加辅食的基础上继续母乳喂养，国际泌乳顾问协会发布了建立母乳喂养的临床指南。

▶ 四、产后健康与性健康

产后健康和性健康是复杂的问题，并随着向家长身份的过渡受到身体、激素、文化和情感变化的影响。性健康不仅仅包含性表达，但本节的讨论基于以下两个前提：

1. 母乳喂养的女性和男性伴侣之间的稳定结合仅仅是为了方便表达而已。尽管大多数哺乳期母亲都是异性恋，而且很少有研究关注母乳喂养单身女性和女同性恋的性行为，但本节以下讨论中的大部分内容适用于所有女性。

2. 性冲动或性渴望是性表达的主要驱动力或动机（尽管取悦性伴侣的愿望也被认为是一种动机）。人们认识到，确有许多女性会违背其意愿或没有性欲时性交，但本章节内不考虑母乳喂养在强制或性冷淡中的作用。

（一）性冲动

在哺乳期至少有以下 5 类因素会影响性驱动或性渴望：①与母乳喂养无关的常见情境因素；②与分娩有关的性欲抑制影响；③与泌乳有关的性欲抑制影响；④与怀孕、分娩和哺乳有关的性欲增强因子；⑤与哺乳期妇女伴侣有关的哺乳因素。

1. 与母乳喂养无关的常见情境因素 怀孕或分娩之前就存在的促进或抑制性唤起的因素，仍会存在于分娩后的生活和家庭日常中。其中抑制性冲动的一些因素，如伴侣之一的慢性疾病，对怀孕的恐惧或缺乏隐私等仍然存在，并且与母乳喂养无关。这种情况下，如果夫妇的性关系不正常或不令人满意，反而期望以添加一个孩子的方式"挽救"摇摇欲坠的婚姻，则在哺乳期自然恢复的可能性不会太大。

相反，也没有理由认为，一个婴儿进入一个家庭后，会令某些个体兴奋的刺激（如喜爱的古龙水、特殊歌曲或烛光）失去原来的兴奋效应。不过，能否还有机会接受类似的刺激是另一回事。由于家中有小孩，之前存在的引起性接触的刺激可能会减少一些。例如，夫妇可能缺乏独处时间，并且会不断地被打扰 - 特别是在夜晚。家里宁静的夜晚似乎一去不复返了。

2. 与分娩有关的性欲抑制影响 女性之间会存在一些差异，但阴道分娩后身体恢复大约都需要 6 周。在此期间建议产后禁欲或使会阴有机会休息，以便伤口愈合和预防感染。事实上，产后禁欲是明智的，可以到认为身体足够舒适后再恢复性活动。

阴道分娩后会阴侧切、撕裂的疼痛及外阴或会阴的压痛通常持续数月。尽管母亲的伤口缝线可能已经消失并且会阴伤口已经愈合，但性交时仍可能会感到不适。实际上，过去 30~40 年的多项研究结果表明，许多母亲分娩后前 3 个月内恢复性交，但其中 40%~50% 会出现性交困难（性交痛）。产后 6 个月时性交困难的报告减少一半；但是从分娩后 1~12 个月以上，都有性交较为舒适的报告。分娩方式和会阴侧切伤口的存在，并不是恢复性活动或性功能评定的重要预测因素。在最初的痛苦之后，许多母亲会避免进一步性交。实际上，由于对性交过程疼痛的预期，很多女性回避了性活动的话题。对彼此感情的清晰理解和持续的交流，可能有助于夫妻将性交推迟到未来某个时间，并以其他方式表达他们的爱和关心。

性交痛的另一个原因可能源于分娩后不久卵巢激素水平的急剧下降，这种下降导致低雌激素状态，特别是母乳喂养的女性，低雌激素状态可以持续整个哺乳期。与更年期一样，哺乳期的低雌激素状态同样可导致阴道上皮菲薄，在性唤起时只能分泌少量液体。在这种情况下,性交会出现干燥和疼痛,甚至阴道撕裂。尽管性交困难在产后第 6 个月大幅下降,但可能由于阴道干燥,母乳喂养是长期不适或疼痛的少数预测因素之一。通过使用惰性水制润滑剂可以快速且容易地缓解阴道黏膜的萎缩。

产后剧烈的激素变化也可能与明显的情绪变化有关。直接影响通常是暂时的,可能与产后禁欲期间重叠。有些女性,产后会立即出现产后抑郁症,或在几天或几周后出现。虽然产后抑郁的病因尚不清楚,但可能既有内源性也有外源性因素。有些女性在孕酮水平较低时会出现情绪脆弱,如产后这段时间(与之类似,非妊娠妇女的经前综合征的症状通常可以通过孕酮给药来缓解),新生儿的高需求状态和家庭内外的其他责任足以使一个正常人疲惫不堪,因此,不应低估外源性因素在导致产后抑郁症中的作用。抑郁症的特征通常是缺乏性欲,产后抑郁症也不例外。

即使母亲没有产后抑郁,也可能会将大部分情感、能量用于照顾和抚养新生儿。这个过程有时被比作爱情,一个人痴迷于另一个人,很难戒掉想他和为他做事的思维。母婴之间的亲子连接非常重要,为母亲赋予了持久的育儿才能和奉献精神,也在婴儿身上建立信任和安全感。但是,此过程可能会妨碍伴侣间的亲密接触机会和情感交流。一位母亲曾这样描述哺乳期的感觉:

"当你在家,整天都在抚摸、拥抱和哺乳孩子之后,丈夫回家时,你并不需要更多的拥抱和接触。而丈夫一整天都在外讲话,回家后,肯定期望有一些在外没有的亲密接触机会。这就会出现问题。"

与激素或依恋无关的心理因素也可能是强烈的性欲抑制因子。对怀孕的恐惧可能是性驱动的重要抑制因子。如果新生儿是意外怀孕,特别是避孕失败的结果,则出现性抑制很好理解。头胎父母有时难以协调配偶和母亲 / 父亲的角色,因为父母的角色以前在潜意识中被理解为是无性的。婴儿肠绞痛或出现大小问题都可能降低任何一方的性趣,没有育儿经验的母亲面临育儿困难时,对伴侣可能会更没有性趣。此前存在的婚姻问题可能表现为仅仅对孩子的关注,而忽视了成人之间的爱情。一位母亲认为,导致性关系频率下降的因素并不复杂,亦非根深蒂固,可能与任何特定的心理结构无关,只是"我们的优先事项改

变了! 当你有了孩子,还有很多其他事情要做时,你的价值观会发生变化。"

3. 与泌乳有关的性欲抑制影响 在正常的非哺乳期妇女月经中期,性欲升高,该时期的促卵泡激素、促黄体激素和雌激素达到峰值。母乳喂养妇女的性欲可能与这些物质中的一种或多种有关。

对新南威尔士州产妇的研究表明,母乳喂养持续时间超过 5 个月,与性交不适持续时间较长及哺乳期闭经时间较长有关。该发现也支持了母乳喂养期间激素水平与性活动相关的观点。人们认识到,奶瓶喂养的母亲往往比母乳喂养的母亲更早恢复性交并且更频繁,这一现象同样支持激素 - 性欲相关性的看法。

另一种可以影响性欲且在母乳喂养期间高水平存在的激素是催乳素。非母乳喂养的女性和男性催乳素水平异常高的话,经常主诉性欲减少;如果给予溴隐亭(一种降低催乳素水平的多巴胺激动剂),性欲就会恢复。一些研究发现母乳喂养的母亲有类似的现象,这些母亲感觉与孕前的性欲水平相比,母乳喂养期间性欲降低。母乳喂养启动时期,催乳素水平很高,可以促进催乳素受体上调。催乳素水平升高还与情绪障碍有关,如焦虑和抑郁,这也会导致性欲降低。需要更多的研究来充分了解催乳素与性欲和行为之间的相互作用,特别是母乳喂养的母亲。

针对性抑制这一复杂问题,除了情感上需要为人父母以外,母乳喂养还有另一个方面的影响,即母乳喂养带来的疲倦可能是最多见的性欲抑制因子。Robson 等对伦敦的初产妇进行的一项研究表明,25% 的母亲表示疲倦会降低她们的性欲和享受。当然,即使不进行母乳喂养,母亲也会因为刚刚出生的新生儿而疲倦,特别是孩子较小需要照顾时。而母乳喂养的母亲可能更容易受疲倦的影响,因为夜间需要频繁的喂奶,而且生成母乳也需要消耗能量。如果母乳喂养的婴儿睡在父母的床上,就可能让母亲睡个好觉。但婴儿的存在会抑制性表达,在这种情况下,夫妇可以选择另一个地方做爱。

最后,有些父亲或配偶可能会觉得他们在与婴儿竞争,不仅竞争母亲的注意力,还有她的乳房。女人的乳房往往是夫妻间唤起性欲的一个重要方面,如果其中一方或双方都认为乳房因为要泌乳而不能作为性活动的一部分,那么这对夫

的性表达可能会受到负面影响。即使这对夫妇对女人的乳房没有任何禁忌,也可能不喜欢漏奶,并且害怕引发漏奶。乳房可能有疼痛,新妈妈可能厌倦了"折腾乳房"。其实,乳房刺激甚至是伴侣的吸吮对乳房没有什么害处,特别是在宝宝已经吃完后。伴侣可以通过定期刺激乳汁分泌或排空帮助预防或缓解乳胀。

4. 与怀孕、分娩和哺乳有关的性欲增强因子 分娩可以是积极和有成就感的一种经历,特别计划怀孕时,许多夫妇在做爱会体会到这种共同的幸福。分娩是生命中的重大事件,在身心健康的条件下发生时,性表达可能特别快乐和有益。与前面提到的抑制因子相反,怀孕、分娩和母乳喂养可以使女性的配偶放大对女性魅力的欣赏。例如,对于一些夫妻来说,哺乳期乳房的形状或丰满度尤其令人兴奋。由于前文提到的一些因素的相互作用,母乳喂养的女性可能在产后几个月后对性关系更感兴趣。此时女性的会阴不是很疼痛,卵巢功能在逐渐恢复,体形不再像孕妇,自己感觉也在恢复正常。一位母亲曾这样描述:

"对我来说,在母乳喂养的后期,性生活感觉是最好的,因为:①我觉得身体状况前所未有地好;②(不会)害怕怀孕,也不需要避孕措施,因为对我来说,母乳喂养在婴儿出生后至少1年内是100%有效的;③有一些关于护理小婴儿的事情会给你一种"世界一切都是对的"感觉。我对我的整个家庭、丈夫和其他孩子以及婴儿都感到非常高兴和爱。性似乎是这种良好感觉的一种不错的、自然的表达。"

除了生育之外,人类的性表达是一种创造性活动。作为个人和夫妻来说,这显然是一个人对爱人的付出。因此,一些潜在的抑制因素实际上可能是唤起因素,增加了夫妻发生性行为的可能。例如,一对夫妻可能会在感受到压力时更频繁地做爱,而另一对夫妻可能会在相同的情况下缺乏性生活的情感需求。前一种模式可能非常实用,因为性高潮有助于释放压力,促进放松和幸福感,从而为一方或双方提供更多精神能量,以应对压力。对于一些夫妻来说,怀孕本身通常会刺激情色反应。因此,对某些人来说,分娩后再次回到非孕状态的性刺激反而少于孕期。

每个人和每对夫妇都是独一无二的,所以任何关于哺乳期性行为的讨论都必须具有普遍性,并认识到个体表达的差异。遗憾的是,很少有女

性与其医疗保健专业人士谈论性健康问题。如果能提供一些简单的事实和一些润滑剂,则很多夫妻似乎可能会有更好的性满足感。

5. 与哺乳期妇女配偶相关的因素 前面已经提及可能出现的角色冲突,而男性也会经历心理调整以适应婴儿出生这个重大生活事件。毫无疑问,当一个男人第一次成为父亲时,对其影响也是深远的。虽然父亲通常被认为是随时准备、愿意并且渴望性行为的,但这观念有些以偏概全,不过也说明男性生育力相对缺乏周期性的表现。父亲的日常生活会受到性欲影响,与本节开始时讨论的女性因素类似,有些促进和抑制男性性欲的因素也不会随着孩子的出生或伴侣的哺乳过程而消失。当父亲目睹自己妊娠后的伴侣变成哺乳期母亲时,这种转变可能会影响其把配偶作为性伴侣的看法,其中可能是因为配偶身体的明显变化,或者是因为配偶的母性。母性的角色或哺乳期可能会使配偶或多或少的更具有性吸引力。

阴道性交时害怕伤害配偶可能会抑制男性的性表达。如果一个男人认为哺乳的母亲有"更重要"的母亲角色,则可能会因为性渴望而感到内疚。认可并谈论他们的性感受、欲望和抑制,同时认真地关心彼此,可以帮助夫妇度过这个可能很尴尬的时期。

(二)哺乳期性行为

为了衡量母乳喂养妇女的性功能或行为水平,针对哺乳期闭经的研究也观察了其他一些变量,包括产后性交恢复和性交频率。虽然第一次性交和性交频率是相对容易量化的变量,但并不能完全解释哺乳期间的性行为。但遗憾的是,科学文献中关于哺乳期性行为的报道中很少有定性信息。

世界各地进行的研究中都可获得哺乳期妇女性交开始时间的相关信息。这些研究的结果表明,50%~80%的母乳喂养妇女在产后6~8周恢复性交。有些母亲在产后3~4周就开始性交。性交频率的数据也有前瞻性和回顾性研究报道。

为了得到哺乳期间性交频率的概况,91名已婚或同居的处于正常周期、非孕期、非哺乳期的北卡罗来纳州妇女参加了一项关于性交频率的回顾性和前瞻性研究。首先,这些女性回忆了她们"平时"每周1次的性交频率,然后每天早上记录是否在过去的24小时内有性交行为,记录1~3个月。与第一次面谈前的记录相比(每周2.5次),其

后记录的性交频率(每周 1.7 次)明显减低,平均每周少 0.8 次。这种对自己性交频率高估的情况在各个亚组中普遍存在,可能是由于女性倾向于描述在没有旅行、疾病、月经和其他因素影响下的性交频率。前瞻性数据显示,随着年龄、教育、收入和关系持续时间的增加,性交频率呈下降的趋势。此外,目前正在使用宫内节育器或行输卵管结扎的女性是不避孕女性(每周 1.1 次)性交频率的 2 倍,达每周 2.0 次。

研究显示,产后最初 6 个月内女性的性交频率差异很大,从每周不到 1 次到每周 4~6 次,其原因有多种,但各研究结果没有一致性。例如,年龄、教育程度和孩子的数量似乎与性生活频率无关。相比之下,产妇年龄对性交频率的影响有两种方式:年轻女性随着产后时间的增加频率增加,且总体频率高于年长女性。其他因素,如对怀孕的恐惧,可能和性行为强相关,也可能是心理因素,如感觉到被动受控(感觉一个人受另一个人的生活和命运的控制,而不是来自于受控者自身以外的其他因素)。

母乳喂养会影响性活动恢复或性交频率吗?在比较母乳喂养和非母乳喂养时,母乳喂养的母亲性交频率较低。母乳喂养妇女的性交频率期望值也较低;延迟恢复性交的时间较长;与孕前水平相比,性趣和性享受减少的幅度更大;在性交过程中往往经历更多的痛苦;并且在产后 3 个月伴轻微抑郁。除了性交困难,其他所有差异在产后 6 个月都消失。相比之下,Masters,Johnson 和 Kenny 早期的研究报道称,相较于奶瓶喂养,母乳喂养女性的性欲恢复更快,性功能恢复程度更高。但这些研究是在母乳喂养不普及的时间和地点进行的,尚不清楚性生活受抑制程度较低的女性群体是否是母乳喂养的女性。另一组研究表明,母乳喂养似乎不会影响性交恢复、性交频率和其他性行为指数。

这些相互矛盾的结果意味着什么?母乳喂养是否会扼杀性体验,还是加速其恢复,或者两者都没有?相互矛盾的结果可能是由研究方法或文化的差异造成,而且还需要其他的心理、行为和生物学假设。母乳喂养具有抑制还是刺激作用?也许母乳喂养是一个摇摆因素,有时会增强性感,有时会成为障碍。

无论母乳喂养是增强、抑制,还是不影响性欲或性行为,很明显大多女性在传统的产后检查时间(即产后 6 周)之前都有活跃的性行为。对于泌乳顾问而言,应了解到关于性欲恢复和性交开始有关的问题,意识到这可能会成为谈话的主题。了解性行为的巨大差异将有助于解决这一问题,特别是泌乳顾问很可能在分娩后的早期和前几周就能和产妇见面。也有人认为,产后随访的最初时间应该更早。母亲在建立母乳喂养时需要支持和鼓励,特别是还期望纯母乳喂养 6 个月的情况下。此外,新妈妈应该在出现意外疼痛、阴道分泌物或其他身体问题时始终能够获得照护,或加强预防性指导以预防和解决这些问题。最后,在为将来家庭生育计划制订知情选择决策时,需要将避孕宣教安排在接近实际需求的时间点。鉴于大多数妇女产后有一些性生活不适或担忧,卫生专业人员应该在产妇性生活恢复之前,及时开始讨论可能出现的问题及避孕方法。

▶ 五、女性育龄期的健康

虽然计划生育和生殖健康经常被认为是育龄妇女保健的主要焦点,但仅占妇女健康问题的一小部分。当然,在怀孕和生产期间,需要借助大量医疗服务以确保母亲和胎儿/婴儿的健康和安全。相比之下,产后保健方面则做得非常有限,母亲在产后第 1 年的医疗保健状况和遇到的健康问题方面,国家层面的统计数据很少。除了生殖系统复旧和恢复到非妊娠状态的生理关注外,产后阶段的主要特点在于心理社会适应,如调整育儿角色、改变家庭关系、改变自我认知和身体形象。这些过渡及身体康复和照顾婴儿的工作,通过产后 6 周的一次检查是不能完成的,但传统上这是围产期护理的终点。实际上,至少在分娩后的第 1 年内,母亲更容易受到压力、身体和心理健康问题的影响。其中许多问题可能会影响纯母乳喂养和持续时间,以及母亲照顾婴儿的能力。

(一)压力和压力源

长期以来,压力被认为与健康和疾病有关。事实上,大量证据支持这样一种观念,即压力-尤其是长期环境和社会心理压力-是导致生理失调、身心健康状况不佳、慢性疾病和寿命缩短的重要原因。最近在美国进行的一项国家研究,阐释了一个人正在经历多少压力。大约一半的受访者表示他们在过去 1 年中经历过一次重大压力事件,在完成调查前的 1 个月中,26% 的受访者表示有"大量"的压力,37% 的受访者表示"有些压力"。

23% 的人表示"压力不大"，14% 的人表示他们"根本没有压力"。常见的压力源包括太多的责任、健康、财务（特别是年收入低于 20 000 美元的人）和养育子女。

压力及对压力的反应，源于个人对环境的安全感或威胁程度的看法。在神经感受的过程中，神经回路将情境和人解读为安全或不安全、友好或敌对、孤立或团结、关怀或冷漠，或甚至是危及生命。神经系统的刺激转化为神经、电、化学和生物信号，产生压力的身体、情感和心理体验，并将其解释为行为反应。因此，压力可以定义为神经内分泌系统、交感神经和自主神经系统及免疫和代谢系统在寻求适应环境挑战时的激活。

当然，并非所有压力都是负面的。短期、可解决的压力能够刺激并实际上加强生理健康和适应性反应。当挑战获得令人满意的结果时，积极的压力可以带来掌握感、控制感和成就感。可带来高度自信和增强应对未来挑战和压力的能力。许多情况下，压力是可以忍受的，特别是社会支持、知识和财务稳定、压力应对能力充足时。

当环境和心理需求超过个人的应对能力时，就会出现不良应激或消极和有害的压力。从压力到不良应激的过渡由压力来源的数量、持续性、强度以及个体解决能力决定。例如，一个人可以忍受的压力可能因暴乱、虐待、忽视及不良的社会和情感支持而加剧，从而使另一个人陷入困境。育龄妇女会经历重大生活事件的压力，但可能更多地受到日常生活压力和冲突的影响。对于许多女性来说，这种压力的积累和长期存在会改变她们的生理系统，产生慢性压力负荷。为了减轻这种压力负荷，大脑回路会重塑，以调整焦虑、情绪控制、记忆和决策之间的平衡。如果慢性压力负荷持续，大脑和身体尽管初始时可以适应，但会变得不能适应，导致健康行为改变；产生饮食、身体活动、睡眠和药物滥用方面的问题，以及精神和躯体疾病。

虽然研究最多的应激反应是"战斗或逃跑"反应，但 Taylor 和其他学者提出了另一种应激反应模型。根据进化理论，Taylor 的模型表明，女性特别是母亲，是通过"关爱与协助"（tending and befriending）来应对压力的。母亲出于对后代的责任无法选择战斗或逃离，所以"关爱"反应有利于母亲和后代生存。威胁情况下的"关爱"包括在融入环境时抚慰和照顾后代。"协助"涉及寻求或提供社会支持以及分担抚养和保护后代的负担。在压力大的时候，女性会与朋友交谈，分享问题，迷失时寻求指导，或在与他人讨论问题时"清空思想"。

"关爱与协助"的神经回路似乎受催产素及内源性阿片肽、催乳素、抗利尿激素、多巴胺等许多激素的调节。除了刺激宫缩和喷乳反射外，催产素也是依恋激素。分娩后高水平催产素可促进母婴处于非同一般的平静状态和产生强烈的发自肺腑的与婴儿的情感联系。除了分娩，母乳喂养的体感刺激和皮肤接触及母婴互动可使催产素维持高水平。对于母亲来说，升高的催产素会减少"战斗或逃避"神经内分泌反应（抑制皮质醇的释放），减轻焦虑、促进平静甚至轻度镇静、增强社交能力，并启动母性。

母性的一个重要方面是养育，没有这种养育，人类就无法生存。养育显著影响母婴神经系统（包括大脑）和内分泌系统的结构，并且在婴儿出生的最初 2~3 年中尤其重要。受到母亲陪伴和感官刺激（嗅觉、声音、味觉、尤其是触觉、运动和摄入行为）后，使正在发育的神经内分泌结构为婴儿在迅速和急剧变化的环境中提供调节其生理状态的反应能力。随着神经结构变得更加复杂，它们为整个生命周期的压力管理提供了框架。Feldman 及其同事使用两个"面无表情"（still face）（母亲和婴儿开始自在玩耍；母亲在特定时期暂停互动，然后再次与婴儿玩耍）的范例（仍然独自面对或仍然面对母亲的触摸）证明了养育的重要性，包括母亲的陪伴和触碰对婴儿压力反应的影响。研究结果表明，在模拟母性剥夺（面无表情）时，母亲的触摸会降低婴儿的生理应激反应。此外，自主神经系统（迷走神经张力）和下丘脑 - 垂体 - 肾上腺轴（皮质醇反应）的应激反应幅度均减小，表明触觉可对压力产生多维反应。

实际上，养育 / 接触是母婴沟通和母性（或其他尽心的照顾者）持续参与中敏感、同步化的组成部分，可影响婴儿的生理系统的调节（如状态调节、情绪控制），从而对婴儿压力管理系统功能的发展有积极的影响作用。相比之下，侵犯性、非同步的母亲或父母的接触和沟通可能导致婴儿生理和行为失调和对压力的不良反应。总之，在早期母婴相互作用的情境下，交流和经历的触觉模式影响神经内分泌，并最终影响表观遗传学表达，从而不仅影响母婴互动时管理压力的能力，而且影响他们的余生和下一代管理压力的能力。

这种对压力及压力反应和反应性形成的简短讨论,旨在帮助母乳喂养从业者预测与压力有关的母亲的顾虑及压力对母乳喂养启动、持续和纯母乳喂养的影响。正如母乳喂养和皮肤接触具有抗焦虑的作用,压力,尤其是慢性社会压力,可能会削弱母乳喂养和随后重塑神经内分泌系统的母性行为,以适应慢性压力。泌乳顾问和其他泌乳从业者有机会通过以下步骤扭转慢性社会压力的一些负面影响:

1. 承认母亲承担的许多责任和日常烦恼。

2. 创造机会,让母亲可以谈论目前面临的压力。具体来说,从业者应该询问,困扰新妈妈或引起她的压力的具体原因(不要假设你知道)。

3. 帮助母亲解决问题(听着:母亲们经常知道问题的答案,只是需要有听众说出来)。

4. 肯定妈妈积极的养育行为。

5. 提供母乳喂养支持(前 5 项行动都会促进催产素的释放)。

6. 根据妈妈的能力尽可能鼓励母乳喂养(这是母亲为婴儿智力和社会发展做的最好的事情)。

7. 鼓励袋鼠式护理(皮肤接触)和抱着 / 携带婴儿(这对婴儿神经内分泌发育非常重要)。

由于母亲感到她们的努力得到肯定,对婴儿很重要,并且因其对婴儿的专业知识而得到认可,她们的催产素水平会升高,压力减弱(减轻)及压力反应性得到调整。此外,随着她们的育儿能力提高,婴儿将获得终身的益处,如独立性、更高的认知能力、降低对压力的反应度,以及承担风险的能力。

(二)分娩后即刻的问题

分娩后即刻的主要问题或压力来源于母乳喂养启动、新生儿护理、母婴连接和依恋、疼痛、出血和预防感染等方面。有另外的章节将探讨母乳喂养启动问题,在压力的讨论中我们会简要地介绍连接和依恋。

1. 疼痛　产后疼痛可能有多种来源(表17-2)。无论哪个部位,疼痛和不适都可能干扰母乳喂养的启动和婴儿护理,损害母亲的信心和母性身份的认知。母亲的痛苦经历各不相同。怀孕期间,由于雌激素水平升高刺激外周和中枢疼痛机制,可能会增加疼痛的敏感性。一旦胎盘娩出,雌激素水平急剧下降,疼痛敏感性降低。另外,已知催产素可以减弱周围神经的超敏反应。因此,在分娩和母乳喂养期间催产素水平升高可能导致疼痛敏感度降低,产后慢性疼痛报告减少。催产素还可刺激内源性阿片类药物的产生,从而调节疼痛并提升情绪。

多年来已经形成了多种疼痛理论。早期疼痛理论,称为特异性理论,提出了疼痛和其他体感的专用途径。根据这个理论,刺激通过不同的受体和相关的感觉纤维传递到脊髓并进入大脑进行整合。高阈值或低阈值刺激提供疼痛强度的信号。强度理论认为疼痛是一种对高于正常刺激响应的情绪或感觉系统,而不是沿着不同途径传递的信号。

表 17-2　产后不适的发生部位、生理原因及非药物治疗

部位	原因	非药物治疗
▪ 组织损伤	▪ 大范围组织损伤 ▪ 释放炎症肽、脂质和神经递质介质 ▪ 释放组胺和神经递质 ▪ 炎症介质刺激初级传入伤害感受器(疼痛)激活并将冲动传递到脊髓。	▪ 可通过刺激下调调节性神经递质血清素和内源性阿片类药物的释放而在脊髓水平受抑制痛觉刺激。 • 音乐 • 冥想 • 放松 • 引导性意象 • 进行母婴皮肤接触 • 社会支持 • 话语选择
▪ 会阴部疼痛 　• 由组织拉伸引起的微创伤 　• 会阴侧切 　• 撕裂伤 　• 周围撕裂	▪ 同上	▪ 产后 24~28 小时冰 / 冷敷会阴 • 30 分钟(连续),30~60 分钟结束 • 减少会阴水肿和炎症 • 通过局部血管收缩减少局部循环 • 减少可能的血肿形成

部位	原因	非药物治疗
		▪ 热敷(48 小时后开始,过早热敷会导致水肿和疼痛) • 放松并且让组织松弛 ▪ 增加该区域血流有助于促进血液循环和愈合,局麻产品如麻醉喷雾剂和安慰剂相比不能更好地缓解会阴不适
▪ 剖宫产切口	▪ 同上	▪ 开始给予强效镇痛药 ▪ 舒适措施——镇痛药之外的措施,保证母亲舒服 ▪ 尽早活动 ▪ 术后第一天淋浴 ▪ 咳嗽或翻身时用枕头或毯子夹住 ▪ 产后束腹带 ▪ 产后 48 小时后进行热敷或温热敷
▪ 子宫复旧→收缩	▪ 分娩后子宫肌层收缩,让子宫恢复到孕前大小 • 不舒服并伴有宫缩疼痛 • 母乳喂养时,由于催产素释放,收缩加剧 • 如果膀胱充盈,收缩会加重 • 经产妇子宫收缩更严重 • 给予子宫收缩药物	▪ 告诉母亲,母乳喂养时子宫可能收缩 ▪ 排空膀胱 ▪ 加热垫、保暖包、冰袋 - 取决于母亲的个人和文化偏好 ▪ 哺乳前 20~30 分钟轻度镇痛
▪ 痔疮	▪ 静脉扩张和肛管充血 ▪ 第二产程中长时间的向下用力和会阴部的牵拉加剧痔 ▪ 影响因素 • 便秘 • 遗传 • 缺少盆底肌肉支撑 ▪ 分娩后随着血液循环改善,痔趋于缩小	▪ 增加膳食纤维和液体摄入 ▪ 用金缕梅酊剂冰敷(或使用金缕梅饱和液卫生纸) ▪ 温热坐浴(浴缸浸泡) ▪ 局部镇痛 ▪ 严重瘙痒时使用含氢可的松乳膏或栓剂 ▪ 高纤维成分的泻药 ▪ 大便软化剂(多库酯钠) ▪ 孕期和产后治疗痔的干预措施尚未得到充分评估
▪ 肠胃胀气(胀痛)	▪ 术后肠梗阻或胃肠动力抑制 • 与麻醉药和阿片类镇痛药相关的肠胃动力抑制 • 手术期间处理肠道会激活抑制性神经反射→由于血管内过多的液体负荷引起的肠道水肿 ▪ 由于孕期松弛素和其他激素造成的肠胃动力下降	▪ 围产期及围术期液体管理 ▪ 尽早活动 ▪ 尽早喂养 / 进食 ▪ 嚼口香糖在摇椅上摇晃
▪ 乳房不适 • 乳头疼痛和损伤	▪ 摩擦和吸吮导致损伤时的疼痛感 ▪ 不正确的含接 • 拉拽乳头尖部 • 含接中断的方法不正确 • 扁平乳头 • 超重 / 肥胖乳房下垂 ▪ 生理损伤 • 破裂 • 疼痛 • 出血 • 水肿	▪ 产前教育 - 哺喂姿势和含接技巧 ▪ 半躺式哺乳姿势及婴儿自主含接 • 早期产后教育婴儿姿势和含接 • 含接的评估和校正 • 婴儿吸吮力度和类型 ▪ 温水敷(Grade B) • 加热的羊脂膏或维生素 A(缓解疼痛特别有效) ▪ 摩擦痛,使用乳头保护罩、软膏或吸出母乳 / 初乳 ▪ 产前乳头护理(谨慎使用,可导致宫缩,Grade C) ▪ 既没得到确认也没有证据支持的预防和治疗方法 • 保持乳头清洁干燥

部位	原因	非药物治疗
	• 红斑 • 水疱 • 皲裂 • 结痂 ■ 可导致乳头疼痛高发的护理实操 • 使用安抚奶嘴 • 奶瓶喂养 • 早期母乳喂养采用直立 / 坐哺乳姿势 • 多人多手帮助含接 ■ 乳头疼痛一般在 7 天内缓解	• 使用乳头保护罩 • 使用乳盾 • 使用气溶胶喷雾剂 • 水凝胶敷料 • 改良羊脂膏和维生素 A • 胶原蛋白酶或右泛醇软膏
■ 乳胀	■ 泌乳 II 期的继发性乳胀 • 乳汁移出无效 • 乳汁淤积 • 水肿 • 炎症	■ 从分娩到泌乳 II 期尽可能进行皮肤接触 ■ 根据婴儿需要频繁哺乳 ■ 手挤或吸乳器吸乳 ■ 冷敷或水凝胶 - 减少流经组织的血流量,减轻炎症和疼痛 ■ 喂奶前热敷或热水淋浴直到乳房组织软化便于婴儿含接 ■ 刮痧 - 使用传统中医 12 条经络去除血液和代谢废物,使表面组织和肌肉充血,从而促进正常的血液循环和代谢过程 ■ 反式按压 ■ 犹太教妇女的安息日缓解方法 • 频繁哺乳 • 用平日不常用一只手挤奶 • 每次排乳不超过 17ml • 如果没有其他方式排乳,请让非犹太人帮忙打开电动吸乳器 • 无法使用的母乳丢掉或用手挤到水槽里 • 用安息日之前烧好的热水准备的热水瓶热敷 • 不含乳霜或精油的乳房按摩 • 哺乳后用冰袋或冰蔬菜叶子冷敷

1965 年,Melzack 和 Wall 引入了门控理论,使疼痛的概念化发生了革命性的变化。Melzack 和 Wall 根据生理学证据证实了更为简单的疼痛理论,他们认识到是疼痛和触觉这两种神经纤维都得到激活,并向脊髓后角发送信号,而后这些信号在后角会聚并被传递到感觉前脑。在脊髓神经元内,信号被调制;来自大神经纤维(触觉)的活动关闭"门",抑制脉冲传递,而小纤维(疼痛)活动可以打开"门"。脊髓下行控制通路也会影响门的抑制作用。当小纤维活动超过脊髓的抑制能力时,发生疼痛 - 感觉和情感的综合体验,导致"门"打开并允许脉冲传递到前脑,信息在前脑进行整合。

通过进一步的研究,Melzack 认识到门控理论并不能完全解释疼痛经历;进而提出了疼痛的神经网络理论。该理论认为疼痛是多维的,在脑中具有平行和循环处理环路。Melzack 将神经基质描述为"一种网络,其空间分布和突触连接起初是由遗传因素决定的,而后则经由感官输入塑造而成……构成神经基质的丘脑皮质和边缘皮质环分开的时候,可以允许神经基质的不同组分中平行处理各种信息,而聚合的时候,允许输出信息之间相互作用"。神经冲动反复的、周期性的处理和合成会产生一种特征模式,即所谓的每个人特有的神经特征。由感觉、情感和认知神经模块组成的输出模式,形成了"本体神经基质",进而产生多维度的疼痛体验以及同时机体的稳态和行为反应(专栏 17-4)。因此,在管理疼痛时,需要对所有这些维度进行评估(表 17-3),并在考虑药物和非药物疼痛治疗时予以考虑,以便母亲在护理新生儿时有足够的思想准备。

专栏 17-4 对本体神经基质的感觉、情感、认知神经模块有影响的信息输入和输出因素。Melzak 认为本体神经基质可产生多维度的疼痛体验，以及身体的稳态和行为反应

本体神经基质

输入	输出
认知 - 评估相关的大脑区域 ■ 来自大脑的强化输入 ■ 过去经历的回忆 • 文化学习 • 个性变化 ■ 来自大脑的阶段性输入 • 注意 • 期望 • 含义 • 焦虑 • 抑郁 **感觉 - 辨识信号系统** ■ 阶段性皮肤感觉输入 ■ 强化躯体输入 • 触发点 • 畸形 ■ 内脏输入 ■ 视觉、听觉、前庭和其他感觉输入 ■ 肌肉骨骼输入 ■ 内在神经抑制调节 **动机 - 情感相关的大脑区域** ■ 下丘脑 - 垂体 - 肾上腺系统 ■ 去甲肾上腺素 - 交感神经系统 ■ 免疫系统 • 细胞因子 ■ 催产素系统 • 内源性阿片类药物 ■ 边缘系统	**疼痛感知** ■ 认识 - 评估维度 ■ 感觉 - 辨识维度 ■ 动机 - 情感维度 **行为程序** ■ 非自愿行为模式 ■ 自愿行为模式 ■ 社交沟通 ■ 应对策略 **压力调节程序** ■ 内分泌系统 • 皮质醇水平 • 去甲肾上腺素水平 • 催产素水平 • 内啡肽水平 ■ 免疫系统活性 • 细胞因子水平 ■ 自主系统活动 ■ 稳态 / 压力反应 ■ 行为反应
→ 时间 → 时间 → 时间 →	

［引自：Melzack R.From the gate to the neuromatrix.Pain.1999（suppl 6）:S121–S126；Melzack R.Pain and the neuromatrix in the brain.J Dent Educ.2001；65（12）:1378-1382；Melzack R.Evolution of the neuromatrix theory of pain.The Prithvi Raj Lecture:presented at the Third World Congress of World Institute of Pain,Barcelona 2004.Pain Pract.2005；5（20）:85-94］

2. 产后出血和功能失调性子宫出血 出生后正常的子宫出血（恶露）在 3~5 周内停止。母乳喂养女性的恶露中位持续时间为 27 天。近一半完全母乳喂养的女性在产后 6~8 周内有阴道出血。异常出血可抑制母乳合成。Willis 和 Livingstone 对 10 例严重产后出血后乳汁不足的报道已得到更多研究的证实。在产后的早期，子宫中残留的胎盘碎片可能导致过度出血。

表 17-3 用 McGill 疼痛问卷描述疼痛的维度

测量	维度	描述
疼痛部位	感觉	在人体图上，患者识别出疼痛区域。合计出疼痛位点的数量。
疼痛强度	感觉	0= 没有疼痛；1= 轻微；2= 不舒服；3= 痛苦；4= 严重；5= 极痛苦的
疼痛性性质 你的疼痛感觉像什么	感觉	持续性疼痛 间接性疼痛 明显的神经疼痛 抽痛 穿刺痛 热 - 灼烧痛 绞痛 刀刺痛 冷 - 冷冻痛 咬痛 刺痛 轻触造成的疼痛 酸痛 撕裂痛 痒 重痛 电击痛 麻刺感 触痛 穿孔刺 麻木 刺痛 痛
疼痛类型 你的疼痛随时间是怎么变化的		每种类型疼痛的强度速率,增加疼痛类型的数量和强度分数
	情感	• 疲劳 / 厌倦 • 令人精疲 • 紧张 • 令人厌恶 力竭 • 自主属 • 害怕 • 抑郁 性 • 焦虑
		每种情感的强度速率,增加情感描述的数量和强度分数
	认知	整体疼痛评价 质量 / 评价词语
	感觉	• 持续性 • 有节律的 • 短暂的 • 稳定 • 周期性的 • 暂时的 • 不变的 • 间歇的 • 转瞬即逝的
减轻和加重因素	行为	什么事情能减少您的疼痛 什么事情能增加您的疼痛

［引自：Dworkin RH,Turk DC,Revicki DA,et al.Development and initial validation of an expanded and revised version of the Short-Form McGill Pain Questionnaire（SF-MPQ-2）.Pain.2009；144:35-42；Ngamkham S,Vincent C,Finnegan L,et al.The McGill Pain Questionnaire as a multidimensional measure in people with cancer:an integrative review.Pain Manag Nurs.2012；13（1）:27-51］

实施皮肤接触和母乳喂养的母亲很少会由

于子宫松弛引起出血,因为哺乳释放的催产素促进子宫在每次哺乳时收缩。流产或激素功能紊乱可引起晚期产后出血。治疗包括激素或非甾体抗炎药(NSAID)治疗。如果出血过多、出血时间延长或无法解释,可能需要对子宫内膜进行刮宫术。

对产后过度出血的非药物干预措施包括排空膀胱、皮肤接触及母乳喂养。如果这些干预措施不成功,医生通常会给予静脉注射催产素。如果子宫对催产素没有反应,则给予甲基麦角甾醇马来酸盐(methergine),一种麦角生物碱的衍生物。与粗麦角制剂不同,哺乳母亲使用甲基麦角碱后没有报道任何不良反应。也可给予前列腺素。这些药物都不抑制泌乳。

焦虑几乎总是伴随着过度出血。干预措施应侧重于缓解母亲的焦虑,并在继续母乳喂养的同时协助确定出血原因。此外,皮肤接触和社会支持有利于催产素的释放,产生抗焦虑作用。母亲应立即转诊给医生,如果出血特别严重且没有医生,应将到医院急诊室就诊。让产妇独处只会增加她的恐惧,所以在就诊前应该有人陪伴。如果需要,可以在门诊进行宫颈管扩张和刮宫术,以减少母婴分离的可能性和持续时间。

3. 疲劳 疲劳往往是新妈妈的压力来源,因为她们需要适应婴儿全天候的作息。应该鼓励母亲尽可能多地休息,适时寻求帮助(特别是做家务)。如果可能的话,延迟到产后 12 周后再重返工作岗位。疲劳问题如不能解决,会导致更严重的身心健康问题及早期停止母乳喂养。

(三)再泌乳和诱导泌乳

再泌乳和诱导泌乳的过程相似,考虑的问题也相近。再泌乳是在最初结束哺乳的数天、数周或数月后重新刺激泌乳的过程。诱导泌乳是针对没有因妊娠激素的变化而诱发泌乳、从未哺乳或者近期没有泌乳的女性,刺激泌乳的过程。

在发展中国家,再泌乳通常是作为补液治疗的一部分,该疗法用于患病和严重营养不良的婴儿和幼儿。对于这些儿童,营养问题通常发生在

断奶后和奶瓶喂养,常伴腹泻。在补液中心,母亲会给予额外的食物,婴儿会频繁长时间哺乳,只有在充分吸吮后才提供辅食。补液中心内处于同样境况需要帮助的母亲,可以和医护人员组成一个互助系统,在医护人员的强大支持下,几乎所有母亲能重新哺乳,婴儿的健康状况也能得到改善。

在发达国家,再泌乳的目的是在不当断奶后再次进行母乳喂养,或由于新生儿或母亲疾病或早产造成延迟泌乳启动。对于最初选择奶瓶喂养但又改变主意或婴儿不能耐受配方奶粉的母亲来说,再泌乳也是一种选择。

诱导性泌乳,有时称为领养性泌乳,是领养孩子的父母希望孩子获得母乳喂养好处而采取的措施,或者在当代社会,代孕成功后也需要诱导性泌乳。对于收养家庭,诱导泌乳是帮助收养婴儿克服依恋和亲子连接问题的一种手段。收养的新生儿和婴儿面对压力和过度压力时特别脆弱,因此尽可能地进行母乳喂养和皮肤接触,可以弥补他们在出生后最初几天缺失的生活环境,并改变他们神经、内分泌、免疫和身体其他系统的发育过程。在某些文化中,母乳喂养一个非亲生的孩子是转变母亲和孩子关系的一种方式。建立这种"血缘关系"可以使孩子成为家庭中的一员,享有同样的权利和责任。在代孕的情况下,孩子的母亲可能是生物学母亲,因此不存在领养的问题。无论什么动机促使诱导泌乳和母乳喂养孩子,这种经历都可以缓解父母对未经历怀孕和分娩的失望心情,建立自己成为父母的信心。

诱导泌乳或再泌乳需要决心和投入。诱导泌乳通常在婴儿预期来到这个家庭前 6 个月开始(专栏 17-5 中的诱导泌乳方案)。准妈妈开始时连续服用联合口服避孕药来模拟怀孕,并刺激乳房发育,如导管分化和乳腺上皮细胞的生长等。还要开始服用多巴胺激动剂——多潘立酮(提高催乳素水平),增加泌乳量。当开始按照方案吸乳时,可以开始服用中草药类催乳剂(表 17-4)。催乳剂刺激催乳素增加,为喂养阶段或刺激乳房做准备。再泌乳的母亲也可以使用催乳剂,但并不是所有情况下都需要这些药物。

专栏 17-5　诱导泌乳方案

常规方案：大约婴儿回到家前的 6 个月开始准备

- 婴儿回家前 6 个月：开始联合使用孕酮 - 雌激素避孕药，1mg 炔诺酮 + 0.035mg 乙炔雌二醇，以刺激乳房发育［必须含有至少 1mg 孕酮(2~3mg 更好)，不超过 0.035mg 雌激素］。连续服用(不停药，只服用活性避孕药，不包括糖丸)。服用 10mg 多潘立酮，每日 4 次，持续 1 周。然后增加剂量至 20mg，每日 4 次。注意：对于 35 岁以上或无法使用孕酮 - 雌激素组合避孕药的女性，请将其替换为醋酸甲孕酮或黄体酮 100mg。
- 婴儿回家前 5 个月：继续服用联合避孕药和多潘立酮，20mg，每日 4 次。
- 婴儿回家前 4 个月：继续每天服用"活性"避孕药和多潘立酮 20mg，每日 4 次。
- 婴儿回家前 6 周：停止服用联合孕酮 - 雌激素避孕药。会出现阴道出血。每日 4 次，最大剂量 20mg 继续使用多潘立酮。
- 接下来 2 周，开始吸乳，最好使用双侧电动吸乳器吸乳。每 3 小时吸乳一次，夜间吸乳一次。在低或中等强度设置下吸 5~7 分钟；按摩、轻拍、摇晃后再吸 5~7 分钟。如果起初很少有(或没有)乳汁吸出，也应鼓励妈妈继续进行。将所有吸出的乳汁冷冻。一旦开始吸乳，妈妈就可以服用草药类催乳剂。
- 婴儿回家前 1 个月：继续服用多潘立酮，20mg，每日 4 次。按上述方法吸乳，并且晚上至少吸乳一次。
- 婴儿回家后，立即将其放在乳房上。使用装有母乳、捐赠母乳或奶粉(最后的选择)的辅助哺喂系统来保证婴儿获得足够的营养以促进生长。
- 婴儿的日均摄入量根据婴儿体重和年龄变化。体重超过 3.7kg 且大于 1 周的婴儿每天摄入量不少于 600ml。
- 继续服用多潘立酮 20mg，每日 4 次服用直到获得满意乳量。剂量可以逐渐降低并观察奶量在低剂量下是否可以维持。

快速方案：如果准备时间很短时

- 开始服用联合孕酮 - 雌激素避孕药，如 Microgestin(炔雌二醇、炔诺酮和富马酸亚铁)，刺激乳房发育。连续服用，不需要每月停药 1 周。
- 服用联合避孕药的同时服用多潘立酮，20mg/d，每日 4 次服用。
- 如果乳房在 30 天内发生显著变化，停止服用联合避孕药，但继续服用多潘立酮。
- 开始吸乳并继续服用多潘立酮(详见常规方案)

(引自：Newman and Goldfarb：The Newman-Goldfarb Protocols for induced lactation)

表 17-4　催乳剂的药理学和草药类催乳剂：副作用、功能和药物评价

催乳剂	副作用	功能和药物评价
合成催乳剂		
多巴胺拮抗剂	阻断中枢神经系统的多巴胺受体，促进垂体前叶内泌素细胞合成催乳素	
甲氧氯普胺	穿过血 - 脑屏障 焦虑 肌张力不全 抑郁 胃肠道紊乱 失眠 镇静 自杀意念 迟发性运动障碍的风险 震颤 / 发作 婴儿：肠道不适	- 母乳中甲氧氯普胺的浓度与成人治疗浓度相似，可以在母乳喂养的婴儿中检测到 - 婴儿体内清除时间延长，可能导致血清浓度过高和过量服用相关疾病的风险
多潘立酮	很少通过血 - 脑屏障 静脉注射： - 心律失常 - 心脏骤停 - 猝死 儿童和婴儿口服给药：Q-T 期间延长	- 2004 年 6 月，由于安全问题，美国 FDA 发布了关于母乳喂养妇女使用多潘立酮的警告 - 该产品在美国未获得批准 - 美国以外，口服制剂被标记为不建议在哺乳期间使用 - 没有数据表明母乳喂养母亲口服多潘立酮可产生类似的不良反应

续表

催乳剂	副作用	功能和药物评价
氯丙嗪(中枢镇静剂)	■ 对中枢神经系统发育有副作用(短期和长期) ■ 母亲:锥体外系症状 ■ 婴儿:无精打采 可能通过引起未发育大脑的改变而诱导新生儿中枢神经系统发育的变化	■ 可能诱导乳腺小叶腺泡生长,刺激泌乳 ■ 增加低血糖妇女的乳量和体重
舒必利	急性肌张力失调 内分泌紊乱 椎体外系症状 疲劳 头痛 无精打采 药物镇静 震颤 体重增加	■ 增加催乳素水平和泌乳量
催产素	适宜剂量下没有母婴副作用的报道	■ 喷乳反射功能失调时诱导喷乳反射 ■ 随后乳汁移出,移出泌乳反馈抑制物(FIL),诱导乳汁生成 ■ 用于由于压力或早产造成喷乳反射功能失调引发的无乳或泌乳不足的治疗 ■ 可以通过诱导喷乳反射和乳房排空治疗乳腺炎
促甲状腺激素释放激素(TRH)	■ 母亲:医源性甲状腺功能亢进 ■ 短暂出汗 ■ 婴儿:无副作用	■ THR 合成于下丘脑,通过垂体前叶刺激促甲状腺激素和催乳素的分泌 ■ 口服 TRH 可提高血清催乳素水平 ■ 分娩后 10~150 天,患无乳症的母亲诱导泌乳有效 ■ 作为催乳剂的效果差异很大
草药催乳剂		
草药补充剂	催乳草药中有效成分的药代动力学和药效学不明。需要更严格的研究(良好设计和实施的临床试验)来确定其作用机制、治疗范围、剂量和副作用。还需标准化的材料和制剂以确保效果、安全和成分	
葫芦巴	■ 含有香豆素,可能与 NSAID 相互作用,可能导致出血或增加瘀伤 ■ 腹泻 ■ 呼吸困难、喘息、鼻炎 ■ 低血糖 ■ 恶心、腹泻、胃肠胀气 ■ 昏倒 ■ 面部水肿 ■ 可能刺激子宫 ■ 如果对鹰嘴豆或其他豆科植物如大豆或花生过敏,可能对胡芦巴也过敏 ■ 尿液和汗液有枫糖浆的气味 ■ 可能干扰口服药的吸收 ■ 婴儿:有枫糖浆气味	■ Khan 等进行了系统回顾和网络荟萃分析,以测试葫芦巴对哺乳期妇女的催乳效果,并与其他对照组比较;两两比较显示,与安慰剂组、对照组和参照组相比,胡芦巴具有同样有效的催乳效果,但明显低于龙涎香和棕榈枣 ■ 葫芦巴种子似乎具有增乳作用,可刺激乳腺生长和增强排汗(乳腺是汗腺的变体) ■ 可能刺激内源性激素分泌(雌激素),从而提升催乳素

续表

催乳剂	副作用	功能和药物评价
茴香	■ 特应性皮炎 ■ 光敏性 ■ 钙、镁、铁的良好来源	■ 似乎具有雌激素作用,导致泌乳量增加和乳脂含量增加
茴芹	未知	■ 主要油性成分具有强雌激素活性
天门冬	■ 流鼻涕 ■ 瘙痒性结膜炎 ■ 接触性皮炎 ■ 开场前喉咙发紧和咳嗽 ■ 类似利尿药的作用	■ 植物雌激素的特性导致乳汁分泌增加;不用药时,乳汁分泌逐渐减少增加催乳素水平
奶蓟	■ 口服耐受性好 ■ 胃肠道紊乱:恶心、胀气、腹泻 ■ 如果对菊科/菊科植物(如豚草、金盏花、雏菊)过敏,可能会对奶蓟衍生物产生过敏反应	■ 雌激素作用有助于乳汁分泌 ■ 增加泌乳量
麝香/西班牙百里香/印度琉璃苣	■ 可能造成低血糖和刺激甲状腺 ■ 理论上能增加出血 ■ 潜在的流产效果;孕期妇女不要使用	■ 促进泌乳细胞的分化

注:AAP:美国儿科学会;CNS:中枢神经系统;FDA:美国食品与药品监督管理局

催乳之后,诱导泌乳和再泌乳的过程就相同了。所有诱导泌乳的母亲都会通过吸乳或婴儿吸吮来刺激乳房。和刚分娩并母乳喂养的母亲一样,乳房排空的频率和刺激乳房的时间是建立良好母乳供应的重要组成部分。白天每2~3小时1次,夜间1~2次,每24小时共进行8~12次乳房排空。每次的持续时间应为20~30分钟。如果吸出母乳,可以将其保存以备后用。

再次泌乳通常比诱导泌乳更容易实现,特别是距离怀孕结束或最后一次母乳喂养(或吸乳)的时间较短时。可以通过足够的定期刺激重建母乳供应。对于许多母亲来说,SNS辅助喂养系统(译者注:乳旁加奶器)对于建立母乳供应非常有用(详见第十三章"吸乳器与其他辅助技术")。例如,当一位意大利母亲想要重新泌乳时,因为该装置的清洁和准备工作很复杂,每天仅仅使用SNS辅助喂养系统1~3次。"但经过2周的常规使用后,在一次喂养后,发现有一滴乳汁从乳头流出,而且宝宝的粪便中也有一股母乳便的"酸奶味"。自此,她变得非常积极,并开始在每次哺乳时使用辅助喂养系统(每天5~6次)"。

无论是诱导泌乳还是再泌乳,母乳供应可能并不总能满足婴儿对营养的所有需求。辅助喂养系统可以在确保婴儿吃饱的同时,享受母乳喂养的所有益处。母乳供应建立后,随后的乳汁合成和分泌依赖于供需平衡(自分泌系统),通过母乳喂养或吸乳排空乳房进行调节(详见第三章"乳房解剖学与泌乳生理学",以了解激素机制的作用)。

母乳喂养是一种互动活动,婴儿在这一过程中的作用非常重要。尝试母乳喂养时,婴儿的年龄对其成功有关键作用。对于新生儿或1个月以下的婴儿,通常的经验是几乎不需要任何鼓励,即可主动寻乳并接受乳房,尤其是进行袋鼠式护理(皮肤接触)并且允许婴儿自己寻找到乳房(以婴儿为主导的喂养)。同样,婴儿越小,愿意吮吸的可能性就越大,特别是在出生后最初3个月内。如果婴儿之前曾接受母乳喂养,那么成功的机会更大。年龄较大的婴儿可能不愿意接受或完全拒绝乳房,特别是未接触过乳房的婴儿。3~6个月大的婴儿中,个别婴儿可能或多或少地愿意进行母乳喂养;然而6个月后,大多数婴儿不能确信乳房会提供营养。影响成功母乳喂养的其他因素包括婴儿的哺乳方式、哺乳频率、哺乳强度以及每次哺乳的持续时间。

许多迹象和症状提示诱导泌乳或再泌乳至少是部分成功的。许多母亲经常描述月经周期轻至中度的变化,乳房变化(包括满胀感、乳房形状变化、偶尔漏奶),以及其他泌乳量增加的表现,尤其是母亲的母乳喂养频率较高时。母乳供应增加的另一个明显迹象是婴儿大便的变化:大便气味减少、软化,更接近近乎液体的母乳便,大便颜色变浅,从深棕色变为芥末黄色。由于粪便的变化通常是逐渐发生的,因此协助养母的医护人员需要提醒她,这是婴儿摄入的母乳比例有所增加所致。在少数情况下,母亲会停经,不过这种情况很少见;这可能提示母亲反应敏感,而婴儿吸吮有活力而且频繁。一位母亲笑着说:"如果你的宝宝像真空吸尘器一样吸吮,你也会在1周内就见到母乳!"母亲们经常发现,随着母乳喂养频率和喂养量的增加,需要补充喂养的量会下降。

从一开始就明确优先事项,可以为母婴双方提供一种独特的亲密关系,是母乳喂养的经验。协助母亲再泌乳或诱导泌乳的临床医生能够观察母婴真正的协作关系,这是任何其他喂养方法无法模仿的。然而,仅将泌乳量作为成功的标识可能增加女性的焦虑,反过来又会抑制其泌乳量和喷乳反射。因此,临床医师需要仔细权衡,与母亲进行充分地讨论诱导泌乳和再泌乳的利弊。母乳喂养是一个"双人舞";在协助母亲重新泌乳或诱导泌乳期间,如不能牢记这一点,可能会导致失望和失败感,而这本是可以避免的。对于再泌乳,现实的期望尤为重要。即使母亲从未分泌一滴母乳,母亲和婴儿从这种特殊关系中获得的亲密关系也不容小觑。

(四)催乳剂

催乳剂,特别是草药催乳剂,用于促进泌乳已经有数千年历史(表17-4)。不幸的是,很少有研究确定这些药物的功效和作用机制及其大多数催乳剂的治疗范围、剂量和副作用,因此使用外源性激素和催乳剂作为诱导泌乳或再泌乳的备选方法也缺乏研究。此外,还需要对草药催乳剂的采集和制备进行标准化,以确保其功效、安全性和成分。随着为高危婴儿(如早产儿、低出生体重儿、患儿和收养婴儿)提供充足母乳与母乳喂养的兴趣和需求日益增加,将会有更多研究以确保催乳剂的安全性和功效。实际上,已经完成了更多关于多潘立酮用于母乳喂养的安全性和疗效的随机临床试验。最近有学者对多潘立酮的获益 - 风险比进行了系统性综述,结论认为该药物适度增加了产奶量,且安全性证明对婴儿没有不良风险,对母亲也没有副作用。

(五)其他启动和强化泌乳的方式

即使不使用催乳剂,也可以通过以下措施来启动和强化泌乳:

1. 增加袋鼠式护理或皮肤接触的时间。

2. 咨询泌乳顾问,尤其是诱导泌乳和再泌乳的资深专家。

3. 使用合适的哺乳技术。

4. 增加催产素释放的活动:①触摸;②社会支持;③情绪支持(最大化);④按摩;热水浴或淋浴。

5. 频繁的哺乳或吸乳。

6. 延长吸乳时间。

7. 增加乳汁移出的频率。

8. 吸乳的时候看着婴儿的照片。

9. 吸乳或挤乳的时候闻闻婴儿衣服的味道。

最重要的是,医护人员应尽可能地为母亲提供支持,帮助她们专注于良好和愉悦的体验,而不是关注尚未实现的目标和期望。

▶ 六、急性疾病和感染

免疫接种是预防传染病的主要干预措施。多年来在美国进行的免疫接种工作已经预防了数百万例严重传染病的发生,并成为该国最重要的公共卫生成就之一。广泛的免疫接种工作已经促进全球根除天花,并极大地降低了许多其他致命疾病的发病率。虽然在这个问题上出现了一些争议,但是孕期仍然是鼓励疫苗接种的重要时期,因为这项措施是一举四得的医疗保健干预措施。具体而言,让孕妇接种疫苗可以:①保护母亲;②提高健康分娩的机会;③在婴儿出生后头几个月免疫力较低时,为其提供被动免疫保护;④母亲在抚养孩子的同时,继续保持健康状态。任何灭活疫苗对母亲和发育中胎儿的风险都很小,孕妇接种疫苗通常是利大于弊,特别孕妇疾病暴露的可能性较高且感染对母亲或发育中的胎儿构成风险时。育龄妇女的免疫计划见表17-5。

表 17-5 免疫接种和妊娠				
疫苗	孕前	孕期	孕期后	疫苗类型
甲型肝炎	如果需要,可以	如果需要,可以	如果需要,可以	灭活
乙型肝炎	如果需要,可以	如果需要,可以	如果需要,可以	灭活
人乳头状瘤病毒HPV	如果需要,可以;年龄不超过26周岁	不可以,正在研究中	如果需要,可以;年龄不超过26周岁	灭活

续表

疫苗	孕前	孕期	孕期后	疫苗类型
流感灭活疫苗	可以	可以	可以	灭活
流感减毒活疫苗	年龄小于50周岁、健康，可以接种，但受孕前4周内避免接种	不可以	年龄小于50周岁，健康可以接种，但受孕前4周内避免接种	活
麻疹、腮腺炎、风疹联合疫苗	如果需要，可以，但受孕前4周内避免接种	不可以	如果需要可以，如果风疹易感，产后立即接种	活
脑膜炎	如果需要	如果需要	如果需要	灭活
肺炎链球菌（多糖疫苗、共轭疫苗）	如果需要	如果需要	如果需要	灭活
多糖百日咳疫苗	如果需要，可以	可以，理想的在孕27~36周接种	可以，如果之前没有接种，产后立即接种	减毒/灭活
破伤风/白喉疫苗	如果需要，可以	如果需要，可以；百日咳疫苗优选	如果需要，可以	减毒疫苗
水痘	如果需要，可以，但受孕前4周内避免接种	不可以	可以，如果有指征，产后立即接种	活

（引自：Centers for Disease Control and Prevention.Guidelines for vaccinating pregnant women）

急性疾病，如感冒、上呼吸道感染和肠胃炎，不是母乳喂养禁忌证。对于大多数感染，是自限性疾病，通常不会危及生命；此外，受感染的母亲通过持续母乳喂养为其婴儿提供抗体保护，也减少了婴儿的暴露或减轻疾病。中断母乳喂养反而使婴儿更容易受到母亲疾病的影响，使婴儿不必要地接触配方奶粉带来的危害，并失去了一个重要的安抚来源。持续的母乳喂养和皮肤接触也会减少母亲的压力，加速母亲的康复。家长应注意含有伪麻黄碱的缓解充血的药物，这种药物会降低产奶量，特别是那些产奶量低/奶量处于边缘或处于哺乳后期的家长。

产后感染可能使母婴面临母乳喂养延迟、住院时间延长和可能的母婴分离风险。泌尿系感染（UTI）是初级保健提供者遇到的母亲最常见的问题。分娩或手术期间留置尿管导致的UTI的频率随着在24小时内移除尿管策略的实施而降低。大肠埃希菌是与UTI相关的最常见的病原体。UTI母乳喂养的妇女接受抗生素治疗会引起母乳喂养与用药安全的担忧。建议的自我治疗措施包括：每天至少喝6~8杯水，喝蔓越莓汁，避免摄入咖啡因，并在性交后频繁和立即小便。

抗生素常用于治疗产后感染。这些药物通常对婴儿没有危害；因此，抗生素治疗不是中断或停止母乳喂养的理由（详见第五章"药物治疗与母乳喂养"）。除了泌尿系统感染之外，用抗生素治疗的其他产后感染还包括乳腺炎（详见第十章"乳房相关问题"）、产褥感染（产褥热）及剖宫产和侧切伤口感染。

B族链球菌（GBS）是新生儿败血症的主要原因，也是导致新生儿患病率和死亡率增高的常见原因。在10%~40%的孕妇中，GBS（正常的身体菌群）在其胃肠道和泌尿生殖系统中定植，但没有症状。为了预防早发型新生儿败血症（在前6天内），美国的孕妇经常在妊娠35~37周进行GBS感染筛查。在英国，预防早发疾病的指南是在风险管理基础上制定的。两国的管理方法结局相似。

每100~200名携带GBS的婴儿中大约有1名出现GBS感染的体征和症状。受影响婴儿的新生儿败血症风险增加的因素包括早产和低出生体重、分娩时间延长、胎膜破裂延长（超过12小时）、分娩初期胎心率发生严重变化及妊娠期糖尿病。在美国，GBS培养阳性的妇女在分娩期间静脉注射抗生素；虽然抗生素预防可迅速降低GBS水平，但没有确凿的证据支持常规使用抗生素。此外，很少有GBS阳性的女性生下感染GBS的婴儿，预防性使用抗生素可能会产生各种有害影响，如严重的母体过敏反应、耐药性菌群增加、新生儿接触耐药细菌、产后母亲和新生儿的酵母菌感染等。

除了降低GBS细菌水平外，抗生素也能消灭健康菌群。这些健康菌群可以预防致病菌入侵，并有助于免疫系统发育。当产妇在抗生素治疗后失去正常菌群时，婴儿娩出在通过阴道时就不会接触到有益细菌，从而损害健康的免疫系统发育，并增加过敏疾病发生的可能。此外，刻意创造的正常菌群如果数量不足，反而会增加抗生素耐药细菌感染的风险，如大肠埃希菌，这些感染更难治疗，甚至更致命。判断是否常规预防性抗生素治疗 GBS 疗效时，还应考虑到，每 10 000 对母婴中，预防性治疗只能挽救 3 名足月儿的生命。

有人担心 GBS 可以通过母乳传给婴儿。确实，有几篇病例报道把母乳描述为迟发性或复发性 GBS 感染的来源。在极少数情况下，GBS 可能会持续定植在婴儿的黏膜，对复发性 GBS 感染的致病菌会有所影响。从患有乳腺炎的女性获取的样本培养中，也显示含有 GBS。然而，Burianova 及其同事证明 GBS 在母乳中较为少见，研究者比较了分娩前有 GBS 定植的母亲的母乳与足月分娩产后第一周没有 GBS 定植母亲的母乳。在 243 个样品中，只有两个（0.82%）母乳培养物为 GBS 阳性，而且两个样品均来自 GBS 阴性母亲。如果母亲的乳汁呈 GBS 阳性，应给予抗生素治疗，但不应中断母乳喂养。

（一）耐甲氧西林金黄色葡萄球菌

金黄色葡萄球菌长期以来被认为是常见的病原体。但随着抗生素的频繁使用，金黄色葡萄球菌已经对许多常用抗生素产生抗药性。值得特别关注的是，耐甲氧西林金黄色葡萄球菌（MRSA），这是一种常见于医院和社区的致病细菌。与社区相关的 MRSA 经常表现为软组织或伤口感染，而与医疗系统相关的 MRSA 往往是全身性感染。

很多人都携带金黄色葡萄球菌，女性阴道和其他体表部位也可以定植，鼻孔是最常见的定植部位。携带状态是短暂的，因此不建议常规治疗。著名母乳喂养专家 Ruth Lawrence 博士提出，当母亲有 MRSA 定植时，母乳喂养可遵循以下指南：

"健康足月儿在家应继续母乳喂养。如果仍然住院，且为健康足月儿，母婴可以一起隔离（可以继续母乳喂养）。如果母亲生病且婴儿是阳性，则母乳喂养且母婴同时接受治疗。新生儿重症监护室的婴儿和早产 / 患病的婴儿不进行母乳喂养，因为母乳可能是唯一接触源。"

如果母亲乳房有感染性破损、乳腺炎、脓肿或手术切口引流时，暂时中断母乳喂养并接受 24 小时适当的抗生素治疗。在此期间，母亲应该吸乳并丢弃母乳。此外，必须密切观察婴儿是否有任何感染迹象，包括结膜炎或皮肤病变。

MRSA 阳性乳腺炎的病例正在逐渐增加，但很难追踪其传播途径。病例研究表明，即使母亲没有任何乳腺炎或其他感染迹象或症状，MRSA 也可以通过母乳传给新生儿。Amir 等在一项针对 100 名乳腺炎母亲和 99 名没有乳腺炎母亲的病例对照研究中发现，乳腺炎组和对照组中鼻腔定植金黄色葡萄球菌的母亲数量没有差异。但是，乳腺炎组的婴儿金黄色葡萄球菌鼻腔携带者明显多于对照组婴儿。

即使母亲和婴儿可能感染了相同的病原体，也无从了解婴儿是在新生儿室获得后传递给母亲，还是母亲是携带者而传递给婴儿。Schanler 等以另一种方式研究了这个问题，发现母乳喂养（前瞻性收集）不能预测胎龄 <30 周新生儿的后续感染，结论认为常规母乳喂养不能提供足够的数据用于早产儿的临床管理。

护士可以采取几项重要措施来降低新生儿感染 MRSA 的风险。胎儿在子宫内处于无菌状态，但在通过产道时会暴露于细菌菌群。为了防御 MRSA 感染，可以尝试用无害细菌占据新生儿的皮肤和口腔、鼻子和嘴巴。婴儿出生后立即进行皮肤接触可以获得母亲的表皮葡萄球菌，针对这些细菌，母亲已经产生抗体和免疫球蛋白；然后通过早期和频繁的母乳喂养可以加强这种保护。新生儿与父母皮肤接触越多，MRSA 就越不会在其身上定植，即"先到先得"。此外，持续的皮肤接触和母乳喂养使所有新生儿保持镇静并减轻压力，从而进一步免受 MRSA、GBS 和其他感染（详见关于心理健康部分炎症的讨论）。专栏 17-6 总结了降低 MRSA 和其他医院感染传播风险的指南和技术。

专栏 17-6　降低 MRSA 和其他院内感染传播风险的指南和技术

- 尽可能分娩后立即皮肤接触和母乳喂养。至少应将新生儿的嘴放在母亲的乳头上，以接受母亲皮肤上的细菌并促进乳汁流出。
- 立即喂母乳，可以促进婴儿肠道双歧杆菌的生长。
- 鼓励频繁的皮肤接触。
- 母婴同室并且床挨着床。这样会减少其他携带者平行感染的可能性。
- 教给妈妈恰当的含接技术以减少乳头损伤。

续表

- 工作人员在接触新生儿或母亲前后应用消毒皂或抗菌凝胶洗手。
- 接触护理新生儿时戴手套（非乳胶手套）。
- 需要时请穿着无菌服和佩戴口罩，避免衣物污染或液体溅落。
- 消毒婴儿秤、血压器袖带、听诊器、吸乳器和其他有工作人员操作的设备。
- 筛查和治疗携带 MRSA 的工作人员。
- 对母亲的宣教：
  - 用热的肥皂水或抗菌凝胶频繁洗手。
  - 用创可贴绷带包裹开放性伤口。
  - 在单独的袋子中处理污染的绷带或接触过感染伤口的材料。
  - 注意 MRSA 乳腺感染的警告信号。
- 家庭宣教：
  - 皮肤感染的家庭内的传播风险。
  - 洗手。
  - 不要共用个人物品，如剃须刀、运动器材、床单和毛巾。
  - 继续皮肤接触和母乳喂养。

对于 MRSA 和 GBS，很难根除携带状态（鼻腔、口腔、肛门生殖器），因此治疗终点尚不确定。决策目标不仅应包括母婴的"医疗"护理，还应包括婴儿从母乳和皮肤接触中的获益。需要持续支持母亲哺乳或吸乳，以便婴儿可以获得母乳的最大益处，并持续一年或更长时间。

总之，通过以下措施将 MRSA 感染降至最低：

1. 母亲在出生后立即抱着并照顾婴儿，在产房内就开始。

2. 母婴同室。

3. 减少医护人员对母亲和婴儿的不必要干预。

（二）结核病

2017 年，美国共报告了 9 105 例结核病病例（2.8/10 万），是有记录以来的最低病例数。美国约有 30% 的结核病（TB）发生在 25~44 岁之间。育龄妇女的结核病可能与其他问题共存，如艾滋病毒 / 艾滋病、与城市贫困状况相关的药物滥用，以及来自世界结核病患病率较高地区的移民流入等。分娩时给予合适的抗结核药物治疗的女性可以并且应该进行母乳喂养。除非在出生时发现结核病并且母亲被认为具有传染性，否则没有证据支持必须将母亲与婴儿隔离。如果需要母婴分离 2 周，母亲应立即开始吸乳。当母亲继续药物治疗时，应该继续母乳喂养。

孕期潜伏性结核感染（LTBI）通常需要 9 个月的疗程，每天或每周 2 次异烟肼（INH）治疗。服用 INH 的女性应同时服用吡哆醇（维生素 B_6）补充剂。3HP-INH 和利福喷丁不推荐用于孕妇或计划在 3 个月内妊娠的妇女。孕期一旦疑似活动性结核病，应立即开始每天服用异烟肼（INH）、利福平（RIF）和乙胺丁醇（EMB）治疗 2 个月，然后每天或每周 2 次接受 INH 和 RIF 治疗，为期 7 个月，总共 9 个月。链霉素对胎儿有害，不建议使用。吡嗪酰胺（利福特）对胎儿的影响尚不清楚，也不建议使用。服用抗结核药物的母亲母乳喂养婴儿的药物毒性风险很小，母乳喂养的新生儿可接受 6%~20% 的异烟肼治疗剂量和 1%~11% 的其他药物，如利福平、乙胺丁醇和链霉素。此外，接触结核病的婴儿本身也应接受治疗剂量的 INH 治疗。

埃博拉和艾滋病毒等病毒感染在第六章"病毒感染与母乳喂养"中有所介绍。

（三）头痛

偏头痛是一种偶发性的激素敏感性头痛，往往会在怀孕和绝经过程中减轻。产后头痛可能与口服避孕药或在分娩时进行硬膜外麻醉或脊髓麻醉有关，但也可能无明显原因。母乳喂养可延迟产后偏头痛的复发。

有些女性在性高潮时会有短暂但强烈的头痛，推测性活动期间血压和心率的升高与产生偏头痛的生理过程相似。

Thorley 发现了以下两种类型的哺乳期头痛：

1. 类型 1：出现在哺乳第一个喷乳反射时，与催产素激增有关。

2. 类型 2：由过度乳胀引起，哺乳或吸乳后缓解。

除了喷乳反射时催产素激增和过度乳胀之外，哺乳期妇女头痛的触发因素包括婴儿整夜睡眠和母乳喂养双胞胎。哺乳期头痛也可能是家族史的原因，会伴随断奶而消失。非药物预防方法包括健康饮食和定期膳食、定期锻炼、充分休息和充足睡眠。普萘洛尔、琥珀酸舒马曲坦和非甾体抗炎药等偏头痛的标准治疗药物，都可以在哺乳期使用。麦角胺生物碱因抑制催乳素，故哺乳期禁用。

▶ 七、慢性病

（一）哮喘

3.7%~8.7% 的孕妇患有活动性哮喘，在妊娠期可能改善、恶化或保持稳定。由于母乳喂养对哮喘有长期保护作用,应鼓励有哮喘家族史的女性进行母乳喂养(详见第四章"母乳的成分及特异性")。

母乳喂养的母亲主要关心的是药物控制哮喘的效果。哺乳期间应继续进行哮喘治疗,一般无须改变。两类主要的抗哮喘药物分别是糖皮质激素和支气管扩张剂,包括β受体激动剂(沙丁胺醇、特布他林和间羟异丙肾上腺素)。β受体激动剂用于治疗急性发作和预防运动性哮喘。大多数抗哮喘药物通过定量吸入器给药,将药物直接输送到肺部,以避免药物的全身副作用。定量雾化吸入器的给药量是定量的,很少有过量的可能。吸入的糖皮质激素可选择性在局部作用,减少了转移到母乳中的药量(更多信息详见第五章"药物治疗与母乳喂养")。茶碱是另一种支气管扩张剂,现在已较少使用。这种药物会导致婴儿易怒和失眠,因此建议母亲使用最低治疗剂量,避免在静脉注射后 2 小时或口服速效氨茶碱产品后 4 小时内进行喂养。

吸烟

吸烟的女性母乳喂养的可能性较小,即使母乳喂养,其持续时间也可能比不吸烟者短,也不太可能纯母乳喂养 6 个月。吸烟母亲的母乳脂肪含量低于不吸烟者,且含有尼古丁。暴露于二手烟的母亲乳汁中也含有较低浓度的脂肪,这些脂肪对于婴儿的生长至关重要,接触二手烟的母亲比未接触者母乳喂养时间更短。吸烟的母亲也使婴儿暴露于二手烟环境中,使吸入的一氧化碳升高,甚至达到不安全的水平,加重过敏,并增加孩子患呼吸道疾病的风险。产妇吸烟与呼吸系统疾病、震颤和肌肉僵硬有关。母乳喂养吸烟者患乳腺脓肿和乳腺导管周围炎症的风险也更高。患有克罗恩病的女性,产后吸烟与疾病复发相关(*POR* 1.85；95% *CI* 0.62-5.54)。因此,有诸多关于影响母婴健康因素的研究提示,母亲在孕期和哺乳期应戒烟。

有一个病例报道了一位重度吸烟、母乳喂养的母亲,其分娩的婴儿在出生后 48 小时发生自发性震颤、肌肉僵硬波动及角弓反张,把婴儿包裹在襁褓或毯子中可以控制症状。由于没有任何其他病因,怀疑为重度烟草暴露,并可能存在新生儿尼古丁戒断综合征。其后在婴儿和母亲头发中都检测出极高浓度的尼古丁和可替宁,支持了上述诊断。母乳也检测出尼古丁和可替宁,说明母亲在分娩后没有戒烟,但母亲在病史询问时却撒谎说已经戒烟。这个母乳喂养的婴儿在后续 1 个月中有 3~4 次震颤和肌肉僵硬的发作。

尽管有关吸烟有害健康的证据非常充足,但Amir 和 Donath 认为,吸烟者不愿母乳喂养和母乳喂养时间短的原因是心理上的,而非生理上的。他们的研究表明,女性吸烟的同时,可以长时间进行母乳喂养,从而驳斥了吸烟对哺乳有持续负面生理影响的观点。

对吸烟和母乳喂养的持续关注引发了一个问题:当我们坚持女性应该不吸烟及坚持母乳喂养时,是否会造成一些母亲放弃母乳喂养而非戒烟?但众所周知,母亲们会非常积极地愿意为婴儿提供最好的照顾。鉴于这种动机,需要制订戒烟的具体方案。但在制订计划之前,应让继续吸烟的母亲继续坚持母乳喂养。

(二)内分泌和代谢功能的改变

任何影响内分泌系统控制的因素都可能影响母乳的产生。以下关于糖尿病、甲状腺疾病和垂体功能障碍的内容包括了可能影响母乳喂养、母乳供应的常见和非常见情况。如果女性出现任何症状提示可能存在代谢功能改变,应转诊给专科医生进一步评估和治疗。

1. 糖尿病　糖尿病是由胰岛素分泌不足或胰岛素利用不好引起的碳水化合物代谢受损的慢性疾病。患糖尿病的孕妇可分为两大类:①患有妊娠前糖尿病的女性(1 型或 2 型);②患有妊娠期糖尿病(GDM)的女性。1 型糖尿病(T1DM)是一种胰岛素无法合成的严重疾病,是由于自身免疫(1a 型)或无自身免疫过程(1b 型)的情况下胰腺 B 细胞的破坏引起的。2 型糖尿病(T2DM)的特点是对胰岛素反应性差和 B 细胞功能障碍,原来在妊娠期并不常见,因为 2 型糖尿病多在育龄期之后才得以诊断。但现在孕期的 T2DM 越来越多见,并且通常是代谢综合征的一部分,伴有高血压、肥胖、血脂异常和多囊卵巢综合征(PCOS)。

2. 妊娠期糖尿病　GDM 仅在孕期存在,表现为葡萄糖不耐受,美国怀孕女性中发生率高达9%。当今由于更多的女性(和男性)肥胖,GDM 比 10 年前更常见。GDM 的检测方法与其他形式的糖尿病相同,通常用常规葡萄糖耐量试验进行诊断。大多数患有 GDM 的女性在产后可恢复正常的葡萄糖代谢。但已有很多文献报道,许多患有 GDM 的女性未来会发展为 T2DM。对 20 项回顾性和前瞻性队列研究的荟萃分析显示,GDM 女性未来发生 T2DM 的风险比没有 GDM 的女性高 7 倍。

应该鼓励 GDM 母亲母乳喂养。有证据表明,这些女性哺乳可改善产后早期的葡萄糖代谢。但仍需进一步开展更多前瞻性、设计优良的研究,以更全面地支持母乳喂养能够保护 GDM 女性将来避免 T2DM 的观点。医护人员的鼓励在 GDM 女性产前母乳喂养的选择上至关重要,因为她们产后母乳喂养的可能性更低。

泌乳顾问 / 专家对 GDM 女性的支持也必不可少,因为她们有泌乳 Ⅱ 期延迟的风险。Matias 及其同事进行了一项迄今为止针对 GDM 对早期泌乳影响的最大规模研究(GDM 女性产后母亲、婴儿喂养和 2 型糖尿病研究,SWIFT 研究),其中纳入了 883 名女性,新近患 GDM 的女性中 1/3 出现泌乳延迟。产妇肥胖、胰岛素治疗和院内母乳喂养支持不佳,是造成泌乳延迟的主要风险因素。

对 GDM 及存在上述风险因素的女性给予早期母乳喂养支持,有助于确保泌乳成功。住院支持和教育能够促进早接触、频繁哺乳、母婴同室以及根据需要密切监测婴儿的入量、出量和血糖水平。有 GDM 史的女性应在产后 6 周和之后的每年进行一次空腹血糖筛查。

3. 1 型糖尿病 随着对母亲血糖监控水平的提高,血糖水平控制平稳的 1 型糖尿病(T1DM)女性通常可以平稳度过妊娠和分娩期。目前,患有糖尿病的女性完全可以正常分娩、从出生到母乳喂养保持母婴同室等均无须特殊护理。皮下胰岛素输注泵和每日多次胰岛素注射减少了既往葡萄糖水平不稳定情况的发生,进而减少了围产期并发症。怀孕期间,母亲的血糖水平应尽可能保持在 130mg/dl 以下。在分娩期间及分娩后的一段时间内,应密切监测血糖水平。

根据美国最近的一项研究,T1DM 产妇的母乳喂养率低于普通育龄产妇。该研究的 392 例患有孕前糖尿病的母亲中,159 例(41%)启动了母乳喂养。回归分析显示,最强的母乳喂养启动预测因素是母乳喂养意愿,其次是高等教育(*OR*1.91；95% *CI*1.18-3.10)。相反,没有母乳喂养的女性更可能是非裔美国人、吸烟者或婴儿入住新生儿重症监护病房者。在这项研究中,251 名女性中的 45% 及 97 例非洲裔美国女性的 27% 启动了母乳喂养。出院时,29 例婴儿(13%)纯母乳喂养,53 例(23%)母乳 - 配方奶粉混合喂养,其余 144 例(64%)配方奶粉喂养。这些发现尽管不能代表美国所有的糖尿病妇女,但也表明需要进行与母乳喂养有关的产前教育和咨询。

T1DM 的女性不仅可以母乳喂养,而且应该鼓励母乳喂养。初乳有助于稳定婴儿的血糖。母乳喂养应尽可能在出生后尽快开始,但不是总能做到。患有糖尿病母亲的婴儿在分娩后有时候会被安置在特殊护理室。如果无法马上开始哺乳,应该鼓励母亲一旦有感觉,就应立即开始挤奶或吸乳。

T1DM 的母亲泌乳 Ⅱ 期(或大量下奶)会延迟约一天,其建立泌乳的过程需要额外的关照。除了尽早持续的皮肤接触、母婴同室、按需喂养,也建议她们吸乳以刺激母乳供应。新生儿在出生后 2~3 天容易发生低血糖,可能需要给一些补充。根据 Wight 等及美国母乳喂养医学会(ABM)的指南,挤出的亲母母乳是新生儿补充喂养的首选,其次是巴氏杀菌的捐赠母乳,最后是蛋白质水解配方奶粉。治疗新生儿低血糖症的一个新方法,是喂养产前挤出的初乳。最近,在澳大利亚维多利亚州进行了一项随机临床试验,研究从妊娠 36 周到分娩期间每天两次产前吸乳的安全性和有效性。结果显示,试验组和对照组之间的新生儿重症监护病房(NICU)入院率(主要结局)没有差异,出生时的胎龄也没有差异。此外,试验组更倾向于住院期间纯母乳喂养。

产后短时间内,母体内激素水平变化比较剧烈(但是正常现象)可能导致母亲血糖水平明显波动。母亲产后低血糖可发生在刚刚分娩后,且可在分娩后持续 5~7 小时。此外,尿液中的乳糖在分娩后 2~5 天降至低水平,但随后迅速上升。不稳定的血糖水平和胰岛素反应增加可引起的突然代谢变化,需要密切监测。调整婴儿的喂养计划和每次喂养的摄入量是保持糖尿病患者血糖稳定的因素。夜间哺乳对糖尿病的母亲是个特殊挑战。应鼓励母亲在夜间测试血糖水平,夜间有时可能补充一些零食。

血糖仪是母亲在家中检测血糖的可靠手段。通过记录每日血糖水平,母亲可以自我监控日常变化。血糖水平稳定时,在哺乳期间会有降低。例如,Ferris 等的早期研究比较了 30 名 T1DM 患者和 30 名对照组的母亲,发现 T1DM 母亲纯母乳喂养期间即使摄入更高的热量,其空腹血糖水平显著低于停止母乳喂养后或未母乳喂养者。

T1DM 的女性通常需要注射胰岛素。胰岛素是大分子多肽,不会进入到乳汁中,不会有母乳喂养用药问题。母乳喂养除了对婴儿有已知生理学益处,也能让母亲感觉到除了患有糖尿病外,自己还是一个正常人。这些患者对自己的身体功能和饮食的重要性有敏锐的认识,她们比一般女性更了解生理学知识,并且很快就能注意到一些变化,从中可能预见到某些问题。持续母乳喂养期间,他们可能需要长期的专业和同伴支持,瑞典研究人员在最近的一项研究中也支持这一建议。为了确定开展支持性活动的需求,Berg 探讨了 T1DM 母亲与非糖尿病母亲在母乳喂养的态度及母乳喂养对其日常生活的影响,结果发现糖尿病母亲对于母乳喂养对产后 2 个月和 6 个月日常生活影响评级(如非常大或相当大)与对照组相比没有显著差异,但糖尿病母亲在分娩后的 2 个月和 6 个月内仍然受到较多日常生活的干扰,并且对自己的健康也更加担忧。

糖尿病的母亲更容易患乳腺炎,特别是血糖水平控制不佳时。任何感染都会迅速升高血糖水平。自我保健教育应强调识别乳腺炎的早期症状,并在继续母乳喂养的同时及时治疗。如果血糖水平升高,糖尿病母亲也易患念珠菌感染,只有严格控制血糖、母乳喂养后保持乳头干燥、及时发现早期症状才能做好预防。

一旦泌乳建立,大多数糖尿病女性认为母乳喂养经历与正常母亲没有什么不同。值得注意的是,糖尿病母亲在哺乳期间需要额外补充热量。开始断奶时,母亲需要再次改变饮食和胰岛素摄入量,弥补泌乳量减少对血糖的影响。如果断奶是渐进的,则较少出现问题或无需大幅度调整。

4. 2 型糖尿病　一些研究人员表示,与患有 GDM 和 T1DM 的女性一样,患有 2 型糖尿病(T2DM)的女性启动母乳喂养的可能性较小。但产前和产后早期教育和支持应强调母乳喂养对孕产妇和婴儿健康的益处。患有 T2DM 的母亲及其婴儿的身体和情绪问题与患有 T1DM 的母亲及其婴儿相似,但产后早期血糖波动不明显。应鼓励母乳喂养,因为泌乳可以改善母亲的葡萄糖代谢,预防 T2DM 的发展。GDM 的母亲可能会泌乳 Ⅱ 期延迟(在最近的研究中,该比例高达 30%)。

妊娠期间、妊娠后及哺乳期糖尿病治疗通常口服二甲双胍(glucophage)。没有证据表明孕期使用二甲双胍会对后代产生长期影响,但需要更多证据。

5. 甲状腺疾病　甲状腺控制着人体的新陈代谢,促进中枢神经系统和大脑的正常生长发育。甲状腺产生 3 种激素:酪氨酸 / 甲状腺素(T_4),三碘甲腺原氨酸(T_3)和降钙素。碘与甲状腺球蛋白(甲状腺滤泡中发现的蛋白质)结合,产生 T_4 和 T_3。T_4 只能在甲状腺中产生,而只有 20% 的 T_3 在甲状腺中合成,其余通过从甲状腺外的 T4 中除去一个碘原子生成。T_3 和 T_4 在化学结构上相似,统称为甲状腺激素。

T_3 和 T_4 的产生受下丘脑和垂体前叶反馈机制的调节。下丘脑中产生的促甲状腺激素释放激素(TRH)刺激垂体产生促甲状腺激素(TSH),而甲状腺激素本身则抑制 TSH 的产生。因此,在低 T_3 或 T_4 水平(甲状腺功能减退)作用下 TSH 水平升高,并刺激甲状腺产生更多激素,而高水平的 T_3 或 T_4(甲状腺功能亢进)抑制 TSH 的产生,减缓 T_3 和 T_4 的产生。

孕期的生理变化对甲状腺影响很大。由于甲状腺激素产量增加 20%~40%,甲状腺的体积增加约 10%;这种变化是为了满足母亲和胎儿大脑发育的需要。孕期母亲的碘需求量也有所增加,碘的储存量应充足,每天碘摄入量应超过 150μg(译者注:原文为 150g)。甲状腺功能的变化在妊娠不同阶段有所不同,总体上 TSH 降低、甲状腺素结合球蛋白增加、T_4 浓度降低和 T_3 浓度升高更明显。

产后的甲状腺功能紊乱非常多见,包括甲状腺功能减退、甲状腺功能亢进和产后甲状腺炎(PPT)。一些甲状腺疾病被认为是免疫介导的功能障碍(如 PPT 和 Graves 病)。大多数情况下,哺乳期伴有甲状腺疾病的女性可以在治疗的同时继续母乳喂养。

(1)甲状腺功能减退:合并甲状腺功能减退且未经治疗时,妊娠很难维持到足月;因此,大多数孕期有甲状腺功能减退病史的女性在母乳喂养期间也需要替代治疗。未经治疗的甲状腺功能减退患者在哺乳期泌乳减少,可能出现的其他症状还包括甲状腺肿胀或结节(甲状腺肿)、怕冷、皮肤干燥、头发稀疏、食欲缺乏、极度疲劳和抑郁。在没有考虑到甲状腺功能减退或者甲状腺功能减退未得到诊断时,常常认为是产后激素的变化和生活方式的改变(特别是长时间照顾婴儿)导致的这些症状。一位突然完全断奶后诊断为甲状腺功能减退的母亲说:"我再也没有乳房的胀满的感觉了 - 好像一夜之间就干涸了。"还有一例早产儿甲状腺功能减退患者,但其出生后 2 周时的甲状腺功能筛查结果是正常的,后来发现该婴儿的母亲用碘浸湿的纱布包裹剖宫产切口,导致母乳碘浓度显著增加。口服 L- 甲状腺素治疗后该婴儿的甲状腺功能检测正常。

这些产妇的抱怨,有时加上纯母乳喂养不能让婴儿获得满意的体重增长,则提醒医务人员或泌乳顾问,产妇可能存在甲状腺激素缺乏,需要进一步检查。如果用合成的 T_4(甲状腺素,左旋甲状腺素钠)或其他甲状腺制剂替代甲状腺提取物进行治疗,症状可得到明显缓解、乳量显著增加。甲状腺提取物的每日替代剂量为 0.25~1.12mg 左旋甲状腺素钠或等效剂量的另一种甲状腺制剂。怀孕前接受替代治疗的妇女应在婴儿出生后重新评估,以确定是否需要调整剂量;在大多数情况下,产后甲状腺的替代剂量会减少到孕前。

(2)甲状腺功能亢进:甲状腺激素过量的特点是体重减轻(尽管食欲增加)、紧张、出汗、怕热、肌肉无力、运动耐量降低、排便频繁、心悸、静息时脉搏快、高血压。约 9% 的女性分娩后 1 年出现甲状腺功能亢进。Graves 病占妊娠期甲状腺功能亢进的近 95%,但产后较少见,仅占此类病例的 0.2%。

尽管母亲的紧张情绪可能影响对婴儿的日常护理,但甲状腺功能亢进不影响泌乳能力。不过一项病例研究中,Goldstein 报道了一例 Graves 病女性患者在第一次和第二次怀孕时均出现泌乳失败。

通过实验室检测血清 TSH 和游离血清 T_4 指数通常即可诊断甲状腺功能亢进。必须使用放射性物质评估甲状腺状况时,首选锝 -99m 高锝酸盐。甲状腺功能亢进的治疗包括抗甲状腺药物,如甲巯咪唑或丙硫氧嘧啶,这两种药物在哺乳期都是安全的(详见第五章"药物治疗与母乳喂养")。

(3)产后甲状腺炎:产后甲状腺炎(PPT)是一种自身免疫性疾病。有 T1DM、甲状腺球蛋白或甲状腺过氧化物酶自身抗体、Graves 病或病毒

性肝炎史的女性患 PPT 的风险增加。应在产后 3 个月和 6 个月时对无症状女性进行血清 TSH 筛查。

产后甲状腺炎是产后甲状腺功能紊乱的最常见形式,在分娩后第 1 年约 7% 的女性受影响。目前,没有足够的证据推荐普遍筛查。PPT 可表现为甲状腺功能亢进(32%)或甲状腺功能减退(43%),或初期表现为甲状腺功能亢进之后进展为甲状腺功能减退(25%)。经历过 PPT 的女性在分娩后 5~10 年内有永久性甲状腺功能减退的风险,因此应每年进行筛查。

PPT 的症状包括疲劳、抑郁和焦虑,但有可能在产后未被重视。是否治疗取决于症状和实验室检查结果。哺乳期甲状腺功能低下的妇女应接受左旋甲状腺素钠的治疗。PPT 的甲状腺功能亢进阶段是由甲状腺自身免疫性破坏引起的,因而导致储存的甲状腺激素释放;因此,抗甲状腺药物此时无效,可使用 β 受体阻滞剂。需要区别 PPT 的甲状腺功能亢进阶段与 Graves 病,因为 Graves 病需要抗甲状腺治疗。采用放射性碘摄取试验鉴别这两种疾病,检测时需暂时中断母乳喂养。Graves 病的放射性碘摄取升高或正常,而 PPT 低。由于半衰期较短,对于母乳喂养的女性 ^{123}I 或锝扫描优于 ^{131}I 扫描。^{123}I 或锝扫描后几天即可以恢复哺乳。

6. 垂体功能障碍 严重的产后出血和低血压可能导致垂体不能产生促性腺激素,导致全垂体功能减退症,也称希恩综合征。伴随泌乳失败,受影响的妇女可出现阴部和腋下毛发脱落、不耐冷、乳房和阴道组织萎缩、低血压、继发性甲状腺功能减退和肾上腺衰竭,且症状会持续多年。较轻的垂体功能紊乱,症状较轻,乳汁合成延迟。DeCoopman 的报道指出,垂体切除后可以继续哺乳,说明垂体的作用可能在早期的泌乳建立阶段,而不是整个泌乳过程中的必要元素。

泌乳素瘤(催乳素分泌腺瘤)是最常见的垂体肿瘤,发病率为每 10 万人 30~50 例;80%~90% 发生在女性,每 1 200 名女性中约 1 例患病。这些腺瘤刺激催乳素分泌并导致继发性溢乳、闭经和不育。

多巴胺受体激动剂,如溴隐亭(BRC)和卡麦角林(CAB),是治疗泌乳素瘤的主要方法,可缩小肿瘤体积(减轻对视交叉的压迫),使催乳素水平正常化,并恢复女性的生育能力。一项综述表明,

卡麦角林在降低催乳素水平和恢复生育能力方面比溴隐亭更有效。然而,因为 BRC 半衰期较短及妊娠早期对胎儿发育的安全性较好,BRC 仍然是诱导妊娠的首选药物。一旦确认怀孕,就应停用。根据内分泌学会指南,只有在怀孕期间肿瘤继续生长且有症状者,才需继续使用 BRC,不能耐受 BRC 的患者使用 CAB。

泌乳素瘤不是母乳喂养的禁忌证。有证据表明,女性的怀孕次数和哺乳期不影响肿瘤的缓解率。Auriemma 等对 91 名患有高泌乳素血症的女性进行了 143 例妊娠评估,其中 29 名女性在哺乳后 6 个月内必须重新开始 CAB 治疗,而 68% 的女性在分娩后 60 个月内血液中催乳素含量仍然正常。母乳喂养少于 2 个月的女性与母乳喂养 2~6 个月的女性相比,血清催乳素水平没有差异。结论认为母乳喂养不会影响高泌乳素血症的复发。

(三)囊性纤维化

囊性纤维化(CF)是常染色体隐性遗传疾病,婴儿、儿童和成人均可发病。CF 的患病率在北美最高,北欧血统的白种人中发病率为 1:3 000。其他种族 CF 患病率较低,如拉美裔美国人为 1:10 000;非裔美国人为 1:15 000。CF 在非洲和亚洲并不常见,患病率为 1:350 000~1:35 000。

CF 患者存在 7 号染色体单基因缺陷[CF 跨膜调节基因(CFTR)],可影响上呼吸道、胆管、肠道、输精管、女性生殖道、汗管和胰管的上皮细胞的顶膜。该病与外分泌腺广泛功能障碍有关,并且以慢性肺部感染、胰管阻塞和胰酶缺乏为特征。

过去,CF 的患儿很少活到成年期。但近年来,早期和持续复杂的治疗方案极大延长了 CF 患者的寿命;超过 50% 的 CF 患者,在美国囊性纤维化基金会注册,可以存活到 18 岁以后(囊性纤维化基金会)。由于 CFTR 对排卵功能、子宫液体成分和宫颈黏液影响,患有 CF 的女性生育能力可能降低。最近一项研究,对来自 5 个欧洲国家 11 个 CF 中心的 600 多名 CF 女性患者进行了研究,其中 35% 生育力减低(普通人群为 5%~15%),并且与高龄和胰腺功能不全程度高有关。对美国囊性纤维化基金会注册的 CF 女性患者的研究显示,2009 年的妊娠率为 27.2/1 000 例患者,而全国 15~44 岁女性的妊娠率为 102.1/1 000 人。辅助生殖技术的应用在患有 CF 的妇女中越来越普遍(囊性纤维化基金会)。

通过合理的肺部和营养管理和状态监测,包括糖尿病管理(CF 中相当普遍),CF 患者可成功妊娠。最近在加利福尼亚的一项研究发现,在 2 000 多名妇女的大样本中,有 72 名母亲患有 CF;这 72 名母亲孕前糖尿病的发生率和首次剖宫产率均较高。患有 CF 的母亲更容易早产,新生儿更易有先天性异常,但校正胎龄后,新生儿的患病率或死亡率并没有增加。

CF 母亲母乳喂养率的数据有限。一项对 22 名瑞典和挪威 CF 女性的妊娠率和结果的研究中,33 名婴儿中有 26 名(79%)母乳喂养,并且在 3 个月之前停止母乳喂养。分娩早产儿的母亲母乳喂养的可能性显著降低(50%vs.88% 足月儿;$P<0.05$)。在加拿大多伦多的 CF 诊所,49 名 CF 女性在 1968—1993 年生育了 74 名婴儿,并追踪到妊娠结局,获取了 29 名妇女的 43 次怀孕期间的母乳喂养信息,其中约有 50% 母乳喂养了其中一名或全部孩子;约一半母乳喂养 1~3 个月,其余母乳喂养时间超过 4 个月。

病例报道研究了 CF 母亲母乳喂养的情况及其婴儿的结局。Shiffman 等报道了两名妇女母乳喂养持续 1~2 个月,其间婴儿生长速度适宜,且母乳中糖、电解质、钠、钾和氯化物的浓度都在正常范围内,但肺部病情恶化期间,乳蛋白、脂肪和免疫球蛋白 A(IgA)的浓度降低。Michel 和 Mueller 报道了 5 例婴儿维持足量生长的病例,其中包括一名母乳喂养 6 个月的婴儿。Welch 及其同事报道了一例患有 CF 的 20 岁女性,早期母乳喂养过程正常,且婴儿在出生后最初 10 周内生长良好。之后,母亲体重继续丢失,呼吸状况恶化,开始抗生素治疗并停止母乳喂养。在另一个病例中,意大利的一位 CF 母亲必须接受妥布霉素静脉注射治疗,因母乳中没有检测到该药物,故继续哺乳。还有一个病例报道了一名 24 岁的 CF 患者,经过 6 周纯母乳喂养后,婴儿生长正常。这些作者得出的结论认为,CF 女性中,母乳喂养是一种"可接受的选择",只要密切监测母亲饮食,在必要时提供维生素和热量补充即可。

应鼓励 CF 的母亲进行母乳喂养。在母乳喂养和照顾婴儿期间,出于对母亲自身健康状况的担忧,需要密切监测其肺部功能和营养需求,不必考虑母乳的质量。CF 患者呼吸和消化道用药的选择,应考虑母乳喂养期间的安全性和相容性。新型 CFTR 调节剂在 CF 治疗中的应用越来越多,但对于它的作用知之甚少,因此,在怀孕和哺乳期间应避免使用。目前对于母乳质量方面还没有太多考虑。虽然脂质成分可能存在一些差异,但 CF 母亲的母乳含有的营养素足以满足哺乳婴儿的能量需求。此外,母乳可以为哺乳期婴儿传递免疫物质。因为患有 CF 的个体是细菌病原体的慢性携带者(如金黄色葡萄球菌和假单胞菌),母亲携带的细菌病原体致敏的淋巴细胞将保护婴儿免受这些感染。

(四)多囊卵巢综合征

多囊卵巢综合征(PCOS)是女性常见的内分泌疾病,其特征是排卵异常、雄激素水平升高以及多囊卵巢。PCOS 的患病率为 4%~6%,但如使用扩展的鹿特丹标准,患病率将翻倍。PCOS 最初称为 SteinLeventhal 综合征,其特有的临床表现包括闭经或月经不调、多毛症(不寻常的毛发生长)、持续性痤疮、雄激素依赖性脱发、腹部肥胖、高血压和不育,文献报道还罕有乳房发育异常,但不多见。一项经典的放射学研究发现乳腺组织常见的畸形,包括发育不全和充满脂肪组织的巨大乳房。另一项研究的组织样本显示乳腺实质异常。泌乳顾问的临床观察研究后,将患有 PCOS 的女性的乳房称为管状乳房,表现为两侧乳房间隙较大、乳头直径较大。

Marasco 的假说认为母乳供应不足与 PCOS 相关。与 PCOS 相关的高水平雄激素会干扰泌乳所需的各种激素,随后的研究支持了这一假说。Vanky 等报道,与对照组($n=99$)相比,PCOS 女性($n=36$)产后 1 个月母乳喂养率低;妊娠 32~36 周时孕妇的硫酸脱氢表雄酮(DHEAS)水平与产后 1 个月和 3 个月母乳喂养时的水平呈负相关。Carlsen 及其同事进行的一项随机临床试验($n=186$)同样发现,没有 PCOS 的母亲妊娠中期雄激素水平与 3 个月和 6 个月母乳喂养之间呈负相关性。

Vanky 及其同事在一项随机试验的后续研究中,研究了乳房大小变化及怀孕期间二甲双胍对 PCOS 女性母乳喂养的影响。二甲双胍是治疗 PCOS 的首选药物,可以改善与 PCOS 相关的内分泌病,促进受孕,还可能减少早期流产和妊娠期糖尿病,不会导致出生缺陷,并且在婴儿出生后的最初 6 个月似乎是安全的。Vanky 等发现,接受二甲双胍治疗的 PCOS 母亲与安慰剂治疗的母亲比较,纯母乳喂养或部分母乳喂养的持续时间没有差异;纯母乳喂养和部分母乳喂养的持续时间与妊娠期乳房大小变化呈正相关;基础代谢指数与母乳喂养持续时间呈负相关;孕晚期雄激素对乳房大小变化或母乳喂养持续时间没有影响。进一步研究发现,孕期乳房大小没有变化的女性血压较高、肥胖较多、怀孕初期的空腹胰岛素和三酰甘油水平高于乳房有变化的女性,这表明没有乳房变化的女性机体可能存在代谢紊乱。在 3 个月时停止母乳喂养的妇女中,多数原因是母乳不足或没有母乳。

Marasco 及其同事报道了另外 3 例母乳喂养的 PCOS 女性,她们存在母乳不足问题。提示在遇到泌乳延迟的母亲时,最好询问有关月经、不孕症、流产和卵巢囊肿的问题。Marasco 提醒医疗保健专业人士:"出现原发性泌乳失败后,在引导母亲作出下一步决定时,需要高度敏感度。切记,她正面临着一个复杂的情况,不能保证得到满意的结果,甚至可能犹豫地来找我们,害怕我们忽视她的情感。任何轻微的压力都会让她感到更加内疚,导致愤怒和怨恨。"

需要更多的研究来评估哺乳期间二甲双胍的使用效果。尽管有研究认为服药期间母乳喂养的婴儿是安全的,并且对于孕期一直服用二甲双胍的 PCOS 患者来说,哺乳期服药也是有治疗作用的,但二甲双胍对母乳喂养结局的影响方面研究很少。

(五)妊娠期卵巢黄素囊肿

妊娠期的卵巢黄素囊肿不常见,表现为两侧卵巢增大,内含多个囊肿,且分娩高水平的睾酮。产后数周,囊肿即消退,睾酮水平恢复正常。患者通常会出现泌乳Ⅱ期延迟。睾酮水平下降(至约 300ng/dl)后,开始泌乳母亲能够母乳喂养。

如果发现睾酮水平高,应行超声检查以确定是否存在卵巢囊肿。如果超声发现囊肿,观察其囊实性有助于诊断并除外恶性肿瘤的可能。Betzold 及其同事报道了 4 例妊娠卵巢黄素囊肿的女性,其中 3 名最终能够通过母乳喂养为婴儿提供 100% 的能量需求。

▶ 八、哺乳期情绪失调

孕期、分娩和产后期是一个充满情感和心理挑战和调整的时期,是一个愈合和成长的时期,也是一个建立信心和增强能力的时期,同时也可能是经历巨大焦虑和抑郁的时期,甚至对母亲、婴儿和家庭产生毁灭性的长期影响。但分娩和泌乳后，会出现激素和生理的变化，为机体创造一种适应性的生理状态，预防情绪障碍的发生。这种生理状态旨在保护母婴免受外界不良的环境刺激，促进免疫和代谢系统发挥最佳功能，减弱对压力的应激反应（可参考本章对压力的讨论）。

（一）产后抑郁症

围产期抑郁症，以前称为产后抑郁症，包括孕期和产后发生的一系列疾病，可以持续到产后 12 个月。"围产期"抑郁症中 50% 的情绪障碍始于孕晚期，发病率估计为 5.5%~33.1%，每年有超过 40 万名婴儿的母亲孕期患有或产后患有抑郁症。围产期抑郁症是导致女性残疾的主要原因，每年在美国造成 300 亿~500 亿美元的生产力损失和直接医疗费用。

围产期抑郁症通常被描述为心理障碍三联症，包含一系列综合征，从轻度抑郁和焦虑（包括绝望、凄凉、激动和疲劳）到严重的情绪障碍，如严重抑郁和精神病。

1. 婴儿"忧郁"（也称产妇忧郁，产后忧郁症） 70%~80% 的女性分娩后经历了一种常见的轻度短暂情感综合征。特征性症状包括情绪不稳定、情绪波动、可能每天数次哭泣、焦虑、疲劳、失眠、烦躁、情绪高涨和认知困难，如注意力不集中、注意涣散、短期记忆力差。抑郁和悲伤通常不是产后忧郁的典型症状。这种病症通常在分娩后的最初几天发生，强度逐渐增加，然后在 7~10 天后自行消退。产后忧郁在初产妇中更为常见。

2. 围产期抑郁症 分娩后不久（4~6 周内）发生轻度至中度抑郁症。如果母亲在一次怀孕后有抑郁发作，随后怀孕复发的风险高达 50%~62%。PPD 的症状与严重抑郁症的症状相似：哭泣、情绪不稳和烦躁、沮丧、与育儿能力相关的不适感或内疚感、伤害自我或婴儿的想法、悲伤、食欲缺乏或增加、失眠或睡眠过度、感觉无助和无望、焦虑和绝望。母亲有严重抑郁症时，可能会拒绝自己的孩子。每个新妈妈都至少出现这些症状中的一些表现，而可能错误地解释为产后忧郁症。围产期抑郁症至少持续 2 周，但通常更长。典型的抑郁症在孕晚期或分娩后开始；但也可能发生在断奶后。

3. 产后精神病 虽然很罕见（每 1 000 例出现 1~2 例），但精神病是围产期精神失调中最严重的。有情绪障碍的个人或家族史的母亲，特别是 1 型双相情感障碍，患病风险要大得多。其他风险因素包括初产、剖宫产和停用包括锂（Lithobid）在内的情绪稳定剂。围产期精神病通常在产后 2~4 周开始，急性妄想症状与混乱和情绪表现相结合。围产期精神病与其他围产期精神疾病之间的主要区别在于存在精神病症状或对现实感知的干扰，如妄想、幻觉、思维混乱、非理性思想、失败感、自我指责思想，有时还可能以自杀相威胁。患有产后精神病的妇女对自己和子女都是一种危险，绝不能单独相处。

生活压力较大且家庭（特别是丈夫或伴侣）支持较少的新手母亲更易发生围产期抑郁症。母亲的年龄、孩子数量、或怀孕和分娩期间的并发症与抑郁症出现的相关性尚无一致证据。

多年来的研究主要集中在抑郁症，特别是未经治疗的抑郁症，对母乳喂养持续时间的影响和婴儿社交发展、不安全依恋的形式、行为问题、认知功能受损、虐待和忽视风险增加，以及儿童精神症状和诊断。许多研究人员比较了母乳喂养母亲和奶瓶喂养母亲之间的抑郁症状况，报道认为母乳喂养的母亲抑郁症较少。此外，母亲喂养的时间越长，患 PPD 的风险和严重程度就越低。这些研究结果使研究问题转变为"母乳喂养对产后抑郁的影响是什么？"。对此进行的研究结果表明，爱丁堡产后抑郁量表（EPDS）和状态 - 特质焦虑评分较低、母乳喂养期间催产素水平较高的母亲，更快乐、有更积极的情绪、报告更积极的事件，也感受到更少的压力。

Hahn-Holbrook 及其同事的研究结果对母乳喂养和抑郁之间相互作用的观点都支持，即产前患抑郁症的女性比未患病者（抑郁症状→早期断奶）早 2.3 个月断奶，但产前没有抑郁症状、3 个月内几乎完全母乳喂养（接近纯母乳喂养）的女性，抑郁症状消退的时间长达 2 年（3 个月母乳喂养→抑郁症状消退超过 2 年），说明母乳喂养对抑郁和情绪改变有保护作用。

为了解释产后抑郁的原因，有学者提出了心理神经免疫学框架的概念。最近的研究证实，炎症本身不是抑郁症的独立危险因素，而是与压力、睡眠障碍、疼痛、心理创伤及抑郁或创伤史等 5 个因素一起作为产后抑郁症的风险因素。此外，炎症的过程也让学者们发现，既往心理、行为和身体的因素增加抑郁症风险的机制，特别是身体和心理压力源会触发炎症反应系统。孕晚期孕妇的炎性反应水平较高,因此容易受到影响,并在产后 3 个月内作为新手妈妈的时候加剧(如睡眠障碍、疼痛、心理压力和创伤以及抑郁症或创伤史)。因此,重要的是要确定已知的身体和心理危险因素或抑郁症的原因,并积极主动地解决炎症和抑郁风险因素,以增加孕妇对其他压力源的适应能力。

当 Beck 于 1993 年首次提出产后抑郁症的实质性理论时,她分享了 PPD 患者的感想。这些女性认为感觉失控是 PPD 的基本社会和心理问题。一位母亲吐露:"因为我一直能够控制一切的,但此时我完全无法控制,这是最可怕的。"另一位女士谈到:"我无法摆脱痛苦。就像你伤得很严重,尽管你不期望是这个样子,但又无能为力"。当开始出现抑郁症的时候,这些母亲感到被困,不能逃避。"有一天晚上,我第一次表现出严重的惊恐。我觉得一切都在接近我。突然有什么东西断了,再也回不去了。"母亲们把这段时间描述为"走向地狱之门"和"最糟糕的噩梦"。随着母亲重新获得控制权,"好日子"的数量逐渐增加,但她们又开始感觉无法弥补丢失掉的与婴儿在一起的时间。康复后,这些母亲会谈到自己的症状如何逐渐消失的:"当我生病时,我不想要我的孩子,我不爱我的丈夫,我不想工作,我讨厌一切。当我变得更好时,一切都化解了"。鉴于情绪障碍的破坏性影响及对 PPD 过程的新认识,目前预防是 PPD 的主要干预措施。

(二)预防和治疗

围产期情绪障碍是可以预防的,或者至少可以通过减少母亲压力和减轻母亲的炎症反应来降低严重程度。大自然有自己的方式来实现这两个目标,从而减少产后抑郁的风险——母乳喂养。母乳喂养母亲的神经内分泌,尤其是催产素和催乳素的释放,具有诱导平静、遗忘效应,促进积极情绪,并降低母亲对压力源的反应性。催乳素和催产素可下调下丘脑-垂体-肾上腺轴的功能,具体而言,即高催乳素水平通过抵抗皮质醇的作用缓冲应激反应,催产素缓和促肾上腺皮质激素和皮质醇的作用。随着应激反应的下调,能量得到保护,并指向泌乳和养育行为。此外,纯母乳喂养可提高母亲免疫能力,从而减少压力的有害影响。因此,当母乳喂养进展顺利时,压力降低,而且避免了母亲炎症反应系统的激活,反过来降低了母亲患抑郁症的风险。母乳喂养还通过类似于对母亲的作用机制减轻婴儿压力,从而保护抑郁母亲的婴儿。

许多其他疗法和干预措施可以通过类似于母乳喂养的方式帮助减轻压力。具体而言,以下措施可刺激催产素的释放,然后催产素激活内源性阿片系统,提高情绪水平。

1. 袋鼠式护理(KMC),母亲和婴儿的腹部表面对触摸特别敏感,因此 KMC 可毫不费力地刺激催产素释放。连续 KMC 与催产素的连续脉冲释放相关,可维持较低的压力反应水平,并加强母婴之间的结合。除了通过减轻压力实现的免疫保护外,KMC 还提供直接的免疫效果。有几种不同类型的包巾可以方便实施免手扶 KMC。

2. 社会支持是一个关键的保护因素,而围产期情绪障碍的主要风险因素是缺乏社会支持。由于社会结构的变化,大多数母亲不再可能得到大家庭或"村庄"内其他人的支持帮助。特别是在西方文化中,核心家庭已成为社会的基本功能单元。因此,通过建立强大、相互信任的关系寻找和建立社会支持的方法非常重要:

(1)配偶。

(2)朋友。

(3)受尊重和提供真正以家庭为中心的护理的助产士或医疗服务提供者,且能给予持续支持。

(4)产前护理小组-鼓励发展社会互动、夫妻相互支持,与接受个体化护理的女性相比,这种方式可有类似或更好的围产期和母乳喂养结局。

(5)咨询、心理治疗和认知行为疗法。

(6)支持小组(如国际母乳会、教会小组、游戏小组),减少孤独感。

3. 教育/获得 PPD 知识:

(1)进行围产期情绪障碍的教育,以促进对妊娠和产后情绪波动的理解和应对策略。

(2)阅读疗法-阅读其他人的经历让母亲知道她并不孤单,增加对疾病的了解。

(3)摇篮曲疗法-舒缓;母亲们学会认识婴儿对音乐的表现以及她们自己的感受。

4. 运动。

5. 亮光疗法。

6. 按摩。

7. 针灸。

对于许多母亲来说,这些疗法是补充(表 17-6)或药物治疗的辅助。补充剂和抗抑郁药均可减少炎症,但许多女性更喜欢天然补充剂,以避免抗抑郁药物可能产生的副作用。当然,抗抑郁药的作用最大。因此,如果情绪障碍严重或不适合其他治疗,则抗抑郁药是必须的干预措施,以尽量减少对婴儿、母亲和家庭的重大负面影响。妊娠期和母乳喂养期间抗精神病药和抗抑郁药的有效性和安全性证据由于样本量小和对照试验太少,而不足以作出治疗的知情选择。较新的非三环类化合物,如选择性 5- 羟色胺再摄取抑制剂(SSRIs),在哺乳期婴儿的血浆浓度非常低或检测不到,因此应鼓励在治疗期间继续母乳喂养(详见第五章"药物治疗与母乳喂养")。

表 17-6　天然补充剂在预防围产期情绪障碍或减轻严重程度方面的作用

补充剂	作用
ω-3 脂肪酸	是强效抗炎药,降低促炎因子,从而通过减轻炎症改善情绪
S- 腺苷甲硫氨酸	是血清素和多巴胺(神经递质合成)生物合成的必需物质,可能会对抑郁症产生积极影响。可能会影响抗氧化、抗炎和神经保护过程,在抑郁症中具有生物学作用。在人体内天然存在
圣约翰草(贯叶连翘)	是消炎药。抑制大脑中的神经细胞重吸收血清素,或降低参与机体免疫系统功能的蛋白质水平,有助于减轻轻度至中度焦虑和抑郁
卡瓦胡椒(Piper methysticum)	是天然镇静药,通过促进 GABA(γ- 氨基丁酸,一种神经递质)的作用起效
缬草(valeriana officinalis)	是抗焦虑药,对于轻至中度焦虑和失眠有效,没有苯二氮䓬类药物的困倦和副作用。通过增加机体对 GABA 的利用起效
B 族维生素	增加压力耐受性,可能减轻焦虑
维生素 C	增强免疫系统。在压力期间维生素 C 消耗较大
叶酸	参与神经递质代谢的辅酶或共同底物,避免激活炎症反应系统。在缺乏叶酸的女性中有抑郁症发生。同时补充叶酸时,患者对抗抑郁药的反应更好
维生素 D(太阳/亮光疗法)	神经递质代谢中的辅酶,避免了炎症反应系统的激活。预防或治疗抑郁症,特别是在冬季

[引自:Deligiannidis KM,Freeman MP.Complementary and alternative medicine therapies for perinatal depression.Best Pract Res Clin Obstet Gynaecol,2014,28(1):85-95;Kendall-Tackett K.A new paradigm for depression in new mothers:the central role of inflammation and how breastfeeding and anti-inflammatory treatments protect maternal mental health.Int Breastfeed J,2007,2:6-19;Zauderer C,Davis W.Treating postpartum depression and anxiety naturally.Holist Nurs Pract.2012;26(4):203-209.]

由于对母婴发育的负面影响,几十年来围产期抑郁症一直备受关注。医疗服务提供者有责任提供有关围产期情绪障碍的教育,并在孕期和产后进行常规筛查。服务于儿科患者的医疗服务提供者,至少在 1 个月和 4 个月儿童就诊时应筛查母亲的 PPD。筛查包括全面的个人和家族病史以及入院时的心理评估,记录抑郁症的重要危险因素。随着妊娠进展,每次怀孕时都应该询问母亲的抑郁或情感状态。如果母亲患有精神疾病,则应制订精神病管理计划并转诊给精神病专科医生。泌乳顾问、同伴咨询和其他母乳喂养支持人员,如果怀疑有情绪障碍或者母婴或其他家庭成员受到伤害,则应转诊至医护人员或医疗机构。围产期情绪障碍会对整个家庭和社区产生负面影响,因此我们有义务定期对新妈妈进行筛查,以便及时治疗。

▶ 九、自身免疫疾病

(一)炎症性肠病

炎症性肠病(inflammatory bowel disease,IBD)是一种病因不明的慢性自身免疫过程。其病因学的主要假说是遗传易感个体对肠道内细菌的异常反应。IBD 主要影响胃肠道(GI),影响形式主要有两种:涉及结肠的溃疡性结肠炎(UC)(溃疡性直肠炎、直肠乙状结肠炎、左侧结肠炎、全结肠炎和暴发性结肠炎)和克罗恩病(CD),可能发生在胃肠道的任何部位,但主要影响回肠和结肠。

IBD 的特征是疾病活跃期和缓解期。UC 的症状取决于炎症的位置,从直肠出血和疼痛,到血性腹泻、腹部痉挛和疼痛、结肠异常运动、体重减轻和疲劳都可能出现。CD 的症状包括出血、腹泻、恶心、体重减轻、腹痛、疲劳和发热。对 IBD 的管理涉及包括胃肠病学家、外科医生和注册营养师在内的多学科团队管理;用药包括柳氮磺胺吡啶、美沙拉嗪(急性期)、皮质类固醇、抗生素和免疫抑制药物。

根据发病率和患病率研究的系统评价,IBD 的发病率逐渐增加,发病率最高的是北欧、加拿大和澳大利亚。欧洲和加拿大的患病率最高。IBD 的发病似乎没有性别差异。

IBD 最常发生在 20~40 岁,因此对生育年龄的个体受累较多。有一些证据表明,IBD 患者的生育能力下降,无论男女,尤其是接受过手术的

IBD 患者更为严重。与没有 IBD 的对照组比，IBD 女性早产率、低出生体重和剖宫产率较高。而疾病活动得到控制后，则除低出生体重和剖宫产外，对妊娠结局的其他影响较少。过去不鼓励 IBD 女性怀孕，目前也是鼓励患有 CD 的女性推迟怀孕，最好等到疾病缓解后。怀孕期间营养状况的监测和管理很重要。在患有小肠 CD 的孕妇中，叶酸、维生素 D 和维生素 B_{12} 都可能需要补充。根据一些观察性研究，大多数药物治疗在孕期和哺乳期是安全的，包括 5- 氨基水杨酸、硫嘌呤、抗肿瘤坏死因子和抗整合素。但氨甲蝶呤有致畸性，应避免使用。

对其他自身免疫性疾病的研究发现，母乳喂养可能与产后疾病复发风险增加有关；然而，在一项对在芝加哥 IBD 中心就诊的 122 名妇女的研究中，对停止服用药物因素进行校正后，母乳喂养似乎没有对 CD 或 UC 的活动产生任何影响。到该中心就诊的女性中大约一半没有母乳喂养，只有 29% 的 CD 女性母乳喂养。母乳喂养的比例较低可能是担心药物对母乳喂养婴儿有不良影响。

在北美和欧洲的研究中，纳入了更大的样本量，母乳喂养启动率较高，持续时间也较长，与非母乳喂养的女性相比，母乳喂养女性的 CD 复发率降低或没有差异。此外，在一项研究中，女性总体上对药物的依从性更高。因此，应该鼓励患有 IBD 的妇女进行母乳喂养，以及坚持治疗且不吸烟。

（二）系统性红斑狼疮

系统性红斑狼疮（SLE）是一种多系统自身免疫性疾病，主要影响育龄妇女；泌乳顾问经常会遇到患病的产妇。在美国，与其他种族或族裔群体的成员相比，少数民族群体（非洲裔、西班牙裔或亚洲裔）SLE 的患病率高，并且重要器官受累程度更高。该疾病的 10 年存活率约为 70%。

狼疮的临床表现非常多样化，包括头痛、关节炎症状、发红和肿胀、以及脸颊和鼻子上的蝴蝶疹。18%~46% 的病例会出现雷诺现象（RP）。疲劳是一种主要症状，慢性疲劳综合征和纤维肌痛可以同时诊断。美国风湿病学会已经建立了 11 项与该疾病相关的标准，其中 4 项需要正式诊断（表 17-7）。

患有狼疮的妇女流产率和早产率较高。尽管

如此，如果孕前对病情控制良好，可以平稳进入妊娠期，只要继续服药，轻微发作几乎都可以避免，暂时增加泼尼松的剂量可以良好控制病情。分娩后狼疮可能加剧，因此需要密切观察狼疮发作情况。

表 17-7	美国风湿病学会系统性红斑狼疮的诊断标准
标准	**描述**
颧骨皮疹	脸颊和鼻子上有皮疹，通常呈蝴蝶状
盘状皮疹	皮疹呈红色、凸起、盘状斑块
光敏性	对阳光的反应，导致皮疹出现或恶化
口腔溃疡	嘴里疼痛
关节炎	两处或多处关节肿胀或疼痛
浆膜炎	肺部内膜炎症（胸膜炎）或心脏周围内壁炎症导致胸痛，深呼吸时（心包炎）更严重
肾脏异常	尿中持续存在蛋白或细胞管型
神经系统异常	癫痫或精神病
血液系统异常	贫血（红细胞计数低）、白细胞减少（白细胞计数低）、淋巴细胞减少（特定白细胞水平低）或血小板减少症（低血小板计数）
免疫系统异常	抗双链 DNA，抗 Sm 或抗磷脂抗体的阳性测试
异常抗核抗体	抗核抗体阳性

（引自：Tan EM，Cohen AS，Fries JF，et al.The 1982 revised criteria for the classification of systemic lupus erythematosus.Arthritis Rheum.1982；25：1271-1277）

母乳喂养对大多数 SLE 女性来说是可行的。在一项研究中，研究人员发现，在 51 名 SLE 孕妇中，约一半母乳喂养，产后狼疮活动低、足月分娩和怀孕早期母乳喂养计划与母乳喂养显著相关。孕妇和哺乳期妇女的治疗需根据个人情况及其症状而定，主要关注的是能够进入母乳的药物的安全性。研究表明，羟氯喹、硫唑嘌呤、氨甲蝶呤和醋酸泼尼松在母乳中的转移非常有限，也许可以在母乳喂养期间继续使用。一些专家不建议使用氨甲蝶呤。

表 17-8 提供了有关 SLE 患者常用药物的信息，包括哺乳期间是否允许使用这些药物。

表 17-8 治疗 SLE 的药物与泌乳	
药物	哺乳期是否可用
泼尼松	允许
非甾体类解热镇痛药（NSAID）	允许
硫唑嘌呤	允许
环孢素	允许
他克莫司	允许
柳氮磺胺吡啶	如果健康足月儿允许
氨甲蝶呤	混合建议 / 避免
环磷酰胺	避免
吗替麦考酚酯	避免
华法林 / 醋硝香豆素	允许
低分子量肝素（如依诺肝素）	允许
静脉注射免疫球蛋白	允许
利妥昔单抗	避免（无资料）
贝利单抗	避免（无资料）

针对患有 SLE 的女性，泌乳顾问应该了解其医疗团队制订的母亲照顾计划。哺乳期护理应该个体化。出现以下情况时，需特殊考虑：

1. 哺乳时，关节痛和肿胀可能影响妈妈抱住婴儿。

(1) 帮助调整哺乳姿势，促进轻松和舒适哺乳。

(2) 使用母乳喂养枕可能会有所帮助。

(3) 后躺式哺喂姿势可能有用，并促进婴儿主导的喂养。

(4) 婴儿背带可以提供支撑并减轻肩部的压力。

2. 雷诺综合征，可能是由于感冒或情绪压力引起的，是由手指、足趾、鼻子、下巴的小血管痉挛引起的，母乳喂养的母亲，哺乳后乳头疼痛和发白。血管痉挛导致局部发白、发绀和反应性充血。

(1) 确保母亲全身和乳房的温暖，在穿着舒适的保暖衣物和室温下哺乳。

(2) 轻柔的乳房按摩可以缓解痉挛，促进舒适感。

(3) 避免使用血管收缩药，如咖啡因和尼古丁。

(4) 硝苯地平是一种钙通道阻滞剂，有时用于治疗 RP，据报道，在一项研究中，15 例母乳喂养的母亲中 10 例有效（67%）（详见第十章"乳房相关问题"）。

（三）多发性硬化症

多发性硬化症（MS）是一种进行性神经退行性疾病，其特征为虚弱、疲劳、不协调、麻痹及言语和视觉障碍等症状。受累的女性是男性的两倍，通常发生在育龄期（20~40 岁）。MS 最大的特点是不可预测性及预后和症状的多变性；MS 是一种免疫介导的或自身免疫性疾病，机体的自身免疫体统对患者体内覆盖神经的髓鞘产生攻击。MS 中有四型：临床孤立综合征；复发缓解型多发性硬化；继发进展型多发性硬化；原发进展型多发性硬化。每型都分为轻、中、重度。

多发性硬化无法治愈，但治疗有助于患者恢复，改变疾病过程，并控制症状。皮质类固醇和血浆交换输注用于控制疾病发作。免疫调节疗法（IMTs），也称为疾病缓解疗法（DMTs），是 MS 维持治疗的主要方法，并且在诊断后不久就开始。疾病修饰疗法（disease modifying therapy, DMT）包括肠胃外使用 β 干扰素（1A 和 1B）、醋酸格拉替雷、那他珠单抗和米托蒽醌及富马酸二甲酯、芬戈莫德和特立氟胺的口服制剂。尽管来自病例报道、前瞻性队列研究、妊娠登记和制造商维护的安全性数据库的证据越来越多，但 DMT 在妊娠和哺乳期方面的安全性尚未确定。在大多数情况下，DMT 在受孕前或确诊怀孕后停用；如果母亲母乳喂养，则产后继续避免使用这些药剂。如果孕期必须坚持 DMT，则目前认为只有醋酸格拉替雷相对安全。干扰素因分子量大，因此哺乳期使用是安全的，因为进入到母乳中的剂量有限。其泌乳风险类别是适度安全 -L3。

对于 MS 女性患者来说，生孩子的决定是复杂的，医疗服务提供者面临的挑战是提供有关妊娠期和产后复发风险的准确信息以及怀孕和泌乳对 MS 进展的总体影响。大多数专家认为怀孕对 MS 女性是安全的。研究报道一致认为孕期症状可缓解，但症状会急剧加重或复发，特别是在产后最初的 3 个月内。孕期母亲血清中存在的免疫抑制因子可能具有保护作用；而出生后血清中激素水平的下降可能会引起恶化。

母乳喂养对 MS 产后恶化影响的证据不一。总体来说，纯母乳喂养似乎可以防止产后复发。在加利福尼亚州进行的一项前瞻性病例对照研究中，39 名患有 MS 孕妇和 29 名年龄和产次匹配的孕妇对照，Langer-Gould 及其同事发现两组母乳喂养率分别为 69% 和 96%。与对照组相比，MS 组更倾向于在产后最初 2 个月内开始配方奶粉喂养。不母乳喂养或开始早期配方奶粉喂养的主要原因是服用药物。产后 2 个月内未母乳喂养或开始定期补充喂养的妇女在分娩后 1 年内复发的风险较高，并且与完全母乳喂养的妇女相比复发时间更早（未校正的风险比，*HR* 5.0；95%*CI* 1.7-14.2；*P*=0.003）。对 22 名在怀孕前使用过免疫调节剂的妇女（可能病情更严重）的研究发现，产后最初 2 个月纯母乳喂养也可以预防复发。

在一项对 61 名 MS 患者进行的前瞻性研究中，55 名（91%）启动母乳喂养，32 名（52.5%）继续母乳喂养 6 个月或更长时间；1 名母亲在产后 2 周开始接受干扰素治疗，同时母乳喂养 5 个月。在这一人群中，孕前病情活跃期者，母乳喂养频率较少且持续时间短。研究人员发现，与哺乳超过 2 个月的母亲相比，母乳喂养不到 2 个月者孕前复发率高得多。他们还发现，母乳喂养超过 2 个月与不到 2 个月相比产后复发率无显著差异。该研究显示，怀孕前后疾病较严重的女性更有可能选择不进行母乳喂养。

德国一项 MS 患者的较大样本研究提供了更新的证据，其中一些患者在妊娠最初 3 个月给予 β 干扰素（IFNβ）或醋酸格拉替雷（GLAT）。Hellwig 等随访了 335 名患有 MS 的孕妇，以评估孕期接受 DMTs 的情况，并进一步确定其纯母乳喂养情况是否影响产后复发率。研究中有 78 例接受 IFNβ 制剂治疗、41 例给予 GLAT，216 例孕期任何阶段均未给予 DMT。该研究部分是前瞻性的，部分是回顾性的。所有组别孕期年复发率（ARR）均持续下降，且各组之间无显著差异。在未接受 DMT 的母亲中，孕期复发率降低是典型表现，复发率在产后的前 3 个月内稳定下降，然后急剧上升（*P*<0.001）。然而，在接受 IFNβ 或 GLAT 治疗的女性中，这种典型的模式并不明显。在分娩后前 3 个月，共有 170 名妇女完全母乳喂养。与非纯母乳喂养或非母乳喂养相比，纯母乳喂养可降低产后复发率（*P*<0.000 1）。在怀孕的前 1 年，所有组的复发率相似。因此，孕前疾病活动似乎并未影响这些女性的母乳喂养选择，纯母乳喂养对复发率具有保护作用。

但还需更多研究，以明确产后母乳喂养对复发风险的影响。与此同时，必须给 MS 的新妈妈们提供有依据的（尽管有冲突）信息，有助于她们做出适宜的选择。当然，母乳喂养对婴儿的好处也必须告知给母亲。事实上，至少根据来自德国的病例对照研究，母乳喂养超过 4 个月可能对晚年的 MS 有保护作用。

对于选择母乳喂养的 MS 母亲，应给予支持。她们需要各种支持，包括家务劳动和儿童保育。此外，残疾妇女对其子女的关注以及生活在与社会隔离和被歧视的环境中时，可能导致抑郁。

（四）类风湿关节炎

类风湿关节炎（RA）是一种慢性炎症性疾病，可能是遗传相关的自身免疫反应所致。症状包括关节疼痛和肿胀、运动时疼痛和疲劳。

RA 症状通常在孕期进入缓解期，产后复发。根据一篇综述所述，回顾性研究表明，75%~90% 的 RA 患者孕期有所改善，前瞻性研究表明约 65% 的患者有所改善。疾病活动处于稳定期或低活动期妊娠的女性，因妊娠而缓解的程度较小，但疾病仍保持稳定。相比之下，受孕时疾病活动性高的患者在妊娠后受益最多。前瞻性研究显示，39%~62% 的患者怀孕后会发作。Akasbi 等的综述中提到分娩后最初 6 个月内，新发 RA 的频率增加了 3~5 倍。这对母乳喂养女性影响更大，可能与其催乳素处于高水平有关；而催乳素已被证明可作为免疫刺激剂。最严重的症状发生在第一次怀孕后；后续妊娠时症状不太严重。与那些将泌乳作为产后 RA 预测因素的研究相反，有人提出母乳喂养的妇女，特别是那些哺乳超过 13 个月的女性，晚年 RA 的风险较低。

NSAID 是减轻 RA 关节疼痛和炎症的一线治疗药物。其他哺乳期间安全的药物还有柳氮磺胺吡啶，是一种阿司匹林样抗炎成分和硫类抗生素样成分的组合，作为一种疾病调节药物用于治疗 RA。除小于 1 个月的早产儿外，服用抗疟药同时可以母乳喂养。皮质类固醇激素在母乳喂养期间是安全的，但如果剂量超过 40mg/d，应服药 4 小时后再母乳喂养。所有抗肿瘤坏死因子-α（抗 TNF-α）制剂用药时均可哺乳。

根据美国儿科学会（详见第五章"药物治疗与母乳喂养"），氨甲蝶呤治疗用于严重的 RA 病例时，禁止母乳喂养。Hale 和 Rowe 建议必须使用氨甲蝶呤的女性吸乳后丢弃，至少 4 天。由于有关生物制剂的数据有限，如 IL-6 受体单克隆抗体注射剂、阿巴西普、利妥昔和阿那白滞素，因此不建议在怀孕或哺乳期间使用这些药物。

对 RA 女性母乳喂养经验的研究很少。最近的一项系统性综述证实，母亲缺乏孕期和哺乳期教育及自我管理干预的证据，但强调了母亲对于自身和子女的用药安全性及其他信息需求的关注。还有研究强调了生育决策的复杂性及养育子女的生理和情感问题，包括母乳喂养、获得生理 / 情感支持服务及应对与养育子女有关的日常挑战的实际策略。

▶ 十、身体运动有障碍的母亲

越来越多存在身体运动障碍的女性开始妊娠和哺乳。对于这些人来说，母乳喂养不仅仅是一种营养的供给，也为她们带来一种"正常生活体验"。相对其他事务，如果母亲能够更轻松地用自己的身体喂养婴儿，则能够极大提升母亲的自信心和自我效能。母亲对自身的疾病有足够的认知，母乳喂养专家对母乳喂养有专业知识，两者结合，可以为母乳喂养过程中的任何困难找到解决方案。

（一）脊髓损伤

在一项关于脊髓损伤女性的研究中，67% 女性在损伤发生后有过性行为。一般情况下，损伤的位置越低，功能丧失的程度就越轻。如果脊髓损伤位置低于第 6 颈椎（C_6），就应该能够母乳喂养。如果损伤位于 T_4 和 T_6 之间，即乳房和乳头支配神经的来源（详见第三章"乳房解剖学与泌乳生理学"），则会抑制催产素引发的喷乳反射。如果可以母乳喂养，则母亲很可能具有上肢功能，可以抱着婴儿哺乳，也可以进行其他婴儿护理的活动，当然可能也需要更多帮助。

Cowley 报道了 3 位脊髓损伤女性成功母乳喂养的案例，其中的 2 位女性通过放松技巧和心智冥想的方法维持泌乳。

与之相反，另一项个例报道一名 C_4 AIS D 级四肢瘫痪的 33 岁女性患者［基于美国脊髓损伤协会损伤量表（AIS）］，在分娩和开始母乳喂养后，出现右乳泌乳不足。该女性表现有布朗 - 塞卡综合征（BSPS），其被定义为不完全性脊髓损伤（SCI）综合征，伴随同侧无力和对侧针刺和温度感觉丧失。在这种情况下，损伤也影响了右侧泌乳所需的下行脊柱自主神经通路。虽然患者尝试了多种增加泌乳量的干预措施，但无法增加右侧泌乳量，最终不得不使用配方奶粉喂养。很遗憾，泌乳顾问或其他资深专家未能鼓励母亲继续进行左侧哺乳，或许她的左侧泌乳量能够补偿右乳的产量。作者指出，SCI 后遗留自主功能的国际标准（ISAFSCI）是 2009 年制定的，但未包括哺乳功能评估。因此，SCI 专家需要进一步关注产妇在产后的需求。

（二）母乳喂养与身体功能障碍

一些涉及运动障碍的疾病，尤其是免疫介导的疾病（如类风湿关节炎、多发性硬化症、重症肌无力），可能孕期会有所缓解，但在产后会复发。通常，患病的女性孕期感觉非常好，理所当然地认为自己的病情已经好转。而当病情在产后加重时，妈妈面临的困难是加倍的，因为还需要额外的能量照顾新生儿。

存在身体功能障碍的父母一般具有较强适应力，能够巧妙地找到照顾婴儿的方法。有研究报道了一例先天性肘关节以下肢体缺失的母亲，其中描述了如何摆放婴儿的姿势以便哺乳："母亲用右手的拇指和其他手相对托住乳房，使乳房和婴儿嘴巴在同一平面上，然后前倾把乳房放进婴儿嘴里。"这位母亲让大女儿帮忙，坚持含接 4 个月左右。之后婴儿就能够自己"跳上去"吃奶了。

帮助身体残疾的母亲，护士或泌乳顾问的要诀很简单：关键靠创造力。存在身体运动障碍的母亲知道头脑灵活是解决问题、克服万难的关键，可以让妈妈一起想办法来解决问题，众人拾柴火焰高。

例如，一位母亲在婴儿出生前 3 年患严重的脑卒中，后遗症之一是无法控制手臂和手掌的动作和力量。这位妈妈与泌乳顾问尝试了各种背巾，妈妈能够单手穿上并能够帮助婴儿贴近自己，这一点在抱着婴儿从一间房间到另一间房间或者外出时都很重要，因为下楼时如果无法扶住扶手，她会非常担心。在练习多种不同的姿势后，妈妈找到了一些方法可以帮助婴儿含接，而且双方都比较舒服，妈妈也不需要做太多动作。婴儿 3 个月大时，已经学会在床上时如何主动靠近妈妈吃奶。

即使母亲存在严重残疾，也可以很好养育婴儿。一般来说，这些母亲会发现母乳喂养比奶瓶喂养更方便。母乳喂养也使照顾婴儿变得更加简单，因为不需要称量、准备、倒水或消毒等工作。当然有时亲友可能会有消极反应，担心母亲自身体能有限而不应该母乳喂养。这些母亲需要富有同情心的支持和指导，需要帮助者付出更多的耐心。专栏 17-7 列出了对身体功能障碍的母亲及其家人进行母乳喂养和婴儿护理的建议。

由于身体功能障碍的母亲通常需要持续的医疗护理,也有各方面的需求,医疗保健专业人员可能会发现自己角色转变成了项目管理员,需要协调医疗、家庭和社区的支持和服务。如果母亲有亲友帮助她克服身体的不便,就要婉转地安排该人接管家务、照顾年长的孩子,以便让母亲更多的

照顾新生儿。这类女性许多需要服用药物,应该向医生咨询哺乳期间服用的药物的安全性。大多数药物是不影响母乳喂养的,特别是短期使用时(详见第五章"药物治疗与母乳喂养")。如果医生建议断奶,医务人员应该参考最新的资料研究药物的安全性,必要时还应当成为希望继续母乳喂养的母亲的坚强后盾。

在提供同伴支持方面,可组织专题小组聚会,邀请在过去 5 年内有身体功能障碍和生育经历的母亲,目的是讨论这一特殊人群在妊娠、分娩和早期婴儿护理的信息,让经验丰富的女性作为新手妈妈的榜样。

医护人员从这些女性克服生活中各种不便的生存技巧中,可以学到很多知识。例如,一位缺失左手和小臂的母亲,如果倾向于左侧哺乳,则让宝宝靠着左侧上臂,这样可以腾出右手。她可能还需要一台电动吸乳器,而非手动吸乳器来高效吸乳。

▶ **十一、感官障碍的母亲**

视觉和听觉障碍增加了母乳喂养的困难。此外,这些父母可能会面临与自身残疾相关的质疑,特别是这方面的残疾与父母的身份和能力有关,包括用自己的乳汁喂养婴儿。

然而,对于无法依赖视觉观察的盲人母亲,母乳喂养可以让母亲通过触觉、嗅觉、听觉甚至是直觉来与宝宝进行非视觉交流。泌乳顾问必须认识到,这些母亲往往有同样的母乳喂养意愿,并应得到与任何母亲同样的支持。产前、院内、产后哺乳支持和出院后随访应包括所有标准支持及针对特定感觉障碍者量身定制的支持。帮助母亲的资源有国际母乳会、澳大利亚母乳喂养协会和全国盲人联合会。这些组织都为身体功能障碍的女性提供了母乳喂养宣教材料,包括录音和盲文材料。这些组织还会向他们介绍具有类似经验的其他女性。

患有听力损失 / 耳聋的父母也面临挑战。根据 Gallaudet 大学的两项估计,在美国 18~34 岁的人口中,约有 3% 有听力受损或失聪。患有听力障碍或耳聋的生育者可能需要使用手语的口译员提供母乳喂养帮助,这是美国《公民权利法》(*the Civil Rights Act*)第十一章和《美国残疾人法》(*the Americans with Disabilities Act*)对医疗设施的要求。有证据表明,渴望母乳喂养的聋哑人可以通过不断努力,成功喂养她们的婴儿。妇女学习母

乳喂养,并通过其保健和哺乳支持提供者及其社会网络获得支持。对聋哑父母的支持和教育有多种形式(如视频、图形、计算机应用程序、书面材料和网站),并使用振动寻呼机、婴儿监视器和聋哑人电话系统(TDY 或 TTY:电传打字机和视觉显示器)。

▶ 十二、癫痫(惊厥)

癫痫和惊厥分为两大类:部分和全身。部分或局部癫痫发作始于大脑的特定区域,并产生症状,从简单的重复运动到更复杂的异常运动和奇怪行为。全身性癫痫发作在大脑中没有特定的起源点。最常见的类型是主要的运动性癫痫发作,以前称为大癫痫。

应鼓励所有癫痫女性患者母乳喂养。癫痫症可以通过药物很好地控制,癫痫很少成为哺乳的障碍。但护士和泌乳顾问需要了解药物对母乳喂养婴儿的影响。医生将根据癫痫发作的诊断及其发生模式及母亲对处方药的耐受性和反应开具抗癫痫药物。

母乳喂养的益处大于婴儿接触抗癫痫药物(AEDs)的风险。母乳中分泌的 AEDs 浓度通常较低,不会有害。癫痫症的 AEDs 包括左乙拉西坦、苯妥英、卡马西平、扑米酮和苯巴比妥。但如苯巴比妥的摄入量高于平均水平(50~100mg,每日 2 次或 3 次),可能导致婴儿或母亲嗜睡;扑米酮也可能导致婴儿镇静。母乳喂养的婴儿经母乳中摄入卡马西平的估计最大剂量,是校正母亲体重后剂量的 3%~5%,这一剂量与其他药物相似,如苯妥英和丙戊酸。

目前已经有一些宫内 AED 暴露的相关证据,但结果可能相互矛盾。为了评估子宫内暴露和非暴露的证据,Banach 及其同事对 7 项研究进行了荟萃分析,其中包括 239 名暴露儿童的母亲患有癫痫,58 名非暴露儿童的母亲患有癫痫,436 名非暴露儿童的母亲没有癫痫。研究结果包括发育和认知结局,结果表明,母亲孕期因治疗癫痫接受丙戊酸治疗与其子代儿童期智力显著降低有关,但孕期服用卡马西平与儿童期智商降低无关,尽管亚组分析中有一项智商的较低。作者建议临床医师应告知家属丙戊酸对子代认知功能潜在的不良反应。

上述的荟萃分析没有考虑母乳喂养期间的产后暴露。但已有证据表明,母乳喂养对于服用抗癫痫药物(AEDs)母亲的孩子有重要作用。最近的一项系统综述和网状 Meta 分析提供了妊娠期和母乳喂养期间暴露于 AED 的儿童结局的证据,包括:

1. 认知发育迟缓的结果表明,与对照组(怀孕/哺乳期间不使用 AED)相比,所有 AEDs 中只有丙戊酸钠组的儿童较多出现认知发育迟缓。

2. 孤独症的研究结果表明,与对照组相比,奥卡西平、丙戊酸钠、拉莫三嗪和拉莫三嗪＋丙戊酸钠与孤独症的发生率显著增加相关。

3. 精神运动发育迟缓的结果表明,与对照组相比,丙戊酸和卡马西平＋苯巴比妥＋丙戊酸与精神运动迟缓的发生率显著增加。

这些结果证明了在怀孕和母乳喂养期间暴露于 AED 的婴儿的远期结局,因此如果在怀孕前和哺乳期需要用药,则应进行详细咨询。

偶尔母亲有癫痫发作时,母乳喂养也绝非禁忌。癫痫发作时,母乳喂养的婴儿掉落或受到伤害的可能性并不高于奶瓶喂养的婴儿,通常会有一些前驱表现会提醒母亲即将发作,使她能够采取安全预防措施来保护婴儿(专栏 17-8)。

专栏 17-8　癫痫母亲的母乳喂养指南

- 在房子的每个楼层,确保有一个婴儿围栏,当癫痫即将发作时,可以快速放置婴儿。
- 给母亲通常进行母乳喂养的摇椅或椅子的扶手垫上额外的枕头和靠垫。
- 如果母亲通常在床上哺乳,那么在母亲的床上放置带枕头的护栏。
- 母亲只要不在家,则在婴儿和婴儿车或婴儿背带贴上标签,说明母亲患有癫痫症以及其他相关信息。

▶ 十三、手术

任何形式的手术都是一种压力很大的体验。母亲在母乳喂养和照顾小孩或婴儿时的手术会增加母婴分离和无法照顾婴儿的可能性。手术前,住院的母亲可能有足够的时间制订计划。如果知道自己将被安置在哪个科室,可以了解该医院那个楼层的探视政策(是否允许她的孩子和其他未成年子女去看她),并确定可能的住院时间,医院是否提供全自动吸乳器,以及员工母乳喂养的知识和经验。

与该医院的泌乳顾问事先取得联系,可确保对母亲自身情况和对维持泌乳和母乳喂养的顾虑有所了解。或许这些人能够在手术之前帮助安排好需要的吸乳器（如果需要，可立即使用）。专栏17-9概述如何护理准备手术的母亲进行母乳喂养的指南。

专栏 17-9 手术与母乳喂养母亲：护理指南

- 鼓励母亲在手术后做好在家寻求帮助的计划，以便有时间休息。
- 尽量选择门诊手术而非住院手术。
- 手术开始前先母乳喂养婴儿一次。
- 帮助母亲手术后恢复清醒时立即母乳喂养。
- 如果需要住院，安排母婴同室（大多数医院需要安排另外一位成人照顾婴儿）。
- 手术前，吸乳并冷冻母乳（如果需要）。
- 如果需要补充喂养，手术前指导母亲如何杯喂婴儿。
- 鼓励母亲采用术后镇痛以减缓疼痛（婴儿通过母乳仅会摄入小剂量药物）。
- 如果进行腹部手术，向母亲展示如何用枕头把婴儿和手术区域隔开。用敷料覆盖切口区域。

一般来说，以吸出的母乳量计算，手术可能会使泌乳量暂时减少。但一旦母亲完全清醒，母亲可能会感到乳胀不适。如果手术波及乳房，应尽快开始吸乳以避免充血对手术部位造成的压力，并可缓解不适。例如，一位向妹妹捐献肾脏的母亲，在住院期间仍然可以继续母乳喂养和吸乳。

如果病房工作人员在协助母乳喂养方面经验有限，则应转诊给院内泌乳顾问，为母亲提供护理。如果另一个成年人在场照顾婴儿，大多数医院会允许术后把婴儿留在母亲身边。如果无法做到，可以将婴儿送到医院进行母乳喂养。

住院期间，母亲可能还在接受一种或多种药物治疗。如果必须与婴儿分开，母亲需要确定是否吸乳后丢弃或由其他家庭成员将母乳带回家喂给婴儿。母亲出院回家时，婴儿的反应取决于几个因素，包括分离时间的长短、分离期间婴儿的喂养方式及分离时婴儿的年龄。

最后，在医护人员方面，母乳喂养母亲的外科医生必须考虑到母乳喂养的因素，包括药物的药代动力学，药物对婴儿可能产生的不良影响以及使婴儿对药物暴露最小化的方法。医生可查阅包括 Thomas Hale 和 Hilary Rowe 的《药物和母乳喂养》(*Medications and Mothers' Milk*)及美国国家医学图书馆 TOXNET 网站中的药物和哺乳数据库（LactMed）。LactMed 资源是经过同行评议且完全参考母乳喂养母亲可能接触的药物的数据库。母亲应与外科医生沟通，使其了解自己的母乳喂养状况及尽可能地保护婴儿的愿望。良好的合作对所有参与者都很重要。

十四、移植

由于免疫抑制剂的安全性存在问题，通常不建议实体器官移植的受体母乳喂养。有限的数据表明，婴儿通过母乳接触他克莫司的比例很低。有一名 29 岁女性的病例报道，在使用他克莫司和其他与移植相关的药物时，坚持给 3 个月大的健康婴儿纯母乳喂养。婴儿摄入的剂量约为母体剂量的 0.5%（体重校正后）。因此，母亲他克莫司治疗时或许可以母乳喂养。

十五、献血

母乳喂养的女性可以献血吗？这需要具体情况具体分析。例如，母亲在分娩后不久就献血并不提倡。美国红十字会表示，哺乳期妇女如果愿意可以献血，但该组织建议没有并发症的足月分娩或剖宫产的母亲至少产后 6 周后再献血。如果分娩过程中进行了输血，则应该 12 个月后再献血。如果母乳喂养的母亲已经献了血，应该补充营养，保持水分，并避免用献血的手臂举起婴儿或重物。天花疫苗接种后 21 天或结痂分离后才可以献血。

十六、母亲疾病和住院的影响

母亲住院是所有家庭成员的创伤经历。面对与婴儿即将分离，无论长短，母亲都会陷入危机之中。因此，必须让母乳喂养的母亲和她的婴儿保持持续、亲密和定期的接触。现阶段患有急性疾病的母亲更有可能在门诊治疗而非住院。因此，因住院而造成的母婴分离并不像过去几十年那样经常成为母乳喂养的障碍。

如果母亲住院，应允许母婴同室或至少经常带婴儿到母亲病房接受母乳喂养。护士和哺乳顾问应呼吁政策进行改变和放宽医院限制，因为这些限制会给家庭造成额外的困难。

患有急性或慢性病的母亲在住院期间可能会发现，有关其医疗保健和母乳喂养建议，在产科医生、儿科医生和医学专家或外科医生之间是有分歧的。其他医疗保健专业人员，如营养师、执业护士或医生助理也可能参与其中。即使所有各方都认同母乳喂养,但同时他们也会认为分娩对母婴来说存在更大风险,因而产后可能让母婴分离。即使在初次分离后可以建立母乳喂养,但会更加困难,特别是分离持续几天或更久时。此外,当疾病造成泌乳量减少,而护理人员在没有对整体情况和母乳喂养频率进行评估时,又反复在跟母亲强调多哺乳或"供需"关系,则会使母亲进一步受到伤害。

对母乳喂养的母亲和帮助她的临床医师来说,不同的慢性疾病对母乳喂养造成的困难是不同的。有身体功能障碍的女性很可能会感到沮丧,同时也比其他母亲更担心自己的孩子。有些慢性疾病的病情及其对母亲机体功能的影响,可能会或多或少地影响母乳喂养的能力;而有些情况下,为了让有慢性疾病的母亲有机会和没有慢性疾病的母亲一样,有母乳喂养的体验,则需要一些创造性的、非常规的解决方案。此外,药物治疗,特别慢性疾病很可能是长期药物治疗,可能对母乳喂养的婴儿构成风险;而患有急性或自限性疾病的母亲则不会存在这一问题。因此,临床医师需要超越疾病本身,了解患者的病情如何管理、患者想要做什么,根据病情给出针对母婴利弊的完整的母乳喂养信息。很多情况下,治疗方法无须改变,因为对哺乳的婴儿没有危害。

遇到少见的困难或情况时,必须准确理解母亲是希望启动或继续母乳喂养。有时,因疾病原因或出现母乳喂养问题时,医务人员可能会被要求允许不想继续母乳喂养的母亲断奶。即使没有理由断奶,有时很小的困难也会让母亲感到不舒服或生活不便,似乎不被社会接受。母亲在述说是医生、泌乳顾问或护士因为某些问题"告诉我断奶"时,可能部分反映了自己的想法。医务人员应避免对母亲做出判断性的反应,需鼓励她说出内心的矛盾,才可能使其正视自身母乳喂养的现状,专注于积极的体验,而不是关注更多的问题。

▶ 十七、致谢

本章汇集了本书前几版的两个章节,涉及妇女的健康和生育、性和避孕。Jan Riordan 博士是妇女健康章节的原作者,而 Kathleen Kennedy 博士则撰写了生育、性和避孕章节。在对本章的修订中(第 5 版和第 6 版),我们保留了主要内容,但在必要时修改了有关原则的证据。在撰写过程中,非常感谢并敬仰这两位专家的工作。

▶ 十八、小结

本章回顾了与哺乳期母亲有关的健康和生殖状况,并提出了促进哺乳过程的干预措施。不可否认,本章的讨论不可能包括卫生专业人员在实践中遇到的各种急性或慢性疾病。同样,也不能完全涵盖所有生育问题,如生育、性行为和避孕。为了找到母亲在哺乳期间可能出现或面临的这些情况的信息,我们建议为医生和护士复习公共卫生、妇科和医疗外科的资料,以便更全面地讨论本章涉及的和其他未涉及的问题。

▶ 十九、关键知识点

1. 分娩刚刚结束时,伴随着分娩的神经激素变化,不仅会引发和刺激宫缩,还会影响女性转变为母亲的过渡阶段的本能情绪、身体、社会和行为反应。

2. 护理人员对产后生理变化有所了解和认识的情况下,可以创造一个最佳的环境,利于长久的皮肤接触、频繁母乳喂养、休息、支持母乳喂养和婴儿护理、减少压力,以利于乳汁生成和含接。

3. 婴儿吸吮会引发一系列神经内分泌事件的循环,从而抑制排卵。

4. 任何减少婴儿吸吮行为或吸吮需求的因素都会引起生育能力的恢复。补充喂养可能减少饥饿、口渴和可能的舒适情绪需求,从而减少对乳房的吮吸。

5. 同一女性一次怀孕后哺乳期不孕的持续时间与下次怀孕后的持续时间显著相关。

6. 如果母亲"完全"或接近完全母乳喂养,并且在产后第 56 天后没有月经,则母乳喂养在产后最初 6 个月内可以避免 98% 的妊娠发生。

7. 一旦月经恢复,则说明生育能力正在或已经恢复。如果需要持续避孕,则月经恢复表明需要开始采用其他避孕措施。

8. 阴道分娩后会阴侧切或外阴阴道或会阴部压力的压痛通常持续数月,可引起疼痛或性交痛。

9. 产妇产后的低雌激素水平可以持续整个哺乳期,使阴道上皮非常薄,在性唤起时分泌液体很少。使用惰性水基润滑剂可以促进性交时的舒适感。

10. 大多数女性分娩后的性行为都会发生变化。虽然有些女性性生活质量可能有所提高，但性生活频率总体较低。

11. 很少有女性愿意与医务人员谈论性健康问题。

12. 至少在分娩后的第 1 年内，母亲们都更容易受身心健康和压力的影响。

13. 产后阶段负面和正面的压力同时存在。母乳喂养和皮肤接触具有抗焦虑作用。

14. 慢性社会压力会使机体的神经内分泌系统重新调整以适应压力，而继发对母乳喂养和母性行为的负面影响。

15. 出生后即刻的主要问题或压力源包括母乳喂养启动、新生儿护理、母婴依恋、疼痛、出血和感染预防。

16. 在计划药物和非药物方式进行疼痛干预时，需要对多个维度进行评估。

17. 大量产后出血可以通过药物和非药物措施来控制，包括母乳喂养。焦虑通常伴随着过度出血，而与新生儿皮肤接触可以减少出血。

18. 诱导泌乳涉及服用激素模拟妊娠并刺激乳汁生成。诱导方案通常从口服联合激素（孕酮/雌激素）开始，同时使用多潘立酮或甲氧氯普胺片，还包括定期吸乳，最终由婴儿吮吸。

19. 可以使用草药催乳剂增加母乳量，但尚无科学证据证明其有效性和安全性。

20. 免疫接种对母婴健康很重要，应鼓励孕期和哺乳期进行免疫接种。

21. 患有结核病且已经正规治疗 2 周或以上的（和被认为是非传染性的）妇女可以并且应该母乳喂养。如果母亲患有严重的结核病，可能必须中断母乳喂养。

22. B 族链球菌（GBS）是新生儿败血症的主要原因，美国妇女常规筛查 GBS。有 GBS 感染风险的孕妇在产程中给予静脉注射抗生素，产后可以母乳喂养。

23. 出生后皮肤接触和母乳喂养有助于预防新生儿 MRSA 感染。

24. 母乳喂养可能会延迟偏头痛的复发。有 2 种类型的哺乳期头痛。类型 1 发生在喂养过程的第一次喷乳反射，与催产素脉冲释放有关。类型 2 由过度乳胀诱发，母乳喂养或吸乳后可缓解。

25. 母乳喂养对哮喘有长期保护作用，应鼓励有哮喘家族史的女性纯母乳喂养。哮喘药物在母乳喂养期间可以使用。

26. 应鼓励 1 型糖尿病患者进行母乳喂养。如果母乳喂养延迟，应该鼓励母亲一旦有感觉立即开始喂养或吸乳。

27. 1 型糖尿病患者泌乳 II 期通常会延迟 1 天。

28. 母乳喂养女性的甲状腺功能减退如未经治疗，可减少泌乳量。如果替代疗法剂量足够（0.25~1.12mg 左甲状腺素钠或等效剂量的其他甲状腺制剂），可迅速缓解症状和增加泌乳量。

29. 患有囊性纤维化的母亲可以母乳喂养。尽管乳汁中的脂质成分有些变化，但这些母亲母乳中的营养素足以满足哺乳婴儿的能量需求。应密切监测母亲的饮食，以避免婴儿体重丢失过多。

30. 多囊卵巢综合征可以干扰完全泌乳所必需的激素的产生，并导致高睾酮水平。

31. 卵巢黄素囊肿指卵巢内有多个扩张且可产生高水平的睾丸酮的囊肿，通常会引起泌乳延迟。产后数周，囊肿会消退，睾丸激素水平恢复正常。

32. 患有严重围产期抑郁症的妇女应得到支持、密切监测和药物治疗。母乳喂养的严重抑郁症妇女的首选药物是舍曲林和帕罗西汀。舍曲林的药物相互作用最小。

33. 应鼓励患有自身免疫疾病的妇女母乳喂养。类风湿关节炎和系统性红斑狼疮的症状通常在孕期进入缓解期，然后在产后复发。患有狼疮的产妇有时泌乳量会减少。

34. 身体功能障碍的母亲应该得到母乳喂养支持、个性化护理和支持。

35. 如果母亲有癫痫发作，母乳喂养绝不是禁忌。母乳喂养时癫痫发作期婴儿掉落或受伤的可能并不高于奶瓶喂养。除少数例外情况，抗癫痫药物不是母乳喂养的禁忌，但应监测婴儿的特异性反应。

36. 母亲住院会与婴儿分离，无论时间长短，对母亲来说都是一种创伤性经历。对于母乳喂养的母婴，必须保持持续、亲密和定期的接触。医疗团队应该为母亲提供个性化和富有同情心的照顾，并支持继续哺乳。

（白爱娟 译 张美华 高雪莲 校）

参考文献

Abraham S, Child A, Ferry J, et al. Recovery after childbirth: a preliminary prospective study. *Med J Aust.* 1990;152:9–12.

Academy of Breastfeeding Medicine (ABM) Board of Directors. ABM statements: position on breastfeeding. *Breastfeed Med.* 2008;3(4):267–270. doi:10.1089/bfm.2008.9988

Ackerman IN, Jordan JE, Van Doornum S, et al. Understanding the information needs of women with rheumatoid arthritis concerning pregnancy, post-natal care and early parenting: a mixed-methods study. *BMC Musculoskelet Disord.* 2015;16:194–203. doi:10.1186/s12891-015-0657-4

Ahmad AL, Ahmed A, Patrizio P. Cystic fibrosis and fertility. *Curr Opin Obstet Gynecol.* 2013;25(3):167–172. doi:10.1097/GCO.0b013e32835f1745

Airas L, Jalkanen A, Alanen A, et al. Breast-feeding, postpartum and prepregnancy disease activity in multiple sclerosis. *Neurology.* 2010;75(5):474–476. doi:10.1212/WNL.0b013e3181eb5860

Akasbi N, Abourazzak FE, Harzy T. Management of pregnancy in patients with rheumatoid arthritis. *OA Musculoskelet Med.* 2014;2(1):3–7.

Akman I, Kuscu MK, Yurdakul Z, et al. Breastfeeding duration and postpartum psychological adjustment: role of maternal attachment styles. *J Paediatr Child Health.* 2008;44:369–373. doi:10.1111/j.1440-1754.2008.01336.x

Alder E, Bancroft J. The relationship between breastfeeding persistence, sexuality, and mood in postpartum women. *Psychol Med.* 1988;18:389–396.

Alonso-Coello P, Guyatt GH, Heels-Ansdell D, et al. Laxatives for the treatment of hemorrhoids. *Cochrane Database Syst Rev.* 2005;4:CD004649. doi:10.1002/14651858.CD004649.pub2

American Academy of Pediatrics (AAP), Section on Breastfeeding. Breastfeeding and the use of human milk. *Pediatrics.* 2012;129:e827. doi:10.1542/peds.2011-3552

American College of Obstetricians and Gynecologists (ACOG), Committee on Obstetrical Practice. Committee Opinion No. 453: screening for depression during and after pregnancy. *Obstet Gynecol.* 2010;115:394–395. (Reaffirmed 2012.)

American College of Obstetricians and Gynecologists (ACOG). Committee Opinion No. 757: screening for perinatal depression. *Obstet Gynecol.* 2018;132(5):e208–e212. doi:10.1097/AOG.0000000000002927

American College of Obstetricians and Gynecologists' Committee on Gynecologic Practice, Committee on Obstetric Practice, and Immunization Expert Work Group. Committee Opinion No. 661: integrating immunizations into practice. *Obstet Gynecol.* 2016;127(4):e104–e107. doi:10.1097/AOG.0000000000001402

American Dietetic Association (ADA). Position of the American Dietetic Association: promoting and supporting breastfeeding. *J Am Diet Assoc.* 2009;109(11):1926–1942. doi:10.1016/j.jada.2009.09.018

American Psychiatric Association. *Diagnostic and statistical manual of mental disorders.* 5th ed. Arlington, VA: American Psychiatric Publishing; 2013.

Amir LH, Donath SM. Does maternal smoking have a negative physiological effect on breastfeeding? The epidemiological evidence. *Birth.* 2002;29:112–123.

Amir LH, Garland SM, Lumley J. A case-control study of mastitis: nasal carriage of *Staphylococcus aureus. BMC Family Pract.* 2006;7:57–65. doi:10.1186/1471-2296-7-57

Andersen AN, Schioler V. Influence of breastfeeding pattern on pituitary–ovarian axis of women in an industrialized community. *Am J Obstet Gynecol.* 1982;143:673–677.

Andreoli L, Fredi M, Nalli C, et al. Pregnancy implications for systemic lupus erythematosus and the antiphospholipid syndrome. *J Autoimmun.* 2012;38(2–3):J197–J208. doi:10.1016/j.jaut.2011.11.010

Antunovic SS, Lukac M, Vujovic D. Longitudinal cystic fibrosis care. *Clin Pharmacol Ther.* 2013;93(1):86–97. doi:10.1038/clpt.2012.183

Arnold J, Morgan A, Morrison B. Paternal perceptions of and satisfaction with group prenatal care in Botswana. *Online J Cult Competence Nurs Healthc.* 2014;4(2):17–26. doi:10.9730/ojccnh.org/v4n2a2

Aryal TR. Differentials of post-partum amenorrhea: a survival analysis. *J Nepal Med Assoc.* 2007;46(166):66–73.

Ashwal E, Hod M. Gestational diabetes mellitus: where are we now? *Clin Chim Acta.* 2015;451(pt A):14–20.

Auriemma RS, Perone Y, Di Sarno A, et al. Results of a single-center observational 10-year survey study on recurrence of hyperprolactinemia after pregnancy and lactation. *J Clin Endocrinol Metab.* 2013;98(1):372–379. doi:10.1210/jc.2012-3039

Baheiraei A, Shamsi A, Khaghani S, et al. The effects of maternal passive smoking on maternal milk lipid. *Acta Med Iran.* 2014;52(4):280–285.

Balcar V, Silinkova-Malkova E, Matys Z. Soft tissue radiography of the female breast and pelvic peritoneum in the Stein-Leventhal syndrome. *Acta Radiol Diag.* 1972;12:353–362.

Banach R, Boskovic R, Einarson T, Koren G. Long-term developmental outcome of children of women with epilepsy, unexposed or exposed prenatally to antiepileptic drugs: a meta-analysis of cohort studies. *Drug Saf.* 2010;33(1):73–79. doi:10.2165/11317640-000000000-00000

Barrett G, Pendry E, Peacock J, et al. Women's sexual health after childbirth. *BJOG.* 2000;107(2):186–195.

Barrett JH, Brennan P, Fiddler M, Silman A. Breast-feeding and postpartum relapse in women with rheumatoid and inflammatory arthritis. *Arthritis.* 2000;43:1010–1015.

Barrett ME, Heller MM, Stone HF, Murase JE. Raynaud phenomenon of the nipple in breastfeeding mothers: an underdiagnosed cause of nipple pain. *JAMA Dermatol.* 2013;149(3):300–306.

Beake S, Rose V, Bick D, et al. A qualitative study of the experiences and expectations of women receiving in-patient postnatal care in one English maternity unit. *BMC Pregnancy Childbirth.* 2010;10:article 70. https://doi.org/10.1186/1471-2393-10-70.

Beck CT. Teetering on the edge: a substantive theory of postpartum depression. *Nurs Res.* 1993;42:42–48.

Beckie TM. A systematic review of allostatic load, health, and health disparities. *Biol Res Nurs.* 2012;14(4):311–346. doi:10.1177/1099800412455688

Behari P, Englund J, Alcasid G, et al. Transmission of methicillin-resistant *Staphylococcus aureus* to preterm infants through breastmilk. *Infect Control Hosp Epidemiol.* 2004;25:778–780.

Bell AF, Erickson EN, Carter CS. Beyond labor: the role of natural and synthetic oxytocin in the transition to motherhood. *J Midwifery Womens Health.* 2014;59(1):35–42. doi:10.1111/jmwh.12101

Bellamy L, Casas JP, Hingorani AD, Williams D. Type 2 diabetes mellitus after gestational diabetes: a systematic review and meta-analysis. *Lancet.* 2009;373(9677):1773–1779. doi:10.1016/S0140-6736(09)60731-5

Benitez I, de la Cruz J, Suplido A, et al. Extending lactational amenorrhea in Manila: a successful breast-feeding education program. *J Biosoc Sci.* 1992;24:211–231.

Berens P, Brodribb W, ABM Protocol Committee. ABM clinical protocol #20: engorgement, revised 2016. *Breastfeed Med.* 2016;11:159–163.

Berg M, Erlandsson L, Sparud-Lundin C. Breastfeeding and its impact on daily life in women with type 1 diabetes during the first six months after childbirth: a prospective cohort study. *Int Breastfeed J.* 2012;7:20–6. Available at: http://www.internationalbreastfeedingjournal.com/content/7/1/20. Accessed June 14, 2019.

Berle JO, Spigset O. Antidepressant use during breastfeeding. *Curr Womens Health Rev.* 2011;7:28–34.

Betzold CM, Hoover KL, Snyder CL. Delayed lactogenesis II: a comparison of four cases. *J Midwifery Womens Health.* 2004;49:133–137.

Bick D, Murrelis T, Weavers A, et al. Revising acute care systems and processes to improve breastfeeding and maternal postnatal health: a pre and post intervention study in one English maternity unit. *BMC Pregnancy Childbirth.* 2012;12: article 41. https://doi.org/10.1186/1471-2393-12-41.

Bongaarts J, Menken J. *Determinants of fertility in developing countries.* New York, NY: Academic Press; 1983.

Bongaarts J, Potter RG. *Fertility, biology and behavior.* New York, NY: Academic Press; 1983.

Brennan P, Silman A. Breast-feeding and the onset of rheumatoid arthritis. *Arthritis Rheum.* 1994;37:808–813.

Brown CR, Dodds L, Attenborough R, et al. Rates and determinants of exclusive breastfeeding in first 6 months among women in Nova Scotia: a population-based cohort study. *CMAJ Open.* 2013;1(1):E9–E17. doi:10.9778/cmajo.20120011.eCollection 2013

Bundred NJ, Dover MS, Coley S, Morrison JM. Breast abscesses and cigarette smoking. *Br J Surg.* 1992;79:548–559.

Burianova I, Paulova M, Cermak P, Janota J. Group B *Streptococcus* colonization of breast milk of Group B *Streptococcus* positive mothers. *J Hum Lact.* 2013;29:586–590. doi:10.1177/0890334413479448

Burr CK, Storm DS, Hoyt MJ, et al. Integrating health and prevention services in syringe access programs: a strategy to address unmet needs in a high-risk population. *Public Health Rep.* 2014;129(suppl 1):26–32.

Bystrova K, Ivanova V, Edhborg M, et al. Early contact versus separation: effects on mother–infant interaction one year later. *Birth.* 2009;36(2):97–109.

Cadwell K, Turner-Maffei C, Blair A, et al. Pain reduction and treatment of sore nipples in nursing mothers. *J Perinat Educ.* 2004;13(1):29–35.

Carlsen SM, Jacobsen G, Vanky E. Mid-pregnancy androgen levels are negatively associated with breastfeeding. *Acta Obstet Gynecol Scand.* 2010;89(1):87–94. doi:10.3109/00016340903318006

Carney LA, Quinlan JD, West JM. Thyroid disease in pregnancy. *Am Fam Physician.* 2014;89(4):273–278.

Carter CS. Oxytocin pathways and the evolution of human behavior. *Annu Rev Psychol.* 2014;65:10.1–10.23. doi:10.1146/annurev-psych-010213-115110

Centers for Disease Control and Prevention (CDC). *Reported tuberculosis in the United States, 2017.* Atlanta, GA: U.S. Department of Health and Human Services, CDC; 2018a.

Centers for Disease Control and Prevention (CDC). TB treatment and pregnancy. 2018b. Available at: https://www.cdc.gov/tb/topic/treatment/pregnancy.htm. Accessed January 14, 2019.

Cesario SK. Spinal cord injuries: nurses can help affected women and their families achieve pregnancy and birth. *AWHONN Lifelines.* 2002;6:225–232.

Cheng C-Y, Fowles ER, Walker LO. Postpartum maternal health care in the United States: a critical review. *J Perinatal Educ.* 2006;15(3):34–42. doi:10.1624/105812406X119002

Chertok I. Relief of breast engorgement for the Sabbath-observant Jewish woman. *JOGNN.* 1999;28:356–369.

Chin NP, Cuculick J, Starr M, et al. Deaf mothers and breastfeeding. *J Hum Lact.* 2013;29(4):564–571.

Chiu J-Y. Effects of *Gua-Sha* therapy on breast engorgement: a randomized controlled trial. *J Nurs Res.* 2010;18(1):1–8.

Clements M. Breastfeeding, the mother in charge. *UN Chron.* 2009;46(1/2):24–27.

Coates MM, Riordan J. Breastfeeding during maternal or infant illness. *Clin Issu Perinat Womens Health Nurs.* 1992;3(4): 683–694.

Colson SD, Meek JH, Hawdon JM. Optimal positions for the release of primitive neonatal reflexes stimulating breastfeeding. *Early Hum Dev.* 2008;84:441–449. doi:10.1016/j.earlhumdev.2007.12.003

Confavreux C, Hutchinson M, Hours MM, et al. Rate of pregnancy-related relapse in multiple sclerosis. Pregnancy in Multiple Sclerosis Group. *N Engl J Med.* 1998;339:285–291.

Conradi S, Malzahn U, Paul F, et al. Breastfeeding is associated with lower risk for multiple sclerosis. *Mult Scler.* 2013;19(5): 553–558. doi:10.1177/1352458512459683

Cordero L, Thung S, Landon MB, Nankervis CA. Breastfeeding initiation in women with pregestational diabetes mellitus. *Clinical Pediatr.* 2014;53(1):18–25.

Cotterman KJ. Reverse pressure softening: a simple tool to prepare areola for easier latching during engorgement. *J Hum Lact.* 2004;20(2):227–237.

Cowley KC. Psychogenic and pharmacologic induction of the let-down reflex can facilitate breastfeeding by tetraplegic women: a report of 3 cases. *Arch Phys Med Rehabil.* 2005;86:1261–1264.

Craig D. The adaptation to pregnancy of spinal cord injured women. *Rehabil Nurs.* 1990;15:6–9.

Cree BA. Update on reproductive safety of current and emerging disease-modifying therapies for multiple sclerosis. *Mult Scler.* 2013;19(7):835–843. doi:10.1177/1352458512471880

Cury DB, Moss AC. Treatment of Crohn's disease in pregnant women: drug and multidisciplinary approaches. *World J Gastroenterol.* 2014;20(27):8790–8795.

Cystic Fibrosis Foundation. Better todays, more tomorrows: 2015 annual report. 2015. Available at: https://www.cff.org/About-Us/Assets/2015-Annual-Report.pdf. Accessed January 27, 2019.

Cystic Fibrosis Foundation. Until it's done: 2017 annual report. 2017. Available at: https://www.cff.org/About-Us/Assets/2017-Annual-Report.pdf. Accessed January 27, 2019.

Daglas M, Antoniou E. Cultural views and practices related to breastfeeding. *Health Sci J.* 2012;6(2):353–361.

Davis M. Breastfeeding my adopted baby. *New Beginnings.* 2001(May–June):48.

de Aquino RR, Osorio MM. Relactation, translactation, and breast-orogastric tube as transition methods in feeding preterm babies. *J Hum Lact.* 2009;25(4):420–426. doi:10.1177/0890334409341472

De Bortoli J, Amir LH. Is onset of lactation delayed in women with diabetes in pregnancy? A systematic review. *Diabet Med.* 2016;33(1):17–24.

De Coopman J. Breastfeeding after pituitary resection: support for a theory of autocrine control of milk supply? *J Hum Lact.* 1993;9:35–40.

De Groot L, Abalovich M, Alexander EK, et al. Management of thyroid dysfunction during pregnancy and postpartum: an Endocrine Society clinical practice guideline. *J Clin Endocrinol Metab.* 2012;97(8):2543–2565. doi:10.1210/jc.2011-2803

de Jong PHP, Dolhain RJEM. Fertility, pregnancy, and lactation in rheumatoid arthritis. *Rheum Dis Clin N Am.* 2017;43(2):227–237.

Deligiannidis KM, Freeman MP. Complementary and alternative medicine therapies for perinatal depression. *Best Pract Res Clin Obstet Gynaecol.* 2014;28(1):85–95. doi:10.1016/j.bpobgyn.2013.08.007

Delvoye P, Demaegd M, Delogne-Desnoeck J. The influence of the frequency of nursing and of previous lactation experience on serum prolactin in lactating mothers. *J Biosoc Sci.* 1977;9:447–451.

Dennis C-L, McQueen K. The relationship between infant-feeding outcomes and postpartum depression: a qualitative systematic review. *Pediatrics.* 2009;123:e736–e751. doi:10.1542/peds.2008-1629

Denton Y. Induced lactation in the nulliparous adoptive mother. *Br J Midwifery.* 2010;18(2):84–87.

DeSisto CL, Kim SY, Sharma AJ. Prevalence estimates of gestational diabetes mellitus in the United States, Pregnancy Risk Assessment Monitoring System (PRAMS), 2007-2010. *Prev Chronic Dis.* 2014;11:130415. http://dx.doi.org/10.5888/pcd11.130415.

Diaz S, Seron-Ferre M, Croxatto HB, Veldhuis J. Neuroendocrine mechanisms of lactational infertility in women. *Biol Res.* 1995;28:155-163.

DiFrisco E, Goodman KE, Budin WC, et al. Factors associated with exclusive breastfeeding 2 to 4 weeks following discharge from a large, urban, academic medical center striving for Baby-Friendly designation. *J Perinat Educ.* 2011;20(1):28-35. doi:10.1891/1058-1243.20.1.28

Dixon L, Skinner J, Foureur M. The emotional and hormonal pathways of labour and birth: integrating mind, body and behavior. *N Z Coll Midwives J.* 2013;48:15-23. http://dx.doi.org/10.12784/nzcomjnl48.2013.3.15-23.

Djiane J, Durand P. Prolactin-progesterone antagonism in self-regulation of prolactin in the mammary gland. *Nature.* 1977;266(14):641-643.

Dogaru CM, Nyffenegger D, Pescatore AM, et al. Breastfeeding and childhood asthma: systematic review and meta-analysis. *Am J Epidemiol.* 2014;179(10):1153-1167. doi:10.1093/aje/kwu072

Dökmeta HS, Kilicli F, Korkmaz S, Yonem O. Characteristic features of 20 patients with Sheehan's syndrome. *Gynecol Endocrinol.* 2006;22(5):279-283.

Domingue ME, Devuyst F, Alexopoulou O, et al. Outcome of prolactinoma after pregnancy and lactation: a study on 73 patients. *Clin Endocrinol (Oxf).* 2014;80(5):642-648. doi:10.1111/cen.12370

Donaldson-Myles F. Postnatal depression and infant feeding: a review of the evidence. *Br J Midwifery.* 2011;19(10):619-624.

Donaldson-Myles F. Can hormones in breastfeeding protect against postnatal depression? *Br J Midwifery.* 2012;20(2):88-93.

Donnelly L. Group B strep: a holistic approach. *Midwifery Today.* 2014;109:9-22.

Dumesic DA, Oberfield SE, Stener-Victorin E, et al. Scientific statement on the diagnostic criteria, epidemiology, pathophysiology, and molecular genetics of polycystic ovary syndrome. *Endocr Rev.* 2015;36(5):487-525.

Dworkin RH, Turk DC, Revicki DA, et al. Development and initial validation of an expanded and revised version of the Short-Form McGill Pain Questionnaire (SF-MPQ-2). *Pain.* 2009;144:35-42. doi:10.1016/j.pain.2009.02.007

East CE, Begg L, Henshall NE, et al. Local cooling for relieving pain from trauma sustained during childbirth. *Cochrane Database Syt Rev.* 2012;5:CD006304. doi:10.1002/14651858.CD006304.pub3

Edenborough FP, Borgo G, Knoop C, et al. Guidelines for the management of pregnancy in women with cystic fibrosis. *J Cyst Fibros.* 2008;7(S1):S2-S32.

Elias MF, Teas J, Johnston J, Bora C. Nursing practices and lactational amenorrhea. *J Biosoc Sci.* 1986;18:1-10.

Eshkevari L, Trout KK, Damore J. Management of postpartum pain. *J Midwifery Womens Health.* 2013;58:622-631. doi:10.1111/jmwh.12129

Eslami SS, Gray RH, Apelo R, Ramos R. The reliability of menses to indicate the return of ovulation in breastfeeding women in Manila, the Philippines. *Stud Fam Plann.* 1990;21:243-250.

Fahey JO, Shenassa E. Understanding and meeting the needs of women in the postpartum period: the Perinatal Maternal Health Promotion Model. *J Midwifery Womens Health.* 2013;58:613-621. doi:10.1111/jmwh.12139

Fallon A, Dunne F. Breastfeeding practices that support women with diabetes to breastfeed. *Diabetes Res Clin Pract.* 2015;110(1):10-17.

Family Health International. Breastfeeding as a family planning method. *Lancet.* 1988;2(8621):1204-1205.

Farhadi R, Philip RK. Induction of lactation in the biological mother after gestational surrogacy of twins: a novel approach and review of literature. *Breastfeed Med.* 2017;12(6):373-376.

Feldman R, Gordon I, Zagoory-Sharon O. Maternal and paternal plasma, salivary, and urinary oxytocin and parent-infant synchrony: considering stress and affiliation components of human bonding. *Dev Sci.* 2011;14(4):752-761. doi:10.1111/j.1467-7687.2010.01021.x

Feldman R, Singer M, Zagoory O. Touch attenuates infants' physiological reactivity to stress. *Dev Sci.* 2010;13(2):271-278. doi:10.1111/j.1467-7687.2009.00890.x

Ferris AM, Dalidowitz CK, Ingardia CM, et al. Lactation outcome in insulin-dependent diabetic women. *J Am Diet Assoc.* 1988;88:317-322.

Ferris AM, Neubauer SH, Bendel RB, et al. Perinatal lactation protocol and outcome in mothers with and without insulin-dependent diabetes mellitus. *Am J Clin Nutr.* 1993;58:43-48.

Festini F, Ciuti R, Taccetti G, et al. Breast-feeding in a woman with cystic fibrosis undergoing antibiotic intravenous treatment. *J Matern Fetal Neonatal Med.* 2006;19:375-376.

Fielding JE, Gilchick RA. Positioning for prevention from day 1 (and before). *Breastfeed Med.* 2011;6(5):249-255. doi:10.1089/bfm.2011.0059

Finkelstein SA, Keely E, Feig DS, et al. Breastfeeding in women with diabetes: lower rates despite greater rewards. A population-based study. *Diabet Med.* 2013;30:1094-1101.

Fonseca AM. Histologic and histometric aspects of the breast in polycystic ovary syndrome. *Arch Gynecol.* 1985;237:380-381.

Ford K. Correlation between subsequent lengths of postpartum amenorrhea in a prospective study of breastfeeding women in rural Bangladesh. *J Biosoc Sci.* 1992;24:89-95.

Forster DA, Moorhead AM, Jacobs SE, et al. Advising women with diabetes in pregnancy to express breastmilk in late pregnancy (Diabetes and Antenatal Milk Expressing [DAME]): a multicentre, unblinded, randomised controlled trial. *Lancet.* 2017;389(10085):2204-2213.

Frederick A. Between stigma and mother-blame: blind mothers' experiences in USA hospital postnatal care. *Sociol Health Illn.* 2015;37(8):1127-1141.

Freeman MP. Postpartum depression, breastfeeding, and other postdelivery concerns. *Nurs Pract Womens Health.* 2012:1-5.

Furlong AJ, al-Nakib L, Knox WF, et al. Periductal inflammation and cigarette smoke. *J Am Coll Surg.* 1994;179:417-420.

Gagne MG, Leff EW, Jefferis SC. The breast-feeding experience of women with type I diabetes. *Health Care Women Int.* 1992;13:249-260.

Galbally M, Snellen M, Power J. Antipsychotic drugs in pregnancy: a review of their maternal and fetal effects [published online February 7, 2014]. *Ther Adv Drug Saf.* doi:10.1177/2042098614522682

Garcia PV, Mella C. Analysis of factors involved in lactational amenorrhea. *J Biosaf Health Educ.* 2013;1(4). doi:10.4172/2332-0893.1000109

Gardiner SJ, Begg EJ. Breastfeeding during tacrolimus therapy. *Obstet Gynecol.* 2006;107(2):453-455.

Geddes DT. The use of ultrasound to identify milk ejection in women: tips and pitfalls. *Int Breastfeed J.* 2009;4:article 5. doi:10.1186/1746-4358-4-5

Geddes DT, Kent JC, Miloulas LR, Hartmann PE. Tongue movement and intra-oral vacuum in breastfeeding infants. *Early Hum Dev.* 2008;84(7):471-477. doi:10.1016/j.earlhumdev.2007.12.008

Geddes DT, Sakalidis VS, Hepworth AR, et al. Tongue movement and intra-oral vacuum of term infants during breastfeeding and feeding from an experimental teat that released milk under vacuum only. *Early Hum Dev.* 2012;88(6):443-449. doi:10.1016/j.earlhumdev.2011.10.012

Giglia R, Binns CW, Alfonso H. Maternal cigarette smoking and breastfeeding duration. *Acta Paediatr.* 2006;95:1370-1374.

Gilljam M, Antoniou M, Shin J, et al. Pregnancy in cystic fibrosis:

fetal and maternal outcome. *Chest*. 2000;118:85–91.

Glasier A, McNeilly AS, Baird DT. Induction of ovarian activity by pulsatile infusion of LHRH in women with lactational amenorrhea. *Clin Endocrinol*. 1986;24:243–252.

Glezer A, Bronstein MD. Prolactinomas, cabergoline, and pregnancy. *Endocrine*. 2014;47(1):64–69. doi:10.1007/s12020-014-0334-7

Glueck CJ, Salehi M, Sieve L, Wang P. Growth, motor, and social development in breast- and formula-fed infants of metformin-treated women with polycystic ovary syndrome. *J Pediatr*. 2006;148(5):628–632.

Glueck CJ, Wang P. Metformin before and during pregnancy and lactation in polycystic ovary syndrome. *Expert Opin Drug Saf*. 2007;6(2):191–198.

Goldstein AL. New-onset Graves' disease in the postpartum period. *J Midwifery Womens Health*. 2013;58(2):211–214. doi:10.1111/jmwh.12016

Golembeski DJ, Emergy MG. Lipid composition of milk from mothers with cystic fibrosis (letter). *Pediatrics*. 1989;31(pt 2):631–632.

Good M. Effects of relaxation and music on postoperative pain: a review. *J Adv Nurs*. 1996;24:905–914.

Good M, Moore SM. Clinical practice guidelines as a new source of middle-range theory: focus on acute pain. *Nurs Outlook*. 1996;44:74–79.

Grattan DR, Pi XJ, Andrews AB, et al. Prolactin receptors in the brain during pregnancy and lactation: implications for behavior. *Horm Behav*. 2001;40:115–124. doi:10.1006/hbeh.2001.1698

Gray RH, Campbell OM, Apelo R, et al. Risk of ovulation during lactation. *Lancet*. 1990;335:25–29.

Groer M. Differences between exclusive breastfeeders, formula-feeders, and controls: a study of stress, mood, and endocrine variables. *Biol Res Nurs*. 2005;7:106–117. doi:10.1177/1099800405280936

Groer M, Davis MW. Cytokines, infections, stress, and dysphoric moods in breastfeeders and formula feeders. *J Obstet Neonatal Nurs*. 2006;35:599–607. doi:10.1111/j.1552-6909.2006.00083.x

Groer M, Davis MW, Hemphill J. Postpartum stress: current concepts and the possible protective role of breastfeeding. *J Obstet Gynecol Neonatal Nurs*. 2002;31:411–417.

Groer M, Morgan K. Immune, health and endocrine characteristics of depressed postpartum mothers. *Psychoneuroendocrinology*. 2007;32:133–139.

Grudzinskas JG, Atkinson L. Sexual function during the puerperium. *Arch Sex Behav*. 1984;13:85–91.

Guille C, Newman R, Fryml LD, et al. Management of postpartum depression. *J Midwifery Womens Health*. 2013;58:643–653. doi:10.1111/jmwh.12104

Gunderson EP. Impact of breastfeeding on maternal metabolism: implications for women with gestational diabetes. *Curr Diab Rep*. 2014;14:460–468. doi:10.1007/s11892-013-0460-2

Gupta M, Shaw B. A double-blind randomized clinical trial for evaluation of galactogogue activity of *Asparagus racemosus* wild. *Iran J Pharm Res*. 2011;10(1):167–172.

Gutierrez S, Liu B, Hayashida K, et al. Reversal of peripheral nerve injury–induced hypersensitivity in the postpartum period: role of spinal oxytocin. *Anesthesiology*. 2013;118:152–159.

Hahn-Holbrook J, Haselton MG, Schetter CD, Glynn LM. Does breastfeeding offer protection against maternal depressive symptomatology? A prospective study from pregnancy to 2 years after birth. *Arch Womens Ment Health*. 2013;16:411–422. doi:10.1007/s00737-013-0348-9

Halbert L. Breastfeeding in women with a compromised nervous system. *J Hum Lact*. 1998;14:327–331.

Hale T, Rowe H. *Medications and mothers' milk*. 17th ed. Amarillo, TX: Pharmasoft Medical; 2017.

Hampl J, Papa D. Breastfeeding-related onset, flare, and relapse of rheumatoid arthritis. *Nutr Rev*. 2001;59(8):264–268.

Handlin L, Jonas W, Petersson M, et al. Effects of sucking and skin-to-skin contact on maternal ACTH and cortisol levels during the second day postpartum: influence of epidural analgesia and oxytocin in the perinatal period. *Breastfeed Med*. 2009;4(4):207–220. doi:10.1089.bfm.2009.0001

Harrison T, Stuifbergen A. Disability, social support, and concern for children: depression in mothers with multiple sclerosis. *J Obstet Gynecol Neonatal Nurs*. 2002;31:444–453.

Hedayati H, Parsons J, Crowther CA. Topically applied anaesthetics for treating perineal pain after childbirth. *Cochrane Database Syst Rev*. 2005;2:CD004223. doi:10.1002/14651858.CD004223.pub2

Hellwig K, Haghikia A, Rockhoff M, Gold R. Multiple sclerosis and pregnancy: experience from a nationwide database in Germany. *Ther Adv Neurol Disord*. 2012;5(5):247–253. doi:10.1177/1756285612453192

Heltshe SL, Godfrey EM, Josephy T, et al. Pregnancy among cystic fibrosis women in the era of CFTR modulators. *J Cyst Fibros*. 2017;16(6):687–694.

Henderson JJ, Evans SF, Straton JAY, et al. Impact of postnatal depression on breastfeeding duration. *Birth*. 2003;30(3):175–180.

Homer CS, Scarf V, Catling C, Davis D. Culture-based versus risk-based screening for the prevention of Group B streptococcal disease in newborns: a review of national guidelines. *Women Birth*. 2014;27(1):46–51. doi:10.1016/j.wombi.2013.09.006

Hoover K, Barbalinardo L, Pia Platia M. Delayed lactogenesis II secondary to gestational ovarian theca lutein cysts in two normal singleton pregnancies. *J Hum Lact*. 2002;18:264–268.

Horner-Johnson W, Darney BG, Kulkarni-Rajasekhara S, et al. Pregnancy among U.S. women: differences by presence, type, and complexity of disability. *Am J Obstet Gynecol*. 2016;214(4):529.e1–529.e9.

Hornsby PP, Wilcox AJ. Validity of questionnaire information on frequency of coitus. *Am J Epidemiol*. 1989;130:94–99.

Horta BL, Victora CG, Menezes AM, Barros FC. Environmental tobacco smoke and breastfeeding duration. *Am J Epidemiol*. 1997;146:128–133.

Howie PW, McNeilly AS, Houston MJ, et al. Effect of supplementary food on suckling patterns and ovarian activity during lactation. *Br Med J*. 1981;283:757–759.

Howie PW, McNeilly AS, Houston MJ, et al. Fertility after childbirth: postpartum ovulation and menstruation in bottle and breastfeeding mothers. *Clin Endocrinol*. 1982;17:323–332.

Iezzoni LI, Yu J, Wint AJ, et al. Conditions causing disability and current pregnancy among US women with chronic physical disabilities. *Med Care*. 2014;52(1):20–25. doi:10.1097/MLR.0000000000000015

International Lactation Consultant Association (ILCA). *Clinical guidelines for the establishment of exclusive breastfeeding*. Raleigh, NC: ILCA; 2014.

Islam MM, Khan HTA. Pattern of coital frequency in rural Bangladesh. *J Fam Welf*. 1993;39:38–43.

Israngkura B, Kennedy KI, Leelapatana B, Cohen HS. Breastfeeding and return to ovulation in Bangkok. *Int J Gynaecol Obstet*. 1989;30:335–342.

Jackson AB, Wadley V. A multicenter study of women's self-reported reproductive health after spinal cord injury. *Arch Phys Med Rehabil*. 1999;80:1420–1428.

Jelin AC, Sharshiner R, Caughey AB. Maternal co-morbidities and neonatal outcomes associated with cystic fibrosis. *J Matern Fetal Neonatal Med*. 2017;30(1):4–7.

Joanna Briggs Institute. Clinical updates 128: the management of nipple pain and/or trauma associated with breastfeeding. *Aust Nurs J.* 2009;17(2):32–35.

Joham AE, Ranasinha S, Zoungas S, et al. Gestational diabetes and type 2 diabetes in reproductive-aged women with polycystic ovary syndrome. *J Clin Endocrinol Metab.* 2014;99(3): E447–E452. doi:10.1210/jc.2013-2007

Jones RE. A hazards model analysis of breastfeeding variables and maternal age on return to menses postpartum in rural Indonesian women. *Hum Biol.* 1988;60:853–871.

Jones RE. Breastfeeding and postpartum amenorrhea in Indonesia. *J Biosoc Sci.* 1989;21:83–100.

Jones S, Steele RW. Recurrent Group B streptococcal bacteremia. *Clin Pediatr.* 2012;51(9):884–887. doi:10.1177/0009922811409203

Julsgaard M, Nørgaard M, Hvas CL, et al. Self-reported adherence to medical treatment, breastfeeding behaviour, and disease activity during the postpartum period in women with Crohn's disease. *Scand J Gastroenterol.* 2014;49(8):958–966. doi:10.3109/00365521.2014.920913

Kane S, Lemieux N. The role of breastfeeding in postpartum disease activity in women with inflammatory bowel disease. *Am J Gastroenterol.* 2005;100:102–105.

Karatsoreos IN, McEwen BS. Resilience and vulnerability: a neurobiological perspective. *F1000 Prime Rep.* 2013;5:13–17. doi:10.12703/P5-13

Karlstrom A, Engström-Olofsson R, Norbergh KG, et al. Postoperative pain after cesarean birth affects breastfeeding and infant care. *J Obstet Gynecol Neonatal Nurs.* 2007;36:430–440. doi:10.1111/J.1552-6909.2007.00160.x

Kawada M, Okuzumi K, Hitomi S, Sugishita C. Transmission of *Staphylococcus aureus* between healthy, lactating mothers and their infants by breastfeeding. *J Hum Lact.* 2003;19:411–417. doi:10.1177/0890334403257799

Kazi A, Kennedy KI, Visness CM, Khan T. Effectiveness of the lactational amenorrhea method in Pakistan. *Fertil Steril.* 1995;64:717–723.

Kendall-Tackett K. A new paradigm for depression in new mothers: the central role of inflammation and how breastfeeding and anti-inflammatory treatments protect maternal mental health. *Int Breastfeed J.* 2007;2:6–19. doi:10.1186/1746-4358-2-6

Kennedy KI. Fertility, sexuality and contraception during lactation. In: Riordan J, Auerbach K, eds. *Breastfeeding and human milk.* Sudbury, MA: Jones and Bartlett; 1993:435–437.

Kennedy KI, Labbok MH, Van Look PFA. Consensus statement—lactational amenonorrhea method for family planning. *Int J Gynecol Obstet.* 1996;54:55–57.

Kennedy KI, Rivera R, McNeilly AS. Consensus statement on the use of breastfeeding as a family planning method. *Contraception.* 1989;39:477–496.

Kenny JA. Sexuality of pregnant and breastfeeding women. *Arch Sex Behav.* 1973;2:215–229.

Khan TM, Wu DB, Dolzhenko AV. Effectiveness of fenugreek as a galactagogue: a network meta-analysis. *Phytother Res.* 2018;32(3):402–412. doi:10.1002/ptr.5972

Kim JY, Mizoguchi Y, Yamaguchi H, et al. Removal of milk by suckling acutely increases the prolactin receptor gene expression in the lactating mouse mammary Kjos gland. *Mol Cell Endocrinol.* 1997;131:31–38.

Kitajima H. Prevention of methicillin-resistant *Staphylococcus aureus* infections in neonates. *Pediatr Int.* 2003;45:238–245.

Knodel J, Chayovan N. Coital activity among married Thai women. In: *Demographic and Health Surveys World Conference Proceedings.* Vol. 2. Columbia, MD: IRD/Macro International; 1991:765.

Kolcaba K, Tilton C, Drouin, C. Comfort theory: a unifying framework to enhance the practice environment. *J Nurs Adm.* 2006;36(11):538–544.

Kramer MS, Kakuma R. *The optimal duration of exclusive breastfeeding: a systematic review.* Geneva, Switzerland: World Health Organization; 2002. Available at: http://whqlibdoc.who.int/hq/2001/WHO_NHD_01.08.pdf. Accessed June 14, 2019.

Kramer MS, Kakuma R. Optimal duration of exclusive breastfeeding. *Cochrane Database Syst Rev.* 2012;8:CD003517. doi:10.1002/14651858.CD003517.pub2

Krause ML, Makol A. Management of rheumatoid arthritis during pregnancy: challenges and solutions. *OA Rheumatol Res Rev.* 2016;8:23–36.

Kriebs JM. Methicillin-resistant *Staphylococcus aureus* infections in the obstetric setting. *J Midwifery Womens Health.* 2008;53:247–250. doi:10.1016/j.jmwh.2008.02.001

Labbok M. Breastfeeding, birth spacing, and family planning. In: Hale TW, Hartmann PE. *Hale & Hartmann's textbook of human lactation.* Amarillo, TX: Hale; 2007:305–318.

Labbok MH, Hight-Laukaran V, Peterson AE, et al. Multicenter study of the lactational amenorrhea method—(LAM): duration and implications for clinical guidance. *Contraception.* 1997;55:327–336.

Labbok MH, Perez A, Valdes V, et al. *Guidelines: breastfeeding, family planning and the lactational amenorrhea method—LAM.* Washington, DC: Institute for Reproductive Health; 1994.

La Leche League International. Question from breastfeeding mothers: should lactating women donate blood? *New Beginnings.* 2001;18(4):227.

Langer-Gould A, Beaber BE. Effects of pregnancy and breastfeeding on the multiple sclerosis disease course. *Clin Immunol.* 2013;149(2):244–250.

Langer-Gould A, Huang SM, Gupta R, et al. Exclusive breastfeeding and the risk of postpartum relapses in women with multiple sclerosis. *Arch Neurol.* 2009;66(8):958–963. doi:10.1001/archneurol.2009.132

LeDoare K, Kampmann B. Breast milk and Group B streptococcal infection: vector of transmission or vehicle for protection? *Vaccine.* 2014;32(26):3128–3132.

Leeman LM, Rogers RG. Sex after childbirth: postpartum sexual function. *Obstet Gynecol.* 2012;119:647–655. doi:10.1097/AOG.0b013e3182479611

Lewis PR, Brown JB, Renfree MB, Short RV. The resumption of ovulation and menstruation in a well-nourished population of women breastfeeding for an extended period of time. *Fertil Steril.* 1991;55:529–536.

Liu J, Rosenberg KD, Sandoval AP. Breastfeeding duration and perinatal cigarette smoking in a population-based cohort. *Am J Public Health.* 2006;96:309–314.

Liu N, Krassioukov AV. Postpartum hypogalactia in a woman with Brown-Séquard-plus syndrome: a case report. *Spinal Cord.* 2013;51(10):794–796. doi:10.1038/sc.2013.51

Loto OM, Awowole I. Tuberculosis in pregnancy: a review. *J Pregnancy.* 2012;2012:379271. doi:10.1155/2012/379271

Lublin FD, Reingold SC, Cohen JA, et al. Defining the clinical course of multiple sclerosis: the 2013 revisions. *Neurology.* 2014;83(3):278–286.

Lyons DJ, Broberger C. Tidal waves: network mechanisms in the neuroendocrine control of prolactin release. *Front Neuroendocrinol.* 2014;35(4):420–438. doi:10.1016/j.yfrne.2014.02.001

MacGregor EA. Migraine in pregnancy and lactation. *Neurol Sci.* 2014;35(1):61–64.

Mangesi L, Dowswell T. Treatments for breast engorgement during lactation. *Cochrane Database Syst Rev.* 2010;9:CD006946. doi:10.1002/14651858.CD006946.pub2

Manosa M, Navarro-Llavat M, Marin L, et al. Fecundity, pregnancy outcomes, and breastfeeding in patients with inflammatory bowel disease: a large cohort survey. *Scand J Gastroenterol.* 2013;48:427–432.

Marasco L. Polycystic ovary syndrome. *Leaven.* 2005(April–May):

7–29.

Marasco L, Marmet C, Shell M. Polycystic ovary syndrome: a connection to insufficient milk supply? *J Hum Lact.* 2000; 15:143–148.

Marder W, Littlejohn EA, Somers EC. Pregnancy and autoimmune connective tissue diseases. *Best Pract Res Clin Rheumatol.* 2016;30(1):63–80.

Martin DC. LLL and the mother who is blind. *Leaven.* 1992;28(5): 67–68.

Masters WH, Johnson VE. *Human sexual response.* Boston, MA: Little, Brown; 1966.

Matias SL, Dewey KG, Quesenberry CP Jr, Gunderson EP. Maternal prepregnancy obesity and insulin treatment during pregnancy are independently associated with delayed lactogenesis in women with recent gestational diabetes mellitus. *Am J Clin Nutr.* 2014;99(1):115–121. doi:10.3945/ajcn.113 .073049

McDonagh M, Matthews A, Phillipi C, et al. *Antidepressant treatment of depression during pregnancy and the postpartum period.* Evidence Report/Technology Assessment No. 216. (Prepared by the Pacific Northwest Evidence-based Practice Center under Contract No. 290-2007-10057-I.) AHRQ Publication No. 14-E003-EF. Rockville, MD: Agency for Healthcare Research and Quality; 2014. Available at: https://www.ncbi.nlm.nih.gov /books/NBK233904. Accessed June 14, 2019.

McEwen BS. Early life influences on life-long patterns of behaviour and health. *Ment Retard Dev Disabil Res Rev.* 2003;9:149–154. doi:10.1002/mrdd.10074

McEwen B. Stressed or stressed out: what is the difference? *J Psychiatry Neurosci.* 2005;30:315–318.

McEwen B. Physiology and neurobiology of stress and adaptation: central role of the brain. *Physiol Rev.* 2007;87:873–904. doi:10.1152/physrev.00041.2006

McEwen B. Brain on stress: how the social environment gets under the skin. *PNAS.* 2012;109(suppl 2):17180–17185. doi: /10.1073/pnas.1121254109

McEwen B. The brain on stress: toward an integrative approach to brain, body, and behavior. *Persp Psychol Sci.* 2013;8(6): 673–675. doi:10.1177/1745691613506907

McEwen B. Neurobiological and systemic effects of chronic stress. *Chronic Stress.* 2017;1. doi:10.1177/2470547017692328

McNeilly AS. Lactational control of reproduction. *Reprod Fertil Dev.* 2001a;13:583–590.

McNeilly AS. Neuroendocrine changes and fertility in breastfeeding women. *Prog Brain Res.* 2001b;113:207–214.

McNeilly AS, Glasier A, Howie PW. Endocrine control of lactational infertility–I. In: Dobbing J, ed. *Maternal nutrition and lactational infertility.* New York, NY: Raven Press; 1985:1–16.

McNeilly AS, Glasier AF, Howie PW, et al. Fertility after childbirth: pregnancy associated with breastfeeding. *Clin Endocrinol.* 1983;18:167–173.

McNeilly AS, Howie PW, Houston MJ, et al. Fertility after childbirth: adequacy of postpartum luteal phases. *Clin Endocrinol.* 1982;17:609–615.

McNeilly AS, Tay CCK, Glasier A. Physiological mechanisms underlying lactational amenorrhea. *Ann N Y Acad Sci,* 1994;709:145–155. doi:10.1111/j.1749-6632.1994.tb30394.x

Melzack R. From the gate to the neuromatrix. *Pain.* 1999 (suppl 6):S121–S126.

Melzack R. Pain and the neuromatrix in the brain. *J Dent Educ.* 2001;65(12):1378–1382.

Melzack R. Evolution of the neuromatrix theory of pain. The Prithvi Raj Lecture: presented at the Third World Congress of World Institute of Pain, Barcelona 2004. *Pain Pract.* 2005;5(20):85–94.

Mendell LM. Constructing and deconstructing the gate theory of pain. *Pain.* 2014;155:210–216. doi:10.1016/j.pain.

2013.12.010

Meston CM, Frohlich PF. The neurobiology of sexual function. *Arch Gen Psychiatry.* 2000;57:1012–1030.

Michel SH, Mueller DH. Impact of lactation on women with cystic fibrosis and their infants: a review of five cases. *J Am Diet Assoc.* 1994;94:159–165.

Mihǎlțan FD, Antoniu SA, Ulmeanu R. Asthma and pregnancy: therapeutic challenges. *Arch Gynecol Obstet.* 2014;290(4):621–627. doi:10.1007/s00404-014-3342-1

Minami J. Helping mothers with chronic illness. *Leaven.* 2000; 36:5–6.

Mitra M, Long-Bellil LM, Iezzoni LI, et al. Pregnancy among women with physical disabilities: unmet needs and recommendations on navigating pregnancy. *Disabil Health J.* 2016;9(3):457–463.

Moayedi M, Davis KD. Theories of pain: from specificity to gate control. *J Neurophysiol.* 2013;109:5–12. doi:10.1152/jn .00457.2012

Moffatt DC, Ilnyckyj A, Bernstein CN. A population-based study of breastfeeding in inflammatory bowel disease: initiation, duration, and effect on disease in the postpartum period. *Am J Gastroenterol.* 2009;104:2517–2523.

Molodecky NA, Soon IS, Rabi DM, et al. Increasing incidence and prevalence of the inflammatory bowel diseases with time, based on systematic review. *Gastroenterology.* 2012;142 (1):46–54.

Money D, Allen VM, Society of Obstetricians and Gynaecologists of Canada. The prevention of early-onset neonatal Group B streptococcal disease. *J Obstet Gynaecol Can.* 2013; 35(10):939–951.

Morland-Schultz K, Hill P. Prevention of and therapies for nipple pain: a systematic review. *J Obstet Gynecol Neonatal Nurs.* 2005;34:428–437. doi:10.1177/0884217505276056

Morrison B, Ludington-Hoe SM. Interruptions to breastfeeding dyads in an LDRP unit. *Am J Matern Child Nurs.* 2012;37 (1):36–41. doi:10.1097/NMC.0b013e31823851d5

Morrison B, Ludington-Hoe SM, Anderson GC. Interruptions to breastfeeding dyads on postpartum day 1 in a university hospital. *J Obstet Gynecol Neonatal Nurs.* 2006;35:709–716. doi:10.1111/J.1552-6909.2006.00095.x

Mortel M, Mehta SD. Systematic review of the efficacy of herbal galactogogues. *J Hum Lact.* 2013;29(2):154–162. doi:10.1177 /0890334413477243

Much D, Beyerlein A, Roßbauer M, et al. Beneficial effects of breastfeeding in women with gestational diabetes mellitus. *Mol Metab.* 2014;3:284–292.

Murgatroyd CA, Nephew BC. Effects of early life social stress on maternal behavior and neuroendocrinology. *Psychoneuroendocrinology.* 2012;38(2):219–228. doi:10.1016/j.psyneuen .2012.05.020

Myers ER, Aubuchon-Endsley N, Bastian LA, et al. *Efficacy and safety of screening for postpartum depression.* Comparative Effectiveness Review 106. (Prepared by the Duke Evidence-based Practice Center under Contract No. 290-2007-10066-I.) AHRQ Publication No. 13-EHC064-EF. Rockville, MD: Agency for Healthcare Research and Quality; 2013. Available at: https://effectivehealthcare.ahrq.gov/sites/default/files/pdf /depression-postpartum-screening_research.pdf. Accessed June 14, 2019.

Nasri K, Chehrei A, Manavi MS. Evaluation of vaginal Group B streptococcal culture results after digital vaginal examination and its pattern of antibiotic resistance in pregnant women. *Iran J Reprod Med.* 2013;11(12):999–1004.

National Foundation for Infectious Diseases. *Call to action. Improving vaccination rates in pregnant women: timely intervention–lasting benefits.* Bethesda, MD: National Foundation for Infectious Diseases; 2014.

National Public Radio (NPR), Robert Wood Johnson Foundation, Harvard School of Public Health. The burden of stress in America. 2014. Available at: http://media.npr.org/documents/2014/july/npr_rwfj_harvard_stress_poll.pdf. Accessed June 14, 2019.

Nelson EE, Panksepp J. Brain substrates of infant–mother attachment: contributions of opioids, oxytocin, and norepinephrine. *Neurosci Biobehav Rev.* 1998;22(3):437–452.

Ngamkham S, Vincent C, Finnegan L, et al. The McGill Pain Questionnaire as a multidimensional measure in people with cancer: an integrative review. *Pain Manag Nurs.* 2012;13(1):27–51. doi:10.1016/j.pmn.2010.12.003

Nishioka E, Haruna M, Ita E, et al. Prospective study of the relationship between breastfeeding and postpartum depressive symptoms appearing at 1–5 months after delivery. *J Affect Disord.* 2011;133:553–559.

Nommsen-Rivers L. Evidence of a dose–response relationship between duration of lactation and future risk of rheumatoid arthritis. *J Hum Lact.* 2005;21:213–214.

Nommsen-Rivers LA, Chantry CJ, Dewey KG. Early breastfeeding outcomes in gestational diabetic primiparas delivering term infants. *FASEB J.* 2010a;24.

Nommsen-Rivers LA, Chantry CJ, Peerson JM, et al. Delayed onset of lactogenesis among first-time mothers is related to maternal obesity and factors associated with ineffective breastfeeding. *Am J Clin Nutr.* 2010b;92(3):574–584.

Noviani M, Wasserman S, Clowse MEB. Breastfeeding in mothers with systemic lupus erythematosus. *Lupus.* 2016;25(9):973–979.

Ødegaard I, Stray-Pedersen B, Hallberg K, et al. Maternal and fetal morbidity in pregnancies of Norwegian and Swedish women with cystic fibrosis. *Acta Obstet Gynecol Scand.* 2002;81:698–705.

Ohlsson A, Shah VS. Intrapartum antibiotics for known maternal Group B streptococcal colonization. *Cochrane Database Syst Rev.* 2014;6:CD007467. doi:10.1002/14651858.CD007467.pub4

Osadchy A, Moretti ME, Koren G. Effect of domperidone on insufficient lactation in puerperal women: a systematic review and meta-analysis of randomized controlled trials. *Obstet Gynecol Int.* 2012;2012:642893. doi:10.1155/2012/642893

Paul C, Zénut M, Dorut A, et al. Use of domperidone as a galactagogue drug: a systematic review of the benefit-risk ratio. *J Hum Lact.* 2015;31(1):57–63. doi:10.1177/0890334414561265

Pavlov-Dolijanovic S, Damjanov NS, Vujasinovic Stupar NZ, et al. Is there a difference in systemic lupus erythematosus with and without Raynaud's phenomenon? *Rheumatol Int.* 2013;33(4):859–865. doi:10.1007/s00296-012-2449-6

Pennell PB, Gidal BE, Sabers A, et al. Pharmacology of antiepileptic drugs during pregnancy and lactation. *Epilepsy Behav.* 2007;11(3):263–269.

Perez A, Labbok MH, Queenan JT. Clinical study of the lactational amenorrhoea method for family planning. *Lancet.* 1992;339:968–970.

Perez A, Vela P, Masnick GS, Potter RG. First ovulation after childbirth: the effect of breastfeeding. *Am J Obstet Gynecol.* 1972;114:1014–1047.

Pikwer M, Bergström U, Nilsson JA, et al. Breast feeding, but not use of oral contraceptives, is associated with a reduced risk of rheumatoid arthritis. *Ann Rheum Dis.* 2009;68(4):526–530. doi:10.1136/ard.2007.084707

Plumb J, Clayton G. Group B *Streptococcus* infection: risk and prevention. *Pract Midwife.* 2013;16(7):27–30.

Porges SW. The polyvagal perspective. *Biol Psychol.* 2007;74(2):116–143.

Porges SW, Furman SA. Early development of the autonomic nervous system provides a neural platform for social behaviour: a polyvagal perspective. *Infant Child Dev.* 2011;20:106–118.

doi:10.1002/icd.688

Prunty M, Sharpe L, Butow P, Fulcher G. The motherhood choice: themes arising in the decision-making process for women with multiple sclerosis. *Mult Scler.* 2008;14(5):701–704. doi:10.1177/1352458507086103

Purkayastha S, Tilney HS, Darzi AW, et al. Meta-analysis of randomized studies evaluating chewing gum to enhance postoperative recovery following colectomy. *Arch Surg.* 2008;143(8):788–793.

Quijano CE, Abalos E. Conservative management of symptomatic and/or complicated haemorrhoids in pregnancy and the puerperium. *Cochrane Database Syst Rev.* 2005;3:CD004077. doi:10.1002/14651858.CD00ç4077.pub2

Quintero J, Fernandez-Rojo S, Chapela E, et al. Postpartum emotional psychopathological outcomes. *J Gen Pract.* 2014;2:162. doi:10.4172/2329-9126.1000162

Ramos R, Kennedy K, Visness C. Effectiveness of lactational amenorrhea in prevention of pregnancy in Manila, the Philippines: non-comparative prospective trial. *Br Med J.* 1996;313:909–912.

Reddy P, Qi C, Zembower T, et al. Postpartum mastitis and community-acquired methicillin-resistant *Staphylococcus aureus. Emerg Infect Dis.* 2007;13(2):298–301. doi:10.3201/eid1302.060989

Rincon-Cortes M, Sullivan R. Early life trauma and attachment: immediate and enduring effects on neurobehavioral and stress axis development. *Front Endocrinol.* 2014;5:article 33. doi:10.3389/fendo.2014.00033

Riordan J. *A practical guide to breastfeeding.* St. Louis, MO: Mosby; 1983.

Risisky D, Asghar SM, Chaffee M, DeGennaro N. Women's perceptions using the CenteringPregnancy model of group prenatal care. *J Perinat Educ.* 2013;22(3):136–144. doi:10.1891/1058-1243.22.3.136

Rivera R, Kennedy KI, Ortiz E, et al. Breastfeeding and the return to ovulation in Durango, Mexico. *Fertil Steril.* 1988;49:780–787.

Robson KM, Brant HA, Kumar R. Maternal sexuality during first pregnancy and after childbirth. *Br J Obstet Gynaecol.* 1981;88:882–889.

Rojnik B, Kosmelj K, Andolsek-Jeras L. Initiation of contraception postpartum. *Contraception.* 1995;51:75–81.

Saari Z, Yusof FM. Induced lactation by adoptive mothers: a case study. *Jurnal Teknologi.* 2014;68(1):123–132.

Sachs HC, American Academy of Pediatrics (AAP) Committee on Drugs. The transfer of drugs and therapeutics into human breast milk: an update on selected topics. *Pediatrics.* 2013;132:e796–e809. doi:10.1542/peds.2013-1985

Sakalidis VS, Williams TM, Garbin CP, et al. Ultrasound imaging of infant suckling dynamics during the establishment of lactation. *J Hum Lact.* 2013;29(2):205–213. doi:10.1177/0890334412452933

Saltzman W, Maestripieri D. The neuroendocrinology of primate maternal behavior. *Prog Neuropsychopharmacol Biol Psychiatry.* 2011;35(5):1192–1204. doi:10.1016/j.pnpbp.2010.09.017

Sances G, Granella F, Nappi RE, et al. Course of migraine during pregnancy and postpartum: a prospective study. *Cephalalgia.* 2003;23:197–205.

Saxton A, Fahy K, Skinner V, Hastie C. Effects of immediate skin-to-skin contact on breastfeeding after birth on postpartum (PPH) rates: a cohort study. *Women Birth.* 2013;26:S16–S17.

Schanler RJ, Fraley JK, Lau C, et al. Breastmilk cultures and infection in extremely premature infants. *J Perinatol.* 2011;31(5):335–338. doi:10.1038/jp.2011.13

Scottish Intercollegiate Guidelines Network (SIGN). *Management of perinatal mood disorders: a national clinical guideline.*

Edinburgh, UK: SIGN; 2012.

Sert M, Tetiker T, Kirim S, Kocak M. Clinical report of 28 patients with Sheehan's syndrome. *Endocr J.* 2003;50(3):297–301.

Shaaban MM, Kennedy KI, Sayed GH, et al. The recovery of fertility during breastfeeding in Assiut, Egypt. *J Biosoc Sci.* 1990; 22:19–32.

Sharma K, Bhatnagar M. *Asparagus racemosus* (Shatavari): a versatile female tonic. *Int J Pharm Biol Arch.* 2011;2(3):855–863.

Sharma V, Corpse CS. Case study revisiting the association between breastfeeding and postpartum depression. *J Hum Lact.* 2008;24:77–79.

Sheeder J, Kabir K, Stafford B. Screening for postpartum depression at well-child visits: is once enough during the first 6 months of life? *Pediatrics.* 2009;123(6):e982–e988. doi:10.1542/peds .2008-1160

Shiffman ML, Seale TW, Flux M, et al. Breast-milk composition in women with cystic fibrosis: report of two cases and a review of the literature. *Am J Clin Nutr.* 1989;49:612–617.

Short RV, Lewis PR, Renfree MB, Shaw G. Contraceptive effects of extended lactational amenorrhea: beyond the Bellagio consensus. *Lancet.* 1991;337:715–717.

Shteinberg M, Lulu AB, Downey DG. Failure to conceive in women with CF is associated with pancreatic insufficiency and advancing age. *J Cyst Fibros.* 2019;18(4):525–529. doi:10.1016/j.jcf.2018.10.009

Simmons D. Metformin treatment for type 2 diabetes in pregnancy? *Best Pract Res Clin Endocrinol Metab.* 2010;24:625–634.

Smedberg C. Relactation after breast cancer: a case study. *Leaven.* April–May–June 2007.

Smith VC, Svoren BM, Wolfsdorf JI. Hypothyroidism in a breast-fed preterm infant resulting from maternal topical iodine exposure. *J Pediatr.* 2006;149:566–567.

Snider DE, Powell KE. Should women taking antituberculosis drugs breastfeed? *Arch Intern Med.* 1984;144:589–590.

Soltani H, Dickinson FM, Kalk J, et al. Breast feeding practices and views among diabetic women: a retrospective cohort study. *Midwifery.* 2008;24(4):471–479.

Speller E, Boddribb W, McEntyre E. Breastfeeding and thyroid disease: a literature review. *Breastfeed Rev.* 2012;20(2):41–47.

Stagnaro-Green A, Abalovich M, Alexander E, et al. Guidelines of the American Thyroid Association for the diagnosis and management of thyroid disease during pregnancy and postpartum. *Thyroid.* 2011;21(10):1081–1125. doi:10.1089/thy.2011.0087

Stuebe AM, Grewen K, Meltzer-Brody S. Association between maternal mood and oxytocin response to breastfeeding. *J Womens Health (Larchmt).* 2013;22(4):352–361. doi:10.1089 /jwh.2012.3768

Tabares FP, Jaramillo JVB, Ruiz-Cortés ZT. Pharmacological overview of galactogogues. *Vet Med Int.* 2014;602894. doi:10.1155/2014/602894

Tan EM, Cohen AS, Fries JF, et al. The 1982 revised criteria for the classification of systemic lupus erythematosus. *Arthritis Rheum.* 1982;25:1271–1277.

Tanner-Smith EE, Steinka-Fry KT, Lipsey MW. Effects of CenteringPregnancy group prenatal care on breastfeeding outcomes. *J Midwifery Womens Health.* 2013;58:389–395. doi:10.1111 /jmwh.12008

Tanner-Smith EE, Steinka-Fry KT, Lipsey MW. The effects of CenteringPregnancy group prenatal care on gestational age, birth weight, and fetal demise. *Matern Child Health J.* 2014;18:801–809.

Tashakori A, Behbahani AZ, Irani RD. Comparison of prevalence of postpartum depression symptoms between breastfeeding mothers and non-breastfeeding mothers. *Iran J Psychiatry.* 2012;7(2):61–65. doi:10.1007/s10995-013-1304-z

Taylor EC, Nickel NC, Labbock MH. Implementing the ten steps for successful breastfeeding in hospitals serving low-wealth patients. *Am J Public Health.* 2012;102(12):2262–2268. doi:10.2105 /AJPH.2012.300769

Taylor JS, Kacmar JE, Nothnagle M, Lawrence RA. A systematic review of the literature associating breastfeeding with type 2 diabetes and gestational diabetes. *J Am Coll Nutr.* 2005; 24:320–326.

Taylor SE. *The tending instinct: how nurturing is essential to who we are and how we live.* New York, NY: Times Books; 2002.

Taylor SE. Tend and befriend: behavioral bases of affiliation under stress. *Curr Dir Psychol Sci.* 2006;15(6):273–277.

Tepper D. Pregnancy and lactation: migraine management. *Headache.* 2015;55(4):607–608.

Thapa S, Short RV, Potts M. Breastfeeding, birth spacing and their effects on child survival. *Nature.* 1988;335(6192):679–682.

Thompson JF, Heal LJ, Roberts CL, Elwood DA. Women's breastfeeding experience following a significant postpartum haemorrhage: a multicentre cohort study. *Int Breastfeed J.* 2010;5:5–16.

Thomson VM. Breastfeeding and mothering one-handed. *J Hum Lact.* 1995;11:211–215.

Thorley V. Lactation and headaches. Paper presented at: Breastfeeding: The Natural Advantage Conference; October 1997; Sydney, Australia.

Thorley V. Headaches in breastfeeding women. *Birth Issues.* 2000;9(3):85–88.

Tracer DP. Lactation, nutrition and postpartum amenorrhea in lowland Papua New Guinea. *Hum Biol.* 1996;68(2):277–292.

Trout KK. The neuromatrix theory of pain: implications for selected nonpharmacologic methods of pain relief for labor. *J Midwifery Womens Health.* 2004;49:482–488. doi:10.1016/j .jmwh.2004.07.009

Tsokos GC. Systemic lupus erythematosus. *N Engl J Med.* 2011;365 (22):2110–2121. doi:10.1056/NEJM-ra1100359

Turton S, Campbell C. Tend and befriend versus fight or flight: gender differences in behavioral response to stress among university students. *J Appl Biobehav Res.* 2005;10(4):209–232.

Udry JR. Coitus as demographic behaviour. In: Gray R, ed. *Biomedical and demographic determinants of reproduction.* Oxford, UK: Clarendon Press; 1993:85–97.

Udry JR, Deang L. Determinants of coitus after childbirth. *J Biosoc Sci.* 1993;25:117–125.

U.S. National Library of Medicine. Theophylline. 2018. https:// toxnet.nlm.nih.gov/cgi-bin/sis/search2/f?./temp/~7Hc4fs:1. Accessed July 4, 2019.

Uvnas-Moberg K. Antistress pattern induced by oxytocin. *News Physiol Sci.* 1998a;13(1):22–26.

Uvnas-Moberg K. Oxytocin may mediate the benefits of positive social interaction and emotions. *Psychoneuroendocrinology.* 1998b;23(8):819–835.

Uvnas-Moberg K. *The oxytocin factor: tapping the hormone of calm, love and healing.* Cambridge, MA: Da Capo Press; 2003.

Uvnas-Moberg K, Arn I, Magnusson D. The psychobiology of emotion: the role of the oxytocinergic system. *Int J Behav Med.* 2005;12(2):59–65.

Uvnas-Moberg K, Petersson M. Oxytocin, a mediator of anti-stress, well-being, social interaction, growth and healing. *Z Psychosom Med Psychother.* 2005;51(1):57–80.

Vagnarelli F. TDM grand rounds: neonatal nicotine withdrawal syndrome in an infant prenatally and postnatally exposed to heavy cigarette smoke. *Ther Drug Monit.* 2006;28(5):585–588.

Valdes V, Labbok MH, Pugin E, Perez A. The efficacy of the lactational amenorrhea method (LAM) among working women. *Contraception.* 2000;62:217–219.

Valeggia C, Ellison PT. Interactions between metabolic and reproductive functions in the resumption of postpartum fecundity. *Am J Hum Biol.* 2009;21(4):559–566. doi:10.1002/ajhb.20907

van Bree SHW, Nemethova A, Cailotto C, et al. New therapeutic strategies for postoperative ileus. *Nat Rev Gastroenterol Hepatol.* 2012;9:675–683. doi:10.1038/nrgastro.2012.134

Vanky E, Isaksen H, Moen MH, Carlsen SM. Breastfeeding in polycystic ovary syndrome. *Acta Obstet Gynecol Scand.* 2008;87:531–535. doi:10.1080/00016340802007676

Vanky E, Nordskar JJ, Leithe H, et al. Breast size increment during pregnancy and breastfeeding in mothers with polycystic ovary syndrome: a follow-up study of a randomised controlled trial on metformin versus placebo. *BJOG.* 2012;119(11):1403–1409. doi:10.1111/j.1471-0528.2012.03449.x

Veroniki AA, Rios P, Cogo E, et al. Comparative safety of antiepileptic drugs for neurological development in children exposed during pregnancy and breast feeding: a systematic review and network meta-analysis. *BMJ Open.* 2017;7(7):e017248. doi:10.1136/bmjopen-2017-017248

Visness CM, Kennedy KI. The frequency of coitus during breastfeeding. *Birth.* 1997;24(4):253–257.

Visness CM, Kennedy KI, Gross BA, et al. Fertility of fully breastfeeding women in the early postpartum period. *Obstet Gynecol.* 1997;89:164–167.

Visness CM, Kennedy KI, Ramos R. The duration and character of postpartum bleeding among breastfeeding women. *Obstet Gynecol.* 1997;89:159–163.

Vukusic S, Hutchinson M, Hours M, et al. Pregnancy and multiple sclerosis (the PRIMS study): clinical predictors of post-partum relapse. *Brain.* 2004;127(pt 6):1353–1360.

Walker J. Lactational headaches. *Nurs Mothers Assoc Australia Talkabout.* 1999;39(1):12–13.

Wall VR. Breastfeeding and migraine headaches. *J Hum Lact.* 1992;8:209–212.

Wambach K. Fatigue in breastfeeding primiparae over the first nine weeks post partum. *J Hum Lact.* 1998;14:219–230.

Wan EW, Davey K, Page-Sharp M, et al. Dose-effect study of domperidone as a galactagogue in preterm mothers with insufficient milk supply, and its transfer into milk. *Br J Clin Pharmacol.* 2008;66(2):283–289. doi:10.1111/j.1365-2125.2008.03207.x

Wang AT, Mullan RJ, Lane MA, et al. Treatment of hyperprolactinemia: a systematic review and meta-analysis. *Syst Rev.* 2012;1:33–44. doi:10.1186/2046-4053-1-33

Wang L, Chen CT, Liu WH, Wang YH. Recurrent neonatal Group B streptococcal disease associated with infected breast milk. *Clin Pediatr.* 2007;46:547–549.

Weiss P. The contraceptive potential of breastfeeding in Bangladesh. *Stud Fam Plann.* 1993;22:294–307.

Welch MJ, Phelps DL, Osher AB. Breast-feeding by a mother with cystic fibrosis. *Pediatrics.* 1981;67:664–666.

Wells RE, Turner DP, Lee M, et al. Managing migraine during pregnancy and lactation. *Curr Neurol Neurosci Rep.* 2016; 16(4):40.

Wight N, Marinelli KA, Academy of Breastfeeding Medicine. ABM clinical protocol #1: guidelines for blood glucose monitoring and treatment of hypoglycemia in term and late-preterm neonates, revised 2014. *Breastfeed Med.* 2014;9(4):173–179. doi:10.1089/bfm.2014.9986

Willis CE, Livingstone V. Infant insufficient milk syndrome associated with maternal postpartum hemorrhage. *J Hum Lact.* 1995;11:123–126.

Wilson-Clay B, Hoover K. *The breastfeeding atlas.* 5th ed. Manchaka, TX: LactNews Press; 2013.

World Health Organization (WHO). The WHO multinational study of breastfeeding and lactational amenorrhea: I. Description of infant feeding patterns and the return of menses. *Fertil Steril.* 1998a;70:448–460.

World Health Organization (WHO). The WHO multinational study of breastfeeding and lactational amenorrhea: II. Factors associated with the length of amenorrhea. *Fertil Steril.* 1998b;70:461–471.

World Health Organization (WHO). The WHO multinational study of breastfeeding and lactational amenorrhea: III. Pregnancy during breastfeeding. *Fertil Steril.* 1999;72 (3):431–440.

Worthington J, Jones R, Crawford M, Forti A. Pregnancy and multiple sclerosis: a 3-year prospective study. *J Neurol.* 1994; 241:228–233.

Wray J. Postnatal care: is it based on ritual or a purpose? A reflective account. *Br J Midwifery.* 2006a;14(9):520–526.

Wray J. Seeking to explore what matters to women about postnatal care. *Br J Midwifery.* 2006b;4(5):248–254.

Wundes A, Pebdani RN, Amtmann D. What do healthcare providers advise women with multiple sclerosis regarding pregnancy? *Mult Scler Int.* 2014;2014:819216. doi:10.1155/2014 /819216

Yarur A, Kane SV. Update on pregnancy and breastfeeding in the era of biologics. *Dig Liver Dis.* 2013;45(10):787–794. doi:10.1016 /j.dld.2013.02.001

Yee LM, Kaimal AJ, Nakagawa S, et al. Predictors of postpartum sexual activity and function in a diverse population of women. *J Midwifery Womens Health.* 2013;58:654–661. doi:10.1111/jmwh.12068

Ystrom E. Breastfeeding cessation and symptoms of anxiety and depression: a longitudinal cohort study. *BMC Pregnancy Childbirth.* 2012;12:36. https://doi.org/10.1186/1471-2393-12-36.

Zapantis A, Steinberg JG, Schilit L. Use of herbals as galactogogues. *Pharm Pract.* 2012;25(2):222–231. doi:10.1177/08971 90011431636

Zauderer C, Davis W. Treating postpartum depression and anxiety naturally. *Holist Nurs Pract.* 2012;26(4):203–209.

Zell BL. Breastfeeding as a community health imperative. *Breastfeed Med.* 2011;6(5):303–304. doi:10.1089/bfm .2011.0090

Zender R, Olshansky E. Biology of caring: researching the healing effects of stress response regulation through relational engagement. *Biol Res Nurs.* 2012;14(4):419–430. doi:10.1177 /1099800412450505

Zingler E, Amato AA, Zanatta A, et al. Lactation induction in a commissioned mother by surrogacy: effects on prolactin levels, milk secretion and mother satisfaction. *Rev Bras Ginecol Obstet.* 2017;39(2):86–89. doi:10.1055/s-0037-1598641

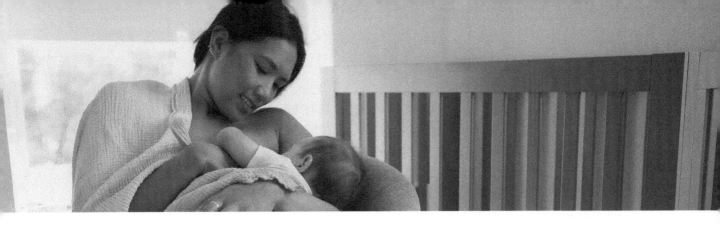

第十八章
哺乳期女性就业和母乳喂养

▶ 一、概述

美国及全球其他工业化国家中,很大一部分育龄女性需要走出家庭工作。目前美国国内女性的就业比例为 57%,全球的数据为 49.4%。美国母亲的就业率较高,孩子在 18 岁以下的女性就业率为 71.3%。做出分娩后不久就要回到工作岗位的决定,对希望继续母乳喂养的母亲来说,是巨大的挑战。而最终边喂奶边工作的女性通常面临一些困难,特别是工作单位缺少相关的支持政策或没有产假时。尽管延长纯母乳喂养时间到 6 个月、母乳喂养到 1 岁甚至更长时间是理想的目标,但很多母乳喂养的妈妈们在如何平衡工作需求和完成母乳喂养目标之间都存在困惑。

本章重点关注母乳喂养同时工作的女性,以及哺乳期就业对母乳喂养行为及其持续时间的影响。从个人、单位、社区、国家及国际就业的角度,探讨持续母乳喂养的管理策略

▶ 二、哺乳期女性就业的历史及相关数据

有史以来,女性一直在从事有薪或无薪的工作。但在过去的几十年中,美国和其他工业化国家哺乳女性就业的人数迅速增长。美国劳工统计局的数字显示,1975 至 2017 年间,孩子在 18 岁以下的母亲中,就业的比例从 47.4% 增加至 71.3%,但就业率与最小的孩子的年龄有关。孩子在 6~17 岁的母亲就业率在 2017 年为 76%,高于孩子更小的母亲;孩子年龄在 6 岁以下的,就业

率为 65.1%,3 岁以下的为 63.1%。2016 年,1 岁以下孩子的母亲就业率为 58.6%。不仅如此,初为人母后全职工作女性也随着时间推移而增加,这一比例从 1961—1965 年的 40% 增加到 2006—2008 年的 56%。

很长时间以来,女性和母亲越来越多地加入到劳动力市场有很多原因。绝大多数女性工作是为了挣钱养家。其次,女性的教育程度也逐渐提高,很多女性愿意在首先完成教育和找到工作之后,才计划生孩子。25~64 岁的女性中,有大学学历就业者的比例从 1970 年的 11% 增加到 2010 年的 43%,2017 年,94% 的女性有高中以上学历。2017 年,在所有管理岗位中,女性比例占 52%,这也反应了女性教育程度的提升。女性收入占男性员工收入的比例一直在提高。2017 年,全职女性员工的收入为男性的 81%(译者注:原文为 8%)。不难想象,女性在生育之后返回工作岗位,除了经济、自我价值的实现、职场政策、职业驱动、家庭或孩子的驱动以外,寻求职业发展和个人兴趣也是主要的原因。

为了让女性在劳动中获得平等待遇,多年以来采取了一些措施,这些可能也影响了女性返回工作岗位的决定。例如,在 20 世纪 70~90 年代和 21 世纪初,颁布了许多与哺乳期就业相关的立法、司法、法规,这种变化影响了孕产期就业和育儿支持方面相关政策的变化。确保女性休产假后返回工作岗位的权利,保护了女性的就业。怀孕歧视法案颁布于 1978 年,对孕期和产后女性的雇

佣和解雇政策进行了规定,《患者保护与评价医疗法案》(*Patient Protection and Affordable Care Act*,ACA)也覆盖了很多做小时工的女性和领薪水的雇员。根据 ACA,雇主需要在工作场所提供基本的母乳喂养设施,包括工作期间吸奶或喂奶的空间和时间。但 ACA 的条款并未使女性、婴儿和儿童(Women,Infants,and Children,WIC)项目中的妈妈们受益,因为这一人群与高收入或地位优越的女性相比,较少启动母乳喂养或持续母乳喂养。

家庭条件通常也会给返回工作岗位的女性带来挑战。这些女性需要扮演多种角色,还要分担很多家庭事务,因此常常在如何保持工作和家庭的平衡之间挣扎。很多女性抱怨她们的雇主和公共政策都没有足以认识和支持女性在家庭中的责任。研究显示,产后的女性在回到工作岗位后,会经历很多挑战,如过多的角色、家庭的压力、母婴分离焦虑及财政和身心的问题等。

由于更多的女性走出家庭去上班,必然产生和母乳喂养的冲突,这需要女性既要满足婴儿的需求,又要努力在家庭和工作之间取得平衡。

▶ 三、工作对母乳喂养的影响

2016-2017 年的美国全国免疫调查(National Immunization Survey,NIS)显示,美国的母乳喂养启动率、母乳喂养持续时间超过 6 个月及 1 年的比例都有很大提升,分别达到 83.2%、57.6% 和 35.9%(疾病控制与预防中心),达到了《健康美国人 2020》(*Healthy People 2020*)中提到的增加婴儿母乳喂养比例的目标。2015 年出生婴儿在 3 月龄和 6 月龄时的纯母乳喂养率分别为 46.9% 和 24.9%,3 月龄的数据已经达到 HP2020 的目标,6 月龄的目标还有一点差距。母乳喂养率的提高,以及 1 岁以下母亲就业比例的增加(如 58.3%),说明工作场所对母乳喂养的保护对于持续母乳喂养非常重要。

既往研究提示,工作对母乳喂养启动的决定有负面影响,尤其对于那些计划在产后最初几周至 12 周内就返回工作的女性。母亲的就业状况对纯母乳喂养和母乳喂养持续时间也有影响。无论是在美国国内或国外,全职工作的女性与兼职或不工作的女性相比,更少能母乳喂养持续到 6 个月。墨西哥的国家营养调查结果显示,全职工作与母乳喂养持续时间呈负相关,全职上班的妈妈与兼职妈妈相比,母乳喂养率低 20%,与不上班的妈妈比,母乳喂养启动率低 27%。

此外,返回工作的时机与早期停止母乳喂养也有关。有研究显示,母亲越晚返回工作岗位,工作对母乳喂养的负面影响就越小。

母乳喂养的频率与其持续时间也相关。孕期坚持全职工作的女性,较少可能在产后 1 周纯母乳喂养。工作状态下,坚持纯母乳喂养(不添加配方)的女性与部分母乳喂养的女性相比,持续时间可能更长。此外,当就业的妈妈们对母乳喂养过程和目标较为满意的时候,则更有可能喂养更长时间。

职业的不同与母乳喂养的持续时间也相关。与技术含量较低的职业(如办事员或服务员)相比,专业人员、行政管理人员或经理人持续母乳喂养的时间更长。但 Kimbro 的研究报道发现,在服务业和行政岗位的女性与其他女性相比,更早断奶。因此,我们还需要做更多的研究,了解各种支持母乳喂养的干预措施和相关政策,在服务业的女性和其他需要轮班制的员工中的实施效果如何。

▶ 四、工作环境中母乳喂养的有利及不利因素

了解工作环境中有利于和不利于母乳喂养的因素非常重要。不利因素包括乳汁分泌量不足、工作场所母乳喂养的相关知识缺乏、工作场所没有时间或缺乏利于母乳喂养的设施、工作场所没有母乳喂养相关政策。Dagher 和其同事在美国进行的一项前瞻性队列研究观察了产后最初 6 个月内 817 例产妇针对母乳喂养启动和中断的有利和不利因素。生存分析显示,带薪假期、工作的时长、上级和／或同时的支持,以及工作压力评分与母乳喂养持续时间都没有明显相关性,6 个月内停止母乳喂养的妈妈们更多是单身、受教育少及没有朋友或家庭中可模仿的榜样(如其他曾经母乳喂养过婴儿的女性)。

不同的雇主和工作环境可能对母乳喂养妈妈的影响不同。处于经理人／职业岗位的女性更有可能有足够的泌乳空间,有足够的、灵活的吸奶时间,而且熟悉工作场所母乳喂养相关政策。而对于有些女性来说,把母乳喂养和工作进行则会有些困难,如低收入、按时间付酬的女性则很难有工间休息或设备进行吸奶和储存母乳,在工厂工作的女性,同事或雇主没有提供支持的

女性。Wambach 和 Britt 最近在美国中西部儿童医院针对注册护士（registered nurses,RNs）进行了一项研究,采用"工作场所母乳喂养支持量表"（Workplace Breastfeeding Support Scale）衡量工休时间、工作场所相关政策、技术支持和环境等方面的支持力度。结果发现,护士工作环境中对母乳喂养的总体支持是好的,大多数都有固定的吸奶空间及积极的母乳喂养文化（工作场所相关政策评分较高）。此外,工休时间评价是积极的,但评分最低,有些RNs报告多次休息时会有些不舒服。Steurer 对伊朗、苏格兰、加拿大和美国的研究进行了一项综合的全球视角的系统综述,评估了产假对母乳喂养持续时间的影响。结果发现,常见的有利于母乳喂养持续的因素有母亲产假长短及母亲返回工作岗位后是否有足够的时间和空间吸奶。经常抱怨的不利因素包括政策的不一致性和不同国家正常执行力度不一。

　　一般来说,工作环境中有利于继续母乳喂养的因素包括工作环境中有儿童看护服务、产假较长、工作作息灵活、有专门的哺乳室、有不同类型的吸乳器及利于母乳喂养的氛围。有研究者认为,能够在工作日的工作场合直接哺乳是把工作和母乳喂养兼顾的最有效方式。Sattari 等对 130 例美国的女医生进行了研究,结果发现她们最初期望的母乳喂养持续时间和实际持续时间有很大差异（即远低于期望的时间）;如果女医生不会因为妊娠或产假而被迫弥补落下的值班或工作、有足够长的产假、工作时有足够时间挤奶、工作中的同事及部门领导都支持母乳喂养的情况下,则可能母乳喂养持续时间更长。

　　在计划兼顾工作的情况下继续母乳喂养时,充分考虑到上述有利和不利因素,有助于提高持续母乳喂养的成功率。在促进工作期间继续母乳喂养的策略方面,我们已经从强调女性的个人努力,转移到如何获得工作环境中关键人物的支持。

▶ 五、母乳喂养和工作兼顾的个人策略

（一）产前计划和准备

　　孕期是制订婴儿照顾和喂养计划的理想时间,也是做好重回工作计划的最佳时间。有些女性甚至在怀孕前就已经开始考虑这些问题了。Johnston 与 Esposito 在关于工作环境中母乳喂养的有利和不利条件的综述中提倡,医务人员可以借助海报、视频、宣传手册或转诊给泌乳顾问等方

式,提示女性在受孕前就开始计划,这些均有助于返回工作后积极进行并持续母乳喂养。受孕前和孕期计划可以让女性理清关于母乳喂养的头绪,特别是对于那些认为兼顾工作与母乳喂养很困难或不值得的人士。因此,在接触那些孕期仍然在工作的女性时,医务人员仅仅是简单询问一下是否计划上班后继续母乳喂养,就可能对她们有很大帮助。有时,一些孕妇的回答能够暴露出她们的认知误区,从而有机会得到纠正,或获得一些必需的信息。在美国,ACA 提供了孕期泌乳咨询;女性在返回工作岗位后,如果对母乳喂养有顾虑,应鼓励她们向有工作场所母乳喂养支持经验的泌乳专家咨询。

　　对于上班后是否继续母乳喂养还没有做出决定或者犹豫不决的妈妈们,医务人员可以告知她们工作后继续母乳喂养的益处,包括以下内容:

　　1. 有助于婴儿健康、生长和发育。

　　2. 较少因婴儿生病请假,婴儿医疗费减少,员工士气增加。

　　3. 婴儿的营养费用减少。

　　4. 用于购买、储存和准备奶粉的时间和精力减少。

　　5. 在工作时间吸乳会感到和孩子的关系更紧密,或者身为人母的感觉更强烈。

　　6. 间断的泌乳间歇可以帮助妈妈们逐渐适应。

　　7. 小别回家后和孩子在一起时,会有重温与孩子亲密感觉的机会。

　　医务人员应鼓励孕妇尽可能学习更多的关于母乳喂养的知识,尤其是没有母乳喂养经验的妈妈,以便他们在回到工作岗位时,顺利继续母乳喂养。这些知识包括喂养方式、吸乳器的选择、如何挤奶和储存及如何保持最佳泌乳量。还有很多其他资源可以提供给孕妇,如书籍、手册和网站咨询等（详见本章结尾提供的网络和其他信息资源）。

　　和有过工作期间母乳喂养经历的妈妈们交流,也能够获取一些实践技巧。个人的母乳喂养咨询,如护士或泌乳顾问,是重要的专业保健服务策略,能够帮助发现个体需求、通过解决个别问题与服务对象建立融洽的关系,并用一致的信息鼓励产妇母乳喂养。在一项对低收入工作女性的定性研究中,Rojjanasrirat 和 Sousa 发现,有些女性可能面临很多挑战,因而不能确定工作后是否能继续母乳喂养。孕期的母乳喂养课程,尤其是针

对返回工作岗位后的母乳喂养课程,对她们很有帮助,能增进她们这方面的知识,增强对母乳喂养的信心(详见第二十二章"母乳喂养教育")。

医务人员可在妈妈们返回工作岗位时,协助她们制订母乳喂养计划。何时返回职场,应在孩子出生前计划好,大多数情况下,需要和家属及老板协商。政府规定的产假时间和家庭经济等情况通常会决定了上班的时间。但产后妈妈在家庭中陪孩子的时间越长越好,有研究显示母乳喂养时产假太短有不良影响。

在职妊娠女性,应征得雇主的支持,确认是否有母乳喂养的相关政策。确认是否按"公平劳工标准法(Fair Labor Standard Act,FLSA)"第7部分(r)的要求(哺乳母亲间歇条款),提供私密场所吸乳(但注意这项规定仅适用于多于50位员工的企业)。即使所在单位没有达到50位员工,也应要求提供储存母乳的设备(图18-1)。和雇主进行协商,告知返回工作后继续母乳喂养对公司的经济效益,有助于获得雇主的支持。例如,谈话中应涉及坚持母乳喂养可增加产出、减少缺勤、节约医疗开支等信息。本章后面对此还有更多的叙述。

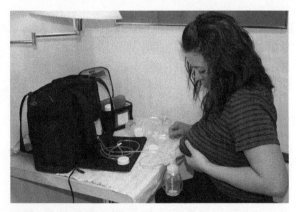

图 18-1　在工作场所吸乳
(由 Wilaiporn Rojjanastrirat 提供)

医务人员应与准备工作期间继续母乳喂养的女性讨论不同的工作选择和个性化的计划和目标。如,是否准备全职或兼职工作?研究显示,兼职的女性母乳喂养时间更长。因此,如果经济条件允许,则应鼓励女性减少工作时间。

(二)在家上班

有些女性可以选择在家通过网络上班,使用电脑、调制解调器、网络、传真机等就可以实现。远程办公的发展使以前异地上班的父母,有机会在家上班,同时又能兼顾婴幼儿。这不仅使新妈妈重新回归生活秩序,也教会了她们在不太紧张的一天中,满足孩子的需求,也是有回报的。但即使是这种工作,偶尔也需要回到工作地点,和其他人面对面交流。因此,在做好通信联络的情况下,妈妈们也希望能有一些兼职或时间灵活的托儿服务,以便必要时可以离开孩子。

(三)工作分享

另外一种工作方式就是分享。根据美国劳动部规定,工作分担是指"2个或多人负责一项全职岗位,每人工作部分时间,或者2个或多人可以互不干扰的工作一段时间,领取该岗位一个人的薪水"。这种形式对雇主的好处在于产出更多、员工满意度高、员工流失少。有一项研究,对2个基于社区的私人执业医师集团13年工作分享的研究显示,参与工作分享的医师认为自己是成功的,而且大多数愿意维持这种状态,他们对工作的满意度,高于那些没有进行工作分享的医生。这种分享工作的灵活方式适用于旨在维持工作技能的熟练程度,但又希望避免过于紧张劳累的人,尤其是小孩子的家长。

另外一个例子,来自于田纳西大学药理系职工,他们认为这种工作分享对于雇主的主要好处在于保留住了有经验的雇员,其产生的效果好于每个雇员独立存在的价值,而对于员工的好处在于可以平衡家庭和工作的关系,并维持自身在工作岗位中的知识和技能。

另外一项美国商业合作(American Business Collaboration)进行的研究显示,在2 775例包括男性和女性的豁免或未豁免员工中,工作的灵活性尤其重要。可以进行工作分享的员工中,96%认为在自己需要的时候有一定灵活性;而通过远程办公的方式在家工作者,也仅有86%报告有灵活性。此外,调查中85%~90%的女性认为,工作单位的灵活性对她们工作满意度的影响极其重要。在决定工作满意度时,工作生活的平衡和工作时间灵活性的重要性,仅次于薪水、工作稳定性和收益。实际上,能够有灵活工作时间的女性,把工作生活的平衡和灵活性置于收益、甚至工作稳定性之上。

尽管上述文献没有针对母乳喂养进行研究,但对于工作环境中的母乳喂养的意义是显而易见的。

(四)儿童看护的困境

医务人员应该关心的另一个问题是如何看护

婴儿。是否送到日托机构、哪里有托儿机构、什么时候能把孩子送过去、每天几个小时、可以送多少天、这类看护对孩子及其父母的影响等，都是在妊娠期或产后早期需要作出决定的。有时候父亲可以担当这一角色，尤其是夫妻两人工作时间不同或父亲工作时间比较灵活时，父亲可以根据配偶的工作情况调整自己的作息。但有些家庭，妈妈可能是单亲家庭或配偶不能提供帮助，其他亲属因为住得较远、不愿意、身体或心理上不能承担或者其他各种原因而不能帮忙。无论最终如何决定看护孩子，婴儿的日常看护确实是每个需要工作的妈妈及其家庭的重要问题。

因为越来越多的妈妈们返回工作岗位，对儿童看护服务的需求则越来越大。2011 年，美国 2 040 万小于 5 岁儿童中，1 250 万（61%）都接受了某些形式的儿童看护服务。在各种不同看护安排方式中，有工作的妈妈们每周需要把学龄前儿童交给看护服务照看 36 小时，而无需上班的妈妈们只需要托付 21 小时。而且，在日托中心会增加儿童各种感染源暴露的机会，因此，增加了各种接触性传染病的患病风险。研究显示，在儿童看护中心的孩子，上呼吸道感染和腹泻的发病率增加，因此，如果婴儿需要被送到看护中心的话，妈妈们更应尽可能延长母乳喂养的时间，以保护婴儿，减少感染性疾病的发生。

与儿童看护选择和工作后继续母乳喂养相关的问题还包括：是否已经选择好看护机构或者工作场所有没有看护中心？看护中心是否支持工作后的持续母乳喂养？看护中心的看护人员是否了解母乳喂养和乳汁质量等问题（如乳汁的性状，快速消化吸收等）？看护中心的服务人员是否熟悉如何储存和加热母乳？此外，妈妈们还需要询问看护中心每天如何给孩子喂奶，特别是要询问是给孩子一个奶瓶自己独自抱着在摇篮里或者在地板上的垫子上吃，还是工作人员抱着孩子喂奶？Angeletti 认为，妈妈们应该了解看护中心对于母乳喂养知识的认知程度，例如，工作人员应按照母乳喂养的节奏进行间歇性奶瓶喂养；在观察到婴儿哺喂征兆（如咂嘴、觅食反射）时喂养婴儿，而非按照机械固定的时间喂养；有利于婴儿根据自己的节奏吸吸停停，知道何时喂养结束，更类似于母乳喂养。

2019 年，美国儿科学会和美国公共卫生协会（American Public Health Association，APHA）出版了第 4 版《照顾我们的孩子们：国家健康和安全行为标准：早期看护和教育指南》（*Caring for Our Children：National Health and Safety Performance Standards：Guidelines for Early Care and Education Programs*）。在这本早期看护和教育（early care and education programs，ECE）项目健康和安全国家指南中也涵盖了个人家庭，这是一个指导如何安排母乳喂养的母婴指南。指南中包括以下几点：①允许妈妈在工作的场所亲自喂养婴儿；②有张贴的和文字的支持母乳喂养的政策；③遵照母乳储存、处理和喂养流程；④按政策和流程培训员工。此外，还有《支持母乳喂养的母婴策略：CDC 指南》（*CDC Guide to Strategies to Support Breastfeeding Mothers and Babies*）的推荐，鼓励执行 AAP/APHA 的 ECE 指南，并提供了来自婴儿喂养实践研究Ⅱ（Infant Feeding Practices StudyⅡ，IFPSⅡ）的证据，该证据显示儿童看护服务者的支持与 6 个月时的母乳喂养显著相关。因此医务人员应该让妈妈或准妈妈了解这些指南，鼓励她们询问婴儿看护人员，询问机构支持母乳喂养母婴的相关政策和流程。

美国国家和州立组织也有一些官方的促进母乳喂养母婴及婴儿看护的政策，包括罗德岛卫生部针对母乳准备和储存的"儿童看护服务技巧"，澳大利亚母乳喂养协会的"母乳喂养婴儿看护者指南"。其他的还有堪萨斯母乳喂养联盟的活动，为家庭和社区提供了很多资源，协助培训儿童看护者，以支持母乳喂养的儿童和他们的家庭。

此外，日托以外的替代方式，如延长带薪产假，但需要政府制定相关政策予以支持。另一种方式是系统内部允许，甚至是鼓励产后最初几个月内父母能和婴儿在一起。瑞典和挪威是两个领先倡导父母共休育儿假的国家。在瑞典，如果雇员在一家机构做满 6 个月或过去 2 年内在该机构工作不少于 12 个月，则可以享受育儿假直到婴儿满 18 个月。如果雇员分娩前能够连续投保满 240 天，则给付的薪水为 390 天收入的 80%+ 最后 90 天的固定补贴（一共 480 天）。如果雇员不满足上述条件，则在全部假期中仅享受固定收入部分。在挪威，雇员可以在婴儿 1 岁之内享受育儿假。给付包含 46 周 100% 的薪水或 56 周 80% 的薪水。其中父亲有 10 周假期。为享受这一福利，雇员在之前的 10 个月内必须有 6 个月工作收入。

▶ 六、返回工作岗位的特殊问题

即使产后在家里照顾婴儿的过程中为上班做了积极准备，妈妈们一旦回到工作岗位，还是会有情感和体力上的疲惫。很少有人工作第一天能像分娩前的效率一样高，因此，应提前谨慎告知她们，返回工作第一天很可能主观很努力，但实际上产出较少，不要期望过高。

返回工作的时机，尤其是全职工作，可能会影响妈妈们遇到的一些母乳喂养问题，以及妈妈们解决相关问题的时间长短。产后早期典型的母乳喂养问题如下：

1. 担心乳汁量不足或波动。

2. 涨奶。

3. 漏奶。

4. 孩子需要频繁喂奶。

5. 孩子喂奶方式频繁变换，包括胃口大增或夜间喂奶等。

专业人员应告知妈妈们，所有这些问题都会随着时间推移逐个解决，妈妈在家中陪伴孩子时间越长，这些问题就越容易解决。如果孩子超过4个月，这些都不会成为困难。说明这些情况，可以帮助妈妈们认识到，即使分娩后很快开始工作，也不需要因为这些问题缩短母乳喂养的时间；对于有机会把产假延长，超过常规的 4~6 周产检（美国），还可能有助于她们决定产假要休多久。研究显示，延长产假有助于增加返回工作后持续母乳喂养的时间。

帮助妈妈们面对工作最初几天建立一个现实的预期，会让她们认识到，遇到的大多数问题并不是母乳喂养所特有的问题，而是妈妈如何平衡工作与家庭的问题。做出不同的母乳喂养计划能使情况大为改观。例如，如果产后 1 个月坚持纯母乳喂养，而且实际喂养与产前确定的全母乳喂养或部分母乳喂养计划一致，则返回职场后，更易于持续母乳喂养超过 6 个月。而且，妇女、婴儿和儿童的特别营养补充项目[Special Supplemental Nutrition Program for Women, Infants, and Children (WIC)]中，有 4 项指标可以预测母乳喂养持续时间：纯母乳喂养的意向、延迟使用婴儿配方奶、加入母乳喂养支持组织、工作场所有吸乳器。返回工作后继续母乳喂养的方法有如下：

1. 手挤母乳。

2. 使用吸乳器吸乳。

3. 在妈妈进餐休息时把孩子送过来哺乳。

4. 在妈妈工作期间用配方奶喂养替代，但并非最佳选择。

（一）维持足够的泌乳量

返回职场后，维持足够的泌乳量是很多女性面临的问题，甚至在重新开始工作之前，就已经成为她们的困扰。回到工作岗位后，在计划断奶之前就停止了母乳喂养，会让她们产生如负罪、伤心或抑郁等负面情绪。规律与不规律吸乳者比较，前者母乳喂养持续时间更长。其他影响挤奶频率和时间长短的因素有母亲的年龄、添加的辅食、吸乳的技巧和效率、吸乳器的类型。

在一家工作环境中有泌乳支持的大型公司的研究显示，3 个月和 6 个月婴儿的母亲在工作时间每天挤奶次数为 2~3 次，大多数在有母乳喂养支持的工作环境中，每天耗时不到 1 小时。正确使用吸乳器可能是维持泌乳量、帮助妈妈达到 6 个月纯母乳喂养的一种方法。如果上班后乳汁量减少，应增加工作期间的吸乳次数，回家后在傍晚、夜间及凌晨增加喂奶次数。应告知婴儿看护人员，在妈妈下班即将回到家之前，不要给孩子喂奶，以便让妈妈回家后亲自哺乳。

（二）手挤和吸乳器吸乳

在妈妈恢复上班之前，泌乳顾问或其他保健人员应和妈妈讨论离开孩子的时候如何挤奶。必须确认妈妈希望如何喂养：全母乳还是母乳与配方奶混合喂养。妈妈返回职场时的喂养决定及当时孩子的月龄，决定了妈妈是否需要手挤或吸乳器吸乳及其频率。

Auerbach 和 Guss 的研究提示，妈妈正式返回职场前的 7~10 天，是开始练习挤奶或吸乳以及储存母乳的最佳时间。其他作者建议，母乳建立后，提前 2 周开始准备吸乳、学习储存母乳较为适宜。Rojjanasrirat 的一项针对工作环境中妈妈母乳喂养经验的描述性研究显示，部分女性对于工作和母乳喂养的计划在返回职场之前几周就开始了，包括吸乳，储存母乳，逐渐适应整个过程。

妈妈们还必须决定是用奶瓶还是使用其他方法（如喂杯等）喂养吸出的母乳。无论使用什么工具，都需要在上班前进行练习。但注意，在哺乳正式建立前（婴儿 3~4 周大之前），不建议使用奶瓶。

一般情况下，妈妈产后恢复全职工作的时间越早，需要挤奶的频率就越高。在工作时间挤奶的主要原因是在妈妈不在的时候，能给婴儿喂母乳,且保持泌乳量。持续母乳喂养,还能保护婴儿免受感染或过敏疾病的侵袭。另外,妈妈吸乳后,减轻了乳胀带来的不适感,能更有效地工作。还有,涨奶疼痛时,会导致尴尬的漏奶,乳汁滞留也会增加乳腺炎的发生风险,过度膨胀的乳腺及其后遗效应,如泌乳反馈抑制,也会引起乳汁量减少。

妈妈开始练习挤奶时,可能会因为挤出的量很少而沮丧(有时几乎不到一个120ml奶瓶的瓶底)。但每多一次挤奶,就可能会多一点乳汁。就像学习母乳喂养一样,身体需要学习适应这种手挤的刺激或吸乳器的刺激,以触发喷乳反射。妈妈应该知道最初几次吸乳或手挤,奶量通常不会超过半盎司(译者注:15ml左右)。

练习挤奶或吸乳应该在上午比较放松的时候,而不是在下午或晚上,因为此时残余奶量较多。一般在上午喂奶后1小时,连续练习2次,足以学会挤奶的技巧。有些妈妈在晚上感觉乳房特别胀满时挤奶,也能够挤出很多乳汁用以储存。记住挤出的奶是"多余"的乳汁,不是婴儿应该吃的奶量。而且,无论婴儿的生长速度如何,母乳喂养后的乳汁仍然存留在乳房中。

工作期间吸乳或挤奶的次数取决于孩子的大小和妈妈离开孩子的时间长短。返回职场早的妈妈,需要挤奶的次数就多,理想的是按婴儿吃奶的频率进行,但至少也需要每3小时一次。返回职场较晚的妈妈(如3个月之后),可以适当延长两次吸乳的间隔,但不应长于4小时,尤其是在刚刚返回职场不久时。一般说来,妈妈们在每天8小时的工作中,如果用双侧吸乳器,则至少应吸乳3次,至少20分钟。随着妈妈逐渐适应挤奶或吸乳,孩子也逐渐长大,则可以缩短每次吸乳的时间,或把吸乳次数减少到每日2次,然后每日1次。

Slusser等发现,3个月和6个月孩子的妈妈们平均吸乳次数有显著差异($P<0.05$),分别为2.2($SD=0.8$)次/d和1.9($SD=0.6$)次/d。大多数女性每天吸乳时间在1小时之内,但产后6个月吸乳小于1小时的女性多于产后3个月女性($P<0.05$)。在一个医学学术中心的泌乳项目评估中,Wambach等发现正在母乳喂养的员工、学生和教职员工($n=27$)每周使用泌乳室1~5天(平均4.04,$SD=1.692$),每天挤奶1~3次,平均2.09次($SD=0.996$)。最近一项对儿童医院内RNs($n=78$)

的研究显示,每个轮班工作时间内吸奶1~4次(有2种方式),每次吸奶为7.5~30.0分钟(该方式中位吸奶时间15分钟)。

如果孩子的看护地点离工作单位较近,妈妈可以利用午餐时间去看护地点喂奶,或请人把孩子送到单位。无论哪种方式,对乳汁生成的效果都比最好的电动吸乳器或手挤的刺激好。而且母婴双方均会享受在一起的时间,婴儿在妈妈的乳房上吃得尽兴,妈妈也可以在看护中心或婴儿房间内吃个三明治作为午餐。有些妈妈因为工作原因偶尔需要出差,则需要在离开期间吸乳并正确储存,并在旅行结束时把奶运回家中。在美国,根据运输安全管理规定,超过90ml的储奶运输工具是允许放在手提行李中带上飞机的。

尽管可以用手挤奶,但大多数妈妈会选择使用机械吸乳器(自动或非自动吸乳器),设备可以自己购买或租赁。实际上很多妈妈在分娩前就购买了吸乳器,这个方法很好,可以避免在产后和准备返回职场而较为忙碌的时间里,还要抽时间了解哪种吸乳器最好。专栏18-1中的问题可以帮助妈妈们选择适合自己的吸乳器(详见第十三章"吸乳器与其他辅助技术")。

专栏18-1 计划使用吸乳器前需要考虑的问题

1. 工作场所是否有可以使用的吸乳设备?
2. 其他在工作单位使用吸乳器的妈妈们有什么经验?
3. 根据吸乳的频率,是否需要选择自动或手动的吸乳器?

- 偶尔使用(每周1次)——手挤或非自动吸乳器(吸/放都由妈妈控制)。
  - ➢ 圆筒式吸乳器。
  - ➢ 触发或手柄式吸乳器。
- 部分时间用(每日1次)或吸乳器依赖型(较频繁吸乳)——自动吸乳器。
  - ➢ 每分钟20个循环。
  - ➢ 部分或全自动。
- 电池驱动或电池-电流供电均可。
  - ➢ 每分钟21~40个循环。
  - ➢ 部分或全自动。
  - ➢ 有些有吸奶备用零件。
- 电动吸乳器。
  - ➢ 每分钟40~78个循环。
  - ➢ 全自动。

续表

> ➢ 可以双侧同时吸乳。

> ➢ 可最有效的模仿婴儿吸吮。

4. 吸乳器是否容易清洁？可清洗部分用洗碗机清洁是否安全？

5. 吸乳器是否容易拆装和使用？

6. 吸乳器手感是否舒适？

7. 吸乳器是否能很快吸出乳汁？吸、放的操作是否很容易调节？是否自动吸放循环？吸力是否足够？

8. 吸乳器配备的说明是否准确、易懂、易学？

9. 使用吸乳器的成本（初始成本，以及每天、每周或每月租用的成本）？

10. 零部件是否可以替换，而无须再次购买全套设备？

11. 是否既可以单侧，也可以双侧吸乳？

12. 其他妈妈们对于特定吸乳设备使用的评论？

13. 吸乳器的体积和重量？

14. 噪音大吗？

15. 标准口径奶瓶是否可以连接吸乳器用于收集乳汁？

16. 妈妈们在吸乳时，情绪和心理上是否舒适？如果不舒适，是否考虑过用手挤奶，或者和孩子分开的时候不挤奶而一起时继续哺乳？

［引自：Angeletti（2009）；Biagoli（2003）；Biancuzzo（1999）；Bocar（1997）；Eglash & Malloy，2015；Meier et al.（2016）］

　　总会有一种吸乳器适合妈妈们的需求。选择吸乳器时，要考虑婴儿的月龄（泌乳的阶段和需要的奶量），母婴分离的时间长短及频率，周围设施（如是否有电源），吸乳器是否容易清洗，吸乳器是否舒适方便及其成本。选择吸乳器时重要的一点是"是否容易清洁"。如果购买时，不确定吸乳器是否能够在家和单位清洗、有或没有洗碗机时都能清洁，则最好不要购买。

　　吸乳器应该易于使用且舒适。舒适度取决于吸乳器罩杯的边缘与乳房是否贴合紧密、圆筒式吸乳器牵拉的角度及其他因素。不同吸乳器罩杯边缘的角度不同，乳房的形状、大小和胀满程度也不同。在购买之前，最好多试用几种，或者和其他成功使用吸乳器的妈妈们交流，比较一下不同吸乳器的效果及舒适度，但应记住，适合他人的不一定适合自己。给妈妈们提供帮助的医务人员，应熟悉市面上的各种吸乳器，了解如何选择适合每位妈妈需要的吸乳器。此外，应阅读吸乳器的说明书，确保图片所示的使用方法是正确的。应告

知妈妈们阅读CDC网站的指南，了解如何清洗吸奶器，并下载打印版的使用说明。

　　吸乳器的效率和效果很重要，需要进行评估，包括使用时是否舒适、吸乳后乳房是否松软、使用一段时间后吸出的奶量是否增加等。双侧吸乳器通常效率更高，效果更好（图18-2）。Prime等比较了31例澳大利亚母乳喂养女性两侧乳房同时吸乳（simultaneous pumping of both breasts，SIM）和单侧交替吸乳（sequential pumping，SEQ）的差异，结果发现SIM组比SEQ组的喷乳反射次数更多（$P<0.001$），且在2分钟、5分钟、10分钟时的吸乳量更多（$P<0.01$），总吸乳量较多（$P<0.01$），从可吸出奶量中的排空程度较高（$P<0.05$）。采用SIM，乳汁总脂肪含量[8.3%（$P<0.05$）]和吸乳后的脂肪含量[12.6%（$P<0.001$）]都高于SEQ组。

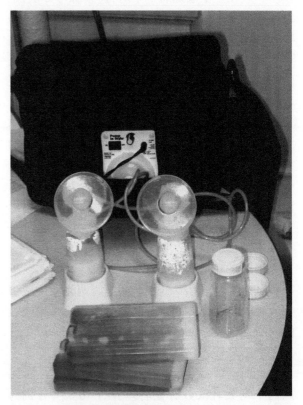

图18-2　工作单位的双侧吸乳设备，备有蓝冰以冷却吸出的乳汁

　　当妈妈开始给婴儿添加固体食物时，喂奶的频率就减少，时间会变短，此时吸出的奶量也会减少。但如果仍能满足需要，则吸乳器还是有效的。详见第十三章"吸乳器与其他辅助技术"中关于吸乳器的深入讨论。

（三）母乳储存

人乳是一种可以杀死细菌而且处于动态变化的物质，母乳的这种杀菌能力在挤出后的最初几小时内是最强的，即使不是冷藏状态亦如此，有研究者报告，这种母乳的细菌培养菌落数量可以在很低水平维持至少 48 小时。因此，如果认真洗手，并用清洁容器放置自己的新鲜母乳，在放入冰箱之前应至少可以保存 6~8 小时，且不会对婴儿健康造成影响（专栏 18-2）。需要冷藏母乳时，应使用清洁有盖子的玻璃或塑料容器，冷藏后 8 天之内使用。专用于收集和储存母乳的聚乙烯储奶袋也可以，但可能导致脂肪成分损失，储奶袋也可能漏或破裂等风险。

专栏 18-2 母乳储存指南

- 确保使用清洁的容器。
- 使用符合标准的玻璃或塑料婴儿奶瓶［最好不含双酚 A（bisphenol A，BPA）］、清洁的食物储存容器、有固体瓶盖且严格密封，或一次性内胆。
- 每个容器都需标识清楚最早的吸乳日期和时间，特别是同一容器中放有不同时间的母乳时。注意标清婴儿的名字便于看护中心储存。
- 母乳储存时最好能按婴儿每次进食量的多少，分别储存。
- 如果能够在 4~6 小时内冷藏，则冷藏之前可以保存在清洁、有密封盖子的容器里（60~85℉或 16~29℃）。
- 母乳在密封带有冰块的保温包中可以保存 24 小时（39℉或 4℃）。
- 如果冷藏，在 4~8 天内使用。冷藏时放在冰箱靠里的位置，使处于冰箱内最低温度的位置（39℉或 4℃）。可以考虑放在一个单独的盒子里，便于使用和保护储奶袋不被破坏。
- 母乳可以和其他食物一起放在家用冰箱中。美国职业安全与卫生管理局和 CDC 认为，母乳无须特别处理，也无须储存在单独的容器中。
- 如果冷冻保存在 -4℉或 -20℃，可储存 12 个月*。
- 融化和加热后吃剩的母乳需丢弃。
- 融化的母乳需要 24 小时内使用。
- 使用的母乳"月龄"需与婴儿月龄尽可能接近，以保证母乳质量和满足婴儿的生长需求。

注：* 融化过程中需不停晃动使储存时分离出的乳脂和其他成分再次混合

Pardou 等建议，如果计划在 8 天之内使用母乳，则应该冷藏，而不是冷冻，该研究者还发现冷藏比冰冻能更好保留母乳的杀菌作用。Buss 等发现母乳储存时间越长，维生素 C 的损伤越大，因此作者建议冷藏的母乳在 24 小时内使用，冷冻

的母乳可以保持 1 个月。置于冰箱冷冻室的母乳，无论置于冷冻室是位于冰箱顶部、底部或两侧，母乳都应尽可能远离冰箱门；大多数妈妈们在 1 个月内使用冷冻的母乳，但如果冰箱温度能够维持 -20℃时，可以保存 3 个月。如果是低温冷冻冰箱，温度依旧保持在 -20℃时，母乳挤出后可以储存 12 个月。但应该提醒妈妈们，母乳所含的物质是与婴儿年龄相适应的，孩子 3 个月大时储存的母乳，可能不能满足 6 个月大孩子的需要。因此，每次挤出的母乳都应做好标签，总是使用最先储存的母乳。

如果发现母乳在储存后形状或味道有变化，或者婴儿拒绝进食，则应缩短储存时间，变冷藏为冷冻，以避免可能出现的不良反应。一旦母乳冷冻储存，则解冻可以有 2 种方式：①置于 98 ℉（3℃）的热水容器中迅速融化；②室温下缓慢解冻，注意观察，在完全融化前放入冰箱冷藏。母乳不能在火上或火微波炉中迅速加热。尽管有研究显示，微波炉加热不会对母乳中的免疫球蛋白（immunoglobulins，IgA）和营养物质（维生素 B$_1$、维生素 E、亚油酸等）有破坏，但微波炉加热是不均匀的，用手可能感觉不到容器边缘的温度没有液体中心区域温度高，但其中的母乳部分可能过热，而其他部分较凉。即使是用热水融化的乳母，也应很好的混匀，并在手腕上试温后再喂给婴儿。对于足月或大一点儿的婴儿，喂养的母乳温度可以是室温、体温，或者从冰箱中取出后直接喂。喂前将母乳摇匀不仅可以让热量均匀分布，也可以确保乳脂部分再混合。

早期研究显示，母乳经过冷藏或冷冻后解冻过程后再使用时，其中的脂肪含量会发生变化，但近期研究提示，-20℃/-4℃冷冻 9 个月的母乳脂肪含量很稳定，冻融后也没有改变脂肪含量。轻柔晃动融化后的母乳，可以确保脂肪重新混合到母乳中。使用融化后的母乳时，未吃完的部分应丢弃，以免滋生细菌。应告诉妈妈们不要把融化之后的母乳再次冻存。但少量新鲜母乳可以加到已经冻存的母乳中一起储存，但建议新鲜母乳先冷藏之后在和冻存母乳放在一起。

（四）疲劳和睡眠减少

婴儿较小的时候，几乎所有父母都会经历睡眠缺失。而对于产后返回职场的女性来说，睡眠少和疲惫则会成为很大的问题，往往和母乳喂养交织在一起。有关婴儿和妈妈睡眠、疲惫的研究

结论不一,但足以说明无论是工作或不工作的母乳喂养的妈妈们,这都是一个潜在的问题。首先,亚洲的一项大型研究(n=10 321)显示,6个月大母乳喂养与非母乳喂养婴儿相比,深睡眠少,而夜间觉醒频率高,觉醒时间长,但妈妈的哺乳行为可以对其有调节作用(如在入夜或夜间奶睡)。但该研究未提及妈妈上班的问题。另一项澳大利亚关于婴儿睡眠的研究(n=4 500)对妈妈上班等混杂因素校正后发现,与非母乳喂养婴儿比较,母乳喂养的婴儿在6个月时中66%会在夜间醒过来,72%独自入睡困难。

有些研究证明了母乳喂养和疲劳感是相关的,但也有研究认为疲劳感与喂养方式无关。Wambach观察了产后9周初次母乳喂养的妈妈的疲劳程度,发现产后3周为中等程度疲劳,第6和9周时减为轻度疲劳。同时也显示,尝试工作与母乳喂养同时进行较为困难的妈妈们,疲劳感更重。一项对817例产后5周返回职场的妈妈们的研究显示,母乳喂养的妈妈比非母乳喂养的妈妈更疲劳。还有,Radtke Demirci等对2004年美国睡眠民意调查的资料进行了二次分析,其中包括77对6~11个月的婴儿及其母亲,结果发现母乳喂养和配方喂养的妈妈们睡眠时长没有差异。母乳喂养的妈妈们更多地被婴儿吵醒,但妈妈们夜间觉醒及白天困倦的时长没有差异。

我们了解疲劳和睡眠障碍可能影响母乳喂养,反之亦然。因此,医务工作者和泌乳顾问有必要帮助妈妈们在计划返回职场时,调整自身和婴儿的睡眠。很多恢复白天工作且坚持母乳喂养的妈妈们发现,上班后,孩子的睡眠模式改变了,不再是白天睡短觉、夜间睡长觉,而是开始白天睡长觉、晚上很晚仍保持清醒状态。我们称之为"母乳喂养的睡眠颠倒",这是婴儿为了耐受长时间不和妈妈在一起时的应对行为。通常在短暂的母乳喂养期间和抱在臂弯里的时候,婴儿就会反复醒来,但这并非意味着妈妈睡眠时间更少。实际上,有什么"借口"比母乳喂养更好呢?母乳喂养可以让妈妈下班回家后能躺下休息。很多家庭发现了很多为妈妈争取睡眠的技巧,包括安排母婴一起睡觉:

1. 把婴儿的摇篮放在父母的房间。

2. 把父母的床扩宽。

3. 在婴儿房间的地板上放一个褥子,晚间喂奶时可以不影响其他家人。

▶ 七、工作场所兼顾工作与母乳喂养的支持策略

工作场所支持母乳喂养需要有4个重要因素:时间、场所、人员和政策。这几个因素在CDC关于支持母乳喂养母婴的策略指南中都有涉及。CDC将这种支持描述为"几种雇员的福利和服务",包括"制定支持母乳喂养女性的政策;提供私密空间供母亲哺乳或吸乳;工作时间灵活以方便在工作时挤奶;妈妈们返回职场后可以提供多种选择,如远程工作、兼职工作或延长产假;在工作场所或工作单位附近提供婴儿看护服务;提供高质量的吸乳器;提供专业的泌乳服务和支持"。

以下4个主要因素被认为是在工作场所成功母乳喂养的重要元素:

1. 时间:返回职场后的妈妈们需要灵活的工作时间,方便在工作时间内挤奶、清洁吸乳器、储存母乳等。灵活的工作时间包括每天工作中有休息时间母乳喂养或吸乳,有往返工作岗位和母乳室或婴儿看护中心(nursing mother's room,NMR)的时间。吸乳的频率和时间长短取决于婴儿的月龄和吸乳器的类型和质量。

2. 场所:需要有私密的空间或设施便于妈妈们心情放松的挤奶。美国及世界上很多国家中越来越多的公司会给雇员提供NMR。育儿室应保持清洁,有电源插座、洗手台、舒服的椅子和能存放母乳的冰箱。

3. 人员:当妈妈们返回工作后仍希望母乳喂养时,协助和帮助她们,满足她们的要求,是雇主、办公室管理人员、上司或人力资源负责人的重要责任。同事的理解也有利于成功地在工作期间母乳喂养。对单位的核心人物,如总经理、上司和人力资源领导,应进行相关宣教,使她们懂得应支持和尊重工作中坚持母乳喂养的妈妈们的需求。

4. 政策:母乳喂养政策是工作场所促进母乳喂养的另一项策略。书面的政策应当支持妈妈们在离开婴儿返回工作后,能在有利于母乳喂养的工作条件下继续维持泌乳。例如,在支持母乳喂养的环境中,妈妈们可以有合理的工作间隙进行母乳喂养或吸乳,或者有选择兼职、工作分享和或延长产假的机会。

其他支持工作中的妈妈进行母乳喂养的因素,还有配偶、其他重要人物、朋友和医护人员。专栏18-3列举了医护人员在和母乳喂养的妈妈

们讨论返回职场问题时评估的清单。

立法和公共政策对工作中女性的母乳喂养成功有很大帮助。美国在 2010 年 3 月 23 日，ACA 已经签署并正式立法，对 FLSA 进行了补充，要求雇主为工作环境中 1 岁以下孩子的妈妈提供合理的工间休息时间和场所，用于挤奶。该法律规定，超过 50 个雇员的雇主，必须提供除了洗手间之外的私密空间，供母乳喂养的妈妈们使用。如果雇主没有做到上述条款，而雇员投诉，则 FLSA 认为雇主违法。如前所述，如果雇员小于 50 人的雇主如果提供 FLSA 要求的工间休息条件过于困难，可以免责，但雇主必须向美国劳工部提交书面申请，说明具体困难。

（一）工作场所的泌乳支持项目

在工作场所建立泌乳支持的项目很重要，有助于减少妈妈们在工作时母乳喂养的障碍。自从 ACA 在 2010 年颁布后，这些已经成为美国雇主的常规范畴，ACA 需要雇主提供合理的工休时间和除卫生间之外的一个私密空间，为产后 1 年之内上班的妈妈们挤奶用。证据显示，工作场所的母乳喂养支持对工作中的妈妈们是有益的，可提高母乳喂养成功率，促进母婴健康。此外，支持工作环境下的母乳喂养相关的经济效益和对雇主的益处还有：儿童少生病而节约的卫生保健成本、增加员工工作热情、减少员工缺勤。

母乳喂养的商业案例（Business Case for Breastfeeding）是美国卫生与人类服务部 2008 年开发的一项全国行动，旨在促进工作场所的泌乳支持，该行动是针对雇主、雇员、医务专业人士和参与支持母乳喂养雇员等设计的，方式是针对支持母乳喂养妈妈们的价值和意义对雇主进行教育。以下案例证明了这个方案的影响：该案例包括堪萨斯州的 76 位有工作的母乳喂养妈妈，在工作场所都能够有足够的母乳喂养支持，具体包括灵活的挤奶时间、雇主和同时的支持和鼓励及对工作较高的满意度。大多数（39%）在产后 2 个月回到工作岗位后，仍能坚持纯母乳喂养，中位持续母乳喂养时间为 12.8 个月。母乳喂养的商业案例行动帮助雇主建立工作的泌乳支持项目。泌乳顾问或保健人员可以使用这些资源和工具给雇主或职业经理人进行教育。美国卫生与人类服务部女性健康办公室基于母乳喂养的商业案例，开发了网络搜索资源，给雇主在创立工作场所的母乳喂养支持设施时作为参考。"支持工作中的母乳妈妈：雇主解决方案"网站可用于母乳喂养联盟、

WIC 机构和其他社区合作伙伴,帮助当地雇主和雇员提供工作场所泌乳支持。

《健康美国人 2020》(*Healthy People 2020*)目标中,除了关于母乳喂养启动和持续时间以外,也包括了把工作场所泌乳支持率从基线的 25% 提高到 2020 年的 38% 的推荐意见。FLSA 的执行和其他措施一起,可能增加美国国内工作场所母乳喂养的支持力度。人力资源管理协会(Society for Human Resource Management,SHRM)2018 年的雇主受益调查结果显示,49% 接受调查的雇主都提供了工作场所的泌乳室,因此将加快达到 HP2020 目标的速度。

一般泌乳支持措施包括吸乳室、购买或租赁吸乳器、工作场所的课程、泌乳支持电话、支持组织和员工。大多数吸乳室里都配有洗手台、流动水、电源插座、舒服的椅子、桌子和一台冰箱(图 18-3)。

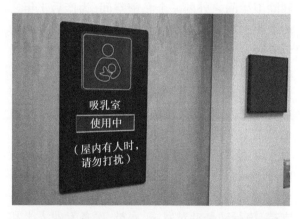

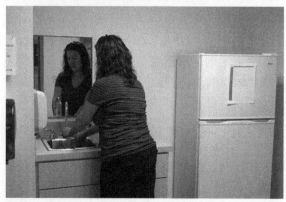

图 18-3 大学里供妈妈们挤奶的场所
(由 Wilaiporn Rojjanasrirat 提供)

在过去的 10 年中,随着公共卫生政策的颁布和实施,如 ACA、之前提到的 HP2020 目标及美国医学会支持母乳喂养的呼吁等,工作场所泌乳项目好处的相关研究在逐渐增加。研究结果与此前研

究结果一致认为,工作场所能够提供吸乳设施和灵活工作时间的妈妈们,更有可能将母乳喂养持续到 6 个月或 1 岁或者纯母乳喂养到 6 个月。Balkam 等在一项横断面调查中,研究了工作场所泌乳支持各项设施对母乳喂养持续时间的影响,共纳入公立机构的 128 名员工,结果显示,女性在工作场所泌乳项目中得到的服务,与婴儿 6 个月时的纯母乳喂养率呈正相关。澳大利亚的一项对工作场所的多种研究方法混合研究,试图了解兼顾工作和母乳喂养的员工对促进因素和阻碍因素的看法,其中包括与 6 个月纯母乳喂养相关的工作安排和工作场所相关因素,发现的主要结果是,工作场所的支持措施越多,6 个月的纯母乳喂养率越高。而且,6 个月时纯母乳喂养的员工,因照顾生病的孩子而需要缺勤的情况更少,孩子生病住院也较少。对于来自 10 个国家的 22 项研究的系统综述针对公共和私营工作场所雇主设立的母乳喂养支持项目、政策和支持措施等进行了研究,这些场所包括政府办公室、医院、工厂、企业和金融行业。最常见的工作场所内支持的措施依次是挤奶室、母乳喂养工间休息时间和综合支持措施。最后,还有一项美国的研究,探讨了在 ACA 法案通过后,工作场所母乳喂养措施和母乳喂养启动及持续的关系。约 59% 的女性产后回到工作岗位后可以有足够的工间时间吸奶,45% 有较为私密的空间,只有 40% 的单位同时具备这两项举措。有足够的工间休息时间和私密空间的女性,6 个月时纯母乳喂养率是没有这些条件的女性的 2 倍。这些研究结果对雇主、医务工作者和政策制定者有不同的意义。雇主可以尽力帮助返回工作岗位的女性员工,建立和维持母乳喂养;工作场所全面的母乳喂养支持措施应包括相关政策,明确告知员工有合理的工休时间和规划好的私密空间用于挤奶。

尽管对于工作场所母乳喂养措施及其有效性报告的结果令人欣喜,且大有前景,但大多数是回顾性的报告,且没有一项经试验设计的研究,也就是说缺少对照组,因此需要进行随机对照试验,明确工作场所的干预措施,在支持母乳喂养持续性和强度方面的有效性。此外,在低收入、非裔美国人和 / 或受教育程度低的女性人群中,有较高的母乳喂养中断风险,因此对于工作场所的母乳喂养支持需求更大。这部分女性返回工作岗位后,在坚持母乳喂养方面遇到的障碍更多,很多是弱势群体或少数民族。美国进行的一项定性研究揭示,低收入的非裔美国人通常会自认为:①她们的工作场所不支持母乳喂养;②带薪产假会减轻母乳喂养和返回工作的压力;③对于职业保健人员在提供母乳喂养支持方面,还需要进行更好的沟通培训;④对于非裔美国人的工作场所还要进行更多保护好支持母乳喂养的教育;⑤恢复工作后,同伴支持可大大增加母乳喂养的效率。其他研究结果显示,低收入的 WIC 人群在工作场所母乳喂养方面面临诸多挑战。该研究采用小组集中访谈形式进行,纳入研究的 17 位 WIC 女性认识到工作中母乳喂养有诸多困难,包括工作性质所致的困难(如女服务员、收银员、售货员、教师);时间上的困难包括没有工作间隙、太忙或者没有灵活时间;支持系统的问题包括缺乏同事的支持、男性同事的威胁;没有私密性;没有吸乳的空间或设备;孩子看护问题包括费用太高、对看护人信任度低等。美国的弱势家庭和儿童福祉研究(Fragile Families and Child Wellbeing Study)中,纳入了 4 900 例几乎都是低收入、未婚的美国妈妈,Kimbro 报道,在返回工作后 1 个月内,与没有返回工作岗位的妈妈相比,中断母乳喂养的风险为 32%;而且,还有 50%~75% 的妈妈们分别会在 3 个月和 6 个月时停止母乳喂养。因此低收入工薪阶层的女性持续母乳喂养的困难更大。工作场所泌乳支持措施进一步有针对性的目标,是支持低收入、非裔美国人和受教育程度低的女性人群,帮助她们在恢复工作后继续母乳喂养。

(二)雇主的观点

雇主在提供工作环境中的母乳喂养支持措施、帮助妈妈们把工作和母乳喂养成功结合方面,有关键作用。文献报道,雇主和经理人 / 上级的不支持,是工作场所母乳喂养的障碍,这与以前的研究结果是一致的,例如雇主缺乏人工喂养相关风险的知识、对母乳喂养持反对态度、不了解恢复工作的母亲为了维持泌乳量或持续母乳喂养需要哪些帮助。尽管有政策的支持,也有很多正在实施的举措,但仍不能确保所有的工作场所都能支持母乳喂养。证据表明不能在工作场所有足够的泌乳支持的原因有 2 个:雇主和雇员缺乏沟通及因为害怕丢失工作,恢复工作的妈妈们不愿意向单位提出提供泌乳支持的要求。雇主和雇员之间针对工作场所母乳喂养支持措施和政策的沟通可能会较为复杂,因为会涉及很多问题,诸如年龄、性别、职务和权利的变更等。这对这一问题的沟通技巧,雇主可以参加一些网络研讨会或观看一些示教视频,其中有一些案例的对话、个人的经验或一些更开放式的交谈范本。

最近的一项定性研究探讨了 ACA 法案执行 4 年后,乡村地区有工作的女性和雇主对母乳喂养存在障碍的看法。尽管有些雇主在工作场所为母乳喂养的妈妈们提供了条件,但有些企业仍缺乏相关政策、上级和同时的支持不够、工作环境中的支持设施也缺乏,如没有空间和时间挤奶。Lennon 等进行了一项针对工作场所泌乳条件的横断面研究,包括空间、时间和其他资源,调查在 71 个密尔瓦基县(威斯康辛州)的企业内进行,结果显示较大企业的雇主(超过 500 名员工)提供的泌乳支持多于中型企业(50~499 名员工),如可以提供指定的泌乳空间、私人的窗帘、吸奶器、泌乳顾问、相关课程和资料。不过,大型和中型企业都有书面的泌乳相关政策。

Abdulwadud 与 Snow 对多项随机对照研究进行了 Cochrane 综述,评价了工作场所母乳喂养支持的有效性,结果认为当时对于雇主和雇员都不存在益处。因此,需要进行干预性研究,以评价企业内综合的泌乳措施实施后,对雇主和雇员的结局的影响。母乳已经有文献报道了 2 种工具,评价雇主和管理者对工作场所提供母乳喂养支持的态度和意愿的工具:雇主支持母乳喂养问卷(Employer Support for Breastfeeding Questionnaire,ESBQ)和管理者对母乳喂养支持态度的问卷(Manager's Attitude Toward Breastfeeding Support Questionnaire)。两个工具都是基于一定的理论基础而开发的,并经严格的工具开发和心理测验原则检测,被认为具有信效度。这两个工具可以用于测量、评估和比较工作场所雇主对母乳喂养支持的态度和意愿。对雇主在工作场所支持母乳喂养进行宣教后,还可以用这些方法,帮助雇主制定和改进相关策略,然后具体执行并进一步评价。借助母乳喂养商业案例或者爱婴工作环境项目中的工具包,这些目标性的策略可以进一步强化,提供给雇主带来的经济效益的信息,同时有助于工作场所母乳喂养支持策略的执行。

▶ 八、兼顾工作与母乳喂养的社区支持策略

(一)医务人员和泌乳顾问

本章内,我们已经讨论了医务人员和泌乳专

家如何帮助走出家门工作的妈妈们继续母乳喂养。医生、护士、助产士、泌乳顾问和其他医务人员,在促进母乳喂养的实践中都有重要作用。卫生工作者应告知每一位接触到的妈妈们,支持她们工作中坚持母乳喂养的计划或行动。产前阶段的工作是帮助孕妇做好返回工作岗位的计划,包括分享信息和参加产前母乳喂养课程。在妊娠期把孕妇转介到社区泌乳顾问进行咨询,有助于建立彼此的关系,会促进母乳喂养成功和帮助做好返回工作岗位的计划。泌乳顾问可以给妈妈们提供很多帮助,如挤奶、返回职场后如何维持泌乳量及其他在持续母乳喂养时可能出现的问题。

(二)母乳喂养支持小组

国际母乳会(La Leche League International, LLLI)是众所周知的社区资源,为返回职场的母乳喂养女性提供服务。国际母乳会通过手册和书籍、网站,为工作中母乳喂养的妈妈们提供信息。国际母乳会妈妈论坛是一个在线论坛,其中有一个是工作妈妈论坛和一个专注于吸乳和挤奶问题的论坛,妈妈们可以随时注册登录,寻求帮助。论坛的帖子内容广泛,包括如何平衡工作、母乳喂养和家庭;吸乳问题;家庭问题;关于工作场所吸乳的权利;时间需求等。对于喜欢面对面交谈的人,国际母乳会当地小组会议可以提供支持。

针对医务人员和母乳喂养妈妈们的网络资源可以参考。医务人员应认识到,网络中各种关于母乳喂养的咨询信息,质量参差不齐,在给患者推荐之前,应对相关信息进行评估。Dornan 和 Oermann 进行了一项描述性研究,在 3 个使用最多的互联网搜索引擎页面,搜索了 30 个提供患者母乳喂养教育信息的网页,对其内容质量进行评价。该研究使用的网络评价标准为卫生信息技术研究所评价网络卫生信息的标准(包括可信度、内容、利益冲突、链接、设计、互动性、警告说明和可读性)和 8 项来自 AAP 关于母乳喂养政策声明中的标准。研究结果认为,当时质量较好的网页有国际母乳会、母乳喂养基础、AAP 和 Medline⁺ 等,上述网页内有关母乳喂养和就业的信息都是正确的。

在美国,另一项与母乳喂养和工作相关的社区资源,是妇女、婴儿和儿童的特殊补充营养计划(Special Supplemental Nutrition Program for Women, Infants, and Children, WIC)。值得一提的是,"WIC 母乳喂养支持:一起学习,一起成长"

是一项新启动的国内母乳喂养运动,运动的发起是基于市场原则,目的是鼓励 WIC 的对象进行母乳喂养,为有母乳喂养意愿者提供母乳喂养支持和资源。项目的内容包括母乳喂养过程中不同阶段的教育和支持。与工作场所母乳喂养相关的实用信息包括以下内容:①如何"和老板谈工作期间吸奶的问题;②"你拥有母乳喂养的权利";③和孩子不在一起的时候,排空乳汁的技巧。WIC 能够提供的器械支持包括吸奶器。

▶ 九、促进和支持母乳喂养的国家及全球策略

(一)立法支持和公众呼吁

立法和公共政策有助于保护工作岗位上的母亲,使他们能在恢复工作后仍能坚持母乳喂养。在制定联邦法律和政策保护家庭、母亲和母乳喂养方面,美国落后于其他一些发达国家。根据全球母亲状况 2012 年的报告,在发达国家中,美国在母乳喂养政策积分卡评分的排名在最后。挪威、瑞典、奥地利和匈牙利的 3 个月纯母乳喂养率最高,为 56%~70%。积分卡的评分根据母乳喂养政策,包括以下几项:①带薪产假时长;②每天喂奶间歇及时长;③爱婴医院的比例;④政策支持力度。造成美国积分卡排名最后的原因是没有要求雇主提供带薪产假,也没有雇主把雇员挤奶的时间也计入工作时间而付酬。但从 2007 年开始,美国国内 50 个州、哥伦比亚特区和波多黎各联邦的爱婴医院数量已经增加到 2018 年 500 家。爱婴医院行动是一项全球行动,执行母乳喂养的十步法,的确改善了母乳喂养的结局。CDC 每两年一次的产科婴儿营养和护理实践(maternity practices in infant nutrition and care, mPINC)调查在美国所有的分娩机构进行,旨在分析产科病房护理政策和实践是否与母乳喂养十步法的要求一致,并将 2007 年(基线)、2009 年、2011 年和 2013 年的数据进行比较。结果发现,全国各医院十步法中能够执行一半以上的机构从 2007 年的 28.7% 增加到 2013 年的 53.9%。

尽管美国采取了数项措施改进工作岗位母亲母乳喂养的质量,但极少对她们产生直接的影响。正如"工作场所支持母乳喂养和工作的政策"章节中所述,ACA 法案正式通过立法给恢复工作仍坚持母乳喂养的母亲们提供了保护。从 2010 年出台的 ACA 法案后,少数研究探讨了该法案对工

作场所政策、泌乳空间和其他泌乳资源设施的影响。如前所述,Kozhimannil 等对 2011—2012 年分娩的 18~45 岁女性进行了一项全国调查,探讨 ACA 法案实施后工作场所母乳喂养的可及性,结果发现,只有 40% 的女性能够同时拥有工间休息和私人空间用于挤奶,而这群人 6 个月的纯母乳喂养率是不具备这些设施的人群的 2.3 倍,持续母乳喂养率是后者的 1.5 倍。Lennon 及其同事进行的是一项横断面研究,调查了密尔瓦基县的大型(>500 名员工)、中型(50~499 名员工)和小型(20~49 员工)企业。大型企业的母乳喂养设施评分明显高于中型企业,更可能提供泌乳顾问、课程和资料等服务。大多数企业(87.3%)报告提供了可以多人使用的泌乳空间,65.1% 的企业报告提供了制订的母乳喂养或吸奶的房间。

1993 年颁布的家庭医疗休假法(family medical leave act,FMLA)允许员工因家庭或医疗原因在 1 年内享受 12 周的无薪假期,包括分娩或收养孩子。这项法规让那些有经济条件的妈妈们,在常规的 6 周产假之外,还可以享受无薪假期,以便在返回工作之前做好母乳喂养的基础工作。但美国是全球没有强制带薪产假的 4 个国家之一。2012 年,ABT 联合公司为美国劳工部进行的调查显示,FMLA 条款只适宜于 17% 的工作场所,只有 59% 的员工符合 FMLA 保护条款的条件。值得关注的是,低收入、教育程度低和少数民族女性较少有资格能够享受 FMLA 带来的福利,也较少能够在有能力执行 FMLA 的单位工作,即使其在工作机构在 FMLA 条款覆盖范围内或其本身有资格享受 FMLA 条款带来的福利,但如果她们在休假期间无薪的话,也不能维持基本生活。因此,尽管 FMLA 在保护母亲和母乳喂养权益方面迈出了一大步,但仍有失公平,也不具普遍推广性,因为其条款没有考虑到处于经济和社会底层的妈妈们,而她们一般较少启动母乳喂养或持续长时间母乳喂养。

2015 年,不同国家产妇保护状况报告显示,大多数欧洲国家的带薪产假时间最长,而很多亚洲和中东国家及美国带薪产假较短,一般是 12 周或更短(世界母乳喂养行动联盟,WABA)。WABA 报告,全世界大约 68% 的国家有强制的母乳喂养假,有些是带薪的。

在过去的 20 年中,美国在促进、支持和保护母乳喂养方面的政策和立法,一直在通过各种相关行动不断推进,尤其是在工作期间的母乳喂养方面。2000 年,美国卫生与人类服务部(U.S.Department of Health and Human Services,HHS)颁发了 HHS 母乳喂养行动蓝图(HHS Blueprint for Action on Breastfeeding)。该文件介绍了一项针对母乳喂养教育、培训、可知度、支持和研究的行动计划。2011 年 1 月,美国 HHS 颁布了美国医学会支持母乳喂养行动倡议(Surgeon General's Call to Action to Support Breastfeeding),把母亲就业和母乳喂养上升为一个重要的公共卫生问题。该倡议列举了支持母乳喂养母亲和婴儿的特别举措和策略,而且有循证依据,其中相关的举措包括以下几点:

1. 举措 13:力争为所有就业的母亲提供带薪产假。

2. 举措 14:确保雇主为员工提供和维持高质量的泌乳支持服务设施。

3. 举措 15:把工作场所的泌乳支持逐渐扩展到允许妈妈们能直接给孩子喂奶。

4. 举措 16:确保所有儿童看护机构能满足母乳喂养的妈妈和婴儿的需求。

美国 HHS 的网页有美国医学会支持母乳喂养行动倡议的相关文件和资源,包括给雇主的资源信息。

与联邦政府不同,美国有几个州已经颁布母乳喂养法,有些正在讨论阶段,还有很多在修改目前的立法。当前,有 50 个州、哥伦比亚特区和维尔京群岛已经有专门法律,允许女性在公众或私人场所母乳喂养。2011 年,一共 29 个州、哥伦比亚特区、波多黎各已经有与工作场所母乳喂养有关的立法。读者还可以全美州议会联合会的网站了解更多关于母乳喂养的立法。此外,读者到州立或联邦立法网站,关注立法的进程。有研究利用 2009 年的 NIS 的数据,采用多层次社会-生态模型分析母乳喂养持续时间,结果显示,6 个月时的母乳喂养与各州是否有工作场所母乳喂养的法规有关。但对法规颁布年限和其他特点(如建立州立母乳喂养联盟年限和医院内母乳喂养支持措施)进行校正后,州立的工作场所母乳喂养法规本身并不直接影响母乳喂养持续时间。

全球及美国国内不乏对工作期间母乳喂养的倡导和努力。美国母乳喂养委员会(United States Breastfeeding Committee,USBC)是为在美国协作倡导母乳喂养活动而建立的一个组织。USBC 的代表来自卫生界、母乳喂养支持组织、相关政府部门和非政府组织,有大约 50 个会员组织组成,包括著名的美国儿科学会(American Academy of Pediatrics)、国际泌乳顾问协会(International Lactation Consultant Association)、妇女保健、产科和新生儿科护士协会、CDC 和 Wellstart 国际。来自地方和州立母乳喂养联盟的地区代表在 USBC 也有投票权。很多成员组织都发表过相关立场申明或建立过促进和支持工作期间母乳喂养的项目。例如,USBC 呼吁的"母亲友好机场(Friendly Airports for Mothers,FAM)"行动,在 2018 年 10 月 5 日签署为正式法律,要求所有大型和中型机场在每个航站楼配置私密的、非洗手间的空间,给母乳喂养的妈妈们吸奶使用。这项法案确保了母乳喂养的妈妈们在旅行途中也能有清洁私密的设施挤奶。

总之,美国已经在这方面有了很大进步,但在全面保护和促进家庭和母亲权益方面还有很多事情要做。在世界上的其他国家,母乳喂养倡导组织也很普遍,对工作期间坚持母乳喂养的妈妈们的权益起到了支持和保护作用。针对工作场所支持母乳喂养的地方和国家政策及规定的效果,还需要进行更多研究。

(二)国际劳工组织

国际劳工组织(International Labour Organization,ILO)是联合国的机构之一,致力于制定劳动标准、政策和相关事宜。ILO 的首要目标是保护女性员工中的母婴健康的需求,保障育龄期女性在劳动力市场的持续生命力。ILO 由政府、工人和雇主的代表组成。联合国机构通过公约和推荐意见制定国际劳动标准。ILO 的公约批准后,其条款将与成员国的立法机制相结合,以影响该国的立法和实践。

ILO 已经颁布了 3 项工作期间母亲保护的公约,分别在 1919 年、1952 年和 2000 年。最近颁布的 ILO 母亲保护公约 2000(公约 183)规定了带薪产假及每天工作期间的母乳喂养间歇,也包括了对乳母的歧视和解雇的保护。与母乳喂养女性特别相关的条款包括工作场所女性健康的保护、不少于 14 周的带薪产假、强制性产后 6 周的产假、收入不少于之前的 2/3、不得歧视怀孕和母乳喂养女性,且需保护她们的就业。

这些公约也使得母乳喂养的妈妈们得以减少工作时间,在一些不便提供短暂休息的工作场所,使她们时间上更灵活些。因为产假的时长是妈妈们产后恢复及建立和维持母乳喂养的关键影响因素,所以 191 号鼓励 ILO 成员国考虑把产假从 14 周延长到至少 18 周,并建议把喂奶的频率和时长根据每对母婴的实际情况进行调整。同时,还积极促进在工作场所或附件的地点,为母乳喂养的妈妈们提供足够好卫生条件的相关设施。

母乳喂养呼吁者可以应用 ILO 标准中有关母乳喂养需求的条款。一旦国家或工作场所建立或更新了相关政策,则 ILO 的工作就是确保该政策的落实,如确保母乳喂养的间歇时间和频率是充足的,并满足母乳喂养和挤奶的基本卫生条件。"灵活性"是关键。考虑到至少 6 个月纯母乳喂养的推荐,产假应该足够长,才能让工作中的妈妈们达成这一目标。

对工作中的妈妈们的保护,可以通过和工会或其他社会团体共同合作,达到推动和改进的目的。ILO 曾进行了一项研究,在 167 个 ILO 成员国中,调查各个国家如何做到让 ILO 的母亲保护公约 183 和 191 和自己国家的条款相结合。结果显示,全球 30% 的成员国完全达到了公约 183 提出的 3 个方面的要求:"产假至少 14 周;且收入不低于之前收入的 2/3,由公共或社会保障基金提供,可以不只由一个雇主支付"。尽管 ILO 标准中没有包括父亲的产假,但这一情况越来越普遍;167 个国家中,78 个都立法规定了父亲休产假的权利。

▶ 十、临床意义

泌乳顾问或者其他医务人员在提供职场母乳喂养信息时,最好是把这些信息分次讨论,保持实事求是的态度,并使对方建立对兼顾工作与母乳喂养的积极心态。泌乳顾问应该在妈妈们返回工作岗位之前和她们讨论母乳喂养的事宜。应鼓励妈妈们早在孕期的时候就确定自己的母乳喂养目标,根据自己的工作情况,做出适宜自己的母乳喂养方式的选择(专栏 18-4)。母乳喂养和工作相结合的评估清单见之前章节中的专栏 18-3,可以用于评估工作环境中的相关因素,帮助妈妈们做出适宜的计划,达成母乳喂养的目标。

专栏18-4　工作期间母乳喂养的妈妈们必须做出的决定

何时返回职场
- 工作强度：必须根据工作的状况和强度确定产后是全职还是兼职工作，或者不工作。
- 母乳喂养的目标：做决定时需要考虑以下因素，如产假的长短、母乳喂养的频率（纯母乳喂养或部分母乳喂养）、工作强度、工作环境和支持母乳喂养的设施是否足够。

母乳喂养多长时间
- 母乳喂养时间长短取决于妈妈的母乳喂养目标，以及妈妈或婴儿有特殊原因的时候是否会断奶。

吸乳的频率
- 妈妈返回职场后挤奶或吸乳的频率取决于婴儿的月龄和母婴分离时间的长短。
- 孩子越大，每天需要吸乳的次数就越少。为维持一定的泌乳量，一般工作8~10小时需要至少吸乳2次。

补充喂养需要添加的量
- 补充喂养或母乳替代品的用量决定于母乳喂养的量。对于计划纯母乳喂养的妈妈们来说，应该避免使用补充剂，防止泌乳量减少。
- 选择部分母乳喂养的妈妈们在不能母乳喂养时，可以使用母乳替代品。但其不利之处在于，随着婴儿接受越来越多的代乳品，妈妈的泌乳量会下降。

婴儿看护的决定
- 是否送孩子去看护中心取决于几个因素，如信任、方便性和经济问题等。
- 婴儿看护有以下几种选择：在自己家、在邻居或朋友家、提供看护服务人员的家或者其所在的看护中心。

　　全职工作的妈妈常常感到角色过多，因此需要学习如何管理好自己的时间，达到最大效率。母乳喂养的时候，妈妈们能够寻找到同时满足婴儿生理和心理需求的理想状态，但返回工作岗位后，妈妈们也未必需要按计划缩短哺乳时间。有些妈妈们工作后可能依旧选择纯母乳喂养，但有些可能选择部分母乳，同时添加配方奶。重要的是，妈妈们必须清楚了解不同选择方式的结局。计划产后较早开始工作且想纯母乳喂养的妈妈们，可能需要在工作时多次吸乳以维持泌乳量。

　　有些妈妈们可能选择不挤奶，但至少在返回工作的最初1~2周，可能需要挤奶以减轻不适感，同时避免工作时间乳房在尝试适应没有吸吮刺激的过程在，可能出现的意外漏奶而引起的尴尬。必须告知妈妈们，乳汁淤积是乳房未能及时排空所致，最终可能导致乳量减少、乳腺管堵塞和乳腺炎。

　　有些初为人母的妈妈们会选择产后尽快返回职场，通常是经济条件所迫；而有些妈妈们则会想尽办法延迟上班时间。很多因素会影响妈妈们返回工作早晚的决定，包括工种、同事及上司参与的程度、和同事及上司的关系、自己在工作单位的级别，以及一系列其他因素。医务人员可以给妈妈们提供关于母亲就业和母乳喂养的相关信息，但只有妈妈们自己才是最终计划的执行者。

　　泌乳顾问可以和妈妈们分享其他人处理类似状况的经验，应该在可能情况下，尽量用循证的研究结果回答她们的问题。婴儿很清楚妈妈什么时候离开，因而会通过调整睡眠时间适应妈妈不在的时段。如果妈妈在之前孩子大多数清醒状态时间内需要出去工作的话，则孩子常常出现睡眠颠倒现象。妈妈在家时，需要母乳喂养的次数会增多，这是常见的反应，特别是需要频繁喂奶的小婴儿。这种睡眠方式的改变需要告知儿童看护中心的工作人员，并告知他们不要因为喂奶而叫醒孩子，相反，看护人员应该在孩子需要吃奶的时候再喂。这种睡眠觉醒颠倒的情况并非总是在妈妈夜间睡眠时增加，发生更频繁的时段，反而是在白天早些时候妈妈们准备离家出去工作时，以及妈妈下班回家后晚上的时间。很多妈妈会把闹铃设置提早1小时，提醒自己在起床淋浴或进厨房开始新的一天之前，先喂一次奶。如果鼓励妈妈们把这一过程看作和婴儿接触的社交时段，他们更愿意把这当作婴儿愿意和妈妈亲近的行为。

　　解决婴儿看护的问题，没有灵丹妙药。一些国家政府会提供补贴，让很多妈妈们在分娩后在家休息很长时间，但美国没有联邦政策支持带薪产假。同时，越来越多的家庭需要双薪才能维持基本生活。此外，因为看护中心的员工收入很低，所以流动性很大，培训不够，员工也不够敬业。

▶ 十一、小结

　　卫生保健工作者的作用是告知返回职场的妈妈们，她们并不孤单，她们面对的问题与其他大多数妈妈们面临的问题是一样的。有时候，妈妈们自己能找到一些解决方法，能够让她们自身或其他人在受到最小干扰的基础上继续母乳喂养。无论妈妈们每个人处境如何，提供信息的人都需要从为他人服务的角度出发，认识到每个妈妈的情况不同，做到个性化对待。

　　如果机构内有很好的看护中心，而且监管得

力,则很多家庭可以免去后顾之忧。但也有些看护机构,孩子生病概率大,或者还有其他问题,不能满足婴儿或儿童的需求,会令人担忧。请到家中的看护人员一般价格昂贵,而且极难找到。一般集中看护时的忽视或虐待儿童的问题,家庭看护过程中也很难保证不出现。

婴儿母乳喂养时间(即使喂到 2 岁),在其和父母在一起的所有时间中,只占很少一部分,而妈妈们工作的时间则明显长于孩子的婴儿期阶段。在婴儿小的时候,妈妈在家陪伴的时间越长,则母乳喂养受工作负面影响的时间越短。

▶ 十二、关键知识点

1. 现在有 58.6% 已婚女性在孩子不足 1 周岁时需要返回职场。

2. 越来越多的女性选择母乳喂养,很多人会在返回职场后仍坚持母乳喂养。

3. 研究显示返回职场不影响母乳喂养启动,但的确对母乳喂养持续时间有负面影响。

4. 全职与兼职工作相比,对母乳喂养持续时间有负面影响。

5. 一般情况下,妈妈返回职场的时间越早,则母乳喂养持续时间越短。

6. 一般情况下,妈妈在返回职场之前在家里休息时间越长,则母乳喂养持续时间越长。

7. 职业的技术含量影响工作期间母乳喂养的进行:技术含量高的职业,母乳喂养和工作会结合得更好。

8. 孕期计划对女性选择工作期间母乳喂养很重要。计划的关键是了解母乳喂养和工作相结合的信息、决定是否返回职场和返回职场的时间、评估工作环境对母乳喂养的支持程度及决定是否把孩子送到看护中心。

9. 促进工作场所母乳喂养的 4 个因素是时间、空间、人力和政策。

10. 兼顾工作与母乳喂养对雇主的好处包括因孩子生病减少而减少员工缺勤,意味着卫生保健成本减少,而工作产出增加。

11. 证据显示,工作场所的泌乳支持可减少卫生保健开支、员工缺勤率和婴儿生病,同时延长了母乳喂养时间。

12. 母乳喂养问题因婴儿的月龄和返回职场的时间不同而不同。

13. 走出家门工作的母乳喂养女性的常见顾虑包括睡眠少、疲劳、如何维持足够的母乳量和婴儿白天的看护问题。

14. 返回职场后是纯母乳喂养还是部分母乳喂养,以及婴儿的月龄,决定是否需要挤奶和挤奶频率。

15. 选择吸乳器时必须考虑几个因素,包括易于清洁、易用性、舒适度、吸乳效率和成本。

16. 目前的母乳储存指南,能够促进母乳储存安全性,且是基于循证研究的证据。

17. 工作坚持母乳喂养的妈妈们可以在社区获得帮助,社区资源包括医务人员,泌乳顾问,WIC 项目,国际母乳会(La Leche Leagur International,LLLI),母乳喂养互助小组和在线信息和帮助。

18. 越来越多的法律支持和公众倡议,促进和保护返回职场后女性母乳喂养的权利。

19. ILO 从 1919 年开始在保护母亲权利方面起到积极作用,包括在工作场所母乳喂养的权利。

(孙瑜 译 高雪莲 张美华 校)

参考文献

Abdulwadud OA, Snow ME. Interventions in the workplace to support breastfeeding for women in employment. *Cochrane Database Syst Rev.* 2012;10:CD006177.

Ahrabi AF, Handa D, Codipilly CN, et al. Effects of extended freezer storage on the integrity of human milk. *J Pediatr.* 2016;177:140–143. doi:10.1016/j.jpeds.2016.06.024

Aikawa T, Pavadhgul P, Chongsuwat R, et al. Maternal return to paid work and breastfeeding practices in Bangkok, Thailand. *Asia Pac J Public Health.* 2012. doi:10.1177/1010539511419647

Alzaheb RA. Factors influencing exclusive breastfeeding in Tabuk, Saudi Arabia. *Clin Med Insights Pediatr.* 2017;11:1179556517698136. doi:10.1177/1179556517698136

American Academy of Pediatrics (AAP), American Public Health Association (APHA), National Resource Center for Health and Safety in Child Care and Early Education. *Caring for our children: national health and safety performance standards. Guidelines for early care and education programs.* 4th ed. Itasca, IL: AAP; 2019.

American Business Collaboration. The new career paradigm: flexibility briefing. 2007. Available at: https://www.shrm.org/hr-today/news/hr-news/Documents/ABC_NCP_Flexibility_Briefing.pdf. Accessed May 10, 2019.

Anderson J, Kuehl RA, Drury SA, et al. Policies aren't enough: the importance of interpersonal communication about workplace breastfeeding support. *J Hum Lact.* 2015;31(2):260–266. doi:10.1177/0890334415570059

Angeletti MA. Breastfeeding mothers returning to work: possibilities for information, anticipatory guidance and support from U.S. health care professionals. *J Hum Lact.* 2009;25:226–232.

Arthur CR, Saenz RB, Replogle WH. The employment-related breastfeeding decisions of physician mothers. *J Miss State Med Assoc.* 2003;44:383–387.

Attanasio L, Kozhimannil KB, McGovern P, et al. The impact

of prenatal employment on breastfeeding intentions and breastfeeding status at 1 week postpartum. *J Hum Lact*. 2013; 29(4):620–628. doi:10.1177/0890334413504149

Auerbach KG, Guss E. Maternal employment and breastfeeding: a study of 567 women's experiences. *Am J Dis Child*. 1984; 138:958–960.

Baby-Friendly USA. The Baby-Friendly Hospital Initiative. 2018. Available at: https://www.babyfriendlyusa.org/about. Accessed December 17, 2018.

Bai Y, Wunderlich SM. Lactation accommodation in the workplace and duration of exclusive breastfeeding. *J Midwifery Womens Health*. 2013;58(6):690–696. doi:10.1111/jmwh.12072

Balkam JA, Cadwell K, Fein SB. Effect of components of a workplace lactation program on breastfeeding duration among employees of a public-sector employer. *Matern Child Health J*. 2011;15:677–683.

Bar-Yam NB. Workplace lactation support, part 1: a return to work breastfeeding assessment tool. *J Hum Lact*. 1998;14:249–254.

Bettinelli M. Breastfeeding policies and breastfeeding support programs in the mother's workplace. *J Matern Fetal Neonatal Med*. 2012;25(suppl 4):81–82. doi:10.3109/14767058.2012 .715033

Biagoli F. Returning to work while breastfeeding. *Am Fam Phys*. 2003;68:2199–2206.

Biancuzzo M. Selecting pumps for breastfeeding mothers. *J Obstet Gynecol Neonatal Nurs*. 1999;28:417–426.

Bocar D. Combining breastfeeding and employment: increasing success. *J Perinat Neonat Nurs*. 1997;11:23–43.

Bridges CB, Frank DI, Curtin J. Employer attitudes toward breastfeeding in the workplace. *J Hum Lact*. 1997;13:215–219.

Brown CA, Poag S, Kasprzycki C. Exploring large employers' and small employers' knowledge, attitudes, and practices on breastfeeding support in the workplace. *J Hum Lact*. 2001;17: 39–46.

Buss IH, McGill F, Darlow BA, Winterbourn CC. Vitamin C is reduced in human milk after storage. *Acta Paediatr*. 2001;90:813–815.

Callahan S, Sejourne N, Denis A. Fatigue and breastfeeding: an inevitable partnership? *J Hum Lact*. 2006;22:182–187.

Carbonare SB, Palmeira P, Silva ML, Carneiro-Sampaio MM. Effect of microwave radiation, pasteurization and lyophilization on the ability of human milk to inhibit *Escherichia coli* adherence to Hep-2 cells. *J Diarrhoeal Dis Res*. 1996; 14:90–94.

Carothers C, Hare I. The business case for breastfeeding. *Breastfeed Med*. 2010;5(5):229–231. doi:10.1089/bfm.2010.0046

Centers for Disease Control and Prevention (CDC). *The CDC guide to strategies to support breastfeeding mothers and babies.* Atlanta, GA: U.S. Department of Health and Human Services; 2013.

Centers for Disease Control and Prevention (CDC). Breastfeeding report card, United States, 2018. 2018. Available at: https:// www.cdc.gov/breastfeeding/data/reportcard.htm. Accessed November 16, 2018.

Chezem J, Montgomery P, Fortman T. Maternal feelings after cessation of breastfeeding: influence of factors related to employment and duration. *J Perinat Neonatal Nurs*. 1997;11:61–70.

Chow T, Smithey Fulmer I, Olson BH. Perspectives of managers toward workplace breastfeeding support in the state of Michigan. *J Hum Lact*. 2011;27:138–146.

Chow T, Wolfe EW, Olson B. Development, content validity, and piloting of an instrument designed to measure managers' attitude toward workplace breastfeeding support. *J Acad Nutr Diet*. 2012;112:1042–1047.

Christrup SM. Breastfeeding in the American workplace. *J Gender Soc Pol Law*. 2001;9:472–503.

Chuang CH, Chang PJ, Chen YC, et al. Maternal return to work and breastfeeding: a population-based cohort study. *Int J Nurs Stud*. 2010;47:461–474.

Click ER. Developing a worksite lactation program. *MCN Am J Matern Child Nurs*. 2006;31:313–317.

Cohen R, Mrtek MB. The impact of two corporate lactation programs on the incidence and duration of breastfeeding by employed mothers. *Am J Health Prom*. 1994;8:436–441.

Cohen R, Mrtek MB, Mrtek RG. Comparison of maternal absenteeism and infant illness rates among breast-feeding and formula-feeding women in two corporations. *Am J Health Prom*. 1995;10:148–153.

Dagher RK, McGovern PM, Schold JD, Randall XJ. Determinants of breastfeeding initiation and cessation among employed mothers: a prospective cohort study. *BMC Pregnancy Childbirth*. 2016;16(1):194. doi:10.1186/s12884-016-0965-1

Daly SEJ, Hartmann PE. Infant demand and milk supply: the short-term control of milk synthesis in lactating women. *J Hum Lact*. 1995;11:27–37.

Dinour LM, Szaro JM. Employer-based programs to support breastfeeding among working mothers: a systematic review. *Breastfeed Med*. 2017;12:131–141. doi:10.1089/bfm .2016.0182

Dodgson JE, Duckett L. Breastfeeding in the workplace: building a support program for nursing mothers. *AAOHN J*. 1997;45:290–298.

Dornan BA, Oermann MH. Breastfeeding websites for patient education. *MCN Am J Matern Child Nurs*. 2006;31:18–23.

Dozier AM, McKee KS. State breastfeeding worksite statutes . . . breastfeeding rates . . . and. . . . *Breastfeed Med*. 2011;6:319–324.

Dunn BF, Zavela KJ, Cline AD, Cost PA. Breastfeeding practices in Colorado businesses. *J Hum Lact*. 2004;20:170–177.

Eglash A, Malloy ML. Breastmilk expression and breast pump technology. *Clin Obstet Gynecol*. 2015;58(4):855–867. doi: 10.1097/GRF.0000000000000141

Fein SB, Mandal B, Roe BE. Success of strategies for combining employment and breastfeeding. *Pediatrics*. 2008;122: S56–S62.

Fetherston C. Risk factors for lactation mastitis. *J Hum Lact*. 1998;14:101–109.

Galbally M, Lewis AJ, McEgan K, et al. Breastfeeding and infant sleep patterns: an Australian population study. *J Paediatr Child Health*. 2013;49:E147–E152.

Galtry J. The impact on breastfeeding of labour market policy and practice in Ireland, Sweden, and the USA. *Soc Sci Med*. 2003;57:167–177.

Gordon RA, Kaestner R, Korenman S. The effects of maternal employment on child injuries and infectious disease. *Demography*. 2007;44:307–333.

Hager WD, Barton JR. Treatment of sporadic acute puerperal mastitis. *Infect Dis Obstet Gynecol*. 1996;4:97–101.

Haider SJ, Jacknowitz A, Schoeni RF. Welfare work requirements and child well-being: evidence from the effects on breast-feeding. *Demography*. 2003;40:479–497.

Hamosh M, Ellis LA, Pollock DR, et al. Breastfeeding and the working mother: effect of time and temperature of short-term storage on proteolysis, lipolysis, and bacterial growth in milk. *Pediatrics*. 1996;97:492–498.

Handa D, Ahrabi AF, Codipilly CN, et al. Do thawing and warming affect the integrity of human milk? *J Perinatol*. 2014;34(11):863–866. doi:10.1038/jp.2014.113

Hawkins SS, Dow-Fleisner S, Noble A. Breastfeeding and the Affordable Care Act. *Pediatr Clin North Am*. 2015;62(5): 1071–1091. doi:10.1016/j.pcl.2015.05.002

Hawkins SS, Griffiths LJ, Dezateux C, et al. Millennium Cohort Study Child Health Group. Maternal employment and breast-feeding initiation: findings from the Millennium Cohort Study. *Paediatr Perinat Epidemiol*. 2007;21:242–247.

Hen W, Waldfogel, J. Parental leave: the impact of recent legislation on parents' leave taking. *Demography*. 2003;40(4):191–200.

Iatrakis G, Zervoudis S, Ceausu I, et al. Clinical features and treatment of lactational mastitis: the experience from a binational study. *Clin Exp Obstet Gynecol*. 2013;40(2):275–276.

Institute for Women's Policy Research. Maternity, paternity, and adoption leave in the United States. IWPR #A143 Update. 2013. Available at: https://iwpr.org/wp-content/uploads/wpallimport/files/iwpr-export/publications/A143%20Updated%202013.pdf. Accessed June 27, 2019.

International Labour Organization (ILO). Maternity at work: a review of national legislation. 2nd ed. 2010. Available at: http://www.ilo.org/wcmsp5/groups/public/---dgreports/---dcomm/---publ/documents/publication/wcms_124442.pdf. Accessed August 28, 2019.

International Labour Organization (ILO). Global employment trends for women 2012 (brief). 2012. Available at: https://www.ilo.org/global/research/global-reports/global-employment-trends/WCMS_195447/lang--en/index.htm. Accessed August 28, 2019.

International Labour Organization (ILO). Maternity and paternity at work: law and practice across the world. 2014. Available at: https://www.ilo.org/wcmsp5/groups/public/---dgreports/---dcomm/---publ/documents/publication/wcms_242615.pdf. Accessed December 17, 2018.

International Labour Organization (ILO). World employment and social outlook: trends for women 2017. 2017. Available at: https://www.ilo.org/global/research/global-reports/weso/trends-for-women2017/WCMS_557245/lang--ja/index.htm. Accessed May 4, 2019.

Johnson AM, Kirk R, Muzik M. Overcoming workplace barriers: a focus group study exploring African American mothers' needs for workplace breastfeeding support. *J Hum Lact*. 2015;31(3):425–433. doi:10.1177/0890334415573001

Johnston M, Esposito N. Barriers and facilitators for breastfeeding among working women in the United States. *J Obstet Gynecol Neonatal Nurs*. 2007;36:9–20.

Jones F. *Best practice for expressing, storing, and handling human milk in hospital, homes, and child care settings*. Fort Worth, TX: Human Milk Banking Association of North America; 2011.

Killien MG. Postpartum return to work: mothering stress, anxiety, and gratification. *Can J Nurs Res*. 1998;30:53–66.

Killien MG. The role of social support in facilitating postpartum women's return to employment. *J Obstet Gynecol Neonatal Nurs*. 2005;34:639–646.

Kimbro RT. On-the-job moms: work and breastfeeding initiation and duration for a sample of low-income women. *Matern Child Health J*. 2006;10:19–26.

Kozhimannil KB, Jou J, Gjerdingen DK, McGovern PM. Access to workplace accommodations to support breastfeeding after passage of the Affordable Care Act. *Womens Health Issues*. 2016;26(1):6–13. doi:10.1016/j.whi.2015.08.002

Laughlin L. Who's minding the kids? Child care arrangements: spring 2011. 2013. Available at: http://www.census.gov/prod/2013pubs/p70-135.pdf. Accessed May 10, 2019.

Lennon T, Bakewell D, Willis E. Workplace lactation support in Milwaukee County 5 years after the Affordable Care Act. *J Hum Lact*. 2017;33(1):214–219. doi:10.1177/0890334416679617

Lewallen LP, Dick MJ, Flowers J, et al. Breastfeeding support and early cessation. *J Obstet Gynecol Neonatal Nurs*. 2006;35(2):166–172.

Libbus MK, Bullock FC. Breastfeeding and employment: an assessment of employer attitudes. *J Hum Lact*. 2002;18:247–251.

Majee W, Jefferson UT, Goodman LR, Olsberg JE. Four years later: rural mothers' and employers' perspectives on breastfeeding barriers following the passage of the Affordable Care Act. *J Health Care Poor Underserved*. 2016;27(3):1110–1125. doi: 10.1353/hpu.2016.0111

Mandal B, Roe BE, Fein SB. The differential effects of full-time and part-time work status on breastfeeding. *Health Policy*. 2010;97:79–86.

Marinelli KA, Moren K, Taylor JS, Academy of Breastfeeding Medicine. Breastfeeding support for mothers in workplace employment or educational settings: summary statement. *Breastfeed Med*. 2013;8:137–142.

McGovern P, Dowd B, Gjerdingen D, et al. Postpartum health of employed mothers 5 weeks after childbirth. *Ann Fam Med*. 2006;4(2):159–167.

McKenna J, Mosho S, Richard C. Bedsharing promoted breastfeeding. *Pediatrics*. 1997;100:214–219.

Meedya S, Fahy K, Kable A. Factors that positively influence breastfeeding duration to 6 months: a literature review. *Women Birth*. 2010;23:35–45. doi:10.1016/j.wombi.2010.02.002

Meier PP, Patel AL, Hoban R, Engstrom JL. Which breast pump for which mother: an evidence-based approach to individualizing breast pump technology. *J Perinatol*. 2016;36(7):493–499.

Mills SP. Workplace lactation programs: a critical element for breastfeeding mothers' success. *AAOHN J*. 2009;57:227–231.

Mirkovic KR, Perrine CG, Scanlon KS, Grummer-Strawn LM. In the United States, a mother's plans for infant feeding are associated with plans for employment. *J Hum Lact*. 2014;30:291–297.

Morrissey TW. Multiple child care arrangements and common communicable illnesses in children aged 3 to 54 months. *Matern Child Health J*. 2013;17:1175–1184. doi:10.1007/s10995-012-1125-5

Murtagh L, Moulton AD. Working mothers, breastfeeding, and the law. *Am J Public Health*. 2011;101:217–223.

National Conference of State Legislation. Breastfeeding laws. 2010. Available at: http://www.ncsl.org/issues-research/health/breastfeeding-state-laws.aspx. Accessed December 17, 2018.

Neifert M, Bunik M. Overcoming clinical barriers to exclusive breastfeeding. *Pediatr Clin North Am*. 2013;60(1):115–145. doi:10.1016/j.pcl.2012.10.001

Nichols MR, Roux GM. Maternal perspectives on postpartum return to the workplace. *J Obstet Gynecol Neonatal Nurs*. 2004;33:463–471.

Office of the Surgeon General, Centers for Disease Control and Prevention, Office on Women's Health. *The Surgeon General's call to action to support breastfeeding*. Rockville, MD: Office of the Surgeon General; 2011. Available at: https://www.ncbi.nlm.nih.gov/books/NBK52682/. Accessed August 28, 2019.

Office on Women's Health, U.S. Department of Health and Human Services. Supporting nursing moms at work. 2019. Available at: https://www.womenshealth.gov/supporting-nursing-moms-work/what-law-says-about-breastfeeding-and-work. Accessed May 4, 2019.

Ogbuanu C, Glover S, Probst J, et al. The effect of maternity leave length and time of return to work on breastfeeding. *Pediatrics*. 2011;127:1414–1427.

Ogundele MO. Techniques for the storage of human breastmilk: implications for antimicrobial functions and safety of stored milk. *Eur J Pediatr*. 2000;159:793–797.

Ong G, Yap M, Li FL, Choo TB. Impact of working status on breastfeeding in Singapore. *Eur J Public Health*. 2005;15:434–430.

Ortiz J, McGilligan K, Kelly P. Duration of breast milk expression among working mothers enrolled in an employer-sponsored lactation program. *Pediatr Nurs*. 2004;30:111–119.

Ovesen L, Jakobsen J, Leth T, Reinholdt J. The effect of microwave heating on vitamins B1 and E, and linoleic and linolenic acids, and immuno-globulins in human milk. *Int J Food Sci Nutr*. 1996;47:427–436.

Pardou A, Serruys E, Mascart-Lemone F, et al. Human milk banking: influence of storage processes and of bacterial contamination on some milk constituents. *Biol Neonate*. 1994;65:302–309.

Peaker M, Wilde CJ. Feedback control of secretion from milk. *J Mammary Gland Biol Neoplasia.* 1996;1:307–314.

Perrine CG, Galuska DA, Dohack JL, et al. Vital signs: improvements in maternity care policies and practices that support breastfeeding—United States, 2007–2013. *Morb Mortal Wkly Rep.* 2015;64(39):1112–1117. doi:10.15585/mmwr.mm6439a5

Piper S, Parks PL. Predicting the duration of lactation: evidence from a national survey. *Birth.* 1996;23:7–12.

Potter B. Women's experiences of managing mastitis. *Community Pract.* 2005;78:209–212.

Prime DK, Garbin CP, Hartmann PE, Kent JC. Simultaneous breast expression in breastfeeding women is more efficacious than sequential breast expression. *Breastfeed Med.* 2012;7:442–447.

Pugh L, Milligan R. A framework for the study of childbearing fatigue. *Adv Nurs Sci.* 1993;15:60–70.

Radtke Demirci J, Braxter BJ, Chasens ER. Breastfeeding and short sleep duration in mothers and 6–11-month-old infants. *Infant Behav Dev.* 2012;35:884–886.

Ramamurthy MB, Sekartini R, Ruangdaraganon N, et al. Effect of current breastfeeding on sleep patterns in infants from Asia-Pacific region. *J Paediatr Child Health.* 2012;48:669–674.

Rivera-Pasquel M, Escobar-Zaragoza L, González de Cosío T. Breastfeeding and maternal employment: results from three national nutritional surveys in Mexico. *Matern Child Health J.* 2015;19(5):1162–1172. doi:10.1007/s10995-014-1622-9

Rogers KC, Finks FW. Job sharing for women pharmacists in academia. *Am J Pharm Educ.* 2009;73(7, Article 135):1–5.

Rojjanasrirat W. Working women's breastfeeding experiences. *MCN Am J Matern Child Nurs.* 2004;29:222–227.

Rojjanasrirat W, Bandy B. Evaluation of Kansas business case for breastfeeding program on employed mothers' breastfeeding outcomes. Poster presented at: International Lactation Consultant Association Conference and Annual Meeting; July 2017; Toronto, Canada.

Rojjanasrirat W, Sousa V. Perceptions of breastfeeding and planned return to work or school among low-income pregnant women in the USA. *J Clin Nurs.* 2010;19:2014–2022.

Rojjanasrirat W, Wambach KA, Sousa VD, Gajewski B. Psychometric evaluation of the Employer Support for Breastfeeding Questionnaire (ESBQ). *J Hum Lact.* 2010;26(3):286–296.

Ryan AS, Zhou W, Arensberg MB. The effect of employment status on breastfeeding in the United States. *Womens Health Iss.* 2006;16:243–251.

Sattari M, Serwint JR, Neal D, et al. Work-place predictors of duration of breastfeeding among female physicians. *J Pediatr.* 2013;163:1612–1617.

Save the Children. Nutrition in the first 1000 days: state of the world's mothers 2012 . 2012. Available at: https://www.savethechildren.org/content/dam/usa/reports/advocacy/sowm/sowm-2012.pdf. Accessed December 17, 2018.

Scott JA, Binns CW, Oddy WH, Graham KI. Predictors of breastfeeding duration: evidence from a cohort study. *Pediatrics.* 2006;117:646–655.

Skafida V. Juggling work and motherhood: the impact of employment and maternity leave on breastfeeding duration: a survival analysis on Growing Up in Scotland data. *Matern Child Health J.* 2012;16:519–527.

Slusser WM, Lange L, Dickson V, et al. Breast milk expression in the workplace: a look at frequency and time. *J Hum Lact.* 2004;20:164–169.

Smith JP, McIntyre E, Craig L, et al. Workplace support, breastfeeding and health. *Fam Matters.* 2013;93:58–73.

Smith K, Downs B, O'Connell M. *Maternity leave and employment patterns: 1961–1995, current population reports.* Washington, DC: U.S. Census Bureau; 2001.

Snyder K, Hansen K, Brown S, et al. Workplace breastfeeding support varies by employment type: the service workplace disadvantage. *Breastfeed Med.* 2018;13(1):23–27. doi:10.1089/bfm.2017.0074

Society for Human Resource Management (SHRM). 2018 employee benefits: the evolution of benefits. 2018. Available at: https://www.shrm.org/hr-today/trends-and-forecasting/research-and-surveys/Documents/2018%20Employee%20Benefits%20Report.pdf. Accessed December 5, 2018.

Sriraman NK, Kellams A. Breastfeeding: what are the barriers? Why women struggle to achieve their goals. *J Womens Health (Larchmt).* 2016;25(7):714–722. doi:10.1089/jwh.2014.5059

Steurer LM. Maternity leave length and workplace policies' impact on the sustainment of breastfeeding: global perspectives. *Public Health Nurs.* 2017;34(3):286–294. doi:10.1111/phn.12321

Stevens KV, Janke J. Breastfeeding experiences of active duty military women. *Mil Med.* 2003;168:380–384.

Stewart-Glenn J. Knowledge, perceptions, and attitudes of managers, coworkers, and employed breastfeeding mothers. *AAOHN J.* 2008;56:423–431.

Thomas-Jackson SC, Bentley GE, Keyton K, et al. In-hospital breastfeeding and intention to return to work influence mothers' breastfeeding intentions. *J Hum Lact.* 2016;32(4):NP76–NP83. doi:10.1177/0890334415597636

Thompsen AC, Espersen T, Maigaard S. Course and treatment of milk stasis, noninfectious inflammation of the breast, and infectious mastitis in nursing women. *Am J Obstet Gynecol.* 1984;149:492–495.

Thompson PE, Bell P. Breast-feeding in the workplace: how to succeed. *Iss Comp Pediatr Nurs.* 1997;20:1–9.

Thulier D, Mercer J. Variables associated with breastfeeding duration. *J Obstet Gynecol Neonatal Nurs.* 2009;38:259–268. doi:10.1111/j.1552-6909.2009.01021.x

Tsai SY. Employee perception of breastfeeding-friendly support and benefits of breastfeeding as a predictor of intention to use breast-pumping breaks after returning to work among employed mothers. *Breastfeed Med.* 2014;9(1):16–23. doi:10.1089/bfm.2013.0082

United States Breastfeeding Committee (USBC). Friendly Airports for Mothers (FAM) Act. 2019. Available at: http://www.usbreastfeeding.org/fam-act. Accessed August 23, 2019.

U.S. Bureau of Labor Statistics, U.S. Department of Labor. Women in the labor force: a databook. Report 1018. 2009. Available at: https://www.bls.gov/cps/wlf-databook2009.htm. Accessed May 4, 2019.

U.S. Bureau of Labor Statistics, U.S. Department of Labor. Women in the labor force: a databook. Report 1065. 2017. Available at: https://www.bls.gov/opub/reports/womens-databook/2016/. Accessed May 10, 2019.

U.S. Bureau of Labor Statistics, U.S. Department of Labor. Women in the labor force: a databook. Report 1077. 2018. Available at: https://www.bls.gov/opub/reports/womens-databook/2018/pdf/home.pdf. Accessed May 4, 2019.

U.S. Department of Health and Human Services. *HHS blueprint for action on breastfeeding.* Washington, DC: U.S. Department of Health and Human Services, Office on Women's Health; 2000.

U.S. Department of Health and Human Services. Business case for breastfeeding. 2010. Available at: https://www.womenshealth.gov/breastfeeding/breastfeeding-home-work-and-public/breastfeeding-and-going-back-work/business-case. Accessed May 10, 2019.

U.S. Department of Labor. Job sharing. n.d. Available at: https://www.dol.gov/general/topic/workhours/jobsharing. Accessed August 22, 2019.

U.S. Department of Labor. Wage and hour division. 2010. Available at: http://www.dol.gov/whd/nursingmothers/Sec7rFLSA_btnm.htm. Accessed May 10, 2019.

U.S. Department of Labor. Family and medical leave in 2012:

executive summary. 2012. Available at: http://www.dol.gov/asp/evaluation/fmla/FMLA-2012-Executive-Summary.pdf. Accessed May 4, 2019

U.S. Equal Employment Opportunity Commission. Pregnancy discrimination. n.d. Available at: https://www.eeoc.gov/laws/types/pregnancy.cfm. Accesed June 27, 2019.

Vanek EP, Vanek JA. Job sharing as an employment alternative in group medical practice. *Med Group Manage J*. 2001;48:24-40.

Wambach K. Maternal fatigue in breastfeeding primiparae during the first nine weeks postpartum. *J Hum Lact*. 1998;14:219-229.

Wambach K, Britt E. Breastfeeding support experiences of registered nurses in a large children's hospital system. *J Obstet Gynecol Neonatal Nurs*. 2018;47(5):632-640. doi:10.1016/j.jogn.2018.07.007

Wambach K, Prusia, V, Britt C, Murray L. Supporting breastfeeding: evaluation of the University of Kansas Medical Center Express Stations. Poster presented at: International Lactation Consultant Association Conference; July 25, 2014; Phoenix, AZ.

Whaley SE, Meehan K, Lange L, et al. Predictors of breastfeeding duration for employees of the Special Supplemental Nutrition Program for Women, Infants, and Children (WIC). *J Am Diet Assoc*. 2002;102:1290-1293.

Win NN, Binns CW, Zhao Y, et al. Breastfeeding duration in mothers who express breast milk: a cohort study. *Int Breastfeed J*. 2006;1:28.

Witters-Green R. Increasing breastfeeding rates in working mothers. *Fam Syst Health*. 2003;21:415-434.

World Alliance for Breastfeeding Action (WABA). Status of maternity protection by country. 2015. Available at: http://www.waba.org.my/whatwedo/womenandwork/pdf/mpchart2011a.pdf. Accessed May 10, 2019.

Wyatt SN. Challenges of the working breastfeeding mother: workplace solutions. *AAOHN J*. 2002;50:61-66.

Yimyam S, Morrow M. Breastfeeding practices among employed Thai women in Chiangmai. *J Hum Lact*. 1999;15:225-232.

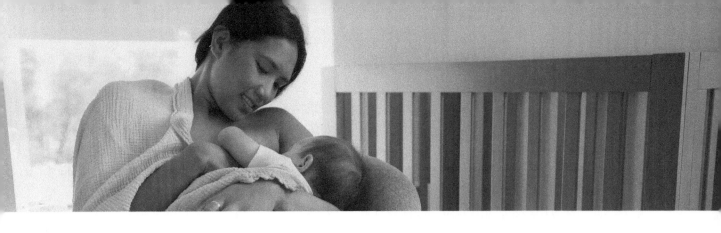

第十九章
儿童保健

本章主要讨论儿童保健的问题,首先讨论婴幼儿的正常生长发育基础,然后讨论儿童发育的相关理论。之后还将讨论母婴关系的复杂网络,关注儿童保健相关问题,如疫苗接种、维生素 D、口腔和牙齿保健及儿童肥胖。最后是关于辅食添加和断奶的相关问题。

▶ 一、生长发育结局与儿童喂养

在讨论生长发育的一些具体问题前,有必要了解一下母乳喂养与人工喂养婴儿生长发育结局的差异。一系列研究发现母乳喂养对儿童期甚至青年期的认知发育都有着长期益处(表 19-1)。我们需要考虑母乳喂养中究竟是什么因素发挥了促进发育和提高智商的效果?是母乳中的免疫成分,还是母乳喂养过程中环境影响、社会经济学因素还是情感互动?此外母乳的认知益处只是短期作用?或者母乳喂养对 IQ 的提升可以持续更长时间?研究发现母亲的养育作用对儿童的认知发育有积极影响。最新的研究探讨了母乳喂养对认知发育的长期作用,在控制各种混杂因素后,可以更好地发现母乳喂养对婴儿认知、神经发育和行为发育的实际作用。

在 Whitehouse 等的一项大规模的纵向研究中,发现母乳喂养持续时间(>6 个月)对儿童 10 岁时的语言能力有积极影响。研究人员发现,"即使校正了一系列潜在协变量后,这种效应仍然存在。这表明母乳喂养和语言能力之间的联系不仅仅反映了社会人口优势"。Brion 等研究了母乳喂养对

儿童血压(BP)、体重指数(BMI)和智商的影响。这项研究的独特之处在于,研究人员通过研究英国的高收入人群和巴西低收入人群来控制了社会经济的影响,结果表明,先前报道的母乳喂养与儿童体重指数和血压的关系可能反映了混淆因素的残余影响;然而,母乳喂养与两个群体的儿童智商之间存在因果关系。Belfort 等研究了母乳喂养持续时间和纯母乳喂养率与 3 岁和 7 岁儿童认知的关系。研究结果表明,纯母乳喂养持续时间越长,在 3 岁时语言接受能力越好,7 岁时的语言和非语言智商得分越高。研究人员校正了母性智力和许多其他潜在混淆因素后,母乳喂养过的婴儿 7 岁时语言智商明显高于从未母乳喂养者(3.75 分)。Grace 等研究了 2 868 名 10 岁、14 岁和 17 岁儿童母乳喂养时间与运动发育结果之间的关系,结果发现母乳喂养 ≥ 6 个月与各年龄段运动发育结果的改善均呈正相关,校正胎龄、压力、分娩方式、母亲年龄、社会经济地位和儿童性别后,依然如此。

为了校正母婴互动方面的影响因素,Lucas 等通过喂管给早产儿喂养母乳,并与喂养配方奶(或打算母乳喂养但未能实现)者进行比较,因为所有早产儿都通过胃管喂养,所以可以单独分析母乳本身的影响,而不受母婴亲密互动的干扰。结果显示,母乳喂养婴儿与对照组相比 IQ 得分高 8.5 分。Vohr 等研究了 NICU 中的极低出生体重儿母乳喂养的发育结局,研究对象通过鼻胃管喂养以控制母婴互动的影响,结果显示母乳喂养 ELBW 婴儿 19 个月时,贝利婴儿智力发展指数(MDI)和运动发展

指数(PDI)得分均高于配方奶喂养婴儿。

一些研究显示,母乳喂养婴儿的认知发育与母乳中天然存在的长链不饱和脂肪酸(long-chain polyunsaturated fatty acids,LCPFAs)有关。这些成分在美国 2002 年前的配方奶中不存在。例如,母乳喂养婴儿与配方奶喂养婴儿在视觉功能的发育差异,可能是因为 DHA 和 AA 含量的差异,而这两种 LCPFAs 在母乳中都存在。随机对照研究证明,配方奶中添加 DHA 后能够改善婴儿视觉和智力发育。

很明显,母乳有益于婴儿的大脑认知功能。

母乳喂养儿认知功能更佳的另一个可能原因,是母乳中唾液酸含量高。大脑发育成熟程度与唾液酸总水平相关。母乳喂养婴儿大脑中唾液酸含量高于配方奶喂养儿,原因是母乳中含有丰富唾液酸结构的寡聚糖,而配方奶中的含量非常低。神经系统发育还与儿童受到感官刺激的数量、质量和时机有关。母婴的母乳喂养关系,可以从多个方面增进婴儿感官刺激,比如母乳喂养过程中的皮肤接触。婴儿吸吮动作能够增加母亲催乳素和催产素的分泌,同时也能够改善母性行为。

表 19-1 母乳喂养与儿童智力、发育及运动技能的研究

资料来源:

Whitehouse AJ,Robinson M,Li J,Oddy WH.Duration of breast feeding and language ability in middle childhood.Paediatr Perinat Epidemiol,2011,25:44-52.(澳大利亚)

方法

纵向前瞻性研究,以确定母乳喂养与语言发展的关系,对环境混杂因素进行矫正。1 976 名受试者纳入研究,最终 1 067 人完成 10 年随访。5 岁和 10 岁进行皮博迪图片词汇测试(PPVT-R)。

调查结果

Bonferroni 事后检验发现,主要母乳喂养 4~6 个月或 >6 个月的儿童的语言得分高于母乳喂养 0~4 个月或未进行母乳喂养的儿童($P<0.05$)。

资料来源:

Belfort MB,Rifas-Shiman SL,Kleinman KP,et al.Infant feeding and childhood cognition at ages 3 and 7 years:effects of breastfeeding duration and exclusivity.JAMA Pediatr.2013;167(9):836-844(美国)

方法

对 1 312 名母亲进行前瞻性队列研究,探讨母乳喂养持续时间与纯母乳喂养与 3 岁和 7 岁儿童认知之间的关系。认知测试包括 3 岁时的皮博迪图片词汇测试、3 岁和 7 岁对视觉运动能力的广泛评估,以及 7 岁时考夫曼简短智力测试、记忆和学习能力的广泛评估。

调查结果

在线性回归中校正社会人口学、母亲智力和家庭环境的影响,结果发现母乳喂养时间越长,3 岁时皮博迪图片词汇测验得分越高(0.21 分 / 母乳喂养月;95% CI 0.03-0.38 分),7 岁时的考夫曼简式智力测验的智力得分也越高(语言能力 0.35 分 / 母乳喂养月;95% CI 0.16-0.53 分;非语言能力 0.29 分 / 母乳喂养月;95% CI 0.05-0.54 分)。

资料来源:

Huang J,Peters KE,Vaughn MG,Witko C.Breastfeeding and trajectories of children's cognitive development.Dev Sci.2014;17(3):452-461.(美国)

方法

前瞻性的纵向调查,研究了母乳喂养与儿童认知发展曲线的关系。最终完成样本量为 $n=2$ 681。受试者的认知能力测试采用伍德考克 - 约翰逊修正(WJ-R)成就测验(包括子测验)

调查结果

在 10 年内对儿童进行 3 次评估。结果表明,母乳喂养时间每延长 1 个月,受试者的认知能力得分增加 0.4~0.72 分($P<0.01$;取决于不同亚测验)。

资料来源:

Grace T,Oddy W,Bulsara M,Hands B.Breastfeeding and motor development:a longitudinal cohort study.Hum Mov Sci.2015;51:9-16.(美国)

方法

分析 2 868 名 10、14、17 岁儿童母乳喂养时间与运动发育的关系。采用线性混合模型对已知影响运动发育的协变量进行校正,研究了主要母乳喂养 <6 个月和 ≥ 6 个月对运动发育结果的影响。

调查结果

在对儿童性别、母亲年龄、饮酒、家庭收入、高血压状况、妊娠压力状况和分娩方式进行校正后,母乳喂养 ≥ 6 个月与 10、14 和 17 岁运动发育结局正相关(β=1.38;$P=0.019$)。

资料来源：

Vohr BR，Poindexter BB，Dusick AM，et al.Beneficial effects of breast milk in the neonatal intensive care unit on the developmental outcome of extremely-low-birth-weight infants at 18 months of age.Pediatrics.2006；118：e115-e123.（美国）

方法

采用贝利智力发展指数和行为评定量表对 1 035 名矫正月龄为 18 个月的极低出生体重儿进行评定。

调查结果

在新生儿重症监护室（NICU）时母乳摄入量最高的婴儿在贝利婴儿发展测试中得分高于母乳摄入量较低或没吃母乳的婴儿。母乳摄入量每增加 10ml/（kg·d），得分增加：智力发展指数增加 0.53 分，运动发展指数增加 0.63 分，行为评分增加 0.82 分。对极低出生体重儿来说，母乳喂养的长期益处表现为 IQ 升高 5 分（1/2SD）。

资料来源：

Kanazawa S.Breastfeeding is positively associated with child intelligence even net of parental IQ.Dev Psych.2015；51（12）：1684-1689.（英国）

方法

英国的一项大规模前瞻性纵向研究，分析了母乳喂养对连续几代人的影响。对每一代人进行多个认知测验，并进行因素分析，提取潜在的智力影响因素。这项研究纳入 17 419 名婴儿，在随后的 7、11、16、23、33、41、46 和 50 岁时接受评估。

调查结果

单独分析时，母乳喂养与各年龄段的智力均显著相关（$P<0.001$）。分析表明，母乳喂养与智力之间的关系在统计学上有显著意义，并且这一相关性从 7~16 岁呈增长趋势。分析还显示，每增加 1 个月的母乳喂养，都会增加 IQ 0.16 分，这意味着 WHO 推荐的母乳喂养 2 年中，智商可提升 3.86 分。母乳喂养似乎增加了孩子的智力，且与父母的智商高低无关。

资料来源：

McCrory C，Murray A.The effect of breastfeeding on neuro-development in infancy.Matern Child Health J.2013；17（9）：1680-1688.（爱尔兰）

方法

本研究以爱尔兰出生的婴儿为研究对象，采用年龄与发育进程问卷（ASQ）对 9 月龄婴儿的母乳喂养与儿童神经发育指数的关系进行了研究。共有 11 134 个家庭参与研究，为控制母乳喂养剂量依赖性，将婴儿分为以下几类：从不母乳喂养、母乳喂养 <1 周、母乳喂养 2 周至 1 个月、母乳喂养 1~3 个月、母乳喂养 3~6 个月、母乳喂养 ≥ 6 个月（但不是纯母乳喂养）、纯母乳喂养 6 个月以上。

调查结果

与那些从未母乳喂养的婴儿相比，那些曾经母乳喂养的婴儿 9 月龄时通过 ASQ 精细动作（*OR* 1.32，*CI* 1.14-1.53）、粗大动作（*OR* 1.59，*CI* 1.42-1.79）、解决问题（*OR* 1.20，*CI* 1.06~1.36）和个人社交（*OR* 1.38，*CI* 1.23-1.54）模块的概率明显更高。研究结果表明，婴儿期任何母乳喂养量都与 9 个月大时神经发育标准化评估的优势有关。

资料来源：

Brion MJ，Lawlor DA，Matijasevich A，et al.What are the causal effects of breastfeeding on IQ，obesity and blood pressure？Evidence from comparing high-income with middle-income cohorts.Int J Epidemiol.2011；40（3）：670-680.（英国和巴西）

方法

这项研究考察了母乳喂养对儿童血压、体重指数（BMI）和智商的影响。这种方法的独特之处在于，研究人员试图通过研究高收入人群[英国 Avon 父母和儿童纵向研究（ALSPAC）]，$n=5 000$）和低收入人群（巴西佩洛塔拉斯，$n=1 000$），来控制社会经济地位的影响。通过比较高收入人群和低收入或中等收入人群队列中的关联，分析观察到的关联是否存在因果关系的，如果是因果关系则这两个队列都应存在相关性。

调查结果

在 ALSPAC 中，母乳喂养与较低血压（$P<0.001$）、较低 BMI（$P<0.001$）和更高智商（$P<0.001$）相关。而在巴西佩洛塔斯，母乳喂养与血压（$P<0.7$）或体重指数（$P<0.2$）无显著相关性，但与高智商（$P<0.001$）相关。研究人员认为，先前报道的母乳喂养与儿童 BMI 和血压的关系可能是残余混杂因素的影响；而研究中确实发现母乳喂养与儿童智商之间存在因果关系。

续表

资料来源：

Victora CG,Horta BL,de Mola CL,et al.Association between breastfeeding and intelligence,educational attainment,and income at 30 years of age:a prospective birth cohort study from Brazil.Lancet Glob Health.2015;3(4):e199-e205.（巴西）

方法

1982 年在巴西佩洛塔斯开展了一项基于人群的前瞻性新生儿出生队列研究。幼儿时期记录了母乳喂养的相关信息。在 30 岁时，评估参与者的智商（韦氏成人智力量表，第 3 版）、教育程度和收入。1982 年最初纳入的新生儿有 5 914 名，最终在 2012 年获得了共 3 493 名最初的参与者的智商和母乳喂养持续时间信息。

调查结果

在这一基于人群的前瞻性出生队列研究中，母乳喂养持续时间与 IQ 测试成绩、教育程度和 30 岁时的收入呈正相关和线性相关。与母乳喂养 <1 个月的婴儿比较，母乳喂养 6~11.9 个月的婴儿智商平均得分提高 3.5 分（P<0.001）。

资料来源：

Jedrychowski W,Perera F,Jankowski J,et al.Effect of exclusive breastfeeding on the development of children's cognitive function in the Krakow prospective birth cohort study.Eur J Pediatr.2012;171(1):151-158.（波兰）

方法

这项研究基于一项前瞻性队列研究的 7 年随访数据，对 468 名足月婴儿（胎龄 >36 周）从婴儿期到学龄前对儿童的认知功能的 5 次定期心理测试。分析了学龄前儿童认知成绩与纯母乳喂养持续时间的关系。

调查结果

纯母乳喂养 3 个月之内的儿童智商平均比其他儿童高 2.1 分（95% CI 0.24-3.9）；母乳喂养 4~6 个月的儿童智商平均高 2.6 分（95% CI 0.87-4.27），母乳喂养时间更长（>6 个月）的儿童增加 3.8 分（95% CI 2.11-5.45）。其他预测因素包括母亲教育程度、婴儿性别、有哥哥姐姐、母亲怀孕期间体重增加情况等。

▶ 二、催产素与母乳喂养

大量研究显示催产素对母婴关系和儿童生长发育具有重要意义，特别是有益于亲子连接、信任和社交能力的形成。催产素是一种神经多肽，在人类和哺乳动物中都有深入的研究，研究方法包括行为观察、信任游戏、对人脸的反馈、鼻喷雾、血清样本分析、神经系统 MRI 等方法。泌乳、感官刺激，婴儿吸吮、抚触、母婴互动，以及母婴关系过程中视线的交流、声音、嗅觉都能够刺激催产素的释放，因此催产素也被称为"抗压激素"或"爱的激素"。

在减轻压力应激，促进社交、亲子连接和信任的过程中，似乎存在一个复杂的神经内分泌网络系统，其中催产素是核心要素。催产素具有许多抗应激反应效果，包括降低血压和皮质醇水平，同时促进放松、安静、镇静，改善乳腺和乳头周围的血流速度和温度，促进消化、伤口愈合，刺激生长。Riedl 和 Javor 总结了重要激素的相互关系。催产素、多巴胺、血清素及雌激素与接近行为和信任相关。而皮质醇、睾酮则更多地与回避行为和不信任密切相关。多巴胺是一种神经递质，与促进母性行为和奖励反馈有关，催产素可增加多巴胺的作用，这种关系被称为催产素和多巴胺能系统。催产素释放与皮肤接触之间的关系，与 5- 羟色胺（SER）水平升高有关，5- 羟色胺是一种神经递质，有多重功能，包括镇静、积极情绪和降低压力应激等。抑郁症是 SER 缺乏的结果。雌激素能够促进催产素的摄取。长期应激可导致炎症反应和其他不良健康影响，对器官系统"有毒性"或有损害，其中包括调节注意力和记忆力的脑区。

▶ 三、生长与发育

（一）体格发育

婴幼儿的生长受到基因、健康和营养水平的影响。婴幼儿的生长和发育速度存在个体差异，常常表现为平台期和猛长期交替出现，但同时所有儿童的生长发育也存在一些共性，例如从上向下（从头到脚逐渐发育）、从中心向四周（从躯干到四肢）、从整体到局部的的发育过程。婴儿出生时，头部占身体长度的 1/4，充分说明了从头到脚的生长发育趋势。婴儿出生时头部占身体长度的 1/4，也说明婴儿是从头到脚的方向生长的。运动能力的成熟也同样遵循从头到脚的发育趋势，首先能够控制其头部动作，随后逐渐控制躯干，最后能够控制腿部运动（图 19-1）。

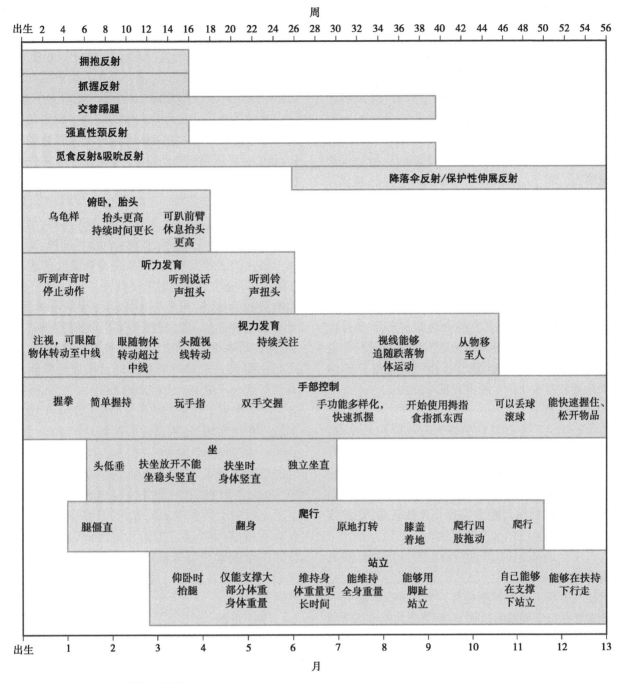

图 19-1　从出生到 56 周的动作发育

从中心向四周、从整体到局部的发育过程体现在婴儿对肌肉的控制方面:婴儿首先能控制大肌肉运动,然后才能够控制小肌肉的运动。例如,婴儿首先能够整手的抓握,然后才用示指和拇指抓起一些小东西。一些研究证据提示母乳喂养对于儿童的神经发育具有积极作用。

(二) 体重与身长

婴儿期体重的增长速度远超过生命的其他阶段。新生儿的出生体重平均 3 000~4 000g。由于足月儿出生时液体含量较多,出生后新生儿通常会丢失出生体重的 5%~10%,随后会稳定数天。婴儿一般在 5 个月左右体重翻倍,1 岁时达到 3 倍,2 岁时达到 4 倍体重。

正如本章前文所说,配方奶喂养儿的生长模式和纯母乳喂养儿截然不同,在生命的最初几个月内两者体重增长速度相似,但在 3~4 个月,配方奶喂养儿的体重增长开始超过母乳喂养儿。母乳喂养儿在产后第 1 个月每天增长 35g,4 个月时每天增长 19g,而配方奶喂养婴儿 1 个月时每天增长 34.4g,4 个月时每天增长 23g。虽然母乳喂养儿的体重增长速度略缓慢,但在 4 个月时母乳喂养儿的体脂含量更高。

新生儿出生时的身长为 50~53cm,身长在出生后的前 6 个月每月增加 2.5cm,之后的 6 个月每月增加 1.3cm。在婴儿达到 1 岁时,身长增加50%,母乳喂养与配方奶喂养婴儿的身长和头围生长发育情况相似。婴儿期的大脑重量增加最快,因为在此期间神经细胞经历扩大、变长、分枝以及髓鞘化。在 18 月龄时,婴儿的大脑重量达到成人的 75%。如果婴儿存在营养不良,首先影响体重,只有存在严重且持续营养不良时,婴儿的身长和头围才会受到影响。

在 2006 年,世界卫生组织发布了最新的 0~5 岁婴幼儿生长曲线,其依据是 1997 年开始在巴西、加纳、印度、挪威、阿曼和美国 6 国的研究数据,该研究对 8 000 多名纯母乳喂养 6 个月并在添加辅食的基础上继续母乳喂养的儿童进行了生长发育监测。2007 年,世界卫生组织发布了 5~19 岁儿童和青少年的生长发育标准曲线。

(三)感官

新生儿与婴幼儿的感官发育已经相对完善。初生婴儿的听力神经髓鞘化较为充分,能够具有较好的听力,同时味觉和嗅觉的发育使她们能够区分多种味道和气味。这让初生婴儿在生命早期可以使用多种感官能力寻找并含住乳头,还能帮助她们区分自己的母亲和其他人。

出生后数天内,母乳喂养的婴儿能对母亲乳房和腋窝的气味产生反应,而与之截然不同的是奶瓶喂养婴儿没有类似表现。直接哺乳时婴儿的鼻孔靠在母亲裸露的皮肤上,便于婴儿熟悉母亲的特征气味。对 30 名新生儿的研究显示,当母亲将一侧乳房清洗擦干以消除气味时,22 名(73%)新生儿选择了未经清洗的乳房。母亲乳房气味能够促进婴儿咂嘴,意味着嗅觉能够刺激婴儿大脑做好摄食的准备,并开始哺乳。而如果婴儿闻到母亲乳房气味但不允许哺乳时,可能表现出更高的兴奋度。

早在分娩前 2 个月,子宫内的胎儿就已经具有听力。胎儿能够对母亲身体的声音及外环境的噪音做出反应。新生儿能够区分声音高低的差异并能察觉声音的来源方向。吵闹、音调深沉的声音可能干扰并唤醒婴儿,而柔和的高频声音能够产生镇静效果,因此女性的声音更容易安抚婴儿并吸引其注意力。新生儿通过区分照护者与陌生人的声音给予不同回应。它们还能感受到热、冷、压力和疼痛。

由于视网膜结构与视神经尚未发育完善,新生儿的视力发育成熟度不高。新生儿能够注视面前 20~30cm 的大物体,约 22cm 是最佳的聚焦距离,这也是哺乳时婴儿与母亲的面部距离。新生儿能注视而且能够让视线追随移动物体,比起静止的物体,她们更喜欢观察移动物体。婴儿似乎具有先天视觉偏好,比起平面图片,他们更喜欢看复杂的图像如人脸,她们会盯着一张脸看很久。所有婴儿刚出生时眼睛都是乌黑的、水汪汪的,眼睑肿胀,泪管不通,眼肌偶尔交叉漂移,被称为间歇性斜视。

婴儿的触觉发育完善,如在检查婴儿的视力和听力时,应注意避免触觉刺激,因为婴儿对于触觉刺激较为敏感,可能影响检测结果的准确性。对动物梳理毛发、舔、抚触等感官刺激的研究显示,灵长动物花费大量时间用于彼此梳理毛发,其社交作用远大于对清洁的需求。梳理毛发能刺激催产素水平升高,产生镇静、促进发育、加强社会关系的作用。对婴儿的相关研究也验证了感官刺激的积极作用,特别是皮肤接触对于早产儿的益处。和其他哺乳动物一样,对人类婴儿的抚触也能够降低婴儿在与母亲分离时的生理应激水平,这一结果可以通过婴儿体内皮质醇水平得到证明。对较大婴儿的研究显示,日托中心对 4~5 岁具有侵略性叛逆行为的儿童,每天实施 5~10 分钟按摩能够显著降低攻击性评分。随着儿童逐渐长大,感官剥夺可能导致发育延迟和依恋障碍。

(四)反射

新生儿脆弱的外表掩盖了其复杂的反射行为,这些反射行为提高了新生儿存活率,能保护婴儿并为其中枢神经系统和大脑发育成熟提供时间,以便开始逐渐管理和协调各种行为。

觅食反射、吸吮反射、吞咽和呕吐反射可直接应用在哺乳过程中。觅食反射能够引发婴儿在乳房上的吸吮行为,这被认为对婴儿的存活具有至关重要的作用。吸吮吞咽反射通常在 34 周左右出现,婴儿的吸吮 - 吞咽 - 呼吸协调性通常在矫正胎龄 37 周以后才能实现,但实际上许多低出生体重儿能够直接在乳房上吸吮。在出生后 3~4 个月,婴儿的觅食反射开始消失。寻乳、吸吮吞咽和呕吐反射的存在,是中枢神经系统完整正常运转的仪表盘。

（五）觉醒与睡眠的分级

婴儿的行为可依据其觉醒状态的不同水平来描述。安德森行为状态量表将婴儿行为从深睡眠到大哭分为 15 个条目，而 Brazelton 与 Cramer 将其简化为婴儿的 6 个意识状态（专栏 19-1）。婴儿与其周围环境最复杂的互动发生在安静觉醒期，因而此时能够注视并跟随物品移动，头部能够根据声音转向。这是母乳喂养的最佳时机。当新生儿感知新的刺激时会表现得更为清醒，而如果这种新刺激重复出现，婴儿的反应性会减弱并对相关刺激逐渐习惯化。这种反应性的减弱有助于新生儿控制其行为状态。而过度亢奋的婴儿缺少这种习惯化的能力（对重复刺激反应减弱）。

专栏 19-1 婴儿意识状态

1. 深睡眠
2. 活动睡眠
3. 瞌睡 - 过渡状态
4. 安静觉醒状态
5. 觉醒但烦躁状态
6. 哭闹

［引自：Brazelton TB，Cramer BG.The earliest relationship：parents，infants and the drama of early attachment（pp.64-65）.London，UK：Karnac Books，LTD；1991］

睡眠对于大脑组织很重要，越来越多的研究显示，睡眠的质量和持续时间是促进健康和预防慢性疾病的重要因素。儿童的长期睡眠紊乱可能导致白天昏昏欲睡、注意力不集中及学习成绩不佳等问题，而且与许多慢性疾病相关，如糖尿病、心血管疾病、肥胖、抑郁症、注意力缺失 / 多动症（ADHD）及对立症状等。培养健康的睡眠模式，或称为"睡眠卫生"应起始于幼儿期。昼夜节律（即睡眠觉醒周期）受到光 / 暗程度的调节，同时也受到褪黑素分泌的影响。褪黑素是一种促进睡眠的激素，光亮会抑制褪黑素释放而黑暗环境能够促进褪黑素的释放。

有两种基本的睡眠周期会交替出现：一种称为非快速动眼期睡眠（NREM），或称为恢复性深睡眠或安静睡眠；另一种是快速动眼期睡眠（REM），或称为活动睡眠（AS），活动睡眠期的大脑处于活跃状态，容易做梦或觉醒。新生儿睡眠周期的转换不规律，通常活动睡眠较多，也容易觉醒，但在 3~6 个月能形成更为规律的睡眠觉醒周期。可以通过日常的固定作息帮助建立睡眠觉醒

周期。婴儿可能需要各种动作、声音和接触方式来安抚。在婴儿处于觉醒但瞌睡的阶段，将他们放到床上，可能有助于形成睡眠的自我安抚和自我调节能力。新生儿通常每天睡 16.5 小时，范围为 12~18 小时；有的婴儿一天总共睡 10 小时，也有婴儿能够一天睡满 23 小时。

母乳喂养婴儿的睡眠模式与人工喂养儿截然不同，母乳喂养婴儿睡眠总时长较短，一些研究发现母乳喂养婴儿夜间觉醒的次数更多。我们常说"像婴儿般熟睡"并不适合初生几个月内的所有婴儿。其典型的睡眠模式是频繁多次、持续时间较短的睡眠夹杂着烦躁和哭闹。通常家长们会认为应该训练婴儿从很小的时候就开始能够整夜睡眠，但生命初期的这种睡眠觉醒模式不分白天黑夜持续出现，并非睡眠障碍。Blunden 等对采用"行为灭绝技术"减少婴儿夜间觉醒和哭闹的概念提出了质疑，这些技术鼓励父母让婴儿一直哭，直至学会彻夜睡眠。布伦登等认为，父母需要对婴儿独特的情感和生理需求做出反应，这些需求存在很大的个体差异。

情感上的亲密和身体上的贴近都可以促进睡眠。在一项 45 个家庭的睡前亲子情感质量研究中，研究者利用调查问卷、睡眠日记、亲子互动的直接观察和婴儿睡眠视频监测来评估 1、3、6、12、24 个月的情况。结果显示，不管家庭采取哪种睡前措施，父母的情感投入和睡前安抚都是预测婴儿睡眠质量的重要因素。

美国儿科学会更新了关于婴儿安全睡眠、避免窒息缠绕等的指南，以避免新生儿猝死综合征（SIDS）及其他睡眠相关问题。建议内容相当广泛，基本上包括了婴儿应当采用仰卧位、婴儿床应采用硬床垫、推荐母乳喂养，婴儿应与父母同房不同床，婴儿应按照常规进行疫苗注射，可以使用安抚奶嘴（在母乳喂养建立以后），避免使用松软床品和过热，避免接触烟草、酒精、毒品等。在婴儿 1 岁以内应采取仰卧位睡眠，当婴儿能够自由翻身后，可允许其采用喜欢的睡姿。不建议将汽车座椅和其他辅助装置作为小幼儿的常规睡眠环境，在使用背巾或背带时，请一定确认孩子的头部、嘴巴和鼻子没有被遮盖。AAP 建议家长可以将婴儿抱到大床上进行喂奶、安抚和互动，但当孩子吃完奶或妈妈需要睡觉的时候，就要把孩子放回婴儿床去。婴儿床应符合相关标准，床栏间距小于 6 厘米。防撞贴、可移动的床栏杆、

靠垫、床旁或沙发旁的防跌落围栏等都不推荐使用。这一最新政策的修改承认父母经常会不经意地与婴儿一起入睡："有证据表明,如果父母睡着了,在成人大床上与婴儿一起入睡的危险要比在沙发或扶手椅上小。随着时间的延长,同床共枕时风险更高,因此如果父母在床上喂奶时睡着了,那么应该在父母醒来后立即把婴儿放回小床上去。"

▶ 四、发育相关理论

（一）是先天还是后天

在儿童发育过程中哪个因素更为重要？是先天(基因或是遗传)还是后天(环境因素)？一方的观点认为婴儿如何发育在孕期就已决定,而另一方的观点认为发育是环境影响的结果。虽然我们能够证明母乳喂养似乎能够促进婴儿的发育,但这个问题仍然非常复杂。例如母乳喂养与人工喂养的妈妈的整体养育行为会完全不同吗？任何一个儿童的发育不可能完全取决于先天或后天因素,应该是两方面都有重要作用。在不同的发育理论中,先天与后天的影响程度各不相同。这一部分阐述了两个经典的儿童发育理如何相互作用。

（二）埃里克森心理社会发展理论

Eric Erikson 提出了以冲突为核心的发育阶段,这些核心冲突对每个阶段的人格确立非常重要。Erikson 理论最初两个阶段(婴儿期和学步期)的特点见表 19-2。每个阶段需要解决特定冲突,每个阶段都会拓宽婴儿的社会影响力。

第一个心理冲突是信任和不信任。根据 Erikson 理论,生命第 1 年婴儿需求是否获得满足,是否感到安全,可影响婴儿对周围环境产生信任和不信任感。一旦信任感(或不信任感)确立,学步儿将进入第二阶段,获得自主感并克服羞怯疑虑感。此时(18 个月至 3 岁)婴儿能够行走、奔跑、语言表达,渴望探索周围世界,但仍然需要父母鼓励并回到母亲身边寻求"情感上的充电"。如果婴儿获得充足的爱,生理需求也得到了有效满足,则将对这个世界产生信任感。而如果饥饿时无法获得及时哺喂,长时间哭泣没有回应,婴儿将会产生不信任感。在这个阶段,母乳喂养的意义从提供营养转为提供安慰和安抚。个体化——意识到自己是一个独立个体——儿童开始尝试控制自己人生的进程逐渐展开。

表 19-2　儿童发育理论

提出者	婴儿期	学步儿期
埃里克森(性心理)	信任 vs. 不信任(出生至 1 岁) 需要满足基本需求(营养,舒适,保暖) 学会相信自己(环境) 婴儿自身与照顾者之间的相互给予与获得 如果需求无法持续、充分满足将产生不信任感	自主感 vs. 羞怯疑虑感(1~3 岁) 在饮食、衣着、如厕、洗澡单方面独立性更强 父亲的影响力增加 规则(明确、持续一致)带来安全感 形成"意愿";产生自我控制和自信心
皮亚杰(认知)	感知运动阶段(出生至 2 岁),能用感官知觉、运动技能、反射来探索外环境 客体恒在性 尝试错误 "洞察"方式解决问题 能在行为前思考(18~24 个月)	过度批评和苛责会导致孩子的羞耻感,以及对自我和环境控制能力的疑虑 原知觉阶段(2~7 岁) 自我中心,开始以他人为中心 从自己的角度看 能开始使用符号和语言 能够用语言来表达事情和行为 从结果来判断,自我推论转换推理

（引自：Erikson EH.Childhood and society.2nd ed.New York,NY：Norton；1963；Piaget J,Inhelder B.Psychology of the child.New York,NY：Basic Books；1969）

（三）皮亚杰认知发展理论

皮亚杰提出人类在智力发育成熟过程中所经历的主要时期,首先是感知运动阶段,婴儿对世界的认知主要源于自身的感官体验和活动,主要特点见表 19-3。

当婴儿经历感官和运动体验时,他们开始构建图式(概念或模型)以处理相关信息和经验。这些图式通过同化和顺应互补完善,同化是指个体将外界信息纳入已有的认知图式的过程,顺应是指婴儿改变自己的行为和现存的认知结构,以便将新的认识与原有图式有机整合(以便适应不断扩大的环境)的过程。例如,一名母乳喂养婴儿在接触奶嘴时,由于这种奶嘴可能与母乳喂养方式完全不同,原有的吸吮模式无法有效工作,婴儿需要调整吸吮方式以满足新信息、体验的要求(顺应)。通过这些过程,婴儿的图式得以发展和调整。

表 19-3 婴儿思维特点:感知运动阶段
主要任务
物体识别
这一阶段,婴儿还没有思考能力。智力发育源于行动,作用于外界环境及后续作用于特定客体以产生特定的结果。婴儿所有的主动感知和行动都用于了解和阐释客体和事件
感知
出生至 3 个月:对外界环境和自身看法无差异;没有自我意识 4~6 个月:认为世界集中于自身;自我中心 6 个月之后:认为世界围绕物体的世界观 6~12 个月:区别主体自身和客体 12~18 个月:客体恒在性 18~24 个月:开始意识到物体间、自身与物体间的空间关系(如小物件可放在大物件内)
思维
出生至 3 个月:无表现,依靠内在反射和感知 4~6 个月:是否存在思维尚不明确,婴儿有意识使用反射和感知。习惯形成期 6~12 个月:通过活动来了解客体,了解客体大小始终恒定,然后了解客体形状恒定,连续的独立行为可产生目标 - 结果序列 12~24 个月:客体恒在性引导有目的、有意识地寻找被掩藏的物体,加入新动作试错,通过头脑中"内在联系"尝试解决问题,出现原因时能够联系结果(如小火车进入山洞后,能够知道它会从哪里出来)。开始出现符号意识和记忆——采用延迟模仿发现新的行为方式(如"假装"睡觉意味着他"知道"睡觉的特性表现)
推理
出生至 6 个月:不存在 6~24 个月:融合:①感知"整体",没有部分或组合关系的概念;②缺乏系统探索行为,直到这一阶段结束;③开始将一系列想法串成一个混乱的整体
语言
出生至 3 个月:所有哭泣都是无区别的。使用不同的强度、模式和音调的哭声表达不同的感觉(疼痛、饥饿、疲劳) 6~8 周:咕咕声,表达开心和满足 3~6 个月:牙牙学语,开心时重复各种不同声音 　　　　大笑,高兴或兴奋时 6~12 个月:自主发声,不完全模仿;模仿语言:有意识模仿声音 12~18 个月:具有丰富表达含义的儿语,用信息、节奏和停顿模仿句子声音;单字句:使用单字单词来表达复杂的意思;手势:替代或增加语言内涵 18~24 个月:电报式语言,使用名词和动词来表达复杂含义

续表

玩耍
出生 ~6 个月:锻炼式玩耍,重复行为或用声音娱乐自己(如翻身、叽里咕噜地说话) 6~12 个月:探索性玩耍,探索行为与结果的相关性,强化已经习得的技巧(躲猫猫、丢和捡东西、拍手游戏) 12~24 个月:延迟模仿,模仿以前观察到并记住的行为(不是有特定原因或目的的行为)(如假装是"爸爸",通过模仿他穿衣服、刮胡子然后走出去钻进"汽车"等)

(引自:Servonsky J,Opas S.Nursing management of children. Sudbury,MA:Jones & Bartlett Publishers;1997:22)

客体恒在性概念是感知运动阶段的特点之一。皮亚杰提出,6~9 个月以下的婴儿不能通过意识构建看不见的东西。例如,当一个对象如玩具不见了,它就不再存在,婴儿不会去寻找它。当婴儿能够在心里构建该物体时,婴儿能够意识到一个物体或人藏起来看不到了,他就会去寻找。我们现在能够确定,婴儿首先意识到人的永存性,然后是物体的恒在性。达到 8 月龄前,婴儿就能认识母亲、父亲或看护者,会体验到重要的人不在身边时的焦虑和失落。之后,婴儿能区分母亲和其他人,他开始能够忍受与不同看护者间的短暂分离。婴儿这种能力出现的时间与分离焦虑消失基本一致,同时与埃里克森的信任过程向自主感发展的过程同步。

(四)社交能力发育

随着生长,婴儿的觉醒时间和社交时间延长,到 2~8 周,婴儿会在愉悦刺激时自发微笑,特别是看到人脸时。婴儿会在面对父母或其他喜欢的成人时,发出"咕咕"或"咿呀学语"的对话。到 3 个月时,婴儿对周围环境感兴趣,喜欢伸手抓东西,包括乳房、乳头、鼻子、头发等。到 6 个月时,婴儿看到妈妈时会伸手寻求拥抱,快乐地尖叫,并喜欢玩躲猫猫等游戏。

(五)语言和沟通

婴儿出生时听力发育较为完善,能够区分不同的语调及元音和辅音。这种了解他人说出来单词的能力称为被动或接受性语言能力。通过发音表达有意义的单词称为表达性语言能力。在大脑中,语言中枢与控制口舌运动和手部运动的运动中枢毗邻,所以通常我们会用语言和手势一起表达自己。婴儿通常也使用手势来配合声音和语言表达自己。儿童的语言和沟通能力遵循相对固定的发育模式(图 19-2):

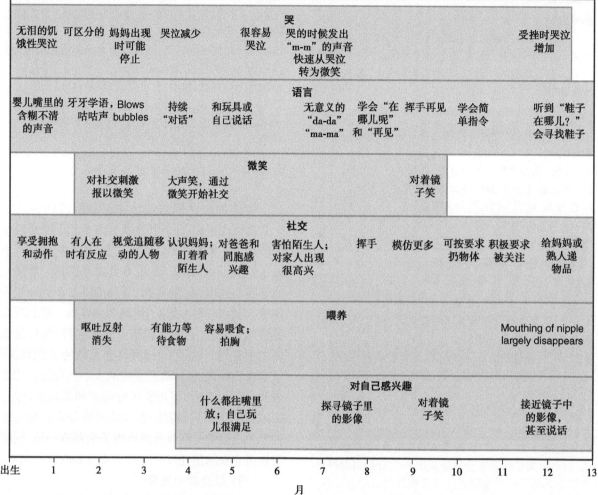

图 19-2 出生至 56 周的适应性 - 社交能力发育

1. 哭泣：从出生开始，不同的节奏表达不同的情感和需求（如饥饿、愤怒、疼痛）。

2. "咕咕"声：从出生开始，各种无意义的音节。

3. "牙牙学语"：3~12 个月（会叫妈妈、爸爸）。

4. 单词句：12 个月，会单字词句。

5. 电报式语言：18 个月，会使用主谓宾。

6. 完整语句：2 岁。

婴儿哭泣的持续时间在出生后最初 6 周中逐渐延长，随后逐渐减少直到 4 个月大。婴儿在下午和傍晚时更容易哭泣，觉醒时间也更多。这种情况下，如果婴儿被抱着安抚，那么哭闹和烦躁会有所减少，而喂养时间和睡眠时间基本不变。

母婴能够通过视觉、听觉、触觉、手势等方法相互沟通。当婴儿处于清醒愉快的时候，他会"叽叽咕咕、牙牙学语"地说话。这些声音可能每周都

有变化，会在接触成人笑脸、声音或触摸时出现。所有母乳喂养的妈妈都知道哺乳时婴儿看着妈妈的眼睛时，就开始用"叽里咕噜、牙牙学语"来尝试沟通了（图 19-3）。

Epstein 使用摄像机记录了哺乳过程中母婴互动，并在事后进行观察分析，结果显示，母婴之间的互动非常复杂多变，每对母乳喂养母婴之间的互动都有各自的特点。所有的母亲在母乳喂养过程中都会带着愉快而充满慈爱的表情看着婴儿，但这种表情在哺乳过程中持续多长时间存在着个体差异。母婴互动时，会互相发出一些声音，在观察到的母婴互动中会出现错综复杂的声音互动。婴儿会模仿妈妈发出的声音，然后妈妈会再模仿婴儿发的声音。在这些情况下，我们发现婴儿发出的声音几乎都是来表达他们的愉悦心情。

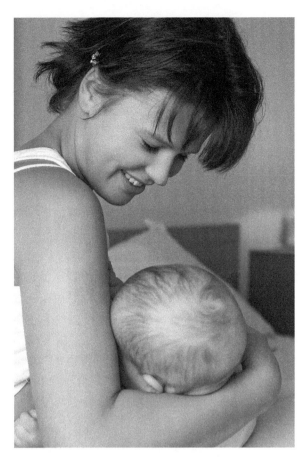

图 19-3 母婴相互照顾,促进母性角色转变
(©SvetlanaFedoseyeva/Shutterstock)

母亲们在对婴儿说话时,几乎都会本能地采用一种较为夸张轻快的语调和丰富的面部表情。妈妈们通常在和宝宝说话时,首先采用逐渐升高再逐渐降低的语调,来帮助婴儿理解这是一个沟通语言单位。在这个阶段,妈妈的说话方式比说话内容更为重要。

这种哼唱式的说话方式非常适合婴儿的听力和理解能力。微笑、抓握、交谈在母婴亲子连接(在婴儿与母亲或其他看护者之间的情感联系)的形成过程中都发挥了重要作用。在这些活动中,不仅是母亲照顾婴儿,婴儿同时也给母亲提供了很多照顾,"在母婴相互了解过程中,这种相互依恋在母婴社交互动共舞中得以加强"。

在一份对母亲角色意识影响因素的理论框架综述中,Mercer 强调了婴儿对母亲角色形成的作用。刚出生的新生儿就有视力、听力、跟踪成人面部的能力,这在母婴亲子连接的形成过程中发挥了主动作用。2004 年,Mercer 用"成为母亲"这一过程短语,强调亲子连接的形成有助于培养母性角色的能力和信心。母乳喂养对于母性能力的

感受有重要作用。实际上 Tarkka 报道了母乳喂养是女性能否胜任母亲角色的重要预测因子。角色胜任能力是指能够独立做出育儿决策、作为父母感到快乐及符合作为父母的基本要求。

婴儿通常将玩耍作为沟通过程的一个部分。在生命早期(感知运动期),婴儿就开始练习性玩耍,诸如将新学会的动作不断愉快地重复。如果大人对婴儿吐舌头,婴儿也会对他吐舌头。之后婴儿会在玩耍中,继续探索他们的能力(图 19-4),比如玩方块游戏、倒退着爬下台阶,或者哺乳时将小手伸到妈妈嘴里,如果妈妈假装要咬他,他会咯咯地笑。稍大些的婴儿在哺乳时往往也会有许多小动作,这是一种和母亲交流以及表达依恋的方式。延迟模仿式的游戏方式通常出现在 18 个月左右,此时,学步儿会开始模仿他们看到的动作或听到语言。例如,此时的扮演妈妈的性别角色的孩子,会非常认真、欣然地给洋娃娃哺乳(图 19-5)。

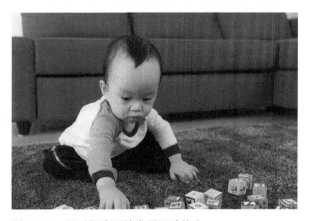

图 19-4 通过探索环境发展运动能力
(©leungchopan/Shutterstock)

(六)依恋和亲子连接

依恋与亲子连接是完全不同的两个概念,但经常被混用。关于父母和婴儿之间早期接触(建立联系)的研究和随后的宣传,可能是在产科推行面向家庭政策的催化剂。Klaus 和 Kennell 认为,亲密关系证实了母亲作为婴儿主要照顾者的重要性。然而,Redshaw 和 Martin 认为,尽管早期接触对父母双方来说都是非常愉快的,而且已经发现皮肤接触有助于母乳喂养的开始和持续,但有关早期接触(结合)对长期关系有益的证据"不太充分"。

在 1958 年 Bowlby 的论文介绍了依恋理论的基本原理,强调婴儿对有爱心有责任心的看护者形成初级依恋非常重要。其后,Harlow 等展示

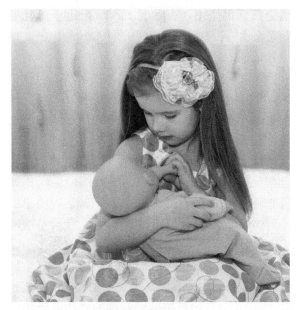

图 19-5 正在给玩具娃娃哺乳的孩子
(©Svitlana-ua/Shutterstock)

了接触安慰对恒河猴依恋和情绪健康的重要性。将恒河猴与"代理妈妈"放在一起,一个是由铁丝网制作的装有奶瓶的木头猴子,另一个在木头猴子外面包裹厚绒布,没有装奶瓶,小猴子绝大多数时间都与温暖的绒布猴妈妈待在一起,除了是要吃奶的时候才会去另一个猴子妈妈那里。

Ainsworth 等研究了婴儿在实验室环境与母亲分离情况下的依恋程度。研究者定义:"安全依恋型"的妈妈对婴儿的需求最为敏感;"不安全依恋型"的妈妈对婴儿的情感表达较少,不喜欢与婴儿有过于亲密的皮肤接触,更容易生气、怨恨和愤怒。周围各种因素都对母婴关系产生影响,而母婴关系可始于婴儿出生前,尽管出生前看不到婴儿,但妈妈怀孕时一直在想象婴儿的样子。Bigelow 等研究了早期皮肤接触是否影响母亲对婴儿需求的敏感性(依恋程度),结果发现,早期的皮肤接触预示着母亲在新生儿生后几个月对婴儿的敏感度会增加。

Strathearn 和 Fonagy 等研究了 30 位初产妈妈母婴依恋的神经内分泌基础。作者通过成人依恋访谈、气质与行为分析问卷、母婴互动、婴儿表情分析、功能性 MRI 扫描、血清 OXT 和游离皮质醇、肾上腺素、去甲肾上腺素水平测定等方法,分析不同依恋类型的妈妈,在对婴儿需求的不同反馈时,是否对大脑奖励中枢和外周催产素水平产生影响。安全依恋型的母亲看到婴儿笑脸和哭脸时,外周血清催产素水平反应更显著,大脑多巴胺相关回路和大脑奖励中枢更活跃。而不安全依恋型或疏离型

妈妈对婴儿悲伤面部表情的反馈表现得疏远,大脑中与不公平、疼痛和厌恶感的相关中枢活跃。

早期的亲子依恋是信任的基础,信任、依恋、情感联结的受损可导致负面的心理结局,而且这可能与普遍存在且日益增加的儿童忽视相关,儿童忽视是儿童虐待的一种。被忽视的儿童更容易出现非器质性的生长发育不良,认知功能逐渐延缓,语言功能发育延迟,社交和学习能力弱,更容易出现儿童期攻击性。来自澳大利亚的学者对母乳喂养是否能预防母亲虐待行为展开了研究。在对 7 233 对母婴进行了 15 年的跟踪调查后发现,随着母乳喂养时间的减少,母亲的虐待行为增加,结论认为,在众多其他因素中,母乳喂养是有助于预防母亲的忽视型虐待行为的因素。Kremer 等分析了全国青少年到成人健康纵向研究中的 4 159 例青少年数据,发现与从未母乳喂养的青少年相比,在控制协变量后,母乳喂养 9 个月或更长时间的青少年被忽视的概率降低(OR 0.54;95%CI 0.35-0.83)。结论认为母乳喂养持续时间与儿童忽视的减少显著相关。

新生儿是依恋过程的主动参与者,引发了亲子互动中一半以上的行为。通过可预测的清晰的行为暗示和非语言信号,新生儿能引导父母实施他们所需要的行为,并对正确的行为进行选择性的加强反馈。从很多方面来说,新生儿和他们的父母一样能干,甚至超过了年轻而缺乏经验的新手父母(图 19-6)。

婴儿的哭泣是一种不能忽略的行为暗示,母亲会做出相应反应,如抱起来、哺乳或抱着他。敏感的妈妈能够了解婴儿的行为暗示并对应地反馈,比如婴儿咯咯笑时,妈妈也会感觉高兴。婴儿的高兴或烦躁可以引导妈妈增加或减少对应的行为。当家长了解这种行为暗示是与婴儿的沟通的一种方式时,他们也会将孩子视为一个独立个体加以反应。引导母亲了解孩子的行为特征,是加强母子之间的互动沟通的有效方法。

母乳喂养同时都伴随着频繁的接触、拥抱和眼神交流,能增加母子间依恋的形成和对婴儿行为暗示反馈的机会。当然,那些"感觉与母乳宝宝更亲近"的主观言语反应的出现频率,还需研究者仔细评估。母乳喂养婴儿可能会发挥更多的自我控制作用,例如,哺乳何时停止是母婴间的共同决定,母亲能够"解读"并回应婴儿的行为暗示。与此相反,奶瓶喂养则主要由母亲决定结束喂养的时间。

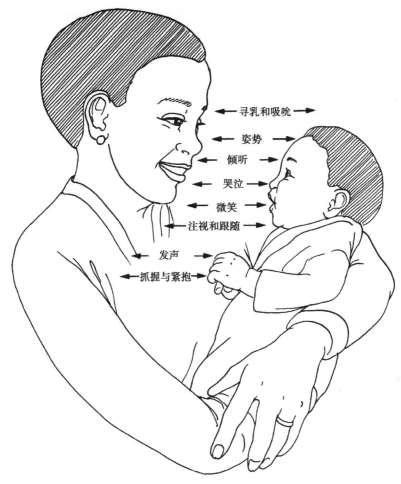

图 19-6 依恋的组成部分

（引自：Mott S.Nursing care of children and families.Boston：Addison-Wesley；1993：206）

科学家越来越认识到自我调控能力对于发展更高层次的智力功能至关重要。在对 267 对母婴的研究中，研究者使用认知测试和"橡皮熊"奖励对 5~7 岁的儿童进行了认知发育、自我调控和延迟满足的测试。结果表明，认知水平高的儿童，随着年龄的增长，延迟满足的能力显著增强，而母乳喂养持续时间是自我调节和延迟满足的显著预测因素，即使在控制其他变量后，结果仍然成立。作者进一步指出，母乳喂养的持续时间可能预防肥胖和 ADHD 的发生，因为这两种情况都与自我调控缺失有关。Wang 等对母乳喂养时间和儿童期肥胖的关系进行了研究，纳入了 1 234 名 24 个月至 6 年级的儿童，作者认为自我调节是影响健康饮食习惯的因素之一，同时还可能降低儿童肥胖的可能性。

目前产科的常规做法，包括母婴同室、孕产妇保健等都受 20 世纪 70 年代 Klaus 与 Kennell 的研究结果的启发，同时，女权运动及女性希望在分娩中有更多的自由和掌控权对此也有影响。在 Klaus 与 Kennell 研究发表后一些年中，母婴产后立即持续接触作为亲子连接中最关键一步的重要性受到了挑战，研究表明，出生后并不存在一个建立母婴关系的"敏感期"，而这一概念反而使没有这一机会进行亲子连接体验的父母感到焦虑。几乎所有的父母都会对孩子产生依恋，即使早期亲子接触有所打扰或中断，而这种依恋对于多数健康母婴来说是理所当然的。例如，Nyqvist 和 Ewald 在瑞典婴儿的研究中发现，如果婴儿因为生病或分娩并发症与母亲分开，其母乳喂养的持续时间与产后立即母婴接触的婴儿是相近的。应该向父母说明，如果生后没有与孩子立即接触和互动而形成亲子连接，不会对孩子造成无法弥补的伤害。

这些研究结果清晰的表明，母婴接触，SSC 和袋鼠式护理（KMC）增加了健康足月儿、早产儿和极早产儿的纯母乳喂养率和持续时间，这对于那些有长期健康问题和感染风险增加的婴儿尤其重要。在低出生体重儿中，SSC 能降低死亡率、发病率、住院时间和医疗费用,并且能改善婴儿生长、母乳喂养和母婴依恋关系。

许多关于 SSC 的研究探讨了其安全性、有效性和可行性及其短期和长期的影响。分娩后立即进行 SSC 有助于稳定新生儿体温,防止出现体温过低。美国的一项调查显示,约 80% 的 NICU 在开展各种形式的袋鼠式护理(SSC 的同义词)。现在袋鼠式护理在美国和全世界的 NICU 中普遍实行,有关其推广、实施和益处的研究仍在继续。

值得注意的是,最近推出了一些关于足月儿和早产儿早期 SSC 期间的安全建议。10 年多来,文献中一直有健康足月儿出生后 1 小时内突发意外衰竭(SUPC)的报道。由于纳入标准的不同,发病率差异很大,但估计为 2.6~133/10 万新生儿,但安全问题的原因可能与以下因素有关:出生后早期的时间段内母婴照顾者缺乏教育或相关技能、婴儿睡姿不安全及缺乏对母婴最初和持续的评估。

2011 年,研究人员发现了两例婴儿在出生后 SSC 过程中出现严重的生命威胁事件(S-ALTE),此后在德国进行了前瞻性流行病学研究,以确定 S-ALTE 的发病率。结果显示,在出生后 24 小时内,发生率为 2.6/10 万,其中 7 例死亡(1.1/10 万)。其中 12 名婴儿躺在母亲的胸口上,有 7 起事件发生时母亲是清醒状态,而发现者是医护人员。这是德国首个全国性的流行病学研究,此后又开展了相关监测,并公布了相关结果和安全建议。

Davanzo 等报道了如何预防健康足月儿生后发生与 SSC 相关的 SUPC,提出在出生后最初 2 小时内对婴儿进行评估和监测,以确定新生儿是否存在问题。研究人员承认目前还没有有效方法预防 SUPC,但认为:"我们的方案被认为是可能的最佳实践",其目的是"在不增加 SUPC 风险的情况下,促进母婴安全连接和有效母乳喂养的建立"。该方案包括一项清单,由专门的医护人员在分娩后 10 分钟、30 分钟和最初 2 小时内每 30 分钟检查 1 次并记录(表 19-4)。

尽管尚未有研究证明上述清单和方案能够降低 SUPC 发生率,但 Feldman Winter 和 Goldsmith 推测,在出生后早期争取 SSC 时,根据方案流程进行持续一致的监测是明智之举,他们还建议采用标准化的流程对产后早期婴儿进行管理,以便连续而多次监测生命体征。这些措施将创造一个更安全的环境,鼓励 SSC,促进在分娩后 1 小时内启动母乳喂养。

表 19-4　给医务人员的有关安全母婴连接的建议
出生后最初 2 小时
不要让母亲独自和婴儿相处
确保婴儿的位置适当,口鼻可见,无遮掩
只在直接监护下,让婴儿在皮肤接触(SSC)期间采取俯卧位
如果母亲服用了镇痛药,则应避免 SSC,除非可能持续监测母婴情况
首次母乳喂养应在监督指导下进行
出生后 2 小时之后
如果母亲困倦且母婴无人照顾,则不鼓励母婴同床
应尽量避免婴儿采取侧卧位和俯卧位
只能在有人看护情况下,SSC 时才能采取俯卧位
需对母亲和婴儿进行反复检查,并根据需要对姿势进行调整

[引自:Davanzo R,De Cunto A,Paviotti G,et al.Making the first days of life safer:preventing sudden unexpected postnatal collapse while promoting breastfeeding.J Hum Lact.2015 ;3(1):47-52]

1991 年,世界卫生组织 / 联合国儿童基金会提出的爱婴医院行动(BFHI)和"促进母乳喂养成功的十项措施"已在许多国家得以实施,也得到了美国卫生总署和 CDC(疾病控制和预防中心)的支持。爱婴医院强调母婴同室、在出生后 1 小时内进行母乳喂养、按需哺乳、纯母乳喂养。研究表明,出生后第 1 个小时内开始母乳喂养的母亲,分娩后 2~6 周更有可能纯母乳喂养。美国医疗机构评审联合委员会在申请认证医院的评估要求中,增加了围产期措施的评估,自 2014 年 1 月 1 日起,对于年出生量超过 1 100 人以上的医院,强制要求记录纯母乳喂养率(美国医疗机构评审联合委员会 2012 年版;美国医疗机构评审联合委员会)。

DelBono 和 Rabe 基于英国新千年队列研究而开展的一项大型研究显示,在参加联合国儿童基金会的爱婴医院项目的医疗机构中,母乳喂养启动率提高了 15%,4 周、8 周的纯母乳喂养率比非爱婴医院增加了 8%~9%。这项研究发现母乳喂养对整个儿童期认知结果的重大积极影响,能够改善儿童情感发育和孕产妇心理健康状况。2016 年,一项系统综述评估了爱婴医院对母乳喂养和儿童健康结果的影响,其中纳入了来自 19 个不同国家地区的 58 项研究,"全球证据一致认为,遵守 BFHI 促进母乳喂养成功的十项措施对于短期、中期和长期母乳喂养结局有积极影响,且这种影响没有地域差异。"

(七)气质

研究人员研究了婴儿的气质及其如何影响育

儿过程。Thomas 和 Chess 的纵向研究表明，每个孩子从出生时都表现出其特有的气质：①婴儿具有个体特征，即使还只是新生儿；②这些特征使每个婴儿都是独一无二的；③这种气质不随时间而改变。影响孩子气质的反应类别包括活动水平、身体功能的规律性、适应性、对新情况的反应、感觉阈值、反应强度、情绪质量、易分心程度、注意力持续时间和持续性。这些特征被归纳为 3 种气质：好带的宝宝，难养的宝宝和慢热的宝宝。表 19-5 列出了这些特征性气质。

表 19-5　儿童气质特征			
因素	好带的宝宝	慢热的宝宝	难养的宝宝
活动水平 - 睡眠、喂养、玩耍、穿衣期间活动量	高	中	低
规律性 - 睡眠、饥饿和排便等功能	非常规律	可变的	非常不规律
对常规习惯改变的适应性 - 容易或很难以社会期望的方式进行修改初始响应	一般适应性强	可变的	通常很慢
对新情况的反应 - 对新刺激、食物、人、地方、玩具或程序的初始反应	接近	可变的	后退
感觉阈值水平 - 引发婴儿反应所需的外部刺激量，如声音、食物或人	高阈值（需要更多刺激）	中等阈值	低阈值（需要很少刺激）
响应程度 - 响应的能量水平，无论其质量如何	通常很强	可变的	通常微弱
积极或消极情绪 - 响应的能量水平，无论其质量如何	通常积极	可变的	通常消极
分心 - 外部刺激（声音、玩具、人）干扰对正在进行的行为的有效性	容易分析	可变的	不容易分心
持续性和注意力跨度 - 在有 / 无外部障碍的情况下维持特定活动的持续时间	持久	可变	不持久
占所有儿童的百分比	40%	15%	10%

[引自：Carey W，McDevitt S.Revision of the infant temperament questionnaire.Pediatrics.1978；61：735 of tServonky J，Opas SR.Nursing management of children（p.180）.Sudbury，MA：Jones & Bartlett Publishers；1987]

西尔斯（Sears）将这 3 种气质特征简化为两类：即高需求和低需求婴儿，并推广这一概念便于父母理解和使用。高需求婴儿易烦躁，似乎一直在哺乳，一放下就哭泣；而低需求婴儿总是乐呵呵

的、可爱的，不需要一直抱着或持续关注。

评估婴幼儿气质有两份问卷 / 工具：一个是 4~12 月龄婴儿的婴儿气质问卷（ITQ）；另一个是适合于 1~3 岁儿童的幼儿气质量表（TTS）。这两种工具能够确定孩子的气质；可让父母了解孩子的气质并采取适当的育儿方法。

最近，乔治敦大学幼儿心理健康咨询中心开发了学步儿气质工具（the Infant Toddler Temperament Tool，IT3）。IT3 允许婴幼儿的父母识别和探索自己和孩子的气质特点。该工具能够让父母更好地了解成人和儿童气质特征的相似性和差异，以及之间的相互关系。

（八）陌生人焦虑

随着婴儿年龄的增长，主要照顾者的重要性得到承认，而在半岁以后，另一个现象出现了：陌生人焦虑。婴儿一直对周围环境里的一切都好奇，也包括陌生人，但突然在看到陌生人接近时出现皱眉和哭闹，甚至企图逃离。陌生人焦虑最早在 6 个月时突然出现，但在 8 个月左右较为常见。当母亲或主要看护人不在场时，情况更为明显。虽然陌生人焦虑与分离焦虑几乎同时出现，但这是不同的两个现象。

（九）分离焦虑

随着母亲或父亲离开房间，婴儿会用焦急的眼睛跟随他们。几乎立刻，孩子的脸开始愤怒扭曲；大声地哭泣，可能会疯狂地踢打尖叫。这种行为是分离焦虑的第一阶段，通常在半岁左右开始，13~20 个月达到顶峰，2 岁以后逐渐减少。根据精神分析理论，分离焦虑是因与亲人实际分离的威胁而引起的焦虑痛苦。Robertson 和 Bowlby 描述了幼儿分离焦虑的 3 个阶段：①反抗；②失望；③逃避。

1. 反抗　在反抗阶段，儿童会出于愤怒和希望重获母亲或主要看护者的重视而采取强烈哭闹、呕吐、踢打、尖叫。他对整个世界都很生气，他对母亲要离开也感到很生气。而且他认为母亲可能也是在对他生气才要离开。这种反抗阶段可能持续数小时至数天，时间长短与他的精力、年龄、与母亲的关系和新环境的质量有关。

2. 绝望　一旦孩子开始接受命运，就会逐渐开始变得安静而忧伤。他显得对周围环境没有兴趣，视之为必须承受的痛苦，表情悲哀。当孩子转向内在寻求安慰时，可能出现倒退行为，如吮吮手指等。

3. 超脱或逃避　孩子在应对失去父母的爱时，可能会采取一种防御机制。他逐渐开始与他

人交往,接近任何人,甚至还显得兴高采烈。这个阶段经常被误解为适应了。而实际上他通过随意与他人亲近来克服伤痛。如果此时与亲人团聚,他可能表现出不感兴趣甚至表现不认识。

▶ 五、临床意义

如果出现与正常依恋模式不同的行为偏差,则意味着可能存在问题,因此应对婴幼儿的生长发育水平进行评估,以了解其生长发育模式,这和了解婴儿是否存在特殊的健康问题一样重要。对婴幼儿进行检查时,让父母待在身边,能够降低陌生人焦虑。虽然穿着感觉亲切些的衣服(而非白大衣)可以降低婴儿焦虑,但无法预防在检查者靠近时婴儿的哭闹和躲避行为,特别是首次检查时。

作为陌生人的医护人员,如何减少婴儿的害怕情绪呢?应先充分利用婴儿与父母的依恋关系,在婴儿面前建立与父母的互动。在这样的互动中,婴儿会仔细观察父母的反应和对陌生人的接受度以评估陌生人。这种行为被称为社会参照。甚至医护人员的身体姿势也很重要,可稍微侧身以避免与婴儿面对面,以降低对婴儿的威胁感。Spitz 在他拍摄的视频中显示,当一个陌生人背对婴儿靠近时,婴儿可能会感到好奇,并伸手去触碰陌生人;采用柔软低沉的声音,比高亢尖锐的声音更容易被婴儿接受。

护理学和医学在了解和应用儿童发育理论方面取得了很大进展。但儿童发育评估和筛查工具不在本章的讨论范围,建议读者详细阅读儿童发育相关参考资料。此外,还提醒读者可以使用各种评估工具,如贝利婴幼儿发展量表、丹佛发展筛选测验、丹佛发育筛查问卷(PDQ Ⅱ)、年龄和阶段问卷调查(ASQ-3)、幼儿自闭症修正量表(M-CHAT)和 Brazelton 新生儿行为评定量表。

母乳喂养除了保障母婴健康外,也有助于建立健康的母婴依恋和信任。母乳喂养的临床支持可视为一个重要的教育或培训过程,帮助新手母婴建立安全联系。

▶ 六、免疫接种

免疫接种的实施极大降低了全世界儿童疾病的发病率。许多过去导致大量婴儿死亡的感染性疾病,现在可以通过免疫接种而得到预防。另外,组合疫苗可以减少所需注射次数,与单独注射的等效组分疫苗比较更受青睐。免疫接种的时间受婴儿健康情况的影响,在不同国家接种时间也有不同,重要的是完整地实施免疫计划。美国推荐的儿童免疫计划由美国疾病控制和预防中心(CDC)免疫实践顾问委员会(ACIP)、美国儿科学会(AAP)和美国家庭医生学会(AAFP)每年进行批准和公布。推荐免疫计划和补种计划可在 CDC 网站上找到。CDC 还为医疗机构提供了一个"内容汇总"网页,可以在订阅网页上持续显示和更新当前的免疫接种信息。其他国家可以遵循世界卫生组织的类似时间表或建议。有关母乳喂养和疫苗的信息可从 LactMed 上获知。

疫苗是为了刺激婴儿抗原 - 抗体免疫反应而设计的,以便将来在接触特定致病抗原时提供保护,主要由细菌或病毒制成。生物体(活病毒、减毒或灭活的病毒)、修饰蛋白、多糖或 DNA 技术都可用于制备疫苗。免疫包括主动免疫和被动免疫。主动免疫通过注射疫苗激活机体的免疫反应,而被动免疫,主要是提供外源抗体,如免疫球蛋白等。

疫苗主要包括以下类型:

1. 减毒活疫苗,含有毒力削弱的生物体(主要是病毒),如麻疹 - 流行性腮腺炎 - 风疹(MMR)或水痘(VAR)。活病毒能够引起长期免疫,但存在较多禁忌证、注意事项或不良反应。

2. 灭活疫苗,由灭活死亡的全生物体制成的,大部分推荐的疫苗都属于此类。灭活疫苗不具有感染性,免疫保护持续时间相对较短,需要多次免疫和加强注射。

3. 类毒素疫苗由减毒的致病细菌毒素制成(如破伤风类毒素)。

4. 亚单位疫苗,只包括免疫必需的部分或抗原,而不是整个生物体,如 DTaP 的百日咳组分。通常很少引发不良反应。

5. 共轭疫苗,将来自一个生物体的细菌外壳多糖与不同生物体的特异性蛋白质结合,以增强免疫应答,如用于婴幼儿的流感嗜血杆菌 b 型(Hib)疫苗。

6. 重组疫苗,采用基因工程 DNA 技术,将一个物种的 DNA,插入另外一个物种以生产疫苗,如在美国许可的两种乙型肝炎重组疫苗。

疫苗管理的指导方针、预防措施和禁忌证可以参考 CDC、制造商的说明书、免疫行动联盟的《针尖提示》(Needle Tips)和最新版 AAP 红皮书。

母乳喂养儿童的免疫接种建议与非母乳喂养儿童一致。绝大多数情况下,灭活和活疫苗不会影响母乳的安全性,母乳喂养也不会影响婴幼儿对大多数常规疫苗的免疫反应。数据表明,母乳喂养可增强婴幼儿对疫苗的免疫反应,降低发热等副作用,母乳中源自母体的抗体不会明显干扰婴幼儿的免疫反应。轮状病毒(RV)是诸多研究中的一个例外。虽然母乳喂养能够保护婴儿免受轮状病毒引起的胃肠炎,但与非母乳喂养婴儿相比,母乳喂养可能会降低婴儿对疫苗的免疫应答。Rongsen Chandola 等的后续研究发现,与未暂停母乳喂养的婴儿相比,在接种疫苗前后暂停母乳喂养的婴儿对 RV 疫苗 Rotarix 的免疫反应没有增强,研究者认为"中低收入地区的婴儿对口服活轮状病毒疫苗反应不佳,可能存在其他因素,而不是母体抗轮状病毒抗体的因素造成的"。

大多数疫苗是非胃肠道途径给药,因此疫苗接种成为儿童期需要经历的最痛苦的事件之一,常用方式为肌内(IM)或皮下(SC)注射给药。免疫接种期间减轻疼痛的方法包括母乳喂养、皮肤接触、母亲抱着婴儿、在舌或奶嘴上用点蔗糖,接种前压迫注射部位,分散婴儿注意力或呼吸技巧。

(一)乙型肝炎疫苗(肌内注射)

在美国,婴儿初次免疫接种的推荐年龄是出生时,所有出生体重 ≥ 2 000g 的新生儿都应当在出院前给予乙型肝炎(HepB)灭活病毒疫苗。体重 <2 000g 且母亲为肝炎表面抗原阴性(HBsAg 阴性)的婴儿应在出生后 1 个月内或出院前接受第一剂。只有单价乙肝疫苗可用于出生时接种。乙肝系列疫苗可以使用两剂单独抗原疫苗(1~2 个月和 6~18 个月)或最多 3 次联合疫苗(2、4、6 月龄)完成。HBsAg 阳性母亲的新生儿应在出生后 12 小时内注射第一剂乙肝疫苗和乙肝免疫球蛋白(HBIG)0.5ml,两针应在不同部位注射。如果母亲的 HBsAg 状态未知,则不论新生儿出生体重如何,应在出生后 12 小时内进行首次乙肝疫苗免疫。之后,如果检测发现母亲为 HBsAg 阳性,新生儿应在出生后 7 天内注射 HBIG。对于体重小于 2 000g 的婴儿,除了乙肝疫苗,还应在出生后 12 小时内给予 HBIG。

(二)轮状病毒疫苗(口服)

轮状病毒疫苗(活病毒)系列接种推荐用于所有婴儿,最早始于 6 周大,最终一次不晚于 8 个月。系列接种开始时间不应晚于 14 周 +6 天。目前的两类轮状病毒疫苗包括 RV-1(Rotarix,包括 2 月龄和 4 月龄两剂)和 RV-5(RotaTequ,包括 2、4、6 月龄 3 剂)。最初的轮状病毒疫苗(RotaShield)问世

于 1999 年,因与肠套叠的发生相关而退市。当前使用的轮状病毒疫苗仍然存在较低的肠套叠风险,但 CDC 报告认为,轮状病毒是导致全球婴幼儿胃肠炎和死亡的重要原因,因此,轮状病毒疫苗接种利大于弊,因此建议使用。患有严重联合免疫缺陷综合征(SCID)或肠套叠的婴儿不应接种 RV 疫苗。

(三)白喉、破伤风毒、无细胞百日咳灭活细菌疫苗(肌内注射)

白喉 / 破伤风类毒素 / 无细胞百日咳(DTaP)联合疫苗仅用于 6 岁以下儿童,对 7 岁及以上儿童可应用无细胞百白破疫苗(Tdap,译者注:原文括号前为百日咳疫苗)与白喉 / 破伤风类毒素联合疫苗(Td,译者注:原文括号前为破伤风类毒素)。白喉 / 破伤风类毒素联合疫苗(Td)用于 10 岁时破伤风疫苗免疫增强及伤口处理。无细胞百白破疫苗(DTaP)免疫计划包括五针(2 月龄,4 月龄,6 月龄,12~18 月龄和 4~6 岁)。在 11~12 岁的青少年中应当进行一次白喉 / 破伤风类毒素联合疫苗百白破疫苗(TDaP)加强免疫,并每 10 年进行一次白喉、破伤风毒素(Td)加强免疫。在美国,无细胞(减毒)百日咳疫苗因为副作用小,已经取代了旧的全细胞百日咳疫苗(DPT)。

2012 年 10 月,美国预防接种咨询委员会 ACIP 推荐,无论既往是否接受过百白破联合免疫 Tdap,所有孕妇每次怀孕期间都应当接种百白破疫苗(Tdap),理想的接种时间是妊娠 27~36 周。如果孕期没有进行 Tdap 免疫接种,就应在产后立即接种,在出院前完成。自 2005 年以来,ACIP 建议与婴儿密切接触的人群至少在接触婴儿 2 周前进行 Tdap 免疫接种,以保护婴儿预防百日咳。小婴儿因百日咳导致的住院率和死亡率最高,在完成百白破疫苗第 3 针接种之前(6 月龄),婴幼儿对百白破没有完全的抵抗能力。有证据表明,产妇的百日咳抗体可以通过胎盘输送给婴儿,这可以在婴儿生命早期发挥抵御百日咳的作用。

(四)B 型流感嗜血杆菌疫苗(肌内注射)

在 1987 年 B 型流感嗜血杆菌疫苗(Hib)问世之前,B 型流感嗜血杆菌是幼儿的严重感染性疾病的重要原因,如肺炎、菌血症、脑膜炎、会厌炎、化脓性关节炎、蜂窝织炎、中耳炎、化脓性心包炎等,其中 6~18 个月的婴儿风险最高。Hib 疫苗的应用使 Hib 发病率降低 99%。Hib 灭活细菌结合疫苗根据不同疫苗,有 4 针(2、4、6、12~15 月龄)或 3 针(2、4、12~15 月龄)的剂型。除免疫功能缺

陷风险较高的儿童外,一般不推荐 5 岁或以上儿童接种 Hib 疫苗。

(五) 肺炎链球菌灭活疫苗(肌内注射或肌肉/皮下注射)

美国目前有两种肺炎球菌病毒(PCV)疫苗可供选择:PCV13 和 PPSV23。13 价肺炎球菌结合疫苗 PCV13(白喉蛋白载体疫苗)(肌内注射)于 2010 年上市,取代了原来的 7 价 PCV7 疫苗,作为 4 针基础免疫疫苗,预防肺炎球菌感染,接种时间 2 月龄,4 月龄,6 月龄,12~15 月龄。对 14~59 月龄并接受过 PCV7 系列疫苗的儿童,推荐再补 1 剂 PCV13。尚未完成疫苗接种计划的婴幼儿应该使用 PCV13 系列疫苗。对于健康的 5 岁及以上儿童,不建议常规接种 PCV13,除非有高危的基础疾病。有 PCV 或白喉类毒素疫苗过敏史是该类疫苗的禁忌证。23 价 PPSV 多糖疫苗(肌内注射或皮下注射)可用于 2 岁以上有肺炎球菌高风险基础疾病的婴幼儿。

(六) 脊髓灰质炎疫苗(美国,肌内或皮下注射,有些国家口服)

有两种疫苗可预防小儿麻痹症:灭活的脊髓灰质炎病毒疫苗(IPV)和口服脊髓灰质炎活病毒疫苗(OPV)。2000 年之前通常用 OPV。IPV 通过肌肉或皮下注射,在美国已经取代 OPV,以减少疫苗相关的麻痹性脊髓灰质炎。然而,OPV 疫苗仍在世界上许多地方使用,母乳喂养的婴儿可以通过 OPV 成功免疫。美国儿童遵循 IPV 四针免疫计划,接种疫苗的时间是 2 月龄,4 月龄,6~18 月龄和 4~6 岁。

(七) 流行性感冒病毒疫苗(肌内注射)

流行性感冒病毒疫苗有两种类型:灭活流感病毒疫苗(IIV)(肌内注射)和减毒流感病毒活疫苗(LAIV)(鼻腔给药)。流感疫苗每年都在流感季节重新生产,建议 6 个月以上的儿童每年重新接种疫苗。但最近,因为担心 LAIV 对 2013—2014 年及 2015—2016 年两个季节的(H1N1)pdm09 病毒的有效性,不建议在 2017—2018 季使用。目前尚不清楚,LAIV 是否会在未来几年内再次使用。

理想状态下,流感疫苗应在当地流感发作前接种,通常是 10 月底之前。凡 6 个月以上无禁忌证的人,都应每年接种 1 次。对于 6 月~8 岁初次接种疫苗或符合特定指导标准的群体,建议间隔 4 周注射 2 剂 IIV。

(八) 麻疹、腮腺炎和风疹疫苗(MMR)和水痘疫苗(皮下注射)

市场上存在两种麻腮风 MMR 减毒活疫苗:MMR(M-M-R Ⅱ 疫苗,包括麻疹、腮腺炎和风疹的三价疫苗)和 MMRV(四价疫苗,包括麻疹、腮腺炎、风疹、水痘)。市场上还存在水痘单种减毒活疫苗(VAR)。建议使用包含 4 种疾病的联合疫苗,在 12~15 月龄和 4~6 岁时实施 2 针免疫计划。也可以按以下计划实施接种:MMR 联合 VAR(不同注射部位)或 MMRV 联合疫苗。美国疾病预防与控制中心 CDC 建议,在 12~47 月龄首次接种是使用 MMR 联合水痘 VAR。研究显示首次接种 MMRV,比首次接种时使用 MMR 联合水痘疫苗或第二次接种时使用 MMRV 更容易出现热性惊厥。MMR 可能暂时抑制结核菌素活性。如需进行结核菌素试验,肺结核(TB)皮肤试验前应在 MMR 注射之前或当天进行,否则需推迟到 MMR 免疫后 4~6 周。

(九) 甲型肝炎病毒灭活疫苗(肌内注射)

建议所有 12~23 月龄的儿童接种甲型肝炎(HepA)疫苗,包括两针,间隔时间 6~18 个月。以前未接种疫苗的 2 岁及以上儿童或其他高危人群接种疫苗时也建议使用两针,间隔 6~18 个月。

(十) 人乳头瘤病毒灭活疫苗(肌内注射)

2014 年,9 价人乳头瘤病毒(HPV)疫苗(9v HPV,Gardasil 9)在男性和女性的使用均获得许可;截至 2016 年,该疫苗已经取代了美国早期的两种 HPV 疫苗。CDC 建议给 9~14 岁的儿童注射 2 剂 HPV 疫苗(0、6~12 个月),对 15~26 岁首次接种疫苗和免疫功能受损的人群,继续推荐使用 3 剂(0、1~2、6 个月)。

(十一) 脑膜炎球菌灭活细菌疫苗(肌内注射)

用于儿童的脑膜炎球菌病毒(MCV)疫苗有 4 种:两种脑膜炎球菌共轭四价疫苗[Menactra(MCV4-D)和 Menveo(MCV4-CRM) 以及 2 种重组蛋白疫苗(Bexsero 和 Trumenba)。四价疫苗对四种血清型(A、C、W、Y)提供保护作用,而重组蛋白疫苗是单价疫苗,仅对血清型 B 产生保护作用。对于所有儿童建议使用共轭四价疫苗,分别在 11~12 岁及 16 岁接种 2 针。具有高危因素的儿童(如功能性无脾、镰状细胞病和艾滋病毒感染)可以尽早开始联合接种脑膜炎球菌疫苗:2 个月以上用 Menveo 或 9 个月以上用 Menactra。2015 年,美国预防接种咨询委员会 ACIP 建议在 16~23

岁的青少年和年轻人中使用 B 型脑膜炎 MenB 疫苗。对没有脑膜炎球菌疾病高危因素的健康青少年,应在 0、6 个月使用两剂 MenB-FHbp 疫苗。如果第二次接种与第一次接种间隔不足 6 个月,应在第二次后至少 4 个月接种第 3 次。高危儿童在 10 岁后可接受 3 剂疫苗接种(0、1~2、6 个月)。一般来说,可以选择任何一种 MenB 疫苗;ACIP 并没有推荐孰优孰劣。值得注意的是,Bexsero 和 Trumenba 这两个品牌的疫苗不能交叉使用,即全称免疫过程必须按剂量使用同一产品。由于缺乏哺乳期女性使用 MenB 疫苗的随机对照临床试验,ACIP 建议在哺乳期妇女中推迟接种,除非该妇女存在较高的 B 型脑膜炎球菌病的患病风险。

有学者曾提出了关于疫苗接种风险的问题。作为回应,美国国会建立了疫苗不良事件报告系统(VAERS),该系统是由美国食品药物监督管理局(FDA)和美国疾病预防与控制中心 CDC 管理的全国性的监测系统。VAERS 负责建立并维护疫苗接种不良事件报告的数据库。关于如何向 VAERS 报告不良事件的更多相关信息,请访问 CDC 网站。

公众对儿童疫苗的安全问题及其导致自闭症谱系障碍的风险表示了高度关切。这些关注点集中在某些特定的疫苗(如 MMR)、疫苗成分(如防腐剂硫柳汞),以及在儿童免疫计划中推荐的接种次数和疫苗抗原的数量,包括一天内接种的疫苗数量、2 岁以内接受的总抗原量。虽然目前推荐的疫苗数量有所增加,但由于疫苗制剂的变化,疫苗中特异性抗原的数量已经减少。2013 年,CDC 发表的一项大型研究表明,一天内接种的抗原数量和 2 岁以内接受的总抗原量与自闭症的发展没有相关性。之前一些可靠的研究也并未发现特定疫苗(如 MMR)或疫苗成分(如硫柳汞)与自闭症之间存在正相关关系。2001 年之后疫苗中去除了硫柳汞成分,但自闭症发生率仍然在继续增加,目前自闭症的病因仍在继续研究中。

▶ 七、汽车座椅安全性

美国儿科学会 AAP 关于新生儿出院时的交通安全政策声明指出,"每个新生儿都应被固定在安全座椅中"。正确使用汽车座椅可将 1 岁以下婴儿死亡风险降低 71%。不幸的是,汽车座椅经常使用不当,最近的一项研究发现,91% 的婴儿座椅存在严重误用。大多数医院都没有雇用经过

儿童乘客安全认证的人员;因此,应鼓励父母在婴儿出生前购买汽车座椅,并获得安装座椅的专业人员的协助。

美国汽车安全安装站的位置详见网址。应提醒家长,每次婴儿乘车时,必须正确使用汽车座椅。此外,在汽车行驶过程中,坚决不能让孩子离开安全座椅。如果婴儿需要哺乳,司机先把车停到安全区域,再让母亲开始哺乳。以下是 AAP 关于婴儿汽车座椅安全的建议:

1. 2 岁以下婴儿应乘坐在后向的安全座椅中,除非婴儿达到 2 岁或超过产品规定的身高 / 体重上限。后向安全座椅在发生碰撞时能够为头部和脊柱提供最佳支撑。

2. 将安全座椅放在汽车后座上;前排座椅的安全气囊撞击安全座椅靠背可能导致婴儿死亡或重伤。

3. 安全带应该贴合紧密;父母在给孩子扣上安全带后应无法在安全带上捏出褶子。

4. 仔细阅读安全座椅的说明书,了解安全带的安装位置。

5. 婴儿不应裹在毯子里或穿着笨重的衣服,因为这可能会妨碍安全带的贴合。在寒冷的天气里,可以给婴儿裹上毯子保暖。

6. 家长应仔细阅读安全座椅的使用手册,以了解更多安全信息。

一些婴儿如果有某些特殊疾病,可能影响安全座椅的选择和使用。AAP 颁布了政策声明,为特殊疾病患儿的交通提供建议。早产儿和低出生体重儿在放置在安全座椅中时有可能出现呼吸系统问题,需要在出院前进行特别的观察和测试。

▶ 八、维生素 D 与佝偻病

除非母亲营养不良,否则纯母乳喂养婴儿很少出现维生素缺乏症。如需改善,应首先选择产妇膳食补充和饮食改善,而不应轻易给予 4~6 个月龄以下的婴儿进行膳食补充。总体来说,除了特殊情况外,母乳能够提供健康足月儿所需的所有维生素和矿物质。而早产儿的情况有所不同,如果出生体重小于 1 500g [低出生体重儿(VLBW)],则需要补充。对出生体重 1 500~2 500g 的早产儿,是否需要补充应根据婴儿个体情况确定。母乳中的脂溶性维生素受母亲膳食影响很小,但这些维生素过量则会有毒性;而水溶性维生素的确会受母亲膳食的影响。

此处仅就某些维生素和矿物质缺乏的病症进行讨论,如严格素食的母亲可能需要补充维生素 B$_{12}$。

经过多项研究显示,母乳中铁的生物利用度较高,并证明母乳喂养婴儿体内铁储备是正常的,因此取消了给母乳喂养儿补充铁剂的建议。而早产儿由于出生时体内铁储存量不足而容易缺铁,应补充铁。此外,母亲的状况,如吸烟、高血压伴随宫内生长受限、糖尿病或贫血可导致胎儿铁存储量不足。

维生素 D 在免疫功能中发挥重要作用,因此是否需要添加维生素 D 也一直是争议焦点之一,目前也有研究课题不断开展。维生素 D 缺乏症在美国和全世界都非常普遍,影响范围达到人口总量的 30%~50%。母乳中的维生素 D 含量通常不足以预防维生素 D 缺乏症和佝偻病。佝偻病是儿童维生素 D 缺乏症的最严重的表现形式,在 3~18 个月龄婴儿中的发病率最高。佝偻病的临床表现包括骨骼畸形、骨质疏松、生长不良和易患呼吸道感染。另外还存在维生素 D 缺乏导致的大龄儿童和成年人的健康问题。最值得注意的是,维生素 D 缺乏还与多种疾病有关,包括免疫缺陷、过敏和哮喘、自身免疫性疾病、癌症发生率增加、心血管疾病和高血压、精神疾病、1 型糖尿病、代谢综合征和 2 型糖尿病等。维生素 D 缺乏症在超重和肥胖儿童中尤其普遍,特别是严重肥胖和少数民族儿童。

机体内维生素 D 的生成主要源于阳光照射、食物(如多脂鱼、强化谷物、牛奶)及膳食补充剂。美国人民生活方式的改变(包括在室内时间延长、使用防晒霜或其他物理防晒方法来避免阳光照射及其导致的皮肤癌风险等),极大减少了阳光照射的时间。北半球高纬度地区、云层、污染和文化习俗等,也可能减少女性直接照射日光的时间。黑皮肤色素沉着能够阻挡更多阳光,增加黑肤色种群的维生素 D 缺乏的风险。维生素 D 的状态通过血清中的 25- 羟维生素 D〔25-(OH)D〕的浓度测定,单位(nmol/L)或(ng/ml):1nmol/L=0.4ng/ml。美国医学研究所(IOM)列出了以下与健康状况有关的浓度标准:

1. 维生素 D 缺陷:<30nmol/L(<12ng/ml)。

2. 维生素 D 不足,有风险:30~50nmol/L(12~20ng/ml)。

3. 维生素 D 适量:≥ 50nmol/L(≥ 20ng/ml)。

4. 潜在毒性:>125nmol/L(>50ng/ml)。

为达到最佳的健康状况,建议 25-(OH)D 的水平应 >30ng/ml。

美国儿科学会在 2008 年的临床报告中,支持 AAP 提出的限制婴儿阳光照射的指南,特别是 6 个月以下婴儿应避免阳光直射。该报告还建议母乳喂养的新生儿、儿童和青少年及每天维生素 D 强化奶粉摄入不足 1 000ml 的奶粉喂养婴儿,每天都需要补充维生素 D 400U(400U/d),相当于使用 1 茶匙鳕鱼肝油。美国和加拿大的婴儿配方奶强化了维生素 D,但可能无法补偿产妇妊娠期较低的维生素 D 储存量。美国医学研究所(IOM)关于维生素 D 的推荐膳食营养素供给量(RDAs)对于 1 岁以上儿童及成人而言较高,介于 600~800U/d,最高可耐受量为 4 000U/d。更多新研究表明,许多专家认为应当建议补充更多的维生素 D。加拿大在冬季给出的婴儿推荐剂量为 800U/d,其他指南还建议,需要根据维生素缺乏的危险因素(如深肤色或日光照射条件较差)确定个体化剂量。

维生素 D 缺乏的母亲,其婴儿出生时维生素 D 储量很低,则呼吸道感染的风险及后续潜在的慢性疾病可能增加。研究显示,孕妇的维生素 D 补充剂量达到 2 000 ~4 000U/d 时,检测孕妇血清和出生时脐带血 25-(OH)D 水平显示,能够有效补充母体的维生素 D 的储存量。哺乳期母亲的大剂量维生素 D 补充(高达 6 400U/d),能够有效提高母乳中的维生素 D 水平。但目前指南仍然建议直接给婴儿补充维生素 D 的做法,而非通过母乳进行补充。还需要更多的研究来评估母亲大剂量补充维生素 D 以提高母乳维生素 D 水平的长期影响,以及如何在妊娠期识别维生素缺乏的高危孕妇及其有效补充方法。

▶ 九、牙科健康与口腔发育

第 1 个萌出的乳牙为下颌中央门牙,一般出现在 6~8 月龄。到 2.5 岁左右乳牙出齐,后续乳牙将逐渐由恒牙所替代。母乳喂养有助于保护牙齿,但不能因此忽视牙科健康。

牙齿健康从良好的口腔护理开始,促进乳牙的健康,并预防龋齿和牙齿脓肿,减轻因此导致的疼痛。一旦新牙萌发,应每天用软布和牙刷清洁,父母还应该检查牙齿上是否出现变色或白点,这往往是早期龋齿的表现。美国儿童牙科学会

（AAPD）建议,根据牙科问题的危险因素,儿童最早应在第 1 颗牙齿萌出后且不晚于 12 月龄去看牙医。

美国儿童牙科学会（AAPD）、美国牙科学会（ADA）和美国儿科学会（AAP）都支持使用含氟水预防龋齿。AAPD 建议饮用水添加的氟化物剂量为 0.7ppm,与之前的 0.7~1.2ppm 相比有所降低,以达到预防龋齿且降低氟化物中毒的可能,因为氟化物过量可导致牙齿白斑、变色或牙釉质腐蚀,8 岁及以下的儿童在恒牙釉质发育过程中可发生氟斑牙。儿童饮用水中如不含氟,会增加龋齿的发生风险,补充氟化物可有效预防,但使用时必须评估社区的氟化物水平,并根据氟化物建议补充量作基准,针对性地调整补充剂量。不建议 6 月龄以下的婴儿使用氟化物补充剂,如果社区的供水是经过氟化处理的,则应该考虑使用无氟饮用水来冲调配方奶。

有效减少蛀牙的专业氟化物有片剂、锭剂或滴剂形式的口服氟化物,氟化物凝胶或泡沫,氟化物密封剂或涂料。如果孩子能够吐出漱口水而不会吞咽下去,就可以使用医护人员推荐的含氟漱口水。用作甜味剂的木糖醇（常用于口香糖,糖浆和其他产品）已被证明可以减少龋齿。对 2 岁及以上的儿童,可用含氟牙膏每日 2 次刷牙,用量约一薄层或豌豆大小,可减少蛀牙。氟化物牙膏还可推荐给 2 岁以下有龋齿危险因素的儿童。

导致龋齿和牙齿问题的危险因素包括:母亲或主要看护者有蛀牙、社会经济状况不佳、营养不足、特殊疾病、口腔健康不佳或缺乏牙科保健、加糖的奶嘴、含着奶瓶睡觉、接触果汁、苏打水、甜食、吸管杯、铁缺乏、铅暴露和烟草烟雾。奶瓶龋齿是指婴儿睡眠时不断吸吮奶瓶而造成的渐进性龋齿的术语,与牙菌斑中的乳酸杆菌数量增加相关。变形链球菌是这种牙菌斑上生物膜形成的主要因素。蛀牙通常从上颌门牙开始,不会累及下颌门牙。

一些研究表明,母乳能够预防龋齿,母乳喂养儿童的龋齿发生率低于其他喂养方法的儿童。母乳中的免疫因子,如分泌型 IgA 和 IgG 具有保护作用,母乳中的乳铁蛋白能够杀菌。母乳与配方奶喂养机制也可能发挥保护作用。哺乳时乳头深入到接近婴儿口腔的软硬腭连接处,吸吮后自动吞咽,因此牙齿不会一直浸在乳汁中,而人工喂养时,只要口腔前段轻轻挤压奶嘴,配方奶就会自主

流出,导致乳汁持续停滞在牙齿周围。

巴西有研究显示,未进行母乳喂养的早产儿的乳牙牙釉质缺陷、龋齿的发生风险较高。对 629 例从出生至 4 岁的爱荷华儿童的一项研究表明,在母亲对婴儿气质的报告中,可能发现龋齿的高危因素。"好带的宝宝"更可能整个晚上都是哺乳,而"难养的宝宝"更可能直接奶瓶喂养后尽快入睡。在有关奶瓶喂养婴儿的睡眠问题、喂养与龋齿的相关性研究中,结果与此一致。巴西最近一项 1 303 例婴儿的研究显示,延长母乳喂养（≥ 24 个月）会增加 5 岁时的龋齿发生率,这些儿童更容易患上严重的幼儿龋齿。随着学步儿母乳喂养人数的增加,可以预期其中部分婴儿可能会出现牙齿问题,特别是在引入含糖的辅食后。

关于母乳喂养儿童龋齿的研究,在方法学上缺乏一致性,因此难以得出最终结论。例如,所有研究报告除了母乳喂养或奶瓶喂养以外,都没有提及孩子饮食习惯。Tham 等对母乳喂养与龋齿进行了系统综述和 Meta 分析,共纳入 63 篇研究,结论认为婴儿生后 12 个月内,母乳喂养时间越长,龋齿风险越低,而母乳喂养大于 12 个月时比不足 12 个月者龋齿发生率增加。但针对 12 个月以上婴儿的母乳喂养或者奶瓶喂养,没有研究针对其他喂养相关因素进行分析,如是否饮用含糖饮料或食物、口腔卫生习惯等。结论认为:"在对饮食和口腔卫生等因素没有进行校正的前提下,无法确定长期、频繁或夜间哺乳是否为儿童早期龋齿的主要影响因素。"龋齿也被认为具有遗传特性,因此有蛀牙的儿童可能代表了一个易感群体,他们长时间的夜奶可能增加龋齿的风险。孩子患龋齿的易感性尚无法临床预测,而且龋齿在肉眼可见之前可能就已经广泛存在。

儿童的面部发育是一个健康问题,母乳喂养对此有很大影响。孩子的口面部发育受喂养方法、吞咽模式和手指吸吮的影响。奶瓶喂养可能导致咬合不齐,原因包括舌头前顶及其导致的咬肌和颊肌发育不足、吞咽异常及较多的非营养性吸吮等。巴西有一项针对 5 岁儿童（$n=1 303$）的研究,记录了出生、3、12、24 月龄时母乳喂养的类型。该研究对这些儿童的各种咬合不齐进行评估,收集并分析了相关社会人口学、人体测量数据、生活中的吸吮习惯、龋齿和牙科治疗记录等数据,最终发现,以母乳喂养为主的儿童总体咬合异常的发生率较低,纯母乳喂养 3~5.9 个月和 6 个月以

上的儿童的中重度咬合不齐发生率分别比从未母乳喂养的儿童低 41% 和 72%。研究期间,难以对安抚奶嘴使用程度和持续时间等混淆因素进行分析,但母乳喂养持续时间、安抚奶嘴的使用和严重咬合不齐之间似乎有剂量依赖关系。纯母乳喂养 <6 个月和使用安抚奶嘴最高 48 个月者严重咬合不齐的发生更多(P=0.019)。而 6 个月以上纯母乳喂养似乎对使用安抚奶嘴的不良后果具有保护性作用。由于影响咬合不齐的混杂因素较为复杂,医护人员应鼓励家长纯母乳喂养至少 6 个月,并与家长讨论长期使用安抚奶嘴的风险。

▶ 十、固体食物

母乳喂养婴儿生长到一定程度时,纯母乳喂养会无法完全满足其营养需求。如果继续纯母乳喂养,婴儿会出现营养不良。纯母乳喂养能够满足多大婴儿的营养需求是一个重要的公共卫生问题,特别是在水源不安全和卫生条件差的地区,过早添加辅食可能增加婴幼儿的感染机会。

(一)添加固体食物

婴儿在 4~6 个月之前,无须添加固体食物,也不推荐这样做。添加固体食物的发育特征是婴儿伸舌反射的消失、乳牙萌出、能独坐,以及婴儿的手、手指能有目的地运动,这一切通常发生在半岁左右。大多数婴儿在生命最初几个月都会主动抵制父母使用勺喂,因为在 4~6 个月之前,婴儿有挺舌反射,无法将食物推到口腔后端。足月儿在孕晚期获得的铁元素会在出生后 4~5 个月逐渐开始减少,需要补充外源铁。

世界卫生组织一直推荐纯母乳喂养 4~6 个月,之后再添加辅食。尽管美国儿科学会的营养委员会一直认为,给不足 4~6 个月大的婴儿添加辅食没有营养方面的意义,但在美国早期添加固体食物的做法依然常见。Clayton 等对 1 300 名母亲的喂养方式进行了调查,结果发现 40.4% 的母亲在 4 个月前就开始食用固体食品。理由包括“我的孩子够大了”“宝宝看起来饿了”“除了母乳或配方奶,我希望给宝宝喂一些别的”“宝宝想要我的食物”“医生或其他保健专家说宝宝应该开始吃固体食物了”“这会帮助宝宝晚上睡得久”。

尽管官方建议和各方的协同努力都在向家长宣传,应延迟添加固体食物的时间,但许多婴儿仍然在生后最初的几个月内就接触了固体食物。第一种添加的固体食物通常是铁强化谷物,较少引起过敏的第一食物。有些父母误认为或被告知给婴儿喂固体食物可以帮助婴儿夜里连续睡眠。但研究显示睡前喂食固体食物与夜间的睡眠模式无关;高质量的对照研究也显示,无论睡前是否喂食固体食物,婴儿的睡眠模式都是相同的。

本章前面讨论的母乳喂养和配方奶喂养婴儿的能量摄入模式表明,母乳喂养婴儿的能量摄入较低,在引入固体食物后,仍然如此。如果母乳喂养婴儿在 3~6 个月内添加固体食物,则母乳摄入量会显著下降,来自固体食物的能量取代了母乳。虽然白天婴儿的母乳喂养次数较少,但夜间喂食的频率仍然相同。但配方奶喂养婴儿早期添加固体食物时,其配方奶摄入量几乎不变。

在发达国家,早期喂食固体食物的婴儿疾病发生率与晚期添加几乎相同,然而在发展中国家,过早添加辅食可能导致腹泻,弊大于利。

(二)辅食添加

如果在 6 个月以后开始添加固体食物,其引入顺序并不重要。辅食可包括婴儿谷物、蔬菜、水果、肉类和其他富含蛋白质的食品,这些食品经过适当加工(如打浆、制糊、切碎)后以满足婴儿的发育需要。如果辅食质量不佳,应注意不要让这些辅食影响哺乳频率,因为母乳喂养能够继续为婴儿提供重要的营养。目前改善辅食营养的方法仍在探索中。

目前还没有具体的研究表明辅食添加的顺序。然而,考虑到生长期婴儿对微量元素铁的需要,铁强化谷物是比较合适的首要添加辅食,可以为婴儿提供铁和锌。米粉较少引起过敏反应,易于消化,而且随着婴儿的成熟,可以调整米粉的黏稠度。对于需要与液体混合后食用的谷物,可以使用母乳(而非牛奶),能够避免潜在的过敏反应。添加的辅食应该是单一成分的,缓慢逐步添加(每 4~7 天添加一种),并且每次添加一种,以帮助识别对特定食物的不良反应。这也使婴儿能够适应食物的性质和味道。

因为固体食物导致渗透压升高,婴儿在开始添加固体食物时,特别是某些蛋白质,需要额外加水。原来儿科医生会推荐将果汁作为维生素 C 和水的来源,因为果汁口味甜美,儿童很容易接受,而且有一定的好处,比如含维生素,一些水果还含有钙,但果汁也有潜在的不利影响。孩子们可能会因为大量摄入果汁而减少母乳或其他营养食物的摄入,导致营养不良。食用含糖果汁也会导致严重的龋齿。以下为果汁添加指南：

1. 至少等婴儿 6 个月大以后再添加。

2. 只提供 100% 纯果汁,用杯子喝。

3. 不要用奶瓶或吸管杯装了果汁,给孩子整天随时喝。

4. 不要让婴儿在睡前喝果汁。

5. 不要给婴幼儿提供未经巴氏消毒的果汁,因为细菌污染会导致严重疾病。

添加辅食的基本原则是尽可能给婴儿接近自然状态的食物,依据婴儿的发育情况进行适当加工,保证安全喂养。食物的加工应该从打浆 / 制糊、捣碎、粉碎,到切碎再到指状食物。先喂少量,然后逐渐增加(同时继续母乳喂养),有助于婴儿适应辅食的口味和质地。当开始添加固体开始时,父母应该准备好适应宝宝粪便在浓稠度、气味和排便次数上的变化。一般来说,家里成员吃的所有食物都可以加工成适当的浓稠度给婴儿吃。在提供手指食物时,要注意安全,避免窒息。不要向婴儿或幼儿提供以下食品：

1. 生蔬菜(如胡萝卜、芹菜、青豆)。

2. 熟 / 生的整粒玉米粒。

3. 整颗未切开的圣女果。

4. 硬的块状生水果。

5. 整颗未切开的圆形水果,如葡萄或樱桃,这些水果食用前可以分为 4 等份,剥皮去籽。

6. 生的干果。

7. 硬的肉块,如牛排或羊排。

8. 热狗。

刚刚开始添加辅食的婴儿喜欢品尝各种食物,也喜欢挤压、涂抹和粉碎食物的触觉乐趣,这也是一种学习过程,家长不应干预或阻止。表19-6 列出了添加固体食物的一般指导原则。

添加时间	每日摄入辅食量 *	食物描述与喂食技巧
母乳喂养婴儿,6~7 月龄	谷物:开始 1 茶匙(1 茶匙约 5g,干重);逐渐增加至 2~3 汤匙(1 汤匙约 15g) 蔬菜:从 1 茶匙开始,逐渐增加至 2 汤匙 水果:从 1 茶匙开始,逐渐增加至 2 汤匙	谷物:铁强化婴儿谷物。从单种谷物开始添加。用等量母乳调制 考虑用富含维生素 C 的果汁调制以增加铁吸收 蔬菜:从口味清淡的蔬菜开始(胡萝卜、南瓜、豌豆、红薯等);在婴儿接受上述清淡蔬菜后可尝试口味较重的蔬菜(如青豆、菠菜) 水果:婴儿通常比较喜欢熟透的香蕉泥和煮熟无味不加糖的水果(苹果、桃子、梨) 每次只添加一种新食物,多喂几次后再添加另一种 关注是否存在不耐受迹象,包括橙汁以外富含维生素 C 的食物
母乳喂养婴儿,6~7 月龄	肉类:从 1 茶匙开始,逐渐增加至 2 汤匙 可能的话将食物分为每天 2~4 次添加	肉类:提供浓汤或肉糜,首选家禽(如鸡肉、火鸡)其次瘦肉(小牛肉、牛肉);羊肉味重,婴儿一开始接受度可能不高 肝脏富含铁,可放在熟悉的水果 / 蔬菜中。如婴儿显示耐受性较好,可继续添加新的谷物、蔬菜和水果,但一次只添加一种,豆类植物最后添加
母乳喂养婴儿,7~9 月龄	谷物:添加至 1/2 杯(1 杯约 130g) 水果与蔬菜:每类添加至 1/4~1/2 杯 肉类:添加至 3 汤匙	准备软烂食物如土豆泥、南瓜泥及削皮切块的水果等。婴儿开始咀嚼时,提供烘烤过的全麦或强化面包
母乳喂养婴儿,8~12 月龄	谷物:添加至 1/2 杯 面包:约 1 片 水果与蔬菜:每类添加至 1/2 杯	继续使用铁强化谷物 食品可切成小块逐渐添加 从不需要太多咀嚼的食物开始(煮熟切块的青豆和胡萝卜、面条、肉糜、金枪鱼、软酪、原味酸奶)。如果添加鱼肉,仔细检查鱼刺。 9 月龄时可以添加捣烂的熟蛋黄、橙汁。12 月龄前不要给鸡蛋清,避免发生过敏反应 有时可用花生酱(薄薄涂在面包上)或煮熟晾干的豌豆和青豆来代替肉。大团花生酱有窒息风险 乳制品,如干酪或酸奶偶尔可作为蛋白质来源添加;应密切观察婴儿反应

表 19-6 母乳喂养婴儿的辅食添加方案

注:* 有的婴儿不需要添加这么多食物,有的婴儿胃口好可能需要量略多

母乳喂养的婴儿可以通过母乳接触各种食物的味道。因此,母乳喂养婴儿很可能比配方奶喂养儿更容易接受固体食物中的新味道。同样,母亲在怀孕期间的饮食口味也会传递到羊水而被胎儿吞入。因此,可以推断,怀孕期间孕妇进食的食物味道,在婴儿首次接触这种固体食物之前,就已经接触过了。为了验证这个假设,Sullivan 和 Birch 比较了 4~6 个月大的婴儿接受蔬菜的情况。这些婴儿在 10 天内的 10 次机会提供同一种蔬菜,研究人员发现,母乳喂养婴儿比配方喂养的婴儿吃的蔬菜更多。因此母乳喂养的婴儿在从哺乳到固体食物的重要转变期间,对固体食物的接受度较高。如果喂养谷物,则用母乳混合比用水混合婴儿更容易接受。

在家自制的食物不仅更卫生,更营养,而且也比市售的婴儿食品成本更低。使用电动搅拌机或研磨机,很容易完成婴儿食物的准备。婴儿食品应选用优质的新鲜或冷冻水果、蔬菜或肉类,特别应当注意食物准备和储存过程中的卫生情况。为了方便起见,可以进行少量分装后存放在冰箱或冰柜中一定的时间。在家庭食品制备过程或给予 12 个月以下的婴儿准备时不应使用蜂蜜,因为可能导致肉毒杆菌中毒,虽然发生率很低,但不排除可能性。专栏 19-2 中列出了可以快速准备的食物清单。

专栏 19-2　快捷易制的婴儿食物

酸奶(低脂)。
新鲜水果:切碎的苹果,梨,橘子,香蕉,葡萄或其他时令水果(根据孩子的年龄和发育程度,注意安全预防措施)。
奶酪,切成可以咀嚼的小块。
吐司:全麦面包,切成条状。
鸡肉:切块。
鸡蛋:煮软的、较硬的可以作为手指食物。
蔬菜:菜泥,或整粒(如豌豆),或切成条状/块状作为手指食物(根据孩子的年龄和发育程度,注意安全预防措施)。饼干:全麦;涂有奶酪。
蛋奶冻。
干酪。
干果:苹果、枣、无花果、李子(去核)。
肝:快炒后切成条状。

一些家长更愿意购买婴儿食品而非自己制作,这在发达国家较为普遍。这些产品具有方便、便携等优点,但人们通常会担心其营养成分、多样性和甜味的问题。对英国市售水果和蔬菜类婴儿

食品的调查发现,最常见的水果和蔬菜产品都相对较甜。18% 的产品添加了果汁,这使婴儿接触了更多甜味食物。研究认为,这些食品"不太可能鼓励婴儿将来尝试苦味蔬菜或其他非甜味食品"。应鼓励家长在购买食品时仔细阅读商品标签,一般食物的成分按浓度高低顺序会在标签上写明,可以帮助父母选择没有添加剂或糖的更有营养的食物。

不吃乳制品和鸡蛋的家庭,如素食或纯素食家庭,婴儿可能需要补充维生素 B_{12}。较大的婴儿可能需要补充锌、保证可靠来源的铁和维生素 D 及维生素 B_{12}。此外,还应特别注意对大脑发育至关重要的脂肪及必需脂肪酸的摄入,特别是对纯素食喂养的婴幼儿。固体食物的引入时间与非素食主义者的推荐时间相似。可以使用豆腐、干豆类、肉类替代品等作为 0.5~1 岁的蛋白质来源。

(三)推迟添加固体食物

目前美国儿科学会、世界卫生组织等建议纯母乳喂 6 个月,并在 6 个月开始添加辅食的基础上继续母乳喂养到 1~2 岁。证据表明,4 个月以上的母乳喂养,可预防或延迟特应性皮炎、牛奶蛋白过敏、食物过敏、过敏性鼻炎、哮喘和儿童早期喘鸣的发生。目前对推迟 4~6 个月龄之后再添加辅食或高致敏食物的益处没有令人信服的证据,这与先前的建议有所不同。

食物过敏(FA)在全世界的发生率都在增加,其中花生是最常见的过敏原,其次是牛奶和贝类。来自美国过敏、哮喘和免疫学会的最新建议称,小至 4 月龄大的婴儿即可安全地耐受高致敏性食物,如牛奶、鸡蛋、花生和坚果、大豆、小麦、鱼类和贝类。蛋黄富含蛋白和铁,是低过敏性的,而蛋白的致敏性较高。最近的研究表明,在年龄较小的时候少量地加入鸡蛋可能是有益的,无论是煮熟或是用于烘焙食品中。在开始添加辅食后,早期引入高致敏性食物可能避免对这些食物的过敏反应的发生。对于已经诊断为过敏性疾病或过敏高风险的儿童(即至少 1 位直系亲属,父母或同胞兄弟姐妹患有过敏性疾病),应特殊对待。如果家中有大孩子有过敏性疾病,建议父母推迟让婴儿接触过敏性食品的时间,因为数据显示,此类婴儿发生过敏疾病的风险增加 7 倍。在这些情况下,推荐在添加花生之前,由经过认证的过敏症专家首先进行评估。

目前认为食物过敏是正常免疫耐受机制存在

较为复杂的功能失调。所有食物都被肠道识别为外来抗原,过敏体质的个体对这些抗原表现出免疫反应,而在非过敏体质的人中则出现免疫耐受,即抑制这种过敏反应。食物过敏分为两个阶段:对过敏原的致敏及再次接触过敏原时释放免疫球蛋白 E(IgE)和出现炎症反应。如接触固体食物与过敏反应相关的 IgE 水平上升存在直接的时间关系,也可通过过敏试验阳性结果来证实。

在 6 个月之前,婴儿的肠道缺乏必要的消化酶,不能将复杂的蛋白质、淀粉完全消化成氨基酸和单糖。同时,婴儿的肠黏膜具有渗透性,一些完整的蛋白质和淀粉可以穿过。肠道菌群的改变也与过敏性疾病的发生有关。"卫生学假说"认为婴儿期肠道菌群定植模式的改变(如生命早期微生物多样性的减少)、感染原接触减少及儿童期使用抗生素等,都是引发食物过敏的重要因素。研究表明,在出生后第 1 周,肠道菌群的多样性与过敏高危婴儿日后患湿疹的风险降低有关。与过敏高危但未发生湿疹的患儿比较,12 个月大的湿疹婴儿,其肠道微生物多样性降低可以追溯到出生后第 1 周左右。生命早期接触宠物或有兄弟姐妹,可能影响肠道菌群的组成和多样性,可产生预防过敏性疾病的保护作用。过敏性疾病的治疗包括回避过敏原,在误食过敏原时使用肾上腺素治疗及过敏症状治疗。目前没有过敏疾病的有效治疗方法。

▶ 十一、肥胖

儿童期肥胖,目前在全球范围来说都是一个复杂且日益严重的问题,最常用的判定标准是 2015 年美国 CDC 的 2~20 岁的儿童年龄别体重指数(BMI)。超重是指 BMI ≥ 第 85~95 百分位;肥胖定义为 BMI ≥ 第 95 百分位或 BMI 为 30kg/m² (以较低者为准);极端肥胖被定义为 BMI>30kg/m²。美国儿童中约有 16% 超重,17% 肥胖。根据世界卫生组织的资料,自 1975 年以来全球肥胖人数增加近 3 倍,全球 5~19 岁肥胖儿童和青少年人数在过去 40 年中增长了 10 倍。美国 CDC 从 2011—2014 年收集的数据显示,所有 2~9 岁儿童中的肥胖率为 17%。学龄前儿童肥胖率(8.9%)低于学龄儿童(17.5%)和青少年(20.5%)。已有文献报道,肥胖率存在着显著的种族差异,在非西班牙裔黑种人、墨西哥裔美国人、美洲原住民、阿拉斯加原住民和太平洋岛民等群体中观察到的超重和肥胖率较高。

儿童期肥胖增加成人期肥胖的风险,肥胖与远期健康问题显著相关。例如:

1. 内分泌和心血管疾病:代谢综合征、胰岛素抵抗、伴有高胰岛素血症的皮肤黑棘皮病、高血压、高脂血症、腹型肥胖、1 型和 2 型糖尿病、多囊卵巢综合征、男子乳腺发育、加速生长和骨成熟。

2. 呼吸系统疾病:阻塞性睡眠呼吸暂停、哮喘、运动不耐受、反应性呼吸道疾病、肥胖导致换气过低症。

3. 胃肠疾病:脂肪肝、胆结石和胆囊炎、胃 - 食管反流。

4. 骨科疾病:腿部过度弯曲、股骨头骨骺滑脱、骨折和肌肉骨骼不适风险增加。

5. 社会心理障碍:抑郁症、进食障碍、社会隔离、同龄人压力和自卑等。

儿童肥胖涉及遗传易感性、代谢、环境和人类行为之间复杂的相互作用。肥胖家族史、父母肥胖、孕期增重过多、婴儿早期体重增长过快都可能增加儿童肥胖风险。目前正在研究特定的肥胖相关基因和代谢方面的影响。激素如胰岛素和瘦素,能够影响饱腹感和脂肪分布。摄入高果糖的玉米浆和其他高血糖食物、体力活动减少、慢性应激都可能导致高胰岛素血症,导致胰岛素和瘦素抵抗。维生素 D 缺乏也与儿童和青少年肥胖有关。

影响肥胖风险的环境和行为因素包括饮食习惯、体育活动、文化差异、媒体广告效应、家庭压力和社会经济地位较低等,如含糖饮料摄入、增加食量和零食、久坐不动的生活方式、增加电视或其他屏幕观看时间、缩减体育课及减少户外活动时间等。美国儿科学会建议家长将非教育的屏幕时间限制在每天不超过 2 小时、避免 2 岁以下婴儿接触屏幕、不在儿童卧室内放置电视等。AAP 还建议鼓励儿童和青少年每天运动不低于 60 分钟,进行儿童喜欢的较为随意的游戏和活动。

生命早期的饮食对肥胖发生有一定的影响。许多大型研究表明,母乳喂养婴儿与瓶喂婴儿相比,发生肥胖的可能性较小。另一些研究表明,母乳喂养和肥胖发生之间没有相关性或没有显著关系。文献结果相互矛盾的部分原因在于许多研究样本量较小、数据不全,未对混杂因素充分控制(如母亲的营养意识、运动模式)和方法问题(如肥胖的定义,"母乳喂养"与"瓶喂"的区别及喂养时机)。此外,儿童的体育活动模式的差异通常不被视为研究的混杂因素。

Yan 等进行的一项 Meta 分析探讨了母乳喂养与儿童肥胖风险之间的关系,回顾了截至 2014 年 8 月的相关文献。依据排除因子处理后,纳入 25 项研究,结果表明母乳喂养与肥胖存在剂量依赖关系。母乳喂养 7 个月以上的儿童患肥胖症的可能性显著降低(AOR 0.79,95% CI 0.70-0.88),而母乳喂养 3 个月以下的儿童患肥胖症的风险降低约 10%。Uwaezuok 等对纯母乳喂养与肥胖之间的证据进行了全面综述,认为"目前的大量证据有力地表明,纯母乳喂养可以预防儿童肥胖的发生"。

研究人员猜测,母乳喂养的婴儿可根据自己的能量需求调节摄入量,会依据自身的饥饿与饱腹感主动吮吸,并调整母亲泌乳量。这种早期程序化的自我调节能力可能影响了未来的体重增长模式。相比之下,奶瓶喂养婴儿更容易出现被动喂养的情况,大人可能会鼓励婴儿将奶瓶吸空,而影响了婴儿的食物摄入自控能力。

Li 等的研究中比较了不同乳品(配方奶 $vs.$ 母乳)和喂养方式(亲喂和瓶喂)下的体重增长情况,结果显示瓶喂的婴儿(不管是配方奶或是吸出的母乳)都比亲喂的婴儿体重增长更多。

瘦素(调节食欲和饱腹感的激素)只存在于母乳中,而配方奶粉中不含,瘦素可以保护母乳喂养的婴儿避免超重风险。一项大型 Meta 分析显示,配方奶喂养的婴儿血浆胰岛素水平较高,胰岛素反应时间延长,蛋白质摄入量较高(能刺激胰岛素分泌),这可能会影响脂肪沉积,使生命早期蛋白质的摄入量与未来肥胖风险增加之间形成正相关关系。一项大型的研究综述认为,婴儿期的母乳喂养与婴儿期血糖较低相关,同时胰岛素浓度也偏低,因而降低了远期 2 型糖尿病的患病风险。

儿童肥胖是一个多学科疾病,也是一个重要的公共卫生问题。母乳喂养及遗传、种族、社会经济和行为因素都能影响远期肥胖和心血管疾病、高血压、代谢综合征和糖尿病的风险。其他饮食因素,如婴儿在口味偏好形成早期接触甜味饮料,可能会导致过量的糖摄入,并导致 2 型糖尿病、营养不良、钙摄入量不足、骨密度低、龋齿及某些行为问题等的长期后果。

预防儿童期超重和肥胖,应从最佳产科护理及全面的预防和治疗策略开始。理想的肥胖治疗措施包括生活方式的改变,其中包含饮食、运动和行为的改变等。美国儿科护士执业协会(NAPNAP)制定了健康饮食和运动(Healthy Eating and Activity Together,HEAT)的临床实践指南,提供适宜不同文化背景人群的干预措施,旨在提高家庭实现营养和运动之间理想平衡的能力,以支持婴幼儿和青少年的最佳生长和健康。肥胖的治疗包括全体家庭成员的参与及变化,还可能需要克服一些障碍。

▶ 十二、长期母乳喂养

长期哺乳被认为是为了满足"婴儿舒适性吸吮需求"而进行的,是一种养育和依恋方式,而非仅仅是提供营养。在这个阶段,母乳的营养效益是次要的。年龄较大的母乳喂养儿是否能获得足够的食物以满足生长所需? 有一项研究显示,美国的长期母乳喂养的婴儿,其营养似乎是足够的。在评估这些儿童的每日食物摄入量时,发现非母乳来源的补充食物能够满足推荐的日摄食量需求。

▶ 十三、离乳

在美国,离乳通常发生在产后第 1 年。如果哺乳时间超过 1 岁,妈妈们通常很难得到亲友、同伴和专业人士的支持。而婴儿自行离乳(婴儿主导的离乳),一般是在 2.5~3 岁。为了对抗早断奶的社会压力,母乳妈妈会寻求同伴的支持,有时甚至因此改变社交圈。

在 Wrigley 和 Hutchinson 进行的对 12 位长期母乳喂养妈妈的研究中,一位妈妈曾经被产科医生告知,凡是母乳喂养超过 6 个月的都是"变态"。另一位妈妈说,她的父亲认为这很"奇怪"。许多医护人员全心全意支持母乳喂养,并认为当妈妈给学步儿哺乳时,其他人没必要把哺乳巾掀开或感觉大惊小怪。最近的一项研究调查了美国 84 家医疗机构中的医务工作者对长期母乳喂养的态度,发现被调查者多持消极态度,而且随着被母乳喂养的孩子年龄越大,消极态度也越明显。经过教育干预,认为 1~2 岁儿童母乳喂养是可以接受的受试者比例从 61% 增加到 89%($P<0.001$)。

在理想状态下,离乳的时机应由妈妈和婴儿准备好后共同决定,但实际情况并不如此。有时候,孩子可能比妈妈早,但更多的情况下,当妈妈决定离乳时,孩子还没有准备好。在对 36 种灵长类动物离乳时间进行研究之后,人类学家

Dettwyler 提出了现代人类自然哺乳持续时间,证据显示母乳喂养持续时间最低约为 2.5 年,而哺乳 4~5 岁或更久仍然是人类哺乳的正常范围。

有时候,可能需要快速断奶。虽然文献中有许多如何逐渐断奶的建议,但对于快速断奶、妈妈比较焦虑,而且断奶引起损伤的情况如何处理,并没有太多有用的信息。以下非药物断奶方法,可能让刻意的断奶过程相对容易些,并避免乳导管堵塞或乳腺炎的发生:

1. 淋浴,用温水冲刷乳房,或躺在浴缸中浸泡乳房。

2. 使用吸乳器或手挤缓解乳胀。

3. 戴上支撑型舒适哺乳文胸。

4. 密切观察是否存在乳导管堵塞或乳腺炎迹象。

5. 在此期间妈妈容易情绪激动,会寻求倾听、理解和支持。

6. 给婴儿更多拥抱。

母亲可能需要坚持数天才不需要继续吸乳。如前文所述,澳大利亚减少乳胀的方法是在胸罩里加上凉爽的包菜叶。据报道,这种方法可以迅速缓解乳胀。

▶ 十四、临床意义

医护人员有责任向婴儿的家长进行婴儿喂养的宣教,并在需要时提供理论和技术帮助。母乳以外的辅食添加受到地区和文化背景不同的影响。有些母亲让婴儿尽可能多吃,认为胖乎乎才代表健康。母亲间的相互攀比也可能导致婴儿过早添加辅食。妈妈可能将孩子的哭闹误解为"没吃饱"而感到有压力,而这时候婴儿可能仅仅是需要拥抱和互动。宣教是传播健康喂养理念的有力工具。

通常 2 岁左右的孩子可能对食物变得非常挑剔,拒绝吃某些食物,可能特别不喜欢蔬菜。孩子们还可能经过一个吃得比较少的阶段,但可能是短短的 1 周,也可能是几个月,然后又逐渐开始胃口变好。应该安慰妈妈们,告诉她们"这种情况会过去的",孩子的胃口会变好。同时,妈妈们应该准备一些孩子喜欢吃的食物,但不要强迫孩子吃,也不要提供含糖食物来干扰婴儿的天然食欲。

关于离乳的选择,应该基于母亲自己的愿望而非别人的期望,并应当积极倾听她的感受。如果母亲喜欢母乳喂养,但因外界压力需要断奶时,我们可以告诉她继续母乳喂养的优点和不同地方

离乳的文化差异。相反,如果妈妈对哺乳表示不满,每次喂奶时都感到不耐烦,则她有权了解如何安全和舒适的离乳。

▶ 十五、致谢

Jan Riordan 是世界母乳喂养领域的先驱,也是本章的原作者。Heather Baker 从第 3 版开始参与合著,并在第 5 版中作为单独作者,对组织素材进行了一些调整。在第 6 版中,我重新组织了许多部分,整体上更新了素材,纳入了最新的研究成果与建议。

▶ 十六、小结

帮助母乳喂养家庭的首要前提是要对儿童健康所涉及的广泛领域有所了解。从整体上看,母乳喂养只是关系儿童整体健康的一个方面。本章为读者提供了从研究结果和临床经验中获得的基本信息,将研究成果转化为父母宣教和日常实践是关键。

▶ 十七、关键知识点

1. 全球研究表明,与非母乳喂养婴儿相比,母乳喂养婴儿可能具有更高的智力和认知能力。

2. 儿童普遍遵循从头到尾和由近及远的发育规律。

3. 一般来说,母乳喂养婴儿和配方奶喂养婴儿的出生体重在出生后半年左右翻倍,并在 1 岁左右达到出生体重的 3 倍。母乳喂养的婴儿在最初 3~4 个月的体重略高于配方奶喂养婴儿。

4. 婴儿大脑在婴儿期迅速增长。

5. 新生儿出生时听觉、嗅觉、触觉和味觉已经较为发达。婴儿喜欢看人脸和移动物体。

6. 婴儿早期睡眠不规则,但在 3~6 个月时逐渐发展成熟,形成更规律的睡眠 - 觉醒周期。

7. 关于早期发育阶段的理论包括:①信任与不信任,自主感与羞怯疑虑感(埃里克森);②感知运动阶段,同化与顺应(皮亚杰)。

8. 母乳喂养的婴儿往往更清醒,在傍晚和晚上容易频繁哭闹,夜间醒来的频率更高。

9. 通过袋鼠式护理、皮肤接触和母乳喂养,促进母婴身体接触和感觉互动,形成"相互照顾",能促进母婴依恋和连接。

10. 半岁以后的婴儿会出现陌生人焦虑和分离焦虑,这时他们会害怕陌生人,害怕与主要看护

人分开,是正常现象。

11. 从发育的角度来说,能耐受辅食并不能说明早期添加辅食就是有益的。事实上,过早添加辅食的做法可能会引发一系列的不利影响,包括过敏和肥胖。

12. 母乳喂养儿童的免疫接种建议通常与非母乳喂养的儿童相同。

13. 维生素 D 缺乏可能影响全身健康和导致佝偻病,因此建议所有婴儿、儿童和青少年补充维生素 D。

14. 母乳喂养的婴儿通常龋齿较少。报道的龋齿病例通常与夜间喂食、遗传倾向和食糖有关。

15. 在 4~6 个月之前不必添加固体食物。添加固体食物的指征是儿童的伸舌反射消失、乳牙萌出、能独坐、手和手指有目的运动能力的发育,上述情况通常发生在半岁左右。足月儿的铁储存量通常在 4~5 个月大时开始减少。

16. 纯母乳喂养配合出生后最初 4~6 个月的固体食物完全回避,似乎可以减少有遗传高危因素儿童的特应性疾病的发生。之后继续延迟固体食物添加,似乎对特应性疾病的发展没有显著的保护作用。

17. 母乳喂养似乎对未来的肥胖有保护作用,但与遗传、种族、社会经济、饮食和行为因素比较,其影响力较弱。

18. 母婴同床睡眠有助于母乳喂养。安全的睡眠策略包括被褥紧贴床垫,不放置柔软的枕头,床与墙之间不应有空档,婴儿侧卧或仰卧。美国儿科学会推荐同房但不同床。

19. 当母婴双方同时准备好时可以开始离乳。在不同文化背景中,离乳时间在 2.5 岁左右。

(张美华 译 高雪莲 校)

参考文献

Abeshu MA, Lelisa A, Geleta B. Complementary feeding: review of recommendations, feeding practices, and adequacy of homemade complementary food preparations in developing countries—lessons from Ethiopia. *Front Nutr.* 2016;3:41. doi:10.3389/fnut.2016.00041

Abrams EM, Becker AB. Food introduction and allergy prevention in infants. *Can Med Assoc J.* 2015;187(17):1297–1301. doi:10.1503/cmaj.150364

Ainsworth MDS, Blehar M, Waters E, Wall S. *Patterns of attachment: a psychological study of the strange situation.* Hillsdale, NJ: Lawrence Erlbaum; 1978.

Alonso R, Farias M, Alvarez V, Cuevas A. The genetics of obesity. In: Rodrigues-Oquend A, ed. *Translational cardiometabolic genomic medicine.* London, UK: Elsevier; 2016:161–177.

Als H, Brazelton TB. A new model of assessing the behavioral or-ganization in preterm and full-term infants. *J Am Acad Child Psychol.* 1981;20:239–263.

Alvarez M. Caregiving and early infant crying in a Danish community. *J Dev Behav Pediatr.* 2004;25(2):91–98.

American Academy of Pediatric Dentistry (AAPD). Guideline on pediatric restorative dentistry. *Pediatr Dent.* 2012;34(special issue):214–221.

American Academy of Pediatric Dentistry (AAPD). Guideline on fluoride therapy. *Pediatr Dent.* 2013;35(special issue):167–170.

American Academy of Pediatric Dentistry (AAPD). Caries-risk assessment and management for infants, children, and adolescents. Latest revision 2014. Available at: http://www.aapd.org/media/Policies_Guidelines/BP_CariesRiskAssessment.pdf. Accessed June 1, 2018.

American Academy of Pediatrics (AAP), Committee on Injury, Violence, and Poison Prevention. Policy statement—child passenger safety. *Pediatrics.* 2011;27:788–793. doi:10.1542/peds.2011-0213

American Academy of Pediatrics (AAP), Section on Breastfeeding. Breastfeeding and the use of human milk. *Pediatrics.* 2012;29(3):e827–e841.

American Academy of Pediatrics (AAP), Task Force on Sudden Infant Death Syndrome. SIDS and other sleep-related infant deaths: updated 2016 recommendations for a safe infant sleeping environment. *Pediatrics.* 2016;138(5). doi:10.1542/peds.2016-2938

Armstrong J, Reilly JJ. Breastfeeding and lowering the risk of childhood obesity. *Lancet.* 2002;359:2003–2004.

Arnez F, von Kries R. Protective effect of breast-feeding against obesity in childhood. *Adv Exp Med Biol.* 2005;569:40–48.

Azad M, Konya T, Maughan H, et al. Infant gut microbiota and hygiene hypothesis of allergic disease: impact of household pets and siblings on microbiota composition and diversity. *Allergy Asthma Immunol.* 2013;9(15). doi.org/10.1186/1710-1492-9-15.

Baker D, Greer F. American Academy of Pediatrics, Committee on Nutrition. Diagnosis and prevention of iron deficiency and iron-deficiency anemia in infants and young children (0–3 years of age). *Pediatrics.* 2010;126(5):1040–1050.

Baley J. Skin to skin care for term and pre-term infants in the neonatal ICU. *Pediatrics.* 2015;136(3):596–599. doi:10.1542/peds.2015-2335

Bathory E, Tomopoulos S. Sleep regulation, physiology and development, sleep duration and patterns and sleep hygiene in infants, toddlers and preschool-age children. *Curr Probl Pediatr Adolesc Health Care.* 2017;17(2):29–42. doi.org/10.1016/j.cppeds.2016.12.001.

Belfort MB, Rifas-Shiman SL, Kleinman KP, et al. Infant feeding and childhood cognition at ages 3 and 7 years: effects of breastfeeding duration and exclusivity. *JAMA Pediatr.* 2013;167(9):836–844. doi.org/10.1001/jamapediatrics.2013.455.

Bergmann KE, Bergmann RL, Von Kries R, et al. Early determinants of childhood overweight and adiposity in a birth cohort study: role of breastfeeding. *Int J Obesity.* 2003;27:162–172.

Bigelow A, Littlejohn M, Bergman N, McDonald C. The relation between early mother-infant skin-to-skin contact and later maternal sensitivity in South African mothers of low birth weight infants. *Infant Ment Health J.* 2010;31(3):358–377.

Birnholz JC, Benacerraf BR. The development of human fetal hearing. *Science.* 1983;222(4623):516–518. doi:10.1126/science.6623091

Blunden S, Thompson K, Dawson D. Behavioural sleep treatments and night time crying in infants: challenging the status quo. *Sleep Med Rev.* 2011;15(5):327–334. doi:10.1016/j.smrv.2010.11.002

Boundy E, Rastjerdi R, Spiegelman D, et al. Kangaroo mother care and neonatal outcomes: a meta-analysis. *Pediatrics.* 2016;137(1):e20152238.

Bowlby J. The nature of the child's tie to his mother. *Int J Psychoanal.* 1958;39:350–372.

Bowlby J. *Attachment and loss: separation.* Vol. 2. New York, NY: Basic Books; 1973.

Branger B, Savanger C, Winder N. Eleven cases of early neonatal sudden death or near death of full term and healthy neonates in maternity wards [in French]. *J Gynecol Obstet Biol Reprod.* 2007;36(7):671–679.

Brazelton TB, Cramer, BG. *The earliest relationship: parents, infants and the drama of early attachment.* London, UK: Karnac Books, LTD; 1991.

Brenna J, Varamini B, Jensen R, et al. Docosahexaenoic and arachidonic acid concentrations in human breastmilk worldwide. *Am J Clin Nutr.* 2007;85(6):1457–1464. doi:10.1093/ajcn/85.6.1457

Brion MJ, Lawlor DA, Matijasevich A, et al. What are the causal effects of breastfeeding on IQ, obesity and blood pressure? Evidence from comparing high-income with middle-income cohorts. *Int J Epidemiol.* 2011;40(3):670–680. doi.org/10.1093/ije/dyr020.

Bruney T. Childhood obesity: effects of micronutrients, supplements, genetics and oxidative stress. *J Nurs Pract.* 2011; 7(8):647–652.

Buckley KM. Long-term breastfeeding: nourishment or nurturance? *J Hum Lact.* 2001;17:304–312.

Bull M, Agran P, Laraque D, Pollack SH, Smith GA, Spivak HR. American Academy of Pediatrics, Committee on Injury and Poison Prevention. Safe transportation of newborns at hospital discharge. *Pediatrics.* 1999;104(4, pt 1):986–987.

Bull MJ, Engle WA. American Academy of Pediatrics, Committee on Injury, Violence and Poison Prevention and Committee on Fetus and Newborn. Safe transportation of preterm and low birth weight infants at hospital discharge. *Pediatrics.* 2009;123(5):1425–1429.

Bu'Loc F, Woolridge MW, Baum JD. Development of coordination of sucking, swallowing and breathing: ultrasound study of term and preterm infants. *Dev Med Child Neurol.* 1990;32:669–678.

Burns CE, Dunn AM, Brady MA, et al., eds. *Pediatric primary care.* 5th ed. St. Louis, MO: Saunders; 2013.

Butte NF. The role of breastfeeding in obesity. In: Schanler R, ed. Breastfeeding 2001. Part 1. *Pediatr Clin North Am.* 2001;48:189–198.

Butte NF, Smith EO, Garza C. Energy utilization of breast-fed and formula-fed infants. *Am J Clin Nutr.* 1990;51:350–358.

Butte NF, Wong WW, Fiorotto M, et al. Influence of early feeding mode on body composition of infants. *Biol Neonate.* 1995; 67:414–424.

Carey W, McDevitt S. Revision of the infant temperament questionnaire. *Pediatrics.* 1978;61:735–739.

Carter CS. Oxytocin pathways and the evolution of human behavior. *Annu Rev Psychol.* 2014;65:17–39. doi.org/10.1146/annurev-psych-010213-115110.

Centers for Disease Control and Prevention (CDC). Progress toward elimination of *Haemophilus influenzae* type b disease among infants and children—United States, 1998–2000. *Morb Mortal Wkly Rep.* 2002;51(11):234–237. Available at: https://www.cdc.gov/mmwr/preview/mmwrhtml/mm5111a4.htm. Accessed June 1, 2018.

Centers for Disease Control and Prevention (CDC). Use of combination measles mumps, rubella, and varicella vaccine: recommendations of the Advisory Committee on Immunization Practices (ACIP). *Morb Mortal Wkly Rep.* 2010;59:1–12.

Centers for Disease Control and Prevention (CDC). General recommendations on immunizations. In: Hamborsky J, Kroger A, Wofe S, eds. *Epidemiology and prevention of vaccine preventable diseases.* 13th ed. Washington DC: Public Health Foundation; 2015:9–31. Available at: https://www.cdc.gov/vaccines/pubs/pinkbook/genrec.html. Accessed June 1, 2018.

Centers for Disease Control and Prevention (CDC). Prevention and control of season influenza with vaccines: recommendations of the Advisory Committee on Immunization Practices—United States, 2017–2018 influenza season. *Morb Mortal Wkly Rep.* 2017a;66(2):1–20.

Centers for Disease Control and Prevention (CDC). Vaccine recommendations and guidelines of the ACIP: Special situations: general best practice guidelines for immunization. 2017b. Available at: https://www.cdc.gov/vaccines/hcp/acip-recs/general-recs/special-situations.html#ref-05 Accessed June 1, 2018.

Chiu SH, Anderson GC, Burkhammer MD. Skin-to-skin contact for culturally diverse women having breastfeeding difficulties during early postpartum. *Breastfeed Med.* 2008;3(4):231–237. doi:10.1089/bfm.2008.0111

Chou R, Cantor A, Zakher B, Priest M, Pappas M. Prevention of dental caries in children younger than 5 years. Systematic review to update the U.S. Preventive Services Task Force recommendation, Report No. 12-05170-EF-1. Rockville, MD: Agency for Healthcare Research and Quality; 2014.

Clayton H, Li R, Perrine C, Scanlon K. Prevalence and reasons for introducing infants early to solid foods: variations by milk feeding type. *Pediatrics.* 2013;131(4):e1108–e1114. doi:10.1542/peds.2012-2265

Cockburn F. Role of infant dietary long-chain polyunsaturated fatty acids, liposoluble vitamins, cholesterol and lecithin on psychomotor development. *Acta Paediatr.* 2003;92:19–33.

Cockerham-Colas L, Geer L, Benker K, Joseph M. Exploring and influencing the knowledge and attitudes of health professionals towards extended breastfeeding. *Breastfeed Med.* 2012;7(3):143–150. doi.org/10.1089/bfm.2011.0027.

Conde-Agudelo A, Belizán JM, Diaz-Rossello J. Kangaroo mother care to reduce morbidity in low birthweight infants. *Cochrane Database Syst Rev.* 2011;3:CD002771. Available at: http://www.thecochranelibrary.com.

Crouch M, Manderson L. The social life of bonding theory. *Soc Sci Med.* 1995;41(6):837–844.

Dageville C, Pignol J, de Smet S. Very early neonatal apparent life-threatening events and sudden unexpected deaths: incidence and risk factors. *Acta Paediatr.* 2008;97(7):866–869.

Daniels S, Hassink S, Committee on Nutrition. The role of the pediatrician in primary prevention of obesity. *Pediatrics.* 2015;136(1):e275–e292. doi:10.1542/peds.2015-1558

Danielsson NL, Hernell O, Johansson I. Human milk compounds inhibiting adhesions of mutans streptococci to host ligan-coated hydroxyapatite in vitro. *Caries Res.* 2009;43:171–178.

Davanzo R, De Cunto A, Paviotti G, et al. Making the first days of life safer: preventing sudden unexpected postnatal collapse while promoting breastfeeding. *J Hum Lact.* 2015;3(1):47–52. doi:10.1177/0890334414554927

Davidsson L. Approaches to improve iron bioavailability from complementary foods. *J Nutr.* 2003;133(5):1560S–1562S. doi.org/10.1093/jn/133.5.1560S.

Dawodu A, Saadi H, Bekdache G, et al. Randomized controlled trial (RCT) of vitamin D supplementation in pregnancy in a population with endemic vitamin D deficiency. *J Clin Endocrinol Metab.* 2013;98(6):2337–2346. doi:10.1210/jc.2013-1154

DelBono E, Rabe B. *Breastfeeding and child cognitive outcomes: evidence from a hospital-based breastfeeding support policy.* Institute for Social and Economic Research (ISER) Working Paper Series, No. 2012-29. December 2012. Funded by ESRC under Grant RES-062-1693. Essex, UK: Institute for Social and Economic Research, University of Essex. Available at: https://www.iser.essex.ac.uk/research/publications/working-papers/iser/2012-29.pdf. Accessed November 13, 2018.

de Onis M, Garza C, Onyango AW, Martoerll R, eds. WHO growth standards. *Acta Paediatr Int J of Paedia* 2006;95 (suppl 450):1–104.

DeStefano F, Price C, Weintraub E. Increasing exposure to antibody-stimulating proteins and polysaccharides in vaccines is not associated with risk of autism. *J Pediatr*. 2013;163(2):561–567.

Dettwyler KA. A time to wean. In: Stuart-Macadam P, Dettwyler KA, eds. *Breastfeeding: biocultural perspectives*. New York, NY: Aldine de Gruyter; 1995:39–73.

Dewey KG. Growth characteristics of breast-fed compared to formula-fed infants. *Biol Neonate*. 1998;74(2):94–105.

Dewey KG. Is breastfeeding protective against child obesity? *J Hum Lact*. 2003;19:9–18.

Dewey K, Brown KH. Update on technical issues concerning complementary feeding of young children in developing countries and implications for intervention programs. *Food Nutr Bull*. 2003;24(1):5–28. doi:10.1177/156482650302400102

Díaz-Román A, Hita-Yáñez E, Buela-Casal G. Sleep characteristics in children with attention deficit hyperactivity disorder: systematic review and meta-analyses. *J Clin Sleep Med*. 2016; 12(5):747–756.

DiFrisco E, Goodman K, Holmes B. Factors associated with exclusive breastfeeding 2 to 4 weeks following discharge from a large, urban, academic medical center striving for baby-friendly designation. *J Perinat Educ*. 2011;20(1):28–35. doi:10.1891/1058-1243.20.1.28

Drobetz R, Maercker A, Spiess CK, Wagner G, Forstmejer S. A household study of self-regulation in children: internal links and maternal antecedents. *Swiss J Psychol*. 2012;71(4): 215–226. doi:10.1024/1421-0185/a000090

Dunbar RIM. The social role of touch in humans and primates: behavioural function and neurobiological mechanisms. *Neurosci Biobehav Rev*. 2010;34:260–268.

Durbin DR. Technical report—child passenger safety. *Pediatrics*. 2011;127(4):e1050–e1066. doi:10.1542/peds.2011-0215

Engler AJ, Ludington-Hoe S, Cusson RM, et al. Kangaroo care: national survey of practice, knowledge, barriers and perceptions. *MCN Am J Matern Child Nurs*. 2002;27:146–152.

Epstein K. The interactions between breastfeeding mothers and their babies during the breastfeeding session. *Early Child Dev Care*. 1993;87:93–104.

Erikson EH. *Childhood and society*. 2nd ed. New York, NY: Norton; 1963.

Erikson EH. *Identity, youth and crisis*. New York, NY: Norton; 1968.

Esposito G, Yoshid, S, Ohnishi R, et al. Infant calming responses during maternal carrying in humans and mice. *Curr Biol*. 2013;23(9):739–745. doi:10.1016/j.cub.2013.03.041

Fairweather-Tait S, Tox T, Wharf S, Eagles J. Bioavailability of iron in different weaning foods and the enhancing effect of a fruit drink containing ascorbic acid. *Pediatr Res*. 1995;37(4):389–394.

Farren E, McEwen M. The basics of pediatric immunizations. *Newborn Infant Nurs Rev*. 2004:4(1):5–14.

Fatima Y, Doi SA, Mamun AA. Sleep quality and obesity in young subjects: a meta-analysis. *Obes Rev*. 2016;17(11):1154–1166. doi:10.1111/obr.12444

Feldman R, Eidelman AI. Direct and indirect effects of breast milk on the neurobehavioral and cognitive development of premature infants. *Dev Psychobiol*. 2003;43(2):109–119.

Feldman R, Weller A, Leckman JF, Kuint J, Eidelman A. The nature of the mother's tie to her infant: maternal bonding under conditions of proximity, separation, and potential loss. *J Child Psychol Psychiatry*. 1999;40:929–939.

Feldman-Winter L, Goldsmith J. Safe sleep and skin-to-skin care in the neonatal period for healthy term newborns. *Pediatrics*. 2016;138(3). pii:e20161889. doi:10.1542/peds.2016-1889

Flacking R, Ewald U, Wallin L. Positive effect of kangaroo mother care on long-term breastfeeding in very preterm infants. *J Obstet Gynecol Neonatal Nurs*. 2011;40:190–197. doi: 10.1111/j.1552-6909.2011.01226.x

Flaherman V, Schaefer E, Kuzniewicz M, Li S, Walsh E, Paul I.

Early weight loss nomogram for exclusively breastfed infants. *Pediatrics*. 2015;135(1):e16–e23. doi:10.1542/peds.2014 -1532

Fryar CD, Carroll MD, Ogden C. Prevalence of overweight and obesity among children and adolescents aged 2–19 years: United States, 1963–1965 through 2013–2014. Hyattsville, MD: National Center for Health Statistics. 2016. Available at: https://www.cdc.gov/nchs/data/hestat/obesity_child_13_14 /obesity_child_13_14.pdf. Accessed November 13, 2018.

Fullard W, McDevitt S, Carey W. (1984). Assessing temperament in one-to three-year-old children. *J Pediatr Psychol*. 1984;9(2): 205–217. doi.org/10.1093/jpepsy/9.2.205.

Galbally M, Lewis J, McEgan K, Scalzo K, Islam F. Breastfeeding and infant sleep patterns: an Australian population study. *J Paediatr Child Health*. 2013;49(2):e147–e152. doi:10.1111/jpc.12089

Garcia AD, McLean K, Wright CM. Types of fruits and vegetables used in commercial baby foods and their contribution to sugar content. *Matern Child Nutr*. 2015;12(4):838–847. doi .org/10.1111/mcn.12208.

Gatti H, Castel C, Andrini P, et al. Cardiorespiratory arrest in full term newborn infants: six case reports [in French]. *Arch Pediatr*. 2004;11(5):423–425.

Gianni M, Roggero P, Morlacchi L, Garavaglia E, Piemontese P, Mosca F. Formula-fed infants have significantly higher fat-free mass content in their bodies than breastfed babies. *Acta Paediatr*. 2014;103(7):e277–e281. doi:10.1111/apa.12643

Gill N, Behnke M, Conlon M, McNeely J, Anderson G. Effect of nonnutritive sucking on behavioral state in preterm infants before feeding. *Nurs Res*. 1988;37:347–350.

Grace T, Oddy W, Bulsara M, Hands B. Breastfeeding and motor development: a longitudinal cohort study. *Hum Mov Sci*. 2017;51:9–16. doi:10.1016/j.humov.2016.10.001

Greer FR, Sicherer SH, Burks AW, American Academy of Pediatrics Committee on Nutrition. Effects of early nutritional interventions on the development of a topical disease in infants and children: the role of maternal dietary restriction, breastfeeding, timing of introduction of complementary foods, and hydrolyzed formulas. *Pediatrics*. 2008;121:183–191. doi:10.1542 /peds.2007-3022

Hadley B, Ryan A, Forsyth S, Gautier S, Salem N. The essentiality of arachidonic acid in infant development. *Nutrients*. 2016; 8(4):2–47. doi:10.3390/nu8040216

Harlow HF, Harlow M. The affectional systems. In: Schrier A, Harlow H, Stollnitz F, eds. *Behavior of nonhuman primates*. Vol. 2. New York, NY: Academic; 1965:287–334.

Harris HW, Jaiswal, P, Holmes V, Weisler H. Vitamin D deficiency and psychiatric illness. *Curr Psychiatry*. 2013;12(4);19–25.

Hediger ML, Overpeck MD, Kuczmarski RJ, Ruan WJ. Association between infant breastfeeding and overweight in young children. *JAMA*. 2001;285:2453–2460.

Heinig MJ, Nommsen LA, Peerson JM, et al. Intake and growth of breast-fed and formula-fed infants in relation to the timing of introduction of complementary foods: the DARLING study. *Acta Paediatr*. 1993;82:999–1006.

Herbert M, Sluckin W, Sluckin A. Mother to infant "bonding." *J Child Psychol Psychiatry*. 1982;23(3):205–221.

Hill P, Johnson T. Assessment of breastfeeding and infant growth. *J Midwifery Womens Health*. 2007;52(6):571–578.

Hirshkowitz M, Whiton K, Albert S, et al. National Sleep Foundation's sleep time duration recommendations: methodology and results summary. *Sleep Health*. 2015;1(1):40–43.

Hoffman BD, Gallardo AR, Carlson KF. Unsafe from the start: serious misuse of car safety seats at newborn discharge. *J Pediatr*. 2016;171(4):48–54.

Hoffman DR, Boettcher JA, Diersen-Schade DA. Toward optimizing vision and cognition in term infants by dietary docosahexaenoic and arachidonic acid supplementation: a review of randomized controlled trials. *Prostaglandins Leukot Essent Fatty Acids.* 2009;81:151–158. doi:10.1016/j.plefa.2009 .05.003

Holgerson P, Vestman N, Claesson R, et al. Oral microbial profile discriminates breast-fed from formula-fed infants. *J Pediatr Gastroenterol Nutr.* 2013;56(2):127–136. doi:10.1097 /MPG.0b013e31826f2bc6

Horwood JL, Fergusson DM. Breastfeeding and later cognitive and academic outcomes. *Pediatrics.* 1998;101(1):1–7.

Huang J, Peters KE, Vaughn MG, Witko C. Breastfeeding and trajectories of children's cognitive development. *Dev Sci.* 2014;17(3):452–461.

Hughes A, Gallagher S, Hannigan A. (2015). A cluster analysis of reported sleeping patterns of 9-month old infants and the association with maternal health: results from a population-based cohort study. *Matern Child Health J.* 2015;19:1881–1889. doi:10.1007/s10995-015-1701-6

Hysing M, Harvey A, Torgersen L, Ystrom E, Reichborn-Kjennerud T, Sivertsen B. Trajectories and predictors of nocturnal awakenings and sleep duration in infants. *J Dev Behav Pediatr.* 2014;35:309–316. doi:10.1097/DBP.0000000000000064

Ismail I, Oppedisano F, Joseph SJ, et al. Reduced gut microbial diversity in early life is associated with later development of eczema but not atopy in high-risk infants. *Pediatr Allergy Immunol.* 2012;23(7):674–681.

Jain A, Concato J, Leventhal JM. How good is the evidence linking breastfeeding and intelligence? *Pediatrics.* 2002;109(6): 1044–1053.

Jedrychowski W, Perera F, Jankowski J, et al. Effect of exclusive breastfeeding on the development of children's cognitive function in the Krakow prospective birth cohort study. *Eur J Pediatr.* 2012;171(1):151–158. doi.org/10.1007/s00431-011-1507-5.

Johnson S. Development of the visual system. In: Rubenstein J, Rakic P, eds. *Comprehensive developmental neuroscience: neural circuit development and function in the brain.* New York, NY: Elsevier; 2013:249–260. doi.org/10.1016/B978 -0-12-397267-5.00033-9.

Joint Commission on Accreditation of Healthcare Organizations. Additional performance measurement requirements for general medical/surgical hospitals. *Jt Comm Perspect.* 2012;32(2). Available at: http://www.jointcommission.org/assets/1/6/JCP1212 _AddPerfMeasReq.pdf. Accessed on November 13, 2018.

Kaludjerovic J, Vieth R. Relationship between vitamin D during prenatal development and health. *J Midwifery Womens Health.* 2010;55(6):550–560.

Kanazawa S. Breastfeeding is positively associated with child intelligence even net of parental IQ. *Dev Psych.* 2015;51(12):1684–1689.

Karl D, Beal J, O'Hare C, Rissmiller P. Reconceptualizing the nurse's role in the newborn period as an "attacher." *MCN Am J Matern Child Nurs.* 2006;31(4):257–262.

Keane V, Chamey E, Strauss J, Roberts K. Do solids help baby sleep through the night? *Am J Dis Child.* 1988;142:404–405.

Kimberlin D, Brady M, Jackson MA, Long S, eds. *Red Book: 2018 Report of the Committee on Infectious Diseases.* 31st ed. Itasca, IL: American Academy of Pediatrics; 2018.

Klaus MH, Kennel JH. *Maternal-infant bonding.* St. Louis, MO: The C.V. Mosby Company; 1976.

Klaus MH, Kennell JH. *Parent–infant bonding.* 2nd ed. St. Louis, MO: The C.V. Mosby Company; 1982.

Kleinman R, Greer F, eds. Complementary feeding. In: *Pediatric nutrition handbook.* 7th ed. Elk Grove Village, IL: American Academy of Pediatrics; 2013:113–128.

Koepke R, Sobel J, Arnon SS. Global occurrence of infant botulism 1976–2006. *Pediatría.* 2008;122(1):e73–e82.

Kramer MS, Kakuma R. *The optimal duration of exclusive breastfeeding: a systematic review.* Geneva, Switzerland: World Health Organization; 2002.

Kremer K, Kremer T. Breastfeeding is associated with decreased childhood maltreatment. *Breastfeed Med.* 2018;13(1):18–22. doi:10.1089/bfm.2017.0105

Lamb M. The bonding phenomenon: misinterpretations and their implications. *J Pediatr.* 1982;101(4):555–557. doi.org /10.1016/S0022-3476(82)80699-9.

Lau C. Development of suck and swallow mechanisms in infants. *Ann Nutr Metab.* 2015;66(suppl 5):7–14. doi.org/10.1159 /000381361.

Lavie C, Lee J, Milani R. Vitamin D and cardiovascular disease. *J Am Coll Cardiol.* 2011;58(15):1546–1556.

LeBlanc E, Chou R, Zakher B, Daeges M, Pappas M. Screening for vitamin D deficiency: systematic review for the U.S. Preventive Services Task Force Recommendation. Rockville, MD: Agency for Healthcare Research and Quality; 2014. Available at: https:// www.ncbi.nlm.nih.gov/books/NBK263420/. Accessed June 1, 2018.

Li L, Parsons TJ, Power C. Breastfeeding and obesity in childhood: cross sectional study. *BMJ.* 2003;327:904–905.

Li R, Fein SB, Grummer-Strawn LM. Do infants fed from bottles lack self-regulation of milk intake compared with directly breastfed infants? *Pediatrics.* 2010;125(6):e1386–e1393. doi: 10.1542/peds.2009-2549

Li R, Magadia J, Fein SB, Grummer-Strawn LM. Risk of bottle-feeding for rapid weight gain during the first year of life. *Arch Pediatr Adolesc Med.* 2012;166(5):431–436. doi:10.1001 /archpediatrics.2011.1665

Lucas A, Morley R, Cole TJ, et al. Breastmilk and subsequent intelligence quotient in children born preterm. *Lancet.* 1992;339: 261–264. doi.org/10.1016/0140-6736(92)91329-7.

Ludington-Hoe S. Thirty years of kangaroo care: science and practice. *Neonatal Netw.* 2011;30(5):357–362. doi:10.1891 /0730-0832.30.5.357

Ludwig DS, Rouse HL, Currie J. Pregnancy weight gain and childhood body weight: a within-family comparison. *PLoS Med.* 2013;10(10):e1001521. doi:10.1371/journal.pmed.1001521

Lunardelli SE, Peres MA. Breast-feeding and other mother–child factors associated with developmental enamel defects in the primary teeth of Brazilian children. *J Dent Child.* 2006;73 (2):70–78.

Lyall K, Croen L, Daniels J, et al. The changing epidemiology of autism spectrum. *Annu Rev Public Health.* 2017;38:81–102. doi:10.1146/annurev-publhealth-031816-044318

Macdonald P, Ross R, Grant L, Young D. Neonatal weight loss in breast and formula fed infants. *Arch Dis Child Fetal Neonatal Ed.* 2003;88(6):F472–F476.

Macknin ML, Medendorp SV, Maier MC. Infant sleep and bedtime cereal. *Am J Dis Child.* 1989;143:1066–1068.

Madhusmitam M, Pacaud D, Petryk A, et al. Vitamin D deficiency in children and its management: review of current knowledge and recommendations. *Pediatrics.* 2008;122:398–417.

Makin JW, Porter RH. Attractiveness of lactating females' breast odors to neonates. *Child Dev.* 1989;60:803–810.

Malone R, Kessenich C. Vitamin D deficiency: implications across the lifespan. *J Nurs Pract.* 2008;4(6):448–456.

Mangels AR, Messina BV. Considerations in planning vegan diets: infants. *J Am Diet Assoc.* 2001;101:670–677.

Marin MM, Rapisardi G. Two-day old newborn infants recognize their mother by her axillary odour. *Acta Paediatr.* 2015;140(3):237–240. doi.org/10.1111/apa.12905.

Maslin K, Venter C. Nutritional aspects of commercially prepared infant foods in developed countries: a narrative review. *Nutr Res Rev.* 2017;30(1):138–148.

Matheson D, Robinson T. Obesity in young children. In: Birch L, Dietz W, eds. *Eating behaviors of the young child: prenatal and postnatal influences on healthy eating.* Elk Village, IL: American Academy of Pediatrics; 2008:33–58.

Maxwell C, Carbone E, Wood, R. Better newborn vitamin D status lowers RSV-associated bronchiolitis in infants. *Nutr Rev.* 2012;70(9):548–552.

McCrory C, Murray A. The effect of breastfeeding on neuro-development in infancy. *Matern Child Health J.* 2013; 17(9):1680–1688. doi:10.1007/s10995-012-1182-9

McKenna J, Mosko S, Richard C. Bedsharing promotes breast-feeding. *Pediatrics.* 1997;10:214–219.

Meites E, Kempe A, Markowitz L. Use of a 2-dose schedule for human papillomavirus vaccination—updated recommendations of the advisory committee on immunization practices. *Morb Mortal Wkly Rep.* 2016;65:1405–1408.

Mennella JA. Mothers' milk: a medium for early flavor experiences. *J Hum Lact.* 1995;11:39–45.

Mennella JA, Beauchamp GK. Mothers' milk enhances the acceptance of cereal during weaning. *Pediatr Res.* 1997;41:188–192.

Mennella JA, Jagnow CP, Beauchamp GK. Prenatal and postnatal flavor learning by human infants. *Pediatrics.* 2001;107:E88.

Mercer R. A theoretical framework for studying factors that impact on the maternal role. *Nurs Res.* 1981;30:73–77.

Mercer R. Becoming a mother vs. maternal role attainment. *J Nurs Scholarsh.* 2004;36(3):226–232.

Moon C. Prenatal experience with maternal voice. In: Fillipa M, Kuhn P, Westrup B, eds. *Early vocal contact and preterm infant brain development.* New York, NY: Springer Publishing; 2017:25–37.

Moore ER, Anderson GC, Bergman N, Dowswell T. Early skin-to-skin contact for mothers and their healthy newborn infants. *Cochrane Database Syst Rev.* 2012;5. Art. No.: CD003519. doi:10.1002/14651858.CD003519.pub3

Mörelius E, Örtenstrand A, Theodorsson E, et al. A randomised trial of continuous skin-to-skin contact after preterm birth and the effects on salivary cortisol, parental stress, depression, and breastfeeding. *Early Hum Dev.* 2015;91(1):63–70. doi: 10.1016/j.earlhumdev.2014.12.005

Mott S. *Nursing care of children and families.* Boston, MA: Addison-Wesley; 1993.

Nakamura T, Sano T. Two cases of infants who needed cardiopulmonary resuscitation during early skin-to-skin contact with mother. *J Obstet Gynaecol Res.* 2008;34(4, pt 2):603–604.

National Institutes of Health (NIH), Office of Dietary Supplements. Dietary supplement fact sheet. Revised 2018. Available at: http://ods.od.nih.gov/factsheets/VitaminD. Accessed June 1, 2018.

Nelson CA, Furtado EA, Fox NA, Zeanah CH. The deprived human brain. *Am Sci.* 2009;97:222–229.

Nemeroff C. Paradise lost: the neurobiological and clinical consequences of child abuse and neglect. *Neuron.* 2016;89(5): 892–909. doi.org/10.1016/j.neuron.2016.01.019.

Nevarez M, Rifas-Shiman S, Kleinman K, Gillman M, Taveras E. Associations of early life risk factors with infant sleep duration. *Acad Pediatr.* 2010;10:187–193. doi:10.1016/j.acap .2010.01.007

Nimbalkar S, Patel V, Patel D, Nimbalkar A, Sethi A, Phatak A. Effect of early skin-to-skin contact following normal delivery on incidence of hypothermia in infant more than 1800g: randomized control trial. *J Perinatol.* 2014;34(5):364–368.

Nisbett RE, Aronson J, Blair C. Intelligence: new findings and theoretical developments. *Am Psychol.* 2012;67(2):130–159. doi:10.1037/a0026699

Nyqvist KH, Anderson G, Bergman N, et al. Toward universal kangaroo mother care: recommendations and report from the First European Conference and Seventh International Workshop on Kangaroo Mother Care. *Acta Paediatr.* 2010;99(6): 820–826. doi.org/10.1111/j.1651-2227.2010.01787.x.

Nyqvist KH, Ewald U. Successful breast feeding in spite of early mother–baby separation for neonatal care. *Midwifery.* 1997;13: 24–31. doi.org/10.1016/S0266-6138(97)90029-2.

Ogden CL, Carroll MD, Fryar CD, Flegal KM. Prevalence of obesity among adults and youth: United States, 2011–2014. NCHS data brief, no 219. Hyattsville, MD: National Center for Health Statistics; 2015. Available at: https://www.cdc.gov/nchs/data /databriefs/db219.pdf. Accessed on November 13, 2018.

Opal S, Garg S, Jain J, Walia I. Genetic factors affecting dental caries risk. *Aust Dent J.* 2015;60(1):2–11. doi:10.1111/adj.12262

Owen CG, Martin RM, Whincup PH, et al. Does breastfeeding influence risk of type 2 diabetes in later life? A quantitative analysis of published evidence. *Am J Clin Nutr.* 2006;84:1043–1054.

Owens J, Adolescent Sleep Working Group: Committee on Adolescents. Insufficient sleep in adolescents and young adults: an update on causes and consequences. *Pediatrics.* 2014;134(3): e921–e932. doi:10.1542/peds.2014-1696

Page-Goertz S. Breastfeeding beyond 6 months. *Adv Nurs Pract.* 2002;45–48.

Palmer B. The influence of breastfeeding on the development of the oral cavity: a commentary. *J Hum Lact.* 1998;14:93–98.

Patton M, Stephens D, Moore K, MacNeil J. Updated recommendations for use of MenB-FHbp serogroup B meningococcal vaccine—Advisory Committee on Immunization Practices, 2016. *Morb Mortal Wkly Rep.* 2017;66:509–513. dx.doi.org/10 .15585/mmwr.mm6619a6.

Pereira-Santos M, Costa P, Assis A, Santos C, Santos D. Obesity and vitamin D deficiency: systematic review and meta-analysis. *Obes Rev.* 2015;16(4):341–349. doi.org/10.1111/obr.12239.

Peres K, Cascaes A, Peres M, et al. Exclusive breastfeeding and risk of dental malocclusion. *Pediatrics.* 2015;136(1):e60–e67. doi:10.1542/peds.2014-3276

Peres K, Nascimento G, Peres M, et al. Impact of prolonged breastfeeding on dental caries: a population based birth cohort study. *Pediatrics.* 2017;140(1):e20162943. doi:10.1542 /peds.2016-2943

Pérez-Escamilla R, Martinez J, Seguara-Pérez S. Impact of the Baby-Friendly Hospital Initiative on breastfeeding and child health outcomes: a systematic review. *Matern Child Nutr.* 2016;12(3):402–417. doi:10.1111/mcn.12294

Petryk A, Harris SR, Jongbloed L. Breastfeeding and neurodevelopment: a literature review. *Infant Young Child.* 2007; 20(2):120–134.

Piaget J. *The origins of intelligence in children.* Cook M, trans. New York, NY: International Universities Press; 1952.

Piaget J, Inhelder B. *Psychology of the child.* New York, NY: Basic Books; 1969.

Pisacane A, De Vizia B, Valiante A, et al. Iron status in breastfed infants. *J Pediatr.* 1995;127:429–431.

Pludowski P, Holick M, Grant B, et al. (2018). Vitamin D supplementation guidelines. *J Steroid Biochem Mol Biol.* 2018;175: 125–135. doi.org/10.1016/j.jsbmb.2017.01.021.

Poets A, Steinfeldt R, Poets C. Sudden deaths and severe apparent life-threatening events in term infants within 24 hours of birth. *Pediatrics.* 2011;127(4):e869–e873.

Prechtl J, Beintema D. *The neurological examination of the full term infant* (Child Development Medical Series, 12). Philadelphia, PA: Lippincott; 1975.

Prell C, Koletzko B. Breastfeeding and complementary feeding: recommendations on infant nutrition. *Dtsch Arztebl Int.* 2016;113(25):435–444. doi:10.3238/arztebl.2016.0435

Qawasmi A, Landeros-Weisenberger A, Bloch M. Meta-analysis of LCPUFA supplementation of infant formula and visual acuity. *Pediatrics.* 2013;131(1):e262–e272. doi:10.1542/peds .2012-0517

Redshaw M, Martin C. Babies, "bonding" and ideas about parental "attachment." *J Reprod Infant Psychol.* 2013;31(3):219–221. doi :10.1080/02646838.2013.830383

Riedl R, Javor A. The biology of trust: integrating evidence from genetics, endocrinology, and functional brain imaging. *J Neurosci*

Psychol Econ. 2012;5(2):63–91.

Robertson J. *Young children in hospital*. New York, NY: Basic Books; 1958.

Robinson CL, Bernstein H, Romero JR, Szilagyi P. Advisory Committee on Immunization Practices recommended immunization schedule for children and adolescents aged 18 years or younger — United States, 2019. *Morb Mortal Wkly Rep*. 2019;68:112–114. http://dx.doi.org/10.15585/mmwr.mm6805a4.

Rongsen-Chandolaa T, Strand TA, Goyal H, et al. Effect of with holding breastfeeding on the immune response to a live oral rotavirus vaccine in North Indian infants. *Vaccine*. 2014;32(1): A134–A139. doi.org/10.1016/j.vaccine.2014.04.078.

Rosenbloom M, Gentili A. Vitamin toxicity medication. *Medscape*. 2017. Available at: https://emedicine.medscape.com /article/819426-medication#showall. Accessed June 1, 2018.

Rozier RG, Adair S, Graham F, et al. Evidence-based clinical recommendations on the prescription of dietary fluoride supplements for caries prevention: a report of the American Dental Association Council on Scientific Affairs. *J Am Dent Assoc*. 2010;141(12):1480–1489.

Saalfield S, Jackson-Allen P. Biopsychosocial consequences of sweetened drink consumption in children 0–6 years of age. *Pediatr Nurs*. 2006;32:460–461.

Sahoo K, Sahoo B, Choudhuray A, Sofi N, Kumar R, Bhadoria A. Childhood obesity: causes and consequences. *J Fam Med Prim Care*. 2015;4(2):187–192. doi:10.4103/2249-4863.154628

Sanger R, Bystrom E. Breastfeeding: does it affect oral facial growth? *Dent Hyg*. 1982;56:44–47.

Schechter NL, Zempsky WT, Cohen LL, McGrath PJ, McMurtry CM, Bright NS. Pain reduction during pediatric immunizations: evidence-based review and recommendations. *Pediatrics*. 2008;119(5):e1184–e1198. doi:10.1542/peds.2006-1107

Sears W. *Growing together*. Franklin Park, IL: La Leche League International; 1987.

Seidman G, Unnikrishnan S, Kenny E, et al. Barriers and enablers of kangaroo mother care practice: a systematic review. *PLOS ONE*. 2015;10(5):e0125643. doi.org/10.1371/journal.pone .0125643.

Servonsky J, Opas SR. *Nursing management of children* (p. 180). Sudbury, MA: Jones & Bartlett Publishers; 1987.

Shantinath SD, Breiger D, Williams BJ, Hasazi JE. The relationship of sleep problems and sleep-associated feeding to nursing caries. *Pediatr Dent*. 1996;18(5):375–378.

Sharma A. Efficacy of early skin-to-skin contact on the rate of exclusive breastfeeding in term neonates: a randomized controlled trial. *Afr Health Sci*. 2016;16(3):790–797. https://www .ajol.info/index.php/ahs/article/view/146092

Singhal A, Lanigan J. Breastfeeding, early growth and later obesity. *Obes Rev*. 2007;8:51–54. doi:10.1111/j.1467-789X.2007.00318.x

Singla R, Gupta A, Kaur A. A review on thimerosal: an irreplaceable element of long-term immunisation strategy in low income countries. *Int J Basic Clin Pharmacol*. 2017;6(8):1846–1855. dx .doi.org/10.18203/2319-2003.ijbcp20173268.

Smith PJ, Moffatt ME. Baby-bottle decay: are we on the right track? *Int J Circumpolar Health*. 1998;57(suppl 1):155–162.

Spitz AS, Weber-Gasparoni K, Kanellis MJ, Qian F. Child temperament and risk factors for early childhood caries. *J Dent Child*. 2006;73(2):98–104.

Spitz R. Anaclitic depression. *Psychoanal Study Child*. 1946;2: 313–342.

Spyrides M, Struchine C, Barbosa M, Kac G. Effect of predominant breastfeeding duration on infant growth: a prospective study using nonlinear mixed effect models. *J Pediatr (Rio J)*. 2008;84(3):237–243. doi:10.2223/JPED.1797

Stevens J, Schmied V, Burns E, Dahlen H. Immediate or early skin-to-skin contact after a Caesarean section: a review of the literature. *Matern Child Nutr*. 2014;10(4):456–473. doi.org/10 .1111/mcn.12128.

Strathearn L. Maternal neglect: oxytocin, dopamine and the neurobiology of attachment. *J Neuroendocrinol*. 2011;23(1): 1054–1065.

Strathearn L, Fonagy P, Amico J, Montague PR. Adult attachment predicts maternal brain and oxytocin response to infant cues. *Neuropsychopharmacology*. 2009;34:2655–2666. doi:10.1038 /npp.2009.103

Strathearn L, Mamun AA, Najman JM, O'Callaghan MJ. Does breastfeeding protect against substantiated child abuse and neglect? A 15-year cohort study. *Pediatrics*. 2009;123:483–493. doi:10.1542/peds.2007-3546

Sugarman J, Kendall-Tackett KA. Weaning ages in a sample of American women who practice extended breastfeeding. *Clin Pediatr*. 1995;34:642–647.

Sullivan SA, Birch LL. Infant dietary experience and acceptance of solid foods. *Pediatrics*. 1994;93:271–277.

Sullivan R, Perry R, Sloan A, Kleinhaus K, Burtchen N. Infant bonding and attachment to the caregiver: insights from basic and clinical science. *Clin Perinatol*. 2011;38(4):643–655. doi .org/10.1016/j.clp.2011.08.011.

Taddio A, Appleton M, Bortolussi R, et al. Reducing the pain of childhood vaccination: an evidence-based clinical practice guideline. *CMAJ*. 2010;182(18):E843–E855. doi.org/10.1503 /cmaj.101720.

Taddio A, McMurtry CM, Shah V, et al. (2015). Reducing pain during vaccine injections: clinical practice guideline. *CMAJ*. 2015;187(13):975–982. doi.org/10.1503/cmaj.150391.

Tanzer J, Livingston J, Thompson AM. The microbiology of primary dental caries in humans. *J Dent Educ*. 2001;5:1028–1037.

Tarkka MT. Predictors of maternal competence by first-time mothers when the child is 8 months old. *J Adv Nurs*. 2003;41:233–240.

Taylor LE, Swerdfeger AL, Eslick GD. Vaccines are not associated with autism: an evidence-based meta-analysis of case-control and cohort studies. *Vaccine*. 2014;32(29):3623–3629. doi.org /10.1016/j.vaccine.2014.04.085.

Teti D, Kim BR, Mayer G, Countermine M. Maternal emotional availability at bedtime predicts infant sleep quality. *J Am Psychol Assoc*. 2010;24(3):307–315.

Tham R, Bowatte G, Dharmage SC, et al. Breastfeeding and the risk of dental caries: a systematic review and meta-analysis. *Acta Paediatr*. 2015;104:62–84. doi:10.1111/apa.13118

The Joint Commission. Changes to breastmilk feeding performance PC-05a and PC-05. *Jt Comm Online*. Updated 2015. Available at: https://www.jointcommission.org/assets/1/23/ jconline_May_6_2015.pdf. Accessed on November 13, 2018.

Thomas A, Chess S. *Temperament and development*. New York, NY: Brunner/Mazel; 1977.

Tomlinson M, Landman M. It's not just food: mother–infant interaction and the wider context of nutrition. *MCN Am J Matern Child Nurs*. 2007;3:292–302.

Toschke AM, Vignerova J, Lhotska L, et al. Overweight and obesity in 6 to 14 year old Czech children in 1991: protective effect of breast-feeding. *J Pediatr*. 2002;141:764–769.

Turner C, Lin H, Flores G. Prevalence of vitamin D deficiency among overweight and obese children. *Pediatrics*. 2013;131: e152–e161. doi:10.1542/PEDS.2012-1711

UNICEF. The Baby-Friendly Hospital Initiative. 1991. Available at: https://www.unicef.org/programme/breastfeeding/baby.htm. Accessed June 1, 2018.

U.S. Department of Agriculture (USDA). Complementary feeding. In: USDA, ed. *Infant nutrition and feeding*. Washington, DC: USDA; 2009:101–128. Available at: https://wicworks.fns.usda.gov /wicworks/Topics/FG/CompleteIFG.pdf. Accessed November 13, 2018.

U.S. National Library of Medicine (NLM). Toxicology Data

Network (TOXNET): LactMed. Vaccines. 2013. Available at: http://toxnet.nlm.nih.gov. Accessed June 1, 2018.

Uvnas-Moberg K. Oxytocin may mediate the benefits of positive social interactions and emotions. *Psychoneuroendocrinology.* 1998;23(8):818–835.

Uvnas-Moberg K, Prime D. Oxytocin effects in mothers and infants during breastfeeding. *Infant.* 2013;9(6):201–206.

Uwaezuoke S, Eneh C, Ndu I. Relationship between exclusive breastfeeding and lower risk of childhood obesity: a narrative review of the published evidence. *Clin Med Insight Pediatr.* 2017;11:1–7. doi.org/10.1177/1179556517690196.

van der Willik EM, Vrijkotte TGM, Altenburg TM, Gademan G, Kist-van Holthe J. Exclusively breastfed overweight infants are at the same risk of childhood overweight as formula fed overweight infants. *Arch Dis Child.* 2015;100(10):932–937. doi:10.1136/archdischild-2015-308386

Victora CG, Horta BL, de Mola CL, et al. Association between breastfeeding and intelligence, educational attainment, and income at 30 years of age: a prospective birth cohort study from Brazil. *Lancet Glob Health.* 2015;3(4):e199–e205. doi.org/10.1016/S2214-109X(15)70002-1.

Vohr BR, Poindexter BB, Dusick AM et al. Beneficial effects of breast milk in the neonatal intensive care unit on the developmental outcome of extremely low birth weight infants at 18 months of age. *Pediatrics.* 2006;118:e115–e123. doi:10.1542/peds.2005-2382

von Knorring AL, Söderberg A, Austin L, Uvnäs-Moberg K. Massage decreases aggression in preschool children: a long-term study. *Acta Paediatr.* 2008;97(9):1265–1269. doi:10.1111/j.1651-2227.2008.00919.x

Wagner CL, Greer FR, American Academy of Pediatrics Committee on Nutrition and Section on Breastfeeding. Prevention of rickets and vitamin D deficiency in infants, children, and adolescents. *Pediatrics.* 2008;122(5):1142–1152.

Walden T, Ogan T. The development of social referencing. *Child Dev.* 1988;59(5):1230–1240.

Wang B. Molecular mechanism underlying sialic acid as an essential nutrient for brain development and cognition. *Adv Nutr.* 2012;5(3):465–472. doi.org/10.3945/an.112.001875.

Wang B, Brand-Miller J. The role and potential of sialic acid in human nutrition. *Eur J Clin Nutr.* 2003;57:1361–1369.

Wang L, Collins C, Ratliff M, Xie B, Wang Y. Breastfeeding reduces childhood obesity risks. *Child Obes.* 2017;13(3):197–204. doi:10.1089/chi.2016.0210

Whitehouse AJ, Robinson M, Li J, Oddy WH. Duration of breast feeding and language ability in middle childhood. *Paediatr Perinat Epidemiol.* 2011;25:44–52.

Winberg J. Mother and newborn baby: mutual regulation of physiology and behavior—a selective review. *Dev Psychobiol.* 2005;47(3):217–229. doi:10.1002/dev.20094

Wrigley EA, Hutchinson SA. Long-term breastfeeding: the secret bond. *J Nurs Midwifery.* 1990;35:35–41.

World Health Organization (WHO). Guidelines on optimal feeding of low birth-weight infants in low- and middle-income countries. Geneva, Switzerland: WHO; 2011. Available at: http://www.who.int/maternal_child_adolescent/documents/infant_feeding_low_bw/en/. Accessed April 22, 2018.

World Health Organization (WHO). Obesity and overweight. Fact sheet. 2017. Available at: http://www.who.int/news-room/fact-sheets/detail/obesity-and-overweight. Accessed June 1, 2018.

World Health Organization (WHO). Child growth standards. 2018a. Available at: http://www.who.int/childgrowth/standards/l_velocity/en/. Accessed April 22, 2018.

World Health Organization (WHO). Infant and young child feeding, Fact sheet. 2018b. Available at: http://www.who.int/news-room/fact-sheets/detail/infant-and-young-child-feeding. Accessed June 1, 2018.

World Health Organization (WHO). WHO recommendations for routine immunizations—summary tables. 2018c. Available at: https://www.who.int/immunization/policy/immunization_tables/en/. Accessed May 17, 2019.

Yan J, Liu L, Zhu Y, Huang G, Wang P. The association between breastfeeding and childhood obesity: a meta-analysis. *BMC Public Health.* 2014;14(1267). doi.org/10.1186/1471-2458-14-1267.

Yorifuji T, Kubo T, Yamakawa M, et al. Breastfeeding and behavior development: a nationwide longitudinal survey in Japan. *J Pediatr.* 2014;164(5):1019–1025. doi.org/10.1016/j.jpeds.2014.01.012.

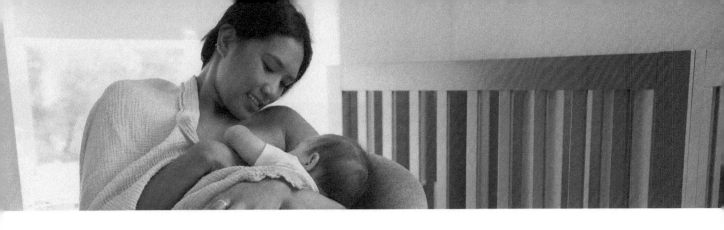

第二十章
患病婴儿的母乳喂养

母乳喂养的价值不仅限于营养,同时也是母婴间相互安抚和情感交流的方式。母乳喂养是改善儿童存活率的 6 项已知有效措施中的重要一项。对于存在先天或获得性疾病的婴儿,母乳喂养尤其重要,但这些先天性疾病患儿的亲喂可能性较低。Martino 等对 165 例存在复杂异常需要手术的患儿母亲进行访谈,其中多数妈妈能够为婴儿提供母乳,但很少能够实现亲喂。这些母亲反映,产前母乳喂养宣教、爱婴医院支持性环境及出院后提供医用级吸乳器等,都是针对母乳喂养的有效院内支持措施。Demirci 等描述了面临复杂性手术问题的新生儿母亲,发现由于缺乏相关知识和适宜支持,她们多数只能"跟着感觉走"。对于已经建立母乳喂养的疾病或住院患儿,可能由于母婴分离而影响母乳喂养关系。当疾病或者其他问题阻碍中断母乳喂养时,泌乳顾问、护士、医师或其他医护人员应当提供实践指导及心理支持,帮助患儿家庭建立和维持泌乳,创造条件帮助他们直接哺乳,避免轻易地放弃母乳喂养,或在有母乳喂养禁忌证时帮助妈妈合理断奶。本章将提供策略,为家长解决如何向新生儿期之后的患病婴儿提供必要的母乳喂养支持的问题。

▶ 一、母乳喂养困难婴儿的团队护理

很多不同科室的专业人员,都可能会参与母乳喂养困难的评估和治疗专栏 20-1 汇总了不同的专业人员为儿童及其家庭提供的相关服务。在团队合作解决哺乳问题时,需要有人从中协调以

沟通患儿家庭、初级医疗人员及团队内部的合作。咨询中通常会需要向患儿父母提供口头和书面的指导,而且应当在宣教后鼓励父母当场操作,以确定他们掌握了医护人员提供的相关喂养技巧。拍摄母婴哺乳过程的视频可以帮助医护人员对家长进行针对性的指导。

▶ 二、患病婴儿的喂养行为

身体不舒服的婴儿常出现食欲减退,母乳喂养婴儿生病时可能会出现吸吮力减弱,哺乳次数减少,或虽然哺乳较为频繁但吸吮无力。这种变化的幅度通常与疾病的严重程度相关。婴儿的病情可能影响吸吮的有力程度和频繁程度,导致难以摄入足够的能量,以维持生长所需。母亲的泌乳也可能会随着婴儿胃口的降低而迅速下降。如果婴儿的哺乳次数减少、有效性减弱,妈妈还可能会出现乳胀等不适情况。一旦出现婴儿食欲减退或不能通过直接哺乳维持正常的体重增长,妈妈则需要通过手挤或吸乳器等方法刺激和维持乳汁分泌(详见第十三章"吸乳器与其他辅助技术"),避免乳胀等问题。超过宝宝现有胃口的乳汁可储存起来以备日后使用。针对 NICU 患儿、健康足月儿和较大婴儿的母乳操作标准有所不同。对于住院或患病婴儿,使用 NICU 母乳储存标准更为明智(详见第十五章"捐赠人乳库")。

在一些特定情况下,儿童代谢需要可能会超出相应年龄和身高儿童的正常推荐量。重症患儿的能量需求可能增加 30%~50%,此时纯母乳亲喂

专栏 20-1　患病婴儿母乳喂养的多科室医护团队

每个专业人员都有责任指导家庭如何实施有效喂养的计划：

哺乳顾问

- 母婴状态评估。
- 找到母乳喂养实施过程的有利和不利之处。
- 确定婴儿是否存在复杂的口腔吸吮问题需转诊。
- 制订母乳喂养护理计划。

护士

- 评估患儿与家庭的总体需求。
- 协助确认是否需要转诊。
- 进行母乳喂养状态的初步评估。
- 确保医疗方案的有效实施。
- 提供患儿家庭宣教。
- 提供患儿所需的直接护理。

医师 / 高级执业人员（高级执业注册护士）/ 医师助理 / 亚专业专家

- 确定是否存在潜在的疾病。
- 制订对应的医疗计划。
- 确定是否需要转诊其他专业人士。
- 邀请神经科或发育专家协同会诊。

理疗师

- 评估大动作能力。

- 制订改善婴儿技能的医疗计划。

职业治疗师

- 评估口腔动力 / 喂养能力及精细动作 / 大动作技能。
- 协助患儿母亲确定最佳哺乳姿势。
- 如果无法直接哺乳，帮助妈妈确定最佳的替代喂养方法。
- 制订护理计划，改善婴儿技能。

语言治疗师

- 评估口腔运动及喂养能力。
- 在改善口腔吸吮能力方面与职业治疗师相似。
- 制订护理计划，改善婴儿技能。

营养师

- 评估儿童的营养状态。
- 制订营养支持计划。
- 如果需要，制订补充喂养方案。

遗传学专家

- 评估是否存在遗传相关的疾病。

心理健康治疗师

- 为存在急性或慢性疾病患儿的家庭提供心理支持。

社会工作者

- 评估患儿家庭的实际操作和心理支持需要。
- 提供针对性的咨询服务。

时无法满足这一需要。营养不良和生长不良往往与预后不良相关，如伤口愈合延迟、心功能不全、肌肉功能下降、术后肺炎风险增加、神经认知功能延迟和住院时间延长。哺乳顾问面临的挑战是，在为母亲提供吸乳支持的同时，还需要与营养师和医疗团队的其他人员合作，制订营养计划，以防止严重或慢性疾病婴儿经常出现的母乳浪费行为。

如果患儿一段时间（数天、数周或数月）内不能直接经口喂养，应采用其他方法进行口腔刺激——安抚奶嘴是最常见的方法，虽然也有人担忧使用人工奶嘴可能增加将来婴儿回到乳房吸吮的困难。如果婴儿可以吸吮，也可尝试让宝宝尝试吸吮妈妈吸空的乳房。如果婴儿有过口腔或口周的负面经历，如吸痰、气管插管或手术干预等，婴儿可能不愿意直接哺乳，需要额外关注。

应当由熟练的专业医护人员对婴儿喂养进行评估，这非常重要。评估内容包括至少观察一个完整的哺乳周期，并通过体重秤量评估婴儿是否摄入足够的奶量和能量。如果婴儿体重增长达不到标准，意味着母乳摄入量不足（不管具体的摄入数值是多少），即使哺乳前后体重数值提示婴儿的摄入量较为理想（如一名体重 3kg 的婴儿，应一次摄入 90ml），但这个量也许仍然不足以保证婴儿每

日体重增加 15~30g 或 1% 的体重。一个先天性心脏病患儿，即使拥有发育完善的口腔吸吮能力，也可能因为没有充足体能来维持足够长的哺乳时间，因而难以摄入正常体重生长所需的奶量。

▶ 三、体重增长不足时应如何处理

如果婴儿体重增长不理想，可采取以下几个策略，本段将探讨其中的核心策略，后续还将针对不同的病情，讨论一些更有针对性的策略和技巧。第一个建议是调整哺乳姿势。如图 20-1 所示的直立式，通过体位改变刺激前庭系统，能增加婴儿的觉醒度，从而增加婴儿哺乳时的吸吮力，这个姿势最近也被称为考拉式。采用舞者手势，给婴儿脸颊和下颌以额外支撑，也能够改善吸吮效果（图20-2）。不推荐妈妈给深睡眠中的婴儿进行哺乳，通常难以有效，而且常导致母婴双方的挫败感。其他针对体重增长缓慢的相关技巧还可以详见第十一章"母乳喂养婴儿摄入量低的母婴因素"。针对婴儿肌张力异常的解决策略（专栏 20-4）对神经系统正常但吸吮力弱的婴儿有效。

为保障婴儿的体重增长，可以额外再补充妈妈的乳汁，特别是热量丰富的后奶或热量强化的母乳。捐赠母乳也可用于除新生儿或 NICU 以外

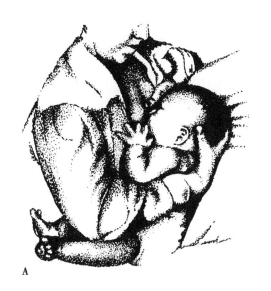
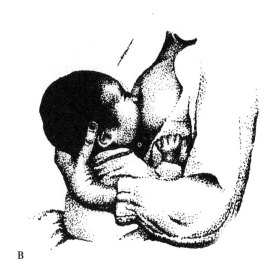

图 20-1　直立式哺乳姿势

A. 侧坐；B. 跨坐在妈妈大腿上，能改善婴儿的哺乳效率
（由 the Cleft Palate Foundation，1-800-24-CLEFT 提供）

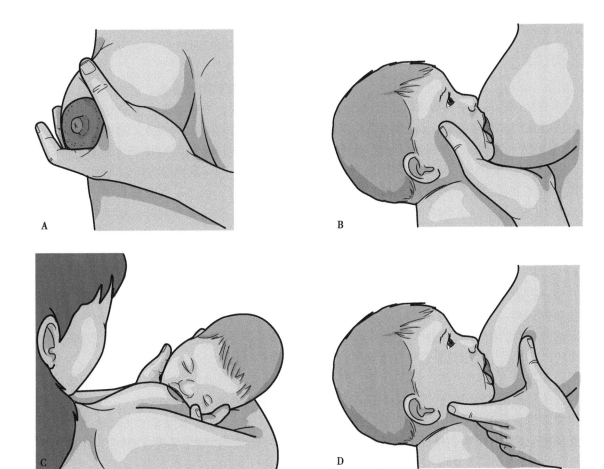

图 20-2　舞者手势。舞者手势能够固定婴儿下颌，改善咬肌的肌张力不足

A. 哺乳时托住乳房的手前移，用 3 个手指支撑乳房，拇指和示指形成 U 形；B. 婴儿下颌置于 U 形中央，脸颊被轻轻挤压；C. 显示了从母亲肩膀上方看，母亲的手如何支撑乳房和婴儿下颌；D. 改良版舞者手势，使用示指支撑婴儿下颌，施加下颌骨后压力，支持舌头吸吮运动

的婴儿的补充喂养。美国儿科学会针对高危患儿的捐赠母乳政策,提供了捐赠母乳安全应用的相关建议,包括避免非正式的母乳网络分享等。对于先天性心脏病等代谢需求显著增加的婴儿,需要持续或间断使用胃管补充高热量的乳汁以确保其正常生长(图 20-3)。

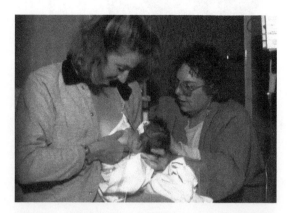

图 20-3   哺乳时使用 5 号胃管和 60ml 注射器进行能量强化的补充喂养,婴儿采取垂直坐姿以改善喂养有效性
(由 Sallie Page-Goertz 提供)

(一)直接哺乳不能满足需求时如何处理

如果婴儿无法直接哺乳,或直接哺乳时生长迟缓,此时医护人员通常会面临两个问题:①制订喂养计划,确保合理的体重生长;②帮助患儿家庭尽可能平和地接受母乳喂养计划暂时改变的现实。在这个过程中医护人员的沟通方式非常重要。一些家长回忆患儿生命早期的这些经历时,可能牢牢记住了医护人员直接而突兀的沟通方式,感觉医护人员对母乳喂养的养育方面的重要性毫不在意。另一些家庭面对的医护人员可能对母乳喂养有狂热的信仰,以至于完全忽略了婴儿正常生长发育的重要性,甚至让婴儿面临严重脱水或生长迟滞的风险。而一些家庭有幸接受专业医护人员的指导和帮助,他们不仅具有喂养评估技巧,理解这些特殊婴儿在某些阶段所需的并不仅仅是纯母乳喂养或者直接哺乳,对这些婴儿来说合理的生长发育更为重要,同时,这些医护人员也兼具沟通技巧和同理心,能够妥善传达这些信息。

在对慢性疾病患儿家庭进行喂养经历访谈时,对于医护人员提供的直白而且准确的建议,他们表示非常感谢。一些唇腭裂婴儿的母亲们反映,他们所接触的宣教资料和专业人士充满对纯母乳喂养的乐观信心,但实际是一种误导,这让她们感觉非常沮丧。这些妈妈们都充满挫败感,因为她们的孩子不能像宣教册中的成功故事一样直接哺乳。这让患儿母亲不现实地希望通过不顾一切地努力实现母乳喂养目标,进而筋疲力尽,最终反而影响母婴正常关系的顺利建立。

过早中断母乳喂养,可能与母亲的抑郁和焦虑有关,但两者之间是因果关系,还是互相加重的关系尚不清楚。当母婴明显无法坚持直接哺乳或纯母乳喂养时,有经验的哺乳顾问需要帮助妈妈们解决可能面对的失落感。可以让妈妈们关注婴儿的其他发展:"看,宝宝看着你呢""很神奇吧,它会随着你的声音转头?""他好像很喜欢黏着你啊!"目的是让他们重新审视现实,她们并不是母乳喂养失败,而仅仅是遭遇了一些具体问题。另外,也可以让她们意识到母乳喂养中有两个重要元素:一是乳汁(营养传递);二是爱的传递(养育)。在喂养过程不顺利时候,我们可以把这两个要素分开来看,在婴儿能重新经口喂养前将乳汁储存起来,可以喂养以后继续提供乳汁,而父母的爱是持续不受干扰。

(二)替代喂养方法

母乳喂养专家对于在特殊情况下如何进行补充喂养并没有一致的观点。遗憾的是,目前我们还没有充足的数据制定特殊情况下的喂养指南,特别是对于因一系列潜在疾病问题而导致的婴幼儿生长迟滞。由于缺乏相关证据,本书中提到的相关建议主要是基于对婴儿疾病情况分析、母乳喂养的解剖学、生理学的认识、个别的案例报告及医护人员的讨论和个人的临床经验。面对一个直接哺乳但体重增长不理想的婴儿时,应尽可能创造条件邀请职业治疗师、理疗师、语言治疗师、营养师等共同会诊。这些专业人员能够在对特殊婴儿情况进行评估时提供非常有价值的意见,并共同制订护理计划,以保证喂养和生长发育的共同改善。如果婴儿的母乳摄入量不足以保障其正常的生长发育速度,营养师可以提供增加能量摄入的建议,比如可根据婴儿的实际情况建议使用后奶或强化母乳(增加糖类、脂肪和/或蛋白质)。

替代喂养方法和工具,如喂杯、手指喂奶器或注射器等将在第七章"围产期和产时护理"和第十一章"母乳喂养婴儿摄入量低的母婴因素")中详细讨论。虽然辅助哺乳装置可以长期使用,但婴儿需要能够产生足够的口腔负压,才能从装置中吸出乳汁。如果该装置的储奶瓶能够挤压,在婴儿吸吮能力不足时,妈妈可以挤压奶瓶帮助婴儿获得更多乳汁。只要婴儿能够进行含接哺乳,乳旁加奶的方法始终是补充喂养的首选方法。如果婴儿体重增长仍然不佳,则可能需要尝试其他喂养方式。无论是喂杯、手指喂奶器或注射器等,都不是长期大量母乳喂养的合适喂养方法。一项关于喂杯喂养的系统综述显示,与喂管或瓶喂比较,喂杯喂养时溅撒量比奶瓶喂养高出3倍。

对于某些患儿,奶瓶喂养可能是最佳的替代喂养方法。可以使用奶瓶让婴儿学习或模仿哺乳的技巧。Gromada 和 Sandora 描述了"间歇喂奶法",即根据婴儿的喂养行为暗示来喂养,避免乳汁流速过快导致婴儿无法适应。操作时,奶瓶保持水平状态,让乳汁流速减慢,当婴儿表现压力暗示时,可以通过移出奶嘴或者让奶嘴留在婴儿口腔中,但需让婴儿上身前倾,避免乳汁流出,这些措施可以让婴儿暂停休息。现在有各种不同的奶瓶和奶嘴选择,便于喂养。瓶身柔软的奶瓶可以让看护者挤压奶瓶控制流速,这样即使婴儿无法形成口腔负压,也可以由大人挤奶哺喂,以保障生长发育所需的摄入量。对于直接哺乳但体重增长不佳的患儿,可以增加乳汁摄入量或增加能量强化的母乳以改善婴儿生长发育。

奶瓶和奶嘴的选择,需根据婴儿的具体情况而定。一些婴儿可以使用标准奶瓶奶嘴——硬奶瓶加上各种奶嘴。图20-4 展示了一个宽口奶嘴的奶瓶,可以鼓励婴儿张大嘴巴含接。总体来说,宽口奶嘴有利于鼓励婴儿张大嘴巴含接,柔软的材质类似乳房的触感,奶嘴的长短便于含接但不会引起婴儿恶心。对于唇腭裂患儿,可能较长的奶嘴更好,能够深入裂口中。对于直接哺乳或使用常规奶瓶喂养而体重增长不佳时,可以使用特需喂奶器或特制的唇腭裂奶嘴(图20-5)。这些奶瓶的瓶身柔软可以挤压,能够让看护者挤压乳汁给婴儿。特需喂奶器有一个特殊设计的裂缝阀,这种奶嘴能够让看护者根据婴儿的需要调整流速,裂缝阀(而非奶孔)在婴儿不吸吮时关闭,这样能够避免额外乳汁流出,便于婴儿自行控制喂养节奏。有一种安装了流速阀的奶嘴(图20-6),与特需喂奶器功能相似,能够降低吸出乳汁所需的负压,可配合标准口奶瓶使用。

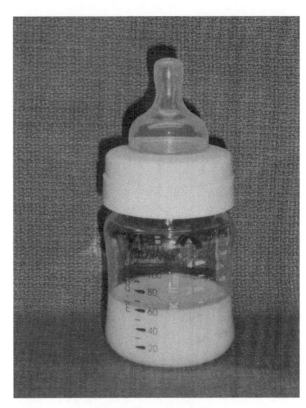

图20-4 宽口奶嘴,鼓励婴儿张大嘴巴

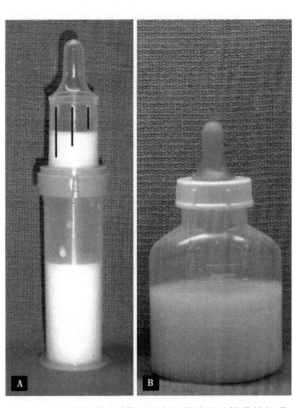

图20-5 给直接哺乳时体重增长不佳的婴儿推荐的奶嘴

A. 特需喂奶器,喂奶时奶嘴上的流速刻度对准婴儿鼻子,以便调节乳汁流速,线越长则说明流速越快。单向阀确保较低的负压即可吸出乳汁,看护者可以挤压奶嘴柔软的腔体把乳汁挤入婴儿口中。
B. 特制唇腭裂喂奶器,瓶体柔软,便于看护者挤奶到婴儿口腔。奶嘴扁平较长,可深入婴儿口腔内

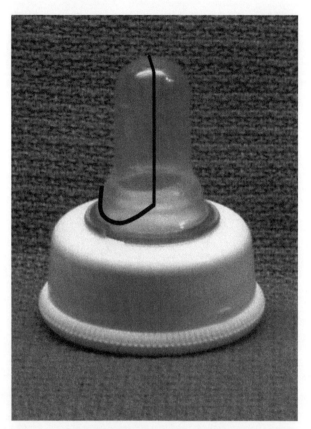

图 20-6　特制奶嘴,配有单向阀以减少吸出乳汁所需的负压。奶嘴上划线的部分较硬,使用时对准口腔上腭

婴儿使用奶瓶喂养时也可采用类似哺乳的姿势保障亲密度。母婴在喂养过程中应当保证舒适,哺乳间歇时可以进行皮肤接触。可以在奶瓶喂养的过程中增加眼神沟通、歌唱、轻柔说话或讲故事等措施。还可以指导患儿家属喂奶时更换左右手抱婴儿,提供均衡视觉和肌肉刺激,类似直接哺乳。奶瓶喂养时,可用奶嘴触碰婴儿嘴唇引发觅食反射,如果有效,可让婴儿深入含接奶嘴。如果婴儿无法吸出足够的乳汁刺激吞咽,可使用软体奶瓶、喂奶器或辅助哺乳器挤出少量乳汁进入婴儿咽部,促其吞咽。

如果奶瓶喂养,甚至是采用能量强化的母乳,仍无法保证婴儿足够的体重增长,则需要考虑更为激进的喂养方法。胃管喂养,可能是连续喂养或是间断性喂养,可以在直接哺乳或奶瓶喂养的基础上补充或者完全使用胃管喂养方法,添加常规或强化母乳。如果患儿无法进行经口喂养,可以采用胃造口/空肠造口管来进行肠内营养。最后,如果无法实施喂管喂养,可能就必须采取肠外营养措施。

▶ 四、婴儿疼痛管理

存在先天或后天疾病的患儿,可能由于疾病、手术或其他治疗措施导致各种疼痛。对于新生儿期之后的婴儿疼痛管理最佳策略,目前的信息非常有限。基于有限的数据,美国母乳喂养医学会(ABM)制定的关于操作性疼痛管理的临床指南提出,"母乳喂养应是缓解操作性疼痛,如静脉穿刺或足跟采血等单一流程的首选方法"。许多研究评估了母乳和母乳气味对新生儿的影响,但缺少对较大婴儿的评估。一项 Cochrane 综述评估了哺乳对减少医疗操作疼痛(如疫苗接种、足跟采血等)对 28 天至 12 个月婴儿的效果。在上述医疗操作过程中,与未进行哺乳的婴儿比较,哺乳能够显著降低婴儿的心率,缩短持续哭闹时间,降低疼痛评分,在这篇综述中,母乳喂养比其他缓解疼痛的方法(皮肤接触、止痛霜、蒸汽冷却喷雾、安抚奶嘴和拥抱)更有效。但尚不清楚哺乳对其他类型疼痛的缓解效果。没有研究对住院儿童接受其他形式有创操作或其他类型疼痛(如术后疼痛)进行评估。当有更多持续或复杂疼痛情况时,蔗糖、口服和静脉药物将加强母乳喂养对疼痛的缓解效果。

▶ 五、住院患儿的母乳喂养支持

母乳喂养的家庭会有一系列的独特需求,Delgove 提醒说:"家长告诉我们,他们所需要的信息对全球逐渐向'以患者为中心'或'以家庭为中心'的转变至关重要。"他们对 101 位入院接受手术的患儿父母进行调查,发现父母最希望了解的是住院期间的实际临床情况。专栏 20-2 汇总了支持母乳喂养的儿科病房应具备的关键条件。Spatz 提供了一份促进住院患儿母乳喂养的临床路径,关注因无效母乳喂养而发生并发症后再入院的新生儿。这一指导措施能够让床旁护士采取循证的母乳喂养干预措施,其中包括母乳喂养评估、哺乳前后称重法计算摄入量、增加泌乳量的相关措施、在婴儿无法摄入足够的乳汁或能量时制订补充喂养计划等。一旦发现婴儿的吸吮能力不足以维持足够摄入或无法经口喂养,就应尽快开始帮助吸乳或挤乳。医护人员应当确保妈妈们能够获得正确的指导和相关的设备,以便维持泌乳。别忘记手挤是一种有效排出乳汁的好方法。当婴儿能够再次直接哺乳时,医护人员应当给以指导评估,并提供必要的辅助工具,确保婴儿能够在乳房上有效地含接吸吮(图 20-7)。

专栏 20-2　支持母乳喂养的儿科病房的特点

- 科室颁布书面的母乳喂养支持政策。
- 雇佣专人或对医护人员开展母乳喂养评估和干预技巧培训。
- 向患儿家属提供书面和口头宣教,让他们了解母乳和母乳喂养的重要性。
- 创造条件鼓励不设限哺乳。
- 当婴儿无法直接哺乳而母亲愿意提供母乳时,科室应当提供设施,包括:
  - 关于手挤的宣教。
  - 吸乳器和私密吸乳环境。
  - 吸出母乳的储存空间。
  - 如果需要,应提供哺乳指导转诊和吸乳器租赁服务。
- 给母乳喂养婴儿提供适合婴儿年龄或特定医疗状况的补充食物 / 液体。
- 选择替代喂养时应当兼顾母乳喂养顺利实施及合理体重增长的喂养方案。
- 允许母婴 24 小时同室。
- 为母乳喂养母亲提供餐食。
- 制定适当的医疗方案和流程,避免干扰母乳喂养实施。
- 提供医院及社区母乳喂养支持资讯。
- 提供质量改善项目和研究评估母乳喂养支持策略的效果。

［引自:Minchin M,Minogue C,Meehan M,et al.Expanding the WHO/ UNICEF Baby-Friendly Hospital Initiative:eleven steps to optimal infant feeding in a pediatric unit.Breastfeed Rev.1996;4:87-91; Popper PK.The hospitalized nursing baby(Unit I/Lactation Consultant Series Two).Schaumberg,IL:La Leche League International; 1998］

对于母乳喂养的婴儿来说,在儿科的喂养和养育模式应当尽可能接近家庭正常状态。只有详细了解情况后,才能向患儿家庭提供个体化医疗护理服务。专栏 20-3 列出了入院病史登记中的母乳喂养相关要素。对于会说话的婴儿,可以商量确定一个家庭中常用的词语来指代哺乳。在第二十四章"母乳喂养的家庭和社会背景"中将讨论会走路会说话幼儿的母乳喂养接受度问题。

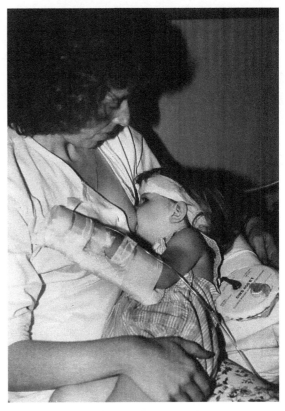

图 20-7　静脉注射患儿的母乳喂养

母亲需要帮助,以便正确安放婴儿身上连接的管线,便于舒适的哺乳

(由 Deb Bocar 提供)

专栏 20-3　母乳喂养患儿的入院病史采集

- 目前是否存在什么喂养问题?
- 在家时的喂养常规安排:
  - 一天的哺乳频率。
  - 每次的哺乳持续时间。
  - 哺乳过程中和哺乳后的婴儿行为。
  - 需要的哺乳辅助工具。
  - 哺乳姿势的偏好。
  - 婴儿用来指代哺乳的暗语。
  - 父母不在时的宝宝喜欢的替代喂养方法。
- 是否在使用补充喂养(加奶)?
  - 每次 / 每日补充奶量。
  - 补充喂养的类型。
  - 补充喂养的途径方法。
  - 补充喂养的时机。
- 是否给妈妈或婴儿使用草药或其他补充治疗方案?
- 固体食物:
  - 食物偏好。
  - 添加固体食物的计划。
- 近来是否存在喂养常规的改变?
- 近来是否存在体重变化?
- 曾经使用过的其他喂养方法。
- 睡眠常规:
  - 独睡还是共眠。
  - 使用某种安抚物品。

▶ 六、母乳喂养婴儿的围术期护理

围术期的问题主要包括术前禁食期和术后恢复。术前禁食的目的主要是为了避免误吸,术后禁食主要是出于肠梗阻的考虑。禁食期应尽可能短,以减少因吸入而引起的麻醉相关风险,同时避免脱水、电解质失衡(包括酮症酸中毒和低血糖)、窘迫和不适。Cook-Sather 与 Litman 报道,在采用美国麻醉医师协会(ASA)最初 1999 年发布并在 2017 年更新的“放宽限制”的禁食指南时,6 个月以下婴儿的吸入发生率为 3∶9 266。指南要点如下:清饮料,于术前 2 小时;母乳,于术前 4 小时;配方奶或其他非母乳及易消化的食物,于术前 6 小时;术前 8 小时正常进食。术前母乳喂养的患儿禁食的时间可短于配方奶喂养婴儿,因为母乳更容易消化。Kosko 的荟萃分析显示,但应提前多久开始禁食乳汁、高危患儿应禁食多少时间,尚无足够的证据。尽管这些指导方针在近 20 年前就已经首次公布,但儿童的临床实际禁食时间仍然超过实际需要的时间。新证据表明,在婴儿送入手术室之前流质饮食是安全的。尽管有些学者认为母乳喂养婴儿的禁食时间还可以更短,也是安全的,但美国母乳医学会(ABM)第 25 号禁食指南的意见与 ASA 的指南一致。根据 ASA 和 ABM 指南推荐,在术前 2 小时之前婴儿可以随意摄入无渣液体,但清水由于缺乏能量不应作为首选。

应尽可能避免患儿与父母分离,以降低各方的应激压力。在禁食期间婴儿可能会烦躁哭闹,对此应有预案加以安抚。如由母亲以外的其他家人陪伴婴儿,可能会降低婴儿寻求母乳喂养的愿望。也可以尝试在术前禁食期用安抚奶嘴。术后一旦医师认为可以安全地进行经口喂养,即可开始母乳喂养。无须先用葡萄糖水过度。在婴儿可以哺乳前,妈妈可通过吸乳排空乳房。

▶ 七、急诊室

急诊室护士通常需要对各种问题做出迅速判断,因此需要有较为广泛的医学背景知识,但他们通常很少具有基础的母乳喂养知识。我们经常听到妈妈们说起,在毫无医学指征的条件下,她们被告知应当停止母乳喂养。例如,当孩子出现胃肠炎时,医生常规的建议是停止所有乳类喂养,开始口服电解质溶液,因为医生不知道相关指南中明确规定腹泻类疾病时应继续母乳喂养。另一个例子是,当婴儿出现咯血(血性呕吐物)时,往往会行侵入性胃肠检查,但很少有人想到先问一下母亲的乳头是否疼痛、出血。此外,医生在给母乳喂养的妈妈开镇痛药或抗生素处方时,常常会告诉她需要停止母乳喂养以保护婴儿健康。最后,母乳喂养是一种已知的镇痛方法,可以缓解急诊室进行的注射或静脉穿刺等操作性疼痛。如果急诊室护士能够了解针对患病婴儿或母亲的母乳喂养解决方案,则可能避免一些不当操作或不必要地中断母乳喂养。

▶ 八、特定疾病婴儿的护理

(一)感染

大量研究证明母乳喂养,即使是短期或混合喂养,也能降低很多轻度或严重的感染性疾病。母乳预防感染性疾病的作用呈现剂量相关性关系,也就是母乳量越大,保护作用越明显。Duijts 等回顾了来自荷兰 4 000 多名儿童的数据,结果显示纯母乳喂养 4 个月并继续母乳喂养,与上、下呼吸道感染及胃肠炎的发病率降低有关。Sankar 等在综合文献综述中报道,“与纯母乳喂养婴儿相比,母乳喂养为主(RR 1.7)、部分母乳喂养(RR 4.56)和非母乳喂养婴儿(RR 8.66)在 0~5 个月内感染相关死亡率的风险更高。与母乳喂养 6~23 个月的儿童相比,非母乳喂养儿童的感染风险高 2 倍。这种保护作用在低收入国家最为明显,但在发达国家作用也非常显著。当然,所有婴儿,即使是母乳喂养的婴儿,也可能会出现感染。

与非母乳喂养婴儿比较,母乳喂养婴儿在感染期间体重丢失更少,需要住院的可能性也较低。Lopez-Alarcon 等提出,母乳喂养的婴儿感染或疫苗接种之后食欲减退的症状较轻,可能与中的 DHA 有关。在婴儿出现感染性疾病时,没有必要中断母乳。当然在某些情况下如果婴儿的疾病较为严重,其吸吮能力可能严重降低而影响直接哺乳,这种情况下妈妈可以将乳汁挤出并妥善保存,以便后续继续母乳喂养。挤出的母乳,在适宜时可用胃管喂给婴儿,或妥善储存以备日后使用。

(二)胃肠炎

急性胃肠炎(AGE)是由多种病毒和致病菌引起的。轮状病毒感染是 2 岁以下儿童最常见的病因。全世界每 10 名 5 岁以下儿童中就有 1 人死于腹泻,资源贫乏地区比例更高。全世界每年有 150 万~250 万人死于病毒性 AGE;在美国,估计每年因脱水约有 5 000 人死亡、60 万人住院。轮状病毒引起的 AGE 导致美国每年约有 50 万人次的就诊和 5 万人次住院。美国婴幼儿因轮状病毒感染住院的高危因素包括缺乏母乳喂养、日托护理、家中有兄弟姐妹和经济条件不佳。母乳喂养可减少住院时间。6 个月的纯母乳喂养能够显示最佳益处,任何母乳喂养都会降低幼儿因 AGE 住院的风险。

在低收入、中等收入和高收入国家,轮状病毒疫苗的引入和使用率升高,极大降低了轮状病毒引起 AGE 的发病率、住院率和病死率。Burnett 等报道自 2006 年轮状病毒疫苗引入后,全球由于轮状病毒 AGE 导致的急诊和住院中位数减少了 67%。Hungerford 等对该疫苗的效力进行了系统综述和 Meta 分析,尽管低收入国家的数据有限,但研究表明高收入国家的疫苗对降低儿童住院的有效率为 89%(95% *CI* 84%-92%),中等收入国家为 74%(95% *CI* 67%-80%)。但令人担心的是,新病毒株的流行率增加,其对发病率和死亡率的影响尚待观察。

有时候新手父母和一些不太了解的医护人员,可能会将正常婴儿较稀薄的母乳便及吐奶视为胃肠炎症状。然而,AGE 的实际症状包括呕吐、腹泻、发热、厌食和烦躁(大概是由于恶心和腹部抽痛造成的)。AGE 最严重的危害是脱水,这种情况下,婴儿摄入液体量远远低于因呕吐和腹泻导致的失水量。当出现反复的胃肠感染时,婴儿可能出现慢性营养不良,还可能增加由于其他原因导致的病死率。相较于大龄儿童和成人来说,婴儿的体表面积更大,水分更容易蒸发,因此更容易出现脱水。腹泻和呕吐也会导致钠、钾丢失而增加电解质不平衡的风险。如果曾经给孩子饮食中包含高钠液体(如肉汤)或极度低钠液体(如水和苏打汽水等),可能导致电解质不平衡更加严重,会把简单的等渗脱水转化成复杂的低渗或高渗性脱水。

AGE 的治疗应依据以下指南进行:欧洲儿科传染病学会(ESPID)与欧洲儿科胃肠病学肝脏学和营养学会(ESPGHAN)指南;美国传染病学会;英国国家健康和临床研究所(NICE)和美国儿科学会的指南。这些指南在对 AGE 的治疗有以下几点是共同的:继续母乳喂养、快速使用低渗口服补液方案、尽快恢复正常喂养。一项 Meta 分析

显示,对持续呕吐的孩子使用昂丹司琼有利于快速口服补液和减少静脉输液和住院治疗的可能。这种止吐药在急诊科使用相当普遍。欧洲和美国指南承认昂丹司琼治疗持续性呕吐的疗效,但不支持 4 岁前常规使用或未经医学检查贸然使用(心脏风险)。表 20-1 汇总了儿童 AGE 的评估和治疗措施。婴儿严重脱水时通常表现得无精打采,其外观和行为都提示婴儿生病了。脱水程度可以通过体重丢失来准确判断,小于 3% 的体重丢失为无或微量脱水,体重丢失 3%~9% 为轻度脱水,超过 9% 认为是中重度脱水。但医生接触患儿时常常难以获得疾病发生前的基础体重,因此难以计算体重丢失程度,故只能依据病史和临床表现来诊断。如果婴儿有呕吐的病史,可以粗略判断可能体重丢失 3%,存在轻微脱水。Gorelick 等发现临床上严重脱水可以依据以下 3 个症状和体征加以判断:毛细血管再充盈时间大于 2 秒、没有眼泪、黏膜干燥及外观病态。Steiner 等认为,5% 脱水的最可靠判断依据是毛细血管再充盈时间异常、皮肤肿胀和呼吸模式。欧洲指南中只认可了两个经过验证的脱水量表:Vesikari 量表和临床脱水量表,用于评估外观、眼睛、黏膜和眼泪。临床脱水量表检查 4 个因素:一般外观、黏膜湿润度、有眼泪及婴幼儿眼睛外观。正常情况下,婴儿应当 24 小时有 6~8 次湿尿片,但是如果大便较为频繁时,这种判断的准确性也会受影响。

轻度疾病的婴儿无须特殊处理,只需增加哺乳频率,密切关注脱水迹象,特别是湿尿片的数量,如果婴儿 24 小时内不足 4 块湿尿片、不愿意哺乳、烦躁难以安抚或嗜睡状况,则应当请医护人员进行评估。不足 2 月龄的婴儿是脱水的高危群体,如有 AGE 表现,应进行医疗评估(表 20-1 需要医疗评估的适应证:有中至重度脱水症状和体征,或临床脱水评分 4 分或以上者,需要由医护人员进行评估)。轻微脱水的儿童可口服补液以补充体内水分丢失,并同时继续母乳喂养。不建议使用其他液体,如肉汤、运动饮料、稀释的果汁或茶。即使在中度脱水的情况下,口服补液盐与静脉注射治疗同样有效。口服补液盐,可以直接经口喂养或用胃管补充。重度脱水是急症,应该立即静脉输液或骨内补液。没有证据证明肠道禁食休息有助于儿童 AGE 的恢复。BRAT 食谱(如香蕉、米饭、苹果酱、面包)过于严格,不推荐使用。对于添加固体食物的儿童来说,应当考虑使用适

表 20-1 儿童胃肠炎的评估和治疗方案 *

一般情况

症状	无至轻微脱水 体重丢失 0~3%	轻至中度脱水 体重丢失 3%~9%	重度脱水 >9% 体重丢失
婴儿外观	警觉,口渴,烦躁(0)	口渴、不安或昏昏欲睡、触摸时易怒、昏昏欲睡(1)	跛行、寒冷、四肢发绀,可出现昏迷;严重脱水时可能出现休克症状(2)
眼睛	正常(0)	眼窝下陷(1)	眼窝下陷严重(2)
眼泪	有(0)	泪液减少(1)	泪液缺失(2)
黏膜	正常(0)	黏性(1)	非常干燥(2)

根据临床脱水量表,使用前 4 个要素来确定脱水程度。
0 分 = 无脱水;1~4 分 = 部分脱水;5~8 分 = 中度 / 重度脱水

外周脉搏	正常	虚弱	微弱,难以感知
外周血再灌注	立刻,无延迟	延迟 ≤ 1.5s	延迟 ≥ 1.5~2s
呼吸用力程度	正常	加深	加深加快
皮肤肿胀	按压立即恢复	按压,缓慢恢复	按压后恢复缓慢,>2s
排尿情况	正常	减少	数小时不排尿

治疗

补液	不需要	口服补液盐,3~4 小时补充 50~100ml/kg	使用乳酸林格氏液或生理盐水静脉补液,20~40ml/kg 快速补液,待精神状态改善后用 ORS 50~100ml/kg 4 小时,或继续使用 5% 葡萄糖 1/4 生理盐水,使用两倍维持流速。
补充持续流失的水分	每次腹泻或呕吐后口服补液	同前	同前;如无法饮水,则胃管补充 ORS 或静脉注射 / 骨间注射乳酸林格液或生理盐水,直到休克症状消失
疾病期营养补液	继续哺乳;给予相应年龄段正常饮食	继续哺乳;给予相应年龄段正常饮食	继续哺乳;给予相应年龄段正常饮食

注:* 斜体字的指标来自 Guarino 等 2014 报告的临床脱水量表

［引自:Armon K,Stephenson T,MacFaul R,et al.An evidence and consensus-based guideline for acute diarrhoea management.Arch Dis Child. 1999;85:132-142;Centers for Disease Control and Prevention(CDC).Managing acute gastroenteritis among children:oral rehydration, maintenance,and nutritional therapy.Morb Mortal Wkly Rep.2003;52(16):1-16;Gorelick MH,Shaw KN,Murphy KO.Validity and reliability of clinical signs in the diagnosis of dehydration in children.Pediatrics.1997;99(5):E6;Kleinman RE,ed.Pediatric nutrition handbook.Elk Grove Village,IL:American Academy of Pediatrics;2009］

龄饮食,包括复合糖类、肉、水果、酸奶、蔬菜等。这些食物的摄入有助于缩短病程,改善婴儿的营养状况。富含单糖的食物应当避免。总体而言,目前尚缺乏评估急性腹泻后干预措施疗效的证据。

胃肠炎时的母乳喂养

在胃肠炎的补液和恢复阶段都无须中断母乳喂养。母乳的喂养耐受性好、容易消化,但是 AGE 过程中的恶心和腹痛可能导致婴儿食欲减退,母乳喂养意愿降低。如果婴儿的哺乳次数减少,妈妈需要吸奶,一方面保证舒适性,另一方面维持泌乳量。如果婴儿除母乳外,还需要口服补液来补充身体流失的水分,可用勺子、注射器、喂杯、乳旁加奶装置或必要时用胃管来补充。

(三)呼吸道感染

呼吸道感染是婴幼儿期最常见的疾病,主要由病毒引起。和那些较少接触外界的婴儿比较,在日托机构或有兄弟姐妹的儿童更容易出现呼吸道感染。母乳喂养对婴幼儿的呼吸道感染具有保护作用,即使在对多因素进行校正后(出生体重,家中兄弟姐妹数量,母亲年龄,是否吸烟),分析的结果也仍然如此。Payne 与 Quigley 报告纯母乳喂养与混合喂养能够减少因呼吸道疾病引起的住院率,并存在剂量依赖关系。

上呼吸道感染的症状包括发热、鼻涕、充血、咳嗽、打喷嚏、声音沙哑、喉咙痛、吞咽困难。下呼吸道感染的症状有所不同,包括发热、呼吸急促、气喘、支气管炎、啰音、过清音。出现鼻翼扇动、呼气出现咕哝声、发绀等症状时,需要紧急转诊进行医学评估。医疗干预措施需根据疾病的严重程度决定。

Goldman 回顾了普通感冒的治疗策略。对乙酰氨基酚或布洛芬能够减少发热,提高患儿的舒适性。不足 2 月龄的婴儿或者首次疫苗接种之前出现发热时,应转由专业医护人员进行医学评估。1 岁以上的儿童可以使用巴氏杀菌的蜂蜜缓解咳嗽症状。其他辅助疗法包括维生素 C、锌、紫锥菊、加湿器等的有效性缺乏足够的证据。此外,不建议使用抗组胺药和减轻充血的药物,因为没有明确的有效性证据,而且存在潜在的危险(包括死亡)。美国食品药品监督管理局(FDA)和加拿大卫生部都对这些药物在儿童中的应用提出了安全警示。FDA 警告不得给 2 岁以下儿童使用上述药物,而加拿大卫生部反对 6 岁以下儿童使用相关药物。许多家长和医护人员并不了解或并不相信这些安全警示,因此,临床上仍然见到儿童应用 OTC 的咳嗽或"感冒药"导致的并发症,甚至是死亡。

呼吸道感染时的母乳喂养

在出现上、下呼吸道感染时,婴儿容易发生哺乳困难,因为鼻塞、呼吸急促干扰了吸吮 - 吞咽 - 呼吸协调性,而咽炎可能导致吞咽疼痛。婴儿咳嗽时可能会出现恶心呕吐的反应。食欲减退和呕吐也很常见。婴儿可能对哺乳没兴趣,哺乳时烦躁或频繁哺乳但每次时间很短。Pinnington 等报道,配方奶喂养婴儿在发生毛细支气管炎时吞咽呼吸协调性差、吸吮持续时间短、每次吞咽的摄入量较低,总摄入量可能仅为正常哺乳婴儿的一半。目前尚不知道母乳喂养婴儿是否也会存在这样的显著变化。Mizuno 的研究报道,使用奶瓶哺喂母乳时,婴儿的吸吮 - 吞咽 - 呼吸协调性好于给配方奶或水,因此推断在发生以上疾病时,母乳喂养的

婴儿的吸吮 - 吞咽 - 呼吸变化可能相对较小。

如果婴儿出现中重度呼吸道疾病,喂养时的呼吸问题可能会进一步加剧。如果在喂养过程中婴儿出现缺氧、四肢发绀或其他问题,则需暂停经口喂养,直到婴儿情况有所改善。看护者应当在喂养前和喂养过程中,关注婴儿的氧合水平、呼吸频率和脉搏。如果婴儿出现严重的呼吸急促(幼儿呼吸频率在 60~80 次 /min 或以上),可能无法耐受经口喂养。

在这种情况下为了便于婴儿有效的呼吸,可采用直立坐姿(考拉抱)进行哺乳。生理盐水滴鼻液可降低鼻腔分泌物的黏稠度,便于喂养前使用吸鼻器将鼻腔分泌物吸出。如果需要氧疗,使用低流速 / 高流速的鼻插管,不会干扰母乳喂养。文献报道,延迟肠内喂养和无创通气(如鼻插管)密切相关。美国的两项研究显示,在 2 岁以下因毛细支气管炎入院且使用高流量鼻插管的儿童中,肠内喂养相关不良事件的发生率很低。在同一研究中,如果喂养延迟 8 小时以上,患儿住院时间更长,且需要非侵入性治疗。哺乳顾问应支持家长坚持母乳喂养。如果婴儿拒绝使用鼻插管或面罩,可考虑使用喷雾帐篷。虽然这样导致母婴分离,但如果婴儿有意愿仍然可以进行哺乳。如果婴儿在室内空气条件下出现低氧合状态,妈妈可以陪着婴儿一起到喷雾帐篷下,母亲陪伴下婴儿会更快停止哭闹,减少其能量消耗。一旦急性症状解除,婴儿的胃口会在 1~2 天内很快恢复。在此之前,妈妈应当坚持吸乳以维持泌乳。

(四)肺炎

肺炎是指肺部的感染或炎症,是每年全球 5 岁以下儿童死亡的首要原因,虽然发达国家因肺炎死亡已经较为罕见,2015 年仍导致全球 920 316 例儿童死亡。肺炎球菌和百日咳疫苗的应用减少了相应的肺炎的发生率。近年来出现了令人担忧的现状,由于某些地区(包括美国)百日咳病毒疫苗的使用率降低,百日咳及其导致的死亡率开始有所回升。目前全球都在努力增加新生儿密切接触人员的百日咳病毒疫苗接种,以降低尚未实现完全免疫的低龄婴儿的相关风险。

社区获得性肺炎的常见致病菌因年龄不同而有所不同。

1. 新生儿:B 族链球菌,革兰氏阴性肠道细菌(大肠埃希菌、流感嗜血杆菌)、李斯特菌、厌氧菌,偶尔有单纯疱疹和巨细胞病毒。

2. 3 周至 3 月龄:流感嗜血杆菌、卡他莫拉菌、金黄色葡萄球菌、百日咳鲍特菌等细菌。病毒包括沙眼衣原体、呼吸道合胞体病毒(RSV)和副流感病毒。

3. 4 月龄至 4 岁:病毒是最常见的原因,包括 RSV、人类偏肺病毒(hMPV)等。肺炎链球菌是这个年龄导致肺炎的最常见细菌。

肺炎患儿往往表现为急性病症——突然高热、排痰性咳嗽(咳嗽发作时可能出现呕吐),有时还有全身毒性或败血症样症状(呼吸急促、嗜睡、毛细血管再充盈延迟)。研究者尚未发现可靠方法,以区分病毒性和细菌性肺炎。几个公布的指南中提到,婴儿与儿童患社区获得性肺炎时的首选诊疗方法,包括胸片、药物治疗及门诊/住院治疗的标准。如果需要加强监测、呼吸支持、静脉输液或抗生素治疗,则应当住院。

(五)毛细支气管炎

毛细支气管炎是由多种病毒微生物导致的下呼吸道感染。在全球范围内,呼吸道合胞体病毒(RSV)是导致毛细支气管炎/急性下呼吸道感染的最常见病因,99% 的死亡病例发生在发展中国家,其他原因包括腺病毒、鼻病毒、肠道病毒、流感病毒、人副流感病毒、冠状病毒和人类偏肺病毒。在未接种疫苗的婴儿中还可能出现百日咳合并感染。毛细支气管炎发生在温带地区的冬季和早春及热带地区的雨季。母乳喂养对 RSV/ 毛细支气管炎有保护作用。儿童合并早产相关慢性肺疾病(CLD)、先天性心脏病及早产时最容易发生并发症,其他高危人群还包括囊性纤维化和免疫缺陷患儿。但 80%RSV 相关死亡的患儿都没有任何高危因素。建议出生胎龄小于 29 周的婴儿,服用帕利珠单抗预防 RSV 感染。患有慢性肺病的 24 个月以下幼儿,如果需要至少一项医疗干预(氧气、皮质类固醇或利尿药),则可在第 2 个呼吸道合胞病毒高发季节时再次注射帕利珠单抗。

RSV 感染症状包括大量分泌物和有时剧烈咳嗽。婴儿可能出现呼吸急促、呼气相延长,并伴随不同程度的痛苦。新生儿和早产儿可能没有典型的 RSV 呼吸道症状,但可能表现为嗜睡、烦躁、喂养不佳、呼吸暂停等症状。

医疗措施差异很大,包括提供支持性治疗——保证液体入量、给氧、必要时机械通气。在一项关于住院婴儿毛细支气管炎治疗的大型多国研究中,超过 30% 的婴儿没有接受循证支持治疗。使用氦氧混合气吸入方法治疗严重呼吸窘迫儿童的效果正在研究中,益处尚不明确。在最新的美国指南中,没有使用氦氧混合气的治疗建议。据一项报道,使用 3% 高渗盐水喷雾能减少中度感染婴儿的住院时间,而且研究没有发现明显的副作用。而在另一项研究中,对患有急性毛细支气管炎的婴儿在急诊室中使用 3% 高渗盐水喷雾后,没有降低入院率,且有较多轻度不良事件发生。美国最新的细支气管炎临床实践指南中建议,不要在急诊室使用高渗盐水,而住院期间使用低渗盐水是弱推荐。当前的文献和指南并不支持使用 β_2 受体激动剂,如沙丁胺醇或糖皮质激素等,虽然目前临床常用,但临床上没有显示有效性,且两者都存在明显副作用。只有继发细菌感染时才可使用抗生素。利巴韦林的有效性报道不一致,且成本高,对暴露人员有潜在毒性,因此对其使用存在争议。大多数情况下毛细支气管炎是自限性的,除非孩子因缺氧而出现严重的呼吸窘迫,否则没有必要住院治疗。由于咳嗽和呼吸窘迫,哺乳可能会有一两天的中断。

(六)中耳炎

中耳炎(OM)是中耳部炎症,全球每年发生 7.09 亿例,6 个月至 4 岁的儿童发病率最高。常见病原体包括肺炎链球菌、流感嗜血杆菌和卡他莫拉菌,也包括病毒。肺炎球菌疫苗的使用降低了中耳炎和抗生素耐药的肺炎球菌的发病率。众所周知,母乳喂养能降低中耳炎的风险,而且母乳喂养剂量越大,益处越大。纯母乳喂养的婴儿鼻咽部微生物群与配方奶粉喂养的婴儿不同,这可能是降低中耳炎风险的一个原因。处于吸烟环境、日托机构是最重要的危险因素。中耳炎的预防策略包括母乳喂养、肺炎球菌疫苗、每年接种流感疫苗、避免吸烟环境、避免 6 个月后使用安抚奶嘴、避免用奶瓶喂养除母乳和水以外的液体、避免日托照看环境。

中耳炎通常发生在上呼吸道感染之后,患儿情况没有好转,反而感到更不舒服,某些(并非所有)孩子会开始发热。疼痛的表现包括拒绝哺乳、仰卧位时哭闹、总体上烦躁易激惹。有些孩子可能只会在感染时拉拽耳朵。中耳炎的诊断依据是中重度鼓膜膨出(tympanic membrane,TM),或轻度的鼓膜膨出伴随疼痛和积液。

美国儿科学会中耳炎治疗的指南中要求根据孩子的年龄和症状的严重程度进行预测评估。年龄在 6~23 个月,体温低于 39℃,疼痛症状不超过 48 小时,只有单侧鼓膜凸出的儿童,可以密切监测而无须立即给予抗生素治疗。年龄超过 24 个月,单侧或双侧鼓膜突出,没有严重症状者,也可密切监测。可使用全身性镇痛药物,并告知家长,如果婴儿疼痛症状持续 48 小时以上或出现其他症状,应尽快联系医护人员。滴入耳道的止痛滴液能够让鼓膜麻木,即刻缓解疼痛。2015 年,美国 FDA 禁止销售含有苯佐卡因的最常见的耳用麻醉药,但其他国家仍在销售。止痛滴液可由家长根据需要使用,特别是在婴儿进食或睡觉前可使用,直到患儿感染状况缓解或在抗生素治疗后逐渐改善为止。口服镇痛药,如对乙酰氨基酚或布洛芬,可用于缓解疼痛和退热。如果症状持续 48~72 小时时,应当使用抗生素治疗,或者重新评估患儿状况。应当强调,必须严格按照医师的指导使用抗生素,以减少耐药菌的发生风险。有多种辅助和替代药物疗法被用于中耳炎,包括草药、顺势疗法、脊椎按摩、益生菌、耳烛和维生素 D 补充剂等。这些方法的有效性数据还很有限。耳烛实际上可能有害,因为有烧伤和耳膜穿孔的危险。Marom 等对这些方法的研究现状进行了极好的综述回顾。

中耳炎时的母乳喂养

2017 年的一篇文献综述(*KØrvel Hanquist*)总结了如下内容,母乳喂养 6 个月以上,可预防 6 岁以内幼儿的中耳炎发生;纯母乳喂养的保护作用强于非纯母乳喂养;6 个月内添加配方奶粉会增加中耳炎发生风险。患有中耳炎的婴儿,可能会因为哺乳时中耳压力变化引起的不适,而拒绝哺乳或持续较短时间,因此婴儿可能要求频繁短暂的哺乳,直到耳痛好转。采用直立式比仰卧位哺乳时的耳压小,能让婴儿更舒适地哺乳。哺乳前使用局部镇痛滴液能改善哺乳的舒适性。

(七)脑膜炎

脑膜炎是由病毒或细菌引起的急性脑膜炎症。在新生儿期之后的婴幼儿中,最常见的病原体是肺炎球菌、脑膜炎奈瑟菌、b 型流感嗜血杆菌,而大肠埃希菌和 B 族链球菌仍然是 90 天以下婴儿的重要致病菌。在流感嗜血杆菌和肺炎链球菌疫苗接种率较高的地区,这些病菌导致的脑膜炎发病率也急剧降低。病毒感染导致的脑膜炎多与肠道病毒、麻疹、腮腺炎和疱疹等有关。细菌性脑膜炎儿童的死亡率为 5%~40%。

脑膜炎的临床症状与严重程度差异很大,根据儿童年龄和致病病原体的不同,可表现为突发或渐进症状。小婴儿的症状呈现非特异性,如嗜睡和喂养不佳,可能不发热。婴儿可能没有典型的阳性 Brudzinski 征或 Kernig 征(详见第八章"新生儿评估")。脑膜刺激的迹象包括意识模糊、恶心和呕吐、前囟门张力增加等。另一个神经系统体征是屈颈痛。

婴儿生病时如果不愿意被抱(紧贴可能引起疼痛),家长应考虑到脑膜炎的可能,并应紧急就医进行医学评估。存在囊泡性病变应考虑疱疹病毒感染,而紫癜性病变可能是脑膜炎球菌性脑膜炎的症状;两者都应立即转诊进行医学评估。脑膜炎患儿需要紧急住院治疗,行腰椎穿刺取脑脊液培养,并静脉注射抗生素,可能还需要糖皮质激素。在明确致病原之前,患儿应进行隔离。隔离时间取决于病原体的检测结果。

脑膜炎时的母乳喂养

脑膜炎患儿在急性期会有 1~2 天对母乳喂养不感兴趣,但经过有效的治疗和恢复,通常会恢复母乳喂养的意愿。在此期间,母亲应排乳以维持泌乳量。儿童脑膜炎可能导致一系列神经系统后遗症,应当密切评估,有些后遗症包括口腔运动能力紊乱等,可能会增加重建母乳喂养的困难。

▶ 九、神经功能改变

健康足月新生儿出生时吸吮 - 吞咽反射已经基本完善,因此能够有效地吸吮。但对于神经损伤的患儿,情况可能不同。任何影响神经肌肉功能的损伤都有可能引起喂养困难。吸吮 - 吞咽 - 呼吸在脑干区协调控制,如果控制功能受损,则吸吮 - 吞咽 - 呼吸的正常肌肉张力会受到影响。此时,经口喂养可能对婴儿和看护者来说都有困难。有神经损伤的婴儿应当给予仔细评估,确定其喂养技能的安全性和有效性。经口喂养的风险在于误吸和体重增长不佳。吞咽协调性和安全性的评估,可通过超声检测或视频评估。儿童全身肌肉张力的评估,可为确定最佳经口喂养干预措施提供重要参考。

如果母乳喂养不能顺利进行,应当寻求专业人士的干预,其中包括语言治疗师或职业治疗师,以帮助进行评估和制订治疗方案。不恰当的口腔训练,可能不仅无法有效进行干预,还可能进一步加剧喂养问题。帮助神经损伤的婴儿改善吸吮能力的相关技巧可参考专栏 20-4。

专栏 20-4 神经肌肉张力异常患儿的母乳喂养

措施	原理
开始喂养（肌张力低下／肌张力过高）	
安排一个舒适、安静、光线较弱的环境喂养 鼓励妈妈首先选择自己较为舒适的坐姿 使用婴儿背带或靠枕为婴儿哺乳姿势提供支撑，解放妈妈的手，便于托住乳房或婴儿头颈	一个舒适放松的妈妈更愿意教婴儿哺乳
教会妈妈使用舞者手势（图 20-2）	通过对婴儿下颌咬肌的支撑改善吸吮有效性 教会妈妈如何托乳房能够不干扰婴儿含接
如出现任何特殊情况，应持续地对喂养有效性进行评估	神经肌张力异常的婴儿，喂养有效性可能需要较长时间才能缓慢改善，在持续改善直接哺乳效果的同时，应监测婴儿体重以确保婴儿持续发育
如果下列措施未能使婴儿有效哺乳，考虑转诊专业治疗师（职业治疗师、语言治疗师，或资深泌乳顾问）	为改善直接哺乳，可能需要特殊诊断性检查，如吸吮吞咽评估及特殊治疗方法
为家长提供详尽的书面指导／视频，并观察家长操作以确定其掌握相关技术／设备操作要领	这将有助于家长回家后正确地实施相关操作
肌张力低下的婴儿	
哺乳时婴儿采取垂直坐姿（图 20-1）	刺激觉醒中枢 增加婴儿含接乳头的能力
如果直立式坐姿无效，考虑侧卧式或半躺卧式	对于肌张力低下或小下颌婴儿可能有帮助
教会母亲快速轻拍婴儿口周	口腔动力刺激增加含接、吸吮能力
用 1 根手指在下颌骨后提供支撑，促进舌运动	有助于增加吸吮有效性
如果垂直坐姿无改善，采用手臂／腿伸展姿势	一些肌张力低婴儿在仰伸位时口腔运动功能更好
按摩乳房促使乳汁流出，便于婴儿吞咽，或用乳旁加奶方式	乳汁流入咽部能刺激婴儿吞咽，促进后续吸吮 按摩或使用乳旁加奶装置，可以让婴儿在最小的吸吮努力下获得乳汁
使用乳盾促进含接和持续吸吮	乳盾的奶嘴部分较硬，能对婴儿的口腔形成更强烈刺激，帮助婴儿含接，多数情况下能刺激更有效的吸吮。
肌张力高的婴儿	
哺乳前对婴儿口周进行轻柔按摩	哺乳前按摩有助于婴儿口腔肌肉的放松
帮助母亲采取垂直坐姿	垂直坐姿刺激觉醒中枢，促进髋关节屈曲，并帮助舌头放下到口腔底部
让婴儿身体略前倾而非完全垂直	头下垂含住乳头可避免乳汁流速过快、难以及时吞咽而导致的恶心和咳嗽
不要直接用手按压婴儿头部后方，可放 1 块毛巾在头部后方和手之间，或者将手下滑托住婴儿上背部和颈部，避免对头部施压	直接按压后枕骨会让婴儿头后仰，而不是让头部向前含住乳房
使用乳盾使婴儿的舌放下并远离硬腭	乳盾的乳头部分较硬，促进舌头放松置于口腔底部，增加口腔运动张力

［引自：Danner SC.Breastfeeding the infant with a cleft defect.Clin Issu Perinat Womens Health Nurs.1992；3：634-639；Genna CW. Supporting suckling skills in breastfeeding infants.Burlington，MA：Jones & Bartlett Learning；2017；McBride MC，Danner SC.Sucking disorders in neurologically impaired infants：assessment and facilitation of breastfeeding.Clin Perinatol.1987；14（1）：109-130；Mohrbacher N， Stock J.The breastfeeding answer book.3rd ed.Schaumburg，IL：La Leche League International；2003；Thomas J，Marinelli KA，Academy of Breastfeeding Medicine Protocol Committee.ABM Clinical Protocol # 16；breastfeeding the hypotonic infant.Revision.Breastfeed Med.2016； 11（6）：271-276；and assistance of the feeding team，Center for Child Health & Development，University of Kansas School of Medicine］

（一）肌张力低下与肌张力过高

与母乳喂养相关的肌张力不足的表现包括吸

吮力弱、缺乏有效的舌运动、嘴唇密封力弱、无法形成足够负压、无法维持与乳房的含接。改善哺乳姿势、提供对婴儿头部的支撑、托起乳房、促进乳汁流出,都能够提高这些婴儿的哺乳效率。如果婴儿含接能力和持续吸吮没有改善,可考虑使用乳盾。乳盾的奶嘴部分,比妈妈的乳头更硬,能对婴儿口腔形成更强烈刺激。研究证明,乳盾的使用可让早产儿及其他婴儿更有效地吸出乳汁。这一领域尚无足够的证据来指导临床实践,但也没有证据表明肌张力低下的婴儿,使用奶瓶的喂养效果优于亲喂。美国母乳喂养医学会(ABM)关于肌张力低下婴儿的母乳喂养指南,在强调为婴儿头、身体提供支撑的同时,也强调了皮肤接触的重要性。指南推荐哺乳时可用婴儿背带或枕头提供有效支撑,从而解放母亲的手,便于母亲使用舞者手势(dancer-hand position)辅助哺乳;另外还可使用乳盾、乳房挤压技巧以及乳旁加奶技术。Genna 提出,采用半躺卧式或侧卧式哺乳,可能会提高肌张力低下或小下颌骨婴儿的喂养效果。对婴儿进行生长发育监测非常重要,如果婴儿存在某些特殊综合征,可能情况下应使用该类疾病特异的婴儿生长发育图监测。

肌张力高的婴儿可能敏感度高,嘴巴"紧",容易出现呕吐反射。直接哺乳时容易身体后弓,头部后弓,舌头前顶或回缩。与肌张力低的情况类似,这方面也缺少相关的循证证据用于提供母乳喂养建议。婴儿需要帮助,以采取更屈曲放松的姿势才能提升喂养有效性。襁褓或婴儿背带可以让婴儿肩膀向前,手臂靠近身体中线,有助于喂养。如果母亲无法让婴儿舌位置下降放松,可以使用乳盾辅助含接。Genna 的书中提供了关于肌张力异常婴儿喂养困难评估和管理的详细信息,是一个极好的参考。

(二)唐氏综合征

唐氏综合征(DS),是由 21 号染色体异常复制导致的一系列异常。全世界范围内的唐氏综合征出生率约为 1.3/1 000 活产。唐氏综合征的婴儿具有一些普遍特征,包括内眦褶、鼻梁低平、手指粗短、通贯掌纹、扁平额头、小嘴巴、巨舌症和明显的肌张力低下。约半数的唐氏综合征儿童伴有先天性心脏病,部分婴儿具有胃肠道异常,约 7% 存在腹腔疾病(建议 3 岁左右对唐氏综合征患儿进行腹腔疾病筛查)。患病儿童可能有视力和听力障碍,应在婴儿早期筛查。由于解剖结构的异常,唐氏综合征患儿的中耳炎发生率高于常人;因此母乳喂养对于这一人群更为重要。唐氏综合征

婴儿绝大多数都存在轻度到重度的发育障碍。

母乳喂养与唐氏综合征

部分唐氏综合征患儿可能有母乳喂养困难,但不是所有患儿都有问题。肌张力减退、舌前突和严重先天性心脏病可能是影响亲喂有效性的因素。Ergaz Shaltiel 等报道了 403 例唐氏综合征新生儿,其中 13% 的新生儿有进食困难,需要喂管喂养或胃造口喂养。出院时,84% 为母乳喂养,其中 2/3 是纯母乳喂养,这比以前的研究结果乐观得多。一些婴儿可能需要更多的时间来建立有效的哺乳。Aumonier 与 Cunningham 的一项对 59 例唐氏综合征患儿的母乳喂养研究显示,其中一半的婴儿在产后建立母乳喂养的过程中不存在困难;其余 4 例患儿在产后 1 周内建立有效吸吮,8 例耗时 1 周,16 例需要 1 周以上的时间才能建立有效吸吮。Mizuno 和 Ueda 利用吸吮负压波形和超声影像报道了 14 例唐氏综合征患儿奶瓶喂养时的吸吮行为。研究认为唐氏综合征婴儿的吸吮困难,可能部分源于缺乏舌蠕动运动及口周肌肉、唇和咀嚼肌的张力不足,以及过于活跃的伸舌动作。研究中观察到,奶瓶喂养时舌后缩触碰到上颚后部,尚不清楚唐氏综合征患儿哺乳时是否会出现类似动作。Oliveira 等发现如果唐氏综合征患儿母乳喂养持续时间不足 6 个月、奶瓶喂养或吸吮手指时,更容易出现牙齿发育的开合或反咬合问题。

为改善唐氏综合征患儿的吸吮技能,可采用与肌张力低下婴儿相似的干预方法(专栏 20-4)。为婴儿头颈部提供良好支持很重要,因为患儿可能存在颈椎松弛或畸形。为了保证婴儿合理的生长,应当密切评估婴儿的喂养情况。由于唐氏综合征婴儿的身长比正常人群低,应当采用唐氏综合征患儿的专用生长曲线来准确评估其生长发育情况。

(三)神经管缺陷

神经管缺陷(NTDs)是发生在脊柱和中枢神经系统内的先天性解剖异常。在美国每年约有 3 000 例,是第二常见的先天性异常。NTDs 包括由于颅骨和脊柱骨缺损而导致的脑膨出(脑组织突出)、脑膜膨出(脑膜突出)及脊髓脑膜膨出(脑膜和脊髓突出)。最常见的情况是脊髓脊膜膨出(myelomeningocele,MM),或脊柱裂,通常发生在腰骶部或骶部。婴儿在病变以下的部位可能出现不同程度的神经功能缺陷。常见的是婴儿下肢的

感觉运动功能异常,但多数脊髓脊膜膨出患儿存在不同程度的膀胱功能异常。神经管缺陷的发生是多因素的,包括遗传、产妇肥胖和糖尿病、种族(西班牙裔)、环境暴露、妊娠前叶酸摄入不足。通过有关叶酸补充和食品强制性强化的积极推行,美国、加拿大、智利、哥斯达黎加和南非等国的 NTDs 发生率至少降低了 31%。

多数孤立性 MM 患儿可以足月阴道分娩,不过脑积水患儿中臀位很常见。约 80%~90% 的 MM 患儿在产后修复时需要分流脑积水。早期护理的目的是预防感染和神经肌肉功能的进一步丧失。MM 患儿手术矫正应尽早进行,最好是在出生后 24 小时内。如果 MM 体积较大,宜在病变侧方切口,使术后皮肤能够覆盖缺损。一些三级医疗中心可在孕 19~26 周实施胎儿 MM 矫正手术,但因为后期有子宫破裂的风险,所以通常会提前终止妊娠。一篇关于 MM 治疗结果的分析表明,与产后矫正手术相比,胎儿期矫正手术能够改善步行能力,减少 Arnold-Chiari II 畸形相关的后脑疝的发生,减少脑室腹腔分流(VP)的必要性,降低胎儿或新生儿死亡,提高远端神经功能。至少 1/3 的神经管缺陷患儿会出现乳胶过敏。通过成功外科手术干预,大多数神经管缺陷婴儿能够进行母乳喂养。

几乎所有的 MM 的患儿都存在 Chiari II 畸形症,小脑结构向下延伸突入颈部,进而会伴随全脑结构的异常。罹患婴儿可能出现"Chiari 危机",这是一种脑干功能障碍,可导致危及生命的呼吸暂停和心动过缓。护士和泌乳顾问需警惕 Chiari 症状:哭声微弱或无声、喘鸣音、呼吸暂停伴随肤色改变、喂养和吞咽问题、颈部后弓、胃 - 食管反流、生长发育迟滞。约 1/3 的 MM 儿童存在轻度症状,一般是与喂养相关。

母乳喂养与神经管缺陷

在 Hurtekant 与 Spatz 回顾了一系列针对胎儿脊柱裂的母乳喂养支持措施,有些措施从产前诊断时就开始了。MM 的患儿由于口腔过度敏感、口腔运动控制功能不佳、容易呕吐等,常常会有喂养困难。这些症状可能是由于 Chiari 畸形影响了吸吮吞咽相关的脑神经发育。Rivera 及其同事对 MM 患儿母亲的描述性研究指出,启动母乳喂养最常见的困难是与 NICU 相关的因素,包括操作流程、支持措施、环境和临床常规等。当婴儿可以开始经口喂养时,护士应帮助调整适当的哺乳姿

势,改善哺乳有效性,并保护手术创口。可采用经典摇篮式哺乳,妈妈应当小心避免压迫损伤或手术部位。

术后,侧卧式哺乳能够最好地保障母婴舒适度。在手术创口愈合前,哺乳后不应给婴儿拍嗝拍背。轻柔按摩双肩间的部位或将婴儿置于稍硬的表面上轻摇有助于释放胃内的气泡。Sandler 提议采用半躺式哺乳(类似摇篮式),同时支撑头部,避免颈部后展。如果存在严重的脑干损伤,婴儿可能很长时间都无法经口哺乳,这种情况下需要鼓励妈妈吸乳哺喂。在加拿大,建议母亲在整个哺乳期间添加叶酸补充剂。

(四)脑积水

脑积水是脑脊液产生、流动或吸收失衡导致的脑室内压升高,脑室扩张、脑脊液累积,发生率约为 6/10 000 例分娩。脑积水有多种原因,包括神经管缺陷,如 MM、X- 染色体连锁 HC、中枢神经系统畸形、感染并发症、新生儿脑室内出血、肿瘤性或非肿瘤性肿块病变。由于脑室内液体积聚,为了容纳增加的液体,婴儿头部会增大。随着脑积水的进展,骨缝开始分离,囟门扩张。严重脑积水患儿会出现明显的症状,包括"落日眼征"(由于颅内压增高而导致虹膜上方的眼白外露至上眼睑以下),尖声哭闹,肌肉无力和严重的神经功能缺陷。脑积水可通过各种影像技术诊断,包括超声、计算机轴向断层扫描(CAT)或磁共振成像(MRI)。最常用的治疗方法是通过脑室分流减压。分流的脑脊液通常被引流到腹腔吸收排泄。脑积水婴儿容易发生癫痫和脑膜炎。

母乳喂养与脑积水

存在严重脑积水的患儿(发达国家罕见)应注意哺乳姿势和对婴儿沉重的头部的支撑。可以采用侧卧式并使用枕头等对婴儿头部提供支撑,这种方法的舒适度较好。为了防止颅内压升高引起的反流,应频繁按需进食。

如果给婴儿放置了引流管,则术后应注意创口保护,婴儿应使用未受影响的一侧侧卧或仰卧,按照外科医师的医嘱术后头部抬起 15°~30°。恢复经口喂养的时间由外科医生决定。在这段时间内,向母亲提供指导以保障维持泌乳。一旦可以母乳喂养,母亲需要帮助选择适当的哺乳姿势,以避免对手术部位的压迫。如果哺乳时手术部位出现疼痛,则可能导致婴儿厌恶乳房。术后并发症包括感染和分流功能障碍等,在小婴儿中更易发

生。因此,哺乳顾问应继续注意颅内压升高的迹象。如果存在与脑积水有关的严重脑损伤,可能难以实施有效的母乳喂养。

▶ 十、先天性心脏病

全球先天性心脏病(CHD)的发生率估计为 8/1 000~12/1 000 活产,其中 25% 的患儿存在严重心脏疾病,需要在出生后 1 年内进行干预。根据缺陷性质和药物/手术治疗有效性,可以将先天性心脏病的症状分为从无症状到严重等不同程度。虽然美国儿科学会支持美国卫生和公众服务部提出,出院前应对所有新生儿进行脉搏血氧饱和度筛查的建议,以便提高早期严重先天性心脏病的检出率,但这一建议尚未在全世界使用,或者甚至采纳,仍有心脏病患儿被漏检。因此,护士和泌乳顾问在帮助新生儿母乳喂养时,应警惕某些婴儿如哺乳时易疲劳、呼吸急促、肤色改变,则可能存在严重的心脏疾病,他们开始哺乳时吸吮可能活跃有力,然后松开休息片刻,然后重新含接继续吸吮,如此重复。因为中间休息的时间较多,所以哺乳时间会很久,但摄入量有限。有些缺陷会导致婴儿出现充血性心力衰竭的迹象;呼吸急促、最初呼吸毫不费力然后发展到呼吸困难;心动过速、喂养越来越难而且出汗。一些孩子可能在哺乳期间出现缺氧哭闹时出现脸色苍白、呼吸急促。任何上述症状伴随心音异常、触诊有震颤感或股动脉搏动减弱,都应当引起医护人员的注意,检查婴儿是否存在心脏异常,如有问题应当尽快转诊进行医疗评估。

1. 母乳喂养与先天性心脏病 CHD 的存在并不一定会妨碍母乳喂养;但严重 CHD 患儿,如伴有发绀/缺氧或充血性心力衰竭者,很可能有喂养和生长发育问题。大多数 CHD 婴儿在出生时体重正常,但由于静息耗氧量增加、心脏负荷增加、肺压力增加和儿茶酚胺分泌增加,出生后最初几个月就可能出现营养和生长缺陷。严重 CHD 患儿的代谢需求增加,因此蛋白质和热量需求增加,以防止出现能量负平衡。一些患儿可能需要高达 140~160kcal/(kg·d) 的能量,才能保证体重正增长。仅靠纯母乳喂养、直接哺乳或仅喂母乳不可能满足上述需要。这是严重 CHD 患儿母亲所面临的挑战。长期热量摄入不足,会导致体重增长低于正常水平,出现发育迟缓,并伴随神经发育迟缓。因此,努力摄入足够的热量,保障正常生

长的目标非常重要。

只有极少几项小规模研究探讨了 CHD 患儿的喂养方法与生长发育情况,而且均认为保障正常的体重增长非常困难。在这些研究中,几乎没有婴儿能够保证正常的体重增长,而体重能够正常增长的婴儿都不是母乳喂养或纯母乳喂养。但 Marino 等的研究显示,母乳喂养过程对患儿的生理压力可能较小。该研究对 7 名婴儿在亲喂和瓶喂期间的血氧饱和度(SaO₂)进行了评估,发现亲喂时,CHD 患儿无一例血氧饱和度(SaO₂)下降到 90% 以下,而瓶喂时有 4 名患儿下降到 90% 以下。研究中未说明亲喂和瓶喂的实际摄入量,但研究表明,在严重 CHD 患儿中纯母乳喂养可能发生婴儿发育不良。Combs 与 Marino 比较了 45 例先天性心脏病患儿接受任意母乳喂养或纯人工喂养后的体重增长情况。5 月龄时,两组绝大多数婴儿体重都低于出生时的百分位(母乳喂养组为 66%,纯人工喂养组为 75%)。5 月龄时两组中 1/3 的婴儿生长曲线低于第 5 百分位。

Boctor 跟踪了 24 例 CHD 患儿术后的生长情况,纯母乳喂养组的中位体重丢失为 49g/d;部分母乳喂养的中位体重增加为 5g/d,纯奶瓶喂养组体重增长 20g/d 接近正常增长速度(30g/d)。其中部分母乳喂养与人工喂养组均使用了能量强化的配方奶。体重增长速度与心脏手术的部位或住院时间无关。但两项研究均表明,CHD 患儿手术后的很难达到体重正常增长,不管采用何种喂养方式。

CHD 患儿体重增长困难除了本身的代谢需求增加以外,还可能源于以下的原因,充血性心衰的患儿通常也伴有肠道充血,由于充血抑制肠道蠕动,导致食欲不佳,容易恶心等。肝脏肿大或腹水对肠道造成压力,容易过早形成饱腹感。胃食管反流是心力衰竭患儿的常见疾病。治疗充血性心力衰竭的药物,也可能引起婴儿的恶心和厌食。

保障体重增加和充足的蛋白质能量摄入是预防 CHD 患儿术后营养不良的重要措施,应全力以赴保障婴儿达到正常生长速度。目前针对 CHD 患儿的营养支持没有统一的指南,不同的医疗机构在采用不同的方法解决术前和术后的喂养问题。存在严重心力衰竭的患儿,采用较为伸展的哺乳姿势比弯曲的姿势更为舒适,能够避免压迫肿胀并可能有压痛的肝脏。对于一些婴儿来说,在哺乳时使用辅助哺乳系统增加后奶或能量强化

的配方奶,可保证婴儿正常的体重增长速度。而患有严重发绀性心脏病或充血性心力衰竭的婴儿,往往需要更多支持,如使用胃管增加强化能量摄入,此时的直接哺乳更多是安抚作用。

当因为充血性心力衰竭或术后恢复期时液体摄入受限时,无论是采用肠外营养或肠内营养,保证患儿充足的能量摄入都很困难。一旦患儿CHD的问题得以矫正,即可恢复经口喂养,但恢复过程可能需要一定的时间。也有很多患儿可能由于声带损伤、长期插管、手术位于或靠近主动脉弓而面临一系列经口喂养困难。众所周知,左心发育不全综合征的患儿经 Norwood 手术后容易面临多重的喂养问题,包括吞咽困难、坏死性小肠结肠炎等。Kogon 等的研究显示 20% 的患儿出院时仍然需要管饲。Torowicz 等介绍了在儿童心脏病重症监护病房中运用发育护理指南的成功经验,将袋鼠式护理纳入到帮助婴儿过渡到直接哺乳的过程,与医疗措施相结合,最终 89% 的母亲产后开始吸乳、超过 70% 的婴儿母乳喂养,但仅仅 13% 的婴儿能够做到直接哺乳。该研究中并没有提供患儿体重增长的数据。实践中推荐向营养师、职业治疗师、语言治疗师咨询指导。

2. 乳糜胸　乳糜胸是由于淋巴系统发育异常或胸部手术后继发性损伤导致的淋巴系统阻塞,这是一种罕见且严重的术后并发症,在接受胸部手术的儿童中发病率和死亡率(3%~5%)都很高。Asbagh 的研究小组指出,在接受 Fontan 手术的患儿中最为常见。乳糜液由淋巴液和肠源性乳糜微粒组成,积聚在胸膜腔内。乳糜胸的治疗方案包括胸腔导管引流及饮食管理,包括含中链脂肪酸的特殊配方奶(低脂肪、高蛋白)经口喂养方案或全肠外营养。奥曲肽是一种静脉输注药物,是唯一能加速胸腔积液吸收的药物,通过多种机制减少淋巴液产生,包括减少胃、胰腺和胆汁分泌量,使胸腔内液体量及蛋白质含量减少。奥曲肽目前应用越来越广泛,据报道可缩短乳糜泻持续时间且不良反应也较轻。

3. 母乳喂养与乳糜胸　以前,由于母乳富含长链脂肪酸,因此不能用于乳糜胸的婴儿。Chan,Lechtenberg 和 Kocel 等报道在 7 名患有乳糜性胸腔积液的婴儿中成功使用脱脂母乳喂养。通过特殊的离心技术将母乳中的脂肪去除,脱脂母乳喂养时,必须在儿科营养师的指导下补充能量、脂肪和脂溶性维生素。Kocel 的研究小组发现,脱脂母乳与中链脂肪酸(MCT)配方奶粉喂养的婴儿比较,胸腔引流的体积或持续时间没有差异,但母乳喂养组的婴儿平均体重下降。研究者认为,在广泛采用脱脂母乳喂养之前,需要对患儿生长不良的医疗策略仔细评估。一旦引流完成,患儿则可接受不经加工的母乳 / 直接哺乳。

▶ 十一、口面部异常

大多数存在口面部异常的婴儿,如唇腭裂或皮埃尔·罗班综合征,都需要持续的喂养评估和支持。多数患儿难以通过直接哺乳保证体重增长或维持身体水合状态。妈妈需要持续的帮助以维持泌乳。由于许多有口面部异常的儿童有相关的综合征,在制订喂养计划时必须考虑伴随的并发症或症状的差异。

(一) 唇腭裂

唇裂与腭裂的发生率约为 1 : 700,其发生率与地区、种族不同而存在显著的差异,美国印第安人的发生率最高,其次是亚裔,黑种人的发生率最低。唇腭裂是妊娠早期的口腔和腭板结构未能合拢而导致的先天畸形,可导致上唇、上颌骨、牙槽嵴、鼻子、软硬腭结构改变,可能只累及嘴唇,也可能延伸至硬腭,涉及单侧或双侧的结构变化。一般的分类包括:唇裂(CL)、唇腭裂(CLP)、硬 / 软腭裂(CP)。单纯唇裂和腭裂各占 25%,而唇腭裂占比约 50%。15%~76% 的 CL/CP 患儿与某些综合征相关。在 400 个综合征中,最常见的是 Van der Woude 综合征、CHARGE 综合征、Down 综合征、Stickler 综合征和 DiGeorge 综合征 (22q11.2 缺失)。少数情况下,轻微的单纯性软腭裂可能只有在出现喂养困难时才被发现。哺乳顾问可能在哺乳评估中成为第一个发现者。因为这种轻微裂口或黏膜下裂口的症状就是持续的吸吮、吞咽困难和鼻腔乳汁反流。

不同的外科医生采取的术前护理措施有很大差异,目前何为最佳措施尚没有达成共识。一些外科医生会采取各种术前矫正工具,帮助唇腭裂婴儿对齐上颌牙槽段,缩窄裂缝宽度,改善唇裂修复效果。这些措施包括技术含量较低的填补裂口的胶带或胶条,也可以是由丙烯酸或柔软的牙科材质制成的夹板或托板。各种工具各有优劣,一项术前骨科干预治疗唇腭裂疗效的 Meta 分析显示,目前的数据不足以确定任何一种治疗方法优于其他方法,或优于不进行唇裂术前治疗。但另一些研究显示，使用上颚板和其他辅助设备能够改善手术后的远期结局。这些工具的制作和安装工作量大，价格昂贵，需要专业人士才能进行，而且并不普及，特别是在一些不发达地区无法买到这些设备。

唇裂和腭裂的手术修复时机和方法与参与治疗的外科医生或医疗机构有关，但手术通常需要分阶段进行。一般来说，唇裂修复手术需在 3 月龄时进行，腭裂修复手术在 12 个月时进行。如果婴儿为完全唇裂，通常需要分两期手术，第一期将完全唇裂修补为部分唇裂，第二期再将部分唇裂修补完整。两位作者分别报道了小婴儿（包括新生儿）唇裂和腭裂同时修复成功的案例。Denk 小组报道了 241 例婴儿在出生后 1 个月内完成完全修复，并发症发生率为 6%。这种修复方法较为少见，部分原因是由于手术时间和麻醉时间较长，而且口腔内的操作空间小，手术困难。

多项前瞻性研究和病例报道显示，在修补术后最好是尽快开始直接哺乳或奶瓶喂养，而不是使用喂杯或滴管喂养。不仅如此，直接哺乳或奶瓶喂养还具有卫生经济学意义，因为能缩短住院时间，减少静脉输液的操作。Augsornwan 等在对 192 名婴儿的研究中，没有发现亲喂/瓶喂组和勺/注射器喂养组的伤口裂开率有任何差异。

在 Sandberg 等的婴儿腭裂修复手术系列报道中，手术后直接进行亲喂或奶瓶喂养，无并发症发生。Kim 等在前瞻性研究中对随机分入奶瓶喂养组和勺、杯或注射器喂养的婴儿喂养结果进行评估，发现两组并发症无显著性差异，而且奶瓶喂养组摄入较多。但大多数外科医生会建议在手术后避免让奶嘴或乳头深入婴儿口腔。最好是在修复手术前，让婴儿摆脱奶瓶使用喂杯。关于修复手术后直接哺乳的研究非常少。Kuttenberger 等对 105 位唇腭裂的家长进行访谈，他们特别强调了解关于婴儿手术（80%）和喂养（63%）方面的信息。喂养对于父母来说是头等要事，需要详细明确地说明。

母乳喂养与唇腭裂

喂养情况评估有助于提出适当的喂养建议。可以观察婴儿产生吸吮动作、嘴唇形成密封度、吸吮脉冲/吸吮强度，以及产生足够负压以达到有效吸吮/吞咽率等的能力。患有唇腭裂的新生儿可能对母乳喂养很感兴趣，急切地接近乳房，在许多情况下，似乎能很好地含住。下颌运动看似有效，但通常很少吞咽，特别是腭裂患儿。如果吞咽少，婴儿将无法通过纯亲哺喂苗壮成长，需要替代喂养方法。CLP/CP 患儿不太可能实现纯母乳喂养，这一事实应纳入产前和产后早期教育中。但母乳喂养对唇腭裂婴儿和皮埃尔·罗班综合征的患儿来说尤其重要，能降低中耳炎等疾病的发生风险，而且这种保护作用可持续到断奶以后。

De Vries 等报道了在单纯性腭裂（CPO）回顾性队列中，67% 的婴儿有喂养困难，32% 的婴儿需要喂管喂养。腭裂修复后，70% 的 CPO 婴儿的喂养困难得到改善。Masarei 等和 Reid 等对奶瓶喂养婴儿进行了观察，发现唇腭裂患儿与正常婴儿的吸吮方式非常不同。具体来说，唇腭裂婴儿会产生正压而非口腔负压，挤压奶嘴，每次吞咽前需要更多的吮吸。

孤立性唇裂患儿通常仅需极少的干预，即可有效哺乳，可能需要母亲帮助维持口唇部分的密封性。让唇裂患儿尽可能紧靠乳房，母亲拇指或示指放在裂口处形成密封，从而有效吸出乳汁。根据 Danner 的说法，让乳房从缺口一侧进入口腔，可能会吸吮得更好："右侧唇裂的婴儿应抱着让右侧脸颊接到乳房……母亲可以一侧用摇篮式哺乳姿势，另一侧用橄榄球式或抓握式"。

唇腭裂/腭裂会使婴儿面临更多喂养问题，在修复前很难通过纯母乳喂养满足正常生长发育需求。腭裂的裂口很大程度地影响了婴儿的吸吮方式，无法生成足够口腔负压，难以维持乳房在口腔中的含接状态，也无法依靠负压吸出乳汁。Wilson-Clay 曾说："你们可以尝试用有洞的吸管吸水，体会一下这种感觉。"未进行补充喂养的唇腭裂婴儿，很难有理想的生长速度。经口喂养时乳汁容易回流到鼻腔，因此增加了不适感。可采用垂直坐姿进行喂养，能促进乳汁流入口腔后部并促使快速吞咽而减少回流。双侧唇腭裂的婴儿，可以采用垂直坐姿骑在妈妈腿上，或坐在妈妈的一侧，婴儿的大腿正好在妈妈的胳膊下，能够带来最好的哺乳效果（图 20-1）。柔软的乳房能够填充牙槽嵴和腭裂的缺口，还可以根据需要调整位置。本章作者在婴儿哺乳的视频中观察到，孩子吃进的母乳是妈妈在哺乳时用手挤到孩子嘴里的乳汁，而婴儿并没有主动吸吮促进排乳，而是一个被动的乳汁接受者。

腭部闭孔装置或腭板的有效性尚有争议，一些研究显示能够提高喂养有效性（但不是亲喂），而另一些研究认为无效。Turner 等报道了 8 例患儿参与的一项前瞻性喂养干预研究,使用腭托与特需喂奶器(图 20-5),但最终没有一个婴儿能在使用任何一个辅助工具后实现持续有效的直接哺乳。一项 Cochrane 综述显示,没有证据提示腭板能改善唇腭裂婴儿的生长发育。Watson Genna 和 Miller 提出了关于口面部发育异常(包括唇腭裂)婴儿的喂养建议(表 20-2)。

表 20-2　腭裂婴儿的喂养策略

哺乳姿势	屈曲,头颈居中;垂直坐姿减少鼻咽反流风险(图 20-1)
唇、额、颊的支持	舞者手势(图 20-2)支撑吸吮动作
喂养	哺乳时配合吸吮的节奏挤压乳房或软奶瓶,如特需喂奶器(图 20-5) 帮助补偿婴儿无法产生口腔负压的问题
拍嗝	婴儿因为裂缝而大量吞咽空气。频繁拍嗝可以减少胃里的空气,减少进食期间和进食后的反流
暂停节奏	喂奶过程中暂停便于婴儿呼吸,避免呛奶
增稠*	液体食团流速较慢,便于吞咽避免呛奶

注:* 有人担心市售增稠剂有污染风险

［引自:Burca NDL,Gephart SM,Miller C,Cote C.Promoting breast milk nutrition in infants with cleft lip and/or palate.Adv Neonatal Care.2016;16(5):337-344;Genna CW.Supporting suckling skills in breastfeeding infants.Burlington,MA:Jones & Bartlett Learning;2017;Miller CK.Feeding issues and interventions in children with clefts and craniofacial syndromes.Semin Speech Lang.2011;32:115-126］

对于唇腭裂 / 腭裂婴儿,家长和医护人员应关注于建立和维持母亲的泌乳,而非竭尽所能发展婴儿的直接哺乳的能力,因为手术矫正前的直接喂养不大可能成功。可以使用其他喂养方法让婴儿获得母乳。Bessell 及 Duarte 等发现手术前使用软的可挤压奶瓶(如特需喂奶器或唇腭裂奶瓶,图 20-5)或滴管、Paladai 喂奶器等,喂养效果比其他设备好。帕拉代(Paladai)是一种传统的印度杯子,有一个细长的喷嘴,用于婴儿喂养。勺子喂养是印度最流行的喂养技术。Genna 认为窄乳头的喂养工具可能干扰了正常吸吮行为的发展,而特需喂养器或唇腭裂专用奶嘴可能效果更好。对于涉及手术修复后儿童的研究,Bessel 等和 Durate 等的系统综述显示结果参差不齐,都认

为需要更多的对照研究。与任何有吮吸困难的孩子一样,奶瓶喂养也不能保证体重适当增加,原因与母乳喂养面临的困难一样。

手术后婴儿从麻醉后恢复,通常就可以开始经口喂养。外科医生可根据自己的经验决定最初的经口喂养方法。所有出院的唇腭裂婴儿都需要专业泌乳顾问的指导,有书面喂养计划、求助的联系电话,以及可提供出院后 24~48 小时随访门诊。反复的评估是必需的,一些患儿可能通过强化热卡的喂养而有所改善。专栏 20-5 分享了 1 例典型 5 日龄唇腭裂婴儿家庭的案例。

还有一点需要提及的是发展中国家的手术问题。在这些国家,获得治疗就很困难。Agrawal 和 Panda 报道了发展中国家唇腭裂患儿的手术方案。医护人员意识到,一旦完成唇裂修复,很多家属并不会及时回来进行腭裂修复。因此发展中国家并不按典型的修复方法,而是首先在 6~9 月龄时进行腭裂修复,然后约 3 个月后进行唇裂手术,以此提高第二次手术的依从性。

专栏 20-5　案例研究:一例不幸运的唇腭裂婴儿(家庭)

病史

安娜在出生后 5 天,经家庭医生转诊,与父母一起到母乳喂养门诊,寻求帮助解决母乳喂养问题。安娜是头胎婴儿,妈妈怀孕分娩过程顺利,身体健康,唯一的问题是存在单边唇腭裂,这让父母始料未及。安娜的出生体重 3 650g,出院时体重不详。父母提到在院期间每 3 小时喂奶 1 次,他们认为护士曾经给安娜进行了补充喂养,但医院没有明确说明。出院时嘱咐按需哺乳。

5 天时发现安娜在乳房上吃奶时持续烦躁不安,而且在尿片中发现橙色结晶。去儿科诊所检查时显示胆红素水平为 17mg/dl。

临床表现

婴儿黄疸,黄染程度到小腿,哭闹、纤瘦。黏膜组织湿润、皮肤张力佳;单侧唇腭裂缺口较宽。

当前体重 3 190g,体重丢失 12%。观察其哺乳情况,为摇篮式哺乳姿势,婴儿急切地含接,但无法含住乳房。采用直立式哺乳时(图 20-1)能够维持含接,可以观察到有节奏的下颌运动,但在母亲出现喷乳反射前未能观察到吞咽动作,之后婴儿口中会流出一些乳汁在乳房上。在尝试哺乳的 10~15 分钟时未能观察到持续的吸吮 - 吞咽。尝试使用乳旁加奶装置但未能成功。妈妈让安娜用垂直坐姿避免鼻腔乳汁返流,并用特制唇腭裂喂奶器喂奶(图 20-5)。安娜能够在 10 分钟吃下 90ml,然后放松的在妈妈怀抱中睡着了。

评估

哺乳效率低导致体重丢失过多、母乳喂养性黄疸,且病史和体重丢失情况显示轻度脱水。

续表

(二)罗班序列征

罗班序列征(Pierre Robin sequence,PRS)是一种复杂的口面部结构异常,包括小下巴(micrognathia)和舌后垂(glossoptosis)。绝大多数PRS患儿都存在腭裂。PRS发生率为1:85 000活产儿,最高约有80%的患儿还伴发其他异常,部分患儿存在神经损伤。识别与此相关的异常非常重要,因为一些影响因素可能导致患儿呼吸系统异常。

一般在出生后患儿出现呼吸窘迫综合征时,很快能够诊断PRS。呼吸窘迫在患儿睡眠中最为明显,呼吸困难的症状包括喘鸣、呼吸困难、出汗、呼吸暂停和睡眠或清醒时的不安。有时患儿会在喂养或仰卧时出现昏厥和呼吸暂停。呼吸系统损害可能影响喂养,导致误吸和体重增加不良。婴儿采取侧卧或俯卧位可以减少气道阻塞。睡眠研究有助于量化呼吸系统损害的程度,但这需要特殊的专业知识和设备。

患儿的舌头可能会堵住上呼吸道。无论是否存在腭裂,患儿由于面部结构异常,特别是舌位置,都容易发生气道堵塞或喂养困难为避免气道堵塞。可采取一系列的干预措施,包括俯卧位、长期鼻咽插管、舌骨固定(即舌缝合使之不能阻塞气道),或在鼻咽插管后未有改善时行气管切开术。鼻咽插管是首选措施,舌固定是次选方案,因为孩子鼻咽插管后一般可经口喂养。

Denny,Amm及Scott介绍了一种手术方法,下颌骨牵张成骨术(MDO),即逐渐延长下颌骨并向前拉伸舌头,纠正气道堵塞。手术应在新生儿期实施,在对下颌骨进行截骨术后,用设备连接两段骨骼;牵拉(拉开)2周达到延长下颌骨的目的。一般经口喂养在术后6天左右开始,此时已经拔管,镇静药也在减量,但仍保留固定器械。固定器械在6周后拆除。这项技术可以避免进行气管造口术,而且比舌骨固定术后更容易过渡到经口喂养;许多患儿可在1月龄时开始经口喂养。MDO手术正成为治疗舌后咽部放置引起的气道阻塞的常见方法,似乎是解决气道阻塞的最有效技术。

母乳喂养与罗班序列征

喂养问题几乎是普遍存在的,包括喂养时间延长、摄入不足、喂养导致氧饱和度下降、呛咳窒息及呕吐。由于舌大、舌后垂、上呼吸道阻塞、吸吮无力、吞咽不协调、GERD和其他潜在症状或异常引起的并发症,可导致喂养困难。这些问题往往在生后4个月至1岁时有所改善。然而,实施MDO术的婴儿,可能更早开始有效的经口喂养。2016年,关于PRS患儿的诊断和评估共识报告根本没有将母乳喂养纳入关于喂养问题的评估建议中。

PRS患儿很少能够有效哺乳。如果尝试亲喂,应密切监测氧饱和度和呼吸力。婴儿可以采用直立坐姿,而非摇篮式或橄榄球式体位,便于舌头前伸放置,更好的维持气道通畅。Rathe等推荐采取措施对下颌骨施加牵引帮助经口喂养:下颌牵引、直立姿势、颈部伸展、使用特需喂奶器或鼻饲喂养(建议中未包含亲喂)。在一项包含35例PRS患儿的前瞻性研究中,Baujat发现86%的患儿需要鼻饲喂养才能完成安全喂养和适当生长。最初尝试直接哺乳的患儿都未能有效喂养。Smith和Saunders报道了60例PRS患儿,按诊断分为3组:①单纯型PRS;②综合征型PRS(已知的PRS综合征)和③独特的PRS(独特的PRS异常),其中53%的单纯型PRS、67%的综合征型PRS和83%的独特型PRS需要管饲。管饲时间根据PRS的严重程度,从少于3~18个月。到3岁时,以上3组患儿基本都可以经口喂养,不会出现气道梗阻。这些信息可以帮助家长对患儿经口喂养的能力建立恰当的预期。

Baudon等用肌电图和食管测压法,评估了28例PRS新生儿奶瓶喂养时上消化道(舌、咽、食管)的运动功能。研究结果表明,大多数患者有吸吮吞咽障碍,伴随食管蠕动异常、食管下括约肌压力异常和松弛,这些都可能导致喂养困难。可尝试使用唇腭裂患儿使用的经口喂养装置,不过多数可能需要频繁使用鼻胃管或胃造瘘喂养才能确保正常体重增长。

PRS患儿的母亲需要持续帮助,维持充足的泌乳量。随着患儿年龄的增长,喂养困难会逐渐改善。值得注意的是,如果婴儿存在舌系带过短,不得实施系带松解术,因为可能增加气道梗阻的风险。

（三）鼻后孔闭锁

鼻后孔闭锁是膜性或骨性的鼻后孔阻塞，使空气无法通过鼻咽部。据报道其发生率为 1/8 000~1/5 000 例活产，女婴的发病率高 1 倍。超过 50% 的患儿伴随其他先天性异常。鼻后孔闭锁可能是 CHARGE 综合征的特征之一 [眼缺损（coloboma），心脏畸形（heart disease），鼻后孔闭锁（atresia choanae），生长发育迟缓（retarded growth and development），外生殖器发育不良（genital hypoplasia）及耳部异常（ear anomalies）或耳聋（deafness）]。不作为某种综合征的表现之一的单纯性鼻后孔闭锁，发病原因尚不明确。有学者认为可能与维 A 酸有关。某些病例中发现母亲妊娠期甲状腺功能亢进治疗史、磺胺类药物史。Agopian 等报道，母亲居住场所中阿特拉津（一种常用杀虫剂）暴露可能导致鼻后孔闭锁的发生率增加。完全双侧鼻后孔闭锁可能导致患儿在出生后数小时内因呼吸窘迫而缺氧，是一个潜在的致命急症。此时，需尽快设置口腔气道插管以保证顺畅呼吸。通常应在新生儿期早期进行手术，但能否手术需根据婴儿情况与并发症确定。手术时需要创建鼻咽气道以修复阻塞通道，但不同外科医生和医疗机构可能采用不同的方法，没有确定的手术或辅助治疗标准。目前还没有前瞻性临床试验来比较结果，部分原因是这种结构性异常很少见，表现多样，缺乏标准化结局。最常见的并发症是再狭窄，有几种辅助疗法可以解决这一问题。

根据患儿的畸形结构特点和修复手术的需要，可使用鼻支架及术中局部应用化学治疗药物丝裂霉素 C。目前两种方法都存在争议。一项对来自 15 项研究 215 例患者的 Meta 分析显示，支架组和非支架组的预后比较差异无统计学意义。支架的使用可能增加并发症的发生率和严重程度。然而，由于术后气道阻塞的风险增加，在新生儿期放置支架是可取的。卡特等还报道了局部丝裂霉素的使用，可减少肉芽组织形成，降低再狭窄率，减少手术次数等。后续报道没有观察到使用丝裂霉素与否对长期疗效的差异，目前也没有开展随机对照试验证明这种药物的有效性。考虑到对于这类患儿，如果没有其他疾病的前提下，过多使用丝裂霉素可能有潜在的致癌性，目前缺乏确切的疗效证明，因此也没有足够的有效证据支持该药物的使用。

母乳喂养与鼻后孔闭锁

存在鼻后孔闭锁的婴儿，在问题解决之前可能会拒绝任何类型的经口喂养，喂养时可能表现为不耐受。双侧鼻后孔闭锁的患儿一般无法经口喂养，因为患儿无法进行吸吮 - 吞咽 - 呼吸的协调运动。手术前需要使用口胃管喂养。鼻后孔闭锁患儿的母亲需要早期吸乳支持，以建立和保护泌乳。对于单纯性鼻后孔闭锁的婴儿，在接受微创的双侧矫正术后 1 天内可以安全地进行母乳喂养。有并发疾病的患儿在恢复经口喂养前可能需要额外的支持。术后存在鼻支架的情况想，婴儿应可以经口喂养，但鼻支架的长度需要根据哺乳情况进行调整。作为多学科支持小组的成员，哺乳顾问应观察婴儿是否有喂养困难，包括鼾声和单侧鼻漏或充血，这可能是单侧闭锁的迹象。此外，术后评估还应注意观察是否因再狭窄而导致鼻堵塞。最后，胃 - 食管反流和上呼吸道感染（URIs）会加剧并发症。哺乳顾问可以通过以下手段改善患儿的预后：调整婴儿喂养和睡眠的姿势以改善胃 - 食管反流；宣教告知适当的手卫生操作以预防疾病；强调家长采用辅助疗法（包括鼻类固醇和洗液）的重要性等。

▶ 十二、胃肠道异常或功能障碍

（一）血性呕吐物或肠蠕动异常

任何婴儿出现血性呕吐物（吐血）或便血都应重视。家长和照护者可能会描述为明显或鲜红血液、咖啡色或土色或黑粪症（黑色，黏性，柏油色大便），而这提示很多种内外科的胃肠道疾病，从良性疾病到威胁生命的重症。只要孩子没有血流动力学不稳定或低血容量的迹象，仔细询问病史是最有用的诊断工具之一。某些药物和食物可能与血液颜色相近，包括红色染料、甜菜、蓝莓、菠菜、铁剂和头孢地尼等。此外，其他来源的血液，如咳血或鼻血也可能被误认为是消化道出血。新生儿中最常见的一个原因是吞咽了母亲的血液，这往往与分娩或母乳喂养过程有关。

母乳喂养婴儿在呕吐物或粪便中出现血液时，可能是在哺乳时吞入了妈妈的血液，有时妈妈甚至可能没有明显的乳头损伤。可以对婴儿胃液样本进行 APT 试验，区分母体和胎儿血红蛋白。但如果样本取得后超过 30 分钟进行检测，则结果不可靠。对于 6~12 个月大的婴儿，因为不再含有胎儿血红蛋白，因此上述试验将无法区分血液来源。如果吞咽了母亲的血液，婴儿不会出现疼痛或者消化道症状，这与其他婴儿内外科胃肠道疾病的表现不同。

如果婴儿有症状或者未发现母亲的血液，就需要进一步分析。如果新生儿出生时未接受维生素 K 注射，应考虑是否存在新生儿出血性疾病。吐血或便血的鉴别诊断包括肛门直肠裂、过敏性结肠炎、胃炎、异物、药物或腐蚀性摄入物、肠扭转和肠套叠等（本章后续将进一步讨论胃肠炎、食物过敏，包括牛奶蛋白不耐受等）。吐血或便血患病率和死亡率全球报告的数据差异很大。在一些国家，尤其是发展中国家，胃肠道和肝炎较为普遍，则静脉曲张破裂出血发生较多。在美国儿科急诊室因胃肠道出血就诊的 45 万人次中，80% 都因没有发现异常而回家，但年龄小于 5 岁的患儿是收入院的危险因素。美国一项大型队列研究报告，住院期间胃肠道出血儿童的死亡率为 2%，并指出早期内镜检查具有保护作用。对于胃肠道出血的患儿来说，关键信息是适当的分诊，包括完整的病史收集和医疗转诊。哺乳顾问可能在确定新生儿是否由于吞咽母亲血液而出现假阳性潜血试验方面发挥关键作用。在美国，大多数儿童的胃肠道出血都不是危重症状。

母乳喂养与血性呕吐物或便血

如果出现真性消化道出血，经常需要暂停经口喂养。在这段时间母亲需要吸乳支持，以便确保乳房舒适性和维持泌乳量。

（二）食管闭锁 / 气管食管瘘

食管闭锁 / 气管食管瘘（EA/TEF）发生率为 2/10 000~4/10 000 活产儿，是一种罕见先天异常，常与其他异常、发病率和死亡率有关。由于 EA/TEF 的罕见性和复杂性及其伴发的异常，从手术方法、时机到术后和长期并发症的处理，都缺乏共识。发展中国家的患儿死亡率较高。在 EA/TEF 中最常见的是食管上端为盲袋，食管下段有瘘管和气管相通。只有 10%~40% 的病例能在产前确诊：如超声检查发现羊水过多、看不到胎儿胃泡等，但上述征象对食管闭锁的预测性不高。约 1/3 的病例发生在早产儿中，超过 80% 的病例伴随发其他先天畸形，其中以心脏异常最为常见。约 50% 的患儿有其他畸形如 VACTERL 序列征（椎体畸形、肛门直肠畸形、心脏畸形、气管食管瘘、桡骨和肾发育不良，四肢异常），Charge 综合征及 18 三体综合征、唐氏综合征等。

食管闭锁伴有气管食管瘘的典型症状在产后早期即可出现，口腔出现大量白色泡沫黏液，吸引后又重新出现。婴儿呼吸可能伴杂音，难以控制分泌物。常见症状包括咳嗽、窒息、发绀，喂养过程中症状加重。当婴儿出现 EA/TEF 症状时，可将鼻胃管插入食管观察能否吸出胃分泌物。如果未吸出胃内容物但观察到其他症状，应立即紧急就医。借助 X 线和超声检查可确诊。

准备手术前，应将婴儿置于床头 45° 抬高的体位，并对盲端进行持续负压吸引，以防误吸。术前婴儿不得经口喂养，根据需要处方使用抑酸药物。一般在出生后最初几天即进行手术矫正，术前应予肠外营养。早产儿或病情不稳定的婴儿，可在胃造瘘术和上食管负压吸引（upper pouch）基础上进行肠外营养，直到孩子病情稳定再手术。对于更复杂的 EA/TEF 患儿，修复手术可能会延迟，因此需要放置胃管进行肠内喂养。手术后，大多数婴儿的肠内喂养开始于第 2~3 天。微创手术技术越来越普遍，据报道超过 20% 的小儿外科医生成功使用该类手术解决问题。这些患儿所经历的禁食、侵入性操作、手术等早期负面口腔体验可能持续数周或数月。

这些患儿的常见远期问题是多种因素造成的经口喂养和生长困难。患有 EA/TAF 的儿童会出现长时间的吞咽困难。EA/TEF 术后也会发生胃 - 食管反流；约有 1/4 的患者还会接受抗反流手术，许多人药物治疗也有效，但目前尚无相关治疗共识。呼吸困难伴随着气管 / 支气管软化，增加了误吸和反复呼吸道感染的风险。术后 2 年内再入院患儿中，超过 10% 是因为肺炎。患儿的其他伴发疾病会加重经口喂养和生长的困难。一旦完成外科矫正，可能会无意中因期望婴儿生长而强迫进食，从而造成更多的负面口腔体验。

母乳喂养与食管闭锁 / 气管食管瘘

尽早开始并频繁实施袋鼠式护理，有助于促进亲子关系和泌乳。患儿母亲需要在怀疑婴儿存在 EA/TEF 时，就应得到吸乳支持。一旦放置胃造口管，婴儿就可以用挤出的母乳哺喂。经口喂养可能需要等待数周或数月以后才能实施，时间长短取决于疾病的严重程度。EA/TEF 的患儿在喂养尝试中常表现出厌恶行为。建议尽早寻求资深的职业治疗师或语言病理学家协作。在患儿能够开展经口喂养之前，应当制订特殊方案为婴儿提供积极口腔刺激体验并支持母亲继续吸乳。

（三）胃 - 食管反流与胃 - 食管反流病

胃 - 食管反流（GER）是指胃容物轻易地回流到口腔或口外，通常称为"吐奶"或"溢奶"，源于食管下段括约肌松弛。GER 婴儿通常情绪快乐，生长发育正常，大多数时候每日会有 1 次或多次吐奶。Hegar 等随访了 0~12 个月大的 180 例婴儿，发现多数随访婴儿从出生起会有每日 1 次或多次吐奶，出生后第 1 个月发生率为 73%，5 个月比例降到 50%，12 个月时降到 4%。纯母乳喂养的婴儿吐奶发生率低于混合喂养的婴儿。GER 患儿家长需要知道婴儿是健康的，GER 的情况会随着时间推移而逐渐改善。生理性胃 - 食管反流很少在出生后 1 周内或 6 个月后出现。Rosen 和 Heacock 等发现，对于生理性胃 - 食管反流，母乳喂养婴儿比配方奶喂养的婴儿（仅在活跃睡眠期）发病持续时间更短，胃液 pH 更低。

仅有少部分婴儿的胃 - 食管反流会发展为胃 - 食管反流病（GERD）。GERD 是胃 - 食管反流导致的症状或并发症，如疼痛、呼吸系统疾病、生长发育不良、Sandifer 综合征（颈部过伸与旋转而出现角弓反张）及食管炎导致的吐血（较晚期出现）等。GERD 还与肠道运动异常有关。GERD 通常不会导致快速缓解的不明原因事件（BRUE），但可能会导致慢性呼吸道疾病，如肺炎或哮喘等。家长们可能报告说婴儿在俯卧位时更开心（这种姿势较少出现反胃）。但俯卧位可能增加新生儿猝死综合征的风险，因此不建议新生儿采用俯卧位睡眠。

GERD 仅是婴儿吐奶的一种原因，如果出现喷射性呕吐和持续性呕吐，还可能有其他原因，如败血症、脑膜炎、先天性代谢性或内分泌疾病、幽门狭窄、肠扭转、肠套叠、先天性巨结肠症或神经系统疾病等，需要医疗评估。症状持续时，会影响婴儿的体重增长、喂养行为和心情，应当转诊进行医疗评估。

与许多医护人员和泌乳顾问的观点不同，胃 - 食管反流指南委员会并不认为反流是导致健康婴儿不明原因哭闹和易激惹的常见原因。此外，指南还提出对于婴儿（与大童或成人不同）GERD 的诊断，不能仅依据临床病史，因为对婴儿来说，除了 Sandifer 综合征外，并没有哪些症状或多个症状可以确诊。婴儿胃 - 食管反流症问卷（I-GERQ-R）能帮助医护人员进行疾病诊断及后续治疗的有效性评价。

诊断性检测适用于存在并发症或不确定是 GERD 的婴儿。钡餐检查不宜作为胃 - 食管反流症的确诊试验，但可用于鉴别一些罕见的结构异常导致的反流。婴儿 GERD 的标准诊断方法是食管 pH 探针（一种插入食管的鼻内导管探针以测定食管 pH），以便测定 GER 的发作频率和持续时间。多腔阻抗 pH 监测器（pH-MII），能测量食管中的液体、空气和固体，并通过鼻内导管检测酸性和非酸性的反流，有助于婴儿 GERD 的诊断和个体化治疗方案的制订。内镜检查可以确诊是否存在食管炎，如果需要还可进行食管活组织检查。GERD 在神经功能障碍的儿童中更常见，如脑瘫、早产儿，也包括其他先天性胃肠道异常的婴儿，如胃肠病和 EA/TEF 患儿。

如果患儿的症状干扰了正常体重增加或引起疼痛，可给予降低胃酸分泌的药物。质子泵抑制剂（PPI），如奥美拉唑、兰索拉唑和埃索美拉唑被推荐为婴幼儿反流相关性糜烂性食管炎的一线治疗药物。PPI 通常在早晨第一次喂养前给药，每日 1 次，需要连服几天才能达到最佳的抑酸效果。组胺 -2 受体拮抗剂（H2RAs，如雷尼替丁）建议用于无法获得质子泵抑制剂（PPI）或有 PPI 禁忌证时的食管炎治疗。当前的 GER 临床实践指南不建议使用促动力药物（西沙必利，多潘立酮，甲氧氯普胺片和红霉素）。

使用黏附在食管溃疡面的药物，如硫糖铝或藻酸盐可帮助短期缓解疼痛和促进食管炎愈合。但当前的指南不建议在婴幼儿中长期使用。

如果 GERD 的药物治疗无法保证婴儿的正常生长发育或解决相关并发症，可能需要采取外科手术，特别是对于可能存在神经功能障碍的儿童。最常用的方法是 Nissen 胃底折叠术或改良 Nissen 胃底折叠术，即用胃窦包围食管，防止胃液反流到食管。但这种手术不能解决潜在的胃肠动力障碍，并且胃肠动力障碍发病率较高。值得提醒的是，"在没有警告信号时，如果患儿的症状对喂养、生长、发育没有影响，则不需要诊断检测或包括酸抑制在内的治疗"。

母乳喂养与胃食管反流

父母面临的典型困难是患儿喂养和睡眠困难。Mathisen 报道，在一项病例匹配对照研究中，5~7 个月大的 GERD 患儿有显著的喂养困难，并对行为、吞咽、食物摄入和母婴互动产生影响。GERD 儿童夜间容易醒来，但白天睡得较多。母亲面对烦躁哭闹的婴儿时，往往会尝试更多地喂奶。于是我们可能会看到一个几乎一直在哺乳的胖娃娃，哭闹 - 短时间吃奶 - 继续哭闹（因为吃到大量高乳糖 / 低脂肪的前奶），形成恶性循环。鼓励婴儿在一侧乳房连续多次哺乳，可减少相对乳糖不耐受导致的烦躁。

当婴儿无法通过直接哺乳保障体重适当增长时，可通过乳旁加奶或其他方法补充能量摄入。奶瓶喂养与婴儿是否协作关系不大，所以可能有助于增加热量摄入。有时需要鼻胃管、有时，可能需要胃造口术或空肠喂养，同时需要针对性调整医疗管理措施以减少经口喂养的不适。专栏 20-6 提供了减少 GER 的频率和次数的干预措施。

专栏 20-6　婴儿症状性胃 - 食管反流的干预措施

- 让婴儿采取接近直立的坐姿进行哺乳，避免腹部压迫。
- 每次只用一侧乳房哺乳，减少喂养量，增加高热量后奶的摄入。
- 更频繁地哺乳。
- 避免哺乳后将孩子放在婴儿座椅或汽车座椅上，这可能压迫胃，增加胃 - 食管反流。
- 避免使用谷物增稠，这是常见的建议，但对症状改善无益。
- 避免俯卧位睡眠。儿科胃肠病学家不推荐俯卧位睡眠，可能增加新生儿猝死综合征风险。
- 左侧卧位可明显减少反流发生的次数和持续时间。但仰卧位睡觉是 AAP 推荐的唯一安全的睡眠体位。

患 GERD 婴幼儿需要持续监测生长发育情况。为了正常生长可能需要增加热量，但无须中断母乳喂养。一些 GERD 患儿有牛奶蛋白质过敏，因此可能会建议母亲尝试回避乳制品的膳食来评估乳制品对患儿症状的影响。有时医护人员还会建议用谷物进行增稠，但 Kwok 等未发现增稠剂对母乳喂养婴儿的益处。特别是谷物无法对母乳产生增稠效果，因为母乳中的酶类会快速将其分解。对于那些吐奶但并不难受而且体重增加良好的婴儿，不需要改变日常生活。对于父母，只需要理解他们的担心，帮助确认婴儿的生长发育正常以及对他们多出的洗涤工作表达同情即可。

（四）幽门狭窄

幽门狭窄（pyloric stenosis，PS）是指幽门括约肌肥厚，发病率因种族和地域的不同而异：西方发生率为 1 000 个活产儿中 2~4 个，而东南亚和中国显著较低。男性与女性发生率为 4∶1。Krogh

等发现幽门狭窄在奶瓶喂养婴儿中的发生率高 4.6 倍。幽门狭窄症状逐渐严重的情况一般出现在 2~12 周龄，会出现非血性和非胆汁性呕吐症状。危险因素包括早产、男性和产后早期红霉素暴露。典型的临床表现是母乳喂养婴儿过度警戒、消瘦，哺乳后迅速大量呕吐，吐完立即要求重新哺乳。在哺乳期间和之后，可以看到腹部隆起从左向右的蠕动。经验丰富的临床医生可在触摸腹部时，在腹部的右上侧发现橄榄形硬块（肥大性幽门），99% 的患者可因此确诊。目前一般行上腹部超声检测，证实幽门肥大，其敏感性和特异性接近 100%。

如果诊断延误，婴儿可能会发生严重脱水和电解质紊乱。手术前需要通过静脉输液补水和纠正电解质平衡。根据外科医生的习惯，可以在麻醉前放置 1 个 NG 管，以减轻胃的压力并减少胃内容物误吸的风险，但这种做法尚有争议。Jobson 和 Hall 总结了当前的手术数据：腹腔镜手术"可缩短术后恢复时间，更美观，成本更低，风险最小"。但 Meta 分析发现没有有力证据支持开放式或腹腔镜手术。一些中心正在使用微型腹腔镜、显微镜和单切口腹腔镜技术；但是，可用于评估的数据有限。Zakaria 报道了成功进行的开腹手术，切口在脐周；与其他开放式手术比较，该方法学习曲线较短，在资源不发达地区可能是一种更安全的替代方法。一旦婴儿从麻醉中恢复，就可恢复喂养。应告知家属，不管术后采取何种喂养方式，都可能发生呕吐。

母乳喂养与幽门狭窄

哺乳顾问遇到体重增加困难和吐奶的婴儿时，应考虑到幽门狭窄的可能，同时应切记，除了 GER 之外，还有很多其他的原因可导致婴儿吐奶。在围术期断奶时，母亲需要学会挤奶。一旦孩子从手术麻醉中恢复，就可以按需哺乳。但 Jobson 和 Hall 报道，关于应该按需哺乳，还是按流程增加喂养量，仍存在争论。Markel 等的随机对照研究对不同的肠内喂养方法进行了评估，但研究中没有包含直接哺乳（而是母乳瓶喂）的分组。一旦婴儿从麻醉中恢复，按需哺乳是安全的，与术后更长时间禁食期并缓慢增加喂养量的婴儿比较，能缩短住院时间，人均节约 400 美元。

（五）肛门闭锁

肛门 / 直肠畸形（ARMs）较为罕见，每 5 000 例活产儿中发生 1 例。肛门闭锁包括无开口、肛门外观正常但直肠在开口上方形成盲袋。肛门闭锁需仔细检查和 X 线、超声检查才能确诊。4%~11% 的患儿存在染色体异常。约 2/3 的患儿存在其他先天性异常，与 EA/TEF 一样，肛门闭锁与 VACTERL 综合征的各种缺陷相关，因此需仔细检查。术前评估包括确定是否存在合并泌尿生殖和妇科异常及严重程度。

根据肛门闭锁的严重程度和相关的结构异常情况，肛门重建应当在新生儿期尽早实施。通常需要分 3 个步骤——结肠造口术，肛门重建和结肠瘘口关闭术。Cairo 等描述了腹腔镜修复方法，具体的手术步骤取决于手术团队的经验和习惯。对于这些患儿的术后护理尚未达成共识。通常的建议包括在结肠造口术后，一旦肠梗阻解决，出现肠鸣音就可以进食。结肠瘘口关闭术后，肠内喂养暂停 4~7 天，直到鼻胃管引流液变清，并且患儿开始从肛门排泄胃肠道分泌物。

母乳喂养与肛门闭锁

在肛门重建或功能性结肠造口术之后，婴儿才能进行肠内喂养。术前和术后的一段时间通常需要实施肠外营养。母亲需要吸乳以维持泌乳，直到孩子可以经口喂养。母乳喂养的婴儿大便稀松，可以降低便秘的风险，减少手术区域裂开和局部感染的可能。

▶ 十三、代谢异常

婴儿期可检测出 100 多种代谢疾病。全球不同地区筛查的疾病不同，与不同种族、地区财政和政治有关。在美国所有 50 个州和大多数西方国家都进行新生儿的苯丙酮尿症（PKU）和先天性甲状腺功能减退症筛查。通常筛选的其他代谢紊乱还包括半乳糖血症、氨基酸和有机酸血症及囊性纤维化等。一些私营公司现在可直接面向家长开展更为广泛的新生儿筛查服务。后天的代谢疾病如糖尿病，往往到婴儿 / 儿童期才可能出现症状，因此很少在新生儿期进行筛查。

（一）罕见的氨基酸和有机酸血症

除了 PKU 和半乳糖血症之外，其他罕见的先天性代谢疾病（IMD）患儿的母乳喂养资料非常有限。从本书上一版发表至今，只增加了 2 篇相关研究。目前只有苯丙酮尿症（PKU）有共识指南，并把母乳喂养作为患儿饮食的一部分。膳食管理对降低这些疾病的永久性不良结局风险至关重要。

Gokcay 及 Pichler 报道了少量有机酸血症婴儿的母乳喂养情况。接受母乳喂养的婴儿在感染、代谢疾病发作、与代谢疾病相关的住院次数都更少。MacDonald 等调查了全球的 IMD 中心，了解与患儿相关的母乳喂养经验。在这些中心，通过母乳喂养配合特殊配方奶喂养少数不同类型的先天性代谢异常患儿，并取得了成功。对于这些代谢性疾病的儿童来说纯母乳喂养并不安全，但母乳与特殊配方奶的结合使用是可行的，因此被相关机构所推荐。

当决定在患儿饮食中添加母乳时，需要更频繁地监测患儿的相关临床参数和生化指标。Huner 与 Ahrens-Nicklas 报道了另一组少量先天性代谢异常患儿的母乳喂养情况。其中并非所有患儿都能耐受母乳作为饮食一部分，他们经历了更多的代谢疾病危机和早期代谢失代偿。患儿父母需要医护人员帮助他们了解添加母乳的利弊，在治疗过程中必须与医疗团队密切合作，避免代谢危机的发生。

（二）苯丙酮尿症

苯丙酮尿症（phenylketonuria，PKU）是涉及苯丙氨酸（Phe）代谢异常的一种常染色体隐性遗传代谢疾病，在全世界各种族都存在，发病率各异，泰国发病率最低，爱尔兰最高。在美国，每年约有 400 名苯丙酮尿症婴儿出生。具体说，是由于缺乏苯丙氨酸羟化酶而影响了苯丙氨酸向酪氨酸的转化。异常代谢物积聚在血液和组织，也包括大脑，从而干扰中枢神经系统发育。为了防止脑损伤，必须严格限制饮食中的苯丙氨酸水平，应从出生后最初 30 天内开始。延迟饮食治疗可能导致发育问题。应密切监测血清苯丙氨酸水平，并相应调整饮食。苯丙氨酸水平的精确测定比较复杂，由于受到多因素影响，包括基因表达（不同表现和严重程度）和苯丙氨酸的摄入等，需要每周检测 2 次。目前的研究关注的问题包括严格实施 PKU 饮食疗法的儿童可能存在的微量营养素缺乏风险；因此，补充特定营养素的影响评估正在进行。目前观点认为，该类患者最好应终身采用特殊的 PKU 饮食。

母乳喂养与苯丙酮尿症

Ahring 等调查了欧洲多个 PKU 医疗中心，发现 80% 把母乳配合特殊 Phe 配方奶作为标准干预措施。母乳中的苯丙氨酸含量低于所有的市售普通婴儿配方奶粉，并随时间推移还会继续下降。

母乳喂养配合特殊的低 / 无 Phe 配方奶粉喂养的 PKU 婴儿,智商评分更高——即使在校正了社会和母亲教育状况后,智商仍然高 12.9 分。McCabe 等发现,除了补充无 Phe 配方奶之外,每天接受 362ml(第 1 个月)至 464ml(第 4 个月)母乳的患儿,其 Phe 摄入量比出生后前 6 个月内只用特殊低 Phe 配方喂养的患儿更低。因此,与 Phe 含量较高的配方奶摄入量波动比较,医护人员或家长相对无须过于担心母乳喂养时的 Phe 摄入量波动。

泌乳顾问需要与专门从事代谢紊乱治疗的医生和营养师密切合作,以便更好地开展 PKU 患儿的母乳喂养饮食计划。在美国每个州至少有一个医疗中心被指定为代谢缺陷患儿(包括 PKU)的咨询和治疗机构。

对 PKU 患儿来说,可以采用母乳喂养配合无 Phe 的配方奶粉喂养。有一系列方法控制患儿的饮食,以维持低 Phe 水平,保障大脑正常发育。将母乳纳入 PKU 喂养计划时,通常建议应当在哺乳前后称重以计算摄入量,但该方法比较费时,可能无法产生准确的结果。Greve 等提出了一种相对简便的低 Phe 饮食计算方法(专栏 20-7)。医护人员可使用该方法计算每天需要的无 Phe 配方奶用量,以确保婴儿的 Phe 保持在适当的水平。孩子母乳喂养时按上述剂量使用无 Phe 配方奶。配方奶的补充方法可通过乳旁加奶方式或哺乳前使用其他替代方法。

专栏 20-7 苯丙酮尿症患儿母乳与无苯丙氨酸配方奶摄入量计算方法

前提:患儿在不同年龄下最大苯丙氨酸 Phe 摄入量为 25 ~ 45mg/(kg·d)。成熟母乳 Phe 含量为 0.41mg/ml。可以按以下方法计算母乳喂养患儿的无 Phe 配方奶的补充喂养量:

1. 确定每日摄入量估计值(ml)[110kcal/(kg·d)]:
   婴儿体重(kg)× 110= 每日总热量
   (每日总热量)÷ 20 每日总奶量(盎司)
   (每日总奶量,盎司)× 30 每日总奶量(ml)

2. 计算每天最多摄入的 Phe 量(母乳中 Phe 含量 0.41mg PHE/ml):
   45mg × 婴儿体重(kg)= 允许摄入的 Phe 总量
   允许的 Phe 摄入量 ÷ 0.41= 允许摄入的母乳总量

3. 计算使用无 Phe 配方奶的替代喂养量:
   每日总奶量 – 最多可摄入母乳量 = 无 Phe 配方奶替代喂养量

以 1 例 4.0kg 婴儿喂养量为例计算:

1. 每日所需乳汁量(ml):

续表

   110kcal × 4.044 0(kcal);
   440 ÷ 20 × 30 660ml

2. 每天最高母乳摄入量:
   45mg × 4.0kg ÷ 0.414 39ml

3. 计算无 Phe 配方奶的替代喂养量(确保婴儿不会摄入太多母乳):
   660ml–439ml=221ml

无 Phe 配方奶可通过乳旁加奶装置在哺乳过程中添加,也可以使用瓶喂的方法在哺乳前添加。每天总摄入量可以等分为几个部分,如上述举例中,220ml/d 的特殊配方奶可以分为 8 份在 1 天的不同时间给予。补充喂养应当在哺乳前或哺乳时给予,而不应在哺乳后添加。

2003 年,van Rijn 等报道了 9 例 PKU 患儿母乳喂养和 PKU 专用配方奶粉交替喂养的结果。每次喂养时允许婴儿按需哺乳,将这些婴儿与纯 Phe 配方喂养的婴儿进行比较,两组之间的生长或 Phe 水平没有差异。在对 97 名 PKU 婴儿的回顾性研究中,Banta-Wright 等发现,母乳喂养的婴儿(且接受 Phe 配方奶)比纯 Phe 配方喂养的儿童更能保持正常平均 Phe 水平。

由于喂养的复杂性,在怀疑诊断时应开始提供哺乳支持,并在整个哺乳期提供支持。应尽快为母亲提供医院级吸乳器和吸乳指导,以帮助母亲建立和维持泌乳。如何亲喂需要根据苯丙氨酸的水平而有所不同,据报道,母亲很难维持乳汁供应。如果通过奶瓶补充喂养,应指导家长使用间歇喂奶法。PKU 患儿母亲感觉,一开始难以让患儿接受补充喂养,而在接受补充喂养后不易让婴儿含接亲喂。后续引入离乳食品时也必须非常谨慎,包括使用特殊蛋白糊以保障适量的不含 Phe 蛋白质。MacDonald 等建议从 17 周开始使用离乳蛋白糊和其他固体食品,以减少在某些较大的 PKU 患儿中可能出现的拒食风险。但目前没有关于 PKU 患儿如何断奶的循证指南。

患有 PKU 的妇女应该在孕前和整个怀孕期间特殊饮食,以减少对发育中的胎儿的伤害。Fox-Bacon 等报道了同卵双胞胎的 PKU 母亲的乳汁 Phe 状态及婴儿的 Phe 水平。研究发现,母亲血清和母乳中的高 Phe 水平对于没有 PKU 的正常婴儿来说是安全的,不会引起母乳喂养婴儿 Phe 水平的异常。

(三)半乳糖血症

半乳糖血症(galactosemia)是由于乳糖代谢所需 3 种已知酶[尿苷二磷酸半乳糖 -4- 表异构

酶、半乳糖激酶 -1、半乳糖 1- 磷酸尿苷基转移酶(GALT)]中的一种缺乏而导致的,是常染色体隐性遗传疾病,发生率约为 1/50 000 分娩。因为基因突变,本病存在几种不同的变异类型,其中"经典"半乳糖血症(GALT)患者,只要摄入半乳糖都会导致多器官功能障碍。患儿在新生儿早期容易发生败血症和出血。在美国,所有新生儿出生后都会接受普查,由于证据不足且没有合适的研究,未建议全球范围内进行统一普查,因此目前此项筛查策略各国不同。这些半乳糖血症患儿出生时外观正常,但很快在得到筛查结果之前前就开始出现症状,症状包括呕吐、腹泻、嗜睡、体重增长不佳、黄疸、肝脾大、白内障和出血。

未治疗的半乳糖血症可导致认知障碍和致命性肝病。生命最初 10 天内的治疗可保证最佳的神经发育结局,但即使在第一天开始治疗,仍可能存在终身认知、语言、运动障碍、白内障和性腺问题。而半乳糖血症的其他变异类型较少出现这些问题。

母乳喂养与半乳糖血症

对于患有经典或疑似半乳糖血症的婴儿,因为母乳、牛乳中的半乳糖含量较高,必须立即停止母乳喂养或牛源性配方奶喂养。避免接触任何半乳糖,防止婴儿产生不可逆损害。对于其他半乳糖血症的变异型,采取限制性母乳喂养与无乳糖配方混合喂养的方式,可能是可行的,但需要密切监测半乳糖 -2- 磷酸水平。

新生儿半乳糖血症筛查的阳性准确性不足,所以在建议妇女停止吸乳前应再次确认结果。新生儿医护人员在发现婴儿黄疸和体重增加不佳时,需记得检查并确认新生儿的筛查结果,因为半乳糖血症及先天性甲状腺功能减退都可能会导致这些症状。如果确诊为半乳糖血症,需指导母亲如何缓解乳胀问题,并针对母亲无法实现母乳喂养的失落感提供情感支持(专栏 20-8)。如果是半乳糖血症的变异类型,可允许部分母乳喂养时,需要与代谢疾病专家密切合作。对于自身患有半乳糖血症的母亲本身来说,母乳喂养是安全的,她们需要补充钙和维生素 D 保证自己的健康。

专栏 20-8　帮助母亲停止哺乳和吸乳的相关指导

当需要停止哺乳 / 吸乳时,产妇的情绪错综复杂。以下是产妇停止母乳喂养时的正常反应。

- 如果您并没有准备好放弃母乳喂养,可能会感到遗憾或伤心。

续表

- 如果你已经很疲劳了,会发现用吸乳的时间做点别的事情,也是高兴的。
- 你可能会因为重新获得自己的自由而高兴,但同时可能会因为这种想法感到内疚。
- 身体的激素水平改变可能会影响你的心情。
- 当你停止哺乳 / 吸乳时,也可以挤出少量乳汁缓解乳房不适,也可减少乳腺炎风险。
- 选择支撑效果好但不紧绷压迫的文胸,舒适性更好。
- 冷敷可提供舒缓效果,如乳房不适,可使用镇痛药物如对乙酰氨基酚或布洛芬,以缓解疼痛。
- 如感到难过得无法忍受,请致电医护人员咨询。
- 应当明白,爱是你给婴儿的最好礼物。

（四）先天性甲状腺功能减退症

先天性甲状腺功能减退症(CH)是由甲状腺缺如或是先天性酶缺乏导致甲状腺素合成障碍而引起的甲状腺分泌不足。Baş 等发现 1/3 的 CH 患儿伴随其他并发症,最普遍的是 CHD。常规筛查表明,CH 发生率随地域和种族的不同而不同,但在全球范围内均呈上升趋势,报道的发生率为 1∶1 400~1∶2 800,几乎是既往报道的 2 倍。增加的原因是筛查的临界值降低和医学进步导致早产儿的存活率升,因为早产儿是罹患 CH 的高危人群。诊断标准的放宽则纳入了更多病情较轻的 CH 患儿,最常见的是原位甲状腺(暂时性或永久性的)。另一种短暂的甲状腺功能减退可能是由于宫内、母乳喂养期间母亲抗甲状腺药物转移,或分娩时母亲局部使用聚维酮碘造成的。

CH 需及时处理,以避免对生长发育产生不可逆转的影响。在生命的最初几周,很难根据临床表现进行甲状腺功能减退的诊断,但这个期间是婴儿最容易发生不可逆脑损伤的阶段。在出生最初几周,父母可能误以为未经治疗的患儿"很乖",因为他们很少会哭闹。如果没有治疗,甲状腺功能减退的症状会在 3~6 个月内变得明显:毛发粗糙脆弱、贫血、舌头大而突出、额头宽阔、缺乏骨骼生长。未经治疗的甲状腺功能减退可能导致严重的精神发育迟缓。如果可行,新生儿筛查能够在很大程度上消除严重的神经功能缺陷。所有美国新生儿都至少进行一次 CH 筛查。在发展中国家,由于缺乏普查、诊断和治疗延迟及母亲缺碘,婴儿面临更高的患病风险。CH 可采用终身甲状腺素替代治疗,如处方左旋甲状腺素钠。需定期监测血液甲状腺素水平,并随着孩子的生长发育而调整剂量。建议仔细监测,因为过度治疗也可能导致不良的神经后果。

母乳喂养与先天性甲状腺功能减退

哺乳顾问在接触新生儿黄疸或生长发育不佳的患儿时,需要了解新生儿甲状腺筛查结果是否正常,因为 CH 的非特异性早期症状可能包括喂养困难和高胆红素血症。完整评估孕产妇健康史,确认孕产妇碘摄入量足够,并了解母亲服用的所有药物,确定是否可能影响新生儿。

(五) 1 型糖尿病

1 岁之前出现的糖尿病可能是暂时性的或永久性的,并且很罕见,发病率为 1/100 000。诊断时难以区分具体的类型,需要进行遗传分析才能做出更明确的诊断。可使用胰岛素治疗,有些病例也可使用磺酰脲类药物[如格列吡嗪、格列本脲(微粒酶)]。通过母乳喂养能否预防 1 型糖尿病尚有争议,因为研究结果不一致。Chia 等认为证据支持在遗传高危人群中,牛奶蛋白暴露与肠道通透性相结合,有致糖尿病的作用。

Greibler 等指出,在婴儿饮食中引入牛奶的时间并不影响 1 型糖尿病(T1DM)的患病风险。婴幼儿的糖尿病管理比较困难,因为这个群体的喂养计划和活动水平不可预测,而且婴幼儿无法向医护人员诉说低血糖症状。这增加了严重低血糖的风险,可能导致昏迷、癫痫发作并影响后续的学习和行为障碍。血糖控制目标为 100~200mg/dl(5.56~11.11mmol/L)。胰岛素的使用需要根据孩子的喂养计划来调整。Berhe 等报道了在糖尿病患儿中,可以使用胰岛素泵得到有效治疗。这些孩子的糖化血红蛋白 A1c 水平升高,较少发生低血糖,父母有信心控制好孩子的血糖水平。Marin 等报道了一例 3 月龄患儿使用人工胰腺系统的情况,该系统包括外部葡萄糖传感器、胰岛素泵、注射器、血糖仪和治疗管理软件。葡萄糖监护仪和软件系统可以停止胰岛素输送,避免低血糖。我们期待着更多婴儿能够得益于这项技术。

母乳喂养与 1 型糖尿病

Rubio-Cabezas 与 Ellard 回顾了母乳喂养糖尿病婴儿的治疗,建议每天哺乳 6 次以上,保证胰岛素处于高基线水平及较低的餐后增量,使血糖水平维持稳定。增加固体食物添加时,胰岛素需求量相应增加,因此需给予更多次的速效胰岛素并降低基线维持剂量。美国 ABM2017 的指南提出了母乳喂养过程中的糖尿病治疗。母乳中糖类和脂肪的标准值及 24 小时母乳总量的标准表,可用于估算一次喂养的热量、糖类、脂肪和蛋白质量。ABM 指南建议,经常少食多餐的婴儿应每 3 小时检查一次血糖水平,并在血糖水平高于控制目标时给予胰岛素进行纠正(而不是在每次喂养前后给予胰岛素)。此外,ABM 还建议使用皮下胰岛素输注泵,以便于管理。儿科医师将指导胰岛素治疗的具体方法。如果医疗团队认为有必要量化每次喂食的母乳量以制订治疗计划,则可以在 1~2 天内使用租用的秤对孩子喂食前后称重,便于估计母乳对儿童总热量摄入的贡献,并量化糖类、脂肪和蛋白质。不建议断奶。

(六) 乳糜泻

乳糜泻(CD)是由麸质引发的自身免疫病。在全球大部分地区的发病率为 1%~2%,但东南亚乳糜泻的遗传风险较低。乳糜泻患者需要完全清除饮食中的麸质,才能缓解麸质引起的症状、血清学和组织学指标异常。乳糜泻的特征在于肠黏膜或绒毛的改变,导致食物吸收降低,主要是脂肪吸收的减少。黏膜损伤似乎是对麦醇溶蛋白致敏后造成的,麦醇溶蛋白是小麦、黑麦、大麦和其他谷物麸质中共有的一种蛋白质组分。

临床症状是隐匿且慢性的,常见症状为疲劳、腹泻和发育迟滞等。婴儿因为不能吸收脂肪,粪便多泡、腥臭,量多,还可出现脂溶性维生素(维生素 A、维生素 D、维生素 K 和维生素 E)缺乏症。如果治疗不及时,会出现明显的腹胀和全身消瘦。患儿必须终身无麸质膳食。乳糜泻的诊断基于血清抗体和基因标志物测试,有时还需要行小肠活检。

母乳喂养与乳糜泻

乳糜泻的患儿应继续母乳喂养。患儿母亲也不必改变膳食,无须刻意回避含麸质的食物。存在乳糜泻高危遗传因素的婴儿,只要饮食中不含麸质就不会出现乳糜泻相关症状。尽管一些研究认为,持续母乳喂养并延迟麸质添加可能会延迟症状的出现,但最近的数据显示,麸质蛋白引入的早晚对遗传易患婴儿的症状发作延迟或发生率并没有影响。无论是一般母乳喂养还是添加麸质食物期间的母乳喂养,对易感人群乳糜泻的发生风险都没有影响。欧洲儿科胃肠病学、肝病和营养学会发表了一份关于麸质添加和乳糜泻发生风险的修订版指南,指出"母乳喂养与否并未显示能降低儿童乳糜泻的发生风险"。

（七）囊性纤维化

囊性纤维化（CF）是一种常染色体隐性遗传疾病，全球约 70 000 人受累。大多数是高加索后裔，因此在北美、欧洲和澳大利亚最为普遍。但 CF 可累及几乎所有种族和民族，包括非洲、拉丁美洲和中东人口。CF 由 7 号染色体上的单个基因缺陷引起，这种突变导致气道、胆管、肠道、输精管、汗腺管和胰管上皮细胞顶端膜异常，产生广泛的内分泌病变，使这些部位的分泌物变得更加黏稠并阻塞导管，引起器官水平的功能障碍。患病儿童的外分泌腺产生异常黏稠的分泌物，阻碍胰腺消化酶的输出，堵塞肝管，阻碍肺部纤毛的运动。20%~30% 的 CF 年轻患者会发展成糖尿病。

新生儿通过测量免疫反应性胰蛋白酶原（IRT）可以诊断 CF，检测结果可通过汗液测试确诊。几乎每个 CF 高发的国家都进行新生儿 CF 筛查。早筛查、早干预能够显著改善患儿结局。15% 的 CF 新生儿表现为胎粪肠梗阻（由一团胎粪引起的肠梗阻）；而出现胎粪肠梗阻的患儿中 90% 存在 CF。肠梗阻为外科急腹症，症状包括腹胀、呕吐和不能排便。

如果没有新生儿筛查或未出现胎粪性肠梗阻，则 CF 的诊断通常会延迟，平均确诊年龄为 14 个月。表现出的症状包括脂肪痢，有些病例表现为呼吸系统症状。儿童汗液中的氯化钠水平升高是重要的诊断线索：患儿家属可能会说亲吻孩子时感觉有咸味。85%~90% 的 CF 患儿出生时伴胰腺功能不足。因此这些婴儿的营养吸收，特别是脂溶性维生素的吸收从一开始就受到影响。由于脂肪吸收的问题，尽管婴儿的胃口很好，但体重增加情况不佳。当添加固体食物时，大便量多，更频繁，伴随恶臭和泡沫。患儿几乎都有肺部并发症，而且由于肺部分泌物无法排出，患儿常伴发持续严重的呼吸道感染。

CF 患儿的治疗策略包括预防呼吸道并发症和营养不良。呼吸道感染的预防和积极治疗包括维持气道通畅（调整体位改善引流、轻敲胸背等），气溶胶治疗，药物治疗包括支气管扩张剂、高渗盐水吸入、吸入性皮质类固醇和抗生素等。使用重组人脱氧核糖核酸酶雾化剂是 CF 治疗中的突破性技术，可降低分泌物的黏度，减少病情恶化和改善肺功能。

营养管理包括促进母乳喂养、补充脂溶性维生素及处方胰蛋白酶替代物。酶微球可用少量苹果酱混合，必须同时食用酸性食物，保持微球的肠衣完好。所需的胰酶剂量取决于患儿热量摄入估值，并根据吸收不良或体重增加不良的情况进行调整。因为婴儿饮食中的盐浓度（不论是母乳，还是配方乳）都很低，通常建议适当补盐，在炎热天气或体液损失增加时（腹泻、发热）尤其重要。如果孩子体重增长不佳，或诊断较晚而发育延迟，需要额外补充能量，可用多种方式补充热量，如将葡萄糖聚合物或脂肪加到母乳中。如需改变母乳喂养的方法，应当请营养师参与会诊，以确定提高能量的最佳喂养方法。儿科医生应确保胰酶替代剂量足够。同时存在的其他合并症，如 GERD 或牛奶蛋白过敏，也可能会影响体重增加。

母乳喂养与囊性纤维化

母乳喂养能够延长 CF 患儿的有效呼吸功能，改善婴儿健康。研究认为母乳的益处源于对婴儿肠道微生物的改变和免疫程序化发育。母乳喂养能够给患儿提供保护，免受感染，同时母乳更容易消化，这两个因素对 CF 高危人群而言尤为重要。CF 婴儿能产生正常水平的胃脂肪酶，这是一种重要的消化酶，可与母乳中脂肪酶协作，有助于 CF 婴儿更有效地吸收母乳中的脂肪。母乳中的脂肪酶水平比牛奶高得多。

▶ 十四、过敏

母乳喂养对过敏的预防作用仍有争议。针对多种母乳成分预防或引发过敏性疾病的作用，目前都在研究中。De Silva 等回顾了 74 篇研究，发现这种预防作用的结论并不一致。过敏性疾病受多因素的影响，其发病率与家族史、敏感性、种族和地域有关。家族史有最好的预测价值，可用于识别高危新生儿并采取过敏防治措施。在出生前和出生后早期，过敏高危患儿因过敏原致敏的风险较高。早在胎龄 22 周时抗原暴露就可能产生明显作用。

食物过敏通常定义为与免疫球蛋白 E（IgE）和非 IgE 介导的反应相关的任何食物超敏反应。食物过敏的发生率一直在不断增加，研究人员尚不确定其引发机制。食物过敏在美国儿童中的发生率约为 8%。全球范围内导致过敏的常见食物包括花生、牛奶、贝类、坚果、鸡蛋、鲭鱼、小麦和大豆。初始暴露只是致敏，通常不会导致过敏症状的发生。而随后的抗原暴露可能导致过敏症状的出现。

目前的证据表明,早期(出生后6个月内)引入潜在过敏食物可能会降低食物过敏的风险。研究表明,婴儿较早接触牛奶、鸡蛋和花生,与延迟接触者比较,可能降低特应性疾病的发生风险。

美国过敏、哮喘和免疫学会2013年建议指出:①不推荐在孕期和哺乳期回避过敏食物;②推荐4~6个月的纯母乳喂养;③添加固体食物的时间不应晚于4~6个月;④最重要的是,指南中关于引入过敏性食物的建议有所变化,认为一旦婴儿可耐受几种经典的辅食后,就应该引入常见的过敏性食物,而不建议回避。根据既往严重湿疹、鸡蛋过敏或两者兼有的病史,对花生过敏高危婴儿建议在经过正规培训的专家评估后的4~11个月内引入花生。对于所有婴儿,添加辅食时推荐每次添加一种食物。

母乳喂养与过敏性疾病

如果有人问婴儿是否会对母乳过敏,答案当然是"可能"。母亲膳食中的蛋白质可进入母乳,理论上就有可能引起已经致敏的高危婴儿的过敏反应。母乳中能检测到花生、乳白蛋白和卵清蛋白抗原。此外,牛乳和人乳蛋白质之间还可能存在交叉反应。产生致敏或引发过敏症状所需的过敏原量很小。对于牛 β-乳白蛋白,只需要 1ng(10^{-12}g)就可以引起致敏反应,而母乳中的牛 β-乳清蛋白含量通常为 0.5~32ng/L,但 40ml 牛乳配方中则含有 $3.6×10^8$ng 牛 β-乳清蛋白,相当于每天喂 1L 母乳、持续 21 年摄入的牛乳清蛋白总量(按1L 人乳含 32ng 牛 β-乳清蛋白计算)。

食物过敏的症状多样,包括呕吐、腹泻、肠绞痛、结肠炎、血便、湿疹、荨麻疹、鼻炎、烦躁、睡眠模式差等。母乳喂养婴儿最常见的表现是湿疹和胃肠道症状。有两项研究报道了一组纯母乳喂养期间的直肠结肠炎(便中带血)的患儿,在母亲饮食回避牛奶蛋白制品后的 48~72 小时内,其相关症状显著缓解。一些纯母乳喂养的婴儿在接触牛奶或其他蛋白质后会发生过敏症状,因为他们在宫内就被透过胎盘的蛋白质致敏,或通过补充配方奶或母乳中蛋白质而无意中暴露。不同婴儿对过敏性食物的反应可能不一样。牛奶蛋白过敏是婴幼儿期最常见的食物过敏。

当母乳喂养婴儿被认为存在食物过敏,临床医师可能会以各种方式处理问题。方法之一是让母亲开始饮食限制,回避所有常见致敏食物。然后从嫌疑最低的食物开始逐项添加。其他临床医生可能会让母亲从最"简单"回避饮食开始(实际上没有一种回避饮食是非常简单的),首先去除所有乳制品,因为这是最常见的过敏性食品。如果希望回避饮食产生效果,妈妈必须仔细遵循回避原则,医护人员需提供明确说明,最好提供书面说明书。妈妈需仔细阅读食品包装的标签,以避免无意摄入需回避的食物。母亲可能会发现回避饮食的方法难以实施,尤其是婴儿会对多种食物有反应时。有时甚至需要回避所有乳制品。当致敏原食物消除后,婴儿的症状通常会在 48~72 小时内改善,但有些机构仍然建议妈妈坚持 2 周,以确定回避特定食物的有效性。

Repucci,Schach 和 Haight 报道,当孩子的症状不能通过母体饮食回避策略改善时,可尝试一种当时的新方法来帮助过敏性母婴实施母乳喂养。对于过敏性结肠炎引起严重便血的婴儿,母亲可使用一种处方药胰腺 MT4,这种药物是一种消化酶,通常用于治疗 CF,可促进胃肠道内食物的分解率,减少进入母乳的完整蛋白质的浓度。在这两项研究中,大多数治疗组的婴儿结肠炎症状得到缓解。美国母乳喂养医学会认可在回避饮食治疗无效的中、重度过敏性直肠结肠炎的母婴中使用这种方法。

有时,医护人员可能会建议暂停母乳喂养,短期或长时间使用低敏配方奶以减轻严重过敏症状(严重的绞痛、胃肠道出血、严重湿疹)。但不推荐给婴儿以大豆为主的配方奶(尽管较大幼儿可能能够耐受大豆来源的配方奶),因为大豆蛋白与牛奶蛋白的致敏性相仿。

过敏预防策略应针对高危婴儿,即父母有过敏史的婴儿。推荐纯母乳喂养并在 4~6 个月添加固体食物。现在不再推荐母亲回避常见的过敏原。如果需要补充代乳品,可使用水解或部分水解配方奶,但目前尚无证据表明哪种方式更好。

▶ 十五、食物不耐受

大多数情况下,母亲的饮食对婴儿没有影响,因此无须为母亲列出饮食回避清单。但偶尔有婴儿可能对母亲摄入的食物表现出持续的不适。如果婴儿对特定食物表现出不耐受,但又不是真正的过敏反应时,可能会出现胃肠道和皮肤症状,而这些症状通常与过敏反应难以区分。回顾性报道显示,常见的不耐受食品包括巧克力,洋葱和十字花科蔬菜,如西兰花或花椰菜。一些婴儿对咖啡因敏感,当母亲饮用含有太多咖啡因的饮料时,婴儿会变得烦躁易怒。可以指导母亲注意观察婴儿行为,调节咖啡因的摄入量。如果妈妈注意自己吃了大量的巧克力蛋糕后,婴儿总是过于烦躁,则下一次可以少吃些,观察婴儿的表现是否有所改善。

乳糖不耐受

乳糖是母乳中的主要糖类,所幸婴儿期原发性乳糖酶缺乏症极少见。人类在 3~7 岁之前能产生足够的乳糖酶用于乳糖消化,之后才开始出现乳糖不耐受的症状,而非高加索种族的乳糖不耐受发生率更高。在胃肠道疾病或抗生素使用之后,或喂养管理不善时,婴儿可能会出现继发性乳糖酶缺乏症相关症状。乳糖不耐受的症状包括婴儿渐进性烦躁、吃完含乳糖的食物后不久出现胀气,以及亮绿色、刺激性气味的黏稠粪便。

Woolridge 和 Fisher 清晰地描述了肠绞痛症状和喂养管理不善的问题。当母亲按时哺乳而非按需哺乳时,婴儿可能会摄入大量低脂肪高乳糖的母乳,超过了婴儿对乳糖的正常代谢能力。当婴儿可以充分吸空一侧乳房再换至另一侧时,喂养量、脂肪和乳糖比例更为平衡。在胃肠道疾病或抗生素治疗后,分泌乳糖酶的胃肠道绒毛边缘组织可能被损坏,导致短暂性的乳糖不耐受症。

▶ 十六、新生儿戒断综合征

孕妇对处方药和非法阿片类毒品成瘾的发生率正在上升。孕期接触阿片类药物会使新生儿面临新生儿戒断综合征(NAS)的风险,该综合征被定义为产后戒断综合征,在孕期对阿片类药物上瘾或接受阿片类药物治疗的产妇分娩的新生儿中,发生率为 55%~94%。NAS 症状和严重程度可能会受到遗传多态性、其他药物暴露的影响(包括大麻、苯二氮䓬类和选择性血清素再摄取抑制剂 SSRIs)而发生变化。新生儿的症状在第八章"新生儿评估"中有所介绍,可能在出院后开始表现。母亲可能不会透露自己使用阿片类药物或毒品的情况。因此,哺乳顾问应该了解 NAS 的症状,并在碰到特别烦躁哭闹、神经过敏或不肯睡觉的婴儿时,考虑到 NAS

的可能性。

针对 NAS 症状有非药物和药物学两种方法。非药物方法包括为婴儿提供安静、昏暗、舒适的环境——包括母婴同室、襁褓、皮肤接触、拥抱和母乳喂养。药物治疗即用药缓解戒断症状。使用的药物包括吗啡、甲基阿酮和丁丙诺啡。历史上,大多数有 NAS 症状的婴儿是在 NICU 中护理的;然而,一种针对 NAS 婴儿的母婴同室护理模式正在迅速普及,并显示了多方面益处。最近一项 Meta 分析表明,与 NICU 护理比较,母婴同室可以减少戒断症状的药物使用,缩短住院时间。此外,定性研究表明,更多的婴儿出院时仍在母乳喂养,更有可能出院后由家庭监护。

母乳喂养与 NAS

关于母乳喂养和药物滥用 / 疾病的全面讨论,详见 ABM 临床指南 21 号。每一对母婴必须在出院前进行评估,确定母乳喂养的最佳建议。建议需基于母亲药物滥用史、所用药物 / 毒品、新生儿状态、心理支持及产后和儿科护理计划,详见专栏 20-9。美国儿科学会、美国妇产科医师学会和妇女健康、产科和新生儿护士协会认为,只要没有其他母乳喂养禁忌证,如艾滋病等,支持在母亲接受美沙酮或丁丙诺啡维持治疗时坚持母乳喂养。

母乳喂养能够安抚婴儿,母乳也更容易消化,这可能缓解与 NAS 相关的胃肠道症状。几项研究报告母乳喂养婴儿的 NAS 症状较轻,较少需要药物治疗,而且住院时间缩短等,但并非所有研究都有一致结果。

专栏 20-9　使用阿片类药物的女性的母乳喂养建议

以下情况时鼓励母乳喂养:

- 孕期已进行药物滥用治疗,并有分娩后继续治疗的计划,本人同意后续与治疗的医生保持联系。
- 接受产前保健,有产后和婴儿的儿科护理计划。
- 美沙酮或丁丙诺啡维持治疗稳定。
- 分娩前 90 天戒毒(治疗药物除外),并承诺保持清醒。

以下情况时谨慎建议母乳喂养:

- 分娩前 90 天复发。
- 使用其他母乳喂养禁忌药物。
- 产前保健较晚或较晚开始药物滥用治疗。
- 仅在住院治疗环境中才能保持清醒。
- 缺乏心理社会支持。
- 母亲把母乳喂养作为保留后代监护权的手段。

续表

以下情况时不建议母乳喂养：

- 未参与治疗，或参与治疗但不同意与医护人员药物治疗小组沟通。
- 未进行产前保健。
- 尿液毒性筛查为非大麻类药物阳性。
- 没有产后治疗或儿科护理计划。
- 在分娩前 30 天复发。
- 行为表明有虐待可能。
- 酗酒。

［引自：Holmes AP，Schmidlin HN，Kurxum EN.Breastfeeding considerations for mothers of infants with neonatal abstinence syndrome. Pharmacotherapy.2017；37（7）：861-869；Reece-Stremtan S，Marinelli KA，Academy of Breastfeeding Medicine.ABM Clinical Protocol # 21：guidelines for breastfeeding and substance use or substance use disorder，revised 2015.Breastfeed Med.2015；10（3）：135-141］

▶ 十七、心理社会问题

无论何时，当一个家庭中的孩子们有意料之外的事情发生时，整个家庭将面对巨大的情感冲击和忧虑。医护人员在帮助患儿家庭面对困境时有非常重要的作用。每个家庭对于有缺陷或患有严重或慢性疾病的新生儿时的反应可能截然不同，但都需要医疗团队的支持。要记住的是，患儿家庭会在互联网上寻找信息和答案——他们可能会找到父母互助小组，也可能收到可靠和不可靠的信息。医护人员需要准备好与家长讨论他们在网上搜索中出现的问题。

专业人士必须掌握危机和悲痛处理的知识，以便更好地帮助患儿家属。最近有一项调查是由复杂慢性疾病患儿的家长开展的，调查对象是家长，结果展示了家长们对医护人员支持工作的预期（专栏 20-10）。

（一）家庭压力

婴儿生病、新的诊断或需要住院等都会增加父母的日常生活压力。这些压力不固定，也不可预测。如果还存在经济、住房、亲情或其他问题的困扰，家庭可能就更加疲于应付。应当对可能的家庭需求进行全面的心理社会评估。提供帮助的人需了解完整评估结果或回顾他人报道中的病史，因为家庭面临的压力程度，涉及更多的可能是社会支持问题，而非儿童本身的健康问题。Pelchat 等比较了 CHD、唐氏综合征、唇腭裂儿童和无残疾儿童的父母，发现与唇腭裂和无残疾的

婴儿父母相比，唐氏综合征和 CHD 儿童的育儿、心理压力较高。

专栏 20-10 来自患儿家长的建议

家长们提醒医护人员，以下 10 个方面可以有效帮助家长照顾有复杂疾病的患儿：

1. 把每个孩子看作一个完整个体。
2. 不要低估父母，让我们一起工作。
3. 直接用适合孩子年龄的语言和孩子直接交流。
4. 我们有共同的目标，即给孩子最好的生活质量。
5. 别让孩子的病情得不到诊断。
6. 别把我们看作是刁难的家长。
7. 别因为我们看上去状态还好，就觉得我们没事。
8. 别指望家长自己能够驾驭整个复杂的医疗系统。
9. 给婴儿的治疗要准确记录。
10. 尊重家长的决定。

［引自：Carosella A，Snyder A，Ward E.What parents of children with complex medical conditions want their child's physicians to understand.JAMA Pediatr.2018；172（4）：315-316.］

家庭对婴儿慢性疾病的反应，与该疾病在其文化背景下的定义或看法及家庭的社会、财务和情感资源有关。与拥有足够资源的家庭比较，缺乏健康保险和财力有限的家庭可能对婴儿慢性疾病更加紧张。父母可能自责是自己导致婴儿疾病，或未能及早发现婴儿生病而愧疚。

（二）住院压力

无论是计划的还是紧急住院，都会破坏家庭的平静。住院治疗给家庭带来的生活方式和环境的变化，相当于一次文化冲击。一系列陌生刺激加诸其身，如定期发出警报声的输液泵、病房查房时的新面孔，都对患儿家庭造成巨大压力。平素和蔼可亲的人可能变得苛刻，甚至敌对，这是他们在面对压力、内疚和自我感觉或实际需要未能满足时的发生的变化。这些防御行为是患儿父母控制自己心情或保护家庭免受痛苦现实打击的应对策略，并不一定是适应不良。医护人员需要做的，就是充满同情心的聆听和理解，如"我看得出你很难过"或"这是一个困难的时刻"等，都有助于父母度过这段艰难时刻。

之前一个健康的儿童，因不期而遇的疾病进入儿科重症监护室（PICU）治疗，可能导致父母处于接近恐慌性焦虑的状态，或出现创伤后应激障碍（PTSD）。Bronner 等的研究发现，在面对这种情况的 190 名父母中，12% 出现临床 PTSD，30%

出现亚临床性 PTSD。针对父母对孩子住院治疗的反应,有 Meta 分析发现,对父母来说,最严重的压力是角色的改变。Tomlinson 等发现,如果孩子被视为正常孩子对待,而且父母可继续自由的给孩子提供舒适的环境,则家长对自己角色和责任的不确定性会有所减轻。Rodríguez-Rey 等对入住重症监护室患儿的父母进行了一项研究,发现父亲和母亲对压力的感受没有差异,单亲父母承受的压力会更大,受过高等教育的家长有更大韧性。Melnyk 等在 PICU 住院后数小时内实施了一项患儿父母宣教干预计划,指导父母了解其危重患儿的某些可能的行为以及应对方法。结果发现,干预组中的母婴比对照组结局更好。

将以家庭为中心的查房(FCR)作为医院惯例能够提高家庭满意度。FCR 是床边的多学科会诊机制,让家庭和医疗团队互动,患儿父母可参与到患儿的医疗计划制订过程中。Kuo 等发现,FCR 能提高父母的满意率,保障医疗计划的持续性,且不增加医疗系统的负担。AAP 医院护理委员会建议将 FCR 纳入住院儿童的医疗常规。

如果婴儿住院地点离家远,医院又无法容纳父母两人在病房过夜,应有相应的睡眠住宿安排。所幸现在许多医院都有可以容纳双亲的房间,以减轻分离压力。一些医院和城市专门为住院患儿的家庭提供住房,如麦当劳儿童之家等。类似境遇的家长互助小组可能对一些家长有帮助,该团体中的每个人都了解一些日常问题、患儿护理或慢性病的后续问题。不过,类似的小组不一定适合所有的家长,有些人被自己的问题困扰时,无法向他人伸出援手。

(三)出院回家:反弹效应

患儿住院后的反应取决于其经历的创伤程度和是否存在自我保护的应对机制。住院期间能够母婴同室,则返家后婴儿的行为变化较少。相比之下,经历了与父母痛苦分离的幼儿可能会以"逃避现实"作为应对策略,拒绝母乳喂养,对家庭成员失去兴趣。婴儿也可能常常哭闹,需要频繁而长时间抱着及哺乳,母亲一旦不在眼前,哪怕就是几分钟也会强烈抗议。对于学步幼儿来说,在住院后最初几周常见情绪波动,包括恶梦和失眠,儿童在随访时可能会对临床工作人员更加怀疑。帮助父母了解孩子对住院压力的正常反应,学习如何正确处理改善患儿状况,是全面护理的关键因素之一。

(四)长期悲痛与失落

当母乳喂养的孩子处于长期疾病或残疾时,父母的失望、悲伤和挫折感会让人难以支撑。没有见到怀孕期间想象中的新生儿的样子,会让人产生强烈的失落感。如果患儿需要长期特护和关照,就会出现像 Olshansky 的经典作品《慢性悲伤》(Chronic Sorrow)中描述的那种持久伤痛。与急性伤痛不同,慢性痛苦漫长而反复。慢性痛苦的发作在不同的家庭中表现也不同,有时难以识别;但这种情况是为人父母者的自然成长过程,是一种适应性的反应。当婴儿患有慢性疾病时,母乳喂养对儿童和父母双方都有缓解痛苦的益处。母乳喂养的母亲会对自己能为孩子提供这一特别的礼物而有成就感,进而可能有助于摆脱失落感。

1. 空荡荡的摇篮:对丧子家庭的照顾　医护人员可能难以想象父母和其他家庭成员对胎儿和新生儿的期待程度 - 孩子长什么样,他们的关系将会如何?孩子的未来可能会带来什么?当家庭遭遇婴幼儿死亡时,所有这些梦境都被打破了。父母(祖父母/兄弟姐妹)的悲伤往往比任何人所想象的更加强烈和持久,这是正常的反应,尽管有时候连自己也感觉不到。我们很难对他们的丧子之痛做出最好的回应,目前也没有资料能指导我们如何处理。一项关于丧子之痛的 Meta 分析表明,让家人有机会与失去的孩子的身体进行接触可能有帮助。然而,Hughes 和 Riches 发现,曾经与死亡婴儿接触的女性更难走出丧子之痛,其困难程度与身体接触的"剂量"相关。显然,在这一领域里,作为提供治疗的一方,我们还需要更多的知识指导我们的行动,为相关的家庭提供咨询。

有假说认为父亲和母亲对丧子的反应不同,但最新的研究并不支持这一观点。Seecharan 等的研究没有发现父母对子女死亡的反应有显著差异。母亲对意料之外的丧子之痛可能反应更为强烈。母乳喂养的母亲可能还需应对乳胀、漏奶等不适,需要提供如何断奶的建议(专栏 20-8)。偶尔,有人会选择继续吸乳并捐献给母乳库,让其他儿童受益,这是母亲应对丧子之痛的方式,即保留婴儿曾经存在过的证据。当母亲提出这种想法时,最好能够帮助母亲与母乳库取得联系,母乳库的工作人员可以提供适当的帮助。

婴儿死亡后,让父母保留与孩子相关的记忆对家庭来说非常重要。永远不应该剥夺父母悲伤的权利。"这孩子和你无缘"或"你总会有另一个孩子"的说法是有害的。对于丧失幼子的家庭来说,这种说法不能产生任何安慰效果。基于作者和其他医护人员的经验,提出以下建议供读者参考:

(1)以婴儿的名字称呼婴儿。

(2)帮助父母考虑如何向其他家人转达这一噩耗。

(3)向家长介绍丧子同伴互助组织,如新生儿死亡父母体验援助(Aiding Mothers and Fathers Experiencing Neonatal Death,AMEND)、有同情心的朋友、丧子的家长或共享资源(详见互联网资源列表)。

(4)相关安排应当考虑到祖父母和兄弟姐妹,这对整个家庭有帮助。

(5)允许父母说出他们的感受。

(6)通过与父母对话感知其反馈,耐心等待他或她自己准备好再交谈。大多数的父母都希望有一个懂他们的人,能让他们有机会谈论他们的婴儿和经历。确保他们知道您可以在需要时交流。

(7)家庭应有机会与患儿的责任医生一起参加死亡通报。这样的会议会评估导致儿童死亡的事件,并回答家庭对事件或医疗措施的问题和疑虑。会议的时间应根据家属的要求而定,除了可以在死亡时举行会议,还可以等待数周至数月之后召开可能更有帮助。

(8)通过卡片或电话向家长表达哀悼。但如果与家长不熟悉,也不必做过多。

(9)如果觉得合适,可参加葬礼。

2. 婴儿死亡后的泌乳支持 丧子的母亲通常由于缺乏泌乳支持而倍感压力。其后续的支持计划中应包括婴儿死亡后的泌乳相关支持。如果母亲已经开始泌乳,帮助她采取措施确保舒适。如果胎儿死亡时超过胎龄20周,母亲可能会在分娩后因感觉生理性乳胀,并让她感到吃惊,而且这些妈妈经常不愿意挤奶以缓解乳胀,唯恐适得其反而增加泌乳。

医护人员一般会以为妈妈们一定希望停止泌乳,但有时候恰恰相反。所以,应当首先向家长提供母乳喂养和断奶的相关知识,然后根据他们的意愿提供相关支持,例如,是选择温和的方法回奶,还是继续吸乳进行捐赠?一些有效且温和的回奶经验包括冷敷、抗炎药物及少量挤奶缓解不适感,进而逐渐回奶等(专栏20-8)。一项2012年

的Cochrane综述总结认为,关于回奶方法的相关研究证据尚不足。针对溴隐亭的研究证明,溴隐亭能在产后初期抑制泌乳。虽然研究的受试者较少,未出现血栓栓塞事件,但是该药品说明书中有黑框警告,提示该药可能引起脑卒中。如果母亲希望继续挤奶,可转诊给母乳库工作人员。

▶ 十八、致谢

Jan Riordan是全球母乳喂养的先驱,也是本章的原作者。在第3版时她邀请我参与本章的合著,我感到十分荣幸。第5版中,我作为独立作者,对内容的组织和更新做了一些改动,但基础内容仍然基于Riodan博士的初始工作,特别是心理社会问题等内容。在第6版中,很高兴邀请Eva Chevreux作为合作者。

▶ 十九、小结

婴幼儿存在特殊疾病或健康问题时,母乳喂养支持的关注重点则与正常情况时有所不同,其中包括识别婴幼儿的不同发育阶段、评估不同家庭的生活方式、降低父母的精神压力、引导父母参与患儿直接护理及避免或减少婴儿与家庭成员的分离。绝大多数情况下,婴儿无需因疾病而中断母乳喂养,但在不同的疾病状况下,喂养方式可能需要有所调整。很多时候人们会认为需要中断亲喂,但实际情况很少如此。

每个家庭都是独一无二的,每种经历都不可能完全复制,所以医护人员在提供指导时需要对相关疾病有深入认识,才能针对性地提出母乳喂养的解决方案。首先,专业护理加人文关怀,应是最佳选择。向父母告知疾病的各方面信息,包括如何进行知情选择;如何建立与专业医护团队合作,使双方相互尊重,有效地解决母乳喂养相关问题。

▶ 二十、关键知识点

1. 对于特殊疾病患儿来说,健康、营养和发育是需要关注的首要问题。

2. 当孩子生病或患有特殊疾病时,可能对母乳喂养有不利影响。

3. 某些特殊疾病患儿仅靠亲喂可能无法茁壮成长。

4. 在专业护士的帮助下,母婴能够体验到更好的母乳喂养过程。

5. 特殊情况下婴儿可能需要补充喂养和替代喂养,以保证最佳营养。

6. 使用特殊工具和哺乳姿势可提高母乳喂养的效果。

7. 采取必要的泌乳建立和维持措施,以满足长期泌乳需要。

8. 很少情况真正需要暂停或中断亲喂。

9. 半乳糖血症是唯一需要完全避免喂养母乳的疾病。

10. 其他先天性代谢异常(如苯丙酮尿症、氨基酸或有机酸血症)除特殊配方外,还能部分使用人乳。

11. 特殊疾病患儿的家庭面临许多问题,可能会因为未能获得梦想中的健康婴儿而长期悲伤。

12. 失去"正常"母乳喂养经验可能增加家庭压力。

13. 丧子的母亲需要特殊的母乳喂养支持。

14. 支持母乳喂养的儿科机构可以帮助缓解母乳喂养家庭的独特压力。

(张美华 译　高雪莲 校)

参考文献

Academy of Breastfeeding Medicine (ABM). ABM Clinical Protocol #24: Allergic proctocolitis in the exclusively breastfed infant. *Breastfeed Med.* 2011;6(6):435–440.

Academy of Breastfeeding Medicine (ABM). ABM Clinical Protocol #25: Recommendations for preprocedural fasting for the breastfed infant: "NPO" guidelines. *Breastfeed Med.* 2012;7(3):197–202.

Agopian AJ, Cai Y, Langlois PH, et al. Maternal residential atrazine exposure and risk for choanal atresia and stenosis in offspring. *J Pediatr.* 2013;162:581–586.

Agrawal K, Panda K. A modified surgical schedule for primary management of cleft lip and palate in developing countries. *Cleft Palate Craniofac J.* 2011;48(1):1–8. doi:10.1597/09-226

Agrawal S, Nadel S. Acute bacterial meningitis in infants and children: epidemiology and management. *Pediatr Drugs.* 2011;13(6):385–400.

Ahrens-Nicklas RC, Pyle LC, Ficicoglu C. Morbidity and mortality among exclusively breastfed neonates with medium-chain acyl-CoA dehydrogenase deficiency. *Genet Med.* 2016;12:1315–1319. doi:10.1038/gim.2016.49

Ahring K, Belanger-Quintana A, Dokoupil K, et al. Dietary management practices in phenylketonuria across European centres. *Clin Nutr.* 2009;28:231–236.

Ajetunmobi OM, Whyte B, Chalmers J, et al.; Glasgow Centre for Population Health Breastfeeding Project Steering Group. Breastfeeding is associated with reduced childhood hospitalization: evidence from a Scottish Birth Cohort (1997–2009). *J Pediatr.* 2015;166(3):620–625.e4. doi:10.1016/j.jpeds.2014.11.013

Almajed A, Viezel-Mathieu A, Gilardino MS, et al. Outcome following surgical interventions for micrognathia in infants with Pierre Robin sequence: a systematic review of the literature. *Cleft Palate Craniofac J.* 2017;54(1):32–42.

American College of Obstetricians and Gynecologists (ACOG). Opioid abuse, dependence, and addiction in pregnancy (ACOG Committee Opinion No. 524). *Obstet Gynecol.* 2012;119(5):1070–1076. doi:10.1097/AOG.0b013e318256496e.2016

American Society of Anesthesiologists (ASA). Practice guidelines for preoperative fasting and the use of pharmacologic agents to reduce the risk of pulmonary aspiration: application to healthy patients undergoing elective procedure—a report by the American Society of Anesthesiologists Task Force on Preoperative Fasting. *Anesthesiology.* 1999;90(3):896–905.

American Society of Anesthesiologists (ASA) Committee. Practice guidelines for preoperative fasting and the use of pharmacologic agents to reduce the risk of pulmonary aspiration: application to healthy patients undergoing elective procedure: an updated report by the American Society of Anesthesiologists Task Force on Preoperative Fasting and the Use of Pharmacologic Agents to Reduce the of Pulmonary Aspiration. *Anesthesiology.* 2017;126:376–393. doi:10.1097/ALN.00000000000014

Anderson SL, Lönn S, Vestergaard P, Törring O. Birth defects after use of antithyroid drugs in early pregnancy: a Swedish nationwide study. *Eur J Endocrinol.* 2017;177:369–378. doi:10.1530/EJE-17-0314

Andersson H, Zarén B, Frykholm P. Low incidence of pulmonary aspiration in children allowed intake of clear fluids until called to the operating suite. *Paediatr Anaesth.* 2015;25:770–777. doi:10.1111/pan.12667

Angoulvant F, Bellêttre X, Milcent K, et al. Effect of nebulized hypertonic saline treatment in emergency departments on the hospitalization rate for acute bronchiolitis: a randomized clinical trial. *JAMA Pediatr.* 2017;171(8):e171333. doi:10.1001/jamapediatrics.2017.1333

Aniansson G, Svensson H, Becker M, Ingvarsson L. Otitis media with breast milk of children with cleft palate. *Scand J Plast Reconstr Surg Hand Surg.* 2002;36(1):9–15.

Antunovic SS, Lukac M, Vujovic D. Longitudinal cystic fibrosis care. *Clin Pharmacol Ther.* 2013;93(1):86–97. doi:10.1038/clpt.2012.183

Armon K, Stephenson T, MacFaul R, et al. An evidence and consensus-based guideline for acute diarrhoea management. *Arch Dis Child.* 1999;85:132–142.

Asbagh A, Shirazi N, Soleimani A, et al. Incidence and etiology of chylothorax after congenital heart surgery in children. *J Tehran Heart Cent.* 2014;9(2):59–63.

Attard TM, Miller M, Pant C, et al. Mortality associated with gastrointestinal bleeding in children: a retrospective cohort study. *World J Gastroenterol.* 2017;23(9):1608–1617. doi:10.3748/wjg.v23.i9.1608

Augsornwan D, Surakunprapha P, Pattangtanang P, et al. Comparison of wound dehiscence and parent's satisfaction between spoon/syringe feeding and breast/bottle feeding in patients with cleft lip repair. *J Med Assoc Thai.* 2013;96 (suppl 4):S61–S70.

Aumonier ME, Cunningham CC. Breastfeeding in infants with Down's syndrome. *Child Care Health Dev.* 1983;9:247–255.

Banta-Wright SA, Kodadek SM, Houck GM, et al. Commitment to breastfeeding in the context of phenylketonuria. *J Obstet Gynecol Neonatal Nurs.* 2015;44(6):726–736. doi:10.1111/1552-6909.12750

Banta-Wright SA, Kodadek SM, Steiner RD, et al. Challenges to breastfeeding infants with phenylketonuria. *J Pediatr Nurs.* 2015;30(1):219–226. doi:10.1016/j.pedn.2014.05.003

Banta-Wright SA, Press N, Knafl KA, et al. Breastfeeding infants with phenylketonuria in the United States and Canada. *Breastfeed Med.* 2014;9(3):142–148. doi:10.1089/bfm.2013.0092

Banta-Wright SA, Shelton KC, Lowe ND, et al. Breast-feeding success among infants with phenylketonuria. *J Pediatr Nurs.* 2012;27(4):319–327.

Bartalena L, Bogazzi F, Braverman LE, Martino E. Effects of

amiodarone administration during pregnancy on neonatal thyroid function and subsequent neurodevelopment. *J Endocrinol Invest.* 2001;24(2):116–130.

Baş VN, Ozgelen S, Cetinkaya S, et al. Diseases accompanying congenital hypothyroidism. *J Pediatr Endocrinol Metab.* 2014;27(5–6):485–489. doi:10.1515/jpem-2013-0282

Baudon JJ, Renault F, Goutet JM, et al. Motor dysfunction of the upper digestive tract in Pierre Robin sequence as assessed by sucking–swallowing electromyography and esophageal manometry. *J Pediatr.* 2002;140:719–723.

Baujat G, Faure C, Zaouche A, et al. Oroesophageal motor disorders in Pierre Robin syndrome. *J Pediatr Gastroenterol Nutr.* 2001;32:297–302.

Bentley JP, Simpson JM, Bowen JR, et al. Gestational age, mode of birth and breastmilk feeding all influence acute early childhood gastroenteritis: a record-linkage cohort study. *BMC Pediatr.* 2016;16:55. doi:10.1186/s12887-016-0591-0

Berhe T, Postellon D, Wilson B, Stone R. Feasibility and safety of insulin pump therapy in children aged 2–7 years with type 1 diabetes: a retrospective study. *Pediatrics.* 2006;117 (6):2132–2137.

Bernard H, Negroni L, Chatel JM, et al. Molecular basis of IgE cross-reactivity between human beta-casein and bovine beta-casein, a major allergy in milk. *Mol Immunol.* 2000;37: 161–167.

Berry GT. Galactosemia: when is it a newborn screening emergency? *Mol Genet Metab.* 2012;106(1):7–11.

Bessell A, Hooper L, Shaw WC, et al. Feeding interventions for growth and development in infants with cleft lip, cleft palate or cleft lip and palate. *Cochrane Database Syst Rev.* 2011;(2):CD0 03315. doi:10.1002/14651858.CD003315.pub3

Boctor DL, Pillo-Blocka F, McCrindle BW. Nutrition after cardiac surgery for infants with congenital heart disease. *Nutr Clin Pract.* 1999;14:111–115.

Bodley V, Powers D. Long-term nipple shield use: a positive perspective. *J Hum Lact.* 1996;12(4):301–304.

Bovey A, Noble R, Noble M. Orofacial exercises for babies with breastfeeding problems? *Breastfeed Rev.* 1999;7(1):23–28.

Bowatte G, Tham R, Allen KJ, et al. Breastfeeding and childhood acute otitis media: a systematic review and meta-analysis. *Acta Paediatrica.* 2015;104:85–95.

Bradley JS, Byington CL, Shah SS, et al. The management of community-acquired pneumonia in infants and children older than 3 months of age: clinical practice guidelines by the Pediatric Infectious Diseases Society and the Infectious Diseases Society of America. *Clin Infect Dis.* 2011;53(7): e25–e76.

Brady M, Kinn S, Ness V, et al. Preoperative for preventing perioperative complications in children. *Cochrane Database Syst Rev.* October 7, 2009;(4):CD005285. doi:10.1002/14651858 .CD005285.pub2

Brennan-Jones CG, Eikelboom RH, Jacques A, et al. Protective benefit of predominant breastfeeding against otitis media may be limited to early childhood: results from a prospective birth cohort study. *Clin Otolaryngol.* 2017;42(1):29–37.

Breugem CC, Evans KN, Poets CF, et al. Best practices for the diagnosis and evaluation of infants with Robin sequence—a clinical consensus report. *JAMA Pediatr.* 2016; 179(9):894–902.

Brigham M. Mothers' reports of the outcome of nipple shield use. *J Hum Lact.* 1996;12(4):291–297.

Brihaye P, Delpierre I, De Villé A, et al. Comprehensive management of congenital choanal atresia. *Int J Pediatr Otorhinolaryngol.* 2017;98:9–18. doi:10.1016/j.ijporl.2017.04.022

Bronner MB, Peek N, Knoester H, et al. Course and predictors of posttraumatic stress disorder in parents after pediat-

ric intensive care treatment of their child. *J Pediatr Psychol.* 2010;35(9):966–974.

Brouwer MC, McIntyre P, Prasad K, et al. Corticosteroids for acute bacterial meningitis. *Cochrane Database Syst Rev.* September 12, 2015;(9):CD004405. doi:10.1002/14651858.CD004405.pub5

Brunet-Wood K, Simons M, Evasiuk A, et al. Surgical fasting guidelines in children: are we putting them into practice? *J Pediatr Surg.* 2016;51(8):1298–1302. doi:10.1016/j.jpedsurg .2016.04.006

Burca NDL, Gephart SM, Miller C, Cote C. Promoting breast milk nutrition in infants with cleft lip and/or palate. *Adv Neonatal Care.* 2016;16(5):337–344.

Burke SO, Kauffmann E, Costello E, et al. Stressors in families with a child with a chronic condition: an analysis of qualitative studies and a framework. *Can J Nurs Res.* 1998;30:71–95.

Burnett E, Jonesteller CL, Tate JE, Yen C, Parashar UD. Global impact of rotavirus vaccination on childhood hospitalizations and mortality from diarrhea. *J Infect Dis.* 2017;215(11): 1666–1672. doi:10.1093/infdis/jix186

Businco L, Bruno G, Giampietro PG. Prevention and management of food allergy. *Acta Paediatr Suppl.* 1999;88(430):104–109.

Cairo SB, Rothstein DH, Harmon CM. Minimally invasive surgery in the management of anorectal malformations. *Clin Perinatol.* 2017;44(4):819–834.

Canarie M, Barry S, Carroll CL, et al. Risk factors for delayed enteral nutrition in critically ill children. *Pediatr Crit Care Med.* 2015;16(8):e283–e289. doi:10.1097/pcc.0000000000000527

Carosella A, Snyder A, Ward E. What parents of children with complex medical conditions want their child's physicians to understand. *JAMA Pediatr.* 2018;172(4):315–316. doi:10.1001 /jamapediatrics.2017.3931

Carter B, Fedorowicz Z. Antiemetic treatment for acute gastroenteritis in children: an updated Cochrane Systematic Review with meta-analysis and mixed treatment comparison in a Bayesian framework. *BMJ Open.* 2012;2(4). pii: e000622. doi:10.1136/bmjopen-2011-000622

Carter J, Lawlor C, Guarisco JL. The efficacy of mitomycin and stenting in choanal atresia repair: a 20 year experience. *Int J Pediatr Otorhinolaryngol.* 2014;78:307–311. doi:10.1016/j.ijporl .2013.11.031

Casas R, Böttcher MF, Duchén K, Björkstén B. Detection of IgA antibodies to cat, beta-lactoglobulin and ovalbumin antigens in human milk. *J Allergy Clin Immunol.* 2000;105:1236–1240.

Casteels K, Punt S, Bramswig J. Transient neonatal hypothyroidism during breastfeeding after post-natal maternal topical iodine treatment. *Eur J Pediatr.* 2000;159(9):716–717.

Caverly L, Rausch CM, daCruz E, Kaufman J. Octreotide treatment of chylothorax in patients following cardiothoracic surgery. *Congenit Heart Dis.* 2010;5(6):573–578.

Cedin AC, Atallah ÁN, Andriolo RB, et al. Surgery for congenital choanal atresia. *Cochrane Database Syst Rev.* 2012;(2):CD008993. doi:10.1002/14651858.CD008993.pub2

Centers for Disease Control and Prevention (CDC). Managing acute gastroenteritis among children: oral rehydration, maintenance, and nutritional therapy. *Morb Mortal Wkly Rep.* 2003;52(16):1–16.

Chan GM, Lechtenberg E. The use of fat-free human milk in infants with chylous pleural effusion. *J Perinatol.* 2007;27(7): 434–436.

Chertok I. The importance of exclusive breastfeeding in infants at risk for celiac disease. *MCN Am J Matern Child Nurs.* 2007;32(1):50–54.

Chia JSJ, McRae JL, Kukuljan S, et al. A1 beta-casein milk protein and other environmental pre-disposing factors for type 1 diabetes. *Nutr Diabetes.* 2017;7:e274. doi:10.1038/nutd.2017.16

Chmielewska A, Pieścik-Lech M, Szajewska H, et al. Primary prevention of celiac disease: environmental factors with a focus on early nutrition. *Ann Nutr Metab*. 2015;67 (suppl 2):43–50. doi:10.1159/000440992

Choi J, Lee GL. Common pediatric respiratory emergencies. *Emerg Med Clin North Am*. 2012;30:529–563.

Clague A, Thomas A. Neonatal biochemical screening for disease. *Clin Chim Acta*. 2002;315(1–2):99–110.

Cleveland LM. Breastfeeding recommendations for women who receive medication-assisted treatment for opioid use disorders: AWHONN Practice Brief Number 4. *J Obstet Gynecol Neonatal Nurs*. 2016;45(4):574–575.

Cohen M. Immediate unrestricted feeding of infants following cleft lip and palate repair. *Br J Plast Surg*. 1997;50:143.

Cole M. Lactation after perinatal, neonatal or infant loss. *Clin Lact*. 2012;3(3):94–99.

Cole JCM, Schwarz J, Farmer M, et al. Facilitating milk donation in the context of perinatal palliative care. *J Obstet Gynecol Neonatal Nurs*. 2018;47(4):564–570. doi:10.1016/j.jogn.2017.11.002

Combs VL, Marino BL. A comparison of growth patterns in breast and bottle-fed infants with congenital heart disease. *Pediatr Nurs*. 1993;19:175–179.

Committee on Hospital Care and Institute for Patient and Family-Centered Care. Patient and family-centered care and the pediatrician's role. *Pediatrics*. 2012;129(2):394–404.

Committee on Nutrition, Section of Breastfeeding, Committee on the Fetus and the Newborn. Donor human milk for the high-risk infant: preparation, safety, and usage options in the United States. *Pediatrics*. 2017;139(1):e20163440. doi:10.1542/peds.2016-3440

Committee on Practice Bulletins–Obstetrics. Practice Bulletin No. 187: neural tube defects. *Obstet Gynecol*. 2017;130(6):e279–e290. doi:10.1097/AOG.0000000000002412

Conforti A, Valfré L, Falbo M, et al. Feeding and swallowing disorders in esophageal atresia patients: a review of a critical issue. *Eur J Pdiatr Surg*. 2015;25(4):318–325. doi:10.1055/s-0035-1559819

Cook-Sather SD, Litman RS. Modern fasting guidelines in children. *Best Pract Res Clin Anaesthesiol*. 2006;20(3):471–481.

Crider KS, Cleves MA, Reffhuis J, et al. Antibacterial medication use during pregnancy and risk of birth defects: a national birth defects prevention study. *Arch Pediatr Adolesc Med*. 2009;163(11):978–985.

Cystic Fibrosis Foundation. *Cystic Fibrosis Foundation patient registry 2014 annual data report*. Bethesda, MD: Cystic Fibrosis Foundation; 2015.

Danner SC. Breastfeeding the infant with a cleft defect. *Clin Issu Perinat Womens Health Nurs*. 1992;3:634–639.

Darzi MA, Chowdri NA, Bhat AN. Breast feeding or spoon feeding after cleft lip repair: a prospective, randomized study. *Br J Plastic Surg*. 1996;49:24–26.

Davies H, Gilbert R, Johnson K, et al. Neonatal drug withdrawal syndrome: cross-country comparison using hospital administrative data in England, the USA, Western Australia and Ontario, Canada. *Arch Dis Child Fetal Neonatal Ed*. 2016;101(1):F26–F30. doi:10.1136/archdischild-2015-308948

de Boissieu D, Matarazzo P, Rocchiccioli F, Dupont C. Multiple food allergy: a possible diagnosis in breastfed infants. *Acta Paediatr*. 1997;86:1042–1046.

Delgove A, Harper L, Savidan P, et al. How can we decrease preoperative anxiety in parents of children undergoing surgery? *Arch Dis Child*. 2018;103(10):1001–1002. doi:10.1136/archdischild-2017-314579

Demirci J, Caplan E, Brozanski B, Bogen D. Winging it: maternal perspectives and experiences of breastfeeding newborns with complex congenital surgical anomalies. *J Perinatol*.
2018;38(6):708–717. doi:10.1038/s41372-018-0077-z

Denk MJ. Advances in neonatal surgery. *Pediatr Clin North Am*. 1998;45(6):1479–1506.

Dennehy P, Cortese MM, Begue RE, et al. A case-control study to determine risk factors for hospitalization for rotavirus gastroenteritis in U.S. children. *Pediatr Infect Dis J*. 2006;25(12):1123–1131.

Denny A, Amm C. New technique for airway correction in neonates with severe Pierre Robin sequence. *J Pediatr*. 2005;147:97–101.

de Oliveira LH, Camacho LA, Coutinho ES, et al. Impact and effectiveness of 10 and 13-valent pneumococcal conjugate vaccines on hospitalization and mortality in children aged less than 5 years in Latin American countries: a systematic review. *PLoS One*. 2016;11(12):e0166736. doi:10.1371/journal.pone.0166736

de Silva D, Geromi M, Halken S, et al. Primary prevention of food allergy in children and adults: systematic review. *Allergy*. 2014;69(5):581–589. doi:10.1111/al.12334

De Vries IAC, Breugem CC, van der Heul AMB, et al. Prevalence of feeding disorder in children with cleft palate only: a retrospective study. *Clin Oral Invest*. 2014;18:1507–1515.

DiMaggio DM, Cox A, Porto AF. Updates in infant nutrition. *Pediatr Rev*. 2017;38:449–462. doi:10.1542/pir.2016-0239

Dolgun E, Yavuz M, Eroğlu B, et al. Investigation of preoperative fasting times in children. *J Perianesth Nurs*. 2017;32(2):121–124. doi:10.1016/j.jopan.2014.12.005

Duarte GA, Ramos RB, de Almeida Freitas Cardoso MC. Feeding methods for children with cleft lip and/or palate: a systematic review. *Braz J Otorhinolaryngol*. 2016;82:602–609.

Duijts L, Ramadhani MK, Moll HA. Prolonged and exclusive breastfeeding reduces the risk of infectious diseases in infancy. *Pediatrics*. 2010;126(1):e18–e25. doi:10.1542/peds.2008-3256

Duncan LL, Elder SB. Breastfeeding the infant with PKU. *J Hum Lact*. 1997;13:231–235.

Du Toit G, Foong R-X, Lack G. The role of dietary interventions in the prevention of IgE-mediated food allergy in children. *Pediatr Allergy Immunol*. 2017;28:222–229. doi:10.1111/pai.12711

Eliason BC, Lewan RB. Gastroenteritis in children: principles of diagnosis and treatment. *Am Fam Physician*. 1998;58:1769–1776.

Ergaz-Shaltiel Z, Engel O, Erlichman I, et al. Neonatal characteristics and perinatal complications in neonates with Down syndrome. *Am J Med Genet*. 2017;173:1279–1286.

Ewer AK, James ME, Tobin JM. Prone and left lateral positioning reduce gastro-esophageal reflux in preterm infants. *Arch Dis Child Fetal Neonatal Ed*. 1999;81:F201–F205.

Farrell PM, White TB, Ren CL, et al. Diagnosis of cystic fibrosis: consensus guidelines from the Cystic Fibrosis Foundation. *Pediatrics*. 2017;181S:S4–S15.

Fayyaz J, Rehman A, Hamid A, et al. Age related clinical manifestation of acute bacterial meningitis in children presenting to emergency department of a tertiary care hospital. *J Pak Med Assoc*. 2014;64(3):296–299.

Fewtrell M, Bronsky J, Campoy D, et al. Complementary feeding: a position paper by the European Society for Paediatric Gastroenterology, Hepatology, and Nutrition (ESPGHAN) Committee on Nutrition. *J Pediatr Gastroenterol Nutr*. 2017;64(1):119–132. doi:10.1097/MPG.0000000000001454

Fleischer DM, Spergel JM, Asaa'ad AH, et al. Primary prevention of allergic disease through nutritional intervention. *J Allergy Clin Immunol Pract*. 2013;1:29–36.

Ford G, LaFranchi SH. Screening for congenital hypothyroidism: a worldwide view of strategies. *Best Pract Res Clin Endocrinol Metab*. 2014;28(2):175–187. doi:10.1016/j.beem.2013.05.008

Fox-Bacon C, McCamman S, Therou L, et al. Maternal PKU and breastfeeding: case report of identical twin mothers. *Clin Pediatr*. 1997;36(9):539–542.

Fukushima Y, Kawata Y, Onda T, Kitagawa M. Consumption of cow milk and egg by lactating women and the presence of beta-lactoglobulin and ovalbumin in breast milk. *Am J Clin Nutr.* 1997;65:30–35.

Gangar M, Bent J. The use of mitomycin C in pediatric airway surgery: does it work? *Curr Opin in Otolaryngol Head Neck Surg.* 2014;22(6):521–524. doi:10.1097/MOO.0000000000000110

Garza JJ, Morash D, Dzakovic A, et al. Ad libitum feeding decreases hospital stay for neonates after pyloromyotomy. *J Pediatr Surg.* 2002;37(3):493–495.

Genna CW. *Supporting suckling skills in breastfeeding infants.* Burlington, MA: Jones & Bartlett Learning; 2017.

Genther DJ, Skinner ML, Bailey PJ, et al. Airway obstruction after lingual frenulectomy in two infants with Pierre-Robin sequence. *Int J Pediatr Otorhinolaryngol.* 2015;79(9):1592–1594.

Gervasio MR, Buchanan CN. Malnutrition in the pediatric cardiology patient. *Crit Care Q.* 1985;8:49–56.

Ghaem M, Armstrong KL, Trocki O, et al. The sleep patterns of infants and young children with gastroesophageal reflux. *J Paediatr Child Health.* 1998;34(2):160–163.

Giovannini M, Verduci E, Salvatici E, et al. Phenylketonuria: dietary and therapeutic challenges. *J Inherit Metab Dis.* 2007;30:145–152.

Gokcay G, Baykal T, Gokdemir Y, Demirkol M. Breast feeding in organic acidaemias. *J Inherit Metab Dis.* 2006;29:2–3, 304–310.

Golbus JR, Wojckik BM, Charpie JR, Hirsch JC. Feeding complications in hypoplastic left heart syndrome after the Norwood procedure: a systematic review of the literature. *Pediatr Cardiol.* 2011;32:539–552.

Goldman RD, Canadian Paediatric Society, Drug Therapy and Hazardous Substances Committee. Treating cough and cold: guidance for caregivers of children and youth. *Paediatr Child Health.* 2011;16(9):564–566.

Gorelick MH, Shaw KN, Murphy KO. Validity and reliability of clinical signs in the diagnosis of dehydration in children. *Pediatrics.* 1997;99(5):E6. doi:10.1542/peds.99.5.e6

Goyal M, Chopra R, Bansal K, Marwaha M. Role of obturators and other feeding interventions in patients with cleft lip and palate: a review. *Eur Arch Paediatr Dent.* 2014;15:1–9.

Greer FR, Sicherer SH, Burks AW, et al. Effects of early nutritional interventions on the development of atopic disease in infants and children: the role of maternal dietary restriction, breastfeeding, timing of introducing complementary foods and hydrolyzed formulas. *Pediatrics.* 2008;121(1):183–191.

Greibler U, Bruckmüller MU, Kien C, et al. Health effects of cow's milk consumption in infants up to 3 years of age: a systematic review and meta-analysis. *Public Health Nutr.* 2016;12(2):293–307.

Greve L, Wheeler MD, Green-Burgeson DK, Zorn EM. Breast-feeding in the management of the newborn with phenylketonuria: a practical approach to dietary therapy. *J Am Diet Assoc.* 1994;94:305–309.

Gromada K, Sandora L. Safe and breastfeeding compatible oral behaviors for the infant receiving a bottle. Oral presentation at: International Lactation Consultant Association (ILCA) 2007 Conference; August 17, 2007. San Diego, CA.

Guarino A, Ashkenazi S, Gendel D, et al. European Society for Pediatric Gastroenterology, Hepatology, and Nutrition/European Society for Pediatric Infectious Diseases evidence-based guidelines for the management of acute gastroenteritis in children in Europe: update 2014. *J Pediatr Gastroenterol Nutr.* 2014;59(1):132–152. doi:10.1097/MPG.0000000000000375

Gupta M, Sicherer SH. Timing of food introduction and atopy prevention. *Clin Dermatol.* 2017;35:398–405. doi.org/10.1016/j.clindermatol.2017.03.013

Gupta RS, Springston EE, Warrier MR. The prevalence, severity, and distribution of childhood food allergy in the United States. *Pediatrics.* 2011;128(1):e9–e17. doi:10.1542/peds.2011-0204

Hak MS, Sasagari M, Sulaiman FK, et al. Longitudinal study of effect of Hotz's plate and lip adhesion on maxillary growth in bilateral cleft lip and palate patients. *Cleft Palate Craniofac J.* 2012;49(2):230–236.

Hall AJ, Rosenthal M, Gregoricus N, et al. Incidence of acute gastroenteritis and role of norovirus, Georgia, USA, 2004–2005. *Emerg Infect Dis.* 2011;17(8):1381–1388. http://dx.doli.org/10.3201/eid1708.101533.

Harrison D, Reszel J, Bueno M, Sampson M, et al. Breastfeeding for procedural pain in infants beyond the neonatal period. *Cochrane Database Syst Rev.* October 28, 2016;(10):CDO11248.

Hartzell LD, Kilpatrick LA. Diagnosis and management of patients with clefts. *Otolaryngol Clin North Am.* 2014;47(5):821–852.

Heacock HJ, Jeffery HE, Baker JL, Page M. Influence of breast versus formula milk on physiological gastroesophageal reflux in healthy, newborn infants. *J Pediatr Gastroenterol Nutr.* 1992;14:41–46.

Hegar B, Devanti NR, Kadim M, et al. Natural evolution of regurgitation in healthy infants. *Acta Paediatr.* 2009;98:1189–1193.

Helin R, Angeles ST, Bhat R. Octreotide therapy for chylothorax in infants and children: a brief review. *Pediatr Crit Care Med.* 2006;7(6):576–579.

Herman RS, Teitelbaum DH. Anorectal malformations. *Clin Perinatol.* 2012;39:403–422.

Hodges AM. Combined early cleft lip and palate repair in children under 10 months: a series of 106 patients. *J Plast Reconstr Surg.* 2010;63:1813–1819.

Hodgson ZG, Abrahams RR. A rooming-in program to mitigate the need to treat for opiate withdrawal in the newborn. *J Obstet Gynaecol Can.* 2012;34(5):475–481.

Hoen AF, Li J, Moulton LA, et al. Associations between gut microbial colonization in early life and respiratory outcomes in cystic fibrosis. *J Pediatr.* 2015;167:138–147.

Hoffman JIE. The global burden of congenital heart disease. *Cardiovasc J Afr.* 2013;24(4):141–145.

Holmes AP, Schmidlin HN, Kurxum EN. Breastfeeding considerations for mothers of infants with neonatal abstinence syndrome. *Pharmacotherapy.* 2017;37(7):861–869.

Hom J, Fernandes RM. When should nebulized hypertonic saline solution be used in the treatment of bronchiolitis? *Paediatr Child Health.* 2011;16(3):157–158.

Hosseini HR, Kaklamanos E, Athanasiou AE. Treatment outcomes of pre-surgical infant orthopedics in patients with non-syndromic cleft lip and/or palate: a systematic review and meta-analysis of randomized controlled trials. *PLoS One.* 2017;12(7):e0181768. doi:10.1371/journal.pone.0181768

Host A, Halken S. Cow's milk allergy: where have we come from and where are we going? *Endocr Metab Immune Discord Drug Targets.* 2014;14(1):2–8.

Huckabay LM, Tilem-Kessler D. Patterns of parental stress in PICU emergency admission. *Dimens Crit Care Nurs.* 1999;18(2):36–42.

Hudak ML, Tan RC, Committee on Fetus and Newborn American Academy of Pediatrics. Neonatal drug withdrawal. *Pediatrics.* 2012;129(2):e540–e560.

Hughes P, Riches S. Psychological aspects of perinatal loss. *Curr Opin Obstet Gynecol.* 2003;15(2):107–111.

Huner G, Baykal T, Demir F, Demirkol M. Breastfeeding experience in inborn errors of metabolism other than phenylketonuria. *J Inherit Metab Dis.* 2005;28:457–465.

Hungerford D, Smith K, Tucker A, et al. Population effectiveness of the pentavalent and monovalent rotavirus vaccines: a systematic review and meta-analysis of observational studies. *BMC Infect Dis.* 2017;17(1):569. doi:10.1186/s12879-017-2613-4

Hurtekant K, Spatz D. Special considerations for breastfeeding the infant with spina bifida. *J Perinat Neonatal Nurs.* 2007;21(1):69–75.

Ip S, Chung M, Raman G, et al. Breastfeeding and maternal and infant health outcomes in developed countries. Evidence Report/Technology Assessment No. 153. AHRQ Publications No. 07-E007. Rockville, MD: Agency for Healthcare Research and Quality (AHRQ); 2007.

Jobson M, Hall NJ. Contemporary management of pyloric stenosis. *Semin Pediatr Surg.* 2016;25:219–224.

Jones AC, Miles EA, Warner JO, et al. Fetal peripheral blood mononuclear cell proliferative responses to mitogenic and allergenic stimuli during gestation. *Pediatr Allergy Immunol.* 1996;7:109–116.

Jones F. Best practice for expressing, storing and handling human milk in hospitals, homes and child care settings. Raleigh, NC: Human Milk Banking Association of North America; 2011.

Joseph RA, Killian MR, Brady EE. Nursing care of infants with a ventriculoperitoneal shunt. *Adv Neonatal Care.* 2017;17(6): 430–439.

Karpen HE. Nutrition in the cardiac newborns: evidence-based nutrition guidelines for cardiac newborns. *Clin Perinatol.* 2016;43:131–145.

Kassing D. Bottle-feeding as a tool to reinforce breastfeeding. *J Hum Lact.* 2002;18(1):56–60.

Kaur R, Morris M, Pichichero ME. Epidemiology of acute otitis media in the postpneumococcal conjugate vaccine era. *Pediatrics.* 2017;140(3):e20170181.

Khan MN, Islam MM. Effect of exclusive breastfeeding on selected adverse health and nutritional outcomes: a nationally representative study. *BMC Public Health.* 2017;17(1):889. doi:10.1186/s12889-017-4913-4

Kim EK, Lee TJ, Chae SW. Effect of unrestricted bottle-feeding on early postoperative course after cleft palate repair. *J Craniofac Surg.* 2009;20:1886–1888.

Kleinman L, Rothman M, Strauss R, et al. The infant gastroesophageal reflux questionnaire revised: development and validation as an evaluative instrument. *Clin Gastroenterol Hepatol.* 2006;4(5):588–596.

Kleinman RE, ed. *Pediatric nutrition handbook.* Elk Grove Village, IL: American Academy of Pediatrics; 2009.

Kleinman RE, Greer F, eds. *Pediatric nutrition.* Elk Grove Village, IL: American Academy of Pediatrics; 2014.

Kocel SL, Russell J, O'Connor DL. Fat-modified breast milk resolves chylous pleural effusion in infants with postsurgical chylothorax but is associated with slot growth. *J Parenter Enteral Nutr.* 2016;40(4):543–551.

Kogon BE, Ramaswamy V, Todd K, et al. Feeding difficulty in newborns following congenital heart surgery. *Congenit Heart Dis.* 2007;2:332–337.

Kohr LM, Brudis NJ. *Growth and nutrition in paediatric cardiology.* Philadelphia, PA: Churchill Livingston; 2010.

Korppi M, Hiltunen J. Pertussis is common in nonvaccinated infants hospitalized for respiratory syncytial virus infection. *Pediatr Infect Dis J.* 2007;26(4):316–318.

Kosko J, EBCH European editorial base. Summary of preoperative fasting for preventing perioperative complications in children. *Evid Based Child Health: Cochrane Rev J.* 2006;1:281–284.

Kotloff KL, Nataro JP, Blackwelder WC, et al. Burden and aetiology of diarrhoeal disease in infants and young children in developing countries (the Global Enteric Multicenter Study, GEMS): a prospective, case-control study. *Lancet.* 2013;382:209–222.

Krogh C, Biggar RJ, Fischer TK, et al. Bottle-feeding and the risk of pyloric stenosis. *Pediatrics.* 2012;130(4):e943-e949.

Kunisaki SM, Foker JE. Surgical advances in the fetus and neonate: esophageal atresia. *Clin Perinatol.* 2012;39:349–361.

Kuo DZ, Sisterhen LL, Siegrest TE, et al. Family experiences and pediatric health services use associated with family-centered rounds. *Pediatrics.* 2012;130:299–305.

Kuttenberger J, Ohmer JN, Polska E. Initial counselling for cleft lip and palate: parents' evaluation, needs and expectations. *Int J Oral Maxillofac Surg.* 2010;39(3):214–220.

Kwok TC, Ojha S, Dorling J. Feed thickener for infants up to six months of age with gastro-oesophageal reflux. *Cochrane Database Syst Rev.* December 5, 2017;(12):CD003211. doi:10.1002/14651858.CD003211.pub2

Kwong KM. Current updates on choanal atresia. *Front Pediatr.* 2015;3(52):1–7. doi:10.3389/fped.2015.00052

Kørvel-Hanquist A, Djurhuus BD, Homøe P. The effect of breastfeeding on childhood otitis media. *Curr Allergy Asthma Rep.* 2017;17(7):45. doi:10.1007/s11882-017-0712-3

Lack G. Update on risk factors for food allergy. *J Allergy Clin Immunol.* 2012;129(5):1187–1197.

Lak R, Yazdizadeh B, Davari M, et al. Newborn screening for galactosaemia. *Cochrane Database Syst Rev.* 2017;(12):CD012272. doi:10.1002/14651858.CD012272.pub2

Langley GF, Anderson LJ. Epidemiology and prevention of respiratory syncytial virus infections among infants and young children. *Pediatr Infect Dis J.* 2011;30:510–517.

Lassi ZS, Middleton PF, Crowther C, Bhutta ZA. Interventions to improve neonatal health and later survival: an overview of systematic reviews. *EBioMedicine.* 2015;2(8):985–1000. doi:10.1016/j.ebiom.2015.05.023

Lawrence R. Circumstances where breastfeeding is contraindicated. *Pediatr Clin North Am.* 2013;60(1):295–318.

Li R, Dee D, Li CM, et al. Breastfeeding and risk of infections at 6 years. *Pediatrics.* 2014;134:S13–S20. doi:10.1542/peds.2014-0646D

Lieberthal AS, Charroll AE, Chonmaitree T, et al. Diagnosis and management of acute otitis media. *Pediatrics.* 2013;131(3): e964–e999.

Liet JM, Ducruet T, Gupta V, Cambonie G. Heliox inhalation therapy for bronchiolitis in infants. *Cochrane Database Syst Rev.* 2010;(4):CD006915.

Lirio RA. Management of upper gastrointestinal bleeding in children: variceal and nonvariceal. *Gastrointest Endosc Clin N Am.* 2016;26(1):63–73. doi:10.1016/j.giec.2015.09.003

Liu Y, Sidhu A, Bean LH, et al. Genetic and functional studies reveal a novel noncoding variant in GALT associated with a false positive newborn screening result for galactosemia. *Clin Chim Acta.* 2015;446:171–174. doi:10.1016/j.cca.2015.04.030

Lodge CJ, Bowatte G, Matheson MC, Dharmage SC. The role of breastfeeding in childhood otitis media. *Curr Allergy Asthma Rep.* 2016;16(9):68. doi:10.1007/s11882-016-0647-0

López-Alcarcón M, Garza C, del Prado M, et al. Breastfeeding's protection against illness-induced anorexia is mediated partially by docosahexaenoic acid. *Eur J Clin Nutr.* 2008;62(1): 32–38.

Lundbo LF, Benfield T. Risk factors for community-acquired bacterial meningitis, *Infect Dis.* 2017;49:6:433–444. doi:10.1080/23744235.2017.1285046

Lust K, Brown JE, Thomas W. Maternal intake of cruciferous vegetables and other foods and colic symptoms in exclusively breast-fed infants. *J Am Diet Assoc.* 1996;96(1):46–48.

MacDonald A, Evans S, Cochrane B, Wildgoose J. Weaning infants with phenylketonuria: a review. *J Hum Nutr Diet.* 2011;25:103–110.

MacDonald A, Depondt E, Evans S, et al. Breastfeeding in IMD. *J Inherit Metab Dis.* 2006;29:299–303.

MacMillan KDL, Rendon CP, Verma K, et al. Association of rooming-in with outcomes for neonatal abstinence syndrome: a systematic review and meta-analysis. *JAMA Pediatr.* 2018;172(4):345–351. doi:10.1001/jamapediatrics.2017.5195

Madan JC. Neonatal gastrointestinal and respiratory microbiome in cystic fibrosis: potential interactions and implications for systemic health. *Clin Ther.* 2016;38(4):740–746.

Mahle WT, Martin GR, Beekman RH. Endorsement of Health and Human Services recommendation for pulse oximetry screening for critical congenital heart disease. *Pediatrics.* 2012;129(1):190–192.

Malcolm WF, Cotten CM. Metoclopramide, H_2 blockers and proton pump inhibitors: pharmacotherapy for gastroesophageal reflux in neonates. *Clin Perinatol.* 2012;39:99–109.

Mangrio E, Persson K, Bramhagen A. Sociodemographic, physical, mental, and social factors in the cessation of breastfeeding before 6 months: a systematic review. *Scand J Caring Sci.* 2018;32:451–465. doi:10.1111/scs.12489

Marin MT, Coffey ML, Beck JK, et al. A novel approach to the management of neonatal diabetes using sensor-augmented insulin pump therapy with threshold suspend technology at diagnosis. *Diabetes Spectr.* 2016;29(3):176–179.

Marino BL, O'Brien P, LoRe H. Oxygen saturations during breast and bottle-feedings in infants with congenital heart disease. *J Pediatr Nurs.* 1995;10(6):360–364.

Markel TA, Scott MR, Stokes SM, Ladd AP. A randomized trial to assess advancement of enteral feedings following surgery for hypertrophic pyloric stenosis. *J Pediatr Surg.* 2017;52:534–539.

Marom T, Marchisio P, Tamir SO, et al. Complementary and alternative medicine treatment options for otitis media. *Medicine.* 2016;95(6):e2695.

Marques IL, de Sousa TV, Carneiro AF, et al. Clinical experience with infants with Robin sequence: a prospective study. *Cleft Palate Craniofac J.* 2001;38(2):171–178.

Martino K, Wagner M, Froh EB, et al. Postdischarge breastfeeding outcomes of infants with complex anomalies that require surgery. *J Obstet Gynecol Neonatal Nurs.* 2015;44:450–457. doi:10.1111/1552-6909.12568

Masarei A, Sell D, Habel A, et al. The nature of feeding in infants with unrepaired cleft lip and/or palate compared with healthy noncleft infants. *Cleft Palate Craniofac J.* 2007;44(3):21–28.

Mathisen B, Worrall L, Masel J, et al. Feeding problems in infants with gastroesophageal reflux disease: a case controlled study. *J Paediatr Child Health.* 1999;35:163–169.

McBride MC, Danner SC. Sucking disorders in neurologically impaired infants: assessment and facilitation of breastfeeding. *Clin Perinatol.* 1987;14(1):109–130.

McCabe L, Ernest AE, Neifert MR, et al. The management of breastfeeding among infants with phenylketonuria. *J Inherit Metab Dis.* 1989;12:467–474.

McGuire E. Feelings of failure: early weaning. *Breastfeed Rev.* 2016;24:21–26.

McKinney C, Glass R, Coffey P, et al. Feeding neonates by cup: a systematic review of the literature. *Matern Child Health J.* 2016;20:1620–1633. doi:10.1007/s10995-016-1961-9

McQueen K, Murphy-Oikonen J. Neonatal abstinence syndrome. *N Engl J Med.* 2016;375:2468–2479.

Medoff-Cooper B, Naim M, Torowicz D, Mort A. Feeding, growth, and nutrition in children with congenitally malformed hearts. *Cardiol Young.* 2010;20(suppl 3):149–153.

Meier P. Nipple shields for preterm infants: effect of milk transfer and duration of breastfeeding. *J Hum Lact.* 2000;16(2):106–114.

Melnyk B, Alpert-Gillis L, Feinstein NF, et al. Creating opportunities for parent empowerment: program effects on the mental health and coping outcomes of critically ill young children and their mothers. *Pediatrics.* 2004;113(6):e597–e607.

Merewood A, Philipp BL. *Breastfeeding: conditions and diseases.* Amarillo, TX: Pharmasoft Publishing; 2002.

Miller CK. Feeding issues and interventions in children with clefts and craniofacial syndromes. *Semin Speech Lang.* 2011;32:115–126.

Miller JH. *The controversial issue of breastfeeding cleft-affected infants.* Innisfail, Alberta, Canada: InfoMed Publications; 1998.

Minchin M, Minogue C, Meehan M, et al. Expanding the WHO/ UNICEF Baby-Friendly Hospital Initiative: eleven steps to optimal infant feeding in a pediatric unit. *Breastfeed Rev.* 1996;4:87–91.

Mizuno K, Ueda A. Development of sucking behavior in infants with Down's syndrome. *Acta Paediatr.* 2001;90:1384–1388.

Mizuno K, Ueda A, Takeuchi T. Effects of different fluids on the relationship between swallowing and breathing during nutritive sucking in neonates. *Biol Neonate.* 2002;81(1):45–50.

Mohrbacher N, Stock J. *The breastfeeding answer book.* 3rd ed. Schaumburg, IL: La Leche League International; 2003.

Montagnoli L, Barbieri MA, Bettiol H, et al. Growth impairment of children with different types of lip and palate clefts in the first 2 years of life: a cross-sectional study. *J Pediatr.* 2005;81(6):461–465.

Moon RY. SIDS and other sleep-related infant deaths: expansion of recommendations for a safe infant sleeping environment. *Pediatrics.* 2011;128:1030–1039.

Nair H, Nokes DJ, Gessner BD, et al. Global burden of acute lower respiratory infections due to respiratory syncytial virus in young children: a systematic review and meta-analysis. *Lancet.* 2010;375(0725):145–155.

Nam SH, Kim DY, Kim SC. Can we expect a favorable outcome after surgical treatment for an anorectal malformation? *J Pediatr Surg.* 2016;51:421–424.

National Center on Birth Defects and Developmental Disabilities (NCBDDD), Centers for Disease Control and Prevention (CDC). Folic acid: birth defects count 2017. Available at: https://www.cdc.gov/ncbddd/birthdefectscount/data.html. Accessed November 30, 2018.

Noble R, Bovey A. Therapeutic teat use for babies who breastfeed poorly. *Breastfeed Rev.* 1997;5(2):37–42.

Nicholl H, Tracey C, Begley T, et al. Internet use by parents of children with rare conditions: findings from a study on parents' web information needs. *J Med Internet Res.* 2017;19(2):e52. doi:10.2196/jmir.5834

Oddy WH. A review of the effects of breastfeeding on respiratory infections, atopy and childhood asthma. *J Asthma.* 2004;4(6):605–621.

Oddy WH. Breastfeeding, childhood asthma, and allergic disease. *Ann Nutr Metab.* 2017;70(suppl):26–36.

Oladapo OT, Fawole B. Treatments for suppression of lactation (review). *Cochrane Database Syst Rev.* 2012;(9):CD005937. doi:10.1002/14651858

Oliveira AC, Pordeus IA, Torres CS, et al. Feeding and nonnutritive sucking habits and prevalence of open bite and crossbite in children/adolescents with Down syndrome. *Angle Orthod.* 2010;80(4):748–753.

Olshansky S. Chronic sorrow: a response to having a mentally defective child. *Soc Casework.* 1962;43:190–193.

Orenstein SR. Symptoms and reflux in infants: Infant Gastroesophageal Reflux Questionnaire Revised (I-GERQ-R): utility for symptom tracking and diagnosis. *Pediatr Gastroenterol.* 2010;12(6):431–436.

Ouchenir L, Renaud C, Khan S, et al. The epidemiology, management, and outcomes of bacterial meningitis in infants. *Pediatrics.* 2017;140(1):e20170476.

Owensby S, Taylor K, Wilkins T. Diagnosis and management of upper gastrointestinal bleeding in children. *J Am Board Fam Med.* 2015;28(1):134–145. doi:10.3122/jabfm.2015.01.140153

Pai AK, Fox VL. Gastrointestinal bleeding and management. *Pediatr Clin North Am.* 2017;64(3):543–561. doi:10.1016/j.pcl.2017.01.014

Panamonta V, Pradubwong S, Panamonta M, Chowchuen B. Global birth prevalence of orofacial clefts: a systematic review. *J Med Assoc Thai.* 2015;98(suppl 7):S11–S21.

Pandya S, Heiss K. Pyloric stenosis in pediatric surgery: an evidence-based review. *Surg Clin North Am.* 2012;92:527–539.

Pant C, Olyaee M, Sferra TJ, et al. Emergency department visits for gastrointestinal bleeding in children: results from the Nationwide Emergency Department Sample 2006–2011. *Curr Med Res Opin*. 2015;2:347–351. doi:10.1185/03007995.2014.986569

Paradise JL, Elster BA, Tan L. Evidence in infants with cleft palate that breast milk protects against otitis media. *Pediatrics*. 1994;94:853–860.

Patel MM, Steele D, Gentsch JR, et al. Real-world impact of rotavirus vaccination. *Pediatr Infect Dis J*. 2011;30(1 suppl):S1–S5. doi:10.1097/INF.0b013e3181fefa1f

Patenaude Y, Bernard C, Schreiber R, Sinsky AB. Cow's milk-induced allergic colitis in an exclusively breastfed infant: diagnosed with ultrasound. *Pediatr Radiol*. 2000;30:379–382.

Pavlinac PB, Brander RL, Atlas HE, et al. Interventions to reduce post-acute consequences of diarrheal disease in children: a systematic review. *BMC Public Health*. 2018;18(1):208. doi:10.1186/s12889-018-5092-7

Payne S, Quigley MA. Breastfeeding and infant hospitalisation: analysis of the UK 2010 Infant Feeding Survey. *Matern Child Nutr*. 2017;13(1). doi:10.1111/mcn.12263

Pelchat D, Bisson J, Ricard N, et al. Longitudinal effects of an early family intervention programme on the adaptation of parents of children with a disability. *Int J Nurs Stud*. 1999;36(6):465–477.

Pichler K, Michel M, Zlamy M, et al. Breast milk feeding in infants with inherited metabolic disorders other than phenylketonuria–a 10-year single-center experience. *J Perinat Med*. 2017;3:375–382. doi:10.1515/jpm-2016-0205

Pinnington LL, Smith CM, Ellis RE, Morton RE. Feeding efficiency and respiratory integration in infants with acute viral bronchiolitis. *J Pediatr*. 2000;137:523–526.

Popper PK. *The hospitalized nursing baby* [Unit I/Lactation Consultant Series Two]. Schaumberg, IL: La Leche League International; 1998.

Principi N, Esposito S. Management of severe community-acquired pneumonia of children in developing and developed countries. *Thorax*. 2012;66:815–822.

Pumberger W, Pumberger G, Geissler W. Proctocolitis in breast-fed infants: a contribution to differential diagnosis of haematochezia in early childhood. *Postgrad Med*. 2001;77(906):252–254.

Pyhtila BM, Shaw KA, Neumann SE, Fridovich-Keil JL. A brief overview of galactosemia newborn screening in the United States. *J Inherit Metab Dis*. 2014;39(5):633–649. doi:10.1007/s10545-016-9936-y

Quigley M, Kelly Y, Sacker A. Breastfeeding and hospitalization for diarrheal and respiratory infection in the United Kingdom millennium cohort study. *Pediatrics*. 2007;119(4):e837–e842.

Ralston SL, Lieberthal AS, Meissner HC, et al. Clinical practice guideline: the diagnosis, management, and prevention of bronchiolitis. *Pediatrics*. 2014;134(5):e1474–e1502. doi:10.1542/peds.2014-2742

Rathe M, Rayyan M, Schoenaers J, et al. Pierre Robin sequence: management of respiratory and feeding complications during the first year of life in a tertiary referral center. *Int J Pediatr Otorhinolaryngol*. 2015;79(8):1206–1212.

Reece-Stremtan S, Gray L, Academy of Breastfeeding Medicine. ABM Clinical Protocol #23: Nonpharmacological management of procedure-related pain in the breastfeeding infant, revised 2016. *Breastfeed Med*. 2016;11(9):425–429. doi:10.1089/bfm.2016.29025.srs

Reece-Stremtan S, Marinelli KA, Academy of Breastfeeding Medicine. ABM Clinical Protocol #21: Guidelines for breastfeeding and substance use or substance use disorder, revised 2015. *Breastfeed Med*. 2015;10(3):135–141.

Reid J, Reilly S, Kilpatrick N. Sucking performance of babies with cleft conditions. *Cleft Palate Craniofac J*. 2007;44(3):312–320.

Reilly S, Reid J, Skeat J, et al. ABM Clinical Protocol #17: Guidelines

for breastfeeding infants with cleft lip, cleft palate, or cleft lip and palate, revised 2013. *Breastfeed Med*. 2013;8(4):349–353.

Rendon-Macias M, Castañeda-Muciño G, Cruz JJ, et al. Breastfeeding among patients with congenital malformations. *Arch Med Res*. 2002;33(3):269–275.

Repucci A. Resolution of stool blood in breast-fed infants with maternal ingestion of pancreatic enzymes. *J Pediatr Gastro Nutr*. 1999;84:353–360.

Riva E, Agostoni C, Biasucci G, et al. Early breastfeeding is linked to higher intelligence quotient scores in dietary treated phenylketonuric children. *Acta Paediatr*. 1996;85:56–58.

Rivera AF, Davila Torres RR, Parrilla Rodríguez AM, et al. Exploratory study: knowledge about the benefits of breastfeeding and barriers for initiation in mothers of children with spina bifida. *Matern Child Health J*. 2008;12:734–738. doi:10.1007/s10995-007-0269-1

Rodríguez-Rey R, Alonso-Tapia J, Colville G. Prediction of parental posttraumatic stress, anxiety and depression after a child's critical hospitalization. *J Crit Care*. 2018;45:149–155. doi:10.1016/j.jcrc.2018.02.006

Romano C, Olica S, Martellossi S, et al. Pediatric gastrointestinal bleeding: perspectives from the Italian Society of Pediatric Gastroenterology. *World J Gastroenterol*. 2017;23(8):1328–1337. doi:10.3748/wjg.v23.i8.1328

Roose RE, Blanford CR. Perinatal grief and support spans the generations: parents' and grandparents' evaluations of an intergenerational perinatal bereavement program. *J Perinat Neonatal Nurs*. 2011;25(1):77–85.

Rosen R, Vandenplas Y, Singendonk M, et al. Pediatric gastroesophageal reflux clinical practice guidelines: joint recommendations of the North American Society for Pediatric Gastroenterology, Hepatology and Nutrition and the European Society of Pediatric Gastroenterology, Hepatology and Nutrition. *J Pediatr Gastroenterol Nutr*. 2018;66:516–554.

Rosenfeld M, Sontag MK, Ren CL. Cystic fibrosis diagnosis and newborn screening. *Pediatr Clin North Am*. 2016 August;63(4):599–615. doi:10.1016/j.pcl.2016.04.004

Rubio-Cabezas O, Ellard S. Diabetes mellitus in neonates and infants: genetic heterogeneity, clinical approach to diagnosis, and therapeutic options. *Horm Res Paediatr*. 2013;80:137–146.

Ryan G, Dooley J, Finn LG, Kelly L. Nonpharmacological management of neonatal abstinence syndrome: a review of the literature. *J Matern Fetal Neonatal Med*. 2018 January:1–6. doi:org/10.1080/14767058.2017.1414180

Saadai P, Farmer DL. Fetal surgery for myelomeningocele. *Clin Perinatol*. 2012;39:279–288.

Sandberg D, Magee W, Denk M. Neonatal cleft lip and cleft palate repair. *AORN J*. 2002;75(3):490–506.

Sandler A. *Living with spina bifida: a guide for families and professionals*. Chapel Hill, NC: University of North Carolina Press; 1997.

Sankar MJ, Sinha B, Chowdhury R, et al. Optimal breastfeeding practices and infant and child mortality: a systematic review and meta-analysis. *Acta Paediatr*. 2015;104(467):3–13. doi:10.1111/apa.13147

Sanlorenzo LA, Stark AR, Patrick SW. Neonatal abstinence syndrome: an update. *Curr Opin Pediatr*. 2018;30:1–5. doi:10.1097/MOP.0000000000000589

Sathya C, Wayne C, Gotsch A, et al. Laparoscopic versus open pyloromyotomy in infants: a systematic review and meta-analysis. *Pediatr Surg Int*. 2017;33(3):325–333. doi:10.1007/s00383-016-4030-y

Schach B, Haight M. Colic and food allergy in the breast-fed infant: is it possible for the exclusively breast-fed infant to suffer from food allergy? *J Hum Lact*. 2002;18(1):50–52.

Schuh S, Babl FE, Dalziel SR, et al. Practice variation in acute bronchiolitis: a Pediatric Emergency Research Networks study. *Pediatrics.* 2017;140(6). pii: e20170842. doi:10.1542/peds.2017-0842

Scott AR. Surgical management of Pierre Robin sequence: using mandibular distraction ostogenesis to address hypoventilation and failure to thrive in infancy. *Facial Plast Surg.* 2016;32:177–187.

Seecharan G, Andresen EM, Norris K, Toce SS. Parents' assessment of quality of care and grief following a child's death. *Arch Pediatr Med.* 2004;158:515–520.

Shah PS, Herbozo C, Aliwalas LI, et al. Breastfeeding or breast milk for procedural pain in neonates (review). *Cochrane Database Syst Rev.* 2012;(12):CD004950. doi:10.1002/14651858.CD004950.pub3

Shane AL, Mody RK, Crump JA, et al. Infectious Diseases Society of America clinical practice guidelines for the diagnosis and management of infectious diarrhea. *Clin Infect Dis.* 2017;65:1963–1973.

Shawyer AC, D'Souza J, Pemberton J, Flageole H. The management of postoperative reflux in congenital esophageal atresia-tracheoesophageal fistula: a systematic review. *Pediatr Surg Int.* 2014;10:987–996. doi:10.1007/s00383-014-3548-0

Shetye PR. Presurgical infant orthopedics. *J Craniofac Surg.* 2012;23(1):210–211.

Shudy M, de Almeida ML, Ly S, et al. Impact of critical illness and injury on families: systematic literature review. *Pediatrics.* 2006;118(S3):S203–S218.

Silano M, Agostini C, Sanz Y, Guandalini S. Infant feeding and risk of developing celiac disease: a systematic review. *BMJ Open.* 2016;6:e009163. doi:10.1136/bmjopen-2015-009163

Skillman HE, Mehta NM. Nutrition therapy in the critically ill child. *Cur Opin Crit Care.* 2012;18(2):192–198.

Slain KN, Martinez-Schlurmann N, Shein SL, Stormorken A. Nutrition and high-flow nasal cannula respiratory support in children with bronchiolitis. *Hosp Pediatr.* 2017;7(5):256–262. doi:10.1542/hpeds.2016-0194

Smith M, Saunders C. Prognosis of airway obstruction and feeding difficulty in the Robin sequence. *Int J Pediatr Otorhinolaryngol.* 2006;70:319–324.

Smith TB, Oliver MN, Innocenti MS. Parenting stress in families of children with disabilities. *Am J Orthopsychiatry.* 2001;71(2):257–261.

Sochet AA, McGee JA, October TW. Oral nutrition in children with bronchiolitis on high-flow nasal cannula is well tolerated. *Hosp Pediatr.* 2017;7(5):249–255. doi:10.1542/hpeds.2016-0131

Spatz D. Preserving breastfeeding for the rehospitalized infant: a clinical pathway. *MCN Am J Matern Child Nurs.* 2006;31(1):45–51.

Spatz D. SPN position statement: the role of pediatric nurses in the promotion and protection of human milk and breastfeeding. *J Pediatr Nurs.* 2017;37:136–139. doi:10.1016/j.pedn.2017.08.031

Stanescu AL, Liszewski MC, Lee EY, Phillips GS. Neonatal gastrointestinal emergencies step-by-step approach. *Radiol Clin N Am.* 2017;55:717–739.

Steiner MJ, DeWalt DA, Beyerley JS. Is this child dehydrated? *JAMA.* 2004;291(22):2746–2754.

Strychowsky JE, Kawai K, Moritz E, et al. To stent or not to stent? A meta-analysis of endonasal congenital bilateral choanal atresia repair. *Laryngoscope.* 2016;126:218–227. doi:10.1002/lary.25393

Sulkowski JP, Cooper JN, Lopez JJ, et al. Morbidity and mortality in patients with esophageal atresia. *Surgery.* 2014;156(2):483–491.

Sullivan JS, Sundaram SS. Gastroesophageal reflux. *Pediatr Rev.* 2012;33(6):243–254.

Szajewska H, Dziechciarz P. Gastrointestinal infections in the pediatric population. *Curr Opin Gastroenterol.* 2010;26:36–44.

Szajewska H, Shamir R, Mearin L, et al. Gluten introduction and the risk of coeliac disease: a position paper by the European Society for Pediatric Gastroenterology, Hepatology, and Nutrition. *J Pediatr Gastroenterol Nutr.* 2016;62(2):507–513.

Thomas J, Marinelli KA, Academy of Breastfeeding Medicine Protocol Committee. ABM Clinical Protocol #16: Breastfeeding the hypotonic infant. Revision. *Breastfeed Med.* 2016;11(6):271–276.

Thomas M, Morrison C, Newton R, et al. Consensus statement on clear fluids fasting for elective pediatric general anesthesia. *Paediatr Anaesth.* 2018;28(5):411–414. doi:10.1111/pan.13370

Thomson SC. The koala hold from down under: another choice in breastfeeding position. *J Hum Lact.* 2013;29(2):147–149.

Tobin JM, McCloud, P, Cameron DJS. Posture and gastroesophageal reflux: a case for left lateral positioning. *Arch Dis Child.* 1997;7:254–258.

Tomlinson PS, Swiggum P, Harbaugh BL. Identification of nurse-family intervention sites to decrease health-related family boundary ambiguity in PICU. *Issues Compr Pediatr Nurs.* 1999;22(1):27–47.

Torowicz DL, Lisanti AJ, Rim JS, Medoff-Cooper B. A developmental care framework for a cardiac intensive care unit: a paradigm shift. *Adv Neonatal Care.* 2012;12(suppl 5):S28–S32.

Torowicz DL, Seelhorst A, Froh EB, Spatz DL. Human milk and breastfeeding outcomes in infants with congenital heart disease. *Breastfeed Med.* 2015;10(1):31–37.

Trotter CL, Lingani C, Fernandez K, et al. Impact of MenAfriVac in nine countries of the African meningitis belt, 2010–2015: an analysis of surveillance data. *Lancet Infect Dis.* 2017;17(8):867–872.

Turner L, Jacobsen C, Humenczuk M, et al. The effects of lactation education and a prosthetic obturator appliance on feeding efficiency in infants with cleft lip and palate. *Cleft Palate Craniofac J.* 2001;38(5):S510–S524.

Vadas P, Wai Y, Burks W, Perelman B. Detection of peanut allergens in breast milk of lactating women. *JAMA.* 2001;285:1746–1748.

Vajpayee S, Sharma SD, Gupta R, et al. Early infant feeding practices may influence the onset of symptomatic celiac disease. *Pediatr Gastroenterol Hepatol Nutr.* 2016;19(4):229–235.

Vandenplas Y. Lactose intolerance. *Asia Pac J Clin Nutr.* 2015;24(suppl 1):S9–S13. doi:10.6133/apjcn.2015.24.s1.02

van Neerven RJJ, Savelkoul H. Nutrition and allergic disease. *Nutrients.* 2017;9:762–769. doi:10.3390/nu9070762

van Rijn M, Bekhof J, Dijkstra T, et al. A different approach to breastfeeding of the infant with phenylketonuria. *Eur J Pediatr.* 2003;162:323–326.

Varela-Lema L, Paz-Valinas L, Atienza-Merion G, et al. Appropriateness of newborn screening classic galactosaemia: a systematic review. *J Inherit Metab Dis.* 2016;37:633–649. doi:10.1007/s10545-016-9936-y

Visconti KJ, Saudino KJ, Rappaport LA, et al. Influence of parental stress and social support on the behavioral adjustment of children with transposition of the great arteries. *J Dev Behav Pediatr.* 2002;23(5):314–321.

Wang C, Li L, Cheng W. Anorectal malformation: the etiological factors. *Pediatr Surg Int.* 2015;31:795–804.

Wassner AJ, Brown RS. Congenital hypothyroidism: recent advances. *Curr Opin Endocrinol Diabetes Obes.* 2015;22(5):407–412. doi:10.1097/MED.0000000000000181

Weijerman ME, de Winter, JP. Clinical practice: the care of children with Down syndrome. *Eur J Pediatr.* 2010;169:1445–1452.

Welling L, Bernstein LE, Berry GT, et al. International clinical guideline for the management of classical galactosemia: diagnosis, treatment, and follow-up. *J Inherit Metab Dis.* 2017;40(2):171–176. doi:10.1007/s10545-016-9990-5

Wendler E, Committee on Psychosocial Aspects of Child and Family Health. Supporting the family after the death of a child. *Pediatrics.* 2012;130:1164–1169.

West C. Introduction of complementary foods to infants. *Ann Nutr Metab.* 2017;70(suppl 2):47–54.

White M, Langer JC, Don S, DeBaun MR. Sensitivity and cost minimization analysis of radiology versus palpation for the diagnosis of hypertrophic pyloric stenosis. *J Pediatr Surg.* 1998;33:913–917.

Wiley KE, Zuo Y, Macartney KK, McIntyre PB. Sources of pertussis infection in young infants: a review of key evidence informing targeting of the cocoon strategy. *Vaccine.* 2013;31(4):618–625. doi:10.1016/j.vaccine.2012.11.052

Wilschanski M. Nutrition in cystic fibrosis. In: Koletzko B, Bhatia J, Bhutta ZA, et al., eds. *Pediatric nutrition in practice: world review of nutrition and dietetics.* Vol. 113. Basel, Switzerland: Karger Publishers; 2015:244–249.

Wilson RD, Genetics Committee, Audibert F, et al. Pre-conception folic acid and multivitamin supplementation for the primary and secondary prevention of neural tube defects and other fo-lic acid-sensitive congenital anomalies. *J Obstet Gynaecol Can.* 2015;37(6):534–549.

Woolridge M, Fisher C. Colic, "overfeeding" and symptoms of lactose malabsorption in the breast-fed baby: a possible effect of feed management? *Lancet.* 1988;2(8605):382–384.

World Health Organization (WHO). Pneumonia: key facts. Geneva, Switzerland: WHO; 2016. Available at: http://www.who.int/news-room/fact-sheets/detail/pneumonia.Accessed August 7, 2018.

Wright Z, Larrew T, Eskandari R. Pediatric hydrocephalus: current state of diagnosis and treatment. *Pediatr Rev.* 2016;37(11):478–488.

Zakaria OM. Non-laparoscopic minimal surgical approach to pyloromyotomy: an experience from a challenged resource setting. *Afr J Paediatr Surg.* 2016;13(4):189–192.

Zieger RS. Dietary aspects of food allergy prevention in infants and children. *J Pediatr Gastroenterol Nutr.* 2000;30:S77–S86.

Zorc JJ, Hall CB. Bronchiolitis: recent evidence on diagnosis and management. *Pediatrics.* 2010;125(2):342–349. doi:10.1542/peds.2009-2092

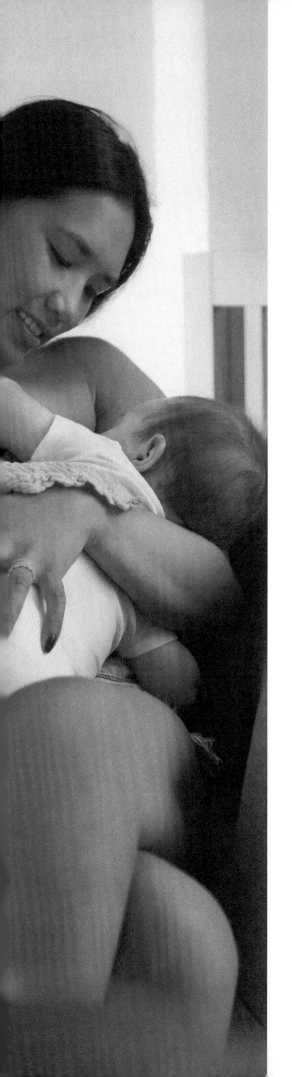

第五部分
社会文化与研究相关问题

第二十一章　研究、理论和泌乳·················529
第二十二章　母乳喂养教育·······················556
第二十三章　母乳喂养的文化背景···············575
第二十四章　母乳喂养的家庭和社会背景········590

　　母乳喂养受各种文化框架的制约。对于家庭、家庭成员及其角色的理论框架地构建,有助于分析在不同文化背景中的母乳喂养问题,并能够更好地理解母乳妈妈。母乳喂养宣教同样要考虑到文化主线,才能带来更好的母乳喂养支持,让妈妈们拥有一个满意的母乳喂养体验。

　　随着循证医学的发展,母乳喂养意味着也需要关注临床结果,因此哺乳顾问需要了解研究方法。不仅如此,还需要更多地研究,扩大泌乳学相关知识及对不同母乳喂养行为地理解。只有通过这些研究,才能够扫除对母乳喂养的误解和谬见。

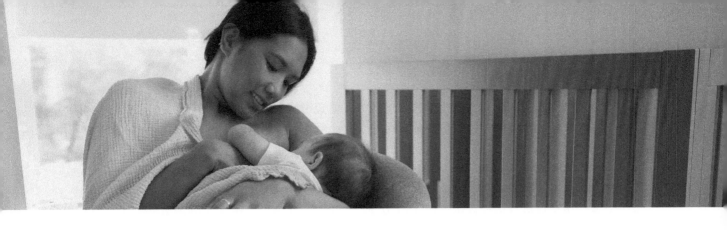

第二十一章
研究、理论和泌乳

▶ 一、概述

对于哺乳顾问和其他与母乳喂养相关的医护人员，基于循证医学研究结果开展临床实践是基本标准。依赖直觉、本能反应和传统经验不再是一个可靠、负责任的医学从业者的临床实践基础。临床实践和宣教都应当建立在通过系统方法收集、解读后生成、并经验证的基础知识之上，而且医护人员还应当不断对此质疑、研究和扩展。对于如何系统化组织和整合源自各种渠道的知识，一些理论提供了结构化方法，以便在研究中应用并指导临床实践。建立在研究基础上的知识体系以及基于现有最佳证据的临床实践，才能确保医疗护理工作的专业化。

本章的目的在于帮助泌乳领域的执业者对母乳喂养相关研究和理论产生兴趣并增进理解，支持他们成为研究者。这其中包含一个复杂的过程：阅读文献了解当前的临床实践，分析研究方法评估和确定研究结果的相关性，将适当的研究成果运用于临床实践，并持续对现有实践提出质疑，以寻找未来的研究方向。

▶ 二、泌乳实践的相关理论

哺乳顾问 / 专家、其他支持者，从不同学科如人类学、免疫学、药学、护理、营养、心理和社会学等的研究中找到大量的文献。随着科学研究的增加，这些专业深入的知识也在不断增加，成为泌乳学的基础理论。理论是概念及概念间的相互关系

构成的，理论可以通过研究加以验证并最终指导实践。对于如何系统化组织和整合源自各种渠道的知识，一些理论提供了结构化方法，以便在研究中应用并指导临床实践。随着母乳喂养与泌乳学专业化的进展，母乳喂养的相关假设可以通过理论框架和研究的理论指导进行验证。

理论框架代表了概念与概念间内在关联，是研究的基础，有时也用其他术语如概念框架、模型等表示（通常可互换），有时会让人困惑。这都是指与某种现象相关的概念结构，可用于组织相关研究，并应用于临床实践，使其更有价值。

理论涵盖范围非常广，从宏观到微观理论。宏观理论很复杂，通常包含许多狭义的理论；微观理论通常是针对有明确定义的现象的一组有限命题。而位于宏观和微观理论之间的理论，被认为对实践和研究最有价值，能够突出理论、实践和研究之间的联系。本章介绍的大多数理论都是中间范畴的理论，这是很多研究人员的兴趣所在，也与泌乳、生育家庭的照顾有历史关联。

（一）母性角色获得理论与母亲角色转变

Rubin 曾试图解释母性角色获得是一个习得行为而非直觉经验。基于 Sarbin 和 Mead 的角色理论以及 Rubin 对整个孕期和产后女性的观察和访谈，Rubin 提出了母性角色获得（MRA）的两个基本过程：①获得母性角色；②通过模仿、角色扮演、幻想、内投 - 投射 - 拒绝等心理过程接受其对象——婴儿，经过哀伤的过程放弃原先的角色，直至接受新的母性身份或自我意识。1984 年，

Rubin 更新了她的观点,将"母性角色获得"改为"母性身份和体验",并提出母性身份会随着每个孩子的出生而演进和变化。

Rubin 的工作为 Mercer 提出的产后第 1 年的母性角色形成理论框架奠定了基础。Mercer 最初假定"母性角色形成是母性角色发挥作用的过程,将母性行为融入之前的角色,使其自信,并使新旧身份和谐共处"。许多研究人员的研究结果为将"母性角色获得理论"扩展到"母亲角色转变"("becoming a mother")概念提供了基础。这一概念强调了母性自我的不断进步。母亲身份建立与婴儿的亲密认知,对母性行为的胜任和自信,感受对婴儿的爱,以及调整家人与朋友间变化的关系等有关。Mercer 提倡,应该持续研究母亲不同阶段的角色转变(如孩子处于学龄期、青少年、成人及并成为祖父母时)以进一步扩展该理论在女性整个生命周期中的价值。Mercer 等的研究表明,母乳喂养经历与母性角色获得之间存在重要关联。对于许多女性来说,成功的母乳喂养被视为母性角色的一部分。因此,当喂养问题发生时,母亲可能质疑自己作为母亲的能力和胜任力。

理论永远是开放的,以便进一步发展、验证并评估其在特定人群中的适用性。Fouquier 关注了母性角色获得理论在非裔美国人母性转变方面的相关性,因此回顾了 1975—2007 年间发表的应用该理论的 25 项研究。大多数使用母性角色获得理论或相关概念的研究中,主要包括的都是白人中层或上层阶级女性,或是低收入、单身、非裔青少年群体。其中,对非裔母性角色转变的 3 项定性研究,描述并详细分析了非裔美籍社区中母性的文化和社会差异。Fouquier 认为,MRA 理论并不完全适用于非裔母亲,并建议需要进一步测试和应用该理论进行研究,以确定群体属性对该理论的影响,特别是可以对与现有白人研究中的类似特征的非洲裔美国女性开展大样本对比研究。

(二)亲子连接和依恋理论

医学文献中涉及的母性依恋的概念通常来自于 Klaus 与 Kennell 提出的亲子连接理论。这一理论试图解释母亲对婴儿的依恋及对依恋的破坏因素。在一项研究中,研究人员对比了那些在出生时/产后前 3 天与婴儿长时间接触或接触有限的母亲,结果发现,与婴儿较多接触的母亲对婴儿的反应不同,她们与婴儿有更多的目光接触和积极的互动。Klaus 和 Kennell 推测生后早期的母婴亲密接触对于儿童发育至关重要。1982 年,他们对这些主张进行了修改,增加了一个前提,即由于人类的适应性,依恋也可能在以后发生。Gene Crantz Anderson 在《母婴相互照顾框架》(*mother-newborn mutual caregiving framework*)中完成了这一领域中另一项著名的理论发展工作,该框架包含了母婴的团聚及分离。

该理论认识到亲子连接是母婴关系在产时及产后早期重要作用的理论基础。这也改变了医院的一些做法,以支持母乳喂养和母婴依恋,例如母亲和新生儿在出生后立即进行皮肤接触,在整个住院期间将母婴同室不分开,以及在新生儿重症监护室中实施袋鼠式护理。

(三)达尔文理论和进化医学

达尔文医学的原则基于自然选择理论,这是 1859 年查尔斯·达尔文在著作《物种起源》(*Origin of Species*)[全称《论处在生存竞争中的物种之起源》(*Origin of Species by Means of Natural Selection*)]中提出的。当个体特征出现的基因突变能够影响其生存和繁殖时,自然选择过程就会发生。达尔文医学是达尔文自然选择学说在人类疾病认识中的应用。这种生物医学研究方法出现在 20 世纪 80 年代早期,旨在寻找疾病易感性在进化理论中的解释,如感染、损伤、毒素、遗传因素和环境异常。进化医学具有相同的基础和理念,但应用范围更为广泛。对于母乳喂养的母婴来说,进化医学的基础是把婴儿和母婴作为研究的独特主题。这种观点认为,"许多当代社会、心理和身体疾病,都与人类目前生活的生活方式/环境与人类生物学进化的特征之间的不相容性有关"。

进化论也是 McKenna 等的研究基础,研究探讨新生儿猝死综合征(SIDS)与母乳喂养、母婴同眠的相关性。研究认为,母婴夜间的互动不仅对母乳喂养有益,也是降低 SIDS 的保护机制,虽然对后者,学界仍然有争议。Mckenna 等还认为,关于婴儿应独睡的观念虽然符合西方文化的信仰和价值观,却不符合婴儿的生理需求。

进化医学还可以用于两个泌乳学问题的探究和解释,即"新生儿黄疸是疾病还是适应性改变"及"母乳喂养婴儿哭闹与肠胀气的关系"。关于这两个问题的探究结论将改变对上述两个情况的传统认识和治疗措施。

(四)自理理论

自理理论是 Orem 关于自理缺陷的护理理论

的基础,包括自理总需求(母亲的能力)、自理需求、在不同时期或为维持健康而产生的需求,以及由护士(或如哺乳顾问等专职医护人员)提供的满足当前个体自理缺陷/不足的措施。在母乳喂养的自理措施中,哺乳顾问对母亲及家庭提供支持、鼓励和培养,以便有效利用自己的资源实现最佳的母乳喂养效果。通常,只有在出现干扰或妨碍母乳喂养的问题时才需要专业的母乳喂养支持,这种定位与家长是一致的。在这个过程中,自理理论框架非常适合泌乳支持实践,因为母婴通常都是健康群体。

在瑞典新生儿重症监护病房开展了一项定性研究,利用 Orem 的自理理论和其他两项理论,对护士"直接上手"的母乳喂养支持措施的经历进行分析。作者坚信 Orem 自理理论是研究最合适的基础,因为 Orem 坚持应为家长赋能,并由家长作为新生儿的自理的主体。

(五) 自我效能理论

自我效能理论的基础,源于社会学习理论,是指个体对自己能够完成某项行为活动所具有的信念或主体自我感受的持续认知过程。影响自我效能的因素包括个人动机、情绪状态和社会环境,自我效能的测定,需要针对特定行为并以任务为中心进行分析。

Dennis,Faux 及 Dennis 利用这一理论开发了母乳喂养自我效能量表(breastfeeding self-efficacy scale,BSES),评估母亲在母乳喂养过程中的信心。根据该理论,研究者假定的自我效能预期的基础是既往母乳经验、对成功母乳喂养的观察学习、获得的支持及母亲的健康状态。最初的母乳喂养自我效能评估量表包含 40 个项目,后来被缩减为 14 项,两个量表均有内部一致性和结构效度。对于在出院前完成量表的母亲,量表得分可预测产后 6 周时的母乳喂养模式(纯母乳喂养、混合喂养或纯奶瓶喂养)。结果显示,纯母乳喂养与奶瓶喂养母亲的分数差异显著。Blyth 等的一项研究表明,自我效能量表的得分较高时,母亲坚持母乳喂养及纯母乳喂养的可能性更高。说明这一理论和量表能够预测哪些母亲可能因为对母乳喂养能力缺乏信心而过早中断母乳喂养。Dennis 的母乳喂养自我效能量表和自我效能理论在各种研究中大量应用,在不同文化和母亲年龄组的方法学、描述性和干预研究,证明了其概念和理论具有较好的适用性。

(六) 计划行为理论与理性行为理论

计划行为理论(theory of planned behavior,TPB)源于对理性行为理论(theory of reasoned action,TRA)的扩展。TRA 与 TPB 提出了行为意向决定行为的概念,行为意向是预测行为的主要因素。最初的理性行为理论(TRA)主要结构包括态度和社会准则,之后在修订为计划行为理论(TPB)时又增加了行为控制。作为行为的先导,行为意向包括个人对某个行为是否值得执行的判断(态度),对他人应该进行的行为的看法(社会规范),以及某种行为是否易于执行(控制)等。这两种理论都被用来预测母乳喂养的行为意向。

首次应用 TRA 的研究,评估了护士对母乳喂养妈妈的支持,结果发现护士的知识、态度是母乳喂养支持的最佳预测因子,但没有发现支持意愿与支持行为之间的相关性。因此研究结果仅部分支持了该理论。

TPB 作为理论基础被用于一些不同方法的研究中。在对经济条件不佳的青少年孕产妇的喂养意愿决策和母乳喂养经历研究中,Wambach,Koehn,Wambach 和 Cohen 利用 TPB 理论制作了问卷进行小组和个人访谈。这些研究为开展基于 TPB 的随机对照试验奠定了基础,为怀孕青少年提供同伴咨询与泌乳支持,以提高母乳喂养启动率和延长母乳喂养持续时间。

TPB 也是 Janke 提出的母乳喂养行为预测量表(BAPT)的基础,之后由 Dick 等等对量表进行了进一步修订。使用修订的 BAPT 量表的研究结果显示,BAPT 量表具有较好的预测效果,能预测 78% 在产后 8 周终止母乳喂养和 68% 坚持母乳喂养的母亲。研究者认为该量表能帮助临床人员识别哪些女性可能过早中断母乳喂养,具有实用价值。

(七) 母乳喂养的特定情境理论

特定情境或微观理论是针对特定人群、期望情境或实践领域的精确定义。Nelson 应用 Im 和 Meleis 提出的综合归纳方法,开发了一种初步的特定情境的母乳喂养理论。Nelson 的理论提出,在母婴、母亲和其支持网络间、不同网络间与同一网络内存在的不同程度的冲突与一致性,都可能阻碍或促进母乳喂养。为了减少冲突,哺乳顾问/医护人员需要慎重考虑促进、支持母乳喂养的方法,以尊重孕产妇知情选择的权利,避免采取强迫或家长作风。Nelson 提出有益母乳喂养的概念,是一种理想的母乳喂养体验,对母亲来说是积极、健康和充实的,也应当承认母婴不同个体以及情境的多样性。到目前为止还没有对该理论进行进一步的验证。

总之,许多研究者都提出了母乳喂养研究和实践的理论基础。将理论结合于实践中,能够提高认知,了解如何及为何采取相关实践,这将有助于促进泌乳支持的专业化发展。

▶ 三、研究方法学的起源

科学研究可以采取多种不同方式进行,这些方法的基础被称为研究范式。范式是代表着基于哲学基础和假设的信念体系的世界观。每个人进行的研究类型通常与其信念密切相关,因为他们提出的研究问题必然与他们对世界的看法一致。相应的假设引导研究人员使用哪些研究方法、确定参数以开展研究并解读结果。用于提出医学各学科知识的观点包括实证主义和后实证主义观点;自然主义、人文主义或阐释主义的观点及批判性或解放性的观点。扩展研究视角有助于为提供相关的医疗保健建立更广泛的知识基础。

(一)实证主义和后实证主义

实证主义是传统科学方法的基础,是建立在客观,精确以及对准确、有效和绝对真理的孜孜以求的基础之上的。通常使用定量研究方法,这种归因方法的特点是客观、可测量和可控制,不受背景条件或研究者偏倚的影响。研究人员使用这些方法分析特定变量,控制干预变量,并使用统计过程确定变量之间的相关性或因果关系。目标是为了解释、预测和外推。拥有这种世界观的科学家声称,只有通过这些传统方法才能获得新知识。

由于 20 世纪哲学家和社会科学家对这类观点提出了质疑,引出了后实证主义。与实证主义基于相同的世界观和科学原理,但后实证主义较为缓和,如确定性变为可能性概率,对真理也是寻求接近而非完全整体掌握。尽管在坚持保守主义观点与接受多方法作为研究手段的研究者之间仍然在持续争论,但明显的改变是在使用方法和坚持哲学假设方面具有更大的灵活性。在整个 20 世纪,这种观点主导了健康科学领域的探究。

(二)自然主义、人文主义或阐释主义

建构主义范式,也被称为自然主义、人文主义或阐释主义,建立了人类价值观、信仰、实践或生活经历和事件的对个体意义的理解。通过研究者

和参与者之间的互动,创建了现象及其意义的新视角及其含义。由于研究通常在自然环境中进行,所有影响个体看法的可能变量都被认为是数据,这些数据广泛而庞杂。这种人文主义方法通常使用定性研究,与提供医疗保健的整体哲学是一致的。

定性研究的结果主要有两个方面:①理论的形成;②可更深入理解个体经验、事件或实践意义的丰富描述。理论的形成主要由归纳推理过程产生,这意味着从特定想法发展为更具普遍性的判断陈述。因此,通过对日常生活现象的研究,确定其中的变量及变量之间的相关性。对数据的进一步解读可导致对某些经验的概念提炼,并促进理论发展。一些研究中,对人类经验的本质进行丰富的语言学建构,以更深层次表达意义,可以提供对现象的更深刻的理解。

(三)批判性或解放性观点

批判性或解放性观点建立在后实证主义和人文主义观点,以及影响经验的社会政治和文化因素基础上。它包括批判理论、行动研究、女权主义研究和少数民族的民族中心主义方法。通过对经常不被承认或认为受压迫的个人或群体的研究过程或对其的研究结果,带来社会变革,是解放性方法的目的。这种观点强调了个人或群体的成长、变化和赋能,以及限制社会变化的障碍。研究中,参与者在研究过程每一个阶段的参与和公平都至关重要。研究设计和方法可以组合与变化,通常选择最可能为特定群体和情况带来最大变化的方法。

虽然理解并认识到这些不同的观点是研究的基础是很重要的,但观点本身并不一定直接决定了研究方法。最近,研究者越来越多地倾向于使用多种方法来解答研究问题和达成研究目的,特别是一些大型研究。此外,越来越多的研究小组由来自不同学科、机构及从业人员(有时是患者)的代表所组成,以保障研究的严谨性,并增强临床相关性。这种多学科研究团队和多种方法合用的研究趋势,不仅拓宽了研究目的和结果,也有助于提高研究的复杂性。

▶ 四、研究方法的类型

研究方法是建立在哲学基础之上的。定量方法源于实证主义和后实证主义范式,运用传统科学方法,包括对照和系统收集、分析和解读相关问

题的数据的过程。相反,定性方法源于自然主义或人文科学,重点是特定情况下的人类的整体性经验。信息的收集、分析和解读通常是并行的过程,并最终形成新的见解。本章将介绍适合母乳喂养研究的定性、定量方法,以及观察、历史和女权主义研究方法。

(一) 定性研究

定性研究起源于哲学或社会科学,现象学、民族志和扎根理论是最常用的 3 种研究方法,其他研究方法如话语分析、叙述和解释性描述等方法也在不断增加。

现象学和扎根理论方法源于哲学和社会学;民族志方法源于人类学;话语分析源于社会语言学和认知心理学;解释性描述源于护理学。根据不同的来源,每种方法都存在差异,研究的具体做法和流程也不同。

1. 现象学　现象学是一种哲学思潮,也是一种研究方法和人文科学方法体系。目标是从人的角度理解日常生活经历或事件的意义或本质。随着科学的发展,现象学方法也在变化。存在论 - 现象学方法包括针对特定经历中的个体进行深入访谈,然后内省以掌握基本意义,然后使用现象学写作特有的形式和语言进行书面表达。这些丰富的描述试图展示这些经 + 历如何在日常生活中发生。不同时期都有使用这种方法的研究实例,如"母乳喂养是母婴共同努力的结果:母亲的感受""持续母乳喂养:现象学调查""与不断哭闹的婴儿一起生活""母亲 - 新生儿护士在无一致的母乳喂养支持情况下的体验"和"慢性病下的母乳喂养:来自纤维肌痛女性患者的声音""助产士在照顾母乳喂养启动困难的新妈妈方面的经验:现象学研究"。医护人员通过阅读这些研究能够获得更深刻的理解,有助于他们在与相似经历的个人合作时,提供更加人性化的关怀。

2. 民族志　民族志是一种从个体的文化或亚文化和环境背景来解释信仰、实践和行为模式的研究方法。传统的民族志描述了整个文化或亚文化的许多方面,而有针对性的民族志则描绘了文化的某个方面,目的是从参与者提供的信息中了解他们用来组织和解释自己经历的文化意义和看法。

在 Dykes 进行的一项针对性民族志的研究中,描述了英国北部医院产后病房的 61 名女性母乳喂养经历,但其研究结果被更广泛地用于西方工业化和医学发达的国家。研究发现的关于"提供、供应、需求和控制"等工业化、机械化描述,被用于许多医院的工厂化环境背景下的初始母乳喂养支持。研究结果认为,应将母乳喂养支持的重点从母乳的营养性转为母乳喂养关系的重要性,并帮助女性重获对身体和母乳喂养能力的信心的战略上。其他民族志研究侧重于新生儿重症监护病房(文化)中脆弱患儿的护理人员,深入了解这些护理人员如何将情感投入促进护理包括母乳喂养护理中,然后要求在关注患儿的同时,应关爱这些护士。

3. 扎根理论　扎根理论是一种用于"产生解释性理论,促进对社会和心理现象的理解"的研究方法。采用严格和结构化的流程,该方法同时收集和分析基于个人现实的数据,以形成理论结构。这些新兴的理论代表现实,因为是以数据为基础的。基于这一新的认识,可以提出相应的干预措施用于临床实践。

基于扎根理论,Leff等与26位母亲针对成功/不成功母乳喂养的问题进行访谈。用于衡量成功母乳喂养的类别包括婴儿健康、婴儿满意度、母亲对过程的享受程度、预期母性角色获得程度、生活方式兼容性。总体主题或核心概念是"和谐共处"。母亲将成功的母乳喂养描述为"复杂的互动过程,使母婴的需求达到相互满足"。

Nelson 和 Sethi 也使用这种方法来研究加拿大青少年母亲的母乳喂养经历。核心概念是"青少年母亲:持续致力于母乳喂养",其中包括 4 个大类,即决定母乳喂养、学习母乳喂养、调整性母乳喂养和结束母乳喂养,还包括母乳喂养、社会支持及社会影响的利弊之间摇摆不定的亚类。结论认为,青少年母亲的母乳喂养经历与成年女性相似,但青少年母亲需要更多的支持。

4. 话语分析　话语分析通过对语言和沟通方式的观察,解读与建构参与者的经历、事件或实践下的潜在含义。对叙述进行批判性分析,能够理解参与者的观点与行为背后的社会文化影响。丰富的描述构建代表了参与者的主导话语的含义,便于研究者深入理解他们的经历。

Schmied 使用该方法分析了 25 名母乳喂养 6个月的女性的经历。主题是"母乳喂养是一种体验式经验",35% 的研究参与者的体验是"母乳喂养是一种亲子连接、和谐与亲密的体现"。25% 的女性发现母乳喂养体验"混乱、扭曲、割裂",40%

的女性认为兼而有之。因此,认识到女性个人经历存在差异性,对于从事母乳喂养的从业者很重要。

在另一项话语分析研究中,对澳大利亚的两个产科病房的 76 名助产士与 77 名母乳喂养女性的互动进行观察,对互动过程进行录音和分析。对母乳本身,通常在语言和非语言上都称其为"液体黄金",对母乳本身(产品)往往比母乳喂养的过程更受重视。分析表明,有时女性被定位为对其身体"设备"的操作无能,缺乏母乳喂养的知识和技能。"在这种情况下,母乳喂养被认为是一个满足苛刻消费者的乳汁制造过程"。助产士的沟通方式主要集中在母乳喂养的营养功能上,而不是关系沟通和支持。

(二)定量研究

定量研究的主要类型包括非实验性研究和实验性研究。非实验性研究包括描述性研究或相关性研究,用以描述或对比状况或关联性。实验和类实验研究侧重于因果关系、测试干预效果,以确定干预措施是否会引起特定结果的改变。研究类型的选择取决于研究主题当前的知识状态和研究目的。

1. 描述性研究   描述性研究适用于对感兴趣的问题知之甚少时而又需要特定信息时。例如,描述性研究的问题可能涉及某个问题的特征、影响因素或知识缺陷。研究结果则描述了研究的现象、分析各变量间的关系。

Zimmerman 和 Guttman 的一项早期研究,调查了 94 名母乳喂养和 60 名配方奶喂养女性对母乳喂养和配方奶喂养的看法。主要研究结果显示,两组中的女性均认为母乳喂养的健康价值更高,能促进婴儿发育,加强母婴连接,但母乳喂养也会限制母亲的活动。选择配方奶喂养的女性,尽管也认可母乳喂养有益于婴儿健康,但出于生活方式的原因,仍选择配方奶。因此结论认为,生活方式问题也应该是母乳喂养促进的一个方面。一些描述性研究的结果,可以确定变量之间的关系,这为进一步研究奠定了基础。

2. 相关性研究   相关性研究分析两个或多个变量之间的关系及其关系的类型(负相关或正相关)与关联强度。相关性研究比描述性研究需要更多的控制因素。收集的数据经过整理,形成可进行相关性分析的数值,以确定变量之间的相关性是否存在统计学差异。

Oddy 等的一项研究采用了前瞻性相关性研究方法,分析全母乳喂养的持续时间与儿童认知能力的相关性,认知能力标准为 6 岁时的语言 IQ 和 8 岁时的表现。全母乳喂养持续时间是指母乳喂养持续至添加除母乳以外的其他奶类的时间,但不排除固体食物添加"。研究数据分 4 个组,分别为从未母乳喂养、全母乳喂养 <4 个月、全母乳喂养 4~6 个月、全母乳喂养 >6 个月。在 2 024 名参与者中,全母乳喂养持续时间较长与 6 岁时儿童语言 IQ 得分较高以及 8 岁时的智力表现存在显著相关性。母乳喂养持续时间越长、母亲教育程度越高,在 6 岁时的语言 IQ 得分越高,但在学习成绩方面没有相关性。在母乳喂养与早期学龄儿童的智力呈正相关方面,这些研究结果提供了更多证据。

3. 实验性研究   关于母乳喂养现象的非实验性研究仍然较为常见,而且为本领域带来的许多重要知识;然而,在过去几十年中,围绕母乳喂养和人类泌乳学的知识和科学研究不断增多,为实验性研究提供了基础,以更好地评估母乳喂养支持的干预措施。

实验性研究能检验变量之间的假设关系,以确定原因(通常是干预措施或治疗)和效果(结果)关系。严格控制变量是进行实验性研究的必要条件。以下几项标准对于真正的实验性研究至关重要:

(1)由研究人员控制的实验干预措施或治疗方法(自变量)。

(2)控制实验情况以消除外来变量(附加影响因素)对结果(因变量)的干扰或混杂效应,这通常需要在设计中包括对相反状况的近似模拟(即未进行干预的对照组)。

(3)随机化,使受试者通过系统化地分配方案,让所有人都有平等的机会进入实验组或对照组。

在这里,我们将重点介绍实验性研究的例子,以说明母乳喂养干预措施的性质和受试者的特性。Noel-Weiss 等进行了一项实验性研究,这项随机对照试验旨在确定产前母乳喂养研讨会对母亲母乳喂养自我效能和母乳喂养持续时间的影响。110 名参与者被随机分配到对照组或干预组,92 名参与者完成了研究。干预组参加 2.5 小时的产前母乳喂养研讨会。使用简化的母乳喂养自我效能量表(BSES)测量产前、产后 4 周、8 周的母亲自我效能;并对两组相同阶段婴儿喂养类型(分8个类型)进行了评估和比较。调查结果显示,参加研讨会的母亲在产后4周时自我效能评分显著提高,产后8周的纯母乳喂养率也更高。这项研究的结果支持同伴咨询师的家访能够提高纯母乳喂养率和持续时间。

母乳喂养干预研究,目前主要关注母乳喂养率较低的群体。Wambach等进行了一项随机临床试验,结合同伴咨询师与哺乳顾问,通过面对面和电话的方式向城市弱势青少年提供培训和支持。研究参与者(n=289)来自多个产前门诊和学校,年龄介于15~18岁,主要特征是非裔美国人、单身和初产妇。干预措施覆盖孕中期至产后4周,结果显示对试验组的母乳喂养持续时间有积极影响($P<0.001$),但对母乳喂养率或纯母乳喂养率没有影响。但仍需要类似的,且结果具有可比性的更多研究来证实这些结果。研究通常是一个持续的过程,某个主题往往需要许多试验研究才能得出确定性的结论。

涉及人类的研究,有时候无法满足"真正的"试验所需的严谨性。某些情况下,让受试者选择或暴露于某种特定治疗、干预措施或经历,并不具有实际性、有效性,或不符合伦理要求或不具有可行性。在进行针对某些干预措施的试验研究时,如果只满足真实的试验两个标准中的一个,则该实验为类实验性研究。Martens进行的一项研究很好地说明了这一方法,该研究为一家乡村小型医院的护理人员提供1小时母乳喂养培训,目的是确定这种干预措施的有效性。研究者选择了社区内另一家相似规模的医院作为对照,因为该医院与干预医院情况较为相似,而且真实研究中无法实施真正的随机化。研究预期结局是能够增加出院时的纯母乳喂养率、护理人员的积极信念和态度,以及爱婴医院的促进母乳喂养成功的10条措施的依从性。在研究的7个月时间里,除了母乳喂养态度外,干预医院的所有其他结局都显著好于对照组,表明这种短时且费用低廉的干预措施,有助于改善母乳喂养支持和母婴的母乳喂养结果。

(三)母乳喂养研究的其他方法和措施

某些母乳喂养研究方法无法精确归类于定量或定性研究,包括观察法、哺乳史分析、参与式行动、女权主义研究法等,但可以使用定量或定性方法,或两种方法结合使用。

1. 观察性研究　观察性研究适用于无法通过访谈、自我报告问卷方式捕捉的人类行为或事件研究。动物行为学起源于生物学和人类学,是一种在自然环境中观察和分析动物行为的观察方法。行为主义心理学也为观察性研究提供了结构化方法。研究结果可包括行为发生频率、特定行为时机、行为序列。经历、实践和事件中的行为类型和时间可以增加对现象的新视角和更深入的理解。

在Hewat一项观察研究中使用了行为学研究方法,利用录像分析和比较了两组母婴在母乳喂养过程中的互动,一组婴儿被母亲认为有母乳喂养问题,另一组被认为没用母乳喂养问题。在对母婴互动的初步评估中,建立行为谱,详细描述母婴的行为和模式,提出假设,并制定行为的编码指南,以便进一步分析比较两组的母婴互动情况。母婴互动模式的速度与节奏差异被描述为和谐同调、不和谐同调和失调。在母乳喂养问题婴儿中,出现不和谐同调或失调的母婴互动比例显著较高。这些发现为观察母乳喂养期间的母婴互动提供了支持,对母乳喂养过程较为忙乱而非平静协调的母婴提供了新认识。一些最新的母乳喂养行为学研究的实例,还包括新生儿嗅觉和味觉在产后早期含接乳房过程中的作用及其相关形态结构(如乳晕腺)的研究。此类研究的研究结果证明了吸吮和喂养行为和模式,以及最终对新生儿早期体重增加和泌乳启动的重要性。

2. 历史研究　历史研究方法对于探索过去的实践,检验特定时期的模式和趋势,发现相关性、提出推论等都非常有价值。既往经验有助于对传统和实践的理解,并指导决策制订。历史调查需要识别、收集、分类和确定证据的有效性,批判性分析,综合及写作,以呈现对该主题价值的讨论。

Millard的工作说明了历史研究的价值。1897—1987年间的儿科文献表明,虽然提倡母乳喂养,但临床建议都集中在生活方案和喂养时间表上。即使大家逐渐接受了灵活喂养时间的观点,但包括限制喂养时间等的建议仍继续存在。研究结果表明,在这90年间,关于母乳喂养的时间规定及由医护人员安排的母乳喂养等,实际上干扰了母乳喂养。当代历史研究人员也可以使用复杂的物理人类学方法,如分析人类骨胶原蛋白中的稳定同位素($\delta13c$)和氮($\delta15n$),来分析人类早期的喂养实践,包括辅食引入和断奶时间。

3. 参与式行动研究

参与式行动研究方法是开展社会行动和变革研究的一种方法,基于所研究现象中最受影响和参与度最高的个人和群体之间的伙伴关系。所有参与者在研究过程的各阶段共同协助并发挥作用。能够对处于不利、负面环境的脆弱群体提升认可、增加知识和赋能并产生最终的改变。这种方法经常用于社区发展,与那些希望并愿意参加服务的人建立相关推动项目。

例如,在苏格兰东北农村进行的干预研究,当地的母乳喂养率很低。在当地的4个区域,针对每个地区不同需求,分别开展小组式或一对一的同伴指导式的母乳喂养干预措施。结果显示参与者母乳喂养的开奶率和持续时间都有增加。在产后2周的母乳喂养率从34.3%上升至41.1%,并在所有检测的时间点(产后1周、2周、6周、4个月和8个月)都保持较高水平。与参与者、社区代表建立协作关系及"平等"伙伴关系相对更为复杂,也更具有挑战性,但在社区环境中建立有意义的推动项目是值得提倡的。

4. 女权主义研究

女权主义研究是一种研究方法,与当前母乳喂养研究有一致性,但在母乳喂养研究中并不十分突出。是否存在一种母乳喂养的"女权主义方法"或研究方法是否可以从女权主义的角度进行,一度受到质疑。女权主义研究遵循以下原则:①是关于女性的研究,并为女性服务,由女性但不仅仅是女性来做研究;②应为参与的女性赋能;③目标是带来积极的社会变革;④一般采用定性方法。女权主义观点鼓励研究者关注处于不同社会和政治背景下的女性,并将社会中的文化影响和态度作为相关女性经验的中心问题。女权主义研究者承认研究者和参与者之间的协商社会行为。研究者确定研究内容并解读研究结果,而参与者决定与研究者共享哪些信息。

Spencer 等进行的一项研究以黑种人女权主义思想和批判性社会理论为框架,探讨了非裔女性的成功母乳喂养经历,而不是关注这些人群中经常关注的负面经历。序贯-共识定性设计(SCQD)是1个三段方法论,用于探索不同文化、个人和政治背景下的非裔美国妇女的母乳喂养经验。在第一阶段,研究者对4个关键参与者(信息提供者)进行个人访谈,了解谁是非裔女性的母乳喂养的支持者。第二阶段对17名至少有一次健康婴儿哺乳史的非裔美国女性进行个人访谈。第三阶段是对7名母乳喂养的非裔美国女性组成的核心小组进行访谈。关键受访者的数据支持和反映了黑种人女权主义思想的5个关键维度,并为研究第二阶段访谈问卷"获取个人心声"的制订提供了文化指导。第二阶段的主题包括:①母乳喂养的自我决定和内在动机;②母乳喂养作为一种精神传统的意义;③通过母乳喂养获得赋能。第三阶段的核心小组参与者了确认第二阶段主题,并讨论推广母乳喂养的建议。核心小组的主题包括:①非裔美国女性的支持势力范围;②乳房的性含义与养育含义;③母乳激进主义与抵抗行为。核心小组参与者认识到了母乳喂养支持的重要性并建议加强支持系统,建立包括医疗保健人员、雇主、宗教团体、家庭成员在内的支持体系,以提高非裔美国女性母乳喂养率。

5. 混合研究方法

多种研究方法混合使用,包括定性和定量方法,正在迅速成为另一种新的研究方法。支持这种方法的学者认为,使用多种方法可增强理论洞见、促进知识增长、增进研究有效性等,并在两种方法结果不一致时,迫使研究者反思和发现新观点。该方法的挑战包括研究者需要具备协调不同方法背后的哲学基础差异的能力;实施此类方法所涉及的费用较高;研究者了解和使用两种方法的知识和技能;分析能力要求高及研究非常耗时等。使用混合方法的研究很复杂,应由经验丰富的研究人员进行。

以 Labbok 等为例,他们进行的一项混合方法研究采用分阶段类实验性的方法,与关键信息提供者进行定性研究数据收集。这项研究的目的是检查改良的"母乳喂养十步法"相对于对照组的影响。根据研究人员的说法,混合研究方法"有意地整合这些方法,取长补短,有助于有针对性地进行爱婴医院项目改善,也有助于确定干预措施中哪些有效,哪些无效"。纳入干预组的医院符合以下条件:①尚未考虑实施爱婴医院相关措施;②多数患者能够享受 Medicaid 医保服务。医院被分为两组:初始干预组和初始对照组(即晚干预组)。基线调查结果:①普遍缺乏母乳喂养持续监测/回顾的记录和统计数据;②对相关术语的广泛误读;③医护人员报告的做法不一定反映其真实的知识和态度;④明确哪些具体步骤与改善医院母乳喂养率相关。研究确定了可能促进或阻碍开展"爱婴医院促进母乳喂养成功的十条措施"

的因素,并指出了针对医院实践的改善方向。

▶ 五、研究要素

研究要素对撰写方案和报告、开展研究和评估结果都至关重要。主要内容包括研究问题和目的、文献综述、受试者保护、方法、分析、结果和讨论。虽然这些要素在定性和定量研究方法上都相似,但具体内容和过程却各不相同。本节描述了这些要素,并讨论在定性和定量研究方法之间的差异。

(一) 研究问题和目的

研究问题对一项研究来说至关重要,立题明确了研究内容和对象。研究目的描绘了为什么要进行研究,可以从很多不同的途径寻找研究问题。例如,对临床实践的质疑,对临床和社会模式和趋势的观察、基于先前研究的发现及对理论命题的检验等都是寻找研究问题的途径。

在泌乳 / 母乳喂养领域,适合研究的课题应该是对母乳喂养有重要性并可以通过科学研究进行探索的命题。研究应对多数人有意义,或是对一部分人有显著影响。Riordan 和 Gross 等开展的一项研究,分析了分娩镇痛用药对新生儿吸吮和母乳喂养持续时间的影响,结果发现这一研究非常之重要,因为用药对所有的母婴都有影响。而另一项研究比较了长期吸乳的母亲单侧交替吸乳与双侧同时吸乳对吸乳量和催乳素水平的影响,但此研究只对极少数母亲有意义。不过,随着时间推移,可在更广泛的群体中继续探索。例如,Prime 等进一步分析了足月母亲群体的单侧交替吸乳与双侧吸乳的研究,从而将早期研究发现的结果推广到更广泛的群体中。

评判一个问题是否适合进行科学探究的标准包括:

1. 研究设计是否适用于该研究问题。
2. 研究参与者的可及性。
3. 研究的时间、经费与设备上的可行性。
4. 整个研究过程是否符合伦理要求。

对一个主题相关的文献进行回顾,可以为提出相关的研究问题、选择适当的方法提供指导。当一个现象的研究文献有限或需要更深入的认识时,可以开展定性研究。当一个问题的研究文献相当丰富时,这些发现能够为进一步开展研究提供基础和重点,这时进行定量分析更为适当。

研究问题可以用疑问句或陈述句表述。定量

研究中需要明确主题、研究对象、变量。而在定性研究中,因为对主题的了解较少,故提出的研究问题也更宽泛。在这种情况下,研究目的是描述和解释某种现象的含义,以获得对某种经验或情况的深入理解,或发现变量与主题之间的关联性,而非检验预先确定的变量。表 21-1 列举了一些可以采用不同方法开展研究的问题举例,这些问题都与剖宫产术后的母乳喂养有关。对定量研究,可针对母乳喂养持续时间的变量与哺乳顾问随访计划进行分析。

表 21-1 研究问题和方法举例

感兴趣的话题:诱导泌乳		
定性研究问题	研究方法	研究变量
领养母亲在诱导泌乳后母乳喂养的经历是怎样的	现象学	
有过诱导泌乳经历的变性女性的喂养方式是什么	民族志	
在诱导泌乳后学习如何母乳喂养的经验	扎根理论	
定量研究[*]		
影响诱导泌乳决定的社会和个人因素有哪些	描述法	影响性变量
经历过诱导泌乳的家长中,母乳喂养自我效能感与成功哺乳的关系如何	相关性研究	母乳喂养自我效能与开始母乳喂养、分娩方式
在经历过诱导泌乳的家长中,哺乳顾问积极支持和监测母乳喂养的强度和持续时间有什么作用	实验性研究	哺乳顾问积极支持和监测(自变量)与母乳喂养持续时间(因变量)

注:* 在定量研究中会更有针对性地提出研究问题与相关变量

(二) 变量、假设与操作定义

1. 变量 变量是指可变化的因素,即变量值会变化。而且,变量是可测量的,而且在干预研究中是可控的。定性研究旨在发现影响研究现象的指标,而定量研究则可确证用于研究的特定变量。

实验性研究至少有一个因变量和一个自变量。因变量又称结果变量,是研究者最关注的、需要去理解、探索或预测的指标。在表 21-1 的例子中,因变量是母乳喂养持续时间。自变量能够影响或改变结果,即治疗或干预影响结局;在这个例子中是哺乳顾问的计划性随访。

非控制变量、混杂变量或无关变量是在定量研究中可能影响因变量或结果变量的变量。有时这些变量介于治疗措施的发生（自变量）和结果变量的测量之间。例如，经历过诱导泌乳的母亲观看了关于代孕过程中诱导泌乳的电视纪录片后，最终延长了母乳喂养持续时间，但造成这一结果的驱动因素可能是电视节目，而不是哺乳顾问的定期随访。为了"控制"这些变量对实验性研究结果的影响，受试者被随机分配进入试验组或对照组，试验组接受哺乳顾问随访，而对照组无类似措施，仅接受常规护理操作。这种随机对照分配，是期望在每个组中受试者在背景特征、实践和机会因素方面具有相似性。因此，如果试验组的母乳喂养持续时间比对照组更久（通过统计学分析），则这种正面结果可能与哺乳顾问的随访有关。

2. 研究假设　研究假设是指"关于研究对象参数或变量之间的关系的预测阐述"。定性研究可能产生研究假设，而相关性研究、实验性研究用于检验和测试已知变量间的关系。

在实验性研究中，研究假设是对某项干预措施将如何影响一个特定结果的预测。书面的研究假设应包括上述内容及研究组的名称等。对表21-1中描述的实验性研究，研究假设应写成："诱导泌乳母亲在哺乳顾问积极支持和监测下能够比未得到哺乳顾问支持的母亲持续母乳喂养更长时间。"在这个研究假设的陈述中，确定了试验组和对照组，因变量和自变量及预测结果（更长的母乳喂养持续时间）。

出于统计目的，一些研究者倾向于给出零假设，如"有哺乳顾问积极支持和监督的母亲和没有得到哺乳顾问积极支持和监督的母亲在母乳喂养的持续时间上没有区别"。零假设将认为两组结果是相同的，直到确定其存在统计学差异，然后拒绝原假设，而得出推论，即可推断哺乳顾问的积极支持和监督是出现不同结果的原因，进而得出哺乳顾问支持和监测是一种有效的干预措施的结论。

3. 操作定义　操作定义是对研究中主要变量的观察与测定方法，以及如何将其纳入相关性或实验性研究中的明确描述。在Noel-Weiss等的研究中，自变量为产前母乳喂养研讨会，结果变量为：①产后母乳喂养天数和母乳喂养频次；②母乳喂养自我效能测量问卷（BSEF-EF）测定的母乳喂养自我效能。由此可以对接受干预措施的母亲，

与常规产后护理措施的对照组进行定量比较。

研究中的操作定义对样本量、数据收集分析、结果、解释及研究可信度都有影响。在实验性研究或分析母乳喂养关联性的研究中，如果希望获得准确的结果，必须对主要变量进行清晰而准确的定义。在和其他类似研究的结果进行比较或重复研究时，明确的定义非常重要。定义中的类别数量需要仔细考虑，增加类别意味着需要增加样本量。不同研究中，母乳喂养与母乳测量的定义也是不同的。

在Noel-Weiss等的实验性研究中，不同时期的婴儿喂养类型根据Labbok和Krasovec分类法（纯母乳喂养，几乎纯母乳喂养，大比例母乳喂养、混合喂养、象征性母乳喂养、奶瓶喂养）及研究者自定义的另两种喂养方式进行比较。纯母乳喂养定义为纯亲喂（直接哺乳），同时添加了亲喂加吸乳瓶喂以及纯吸乳瓶喂两个方式。

在Haisma等进行的一项研究，通过检测补充喂养的其他液体或食物的量估算母乳摄入量，同时估算婴儿的能量摄入。利用一种复杂的氘标水法，母亲口服氧化氘药丸，后续14天对母亲的唾液和婴儿的尿液进行相关检测。70例4月龄左右的母婴数据显示，当婴儿纯母乳喂养或以母乳喂养为主时，母乳摄入量基本相似，但部分母乳喂养时的母乳摄入量显著降低。不仅如此，以母乳喂养为主和混合喂养的婴儿中，水的平均摄入量显著高于纯母乳喂养婴儿。据估计，混合喂养婴儿的能量摄入比1996年WHO的喂养推荐量高20%。

由于缺乏母乳喂养的统一定义和数据收集的不一致性，很难以对不同的研究进行比较，也难以收集和比较不同国家和地区的母乳喂养率数据。1988年，国际机构"母乳喂养跨机构行动小组（IGAB）"开始制定母乳喂养模式的标准定义，但这些定义缺少准确的描述，因此难以为严谨的研究提供支持。之后，世界卫生组织/联合国儿基会发布了母乳喂养定义，被用于世界母乳喂养数据库。定义包括纯母乳喂养、主要母乳喂养、全母乳喂养、补充喂养和奶瓶喂养。正如Labbok的建议，所有的文献阅读者都有责任了解作者和研究者所使用的母乳喂养定义，并"努力确保我们的决定基于循证学依据，研究中母乳喂养的定义与我们的理解一致"。

直至21世纪第2个10年，母乳喂养定义的

问题仍然存在。Labbok 和 Starling 在 2012 年回顾了主要的母乳喂养及医学期刊,开展了一项对母乳喂养术语、描述词(如"纯""部分")和完整定义的描述性分析。结果显示,68% 的时候使用描述词而 28% 使用完整定义。在致力于探讨母乳喂养研究的期刊中,43%~64% 文章包含描述词而 21%~29% 包括关于描述词的定义。在其他期刊中,提供描述词的差异较大(0~60%),但较少有研究中提供定义。仅 26 篇研究使用了母乳喂养定义,其中 21 篇包括至少 1 个引文出处,绝大部分引用的是 IGAB 和 WHO 的定义。Labbok 和 Starling 呼吁期刊与研究者们都应继续关注这个问题,并应重新确认并制定一套能够持续使用的定义,便于母乳喂养行为、支持性干预和母婴健康结局研究的开展。为实现上述目标,他们还建议采用类似于 1988 年国际工作组的包容性工作流程。

针对母乳喂养率的数据库和国家调查的一致定义,全球尚未达成一致,因此还不能对不同国家地区间的这一数据进行比较,也仍然是一个待解决的问题。2006 年加拿大的 10 个省和 3 个地区批准了加拿大母乳喂养委员会根据 WHO 定义而制定的母乳喂养定义,并与 2012 年进行修订。下一步是将这些定义运用到所有的省和地区政府数据库,只有这样才能比较加拿大全国各地的母乳喂养率。在美国,用于全国调查衡量纯母乳喂养和母乳喂养率的定义在最近数十年中有了改进,主要根据是美国儿科学会和 WHO 关于纯母乳喂养的定义。利用上述定义的调查包括美国儿科全国营养调查(PedNNS),美国免疫情况调查(NIS),美国婴儿喂养实践调查 Ⅱ 及美国产科护理实践调查(mPINC)。此外,美国医院联合会(TJC)于 2014 年 1 月起,对年分娩量超过 1 100 例的医院要求将纯母乳喂养率纳入围产期保健核心措施。该措施使用了一个非常具体的"纯母乳喂养"定义,因此为衡量出院时纯母乳喂养的全国标准发挥了推动性作用。

(三)文献综述

针对一个研究话题进行文献回顾,能扩展对这一领域相关知识的认识和理解。研究结果能够帮助提出研究问题,并为研究方法提供指导。文献综述的目的可以根据定性和定量方法的不同而有所不同。在定性研究中,对文献进行初步回顾,能够理解研究者对相关研究的认识和了解。由于定性研究方法的目的是发现一个研究现象,或形成对研究现象的新观点,文献不应该影响研究者在初始数据收集阶段的初衷。在分析阶段,应利用文献资料中的研究结果进行比较、对照或验证当前研究的发现。新的研究发现还可以结合先前研究的成果,形成针对某一现象的新的认识或扩展当前知识范围。

在定量研究中,现有文献能帮助澄清研究问题,为研究依据的理论和概念提供支撑。识别关键概念及其相关性,能够为研究提供概念框架和结构。回顾文献也能够认识到现有的知识和差距。文献还能够帮助读者选择研究设计,提供数据收集和分析策略,帮助研究结果的解读。

(四)保障受试者的权利

多数母乳喂养研究都会涉及受试者。为保障整个研究过程中参与者的权益,研究者需要遵守伦理准则。第一个国际伦理标准是 1949 年制定的《纽伦堡法典》(*Nuremberg Code*)。该规范是医学和行为科学学科制定的伦理学标准的基础。世界医学大会于 1964 年通过并于 1975 年修订的《赫尔辛基宣言》(*Declaration of Helsinki*),为从事临床研究的人员提供了进一步指导方针。政府和机构也规定了研究的伦理要求。在美国,保护生物医学和行为研究的人类受试者国家委员会于 1978 年通过了道德守则,发布了《贝尔蒙报告》(*Belmont Report*),这是许多学科的研究指导方针的模型,也是美国政府发起的研究项目的监管基础。职业协会还为各学科研究人员制定了个人伦理守则,在进行人类研究时需遵守这些守则。

贝尔蒙报告(美国保护生物医学和行为研究的人类受试者国家委员会)提出了 3 项伦理学研究的基本原则:

1. 有利:要求研究者将伤害(生理、情绪、社会)最小化,确保研究参与者得到最大获益。

2. 尊重:尊重人的尊严,包括自我决定权(自愿参与和退出的权利)、获得充分披露信息的权利(包括研究目的、过程、所需时间)。

3. 公平:包括获得公平待遇的权利(向所有符合抽样标准的人公平分配研究的利益和负担,不受年龄、种族收入等影响)和隐私权(保证保密、匿名)。

保障研究过程的伦理学要求的机制,包括研究者使用知情同意书、研究方案需经伦理审查委员会的审核。知情同意书中应描述研究方法,说明受试者的权益,明确受试者随时可以退出研究且不会影响其正常的医疗服务,并提供研究者联系电话。知情同意书在受试者招募时出示。受试者在知情同意书上签字代表着他理解研究内容并愿意参与。伦理审查委员会由大学、医疗机构、学校董事会或人体研究资源组织等建立,负责审查研究方案,确保研究过程保障受试者权利。研究者在研究过程中始终受到伦理审查委员会相关建议的约束。

（五）方法

每个研究方法都会涉及研究场所、样本、数据收集和数据分析。

1. 研究场所　研究场所是指研究的实施地点或参与受试者或样本的来源所在,所有研究都需要明确描述研究场所。

2. 人群　常指目标人群,是研究者感兴趣的个体所在的群体。例如,可以是所有的母乳喂养母亲、初产的母乳喂养妈妈、职场母乳喂养妈妈或早产儿母亲。某些情况下的研究对象可能是感兴趣的对象(如母乳)而非个体。由于难以对整个群体进行研究,研究者通常在一个较大的群体中进行抽样研究。

3. 抽样　抽样是从总体中选择样本的过程,抽样的两种基本类型为概率抽样和非概率抽样。

概率抽样专用于定量研究,当研究者希望抽样研究的结果可以推广到更大群体时使用。在这些研究中,样本应当可代表目标群体,通过从总体中随机选择个体可以完成这一抽样过程,这可以确保总体样本中的每个个体都有均等而独立的机会被抽中。概率抽样可用多种不同的抽样方法进行。

简单随机抽样可以通过建立一个抽样框架进行,其中所有的样本或元素都被列出并编号。然后可以通过计算机程序或许多定量研究书籍中印制的随机数字表进行抽样。其他抽样方法还有将受试者姓名放在帽子里抽签,或掷硬币等。

系统性抽样可遵循等距原则(如每隔 8 个、10 个或 100 个)从目标群体的个体名单中选择。为确保所有个体拥有同等被选中的概率,列表名单不得根据任何方式(如字母顺序或年龄等)分组。如研究一项医院的干预措施对早期母乳喂养体验的影响,则可以选择从医院产科病房的入院名单中按等距方式进行抽样。

分层随机抽样是辨明人口中的亚群、根据不同亚群在总体中的分布确定抽样数量的方法。例如,如果研究者希望了解特定地区的所有产妇情况,并知道其中初产妇占 40% 而经产妇占 60%,则研究者可以随机从确定的各亚组或分层的占比数量中进行抽样。

当无法建立所有元素的完整列表进行简单抽样或分层随机抽样时,可以使用多阶段整群抽样。这种抽样方法以群为抽样单位而非个体。在母乳喂养研究中,第一个群可以是一个国家内随机抽取的医院,然后再从来自不同地区选定的医院中抽取产妇样本。

在涉及人类受试者的研究中,概率抽样通常不太可行,因为很难找到一个群体的全部样本,如所有母乳喂养的母亲。因此,许多母乳喂养研究采用非概率抽样,即对研究对象或受试者进行非随机抽样。受试者的选择方法取决于不同的研究类型。

方便抽样,有时也称偶遇抽样,通常用于定性研究和定量研究。这种情况下样本源于特定现有资源下同意参与的个体,比如在某家医院分娩或某诊所就诊的所有母亲。对于干预性研究,测定和比较各组间结果时可以采用方便抽样,但应当确保参与者能够随机分配到各组,才能确保实验条件和做出因果关系的结论。

配额抽样是一种非概率抽样方法,研究者为特定特征确定配额,以增加样本的代表性。分层是基于一个或多个变量,这些变量将反映因变量的重要差异(如产次、早产或足月分娩、是否首次母乳喂养等)。不应将配额抽样与前面所述的简单分层随机抽样相混淆。

连续抽样是对符合抽样标准的可访问群体,在特定时间间隔或特定样本规模内选取所有元素/个体的抽样方法。例如,在一项关于 WIC 捐助者的开奶情况的研究中,如果可接触人群是特定城市的 WIC 诊所服务的母亲,则连续样本可能包括所有在孕期和产后第 1 年符合 WIC 项目条件的母亲。这种方法被认为比方便抽样更好,特别是如果抽样周期足够长,足以克服季节性或其他时间相关的波动因素导致的潜在偏倚。

网络或滚雪球抽样是通过由现有参与者推荐其他相似个体,而这些个体也可能同意成为受试者的抽样策略。这种方法可用于特定疾病的种族、群体中,其本身已经建立互助组织,如经历过围产期胎儿死亡的父母。

当研究者希望扩大样本量时可以采取征集或志愿者抽样。通过报纸广告或网络宣传,关于研究的信息通常会吸引感兴趣的受试者参与。

研究者"根据研究需要"选择受试者的方法为目的性抽样。受试者的选择,或者是因为他们对研究主题有所了解,或者是需要尽可能多的变异样本。

理论抽样类似于目的抽样,但仅用于支持某种理论的提出,如扎根理论。随着研究的进展,研究者可能会需要更多的信息或更多样的观点,来检验或代表各种类别及其相互关系,以便扩展相关理论。

4. 数据收集方法　数据收集可以针对研究问题中明确的关键变量通过提问、观察、测量等方式完成。数据收集方法应该适合研究方法和研究群体。

自我报告型问卷是从大样本中获取特定信息的有效且常用的方法。然而,让所有参与者都能理解且覆盖范围足够宽以反映"真实"含义的问卷,不仅耗时而且昂贵。如果在研究中的问卷过长或多次重复,参与者可能无法完成所有问卷。这必然导致研究损耗,而如果样本量减少过多,则可能无法得到有统计学意义的结果。

访谈能够提供更多有深度的信息,但对研究管理来说耗时而且成本更高。需要有资深的访谈人员才能确保明确而有效的数据收集。当存在多名访谈人员时,访谈人员不同程度的偏倚会使收集的数据有一定局限性。

观察是收集针对事件、行为模式、活动或互动数据的有用方法。观察结果可以是非结构化的或现场记录。受试者观察在定性研究中非常常见。定量研究中可以用结构化的表格清单记录特定行为。这需要开发一个与研究问题相关的、对特定行为级别的编码系统,这个过程必须非常精确,而且耗时较长。记录数据的方法包括纸笔、数字化数据采集系统等,例如编码行为发生时的手持式键盘或录像设备。录像设备能够在之后进行更准确的编码并获得更多详细信息。目前数字化摄像机和计算机录像程序的广泛使用让该类方法的应用极大增加。

母乳喂养研究中大量应用了生物生理检验方法,如婴儿体重、身长、头围、呼吸、耗氧量、心率,以及母亲的体温、泌乳素水平和乳汁成分等。这种检验方法的准确性受到使用的设备及负责测量和记录的调查者的影响。建立生物生理测量的敏感性和特异性(即信度和效度)对于研究人员来说是一个耗时和关键的过程,需要具有专门的测量专业知识。

（六）数据分析

数据分析是对收集的数据进行检查、汇总和综合,以确定研究结果能否回答研究问题的过程。数据分析策略是否得当取决于研究问题、样本选择和样本量及数据收集的方法和类型。

▶ 六、定性研究中的方法应用

依据各个定性研究方法的哲学基础,已制订了各种方法的具体步骤。但随着定性研究越来越普遍,各种方法的使用范围也在扩大,并且出现了不同方法的混合应用。过去,定性研究者曾经争论这些变化是增强了定性研究的科学性,还是混合方法违反了数据收集过程和分析的假设而损害了研究的科学性。目前,这种研究方法的变化趋势已经不可逆转;实际上,方法混合应用(即定量和定性方法)为研究方法选择开辟了更多可能性。

（一）抽样

所有非概率抽样方法都适用于招募定性研究的参与者。随着研究的进展,可以使用理论抽样,有助于确定受试者的适当数量。由于初始参与者的数据收集和分析是同时进行的,并且随着经验性描述的揭示,可能需要收集更多信息以拓展知识基础。可继续招募参与者,直到不再有新的信息发现,而且数据也已被充分挖掘(数据饱和)。样本量的大小取决于主题范围、使用的方法及数据收集的类型,但大多数定性研究的参与者相对较少,数量为10~50个。

（二）数据收集

数据收集的方法包括访谈、实地观察和文献回顾。在定性方法中,深入、非结构化的访谈仍然是最常用的方法,该方法试探了参与者的看法,并在许多研究中验证了调查者对数据的主观解释。访谈过程通常会录像,然后被转录成文字进行详细分析。实地观察是另一种广泛使用的方法,特别适合民族志研究。研究者在研究环境中被动或主动地参与活动的同时,观察活动、人和生理数据。实地观察情况被记录用于以后的分析。在现象学研究中,数据资源可以扩展到包括电影、图片、诗歌、故事或任何与研究主题意义有关的介质。在一些研究中,焦点组也被用来增加数据收集。

（三）数据分析

数据分析贯穿数据收集的整个过程。每一条数据，无论是访谈记录、详细的现场笔记、文件还是照片，都会与其他数据进行比较和对比。随着研究的深入，研究者会对数据进行解读。研究参与者将对研究者的解读进行验证，以确保数据与参与者的经验一致。

在现象学研究中，已经发展了几种分析过程。例如，Giorgi概述了数据分析的具体步骤：编译和检查关于现象含义的描述，识别共同的要素或意义单位，描绘主题，命名抽象意义，以及产生包含意义的结构描述，以便从参与者的角度来描述生活体验。相比之下，van Manen将分析的方法论基础描述为"六项研究活动的动态相互作用"：选择一种最感兴趣的研究现象；调查生活体验而非概念化的经验；思考代表这一现象的核心主题；通过写作和修饰进行艺术描述；保持强大的教学取向；通过考虑部分和整体来平衡研究背景。生活体验通过语言来表现，这是通过写作和修饰实现的壮举，直到书面文字描绘出对生活体验意义的深刻理解。

在民族志研究中，对参与者的现场观察通常是数据收集的重要组成部分。为了理解个体的行为、活动和经验及其环境交互，研究者组成一个交互式小组观察者。例如，研究环境或文化时，可以是少数民族群体、新生儿重症监护病房或母乳喂养支持小组等。深入访谈和现场笔记观察是定性分析研究。民族志可以是描述性的，也可以是分析性的。描述性民族志通常用来识别和描述特定文化内的社会模式或行为，而分析性民族志则分析社会意义以及指导特定文化内个体行为的文化偏见或规范。

扎根理论研究具有非常系统化的分析过程。来自访谈的转录数据经过编码和分类，在类别之间建立连接；然后形成一个初步概念或理论，并且持续检验，直到出现核心变量，即该理论的焦点。概念修改和整合过程通过备忘录和理论编码两个过程持续进行。分析的过程不是线性的。在整个数据分析过程中，不断地比较代码、类别、概念和理论，研究者不断在归纳和演绎推理之间变换方法。演绎推理提出关系概念，再由归纳进行验证。分析过程一直持续到由数据证实的理论产生。

（四）定性研究的可信度

确保研究结果的可信度和真实性是定性研究的重要组成部分。这需要研究人员在整个研究过程中不断进行审查，因为在取样、数据收集和分析过程中可能会出现错误。过程评估的要素包括关键信息数据提供的准确完整性、访问者获得参与者的真实观点与技巧、现场观察的准确性，代表数据准确性的代码或分析单位及对数据的解读，以确定它们是否代表了真实的含义。

如Lincoln和Guba所概述，评估可信性的标准包括可信度、可靠性、可确认性和可转移性。可信度可以通过实施和论证研究过程是否可信进行验证，可通过以下措施验证研究的可信度：在足够长时间内收集数据并分析，确保参与者的各方面体验能够得到了解；使用多个数据源；让其他人阅读和解读访谈文字稿；邀请参与者查看数据、解读和提出的理论以验证其正确性；并说明进行研究的体验。可靠性反映地是现实，也就是说，应确保相关陈述能反映参与者的观点和情况。可靠性需要通过评估验证，这需要让其他研究人员审查评估分析过程中应用的数据、过程和严谨性。可确认性是通过对数据评估、解读及其含义分析过程保留可追溯性，以供他人进行审查评估。可转移性是指发现的结果可在另一个群体或环境的适用程度。对参与者、环境设置和经验的详细描述，可以使他人能够判断研究结果是否可以用于类似的情况或群体中。

▶ 七、定量研究方法的应用

（一）抽样和样本量

概率抽样方法在相关性研究和实验性研究中是最常用的，因为概率抽样的研究结果可以推广到更大的群体中。但如前所述，涉及人类受试者的许多研究只能采用非概率抽样方法。

确定样本量是定量研究中的一个关键问题。需要考虑的因素包括研究目的、调查水平、研究设计和分析类型及可获得的受试者的数量、研究资金和研究时间限制等。对于识别和描述某个群体特征的描述性研究，样本量大小对研究结果产生的影响与对定量研究的影响不同。一般建议在考虑前述因素之后，应尽可能多地招募研究样本。

在需要通过统计分析对研究假设进行检验的实验和类实验研究中，样本量至关重要。如果样本量太小，即使实际存在组间差异，也可能无法检测到,因而导致无法拒绝零假设(即组间没有差异)。结果是本来有效的干预或治疗方法,被视为无效——即Ⅱ类错误。

对这类研究,可以使用统计效能分析估计可以显示组间真实差异需要的样本量。计算机软件可用于计算的样本量,研究者通常因为考虑到可能有一些不能完成研究的情况而适当增加受试者数量(即受试者损耗)。在制订研究方案时,研究人员通常会与统计学家协商,以获得有关样本量、研究设计和分析过程的建议。

在实验或类实验性研究中,应将受试者随机分配到试验组和对照组,但不应与随机选择方法(之前讨论过)混淆,后者允许将结果推广到样本所在的群体中。采用随机分配的研究称为随机对照试验(RCT)。随机分配有两个目的:①确保所有受试者具有接受治疗的机会均等且独立;②增加了各组在背景特征方面相似的概率。后者可以作为控制可能影响治疗效果的无关变量的方法。许多RCT研究还在数据分析中使用意向性分析(ITT),意味着即使他们没有完成研究,所有参与者也都被纳入数据分析。研究完成前丢失的受试者数量多少,会影响研究结果。

相关性研究和问卷调查研究通常需要较大样本量。样本量大小取决于要检验的变量数和要比较的亚组数量,如果这些因素的数量增加,则样本量也需要增加。样本量不足可能影响统计分析和研究结果。

有两种流行病学研究方法能够分析暴露因素(风险因素)和疾病/健康状况之间的关联:①病例对照研究;②队列研究。病例对照研究是回顾性地将具有特定病症的受试者与不具有该病症的健康对照组进行比较,分析受试者过去经历或生活事件中两组之间的差异,以确定可能导致疾病的因素。队列研究也类似,但是在受试者暴露或未暴露于某个疾病相关风险因素后的随访研究。研究会前瞻性地跟踪受试者以观察某个假定效果是否发生。例如,在过去10年里,人们越来越关注纯母乳喂养、持续时间与婴儿/儿童白血病、糖尿病、下呼吸道感染和肠胃炎等疾病之间的关系,以及母乳喂养对母亲2型糖尿病、乳腺癌和卵巢癌的风险影响。Ip等回顾了母乳喂养的病例对照、队列研究及系统评价和对照试验等,以确定母乳喂养与上述疾病的结果关系。

(二)数据收集

目前描述的所有数据收集方法均可用于定量研究,但要保证数据的一致性和客观性。描述性研究收集的数据范围更广,与关联性或实验性研究比较更主观,但需要对问卷、访谈计划和观察标准进行结构化,以便对所有受试者采用相同的方式收集同一数据。如为相关性、类试验和实验性等定量研究,可以减少数据量,便于统计分析。用于衡量变量关系的可靠有效的问卷和观察量表往往需要数年才能完善,一旦确定,则可广泛用于许多研究。

现有母乳喂养问卷和量表的信效度评估方面有大量文献。表21-2列举了相关工具的概述及其信效度评价。有些评估工具在婴儿评估章节中提到过。对于相关性和实验性研究,建议数据收集时使用兼具信度和效度的问卷或措施。

表21-2 一些母乳喂养调查问卷和评估工具			
题目	目的	信度 (原始测试和部分外部评估)	效度
母乳喂养行为预测工具(BAPT)改良BAPT工具 BAPT翻译稿:西班牙语,土耳其语	基于计划行为理论。用于发现有过早意外断奶风险因素的母亲。4项因素测定负面和正面母乳喂养态度、自感母亲控制、社会与专业支持	所有BAPT量表的内部一致性系数,0.79~0.85;0.87~0.93 改良BAPT 0.81~0.86 西班牙语BAPT:0.78~0.86 土耳其语BAPT:0.80~0.92	预测效度:4项量表中3项关于产后8周时的喂养结局,负面情绪量表预测早期意外断奶 改良BAPT:两个量表预测78%母亲在8周时中断母乳喂养,以及68%继续母乳喂养 土耳其语BAPT:结构效度的验证性因素分析证实了4因子/分量表。已知的组间比较支持结构效度

续表

题目	目的	信度 （原始测试和部分外部评估）	效度
母亲母乳喂养评估量表（MBFES）	用 30 项 Likert 量表评估母乳喂养的总体经验。亚量表包括母性享受程度、母性角色的获得、婴儿吃饱 / 成长、生活方式 / 母亲形体。	重测相关性：0.82~0.93 子量表内部一致性系数：0.80~0.93 和 0.73~0.83 日文 JMBES 内部一致性 α>0.77，简化版 JMBES α ≥ 0.78	评估条目源自定性研究结果；预测效度：总量表与亚量表显示母亲满意度与母乳喂养意愿和持续时间呈显著正相关 日文版的心理测量评估也支持效度
母乳喂养自我效能量表（BSES） 简化的母乳喂养自我效能量表（14项）（BSES-SF） 用于青少年的简化母乳喂养自我效能量表和父亲的自我效能 土耳其语 BSES-SF	目的是确定母乳喂养自我效能与识别母乳喂养高危人群，评估母乳喂养行为和认知以制订个体化的自信心改善策略	两种表格内部一致性均为0.96 青少年检测：产前 0.84；产后 0.93 父亲检测：产后 0.91；产后 6 周 0.92 土耳其语 BSES-SF：产前 0.87；产后 0.86	内容效度： 预测效度：产后 4、8 周母乳喂养与奶瓶喂养的预测效度存在显著差异。结构效度：与同类结构测量的对比和相关性 青少年测试：产前 BSES-SF 评分对母乳喂养启动率预测效果好，而产前和产后评分，能够预测产后 4 周的纯母乳喂养率和母乳喂养持续时间 土耳其语 BSES：产前和产后 BSES-SF 评分是 12 周母乳喂养持续时间和纯母乳喂养率的有效预测因子 父亲改良 BSES-SF：与母亲 BSES 得分显著相关；6 周得分预测 12 周时的纯母乳喂养
LATCH 母乳喂养评估工具 LATCH 在电话健康评估项目的应用	评估第 1 周内母乳喂养有效性，包括含接、吞咽声、乳头类型、乳房乳头舒适性、哺乳姿势是否需要帮助 5 个方面	评估者间信度：母亲和护士的总分正相关评估者间信度，电话评估与 IBCLC 2 次家访时 5 项 LATCH 评估数据的一致性分别为 40%~100%、80%~100%	需要更多验证，但母亲评估总分与 8 周时母乳喂养率呈正相关。预测效度：6 周时仍然母乳喂养的母亲，出生与 48 小时平均 LATCH 评分较高。48 小时 LATCH 评分 >8 的母亲 6 周时仍然母乳喂养的可能性高 9.28 倍
婴儿母乳喂养评估工具（IBFAT）	旨在评估和测定婴儿母乳喂养能力，包括 4 个亚量表：喂养准备、觅食反射、含接和吸吮	评估者间信度：共同评估喂养时的评分一致性 1% 评估者成对评估相关性：0.58 一项土耳其研究中，3 次评估的评估者成对评估相关性：0.90~0.95	内容效度和临床实践观察

（三）信度和效度

信效度是影响研究的测量误差的核心问题。在研究过程的任何阶段出现的误差，都会影响研究结果并限制研究结果的有效性。信度是指测量或数据收集的准确性、一致性、精确性和稳定性。效度反映了数据的真实性、准确性和数据可靠性。为保证有效性，数据收集的措施和方法也必须可靠。

1. **信度** 在定量研究中，数据收集的方式及所用的工具或仪器的准确性和一致性都很重要。在设计和开展定量研究时，应考虑信度的几个方面。

评估者间信度是指多个个人或仪器（如温度计）参与数据收集时的准确性和一致性。在这种情况下，个人或仪器之间的误差概率增加。为了控制误差，需进行校对。类似的仪器，或单一仪器在一段时间中对多个受试者进行数据收集时，应该进行校准，以保障测量的一致性。对开展类似观察的多个个体，可统计确定其准确度。可接受的信度水平取决于所使用的统计方法，例如，评分员间的信度达到 90% 即可。当使用科恩的 kappa 统计时,可纠正偶然性一致,可接受的水平是 0.70。对于表 21-2 中描述的婴儿母乳喂养评估工具(IBFAT),通过比较母亲和研究者对母乳喂养评估的一致性,Matthews 确定了评估者间信度。总体而言,一致性为 91%,但有人指出,喂养情况良好或较差的婴儿较容易评估,而那些得分居中被认为是喂养能力中等的婴儿则评估较为困难。Johnson 等报道了 3 位医护人员之间的评估一致性:对婴儿的饥饿征兆、喂养时间和营养性吸吮脉冲反应的一致性超过 90%;对哺乳姿势和含接评估的一致性为 80%~88%;母亲乳头损伤评估一致性达 79%。

评估者内部信度是指一个评估者随时间推移做出的评估的准确性和一致性。例如,当数据收集超过 6 个月,研究者可能需要检验一下评估者观察的准确性,包括使用的检测设备,需要每隔几个月进行一次校准。同样的,同一个评估者在短时间内反复多次评估可以保证评估的信度。计算方法和可接受度类似于评估者间信度。

重测信度指一段时间内一项措施的稳定性,如问卷。对相同受试的间隔 2~3 周的两次问卷调查的结果可以进行统计学比较。对态度或感受的测量问卷,如果相关系数超过 0.80 通常可以接受。相反,对于某些事件,如产后调整,可能相关系数较低(如 0.40 或 0.50),因为在一段时间内同一个体的评分差异反映了不一致性,也可能表明个体正在改变或调整生活方式。在这种情况下,重测信度并非衡量可靠性的适当方法。如表 21-2 所述,母亲母乳喂养评估量表(MBFES)随着时间的推移,始终具有高度可靠性。

内部一致性指问卷中反映一个概念含义的若干条目的统计一致性。如果测试单一概念(如母乳喂养满意度),一般希望受访者能够给出始终如一的答案。条目含义的相似性和内部一致性可以通过统计学方法确认。克朗巴哈系数法(Cronbach's alpha)是基于项目间的平均相关性和项目数量、用于确定内部一致性的可靠性系数。对于检测结构的问卷,系统介于 0.70~0.80 即可。对一些使用时间较长的成熟评估方法,理想系数应大于 0.80。当问卷用于对个体做某些决定时,系数最好能够在 0.90 以上。应该注意,α 系数对评估项目数量很敏感;项目越多,α 系数越高。因此,如表 21-2 所述,母乳喂养行为预测工具(BAPT)、MBFES 和母乳喂养自我效能量表(BSES)都是具有内部一致性的数据收集问卷。

2. **效度** 效度是问卷或测量工具反映被测量的概念或达到其预期作用的程度。定量研究中的效度包括 3 种:内容效度、效标效度和结构效度。用于描述性研究的问卷和访谈应具有内容效度,即问题或条目应充分代表所研究的概念。在制订问卷时,调查人员回顾文献,纳入研究概念的各个维度,然后将问卷提交给研究主题的专家进行审核。这种内容和文献、专家验证的特征被称为内容效度。用于评估内容效度和计算某项措施的内容效度指数(CVI)的正式程序,已经成为某种仪器全部开发过程中必不可少且非常重要的部分。

当需要使用外部方法(通常为高阶可操作性方法)推断个体位置时,就需要使用效标效度。预测效度是效标关联效度的一种形式,可确定能否通过一次测量来预测未来的结果。同时效度是另一种形式的效标关联效度,可确定能否用一种方法评估标准的现状。

结构效度是评估工具的预期测量值与特定情况下的理论测量结果之间的相符性。在表 21-2 中,BAPT、MBFES 和 BFES-SF 都显示了对母乳喂养结果的预测效度,以及基于概念相关理论关系的结构效度。使用具有上述效度的问卷和评估工具,能证明研究结果的可信度。

▶ 八、数据分析

数据分析是对收集到的数据进行组织、汇总、检验和综合的过程,从而得出研究问题的结论。数据的计量分析是定量研究的核心。收集的数据需要通过各种方式转换为数值。表 21-3 定义了度量水平并提供了示例。度量水平对应用的统计方法有影响。

需要区分两类统计过程:参数和非参数方法。参数检验更为强大,也更多使用,因为参数检验允许研究者把研究样本结果推广到更大群体。使用参数检验需要满足某些假设,包括变量的正态分布及能够在区间水平上测量因变量。非参数统计更适合于样本中变量为非正态分布、总体参数未知、变量为分类或有序变量。

表 21-3 度量水平

	分类	有序	区间 / 比例
定义	无序的离散数据类型	可按顺序排列的数据:类别间隔可以不相等	数据类型可按顺序排列,间距相等。定比变量有绝对 0 点
举例	性别(男 / 女) 母乳喂养 / 未母乳喂养 婚姻状况	多数的 Likert 型量表如 APT、MBFES、BSES、IBFAT 等(表 21-2)	体温、血压、体重身长。母乳喂养持续时间(按日、周、月、年等单位衡量)

统计方法的选择取决于研究类型、样本量大小、抽样方法以及待分析的数据类型。表 21-4 概括了不同研究类型和数据级别常用的统计方法。在实验或类试验性研究中,因变量的数据水平决定了统计检验的类型。表 21-4 旨在帮助新手们了解研究中恰当的统计学方法。更多有关统计方法的详细信息不在本章讨论范围内。

表 21-4 不同度量水平适合的统计分析方法:基础指引

单变量分析的计量表述(单个变量)

集中趋势的描述或度量

数值描述	功能	度量水平
众数	表示最常出现的值 / 分数	分类
中位数	指在分布中处于中间位置的值	有序
平均值	指平均分	区间或比例

变异的度量或描述

范围	显示数值 / 分数的分布,从最低到最高	
标准差	表述与平均值的平均离散程度	区间或比例

双变量或两个变量研究的描述

列联表	两个变量交叉分类的频数分布表	定类或定序(两个变量)

双变量分析常用的统计学检验

非参数检验

检验和检验统计量	功能	自变量级别	因变量级别
卡方检验(χ^2)	比较 2 个或多个独立组比率(频数)的差异	分类或等级	分类
Fisher's 确切检验	比较 2 个或多个独立组比率的差异,通常用于样本较少或小于 5	分类	分类
中位数检验(χ^2)	比较 2 个独立组的中位数差异	分类	等级
Mann-Whitney U 检验(U)	比较 2 个独立组的等级或得分差异	分类	等级
配对卡方检验(χ^2)	比较配对样本的比率差异	分类	分类
Wilcoxon 配对符号秩检验	比较两个相关组的得分等级差异	分类	等级
Kruckal Wallis 检验	比较 3 个或以上独立组的得分等级差异	分类	等级
Spearman 等级相关系数(ρ)	确定 2 个变量的相关性	等级	等级
Kendall 等级相关系数	确定 2 个变量的相关性	等级	等级

续表

检验和检验统计量	功能	自变量级别	因变量级别
参数检验			
Pearson 积矩相关系数	确定 2 个变量之间的相关性	区间或比率	区间或比例
t 检验(t)	确定 2 个独立组平均值的差异	分类	区间或比例
配对 t 检验(t)	确定 2 个相关组的平均值差异	分类	区间或比例
方差分析(ANOVA,F)	比较 3 个或以上独立组差异	分类	区间或比例
重复测量方差分析 ANOVA(F)	比较 3 个或以上关联组或得分水平间的差异	分类	区间或比例
常用的多因素分析统计方法			
协方差(ANCOVA)	在控制 1 个或多个协变量的情况下,比较两个或以上小组均值差异	分类,1 或多个变量	区间或比例,单变量
多元方差分析(MANOVA)	包含 2 个或多个相关变量的 2 个或以上小组均值的差异	分类,1 或多个变量	区间或比例,两个或以上变量
多元协方差分析(MANCOVA)	在控制 1 个或多个协变量的情况下,比较包含 2 个或多个因变量的 2 个或以上比较组均值的差异	分类,1 或多个变量	区间或比例,两个或以上变量
多重回归	确定 2 个或以上自变量与单个因变量的相关性	分类、区间或比例,2 个或以上变量	区间或比例,单变量
典则相关分析	确定两组变量间的相关性	分类、区间或比例,2 个或以上变量	分类、区间或比例,2 个或以上变量
Logistic 回归分析	确定 2 个或以上自变量与单个因变量的相关性	分类、区间或比例,2 个或以上变量	分类,单变量
判别分析	确定 2 个或以上自变量与单个因变量的相关性,并确定样本的分类	分类、区间或比例,2 个或以上变量	分类,单变量
因素分析	分析诸多变量间的内部关系,鉴别类似的变量簇		

关于有序或区间变量分析方法的选择,尚存在争议。人类的感知并不能与区间得分完全符合,大多数心理社会变量只能在有序尺度上叠加。因此,传统上需要区间数据的统计过程有时和基于人类反馈的有序数据一起使用。

(一) 描述性研究

用于描述变量及其关系的数据,通常需要进行内容分析和描述性统计。内容分析包括检查数据,识别相似内容或含义,并将识别的内容或含义在相互独立无交叉的类别中进行分类。然后,这些定类数据可与表 21-4 中标识的描述性统计一起使用。结果可以频率、百分数、模式的方式报告,用条形图、饼图或列联表的形式表现。

(二) 相关性研究

相关系数可用于确定两个变量之间关系的统计结果。这种关联关系可报告为正相关(一个变量增加时,另一个变量也增加),负相关(译者注:一个变量增加,一个变量减少)。相关性强度介于 0 和 +/−1 之间;相关性越强,系数越接近 1(正或负),0 表示无关。

在流行病学研究中的相关性,通常使用相对危险度或风险比(relative risk or risk ratio,RR)和比值比(odds ratio,OR)来估算。对亚群进行跟踪并分析特定健康因素的影响,可以确定暴露于特定因素的群体的发病率和概率。如与代乳品喂养的婴儿相比,纯母乳喂养的婴儿中耳炎的发生率,可用一组(母乳喂养婴儿)的发病率除以另一组(代乳品喂养婴儿)的发病率来确定相对风险。在某些类型的研究中,如病例对照研究,虽然不能确定群体发病率,但可以通过计算病例组(如纯母乳喂养婴儿)与对照组(如代乳品喂养婴儿)之间的比率来估算。相对风险比或比值比为 1.0,表明暴露组和非暴露组的发病率相同,而如果大于 1,如 1.5 表示暴露于该因素的人的风险增加至 1.5 倍或增加了

50%。比例小于1表明暴露组的风险降低。比值比通常用置信区间来表示,该置信区间"表示效应的真实幅度,有多大程度上落在这个范围里"。

(三)实验性和类实验性研究

用于确定组间差异的统计过程,取决于组的数量及因变量的测量水平,如表21-4所示。统计学差异可使用概率理论进行计算。分析之前,研究者需确定显著性水平,或P值,作为确定统计学显著性结果的界值,表明组间存在真实差异。P值反映了统计结果偶然发生的概率,即研究者犯Ⅰ类错误的风险。这意味着原假设为真时被拒绝,导致错误地解读为干预措施有效。相反,Ⅱ类错误是指当原假设实际为错误时却被接受,而导致真实有效的干预措施被忽略。

在研究中最常用的是P值为0.01或0.05。P=0.01意味着在100次中有1次会出现Ⅰ类错误;P=0.05意味着100次中有5次可能产生Ⅰ类错误。但减少Ⅰ类错误的机会的同时也会增加Ⅱ型错误的概率。因此,大多数母乳喂养的研究者选择使用P=0.05。

组间差别(如不同护理干预措施的两组结果)和P值类似,都是基于所使用的统计方法的临界值。结果可用置信区间(CI)表示,置信区间应包括一个数值范围,表明研究者有95%或99%的信心认为群体的真值会落在这个指定的范围内。范围小的置信区间比范围大的更精确。

(四)多变量分析

多变量分析是对3个及以上的变量的并行分析,以确定变量之间的关系模式。这些高级统计程序,适用于分析具有几个独立和/或几个因变量的复杂相关性和实验研究的数据。一般来说,需要有较大的样本量来适应更多变量的分析。常用的程序包括多重回归、通径分析、协方差分析(ANCOVA)、因子分析、判别分析、典则相关和多元方差分析(MANOVA)(表21-4)。随着研究变得越来越复杂,多元统计在研究中的应用也越来越多。这使新手研究者和研究人员处于两难境地,因为采用更为复杂的统计分析的研究可能更难评估。

(五)结果、讨论、结论和传播

研究结果或发现应简洁明了,并与提出的研究问题和采用的方法一致。结果的呈现会因研究类型不同而不同。定性研究是描述性叙述,包括参与者的逐字叙述,为研究者的数据解释提供证据。结果可能是对研究现象、数据中提出假设命题的详细描述或新发现、从数据中提出的假设或理论。

定量研究经常使用图表来展示结果。在描述性研究中,应当精确描述需分析的变量,并用数值报告反应结果。相关性研究中,必须明确变量之间的关系以及相关性研究的分析过程。在假设的检验研究中,对于每个假设的统计程序、结果及是否支持假设,都必须明确说明。显著、不显著或出乎意料的结果都必须全部公布。即使研究中的发现与研究者的期望不同,也有助于加深对研究主题的认识,以及在今后的研究中提出更为相关或更详细的研究问题。

对研究成果的解读是一个思考过程,给研究赋予意义,并探讨研究成果的影响。研究者可以依据研究过程来评估研究结果,也可依据其他研究的结果来分析支持或反驳当前研究结果。这些内容可通过结果陈述时讨论,或在文中的讨论部分进行单独讨论。

研究的局限性部分,应点明可能影响研究结果的因素。出于实际困难或伦理要求的限制,研究过程中经常需要出现折中妥协的部分,这可能会在设计、取样过程、样本大小、数据收集方法或数据分析技术上造成缺憾,应当予以报告。文中还需要讨论研究结果能够在多大程度上推广到研究样本以外的群体中。陈述局限性有助于读者评价研究的科学价值,并提高研究者的可信度。

结论是综合研究结果的简明陈述,概述了研究的重要性及对研究现象的理解。结论必须与研究结果相关联,而不应随意扩展到研究参数之外。根据这些结论,概括地描述这些发现对临床实践的启示,并指出进一步研究的建议。

交流研究的结果是研究的最后一步,可以通过研究报道、期刊文章、学术会议、研讨会及医院教学查房中的分享来完成。研究结果的发布扩散,有助于征求同行评议,并可能推动研究结果在改善临床实践中做出贡献。

▶ 九、评价研究在实践中的应用

评价是对一项研究的科学价值做出判断,应客观地指出研究的优势和不足,提出与该项研究相关的问题,并给予建设性的建议。研究评估的目的是确定研究结果是否有助于临床决策,是否能为推动临床实践变革提供新的知识,或确定是否需要进一步开展相关主题的研究。

对研究的评估,应从反复阅读研究报道或期刊文章开始,熟悉研究内容。然后对研究的各个元素进行分析。本章既可以作为理解研究过程的基础，又可作为对研究方法和具体方法的展望。评估研究的一个关键问题是一致性。所有要素包括研究问题、目的、设计、抽样、数据收集、分析、结果解读和讨论，都应该彼此一致。表 21-5 列出了在评估定性和定量研究时需要探讨的问题。虽然不是详尽无遗，但这些指南将有助于对研究进行系统性评价。关于研究方面的教科书中都有如何开展综合研究评论过程和标准的详细描述，感兴趣的读者可以查阅。

表 21-5　评价定量和定性研究的指南		
一般指南	**定量研究**	**定性研究**
1. 研究问题与目的		
• 清楚说明 • 适合开展科学研究 • 对母乳喂养知识有意义吗	• 提供研究的方向	• 宽泛的说法 • 探索性研究
2. 文献评价		
• 是否相关 • 有条理否	• 包含最近和经典文献吗 • 理论基础或概念框架明显	• 提及或缺乏现有文献
3. 保护人权		
• 保障受试者免受伤害 • 通过书面知情同意确保受试者知情权 • 经由伦理委员会审查 • 确保受试者隐私、保密权		
4. 方法		
• 与研究问题呼应 • 适合研究方法的取样程序 • 与设计相符的数据收集方法	• 演绎法 • 确定和定义变量 • 具有代表性和足够规模的样本 • 测量工具是否合适、可靠和有效 • 明显采取了控制外来变量的措施吗	• 使用归纳法 • 明确了关键信息提供者和理论抽样方法 • 数据收集和分析是否同时进行 • 描述数据收集和分析的过程 • 数据是否饱和 • 研究结果是否具有明显的可信性、可靠性、可确认性和可推广性
5. 结果与讨论		
• 分析是否适合研究方法与设计 • 结果是否清楚呈现 • 解读是否清楚并基于数据 • 研究问题是否得到解答 • 是否发现研究的局限性 • 结论是否基于研究结果 • 是否描述对实践和研究的意义	• 统计分析过程是否适合数据和样本量 • 表格是否清晰并代表数据 • 是否明确成功发现的结果和意料之外的结果	• 知情人信息例子 • 详细描述或理论介绍 • 研究结果与文献比较 • 理论具有逻辑性和完整性

经过对研究元素的分析，评估者可以确定研究的优缺点。所有的研究都有局限性，因此，可从影响结果及研究的总体意义方面去考虑缺点，对所产生知识的相关性和对临床实践的有用性进行判断。对一项研究的合理批评，是应提出合理且有建设性的建议。评估研究的能力，可随着实践、对研究过程的知识和理解及对特定主题相关研究的认识而逐渐发展。

在专业期刊上发表的研究论文，是最常见的文献来源。在评估中，必须考虑期刊的限制要求，特别是文章的篇幅。期刊发表的文章一般缺乏完整的研究细节。同行评议期刊在发表前要对研究进行审查。期刊评委会成员通常是该领域的专家，会审核文章以判断其科学价值，并就是否可以发表提出建议。

母乳喂养包含自然、社会和医学等许多学科

的内容;因此,母乳喂养从业者必须查阅许多不同的期刊,保证获取最新的知识。这是一项具有挑战性的任务,但随时跟进学术最新进展对于专业实践来说是必不可少的。

▶ 十、临床实践中的科学研究

从获得知识到运用知识,是一个持续过程,需要动力、投入、坚持和耐心。将研究结果用于实践,无论对研究者还是实践者都是一项挑战。如果能够让研究者与实践者共同协作,会更容易推动基于循证学实践的达成。

在这个过程中,研究者的责任包括:

1. 一旦研究完成,可通过非正式讨论、地方、地区和全国性会议中的演讲和出版物等方式,直接向医护人员分享研究结果。

2. 重复可能改善临床实践的研究。(仅仅通过一项小型研究的结果,很难改变临床实践)

3. 鼓励和协助临床实践人员参与研究,培养他们的兴趣和意识。

4. 倾听和了解实践者所关心的问题,以提出与临床实践领域相关的研究问题;在研究项目中与实践者合作。

5. 协助临床工作人员对研究文献进行评价,增加他们对研究结果的评判知识和能力。

临床医护人员在将研究成果转化应用到实践领域的过程中,有以下职责:

1. 培养质疑和接受改变的态度。

2. 与研究者分享对实践的困惑,以开展相关的临床研究。

3. 与科研人员合作,参与科研项目。

4. 开展科研论文的批判性阅读与评价,并促进其在实践中的应用。

5. 参加分享和讨论最新研究的专业会议。

6. 主动向其他临床医师分享反映、帮助或可能改变实践的研究结果。

循证实践(EBP)是医护人员的"金标准",是根据可获得的最佳研究证据及医护人员的临床知识和专业技能,并与接受治疗的个人进行协商,最终做出临床决策的实践过程。研究结果提供了研究证据,根据研究方法和现有的单个/多个研究证据,所有证据可归纳为一个金字塔结构。尽管根据不同概念确定的循证医学证据金字塔的层次结构有所不同,但随机临床试验的系统综述因为是总结了多个 RCT 研究的结果,总被置于金字塔

的顶端,下面的层级依次为非随机试验的系统综述、单个 RCT 和单个非随机试验、相关性或观察性研究的系统综述;单一相关性或观察性研究报道;描述性、定性研究和生理学研究的系统综述;单一的描述性、定性或生理学研究报告;权威机构或专家委员会的意见等。

一般不会仅依据一项研究结果就进行临床实践的改动,而需要依靠样本规模较大的研究结果,且对改善实践具有确定性时才会应用。但是,实践中医护人员越来越多地利用预处理或预评价证据来改变循证医学实践,即"从原始研究中选择并经临床医生验证过的证据"。根据 Dicenso 等的说法,预评估的证据金字塔最底层为单个研究,向上依次为单个研究概要、系统评价、系统评价概要,还包括预评估的 Meta 分析。

可以通过以下途径获得系统综述文献。Cochrane 协作网针对医疗干预措施效果的系统综述是全球公认的,也越来越多地被医护人员用于临床实践变革的决策制订之中。该网站最大的好处在于定期更新。Cochrane 协作网也开展了几项与母乳喂养相关的系统评价,包括皮肤接触、乳腺炎时抗生素的使用,促进母乳喂养的产前教育以及使用安抚奶嘴对母乳喂养持续时间的影响等。

最后,基于循证医学的临床实践指南(CPG)应由相关领域的研究者、临床医护人员和其他专家组成的小组制订。CPGs 是基于各级证据制订的实践建议,包括某个领域在缺乏证据时的专家意见等。通常应设立专门的组织机构制定这类实践指引。如 2014 年国际哺乳顾问协会制定了第 3 版"纯母乳喂养临床指南"。这一重要文件被母乳喂养专家和国际认证哺乳顾问(IBCLC)在日常实践中用于支持和促进纯母乳喂养,该版主要基于循证医学依据,与早期版本比较有了重大改进。

采用来自不同研究方法的研究证据作为广泛的科学证据基础是很重要的,只有这样,才可能将母乳喂养的科学知识推广为最佳的实践,使母婴、家庭和社会受益。

▶ 十一、小结

研究是一个过程,而理论是推动知识发展的基础,也为实践提供了可靠而有效的基础。研究所涉及的途径和方法源于不同的哲学体系:实证主义/后实证主义观点;自然科学、人文科学和阐释主义;批判性和解放性的观点。这些观点产生

了用于定性研究、定量研究、观察性研究、历史研究和女权主义研究等的研究方法和途径。提出的研究问题能够指导研究方法的选择,无论后续知识是通过归纳或演绎产生。

定性方法产生了对反映人类价值观、信仰、实践和生活经历或事件的"意义"的理解。常用的三种定性方法是现象学、民族志和扎根理论。定量方法的特点是客观性、测量和控制。常用的定量方法是描述性研究、相关性研究、实验和类试验性研究。目前趋势显示,越来越多的研究在同时使用定性和定量方法。

研究的要素包括问题和目的、文献综述、人类受试者保护、方法、结果和讨论。研究问题确定了研究内容和研究对象,研究目的描述了研究的原因。定量方法的研究问题比定性研究中提出的问题更具体。在定量研究中,会描述并明确变量如何操作。在开展或评估与母乳喂养与泌乳学相关的研究时,如何定义母乳喂养和母乳喂养的持续时间特别重要。

回顾有关研究课题相关的文献,有助于确定研究问题并制订研究方法。当对主题知之甚少时,经常使用定性方法。

涉及人类受试者的研究必须确保尊重研究参与者的基本权利。伦理审查委员会在研究开展前对知情同意书和研究方法进行评估,帮助保护受试者。

研究方法中涉及研究地点、样本、数据收集和数据分析。研究地点是指研究所在机构或参与者的来源。样本是指研究者关心群体的子集。抽样是从群体中选择样本的过程;抽样包括两种类型,即概率抽样和非概率抽样。非概率抽样用于定性研究而概率抽样是定量研究的首选方法,后者的研究结果可以从研究样本推广到整个目标人群。这种方法需要随机选择受试者,但并非总是可行;因此,许多涉及人类受试者的定量研究,也使用非概率抽样。

研究过程中,研究人员提问、观察并测量研究问题中关键变量的过程,即数据收集。深入访谈和观察是定性研究中最常用的方法,数据收集和分析一般同时进行。所有定性方法都需要系统、严格的数据收集和分析方法。定量研究中的数据收集方法是高度结构化的,应保证每个受试者收集同类数据。

所有研究都必须保障信度、效度。信度是指所收集数据的准确性、一致性、精确性和稳定性;效度则反映了数据的真实含义。在定性研究中称为可信度。确保可信度的方法包括在数据收集和分析过程中设定的检验方法。在定量研究中,可以对收集数据的检测设备和研究者进行统计学分析,估计其信度和效度。

数据分析是对数据进行组织、汇总、检验和综合以确定研究结果的过程。定性研究可借助详细的描述提出假设和理论。参与者的转录稿中描述性叙述能够支持研究者对数据的解释。在定量研究中,数据被转化成数字条目以进行统计分析。根据研究类型和所收集数据的测量水平的不同,可以采用不同的统计分析方法,最终结果可以使用图表进行展示。

研究结果应清晰、简洁、与所用方法一致,并能回答研究问题。所有结果,无论是否具有统计差异或出乎意料,都应发布,还应指出研究的局限性、是否能够推广到其他群体及适用程度。研究结论应只反映研究结果。

对研究报告或文章进行评估,可以确定研究的科学价值及研究结果对临床实践的有用性。评价中的一个关键问题是研究的一致性。

将研究成果应用于临床实践,对研究者和实践者来说都是挑战,但双方协作时,可加快这一过程。虽然目前的研究成果一般没有确定结论,研究者会经常建议开展进一步研究,但在实践中使用这些研究发现,常常有助于验证研究结果并产生新的研究。母乳喂养研究方兴未艾,能够扩大母乳喂养知识面,推动循证实践的开展。卫生专业人员利用科学知识并根据最佳循证学证据开展工作,其受益者是母婴、家庭和整个社会。

▶ 十二、关键知识点

1. 研究是对现象开展系统、逻辑探究,从而获得新知识或验证现有知识的过程。

2. 理论是一种描述、解释或预测事物的现实观的概念建构,包括相关概念和概念间的相互关系。

3. 中间范畴理论包括定义明确的概念和概念间的相关关系,比宏观理论更容易检验,适合于临床实践中使用的理论。

4. 归纳推理是从具体事例观察推导出抽象、一般原则的推理过程。

5. 演绎推理是从一般前提到具体、特殊事例的推理过程。

6. 概念框架是表示概念和概念间关系的基本结构,不是解释这些关系的具体理论。

7. 理论框架是表示理论、概念和命题的基本结构,这些理论、概念和命题是研究的基础,并可以在研究中检验相关的命题。

8. 核心概念是扎根理论研究的总主题。这是研究主题的中心,与研究中各主题和类别相互关联。

9. 关键信息提供者应知识渊博,且能最清楚地说明研究内容的意义。

10. 偏倚是指影响研究结果的任何干扰因素、行为或影响。

11. 控制是定量研究的重要内容。控制措施能消除混杂变量可能对研究结果的干扰影响。

12. 操作定义是对一个概念或变量的明确描述。对于定量研究,操作定义以可计量的条目表示。

13. 因变量或结果变量是指在自变量或治疗变量的变化时研究者测量的变量;结果变量受自变量的影响。

14. 自变量是研究者操纵的、可以影响因变量的治疗或发明。

15. 统计效能是指统计检验时,在应当否决零假设时拒绝该假设的概率,换言之,将发现确实存在的显著差异。

16. 信度是指一段时期内数据收集的准确、一致、精确和稳定性的程度。

17. 效度是指收集到的数据真实性及与现实情况的相符程度,和测量仪器真实反映测量内容的程度。

18. 可信度是指定性研究中确定可信性的过程。

(张美华 译 高雪莲 李雪迎 校)

参考文献

Ajzen I, Fishbein M. *Understanding attitudes and predicting behavior*. Englewood Cliffs, NJ: Prentice Hall; 1980.

Altuntas N, Turkyilmaz C, Yildiz H, et al. Validity and reliability of the Infant Breastfeeding Assessment Tool, the Mother Baby Assessment Tool, and the LATCH scoring system. *Breastfeed Med*. 2014;9(4):191–195. doi:10.1089/bfm.2014.0018

Anderson GC. The mother and her newborn: mutual caregivers. *JOGN Nurs*. 1977;6(5):50–57.

Armstrong HC. International recommendations for consistent breastfeeding definitions. *J Hum Lact*. 1991;7:51–54.

Bakeman R, Gottman JM. *Observing interaction: an introduction to sequential analysis*. Cambridge, UK: Cambridge University Press; 1986.

Bandura A. Self-efficacy: toward a unifying theory of behavioural change. *Psych Rev*. 1977;84:191–215.

Bandura A. Self-efficacy mechanism in human agency. *Am Psychol*. 1982;37:122–147.

Barr RG. Infant crying behavior and colic: an interpretation in evolutionary perspective. In: Trevathan WO, Smith EO, McKenna JJ, eds. *Evolutionary Medicine*. Oxford, UK: Oxford University Press; 1999:27–51.

Bernaix LW. Nurses' attitudes, subjective norms, and behavioural intentions toward support of breastfeeding mothers. *J Hum Lact*. 2000;16:201–209.

Blyth R, Creedy DK, Dennis CL, et al. Effect of maternal confidence on breastfeeding duration: an application of breastfeeding self-efficacy theory. *Birth*. 2002;29:278–284.

Boateng GO, Martin SL, Tuthill EL, et al. Adaptation and psychometric evaluation of the Breastfeeding Self-Efficacy Scale to assess exclusive breastfeeding. *BMC Pregnancy Childbirth*. 2019;19(1):73–86. doi:10.1186/s12884-019-2217-7

Bottorff J. Persistence in breastfeeding: a phenomenological investigation. *J Adv Nurs*. 1990;15:201–209.

Breastfeeding Committee for Canada. Breastfeeding definitions and data collection periods. 2012. Available at: http://breastfeedingcanada.ca/documents/BCC_BFI_Breastfeeding_Definitions_and_Data_Collection_English.pdf. Accessed June 17, 2019.

Brett J, Niermeyer S. Is neonatal jaundice a disease or an adaptive process? In: Trevathan WR, Smith EO, McKenna JJ, eds. *Evolutionary medicine*. Oxford, UK: Oxford University Press; 1999:7–25.

Burns E, Schmied V, Fenwick J, Sheehan A. Liquid gold from the milk bar: constructions of breastmilk and breastfeeding women in the language and practices of midwives. *Soc Sci Med*. 2012;75:1737–1745. doi:10.1016/j.socscimed.2012.07.035

Butts JB. Components and levels of abstraction in nursing knowledge. In: Butts JB, Rich KL, eds. *Philosophies and theories for advanced nursing practice*. 2nd ed. Burlington, MA: Jones & Bartlett Learning; 2015:87–105.

Chenitz WC, Swanson JM. *From practice to grounded theory*. Menlo Park, CA: Addison-Wesley; 1986:96–98.

Chertok IR, Sherby E. Breastfeeding self-efficacy of women with and without gestational diabetes. *MCN Am J Matern Child Nurs*. 2016;41(3):173–178. doi:10.1097/NMC.0000000000000233

Cohen J. *Statistical power analysis for the behavioural sciences*. 2nd ed. New York, NY: Academic Press; 1988.

Colaizzi P. Psychological research as the phenomenologist views it. In: Valle R, King M, eds. *Existential phenomenological alternative for psychology*. New York, NY: Oxford University Press; 1978:48–71.

Creswell JW. *A concise introduction to mixed methods research*. Thousand Oaks. CA: SAGE; 2014.

Cricco-Lizza R. Everyday nursing practice values in the NICU and their reflection on breastfeeding promotion. *Qual Health Res*. 2011;21:399–409.

Cricco-Lizza R. The need to nurse the nurse: emotional labor in neonatal intensive care. *Qual Health Res*. 2014;24:615–628.

Cricco-Lizza R. Infant feeding beliefs and day-to-day feeding practices of NICU nurses. *J Ped Nurs*. 2016;31:e91–e98.

Crotty M. *The foundations of social research*. Thousand Oaks, CA: SAGE; 1998.

Delaunay-El Allam M, Marlier L, Schaal B. Learning at the breast: preference formation for an artificial scent and its attraction against the odor of maternal milk. *Infant Behav Dev*. 2006;29(3):308–321.

Dennis CL. Theoretical underpinnings of breastfeeding confidence: a self-efficacy framework. *J Hum Lact*. 1999;15:

195–201.

Dennis CL. The Breastfeeding Self-Efficacy Scale: psychometric assessment of the short form. *J Obstet Gynecol Neonatal Nurs.* 2003;32:734–744.

Dennis CL, Brennenstuhl S, Abbass-Dick J. Measuring paternal breastfeeding self-efficacy: a psychometric evaluation of the Breastfeeding Self-Efficacy Scale–Short Form among fathers. *Midwifery.* 2018;64:17–22. doi:10.1016/j.midw.2018.05.005

Dennis CL, Faux S. Development and psychometric testing of the Breastfeeding Self-Efficacy Scale. *Res Nurs Health.* 1999; 22:399–409.

Dennis CL, Heaman M, Mossman M. Psychometric testing of the Breastfeeding Self-Efficacy Scale–Short Form among adolescents. *J Adolesc Health.* 2011;49:265–271.

DiCenso A, Guyatt G, Ciliska D. *Evidence-based nursing: a guide to clinical practice.* Philadelphia, PA: Mosby; 2004.

Dick MJ, Evans ML, Arthurs JB, et al. Predicting early breastfeeding attrition. *J Hum Lact.* 2002;18:21–28.

Doucet S, Soussignan R, Sagot P, et al. An overlooked aspect of the human breast: areolar glands in relation with breastfeeding pattern, neonatal weight gain, and the dynamics of lactation. *Early Hum Dev.* 2012;88(2):119–128. doi:10.1016/j.earlhumdev .2011.07.020

Dykes F. "Supply and demand": breastfeeding as labour. *Soc Sci Med.* 2005;60:2283–2293.

Fawcett J, DeSanto-Madeya S. *Contemporary nursing knowledge: analysis and evaluation of nursing models and theories.* Philadelphia, PA: F. A. Davis; 2012.

Fouquier KF. State of the science: does the theory of maternal role attainment apply to African American motherhood? *J Midwifery Women Health.* 2013;58(2):203–210. doi:10.1111/j .1542-2011.2012.00206.x

Gill SL, Reifsnider E, Lucke JF, Mann A. Predicting breastfeeding attrition: adapting the breast-feeding attrition prediction tool. *J Perinat Neonatal Nurs.* 2007;21:216–224.

Gillis A, Jackson W. *Research for Nurses: Methods and interpretation.* Philadelphia, PA: F. A. Davis; 2002.

Giorgi A. Sketch of a psychological phenomenological method. In: Giorgi A, ed. *Phenomenology and psychological research.* Pittsburgh, PA: Duquesne University Press; 1985:8–22.

Glaser BG. *Theoretical sensitivity.* Mill Valley, CA: Sociology Press; 1978.

Gustafsson I, Nyström M, Palmér L. Midwives' lived experience of caring for new mothers with initial breastfeeding difficulties: a phenomenological study. *Sex Reprod Healthc.* 2017;12:9–15. doi:10.1016/j.srhc.2016.12.003

Haisma H, Coward WA, Albernaz E, et al. Breast milk and energy intake in exclusively, predominantly, and partially breast-fed infants. *Eur J Clin Nutr.* 2003;57(12):1633–1642.

Harding S, ed. *Feminism and methodology.* Bloomington, IN: Indiana University Press; 1987.

Hennekens CH, Buring JE, Mayrent S. *Epidemiology in medicine.* Boston, MA: Little, Brown; 1987.

Hewat RJ. Living with an incessantly crying infant. *Phenomenol Pedagog.* 1992;10:160–171.

Hewat RJ. *Mother–infant interaction during breastfeeding: a comparison between problematic and nonproblematic breastfeeders* [dissertation]. Edmonton, AB: University of Alberta; 1998.

Hewat RJ, Ellis DJ. Breastfeeding as a maternal–child team effort: women's perceptions. *Health Care Women Int.* 1984;5:437–452.

Hill PD, Aldag JC, Chatterton RT. The effect of sequential and simultaneous breast pumping milk volume and prolactin levels: a pilot study. *J Hum Lact.* 1996;12:193–199.

Hoddinott P, Lee AJ, Pill R. Effectiveness of a breastfeeding peer coaching intervention in rural Scotland. *Birth.* 2006;33:27–33.

Hongo H, Green J, Nanishi K, et al. Development of the revised Japanese Maternal Breastfeeding Evaluation Scale, short version.

Asia Pac J Clin Nutr. 2017;26(3):392–395. doi:10.6133/apjcn .032016.08

Hongo H, Green J, Otsuka K, et al. Development and psychometric testing of the Japanese version of the Maternal Breastfeeding Evaluation Scale. *J Hum Lact.* 2013;29(4):611–619. doi:10.1177/0890334413491142

International Lactation Consultant Association (ILCA). *Clinical guidelines for the establishment of exclusive breastfeeding.* 3rd ed. Morrisville, NC: ILCA; 2014.

Ip S, Chung M, Raman G, et al. *Breastfeeding and maternal and infant health outcomes in developed countries.* Evidence Report/ Technology Assessment No. 153. Rockville, MD: Agency for Health Care Research and Quality; 2007. AHRQ Publication No. 07-E007.

Jacox A, Suppe F, Campbell J, Stashinko E. Diversity in philosophical approaches. In: Hinshaw AS, Feetham SL, Shaver JIF, eds. *Handbook of clinical nursing research.* Thousand Oaks, CA: SAGE; 1999:3–17.

Janke J. Prediction of breast-feeding attrition: instrument development. *Appl Nurs Res.* 1992;5:48–63.

Janke J. Development of the Breastfeeding Attrition Prediction Tool. *Nurs Res.* 1994;34:100–104.

Jensen D, Wallace S, Kelsay P. LATCH: a breastfeeding charting system and documentation tool. *J Obstet Gynecol Neonatal Nurs.* 1994;26:181–187.

Johnson TS, Mulder PJ, Strube K. Mother–infant breastfeeding progress tool: a guide for education and support of the breastfeeding dyad. *J Obstet Gynecol Neonatal Nurs.* 2007;36:319–327.

Joint Commission. Perinatal care core measures. PC-05. 2018. Available at: https://manual.jointcommission.org/releases/TJC 2018B1/MIF0170.html. Accessed June 17, 2019.

Karayağız Muslu G, Basbakkal Z, Janke J. The Turkish version of the Breastfeeding Attrition Prediction Tool. *J Hum Lact.* 2011;27:350–357. doi:10.1177/0890334411410692

Karimi FZ, Sadeghi R, Maleki-Saghooni N, et al. The effect of mother-infant skin to skin contact on success and duration of first breastfeeding: a systematic review and meta-analysis. *Taiwan J Obstet Gynecol.* 2019;58(1):1–9. doi:10.1016/j.tjog.2018.11.002

Kelly L, Burton S, Regan L. Researching women's lives or studying women's oppression? Reflections on what constitutes feminist research. In: Maynard M, Purvis J, eds. *Researching women's lives from a feminist perspective.* London, UK: Taylor and Francis; 1994:27–48.

Kennell J, McGrath S. Starting the process of mother-infant bonding. *Acta Paediatr.* 2005;94:775–778.

Klaus MH, Kennell JH. *Maternal–infant bonding.* St. Louis, MO: Mosby; 1976.

Klaus MH, Kennell JH. *Maternal–infant bonding.* 2nd ed. St. Louis, MO: Mosby; 1982.

Klaus MH, Kennell JH, Klaus PH. *Bonding: building the foundations of secure attachment and independence.* New York, NY: Addison Wesley; 1995:54–92.

Koniak-Griffin D. Maternal role attainment image. *J Nurs Sch.* 1993; 25:257–262.

Kramer HC, Thiemann S. *How many subjects? Statistical power analysis in research.* Newbury Park, CA: SAGE; 1987.

Kumar SP, Mooney R, Wieser LJ, Havstad S. The LATCH scoring system and prediction of breastfeeding duration. *J Hum Lact.* 2006;22:391–397.

Labbok M. What is the definition of breastfeeding? *Breastfeed Abstr.* 2000;19:19–21.

Labbok MH, Coffin CJ. A call for consistency in definition of breastfeeding behaviors. *Soc Sci Med.* 1997;44:1931–1932.

Labbok M, Krasovec K. Toward consistency in breastfeeding definitions. *Stud Fam Plann.* 1990;21:226–230.

Labbok MH, Starling A. Definitions of breastfeeding: call for the development and use of consistent definitions in research and peer-reviewed literature. *Breastfeed Med.* 2012;7(6):397–402. doi:10.1089/bfm.2012.9975

Labbok MH, Taylor EC, Nickel NC. Implementing the ten steps to successful breastfeeding in multiple hospitals serving low-wealth patients in the U.S.: innovative research design and baseline findings. *Int Breastfeed J.* 2013;8(1):5. doi: 10.1186/1746-4358-8-5

Leeming D, Marshall J, Locke A. Understanding process and context in breastfeeding support interventions: the potential of qualitative research. *Matern Child Nutr.* 2017;13(4). doi:10.1111/mcn.12407

Leff EW, Jefferis SC, Gagne MP. Maternal perceptions of successful breastfeeding. *J Hum Lact.* 1994a;10:99–104.

Leff EW, Jefferis SC, Gagne MP. The development of the maternal breastfeeding evaluation scale. *J Hum Lact.* 1994b;10:105–111.

Lincoln YS, Guba EG. *Naturalistic inquiry.* Newbury Park, CA: SAGE; 1985.

Martell LK. Heading toward the new normal: a contemporary postpartum experience. *J Obstet Gynecol Neonatal Nurs.* 2001;30:496–506.

Martens PJ. Does breastfeeding education affect nursing staff beliefs, exclusive breastfeeding rates, and Baby-Friendly Hospital Initiative compliance? The experience of a small, rural Canadian hospital. *J Hum Lact.* 2000;16:309–318.

Matthews MK. Developing an instrument to assess infant breastfeeding behavior in the early neonatal period. *Midwifery.* 1988;4:154–165.

Matthews MK. Mothers' satisfaction with their neonates' breastfeeding behaviors. *J Obstet Gynecol Neonatal Nurs.* 1991;20:49–55.

Maynard M, Purvis J. *Researching women's lives from a feminist perspective.* London, UK: Taylor and Francis; 1994.

McBride AB, Shore CP. Women as mothers and grandmothers. *Annu Rev Nurs Res.* 2001;19:63–85.

McKenna JJ, Gettler LT. Mother–infant cosleeping with breastfeeding in the Western industrialized context: a bio-cultural perspective. In: Hale TW, Hartmann P, eds. *Textbook of human lactation.* Amarillo, TX: Hale; 2007:271–302.

McKenna J, Mosko S, Richard C. Breastfeeding and mother–infant cosleeping in relation to SIDS prevention. In: Trevathan WR, Smith EO, McKenna JJ, eds. *Evolutionary medicine.* Oxford, UK: Oxford University Press; 1999:53–74.

McQueen KA, Montelpare WJ, Dennis CL. Breastfeeding and Aboriginal women: validation of the Breastfeeding Self-Efficacy Scale–Short Form. *Can J Nurs Res.* 2013;45(2):58–75.

Mead GH. Part III: the self. In: Morris CW, ed. *Mind, self and society.* Chicago, IL: University of Chicago Press; 1934:135–226.

Mercer RT. A theoretical framework for studying factors that impact on the maternal role. *Nurs Res.* 1981;30:73–77.

Mercer RT. The process of maternal role attainment over the first year. *Nurs Res.* 1985;34:198–204.

Mercer RT. Becoming a mother versus maternal role attainment. *J Nurs Sch.* 2004;36:226–232.

Mercer RT, Ferketich SL. Predictors of maternal role competence by risk status. *Nurs Res.* 1994;43:38–43.

Millard AV. The place of the clock in pediatric advice: rationales, cultural themes, and impediments to breastfeeding. *Soc Sci Med.* 1990;31:211–221.

Moore ER, Bergman N, Anderson GC, et al. Early skin-to-skin contact for mothers and their healthy newborn infants. *Cochrane Database Syst Rev.* 2016;11:CD003519. doi:10.1002/14651858.CD003519.pub4

Morse JM. Qualitative nursing research: a free-for-all? In: Morse JM, ed. *Qualitative nursing research: a contemporary dialogue.* London, UK: SAGE; 1991a:14–22.

Morse JM. Strategies for sampling. In: Morse JM, ed. *Qualitative nursing research: a contemporary dialogue.* London, UK: SAGE; 1991b:127–144.

Morse JM, Bottorff JL. The use of ethology in clinical nursing re-

search. *Adv Nurs Sci.* 1990;12:53–64.

Morse JM, Field PA. *Qualitative research methods for health professionals.* 2nd ed. London, UK: SAGE; 1995.

National Commission for the Protection of Human Subjects of Biomedical and Behavioral Research. Ethical principles and guidelines for the protection of human subjects of research. 1979. Available at: https://www.hhs.gov/ohrp/sites/default/files/the-belmont-report-508c_FINAL.pdf. Accessed August 28, 2019.

Nelson AM. Transition to motherhood. *J Obstet Gynecol Neonatal Nurs.* 2003;32:465–477.

Nelson AM. Toward a situation-specific theory of breastfeeding. *Res Theory Nurs Pract.* 2006;20(1):9–27.

Nelson AM. Maternal–newborn nurses' experiences of inconsistent professional breastfeeding support. *J Adv Nurs.* 2007;60:29–38.

Nelson A, Sethi S. The breastfeeding experiences of Canadian teenage mothers. *J Obstet Gynecol Neonatal Nurs.* 2005;34:615–624.

Noel-Weiss J, Rupp A, Cragg B, et al. Randomized controlled trial to determine effects of prenatal breastfeeding workshop on maternal breastfeeding self-efficacy and breastfeeding duration. *J Obstet Gynecol Neonatal Nurs.* 2006;35:616–624.

Nunnally JC. *Introduction to psychological measurement.* Toronto, ON: McGraw-Hill; 1978.

Oddy WH, Kendall GE, Blair E, et al. Breast feeding and cognitive development in childhood: a prospective birth cohort study. *Birth.* 2003;17:1–90.

Oliver-Roig A, d'Anglade-González ML, García-García B, et al. The Spanish version of the Breastfeeding Self-Efficacy Scale–Short Form: reliability and validity assessment. *Int J Nurs Stud.* 2012;49(2):169–173. doi:10.1016/j.ijnurstu.2011.08.005

Orem DE. The self-care deficit theory of nursing: a general theory. In: Clements I, Roberts F, eds. *Family health: a theoretical approach to nursing care.* New York, NY: John Wiley & Sons; 1983:205–217.

Polit DF, Beck CT. Content validity index: are you sure you know what's being reported? *Res Nurs Health.* 2006;29:489–497.

Polit DF, Beck CT. *Nursing research: generating and assessing evidence for nursing practice.* 9th ed. Philadelphia, PA: Wolters Kluwer/Lippincott, Williams & Wilkins; 2012.

Potter J, Wetherall M. *Discourse and social psychology: beyond attitudes and behavior.* London, UK: SAGE; 1987.

Prime DK, Garbin CP, Hartmann PE, Kent JC. Simultaneous breast expression in breastfeeding women is more efficacious than sequential breast expression. *Breastfeed Med.* 2012;7:442–447.

Riordan J, Bibb D, Miller M, Rawlins T. Predicting breastfeeding duration using the LATCH breastfeeding assessment tool. *J Hum Lact.* 2001;17:20–23.

Riordan J, Gross A, Angeron J, et al. The effect of labor pain relief medication on neonatal sucking and breastfeeding duration. *J Hum Lact.* 2001;16:7–12.

Riordan JM, Koehn M. Reliability and validity testing of three breastfeeding assessment tools. *J Obstet Gynecol Neonatal Nurs.* 1997;26:181–187.

Riordan JM, Woodley G, Heaton K. Testing validity and reliability of an instrument which measures maternal evaluation of breastfeeding. *J Hum Lact.* 1994;10:231–235.

Rojjanasrirat W, Nelson EL, Wambach KA. A pilot study of home-based videoconferencing for breastfeeding support. *J Hum Lact.* 2012;28(4):464–467. doi:10.1177/0890334412449071

Rubin R. Attainment of the maternal role: part I. *Nurs Res.* 1967a;16:237–245.

Rubin R. Attainment of the maternal role: part II. *Nurs Res.* 1967b;16:342–346.

Rubin R. *Maternal identity and the maternal experience.* New York, NY: Springer; 1984.

Sackett DL, Straus SE, Richardson WS, et al. *Evidence-based medi-*

cine: how to practice and teach EBM. Edinburgh, UK: Churchill Livingstone; 2000.

Sarbin TR. Role theory. In: Lindzey G, ed. Handbook of social psychology. Reading, MA: Addison-Wesley; 1954:223–258.

Schaefer KM. Breastfeeding in chronic illness: the voices of women with fibromyalgia. Am J Matern Child Nurs. 2004;29:248–253.

Schmied V. Connection and pleasure, disruption and distress: women's experience of breastfeeding. J Hum Lact. 1999;14:325–334.

Shafer RJ. A guide to historical method. 3rd ed. Belmont, CA: Wadsworth; 1980.

Sowjanya SVNS, Venugopalan L. LATCH score as a predictor of exclusive breastfeeding at 6 weeks postpartum: a prospective cohort study. Breastfeed Med. 2018;13(6):444–449. doi:10.1089/bfm.2017.0142

Spencer BS, Wambach K, Domian E. African American women's breastfeeding experiences: cultural, personal, and political. Qual Health Res. 2015;25(7):974–987. doi:10.1177/1049732314554097

Spradley JP. The ethnographic interview. New York, NY: Holt, Rinehart and Winston; 1979:3–5.

Spradley JP. Participant observation. New York, NY: Holt, Rinehart and Winston; 1980.

Strauss A, Corbin J. Basics of qualitative research: grounded theory procedures and techniques. Newbury Park, CA: SAGE; 1990.

Strickland O. Ensuring the credibility of physiological measurements: assessing error variability. J Nurs Meas. 2004a;12:91–93.

Strickland O. Factors that can affect the accuracy and precision of physiological measurements. J Nurs Meas. 2004b;12:163–167.

Tabachnick BG, Fidell LS. Using multivariate statistics. 5th ed. New York, NY: HarperCollins College; 2007.

Tokat MA, Okumu H, Dennis CL. Translation and psychometric assessment of the Breastfeeding Self-Efficacy Scale–Short Form among pregnant and postnatal women in Turkey. Midwifery. 2010;26:101–108.

Trevathan WR, Smith EO, McKenna JJ. Evolutionary medicine.

Oxford, UK: Oxford University Press; 1999.

van Manen M. Practicing phenomenological writing. Phenomenol Pedagog. 1984;2:37–69.

van Manen M. Researching lived experience: human science for an action sensitive pedagogy. Ann Arbor, MI: Althouse Press; 1990.

Ventresca Miller A, Hanks BK, Judd M, et al. Weaning practices among pastoralists: new evidence of infant feeding patterns from Bronze Age Eurasia. Am J Phys Anthropol. 2017;162(3):409–422. doi:10.1002/ajpa.23126

Waltz CF, Strickland OL, Lenz ER. Measurement in nursing and health research. 5th ed. New York, NY: Springer; 2016.

Wambach K, Aaronson L, Breedlove G, et al. A randomized controlled trial of breastfeeding support and education for adolescent mothers. West J Nurs Res. 2011;33:486–505. PMID: 20876551.

Wambach KA, Cohen SM. Breastfeeding experiences of urban adolescent mothers. J Pediatr Nurs. 2009;24:244–254.

Wambach KA, Koehn M. Experiences of infant-feeding decision-making among urban economically disadvantaged pregnant adolescents. J Adv Nurs. 2004;48:361–370.

Weimers L, Svensson K, Dumas L, et al. Hands-on approach during breastfeeding support in a neonatal intensive care unit: a qualitative study of Swedish mothers' experiences. Int Breastfeed J. 2006;1:20–31. doi:10.1186/1746-4358-1-20

Williams GC, Nesse RM. The dawn of Darwinian medicine. Q Rev Biol. 1991;66:1–22.

Wutke K, Dennis CL. The reliability and validity of the Polish version of the Breastfeeding Self-Efficacy Scale–Short Form: translation and psychometric assessment. Int J Nurs Stud. 2007;44:1439–1446.

Zimmerman DR, Guttman N. "Breast is best": knowledge among low-income mothers is not enough. J Hum Lact. 2001;17:14–23.

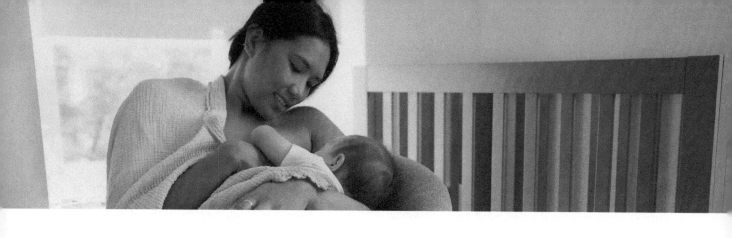

第二十二章
母乳喂养教育

▶ 一、概述

医护人员（HCP）、准父母和社区的教育是保护、促进和支持母乳喂养和人类泌乳的基础。本章描述了在 HCP 母乳喂养和泌乳教育中发生的转变，这些转变强化了对母乳喂养的母亲和家庭的建议和支持。此外，本章提供了对父母进行母乳喂养教育的描述，以帮助他们获得积极的母乳喂养体验。本章最后提供了一些策略和工具，帮助教育者给家庭和 HCP 塑造有意义的教育体验。广泛的教育问题讨论贯彻本章内容，从理论到实际应用，旨在为成人学习者提供最大化的教育体验。

▶ 二、母乳喂养和泌乳教育需求的启动因素

过去几个世纪，母乳喂养和泌乳教育的需求发生了巨大变化。在传统社会中，母乳喂养是终身沉浸式"教育"，即大家处于一种"婴儿吃奶好几年是正常现象"的文化氛围中。女性一旦有了孩子，身边的亲属和邻里中的女性会在其整个孕期、分娩和哺乳期间提供情感支持和教育。现在，世界许多地方常见的母乳喂养和育儿教育，不过是替代了女性在家庭和社区中有史以来的作用（即女人和女人在一起）而已。文化信仰和实践对母乳喂养和泌乳体验可产生巨大影响，对促进母乳喂养至关重要。

20 世纪上半叶，工业化社会条件下母乳喂养急剧下降，使得可以分享母乳喂养经验的母亲和祖母辈的女性数量减少，生育文化快速的从母乳喂养变为人工配方奶喂养的瓶喂。随着时间的推移，准妈妈可能看不到母乳喂养的婴儿，或者不知道谁可以提供母乳喂养帮助。人口流动进一步将年轻家庭与其传统的支持网络隔离开来，而且缺少为少数选择母乳喂养的女性提供替代支持的系统。因此，一些自助团队，如国际母乳会、澳大利亚母乳喂养协会和分娩教育团体等开始成立。这些机构在世界范围内蓬勃发展，采用母亲对母亲的方法，为母乳喂养家庭提供信息、实际帮助和情感支持。

如今，我们努力重建以母乳喂养为标准的文化，可从许多场所和渠道获得教育和支持。自助团体仍然是教育和支持主体；许多医疗保健系统都有孕妇学校，可提供产前母乳喂养课程，为母婴出院或离开分娩中心后提供个性化咨询、教育和支持；泌乳顾问、导乐和同伴咨询师或母亲对母亲的顾问都可以提供一对一的家庭教育；此外，母乳喂养教育项目、在线支持小组、咨询网站、博客、YouTube 视频和研究 / 学术文章都可以在互联网上找到。在这个信息时代，家长的首要任务是区分哪些内容是符合当前状况、合适和正确的（图 22-1）。

▶ 三、母乳喂养教育的变迁

1984 年，随着对母乳喂养众多益处的深入认识，美国卫生部署长 C.Everett Koop 召开了母乳

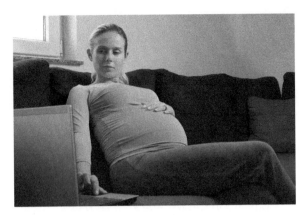

图 22-1 从网络上查找母乳喂养信息
(© grufnar/ShutterStock,Inc.)

喂养和人类泌乳学研讨会,制订了一项促进并提高全美母乳喂养率的计划。该计划主要干预措施的重点是提高医护人员(HCP)母乳喂养和泌乳教育及临床教育的质量和可及性。这种教育侧重于患者教育和母乳喂养管理方面的技能发展(专栏 22-1)。

专栏 22-1 以下人员应具有哺乳和泌乳咨询与支持的技能	

■ 泌乳顾问
■ 泌乳教育工作者 / 顾问
■ 同伴咨询师 / 母亲对母亲咨询师
■ WIC 工作人员
■ 护士和护理人员
  • 门诊和诊所
  • 产前 / 高危妊娠
  • 分娩
  • 产后
  • 婴儿室
  • 新生儿和儿科重症监护病房
  • 儿科
  • 公共卫生
  • 紧急护理 / 急诊室
	■ 初级保健提供者
	  • 妇产科医生
	  • 儿科医生
	  • 围产医学家
	  • 新生儿专家
	  • 助产士和护士助产士
	  • 执业护士
	  • 医师助理
	■ 饮示指导员和营养师
	■ 社会工作者
	■ 药剂师
	■ 物理治疗师
	■ 紧急医疗技术人员(EMT)
	■ 儿童保育提供者

1989 年,在联合国儿童基金会(UNICEF)和世界卫生组织(WHO)的领导下,启动了促进母乳喂养成功的十项措施,即减少配方奶粉的使用和提高母乳喂养率的全球运动。母乳喂养和泌乳教育成为全世界的首要任务,并且爱婴医院(BFHI)要求所有接触新家庭的 HCP 接受 20 小时的母乳喂养和泌乳教育(专栏 22-1)。2000 年,在美国卫生部长 David Satcher 的主持下,"母乳喂养行动

蓝图"重申了对 HCP 教育的高度重视及强调为所有利益相关者提供培训、认知、支持、研究和协作。

该"行动蓝图"的合作成果之一是成立了美国母乳喂养委员会(USBC)。USBC 由专业组织和国家母乳喂养联盟组成,其使命是"通过合作,保护、促进和支持母乳喂养,改善全民族健康"。USBC 已成为促进母乳喂养和促进 HCP 获得教育机会的领导者。2010 年,USBC 认识到,整个医疗保健行业的母乳喂养护理和服务需要均质化,因此确定了"核心能力",即定义了所有 HCP 所必需的基本母乳喂养知识、技能和态度,还建立了为孕妇和哺乳期妇女提供直接护理所必需的其他能力(专栏 22-2)。USBC 联合了超过 43 个母乳喂养和女性医疗保健专业组织,要求各个组织根据核心能力开发课程,并纳入各组织的所有教育项目中。多年来,多个组织都在发展这类课程。最近,在哺乳教育认证和批准审查委员会(LEAARC)的领导下,开发并发布了跨学科核心课程。

专栏 22-2 所有医疗健康服务机构母乳喂养护理和服务的核心能力

美国母乳喂养委员会的专业人员:
以下所列各项是所有学科内提供保护、促进和支持母乳喂养服务的人员应具备的最低限度的知识、技能和态度。
最低要求,所有医护人员(不仅是专门从事母婴保健的 HCP)都应了解泌乳、母乳和母乳喂养在以下方面的作用:
■ 婴幼儿最佳喂养方式。
■ 促进健康和减少:
  • 婴儿和幼儿的长期疾病。
  • 母亲疾病。
所有医护人员都应该能够通过以下方式促进母乳喂养护理过程:
■ 帮助家庭建立符合现实的预期。
■ 向泌乳护理团队传达相关信息。
■ 条件允许时,在提供母乳喂养护理和服务后,以符合文化习惯的适当方式进行家庭随访。
USBC 建议通过推荐健康专业组织来实现这一目标:
■ 了解"保护、促进和支持母乳喂养是公共卫生优先策略"的重要性并采取行动。
■ 教育从业者:
  • 了解自身对母乳喂养护理专业知识的局限性。
  • 知道何时及如何转诊给哺乳护理专业人员。
■ 定期检查其从业人员的护理实践,并建立与母乳喂养护理和服务相关的核心能力。
知识
所有健康专业人士都应该了解:
  • 乳房的基本解剖和生理学。

续表

- 母乳喂养和母乳在维持健康和预防疾病方面的作用。
- 纯母乳喂养的重要性及其与最佳健康结局的关系。
- 怀孕、分娩和其他保健措施对母乳喂养结局的影响。
- 行为、文化、社会和环境因素在婴儿喂养决策和实践中的作用。
- 未经母乳喂养的婴儿和母亲可能产生的不良后果。
- 使用母乳代用品相关的潜在问题。
- 很少有以证据为基础的母乳喂养禁忌证。
- 转诊至泌乳专业服务的适应证。
- 帮助母亲寻求母乳喂养和泌乳信息或服务的可用资源。
- 母乳代用品市场营销对母乳喂养决策和母乳喂养持续时间的影响。

技能

所有健康专业人员应该能够：

- 以保护、促进和支持母乳喂养为目标进行临床实践。
- 收集足够的母乳喂养史的信息，识别哪些母亲或家庭能够从特定母乳喂养支持服务中受益。
- 寻求合适的哺乳专家的帮助或转诊。
- 保护隐私和机密。
- 有效利用新的信息技术获取母乳喂养和人类泌乳学的最新循证证据。

态度

所有卫生专业人员应：

- 将母乳喂养作为重要的健康促进和疾病预防策略。
- 认识并尊重影响使用、提供母乳喂养护理和服务的哲学、文化和伦理观点。
- 尊重提供母乳喂养护理和服务的私密性。
- 认识到提供没有商业利益冲突或个人偏见的母乳喂养护理和服务的重要性。
- 了解为家庭文化、知识和语言水平定制信息和服务的重要性。
- 寻求与跨学科卫生专业人员团队的协作与合作。
- 认识到自己的哺乳知识和母乳喂养专业知识的局限性。
- 确认个人价值观和偏见何时可能影响或干扰向家庭提供母乳喂养护理和服务。
- 鼓励工作场所支持母乳喂养。
- 支持母乳喂养的同事。
- 支持联邦、州和地方各级以家庭为中心的政策。

所有卫生专业人员都不需要具备照顾育龄妇女、婴儿和幼儿从业者所需的能力水平。照顾育龄妇女、婴儿和幼儿的卫生专业人员可以进一步分为两类：

- 初级保健提供者是照顾育龄妇女和／或婴幼儿的一线从业人员。
- 二级保健提供者可以是一线从业者或具有更多知识和更好技能的从业人员，尤其是在母乳和母乳喂养方面。

续表

那些为育龄妇女、婴儿和幼儿提供初级和二级保健的保健专业人员应该能够：

- 了解基于证据的促进母乳喂养成功的 10 项措施。
- 获得适当的母乳喂养史信息。
- 为母亲提供基于证据的母乳喂养信息。
- 使用有效的咨询技巧。
- 提供策略以解决维持母乳喂养的问题和顾虑。
- 了解如何及何时利用技术和设备以支持母乳喂养。
- 在复杂的母乳喂养情况下寻求合作或转诊。
- 提供并鼓励使用适合当地文化的教育材料。
- 与其他卫生专业人员分享循证知识和临床技能。
- 在不利条件下维持母乳喂养。

此外，那些为育龄妇女、婴儿和幼儿提供二级保健或更直接"实际操作"护理的健康专业人员也应该能够：

- 帮助早期启动母乳喂养。
- 评估哺乳期乳房。
- 进行婴儿喂养观察评估。
- 识别正常和异常的婴儿喂养方式。
- 制订并正确地沟通传达母乳喂养护理计划。

［转自：United States Breastfeeding Committee (USBC). Core competencies in breastfeeding care and services for all health professionals. Rev ed. Washington, DC: USBC; 2010］

当我们接近 21 世纪 20 年代末时，美国的母乳喂养启动率继续上升，而且依据一些数据［如疾病控制和预防中心（CDC），2018］，已经实现了"健康国民 2020 项目"的目标，即新生儿母乳喂养率达到 81.9%。此外，越来越多的医院被认定为爱婴医院，其中许多医院获得了针对产妇护理实践质量改善和员工／HCP 教育项目的资金。许多国家组织还制定了一些方案，协助医院至少实施五项"促进母乳喂养成功的十项措施"，这些措施对母乳喂养启动和持续有着深远影响（如堪萨斯州母婴五级标准）。联合委员会也实施了一项围产期护理核心措施，通过减少配方奶粉补充剂的使用，增加新生儿出生后最初几天的母乳喂养，提高新生儿出生后的母乳喂养率，这一措施有助于改善医院的做法，以支持母乳喂养家庭，也对实现 HP2020 母乳喂养的相关目标作出了贡献。所有这些有助于改善产妇护理实践和母乳喂养率的举措，在很大程度上都得益于 HCP 的参与和患者教育的结果。这些影响中的许多来自于强有力的公共卫生领导人，如美国卫生部的雷吉娜·本杰明（Regina Benjamin），她在 2011 年发布了"支持母乳喂养的行动呼吁"；20 个行动步骤中有 13 个直接或间接要求在广大受众和群体中提供更广泛的母乳喂养知识和教育(专栏22-3)。显然,在促进和支持母乳喂养和泌乳及对其他群体进行健康促进教育方面的专业人员的范围明显扩大(专栏21-2)。

专栏 22-3　美国卫生部"支持母乳喂养行动呼吁"中呼吁向所有群体提供进一步教育和支持的行动措施

行动 1. 给予母亲母乳喂养婴儿所需的支持
- 帮助孕妇了解母乳喂养对婴儿及其自身的重要性。
- 教会母亲母乳喂养。
- 鼓励母亲与产科护理提供者讨论母乳喂养计划。
- 支持母亲有时间和灵活地进行母乳喂养。
- 鼓励母亲在需要时寻求母乳喂养方面的帮助。

行动 2. 制定教育父亲和祖母关于母乳喂养的项目
- 发起或建立针对母亲主要支持网络(包括父亲和祖母)的母乳喂养教育活动。
- 提供母乳喂养课程,方便家庭成员参加。

行动 3. 加强提供母亲对母亲的支持和同伴咨询的项目

行动 4. 利用社区组织促进和支持母乳喂养
- 支持和资助在特色社区推广母乳喂养的小型非营利组织。
- 将母乳喂养的教育和支持纳入新家庭服务的公共卫生计划。
- 确保提供全天候的母乳喂养帮助的资源。

行动 7. 确保全美国的孕产妇保健机构完全支持母乳喂养
- 加快实施爱婴医院计划。
- 为围产期患者护理建立新的先进的认证项目。

行动 8. 建立系统,确保医院和社区医疗机构之间有效泌乳支持的连续性

行动 9. 为所有母婴保健专业人员提供母乳喂养方面的教育和培训
- 改善医护人员的本科与研究生阶段教育和培训中的母乳喂养内容。
- 建立并将哺乳期支持能力的最低要求纳入卫生专业人员的资格认证、许可和认证过程。
- 增加泌乳管理继续教育的机会,以确保维持最低能力和技能。

行动 10. 将包含母乳喂养的基本支持作为助产士、产科医生、家庭医生、执业护士、医生助理、护士和儿科医生的标准护理要求

行动 11. 确保能够获得国际泌乳顾问(IBCLC)提供的服务

行动 14. 确保雇主为其雇员建立和维持全面、高质量的泌乳支持计划

行动 16. 确保所有幼托机构能够满足母乳喂养母婴的需求

行动 18. 加强母乳喂养研究的现有能力并开发其未来的潜能

行动 20. 加强国家在促进和支持母乳喂养方面的领导作用

［改自:U.S.Department of Health and Human Services(USDHHS).The Surgeon General's call to action to support breastfeeding.Washington, DC:USDHHS,Office of the Surgeon General;2011］

虽然从卫生政策的角度来看,HCP 需要更多的教育,但母亲及其家庭也需要更多的母乳喂养教育。几十年的研究证明 HCP 对母亲决定母乳喂养有着显著的积极影响,产前母乳喂养教育增加了母亲对母乳喂养的付出,因此延长了母乳喂养持续时间。尽管如此,一旦被问及时,孕妇和新妈妈们仍抱怨她们不确定是否母乳喂养,因为从她们 HCP 那里得到的信息很少且不一致。实际上,她们抱怨的事情是确实存在的。许多 HCP 对母乳喂养持中立甚至消极的态度,因此,不愿意教育母亲母乳喂养或把婴儿喂养教育的责任推向母乳喂养专家。研究发现,许多专业组织和医学项目缺乏保护、促进和支持母乳喂养和泌乳教育和临床准备,是医护人员不愿意提供母亲教育以及提供不一致建议的重要原因。

应当认识到,医疗机构内的教育体系、课程设计、课程修订及教育性干预中缺乏母乳喂养和泌乳相关内容,对此进行调整十分必要。这些项目最终的成果是积极的,能够改变态度,提升母乳喂养和泌乳的知识和技能。在接受教育之后,参与者均表示对母乳喂养重要性的信心更强,在社区内促进和支持母亲母乳喂养的意愿也更强烈。

▶ 四、医疗保健专业人员的母乳喂养项目

(一)泌乳顾问

作为 USBC 核心能力的早期提倡者,国际泌

乳顾问考试委员会(IBCLE)认可3种国际泌乳顾问(IBCLC)认证考试的途径:①认证的医护人员或母乳喂养支持顾问;②认证的泌乳学术课程;③IBCLC导师。有资格的候选人必须完成14个健康科学科目(自然科学和社会科学),至少90小时的人类泌乳和母乳喂养课程,以及300小时~1 000小时的母乳喂养指导的临床经验(依赖于IBLCE途径)。另一个确保母乳喂养和人类泌乳学项目间一致性的方法是官方认证、认可或批准。为此,创建了泌乳教育评审认证委员会。LEAARC已发布指导方针,促进大学和学院的母乳喂养和人类泌乳学位课程的开发,这些课程包括教学和临床指导,符合IBLCE路径2的要求。2018年下半年,在学术机构提供的7个学位或认证课程均获得LEARC认证。16个学院或其他类型的研究机构提供了LEARC批准的至少90小时的哺乳期管理课程,完成这些课程即符合第2条途径。最后,LEARC已经认可了40~89小时的个人课程,这些课程主要是让学生为哺乳期教育者或辅导员的角色做好准备,包括由Jan Riordan博士开发并在威奇塔州立大学(WSU)护理学院开设的人类哺乳课程。1997年,它是第1个完全的在线母乳喂养课程,并在2012年获得了LEAARC的批准。总之,现在有许多接受哺乳/母乳喂养管理教育的方法。

(二)内科医生

医学院和住院医师计划也意识到了母乳喂养和人类泌乳学课程内容的必要性。2011年,母乳喂养医学会(ABM)发布了针对医生的母乳喂养教育目标和技能,并建议了以下3个层次的专业知识:

1. 了解(本科医学教育) 所有医生获得基本知识、技能和支持态度。虽然许多医生通常不会提供母乳喂养母婴的护理,但他们应了解母乳喂养是健康促进措施,并且可以在必要时为患者提供咨询或治疗。

2. 掌握(研究生医学教育) 专门从事母婴保健方面的医生应达到的标准。课程包括课堂和临床实践互动,目的是让住院医师有信心、有能力提供常规的哺乳管理和支持,并知及如何寻求哺乳专家的帮助。

3. 精通(专科医生) 继续接受母乳喂养和人类泌乳学教育(研究生/在职/继续医学教育)的执业医师(博士后/执业医师/继续教育),不仅要保持母乳喂养支持的能力,还要进一步提高专业知识和技能。

美国儿科学会(AAP)在其下设的母乳喂养部门的指导下,在保护、促进和支持母乳喂养方面变得更加明确。这一演变体现在AAP的政策声明《母乳喂养和母乳的使用》(*Breastfeeding and the Use of Human Milk*)的多次修订中,制定了医院新生儿母乳喂养政策(样稿),以及"支持父母选择母乳喂养的10个步骤"。这10个步骤相当于儿科医生和其他医护人员的承诺,即他们将作为母乳喂养的热心倡导者,并创建一个鼓励和支持母乳喂养的诊室和社区环境。最近,AAP下属母乳喂养部门开发了"母乳喂养友好儿科办公室实践"措施,"回顾各项支持母乳喂养的措施,那些可以在门诊实施,最终目标是增加纯母乳喂养和任何母乳喂养的持续时间"。

此外,AAP下设的母乳喂养部门已经制定了母乳喂养住院医师课程。AAP网站旨在纳入现有的儿科、家庭医学、预防医学、内科和妇产科住院医师课程,包括实施和评估策略、有用的工具和许多其他资源。基于研究生医学教育核心能力认证委员会的要求,课程本身包括目标、规划、教学和评估工具、准备案例和演示文稿,以及每个部分的建议资源。

一些医疗和住院医师计划已将母乳喂养和人类泌乳学内容纳入其课程,并取得了积极成果。培训通过教学环节、临床轮岗、自学模块和亲自动手的临床经验开展。有研究显示,大多数儿科、家庭医学和妇产科的住院医师和医学生参加了两次或两次以上的教育课程。住院医师和医学生表示,他们对母乳喂养的了解有所增加,能更好地支持和教育母乳喂养的母亲/患者。对AAP课程实施情况的评估中,参与者报告了母乳喂养管理方面的知识、实践模式和信心的提高,以及护理中新手母亲纯母乳喂养率的提高。

(三)护士

2007年,美国护理学会的母乳喂养专家小组发布了应纳入护理课程的母乳和母乳喂养内容。然而,母乳喂养和泌乳只是母婴话题和高级护理实践课程所涉及的众多主题之一,并且通常仅能分配1~2小时的课时。因而需要充足时间充分阐述的推荐内容尚未纳入护理课程或教科书。能够提供母乳喂养和人类泌乳学选修的护理课程比较少,而且差异很大。

鉴于许多医疗机构在新员工入职培训中只涉及很少的母乳喂养和奶瓶喂养指导(除非该机构是爱婴医院指定机构),护士往往是从同事及个人、工作和家庭经历中了解母乳喂养知识。通过这些方式获得的知识并不一定准确或有循证基础;因此,母亲们可能就会收到不一致或相互矛盾的信息和母乳喂养支持。然而,有证据表明,对医护人员(包括护士、护士从业人员和护理学生)进行简单的在线母乳喂养教育,可以提高母乳喂养知识。

(四) 其他卫生保健服务提供者

希望创建爱婴医院的医疗机构,要求其母婴保健人员必须完成 20 小时、初级保健人员完成 3 小时的母乳喂养教育课程,以满足 BFHI 的要求。通过这种教育,母乳喂养咨询和支持会更具一致性,母亲对其经历更加满意 - 这是 BFHI 评估的一个组成部分。遗憾的是,许多其他可能为母乳喂养的母婴提供服务的医护人员(专栏 22-1),并不具备为这些母婴提供评估、治疗、咨询、支持或转诊服务的能力。这是母乳喂养的 HCP 医护人员教育被专业和学科孤立的一个例子。实际上,母亲在怀孕、分娩和产后的整个过程中,需要一个团队来提供母乳喂养教育和支持。

▶ 五、母乳喂养团队

保护、促进和支持母乳喂养涉及多个医疗保健学科,而跨专业教育可以打破学科界限,多学科角度评估能够获得更丰富的内容呈现。而且,HCP 形成多学科团队时,育龄家庭是最大的赢家,他们可以学到更全面的经验。由不同讲者在不同场合分享一致的信息可以加强每次母乳喂养教育的影响。此外,母乳喂养团队接触最前沿的信息(如研讨会、文章)可以加强教育的一致性。清晰、详细的记录培训核查清单、护理流程和叙述说明,能够使 HCP 在以前教育课程的基础上对关键内容进行强化。

(一) 分娩宣教员

几十年来,分娩教育工作者一直在促进和支持母乳喂养。在他们的多次课程中,分娩宣教员与相关家庭建立了良好关系。他们在一般分娩教育项目中纳入母乳喂养信息,提供了宝贵的母乳喂养预期指导。分娩后,家庭经常从分娩指导那里寻求母乳喂养帮助。

(二) 护士

虽然许多护士也是泌乳顾问,但医疗机构和社区内应确保所有护士都能够提供母乳喂养教育和支持,尤其是在启动母乳喂养时(专栏 22-3,行动 10)。此外,他们应该能够识别和纠正与母乳喂养有关的常见问题。这样,泌乳顾问或母乳喂养专家可以利用他们的更专业的知识处理更复杂的病例。

母乳喂养团队中还需要包含其他护士群体。例如,母乳喂养的新生儿常常因脱水、高胆红素血症或其他问题而需要住院,住院后的母婴会进行母乳喂养,但存在困难。而大多数儿科护士缺乏母乳喂养知识,需要接受教育。同样,母乳喂养的母婴可能会去急诊室等不具备母乳喂养专家的场所咨询,或遭遇母乳喂养专家不在服务时间等情况。按照推荐建议,如果所有护士掌握了核心母乳喂养能力,医疗效率将会提高,并且防止过早停止母乳喂养(专栏 22-3,行动 8)。

(三) 泌乳顾问

泌乳顾问(LC)是指已获得国际泌乳顾问审查委员会(IBLCE)或其他泌乳管理认证机构认证的人员,如 IBCLC 或泌乳认证顾问(CLC)。认证表明某人已经接受过母乳喂养和人类泌乳学支持和帮助方面的培训和能力验证。LC 可提供各种专业服务,包括针对异常母乳喂养情况的个人咨询、与其他 HCP 合作开展的护理计划、母乳喂养课程以及特定母乳喂养产品的使用指导。LC 还可作为信息和数据的资源,制定与母乳喂养有关的特殊计划或项目,为 HCP 提供继续教育并开展研究(专栏 22-3,行动 11)。

(四) 母乳喂养培训师 / 泌乳顾问

母乳喂养培训师和泌乳顾问是完成母乳喂养学习的人员(专栏 22-3),可以是同伴咨询师,也可能是即将成为 LC 的人。Cochrane 文献系统综述发现,低质量的证据表明,由医疗专业人员主导的母乳喂养教育和非医疗专业人员主导的咨询和同伴支持均提高了母乳喂养启动率。大多数研究是在美国低收入妇女中进行的,因为这些妇女的种族和喂养意愿各不相同,因此将这一结果外推受限。显然,还需要进行更多的研究,以指导不同收入的妇女参与同伴咨询的类型和强度。

(五) 导乐师

导乐师是具有分娩经验(通常经过认证)的非医疗专业的女性,在产妇分娩期间提供情感和生理支持。一般来说,她们也是母乳喂养的有力倡导者。导乐护理已被证明可提高分娩体验的满意度,增加阴道分娩的可能性,减少镇痛和麻醉的使用,并帮助及时启动泌乳(出生 72 小时内),提高母乳喂养成功率和延长母乳喂养时间。导乐对母乳喂养的影响可以是间接的,如导乐有助于减少母亲压力并促进自然分娩,也可以是直接的,如导乐鼓励和促进皮肤接触和出生后尽早母乳喂养。导乐护理对低收入和非裔美国母亲的母乳喂养工作特别有益。除了产时护理外,导乐还为孕期和产后的准父母提供支持和教育,进一步增强了母乳喂养的积极结局。

(六)初级保健提供者:医生、护士、助产士、执业护士和医师助理

初级保健提供者(PCP)可以作为强大的母乳喂养促进者(专栏 22-3,行动 10),他们对母乳喂养的支持可能是家庭决定开始和继续母乳喂养的有力力量。许多 PCP 是年轻女性,她们可能出于健康考虑,选择给自己的婴儿母乳喂养,并后续成为母乳喂养的强力倡导者。PCP 经常将家庭转诊交给泌乳顾问,以便更好地解决母乳喂养问题或进行随访。一些 PCP 可成为认证的泌乳顾问,且可能有母乳喂养家庭的实践。

(七)营养师或膳食指导师

营养师或膳食指导师中许多人是经过认证的泌乳顾问,其责任包括为育龄家庭提供营养咨询。这些专业人员可以针对母乳喂养对母婴营养需求的影响开展指导。许多与母乳喂养家庭一起工作的营养师受雇于美国 WIC 项目及其他社区卫生机构。

(八)药剂师

药剂师是一类尚未充分开发的母乳喂养教育和支持的重要资源。作为社区系统中经常接触到的专业人员,他们经常遇到准父母和新父母,对孕期和哺乳期药物使用的咨询非常有用。此外,药剂师可以帮助母乳喂养的健康促进和公众认知提升,也可以为购买母乳喂养辅助设备和吸乳器提供帮助,并给予配方奶粉建议。当母亲出现常见的母乳喂养困难时,药剂师可以作为咨询对象。

(九)社会工作者

社会工作者可以通过许多不同的方式与家庭和育龄母亲接触。因此,他们是促进和支持母乳喂养的理想助力。他们可以在产前和产后提供最佳实践信息及了解社区内的母乳喂养资源并酌情进行转诊。由于社会工作者倾向于与母亲和年轻家庭一对一地工作,他们有机会提供个性化的支持,倾听母亲关于母乳喂养的故事、忧虑和主观想法,从而促进母亲的个人成长和赋能。

(十)社区支持小组

妈妈互助团体为母乳喂养家庭建立了宝贵的社会支持网络(图 22-2),可以从中学到育儿实用技巧和其他相关知识。最大和最有效的母乳喂养支持自助小组是国际母乳会(LLL)。LLL 成立于1956 年,其核心服务是通过小型社区团体提供母婴互助支持和信息。

国际母乳会的领队可以在聚会时提供个体化帮助以解决问题。对母乳喂养、生育和育儿方面有共同兴趣的妇女能轻松友好的交流,是其成功的根本原因。LLL 能够有效满足全球母乳喂养妇女的教育和支持需求。

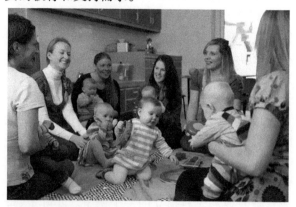

图 22-2　成人学习行动
(© MachineHeadz/iStockphoto)

"支持母乳喂养的行动呼吁"纳入了更多其他类型的母乳喂养团队成员(专栏 22-3)。随着母乳喂养和人类泌乳学文化的变化,各个团队成员的角色和责任也在不断扩大。现在一些 LC 和护士在医生办公室或诊所工作,提供产前教育、产后支持和解决母乳喂养问题的建议,而有些 LC 正在开展独立执业实践。2010 年"平价医疗法案"实施,保险范围是向消费者提供产前和产后母乳喂养咨询、由经过培训的医护人员提供全面的哺乳支持,以及以免费或低价的方式提供母乳喂养用品(如吸乳器)。自那以后,健康服务研究人员在 ACA 对母乳喂养的影响方面进行了相关研究。一项研究使用美国人口普查出生数据,调查 Medicaid 覆盖人群与购买私人保险母亲的母乳喂养率的情况,发现 ACA 的强制措施使母乳喂养启动率提高了 2.5 个百分点,这相当于在 2014 年,启动母乳喂养的婴儿增加了约 47 000名。有趣地是,这一法案对黑种人、受教育程度较低的未婚母亲的影响更大,这可能表明 Medicaid 覆盖了这些弱势妇女,并支持了她们的母乳喂养。

▶ 六、父母教育

重视医护人员的教育,目的是确保 HCP 有能力、有信心向准父母和新父母提供帮助以促进、保护和支持母乳喂养。应进行团队协作确保所有新生儿都能得到最适合的母乳喂养,及其让父母们能感到获得支持并有信心做到最好。如果 HCP

能够提供一致的母乳喂养对母亲、婴儿和社会重要性的信息，我们才能最终重建母乳喂养文化。

（一）产前教育

大多数母亲在孕前或孕期就已经决定了喂养方式。因此，孕期是一个理想节点，帮助母亲决定母乳喂养、纠正错误认识、增加母乳喂养信心，并鼓励未做决定的准妈妈考虑母乳喂养。应在母亲感到胎动（胎动初期通常发生在妊娠第 5 个月左右）之前开始讨论如何喂养。当母亲们开始将婴儿视为独立个体时，就开始制订具体的护理计划，包括如何喂养婴儿。母亲需要有关婴儿喂养的信息、母乳喂养对母婴短期和长期的益处以及奶瓶喂养的风险。随着对母乳喂养，尤其是纯母乳喂养 6 个月的重新强调和日益重视，应预期所有的母亲都进行母乳喂养。因此，可以从我们的词汇和表格中删除"你将如何喂养婴儿？"这一问题，初级保健提供者的期望和经常提供的建议会对某些行为产生强烈影响。

（二）准备母乳喂养

孕期将近结束时，母乳喂养教育的重点转向"如何"启动和管理母乳喂养。可以鼓励家长参加社区机构和医疗保健专业人员提供的母乳喂养课程，例如医院、诊所、图书馆、分娩教育项目、母乳喂养支持小组和泌乳顾问。课程地点（有停车场）和时间应考虑其方便性。

为了强化课堂上学到的内容，准父母可以在等待预约时阅读小册子和观看视频。此外，医护人员可以评估并增加患者的知识，探讨课堂上未涉及的主题，比如如何选择合适的哺乳文胸等。通常最好在整个产前护理过程中频繁短时地讨论母乳喂养问题，而不是试图通过一次谈话传达母亲可能需要知道的一切母乳喂养信息。

（三）母乳喂养教育的主题

产前护理期间提供的母乳喂养课程和一对一讨论的内容，应包括母亲对自己选择母乳喂养有信心，以及有必要的信息，使其确信可以成功母乳喂养（专栏 22-4）。随着预产期的临近，准父母必须知道分娩时、分娩和产后即将发生的事情（专栏 22-4）。有些准妈妈会在关于"如何哺乳"这样非常具体的课程中有所收获（专栏 22-5）。可以使用各种教学和学习技术来完成母乳喂养教育，包括正式或非正式课程、视频和印刷材料（详见本章后面的讨论部分）。但无论教育项目多么完善，也只是增加而不是取代医护人员对个体的评估和对每个家庭一对一教育的责任。

专栏 22-4 产前母乳喂养教育推荐的相关主题	
孕早期	**孕晚期**
■ 评估对母乳喂养的知识水平和理解程度	■ 影响母乳喂养的因素
■ 了解并发现困惑的问题	• 分娩和婴儿出生
• 个人感受	• 镇痛和麻醉
• 家庭感受（包括伴侣/重要家人，奶奶/外婆）	• 剖宫产
• 反对意见的处理	■ 出生和第一次母乳喂养
■ 接受并确认对方感受	• 立即皮肤接触和早期母乳喂养
■ 母乳喂养作为公共卫生话题	• 新生儿能力：在乳房上爬行
• 第一剂疫苗	• 延迟检查、眼睛处理、第一次打针
• 预防疾病	■ 产后第一天
• 降低肥胖的风险	• 婴儿主导、后躺式母乳喂养
• 降低母婴慢性病的风险	• 24 小时母婴同室
■ 母乳喂养和皮肤接触的短期益处	• 频繁母乳喂养的重要性：按需和集中喂养
• 对婴儿	• 继续袋鼠式护理
• 对母亲	• 休息
■ 母乳喂养、袋鼠式护理和拥抱的长期益处	• 访客和干扰
• 对婴儿	■ 评估母乳摄入量是否足够
• 对母亲	■ 泌乳和生理性乳胀
■ 奶粉喂养的优缺点分析	■ 预防乳头损伤
■ 其他主题	■ 建立、维持和增加乳汁供应
• 初级保健提供者（医师/助产士）的建议	■ 选择合适的哺乳文胸和衣服保证哺乳时的私密性
• 舒适的母乳喂养	■ 如何选择与获得吸乳器
• 拘谨的母乳喂养	■ 对哺乳问题的随访
• 家庭参与	■ 继续母乳喂养、袋鼠式护理和拥抱的重要性
• 营养和生活方式	
• 母乳喂养和工作/上学	
• 可用获得帮助的人	
■ 网络资源和支持	
• 亲朋好友	
• 医疗保健机构	
• 母婴互助支持小组	

（四）产后早期教育

父母需要知道刚分娩和分娩 48~72 小时内立即进行的"工作"及其意义，并做出相应的计划。产后早期阶段是婴儿的蜜月期——是父母、新生儿相互了解的时间。这段时期也是新生儿大脑中神经突触快速形成的阶段，因此每一个动作和活动都会成为学习经验。为了使学习永久化，需要不断重复。例如，在进行袋鼠式护理时（图 22-3），婴儿会闻到气味、听到熟悉的声音，并知道自己可以随时获取食物，正在与母亲建立联系。因此，准

专栏 22-5 "如何开展"母乳喂养课程的内容实例(基于母亲普遍关注的问题)

我如何有一个良好的开端	我会有足够的母乳吗

■ 分娩后立即皮肤接触
  • 婴儿、妈妈及其他重要时刻
  • 让新生儿进入适应宫外生活的 9 个阶段
  • 允许新生儿按照自己的节奏在乳房爬行、含接和吸吮
  • 在第一次母乳喂养过程中保持皮肤接触,通常出生后皮肤接触 60~90 分钟
  • 延迟检查,眼睛处理,打针等
■ 24 小时母婴同室
■ 尽可能多的或根据意愿进行袋鼠式护理
■ 如果因为医疗状况母婴分离怎么办?
  • 分娩后 6 小时内立即吸乳
  • 医疗情况允许时,尽早开始袋鼠式护理
■ 母乳喂养频率
  • 婴儿主导的喂养 / 按需喂养
  • 如果正进行袋鼠式护理(母亲的胸部 / 腹部的皮肤接触),允许新生儿爬到乳房
  • 后躺式母乳喂养:以 25°~45° 角度后躺,婴儿完全由母亲的身体支撑,可以爬行并利用原始的新生儿反射到达乳房
  • 识别早期喂养暗示
  • 频繁哺喂,至少每天 8~12 次
  • 开始喂养时两侧乳房交替喂养
  • 只要需要,允许新生儿吸吮
  • 倾听婴儿的吞咽声
  • 避免按时间喂养
	■ 哪些因素会减少奶量
	  • 产后最初 48~72 小时内不经常哺乳
	  • 哺乳间隔时间长
	  • 添加配方奶粉或水
	  • 使用安抚奶嘴
	  • 吸烟
	■ 我需要改变自己的生活方式吗?
	■ 营养、液体补充和休息
	  • 听从身体的需要
	  • 饿的时候吃
	  • 渴的时候喝
	  • 累的时候休息
	■ 药物治疗、药物、酒精和尼古丁
	■ 如果母亲感冒了

母乳喂养会痛吗	**我可以在哪里获得帮助**

■ 需要给乳头做些准备工作吗
  • 检查乳头突出情况
■ 我需要特殊用品或设备吗
■ 袋鼠式护理有助于新生儿睡眠和准备喂养时的早期信号的识别
■ 哺乳姿势和含接
  • 寻找舒适、可支撑的地方进行后躺式哺乳
  • 将新生儿放在胸部 / 腹部,使其完全得到支撑,头部放在母亲的胸部,母亲可以看到并亲吻婴儿的脸
  • 允许新生儿自主爬到乳房
  • 新生儿会找到不对称的位置(并非摇篮式或橄榄球式,身体横跨母亲腹部或垂直于乳房)
  • 新生儿含接;正确含接时,婴儿张大的嘴巴含住乳头和大部分乳晕
  • 一旦母乳喂养建立,可以使用其他哺乳姿势:摇篮式、橄榄球式和侧卧式
  • 用视觉辅助工具、洋娃娃等示范
■ 什么是有效含接
  • 张大嘴巴
  • 唇缘外翻
  • 鼻子和下巴贴到乳房
  • 没有剧痛
■ 我能预防乳头疼痛吗?
  • 如果疼痛就停止含接
  • 频繁的母乳喂养
	■ 父亲 / 其他重要的特殊角色
	■ 帮助类型
	  • 实操帮助
	  • 情感帮助
	  • 技巧帮助
	■ 处理建议和意见
	■ 母乳喂养专家帮助的资源
	■ 我如何知道婴儿吃够了?
	  • 可以听到婴儿规律的吞咽声
	  • 排便(至少 4 次 /24 小时)
	  • 两次哺乳间隔显得很满足
	  • 至少哺乳 8 次 /24 小时
	■ 和婴儿在一起的家庭生活
	  • 享受宝贝
	  • 安慰婴儿
	  • 担心"宠坏"婴儿
	■ 何时寻求帮助
	  • 婴儿每小时都要哺喂(除非身体快速增长期的集中喂养)
	  • 哺乳持续时间超过 1 小时
	  • 24 小时内婴儿持续睡眠时间超过 4~5 小时的情况出现 1 次以上
	  • 婴儿排便少于 4 次 /24 小时

- 用不太痛的一侧开始哺乳
- 使用霜和药膏（并不总是有用）
■ 什么是乳胀？我能处理乳胀吗
- 频繁哺乳
- 冷敷或热敷
- 如果需要，手挤或用吸乳器移出乳汁
- 乳胀后乳房变软、变小并不意味着丧失泌乳能力

- 严重的乳头疼痛
- 乳房疼痛肿胀（乳腺炎）
■ 学习并回应婴儿的暗示
■ 使用专家资源

父母制订分娩计划时，需要包括出生后最初几天和几周内的愿望，确保有安静、不间断、放松的时间可用于优先建立母乳喂养，形成父母-婴儿依恋关系，并完成向父母的角色转变。

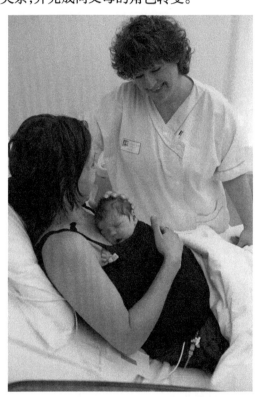

图 22-3　母亲产后住院期间进行袋鼠式护理
（© CHASSENET/age footstock）

随着父母和婴儿一起获得实践经验，孕期讨论的许多母乳喂养知识将得到加强。在提供教育时，HCP 必须记住新妈妈的精力有限，且无法记住大量新信息。因此，在产后住院期间提供简短的、片段式教育和重复示范，可以加强学习和记忆效果（专栏 22-5）。此外，需要首先解决父母遇到的问题，因为父母在自己的困惑没有得到解答之前，难以静下心来关心 HCP 分享的其他信息。最后，产后的各种事宜需要有轻重缓急。例如，与继续母乳喂养和确保婴儿健康有关的问题最重要，而回归职场和断奶的问题可以稍后再讨论。

一些特殊情况，如早产、多胎、先天异常或婴儿神经损伤等均会影响母乳喂养启动，此时父母的复杂情绪会影响学习过程。提供个性化教学和帮助及持续的团队支持，将有益于这些有特殊需求的家庭。父母在压力下很难记住信息，需要在恰当时候有重点地提供一些内容，并经常重复。

（五）对母乳喂养家庭的继续支持

虽然母亲在住院期间可能有积极的母乳喂养经验，但回家后遇到的各种情况会影响母乳喂养的持续性。产后最初几周母乳喂养率急剧下降，说明母亲需要帮助和随访。出院后与新手母乳喂养母亲持续接触的系统性项目对母乳喂养持续时间产生巨大影响。在任何可能情况下，可进行电话联系、家庭护理或早期回访。每位母亲都应该能够获得至少一个资源以获取信息、支持和帮助。

母亲除了需要信息和帮助以解决母乳喂养问题外，还需要获得支持和鼓励而继续进行母乳喂养（专栏 22-6）。家庭、同伴和社区资源通常是主要的支持来源。但是，HCP 在评估、扩充或创建支持系统方面仍然有重要作用。

▶ 七、成人的学习原则和教育

我们生而知学。学习本质上是社会性的，是发生在社会环境中，称之为情境学习，学习者间互动、互动中使用的工具和学习活动的交集。学习是在实践的背景下进行的，其中对实操的熟练掌握和掌握的过程都有一定模式。因此，学习既是认知，又是经验。

但是，无论学生是 HCP、家长还是社区成员，都是成人。成年人在选择参加教育活动时是自我导向的。成人的时间是最具有有价值和最稀缺的资本，因而不可能消耗在毫无意义的活动上。因此，成年的教育内容必须在日常生活中有实用价值。例如，学习乳房解剖和母乳喂养的生理学，当能够与一些实际技能（如含接技巧和哺喂频率）相联系时，才会更有意义。

专栏 22-6 持续母乳喂养支持课程的推荐主题

对新生儿的适应	返回职场 / 学校环境
■ 父母疲劳、时间管理 ■ 产后身体变化 ■ 母亲的情绪变化 ■ 如何解决烦躁、哭泣 　• 对"宠坏"孩子的担忧 　• 安慰技巧 　• 婴儿对拥抱 / 袋鼠式护理的需要 ■ 婴儿睡眠问题,夜间育儿 　• 第 1 年和妈妈 / 父母同室 　• 安全睡眠 ■ 从二人世界向三口之家的过渡(感觉被遗忘) 　• 作为一个人、一个伴侣、一位家长 　• 性生活和避孕 ■ 如何对待不请自来的各种建议 ■ 混合家庭 　• 兄弟姐妹的适应过程 　• 适应宠物	■ 母乳喂养与工作并存的可行性 ■ 喂养选择 ■ 儿童养育的考虑因素 ■ 时间管理 ■ 选择合适的挤奶技术(手挤和吸乳) ■ 乳汁移出和母乳储存 ■ 维持母乳供应 ■ 保持婴儿对母乳喂养的兴趣 ■ 保持长期母乳喂养
母乳喂养的担忧	
■ 乳量的担忧 ■ 评估婴儿是否足量摄入 ■ 乳量增加的策略 ■ 食欲和身体迅速增长期 ■ 随着婴儿年龄的增长,母乳喂养的频率 ■ 家庭成员参与 ■ 乳导管阻塞和乳腺炎 ■ 断奶	

为领导者,需要展示对主题和教学的热情和激情,因为这些可以传染给他人,并增加学习动力。

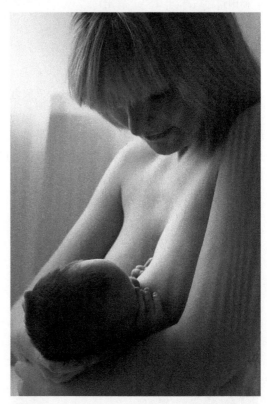

图 22-4 成人是自我导向的学习者,有个性化的学习需求
(© Olga Dmitrieva/ShutterStock)

成人学习者参与教育项目的背景和动机差异很大,他们欣赏并期待作为独特个体而被尊重。如果教师明确了解这些人的学习需求并注意实现,则学习就会快速而轻松。成人学习应该是自我导向的,而且需要提供学习反馈(图 22-4)。父母是共同学习者,可以彼此教导,每节课应至少获得一条新信息,并相互交换谁掌握了什么信息。

当个人有学习意愿时,学习才最有效,即学习者认为需要学习的信息和技能与日常生活相关。学习材料的准备方式对学习者有意义时,可增强其学习动机。新颖、创意、创造性和挑战性的活动可鼓励学习。此外,积极参与而不是被动参与可以带来更有意义的学习,学习效果也更持久。最后,作

学习可以分为 3 个领域,母乳喂养教育则包含了这 3 个领域。

1. 认知技能:收集信息、联系概念、解决问题。

2. 心理运动技能:倾听指导、观察技巧、重复练习和掌握技能。

3. 情感学习:改变态度、价值观和偏好。

在一次会话或课程中创建包含所有 3 个领域的教学活动也会增强学习效果。

在制订教学策略时,需要考虑个人学习方式。一些参与者主要通过听觉感知来学习;他们专注地听,能够记住所听到的内容。有些人运用视觉的学习能力最好,能够记住所看到的信息,这些学习者采用视觉辅助工具和印刷材料时收益最大。第 3 种学习方式是动觉或心理运动学习,此类学习者在触摸实物、操作设备和模型过程中学习。大多数学习者会综合利用 3 种学习形式。因此,在吸乳器的教学中,通过讨论、展示吸乳器工作原理的幻灯片、让学习者操作设备,能够强化学习效果。

成功比失败更具激励性,所以将任务和信息分成易于掌握的每个部分,可以使成人学习者有更好的动力继续学习。对学习者的积极表现进行描述和表扬,能够产生较好的激励效果。赞美能够增强自信心,并表达对学习者的尊重。

因此,成人教育的原则适用于以下母乳喂养教育:

1. 确保教学内容和时间与父母准备学习的时段(孕前、孕期、产后早期、产后晚期)相符。

2. 将教学内容分为易于理解和掌握的片段,选择适当的内容进行教育。

3. 组织活动以增加成功的可能性。

4. 提供明确的指示,以便参与者清楚地了解他们要做什么。

5. 每项活动后提供具体及时地反馈。

6. 认识到肢体语言和非语言交流的重要性。

7. 使用讲义、DVD 和其他媒体来强化而不是取代个性化的评估和教学。以不同方式重复新材料可以加强学习效果。

8. 确定母乳喂养支持资源,包括当地资源的电话号码。

有几个因素可以增强学习积极性。灯光、温度、座椅、配有纸和笔的书写台,以及舒适地查看材料对学习效果有巨大影响。成人喜欢身体舒适,想知道饮料、食物和洗手间的位置。

成人教育项目必须同时安排具有社交功能和学习功能的活动,让学习者有机会结识其他成人。热情地问候每个人,展示对每个人的真正关注。茶歇可以鼓励社交,也是不错的选择。成人喜欢与他人分享非正式的学习活动,成功的课程会引发成年人在学习时享受乐趣。成人还希望教师注意学生对学习的看法。非正式的口头反馈或正式的书面评估是找出教育项目哪些方面有用的一种方法。评估是改进计划的重要数据来源。

▶ 八、课程体系开发

(一)评估教学需要

无论学习者是 HCP、家长、决策者、教会团体,还是本科生或高中生,与成人学习者一起工作时,都必须评估其学习需求。学习者的需要与教师教授的内容必须匹配,否则如果教师错误地认为学习者已经拥有较高水平的知识,那么学习者可能会因为信息过于复杂而感到沮丧。相反,如果教师认为他们的知识很少,学习者可能会感到不被尊重。

为小组成员授课时,为了评估学习者的知识水平,助教可以提出一些概念性不是很强的问题,例如"您听过哪些关于母乳喂养的误解?"。在较大的课堂环境中,教授内容不容易做到个性化。因此,在课程开始时,可以询问参与者希望讨论哪些主题,这有助于评估学习需求并使他们参与课程设置。如果交流的对象互相不熟悉,可以询问对方希望解决的具体问题。最终,考虑到信息的使用频率,讨论一个主题的时间与其重要性是相匹配的。例如,在母乳喂养课程中,哺乳姿势和含接是母乳喂养的基础,因此讨论的时间应该比收养后的护理更全面,因为后者的学习群体小。

一次给予太多的信息往往适得其反,应当优先选择适当的教学内容。例如,对于计划进行母乳喂养的孕妇,需要优先弄清楚婴儿的基本生理需求,例如,如何确保婴儿营养摄入充足等。对于护理和医学生来说,婴儿的基本的生理需求可能包括出现脱水迹象时补充维生素和铁。需要考虑信息传递的时间跨度,确保在较短的、适合时间给予信息。因此,当一个家庭在分娩机构时,HCP 可以告知母亲,重返工作岗位后仍可以继续母乳喂养。但对于工作期间所需的母乳喂养技术,可以等到母乳喂养建立之后、接近重返工作岗位时再行讨论。

(二)与母乳喂养相关的态度

学生进入课堂时具有的母乳喂养态度和信念类型,将决定其接收和分享母乳喂养信息的内容和方式。例如,参加选修哺乳课程的研究生可能会比正在接受必修母婴或产科课程的学生对母乳喂养采取更积极的态度。Cricco-Lizza 研究了护理学生的态度,发现并生动描述了学生对女性母乳喂养的反应。学生们普遍认为母乳喂养为婴儿和母亲带来了好处,在母乳喂养文化中成长起来的人,这些信念更为强烈。此外,也有许多学生认为配方奶粉等同于母乳。大多数学生担心,促进母乳喂养是否是将他们的个人观点强加给母亲,并认为护士对患者教育的作用更大。课程开始时,了解学习者的上述矛盾心理和对过去经验的担忧,不会影响对母乳喂养或促进母乳喂养的选择。

(三)目标和效果

无论是单一课程还是一学期的课程,应清楚地了解学习者应掌握的内容。编写行为目标是确定学习目标的一种具体方式。行为目标明确了学生在课程结束时能够做什么。表 22-1 提供了编写行为目标的正确和错误方法示例。

表 22-1　行为目标和术语举例

不正确的目标	正确的目标
学员会了解母乳喂养和黄疸之间的关系(注意:学生的"理解"不是通过观察得到的)	学员将能够列出新生儿黄疸的类型 学员能够描述每种类型的黄疸与母乳喂养的关系
不可观察或测量的术语	**可观察或测量的术语**
知道、了解、懂得、学习、感知、认识、意识到、理解、掌握意义、获得关于……的知识	陈述、列举、定义、区分、描述、比较、评论、评价、展示、计划、设计、选择、讨论、匹配、关联、分类、区分两者或多者、定位

教学效果与目标不同。目标是学习者通过教学能够做什么,而效果是临床实践的展示,可能是教学的间接结果。例如,护士在参加一系列继续教育后对启动母乳喂养更加了解,这种新知识最终导致实践改变,如让新生儿在出生后立即与母亲皮肤接触至少 1 小时,并在此期间启动母乳喂养。效果必须和临床实践或机构目标相关,并且具有可衡量性和合理性。专栏 22-7 列出了母乳喂养教育效果的例子。

专栏 22-7 中的所有效果都是相关、可衡量它们反映了父母、员工和机构的知识程度和努力的结果。大多数机构每月或每季度监测临床效果,也为美国医疗机构评审联合委员会和国家调查机构提供数据,如婴儿营养和护理的产科实践。此外,效果,特别是改善效果,反映了教学的效果,从而证明了继续学习的重要性和有效性。

专栏 22-7　母乳喂养教育效果举例

- 新生儿出生后 5 分钟内皮肤接触的数量(百分比)。
- 出生后皮肤接触的持续时间。
- 出生后最初 2 小时内启动母乳喂养的新生儿数量(百分比)。
- 新生儿出生后最初两天内纯母乳喂养(或母乳喂养)的母亲数量(百分比)。
- 纯母乳喂养的持续时间(周或月)。
- 母乳喂养婴儿因脱水导致急症就诊率(或再入院率)。
- 婴儿因母乳喂养而更健康,因此医疗机构可节省的成本。

九、教学策略

良好的教学或课堂辅导包括组织学习体验,保持参与者的兴趣,并有效利用助教的时间。例如,讲座是有效利用教师时间的形式,但参与者是被动的,记忆效果差;更有效的方法是改变教学形式,例如团队演讲、小组讨论、展示、角色扮演、教师主导或学生主导的问答会、参与者的观察和评论、小组项目和个性化教学模块等,是打破单调讲座的有效方法。

每个教学模块应包括介绍、学习经历、结论或总结。一个基本定律是"先阐述你准备教授什么,然后授课,再描述你教授了什么。"

(一)小组互动教学

正式的课程和多媒体方式的教学可能会为大量人群提供信息,但小组教学是一种更有效的行为改变方法。小组讨论可增强同伴支持、协助决策制定、减少对医疗保健专业人员的依赖。1 个小组是 2 个或 2 个以上的人互动或相互影响,实现共同目标,并通过维持小组成员资格获得满足感。理想的团体规模 8~12 人。一般而言,一个小组超过 10 人会降低学习效率。

小组互动具有促进信息自由流动和鼓励参与的优点,可以提出不同的问题和新的主题。小团体可以满足人类对陪伴、知识和身份认同的需求。在 1 个小组中进行讨论,更有可能满足参与者的信息需求,与在大群体中的提问和话题转换相比,感觉会更舒服。非正式、轻松的环境也有益于大家参与。

小组组长应该是主题内容相关领域的专家,并且能够掌握小组动态。熟悉小组成员所担当的不同角色,会帮助组长推动小组达成更好的效果。虽然小组组长最初可能会积极指导讨论,但目的应当是所提供信息的来源,应鼓励参与者发挥自己的创造力和解决问题的能力。当参与者分享个人经历时,因个人的努力在团队中得到加强和支持,所以会增强学习效果并增加自我价值。

(二)多媒体展示

教学项目需与电视、视频/DVD、智能手机、平板电脑、YouTube 和网络竞争。因此,借助视觉增强方法,提高教学项目的效果,是必然趋势。但是,这些方法不应该让我们陷入讲座的陷阱。

现在通过计算机制作演示幻灯是常规方法。大多数人都熟悉 Power-Point,Keynote 或类似的软件,这些是办公软件的标准组件。此外,还出现了以下创建演示文稿的新方法:

1. Prezi:是一个在线工具,可以创建可视化的交互式思维图。Prezi 是非线性的。幻灯片具有静态特性,但 Prezi 可以呈现一张"大图",然后用户可以放大虚拟画布上的不同元素进行交互变换,也可以随时选择缩小以再次查看大图。

2. Google 文档:允许在"云"上创建演示文稿和文档,其他人可以协作创建或访问,并根据自己需要查看演示文稿。

3. Webinar 网络研讨会(基于网络的研讨会)包括通过网络传播的演讲、讲座研讨会或研讨会。网络研讨会是互动式的,允许参与者提供和接收所讨论的信息。对继续教育产品或在线课程,网络研讨会可以面对本地、区域、国家或国际范围内的各种不同受众。通过网络研讨会录制的文档,无法参加现场讲座的个人可以在自己方便的时间"参与"。

在演示文稿中嵌入视频可以真正实现多媒体的体验。视频是展示真人心理运动技能的绝佳方式,如母婴母乳喂养的姿势等。视频和 DVD 也非常适合呈现实时、更具说服力的内容,如新生儿利用其原始反射爬行到乳房。同样,使用电影或电影片段,如《出事之前》(*The Business of Being Born*)",可以引入有争议的主题、激发讨论或比较文化习俗,如 Babies。DVD 还可以让母亲在任何场所获得教育的机会,如候诊室、医院网络或家中。现在有许多母乳喂养信息的 DVD 和 YouTube 视频。《人类泌乳学杂志》(*Journal of Human Lactation*)定期发布与母乳喂养有关的视觉演示。

(三)案例研究

案例研究是整合经验和知识的有效方式,特别是在专业教育中。利用案例研究,应用课程知识并制订解决方案,分析现实情况,然后在安全的环境中进行测试,在课程中由其他人修订或验证。案例研究有助于培养解决问题的能力,以及应用、分析、综合和评估高阶认知技能。有效的案例研究可以提高学生对学习的看法和信心,并提高教师对学生成绩的认识。

(四)工作手册和教科书

通过多种方式接触教学内容能使学生获益。家长可能会发现工作手册可以很好地用于复习课堂上的主题,特别是一次提供很多材料时。继续教育的参与者愿意从演讲者那里获得讲义、参考文献清单和材料资源。这些材料可以用于开发家长教育的课程内容、制定政策或与同事分享,以支持实践变革。有些课程会提供更广泛的工作手册,如由美国袋鼠护理研究所袋鼠护理认证课程开发的皮肤接触认证的袋鼠式护理学习计划手册。这本手册内有与袋鼠式护理有关的所有证据的详细摘要(超过 1 000 份已发表的研究报道),以及实施

模型和其他众多资源,该手册是一个很多人希望得到的学习参考资料。

在教授课程时,如果能找到一本教科书来强化和补充内容是非常理想的。幸运的是,现在有许多关于母乳喂养和人类泌乳学的教科书,如本书就是为各种读者需要而写。随着母乳喂养和人类泌乳学文献的增多,一些教科书侧重于特殊问题,如哺乳技能、分娩实践对母乳喂养的影响及泌乳顾问的法律和道德问题。

但在非泌乳专业医护人员的培训中,母乳喂养和人类泌乳学相关内容没有很多适宜的教材。选择课程的教科书之前,需要对母婴母乳喂养信息和产科教科书进行严格审查,以确认信息一致、准确,而且是循证的。但最近的研究发现,专业人员(如护士、助产士、儿科、妇产科、药学)所用的教科书中的信息变化很大,有很多遗漏内容,有时也会不准确或不一致。为了使教科书提供一致信息,WHO 为医学生和专职医疗人员开发了规范的母乳喂养章节。

▶ 十、教育材料

人们处于压力之下时,对新信息的记忆时间较短。孕期和分娩时的身体和情绪压力释放之后,孕产妇及其家庭将从所提供的书面宣教材料中学到更多,这些材料强化(而非取代)了一对一个性化教学的效果。专栏 22-8 列举了开发有效书面资料的建议。

专栏 22-8　关于开发和使用书面教育材料的建议

- 成人在倾听时的信息保留率为 30%:
  - 多媒体方法(视觉和听觉)可使记忆保留率增加到 50%。
  - 例如,如果除了阅读书面材料,母亲还能够练习哺乳姿势或安装吸乳器,能够改善记忆保留率。
- 仔细检查材料的准确性及是否具有最新的循证依据(专栏 22-9):
  - 矛盾、不一致的建议会让新手父母感到困惑。
  - 确保中立地介绍益处和风险,以帮助父母做出喂养方式的知情选择。
- 材料不应着重于如何解决所有母乳喂养困难或并发症,因为这些可能会吓坏父母,影响母乳喂养。
- 教育材料应始终包括当地求助资源的联系电话。
- 印刷品应制作精美,让家长有阅读的欲望:
  - 材料应易于阅读(专栏 22-9)。
  - 有较多的留白,因为页面排得太满,让人缺少阅读的兴趣。

续表

- 在认知和回忆方面，图片学习优于文字学习。照片和图画使教育材料更有趣。
- 在提供书面材料的建议之前，评估母亲对阅读的兴趣：
  - 对于不喜欢读书或不说英语的女性来说，先读书后再母乳喂养的做法，对她们来说可能太难了。

提供的教育材料并非越多越好。用厚厚的册子和教育资料"轰炸"家庭的做法，反而适得其反。相比之下，提供一些精选内容的小册子可以传递一种"母乳喂养不复杂，而且很愉快"的观念。小册子和短视听节目比试图涵盖所有母乳喂养经验的冗长材料更可取。

简短、有针对性的材料应该针对一个家庭认为有意义的问题，这样他们才有动力去学习。这一概念特别适用于特殊情况下的母亲和家庭（如早产、出生异常和再次哺乳）。将整本书分解成有详细索引的小章节，可以帮助家庭找到所需信息。如果视觉材料所描绘的内容与目标受众有相似的种族、社会经济和文化背景，则效果会更好。例如，青少年的母亲对同龄少年妈妈们的视觉图像会更加青睐。有一个能够提供图书和录像带借阅功能的图书馆，是为家庭赋能的一种方式。

评估教育材料时，需要考虑信息来源。以促进和销售配方奶粉为目的的组织，不会真心的促进母乳喂养，其潜在的信息可能表明奶瓶喂养是常规选择，母乳喂养是困难、复杂、不舒服、不适当和不方便的。当一个家庭开始使用配方奶粉时，通常会有明确的信息提示该公司的产品是最佳选择。

评估教育信息时也应考虑目标受众。材料的撰写必须符合读者的阅读理解水平。大多数文字处理软件只需点击一下按钮，即可计算出该内容的阅读水平。专栏 22-9 列出了教育材料评估的标准。

专栏 22-9　教育材料的评估标准

内容	促进母乳喂养的材料
■ 针对家庭所需。 ■ 准确、可靠、循证信息。 ■ 公认的解剖学和生理学原理。 ■ 最新建议。 ■ 文字叙述和视觉辅助内容之间的一致性。 ■ 简单、不复杂的方法。 ■ 避免仅围绕母乳喂养困难或可能的并发症。	■ 热烈讨论母乳喂养的益处。 ■ 包括奶瓶喂养的风险。 ■ 适合当地文化的恰当的母乳喂养模型。 ■ 包括成功母乳喂养的实用技巧。 ■ 提供其他资源的信息。

续表

内容	促进母乳喂养的材料
■ 适宜的阅读水平： 　• 低于高中教育（等级3）：需要更多的视觉效果，更少的文字叙述。 　• 高中毕业生（等级5~7）：一般新闻报纸在这个级别。 　• 大学毕业（等级12~13）：专业期刊在这个级别。 ■ 大量使用恰当的、与叙述一致的照片、图画和图表。 ■ 视觉辅助图片中描绘的家庭背景与受众相似。 ■ 资料长度适当，以保持兴趣。	
演示	**材料来源**
■ 有吸引力、有趣。 ■ 易于辨识的框架结构： 　• 标题加粗。 　• 短段落。 　• 充足的留白。	■ 没有关于配方奶的暗示或隐藏信息。 ■ 母乳喂养不要显得特别复杂、不舒服、不适应和不方便。 ■ 符合世界卫生组织准则，该准则禁止医疗保健提供者分发配方奶粉公司提供的材料。

▶ 十一、小结

国家和国际性政策及众多医疗保健专业组织都强烈支持纯母乳喂养 6 个月，并在添加辅食的基础上继续母乳喂养。但许多 HCP 在其受教育期间获得的母乳喂养教育或实际操作经验不足，因此，为了使 HCP 成为积极的母乳喂养倡导者，需要加强教育。

帮助母乳喂养家庭的 HCP 教育项目正在不断开展实施。随着 HCP 在该领域获得更多专业知识，强化知识带来的连锁效应将使大量母乳喂养家庭受益。一个成功的教育项目，无论其主题如何，都需要给学习者和培训师以积极体验。分析和确定如何实施有效的母乳喂养教育项目，将便于教师和机构规划、实施和评估母乳喂养服务。

当 HCP 以准确、有条理的方式提供一致的、循证的信息时，母乳喂养家庭就能获得赋能和自信。通过多种方式提供良好信息并解决已确定的家庭目标，可以提高父母母乳喂养新生儿的自信。

加强启动母乳喂养教育并在整个产后提供支持，能增加纯母乳喂养的可能性和持续时间。

▶ 十二、关键知识点

1. 保护、促进和支持母乳喂养是国家和国际公共卫生政策和计划的组成部分。

2. 目前 HCP 教育项目的课程中缺乏重要的母乳喂养相关内容，这是达成母乳喂养目标的障碍。

3. 母乳喂养课程系统、核心能力及对母乳喂养和人类泌乳学专业水平的认证正在逐渐被重视并得到验证。

4. 母乳喂养团队正在扩大，进而增加了对所有 HCP 进行一致、循证、相关教育的需求。

5. 许多家长向 HCP 寻求照顾婴儿最佳做法的信息和建议。

6. 母乳喂养和泌乳教育有以下 6 个时期：

(1) 备孕期：介绍健康的生活方式和如何改变能够最大限度地提高个人水平，为怀孕和哺乳做准备。

(2) 孕早期：促进母乳喂养。提供有关母乳喂养和奶瓶喂养的信息，以便家长可以对婴儿喂养做出知情选择。

(3) 孕晚期：讨论"如何实施"母乳喂养，以及出生后（皮肤接触和母乳喂养）和产后住院期间（频繁母乳喂养，依恋和休息）会发生什么，该怎么做。

(4) 刚刚分娩后：开始母乳喂养的同时支持和鼓励家庭，并为继续母乳喂养做好准备。

(5) 产后期：继续支持和鼓励母乳喂养，解决母乳喂养的困难和并发症、准备重返工作岗位和断奶。

(6) 持续期：促进所有年龄段的母亲进行母乳喂养营造母乳喂养文化。

7. 必须评估成人的学习需求。学习者需要知道的内容、教师所呈现的内容以及投入重要主题的时间之间必须匹配。

8. 当个人做好学习准备（教育时刻），学习材料对学习者有实际意义时，学习效果最好。

9. 学习可分为 3 个领域：认知技能、心理运动技能和情感学习。HCP 和父母的母乳喂养教育涉及所有这些领域。

10. 综合利用多种感官的教学方法能够加强知识记忆。

11. 成人仅记住听到信息的 30% 左右，多种方法（包括视听）可以记住 50%。

12. 教育内容必须能够向成人学习者清晰展示在日常生活中的适用性，否则，学习者会认为是无意义或浪费时间。

13. 为了促进家长的学习体验，需要了解成年期的任务 - 即转变父母的角色。

14. 个性化的教学、帮助和持续的团队支持有益于有特殊需求的家庭（将家庭担忧的问题个性化，而非 HCP 认为应该学习的内容）。

15. 特殊情况，如早产、多胎、先天异常或神经损伤，可影响母乳喂养启动，父母的学习需求因情绪波动而变得复杂。

(1) 父母在压力下很难记住信息。

(2) 优先提供重要的信息并多次重复。

16. 大量研究表明，母乳喂养教育和专业的支持干预能够延长母乳喂养时间。

17. 现在互联网和社交媒体是健康教育的主要来源，包括母乳喂养信息，尤其对年轻一代（在向家长推荐前，先对网站内容进行评估）。

18. 提供继续教育和大学学分的在线课程，并计划在该领域提供更多课程。

19. 使用案例研究是学生将知识和临床经验整合到课程中的有效方法。

20. 小组教学是改变行为的有效方法。理想的小团体规模为 8~12 人。

21. 创建并展示演示文稿，以捕捉和维持观众的兴趣。

(1) 制订关键概念的大纲或故事概要。

(2) 对主要点和次要点进行排序：每个幻灯片展示 1 个想法和 6 个论点。

(3) 使用图片或视频展示幻灯片上的论点。

(4) 在进行下一项活动之前，将讲座时间控制在 15~20 分钟。

22. 一个基本定律是"先阐述你准备教授什么，然后授课，再描述你教授了什么。"

（白爱娟 译　张美华　高雪莲 校）

参考文献

Academy of Breastfeeding Medicine. Educational objectives and skills for the physician with respect to breastfeeding. *Breastfeed Med*. 2011;6(2):99–105. doi:10.1089/bfm.2011.9994

Ahmed A, El Guindy SR. Breastfeeding knowledge and attitudes among Egyptian baccalaureate students. *Int Nurs Rev*. 2011;58:372–378.

American Academy of Pediatrics (AAP). Breastfeeding residency curriculum; n.d. Available at: https://www.aap.org/en-us/advocacy-and-policy/aap-health-initiatives/Breastfeeding/Pages/Residency-Curriculum.aspx/. Accessed November 16, 2018.

American Academy of Pediatrics (AAP) Section on Breastfeeding. Policy statement: breastfeeding and the use of human milk. *Pediatrics*. 2005;115(2):496–506. doi:10.1542/peds.2004-2491

American Academy of Pediatrics (AAP) Section on Breastfeeding. Sample hospital breastfeeding policy for newborns. Oak Grove Village, IL: AAP; 2009. Available at: https://www.aap.org/en-us/advocacy-and-policy/aap-health-initiatives/Breastfeeding/Documents/Hospital_Breastfeeding_Policy.pdf. Accessed on November 16, 2018.

American Academy of Pediatrics (AAP) Section on Breastfeeding. Policy statement: breastfeeding and the use of human milk. *Pediatrics.* 2012;129:e827. doi:10.1542/peds.2011-3552

American Academy of Pediatrics (AAP) Section on Breastfeeding. Federal support for breastfeeding. AAP; 2013. Available at: https://www.aap.org/en-us/advocacy-and-policy/aap-health-initiatives/Breastfeeding/Documents/FederalSupportfor BreastfeedingResource.pdf. Accessed November 16, 2018.

American Academy of Pediatrics (AAP) Section on Breastfeeding. Ten steps to support parents' choice to breastfeed their baby. AAP; 2014. Available at: https://www.aap.org/en-us/advocacy-and-policy/aap-health-initiatives/Breastfeeding/Documents/tenstepsposter.pdf. Accessed November 16, 2018.

American Academy of Pediatrics (AAP) Work Group on Breastfeeding. Policy statement: breastfeeding and the use of human milk. *Pediatrics.* 1995;100(6):1035–1039.

Amir LH, Raval M, Hussainy, SY. Breastfeeding information in pharmacology textbooks: a content analysis. *Breastfeed Rev.* 2013;22(2):31–37.

Archabald K, Lundsberg L, Triche E, et al. Women's prenatal concerns regarding breastfeeding: are they being addressed? *J Midwifery Women's Health.* 2011;56:2–7.

Balmes T. (Director). *Babies.* Universal City, CA: Focus Features, a Division of NBC Universal; 2010.

Balogun OO, O'Sullivan EJ, McFadden A, et al. Interventions for promoting the initiation of breastfeeding. *Cochrane Database Syst Rev.* 2016 Nov 9;(11):CD001688.

Bernaix LW, Beaman ML, Schmidt CA, et al. Success of an educational intervention on maternal/newborn nurses' breastfeeding knowledge and attitudes. *J Obstet Gynecol Neonatal Nurs.* 2010;39:658–666. doi:10.1111/j.1552-6909.2010.01184.x

Bloom BS. *Taxonomy of educational objectives.* New York, NY: David McKay; 1956:7–8.

Boyd AE, Spatz DL. Breastfeeding and human lactation: education and curricular issues for pediatric nurse practitioners. *J Pediatr Health Care.* 2013;27(2):83–90. doi:10.1016/j.pedhc.2011.03.005

Bozzette M, Posner T. Increasing student nurses' knowledge of breastfeeding in baccalaureate education. *Nurs Educ Pract.* 2013;13(3):228–233. doi:10.1016/j.nepr.2012.08.013

Brand E, Kothari C, Stark MA. Factors related to breastfeeding discontinuation between hospital discharge and 2 weeks postpartum. *J Perinatal Educ.* 2011;20(1):36–44. doi:10.1891/1058-1243.20.1.36

Brewer T. Pediatric nurses' knowledge and attitudes regarding the provision of breastfeeding support in a pediatric medical center. *Clin Lact.* 2012;3(2):64–68.

Brooks EC. *Physical and ethical issues for the IBCLC.* Burlington, MA: Jones & Bartlett Learning; 2013.

Carlsen EM, Kyhnaeb A, Renault KM, et al. Telephone-based support prolongs breastfeeding duration in obese women: a randomized trial. *Am J Clin Nutr.* 2013 Nov;98(5):1226–1232. doi:10.3945/ajcn.113.059600

Centers for Disease Control and Prevention (CDC). Breastfeeding report card, United States, 2018. Available at: https://www.cdc.gov/breastfeeding/data/reportcard.htm Accessed November 16, 2018.

Cricco-Lizza R. Student nurses' attitudes and beliefs about breastfeeding. *J Prof Nurs.* 2006;22(5):314–321.

Curro V, Lanni R, Scipione F, et al. Randomised controlled trial assessing the effectiveness of a booklet on the duration of breast-feeding. *Arch Dis Child.* 1997;76:500–504.

Deloian BJ, Lewin LO, O'Connor ME. Use of a web-based education program improves nurses' knowledge of breastfeeding. *J Obstet Gynecol Neonatal Nurs.* 2015 Jan–Feb;44(1):77–86. doi:10.1111/1552-6909.12534

Dollahite J, Thompson C, McNew R. Readability of printed sources of diet and health information. *Patient Educ Couns.* 1996;27:123–134.

Dowling S, Pontin D, Boyer K, eds. *Social experiencers of breastfeeding: building bridges between research, policy and practice.* Bristol, UK: Policy Press; 2018.

Dytrych CJ, Krodstrand KS, Albrecht JA. Dieticians' problem solving knowledge to promote and support breastfeeding. *J Acad Nutr Diet.* 2013;113(9 suppl):A-26.

Edwards RA. Expanding pharmacists' roles in breastfeeding support: a pilot study of an online breastfeeding tutorial for student pharmacists. *Curr Pharm Teach Learn.* 2013a;8(2):129–133.

Edwards RA. Pharmacists as an underutilized resource for improving community-level support of breastfeeding. *J Hum Lact.* 2013b;30(1):14–19.

Eidelman A, Hoffmann N, Kaitz M. Cognitive deficits in women after childbirth. *Obstet Gynecol.* 1993;81:764–767.

Esselmont E, Moreau K, Aglipay M, Pound CM. Residents' breastfeeding knowledge, comfort, practices, and perceptions: results of the Breastfeeding Resident Education Study (BRESt). *BMC Pediatrics.* 2018;18(1):170. doi:10.1186/s12887-018-1150-7

Feldman-Winter L, Barone L, Milcarek B, et al. Residency curriculum improves breastfeeding care. *Pediatrics.* 2010;126(2):289–297. doi:10.1542/peds.2009-3250

Froehlich J, Boivin M, Rice D, et al. Influencing university students' knowledge and attitude toward breastfeeding. *J Nutr Educ Behav.* 2013;54(3):282–284.

Genna CW. *Supporting sucking skills in breastfeeding infants.* 2nd ed. Burlington, MA: Jones & Bartlett Learning; 2013.

Giles M, Millar S, Armour C, et al. Promoting positive attitudes to breastfeeding: the development and evaluation of a theory-based intervention with school children involving a cluster randomised controlled trial. *Matern Child Nutr.* 2015;11(4):656–672. doi:10.1111/mcn.12079

Grossman X, Chaudhun J, Feldman-Winter L, et al. Hospital education in lactation practices (Project HELP): does clinician education affect breastfeeding initiation and exclusivity in the hospital? *Birth.* 2009;36(1):54–59.

Hansman CA. Context-based adult learning. *New Direct Adult Contin Educ.* 2001;89:43–51.

Heinig MJ. Breastfeeding promotion for Generation X and Y: why the old ways won't work. *J Hum Lact.* 2009;25(3):263–265. doi:10.1177/0890334409341450

Hodnett ED, Gates S, Hofmeyr GJ, Sakala C. Continuous support for women during childbirth. *Cochrane Database Syst Rev.* 2013;(7):CD003766. doi:10.1002/14651858.CD003766.pub5

Howett M, Spangler A, Cannon RB. Designing a university-based lactation course. *J Hum Lact.* 2006;22(1):104–107. doi:10.1177/0890334405283668

Hurst CG. Addressing breastfeeding disparities in social work. *Health Soc Work.* 2007;32(3):207–220.

Juliff D, Downie J, Rapley P. Knowledge and attitudes of secondary school students to breastfeeding. *Neonatal Pediatr Child Health Nurs.* 2007;10(3):13–18.

Kapinos KA, Bullinger L, Gurley-Calvez T. Lactation support services and breastfeeding initiation: evidence from the Affordable Care Act. *Health Serv Res.* 2017 Dec;52(6):2175–2196. doi:10.1111/1475-6773.12598

Kaso M, Miyamoto K, Koyama E, Nakayama T. Breastfeeding information in midwifery textbooks in Japan: content analysis with evaluation based on Delphi Method. *J Hum Lact.* 2011;27:367–377. doi:10.1177/0890334411409751

Kavanagh KF, Lou Z, Nicklas JC, et al. Breastfeeding knowledge, attitudes, prior exposure, and intent among undergraduate students. *J Hum Lact*. 2012;28:256–264.

Kitzinger S. *Ourselves as mothers: the universal experience of motherhood*. Reading, MA: Addison-Wesley; 1995.

Knowles M. *The modern practice of adult education*. New York, NY: Cambridge University Press; 1980.

Kornides M, Kitsantas P. Evaluation of breastfeeding promotion, support, and knowledge of benefits on breastfeeding outcomes. *J Child Health Care*. 2013;17:264–273. doi:10.1177/1367493512461460

Kozhimannil KB, Attanasio LB, Hardeman RR, O'Brien M. Doula care supports near-universal breastfeeding initiation among diverse, low-income women. *J Midwifery Womens Health*. 2013;58:378–382. doi:10.1111/jmwh.12065

Lactation Accreditation and Approval Review Committee (LEAARC). *Core curriculum for interdisciplinary care*. Burlington, MA: Jones & Bartlett Learning; 2019.

Lake R (Executive Producer), Epstein A (Director). *The business of being born*. Los Angeles, CA: Millennium Films; 2007.

Lauwers J, Shinskie D. *Counseling the nursing mother*. 5th ed. Sudbury, MA: Jones & Bartlett Learning; 2011.

Leahy-Warren P, Creedon M, O'Mahony A, et al. Normalising breastfeeding within a formula feeding culture: an Irish qualitative study. *Women Birth*. 2017;30(2):e103–e110. doi:10.1016/j.wombi.2016.10.002

Lewin LO, O'Connor ME. "Breastfeeding basics": web-based education that meets current knowledge competencies. *J Hum Lact*. 2012;28(3):407–413. doi:10.1177/0890334411435990

Ludington-Hoe S, Morrison B, Morgan K, Anderson GC. Skin-to-skin certified kangaroo caregiver learner's program manual. Cleveland, OH: United States Institute of Kangaroo Care (USIKC); 2012.

Lumbiganon P, Martis R, Laopaiboon M, Festin MR, Ho JJ, Hakimi M. Antenatal breastfeeding education for increasing breastfeeding duration. *Cochrane Database Syst Rev*. 2012;(9):CD006425. doi:10.1002/14651858.CD006425.pub3

McFadden A, Gavine A, Renfrew MJ, et al. Support for healthy breastfeeding mothers with healthy term babies. *Cochrane Database Syst Rev*. 2017;2:CD001141. doi:10.1002/14651858.CD001141.pub5

Meek JY, Hatcher AJ, AAP Section on Breastfeeding. The breastfeeding-friendly pediatric office practice. *Pediatrics*. 2017;139(5):e20170647.

Mellin PS, Poplawski DT, Gole A, Mass SB. Impact of a formal breastfeeding education program. *MCN Am J Matern Child Nurs*. 2011;36(2):82–88. doi:10.1097/NMC.0b013e318205589e

Miller LC, Cook JT, Brooks CW, et al. Breastfeeding education: empowering future health care providers. *Nurs Womens Health*. 2007;11(4):374–380. doi:10.1111/j.1751-486X.2007.00193.x

Mottl-Santiago J, Walker C, Ewan J, et al. A hospital-based doula program and childbirth outcomes in an urban, multicultural setting. *Matern Child Health J*. 2008;12:372–377. doi:10.1007/s10995-007-0245-9

Nilson LB. *Teaching at its best: a research-based resource for college instructors*. 3rd ed. San Francisco, CA: Jossey-Bass; 2010.

Noel-Weiss J, Rupp A, Cragg B, et al. Randomized controlled trial to determine effects of prenatal breastfeeding workshop on maternal breastfeeding self-efficacy and breastfeeding duration. *J Obstet Gynecol Neonatal Nurs*. 2006;35:616–624.

Nommsen-Rivers LA, Mastergrove AM, Hansen RL, et al. Doula care, early breastfeeding outcomes, and breastfeeding status at 6 weeks postpartum among low-income primiparae. *J Obstet Gynecol Neonatal Nurs*. 2009;38(2):157–173. doi:10.1111/j.1552-6909.2009.01005.x

November L. Baby milk challenge: changing secondary school students' attitudes to breastfeeding. *Br J Midwifery*. 2013;22(11):775–781.

O'Connor ME, Brown EW, Lewin LO. An Internet-based education program improves breastfeeding knowledge of maternal–child healthcare providers. *Breastfeed Med*. 2011;8(6):422–427. doi:10.1089/bfm.2010.0061

Odom EC, Li R, Scanlon KS, Perrine CG, Grummer-Strawn L. Association of family and health care provider opinion on infant feeding with mother's breastfeeding decision. *J Acad Nutr Diet*. 2014;114(8):1203–1207. doi:10.1016/j.jand.2013.08.001

Ogburn T, Espey E, Leeman L, Alvarez K. Breastfeeding curriculum for residents and medical students: a multidisciplinary approach. *J Hum Lact*. 2005;22(4):458–464. doi:10.1177/0890334405280990

Ogburn T, Phillipp BL, Espey E, et al. Assessment of breastfeeding information in general obstetrics and gynecology textbooks. *J Hum Lact*. 2011;27(1):58–62. doi:10.1177/0890334410375960

Ouyang Y, Xu Y, Zhang Q. Survey on breastfeeding among Chinese female physicians and nurses. *Nurs Health Sci*. 2012;14:268–303. doi:10.1111/j.1442-2018.2012.00699.x

Phillipp BL, McMahon MJ, Davies S, et al. Breastfeeding information in nursing textbooks needs improvement. *J Hum Lact*. 2007;23(4):345–349. doi:10.1177/0890334407307576

Phillipp BL, Merewood A, Gerendas EJ, Bauchner H. Breastfeeding information in pediatric textbooks needs improvement. *J Hum Lact*. 2004;20(2):206–210. doi:10.1177/0890334404263921

Radcliffe B, Payne J. Heart and Minds Project: a breastfeeding curriculum intervention to improve the education outcomes for nutrition and dietetics graduates. *Nutr Diet*. 2001;68:201–207.

Reinsma K, Bolima N, Fonteh F, et al. Incorporating cultural beliefs in promoting exclusive breastfeeding. *Afr J Midwifery Womens Health*. 2012;6(2):65–70.

Rempel LA, McCleary L. Effects of the implementation of breast feeding best practice guideline in a Canadian public health agency. *Res Nurs Health*. 2012;35:435–449. doi:10.1002/nur.21495

Riggins C, Rosenman MB, Szucs KA. Breastfeeding experiences among physicians. *Breastfeed Med*. 2012;7(3):151–154. doi:10.1089/bfm.2011.0045

Riordan J. Teaching breastfeeding on the web. *J Hum Lact*. 2000;16:231–234.

Saenz RB. A lactation management rotation for family medicine residents. *J Hum Lact*. 2000;16(4):342–345.

Schaffar A, Huyqhe AS, Suriez P, et al. Breastfeeding: opinion and knowledge of pharmacists: a study in a semi-urban territory. *Arch Pediatr*. 2012;19(5):476–483. doi:10.1016/j.arcped.2012.02.020

Shaikh U, Scott BJ. Extent, accuracy, and credibility of breastfeeding information on the Internet. *J Hum Lact*. 2005;22:175–183.

Shinwell ES, Churgin Y, Shlomo M, et al. The effect of training nursery staff in breastfeeding guidance on the duration of breastfeeding in healthy term infants. *Breastfeed Med*. 2006;1:247–252.

Sims AM, Long SA, Tender JAF, et al. Surveying the knowledge, attitudes, and practices of District of Columbia ACOG members related to breastfeeding. *Breastfeed Med*. 2015;10(1):63–68. doi:10.1089/bfm.2014.0066

Smith J, Dunstone M, Elliott-Rudder M. Health professional knowledge of breastfeeding: are the health risks of infant formula feeding accurately conveyed by the titles and abstracts of journal articles? *J Hum Lact*. 2009;25(3):350–358. doi:10.1177/0890334409331506

Spatz DL. The breastfeeding case study: a model for educating nursing students. *J Nurs Educ*. 2005;44:432–434.

Spatz DL, Pugh LC, the American Academy of Nursing Expert Panel on Breastfeeding. The integration of the use of human milk and breastfeeding in baccalaureate nursing curricula. *Nurs Outlook*. 2007;55:257–263. doi:10.1016/j.outlook.2007.07.003

Sternberg RJ, Zhang LF, eds. *Perspectives on thinking, learning, and cognitive styles*. Mahwah, NJ: Lawrence Erlbaum; 2000.

The Joint Commission. PC-05a: exclusive breast milk feeding considering mother's choice. 2013. Available at: http://manual.jointcommission.org/releases/TJC2014A/MIF0170.html. Accessed November 16, 2018.

Theurich MA, McCool ME. Moving national breastfeeding policies into practice: a plea to integrate lactation education and training into nutrition and dietetics programs in the United States. *J Hum Lact.* 2016;32(3):563–567. doi:10.1177/0890334416652596

United States Breastfeeding Committee (USBC). USBC strategic framework; 2014. Available at: http://www.usbreastfeeding.org/strategic-framework. Accessed November 16, 2018.

United States Breastfeeding Committee (USBC). Core competencies in breastfeeding care and services for all health professionals. Rev ed. Washington, DC: USBC; 2010. Available at: http://www.usbreastfeeding.org/core-competencies. Accessed November 16, 2018.

U.S. Department of Health and Human Services (USDHHS). HHS blueprint for action on breastfeeding. Washington, DC: USDHHS, Office on Women's Health; 2000.

U.S. Department of Health and Human Services (USDHHS). Healthy People 2020. 2010. Available at: http://www.healthypeople.gov/2020/topicsobjectives2020/overview.aspx?topicid=26. Accessed November 16, 2018.

U.S. Department of Health and Human Services (USDHHS). The Surgeon General's call to action to support breastfeeding. Washington, DC: USDHHS, Office of the Surgeon General; 2011.

U.S. Department of Health and Human Services. Healthy People 2020 topics and objectives A to Z. 2013. Available at: http://www.healthypeople.gov/2020/topicsobjectives2020/default.aspx. Accessed November 16, 2018.

Valaitis RK, Shea E. An evaluation of breastfeeding promotion literature: does it really promote breastfeeding? *Can J Public Health.* 1993;84:24–27.

Valaitis RK, Stieesi-ka JD, O'Brien MF. Do consumer infant feeding publications and products available in physicians' offices protect, promote, and support breastfeeding? *J Hum Lact.* 1997;13:203–208. doi:10.1177/089033449701300308

Wambach K, Aaronson L, Breedlove G, et al. A randomized controlled trial of breastfeeding support and education for adolescent mothers. *West J Nurs Res.* 2011;33:486–505.

Witt AM, Smith S, Mason MJ, Flocke SA. Integrating routine lactation consultant support into a pediatric practice. *Breastfeed Med.* 2012;7(1):38–42. doi:10.1089/bfm.2011.0003

Workman JL, Barha CK, Galea LAM. Endocrine substrates of cognition and affective changes during pregnancy and postpartum. *Behav Neurosci.* 2012;126(1):54–72.

World Health Organization (WHO). Evidence for the ten steps to successful breastfeeding. Geneva, Switzerland: WHO; 1998.

World Health Organization (WHO). Infant and young child feeding: model chapter for textbooks for medical students and allied health professionals. Geneva, Switzerland: WHO Press; 2009.

World Health Organization (WHO), UNICEF, Wellstart International. Baby-Friendly Hospital Initiative: revised, updated and expanded for integrated care. Section 3, Breastfeeding promotion and support in a Baby-Friendly Hospital: a 20-hour course for maternity staff. Geneva, Switzerland: WHO Press; 2009.

Yang S-F, Salamonson Y, Burns E, Schmied V. Breastfeeding knowledge and attitudes of health professional students: a systematic review. *Int Breastfeed J.* 2018;13:8. doi:10.1186/s13006-018-0153-1

Zareai M, O'Brien ML, Fallon AB. Creating a breastfeeding culture: a comparison of breastfeeding practises in Australia and Iran. *Breastfeed Rev.* 2007;15(2):15–24.

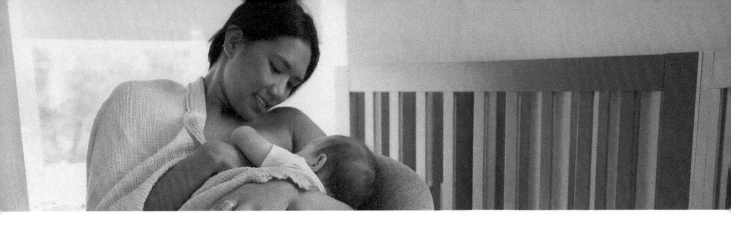

第二十三章
母乳喂养的文化背景

▶ 一、概述

　　文化因素对母亲母乳喂养的态度有很重要的作用,因为文化涉及个人和社会间的关系。如果不结合特定的文化环境,则很难理解一些喂养婴儿的看法和方式。在本章中,我们会把母乳喂养视作一项对文化影响和社会变化很敏感的人类活动。

　　少数民族是美国人口中增长最快的部分。非欧洲裔少数民族正迅速增长为人口的大多数。据2010年美国人口普查局报道,西班牙裔/拉丁美裔占美国总人数的16%,2000—2010年间,占全国增长人口的半数以上。西班牙裔人口增长率(43%)比总人口增长率(10%)的4倍还多。美国拉美裔人口的增加是高生育率造成的,尽管在过去的10年里,生育率开始急剧下降。2012年,15~44岁间西班牙裔女性生育率为74.4‰,非西班牙裔女性为60.3‰。2012年,美国3 952 841名分娩的女性中有907 677为西班牙裔,相当于每4.4个活产分娩中就有1个是西班牙裔。所幸,2015年美国国家免疫调查显示,美国西班牙裔的母乳喂养率高于非西班牙裔黑种人,略低于白种人,分别为84.6%、69.4%和85.9%。但同时也增加了对专业哺乳支持的需求。

　　文化被定义为一个特定群体的价值、信仰、行为规范和实践,是后天习得的,且可以共享,并以一种模式化的方式指导着人们的思想、决定和行为。文化提供了隐含和明确的行为准则:

　　1. 文化是通过语言和社会化学习而来的。
　　2. 文化群体中的所有成员经常在无意识中共享文化,然后以某种身份捆绑在一起。
　　3. 文化是对与环境和技术因素相关的特定条件和自然资源可及性地适应。
　　4. 文化是一个动态的、持续的过程。

　　从实践角度看,一个社会的文化包含了人人都必须知道或相信的行为方式,而且这种行为方式能够被该文化群体中的成员接受。文化是人类行为的蓝图,是帮助我们清楚地了解个体行为的指南。新手妈妈是女性全部历史的产物,包含了学习到的婴儿和喂养婴儿的知识,以及相关内容的所见所闻。如果女性在母乳喂养的文化中成长,则会有很多机会观察如何喂养婴儿,并且知道有母乳喂养经验的女性亲戚或邻居在她自己成为母亲时会支持她。女性及其家人有权期望她们的文化需求得到满足,因为她们会获得母乳喂养和泌乳帮助。如果不了解一位母亲的文化习俗,医疗保健专业人员的护理和干预可能弊大于利(图23-1)。在当前美国的医疗保健服务体系中,人们期望医疗保健专业人员,包括泌乳顾问/专家,能充分了解相关文化背景,并在相应文化背景基础上进行实践,对母乳喂养启动和持续时间产生积极影响。

▶ 二、主流文化

　　每个社会都有其主流文化,早期的共同经历使其大多数社会成员形成了共同的价值观。美国

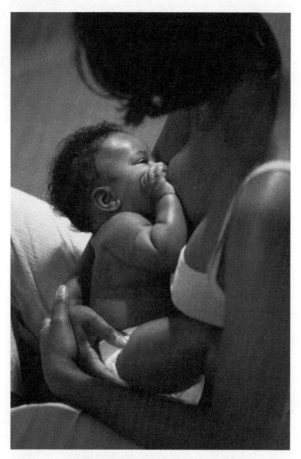

图 23-1　关于母乳喂养的预期,每个家庭都有自己的想法,这其中一部分与文化背景相关
(© Purestock/Thinkstock)

约有 100 个民族,总体上少数民族人口正在快速增长,预计到 2050 年少数民族将占美国人口的一半。尽管如此,美国目前主流文化群体的组成仍由白种人、中产阶级新教徒、移民美国几代的北欧后裔组成。这一群体的标准特征是保守的价值体系、注重家庭、承诺给孩子高等教育、职业道德、唯物主义、对上帝的个人信仰、对美丽外表的追求、清洁、使用高科技、准时、独立、支持自由企业。鉴于这些主导的价值观,可能会让人联想到女性的角色,她们对社会经济的贡献,以及母乳喂养会在多大程度上影响女性对社会经济的贡献。

美国主流的健康文化认为分娩对母亲和新生儿来说是医疗事件,虽然这种观点正在缓慢改变。越来越多的人认为母乳喂养是婴儿喂养的最佳方法,但有些人认为母乳喂养难以实施,是一种私密行为,不宜在公共场合进行。随着亚洲和西班牙裔移民越来越多的成为"新"美国人,这些习惯也在慢慢改变。在美国,西方的对抗疗法被视为"专业"的医疗保健,除此之外的任何医学传统都被认

为是传统的民间医学,而且是原始、无用、非专业和过时的。美国卫生系统的主流市场由医院、诊所和社区卫生部门组成。相信民间医学体系的市场集中在客户的家中或他们庞大的家庭体系中。

女性在社会中的角色也可以左右母乳喂养的经验。在一些社会中,男性掌控母乳喂养服务时会削弱女性作为母亲的角色,而是强调她们作为妻子的角色。他们没有把乳汁不足和早期离乳视为自身的问题,反而认为这些问题反映了为女性身体能力的不安全感和生活的不稳定,是广义自省的表现。2002 年,Dykes 基于她对 10 位女性母乳喂养经历的现象学研究阐述了自己的观点,指出西化的医学和一心把母乳当作产品的观念,削弱了女性对母乳喂养的信心。她告诫医疗保健工作者,不要仅仅依赖成功母乳喂养的经验数据,如婴儿体重增加数等,而是要将母乳喂养视为一个完整的过程,关注母婴间的关系。然而,最近世界各地不同的文化群体和环境中,很明显出现了来自父亲或男性的促进、支持和维持母乳喂养的意愿、开始和持续时间,追求更加平等的态度和信念。

▶ 三、民族中心主义与相对主义及文化敏感性

民族中心主义指以个人的种族或文化系统为中心,即按照个人标准评判世界,俗话说就是相信"我的群体最好"。在护理多元文化群体时,医护工作者最初会有民族中心主义,认为他们专业、科学的操作是最优的。尽管医疗保健教育正在向拥抱多元化和包容性的趋势转变,但许多医疗保健工作者的工作已被西方医疗保健系统的框架社会化了,该系统强调生物医学模型,并以白人、工作群体和中产阶级价值体系为基础。如果这种系统是用于评估和实施护理的唯一模型,那么护士或泌乳顾问就是民族中心主义者。当医护人员接触其他文化时,他们可能会开始了解为什么某些行为和价值观在该文化中是有效的,进而其行为会跨越民族中心主义的界限。

与民族中心主义相反的是文化相对主义,遵从这种信仰的医疗保健工作者认可并欣赏文化差异,尊重个体客户和他们的文化背景,他们建立并利用文化差异而不是将其视为障碍。与文化相对主义相似的是文化敏感性,其定义为"在遇到不同的群体或个人并产生了自我与他人的意识

后,综合知识、思考、理解、尊重和因人而异进行交往"。文化敏感性会促进患者、家属、护士或泌乳顾问间的有效沟通、有效干预和满意度。

▶ 四、文化能力

由于美国和世界其他国家都存在文化多样性,在临床/医疗保健实践中对文化能力的要求逐渐摆在前位。有文化能力的护理指"以与客户文化相适应的原则调整护理方式"。这个过程是有意识和非线性的,包括让医护人员培养一种自身存在、感知、思想和环境的意识,而没有让这些因素对他的护理行为产生不适的影响。根据Purnell 和 Paulanka 所述,医疗保健人员在提高文化能力过程中一般经历以下4个阶段:不知觉不胜任(不知道自己缺乏对另一种文化的了解),知觉不胜任(意识到缺乏相关了解),知觉胜任(学习相关文化、验证归纳、针对文化特殊性进行干预)和不知觉胜任(自动提供有文化能力的护理)。最近,Henderson 及其同事经过严格的概念分析,制订了"文化能力"的全面定义和框架。他们关于文化能力的观点侧重于医疗保健提供者,"在多元文化碰撞中产生了对自身和他人的认识后,用自身的理解去尊重医疗保健并因地制宜,以达到公平和道德的要求"。文化能力的前身有敏感性、开放性、了解其他文化的意愿及积极汲取文化知识的能力。道德推理提高并维持了文化能力,最后文化能力改善了健康结局、护理满意度和治疗依从性。医学、护理和医学相关专业越来越关注并开始增加文化敏感性、多样性和能力方面的教育和培训。因此,执业的泌乳顾问/专家需要通过教育和培训提供具有文化能力的护理。

Noble 等研究了在纽约市护理母乳喂养母亲的医护人员的普遍文化能力,因为纽约市约52%的产妇是外国人。在128个护理人员中(医生、护士、医学相关职员),大多数(77%)没有达到胜任文化能力的分数。参加过文化多样性继续教育的学员在文化能力方面得分较高。该研究表明,在美国提供具有文化能力的医疗服务还有很大的改进空间。近期,Heitzler 更积极地通过女性健康、产科和新生儿护理协会(Association of Women's Health, Obstetric and Neonatal Nurses, AWHONN)对部分全国的产科护士进行了评估。作者利用一种可靠有效的方法,发现调查中文化能力分数远高于7分制的中点(平均值为5.38),且与年龄呈

负相关,与文化能力自我评级、护理年数、护理经验及大量的文化多样性培训呈正相关。这些最新的研究实例表明,随着时间的推移,美国在提供具有文化能力的护理方面取得了进步。

文化谦卑

Tervalon 和 Murray-García 认为文化能力的临床培训可能不适用于医疗服务者,因为文化能力达标意味着文化是一种不同的知识体系,是可以被学习并应用于不同群体医疗服务的实践中。我们并不可能具有了解所有文化复杂性的能力,因此可能墨守成规而损害患者与医疗服务者间的关系,导致不恰当的保健实践。Tervalon 和 Murray-García 提出了一个不同的概念,即文化谦卑,鼓励医疗服务者对自己的文化认同及与患者关系中的力量不对等进行批判性自检。这种观点的转变鼓励医疗服务者检讨自己是如何将文化偏见带入与患者间的关系中,以及这些隐含的偏见又是如何影响保健服务决策及患者对保健服务的感知和理解方式。

隐含偏见是对种族、人种、性少数群体及其他人群的态度和观念,会潜意识影响医疗服务者与患者间的互动和提供护理的类型和方式的决策。FitzGerald 和 Hurst 对隐含偏见如何影响医护人员提供护理进行了系统综述。他们回顾了42项研究,其中35项研究证实了医疗服务者存在隐含偏见,"25项假设研究中有20项发现在诊断、治疗建议、向患者提问的数量、检测数量安排或其他回应方面均存在某种偏见,同时提示针对患者特征存在的偏见问题可能被低估了"。母乳喂养教育和咨询领域的医疗服务者也已经证明隐含偏见的存在。少数研究表明,与白种人、西班牙裔或亚裔妇女相比,非洲裔美国母亲获得的母乳喂养教育和咨询较少。

文化谦卑并非是一种要掌握的能力,而是对个人文化和观念及有哺乳护理需求的个人和群体如何感知和评价一种文化的终身学习过程。Fisher-Borne、Cain 和 Martin 概述了医疗服务个人和组织从个人和整体角度进行反思时的基本问题,这些是文化谦卑实践中所必需的(表23-1)。国际泌乳顾问协会,国际泌乳顾问审核委员会和泌乳教育认证和审批委员会在2014年的"泌乳峰会:解决泌乳行业中的不平等现象"上,探讨了泌乳咨询行业存在的不平等现象。会议的召开促使了多项举措的出台,鼓励所有泌乳行业专业人员

检讨在对不同种族、人种、性少数及其他文化背景和身份的母乳喂养家庭提供不平等哺乳护理时，隐含偏见如何产生影响。本章结尾提供了与泌乳咨询和教育相关的隐含偏见、文化谦卑和文化能力的学习资源。

表 23-1 个人和机构文化谦卑评估的基本问题		
层次	自我反思的关键问题	解决力量不平衡的关键问题
个人	我的文化身份是什么 我的文化身份如何塑造了我的世界观 我的背景如何帮助或阻碍我与患者/群体的联系 我对待患者最初的反应如何？特别是那些与我文化背景不同的患者 我有多重视客户的意见 如何在实践中为客户展示自己的文化身份预留出空间 通过倾听与我文化不同的患者，我能从中学到什么	哪些社会和经济障碍会影响患者获得有效护理的能力 我的患者有哪些与压迫和/或更大的系统性问题有关的特定经验 我的实践行为如何能积极应对权力的不平衡并照顾到边缘化群体 如何将我的责任扩展到个体患者之外，并倡导地方、州和国家做出政策与实践的改变
机构	如何从机构角度定义文化及多样性 如何从招聘流程反映出员工和领导层多元化的保证 是否对招聘流程进行监督来确保积极招聘、雇用和保留多元化的员工 雇佣的员工是否反映了我们的服务人群 领导层是否反映了我们的服务人群或社区	如何从内部（如政策和程序）和外部（如呼吁立法）积极应对不平等现象 如何定义和实现社会公正的社会工作核心价值？我们现在有哪些组织机构可以促进相关行动以解决不平等现象 我们提供了哪些培训和专业发展机会，用于解决不平等现象，并鼓励服务者对权力和特权进行自我反思 如何让更大的社区参与行动，以保证我们工作中社区的话语权？哪些组织在这方面已取得了较好的成绩

[引自：Fisher-Borne M, Cain JM, Martin SL. From mastery to accountability: cultural humility as an alternative to cultural competence. Soc Work Educ. 2015；34(2):165-181]

▶ 五、评估文化习俗

文化评估会产生影响护理方式的共同信念和习俗。当护士或泌乳顾问询问文化传统时，如果问题中包含了对对方文化习俗的尊重，将产生有利的结果。一个看上去没有任何直接益处的行为对母亲来说可能很重要，那么我们就应该承认它的价值。护士和泌乳顾问在显示他们对母亲习俗的尊重的同时，也将获得母亲对他们尊重，从而可以让母亲对他们的教育产生更好的依从性。

以下 3 个问题可用于检验文化价值：

1. 是否有帮助 所有文化都存在可能有助于母乳喂养的信仰、神话和仪式。例如，巴布亚新几内亚的鲁西人禁止哺乳期母亲性交，因为人们认为精液会使母乳变得有毒。这样做的结果之一是避免在哺乳期再次妊娠的可能性，从而保证婴儿能继续母乳喂养并获得良好的营养和养育。类似的习俗如随时随身携带婴儿、按需母乳喂养及通过长期母乳喂养延长再次生育的时间等，同样被认为是有益的。

2. 是否无害 为了保护的目的，在婴儿的脖子上放置大蒜或其他护身符，或是将腹带固定在婴儿腹部防止脐疝都是无害的做法，但要保持物品清洁。如果母亲吃大蒜预防生病，那么即使她的乳汁会变成大蒜味，这种做法对婴儿也是无害的。

3. 是否有害 与世界上大多数人不同，欧洲白种人让母婴待在不同的房间，甚至有时在医院也这样，这种做法不利于建立母乳喂养。幸运的是，这种做法已经越来越少见了，"爱婴医院倡议"中的第 7 步也是针对解决这一问题的，即在分娩机构中不要将母婴分开。全球中低收入国家中，丢弃初乳和/或泌乳前喂养的做法仍然很普遍。一项对南苏丹地区 810 例女性的调查中，53% 的母亲有泌乳前喂养，包括给婴儿喂葡萄糖溶液、白开水、婴儿配方奶、肠绞痛舒缓液或果汁。丢弃初乳是泌乳前喂养的阳性预测指标（AOR 1.57，95% CI 1.17-2.11）。丢弃初乳使婴儿不能得到初乳的高效免疫保护，而暴露于受污染的食物，导致胃肠道感染风险增加。

▶ 六、语言障碍

当护理不同语言的家庭时，理想上来说，医疗保健人员应该能够理解甚至能用这种言语交流。如果不能，则应该学习其经常护理的母乳喂养家庭的语言。当语言差异产生障碍时，则交往很难融洽。

在美国南部和西部及许多西班牙裔/拉美裔快速增长为优势民族的大城市或较大的州（如科罗拉多州和伊利诺伊州）中，迫切需要能说西班牙语的医护人员。拥有大量西班牙裔/拉丁裔患者人群的医疗机构应为其员工提供西班牙语课程。在加拿大东北部边境地区，则需要懂法语。

如果需要能说流利外语的人，则训练有素的口译员是最合适的，他们能够重新组织语言，使其易于理解，更易于外国成员接受。有翻译人员在场时，护理人员应该表达清晰，语速稍慢，避免使用俚语和主观语言（如"应该会"和"如果"）。最好能够记录与母亲的讨论内容，以便日后可再次讨论。但即便有翻译，也可能存在问题，因为一些国家可能有不同的方言。例如，越南语就有许多地方方言。当然，一个词在一个国家的不同地区也可能有不同的含义。

大多数人在刚接触另一种文化时都会有些胆怯。出于对人的尊重，即使不同意或不理解对方所说的内容，有些人可能也会点头并说"是"。在可能的情况下，有关母乳喂养的印刷材料应使用本地文化的语言书写。从美国国际母乳会可以订阅不同语种的母乳喂养信息表。

▶ 七、文化对母乳喂养的影响

新移民进入到另一种文化中生活后，会逐渐入乡随俗。在过去的几年里，对于新美国移民来说，意味着逐渐习惯用奶瓶喂养替代母乳喂养。如今，美国的总母乳喂养率约为83%，而且采取了多种改善医院产后护理的措施促进和支持母乳喂养（如爱婴医院倡议）。因此，来自有母乳喂养习俗国家的新女性移民可能不会像25~30年前的移民那样受到配方奶喂养的影响。过去，即使新移民来的女性来自母乳喂养率高的国家，也会随着在美国居住时间的延长，而增加配方奶喂养的概率。在美国的墨西哥女性就是一个例子，与文化适应度高的人相比，适应度低的人更可能母乳喂养。

20世纪90年代，美国和澳大利亚的医疗工作者开始越来越多的接触到来自亚洲的新移民，注意到了这种主流文化对新移民的影响，很少有女性选择母乳喂养。但这些女性自己是吃母乳长大的，而且在本国时也母乳喂养过自己的孩子。然而，她们为了追求新的生活和机会，渴望尽早融入当地文化，逐渐舍弃了本国母乳喂养的文化传统。当地一位社区保健护士曾问一位越南母亲："难道你没有吃过你妈妈的奶吗？"这位女士回答说："吃过，但那是过去的老方式了，我们现在生活一个新的环境中。"最近对加拿大魁北克省的越南移民进行的研究也发现，很少有女性进行母乳喂养，而且没有一个初产妇选择母乳喂养。但是文化适应并不是造成更多人工喂养的原因。相反，这些女性的叙述表明，新环境及与家人的分离使她们无法获得传统文化中对新妈妈恢复健康和促进母乳分泌所需要的照顾。提供具有相应文化背景的护理可能有助于改变这种局面。

Galvin及其同事报道了1个案例，因为他们急于找到为什么马萨诸塞州洛厄尔市的柬埔寨女性母乳喂养率很低（35%，总母乳喂养率为76.6%）。根据作者的研究报告，柬埔寨的母乳喂养率为96%，因此美国柬埔寨女性的低母乳喂养率特别令人担忧。柬埔寨传统的"阴/阳"信仰体系认为，在产后的"阴冷"时期，需要吃至少6周的"热"食物。如果母亲的饮食不适当，她的乳汁也不会合格，并可能导致孩子的健康和性格问题。在美国，医院产后饮食是柬埔寨移民中"不可逾越的母乳喂养障碍"。后来对柬埔寨的产妇提供了她们能够传统文化上接受的产后膳食，则产后即刻的母乳喂养启动率增加了2倍以上，而且柬埔寨（66.7%）和非柬埔寨妇女（68.9%）的母乳喂养率差异不再显著。这一证据表明了文化敏感性和文化能力对改变母乳喂养等健康相关行为的重要性。

事实上，美国的整体文化意识有所提高，因而认识到不同文化群体中母乳喂养率的差异。研究认为，非洲裔美国女性的母乳喂养率仍然是最低的。根据2015年全国免疫调查（National Immunization Survey，NIS）报告，美国目前黑种人女性的母乳喂养率是最低的（69.4%），而白人和西班牙裔女性分别是85.9%和84.6%。幸运的是，与美国其他地区一样，黑种人女性的母乳喂养率已经有所上升，从2000年的47.4%上升至2009年的60.9%，再到2015年的69.4%。

为什么非裔美国女性较少选择母乳喂养？为了解并探索提高这一人群母乳喂养率的方法，研究员们围绕她们的母乳喂养理念展开了调查。Spencer和Grassley进行了文献回顾，以确定非裔美国女性母乳喂养意愿、启动和持续时间的相关影响因素。共纳入37项研究，其中大多数是定量研究,且样本为低收入女性。专栏 23-1 总结了这次严格评估的结果。

专栏23-1 非裔美国女性母乳喂养意愿、启动和持续时间的相关因素

1. 医疗服务者对母乳喂养信息的提供存在差异:5 项研究中,非裔美国女性报告自己很少或根本没有从医疗服务者或其他机构[如妇女、婴儿和儿童特别营养补充项目(Women, Infants, and Children Program, WIC)]获得过母乳喂养相关信息。

2. 产前母乳喂养意愿的影响因素:共 10 项研究。对母乳喂养意愿产生积极影响的因素有:母乳喂养有益健康的观念,社会支持,产前母乳喂养支持小组,积极的态度,家庭和同伴的支持,母乳喂养教育,产妇年龄较大、更高收入及更多的教育背景。消极影响因素有:担心疼痛和泌乳不足,态度勉强或尴尬和复杂观念。

3. 影响母乳喂养启动和持续时间的因素:包含 20 项研究。积极影响因素有:母乳喂养自信心或自我效能感,内在动机,健康益处,母婴联结,家庭和医疗服务者的支持,有母乳喂养经验的朋友或家人,自我成熟度,健康促进的信念以及对医疗保健的信任。

4. 社区和机构采取的延长母乳喂养持续时间的干预措施:7 项研究回顾了延长母乳喂养时间的因素,包括同伴咨询,有鼓舞性的视频,爱婴医院倡议,母乳喂养社区支持以及哺乳顾问或同伴咨询师的教育和支持等。

[引自:Spencer BS, Grassley JS.African American women and breastfeeding:an integrative literature review.Health Care Women Int.2013 ;34(7):607-625]

非裔美国女性拒绝母乳喂养的现象是否存在其他更深层次或不能名状的理由? Blum 把原因归咎于非裔奴隶制和南部黑种人女性曾普遍给白种人婴儿做乳母的历史,这是一种性剥削现象的历史遗留问题,这些女性的性和生育活动都被白种人男性霸占。黑种人婴儿因为其母亲母乳喂养白种人婴儿而被剥夺了母乳,因此母乳是一种能够引起激烈反应的特别象征。

非裔美国女性是否会母乳喂养及何时引入辅食和替代品喂养,会受到自己母亲的很大影响。在城市环境中,年轻的母亲往往是单身且与自己的母亲一起住。作为家庭决策者的祖母在家中有着一定的权威和经验。要成功促进这些群体进行任何母乳喂养,必须要先培训和说服这些祖母或外婆。

研究表明,在纽约市的黑种人和西班牙裔女性中,其在美国本土之外的出生地与母乳喂养意愿有关。研究人员还发现黑种人(非西班牙裔)和

西班牙裔女性的母乳喂养计划相似,这与之前的研究结果相反。而这种转变与研究对象中来自西印度群岛各国的黑人的比例急剧增加有关,因为这些国家母乳喂养很普遍。该研究强调了少数民族群体中的文化差异的重要性。

在美国将乳房与色情画等号及母性与性行为不相容的社会观念,对移民或少数民族群体的母乳喂养也产生了负面影响。例如,加拿大本土的布瓦族女性表示,她们相信母乳喂养是"喂养婴儿的正确方式",但她们认为乳房代表性行为,因而会对母乳喂养感到不舒服。

在公共场所或在朋友面前进行母乳喂养,是各种文化背景中极为敏感的话题(图 23-2)。例如,在沙特阿拉伯,看到一个蒙着面纱的女人露出乳房在公共场合哺乳是很普通的事情,而不会引起他人关注(也许除了外国人)。在法国,女性在海滩上穿着裸露上身的泳衣是完全可以接受的,但是在公共场合母乳喂养时,她们却会犹豫不决,或至少会小心翼翼地遮盖自己,即使母乳喂养的地点是在可以"裸露上身"的海滩附近的一家餐馆。矜持对于美国墨西哥裔母亲来说很重要,因此可能认为与公共场合的母乳喂养相矛盾。与 15 年前相比,美国和世界其他国家已更广泛地认可和接受在公共场所母乳喂养。尽管如此,过去 12 年中,在英国公共场所母乳喂养仍会感受到公众对体液的尴尬和厌恶感。在美国,50 个州及哥伦比亚特区和维尔京群岛已立法允许女性在公共场所哺乳,此外,30 个州及哥伦比亚特区、波多黎各和维尔京群岛将母乳喂养从公共猥亵法中移除。尽管这些措施取得了成效,但一项纽约州北部的最新研究表明,母乳喂养和非母乳喂养女性间关于不安全感、易受伤害或隐私问题等方面,仍然存在明显差异,非母乳喂养的母亲表示在家庭外和职场中存在更多安全担忧(家庭外:18% 的母乳喂养女性与 28% 的非母乳喂养女性;职场中 27% 的母乳喂养女性与 40% 的非母乳喂养女性)。

仪式和意义

与婴儿喂养相关的仪式和文化意义是评估一种文化中婴儿喂养实践的关键因素。不幸的是,仪式这个词已经沦为一种毫无意义的礼仪行为。而实际上对个体的影响是信则有,不信则无。吃一种特殊食物或向守护神祈求增加泌乳量是一种文化仪式,对部分人有效,而服用接受过西医培训的医生推荐的药物,即使该药物只是个糖丸,也

可能会对患者产生积极影响,研究人员将之称为安慰剂效应,是基于某些观察所得到的结果,即如果一个人认为特定的行为会产生预期的效果,那么这种效果就会发生。

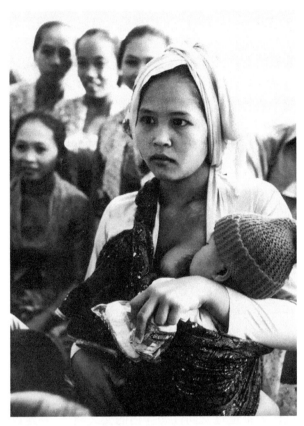

图 23-2　东南亚地区营养状况良好的女性和正在母乳喂养的婴儿,在这一区域的人群中,母乳喂养是生活的基本组成部分
（由 the World Health Organization 提供）

　　在菲律宾,一种称为"Lihi"的仪式能够刺激丰富的乳汁分泌。这种仪式包括用破碎的木瓜叶和甘蔗茎按摩母亲的乳房。木瓜白色的树液确保母乳丰富、浓稠、纯白,而甘蔗则确保乳汁甘甜。在日本的某些农村地区,人们相信描绘有丰富乳汁的女人的小雕像和画作会增加乳汁量(图23-3)。在美国,坐在瀑布前母乳喂养母亲的图片也被认为会增加乳汁量。在一些西方国家则流行使用乳头霜,因为人们认为使用后可以确保舒适的仪式感,即使从生理学角度来看并非必要。

▶ 八、丢弃初乳、泌乳前喂养和及时启动母乳喂养

　　在世界各地的多种文化中,都认同并鼓励将

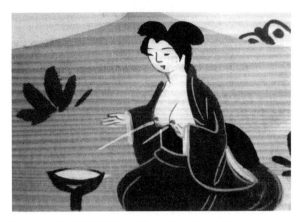

图 23-3　还愿图(日本的 EMA,译者注:EMA 是一种小木板,在日本很常见,神道教和佛教徒在上面写下祈祷或祝福然后挂在神社内,人们相信这样做能够使神收到愿望。引自维基百科)。这个木匾是寺庙给予母乳喂养母亲的。母亲依次向木匾祈祷让自己能有充足的乳汁。如果愿望实现了,她就会在木匾上写下她的名字和年龄,然后献给寺庙)
（由 K.Sawada 提供）

初乳作为第一种喂给婴儿的食物。但在某些文化中,关于初乳的传统观念仍很普遍,如将初乳视为存留在乳房内数月的"旧"乳汁,不适合喂给新生儿,应丢弃并等待第 2 或第 3 天"真正的"乳汁出来后再喂哺婴儿。泌乳前喂养被认为是及时启动母乳喂养和纯母乳喂养的主要阻碍因素,可增加婴儿的病率和死亡率,但存在一些即使地域相距很远的国家中依然存在,如埃塞俄比亚以及南亚和非洲国家。世界各地均制定了重大公共卫生政策,提高对初乳、早期母乳喂养以及纯母乳喂养重要性的教育。泌乳顾问有机会和责任通过向产妇解释,初乳是专门为婴儿产生的"特殊"早期母乳,有助于婴儿保持健康,进而鼓励女性尽早母乳喂养。

(一) 哺乳期性生活

　　人类是有性生物,母乳喂养的女人也不例外。虽然母乳喂养通常是一种富有意义的体验,而且过去 20 年来也在这方面进行了很多研究,但母乳喂养对女性性生活的影响仍常被忽略。从历史角度看,哺乳期的性行为充满了虚构和约定俗成的内容。例如,精液会污染母乳的观念则是一种中世纪欧洲思想的遗留产物,这种观念认为子宫和乳房之间存在生理关系,母亲的乳汁可能会因性接触被污染。在哺乳期禁止性行为造成的负面结果,是男性为了恢复性关系可能会迫使女性缩短母乳喂养周期,而女性则会担心她们的乳汁会被

精子"污染",从而更容易过早离乳。但从积极的角度来说,这种禁忌是生育间隔的有效手段。

Avery,Duckett 和 Frantzich 对明尼苏达州 576 名母乳喂养女性的性生活进行了调查,研究总体上表明母乳喂养对性行为的某些方面产生了轻微的负面影响,但并没有对女性与伴侣间的性关系产生太大影响。相反,Leeman 和 Rogers 对产后性功能相关研究的文献进行了综述,结果表明性功能障碍(包括性交痛)非常普遍,产后 2~3 个月的女性中发生率为 41%~83%。作者还发现,医生和产后的女性都会有意拖延讨论孕期和产后性问题的时间,原因是患者羞于讨论性问题或医务人员在询问性生活史方面缺乏适当培训。Convery 和 Spatz 的文献综述发现了一些因产后生理或激素变化引起的性问题,包括阴道干燥导致的性交痛,乳头和乳房敏感性增加,性欲降低,婴儿吮吸乳房时产生的色情感,以及其他相关问题,如伴侣对母婴关系的嫉妒等。作者建议护理人员可以且应该将性问题的讨论纳入整体护理中,并建议与患者讨论时使用 PLISSIT 或 BETTER 模型。最近,研究人员试图纵向研究母乳喂养和伴侣关系对性问题的影响。研究使用女性性功能指数,确定妊娠晚期、产后 1 周和 4 个月时的总体性功能、性欲、性唤起、性高潮、满意度和疼痛情况,结果表明,产前伴侣关系差和纯母乳喂养是产后 4 个月性功能问题的预测因素,解释了 24.35 的差异。因此,越来越多的证据表明,对母乳喂养的母亲及其家庭提供性问题方面的教育、支持和实用建议非常重要,其中可能涉及以下内容:

1. 告知性行为体验的个体间正常差异性(差异很大)。

2. 讨论当女性认为身体允许时恢复性生活的问题。

3. 告知减少会阴疼痛的方法,如使用阴道润滑剂。

4. 建议性交前先进行母乳喂养排空乳房,并戴胸罩吸收渗出的乳汁。

5. 讨论激素对婴儿吸吮时产生的性欲和色情感觉的影响。

6. 强调要优先保证睡眠时间。

7. 提醒伴侣双方,与他们在一起生活的时间相比,母乳喂养的时间是相对短暂的。

8. 如果伴侣关系的问题严重且持续存在,请寻求专业咨询。

(二) 乳母喂养

乳母喂养曾存在于世界各地的历史中,但如今已几乎不存在,其产生原因有很多,Obladen 总结为:"①为了在产妇死亡后维持婴儿生命,因此几个世纪因盆腔畸形和产褥期败血症导致的产妇死亡频繁发生;②在母亲生病或虚弱时减轻负担;③剥削女奴,让她们在分娩后恢复工作能力;④通过避开哺乳期性交禁令来维持婚姻关系;⑤通过避免哺乳期闭经缩短生育间隔"。在当今的 21 世纪,将母乳捐赠给正规的人乳库或通过互联网进行同伴间的母乳共享可能是"现代乳母喂养的必然结果"。直到近期,美国人一直在进行乳母喂养,例如南方女性有时会使用黑人奴隶来哺乳婴儿。然而,少数女性仍在进行乳母喂养,例如西北印第安部落的母亲,尤其是姐妹间,经常私密进行。

根据 Thorley 的研究,姐妹间进行乳母喂养可以更准确描述为交叉喂养,这是地位平等的母亲间非正式的母乳喂养共享,通常是互惠性质的。Thorley 的文献回顾发现,由于该类行为的非正式性和舆情的抵触,20 世纪的澳大利亚只有零星的相关书面材料。然而报告中确实指出,在美国、英国和加拿大的"大众期刊和媒体"出现过关于交叉哺乳的报道,并且女性很满意这种体验。据说该作者报道过女同性恋伴侣的交叉哺乳,并建议泌乳顾问谨慎地询问双方伴侣的母乳喂养情况。

(三) 其他基于文化的实践

在许多文化中,分娩后有大约 40 天的隔离期。由女性亲属帮助照顾的时间以及给予母婴休养的隔离时间因文化而异。一般来说,这能够让母亲更熟悉自己的孩子、促进泌乳的开始、并减少母婴接触性传染病的感染机会。在贝都因人阿拉伯国家,女性亲属探望母亲和新生儿时,会带上钱作为小礼物来纪念婴儿的出生。

在韩国,传统上由婆婆在孩子出生后照顾儿媳,并作为她的"导乐"(在婴儿分娩及生后负责照料的女性)。在孕期,韩国女性会接受 Thae Kyo—即胎教。在这个古老的传统中,婆婆把儿媳训练成为一名母亲。Thae Kyo 指导准妈妈不应该看到火或打架,以避免怀孕时给宝宝带来坏运气,她必须思想纯净,吃"好看"的食物,而且必须走直线。在产后 3~4 周的时间,产妇也会由自己的母亲和丈夫照顾。这种认为母亲"病了"需要被照顾的观点,与接受美国式训练的护士及医疗服务者的预期及母婴尽早出院的趋势恰恰相反。

(四) 避孕

在任何文化中，母乳喂养中母亲采取的避孕措施都不应干扰哺乳。在社区计划生育服务中提供建议的护理人员，在监督分发的口服避孕药的类型方面可以起到关键作用。产后至少4周内应避免服用同时含有孕酮和雌激素的激素避孕药(贴剂、避孕药、注射剂、节育环)，以避免血栓和理论上泌乳量下降的发生风险。在泌乳启动Ⅱ期之前使用只含孕酮的避孕药丸、节育环、贴剂、注射剂或植入物可能会抑制乳汁生成，WHO和疾病控制预防中心(Centers for Disease Control and Protection，CDC)都建议这种避孕措施的使用至少推迟4周后开始。如果母亲纯母乳或几乎纯母乳喂养，喂养间隔小于6小时，母亲没有恢复月经，哺乳期闭经的方法(lactational amenorrhea method，LAM)在产后头6个月内有效避孕率高达98%。屏障避孕法也是一种选择。

(五) 婴儿护理

用襁褓包裹或捆绑婴儿是一种用于抚慰婴儿并保持体温的古老做法，至今仍在沿用。母亲背着包裹着的婴儿或将其放在身边可以解放自己的双手来做其他事情。在尼日利亚农村的很多地方，婴儿整天都被包裹着放在母亲背上，晚上母婴一起睡觉。在出生后的最初40天里，婴儿被紧紧地包裹可以保温并降低能量需求。

全球范围内在没有重症监护室的地区，临床上较稳定的早产儿应尽量在出生后2~3小时就与母亲进行直接接触。通过保持直立姿势，将婴儿放在母亲的乳房之间进行皮肤与皮肤的接触(简称为母婴皮肤接触)来保温。这种做法已经被传播到全球许多国家的重症监护室，现在被称为"袋鼠式护理"(图23-4)。当然，这种做法目前被认为是母乳喂养的重要促进因素，并且也建议在足月新生儿中进行。

在任何一种文化中，把婴儿包裹起来并带在身边则意味着母乳喂养不会受到限制。赞比亚的婴儿早在出生后24小时，就被用一块称为"Dashica"的背巾或长布条固定在母亲的身上。婴儿则骑在母亲的胯部，但头部没有支撑。因此，赞比亚的婴儿都拥有强有力的肩胛带肌肉群以保持头部稳定，从而发展了婴儿的早期头部控制力。"Aquawo"是玻利维亚一种用特殊方式编织、折叠的结实棉布背带，它可以转到母亲身体的不同位置，便于母乳喂养。墨西哥女性在日常活动中用一条又长又宽的背巾(被称为"ebozo")来携带婴儿。

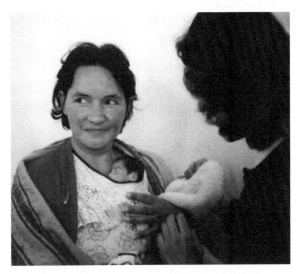

图23-4　一名波哥大的早产儿出院回家。出生后12小时，早产儿被包裹在母亲胸前与母亲进行母婴皮肤接触
(由 G.C.Anderson 提供)

全世界有许多不同类型的婴儿背带。无论文化背景如何，家长们都认可并享受婴儿背带所提供的便利。将包裹着的婴儿背在母亲身上会促进孩子的肌肉张力发育，似乎还可以鼓励他们保持警觉。在父母日常活动中随身携带，为婴儿提供了很多触觉、视觉和社交刺激的机会。

在多米尼加共和国，婴儿不以任何方式固定在母亲身上，而是用水平姿势被抱在怀里，直到他们大到可以自己坐起来。因为他们相信如果不撑住头部会容易让婴儿的脖子折断，当护士评估其婴儿的头部控制力时，母亲经常会明显变得焦虑。

某些在特定文化中，会认为一些疾病可能对婴儿有影响。在西班牙语的文化中，最常见的是囟门凹陷。专业医疗人员认为婴儿是脱水的表现，而西班牙裔母亲可能认为这是在婴儿还在吸吮时妈妈移开乳头或婴儿摔倒造成的，是可治愈的疾病。

另一种西班牙和波多黎各的民间疾病是"mal de ojo"，译为邪恶的眼睛，人们认为这是由于某人狠狠地看了一眼婴儿或者是有人很喜欢婴儿但没有能和婴儿接触引起的。"mal de ojo"的症状有时并不明确，但通常婴儿会表现为非常不开心，持续哭泣，无法入睡，甚至可能死亡。治愈的方法是找到被认为带给婴儿邪恶之眼的人并让其与婴儿接触。为这些家庭提供服务的泌乳顾问,如果很喜欢小婴儿,应小心触碰婴儿,以免被认为是后来的"mal de ojo"案件的始作俑者。一项意大利的最新研究表明,拉丁美洲移民母亲认为这种情况是通过母乳传染给孩子的,因此不得不停止母乳喂养,传染条件包括"mal de ojo"、惊吓(susto)和愤怒(enojo)。包括人类学家在内的研究人员表示,理解这种与文化相关行为的行为病因学和健康行为很重要,即应具备文化能力以提供适当的医疗保健服务。

一般家庭都会有专为婴儿使用的特殊饰品或带子。西班牙裔的祖母们经常担心婴儿的肚脐,可能会坚持让婴儿戴上腹带(fajita)预防脐疝。老挝的新生儿会佩戴传统项链以求保佑。巴布亚新几内亚则会通过特殊仪式保护婴儿免受疾病侵害,如用烧焦的椰子壳涂黑婴儿的头部。

▶ 九、母亲的饮食

令人惊奇的是,无论生活在中国西藏的偏远山区、墨西哥尘土飞扬的村庄,还是美国郊区或市区高层公寓,尽管哺乳期女性摄入的食物种类差异巨大,但产出的乳汁成分基本相同。只有严重营养不良女性的乳汁量及其营养成分才会明显减少,因为体内的营养成分在影响到乳汁前就已经耗尽。

了解饮食方式是理解文化内容的一部分,是不同群体对于可获得的食物供给的选择、准备、食用的方式。对于这个星球上一半以上的居民来说(包括哺乳期女性),豆类、大米和谷物都是日常的粮食。水果和蔬菜是季节性出现的,而肉类则只有在特殊时间才会出现在家庭烹饪锅中,而且通常是家禽、羊肉、马肉或狗肉,牛肉相对较少。在大多数文化中,肉类仅仅是作为大米、豆类和蔬菜的调味材料,而不是像在富裕的西方工业化国家一样是饮食中的主要角色。

如果对于氨基酸和互补蛋白质没有基本的认知,则对于吃肉较少的墨西哥母乳喂养母亲的日常饮食来说,可能会担心其营养不足。但实际上豆类是墨西哥饮食中的主要食物,单独食用时其提供的蛋白质是不完整的,因为蛋氨酸(一种必需的氨基酸)含量很低。不过,只要将豆类与含有高蛋氨酸的食物(如全麦面包或谷物)一起食用,就能彻底纠正这种不足。互补蛋白质可通过多种组合实现。例如,蛋或乳制品可以平衡主要由植物蛋白构成的膳食中的蛋白质和氨基酸。然而,如果两种蛋白质食物组成中含有相似的氨基酸,则不能相互补充。因此,坚果和黑眼豆不是互补蛋白质,因为两种豆类作物都缺乏相同的氨基酸。

(一)"热性"和"寒性"食物

对于许多不同文化背景的群体而言,为了保持健康或促进生病时的康复,必须保持食物的平衡。对立能量力量之间的平衡是基于希腊的体液理论。经过几个世纪全球范围内的传播,这一理论现在发展成为了西班牙文化中的热性(西班牙语为 caliente)和寒性(西班牙语为 frio or fresco)体系。其他民族,如柬埔寨人、越南人、中国人、东印度人和阿拉伯人,在某种程度上也使用了寒性-热性的定义。在特定文化中把食物划分为热性或寒性,无关食物的形状、颜色、质地或温度,热性食物一般比寒性食物更易消化。分类标准是基于食物对疾病或病症的影响。在孕晚期,未出生的胎儿被认为是热的,所以母亲此时处于热的状态。孩子一出生,随着血液流失,母婴则都处于寒冷的状态。为了改变这种不平衡,女性们认为自身需要热性的饮品和食物及保暖措施避免热量和能量的流失。洗澡是禁忌,因为接触水会使体温下降。如果计划分娩的医院可能在产后需要淋浴,则这些产妇可能会有些担心。

传统的中国人认为鸡肉、南瓜和西兰花是热性食物。寒性食物包括甜瓜、水果、豆芽和竹笋。在印度,牛奶是热性还是寒性取决于生活的地区。在西班牙文化中,寒性食物包括大多数新鲜蔬菜、热带水果、乳制品、豆类,南瓜和一些肉类。热性食物如谷物、辣椒、温带水果、山羊奶、油和牛肉可以平衡寒性食物。在任何特定文化中潜在的寒性热性食物清单几乎是无穷无尽的,所以医疗人员必须对服务对象的文化信仰体系做好准备工作。20 世纪 90 年代末期在美国分娩婴儿的东南亚女性中,产后限制食用的食物中包括所有水果,而产后的饮食主要是大米和一些煮鸡肉,但鼓励她们食用大蒜、黑胡椒和生姜等可以让身体温暖的食物。

另一种关于食物平衡的信仰体系是中国的阴阳理论。在美国,养生的人会践行这一体系。和"冷热"理论一样,阴阳信仰的基础在于对立能量间的适度平衡。一方面,"阴"代表"女性",一种负力量(寒冷、空虚、黑暗),在另一方面,"阳"代表"男性",一种正力量(温暖、丰硕、光明)。人们认为过多食用阴性或阳性食物会对健康有害。食物被视为阴性还是阳性取决于其对身体的影响，与颜色、质地或其他明显特征无关。

(二) 草药及催乳剂

几乎所有的文化里都有一系列哺乳期女性的特定食物。过去，啤酒和啤酒酵母被吹捧为催乳剂，认为可以促进乳汁分泌和喷乳反射。许多文化中，会让产妇刚刚分娩后的阶段食用大米、稀粥、汤、蔬菜和药材等促进乳汁分泌。胡芦巴茶在美国是一种很流行的催乳剂，世界上其他许多地方也同样使用。北墨西哥人用芝麻和苦艾等"热性"植物制作特殊的茶，而在拉丁美洲的一些地方，哺乳期女性在晚上喝草药茶刺激第 2 天早上的泌乳。

关于催乳剂安全性和有效性证据的缺乏导致人们对草药的使用有些担忧。美国母乳喂养医学会没有关于使用催乳剂的建议。Mortel 和 Mehta 最近撰写的一项系统综述中，纳入了关于芦笋草、葫芦巴、水飞蓟和一种日本草药的试验。5 项试验均发现母亲产奶量增加，但也明确了这些研究的局限性，包括样本量小、随机化不充分、纳入标准定义不明确、使用多草药干预，以及受试者的母乳喂养方式不同等。作者认为上述研究的证据并不充分，因此没有做出草药可以作为催乳剂的建议。最近，Anderson 在 *LactMed* 发表了一篇更新文章，总结了有关草药催乳剂、对母婴的副作用及对草药质量的规范等信息，列举了美国食品药品监督管理局（FDA）发布的"通常被认为是安全的（generally reconizedas safe，GRAS）"成分清单，但同时也告诫，该清单是在假定该成分含量与食品中含量近似的基础上确定的，但实际上中成药中的含量可能要高出很多。

哺乳专家应该意识到目前尚缺乏催乳剂的安全性和有效性的证据，并告知客户。但如果一些特定人群中的母亲认为某些食物可以促进哺乳，并且已知这些食物是安全的，可以鼓励她们食用。这种做法明确地表明了一种态度，即医疗保健系统支持母乳喂养并尊重她们的文化信仰。

▶ 十、离乳

在发展中国家，离乳期是儿童容易出现疾病和死亡的阶段。因此，这是不同文化中的儿童保健研究中的关键问题。文化评估包括喂养时机、添加的食物类型和离乳的操作。当婴儿大部分膳食摄入来自母乳以外的食物时，生长速度会下降，

对疾病发生的影响也会显现出来。Woolridge 建议，根据经验，当婴儿 25%~50% 的能量来自母乳时，母乳可以保护婴儿免受环境病原体的侵害。但与此同时，当婴儿只靠母乳不能满足其营养需求时，必须添加固体食物。

"辅食喂养是在母乳或婴儿配方奶喂养基础上开始添加其他食品、饮料的过程，通常会持续到孩子 24 个月大，直至完全过渡到家庭常规饮食"。何时添加辅食很重要，且受文化背景影响。在世界范围内，母乳喂养启动和早期添加辅食的比率都很高，即使是在经过认证的爱婴医院产科病房也如此。不过，在美国和英国等其他发达国家，一般建议纯母乳喂养至 6 个月，在继续母乳喂养基础上添加辅食。随着辅食喂养的开始，离乳过程也就开启了。

离乳的类型

如本章前文所述，从乳房离乳是一个过程，在此过程中，母亲在继续母乳喂养时会逐渐添加自身文化的特定饮食。离乳阶段从第一次添加除母乳之外的食物开始，到最后一次母乳喂养结束。离乳的 3 种类型：

1. 逐渐离乳：持续数周或数月。
2. 有计划离乳：母亲在慎重考虑后，选择在特定时间点结束母乳喂养。
3. 突然离乳：立即停止母乳喂养，可能是母亲自己或别人使母亲强行离乳。

在任何文化中都可以找到 3 种类型的例子，其中逐渐离乳的方式对母婴双方创伤最小。

离乳的过程可能会影响婴儿的健康，特别是在发展中国家或在离乳后腹泻较为普遍的贫困区。在食物稀缺的地区，在从母乳过渡到其他食物的过程中会出现恶性营养不良症（一种严重的蛋白质缺乏）。在加纳语中，恶性营养不良症（kwashiorkor）一词的意思是"弃婴的疾病"。确定女性过早离乳的原因，对改善继续母乳喂养的信念和态度会有很大裨益。

婴儿发育的不同阶段有时会被看做计划离乳的时间点。非洲文化中普遍认为应该在孩子学会走路之后再尝试离乳。离乳的概念暗示了某种独立性，因此在脱离对母亲乳房的依赖之前，人们会期待孩子具有自主运动的能力。在许多西方文化中，出牙是婴儿发育的一个参考点，被认为是离乳的准备状态。另外，再次怀孕也是离乳的标志。通常，当母亲再次怀孕时，婴幼儿会自行离乳，因为母亲的

泌乳量会减少、乳汁成分发生变化且口感降低。

对于哺乳动物来说,哺乳期的长度与成年雌性动物体重呈正相关。一般来说,较大的哺乳动物的哺乳期较长。对于人类的自然离乳年龄,根据灵长类动物离乳年龄相关的 4 个标准,Dettwyler 认为是 27 个月至 7 岁:

1. 体重达到出生体重 3 倍或 4 倍时离乳:美国数据显示,男婴体重达到出生体重的 4 倍时的年龄约为 27 个月,女婴约为 30 个月。

2. 体重达到成年人体重的 1/3 时离乳:人类离乳时间预计在 4~7 岁。

3. 根据成人体型离乳:通过这种比较,预测人类离乳的年龄在 2.8~3.7 岁,较大体形的人群,母乳喂养的时间最长。

4. 根据恒磨牙萌出的时间离乳:现代人在 5.5~6.0 岁长出第一颗恒磨牙(与成人免疫能力形成时间相同)。

Martin 比较了人类与灵长类动物得出了类似标准的结论,根据母亲体重指数,人类泌乳的自然时长应为 2.5~3 年。

在早期离乳较为常见的文化中,只有少数人能够长期母乳喂养。当看到一个会走路的孩子坦然地滑到妈妈的腿上,并且熟练地解开母亲的纽扣贴近乳房吃奶时,人们会感到吃惊,甚至会嘲笑。因为人们对超出文化预期的长时间母乳喂养会有异议,因此美国的妈妈们演化出了"密室哺乳(closet nursing)"做法,具体是指在母子双方同意的情况下继续母乳喂养,但是私密进行。通常母亲和婴儿有专门的母乳喂养暗号,可以在公共场合使用。在许多西方文化中,出牙是发育的一个标志,被认为可以准备离乳。另外,再次怀孕也是应该离乳的标志。如前所述,当母亲再次怀孕时,由于乳汁分泌减少、成分变化,以及口感降低,婴幼儿会自行离乳。无论文化背景如何,理想的离乳是母婴在做好准备的情况下共同达成的。

▶ 十一、对实践的启示

每种文化都有其有形元素(如住房、衣服、食物)及无形元素(态度、传统、价值观);对两者的理解有助于母乳喂养者和医疗工作者的沟通。专栏 23-2 列出了一些特定民俗和处理策略。移民母亲可能会被提供本民族传统上禁止产后妇女食用的食物,比如为越南母亲提供生鲜蔬菜和水果。在这些分娩地区工作的泌乳顾问应了解并确保为这些女性提供其他的替代食品。

许多生活在美国的印度华裔女性虽然在医院时会用配方奶喂养婴儿,但在离开医院后会同时进行母乳和奶瓶喂养,因此,发放配方奶出院礼包是不合适的。建议由女性医疗工作者为这些母亲提供服务,因为这些产妇认为男性触摸女性的身体(尤其是乳房)是不合适的。任何文化背景的母亲如果认为某些食物可以促进哺乳,那么应该鼓励她们将这些食物带到产后病房。这种做法将促进母乳喂养,并表明一种明确的信号,即医疗系统支持母乳喂养,并且尊重这些文化信仰。

专栏 23-2　特定民俗及处理策略

- 当赞美一个西班牙语家庭的婴儿时要同时触摸他,有助于避免带给婴儿 "mal de ojo",即邪恶之眼。
- 非素食的贫血母乳喂养者,会认为贫血是一种阴虚症状。应建议她摄入更多的肉类——一种阳性食物,以改善体内铁的情况。
- 韩国母亲拒绝用冰袋来缓解乳房肿胀或因外阴切开术引起的疼痛。可以用毛巾或冲洗瓶为她提供凉水。
- 有些母亲希望产后获得 40 天的特别护理。尊重传统,通过一次或多次家访帮她度过出院后早期阶段。
- 有些婴儿喂奶时打嗝。据一些西班牙裔母亲说,这种空气会进入乳房并阻碍乳汁流动,导致乳管堵塞。可以告诉她换到另一侧喂养,然后再将刚刚喂哺过的一侧内的"空气"释放出来。
- 有些母亲认为,初乳是"不好的"。建议她把这种"不纯"的乳汁的最初几滴挤掉,并且在把宝宝放到乳房之前丢弃它,然后说,"你越早母乳喂养,乳汁就越好。"
- 避免向刚分娩的东南亚妈妈提供冰水或冷饮。
- 无论文化背景如何,理想的离乳是母婴在做好准备的情况下的共同达成的。在对母乳喂养没有任何限制且孩子可以任意延长母乳喂养时间的文化氛围中,母亲决定离乳则不会有太多的犹豫,一般会说:"哎,宝贝!你已经吃了足够多的奶了!"。

尽管离乳方式因文化而异,但缓慢、渐进且关注儿童需求的离乳方式被认为是创伤最小的。明确影响继续或提前终止母乳喂养的因素很重要,以便制订适当的方案帮助希望继续母乳喂养的母亲。长期母乳喂养的女性必然与孩子有特殊的感情纽带,因此母亲选择母乳喂养多长时间是个人的权利,与外界期望无关。对所有母乳喂养家庭,都应客观对待,并接纳她们表现出的文化多样性。

▶ 十二、小结

医护人员在为新手爸妈和成长中的家庭提供

服务时,应对特定文化的育儿模式有所了解。文化的种子是通过一定的育儿方式播种、成长和繁茂的。文化意识使人们走出以自我信仰为中心的境界。对任何一种文化的研究始于批判性的自我反省和对于自己与他人文化价值观差异的认识。通过了解这些差异,我们可以建立一种合作关系,在这个过程中,所有的文化群体都相互借鉴,相互学习。尽管适应美国文化会对母乳喂养产生负面影响,但如果母亲能够得到医疗工作者、朋友、家人及其他社会机构的帮助,就可以抵消掉这种负面影响。

结合文化背景对婴儿喂养进行分析,对母乳喂养促进和教学相关的社会行为和政策决策有重要的参考价值。对于那些认真研究文化问题的人来说,所谓的待解决文化障碍本身往往包含了解决方案。在有婴儿喂养方面可能存在问题的文化背景下,解决方案最终一定会出现。如果要持续进行改变,则这种改变必须源自文化内部,而不是脱离文化强行改变。

▶ 十三、关键知识点

1. 文化是人类行为的蓝图,有助于更清楚地了解个体行为。新妈妈的角色是她自己全部历史的产物,是她自己对婴儿及婴儿喂养的所闻所见所学。

2. 文化是一个特定群体的价值观、信仰、行为规范和实践,在该群体中习得和共享,以一种模式化的方式指导着人们的思想、决定和行为。

3. 民族中心主义是指以个人的种族或文化系统为中心,即按照个人标准评判世界,俗话说就是相信"我的群体最好",与认可、尊重文化差异和不同文化背景的相对主义相反。

4. 文化敏感性指在遇到不同的群体或个人并产生了自我与他人的意识后,综合知识、思考、理解、尊重和因人而异进行交往。

5. 具有文化能力的护理保健是以与客户文化相适应的原则调整后的护理方式。

6. 评估某种文化习俗的客观性方法,是提出以下问题:是否有帮助？是否无害？是否有害？

7. 理想的情况是医务工作者能够听懂并用产妇的语言表达。如果需要翻译,则应聘用训练有素的口译员。

8. 公共场合母乳喂养、离乳时间及喂新生儿初乳等做法与对文化背景密切相关。

9. 如果一种文化仪式对新妈妈来说很重要且不会对母子造成伤害,那么无论该仪式是否经过科学验证,泌乳顾问都应该尊重母亲的意愿。

（张馨月 译　孙瑜　张美华 校）

参考文献

Abbass-Dick J, Stern SB, Nelson LE, et al. Coparenting breastfeeding support and exclusive breastfeeding: a randomized controlled trial. *Pediatrics*. 2015;135(1):102–110. doi:10.1542/peds.2014-1416

Alikasifoglu M, Erginoz E, Gur ET, et al. Factors influencing the duration of exclusive breastfeeding in a group of Turkish women. *J Hum Lact*. 2001;17:230–235.

Allen JA, Li R, Scanlon KS, et al. Progress in increasing breastfeeding and reducing racial/ethnic differences—United States, 2000-2008 births. *MMWR Morb Mortal Wkly Rep*. 2013;62(05):77–80.

Anderson GC. Current knowledge about skin-to-skin (kangaroo) care for preterm infants. *J Perinatol*. 1992;11:216–236.

Anderson GC, Marks EA, Wahlberg V. Kangaroo care for premature infants. *Am J Nurs*. 1986;86:807–809.

Anderson PO. Herbal use during breastfeeding. *Breastfeed Med*. 2017;12(9):507–509. doi:10.1089/bfm.2017.0150

Anstey EH, Chen J, Elam-Evans LD, Perrine CG. Racial and geographic differences in breastfeeding–United States, 2011–2015. *MMWR Morb Mortal Wkly Rep*. 2017;66(27):723–727. doi:10.15585/mmwr.mm6627a3

Avery M, Duckett L, Frantzich CR. The experience of sexuality during breastfeeding among primiparous women. *J Midwifery Women Health*. 2000;45(3):227–237.

Baumgartel KL, Sneeringer L, Cohen SM. From royal wet nurses to Facebook: the evolution of breastmilk sharing. *Breastfeed Rev*. 2016;24(3):25–32.

Baumslag N. Breastfeeding: cultural practices and variations. *Adv Int Matern Child Health*. 1987;7:36–50.

Beal AC, Kuhlthau K, Perrin JM. Breastfeeding advice given to African American and white women by physicians and WIC counselors. *Public Health Rep*. 2003;118(4):368–376.

Benedict RK, Craig HC, Torlesse H, Stoltzfus RJ. Effectiveness of programmes and interventions to support optimal breastfeeding among children 0–23 months, South Asia: a scoping review. *Matern Child Nutr*. 2018;14(suppl 4):e12697. doi:10.1111/mcn.12697

Bentley ME, Caulfield LE, Gross SM, et al. Sources of influence on intention to breastfeed among African-American women at entry to WIC. *J Hum Lact*. 1999;15(1):27–34.

Bentley ME, Dee DL, Jensen JL. Breastfeeding among low income African-American women: power, beliefs and decision making. *J Nutr*. 2003;133:S305–S309.

Berry AB. Mexican American women's expressions of the meaning of culturally congruent prenatal care. *J Transcult Nurs*. 1999;10:203–212.

Bich TH, Hoa DT, Ha NT, et al. Father's involvement and its effect on early breastfeeding practices in Viet Nam. *Matern Child Nutr*. 2016;12(4):768–777. doi:10.1111/mcn.12207

Blum L. *At the breast: ideologies of breastfeeding and motherhood in the contemporary United States*. Boston, MA: Beacon Press; 1999.

Bohler E, Ingstad B. The struggle of weaning: factors determining breastfeeding duration in East Bhutan. *Soc Sci Med*. 1996;43:1805–1815.

Bonuck KA, Trombley M, Freeman K, McKee D. Randomized controlled trial of a prenatal and postnatal lactation consultant intervention on duration and intensity of breastfeeding up to 12 months. *Pediatrics*. 2005;116(6):1413–1426.

Budzynska K, Gardner ZE, Low Dog T, Gardiner P. Complementary, holistic, and integrative medicine: advice for clinicians on herbs and breastfeeding. *Pediatr Rev.* 2013;34:343–352. doi:10.1542/pir.34-8-343

Carothers C. 2014 Lactation summit: addressing inequities within the lactation consultant profession. *Clinical Lactation.* 2014;5(3):86–89. doi:10.1891/2158-0782.5.3.86

Castaldo M, Marrone R, Costanzo G, Mirisola C. Clinical practice and knowledge in caring: breastfeeding ties and the impact on the health of Latin-American minor migrants. *J Immigr Minor Health.* 2015;17(5):1476–1480. doi:10.1007/s10903-014-0085-9

Centers for Disease Control and Prevention (CDC). Breastfeeding rates: National Immunization Survey (NIS). 2018. Available at: https://www.cdc.gov/breastfeeding/data/nis_data/index.htm. Accessed April 18, 2019.

Conton L. Social, economic and ecological parameters of infant feeding in Usino, Papua New Guinea. *Ecol Food Nutr.* 1985;16:39–54.

Convery KM, Spatz DL. Sexuality & breastfeeding: what do you know? *MCN Am J Matern Child Nurs.* 2009;34(4):218–223. doi:10.1097/01.NMC.0000357913.87734.af

Cricco-Lizza R. The milk of human kindness: enviornmental and human interactions in a WIC clinic that influence infant-feeding decisions of black women. *Qual Health Res.* 2005;15:525–538.

Curtis KM, Jatlaoui TC, Tepper NK, et al. U.S. selected practice recommendations for contraceptive use, 2016. *MMWR Recomm Rep.* 2016;65(4):1–66. doi:10.15585/mmwr.rr6504a1

Davis RE. The postpartum experience for Southeast Asian women in the United States. *Matern Child Nurs.* 2001;26(4):208–213.

Dettwyler KA. A time to wean: the hominid blueprint for the natural age of weaning in modern human populations. In: Stuart-Macadam P, Dettwyler KA, eds. *Breastfeeding: biocultural perspectives.* New York, NY: Aldine De Gruyter; 1995: 39–72.

Dodgson JE, Duckett L, Garwick A, Graham BL. An ecological perspective of breastfeeding in an indigenous community. *J Nurs Sch.* 2002;34:235–241.

Dykes F. Western medicine and marketing: construction of an inadequate milk syndrome in lactating women. *Health Care Women Int.* 2002;23:492–502.

English LK, Obbagy JE, Wong YP, et al. Timing of introduction of complementary foods and beverages and growth, size, and body composition: a systematic review. *Am J Clin Nutr.* 2019;109(suppl 7):935S–955S. doi:10.1093/ajcn/nqy267

Feldman-Winter L. Evidence-based interventions to support breastfeeding. *Pediatr Clin North Am.* 2013;60(1):169–187. doi:10.1016/j.pcl.2012.09.007

Fisher-Borne M, Cain JM, Martin SL. From mastery to accountability: cultural humility as an alternative to cultural competence. *Soc Work Educ.* 2015;34(2):165–181. doi:10.1080/02615479.2014.977244

Fishman C, Evans R, Jenks E. Warm bodies, cool milk: conflicts in postpartum food choice for Indochinese women in California. *Soc Sci Med.* 1988;26:1125–1132.

FitzGerald C, Hurst S. Implicit bias in healthcare professionals: a systematic review. *BMC Med Ethics.* 2017;18(1):19. doi:10.1186/s12910-017-0179-8

Forman MR, Hundt GL, Towne D, et al. The forty-day rest period and infant feeding practices among Negev Bedouin Arab women in Israel. *Med Anthropol.* 1990;12:207–216.

Foronda CL. A concept analysis of cultural sensitivity. *J Transcult Nurs.* 2008;19(3):207–212. doi:10.1177/1043659608317093

Galvin S, Grossman X, Feldman-Winter L, et al. A practical intervention to increase breastfeeding initiation among Cambodian women in the US. *Matern Child Health J.* 2008;12(4):545–547.

Gee RE, Zerbib LD, Luckett BG. Breastfeeding support for African-American women in Louisiana hospitals. *Breastfeed Med.* 2012;7(6):431–435. doi:10.1089/bfm.2011.0150

Groleau D, Souliere M, Kirmayer LJ. Breastfeeding and the cultural configuration of social space among Vietnamese women. *Health Place.* 2006;12:516–526.

Harris MS, Purnell K, Fletcher A, Lindgren K. Moving toward cultural competency: DREAMWork online summer program. *J Cult Divers.* 2013;20(3):134–138.

Hays J. Hmong in America. 2012. Available at: http://factsanddetails.com/asian/cat66/sub417/item2742.html. Accessed August 26, 2019.

Hayssen V. Empirical and theoretical constraints on the evolution of lactation. *J Dairy Sci.* 1993;76:3213–3233.

Heitzler ET. Cultural competence of obstetric and neonatal nurses. *J Obstet Gynecol Neonatal Nurs.* 2017;46(3):423–433. doi:10.1016/j.jogn.2016.11.015

Henderson S, Horne M, Hills R, Kendall E. Cultural competence in healthcare in the community: a concept analysis. *Health Soc Care Community.* 2018;26(4):590–603. doi:10.1111/hsc.12556

Hernandez IF. Promoting exclusive breastfeeding for Hispanic women. *MCN.* 2006;31:318–324.

Hills-Bonczyk SG, Tromiczak KR, Avery MD, et al. Women's experiences with breastfeeding longer than 12 months. *Birth.* 1994;21(4):206–212.

Isaacson M. Clarifying concepts: cultural humility or competency. *J Prof Nurs.* 2014;30:251–258.

Jones KM, Power ML, Queenan JT, Schulkin J. Racial and ethnic disparities in breastfeeding. *Breastfeed Med.* 2015;10(4):186–196. doi:10.1089/bfm.2014.0152

Kulka TR, Jensen E, McLaurin S, et al. Community based participatory research of breastfeeding disparities in African American women. *Infant Child Adolesc Nutr.* 2011;3(4):233–239.

Lacay GI. The Puerto Rican in mainland America. In: Clark A, ed. *Culture and childrearing.* Philadelphia, PA: F. A. Davis; 1981: 211–237.

Leeman LM, Rogers RG. Sex after childbirth: postpartum sexual function. *Obstet Gynecol.* 2012;119(3):647–655. doi:10.1097/AOG.0b013e3182479611

Leininger M. *Qualitative research methods in nursing.* Orlando, FL: Grune and Stratton; 1985.

Lepowsky MA. Food taboos, malaria and dietary change: infant feeding and cultural adaptation of a Papua New Guinea island. *Ecol Food Nutr.* 1985;16:105–126.

Libbus MK. Breastfeeding attitudes in a sample of Spanish-speaking Hispanic American women. *J Hum Lact.* 2000;16:216–230.

MacNamara M, Wilhelm A, Dy G, et al. Promoting quality care for recently resettled populations: curriculum development for internal medicine residents. *J Grad Med Educ.* 2014;6(2):310–314. doi:10.4300/JGME-D-13-00170.1

Maher V. Breastfeeding in cross-cultural perspectives, paradoxes and proposals. In: Maher V, ed. *The anthropology of breastfeeding.* Oxford, UK: Berg; 1992:1–32.

Marriott BP, White A, Hadden L, et al. World Health Organization (WHO) infant and young child feeding indicators: associations with growth measures in 14 low-income countries. *Matern Child Nutr.* 2012;8(3):354–370. doi:10.1111/j.1740-8709.2011.00380.x

Martin JA, Hamilton BE, Osterman MJK, et al. Division of Vital Statistics. Births: final data for 2012. *Natl Vital Stat Rep.* 2013;62(9):1–64.

Martin RD. The evolution of human reproduction: a primatological perspective. *Am J Phys Anthropol.* 2007;134(suppl 45):59–84.

Masvie H. The role of Tamang mothers-in-law in promoting breast feeding in Makwanpur District, Nepal. *Midwifery.* 2006;23: 23–31.

Matthies LM, Wallwiener M, Sohn C, et al. The influence of partnership quality and breastfeeding on postpartum female sexual function. *Arch Gynecol Obstet.* 2019;299(1):69–77. doi:10.1007/s00404-018-4925-z

Mattson S. Striving for cultural competence. *AWHONN Lifelines.* 2000;4(3):48–52.

Mead M, Newton N. Cultural patterning of perinatal behavior. In: Richardson SA, Buttmacher AF, eds. *Childbearing: its social and psychological aspects.* Baltimore, MD: Williams & Wilkins; 1967:142–143.

Mennella JS, Beauchamp GK. Maternal diet alters the sensory qualities of human milk and the nursling's behavior. *Pediatrics.* 1991;88:737–744.

Moore AP, Nanthagopan K, Hammond G, et al. Influence of weaning timing advice and associated weaning behaviours in a survey of black and minority ethnic groups in the UK. *Public Health Nutr.* 2014;17(9):2094–2103. doi:10.1017/S1368980013002383

Moore ER, Anderson GC, Bergman N, Dowswell T. Early skin-to-skin contact for mothers and their healthy newborn infants. *Cochrane Database Syst Rev.* 2012(5):CD003519. doi:10.1002/14651858.CD003519.pub3

Morris C, Zaraté de la Fuente GA, Williams CE, Hirst C. UK views toward breastfeeding in public: an analysis of the public's response to the Claridge's incident. *J Hum Lact.* 2016;32(3):472–480. doi:10.1177/0890334416648934

Mortel M, Mehta SD. Systematic review of the efficacy of herbal galactogogues. *J Hum Lact.* 2013;29:154–162. doi:10.1177/0890334413477243

Mulford C. Swimming upstream: breastfeeding care in a non-breastfeeding culture. *J Obstet Gynecol Neonatal Nurs.* 1995; 24:464–473.

National Conference of State Legislatures. Breastfeeding state laws. 2019. Available at: http://www.ncsl.org/research/health/breastfeeding-state-laws.aspx. Accessed June 23, 2019.

Noble LM, Noble A, Hand IL. Cultural competence of healthcare professionals caring for breastfeeding mothers in urban areas. *Breastfeed Med.* 2009;4:231–234. doi:10.1089/bfm.2009.0020

Obermeyer CM, Castle S. Back to nature? Historical and cross-cultural perspectives on barriers to optimal breastfeeding. *Med Anthropol.* 1997;17:39–63.

Obladen M. Regulated wet nursing: managed care or organized crime? *Neonatology.* 2012;102(3):232–238.

Omuloulu A. Breastfeeding practice and breastmilk intake in rural Nigeria. *Hum Nutr Appl Nutr.* 1982;36:445–451.

Purdy IB. Social, cultural, and medical factors that influence maternal breastfeeding. *Issues Ment Health Nurs.* 2010;31:365–367. doi:10.3109/01612840903359757

Purnell L. The Purnell model for cultural competence. *J Transcult Nurs.* 2002;13(3):193–196. Discussion 200–201.

Rasbridge LA, Kulig JC. Infant feeding among Cambodian refugees. *Am J Matern Child Nurs.* 1995;20:213–218.

Roberts SG, Warda M, Garbutt S, Curry K. The use of high-fidelity simulation to teach cultural competence in the nursing curriculum. *J Prof Nurs.* 2014;30:259–265. doi:10.1016/j.profnurs.2013.09.012

Rollins NC, Bhandari N, Hajeebhoy N, et al. Why invest, and what it will take to improve breastfeeding practices? *Lancet.* 2016;387(10017):491–504. doi:10.1016/S0140-6736(15)01044-2

Rosen-Carole C, Allen K, Fagnano M, Dozier A, Halterman J. Mothers' concerns for personal safety and privacy while breastfeeding: an unexplored phenomenon. *Breastfeed Med.* 2018;13(3):181–188. doi:10.1089/bfm.2017.0187

Rossiter JC. The effect of a culture-specific education program to promote breastfeeding among Vietnamese women in Sydney. *Int J Nurs Stud.* 1994;31:369–379.

Sasnett B, Royal PD, Ross T. Introduction of a cultural training experience into interdisciplinary health science education program. *J Allied Health.* 2010;39(2):e55–e60.

Sharma IK, Byrne A. Early initiation of breastfeeding: a systematic literature review of factors and barriers in South Asia. *Int Breastfeed J.* 2016;11:17. doi:10.1186/s13006-016-0076-7

Spencer BS, Grassley JS. African American women and breastfeeding: an integrative literature review. *Health Care Women Int.* 2013;34(7):607–625. doi:10.1080/07399332.2012.684813

Spencer B, Wambach K, Domain EW. African American women's breastfeeding experiences: cultural, personal, and political voices. *Qual Health Res.* 2015;25(7):974–987. doi:10.1177/1049732314554097

Swanson V, Hannula L, Eriksson L, Wallin MH, Strutton J. "Both parents should care for babies": A cross-sectional, cross-cultural comparison of adolescents' breastfeeding intentions, and the influence of shared-parenting beliefs. *BMC Pregnancy Childbirth.* 2017;17(1):204–215. doi:10.1186/s12884-017-1372-y

Temesgen H, Negesse A, Woyraw W, et al. Prelacteal feeding and associated factors in Ethiopia: systematic review and meta-analysis. *Int Breastfeed J.* 2018;13:49–62. doi:10.1186/s13006-018-0193-6

Tervalon M, Murray-García J. Cultural humility versus cultural competence: a critical distinction in defining physician training outcomes in multicultural education. *J Health Care Poor Underserved.* 1998;9(2):117–125.

Thiel de Bocanegra H. Breast-feeding in immigrant women: the role of social support and acculturation. *Hispanic J Behav Sci.* 2008;20(4):448–467.

Thorley V. Sharing breastmilk: wet-nursing, cross-feeding, and milk donations. *Breastfeed Rev.* 2008;16:25–29.

Tongun JB, Sebit MB, Ndeezi G, Mukunya D, Tylleskar T, Tumwine JK. Prevalence and determinants of pre-lacteal feeding in South Sudan: a community-based survey. *Glob Health Action.* 2018;11(1):1523304. doi:10.1080/16549716.2018.1523304

U.S. Census Bureau, U.S. Department of Commerce, Economics and Statistics Administration. The Hispanic population: 2010. 2011. Available at: http://www.census.gov/prod/cen2010/briefs/c2010br-04.pdf. Accessed June 23, 2019.

Wambach K, Domian EW, Page-Goertz S, Wurtz H, Hoffman K. Exclusive breastfeeding experiences among Mexican American women. *J Hum Lact.* 2016;32(1):103–111. doi:10.1177/0890334415599400

Woolridge M. Breastfeeding in the US and Thailand. Lecture presented at: International Lactation Consultant Association Conference; July 1991; Miami, FL.

World Health Organization (WHO). Selected practice recommendations for contraceptive use: 2008 update. Geneva, Switzerland: WHO; 2008. Available at: https://www.globalhealthlearning.org/sites/default/files/reference-files/WHO_RHR_08.17_eng.pdf. Accessed June 23, 2019.

Wrigley EA, Hutchinson S. Long-term breastfeeding: the secret bond. *J Nurs Midwifery.* 1990;35:35–41.

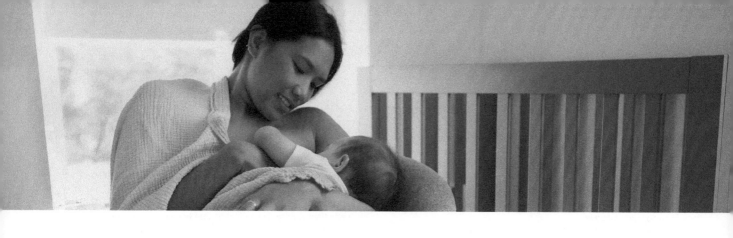

第二十四章
母乳喂养的家庭和社会背景

妇幼保健专业人员为一对母亲和孩子提供母乳喂养帮助，就是在为这个家庭提供帮助。母乳喂养家庭存在于一定的社会背景下，因此保健专业人员必须认识到"家庭"是一个具有不同定义和经历的群体。他们需要对母亲的家庭背景及其孩子将要诞生和成长的家庭环境有所了解。虽然每个家庭的职能都是相似的，但对这些职能的理解和履行却不尽相同。

在本章中，我们将从发展的角度来研究家庭。新生儿的诞生对于家庭而言无疑是一个关键转折点，因为每位家庭成员的行为举止都将因此而发生改变。与夫妻关系发展以及亲子依恋关系发展相关的问题也在本章中进行了阐述，特别是相对于其妻子既是母亲又是哺乳女性的角色，父亲作为助手和支持者所发挥的作用。我们还讨论了未成年母亲、养母和领养家庭，以及生活贫困女性的特殊需求。最后，我们会分析一些负面家庭经历包括对妇女和儿童的家庭暴力行为所带来的影响。

▶ 一、家庭形式和功能

每个人在其一生中都会经历多种家庭形式。每种形式都是为了满足不同的需求，发挥不同的作用。从历史看，传统家庭中母亲是全职主妇，主要负责养育后代，而父亲则负责在外劳作。虽然父亲以抚养孩子长大成人为己任，但在育儿方面父亲的重要性却不及母亲。尽管这种形式经常被看作是理想模式，但是相较于 20 世纪中期，现如

今采用这种模式的家庭已为数不多。核心家庭由一对夫妻或其中一人及其子女组成，核心家庭中的子女，既包括亲生子女也包括收养子女。广义的家庭通常包含和核心家庭同代的旁系亲属（如姑姨、叔舅或者表兄弟姐妹）或不同代的直系亲属［如（外）祖父母或（外）孙子 / 女］。有时候，广义的家庭还可能包括虚拟亲属，虚拟亲属是指虽然与核心家庭成员没有血缘或婚姻关系，但却表现得好像是并且也被认为是亲属。研究每个人一生中可能经历的不同家庭形式，将有助于深入剖析其可能会面临的压力，还有助于发现其在尝试应对这些压力时将会依靠的对象。

如今的家庭越来越清楚地认识到，养育后代仅仅是夫妻生活的一部分（无论经历过几段婚姻）。虽然孩子可能代表着父母爱情的结晶，但新生儿的出现几乎都会给新家庭带来压力。

一种辨别孩子是否为夫妻带来潜在和持续压力的方法就是要认清新成员的加入对家庭互动模式的影响。夫妻间的关系比较容易理解，即夫妻双方互相关联。增加一个孩子就会增加两个新关系，一个是母亲与孩子的关系，另一个是父亲与孩子的关系。除此之外，这对夫妻的角色将既是丈夫与妻子，也是父亲与母亲。在肩负这些角色时，夫妻双方要以新的视角看待对方，而不是一贯的配偶支持者的立场。家庭关系还会因第二个孩子地加入变得更为复杂。父亲和母亲都会和这个新生儿产生新的关系，同时兄弟姐妹关系也随之产生。因此，两口之家存在两种关联，三口之家

存在 3 种关联,四口之家则会出现 6 种家庭关联(图 24-1)。家庭中每增加 1 个新成员,就会增加不止一种新的关联,这是因为每位新成员都将与所有的现有成员建立新的关联。

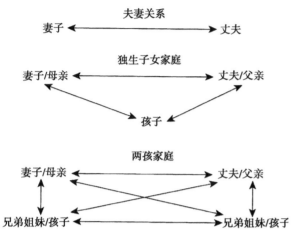

夫妻关系

妻子 ←——————→ 丈夫

独生子女家庭

妻子/母亲 ←——————→ 丈夫/父亲

孩子

两孩家庭

妻子/母亲 ←——————→ 丈夫/父亲

兄弟姐妹/孩子 ←——————→ 兄弟姐妹/孩子

图 24-1 新成员的加入对家庭关系的影响

▶ 二、家庭理论体系

目前,已有多种理论体系用于分析了解家庭的维系方式及其影响因素,以及如何为问题家庭提供更好的帮助。例如,用于研究或帮助新建家庭的理论或理论类别有家庭系统理论、罗伊适应模式、角色理论、家庭压力理论、社会支持理论和社会交换论。保健人员在帮助家庭时应从发展的角度进行,因为家庭规模会随着家庭中子女的增加或开始独立生活而变化。因此,基于阶段性研究方法,一个家庭随着时间的推移很可能会经历如下几个阶段:夫妻阶段、家庭成员扩增阶段、稳定阶段和子女独立生活阶段。

大多数家庭都起始于夫妻阶段,然后逐步进入扩增期。扩增期是以初次妊娠为起点直至最后一个孩子的出生。有些家庭的扩增期很短,很可能只是一个妊娠期,但在有些家庭中扩增期可能会因为不断有新生儿的出生而持续 20 多年。稳定期是指家庭成员的数量既不增加也不减少的阶段。第一个孩子离开家庭开始独立生活就标志着这个家庭由稳定期过渡到了子女独立生活阶段,此阶段将一直持续到家庭成员只剩下最初的夫妻二人或再婚夫妻(如果原始夫妻中的一方或双方选择再婚)。从发展角度来研究家庭,家庭阶段的数量远不及不同时期家庭所肩负的职责或整个家庭的历程重要。

保健人员对母乳喂养母亲的帮助,最可能发生在家庭扩增期与其家庭成员进行沟通交流时。只有认识到扩增期的家庭会呈现出不同职责特点的重要性,才能明确这些职责对婴儿喂养和其他早期母婴关系相关决策和行为的影响。

▶ 三、影响母乳喂养的社会因素

在母乳喂养母亲生活中具有极大影响力的支持者的作用非常重要。当一个人面对生活中的压力和紧张氛围时,社会支持即是对其人际资源关系的调动和实现。社会支持包括情感性支持、物质性支持、评价支持和信息支持。人们通常会根据其所处的社会背景做出婴儿喂养决策。如果在一个家庭中延长母乳喂养被看作是异常行为,那么孩子的母亲很可能会选择不继续母乳喂养,除非她身边有重要影响的人对此持积极或至少是中立态度。若一个家庭认为母乳喂养到 2~3 岁是件很正常的事,则延长母乳喂养的机会会极大增加。希望更好地帮助母乳喂养母亲,就要重视对其有重要影响的人与母婴间的相互影响,以及他们对母乳喂养行为的接受和/或赞同。

除了社会支持因素以外,表 24-1 中总结了一些可由保健人员调控的影响母乳喂养的其他个人和社会因素。多项研究结果一致表明,母亲对母乳喂养的意愿是决定其是否愿意启动母乳喂养和母乳喂养持续时间的最重要的单一因素。研究结果还表明,这种意愿是与社会支持和影响、母亲的态度及其自身对母乳喂养的信心相关联的。譬如,大多数泌乳顾问指出在他们曾帮助过的母亲中,有坚定母乳喂养信念的人最终会克服各种困难继续哺乳。相反,他们也遇到过母乳充足、宝宝体重增加正常,但母亲却无故给孩子断奶的情况。这样的情况可能是因为母亲的意愿是不想母乳喂养(至少不愿意长期母乳喂养)。意愿是无形的,但是却能通过一些研究方法进行衡量(详见第二十一章"研究、理论和泌乳")。

支持体系连同母亲对母乳喂养的意向和态度共同影响着母乳喂养决策。Kaufman 和 Hall 的一项早期研究发现,缺乏支持的早产妇女停止母乳喂养的可能性是有支持来源的妇女的 6 倍。得到他人明确支持的产妇极有可能会继续母乳喂养。与早产儿母亲一样,当未成年母亲周围的支持者们以具体实际的方式肯定、帮助并影响她们包括母乳喂养在内的母性行为时,她们的母乳喂养持续时间会更长。

表 24-1　受保健服务提供者调控的母乳喂养影响因素

影响因素	作用	参考文献
社会支持 / 社会认可 / 社会污名	获得较多支持的女性更多选择母乳喂养,并且母乳喂养时间较长。社会支持在不同种族、不同社会群体中的表现方式不同。西方社会对长期母乳喂养的社会支持和社会认可减少,社会污名增加	Balcazar et al.,1995;Bar-Yam & Darby,1997;Hills-Bonczyk et al.,1994;Kaufman & Hall,1989;Kendall-Tackett & Sugarman,1995;Kessler et al.,1995;Maharaj & Bandyopadhyay,2013;Rempel,2004
母乳喂养意向	大多数孕妇在妊娠前或妊娠早期决定婴儿喂养方式。母乳喂养意愿和实际的持续时间之间存在一致的正相关关系	Blyth et al.,2004;Chapman & Perez-Escamilla,2000;Grossman et al.,1990;Losch et al.,1995;Rempel,2004;Wambach,1997;Wambach et al.,2011
母乳喂养态度	积极态度增加母乳喂养启动率和持续时间	Avery et al.,1998;Janke,1994;Rempel,2004;Tarkka et al.,1999
母亲的信心 / 母乳喂养自我效能 / 知觉行为控制	自信度高的女性比自信度低的女性母乳喂养时间长	Blyth et al.,2004;Boettcher et al.,1999;Chezem et al.,2003;Dennis & Faux,1999;Glassman et al.,2014;O'Campo et al.,1992;Rempel,2004
医务人员对母乳喂养的了解和态度	医务人员缺乏适当的母乳喂养知识,不利于帮助和支持母乳喂养	Augustin et al.,2014;Balcazar et al,1995;Bernaix,2000;Coreil et al.,1995;Freed et al.,1996;Lazzaro et al.,1995;Li et al.,2014;Merten et al.,2005

社会支持还影响母乳喂养的断奶时间。通常来自家庭成员和其他人的断奶压力很可能在婴儿接近或超过 12 月龄时出现。他人对母乳喂养的态度会从婴儿出生后最初几个月的积极支持,逐渐过度到忍受,再到不予理会,最终变为积极鼓励断奶。在发达国家,鼓励断奶阶段通常在婴儿出生 6 个月后的某个时期,当婴儿成长到 12 月龄时,这种要求会愈加强烈,因为人们认为此时的婴儿已经不再需要母乳喂养了。保健人员和泌乳顾问可以向母乳喂养 6 个月以上的母亲提供预测性指导。

无论人们面对何种生活压力,及时的社会支持都尤为重要。正如前文所述,分娩当属这种情况,因为人员关系和生活模式都随之发生了变化。另外一种情况就是母乳喂养,特别是对于没有哺乳经验的母亲,亦或她是其家庭或朋友中第一个进行母乳喂养的人。通常,母亲和其他人都认为喂养方式会影响婴儿的其他行为。低收入和初为人母的母亲若是在婴儿出生前、期间和之后得到支持并对相关信息有所了解,而选择母乳喂养,则坚持母乳喂养的可能性更大。在美国,生活贫困和年龄较小的母亲更倾向于听从她们自己母亲的建议,特别是当她们生活在一起时。保健人员应该认识到,在这种生活模式中,外祖母扮演了重要信息提供者和沟通者的角色,在提供医疗保健和建议时应当将她们的影响考虑在内。

目前,对选择母乳和奶瓶喂养的母亲还缺乏广泛研究,她们之所以这样选择可能既考虑到母乳喂养有益于婴儿的健康成长,也为了避免因奶量不足而带来的尴尬;混合喂养方式可能也反映了未成年母亲在自身发育水平和母乳喂养自信上的矛盾心理。最近,Nommsen-Rivers 及其同事研究了母乳喂养和配方奶喂养的心理社会因素对母乳喂养意向差异的影响,研究发现,非裔和其他族裔妇女之间 37% 的母乳喂养意向差异是由于对配方奶粉喂养的认可。

泌乳顾问可能会对尚未决定婴儿喂养方式的母亲产生最显著的影响。早期研究表明,保健人员提供的母乳喂养信息和资源并不一致。有关校内母乳喂养教育的最新研究和对以往数据的二次分析发现,产前教育是预测母乳喂养意向的一个重要指标。

在咨询和遵循分娩和母乳喂养建议时,母亲对自身种族和民族身份的认同会影响她们的选择。例如,在低收入的英裔美国妇女人群中,她们的配偶、母亲、(外)祖母,以及最好的朋友都倾向于支持母乳喂养。这样的情况也见于墨西哥裔美国人中,但好友不在支持名单中。然而,在一项对 100 例母乳喂养和 100 例人工喂养的对比研究中,

Giugliani 等发现，无论产妇年龄、教育程度、种族和婚姻状况是否相同，配偶倾向于母乳喂养的妇女比配偶态度不明确或更愿意人工喂养的妇女来说，更有可能选择母乳喂养（*OR* 32.8；95% *CI* 6.7-159.5）。

与此相反，20 世纪 90 年代的一些证据表明非裔美国妇女选择母乳喂养的原因，是她们在产前检查时从医生那里得到的知识与鼓励。换言之，她们选择人工喂养可能是因为缺少医护人员的鼓励。大多数人都表示家庭成员很少支持她们母乳喂养。

在一项基于访谈的定性研究中，一位非裔美国妇女讲述到，她的朋友们很好奇，想看她哺乳，因为她们从来没有真正见过女人母乳喂养。母乳喂养对她们而言似乎是一个陌生和未知的行为。最近，研究者在美国田纳西州孟菲斯市进行了集中小组访谈，目的是为了探讨人们认为的母乳喂养障碍，特别是在非裔美国妇女中，并旨在从目标人群中收集可能的解决方案。焦点小组访谈在 9 个社区开展，访谈对象主要是育龄妇女，也包括男性、（外）祖母和青少年。常见的母乳喂养障碍包括疼痛、公共场所母乳喂养的尴尬、产后回归工作岗位、担忧母乳喂养会影响"聚会"，以及"只是不想"母乳喂养等。另外一个重要的担忧就是母乳喂养会影响性生活。参与者建议，为了加强母乳喂养教育，应在全县各地的多个场所摆放母乳喂养教育宣传材料。

在美国南部开展的另一项研究则证实了家庭和个人经历会影响母乳喂养的启动和持续。在从阿拉巴马州伯明翰一个县卫生诊所随机抽取的 150 位就诊母亲中（93% 是非裔美国人），只有 41% 的妇女选择了母乳喂养，24% 的妇女母乳喂养时间至少持续了 1 个月，8.3% 的人母乳喂养时间达到 3 个月或以上。选择母乳喂养与母亲本身是由母乳喂养哺育和有过母乳喂养经验呈正相关。母乳喂养持续或超过 1 个月的妇女多数是大龄母亲和近亲中有人母乳喂养，并且本身是由母乳喂养抚养长大或有过母乳喂养经历。研究结果强调了家庭影响和角色模范作用对母乳喂养的重要性，研究者认为哺乳互助指导或"代孕母亲"可能成为潜在的支持来源。

对多数东南亚妇女而言，传统上都是由婆婆来决定生育和子女抚养决策并提供建议，也包括是否采取母乳喂养的方式。研究显示，大部分选择母乳喂养的越南妇女是因为受到了身边重要人员母乳喂养经历的鼓励："在越南，我母亲用母乳喂养的方式养育了 9 个孩子。她说母乳对婴儿有好处，"我丈夫和婆婆都希望我母乳喂养，特别是考虑到这是我们的第一个孩子"。

一般来说，母亲在母乳喂养方面得到的支持越多，就越有可能选择并坚持母乳喂养。保健人员应明确表明支持母乳喂养的态度，并鼓励其他家庭成员也支持母乳喂养。出院后，家庭层面的支持程度对新妈妈而言是极其重要的。保健人员有必要了解新生儿母亲在出院回家后是否有可以寻求帮助的对象，如果没有，就需要医院或提供援助的社会服务机构提供后续支持或安排家访活动。目前有许多医院为哺乳妇女提供门诊支持服务帮助解决母乳喂养问题，如母乳喂养门诊或咨询热线等。生活在当今数字时代的人们，能够通过网络在线平台获得母乳喂养支持，并且有证据显示，在线支持对一些人，特别是非裔美国人，是非常重要的支持方式。这些支持母乳喂养的服务项目和组织机构对启动和坚持母乳喂养具有举足轻重的作用，是世界卫生组织（WHO）提出的"促进母乳喂养成功的十条标准"和爱婴医院倡议（BFHI）的一部分。在美国，医护人员可接受国家级的辅助产科护理培训，包括保障新生儿母亲在出院后可获得的母乳喂养支持（如堪萨斯母婴护理 5 要素）。考虑到现在产后留院观察期并不长，大多数认为适合产后阶段的指导教育可能不得不提前至产前阶段，这样才能在出院前为关键问题预留出更多的时间。

研究显示，了解与母乳喂养相关的人口学特性对母乳喂养的影响，有助于保健人员开展工作，但他们对这些情况的掌控能力有限。此外，这些特性往往存在于弱势群体中，可以作为提倡和支持母乳喂养工作的切入点（表 24-2）。当保健人员和泌乳顾问想要为新生儿母亲提供持续的哺乳知识信息和帮助时，特别是源自医疗机构外部的帮助时，他们需要了解这位母亲可以依靠的社会支持体系，无论是基于家庭还是社区。

表 24-2　保健人员掌控能力有限的影响母乳喂养的因素

因素	影响	参考文献
母亲年龄	年龄较大的妇女更可能选择母乳喂养并且母乳喂养时间较长	Callen & Pinelli,2004；Chapman & Perez-Escamilla,2000；Forster et al.,2006；Nolan & Goel,1995；Olaiya et al.,2016
社会经济地位	存在文化差异；在美国,社会经济地位较高的妇女更可能母乳喂养	Callen & Pinneli,2004；疾病预防控制中心,2015；Kelly & Watt,2005；Raisler,2000
母亲教育程度	高学历的女性更可能母乳喂养；存在文化差异	Callen & Pinneli,2004；疾病预防控制中心,2015；Glassman et al.,2014；Nolan & Goel,1995
母亲就业情况	尽管就业情况与选择母乳喂养无关,但参加工作可能会缩短母乳喂养的持续时间	Arthur et al.,2003；Augustin et al.,2014；Bai et al.,2015 Chapman & Perez-Escamilla,2000；Dagher et al.,2016；Dodgson & Duckett,1997；Fein & Roe,1998；Kimbro,2006；Novotny et al.,2000；Roe et al.,1999；Ryan et al.,　2006；Visness & Kennedy,1997；Xiang et al.,2016
母乳喂养经验	有母乳喂养经验的女性可能比没有经验的女性母乳喂养时间长	Boettcher et al.,1999；Glassman et al.,2014；Meyerink & Marquis,2002；Wambach,1997

▶ 四、父亲

父亲通常是产前及整个哺乳期内对喂养决策最有影响力的支持者。一项研究显示,不同文化背景的父亲中,81% 希望自己的孩子接受母乳喂养;相较于以往的研究报道,更多的非裔美国父亲表示他们更愿自己的孩子接受母乳喂养。同样,Preston 在一项有关非裔美国未成年母亲婴儿喂养方式的定性研究中指出,未成年父亲对其配偶选择母乳喂养感到满意。Sipsma 等对未成年及年轻的成年孕妇和他们的配偶进行了研究,结果同样显示,80% 的男性希望配偶母乳喂养,因为他们认为这是一种更健康和自然的喂养选择。

在帮助一个家庭进行新生儿母乳喂养时,保健人员或泌乳顾问可以通过关注孩子的父亲以获取相关信息。父亲对母乳喂养婴儿的态度存在显著性差异。有些人会积极参与,将孩子放在母亲乳房上,提出建议,并通常提供帮助。而有些人,往往是那些初为人父者,则选择犹疑观望、袖手旁观。在这些初为人父者中,少数人会对最初几次的母乳喂养感到震惊,其部分原因可能是不习惯于看到自己的妻子露出乳房。另外,他们也可能会对母亲和婴儿成为众人瞩目的焦点这种局面感到无所适从。一项关于初为人父的角色转变的研究发现,早期产后经历及上述提到的母婴成为关注焦点等,会让新爸爸更加感到自己无法胜任新角色。事实上,有些关于父亲在母乳喂养中角色的研究结果表明,父亲们常常感到被排除在母乳喂养关系之外。相反,Rempel 和 Rempel 则认为父亲是"母乳喂养团队"的成员之一。在他们的研究中,父亲认同自己在保障婴儿受益于母乳喂养时发挥了独有的支持作用,包括精通母乳喂养知识、用学到的知识鼓励和帮助妻子进行母乳喂养、重视哺乳期的妻子、分担家务并且照看孩子。因此,对准爸爸和新手爸爸而言,告知他们在照顾婴儿和支持母亲方面能够发挥的积极作用,对他们自我胜任能力的认可、父亲角色的承担,以及随后的心理健康都是非常重要的。

孩子出生后,如果能够立即进行角色转变,成为照顾者身份的父亲更有可能感到自己是孩子生活中不可或缺的一部分,也更容易建立亲子关系(图 24-2)。保健人员在指导母亲如何进行母乳喂养时,应使父亲也参与到母乳喂养过程中,可以要求父亲协助婴儿哺乳,包括调整婴儿的姿势、帮助控制宝宝的手和胳膊、拍嗝等。同样,让父亲和母亲一起听出院指导。母亲可能会因为压力太大而忘记医生的医嘱,相较而言父亲往往会对医嘱内容格外关注,并且有时还会对母亲咨询的疑问进行问题补充。

前述让父亲参与照顾婴儿的建议在英国学者的研究中得到证实,他们通过开展对父亲的定性研究及对父亲支持的概念分析,建立了一个促进父亲支持母乳喂养的保健人员模式。该模式的核心是明确父亲支持母乳喂养的定义,即了解母乳喂养、持积极的态度、参与决策制定和提供切实有用的支持和情感帮助。此处列举了一些泌乳顾问、

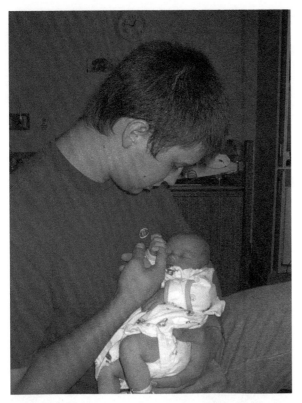

图 24-2　父亲采用和母亲相同的方式让婴儿含接

护士和其他保健人员可进行干预的时机：①承认父亲所掌握的母乳喂养知识并做补充宣教；②打消父亲对母乳喂养的消极态度，培养积极的母乳喂养观念（例如在公共场所母乳喂养）；③用正确的知识对父亲给予认可和支持，以帮助母乳喂养夫妇制定决策；④让父亲们认识到，为孩子母亲提供各种支持过程中，有多种方式可与孩子建立亲子关系（如给婴儿洗澡、换尿布、讲故事）；⑤深化父亲对母亲情感支持需要的理解（例如，陪伴在身旁、给予关爱和鼓励）。

有关男人是如何成长为父亲的调查研究显示，父亲仍然是一个被人忽视的角色；在婴儿出生前，父亲都被看作是相对于其妻子怀孕现象的被动体现。当婴儿开始与父亲有直接的互动交流时，父亲的角色无论是在其自我意识里还是在他人眼中才变得更为明确。养育后代是人类的基本特性，无关性别。许多人认为抚养子女是女性职责，然而这种看法应当被视为一种文化产物，不能用于反映男性和女性之间的内在差异。

父亲作为母乳喂养的支持者具有至关重要的作用，特别是当他们能够以积极的心态看待母乳喂养的时候。因此，分娩和哺乳指导班中对婴儿喂养的产前讨论学习可以有效地减轻顾虑并消除

错误观念。参加产前学习班也是理想选择，有助于提高父亲对母乳喂养优势的认识及对哺乳生理学的理解，并指导父亲如何帮助妻子进行母乳喂养。Jordan 和 Wall 建议父亲参加针对他们开设的专课，因为在这样的氛围中父亲能够与他人坦诚沟通并掌握实践技能操作经验，这对他们在照顾婴儿方面的影响是非常重要的。事实上，近期研究结果表明，父亲们希望在支持母乳喂养方面能够获得具有"专属于父亲"的信息和支持方法。

父亲作为母乳喂养支持者的相关干预研究仍然有限，但一篇总结了 4 个干预研究的系统综述表明，父亲教育可以至少改善一项母乳喂养结局。最近，西澳大利亚州开展了一项称之为"父亲婴儿喂养倡议（Fathers Infant Feeding Initiative，FIFI）"的随机临床试验，研究通过对父亲进行孕期短期教育干预并提供产后支持延长了母乳喂养持续时间。在 6 周时，干预组的总体母乳喂养率显著增加：干预组为 81.6%，对照组为 75.2%（OR1.46；95% CI 1.01-2.13）。最近，有一项在越南开展的针对支持母乳喂养的社区父亲教育和咨询活动，结果显著提高了出生后第 1、4 和 6 个月的早期母乳喂养率和纯母乳喂养持续时间。总之，这一研究结果明确表明，产前咨询师和哺乳专家通过对父亲的简单干预，即可对母乳喂养结局产生积极的影响。

初为人父，新爸爸既会感到充满压力，也会感到无所适从，这种感觉和初为人母时的感觉是一样的。一项对定性研究结果的综合分析表明，婴儿的出生会让夫妇关系变得紧张。此外，有些父亲表示，他们对母亲和婴儿在身体和情感上的亲密度感到嫉妒，觉得自己在母乳喂养期间一无是处，性生活失意，还对丰满、溢乳的乳房感到反感。有些父亲为产生这样的情绪而感到羞愧，不愿谈论这样的话题，或者拿嫉妒新婴儿开玩笑。

当与其他新爸爸在一起的时候，新爸爸们才会自然吐露这些情感，因为他们中的多数人可能也隐藏了同样的内心感受。分娩教育课程，国际母乳会，以及父亲的在线讨论区为新爸爸们提供了一个沟通渠道，使他们能在一个无条件包容氛围下公开分享他们对现实亲子关系的感受和看法。经验丰富的父亲可以帮助新爸爸们意识到对哺乳妻子和婴儿之间的亲密关系以及需要牺牲享乐换取新责任存在矛盾心理的人不止他们自己。

一个有如此经历的父亲给出了这样的描述：

"如果此前对妻子和孩子会形成如此亲密的关系有更充分的准备，我可能会更容易接受。有一段时间，我觉得自己被冷落了，好像我的角色只是为了挣钱养家，而不是家庭的一份子。我很伤心，然后又对产生这样的情绪感到愧疚。孩子出生前，我的妻子很宠我，你知道的，就是那种浓浓的爱意并且特别关心我。我们结婚3个月后她就突然怀孕了，而我再也没有享受过那种待遇。我感到愤愤不平。进而整个事态失去了控制，我们选择了摊牌；最终我敞开心扉，让她知道了我的真实感受。在那之后，我们选择公开面对问题，情况也有了好转。我想我们再有第二个宝宝时，我不会再有这种感觉了。"

新爸爸互助小组做出承诺，帮助新爸爸认识到他们的需求，并制订最佳策略亲身参与母乳喂养婴儿的养育。这种父亲互助小组往往能吸引那些遇到多重困难的人，或者是能够坦率承认因生活调整而感到压力的人。这些举措可能会在他们生活的未来几年里有助于加强家庭关系。如果认为母乳喂养有碍父亲和孩子建立亲密关系，则前提是认为父亲与孩子互动最主要（或者是唯一）的方式是喂奶。应当鼓励父亲考虑其他与婴儿互动的方式，特别是在婴儿的早期喂养阶段，因为过早人工喂养可能会增加母乳喂养失败的风险（图24-3）。与婴儿互动的方式多种多样，一些还得到了研究证实，参与研究的父亲描述了他们在母乳喂养中的角色：

1. 喂奶结束后给宝宝拍嗝：与经常能有机会抱着婴儿让其放松并哄其入睡而言，拍嗝的必要性就显得没那么重要了；如果能让宝宝成功打嗝，父亲也会感到实质的成就感，换言之，意味着"我是一名好父亲"。

2. 婴儿小便后更换尿布：这种情况经常发生。

3. 因而大便后更换尿布：这种情况也经常发生，母乳喂养婴儿的大便不像配方奶粉喂养婴儿的大便那样难闻，因此给母乳喂养婴儿更换尿布没那么不堪忍受。

4. 给婴儿按摩：常常给婴儿按摩的父亲发现，他们可以毫不费力地哄婴儿入睡；通过按摩可以帮助受到过度刺激或有腹部绞痛的婴儿进行充分放松，从而入睡。

5. 给婴儿洗澡：当婴儿开始享受洗澡后，给婴儿洗澡通常是件愉快的事。

6. 摇晃婴儿：父亲的参与可以让母亲从照顾婴儿中抽出身来做其他事情。

7. 给婴儿唱歌或读书：只要父亲愿意，在宝宝出生后就可以为其唱歌或者读书。通常，婴儿对妈妈在怀孕时听过的歌曲会有明显的辨识反应。

8. 同婴儿玩耍：通常发生在随着婴儿的不断成长，婴儿对互动有更为积极的反应和接受能力时。

9. 在（外）祖父母家里时，帮忙照顾婴儿和其他孩子，让妈妈能够得到适当休息。

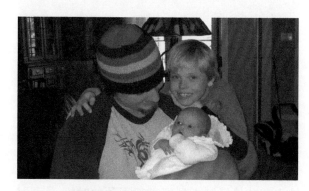

图24-3　父亲帮助照顾婴儿的方式之一

▶ 五、未成年母亲

未成年母亲为其自身、家庭，以及社会都带来了多种社会和个人挑战。虽然目前美国未成年女性的妊娠率处于历史最低水平，但仍高于许多其他工业化国家。最近调查显示，未成年母亲的母乳喂养率有所提高，但整体上低于成年女性的母乳喂养率，并且母乳喂养持续时间也相对较短。

许多护理人员认为，未成年母亲对母乳喂养既不感兴趣，也没有做好准备。相反的是，相当大比例的青少年母亲考虑过母乳喂养，即使她们最终选择人工喂养。许多选择母乳喂养的母亲在妊娠前或妊娠早期做出决定，这表明对未成年母亲进行产前干预可能会提高母乳喂养率。

角色示范作用和同伴影响是改变青少年行为态度的有效途径。Wiemann等的经典研究发现，面向青少年的母乳喂养视频是帮助青少年克服母乳喂养障碍的重要干预措施。同样，Volpe和Bear创办了一项"青少年母乳喂养教育和支持计划"（Breastfeeding Educated and Supported Teen，BEST），这一计划实施后，更多的青少年加入到母乳喂养的行列。Martens的随机母乳喂养教育研究显示,加拿大奥吉布瓦青少年在观看视频后,对母乳喂养的看法随之改善。另一项研究结果显示,82% 参与澳大利亚未成年孕妇计划的受试者在参加完产前课程后决定母乳喂养。最近,Wambach 及其同事首次在美国完成了一项随机对照试验,目的是通过采用泌乳顾问和同伴咨询指导的干预方法来促进和支持 15~18 岁母亲进行母乳喂养。结果显示,试验组和对照组在母乳喂养持续时间上存在显著差异。试验组、关怀对照组和常规护理组的中位母乳喂养持续时间分别是 177 天、42 天和 61 天[χ^2=16.26(df=2),P<0.001]。

身材变形和体重增加是各个年龄段新妈妈的普遍担忧,而这一现象在青少年中尤为突显。在一项针对韩国青少年的干预研究中,研究者通过视频向参与者解释了有关母乳喂养影响身材等方面的误解。显然,视频并没有对青少年的观点产生积极的影响;她们表示母乳喂养可能会使她们体重增加并且"破坏"身材。其他研究显示,青少年认为"尴尬"是母乳喂养的主要障碍。对母乳喂养引起乳房疼痛的恐惧心理是影响母乳喂养的另外一个主要因素。Wambach 和 Koehn 建议保健人员通过评估青少年的发育水平和知识水平来协助青少年孕妇进行整体决策。上述内容都是影响青少年母乳喂养决策的重要方面。

在通常情况下,刚开始母乳喂养的未成年母亲和较为年长且更有经验的妇女在对母乳喂养的疑问上没有什么不同,只是她们还会担心在公共场所哺乳会感到尴尬。大多数的新妈妈,无论年龄多大,都会关心如何帮助婴儿含住乳头、如何避免乳头疼痛,以及如何提供充足的乳汁。然而,对未成年母亲的援助策略还需取决于她们的生活状况。独居的未成年母亲可能需要更多、更频繁的支持,以及加入母乳喂养互助小组的推荐。和自己母亲住在一起的未成年妈妈,因其母亲可以在她上学期间帮忙照顾婴儿,所以她们可能需要了解如何获取更多母乳喂养信息和支持资源。与孩子的父亲或其他成年男性生活在一起的未成年母亲,需要知道如何平衡婴儿和夫妻关系之间的需求。母乳喂养的家庭背景对所有哺乳母亲都是非常重要的,尤其是未成年母亲。

每位母乳喂养母亲都需要支持。通常情况下,未成年母亲同成年母亲一样或是需要更多的支持,自身的发育状况和社会地位可能会阻碍她们在必要时向外界寻求援助。因此,保健人员或泌乳顾问必须更精准、更有效地预测需求,并教导青少年如何在必要时寻求帮助。Grassley 通过对相关文献进行系统性综述,确定并明确了未成年母亲对母乳喂养的社会支持需求。有 18 项研究从 5 个方面对社会支持进行了阐述,包括信息支持、工具性支持、情感支持、评价支持和网络支持,且对每类支持中的护理行为(广义来说,哺乳专家的行为)给出了界定。随后,Pentecost 和 Grassley 调查了青少年在医院中需要护士提供的开始母乳喂养的帮助。研究结果显示,信息、物质、情感和评价支持都是未成年母亲所需要的。

表 24-3 是对不同类型社会支持的描述和定义,并举例说明了护理人员和哺乳专家在帮助未成年母亲开始并维持母乳喂养时可以采用的一些询问问题和方法。为了延长未成年母亲的母乳喂养时间并且促进纯母乳喂养(如在重返校园和/或开始工作后继续母乳喂养),保健专业人员向未成年母亲提供指导,如何获得电动吸乳器,这即是一种重要的支持方式。无论时间长短,母乳喂养经历都有助于未成年母亲在转变成熟的过程中能够产生更强烈、更积极的自我意识和母性意识,她们也更有可能在未来孩子的哺育上再次选择母乳喂养。

表 24-3　对未成年母亲的母乳喂养支持措施

支持类型和定义	语言表达示例	行为示例
信息支持:为母亲提供信息、建议、操作说明或咨询指导	你对母乳喂养有哪些了解?现在以及当你准备重返学校或工作岗位后,你对母乳喂养最大的担忧是什么	提供符合母亲文化背景以及其所处年龄段阅读水平的书面母乳喂养信息
工具性支持:提供有用且具体的帮助	你的宝宝有饥饿的迹象。你愿意让我帮你将宝宝调整到哺乳姿势吗	要求访客在哺乳时离开房间,保护母亲的个人隐私
情感支持:表达对母亲的理解、同情、信任和关心	我明白,你可能会觉得在母乳喂养方面有很多需要学习的地方,并且感到无所适从。面对这样的问题和感受,有什么是我可以帮忙的吗	在与母亲和宝宝沟通时,称呼她们的名字,并保持眼神交流

续表

支持类型和定义	语言表达示例	行为示例
尊重 / 评价支持:通过给予肯定和反馈来鼓励母亲	宝宝看起来很享受趴在你胸口上与你肌肤接触。你认为到目前为止母乳喂养进行得怎么样	在哺乳时,为婴儿和母亲创造一对一的相处时间
人际网络支持:确定能向母亲提供支持帮助的人	当你在家中哺乳时,都有谁能够帮助你?你愿意让她们在旁边学习我是如何帮助你母乳喂养的吗	鼓励已确定的支持者在住院期间就参与到母乳喂养的过程中

[引自:Grassley J.Adolescent mothers'breastfeeding social support needs.J Obstet Gynecol Neonatal Nurs.2010;39;713-722.2010.01181. x;Pentecost R,Grassley JS.Adolescents' needs for nurses' support when initiating breastfeeding.J Hum Lact.2014;30(2):224-228]

▶ 六、养母和领养家庭

诱导泌乳是指刺激非产褥期妇女分泌乳汁的过程,多出现在新生儿领养或代孕家庭。在美国,2012 年有 119 514 名儿童被领养。尽管自 2008 年以来,领养率已降低了 14%,诱导泌乳在美国和世界范围内却越来越普遍。同时,也有更多领养家庭和代孕家庭母亲诱导泌乳后的母乳喂养经验的研究发表,但大多数仍采用个案研究的形式。此外,现在还有一些变性妇女诱导泌乳的相关报道。

Auerbach 和 Avery 对女性诱导泌乳经验的研究仍是目前已知的最大规模的研究。研究人员通过多种首次和二次招募的方式共入组了 240 名来自美国和英联邦国家的妇女,并对她们进行了回顾性分析。自愿参与这项研究的妇女被分为 3 组:诱导泌乳前无妊娠史或哺乳史($n=83$),有妊娠史但无哺乳史($n=55$),和诱导泌乳前有一次或多次哺乳史($n=102$)。诱导泌乳的主要原因包括为了建立母婴关系、满足婴儿的情感需求、体验与婴儿的身体接触、给婴儿提供母乳营养,以及促进养育或鼓励母亲。而泌乳能力、女性特质的展现、泌乳量,以及母亲可能经历的任何生理变化(如月经周期的调整、乳房增大,或乳头突出)都是诱导泌乳的次要因素。相对于没有哺乳史的妇女(第 1、2 组),有哺乳史的妇女(第 3 组)认为泌乳量是一个更为重要的因素。诱导泌乳前,妇女需要做的准备工作包括阅读诱导泌乳的相关资料、增加营养、在婴儿出生前后对乳头进行刺激、服用激素模拟妊娠为乳腺分泌乳汁做好铺垫(只有 6% 的人在产前使用了激素)和 / 或促进喷乳反射。几乎所有的妇女在母乳喂养宝宝时都补充配方奶,有哺乳经验的女性表示配方奶的用量会随着时间的推移而减少。

随着知识的不断积累,人们制定了诱导泌乳方案,其原理是让乳房在解剖学角度上达到泌乳前的要求,不断刺激和通过婴儿吸吮和 / 或吸乳器排空乳房中的乳汁,以及使用药物和催乳剂保证乳汁分泌。Jack Newman 博士和 Lorraine Goldfarb 博士研发的诱导泌乳方案已经帮助超过 4 000 名妇女成功泌乳或再泌乳。Newman-Goldfarb 的诱导泌乳方案信息可在 AskLenore 网站上进行查询。另外,在诱导泌乳的两个阶段过程中还可以使用决策辅助工具。第一阶段可依据婴儿预计到来的时间和妇女卵巢的功能来选择适合的方案。基于以上标准,可以选择常规、快速或绝经期诱导泌乳方案。第二阶段涉及母乳分泌量的建立,并以婴儿的预计出生时间和是否完成诱导方案为标准开始实施母乳喂养和 / 或用吸乳器吸奶。专栏 24-1 列举了一些有关该方案的已发表文献。

尽管人们在诱导泌乳方案上已经取得了一些进展,但是有些妇女可能还不知道诱导泌乳的可行性。Lorraine Hawke 在描述她哺育养女的经历时讲到,最初她并不知道诱导泌乳,事实上还曾对其真实性产生过质疑。然而,在知道了母乳对婴儿健康成长的营养价值之后,这位 40 岁的妇女最终确信诱导泌乳是正确的选择。她能做出这一决定离不开家人的支持:

"我丈夫说无论我做什么决定他都会全力支持。我的兄弟姐妹们对此的看法不一,有人感觉难以置信,有人认为我疯了,有人好奇这是如何做到的,以及我为什么会想这样做,也有人为之兴奋。最终,他们都表示支持我的选择。随后,家人对诱导泌乳这件事最主要的反应就是对我真的可以不用怀孕就能母乳喂养表示很着迷。"

Hawke 在她的文章中进一步描述了诱导泌乳需面临的挑战,在婴儿出生前一个月,要用吸乳器刺激乳房并且使用多潘立酮和催产素喷雾剂。

泌乳顾问、助产士,以及孩子的亲生母亲,也是 Hawke 的亲戚,在这个严格的诱导泌乳过程中给予全程支持。在 Hawke 看来,哺乳过程本身带来的好处要远远超过母乳的营养价值。根据 Hawke 的描述,她和那些采用母乳喂养的生母一样,通过母乳喂养的方式与她的养女建立了深厚的感情。在帮助养母进行诱导泌乳的这个重要环节中,泌乳顾问发挥了关键作用。

▶ 七、低收入家庭

在美国和其他发达国家,相较于本国更为富裕的妇女,只有少数低收入母亲选择母乳喂养。低收入妇女的母乳喂养率很低,而母乳带来的好处恰恰是她们的宝宝最需要的,包括较低的生产成本和与婴儿配方奶粉相比显而易见的高安全性。认识到在社会经济地位上处于弱势的妇女在母乳喂养率方面存在的巨大差异,促使美国公共卫生部门在过去的 20 多年里,一直努力促进和支持母乳喂养(如美国卫生和公众服务部,Healthy People 2000,2010,2020;美国卫生和公众服务部,2000,HHS Blueprint for Action on Breastfeeding;美国卫生和公众服务部,2011,The Surgeon General's Call to Action to Support Breastfeeding)。美国的总体和低收入妇女母乳喂养率都有所改善,但是根据美国国家免疫调查报告显示,低收入妇女的母乳喂养率、持续时间和纯母乳喂养率仍然落后于高收入妇女群体(表 24-4)。

专栏 24-1　Newman-Goldfarb 诱导泌乳方案相关参考文献

1. Goldfarb L. An assessment of the experiences of women who induced lactation[Doctoral dissertation]. Union Institute and University, Cincinnati, Ohio; 2010.
2. Goldfarb L. The results of a survey to assess the experiences of women who induced lactation. ISRHML Abstracts. J Hum Lact. 2010;26(4):432-433.
3. Goldfarb L. Results of a survey to assess the experiences of women who induced lactation. J Hum Lact. 2012;28(1):83-84.
4. Newman J, Goldfarb L. The protocols for induced lactation: a guide for maximizing breastmilk production. 2002.
5. Newman J, Goldfarb L. Induced lactation. In: Mohrbacher N, Stock J. The breastfeeding answer book. 3rd rev. ed. Schaumburg, IL: La Leche League International; 2003:388, 394-395.
6. Newman J, Goldfarb L. Induced lactation protocol. In: Riordan J, ed.Breastfeeding and human lactation. 3rd ed. Sudbury, MA: Jones and Bartlett; 2005:469.
7. Newman J, Goldfarb L. Newman-Goldfarb protocols for induced lactation demystified. Paper presented at the annual conference of the International Lactation.
8. Consultant Association; Aµgust 2007; San Diego, CA. Newman J, Goldfarb L. Newman-Goldfarb protocols for induced lactation decision tool. ILCA Abstracts. J Hum Lact. 2008;24:102.
9. Newman J, Goldfarb L. Selected interventions from the Newman Goldfarb Protocols for Induced Lactation. In: Walker M, ed. Breastfeeding management for the clinician: using the evidence. 4th ed. Burlington, MA: Jones & Bartlett Learning; 2017:652-653.

表 24-4　美国国家免疫调查——2009 年和 2015 年不同收入水平和 WIC 计划项目人群中母乳喂养率的分布

出生于 2009 年的不同社会人口学特征的儿童中任何形式的母乳喂养率和纯母乳喂养率(% ± 半数 95% 置信区间)

社会人口学特征	任何形式的母乳喂养				纯母乳喂养		
	n	有过母乳喂养	6 月龄时母乳喂养	12 月龄时母乳喂养	n	3 个月	6 个月
		% ± 半数 95%CI	% ± 半数 95%CI	% ± 半数 95%CI		% ± 半数 95%CI	% ± 半数 95%CI
全美	23 542	76.1 ± 1.0	46.6 ± 1.2	24.6 ± 1.0	23 216	35.9 ± 1.1	15.6 ± 0.9
贫困收入比例*							
<100	5 806	66.4 ± 2.0	35.7 ± 2.1	19.0 ± 1.7	5 754	27.8 ± 2.0	12.4 ± 1.6
100~199	4 443	75.9 ± 2.1	44.7 ± 2.7	24.6 ± 2.3	4 374	34.5 ± 2.6	14.7 ± 2.0
200~399	6 207	82.4 ± 1.6	53.4 ± 2.2	28.3 ± 2.0	6 121	41.6 ± 2.2	17.7 ± 1.8

续表

社会人口学特征	任何形式的母乳喂养				纯母乳喂养		
	n	有过母乳喂养	6月龄时母乳喂养	12月龄时母乳喂养	n	3个月	6个月
		%± 半数 95%CI	%± 半数 95%CI	%± 半数 95%CI		%± 半数 95%CI	%± 半数 95%CI
400~599	3 987	88.4 ± 1.6	61.1 ± 2.8	31.2 ± 2.8	3 921	47.6 ± 2.9	19.9 ± 2.3
≥ 600	3 099	86.0 ± 2.4	61.7 ± 3.0	31.2 ± 2.8	3 046	45.1 ± 3.1	21.5 ± 2.6
是否加入 WIC 计划 †							
是	10 293	68.8 ± 1.5	36.4 ± 1.7	18.8 ± 1.4	10 184	27.9 ± 1.6	11.6 ± 1.2
否,但有资格	1 504	79.0 ± 3.5	55.2 ± 4.6	33.9 ± 4.1	1 473	45.0 ± 4.7	22.8 ± 4.1
不符合资格	11 655	87.4 ± 1.0	61.8 ± 1.5	32.3 ± 1.5	11 473	47.5 ± 1.6	21.0 ± 1.3
全美国	17 673	83.2 ± 1.0	57.6 ± 1.4	35.9 ± 1.3	17 102	46.9 ± 1.4	24.9 ± 1.2
贫困收入比例 *							
<100	4 107	74.4 ± 2.2	43.6 ± 2.7	26.5 ± 2.3	4 020	34.8 ± 2.6	16.4 ± 1.9
100~199	3 375	82.5 ± 2.3	53.6 ± 3.1	32.7 ± 2.8	3 271	46.9 ± 3.2	24.3 ± 2.7
200~399	4 483	87.3 ± 2.0	64.1 ± 2.6	41.1 ± 2.6	4 325	54.1 ± 2.6	30.4 ± 2.4
400~599	2 780	91.0 ± 1.8	71.0 ± 3.1	45.4 ± 3.6	2 679	56.5 ± 3.7	30.1 ± 3.2
≥ 600	2 780	91.0 ± 1.8	71.0 ± 3.1	45.4 ± 3.6	2 679	56.5 ± 3.7	30.1 ± 3.2
是否加入 WIC 计划 †							
是	7 241	76.7 ± 1.7	44.5 ± 2.1	25.4 ± 1.9	7 075	38.0 ± 2.1	17.8 ± 1.6
否,但有资格	1 522	83.3 ± 3.7	65.8 ± 4.1	47.2 ± 4.2	1 449	51.2 ± 4.3	29.7 ± 3.7
不符合资格	8 795	91.7 ± 1.0	72.6 ± 1.7	47.4 ± 1.9	8 468	57.8 ± 1.9	33.1 ± 1.8

注:* 贫困收入比率 = 自报家庭收入 / 以家庭人口数计算的联邦贫困线

† WIC:妇女、婴儿和儿童营养补充计划。未提供 WIC 状态信息的个体从该变量分析中排除

(转自:National Immuniation Survey,Centers for Disease Control and Prevention,Department of Health and Human Services)

20 世纪 80 年代、90 年代末和 21 世纪初的研究显示背景差异可以用来预测低收入女性的母乳喂养情况。例如,Grossman 等发现,如果一个低收入女性已经结婚、至少接受过高中教育、在妊娠早期开始产前护理,并且是白种人或西班牙裔美国人,那么她很可能会母乳喂养。Libbus 和 Kolostov 的研究报道指出,参与研究的低收入女性中,其外祖母有母乳喂养经验并且能够得到配偶支持的人更倾向于母乳喂养,而且将母乳喂养看作是一次愉快的经历。如本章所述,在低收入的非裔美国女性中,角色示范作用和母亲自身的母乳喂养经历是非常重要的母乳喂养预测因素。

外界对低收入女性采取母乳喂养的支持对减少种族和不同收入群体间的母乳喂养差异有重要作用。Cricco-Lizza 对 109 名参加了位于纽约诊所的一项“妇女、婴儿和儿童(WIC)营养补充计划”的低收入非裔女性进行了采访,调查结果发现 WIC 计划的工作人员和这些妇女间的相互信任和尊重对母乳喂养决策有积极的影响。

(一)信息缺乏

有时信息缺乏可能是导致未能母乳喂养的原因。事实上,举办分娩和母乳喂养教育产前学习班,对于需要这些信息的女性和家庭来说,可以帮助他们做出明智的决定(即知识就是力量)。20 世纪 90 年代的研究就已经表明,多种形式和来源的产前和 / 或产后教育均提高了低收入妇女选择母乳喂养的可能性。随后在 21 世纪初,Wambach 和她的团队开展了面向低收入未成年女性的产前教育研究,结果显示相较于对照组,受教育组的母乳喂养启动率和持续时间均得到改善。不过,人们已经认识到,在应对母乳喂养障碍方面,文化因素产生的影响可能比单纯低收入更为重要。例如,

Fischer 和 Olson 发现在低收入（WIC 计划参与者）和较高收入（非 WIC 计划参与者）女性群体间可能存在的文化差异影响她们的母乳喂养决策；他们发现，对母乳喂养障碍的看法和反应，以及一些客观环境因素，使配方奶喂养成为必然。然而，"WIC 计划参与者认为出于实际需要，人工喂养从个人和社会层面都是可以接受的，而非 WIC 计划参与者则觉得从上述任何一个方面而言都是不可接受的"。WIC 计划的参与者认为，配方奶的使用是不可避免的，他们别无选择，而非 WIC 计划参与者则通过设定小而可行的目标和寻求支持来维持母乳喂养。

（二）医院实践

有时母亲选择不进行母乳喂养与医院因素相关。总体而言，在过去的 20 年或更长时间中，医院在母乳喂养相关工作上取得了改善。改进方向主要源于以下两点：消费者需求和 BFHI 倡议。BFHI 是由 WHO 和联合国儿童基金会（UNICEF）共同提出的一个国际项目，现已成功将支持母乳喂养这一活动理念推广至全世界的数百家医院。BFHI 倡议强调了促进母乳喂养成功的 10 条措施，任何一家从事新生儿及产妇护理的机构在遵循这些标准的前提下，都可以提供母乳喂养帮助（详见第二章"母乳喂养和泌乳：起源与发展"）。爱婴美国是美国 BFHI 的认证机构，据报道在美国有 500 家医院和分娩中心已经获得了"爱婴医院"的称号，约占全美国医院的 1/6，分娩总数达到全国的 24%。若一指定机构能将 BFHI 推荐的十条标准纳入其护理工作中，则在该机构分娩并选择母乳喂养的母亲最有可能获得最佳体验。有 3 项研究更是通过调查医院对产妇的护理方式，研究了成功执行（或未成功执行）10 条标准对在该医院分娩并接受产后护理母亲的母乳喂养体验的影响。

促进母乳喂养干预试验（promotion of breast-feeding intervention trial，PROBIT）是在白俄罗斯进行的一项大型随机试验。参与研究的医院和诊所被随机分为两组：干预组（执行"爱婴医院"10 条标准）和对照组（不进行任何改变）。干预组婴儿（*n*=17 000）的母乳喂养频率显著高于对照组婴儿，并且其胃肠道感染和特应性湿疹的发生率低于对照组。

Merewood 和 Philipp 克服了重重障碍，使波士顿市中心的一家教学医院成为马萨诸塞州的首家"爱婴医院"。影响这一资格认证的主要障碍就是医院接受免费奶粉赞助。经过两年的努力，10 条标准中的九条都已符合要求，只剩下需要解决因放弃免费奶粉赞助所带来的预计采购成本增加（72 000 美元）。进一步调查显示，配方奶粉公司所提供的奶粉需求量远远超过医院的实际使用量。以每瓶配方奶 20 美分的标准计算，医院每年预计支出的奶粉成本仅为 20 000 美元，这远远低于最初估算的 72 000 美元，并且对于一个每年有 1 800 名婴儿出生的大医院来说这部分花费所占的比例很小。

Merewood 及其同事在 2001 年也对所有美国的"爱婴医院"进行了一项大型调查。他们发现，这些医院的母乳喂养率（83.8% *vs.* 69.5%）及纯母乳喂养率（78.4% *vs.* 46.3%）均高于同时期的美国平均水平，进一步证实了 BFHI 的影响力。

十条标准中的哪些标准对母乳喂养的影响最大？ Wright 和其同事比较了这十条标准对产妇产后 4 个月完全母乳喂养的影响。结果发现，住院期间没有使用过配方奶粉、没有收到出院礼包或优惠券、母婴同室的时间达到 60%、不使用安抚奶嘴以及被推荐参加母乳喂养互助组织的产妇母乳喂养和纯母乳喂养的时间都较长。Murry 和其同事的研究进一步证实，除了分发出院礼包外，以上几点均可作为预测母乳喂养持续时间较长的依据。在以群体研究对象的实验研究中，他们分析了妊娠风险评估监测系统（PRAMS）中记录的数据，结果表明下列做法是母乳喂养持续时间的重要预测因素：

1. 产后 1 小时内母乳喂养。
2. 纯母乳喂养（出院前不添加配方奶粉）。
3. 母婴同室。
4. 不使用安抚奶嘴。
5. 提供出院后求助电话号码。

最后，Olaiya 等随后对未成年母亲和 PRAMS 数据的分析发现，10 条标准中遵循的标准越多，母乳喂养的时间就会越长，纯母乳喂养的概率也会越高。然而，在该研究中，大约有一半未成年母亲的体验少于 3 条，并且与母乳喂养时间和纯母乳喂养有关的 5 项标准中，9.6% 人没有遵循其中任何一条。这表明一些人群并没有得到爱婴机构应当提供的产妇护理。

（三）同伴咨询的重要性

在产后 6 周内向低收入女性提供外界母乳

喂养支持,几乎都能延长她们的母乳喂养持续时间。一般来说,新生儿母亲的朋友中选择母乳喂养的人越多,那么她的母乳喂养持续时间就可能会越长。

　　同伴咨询项目是一项有效的干预措施,提供母乳喂养支持的泌乳顾问都是经过培训并且具备母乳喂养相关知识的女性同伴。在这些受过培训的同伴指导顾问的支持下,女性更倾向于启动母乳喂养并且持续时间也更长。同伴咨询有以下几个特征:了解最新信息;能与低收入女性(多符合WIC 计划标准)建立支持性的人际关系;为遇到母乳喂养问题的女性转诊母乳喂养专家;充满热情;促进母乳喂养的实行。有关同伴咨询有效性的研究请见表 24-5。

表 24-5　有关同伴咨询师的研究	
Arlottie et al., 1998 (*n*=36)	对参与佛罗里达州 WIC 计划的妇女通过电话、信件或面对面的方式进行 5 次产后随访。组间纯母乳喂养差异显著,但总体持续时间上无显著性差异
Anderson et al., 2005 (*n*=162)	一项随机对照试验,研究对象为康涅狄格州的哈特福德低收入孕妇,主要是西班牙裔孕妇。纯母乳喂养同伴指导支持方式包括 3 次产前家访,围产期每日随访,9 次产后家访,以及必要时的电话访问。对照组前 3 个月的非纯母乳喂养可能性明显高于同伴咨询组。同伴咨询组婴儿发生一次或多次腹泻的可能性降低一半
Campbell et al., 2014 (*n*=3 070)	采集 2009 年德克萨斯州卫生服务部门对 73 个 WIC 机构的婴儿喂养实践调查数据并进行回顾性横断面研究。在怀孕期间、住院时和分娩后得到同伴支持的孕妇比没有相应同伴支持的孕妇更可能在产后启动母乳喂养(*OR* 分别为 1.36、2.06 和 1.85)
Caulfield et al., 1998 (*n*=548)	研究对象为在巴尔的摩参与 WIC 计划的低收入孕妇。产前和产后每周接受同伴咨询指导。同伴支持与初次母乳喂养相关,但与产后 7~10 天的持续母乳喂养无关
Dennis et al., 2002 (*n*=256)	一项随机试验,研究对象为多伦多附近的产后初产妇。在出院后 48 小时内以及需要时进行电话联系。实验组和对照组在母乳喂养持续时间和 12 周的纯母乳喂养上存在显著性差异
Gross et al., 1998 (*n*=115)	研究对象为在巴尔的摩 4 家诊所参与 WIC 计划的非裔美国人。试验采用 2×2 析因设计。干预方式:视频和 / 或同伴咨询 vs. 对照组。干预组母乳喂养率高于对照组
Grummer-Strawn et al., 1997	对 1989—1993 年儿童营养监测系统数据进行分析,比较密西西比州 WIC 诊所中参与和未参与同伴咨询计划人群间的母乳喂养率差异。同伴咨询计划显著提高了母乳喂养率,特别是在有泌乳专家和顾问的诊所
Haider et al., 2000 (*n*=720)	对孟加拉孕妇进行产前和产后家访。选择开始和持续纯母乳喂养人群比例间存在显著性差异(70% *vs.*6%)
Kistin et al., 1990 (*n*=102)	有同伴支持的低收入美国女性在母乳喂养率、纯母乳喂养率和母乳喂养持续时间上都显著高于无同伴支持的对照组
Long et al., 1995 (*n*=141)	研究对象为参与犹他州 WIC 计划的美国本土孕妇。产前和产后的互助方式包括家访、诊所就诊和电话访问。干预组的母乳喂养率显著高于对照组(84% *vs.*70%),但两组在持续 12 周的母乳喂养率上没有显著性差异(49% *vs.*36%)
Martens et al., 2002 (*n*=283)	研究对象为非 WIC 计划中的加拿大 Sankeeng 第一民族人群。母乳喂养教育和支持的干预方式为产前社区健康护理和产后同伴咨询。产后第 1 个月每周一次同伴指导,产后第 2 和 3 个月每两周一次(即在产后第 1、2、3、4、6、8、10 和 12 周)。同伴咨询干预组断奶的概率降低一半,母乳喂养持续 2 个月的占 61%(对照组为 48%),持续 6 个月的占 56%(对照组为 19%)。同伴咨询干预组遇到的母乳喂养问题较少,对母乳喂养满意度更高
Mongeon & Allard, 1995 (*n*=194)	对蒙特利尔的 194 名孕妇通过电话进行产前和产后干预。对照组与干预组在母乳喂养持续时间上无显著性差异
Morrow et al., 1999 (*n*=130)	研究对象为墨西哥城低收入女性。干预方式为产前和产后家访。实验分为 1 个对照组和 2 个干预组(第 1 组:6 次家访;第 2 组:3 次家访)。3 组在纯母乳喂养率(6 次家访组 =67%;3 次家访组 =50%;对照组 =12%)和持续 12 周纯母乳喂养率上存在显著差异
Pugh et al., 2002 (*n*=41)	随机试验,干预方式为在产后住院期间实行社区健康护理和同伴咨询支持。干预组接受每日医院探访,在第 1、2 和 4 周时的家访,以及从第 8 周到第 6 个月每周 2 次的同伴咨询电话指导。实验组母乳喂养持续时间较长

续表

Rozga et al., 2015 (*n*=5 886)	对密歇根州母乳喂养倡议同伴咨询计划的数据进行分析。每次额外增加的家访、电话联络和其他同伴咨询指导，都能显著降低在第 6 个月时停止任何形式母乳喂养的风险比（*HR*=0.90，95% *CI* 0.88-0.92；*HR*=0.89；95% *CI* 0.86-0.90；*HR*=0.93，95%*CI* 0.90-0.96）和在第 3 个月时停止纯母乳喂养的风险比（*HR*=0.92，95% *CI* 0.89-0.95；*HR*=0.90，95% *CI* 0.88-0.91；*HR*=0.93，95% *CI* 0.89-0.97）
Schafer et al, 1998 (*n*=134)	对爱荷华州农村低收入女性通过面对面和电话方式进行产前和产后干预。干预组和对照组在母乳喂养率（82% *vs.* 32%）和持续时间上存在显著性差异
Shaw & Kaczorowski, 1999（*n*=192）	对参与田纳西州 WIC 计划的低收入女性采用产前门诊探视和产后电话联络的干预方式。干预组的母乳喂养率和持续时间都有显著提高
Wambach et al., 2011 (*n*=289)	在美国中西部开展的随机临床试验。将城市弱势青少年（15~18 岁）分为 3 组进行纵向追踪。干预方法：两次泌乳顾问（LC）和同伴咨询（PC）的产前母乳喂养分享教育课；PC 产前电话支持；PC 和 LC 的住院 / 产后支持；PC 和 LC 产后 4 周的电话支持。实验组母乳喂养时间较长（*P*<0.001）

"母乳喂养是最佳的喂养方式"在低收入母亲群体中已广为人知。无论选择何种方式，她们都认可母乳喂养带来的健康益处。此外，她们还会因未能母乳喂养而产生挥之不去的愧疚感。年轻的低收入女性或许会相信她们所生活的社区视母乳喂养为最优选择，但据她们所说，她们的朋友和同龄人认为母乳喂养是件"令人厌恶"的事。除此以外，一些低收入母亲认为母乳喂养与社会经济特权相关。低收入女性在母乳喂养期间，由母乳喂养引起的继发效应会给其生活中的其他方面带来潜在的长期影响，这常常被忽略。同伴咨询项目应得到支持和推广。

▶ 八、孕期哺乳和手足哺乳

在前 6 个月的纯母乳喂养阶段再次怀孕的可能极小。此处强调的关键词"纯母乳喂养"和"出生后前 6 个月内"。在全球范围内，有超过 50% 的妇女可能会在哺乳其最小的孩子时怀孕。当被问及时，她们中的许多人认为孩子的情感需求是继续母乳喂养的主要动机，其次是以孩子为主导的断奶观念。

哺乳期间怀孕的母亲可能会经历以下任何一种或全部情况：

1. 乳头和 / 或乳房压痛　激素变化可能导致乳头或乳房部位的突然疼痛，这似乎是激素引起的。通常治疗乳房或乳头疼痛的方法大多无效。

2. 母亲感到疲惫　妊娠早期的激素变化常常令人昏昏欲睡，但因为需要应对一个爱动的蹒跚学步中的幼儿，所以母亲感觉充满挑战。疲劳是因妊娠期的激素变化，而非继续母乳喂养，随着妊娠月份的增加，疲劳感会逐渐减轻。无论是否处于母乳喂养期间，都应鼓励照顾年幼子女的孕妇与孩子同时休息。

3. 母乳量和喂养次数减少　约 70% 母亲的母乳量在再次怀孕期间下降。大多数哺乳儿童母乳喂养的频率低于婴儿时期的水平。随着孕期的增加，母乳量通常都会减少。有时，孩子会在此期间断奶。如果孩子已经会说话，他们可能会抱怨说母乳"都没了"，或者"要花很久才能喝到"。

4. 母乳味道改变　当妊娠期间激素（尤其是雌激素）水平的改变开始影响乳房分泌组织后，母乳中的乳糖含量减少，而钠含量增加，使母乳的味道发生变化。已经会讲话的婴儿可能会很清楚地描述出或者通过行为表达母乳味道的变化。

5. 宫缩　女性在母乳喂养期间经历宫缩。无证据表明，无早产风险的健康孕妇母乳喂养会给母儿带来危险。但对于有早产风险者，孕期母乳喂养的影响还知之甚少。断奶：一些吃奶的婴儿在其兄弟姐妹出生前就断奶了，大概是因为母乳量的减少和味道的改变，和 / 或母亲强迫断奶。随着母亲体形的改变，她的大腿也会被遮挡，给哺乳期的孩子造成不便。如果母亲对孩子的母乳喂养请求做出反应，但又不能把乳房给孩子，则婴儿可能会自然断奶。

在考虑妊娠期间是否继续母乳喂养时，应把结合以下情况综合考虑：母亲的先兆早产和早产史、反复自然流产史、子宫颈技能不全、目前是否多胎妊娠或其他先兆早产和早产的危险因素。孕期继续母乳喂养的母亲需要丰富营养的膳食,可以补充一些维生素。一项小型研究结果显示,大多数母亲在整个怀孕期间可保持良好的的健康状况,新生儿也很健康。

手足哺乳是指哺乳母亲在随后的怀孕期间以及新生儿出生后,继续保持母乳喂养的情况,即非双胞胎同胞的哺乳。

孕期母乳喂养和 / 或手足哺乳的母亲可能会面对来自家人、朋友和保健专业人员的指责。在医生告知母亲必须给孩子断奶后,即使没有任何指征表明继续母乳喂养会对母亲或发育中的胎儿带来风险,母亲也会咨询泌乳顾问的意见。在发展中国家,母亲怀孕后需要断奶的传统观念,也可能降低随后妊娠期间的母乳喂养频率。对母乳喂养女性的个人决定和行为持开放态度的泌乳顾问或护士,能为支持母亲的母乳喂养决定提供有帮助的信息和指导。

▶ 九、家庭生活中的负面影响

并不是所有的家庭都会"永远幸福"。当一场婚姻走向终点,随着夫妻间关系的结束,受影响的不仅仅是配偶双方,还会涉及他们的每一个子女以及其他亲友。监护权的问题也可能因妻子在哺乳期而受到影响,她认为(或对或错)法庭在判决子女的监护权以及孩子与她即将成为前夫的丈夫的关系时,应当将母乳喂养因素考虑在内。

在这种情况下,泌乳顾问或其他哺乳支持者的角色必须是母乳喂养提倡者,除非泌乳顾问自身是一名律师,否则不必过于关注法律。泌乳顾问应当提供资讯,向法官和母亲(也许是父亲)的律师普及母乳喂养对儿童持续身心健康的重要性。当母乳喂养受到保护时,有关如何增进父亲与孩子间感情的问题可能会随之浮出水面,但可能不会涉及母乳喂养频率。大多数情况下,如果不是几个月大的小婴儿,孩子与父亲(离开母亲)的短期相处不太可能增加母乳喂养的危机。此外,若想保持孩子对父母双方的依恋,就需要让孩子和父母(尽可能多地)经常在一起,就像婚姻关系和共同育儿经历未受影响之前一样。已故的 Elizabeth Baldwin 曾是一名家庭律师,她生前在监护权和母乳喂养案件中为许多泌乳顾问和客户提供了法律支持。国际母乳会(LLLI)网站上发布了一些在离婚等案例中涉及子女监护权和母乳喂养的信息资源,许多来自已故的 Elizabeth Baldwin。在 LLLI 网站上也有夏威夷、缅因州、密歇根州和犹他州颁布的关于监护权和母乳喂养的立法信息。此外,LLLI 开展了诸如儿童监护权等有关法律问题的网络研讨会。

当今离婚较为普遍的社会中,父母通常共同拥有孩子的监护权,但其中一方仍是孩子的主要监护人。不享有主要监护权的一方将有探视权,以保障和维系与孩子的关系。探视时间的安排可遵循《育儿计划》(Parenting plans)中的指导原则。如果离婚时母亲正值哺乳期,那么探视时间安排往往取决于孩子的年龄。6 个月以下婴儿的探视时间较短,例如,每周有 3 个非连续的探视日,每次 2 小时。随着孩子逐渐长大,探视时间也相应增长,留宿探视也被准许。当一位母亲试图继续母乳喂养,而时长又超过了大多数人(包括法官和律师)认可的时间时,泌乳顾问依然可以从母乳喂养有益健康的角度提供资源支持。这样的长期母乳喂养方式并不一定需要限制无监护权父母的合理探视时间,也不会影响孩子与母亲的分离周期,而是准确把握了问题的重点——保护孩子的最大利益。

(一)暴力

泌乳顾问可能遇到一些情况,包括准备或正在母乳喂养中,母亲或其孩子在生活中受到恐吓或殴打。无论何时,泌乳顾问如果认为发生了家庭暴力等类似事情,都有法律责任将其怀疑向有关部门报告,如果母亲愿意的话,这类部门将有权利进行干涉并保证母婴的安全。在给有虐待经历的女性提供母乳喂养支持时,需要有一定的敏感度,但的基本无须和其他人有所区别。

目前,遭受家庭虐待的母乳喂养女性人数尚不清楚。然而在美国和全世界,预计有很多妇女和女孩受到虐待。美国亲密伴侣和性暴力调查是一个正在进行的、具有全国代表性的、随机数字拨号电话调查,旨在收集美国 18 岁以上非社会福利机构中说英语和 / 或西班牙语女性和男性经历过的亲密伴侣暴力(IPV)、性暴力和跟踪事件的有关信息。该调查收集的数据显示,2010 年,有 1/10 的女性受到强奸形式的亲密伴侣暴力;估计有 16.9% 的女性经历过其他形式的非强奸性暴力。亲密伴侣严重身体暴力的终身发生率预计为

24.3%，约 2.7% 的女性在调查前一年经历了严重身体暴力。

家庭暴力对女性选择母乳喂养有何影响？一直以来，美国的研究结果对此尚无定论。Acheson 报道指出，缺乏母乳喂养与母婴一方或双方受到身体和性虐待相关。Acheson 还回顾性综述了一项入组了 800 例孕妇和婴儿的家庭实践调查，结果表明在缺少母乳喂养、存在婚姻问题和家庭暴力的情况下，产后抑郁的发生率更高。母乳喂养时，针对母婴一方或双方的暴力事件发生率显著降低了 38 倍，Acheson 建议对此进行了深入研究。

Bullock 等对有、无亲密伴侣暴力经历的女性进行了差异研究分析（采用虐待评估筛查方法），数据来源于 WIC 营养补充计划对母乳喂养礼券和配方奶粉优惠券的收集工作（n=221）。虐待组和非虐待组女性在母乳喂养率和持续时间上的差异均无统计学意义。

Silverman 和同事通过 118 579 名女性的大样本分析，研究了只在怀孕前、怀孕期间，或在这两个时期都经历过亲密伴侣暴力与母乳喂养之间的关系，发现 5.8% 的受试者在怀孕前、怀孕期间或这两个时期都曾被配偶虐待；母乳喂养率为 71%，其中有 18.3% 的女性在产后 4 周前停止母乳喂养；校正社会经济特征和吸烟状况差异后，亲密伴侣暴力和选择或停止母乳喂养之间没有显著相关性。

与美国的研究结果相反，其他国家的研究人员发现亲密伴侣暴力对母乳喂养的选择或持续时间有负面影响。在巴西，Moraes 和同事在 5 家公立诊所随机选取了 800 名子女年龄小于 5 个月的女性进行研究。结果发现，在校正社会经济、人口、生殖和生活方式差异后，怀孕期间有过严重身体暴力经历的女性停止纯母乳喂养的概率增加 31%。在中国，Lau 和 Chan 发现在校正人口、社会经济和产科变量后，孕期无亲密伴侣暴力经历的女性对母乳喂养影响更大（校正 OR 1.84；95% CI 1.16-2.91）。

最后的一篇系统综述，纳入了 12 项国际性观察研究，包括之前提到的一些研究，其中 8 项研究表明，在经历过家庭暴力的女性中产后母乳喂养意愿、母乳喂养启动率和 6 个月内的纯母乳喂养都较低，而提前终止纯母乳喂养的可能性较高。

（二）儿童性虐待

儿童时期包括性虐待在内的虐待史可能会导致儿童出现不同的母乳喂养反应。例如，一个母亲可能希望母乳喂养，但又不能忍受婴儿含住乳房，如果不存在明显的乳房疼痛问题，那么泌乳顾问就应该考虑这位母亲很可能在几年前有过乳房方面的性虐待。

一篇国际性综述在分析了 38 篇有关儿童期性虐待（CSA）文章（涉及 39 个现状研究）后指出，CSA 问题在全世界范围内仍持续存在。据该综述报道，美国 6 项只针对女性的研究（样本量范围，65~654；平均为 332）结果表明，虐待发生率在 18%~50.8%（平均 32.1%）。鉴于虐待的发生率如此之高，对乳房功能的认识及与这些认识相关的情感很可能包括来自大多数泌乳顾问专业领域以外的对过往经历的恐惧。

性虐待能够给受害者带来短期和长期影响。这些影响可能表现为多种方式，包括创伤后应激障碍症状、认知歪曲、精神损害、自我意识受损、人际交往障碍、健康问题和多种逃避行为（包括对虐待相关事件的遗忘，心理解离症状及滥用药物等自我毁灭行为）。有时怀孕、分娩，或是母乳喂养可能会唤醒以往被压抑的记忆。一位女士在她尝试给婴儿哺乳时首次回忆起曾经被虐待的经历，因为这些感觉和随之而来的记忆毫无准备，因此无法忍受继续让婴儿接触她的乳房。应对机制将会因人而异，在怀孕、分娩或哺乳期也许有表现，或者不表现。良好的人际关系和安全感，是一位母亲有可能向泌乳顾问透露她一直是儿童虐待受害者的前提条件。然而在许多情况下，她可能不知道造成她极度不适的原因是什么，这是由于虐待和应对机制所导致的大脑变化，包括对虐待事件的遗忘，而这可能是多年反复练习后维持的正常表象。此外，如果这位母亲回忆起了她的虐待经历，她可能也不会认为这样的经历与目前遇到的譬如母乳喂养等问题存在某种联系。

遭受过性虐待的人可能会出现创伤后应激障碍的症状。她们经常在噩梦或侵入性思维中多次重经创伤事件，例如突然回想起以前的虐待情景。如果母乳喂养突然唤醒了那段回忆，那么这样的喂养方式可能会让母亲感到恐惧。专栏 24-2 为如何帮助一个可能有性虐待经历的新妈妈提供了建议。

专栏 24-2　对性虐待幸存者的的干预措施

- 在询问性虐待问题时要温柔并且尊重对方。LC 是否能直接询问取决于其与母亲之间建立的关系。
- 指导她们什么是正常的哺乳过程,包括哺乳带来的正常的愉悦感。提供建议,使母乳喂养更容易被接受。
- 如果母亲不能或不愿意直接哺乳,建议她可以先将母乳吸出来再喂宝宝。这可能是她最易于接受的方式,既为宝宝提供了母乳,同时也不会让她在情感上(有意识或无意识地)认为受到了人身侵犯。
- 推荐心理健康咨询师。注意不要成为其主要的情感支持来源。

当然,上述的例子确实存在,但也有证据表明实际情况常常与预期相反。至少有一个研究组发现,相比于没有虐待经历的女性,自我认同为童年性虐待受害者的母亲更容易采用母乳喂养。事实上,研究者对 1 220 名 3 岁以下儿童的亲生母亲进行了研究,其中 7% 的参与者有 CSA 经历,她们的母乳喂养可能性是没有 CSA 经历母亲的 2 倍以上。儿童时期遭受性虐待的女性是否会更关心子女的养育问题？果真如此,那么这些女性更可能会选择母乳喂养,因为这是一种较为健康的婴儿喂养方式。Coles 对 11 位在儿童期都经历过性侵犯随后成功母乳喂养的澳大利亚女性进行了描述性研究,结果提出了 4 个体现母乳喂养挑战、需求和回报的论点:①加强母婴关系;②体现母体价值;③划分女性乳房作为哺乳和性器官的双重角色;④公众场所哺乳时个人隐私的暴露与掌控。女性必须克服侵犯性的和消极的喂养情绪和记忆,才能与婴儿建立并维持母乳喂养关系。

一项定性参与性研究通过深入访谈的方式调查了 6 位遭受过 CSA 的加拿大母亲的经历,为泌乳顾问和保健专业人员在面对这一特殊母亲群体时提供了更多的参考信息。参与研究的女性都认为,母乳喂养是最好的婴儿喂养方式,尽管会遇到困难但还会继续母乳喂养。从她们的描述中概括出的主题包括羞耻、触碰、乳房、分离、医疗护理、愈合:

1. 每位女性都有羞耻感,这继而又影响了她们的母乳喂养经历。

2. 女性认为有 3 种触碰难以接受:存在消极身体意象下的自我触摸,婴儿抚触(过多),和医疗触碰(过多,并且未事先告知或经过许可)。

3. 有些人认为乳房是引起性虐待的原因,但有一位女性对乳房的看法是积极的,即乳房变大并且奶量充足。

4. 心理解离症状是这些女性应对 CSA 及一些女性应对母乳喂养时出现的一种表现形式。将自己从母乳喂养的身体感觉上分离出来,虽然行动上接受母乳喂养,但在情感上是否定的态度。

5. 女性可能经历了各种方式的医疗护理服务,包括一些就其提供的信息而言不被赞成、前后矛盾或不正确的医疗服务;因为权威性的问题,她们无法质疑挑战保健专业人员。

6. 两位女性认为她们能够通过分娩和哺乳经历改变并治愈 CSA 带来的影响。

因此,虽然每个女性的母乳喂养体验都是独一无二的,但仍存在一些共性,这在之前的一些研究报道中也有体现。

相反,最近的研究证明了 CSA 对母乳喂养体验的负面影响。Islam 和同事对 426 名产后 6 个月的孟加拉女性进行了研究,发现经历过 CSA 的女性与未受过虐待的女性相比,显然不大可能选择纯母乳喂养[AOR (校正 OR) 0.38,95% CI 0.15-0.92]。随后,研究人员创建了一个综合方法研究不良儿童经历的叠加效应,结果发现所报告的不同类型儿童期虐待的数量与提前终止纯母乳喂养之间存在剂量 - 反应关系。他们还发现,产后抑郁和母体应激反应不介导 CSA 对纯母乳喂养的影响,反而起到了调节作用。因此,经历过 CSA 且合并产后抑郁或高应激反应的女性提前终止纯母乳喂养的概率更高。

另一项近期研究是在德国对 CSA 幸存者开展的病例对照研究。数据来自于 85 名有过 CSA 经历的女性和 170 名母亲年龄、儿童年龄和国籍相匹配的对照女性。对产前资料和自我管理调查数据进行分析,结果发现有、无 CSA 经历女性的母乳喂养率相似(96.5% $vs.$ 90.6%);然而,CSA 女性遇到的母乳喂养问题较多(77.7% $vs.$ 67.1%, P =0.08),乳腺炎(49.4% $vs.$ 27.6%, P <0.01)和疼痛(29.4% $vs.$ 18.8%, P =0.15)的报道率显著高于对照组。20% 的 CSA 女性在母乳喂养时回忆起 CSA 经历,58% 的人报告会出现分离现象。

虽然这些研究为 CSA 受害者的母乳喂养体验提供了一些依据,Kendall-Tackett 也仍然提醒,需要进一步研究来准确描述有身体或性虐待史女性的母乳喂养体验与结局。众所周知,在有虐待经历的受害者中,皮质醇水平较高或较低。对当前压力的反应,例如出生后的各种压力,是否会影响泌乳？认为母乳供应不足是否是成功母乳喂养的障碍？ Prentice 等发现,在出生后 1 个月,没有 CSA 史的母亲(82%;*n*=517)比有 CSA 史的母亲(73%;*n*=41)母乳喂养率高,但两组间差异无统计学意义。显然,研究人员还需要进行更多的相关研究。

在特定时间条件下,接受每位女性的母乳喂养决定可能更有助于推进其和婴儿建立全母乳喂养关系,并且巩固与其所有子女间可持续的健康关系,包括一些她在原生家庭中可能没有享受过的关系。

▶ 十、小结

不同的家庭形式反映了不同家庭成员的需求。家庭发展理论使保健专业人员能够确定在人的整个生命周期中特定的家庭功能。保健专业人员的目标应该是帮助家庭在没有她/他的辅助下也能满足自我需求。与家庭功能相关的关键问题是家庭在支持系统及更广义的社区中的地位。早期育儿阶段的特征是依恋行为的模式,以及反映父母能力不断提高的方式。

▶ 十一、关键知识点

1. 研究一生中可能会经历的不同家庭形式和关系,可以帮助我们洞察一个有了新生孩子的家庭可能会遇到的压力。

2. 一个家庭与医院或诊所的保健专业人员间的互动方式往往与家庭结构、家庭所处阶段及与生育相关的活动有关。

3. 母亲的母乳喂养意愿是决定她是否愿意启动母乳喂养和持续母乳喂养的唯一关键因素。相应地,她的母乳喂养意图也受其态度、自信程度和得到的社会支持度的影响。母乳喂养支持越多,她就越有可能继续母乳喂养。

4. 母亲对种族或民族的身份认同对婴儿喂养方式的选择有重要影响。

5. 父亲往往是母乳喂养早期最有影响力的支持者。

6. 当父亲参与照顾他们的新生儿时,他们更有可能产生积极的感受,认为自己是孩子生命中重要的一部分。

7. 有经验的父亲们可以互相帮助,并从中意识到,很多父亲对于哺乳期的妻子和婴儿之间的亲密关系、自己需要牺牲享乐时间承担新的责任存在矛盾心理。

8. 角色榜样作用和同伴影响是教导未成年孕妇母乳喂养的有效方式,特别是当这些年轻母亲关注保持身材和感到害羞尴尬时。

9. 养母需要家庭和保健专业人员的支持以帮助做出诱导泌乳的决定,并完成这一充满挑战的过程。

10. 通过课程和其他教育手段传授母乳喂养的好处和重要性可增加低收入女性选择母乳喂养的可能性。

11. 同伴咨询师通过一对一的接触和支持,在促进和维持母乳喂养方面有显著的影响作用。

12. 手足哺乳是指母亲在随后的怀孕期间及新生婴儿出生后继续保持母乳喂养的情况。孕期母乳喂养和/或手足哺乳的母亲可能会面对来自家人、朋友和保健专业人员的指责。泌乳顾问的作用是支持母亲的手足哺乳决定,并为保障哺乳母亲、未出生胎儿和哺乳儿童的健康提供支持帮助。

13. 多项研究表明,在 BFHI 倡议的影响下,医院相关工作的改善对启动和坚持母乳喂养都产生了积极的影响。

14. 在过去的 5 年里,被认证为爱婴医院的美国医院数量有所增加。美国医院在遵循爱婴医院十条标准时,遇到的一个主要障碍是需要支付医院使用的配方奶粉费用,而不能继续接受奶粉公司的免费赞助。

15. 遭受身体和/或性虐待的女性在启动和继续母乳喂养方面可能会遇到困难。哺乳专家和保健专业人员应将每一位受过虐待的人作为个体对待,并认识到以前的创伤会给女性在身体和情感层面上都造成影响,值得特别关注。

（肖云 译 张美华 高雪莲 校）

参考文献

Acheson L. Family violence and breastfeeding. *Arch Fam Med.* 1995;4:650–652.

Anderson A, Damio G, Young S, et al. Randomized trial assessing the efficacy of peer counseling on exclusive breastfeeding in a predominantly Latina low-income community. *Arch Pediatr Adolesc Med.* 2005;159:836–841.

Arlotti J, Cottrell BH, Lee SH, Curtin JJ. Breastfeeding among low-income women with and without peer support. *J Community Health Nurs.* 1998;15:163–178.

Arthur CR, Saenz RB, Replogle WH. The employment-related breastfeeding decisions of physician mothers. *J Miss State Med Assoc.* 2003;44(12):383–387.

Auerbach KG, Avery JL. Induced lactation: a study of adoptive nursing by 240 women. *Am J Dis Child.* 1981;135(4):340–343.

Augustin AL, Donovan K, Lozano EA, et al. Still nursing at

6 months: a survey of breastfeeding mothers. *MCN Am J Matern Child Nurs.* 2014;39(1):50–55. doi:10.1097/01.NMC.0000437534.99514.dc

Avery M, Duckett L, Dodgson J, et al. Factors associated with very early weaning among primiparas intending to breastfeed. *MCN Am J Matern Child Nurs.* 1998;2(3):167–179.

Baby-Friendly USA. Celebrating 500 Baby-Friendly designated facilities in the United States. 2018. Available at: https://www.babyfriendlyusa.org/news/baby-friendly-usa-celebrates-major-milestone-of-500-baby-friendly-designated-facilities-in-the-united-states. Accessed June 19, 2019.

Baby-Friendly USA. 10 steps & international code. 2019. Available at: http://www.babyfriendlyusa.org/for-facilities/practice-guidelines/10-steps-and-international-code. Accessed August 26, 2019.

Bai DL, Fong DY, Tarrant M. Factors associated with breastfeeding duration and exclusivity in mothers returning to paid employment postpartum. *Matern Child Health J.* 2015;19(5):990–999. doi:10.1007/s10995-014-1596-7

Balcazar H, Trier CM, Cobas JA. What predicts breastfeeding intention in Mexican-American and non-Hispanic white women? Evidence from a national survey. *Birth.* 1995;22:74–80.

Bar-Yam NB, Darby L. Fathers and breastfeeding: a review of the literature. *J Hum Lact.* 1997;13:45–50.

Bentley ME, Caulfield LE, Gross SM, et al. Source of influence on intention to breastfeed among African-American women at entry to WIC. *J Hum Lact.* 1999;15:27–33.

Bernaix LW. Nurses' attitudes, subjective norms, and behavioral intentions toward support of breastfeeding mothers. *J Hum Lact.* 2000;16:201–219.

Bica OC, Giugliani ER. Influence of counseling sessions on the prevalence of breastfeeding in the first year of life: a randomized clinical trial with adolescent mothers and grandmothers. *Birth.* 2014;41:39–45.

Bich TH, Long TK, Hoa DP. Community-based father education intervention on breastfeeding practice—results of a quasi-experimental study. *Matern Child Nutr.* 2019;15(suppl 1):e12705. doi:10.1111/mcn.12705

Biervliet FP, Maguiness SD, Hay DM, et al. Induction of lactation in the intended mother of a surrogate pregnancy: case report. *Hum Reprod.* 2001;16:581–583.

Blyth RJ, Creedy C, Dennis CL, et al. Breastfeeding duration in an Australian population: the influence of modifiable antenatal factors. *J Hum Lact.* 2004;20:30–38.

Boettcher JP, Chezem JC, Roepke J, Whitaker TA. Interaction of factors related to lactation duration. *J Perinat Educ.* 1999;8:11–19.

Breiding MJ, Chen J, Black MC. *Intimate partner violence in the United States—2010.* Atlanta, GA: National Center for Injury Prevention and Control, Centers for Disease Control and Prevention; 2014.

Brent NB, Redd B, Dworetz A. Breastfeeding in a low-income population: program to increase incidence and duration. *Arch Pediatr Adolesc Med.* 1995;149:798–803.

Bronner Y, Barber R, Vogelhut J. Breastfeeding peer counseling: results from the National WIC Survey. *J Hum Lact.* 2001;17:135–139.

Brown A, Davies R. Fathers' experiences of supporting breastfeeding: challenges for breastfeeding promotion and education. *Matern Child Nutr.* 2014;10(4):510–526. doi:10.1111/mcn.12129

Buist A, Morse CA, Durkin S. Men's adjustment to fatherhood: implications for obstetric health care. *J Obstet Gynecol Neonatal Nurs.* 2003;32:172–180.

Bullock LF, Libbus MK, Sable MR. Battering and breastfeeding in a WIC population. *Can J Nurs Res.* 2001;32:43–56.

Callen J, Pinelli J. Incidence and duration of breastfeeding for term infants in Canada, United States, Europe and Australia: a liter-ature review. *Birth.* 2004;31:285–292.

Campbell LA, Wan J, Speck PM, Hartig MT. Women, Infant and Children (WIC) peer counselor contact with first time breastfeeding mothers. *Public Health Nurs.* 2014;31(1):3–9. doi:10.1111/phn.12055

Caulfield LE, Gross SM, Bentley ME, et al. WIC-based interventions to promote breastfeeding among African-American women in Baltimore: effects on breastfeeding initiation and continuation. *J Hum Lact.* 1998;14:15–22.

Centers for Disease Control and Prevention (CDC). Reproductive health: teen pregnancy. n.d. Available at: https://www.cdc.gov/teenpregnancy/about/index.htm. Accessed March 23, 2019.

Centers for Disease Control and Prevention (CDC). Breastfeeding rates. 2015. Available at: https://www.cdc.gov/breastfeeding/data/nis_data/rates-any-exclusive-bf-socio-dem-2015.htm. Accessed March 23, 2019.

Chapman DJ, Perez-Escamilla R. Maternal perception of the onset of lactation is a valid, public health indicator of lactogenesis stage II. *J Nutr.* 2000;130:2972–2980.

Cheales-Siebenaler NJ. Induced lactation in an adoptive mother. *J Hum Lact.* 1999;15:42–43.

Chezem J, Friesen C, Boettcher J. Breastfeeding knowledge, breastfeeding confidence and infant feeding plans: effects on actual feeding practices. *J Obstet Gynecol Neonatal Nurs.* 2003;32:40–47.

Child Welfare Information Gateway. *Trends in U.S. adoptions: 2008–2012.* Washington, DC: U.S. Department of Health and Human Services, Children's Bureau; 2016.

Coles J. Qualitative study of breastfeeding after childhood sexual assault. *J Hum Lact.* 2009;25(3):317–324. doi:10.1177/0890334409334926

Corbett KS. Explaining infant feeding style of low-income black women. *Pediatr Nurs.* 2000;15:73–81.

Coreil J, Bryant CA, Westover BJ, Bailey D. Health professionals and breastfeeding counseling: client and provider views. *J Hum Lact.* 1995;11:265–271.

Courtois CA, Riley CC. Pregnancy and childbirth as triggers for abuse memories: implications for care. *Birth.* 1992;19:222–223.

Cox MJ, Paley B, Burchinal MR, Payne CC. Marital perceptions and interactions across the transition to parenthood. *J Marriage Fam.* 1999;61:611–625.

Cricco-Lizza R. The milk of human kindness: environmental and human interactions in a WIC clinic that influence infant-feeding decisions of black women. *Qual Resume.* 2005;15:525–538.

Dagher RK, McGovern PM, Schold JD, Randall XJ. Determinants of breastfeeding initiation and cessation among employed mothers: a prospective cohort study. *BMC Pregnancy Childbirth.* 2016;16:194. doi:10.1186/s12884-016-0965-1

Dennis C. Breastfeeding initiation and duration: a 1999–2000 literature review. *J Obstet Gynecol Neonatal Nurs.* 2001;31:12–32.

Dennis CL, Faux S. Development and psychometric testing of the breastfeeding self-efficacy scale. *Res Nurs Health.* 1999;22:399–409.

Dennis CL, Hodnett E, Gallop R, Chalmers B. A randomized controlled trial evaluating the effect of peer support on breastfeeding duration among primiparous women. *Can Med Assoc J.* 2002;166:21–28.

Dennis CL, Shiri R, Brown HK, et al. Breastfeeding rates in immigrant and non-immigrant women: a systematic review and meta-analysis. *Matern Child Nutr.* 2019;15(3):e12809. doi:10.1111/mcn.12809

Dodgson JE, Duckett L. Breastfeeding in the workplace: building a support program for nursing mothers. *AAOHN J.* 1997;45:290–298.

Durtschi JA, Soloski KL, Kimmes J. The dyadic effects of supportive coparenting and parental stress on relationship quality across the transition to parenthood. *J Marital Fam Ther.* 2017;43(2):308–321. doi:10.1111/jmft.12194

Dykes F, Moran VH, Burt S, Edwards J. Adolescent mothers and breastfeeding: experiences and support needs—an exploratory study. *J Hum Lact.* 2003;19:391–401.

Earle S. Why some women do not breastfeed: bottle-feeding and father's role. *Midwifery.* 2000;16:323–330.

Elfgen C, Hagenbuch N, Görres G, et al. Breastfeeding in women having experienced childhood sexual abuse. *J Hum Lact.* 2017;33(1):119–127. doi:10.1177/0890334416680789

Farhadi R, Philip RK. Induction of lactation in the biological mother after gestational surrogacy of twins: a novel approach and review of literature. *Breastfeed Med.* 2017;12(6):373–376. doi:10.1089/bfm.2016.0112

Fein S, Roe B. The effect of work status on initiation and duration of breastfeeding. *Am J Public Health.* 1998;88:1042–1046.

Fischer TP, Olson BH. A qualitative study to understand cultural factors affecting a mother's decision to breast or formula feed. *J Hum Lact.* 2014;30(2):209–216.

Flower, H. *Adventures in tandem nursing: breastfeeding during pregnancy and beyond.* 2nd ed. Raleigh, NC: La Leche League International; 2003.

Fonseca A, Nazaré B, Canavarro MC. Parental psychological distress and confidence after an infant's birth: the role of attachment representations in parents of infants with congenital anomalies and parents of healthy infants. *J Clin Psychol Med Settings.* 2013;20(2):143–155. doi:10.1007/s10880-012-9329-9

Forster DA, McLachlan HL, Lumley J. Factors associated with breastfeeding at six months postpartum in a group of Australian women. *Int Breastfeed J.* 2006;1:18. doi.org/10.1186/1746-4358-1-18

Freed GL, Clark SJ, Harris BG, Lowdermilk DL. Methods and outcomes of breastfeeding instruction for nursing students. *J Hum Lact.* 1996;12:105–110.

Friedman M, Bowden VR, Jones E. *Family nursing: research, theory and practice.* 5th ed. Norwalk, CT: Appleton-Century-Crofts; 2003.

Gamble D, Morse J. Fathers of breast-fed infants: postponing and types of involvement. *J Obstet Gynecol Neonatal Nurs.* 1993;22:358–365.

Giugliani ER, Caiaffa WT, Vogelhut J, et al. Effect of breastfeeding support from different sources on mothers' decisions to breastfeed. *J Hum Lact.* 1994;10:157–161.

Glaser DB, Roberts KJ, Grosskopf NA, Basch CH. An evaluation of the effectiveness of school-based breastfeeding education. *J Hum Lact.* 2016;32(1):46–52. doi:10.1177/0890334415595040

Glassman ME, McKearney K, Saslaw M, Sirota DR. Impact of breastfeeding self-efficacy and sociocultural factors on early breastfeeding in an urban, predominantly Dominican community. *Breastfeed Med.* 2014;9:301–307. doi:10.1089/bfm.2014.0015

Goodman JH. Becoming an involved father of an infant. *J Obstet Gynecol Neonatal Nurs.* 2005;34:190–200.

Gorman T, Byrd TL, VanDerslice J. Breastfeeding practices, attitudes, and beliefs among Hispanic women and men in a border community. *Fam Community Health.* 1995;18:17–27.

Grant LJ. Effects of childhood sexual abuse: issues for obstetric caregivers. *Birth.* 1992;19:220–221.

Grassley J. Adolescent mothers' breastfeeding social support needs. *J Obstet Gynecol Neonatal Nurs.* 2010;39:713–722. doi:10.1111/j.1552-6909.2010.01181.x

Grassley J, Eschiti V. Grandmother breastfeeding support: what do mothers need and want? *Birth.* 2008;35:329–335.

Greenwood K, Littlejohn P. Breastfeeding intentions and outcomes of adolescent mothers in the Starting Out program. *Breastfeed Rev.* 2002;10(3):19–23.

Gross SM, Caulfield LE, Bentley ME, et al. Counseling and motivational videotapes increase duration of breastfeeding in African-American WIC participants who initiate breastfeeding. *J Am Diet Assoc.* 1998;98:143–148.

Grossman LK, Fitzsimmons SM, Larsen-Alexander JB, et al. The infant feeding decision in low and upper income women. *Clin Pediatr.* 1990;29:30–37.

Grossman LK, Larsen-Alexander JB, Fitzsimmons SM, Cordero L. Breastfeeding among low-income, high-risk women. *Clin Pediatr.* 1989;28:38–42.

Grummer-Strawn LM, Rice SP, Dugas K, et al. An evaluation of breastfeeding promotion through peer counseling in Mississippi WIC clinics. *Matern Child Health J.* 1997;1:35–42.

Guttman N, Zimmerman DR. Low income mothers' views on breastfeeding. *Soc Sci Med.* 2000;50:1457–1473.

Haider R, Ashworth A, Kabir I, Huttly SR. Effect of community-based peer counselors on exclusive breastfeeding practices in Dhaka, Bangladesh: a randomized controlled trial. *Lancet.* 2000;356:1643–1647.

Hannon PR, Willis SK, Bishop-Townsend V, et al. African-American and Latina adolescent mothers' infant feeding decisions and breastfeeding practices: a qualitative study. *J Adolesc Health.* 2000;26:399–407.

Hawke L, Falloon M, Parsons S. Adopted, embraced and nurtured. *Kai Tiaki Nurs NZ.* 2005;11(1):18–20.

Heritage C. Working with childhood sexual abuse survivors during pregnancy, labor, and birth. *J Obstet Gynecol Neonatal Nurs.* 1998;27:671–677.

Hills-Bonczyk SG, Tromiczak KR, Avery MD, et al. Women's experiences with breastfeeding longer than 12 months. *Birth.* 1994;21:206–212.

House JS. *Work stress and social support.* Reading, MA: Addison-Wesley; 1981.

Hughes R. Development of an instrument to measure perceived emotional, instrumental, and informational support in breastfeeding mothers. *Issues Compr Pediatr Nurs.* 1984;7:357–362.

Islam MJ, Mazerolle P, Broidy L, Baird K. Does the type of maltreatment matter? Assessing the individual and combined effects of multiple forms of childhood maltreatment on exclusive breastfeeding behavior. *Child Abuse Negl.* 2018;86:290–305. doi:10.1016/j.chiabu.2018.10.002

Janke JR. Development of the breastfeeding attrition prediction tool. *Nurs Res.* 1994;43:100–104.

Jordan PL, Wall VR. Fathers' experiences with breastfeeding: illuminating the dark side. *Birth.* 1990;17(4):210–213.

Jordan PL, Wall VR. Supporting the father when an infant is breastfed. *J Hum Lact.* 1993;9:31–34.

Kaufman KJ, Hall LA. Influences of the social network on choice and duration of breastfeeding in mothers of preterm infants. *Res Nurs Health.* 1989;12:149–159.

Kelly YJ, Watt RG. Breast-feeding initiation and exclusive duration at 6 months by social class: results from the Millennium Cohort Study. *Public Health Nutr.* 2005;8(4):417–421.

Kendall-Tackett K. Breastfeeding and the sexual abuse survivor. *J Hum Lact.* 1998;14:125–130.

Kendall-Tackett KA. Violence against women and the perinatal period: the impact of a lifetime of violence and abuse on pregnancy, birth, and breastfeeding. *Trauma Violence Abuse.* 2007;8:344–353.

Kendall-Tackett KA, Sugarman M. The social consequences of long term breastfeeding. *J Hum Lact.* 1995;11:179–183.

Kessler LA, Gielen AC, Diener-West M, Paige DM. The effect of a woman's significant other on her breastfeeding decision. *J Hum Lact.* 1995;11:103–109.

Kim Y. The effects of a breastfeeding campaign on adolescent Korean women. *Pediatr Nurs.* 1998;24(3):235–240.

Kimbro RT. On-the-job moms: work and breastfeeding initiation and duration for a sample of low-income women. *Matern Child Health J.* 2006;10:19–26.

Kistin N, Benton D, Rao S, Sullivan M. Breast-feeding rates among black urban low-income women: effect of prenatal education.

Pediatrics. 1990;86(5):741–746.

Kitzinger JV. Counteracting, not reenacting, the violation of women's bodies: the challenge for perinatal caregivers. *Birth*. 1992;19:219–220.

Klingelhafer SK. Sexual abuse and breastfeeding. *J Hum Lact*. 2007;23(2):194–197.

Kramer MS, Chalmers B, Hodnett ED, et al. Promotion of breast-feeding intervention trial (PROBIT): a randomized trial in the Republic of Belarus. *JAMA*. 2001;285:413–420.

Lau Y, Chan KS. Influence of intimate partner violence during pregnancy and early postpartum depressive symptoms on breastfeeding among Chinese women in Hong Kong. *J Mid-wifery Women Health*. 2007;52(2):e15–e20.

Lazzaro DE, Anderson J, Auld G. Medical professionals' attitudes toward breastfeeding. *J Hum Lact*. 1995;11:97–101.

Leeners B, Richter-Appelt H, Imthurn B, Rath W. Influence of childhood sexual abuse on pregnancy, delivery, and the early postpartum period in adult women. *J Psychosom Res*. 2006;61(2):139–151.

Leffler D. United States high school age girls may be receptive to breastfeeding promotion. *J Hum Lact*. 2000;16:36–40.

Li CM, Li R, Ashley CG, et al. Associations of hospital staff train-ing and policies with early breastfeeding practices. *J Hum Lact*. 2014;30(1):88–96. doi:10.1177/0890334413484551

Libbus MK, Kolostov LS. Perceptions of breastfeeding and in-fant feeding choice in a group of low-income mid-Missouri women. *J Hum Lact*. 1994;10:17–23.

Locklin MP. Telling the world: low income women and their breastfeeding experiences. *J Hum Lact*. 1995;11:285–291.

Long DG, Funk-Archuleta MA, Geiger CJ, et al. Peer counselor program increases breastfeeding rates in Utah Native Ameri-can WIC population. *J Hum Lact*. 1995;11:279–284.

Losch M, Dungy CI, Russell D. Impact of attitudes on maternal decision regarding infant feeding. *J Pediatr*. 1995;126:507–514.

Maharaj N, Bandyopadhyay M. Breastfeeding practices of ethnic Indian immigrant women in Melbourne, Australia. *Int Breast-feed J*. 2013;8(1):17–25. doi:10.1186/1746-4358-8-17

Mann L, Harmoni R, Power C. Adolescent decision-making: the development of competence. *J Adolesc*. 1989;12:265–278.

Martens PJ. The effect of breastfeeding education on adolescent beliefs and attitudes: a randomized school intervention in the Canadian Ojibwa community of Sagkeeng. *J Hum Lact*. 2001; 17:245–255.

Martens PJ. Increasing breastfeeding initiation and duration at a community level: an evaluation of Sagkeeng First Nation's community health nurse and peer counselor programs. *J Hum Lact*. 2002;18:236–246.

Martin, K. Parenting plans and the breastfed child: a look at how breastfeeding is used as a factor in parenting time allocations for divorcing parents in the U.S. *Clin Lact*. 2011;2(3):25–29.

Maycock B, Binns CW, Dhaliwal S, et al. Education and support for fathers improves breastfeeding rates: a randomized con-trolled trial. *J Hum Lact*. 2013;29(4):484–490.

Merewood A, Mehta SB, Chamberlain LB, et al. Breastfeeding rates in United States Baby-Friendly hospitals: results of a na-tional survey. *Pediatrics*. 2005;116:628–634. doi:10.1177/089033 4413484387

Merewood A, Philipp BL. Implementing change: becoming Baby-Friendly in an inner city hospital. *Birth*. 2001;28:36–40.

Merten S, Dratva J, Ackermann-Liebrich U. Do Baby-Friendly hospitals influence breastfeeding duration on a national level? *Pediatrics*. 2005;116(5):e702–e708.

Meyerink RO, Marquis GS. Breastfeeding initiation and duration among low-income women in Alabama: the importance of personal and familial experiences in making infant-feeding choices. *J Hum Lact*. 2002;18:38–45.

Mezzavilla RS, Ferreira MF, Curioni CC, et al. Intimate partner violence and breastfeeding practices: a systematic review of observational studies. *J Pediatr (Rio J)*. 2018;94(3):226–237. doi:10.1016/j.jped.2017.07.007

Mitchell-Box K, Braun KL. Fathers' thoughts on breastfeeding and implications for a theory-based intervention. *J Obstet Gynecol Neonatal Nurs*. 2012;41(6):E41–E50. doi:10.1111/j.1552-6909 .2012.01399.x

Mitchell-Box KM, Braun KL. Impact of male-partner–focused interventions on breastfeeding initiation, exclusivity, and con-tinuation. *J Hum Lact*. 2013;29(4):473–479. doi:10.1177/089033 4413491833

Mongeon M, Allard R. Controlled study of a regular telephone support program given by volunteers on the establishment of breastfeeding [French]. *Can J Public Health*. 1995;86:124–127.

Moraes CL, de Oliveira AS, Reichenheim ME, Lobato G. Severe physical violence between intimate partners during pregnancy: a risk factor for early cessation of exclusive breast-feeding. *Public Health Nutr*. 2011;14(12):2148–2155. doi:10.1017/S136 8980011000802

Morrow A, Guerrero ML, Shults J, et al. Efficacy of home-based peer counseling to promote exclusive breastfeeding: a ran-domized controlled trial. *Lancet*. 1999;353:1226–1231.

Morse JM, Harrison MJ. Social coercion for weaning. *J Nurs Mid-wifery*. 1987;32:205–210.

Moscone SR, Moore MJ. Breastfeeding during pregnancy. *J Hum Lact*. 1993;9(2):83–88.

Mukerjee M. Hidden scars: sexual and other abuse may alter a brain region. *Sci Am*. 1995;273(5):14–15.

Murray E, Ricketts S, Dellaport J. Hospital practices that increase breastfeeding duration: results from a population-based study. *Birth*. 2007;34:202–211.

Neely AM. A tribute to Elizabeth Baldwin. *J Hum Lact*. 2003;19:267.

Nelson A, Sethi S. The breastfeeding experiences of Canadian teen-age mothers. *J Obstet Gynecol Neonatal Nurs*. 2005;34:615–624.

Newman J, Goldfarb L. Origins of the protocols. 2002. Available at: http://www.asklenore.info/breastfeeding/induced_lactation /intro.shtml. Accessed June 19, 2019.

Nolan L, Goel V. Sociodemographic factors related to breastfeed-ing in Ontario: results from the Ontario Health Survey. *Can J Public Health*. 1995;86:309–312.

Nommsen-Rivers LA, Chantry CJ, Cohen RJ, Dewey KG. Com-fort with the idea of formula feeding helps explain ethnic dis-parity in breastfeeding intentions among expectant first-time mothers. *Breastfeed Med*. 2010;5(1):25–33. doi:10.1089/bfm .2009.0052

Novotny R, Hla MM, Kieffer EC, et al. Breastfeeding duration in a multiethnic population in Hawaii. *Birth*. 2000;27:91–96.

Nunes LR, Giugliani ER, Santo ET, de Oliveira LD. Reduction of unnecessary intake of water and herbal teas on breast-fed in-fants: a randomized clinical trial with adolescent mothers and grandmothers. *J Adolesc Health*. 2011;49:258–264.

O'Campo P, Faden RR, Gielen AC, Wang MC. Prenatal factors associated with breastfeeding duration: recommendations for prenatal interventions. *Birth*. 1992;19:195–201.

Olaiya O, Dee DL, Sharma AJ, Smith RA. Maternity care practices and breastfeeding among adolescent mothers aged 12–19 years—United States, 2009–2011. *MMWR Morb Mortal Wkly Rep*. 2016;65:17–22. http://dx.doi.org/10.15585/mmwr.mm6502a1.

Page-Goertz S. Breastfeeding beyond 6 months: practical support and solutions. *Adv Nurse Pract*. 2002;10(2):45–47, 73.

Pavill BC. Fathers and breastfeeding. *Lifelines*. 2002;6:324–331.

Pentecost R, Grassley JS. Adolescents' needs for nurses' sup-port when initiating breastfeeding. *J Hum Lact*. 2014;30(2): 224–228. doi:10.1177/0890334413510358

Pereda N, Guilera G, Forns M, Gómez-Benito J. The interna-tional epidemiology of child sexual abuse: a continuation of Finkelhor (1994). *Child Abuse Negl*. 2009;33(6):331–342.

doi:10.1016/j.chiabu.2008.07.007

Pollock CA, Bustamante-Forest R, Giaratano G. Men of diverse cultures: knowledge and attitudes about breastfeeding. *J Obstet Gynecol Neonatal Nurs.* 2002;31:673–679.

Prentice JC, Lu M, Lange L, Halfon N. The association between reported childhood sexual abuse and breastfeeding initiation. *J Hum Lact.* 2002;18:219–226.

Preston JAM. *The experience and perceptions of African-American adolescent mothers regarding infant feeding* [dissertation abstract]. Charlottesville, VA: University of Virginia; 2004.

Pugh A, Milligan RA, Frick KD, et al. Breastfeeding duration, costs, and benefits of a support program for low-income breastfeeding women. *Birth.* 2002;29:95–100.

Raisler J. Against the odds: breastfeeding experiences of low income families. *J Midwifery Womens Health.* 2000;45:253–263.

Reisman T, Goldstein Z. Case report: induced lactation in a transgender woman. *Transgend Health.* 2018;3(1):24–26. doi:10.1089/trgh.2017.0044

Rempel LA. Factors influencing the breastfeeding decisions of long-term breastfeeders. *J Hum Lact.* 2004;20:306–318.

Rempel LA, Rempel JK. The breastfeeding team: the role of involved fathers in the breastfeeding family. *J Hum Lact.* 2011;27(2):115–121. doi:10.1177/0890334410390045

Rempel LA, Rempel JK, Moore KCJ. Relationships between types of father breastfeeding support and breastfeeding outcomes. *Matern Child Nutr.* 2017;13(3). doi:10.1111/mcn.12337

Robinson A, Davis M, Hall J, et al. It takes an e-village: supporting African American mothers in sustaining breastfeeding through Facebook communities. *J Hum Lact.* 2019;35(3):569–582. doi:10.1177/0890334419831652

Rodgers R, White JH. Family development theory. In: Boss P, Doherty W, LaRossa R, et al., eds. *Sourcebook of family theories and methods: a contextual approach.* New York, NY: Plenum; 1993:225–254.

Roe B, Whittington LA, Fein SB, Teisl MF. Is there competition between breast-feeding and maternal employment? *Demography.* 1999;36:157–171.

Rose A. Effects of childhood sexual abuse on childbirth: one woman's story. *Birth.* 1992;19:214–218.

Rossiter JC, Yam BMC. The perceptions of Vietnamese women in Australia. *J Midwifery Womens Health.* 2000;45:271–276.

Rovine M, Belsky J. Patterns of marital change across the transition to parenthood: pregnancy to three years postpartum. *J Marriage Fam.* 1990;52:9–15.

Rozga MR, Kerver JM, Olson BH. Impact of peer counseling breast-feeding support programme protocols on any and exclusive breast-feeding discontinuation in low-income women. *Public Health Nutr.* 2015;18(3):453–463.

Ryan AS, Wenjun A, Arensberg MB. The effect of employment status on breastfeeding in the United States. *Womens Health Issues.* 2006;16:243–251.

Schafer E, Vogel MK, Viegas S, Hausafus C. Volunteer peer counselors increase breastfeeding duration among rural low-income women. *J Hum Lact.* 1998;25:101–106.

Schneiderman JU. Postpartum nursing for Korean mothers. *Am J Matern Child Nurs.* 1996;21:155–158.

Shaw E, Kaczorowski J. The effect of a peer counseling program on breastfeeding initiation and longevity in a low-income rural population. *J Hum Lact.* 1999;15:19–25.

Sherriff N, Hall V, Panton C. Engaging and supporting fathers to promote breast feeding: a concept analysis. *Midwifery.* 2014;30(6):667–677. doi:10.1016/j.midw.2013.07.014

Sherriff N, Panton C, Hall V. A new model of father support to promote breastfeeding. *Community Pract.* 2014;87(5):20–24.

Silverman JG, Decker MR, Reed E, Raj A. Intimate partner violence around the time of pregnancy: association with breastfeeding behavior. *J Womens Health (Larchmt).* 2006;15(8):934–940.

Sipsma HL, Divney AA, Magriples U, et al. Breastfeeding intentions among pregnant adolescents and young adults and their partners. *Breastfeed Med.* 2013;8(4):374–380. doi:10.1089/bfm.2012.0111

Spruill IJ, Coleman BL, Powell-Young YM, et al. Non-biological (fictive kin and othermothers): embracing the need for a culturally appropriate pedigree nomenclature in African-American families. *J Natl Black Nurses Assoc.* 2014;25(2):23–30.

St. John W, Cameron C, McVeigh C. Meeting the challenge of new fatherhood during the early weeks. *J Obstet Gynecol Neonatal Nurs.* 2005;34:180–189.

Suhler AM, Bornmann PG, Scott JW. The lactation consultant as expert witness. *J Hum Lact.* 1991;7:129–140.

Szucs KA, Axline SE, Rosenman MB. Induced lactation and exclusive breast milk feeding of adopted premature twins. *J Hum Lact.* 2010;26(3):309–313. doi:10.1177/0890334410371210

Tarkka M, Paunonen M, Laippala P. Factors related to successful breast feeding by first-time mothers when the child is 3 months old. *J Adv Nurs.* 1999;29:113–118.

Turner-Maffei C. Using the Baby-Friendly Hospital Initiative to drive positive change. In: Cadwell K, ed. *Reclaiming breastfeeding in the United States.* Sudbury, MA: Jones and Bartlett; 2002:23–73.

Twenge JM, Campbell WK, Foster CA. Parenthood and marital satisfaction: a meta-analytic review. *J Marriage Fam.* 2003;65:574–583.

U.S. Department of Health and Human Services. *HHS blueprint for action on breastfeeding.* Washington, DC: U.S. Department of Health and Human Services, Office on Women's Health; 2000.

U.S. Department of Health and Human Services. *The Surgeon General's call to action to support breastfeeding.* Washington, DC: U.S. Department of Health and Human Services, Office of the Surgeon General; 2011.

U.S. Department of Labor. *Employment Characteristics of Families-2017.* Washington, DC: U.S. Department of Labor; 2018. Available at: http://www.bls.gov/news.release/famee.nr0.htm. Accessed March 23, 2019.

Van der Wijden C, Manion C. Lactational amenorrhoea method for family planning. *Cochrane Database Syst Rev.* 2015;(10):CD001329. doi:10.1002/14651858.CD001329.pub2

Visness C, Kennedy K. Maternal employment and breastfeeding. *Am J Public Health.* 1997;87:945–950.

Volpe EM, Bear M. Enhancing breastfeeding initiation in adolescent mothers through the Breastfeeding Educated and Supported Teen (BEST) Club. *J Hum Lact.* 2000;16:196–200.

Wade D, Haining S, Day A. Breastfeeding peer support: are there additional benefits? *Community Pract.* 2009;82(12):30–33.

Wambach KA. Breastfeeding intention and outcome: a test of the theory of planned behavior. *Res Nurs Health.* 1997;20:51–59.

Wambach K, Aaronson L, Breedlove G, et al. A randomized controlled trial of breastfeeding support and education for adolescent mothers. *West J Nurs Res.* 2011;33:486–505. doi:10.1177/0193945910380408

Wambach KA, Cohen SM. Breastfeeding experiences of urban adolescent mothers. *J Pediatr Nurs.* 2009;24:244–254. doi:10.1016/j.pedn.2008.03.002

Wambach KA, Cole C. Breastfeeding and adolescents. *J Obstet Gynecol Neonatal Nurs.* 2000;29:282–294.

Wambach KA, Koehn M. Experiences of infant-feeding decision making among urban economically disadvantaged pregnant adolescents. *J Adv Nurs.* 2004;48:361–370.

Ware JL, Webb L, Levy M. Barriers to breastfeeding in the African American population of Shelby County, Tennessee. *Breastfeed Med.* 2014;9(8):385–392. doi:10.1089/bfm.2014.0006

White J. Weaning: what influences the timing? *Community Pract.*

2009;82(12):34–37.

Wiemann C, DuBois J, Berenson A. Strategies to promote breast-feeding among adolescent mothers. *Arch Pediatr Adolesc Med.* 1998;152:862–869.

Wilson E, Perrin MT, Fogleman A, Chetwynd E. The intricacies of induced lactation for same-sex mothers of an adopted child. *J Hum Lact.* 2015;31(1):64–67. doi:10.1177/0890334414 553934

Wilson-Clay B. Extended breastfeeding as a legal issue: an annotated bibliography. *J Hum Lact.* 1990;6:68–71.

Wood K, Van Esterik P. Infant feeding experiences of women who were sexually abused in childhood. *Can Fam Physician.* 2010;56(4):e136–e141.

Woods NK, Chesser AK, Wipperman J. Describing adolescent breastfeeding environments through focus groups in an urban community. *J Prim Care Community Health.* 2013;4:307–310.

doi:10.1177/2150131913487380

Wright A, Rice S, Wells S. Changing hospital practices to increase the duration of breastfeeding. *Pediatrics.* 1996;97:669–675.

Xiang N, Zadoroznyj M, Tomaszewski W, Martin B. Timing of return to work and breastfeeding in Australia. *Pediatrics.* 2016;137(6). doi:10.1542/peds.2015-3883

Zhuang J, Hitt R, Goldbort J, et al. Too old to be breastfed? Examination of pre-healthcare professionals' beliefs about, and emotional and behavioral responses toward extended breastfeeding. *Health Commun.* 2019;1:1–9. doi:10.1080/10410236 .2019.1584739

Zingler E, Amato AA, Zanatta A, et al. Lactation induction in a commissioned mother by surrogacy: effects on prolactin levels, milk secretion and mother satisfaction. *Rev Bras Ginecol Obstet.* 2017;39(2):86–89. doi:10.1055/s-0037 -1598641

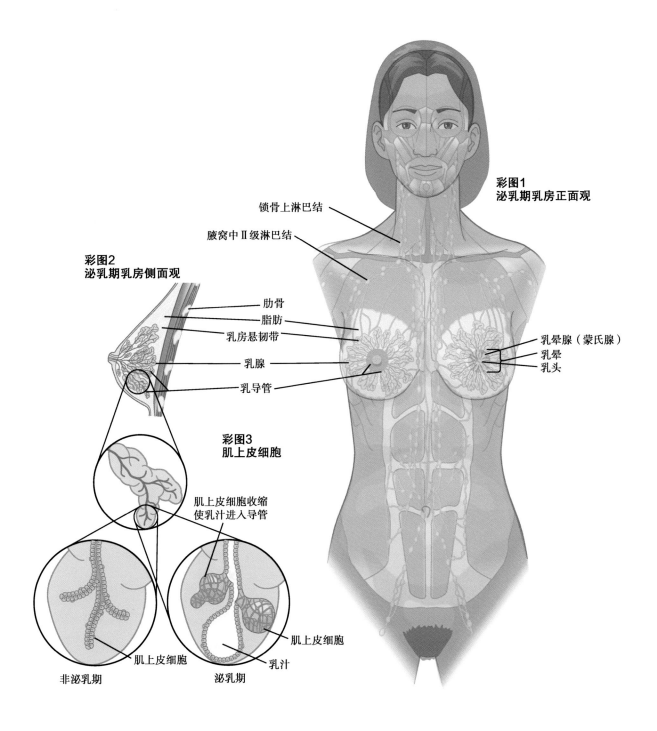

彩图1
泌乳期乳房正面观

锁骨上淋巴结

腋窝中Ⅱ级淋巴结

彩图2
泌乳期乳房侧面观

肋骨
脂肪
乳房悬韧带
乳腺
乳导管

乳晕腺（蒙氏腺）
乳晕
乳头

彩图3
肌上皮细胞

肌上皮细胞收缩
使乳汁进入导管

肌上皮细胞

肌上皮细胞

乳汁

非泌乳期

泌乳期

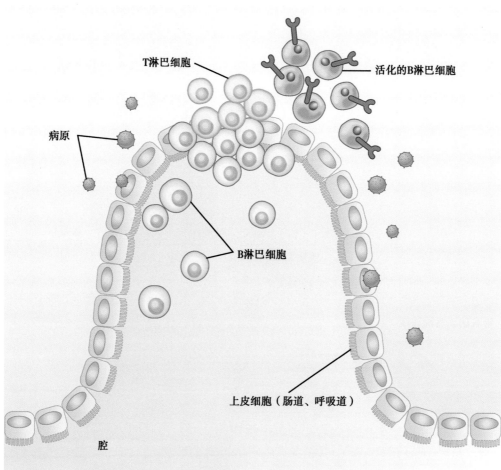

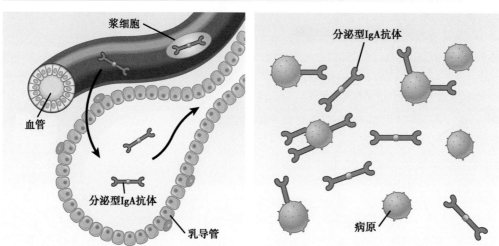

彩图 4　淋巴组织迁移

B 淋巴细胞来源于母亲肠道或呼吸道的上皮细胞。这些 B 淋巴细胞被母体肠道内的细菌的微生物抗原致敏,T 淋巴细胞分泌的化学物质可使之激活。致敏的 B 淋巴细胞通过一种特殊的"回家"机制(在正文中有描述)迁移到母亲的乳房。一旦到达乳房,B 淋巴细胞可以分泌 IgA 进入乳汁。婴儿摄入母乳后,IgA 在婴儿肠壁表面形成一道保护屏障。B 淋巴细胞通过乳汁进入婴儿体内后,也可以在婴儿肠道内分泌 IgA 抗体。通过这两种方式,使婴儿具有了对自身周围环境中可能遇到的细菌的分泌型 IgA 抗体

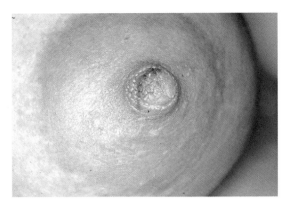

彩图 5　因含接位置不良引起的乳头破损和擦伤
发生在产后第 1 天。纠正方法为将婴儿放到妈妈的臂弯里，而不是放在大腿上，同时协助扭转婴儿身体，使婴儿整个身体面对妈妈

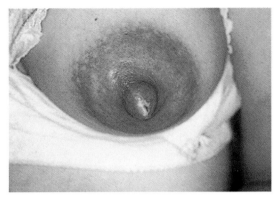

彩图 6　因含接位置不良引起的乳头外损及疼痛
乳头表面白色的条纹提示婴儿的下颌过于贴近乳头的顶端。将婴儿放于横跨母亲躯干中部的位置，可以使婴儿把下巴更贴近乳房，而不是乳头
（经 Barbara Wilson-Clay 允许转载）

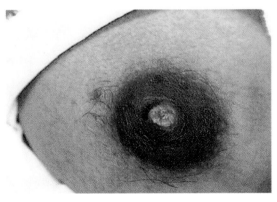

彩图 7　因连续 3 天试用设计不好的吸入器导致乳头皲裂
这种吸乳器，即使是短时间使用，也会引起严重的乳头损伤
（经 Catherine Watson Genna 允许转载）

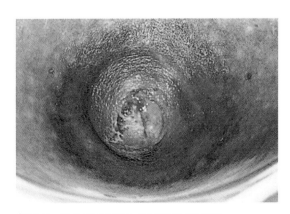

彩图 8　乳头严重损伤可能伴有细菌感染
细菌可能经过这种损伤破口进入，引起继发炎症或感染
（经 Kay Hoover 允许转载）

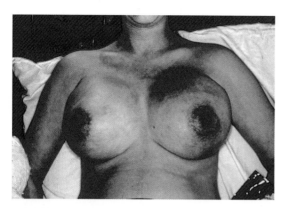

彩图 9　严重乳涨

乳涨发生在产后 30~36 小时,继发于无效或不够频繁的母乳喂养,而且在婴儿没有得到足够母乳的情况下,也没有挤奶或吸奶

(经 Chele Marmet,Lactation Institute 允许转载)

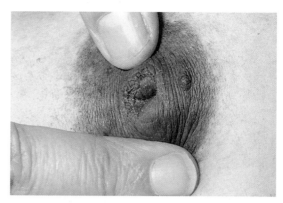

彩图 10　乳头擦伤

两次喂养之间乳头组织仍然处于湿润状态会发生擦伤,每次喂奶后风干乳头即可解决这一问题

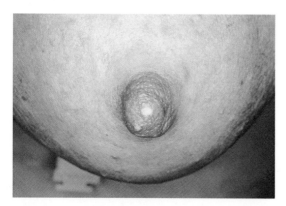

彩图 11　乳汁栓子位于乳孔中,通常伴有尖锐疼痛

将乳管中的乳汁排除,则即刻缓解

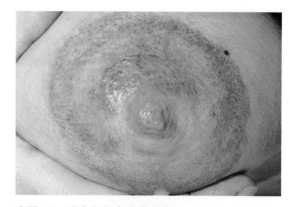

彩图 12　乳房白色念珠菌感染

母亲反复 4 次只治疗乳房,而没有治疗婴儿的口腔。其后同时治疗母亲和婴儿 1 周,母婴未再出现感染

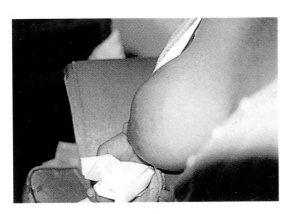

彩图 13　切开前的乳腺脓肿

乳腺脓肿通常伴有皮肤表面发红,触之皮温高,质硬

(经 Barbara Wilson-Clay 允许转载)

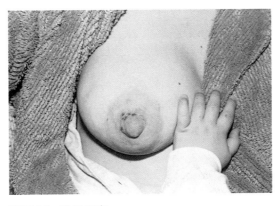

彩图 14　乳晕疱疹

13 个月大的婴儿在接触玩伴的拨浪鼓时感染了口腔疱疹,
然后妈妈被传染。在发现婴儿感染后不久,妈妈乳房出现了
病损

(经 Chele Marmet,Lactation Institute 允许转载)

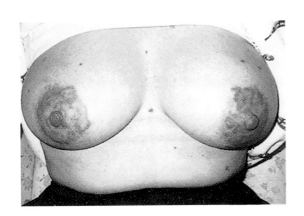

彩图 15　乳头银屑病

患者以前在乳房出现过病损(但从未出现在乳头和乳晕),此
次分娩后 1 周内,在乳头区域出现病损。婴儿最初几次开始
含接的时候,母亲有痛感;但随着时间进展,疼痛逐渐消失

(经 Karen Foard 允许转载)

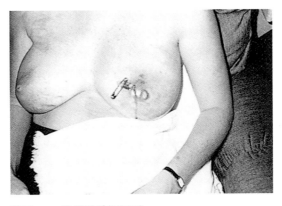

彩图 16　乳腺脓肿切开后

碘仿纱布引流;别针未能保证引流的正确位置

(经 Donna Corrieri 允许转载)

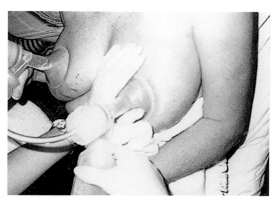

彩图 17 乳腺脓肿引流后吸奶

母亲乳房脓肿治疗后,不能直接给婴儿喂奶时,需要吸乳。为了能够同时两个乳房都能够舒适的吸乳,泌乳顾问佩戴手套,操作轻柔,在脓肿引流区域均匀施压,以形成密闭空间便于吸乳

(经 Donna Corrieri 允许转载)

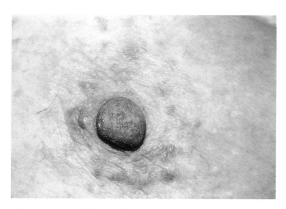

彩图 18 毒藤接触后的乳晕

(经 Kay Hoover 允许转载)

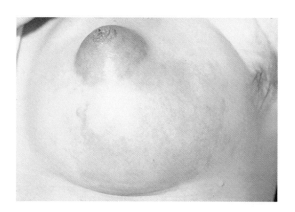

彩图 19 外下象限乳腺炎

母亲住院,给予静脉抗生素治疗,治疗期间继续哺乳,婴儿在住院期间和母亲住在一起

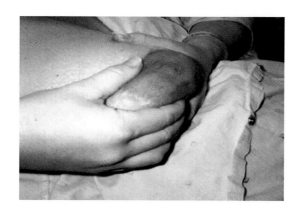

彩图 20 母亲正在尝试减轻乳房水肿(不同于乳涨)

在乳晕处向胸壁施压,顺时针旋转手指,然后再逆时针旋转,保持压力,直至组织变软。根据水肿程度,这一过程可能持续几分钟至 30 分钟

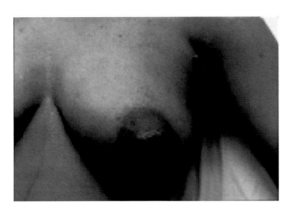

彩图 21　副乳及其乳头

这是副乳或乳头组织常出现的部位。如果没有任何刺激,副乳的乳汁生成和组织肿胀会消失

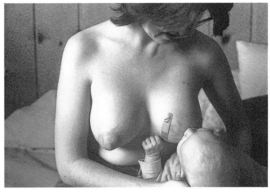

彩图 22　乳腺良性肿物活检后母乳喂养

产后 4 个月就诊,完全母乳喂养。活检前 2 周在哺乳时发现肿物。婴儿在活检后 4 小时及开始哺乳,母亲保证婴儿的小手不会触碰活检切口区域

(经 Chele Marmet,Lactation Institute 允许转载)

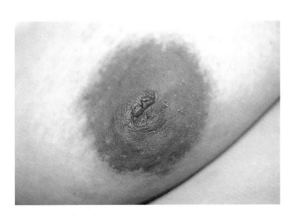

彩图 23　乳头内翻

母亲在上次妊娠后成功双侧哺乳

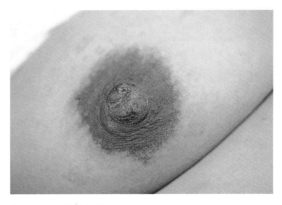

彩图 24　乳头外翻

使用手动吸入器轻柔吸引后,乳头已经完全突出

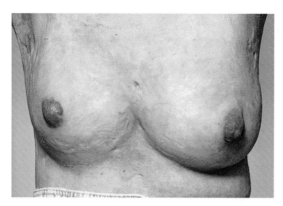

彩图 25 乳房烧伤后瘢痕

母亲在儿时遭遇Ⅲ度烧伤,其后经历多次整形手术,包括乳头重建。尽管乳房广泛存在瘢痕组织,挤压困难,但婴儿仍能够母乳喂养

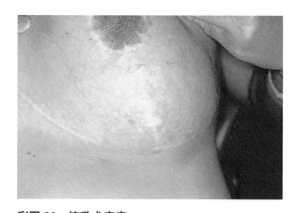

彩图 26 缩乳术瘢痕

母亲在 28 岁时(第一次妊娠前)行缩乳术,胸罩罩杯大小从 32HH(巨乳)减小到初次妊娠前的 36B。术中乳头没有完全分离,但双侧乳晕面积缩小后重新缝合到乳房上。术后左乳感觉加强,但右乳头完全失去感觉。但双侧乳房都有一些乳汁

(经 Chele Marmet,Lactation Institute 允许转载)

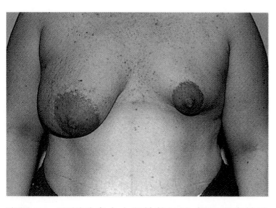

彩图 27 两侧乳房大小和性状迥异,提示原发性乳腺发育不良

该位母亲因乳汁生成不足而被转诊给泌乳顾问

(经 Kay Hoover 允许转载)

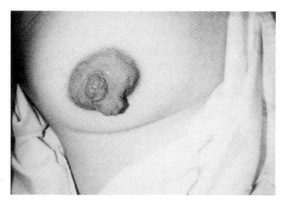

彩图 28 一侧乳房出现 2 个乳头

婴儿需要把嘴张得很大,以便把 2 个乳头含进口中

(经 Linda Stewart 允许转载)

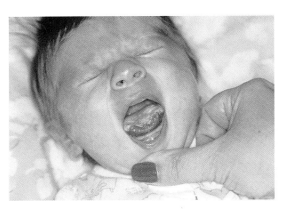

彩图 29　口腔念珠菌感染（鹅口疮）
婴儿 15 天时首次就诊，牙龈、口腔内颊部和舌均受累。母亲的乳头也被感染。间断治疗 4 周后，母婴均治愈
（经 Chele Marmer, Lactation Institute 允许转载）

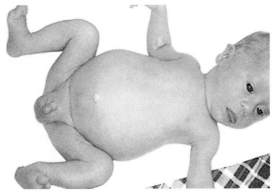

彩图 30　唐氏综合征患儿
注意患儿的小生殖器，是唐氏儿的特征。头颈控制能力差，下颌和其他运动能力差，吸吮力弱，因此在学习吸吮乳房时，经常需要额外辅助
（经 Chele Marmer, Lactation Institute 允许转载）

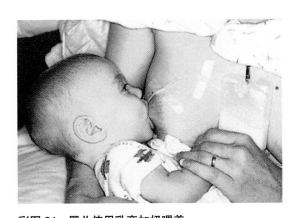

彩图 31　婴儿使用乳旁加奶喂养
婴儿出生体重为 3 968g。4 个半月到泌乳顾问处就诊，体重仅为 4 848g。婴儿贪婪的吸吮自己的手指，长时间睡觉；放到乳房上时，则及其倦怠。此外，婴儿还吸吮自己的颊部，在乳房上不能形成有效负压
（经 Jane Bradshaw 允许转载）

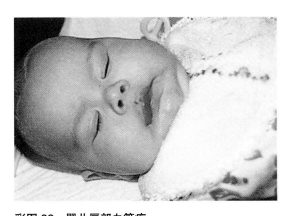

彩图 32　婴儿唇部血管瘤
尽管看上去有些麻烦，但不会造成婴儿的喂养问题
（经 Barbara Wilson-Clay 允许转载）

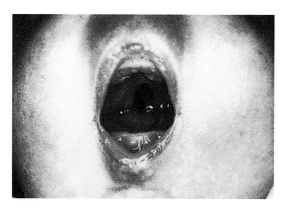

彩图 33 软腭裂

可以不伴有唇裂

（经 Jane Bradshaw 允许转载）

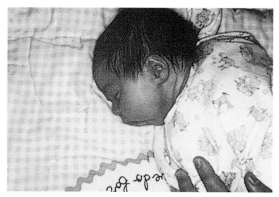

彩图 34 Pierre Robin 综合征患儿

典型表现是严重小下颌，在含接时需要特别辅助，和采用特殊姿势。该综合征的其他特征还有腭裂等，也可能会在一定时间内造成母乳喂养困难，或不能母乳喂养

（经 Jane Bradshaw 允许转载）

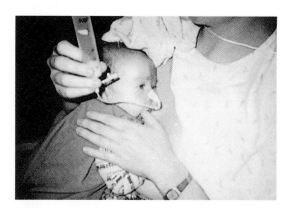

彩图 35 婴儿在乳房上经鼻胃管喂养

不能直接喂养的婴儿，有时可以用鼻胃管喂养。鼻胃管喂养时把婴儿头部放在乳房旁，让婴儿吸吮妈妈的示指或拇指，帮助妈妈保证婴儿正确的喂养姿势

（经 Jane Bradshaw 允许转载）

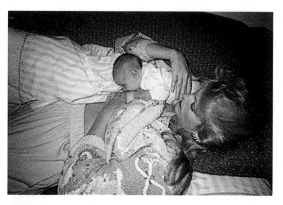

彩图 36 肩上姿势的母乳喂养

母亲仰卧，婴儿趴在母亲的肩头靠近乳房喂哺

（经 Jane Bradshaw 允许转载）

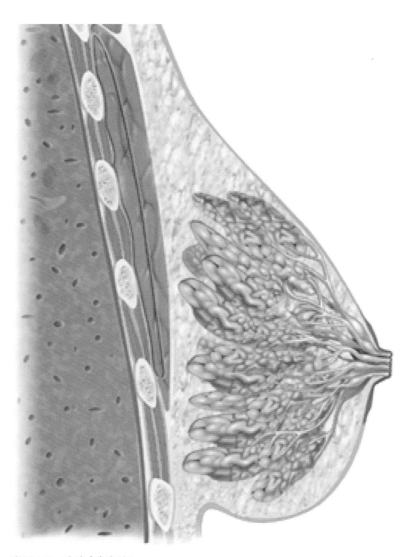

彩图 37　乳腺内部解剖

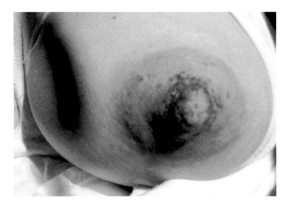

彩图 38　葡萄球菌感染（脓疱病）

红色丘疹样隆起，乳头根部破损伴有乳头顶部黄色结痂

（经 Vonie Miller 允许转载）

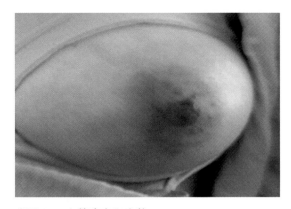

彩图 39　血管痉挛和皮赘

乳头血管痉挛后，乳头局部呈紫色改变阶段。意外发现乳头 12 点 ~1 点位之间有一个小皮赘

（经 Nancy Powers 允许转载）

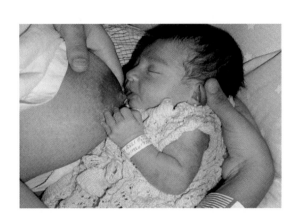

彩图 40　晚期早产儿

晚期早产儿出生后和妈妈一起在普通产后病房。绝大多数晚期早产儿需要花费更多时间和精力帮助其母乳喂养，因为她们在体重及神经发育成熟度方面都不如足月儿

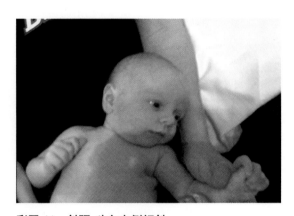

彩图 41　斜颈，头向左侧倾斜

该婴儿患先天斜颈，有各种表现（见本图及彩图 42 和彩图 43）。胸锁乳突肌缩短和紧张导致婴儿会采取"舒服的姿势"，即头向左侧倾斜。通常会继发头骨的性状改变和位置性斜头畸形

（经 Nancy Powers 允许转载）

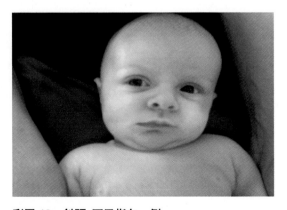

彩图 42　斜颈，下巴指向一侧

此图与彩图 41 为同一例患儿，照片可见明显的下巴不对称，左侧到耳部之间明显倾斜消瘦，而右侧则圆润饱满。这与宫内婴儿的脸部和下颌与左肩之间的受压有关，通常还伴有牙龈不对称

（经 Nancy Powers 允许转载）

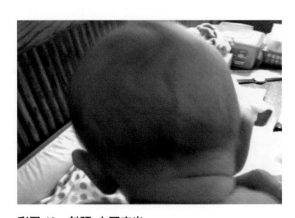

彩图 43　斜颈，左耳突出

与彩图 41 和彩图 42 为同一例患儿。显示左耳与右耳比较，从颅骨突出的更明显，也稍大于右耳。宫内右耳压向右肩导致耳部过度生长。这一特征从婴儿头部后边观察更容易发现

（经 Nancy Powers 允许转载）

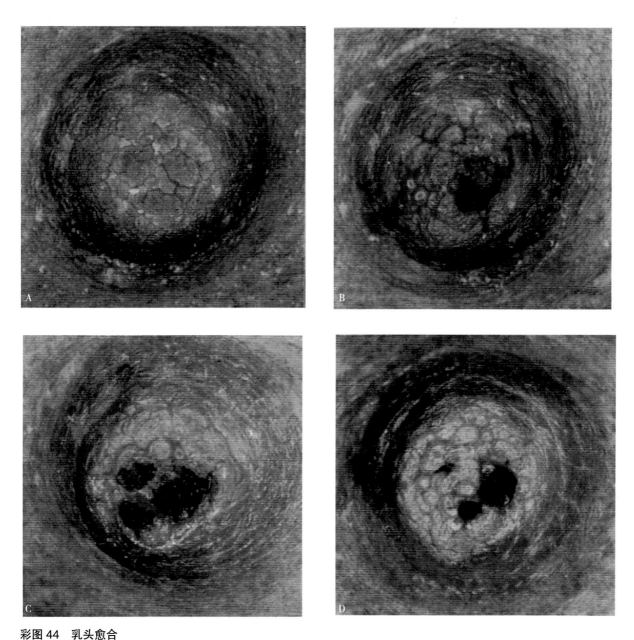

彩图 44　乳头愈合

A. 第 1 天：分娩当天在母乳喂养开始之前的乳头皮肤，注意皮肤上白色的斑点；B. 第 3 天：7 点位可见 2 个小区域内似乎有水泡；C. 第 5 天：可见乳头裂开和结痂形成；D. 第 7 天：结痂仍在乳头表面，乳头状况改善（放大倍数 22 倍）

（经允许并引自：Ziemer M，Pidgeon J.Skin changes and pain in the nipple during the first week fo lactation.JOGNN.1993；22：247-256）

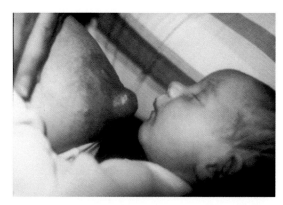

彩图 45　异常增大的乳头

异常增大的乳头会造成婴儿一开始的含接困难,但随着婴儿生长,可以逐渐完全改善

(经 Barbara Wilson-Clay and Kay Hoover 允许)

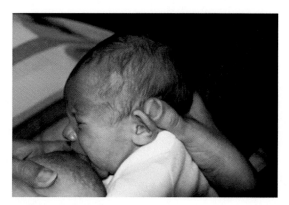

彩图 46　大乳头导致婴儿咽反射

在早期母乳喂养时,大乳头会塞住婴儿口腔引起咽反射,婴儿长大后会好转

(经 Barbara Wilson-Clay and Kay Hoover 允许)

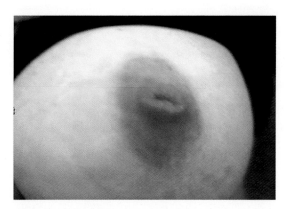

彩图 47　乳头内翻

此例患者两次乳头均严重内翻,但用吸乳器吸奶时乳头可向外突出,但停止吸乳后立即回到内翻状态。照片可见右侧乳头 / 乳晕区域因产后吸乳引起的红肿

(经 Nancy Powers 允许转载)

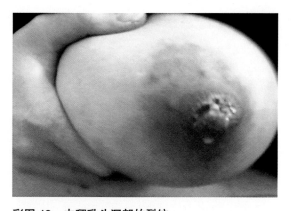

彩图 48　内翻乳头深部的裂纹

与彩图 47 为同一例患者。可见左侧乳头深部的裂纹,因为内翻使该部位组织被"埋在内部",不透气,没有光照,因此不会愈合。乳头只在使用吸乳器时才会突出

(经 Nancy Powers 允许转载)

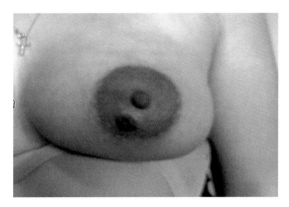

彩图 49　左侧乳头的乳晕区域有一个较大的色素沉着病变

转诊的医生不能明确诊断或给出恰当建议

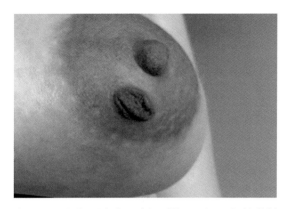

彩图 50　仔细观察发现病损质软、不充盈,但触觉刺激后会勃起

与彩图 49 为同一患者,在妊娠期将此病损切除,以免产后影响母乳喂养。最终明确是一个额外的乳头

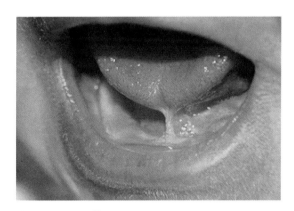

彩图 51　舌系带

(经 Linda Smith 允许转载)

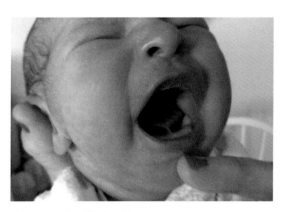

彩图 52　舌系带侧面观

表现形式多样,因此舌部的运动和吸吮能力对母婴的影响也各不相同

(经 Nancy Powers 允许转载)

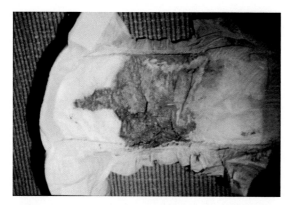

彩图 53　2 个月大纯母乳喂养婴儿的正常、黄色、多泡沫大便

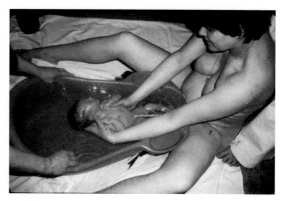

彩图 54　自然分娩